ENCYCLOPÉDIE MÉTHODIQUE,

OU

PAR ORDRE DE MATIÈRES:

PAR UNE SOCIÉTÉ DE GENS DE LETTRES, DE SAVANS ET D'ARTISTES;

Précédée d'un Vocabulaire universel, *servant de Table pour tout l'Ouvrage, ornée des Portraits de MM.* DIDEROT *&* D'ALEMBERT, *premiers Editeurs de l'*Encyclopédie.

ENCYCLOPÉDIE
MÉTHODIQUE.

CHIRURGIE,

Par M. DE LA ROCHE, *Médecin du Régiment des Gardes-Suisses; Membre du Collège de Médecine de Genève, & de la Société Royale de Médecine d'Edimbourg, & M.* PETIT-RADEL, *Docteur-Régent de la Faculté de Paris.*

TOME PREMIER.

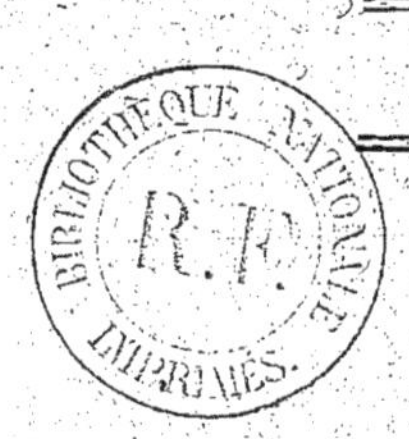

A PARIS,

Chez PANCKOUCKE, Libraire, Hôtel de Thou, rue des Poitevins.

M. DCC. XC.

AVEC APPROBATION, ET PRIVILÈGE DU ROI.

DISCOURS PRÉLIMINAIRE.

La Médecine et la Chirurgie, regardées autrefois comme une seule & même Science, ont été exercées par les mêmes personnes, dès la plus haute antiquité ; & leur séparation, telle qu'elle existe aujourd'hui, est une institution très-moderne. Si l'on fait attention à leur origine, à leur but, aux connoissances que chacune d'elles supposoit chez le Praticien, à la connexion qui existe naturellement entre les maladies qui sont du ressort de l'une & de l'autre, on verra que les premiers hommes ont dû nécessairement les confondre, & l'on comprendra aisément comment cette manière de les envisager a dû se perpétuer de siècle en siècle. Mais enfin il est venu une époque où les connoissances sur l'Art de guérir s'étant extrêmement multipliées, on a été conduit naturellement à les séparer en différentes classes, & à former autant de départemens distincts pour la pratique.

C'est à la Secte des Médecins Empiriques, dont la formation suivit de près le siècle d'Hippocrate, qu'on doit la première division de cette espèce qui soit venue à notre connoissance. La Médecine fut de leur tems partagée en Diététique, Pharmacie & Chirurgie. La première traitoit les maladies par le régime, la seconde, par les médicamens, & la troisième, par l'opération de la main. Mais ce partage fut peu respecté par ceux-là même qui l'avoient imaginé. Erasistrate & Hérophile, deux des Médecins les plus distingués de la Secte empirique, traitoient indifféremment tous les genres de maladies, & leurs Successeurs en firent de même, ou du moins ils empiétèrent souvent les uns sur les fonctions des autres. « Toutes les parties de la Médecine », dit Celse, qui avoit adopté dans ses écrits la division dont nous parlons, « sont tellement liées entr'elles, qu'il » est impossible de les séparer entièrement. Celle qui traite par la diète, y joint » quelquefois les médicamens ; celle qui se sert des médicamens a recours aussi » à la diète, de manière que chaque branche de l'Art tire son nom des moyens » dont elle fait le plus d'usage. »

Ce partage qui, au premier coup-d'œil, paroît le même qu'il est aujourd'hui, en différoit essentiellement. Les Médecins n'étoient pas précisément les mêmes que les nôtres, puisqu'ils se bornoient au régime. Ceux du second ordre, *Pharmaceutæ*, n'avoient rien qui ressemblât à nos Apothicaires ; ils faisoient usage des médicamens, mais sans les préparer eux-mêmes. Les ulcères, les plaies accidentelles, toutes les maladies internes & externes, où les médicamens deviennent utiles, étoient de leur ressort. Le district des Chirurgiens étoit la cure des plaies qu'ils faisoient eux-mêmes, ainsi que celle des plaies & des ulcères qui ont plus besoin du secours de la main que de celui des médicamens, & celle enfin de toutes les affections des os. Mais, quoique l'opération de la main fût leur partie principale, ils revendiquoient toutes les espèces de plaies & d'ulcères, & faisoient usage aussi, dans bien des cas, de la diète & des médicamens.

On se feroit donc une idée bien fausse de ce qui se passoit à cet égard, soit chez les Grecs, soit chez les Romains, si l'on présumoit que cette division purement scholastique de l'art de guérir, eût été rigoureusement adoptée dans la pratique, ou que les loix eussent jamais obligé ceux qui se vouoient à l'exercice de quelqu'une des branches de cet Art, à s'y renfermer absolument, sans pouvoir en exercer d'autres. On ne sauroit douter qu'il n'y ait eu alors des Médecins qui, renonçant au traitement des maladies internes, s'en tenoient à l'exercice de la Chirurgie; mais que bornés à faire des incisions, à appliquer le fer & le feu, à réduire les luxations & les fractures, ils aient abandonné aux Médecins Pharmaceutes, l'application des médicamens, le soin d'arrêter les hémorrhagies, de procurer la chûte de l'escarre, lorsqu'ils auroient eux-mêmes appliqué le feu, c'est ce qu'on ne peut raisonnablement se persuader (1). Chacun se livrant à la partie de la Médecine qu'il affectionnoit le plus, ou qu'il entendoit le mieux, rien n'empêchoit ceux qui ne vouloient pas s'en tenir à une seule, de les embrasser toutes. « En effet, dit Celse, je crois qu'un même homme peut » les remplir; mais puisqu'on les a divisées, j'estime particulièrement celui qui » fait le plus. »

L'Histoire des siècles suivans nous montre par-tout les diverses branches de la Médecine rapprochées & réunies, comme étant les différentes parties d'une même Science. On avoit non-seulement des Médecins-*Chirurgiens*, mais encore des Médecins-*Herniaires*, *Lithotomistes*, *Phlébotomistes*, *Oculistes*, *Auriculaires*, *Dentistes*, comme aussi des Médecins-*Diététistes*, des *Pharmaceutiques*, des *Herboristes*, &c. & tous, au rapport même de Galien, portoient également le nom de Médecins, d'après le but qu'ils se proposoient les uns & les autres. Chacun avoit également le droit de suivre l'exercice de la partie à laquelle il s'étoit d'abord appliqué, ou de s'adonner à une ou à plusieurs autres, suivant l'espérance qu'il pouvoit avoir d'y réussir. Aussi voyoit-on souvent tel homme qui, dans sa jeunesse, avoit exercé la Chirurgie, l'abandonner dans la vieillesse, ou lorsque d'autres circonstances l'engageoient à se vouer à la Médecine interne. C'est ainsi que Galien, Chirurgien à Pergame, devint Diététiste à Rome, où les fréquentes occasions d'opérer avoient formé des Chirurgiens qui le surpassoient peut-être en habileté, comme il étoit lui-même au-dessus de ses Contemporains, par la fécondité de son esprit & l'étendue de ses connoissances. Les études des Médecins & celles des Chirurgiens étoient communes; ils puisoient la science aux mêmes sources; l'Elève d'un Médecin diététiste devenoit souvent un Médecin-Chirurgien, & l'Elève d'un Médecin-Chirurgien devenoit un Médecin diététiste.

Dans l'ancienne Egypte, au contraire, il y avoit autant de classes de

(1) Histoire de la Chirurgie, T. I, p. 338.

Médecins que l'on avoit observé ou imaginé de différentes sortes de maladies, parce que personne n'entreprenoit d'en guérir de plus d'une espèce. Les uns faisoient la Médecine des yeux, d'autres celle de la tête, d'autres celle de la poitrine, ou du ventre; chacun s'attachoit à un genre de maladie particulier interne ou externe. Cette Médecine étoit entre les mains des Prêtres, qui, dépositaires des traditions sur lesquelles on l'avoit d'abord fondée, s'en arrogèrent ensuite tout-à-fait l'intendance, par l'obligation qui fut imposée à ceux qui avoient été atteints de quelque maladie, d'aller faire inscrire dans les Temples des Dieux les procédés curatifs & les remèdes dont ils s'étoient servis. Le Temple de Memphis devint le principal dépôt de ces registres salutaires. Les Prêtres formèrent sur ces registres un Code Médicinal, dont il n'étoit pas permis d'enfreindre les loix. C'est d'après ce Code, qu'ils faisoient regarder comme sacré, & qu'ils attribuoient à Hermès, ou à quelqu'autre Divinité, que la Médecine fut exercée dans la suite. Si les Médecins, en suivant ce qu'il prescrivoit, ne parvenoient point à la guérison des malades, ils n'étoient responsables de rien, au lieu qu'en ne s'y conformant point, si l'événement ne justifioit pas leur conduite, ils étoient punis de mort. Le prétexte d'une loi si sévère, étoit qu'une pratique confirmée par une longue expérience, & appuyée de l'autorité des plus grands Maîtres de l'Art, étoit préférable à tout ce que pouvoit produire l'expérience d'un petit nombre de particuliers. Ce principe qui, dans certaines limites, peut paroître fondé, devint pernicieux par l'étendue qu'on lui donna; la Médecine étant alors trop peu avancée, cette contrainte, loin d'en accélérer les progrès, la tint dans une perpétuelle enfance (1). En mêlant la Religion à l'Art de guérir qu'ils exerçoient au nom des Dieux, les Prêtres s'en assurèrent la possession exclusive, & personne, à cet égard, ne put leur faire concurrence. — Mais enfin la Médecine se débarrassa de ces entraves, & l'on vit s'élever en Egypte, sous les Ptolomées, des Médecins & des Chirurgiens célèbres.

Vers le onzième siècle, les Médecins Arabes, presque tous Courtisans, grands Seigneurs, ou aspirans à le devenir, cherchèrent à se débarrasser de quelques fonctions rebutantes de la Médecine. Il ne tint pas à quelques-uns d'entr'eux qu'ils n'établissent un ordre de Médecins qui supportât tout le dégoût de leur profession, mais rien de tout cela ne fût exécuté; parce que, tant que les loix ne s'en mêlèrent point, celui qui commençoit par appliquer des ventouses, faire des scarifications, ouvrir la veine, &c. pouvoit finir sa carrière, s'il avoit du mérite, ou de l'intrigue à la Cour des Princes, au comble des dignités, de la faveur & de la considération. Si quelques Médecins Arabes s'abstinrent d'opérer de la main, les autres ne voyant rien que d'honorable dans l'exercice de la Chirurgie, continuèrent à cultiver l'Art dans toute son étendue. Haly Abbas, Avicenne, Albucasis, furent de vrais Médecins-Chirurgiens, comme Hippocrate & Galien, ainsi que l'atteste Guy de Chauliac, plus à portée que

(1) Histoire de la Chirurgie, T. I, p. 62.

nous de connoître l'état de son Art, dans un tems qui touchoit presque au sien. « Jusqu'à Avicenne, dit-il, tous ont été Physiciens ou Médecins & Chirurgiens » ensemble; mais depuis en ça, ou par délicatesse ou par la trop grande » occupation ès cures, la Chirurgie fut séparée & délaissée ès mains des » Méchaniques (1). » Cette séparation cependant ne s'exécuta entièrement que beaucoup plus tard. Salicet, Lanfranc, Guy de Chauliac lui-même & bien d'autres enseignerent & exercèrent tout-à-la-fois la Médecine & la Chirurgie; & ce ne fut que vers la fin du quatorzième siècle, ou au commencement du quinzième, qu'il exista pour la première fois des Médecins & des Chirurgiens vraiment séparés & distincts, ayant leurs domaines distincts & séparés comme eux. Ce fut alors seulement que se fit ce partage de l'Art de guérir, qui règle aujourd'hui les droits de ceux qui cultivent ses différentes branches, & qui fixe leur rang dans la société.

Nous ne nous proposons pas d'entrer ici dans aucun détail sur la manière dont se fit cette séparation, encore moins sur les puériles disputes auxquelles la prééminence accordée par les loix à la Médecine sur la Chirurgie, a long-tems donné lieu, & qui ne sont pas même de nos jours bien assoupies. Il n'y a personne qui ne sente aujourd'hui qu'une pareille prééminence n'est point dans la nature, que la Médecine & la Chirurgie sont sœurs, que l'antiquité de l'une & de l'autre doit être à-peu-près la même que celle de la nature humaine, & qu'aux yeux de ceux qui savent les apprécier, l'une ne le cède point à l'autre en importance & en utilité. L'Art de guérir est un, ses principes doivent être par-tout les mêmes, & l'exercice de ses différentes branches suppose les mêmes connoissances fondamentales; mais il offre dans les détails un si vaste champ à l'étude, qu'il est peu d'hommes assez heureusement nés pour l'embrasser en entier, & pour en cultiver toutes les parties avec le même succès. Il importe donc, pour l'avantage de la société, que celles de ces parties qui peuvent facilement se séparer dans la pratique, soient exercées par différentes personnes. Les maladies qui affectent toute l'économie animale se distinguent assez facilement de celles qui sont strictement locales, pour qu'on doive conserver l'usage d'en faire deux départemens, sous les noms de Médecine & de Chirurgie. Différentes branches de la Chirurgie se séparent aussi du tronc assez naturellement pour être cultivées par différens individus; telles sont l'Art de l'Accoucheur, l'Art de l'Oculiste, celui du Dentiste, &c. Mais il n'en est aucune qu'on ne cultive avec d'autant plus de perfection & de succès, qu'on est plus versé dans la connoissance des fonctions de l'économie animale, & des loix auxquelles elles sont assujetties, soit dans l'état naturel de santé, soit dans les dérangemens auxquels elles sont sujettes, soit enfin relativement aux effets des divers agens à l'influence desquels les organes de ces fonctions sont soumis. Les études du Chirurgien par conséquent doivent embrasser toutes les parties de la Médecine; il ne doit point être étranger

(1) Histoire de la Chirurgie, T. II, p. 86.

non plus à l'Histoire Naturelle, à la Physique, ni à aucune des autres branches de la Philosophie.

Nous lisons dans Hérodote, que Démocède, Médecin de Crotone, qui étoit fixé à Samos auprès du tyran Polycrate, ayant été enveloppé dans la ruine de celui-ci, fut fait prisonnier & emmené en Perse. Vers le même tems, Darius, en descendant de cheval, se donna une si violente entorse que son pied se luxa. On eut recours aux Médecins d'Egypte qu'il avoit à sa Cour, & qui étoient estimés les plus habiles Médecins du monde; mais tous les efforts qu'ils purent faire pour réduire cette luxation, loin d'être utiles, aggravèrent à tel point le mal, que le Roi passa sept jours & sept nuits dans les plus vives douleurs. Le huitième jour quelqu'un parla d'un Médecin Grec nommé Démocède, & l'on vanta les cures qu'il avoit faites à Sardes. Ce Médecin étoit en prison. Darius ordonna qu'on le fît venir; il parut comme il étoit, mal vêtu, chargé de chaînes. Ce Prince lui demanda s'il savoit la Médecine. Démocède craignant, s'il convenoit du fait, de ne pouvoir jamais retourner dans sa patrie, prit le parti de dissimuler; mais Darius qui s'en apperçut ordonna de le mettre à la question. Alors il avoua qu'il avoit appris quelque chose par les liaisons qu'il avoit eues avec un Médecin, que cependant il étoit bien loin d'avoir toutes les connoissances nécessaires. Sur cet aveu, il lui fut ordonné de traiter le Roi à la manière des Grecs. Il commença par employer des médicamens anodins, & par faire sur la partie malade, des fomentations adoucissantes. Le Roi reprit en peu de jours la tranquillité & le sommeil, & recouvra, contre tout espoir, la liberté de son pied.

Cette histoire, à laquelle il ne seroit pas difficile d'en ajouter beaucoup de semblables, nous fait voir quelle différence il y a entre un Chirurgien vraiment instruit, & ceux qui, n'étant guidés que par une routine aveugle, n'ont point appris à étendre leurs idées, & ne savent plus agir qu'au hasard lorsqu'ils ne réussissent pas en appliquant les premiers secours qui leur ont paru indiqués. Les Prêtres Egyptiens savoient que lorsqu'un os est sorti de sa place, il faut l'y ramener; ils connoissoient sans doute jusqu'à un certain point les moyens mécaniques propres à y réussir; mais ils ignoroient que si l'on ne réduit pas une luxation, avant que les parties soient gonflées, tendues & enflammées, tous les efforts que l'on fait ensuite pour en venir à bout sont le plus souvent inutiles, & que, dans certains cas, la réduction devient tout-à-fait impossible. Démocède plus éclairé qu'eux suivit une autre route; instruit des dangers qui accompagnent l'inflammation des parties membraneuses & ligamenteuses destinées à soutenir les articulations, ainsi que des moyens propres à la calmer; il s'appliqua d'abord à combattre ce symptôme, & après s'en être rendu maître, il acheva sans peine une guérison, dont on ne seroit jamais venu à bout en suivant la méthode qu'on avoit d'abord adoptée.

C'est bien à tort qu'on a voulu opposer la Chirurgie à la Médecine en qualifiant d'Art la première, & en donnant à la seconde le nom de Science. Prétendre, comme on l'a fait, que la Chirurgie n'est autre chose que l'Art de traiter les maladies par des moyens externes, ou par le travail de la main; c'est la ravaler au rang d'une profession purement mécanique, c'est accréditer l'opinion du vulgaire, toujours disposé à regarder comme un Chirurgien habile & consommé, celui qui sait panser un ulcère, appliquer un bandage, réduire une fracture, faire une amputation ou telle autre opération sur le corps vivant; & ce qui est bien plus fâcheux encore, c'est inculquer la même erreur dans l'esprit des jeunes-gens qui se destinent à cet état, en les accoutumant à regarder ces objets comme les seuls dont ils doivent s'occuper. Nous l'avons déjà dit, les principes de l'Art de guérir sont les mêmes dans toutes ses branches; les organes internes du corps sont, dans l'état de santé, gouvernés par les mêmes loix générales que les parties externes, & l'on ne comprendra jamais bien la nature d'une maladie locale, si l'on ne connoît les déviations de l'état naturel dont tout le systême animal est susceptible. Si le Médecin appellé à traiter une pleurésie ne peut le faire avec succès, qu'autant qu'il aura une idée suffisamment nette de la nature de l'inflammation, ou du moins des principaux symptômes qui la caractérisent, de ses conséquences, de la gradation à suivre dans l'usage des moyens propres à la dissiper, cette connoissance n'est pas moins nécessaire au Chirurgien appellé à traiter une plaie, dont la guérison dépendra principalement des précautions qu'il saura prendre pour dissiper l'état inflammatoire des parties affectées, sans trop affoiblir cependant les pouvoirs vitaux. Le savoir du Médecin ne mérite pas mieux le nom de Science, que celui du Chirurgien bien instruit des fonctions de l'économie animale, ainsi que de l'ordre & de la marche que suit la nature dans la production des maladies dont le traitement lui est dévolu, de la manière dont se font leur progrès, de leurs diverses terminaisons, de leurs rapports & de leurs modifications réciproques.

Mais plus les principes d'un Art sont difficiles & abstraits, plus on croit, en général, pouvoir se dispenser de les approfondir. Combien de personnes qui s'ingèrent à pratiquer la Médecine, sans avoir aucune teinture des études qu'elle suppose! Combien de Jeunes-gens qui, pour avoir suivi quelque tems la pratique routinière d'un Hôpital, se croient parfaitement qualifiés pour exercer la Chirurgie. Chacun sait que pour réussir dans d'autres Arts, dont l'objet est plus limité, & la théorie plus simple, tels que le Dessin, l'Architecture, l'Horlogerie, il faut y consacrer beaucoup de tems & d'application, on diroit cependant, à voir le peu de soin que tant de gens y apportent, que l'art de guérir peut s'acquérir par une simple intuition, & sans qu'on se donne la peine d'y penser.

La théorie, dit-on, tous les jours, ne sert qu'à égarer l'esprit par de vaines subtilités, le bon sens & l'expérience suffisent pour la pratique. Ce langage spécieux, & bien propre à frapper l'esprit du vulgaire, est d'autant plus dangereux, qu'il favorise la paresse, en faisant regarder comme inutiles de longues & pénibles études; rien n'est plus aisé, néanmoins, pour quiconque veut examiner la chose avec impartialité, que de se convaincre de la fausseté d'une pareille maxime. Dans quel siècle de l'antiquité, dans quel pays ont fleuri davantage la Médecine & la Chirurgie? C'est dans la Grèce, c'est chez le peuple du monde où les sciences, les lettres & la raison avoient été le plus perfectionnées, où l'esprit philosophique avoit étendu ses précieuses influences sur toutes les professions, c'est dans le siècle qui a fourni les plus grands hommes en tout genre. Et qu'on nous dise ce qu'ont fait, pendant quinze siècles qui ont suivi les beaux tems de la Grèce & de Rome, le simple bon sens & l'expérience, pour les progrès de l'art de guérir, qui cependant n'a pas pu tomber en désuétude, & dont le besoin a toujours continué à se faire sentir; combien, pendant cette malheureuse époque, n'a-t-il pas perdu de son utilité & de son lustre, & que de travaux n'en a-t-il pas coûté aux Modernes, pour le ramener au point où il étoit parvenu du tems d'Hippocrate.

Quoique l'observation & l'expérience soient des sources de connoissances qui semblent être à la portée de tout le monde, il y a bien peu de gens qui sachent en tirer parti par eux-mêmes, & distinguer, dans ce qui n'est pas uniquement l'objet des sens, les faits, proprement dits, tels que la nature les présente, de ceux qui sont en tout, ou en partie, le produit de leur imagination. Il n'y a pas d'opinion si absurde, qu'elle n'ait été étayée de l'expérience de quelqu'un. Qui n'a pas ouï parler des merveilles du magnétisme animal, & des nombreuses cures qu'il a opérées dans toutes sortes de maladies; sans parler des autres effets bien plus extraordinaires encore qu'il a produits, & qui sont attestés par une multitude de gens, mais qui disparoissent aux yeux de l'Observateur philosophe. L'homme instruit, & bien exercé dans l'art de l'observation, verra toutes les circonstances d'un fait, dont les trois quarts échapperont à l'homme vulgaire; peut-être même les préjugés de celui-ci l'empêcheront-ils d'en voir aucune, telle qu'elle existe réellement; l'un & l'autre par conséquent entretiendront des idées bien différentes sur le même objet; tous deux cependant attesteront leur expérience en faveur de leur opinion. Quel degré de confiance donnera-t-on à des gens qui affirment, sans jamais se démentir, ce qu'ils croient avoir vu, sans s'être jamais demandé à eux-mêmes s'ils étoient en état, ou à portée de bien voir. L'ivrogne qui proteste que tout tourne autour de lui, le superstitieux qui croit à la magie, l'esprit foible qui voit des fantômes, tous parlent d'après leur expérience. Le Médecin qui, à force de travail, a reconnu les voies de la nature, & qui la suit pas à pas, & la garde-malade qui reçoit ses ordres, en appellent aussi chacun à l'expérience; mais peut-on citer sa propre expérience, si l'on n'a pas l'art & le talent d'observer. Qu'un cabinet de tableaux soit ouvert à l'examen des curieux, tous les yeux en recevront les mêmes impressions physiques; mais quoiqu'il n'y ait qu'une règle pour en distinguer le mérite, savoir leur ressemblance plus ou moins grande avec la nature, & quoique cette règle soit en apparence bien facile à saisir, il n'y aura que les connoiſſeurs; c'eſt-à-dire, ceux qui ont fait une étude plus ou moins approfondie de la peinture, qui ſauront les apprécier.

Il en eſt de l'art de guérir comme de la peinture, il n'y a que celui qui l'a étudié ſoigneuſement, dans ſes principes & dans ſes détails, qui ait des yeux pour voir, lorſqu'il s'agit de maladies & de moyens de guériſon. Qu'un homme ſe préſente à l'un de ces Praticiens, qui croient que les ſoins bien ou mal-entendus qu'ils ont donné à quelques malades, doivent leur tenir lieu de ſcience, & qu'il le conſulte pour quelqu'affection de l'ouïe. Recourez, lui dira l'Eſculape, aux véſicatoires, car l'expérience m'a appris que les véſicatoires ſont un remède ſouverain pour les maladies des oreilles. Qu'une autre perſonne le conſulte pour un pareil objet, il conſeillera le même moyen; il en fera de même à une troiſième, à une quatrième, &c., car, dans le fait, il ne connoît que ce ſeul remède pour toutes les maladies de ces organes, ſans ſe douter qu'elles peuvent provenir de différentes cauſes; cependant la ſurdité peut être occaſionnée par une cauſe purement mécanique, telle que l'obſtruction du conduit auditif, par la cire durcie & accumulée ſur le tympan; elle peut dépendre de l'inflammation de la membrane interne du conduit; elle peut tenir à une ulcération, & même à une carie des organes de l'oreille interne, elle peut être l'effet d'une paralyſie des nerfs acouſtiques, &c.

Suppoſons, dans un autre cas, qu'un malade ait ſouffert une rétention d'urine, qui a réſiſté à tous les moyens vulgairement employés pour ſoulager cette affection, les douleurs continuent, l'angoiſſe eſt extrême, le ventre eſt tendu, & peut à peine ſupporter le toucher. Le Chirurgien, dans cette extrémité, eſt appellé; l'indication eſt d'introduire la ſonde dans la veſſie pour donner iſſue à l'urine. Mais ſur ces entrefaites le malade commence à uriner naturellement, il paroît un peu ſoulagé; les urines coulent encore; l'évacuation eſt peut-être égale, ou même plus grande que celle qui auroit lieu dans l'état naturel. Le Praticien, qui en eſt témoin, décide que la maladie n'eſt point l'effet d'une Rétention d'urine, puiſque l'excrétion s'en fait librement; il oublie que l'extrême diſtenſion de la veſſie peut aller au point de forcer l'obſtacle qui l'empêchoit de ſe vuider, de manière qu'une petite portion de ſon contenu s'échappe, & que le malade urine, comme on dit, par regorgement. Ne ſe faiſant pas une juſte idée de la nature du mal, ce qu'il preſcrira dans une autre ſuppoſition, ſera non-ſeulement inutile, mais pourra même aller à contre-fins. La veſſie cependant perdra de plus en plus ſa force contractile, quoique les urines continuent à couler de tems en tems, & la maladie ne tardera pas à être ſuivie des conſéquences les plus funeſtes. Comme l'aveugle ne ſauroit diſtinguer les couleurs, ni le ſourd appercevoir l'harmonie des ſons, de même le Praticien empirique ne ſe fait point une idée des principes morbifiques qu'on ne découvre que par le raiſonnement & la réflexion; il ne peut par conſéquent écarter les effets d'une cauſe qu'il ne ſoupçonne

ſoupçonne pas, ou s'il y réuſſit, ce ne peut être que par haſard; or, quel eſt l'homme ſage qui comptera jamais ſur le haſard, pour fonder ſes ſuccès?

On dira que, malgré les recherches les plus profondes, les hommes les plus éclairés ne ſont pas toujours aſſez heureux pour trouver les cauſes de certains phénomènes qu'on obſerve dans la pratique, ou que, s'ils viennent à bout de les découvrir, ils n'en ſont pas plus inſtruits qu'ils ne l'étoient auparavant ſur les moyens de guériſon. Nous convenons du fait; mais ſi, dans les cas dont il s'agit, les Praticiens les plus inſtruits n'ont pas de ſuccès, ceux qui le ſont moins, n'en ont ſûrement pas davantage. Dans beaucoup d'autres, au contraire, où les premiers ſont preſque toujours ſûrs de procurer une guériſon à leurs malades, on voit les derniers marcher en tâtonnant, & faire au haſard des tentatives le plus ſouvent inutiles; ou s'ils obtiennent quelques ſuccès, ils ne le doivent qu'à un événement fourni, dont ils n'ont pu calculer les conſéquences. Au reſte, il n'a peut-être jamais exiſté d'empiriſme abſolu en Chirurgie, non plus qu'en Médecine; & quelles qu'aient été là-deſſus les prétentions de certaines perſonnes, elles n'ont jamais pu ſe paſſer tout-à-fait de théorie, ni écarter tout raiſonnement de leur pratique. Le Charlatan le plus ignorant raiſonne, & ſouvent il ſe donne à cet égard une grande carrière, mais il raiſonne mal. Or, ſi les méditations & les recherches de l'homme le plus inſtruit, de celui dont l'entendement a été le plus développé par une éducation libérale, ne lui font pas toujours atteindre le but qu'il ſe propoſe, que pourra-t-on attendre du raiſonnement de celui dont les facultés intellectuelles n'ont peut-être jamais reçu la moindre culture?

Il eſt bien moins facile de s'inſtruire à fond dans la Science chirurgicale, que d'acquérir de l'habileté à faire des opérations. Les progrès qu'on a faits dans l'étude de l'Anatomie ont rendu la plupart des opérations ſi ſimples & ſi faciles, qu'on a pu craindre que bien des Chirurgiens n'abuſaſſent de cette facilité, & ne portaſſent à l'excès la manie d'opérer. La célébrité qu'un Opérateur adroit & expérimenté ne manque pas d'acquérir, chez des gens de tout état, a quelque choſe de ſi brillant & de ſi ſéduiſant, que les Jeunes-gens qui ſe deſtinent à la même profeſſion, ſe laiſſent facilement entraîner à ne conſidérer ſon talent que ſous ce ſeul point de vue; ils cherchent à imiter ſa dextérité, & négligent la partie la plus eſſentielle de l'art; ils veulent voir beaucoup d'opérations, & ſouvent ils ſe mettent peu en peine de connoître à fond les maladies qui les ont rendues néceſſaires, ni de ſuivre le traitement qui doit en achever la cure. Les Chirurgiens les plus diſtingués ſe ſont élevés fréquemment contre une conduite auſſi déraiſonnable. Mais quoiqu'ils l'aient cenſurée avec force, il eſt à craindre que le mal ne ſoit pas ſitôt déraciné. Celui qui ne ſait que manier avec dextérité les inſtrumens de Chirurgie ne mérite pas d'être regardé comme un bon Chirurgien.

Celui qui veut acquérir les connoiſſances les plus utiles pour la pratique, doit les chercher dans les Hôpitaux, ſous d'habiles Maîtres qui lui enſeigneront à unir de la manière la plus avantageuſe la pratique à la théorie ; c'eſt-là que, par une attention ſoutenue aux phénomènes des maladies & aux traitemens les mieux entendus, il apprendra à bien obſerver, à voir les faits ſous leurs différentes faces, & à juger ſainement du parti qu'il convient le mieux de prendre dans les différens cas qui ſe préſentent.

La Chirurgie n'eſt donc pas une Science ſi facile à acquérir, que l'on puiſſe en venir à bout, comme tant de gens ſ'imaginent, en apprenant quelques formules, & en s'exerçant à faire quelques opérations des plus communes. Combien de gens cependant qui n'ont pas d'autres titres pour ſe dire Chirurgiens! Pour peu que l'on réfléchiſſe à ce qui ſe paſſe à cet égard, on ne peut que frémir des maux qui doivent en réſulter, & qui en réſultent inconteſtablement. Car ſi, dans toutes les villes d'une certaine étendue, on trouve des Praticiens vraiment inſtruits & conſommés dans leur Art, qui ne ſait que leurs ſoins particulièrement dévolus aux gens aiſés, laiſſe le bas peuple, la partie la plus nombreuſe de la Nation, à la merci d'une foule d'ignorans qui lui en impoſent par une prétendue habileté, & qui ſouvent ne ſavent que l'égorger pour s'emparer de ſes dépouilles. Dans les campagnes, ſi l'on trouve çà & là quelques hommes éclairés qui exercent le divin Art de guérir, il eſt abandonné dans la plupart des endroits non aux Charlatans proprement dits, qui cherchent toujours les lieux où ſe raſſemble la foule, mais à des hommes ſans inſtruction qui ne ſuivent qu'une routine aveugle, à laquelle ils ſont incapables de faire ni addition ni changement, même après une longue pratique. Il eſt plus aiſé de faire appercevoir ces maux que d'en indiquer le remède; on ne le trouvera probablement que lorſqu'on aura rendu l'inſtruction générale parmi le peuple, & lorſqu'il aura appris à calculer par lui-même ſes véritables intérêts à cet égard, comme à tant d'autres, ſur leſquels il étoit reſté juſqu'à ce jour dans la plus profonde ignorance.

Il n'y a aucun pays de l'Europe où le Gouvernement ſe ſoit occupé avec autant d'attention & de paternité qu'en France, des moyens d'empêcher que la ſanté des individus ne fût livrée aux ſoins de gens incapables d'y veiller. Il a voulu que perſonne ne pût être admis à entreprendre des études de Chirurgie ſans être Maître-ès-Arts. Il a ordonné qu'on ne pourroit obtenir le droit d'en exercer les fonctions ſans avoir conſacré trois ans à des Cours d'Anatomie, de Phyſiologie, de Pathologie, de Thérapeutique, & ſans avoir travaillé pendant trois autres années dans les Hôpitaux ou ailleurs, ſous d'habiles Maîtres. Mais quelque ſages que ſoient ces ordonnances, l'expérience de tous les jours n'en démontre que trop l'inſuffiſance. Beaucoup d'Elèves en Chirurgie ne ſont point convenablement préparés par les études préliminaires de Littérature & de Philoſophie ; un grand nombre ne donnent point à celles qui appartiennent plus ſtrictement à leur Art, le tems ni l'application néceſſaires; la faveur cependant, la protection leur font obtenir des certificats de ſavoir & de bonne conduite, qui ne devroient être donnés qu'à ceux qui les ont mérités par leur application & leur travail. Munis de l'autorité néceſſaire pour s'ériger en Praticiens, ſans connoître les règles de l'Art qu'ils vont exercer, il y suppléent par des recettes de médicamens qu'ils appliquent au hasard, ils joignent aux fonctions de la Chirurgie celles de la Médecine, sous lesquelles ils peuvent plus facilement déguiser leur ignorance, & font ainsi de l'Art de guérir une arme à deux tranchans, dont ils frappent indistinctement à droite & à gauche.

Nous ne nous appésantirons pas davantage sur ces abus, mais nous ne pouvons nous empêcher de dire un mot sur une question qui se présente ici naturellement. Chacun convient qu'il faudroit interdire à l'ignorant l'exercice de toute fonction médicale, mais le Chirurgien éclairé par l'étude & par la pratique, n'est-il pas autorisé à exercer la Médecine aussi bien que la Chirurgie? Tout ce que nous avons dit pour prouver l'identité des deux professions dans leurs principes, ne tend-il pas à faire décider cette question pour l'affirmative?

Ecoutons là-dessus un des Chirurgiens les plus distingués de notre siècle, un de ceux qui ont fait le plus pour la gloire & l'avancement de leur Art (1). « Quoique la théorie de la Médecine & de la Chirurgie soit la même, dit-il, » quoiqu'elle ne soit que l'assemblage de toutes les règles & de tous les préceptes qui » apprennent à guérir, il ne s'en suit pas que le Médecin & le Chirurgien soient des » êtres que l'on puisse ou que l'on doive confondre. Un homme qu'on supposera » pourvu de toutes les connoissances théoriques générales, mais en qui on ne sup- » posera rien de plus, ne sera ni Chirurgien ni Médecin. Il faut pour former un » Médecin, outre l'acquisition de la Science qui apprend à guérir, l'habileté d'ap- » pliquer cette Science aux maladies internes; de même si on veut faire un Chirur- » gien, il faut qu'il acquière l'habitude, la facilité, l'habileté d'appliquer aussi ces » mêmes règles aux maladies externes. La Science ne donne pas cette habileté » pour l'application des règles, elle dicte simplement ces règles & voilà tout; » c'est par l'exercice qu'on apprend à les appliquer, & par l'exercice sous un » Maître instruit dans la pratique. »

Nous sommes convaincus, ainsi que cet homme célèbre, que la théorie ne suffit pas pour former un Praticien. On a dit, avec beaucoup de raison, que si les pensées des autres pouvoient rendre un homme savant, il ne devenoit sage que par ses propres réflexions & son expérience. Des principes généraux, des notions vagues de maladies n'auront pas une grande utilité, si on ne les réduit à des objets plus déterminés. Si le savoir n'est pas dans les détails, rien ne sera plus difficile que d'en faire, au besoin, l'application aux cas particuliers. Celui qui veut exercer la Chirurgie avec probité & avec honneur, doit s'y appliquer comme à un Art & l'étudier comme une Science. S'il manque au premier de ces soins, il l'exercera sans succès, s'il néglige le second, il fera des bévues à chaque pas, à moins qu'il ne soit dirigé par un homme plus instruit, dont il ne sera que l'instrument ou le manouvrier. Le Médecin le plus savant, le plus versé dans la lecture des Auteurs, s'il n'a pas vu des malades, s'il n'a pas consacré

(1) M. Louis, ancienne Encyclopédie.

beaucoup de tems & de soins auprès de leurs lits à observer les maladies, à comparer les descriptions qu'il en a lues avec ce qu'il voit, à en étudier la marche, les progrès & les diverses modifications, s'il n'a pas acquis ce tact fin & sûr, nécessaire pour distinguer les symptômes essentiels, quoique couverts & obscurcis par mille circonstances accidentelles, qui, trop souvent, en imposent aux yeux peu exercés, il n'est point qualifié pour exercer sa profession, il lui reste un grand travail à faire pour le devenir.

Un Médecin instruit & expérimenté peut, jusques à un certain point, s'aider des lumières qu'il a acquises sur les maladies que l'observation lui a rendues familières pour se conduire dans celles qui lui sont moins connues, mais il ne doit se contenter d'un pareil guide, que lorsqu'il ne peut pas faire mieux. Celui, par exemple, qui aura observé les salutaires effets du bain tiède dans divers cas de maladies spasmodiques, & qui, pour la première fois de sa vie, verra un malade affecté de tetanos, sera naturellement conduit à lui prescrire le même remède; mais il est à présumer qu'il ne tardera pas à en observer un effet fâcheux; & si, par théorie, il s'obstine à en faire usage, non-seulement il perdra un tems précieux, mais il courra un grand risque d'accélérer le terme fatal de la maladie qu'il pourroit guérir en recourant à d'autres moyens.

Si, pour être un Médecin ou un Chirurgien consommé, il faut avoir observé toutes les maladies qui peuvent se rencontrer dans la pratique de la Chirurgie ou de la Médecine, si l'on ne peut parvenir à ce point de savoir & d'habileté sans un travail long & assidu, peu de gens, sans doute, posséderont assez de talens, & seront capables d'une application assez grande pour embrasser à-la-fois les deux branches, pour se faire une idée nette non-seulement de la théorie, mais de tous les détails de pratique dont la connoissance est nécessaire au traitement de chaque maladie de l'un & de l'autre département. Les facultés de l'homme sont bornées, & passé certaines limites, ce qu'il acquiert en étendue & en multiplicité d'idées, est toujours, plus ou moins, aux dépens de leur précision & de leur netteté. C'est une vérité bien constatée, que, pour obtenir la plus grande perfection compatible avec la plus grande célérité de fabrication dans les ouvrages mécaniques, il faut en répartir le travail entre différens Ouvriers. De cette manière, chacun étant toujours occupé à la construction des mêmes parties d'une machine, d'une montre, par exemple, il y acquiert une habileté à laquelle ne peut jamais atteindre celui qui veut en exécuter à lui seul toutes les pièces. Il y a différens objets de la Chirurgie qui se séparent aisément du corps de la Science, ainsi qu'il en a été fait mention ci-dessus, tels sont la partie des Accouchemens, celle des maladies des Yeux, celle qui regarde les Dents. Chacune de ces branches exercée par des hommes qui s'y dévouent en entier, l'est d'une manière bien plus parfaite & plus utile, que si elle ne formoit pas de département distinct. Il n'y a pas de doute que la pratique de la Médecine ne devînt plus utile & plus sûre dans ses procédés, s'il étoit possible de la diviser de même en différentes branches.

Comment donc arrive-t-il qu'un grand nombre de Chirurgiens, non contens de l'exercice de leur Art, auquel ils auroient peine à suffire, s'ils vouloient y donner toute l'application nécessaire pour se rendre dignes de l'exercer, comment, dis-je, arrive-t-il que ces Chirurgiens embrassent la pratique de la Médecine dans son entier, & qu'ils traitent toutes les maladies internes avec la même confiance que si leurs études avoient été spécialement tournées de ce côté. Les anciens Médecins, avons-nous dit, traitoient les maladies de tout genre, les internes comme les externes, les maladies générales comme les locales; mais l'instruction qu'ils recevoient dans leurs Ecoles étoit dirigée de manière à leur apprendre tout ce que l'on savoit alors du traitement des unes & des autres. Ils sentirent d'ailleurs eux-mêmes les difficultés qui résultoient d'un plan trop vaste de pratique; & l'Art de guérir fut divisé par le fait, chaque Praticien s'attachant principalement à la partie à laquelle il avoit eu le plus d'occasions de s'appliquer. De nos jours, au contraire, les études pratiques de la Chirurgie sont absolument distinctes de celles de la Médecine. Le Chirurgien, par-là même, n'est pas plus qualifié pour traiter les maladies qui sont du ressort de celle-ci, que ne l'est le Médecin pour traiter les maladies chirurgicales. Nous pouvons même dire qu'il l'est moins, puisqu'aucune partie de son instruction ne tend à lui donner la connoissance des maladies internes, & que le Médecin est tenu, dans les Universités, à s'occuper de celles dont le traitement appartient à la Chirurgie. — Nous n'entrerons pas dans de plus grands détails sur cette question, qui n'en est pas une aux yeux des gens sages & vraiment instruits. Les grands Chirurgiens trouvent la carrière de leur Art assez vaste pour ne pas chercher à l'étendre aux dépens de la Médecine; ils n'ont pas besoin qu'on leur fasse voir la nécessité de n'en pas franchir les limites. Ceux d'un ordre inférieur, que des motifs d'intérêt, pour l'ordinaire, engagent à suivre une route pour laquelle ils n'étoient point préparés, ne seront pas ramenés par toutes les raisons que nous pourrions ajouter. C'est au Gouvernement, qui a voulu que l'état de la Médecine fût séparé de celui de la Chirurgie, à prendre les mesures nécessaires pour que ceux qui ont le droit d'exercer l'un n'empiètent point sur les fonctions de ceux qui se sont voués à l'exercice de l'autre; c'est au Public mieux instruit, à réfléchir sur ses véritables intérêts, & à savoir puiser les secours dont il a besoin, là où il est le plus probable qu'il pourra le trouver.

Après avoir donné une idée générale des connoissances nécessaires au Chirurgien, de l'étendue de son Art & des limites qui séparent ses fonctions de celles de la Médecine, nous croyons devoir présenter ici une Nosologie ou un tableau raisonné des maladies chirurgicales, que nous ferons suivre d'un autre tableau de toutes les opérations de la Chirurgie. La forme de Dictionnaire à laquelle nous étions astreints ne nous a pas permis de placer ces deux tableaux dans le corps de l'Ouvrage; nous les avons jugés nécessaires cependant pour lier ensemble, d'une manière systématique, tout ce qui tient plus particulièrement à l'Art que nous avons à décrire.

La Nosologie, ou la Science qui traite de la classification des maladies, est née dans notre siècle. Elle consiste à rapprocher les maladies qui ont des caractères communs, à les séparer de celles où ces caractères ne se trouvent pas, à les rassembler sous les titres de classes, d'ordres, de genres & d'espèces, & à donner dans une définition courte & concise les marques qui distinguent chaque espèce de toute autre. C'est un grand pas qu'on a fait pour faciliter la connoissance des dérangemens dont l'économie animale est susceptible, & pour en donner des idées claires & distinctes; c'est un pas d'autant plus important, que pour être en état de traiter une maladie, il est absolument essentiel de la bien distinguer. C'est ce que la Nosologie nous met à portée de faire d'une manière beaucoup plus facile & plus sûre qu'on ne le pouvoit autrefois, en suivant les descriptions trop souvent vagues & confuses que les Anciens nous ont données.

On a voulu décrier cette branche nouvelle de la Science médicale, & l'on a prétendu que la classification des maladies étoit tout au moins inutile. Nous sommes persuadés du contraire, & nous en appellons à tous les Médecins qui l'ont cultivée, & qui en ont fait usage auprès de leurs malades. L'Etudiant qui a son instruction à cœur, trouvera aussi de grands avantages à ne pas les négliger, elle soulagera beaucoup sa mémoire & augmentera la netteté de ses idées.

Les nomenclatures systématiques ont été de la plus grande utilité pour les progrès de la Botanique & des autres parties de l'Histoire Naturelle; & malgré le ridicule dont divers Savans ont prétendu les couvrir, tout le monde convient aujourd'hui du service qu'elles ont rendu à la Science. Mais, dit-on, les maladies ne sont pas comme les plantes & les animaux, des substances figurées d'une manière constante, elles ne sont que des modifications de fonctions. Or on a voulu conclure de ce raisonnement, que l'application de la méthode systématique à leurs descriptions étoit absolument illusoire. Il est vrai que leur classification n'est pas aussi facile, ni aussi naturelle que celle de ces substances organiques; mais cette difficulté tient moins à leur essence qu'à leurs complications diverses, dont il n'est pas impossible de les débarrasser assez complettement, pour rendre leur arrangement méthodique, très-utile à la pratique ainsi qu'à la Science.

Nous croyons qu'il peut être très-avantageux aux Chirurgiens, d'avoir sous les yeux un tableau systématique de toutes les maladies qui sont de leur ressort; & nous espérons qu'ils nous sauront gré de le leur présenter tel qu'il se trouve dans les Elémens de Chirurgie de M. Aitken (1), dont nous allons l'extraire, sans y faire aucun changement essentiel. L'Auteur a cru devoir se dispenser d'employer les dénominations de genre & d'espèce, que le lecteur pourra facilement suppléer s'il le juge convenable.

---

(1) Elements of the theory and Pratice of Physick and Surgery. By John Aitken M. D. Vol. 2.

Les maladies chirurgicales ſe diviſent en cinq claſſes ou chefs principaux ; ſavoir :

Les Tumeurs *ou* Gonflemens.
Les Déplacemens.
Les Divisions *ou* Solutions de continuité.
Les Difformités.
Les Obstructions.

TUMEURS.

On entend par Tumeurs, Excroiſſance *ou* Protubérance, une augmentation contre nature de quelque partie du corps. Les Tumeurs ſe diviſent en
Tumeurs humorales formées par les parties fluides du corps & en
Tumeurs des parties ſolides.

Les Tumeurs humorales ſe diſtinguent en
Tumeurs chaudes ou inflammatoires & en
Tumeurs froides ou indolentes.

Tumeur inflammatoire *ou* Phlegmon.

Définition. Tumeur plus ou moins élevée & circonſcrite, toujours marquée par une augmentation de tenſion & de ſenſibilité, accompagnée d'une douleur aigue, lancinante ou pulſatile, d'une chaleur plus grande que celle de l'état naturel d'une rougeur vive, mais qui devient ſouvent livide lorſque la maladie eſt plus avancée, un peu élevée en pointe & qui ſe ramollit du centre à la circonférence. Elle eſt fréquemment accompagnée de ſymptômes fébriles.

Les tumeurs inflammatoires ſe terminent par réſolution, par ſuppuration ou par gangrène.

La Résolution eſt la guériſon pure & ſimple de l'inflammation.

La Suppuration eſt la formation d'une matière fluide purulente en conſéquence de l'inflammation. Elle ſe fait de deux manières, ou par Exudation ſur la ſurface des parties enflammées, ou en produiſant un Abcès, autrement nommé Apostème ou Dépôt, qui eſt une collection de pus ſous les tégumens.

La Gangrène, qu'on appelle auſſi Mortification & Sphacele, lorſqu'elle eſt à ſon dernier période, eſt un degré extrême d'inflammation, où la partie affectée devient plus ou moins livide, puis noire, & contracte en même-tems une odeur fétide. A meſure que ces phénomènes ſe manifeſtent, la ſenſibilité, la chaleur & le ton des parties ſe perdent. La Gangrène eſt ſouvent annoncée par la ſéparation de l'épiderme qui forme des ampoules pleines de ſanie. La partie dont la Gangrène a détruit la vie, prend le nom d'eſcarre. Si les pouvoirs de la nature conſervent aſſez de force pour détacher cette partie des parties voiſines encore ſaines, cette opération ſe nomme la ſéparation ou la chûte de l'eſcarre.

Les Praticiens diſtinguent deux eſpèces de Gangrène, ſavoir la Gangrène

HUMIDE, qui est évidemment la conséquence de l'inflammation, & la GANGRÈNE SÈCHE ou NÉCROSE, où le procédé inflammatoire est peu marqué, si ce n'est par la douleur, & où les parties, par-là même, peu abreuvées de fluides, meurent, deviennent noires & se dessèchent.

Les espèces particulières d'inflammation, dont la plupart, en raison de leur siège, des causes qui les déterminent, ou de leurs conséquences, doivent être rangées parmi les maladies chirurgicales, sont;

L'INFLAMMATION DU CERVEAU, qui affecte la substance même de cet organe ou ses membranes, est marquée par un violent mal de tête, par la rougeur du visage & des yeux, par une grande sensibilité aux impressions de la lumière & du bruit, par le délire & par une violente fièvre symptomatique. Elle est souvent l'effet des plaies de la tête & particulièrement des fractures du crâne.

L'ESQUINANCIE ou MAL DE GORGE. C'est une inflammation de l'intérieur de la gorge, qui affecte sur-tout les amygdales. La douleur & la difficulté d'avaler en sont les symptômes les plus marqués; elles se distinguent, pour l'ordinaire, à la simple inspection. Elle tend facilement à la suppuration & quelquefois à la gangrène, sur-tout lorsqu'elle est symptomatique de quelque maladie fébrile.

La PERIPNEUMONIE ou INFLAMMATION DE POITRINE marquée par la fièvre, par une douleur gravative sous le sternum, par la difficulté de respirer, l'angoisse, la toux, l'expectoration quelquefois très-peu abondante, ordinairement muqueuse & plus ou moins mêlée de sang. Les plaies pénétrantes dans la poitrine excitent quelquefois cette maladie dans le plus haut degré.

La PLEURÉSIE ou INFLAMMATION DE LA PLEURE, se distingue de la précédente par la douleur vive dans un des côtés du thorax, singulièrement augmentée par la toux qui est plus sèche dans le commencement.

L'INFLAMMATION DU CŒUR est marquée par la fièvre, par une douleur très-vive & accompagnée de beaucoup d'angoisse, par des palpitations, par des défaillances.

L'INFLAMMATION DU PÉRICARDE se distingue difficilement de la précédente.

L'INFLAMMATION DU MÉDIASTIN est sur-tout marquée par une douleur qui s'étend du sternum vers le dos.

L'INFLAMMATION DU DIAPHRAGME. Les symptômes de cette maladie sont une forte fièvre, une douleur extrêmement vive qui s'étend vers les hypochondres, sur-tout pendant l'inspiration; la respiration accélérée & gênée, le hoquet, les spasmes des muscles du visage, un mal de cœur d'une nature particulière.

L'INFLAMMATION DES INTESTINS est marquée sur-tout par la fièvre, par une douleur fixe dans quelque partie de l'abdomen, par la constipation & par le vomissement. Elle est souvent occasionnée par une plaie ou une hernie.

L'INFLAMMATION DU FOIE a pour symptômes une douleur plus ou moins vive dans l'hypochondre droit, qui répond souvent au sommet de l'épaule du même côté, la fièvre, le hoquet, le vomissement, la toux sèche & quelquefois

la

la jaunisse. Elle se manifeste, dans certains cas, à l'extérieur, par un gonflement au-dessous des côtes, qu'on apperçoit au toucher.

Inflammation des reins. La fièvre; une douleur dans la région de ces organes, qui s'étend le long du trajet des uretères; l'engourdissement de la cuisse & la rétraction du testicule du côté affecté : les urines tantôt abondantes & sans couleur, tantôt rouges & en petite quantité, & quelquefois mêlées de sang; des maux de cœur & des vomissemens en sont les caractères distinctifs.

Inflammation de la vessie. Gonflement à l'hypogastre; douleur dans la même région augmentée par les contractions de l'organe affecté, ainsi que par les mouvemens du tronc, la pression, &c. Envie fréquente d'uriner; excrétion des urines douloureuse, quelquefois impossible; ténesme; fièvre symptomatique plus ou moins marquée.

L'inflammation des reins & celle de la vessie sont souvent occasionnées par des pierres logées dans les cavités de ces organes. Dans le dernier cas on peut s'assurer par la sonde de la présence de cette cause; dans le premier, on ne peut former à ce sujet que des conjectures.

Inflammation de la matrice. La fièvre, un sentiment de chaleur, une douleur & une tension considérable dans l'hypogastre; une augmentation de douleur lorsqu'on porte le doigt vers le haut du vagin; l'excrétion des urines & des matières fécales fort dérangée.

Les accouchemens longs & difficiles, ceux sur-tout qui ont exigé le secours de la main de l'Accoucheur, sont une des causes les plus fréquentes de cette maladie.

Inflammation du péritoine. Fièvre forte; symptômes d'inflammation générale du bas-ventre, sans aucun de ceux qui marquent l'affection particulière de quelqu'organe. C'est une inflammation de cette membrane qui constitue essentiellement la maladie nommée fièvre puerpérale.

Inflammation des lombes. Douleur dans le dos plus bas que les reins; fièvre symptomatique modérée. Elle se termine souvent par suppuration.

Inflammation des jointures. Douleur aigue de la partie affectée, considérablement augmentée par la compression où le mouvement. Gonflement plus ou moins considérable, souvent sans aucun changement de couleur, sur-tout dans les commencemens. Fièvre symptomatique.

Inflammation des os, arthrocace, épine venteuse. Douleur très-vive que l'on rapporte à la partie interne d'un os où elle se fait sentir; gonflement de la substance de cet os; inflammation des parties molles qui le recouvrent lorsque la maladie a fait un certain progrès. Fièvre symptomatique.

Anthrax *ou* Charbon. Tumeur inflammatoire qui a son siège dans les tégumens, élevée en pointe, dure, très-douloureuse, d'un rouge tirant sur le pourpre, qui s'étend rapidement au loin, & qui a une grande disposition à se gangréner, sur-tout vers le centre. Il peut être idiopathique, ou symptomatique de certaines fièvres, il l'est particulièrement de la peste.

Clou *ou* Furoncle. Tumeur inflammatoire cutanée, moins étendue que le charbon, rarement solitaire, qui ne se termine jamais par gangrène & qui n'est que bien rarement accompagnée de fièvre.

Goutte rose. Bouton ou très-petit furoncle, plus ou moins chronique, qui vient au visage, & qui n'est presque jamais solitaire.

Brulure. Inflammation occasionnée par l'application du feu. L'étendue & la violence de l'inflammation seront nécessairement proportionnées à celles de la cause, à la durée de son action & au changement produit dans les parties affectées. Une brûlure considérable est souvent accompagnée d'une fièvre symptomatique très-dangereuse.

Engelure. Inflammation chronique occasionnée par le froid, qui attaque particulièrement les pieds & les mains, accompagnée d'une rougeur souvent livide, de chaleur, de démangeaison & qui tend à s'ulcérer.

Ophtalmie *ou* Mal aux yeux. Inflammation des yeux & des paupières. On peut la nommer superficielle quand elle attaque seulement les paupières & la surface antérieure du globe; on la nomme profonde, lorsqu'elle gagne l'intérieur des membranes, lorsque la douleur est vive, qu'elle se fait sentir par élancemens vers le fond de l'orbite. Elle est alors accompagnée d'un mal de tête violent & d'une fièvre symptomatique très-forte; elle se termine quelquefois par suppuration.

Parulis. Inflammation des gencives, occasionnée pour l'ordinaire par la présence d'une dent cariée; elle se termine fréquemment par suppuration.

Parotide. Tumeur inflammatoire plus ou moins douloureuse qui a son siège dans une des glandes parotides, & qui tend à la suppuration, mais très-lentement. Elle est symptomatique de fièvre putride ou maligne.

Otalgie *ou* mal d'oreille. Inflammation dont le siège est dans le conduit auditif & les parties voisines.

Inflammation du sein. Tumeur inflammatoire qui a son siège dans les glandes du sein, & à laquelle sont sujettes les femmes nouvellement accouchées ou qui allaitent.

Panaris. Inflammation dont le siège est aux extrémités des doigts. On en distingue trois variétés suivant qu'elle affecte les tégumens, les gaines des tendons, ou le périoste & les os.

Bubon. Tumeur inflammatoire située dans les glandes de l'aine; ou, en donnant à ce mot une acception plus étendue, dans une glande conglobée quelconque. On distingue cinq sortes de bubons suivant les causes qui l'ont occasionné, savoir, le bubon simple, le bubon fébrile ou symptomatique de fièvre, on le nomme aussi pestilentiel; le bubon syphilitique, le bubon scrophuleux & le bubon cancéreux.

Inflammation du fondement. Tumeur inflammatoire qui affecte les parties voisines de la marge de l'anus.

Gonorrhée. Inflammation de la membrane interne de l'urètre, produite ordinairement par l'action du virus vénérien. Douleur vers l'extrémité du canal, d'abord légère, augmentant ensuite par degrés & se faisant sentir vivement au moment de l'excrétion de l'urine, ou pendant l'érection. Ecoulement séreux, peu considérable au commencement, plus abondant par la suite, & qui prend peu-à-peu la consistance de pus; gonflement des parties; rougeur plus ou moins étendue.

INFLAMMATION DES TESTICULES. Gonflement inflammatoire de l'un des testicules, occasionné, le plus souvent, par une irritation du canal de l'urètre.

PHIMOSIS. Inflammation du prépuce, qui empêche de le retirer par-dessus le gland.

PARAPHIMOSIS. Inflammation du prépuce retiré derrière le gland, & qui ne permet pas de le replacer.

ÉRÉSYPELE. Tumeur inflammatoire cutanée, peu élevée, superficielle, étendue, couverte en partie d'ampoules pleines de sérosités plus ou moins grandes & plus ou moins nombreuses, changeant quelquefois de situation.

TUMEURS HUMORALES FROIDES OU INDOLENTES.

On désigne ainsi les Tumeurs humorales qui ne sont pas le produit immédiat de l'inflammation. On les distingue en TUMEURS ENKYSTÉES & TUMEURS ÉTENDUES OU NON ENKYSTÉES.

LES TUMEURS ENKYSTÉES sont produites par des substances plus ou moins fluides, contenues dans une enveloppe naturelle, ou formée par une portion de tissu cellulaire diversement altérée & condensée, qu'on nomme Cyste ou Kyste. Nous les distinguerons suivant les substances qu'elles renferment en

TUMEURS PULTACÉES OU LOUPES.
——— PURULENTES OU EMPYEMES.
——— SANGUINES.
——— AQUEUSES.
——— AÉRIENNES.
——— BILIAIRES.
——— URINAIRES.

§. I. TUMEURS PULTACÉES OU LOUPES. Tumeur humorale, mobile, sous les tégumens, circonscrite, pour l'ordinaire indolente, sans changement de couleur à la peau, lente dans sa formation & dans ses progrès, contenant une matière de la consistance d'une pulpe plus ou moins épaisse. On a donné différens noms aux Loupes, suivant la nature de la substance qu'elles renferment. On distingue par celui de

ATHÉROME, une tumeur dont le contenu ressemble à une bouillie plus ou moins liquide.

MÉLICERIS est une loupe qui contient une matière glaireuse, à-peu-près de la consistance du miel.

STÉATOME est une tumeur du même genre, qui contient une matière semblable à du suif. Celle qu'on désigne par le nom de

Mole, est de la même nature, & n'est distinguée que par sa situation dans le cuir chevelu. On la reconnoît aisément à sa forme élevée au-dessus du crâne, à sa mobilité & à une sorte de fluctuation qui s'y fait appercevoir.

Orgelet est une petite loupe de la nature du stéatôme, qui se forme dans les paupières & le plus fréquemment sur leurs bords.

Ganglion. Tumeur humorale, circonscrite, formée dans le trajet d'un tendon, pour l'ordinaire sur le poignet ou sur la jointure du pied, lente dans ses progrès, le plus souvent indolente, sans changement de couleur à la peau, contenant une matière semblable à du blanc d'œuf.

§. 2. Tumeurs purulentes ou empyèmes. Gonflemens occasionnés par des amas de pus. On les distingue par l'inflammation qui les a précédés, ainsi que par la fièvre & les autres symptômes qui caractérisent la suppuration. Ces sortes de gonflemens, en raison de leur situation, ne forment pas toujours des tumeurs visibles à l'œil, non plus que différentes autres espèces qui cependant appartiennent nécessairement à cette classe de maladies.

Empyème de la tête ou Abcès du cerveau. Collection de pus dans la cavité du crâne, ou dans les membranes du cerveau. On en reconnoît la présence par les symptômes d'inflammation du cerveau qui ont précédé, & par les marques de compression de cet organe, assez semblables aux symptômes de l'apoplexie.

Empyème de l'antre maxillaire. Collection du pus dans la cavité du sinus maxillaire, marquée par les symptômes d'inflammation antécédente, & sur-tout par le gonflement de l'os de la joue, ou de quelqu'un des autres os qui concourent à former cette cavité.

Empyème de l'œil ou Hypopyon. Collection de pus dans le globe de l'œil, formée à la suite d'une inflammation violente & profonde de cet organe.

Empyème de la poitrine. Collection de pus dans l'une des cavités de la pleure. Le principal symptôme caractéristique de l'empyème est l'impossibilité de demeurer couché sur le côté opposé à celui dans lequel est logé le pus, s'il a été précédé d'inflammation du poumon, & s'il est accompagné des symptômes qui annoncent l'existence d'une matière purulente. Il est aussi indiqué assez fréquemment par un gonflement œdémateux à l'extérieur du côté affecté.

Empyème du médiastin. Collection de pus entre les lames du médiastin sous le sternum. Les symptômes de l'inflammation de cette membrane, suivis de ceux qui manifestent la suppuration sans expectoration purulente, & sans les caractères propres de l'empyème de la poitrine, pourront le faire reconnoître.

Empyème de l'abdomen ou Ascite purulente. Collection de pus dans la cavité du péritoine, marquée par les symptômes d'inflammation de quelque viscère, & de la termination de celle-ci par suppuration, avec tension & fluctuation au bas-ventre.

Empyème du scrotum, ou Hernie humorale purulente. Collection de pus dans la tunique vaginale des testicules, suffisamment manifeste par les symptômes d'inflammation qui ont précédé & par la fluctuation.

EMPYÈME DES ARTICULATIONS OU ABCÈS DES JOINTURES. Collection de pus dans le ligament capsulaire d'une jointure. On la reconnoît à l'inflammation qui a précédé, à la difficulté ou à l'impossibilité de mouvoir l'articulation, à la présence de la fièvre lente, au gonflement de la partie, & quelquefois à la fluctuation.

§. 3. TUMEURS SANGUINES OU HÉMATOCÈLES. Tumeur enkystée formée par un amas de sang.

ANEURISME. Tumeur causée par la dilatation de quelque partie d'une artère, ou par la blessure d'un vaisseau artériel & par l'épanchement de sang qui en résulte dans son voisinage. Le diagnostic de cette maladie est plus ou moins facile suivant sa situation. En général, l'aneurisme est marqué par un gonflement le plus souvent visible à l'œil, sans couleur lorsqu'il n'est pas très-avancé, plus ou moins arrondi, situé dans le trajet d'une artère, & où l'on apperçoit des pulsations qui coïncident avec celles du système artériel. Ce gonflement peut diminuer par la pression, & l'on entend alors comme un petit sifflement. Si cette affection a été précédée par une blessure, il en résulte une probabilité de plus que la tumeur est aneurysmale. La circulation peut éprouver de grands dérangemens si le mal est dans quelque gros tronc artériel, tels particulièrement que des violentes palpitations, la suppression du pouls, &c.

L'aneurisme, suivant les circonstances particulières de chaque cas, se distingue eu aneurisme vrai, aneurisme faux & aneurisme variqueux.

L'ANEURISME VRAI est la dilatation de quelque partie d'une artère. On le reconnoît facilement, quand il est situé sur quelqu'une des extrémités. S'il affecte les gros vaisseaux près du cœur, ou le cœur même, il occasionne une douleur constante dans ces parties, des palpitations, une grande difficulté de respirer, quelquefois une diminution ou une suppression totale du pouls de l'un ou de l'autre côté du corps.

L'ANEURISME FAUX est une tumeur sanguine formée dans le voisinage de la blessure d'une artère. Il n'appartient pas proprement à la classe des tumeurs enkystées, puisqu'il est formé par l'épanchement du sang dans les environs du vaisseau; en général cependant le tissu cellulaire des parties voisines lui forme une espèce de kyste ou de sac.

L'ANEURISME VARIQUEUX est une tumeur formée par la dilatation d'une partie d'une veine, qui communique avec une artère par une ouverture formée en conséquence d'une plaie faite à l'une & à l'autre. Toutes les maladies de cette espèce qu'on a observées, étoient venues à la suite d'une saignée au bras.

VARICE. Tumeur sanguine, molle, sans pulsation, qui disparoît quand on la comprime, ordinairement livide, située sur le trajet d'une veine. Les varices affectent généralement les extrémités inférieures. On appelle

VARICOCÈLE, un gonflement du cordon spermatique causé par des varices.

HÉMATOCÈLE DE LA TÊTE. Epanchement de sang dans la cavité du crâne ou des membranes du cerveau, occasionné le plus souvent par une violente commotion de cet organe, ou par une fracture du crâne. On reconnoît l'existence d'un pareil épanchement, par les symptômes d'apoplexie, ou de compression du cerveau, à la suite d'accidens de cette espèce.

Hématocèle de la poitrine. Epanchement de sang dans les cavités, ou dans l'une des cavités du thorax, presque toujours occasionné par une plaie; il est sur-tout marqué par la gêne qu'il occasionne dans la respiration, principalement quand le malade est couché.

Hématocèle de l'abdomen ou Ascite sanguine. Epanchement de sang dans la cavité du bas-ventre, marqué par la tension de cette partie & par la sensation d'un poids considérable.

Hématocèle du scrotum ou Hernie sanguine. Epanchement de sang dans la tunique vaginale du testicule, occasionné par une plaie ou par quelqu'autre cause de rupture d'un vaisseau sanguin; tumeur qui se forme rapidement, dont la surface est égale & uniforme & qui n'a aucune transparence.

§. 4. Tumeurs aqueuses ou Hydropisies enkystées. Tumeurs formées par un amas d'eau ou de sérosité. On les distingue des autres de la même classe, par leur consistance, par une sorte de transparence dans certaines positions, par la lenteur de leur progrès, & par leur peu de sensibilité dans la plupart des cas.

Hydropisie du cerveau ou Hydrocéphale interne, est un amas d'eau dans les ventricules du cerveau; quelquefois aussi, mais beaucoup plus rarement, le fluide se trouve entre le cerveau & ses membranes, ou entre celles-ci & le crâne. Le mal de tête, une grande inquiétude, les vomissemens, la fièvre, le délire, la dilatation des prunelles & la diminution de la vue distinguent cette maladie, qui n'est jamais du ressort de la Chirurgie.

Hydropisie de l'épine, ou Spina bifida. Epanchement de sérosité dans la cavité de l'épine du dos, qui forme une tumeur à sa partie inférieure, dont les vertèbres sont entr'ouvertes. Cette maladie, avec laquelle on voit naître quelques enfans, a jusqu'à présent résisté à tous les efforts de la Médecine & de la Chirurgie.

Hydropisie de l'œil ou Hydrophtalmie. Amas d'eau dans le globe de l'œil, manifesté par un gonflement de cet organe; lent dans sa formation, peu douloureux, qui altère & anéantit peu-à-peu la vision. On lui donne le nom de Staphylome, lorsque le gonflement affecte particulièrement la cornée transparente.

Hydropisie de poitrine. Amas d'eau dans les cavités du thorax. On en distingue sur-tout deux variétés suivant le siège particulier de l'épanchement, savoir:

1. L'Hydropisie de la plevre, dont les symptômes sont, 1.° une respiration courte & difficile, sur-tout lorsque le malade est couché, ou qu'il se donne du mouvement; 2.° un gonflement quelquefois visible dans les interstices des côtes, ou vers leurs extrémités du côté affecté; 3.° une fluctuation qu'on peut entendre en donnant au tronc une certaine secousse; 4.° l'enflure œdémateuse des pieds; 5.° l'intermittence du pouls.

2. L'Hydropisie du péricarde, qui se distingue sur-tout de la précédente par la gêne qu'éprouve la circulation, d'où résultent des palpitations fortes & fréquentes.

Hydropisie ascite. Amas d'eau dans la cavité de l'abdomen, formant un gonflement uniforme, dont les progrès sont lents, & qui augmente du bas en haut, sans douleur, accompagné de fluctuation, de dérangement dans les fonctions des viscères abdominaux, de soif, d'œdème des jambes, de diminution des urines, de plus ou moins de gêne dans la respiration.

Hydropisie de matrice. Amas d'eau dans la cavité de la matrice. On la distingue par un gonflement formé dans le milieu de la région hypogastrique, qui s'élève peu-à-peu au-dessus du bassin, susceptible d'un mouvement latéral & de fluctuation; par le poids de la matrice sur le vagin; par la suppression des règles; par l'absence des autres symptômes de grossesse, & de ceux de rétention d'urine.

Hydropisie de l'ovaire. Amas d'eau dans quelque cavité de l'un des ovaires. On distingue cette maladie de la précédente, par sa formation dans l'un des côtés du bas-ventre, & par la difficulté d'y observer aucune fluctuation, jusqu'à ce qu'elle ait fait de très-grand progrès.

Hydrocèle du scrotum. Hernie aqueuse. Amas d'eau dans la tunique vaginale d'un testicule, formant dans cette partie une tumeur unie, indolente, compressible, susceptible de fluctuation, qui ayant commencé à se former à la partie inférieure du scrotum, enveloppe peu-à-peu le testicule en s'élevant, & qui n'est point altérée par aucun changement de posture. On y remarque une sorte de transparence dans certaines positions. Le cordon spermatique demeure dans son état naturel, entre la partie supérieure de la tumeur & l'anneau correspondant de l'abdomen.

Hydropisie des articulations. Amas de sérosité dans le ligament capsulaire d'une jointure, particulièrement dans celui du genou, qui se manifeste par un gonflement plus ou moins considérable, quelquefois accompagné de fluctuation, & qui n'occasionne en général que peu de douleur.

Tumeur blanche ou Hydarthus. Tumeur d'une articulation, affectant sur-tout celle du genou; lente dans sa formation & dans ses progrès; accompagnée d'une douleur, d'abord légère, qui augmente peu-à-peu, au point de rendre insupportable le plus léger mouvement; formée par un degré de gonflement des os, par celui des parties molles qui les entourent, & par un amas plus ou moins abondant de fluide. La peau, pendant long-tems, ne change pas de couleur, elle s'enflamme enfin & s'ulcère; les veines, à sa surface, sont souvent variqueuses. Cette maladie attaque particulièrement les sujets scrophuleux.

§. 5. Tumeur aériennes enkystées, ou Pneumatoceles. Tumeurs enkystées qui contiennent de l'air. Leur situation, le peu de douleur qu'elles excitent, la cause qui les a occasionnées, le bruit particulier qu'on entend lorsqu'on les manie, les font distinguer aisément de toute autre.

PNEUMATOCÈLE DE LA POITRINE. Congestion d'air dans les cavités du thorax; qui se manifeste sur-tout par la difficulté quelquefois extrême de respirer, survenue rapidement, laquelle n'est point altérée par la situation du corps, qu'accompagne souvent un emphysème plus ou moins étendu, & qui a succédé à quelque plaie qui intéresse les vaisseaux aëriens du poumon.

TYMPANITE ou ASCITE FLATULENTE. Gonflement élastique du bas-ventre, qui rend un bruit sonore quand on le frappe avec la main, accompagné de constipation, de douleur & d'atrophie. L'émission de vents par haut ou par bas, donne du soulagement.

TYMPANITE DE LA MATRICE. Gonflement de la matrice produit par un amas d'air dans sa cavité. Elle se distingue des autres tumeurs de cet organe par son élasticité, par sa permanence, & par l'émission accidentelle de vents qui a lieu quelquefois par le vagin.

PNEUMATOCÈLE DES ARTICULATIONS. Cette maladie qu'on n'a observée qu'au genou, peut se distinguer des autres affections des mêmes parties par un attouchement exact.

§. 6. TUMEUR FORMÉE PAR LA BILE. CYSTOCÈLE BILIAIRE. Gonflement circonscrit à l'hypocondre droit, accompagné de douleur, de fluctuation, de jaunisse, occasionné par l'obstruction du canal cystique.

§. 7. TUMEUR FORMÉE PAR L'URINE. Gonflement de la vessie par la rétention de l'urine dans sa cavité. La rapidité avec laquelle il se forme, sa situation, sa figure, la douleur qui l'accompagne, la suppression des urines en sont des caractères suffisamment distinctifs. La cause peut en être organique ou mécanique. La première a lieu lorsque la rétention d'urine dépend d'une inflammation, ou d'un spasme de l'urètre ou du col de la vessie. La seconde tient à l'obstruction de ces organes occasionnée par une pierre, par des caillots de sang, par des tumeurs dans les parties voisines, entr'autres par celle de la matrice dans l'état de grossesse.

TUMEURS FORMÉES PAR DES FLUIDES ÉPANCHÉS, c'est-à-dire, qui ne sont point renfermés dans un kyste ou une enveloppe particulière. On les distingue en trois sortes, suivant qu'elles contiennent du sang, de l'eau ou de l'air.

ECCHIMOSE. Gonflement causé par du sang épanché dans le tissu cellulaire. On le reconnoît aisément à sa couleur noire, ou rouge foncé, ou livide, & à son peu d'élévation, les contusions en sont la cause la plus ordinaire.

ANASARQUE ou ŒDEME. Gonflement plus ou moins général, occasionné par un épanchement de sérosité dans le tissu cellulaire, sans changement de couleur à la peau, sans douleur, inélastique, manifestant quelquefois une sorte de transparence.

EMPHYSÈME. Gonflement plus ou moins général, causé par un épanchement d'air dans le tissu cellulaire, & marqué par la rapidité de ses progrès, par le bruit particulier qu'on excite en le comprimant, & parce qu'il succède ordinairement à une plaie de la poitrine.

TUMEURS DES PARTIES SOLIDES. Gonflement ou dilatation des parties solides du corps. Il peut affecter les os ou les parties molles.

EXOSTOSE *ou* NŒUD. Tumeur très-dure, immobile relativement à l'os sur lequel elle repose, lente dans sa formation, souvent sans douleur. Elle est fréquemment symptomatique de la maladie vénérienne, des écrouelles, du rachitis, de l'inflammation des os.

TUMEURS CHARNUES. Gonflement de quelqu'une des parties solides du corps, non osseuses. Les différences qu'on a observées dans la forme, dans la consistance, dans la situation, &c. de ces Tumeurs, en ont fait distinguer une multitude d'espèces qui peuvent se réduire aux suivantes.

SQUIRRE. Tumeur charnue très-dure, lente dans sa formation, située pour l'ordinaire dans les parties glanduleuses, d'une surface inégale, sans changement de couleur à la peau, sans douleur, du moins jusqu'à ce qu'elle ait fait un progrès considérable. — On l'appelle

SARCOCÈLE lorsqu'il affecte un testicule; & l'on reconnoît qu'il est borné à cet organe, si le cordon spermatique du même côté est dans son état naturel:

PHYSCONIE lorsqu'il affecte quelqu'un des viscères abdominaux. On le reconnoît ici à la lenteur de sa formation, à sa dureté circonscrite dans une partie de l'abdomen, au dérangement qu'il occasionne dans les fonctions de l'organe affecté.

LIPOME. Tumeur charnue formée sous la peau pour l'ordinaire, par un gonflement de quelque portion de la membrane cellulaire. Il est souvent difficile de la distinguer d'une loupe, si ce n'est par l'inégalité de sa surface. Sa situation hors des parties glanduleuses, & sa consistance moindre que celle du squirre, la distinguent suffisamment de ce dernier.

GOITRE OU BRONCHOCELE. Tumeur lipomateuse située à la partie antérieure du cou. Il y en a deux espèces:

LE GOITRE DES ALPES. Gonflement lipomateux & quelquefois très-considérable des glandes thyroïdes. On ne l'observe que dans certaines vallées profondes des Alpes, où il est endémique.

LE GOITRE COMMUN. Gonflement lipomateux de quelque partie du tissu cellulaire, au devant de la trachée-artère.

POLYPE. Tumeur charnue, souvent plus ou moins cylindrique, & quelquefois avec un pédicule. Elle a particulièrement son siège dans le nez, dans la gorge, dans l'œsophage, dans le conduit auditif externe, dans le col de la matrice & dans le vagin.

EPULIS. Tumeur charnue située sur la gencive.

ONGLET, DRAPEAU, PTERIGIUM. Excroissance charnue ou membraneuse sur la partie antérieure de l'œil, qui s'étend vers la cornée transparente.

LEUCOMA, ALBUGO, TAYE. Tache sur quelque partie de la cornée transparente, formée pour l'ordinaire par une excroissance membraneuse plus ou moins marquée.

Caroncule ou Carnosité. Tumeur charnue dans le canal de l'urètre, qui empêche la libre excrétion de l'urine.

Cor. Tumeur qui a la consistance de la corne, située aux pieds & particulièrement sur les orteils.

Verrue. Tumeur charnue, saillante, arrondie, moins dure que le cor, & qui a son siège indifféremment sur toute la peau. Quelquefois elle reconnoît une cause vénérienne, & alors elle a son siège sur les parties de la génération.

Condylome, Fic, Crête, Choufleur, Fungus. Tumeur charnue plus ou moins saillante & alongée, située dans le voisinage de l'anus.

Fongosité, Callosité, Chair baveuse. Gonflement trop considérable des chairs dans une plaie, ou dans un ulcère.

II. DÉPLACEMENS.

Déplacement, Dislocation, Ectopia. Changement contre nature dans la situation respective de certains organes. On en distingue trois genres principaux, savoir, les Hernies, les Chutes & les Luxations.

A. Hernie ou Descente. Déplacement de quelque partie molle, naturellement recouverte par d'autres parties. On le reconnoît à un gonflement pour l'ordinaire assez évident dans l'endroit affecté; à la promptitude avec laquelle il se forme, sur-tout après quelque effort; à la facilité avec laquelle il se dissipe généralement à l'aide d'une certaine compression, ou d'un changement de posture; enfin aux dérangemens qui en résultent dans les fonctions de l'organe affecté.

On donne le nom de sac herniaire à la membrane qui enveloppe la partie déplacée, & qui est un prolongement de celle qui environne la cavité dont celle-ci est sortie. Si le sac a contracté à l'extérieur des adhérences avec les parties voisines, la hernie ne peut plus se réduire ou rentrer dans sa cavité naturelle. S'il n'a pas d'adhérences, on la réduit pour l'ordinaire facilement.

Il y a différentes espèces de hernies qu'on distingue,

1.° Suivant la nature des organes déplacés;

2.° Suivant la situation particulière qu'ils ont prise;

3.° Suivant qu'ils conservent leur état naturel, ou le contraire.

§. 1. Hernie du cerveau. Sortie d'une portion de la substance du cerveau par une ouverture entre les os du crâne.

Hernie de l'omentum. Epiplocèle. Descente d'une partie de l'omentum hors des parois de l'abdomen.

Hernie de l'Estomac. Gastrocèle. Descente d'une portion de l'estomac par quelqu'ouverture au travers des muscles & des tégumens de la région épigastrique, ou par le nombril, causant beaucoup de vomissemens.

Hernie intestinale, Enterocèle. Descente de quelque portion des intestins hors de la cavité du bas-ventre.

HERNIE DU FOYE. Sortie de quelque portion du foie hors de l'abdomen, entre les parties constituantes de ses parois, dans la région ombilicale.

HERNIE DE LA RATE. Sortie de quelque portion de la rate au travers des parois de l'abdomen du côté gauche.

HERNIE DE LA MATRICE. Sortie de la matrice au travers des parois de l'abdomen, ou par un des anneaux auprès de l'aine.

HERNIE DE LA VESSIE. Descente de la vessie par les anneaux inguinaux, sous les arcades crurales, ou au travers des parois relâchées du vagin, du périnée ou de l'hypogastre.

ENTERO-EPIPLOCÈLE. Hernie de l'omentum & de l'intestin à-la-fois. On pourroit distinguer de même d'autres hernies où différens organes sont intéressés à-la-fois, ainsi que celles où, conjointement avec les parties déplacées, il se trouve un degré plus ou moins considérable d'hydrocèle, ou d'amas d'eau dans le sac herniaire.

§. 2. HERNIE OMBILICALE OU EXOMPHALE. Descente de quelque viscère par l'anneau ombilical.

HERNIE INGUINALE OU BUBONOCÈLE. Descente de quelque viscère par l'anneau inguinal.

HERNIE CONGÉNIALE. Descente inguinale, où, en vertu d'une conformation accidentelle, les viscères déplacés sont en contact avec le testicule, dont la tunique vaginale sert de sac à la hernie.

HERNIE CRURALE. Descente de quelque viscère le long du trajet des vaisseaux cruraux, au-dessous du ligament de Poupart. Elle se manifeste au haut de la cuisse, auprès des parties génitales, à côté de l'une des grandes lèvres chez les femmes.

HERNIE OVALAIRE OU THYROÏDE. Descente par le trou ovalaire ou thyroïde des os du bassin. Elle se manifeste à la partie supérieure & inférieure de la cuisse auprès du périnée.

HERNIE ISCHIATIQUE. Descente par le trajet du nerf sciatique.

HERNIE DU PÉRINÉE. Descente qui se forme dans le voisinage de l'anus, le long du trajet du rectum ou du vagin.

HERNIE VENTRALE. Descente qui se manifeste à la surface de l'abdomen sans sortir par aucune ouverture naturelle.

§. 3. HERNIE BÉNIGNE. Hernie où les parties déplacées conservent leur état naturel. Celle-ci se réduit facilement, à moins qu'elle ne soit ancienne, & que le sac n'ait contracté des adhérences avec les parties voisines.

HERNIE ÉTRANGLÉE OU INCARCÉRÉE. Descente où les organes déplacés se trouvant trop volumineux, relativement à l'ouverture qui leur a donné passage, se trouvent comprimés ou étranglés par les côtés de celle-ci; d'où résulte un dérangement dans leur structure & dans leurs fonctions, & une impossibilité de les réduire. Les symptômes d'une hernie étranglée sont, 1.° une douleur vive, constante, qui augmente par la pression & le mouvement; 2.° la dureté, la tension & l'augmentation de la tumeur herniaire ; 3.° les nausées & les vomissemens ; 4.° la fièvre symptômatique, signe de l'inflammation des parties étranglées.

B. Chûtes. Déplacement de quelque partie molle qui demeure à nud, lorsqu'elle sort de sa cavité naturelle. On reconnoît aisément cette maladie dans la plupart des cas par l'inspection ou le toucher. Il y en a cependant où l'on ne peut que conjecturer sa présence, par l'altération des fonctions de l'organe déplacé, ou des organes voisins.

Exophtalmie ou Chute de l'œil. Déplacement du globe de l'œil qui sort de son orbite, pour l'ordinaire en conséquence de la pression de quelque tumeur qui le pousse au-dehors.

Chute de la paupière. Les membranes d'une paupière peuvent être trop alongées ; quelquefois l'intérieure seule est trop lâche, & la paupière paroît renversée ; d'autres fois, c'est l'extérieure, & le bord de la paupière paroît alors tourné en dedans.

Chute de la luette ou Hypostaphyle. Alongement de la luette, soit par relâchement, soit par inflammation, ou gonflement qui peuvent être accompagnés d'ulcération.

Chute de la langue. Déplacement de la langue qui tombe dans la gorge, ou qui sort de la bouche en conséquence d'un gonflement extraordinaire de sa substance.

Chute de matrice. Descente plus ou moins complette de la matrice ou du vagin. On en distingue plusieurs espèces.

Prolapsus est proprement celle qui a lieu hors de l'état de grossesse, & qui tient au relâchement des parties voisines de cet organe. La matrice sort plus ou moins hors de l'orifice extérieur, quelquefois elle ne paroît pas hors du vagin, qui est toujours plus ou moins entraîné lui-même avec elle.

Inversion est la chûte de matrice qui a lieu quelquefois immédiatement après l'accouchement. Cet organe complettement renversé paroît alors tout entier hors de l'orifice externe ; l'accident est accompagné d'une hémorrhagie très-forte & ordinairement mortelle.

Retroversion est une chûte de matrice qui a lieu quelquefois dans les premiers tems de la grossesse, & où le fond de cet organe se renverse & s'enclave de différentes manières dans la partie postérieure & dans le fond du bassin. Cette affection très-dangereuse, si l'on n'y porte remède de bonne heure, est marquée, 1.° par une douleur qui se fait sentir constamment pendant le troisième ou quatrième mois de la grossesse, dans la région de la matrice, par les maux de cœur opiniâtres, par la rétention d'urine, par la suppression des matières fécales, & les efforts pour leur excrétion, par le gonflement du périnée, par le déplacement qu'on reconnoît facilement en passant le doigt dans le vagin ou dans le rectum.

Obliquité. Déplacement de la matrice qui se porte d'un côté du bas-ventre plus que de l'autre, vers la fin d'une grossesse.

CHUTE DU FONDEMENT. Descente d'une portion de l'extrémité inférieure de l'intestin rectum hors de l'anus.

INTUSSUSCEPTION. Descente d'une portion d'intestin dans celle au-dessous qui lui est immédiatement contigue. On distingue très-difficilement cette maladie, dont les symptômes sont les mêmes que ceux d'une colique, & sur-tout d'une colique inflammatoire.

C. LUXATION. Déplacement contre nature d'un os mobile sur un autre. On reconnoît cette affection à la douleur plus ou moins vive qui l'accompagne, au changement de forme de la partie affectée, à l'enflure de l'articulation & à la diminution de son mouvement. On la distingue en idiopathique & en symptômatique. La première est toujours la conséquence d'un accident; la seconde est ordinairement l'effet de quelque tumeur formée dans la jointure ou dans son voisinage.

III. DIVISIONS.

SOLUTION DE CONTINUITÉ, ou destruction de quelque partie solide. On en distingue trois genres suivant la nature des parties, & les autres circonstances qui accompagnent cette classe d'affections, savoir, les PLAIES, les FRACTURES & les ULCÈRES.

A. PLAIE, BLESSURE. Division récente des parties molles, accompagnée d'un degré plus ou moins grand d'hémorrhagie, suivant le diamètre & le nombre des vaisseaux sanguins qui ont été ouverts. On reconnoît en général très-facilement l'existence d'une plaie; mais il faut souvent une grande attention pour en appercevoir distinctement le cours & la profondeur. Les plaies se distinguent en

PLAIE SIMPLE ou COUPURE. Solution de continuité faite avec un instrument tranchant sans perte de substance.

PLAIES AVEC PERTE DE SUBSTANCE ou AMPUTATION.

PLAIE DÉCHIRÉE. Elle se reconnoît à l'inspection, & par l'examen de la manière dont elle s'est faite, & de l'instrument qui l'a occasionnée; elle est toujours accompagnée de tiraillement & de désorganisation des parties molles qui ont souffert.

PLAIE CONTUSE accompagnée de la désorganisation des parties qui ont souffert, dans une certaine étendue, par une compression violente. Elle a une connexion essentielle avec la précédente.

PLAIE PÉNÉTRANTE. Celle dont la principale dimension s'étend de dehors en-dedans. Elle se complique quelquefois avec la précédente, lorsque le corps pénétrant a une surface obtuse.

PLAIE D'ARME A FEU est celle que fait un boulet de canon, une balle de fusil, &c.

PLAIE ÉCORCHÉE est celle qui attaque sur-tout la surface du corps, & qui en détache l'épiderme ou la peau.

Plaie venimeuse est celle dans laquelle s'est introduite quelque substance virulente avec l'instrument qui l'a faite.

B. Fracture. Division d'un os en deux ou en plusieurs parties. On distingue les fractures suivant qu'elles affectent les os longs, ou ceux qui ont une autre forme, particulièrement ceux du crâne.

Dans les os longs on distingue les fractures en Transverses & en Obliques.

On les distingue aussi suivant l'étendue du mal, en Fractures simples & Fractures composées.

Fracture simple. Solution de continuité dans un os, qui n'affecte pas visiblement les parties voisines.

Fracture composée. Solution de continuité dans un os, accompagnée de plaie évidente des parties molles dans le voisinage.

On comprend qu'entre les fractures simples & les fractures composées, il doit y avoir plusieurs degrés intermédiaires d'affection des parties molles.

La fracture simple se reconnoît à la douleur aigue; au frottement des deux extrémités de l'os fracturé, dont on peut souvent entendre le bruit; à la perte des fonctions de la partie affectée; à l'altération de sa forme; à l'enflure qui y survient. La fracture composée est suffisamment évidente, parce qu'on peut voir ou toucher les fragmens de l'os.

Dans les Fractures du crane, on distingue la simple fente de l'os sans changement dans la disposition de ses parties, & la fracture avec dépression des fragmens. On s'assure de l'état de l'os par une inspection exacte, après l'avoir mis à découvert par une ou plusieurs incisions des tégumens, lorsque les symptômes qui annoncent une compression du cerveau se font appercevoir.

C. Ulcère. Solution de continuité dans quelque partie du corps, plus ou moins ancienne, & qui fournit une sanie plus ou moins fétide, dont la couleur & la consistance varient.

L'Ulcère est Idiopathique ou Symptomatique d'autres maladies, telles que les affections Scorbutiques, Scrophuleuses ou vénériennes. On distingue ceux de la dernière classe par la présence des Symptômes propres de la maladie originaire, par leur apparence particulière, par l'historique de leur formation & de leurs progrès. Dans la pratique ils doivent être réduits à l'état d'Ulcère idiopathique par le traitement de la maladie primitive, avant qu'on puisse s'assurer de les guérir.

L'Ulcère idiopathique peut être extérieur ou intérieur, puisque toutes les parties du corps peuvent en être affectées; mais son siège le plus fréquent est dans les tégumens. On le distingue, suivant la nature de la matière qu'il fournit, en purulent & en sanieux. Le premier qui se rapproche davantage de la nature des plaies simples se guérit bien plus facilement que l'autre.

L'Ulcère extérieur est visible. L'on reconnoît la présence de l'intérieur par l'altération des fonctions des parties affectées, par la présence d'une matière purulente, quelquefois par le toucher.

Espèces particulières d'ulcères.

Ulcère artificiel ou cautère. Plaie convertie à dessein en Ulcère par une irritation continuée.

Ulcère fistuleux. Fistule. Ulcère plus ou moins profond, avec un orifice étroit & souvent calleux. Ses variétés prennent les noms de

Fistule lacrymale, lorsque l'ulcère a son siège dans le passage des larmes.

Fistule salivaire lorsqu'il attaque les conduits salivaires.

Fistule au périnée lorsqu'il affecte la vessie ou l'urètre.

Fistule a l'anus lorsqu'il est dans le voisinage du fondement.

Ulcère carieux est l'Ulcère qui a son siège dans la substance d'un os. On le reconnoît à sa situation, à l'aspérité de son fond, & à la fétidité particulière de la matière qui en découle. La solution de continuité ne pouvant pas avoir lieu dans la substance osseuse comme dans les parties molles, il y a toujours dans l'Ulcère carieux une portion d'os privée de vie, & semblable à l'escarre dans les parties gangrénées, qui doit ensuite se séparer. Cette séparation s'appelle exfoliation.

Ulcère cancéreux. Cancer. Ulcère phagédénique. C'est un Ulcère formé sur des tumeurs squirreuses. On le distingue sur-tout à la vivacité & à la nature des douleurs qu'il excite, douleurs qui redoublent par de violens élancemens; à ses progrès constans & rapides; à l'acrimonie extrême de la matière qui en découle; à l'inégalité de ses bords qui sont souvent renversés.

Ulcère dartreux. Dartre. Ulcère tout-à-fait superficiel, ordinairement couvert de croutes écailleuses, & qui généralement s'étend plus ou moins au-de-là de ses premières limites.

Gale. Ulcère qui succède à un petit bouton phlegmoneux, souvent recouvert d'une croûte quelquefois écailleuse, accompagné de beaucoup de démangeaison, & qui se communique à d'autres individus, par contact.

Teigne. Achor. Croute de lait. Ulcère superficiel, couvert d'une croute jaunâtre, qui a son siège particulièrement sur le visage ou sur le cuir chevelu, & qui se manifeste sur-tout dans l'enfance.

Ægilops. Ulcère formé dans le grand angle de l'œil, & qui intéresse le passage des larmes.

Aphte. Ulcère généralement couvert d'une croûte blanchâtre, qui affecte l'intérieur de la bouche, & peut-être aussi la surface interne du canal alimentaire, qui paroît tenir à une sorte d'inflammation érésypélateuse, & qui est accompagné d'une fièvre lente.

Ulcère du nez. Ozène. Ulcère situé dans l'intérieur des narines.

Gerçure ou crevasse. Ulcère long & étroit, ou fente superficielle de la peau qui affecte particulièrement les lèvres, les bords de l'anus, les bouts des seins des nourrices.

Phthisie pulmonaire. Ulcère formé dans les poumons.

DIFFORMITÉS.

Mauvaise conformation de quelque organe, ou de quelque partie du corps; soit de naissance, soit en conséquence d'un accident, ou de quelque maladie.

Bec de lièvre. Division ou fente d'une des lèvres, ordinairement de la lèvre supérieure, & assez fréquemment de la mâchoire & du palais, le plus souvent venue de naissance, & quelquefois occasionnée par une blessure.

Gêne de la langue. Filet. Mauvaise conformation des tégumens qui lient la langue au fond de la bouche, & qui n'ayant pas assez d'étendue gênent la liberté de ses mouvemens.

Lacheté des jointures. Difformité qui résulte d'une flexibilité trop grande & contre nature d'une articulation.

Anchylose. Contracture. Difformité causée par l'inflexibilité d'une articulation.

Piébot. Difformité de la jointure du pied, qui oblige cette partie à être constamment tournée en dedans ou en dehors, de manière que le Malade ne puisse marcher que sur le côté du pied.

Distorsion des os. Difformité occasionnée par la courbure des os particulièrement de ceux des parties inférieures, & de ceux du bassin.

Bosse. Difformité qui résulte d'un dérangement dans la structure de la colonne vertébrale.

Il y a diverses autres espèces de difformités naturelles qui peuvent être l'objet de la Chirurgie, mais dont il suffira d'indiquer les noms.

Imperforation du fondement ou du rectum.

Imperforation du vagin.

Dents mal placées.

Gêne du prépuce par un filet trop court.

Imperforation des narines ou du conduit auditif.

Coalition des lèvres, des paupières, &c.

OBSTRUCTIONS.

Affection de quelque conduit naturel qui devient plus ou moins incapable de remplir ses fonctions. Elle peut tenir à une cause Organique ou à une cause Mécanique dont la distinction est très-essentielle dans la pratique.

En général, on reconnoît facilement les maladies de cette classe, à la simple inspection, au toucher, à l'altération ou à la perte des fonctions.

Obstruction du conduit lacrymal. On reconnoît cette affection au larmoyement qui l'accompagne constamment; les larmes ne pouvant alors suivre leur route naturelle.

Obstruction

Obstruction des narines.

Obstruction de l'oreille. Elle peut avoir son siège dans le conduit auditif externe, ou dans la trompe d'Enstache.

Obstruction de l'Œsophage.

Obstruction de la trachée-artère.

Obstruction du conduit cystique.

Obstruction du canal intestinal.

Obstruction du canal de l'urètre.

Obstruction de la matrice. Ici se rapportent les accouchemens difficiles & laborieux.

L'accouchement naturel ne peut pas être considéré comme une Obstruction de matrice, c'est une fonction du corps en état de santé. L'accouchement difficile au contraire ou la sortie de l'enfant se retarde ou se prolonge fort au-de-là du tems ordinaire, avec augmentation de douleur pour la mère, doit être regardé comme une maladie. On le distingue ordinairement en non-naturel & contre nature.

Dans l'accouchement non-naturel, l'enfant présente la tête à l'orifice de la matrice comme dans l'accouchement naturel, mais sa sortie est retardée par différens obstacles qui peuvent venir, ou de la part de la mère ou de la part de l'enfant même.

De la part de la mère, l'accouchement peut être retardé par une mauvaise conformation des os du bassin; par trop de rigidité dans les parties molles; par le déplacement ou l'obliquité de la matrice; par un défaut de vivacité dans les douleurs expulsives.

De la part de l'enfant, il peut y avoir vice de conformation ou monstruosité, ou un défaut de longueur du cordon ombilical.

Dans l'accouchement contre nature l'enfant présente d'autres parties que la tête à l'orifice de la matrice.

Cataracte. Obstruction au passage de la lumière dans l'œil jusqu'à la rétine, causée par l'opacité du crystallin, ou de sa capsule, ou de l'un & de l'autre à-la-fois.

La Cataracte est généralement d'un gris de perle, ou de couleur de paille; ce que quelques personnes ont nommé cataracte noire n'est probablement autre chose qu'une cécité produite par une affection du nerf optique.

Oblitération de la prunelle. Obstruction de la prunelle par le rapprochement & la concrétion de ses bords.

Après avoir achevé le tableau des maladies chirurgicales, nous allons présenter celui des opérations que la Chirurgie met en usage pour les guérir.

On entend par Opération toute application actuelle de la Médecine chirurgicale. Elle a pour but la conservation de la vie, & le rétablissement des fonctions, ou de la forme des parties.

Suivant son objet, & suivant d'autres circonstances, l'opération admet diverses modifications qu'on a classées sous les noms généraux de

Synthèse ou réunion des parties divisées.

Diérèse, séparation des parties qui se trouvent réunies contre l'ordre naturel, & d'une manière nuisible aux fonctions du corps.

Exérèse, extirpation des parties affectées de maladie.

Aphérèse, amputation des parties superflues, ou des membres malades.

Diorthose, replacement des parties déplacées.

Prothese, substitution des parties artificielles.

Nous les rapporterons toutes aux classes suivantes.

Déligation.

Amputation.

Incision.

Extraction.

Rétablissement.

Cautérisation.

Introduction.

DÉLIGATION.

Opération dont l'effet tend à comprimer des parties, ou à les maintenir dans une certaine position. Ses moyens sont de deux sortes, les Bandages & les Sutures.

Bandage, Bande. Pièce d'appareil flexible, faite ordinairement de toile ou de peau, propre à lier & contenir des parties.

On emploie avec les bandages d'autres pièces d'appareil, propres à en aider l'effet, telles que les plumaceaux, les compresses, les éclisses, & diverses autres machines de bois, de métal, &c., préparées suivant l'usage particulier qu'elles doivent remplir. Les principales espèces de bandages sont:

La bande à un ou à deux chefs.

Le tourniquet.

Le spiral rampant.

Le spica simple ou double, scapulaire ou inguinal.

Le bandage unissant.

Le bandage à six, à douze, ou à dix-huit chefs.

Le grand & petit couvre-chef.

Le monocule & binocule.

La fronde, l'étrier, le chevestre.

Le bandage de corps, ou le scapulaire & la serviette.

L'écharpe.

Le bandage en T.

Le suspensoir.

Le brayer.

L'on peut très utilement, dans bien des cas, substituer à plusieurs de ces bandages un bonnet, un corset & des caleçons.

SUTURE, se distingue en fausse ou sèche, & en vraie ou sanglante. La première se fait avec des bandelettes d'emplâtre adhésif, qu'on applique sur les deux bords d'une plaie, après les avoir mises en contact. Pour la seconde, on se sert de fils d'une force proportionnée aux parties qu'on veut réunir, & on les fait passer au travers des bords de la plaie, au moyen d'une aiguille ordinairement courbée. On distingue celle-ci en

SUTURE ENTRECOUPÉE, lorsqu'elle consiste en deux, ou plusieurs points, placés à une certaine distance les uns des autres, les bouts du fil étant noués ensemble à chaque point sur les bords rapprochés de la plaie.

SUTURE ENCHEVILLÉE ne diffère de la précédente, qu'en ce que les fils sont fixés de chaque côté de la plaie sur des chevilles.

SUTURE DU PELLETIER consiste en une suite de points continus.

SUTURE ENTORTILLÉE se fait en passant un fil autour des deux extrémités d'une aiguille, introduite auparavant au travers des lévres d'une plaie, après avoir mis celles-ci en contact.

SUTURE STYPTIQUE OU LIGATURE. Elle consiste à passer au moyen d'une aiguille courbée, un fil autour de l'extrémité d'un vaisseau coupé, en embrassant en même-tems quelques-unes des parties qui l'environnent. On préfère de saisir le vaisseau avec des pincettes ou un crochet, de le tirer hors des parties environnantes, & de passer le fil autour pour le lier seul.

SUTURE DE L'INTESTIN. C'est la Suture du pelletier appliqué à une plaie de l'intestin ; on laisse à chaque extrémité de la Suture une certaine longueur de fil, dont on se sert pour tenir en contact la plaie de l'intestin avec celle des parois de l'abdomen, qui existe nécessairement en même-tems, jusqu'à ce qu'une même cicatrice réunisse les parties. Si l'intestin est coupé tout-à-fait en travers, on introduit dans l'extrémité de la portion supérieure un petit tube de papier, propre à soutenir ses parois, on la fait entrer ainsi soutenue dans la portion inférieure, & on les fixe par deux points de Suture entrecoupée, avec les mêmes précautions que ci-dessus.

GASTRORAPHIE, suture des parois de l'abdomen. Une combinaison de la suture sèche, & de la suture entortillée, est ce qui remplit le mieux l'objet qu'on se propose par cette opération.

LIGATURE DU CORDON OMBILICAL. Lorsqu'un enfant est né, on lie le cordon ombilical à la distance de deux travers de doigt du ventre, avec un ruban fait de plusieurs fils cirés ensemble, on coupe ensuite le cordon au-delà de la ligature.

OPÉRATION DE L'ANEURISME. Ligature faite sur une artère au-dessus & au-dessous de la partie affectée, après l'avoir séparée avec soin des parties environnantes.

AMPUTATION.

Séparation d'une partie vivante du reste du corps auquel elle appartient.

Quatre choses dans cette opération requièrent sur-tout l'attention du Chirurgien.

1.° La maladie pour laquelle on y a recours. Il faut que l'opération puisse la déraciner entièrement.

2.° Les fonctions du corps après l'opération, il faut faire l'amputation de manière à les ménager le plus qu'il sera possible.

3.° La forme de la plaie qui doit en résulter; il faut qu'elle soit la plus propre à favoriser la prompte cicatrisation.

4.° L'hémorrhagie à laquelle elle peut donner lieu.

Quant à la manière de l'exécuter sur les extrémités supérieures ou inférieures; on commence par une section à-peu-près transversale des tégumens, qu'on retire vers la partie supérieure du membre; on coupe ensuite les muscles auprès du bord des tégumens; on détache ceux-ci de l'os jusqu'à une certaine profondeur; on les retire vers le haut avec les tégumens, & l'on scie l'os à leur niveau. Un grand couteau droit, ou légèrement courbé, une scie proportionnée à l'os, & une courroie large & fendue en long jusques à son milieu, dont on se sert pour retirer les chairs de dessus l'os, sont les instrumens nécessaires pour l'exécuter. L'on met ensuite sur la plaie l'appareil & les bandages les plus propres à empêcher la rétraction de ses bords, sans y causer une trop forte compression.

Amputation de l'épaule, ou amputation du bras dans la jointure de l'épaule. Le point le plus délicat de cette opération consiste à prévenir l'hémorrhagie. On y réussit, ou en comprimant l'artère souclavière à son passage au-dessus de la première côte, ou en la liant sous l'aisselle comme dans l'opération de l'aneurisme, ou en pratiquant une ligature d'attente au moyen d'une aiguille courbe qui embrasse une certaine portion des parties voisines, jusqu'à ce que l'opération étant finie on puisse lier le vaisseau au moyen de la pincette.

Amputation de la cuisse dans l'articulation. On doit suivre ici comme pour l'Amputation de l'épaule, les principes généraux que nous avons posés pour l'Amputation; en substituant à la section de l'os par la scie celle du ligament capsulaire avec un bistouri. On comprime facilement, au moyen du tourniquet, l'artère crurale à sa sortie du bassin.

Amputation du femur. Amputation d'une partie de la cuisse.

Comme les muscles qui environnent le fémur sont attachés moins fortement à sa partie postérieure qu'à la partie antérieure, ceux de devant seront moins susceptibles de se retirer que ceux de derrière; il importe par conséquent d'avoir égard à cette circonstance, en donnant une obliquité proportionnée à la section transversale des chairs.

Amputation du bras ou de l'humérus n'offre rien de particulier.

Amputation de la jambe. Une certaine obliquité dans la section des parties molles proportionnée à leur disposition dans le gras de jambe, & l'incision du ligament intérosseux avec un bistouri droit à deux trachans, sont les circonstances particulières à observer dans cette opération.

Amputation de l'avant-bras. Cette opération est à-peu-près la même que la précédente. Dans l'une & l'autre, l'Opérateur doit se placer de la manière la plus favorable pour scier les deux os en même-tems.

Amputation de la luette. Cette opération se fait au moyen d'une ligature, ou ce qui vaut mieux, avec le bistouri, ou les ciseaux.

Amputation ou Résection des Amygdales. Cette opération, ainsi que la précédente, se fait avec le bistouri, ou les ciseaux, aidés d'un érigne. On la fait aussi par la ligature.

Extirpation de l'Œil. Opération par laquelle on détache de son orbite le globe de l'œil affecté de cancer, ce qui se fait avec un bistouri & des ciseaux qui aient une courbure convenable. Lorsqu'on peut ménager les paupières, on diminue beaucoup la difformité qui résulte de la perte de l'œil.

Amputation du sein affecté de squirre ou de cancer. Une précaution essentielle dans cette opération, c'est de conserver autant de peau saine qu'on le peut, afin de donner à la plaie le moins d'étendue possible. Il faut avoir soin de faire l'incision inférieure avant la supérieure, pour que le sang qui coule n'empêche pas de bien voir où l'on porte le bistouri.

Amputation ou extirpation des glandes axillaires. Ces glandes souvent affectées de cancer en même-tems que le sein, doivent être extirpées, ou par la plaie faite au sein, ou par une nouvelle incision des tégumens. La proximité des gros troncs de vaisseaux & de nerfs exige beaucoup de circonspection de la part de l'Opérateur.

Amputation de la verge. Cette opération s'exécute, ou par une section proportionnée & consécutive des tégumens & des corps caverneux, ou par une section simultanée & transversale de toutes ces parties. On la fait aussi au moyen d'une ligature dont la compression les fait tomber en mortification.

Castration. Amputation de l'un des testicules ou de tous les deux. Une incision longitudinale des tégumens s'ils ne sont pas affectés, ou deux incisions plus ou moins parallèles qui renferment dans leur intervalle les parties malades, la section transversale du cordon spermatique & la ligature de l'artère qui en fait partie sont les circonstances essentielles de cette opération.

Nymphotomie. Amputation de l'une des nymphes.

Extraction de la cataracte ou du crystallin devenu opaque. Une incision semi-circulaire de la cornée transparente, voisine & parallèle à la jonction de cette membrane avec la sclérotique, donne une ouverture suffisante pour la sortie du crystallin. La sortie d'une partie de l'humeur vitrée est un accident qui peut causer la perte de l'œil. On se contente quelquefois de percer les membranes de l'œil derrière l'uvée avec la pointe d'une aiguille faite exprès pour cet usage, que l'on porte jusques au crystallin pour le déplacer & pour l'abaisser au fond de l'humeur vitrée.

Extraction d'une dent. La direction la plus convenable que l'on puisse donner à une dent pour la tirer de son alvéole, est la ligne qui passe par son axe longitudinal, mais cela n'est pas toujours possible, & l'on est souvent obligé de l'incliner latéralement en dehors ou en dedans de la bouche. Le mouvement qu'on fait pour cette extraction doit toujours être conduit avec beaucoup de prudence. On se sert pour cet objet de divers instrumens qui seront décrits en leur lieu.

AMPUTATION D'UN POLYPE. Cette opération se fait ordinairement par la ligature, au moyen d'une double canule dans laquelle on a fait passer un fil de métal. D'autres fois on arrache le polype avec des pinces ou un forceps fait exprès pour cet usage. Quelquefois on en fait l'excision avec des ciseaux d'une construction adaptée à la concavité du lieu où l'on doit les porter.

AMPUTATION D'UN LIPÔME, D'UN CARCINOME, D'UNE VERRUE. Dans cette opération qui admet quelques différences suivant le siège de la tumeur, on doit particulièrement ménager la peau saine, & rapprocher, autant qu'il est possible, les bords de la plaie, de manière qu'elle puisse se cicatriser par simple réunion.

INCISION.

INCISION, PIQUURE, PARACENTÈSE. Ouverture faite par un instrument tranchant en quelque partie du corps. Ce genre d'opération varie beaucoup suivant son but, & suivant les organes qu'elle intéresse; elle est dans certains cas d'une exécution difficile & délicate.

SAIGNÉE. Incision faite en quelque partie du système sanguin pour tirer du sang. On la distingue en phlébotomie, artériotomie & scarification.

PHLÉBOTOMIE. Ouverture d'une veine. La perfection & la sûreté de cette opération dépendent,

1.° Du choix de la veine qui doit être suffisamment grosse, & située autant qu'il est possible, de manière qu'en l'ouvrant on ne courre pas de risque de blesser quelque branche considérable d'artère ou de nerf.

2.° De la distension du vaisseau avant l'incision, qu'on procure au moyen d'une compression exercée sur son cours un peu plus près du cœur que l'endroit où l'on doit faire l'ouverture. On peut augmenter encore la distension par l'application de l'eau chaude.

3.° Du choix de l'instrument, qui est ordinairement une simple lancette très-affilée, que l'on conduit avec la main au travers des parois du vaisseau. On se sert aussi quelquefois d'une lancette adaptée à un ressort, qu'on lâche au moyen d'une détente pour la plonger dans l'endroit qu'on a auparavant déterminé.

4.° De la direction de l'incision qui doit être un peu oblique à l'axe du vaisseau pour faciliter l'écoulement du sang.

5.° De la manière dont se fait l'opération. Elle dépend particulièrement de la dextérité du Chirurgien, de la précision & de la sûreté avec laquelle il conduit d'une main sa lancette dans la direction convenable, tandis que de l'autre il fixe les tégumens de manière que leur ouverture se trouve exactement vis-à-vis de celle du vaisseau.

6.° De l'application bien faite du bandage pour fermer la plaie; lorsque l'ouverture n'est pas très-grande, il suffit souvent d'y appliquer un petit emplâtre agglutinatif.

7.° De l'absence des accidens, tels que l'ecchymose, la piquure d'une artère, ou celle d'un nerf qui peut donner lieu à une inflammation très-fâcheuse. L'ecchymose dépend du défaut de coïncidence entre l'ouverture de la veine & celle des tégumens.

Artériotomie. Incision faite dans une artère pour tirer du sang; la sûreté & la perfection de cette opération dépendent,

1.° Du choix du vaisseau qui doit reposer sur un os pour que l'on puisse aisément le comprimer après l'opération, qu'on ne pratique guères que sur quelqu'une des branches temporales de l'artère carotide.

2.° De la manière de faire l'incision à-la-fois au travers des tégumens & du vaisseau, ou successivement.

3.° De l'exactitude de la compression sur l'orifice du vaisseau pour laquelle il suffit ordinairement de quelques compresses graduées & d'une bande.

Scarification. Saignée faite par plusieures piquures dans les tégumens. On excite l'écoulement en couvrant les piquures d'un vaisseau de verre, vuide en partie d'air par la chaleur, qu'on nomme ventouse. On fait les piquures au moyen d'un instrument qui renferme plusieurs lancettes, qu'on fait mouvoir toutes à-la-fois au moyen d'un ressort. Au lieu de cet instrument, on se sert souvent de sang-sues qui ont l'avantage de pouvoir être placées en bien des parties du corps où il feroit impossible de l'appliquer.

Oncotomie. Ouverture d'abcès, incision dans les parois d'un abcès, ou d'une tumeur quelconque qui contient un fluide. Elle doit être longitudinale relativement au corps; & il faut que son étendue & sa situation soient les plus propres à favoriser l'écoulement du fluide. Un bistouri, ou une lancette, & une sonde cannelée sont les instrumens nécessaires pour cette opération.

Dilatation des plaies suppose à-peu-près les mêmes attentions & les mêmes moyens que l'oncotomie.

Opération du trépan, perforation du crâne ou de quelqu'autre os.

Pour faire cette opération sur le crâne, on commence par découvrir l'os en écartant les tégumens sans les retrancher. On coupe ensuite une portion de l'os avec une petite scie circulaire nommée couronne de trépan, qu'on fait tourner sur son axe. On choisit autant qu'il est possible pour l'application de cet instrument l'endroit du crâne le moins inégal, & l'on évite particulièrement les sutures. Quelquefois pour obtenir le but qu'on se proposoit par l'opération, on est obligé d'ouvrir avec le bistouri les membranes même du cerveau.

Ouverture de l'antre maxillaire. On pénètre dans la cavité de l'antre maxillaire en perforant avec un poinçon le fond de l'alvéole de l'une des grosses molaires de la mâchoire supérieure, après l'avoir arrachée, ou sa partie antérieure auprès de l'apophyse zygomatique.

PERFORATION DU STERNUM. On perce le sternum avec le trépan de la même manière que le crâne.

PERFORATION D'UN OS CREUX OU CYLINDRIQUE s'exécute aussi avec le trépan.

PERFORATION DE L'IRIS. Lorsque la pupille est oblitérée, on peut y pratiquer une nouvelle ouverture au moyen de l'aiguille à cataracte.

BRONCHOTOMIE. Incision pratiquée entre deux des anneaux cartilagineux de la trachée-artère dans laquelle est introduit une cannule applatie, par laquelle l'air peut entrer dans le poumon & entretenir ainsi la respiration.

OPÉRATION DE L'EMPYÈME-PARACENTÈSE DU THORAX. Incision faite dans les parois de l'une des cavités du thorax; c'est-à-dire, au travers des tégumens, des muscles & de la pleure. On choisit par préférence, pour faire cette opération, un point à-peu-près à égale distance entre l'épine du dos & le sternum, dans l'intervalle de la sixième & de la septième côte, on peut cependant être obligé de la faire en différens endroits du Thorax. On la fait plus sûrement avec le bistouri qu'avec le trocar, qui peut blesser le poumon si cet organe se trouve adhérent à la pleure.

PARACENTÈSE OU PONCTION DE L'ABDOMEN. Incision au travers des parois de l'abdomen pour donner issue à un fluide épanché dans sa cavité. On la fait au moyen d'un trocar & d'une cannule que l'on introduit obliquement dans un endroit situé entre le nombril & la crête de l'os iléum, à égale distance à-peu-près de l'un & de l'autre. On connoît que l'on a pénétré assez avant par le défaut de résistance & par la sortie du fluide qui se fait appercevoir: à mesure que le fluide s'écoule, on comprime le bas-ventre avec un bandage approprié.

PARACENTÈSE DE LA VESSIE. Lorsque la vessie est fort distendue par un amas d'urine, on peut donner issue à ce fluide au moyen d'un trocar & d'une cannule que l'on plonge dans sa cavité, soit au-dessus du pubis, soit par le périnée & l'intestin rectum chez les hommes, soit par le vagin chez les femmes.

PARACENTÈSE DE LA TUNIQUE VAGINALE DU TESTICULE. On se contente pour la cure palliative de l'hydrocèle d'en évacuer l'eau, en plongeant un trocar & une cannule dans la cavité de la tunique vaginale, à sa partie antérieure & inférieure, pour éviter de toucher le testicule. On fait aussi quelquefois cette opération avec la lancette, ou avec le bistouri.

OPÉRATION DE LA FISTULE A L'ANUS. Incision dirigée depuis un ulcère fistuleux situé dans le voisinage du rectum, jusques dans cet organe, de manière à réunir les deux cavités en une seule. On fait cette incision avec un bistouri à lame longue, étroite, légèrement courbée & à pointe mousse, on fait passer cette pointe par l'ouverture ulcérée de l'intestin, ou s'il n'y en a point, on en fait une avec une aiguille ou de quelqu'autre manière. On exécute aussi cette incision au moyen d'un fil de plomb qu'on fait passer par les deux cavités,

&

& que l'on ſerre tous les jours davantage, juſqu'à ce qu'il ait pénétré au travers de toutes les parties molles qu'il embraſſoit d'abord.

EXTRACTION.

Opération dont le but eſt d'extraire les ſubſtances étrangères ou devenues étrangères dans le corps.

EXTRACTION DES CORPS ÉTRANGERS DANS LES PLAIES. On l'exécute différemment ſuivant les diverſes circonſtances, ſoit avec les doigts, avec des pincettes & autres inſtrumens, ſoit en faiſant des inciſions, des injections, &c. Il y a des ſubſtances telles que le plomb, qui peuvent demeurer dans le corps vivant ſans cauſer d'irritation; l'on ne doit pas ſe donner trop de peine ni entreprendre aucune opération douloureuſe pour les retirer.

EXTRACTION DES CORPS ÉTRANGERS DANS L'ŒSOPHAGE. On retire avec les doigts, avec des pinces, ou avec d'autres inſtrumens variés ſuivant les circonſtances, les corps qui s'arrêtent dans l'œſophage; quelquefois on les fait tomber dans l'eſtomac au moyen d'une éponge fixée au bout d'une verge de baleine. Pour les cas où aucun de ces moyens ne réuſſit, on a propoſé L'ŒSOPHAGOTOMIE, opération qui conſiſte à faire par l'extérieur une inciſion dans la partie latérale de l'œſophage, mais qui n'a jamais été exécutée ſur le corps vivant.

ENTEROTOMIE. Extraction d'un corps étranger ſitué dans l'inteſtin, par le moyen d'une inciſion; opération qui ne peut avoir lieu que lorſqu'une tumeur inflammatoire marque à l'extérieur l'endroit où le corps étranger eſt engagé.

SECTION DE LA SYMPHISE. Elargiſſement du baſſin par la ſection de la ſymphiſe des os pubis, pour faciliter l'extraction ou la ſortie de l'enfant hors de la matrice.

OPÉRATION CÉSARIENNE. Extraction de l'enfant & de l'arrière-faix hors de la matrice, par une inciſion des parois du bas-ventre & de la matrice.

EMBRYOTOMIE. Extraction de l'enfant hors de la matrice, facilitée par la diminution du volume de ſa tête ou des autres parties. L'on ouvre, pour cet effet, le crâne avec des ciſeaux adaptés à cette opération, & l'on ſe ſert de crochets pour tirer au-dehors les autres parties.

LITHOTOMIE. Extraction faite au moyen d'une inciſion, d'une pierre ſituée en quelque partie du corps. Les concrétions pierreuſes ſe forment particulièrement dans les voyes urinaires; en conſéquence de leur ſituation on diſtingue la Lithotomie en Néphrotomie, Cyſtotomie & Urétrotomie.

NEPHROTOMIE, eſt l'extraction par inciſion de la pierre ſituée dans les reins; elle ne peut avoir lieu que dans les cas où la pierre a excité une inflammation & une ſuppuration tendante à ſe faire jour au-dehors.

CYSTOTOMIE, OPÉRATION DE LA TAILLE ou extraction d'une pierre hors de la veſſie au moyen d'une inciſion. Il y a quatre manières principales d'y procéder qu'on nomme le haut appareil, le grand appareil, le petit appareil & l'appareil latéral.

LE HAUT APPAREIL est l'opération par laquelle on pénètre dans la vessie, en faisant une incision au-dessus des os pubis. Un bistouri & des tenettes, ou quelquefois une curette pour saisir la pierre ou les pierres, sont les seuls instrumens nécessaires pour cette opération.

L'APPAREIL LATÉRAL, ou l'opération latérale, consiste à faire une incision depuis le périnée jusques dans la partie membraneuse de l'urètre & le col de la vessie. On passe d'abord dans l'urètre une sonde cannelée, sur laquelle on fait, avec un bistouri convexe, une incision qui s'étend obliquement du scrotum jusques au milieu à-peu-près de l'intervalle qui existe entre la tubérosité de l'ischium & le bord de l'anus, & qui pénètre au travers des parties jusqu'à ce que la pointe du bistouri rencontre la rainure de la sonde. On achève l'incision avec un gorgeret, ou conducteur tranchant, dont on introduit le bec dans la rainure de la sonde, & que l'on pousse en avant de manière qu'il coupe la glande prostate & le col de la vessie. On ôte alors la sonde & l'on introduit la tenette le long du gorgeret pour saisir la pierre.

Chez les femmes, la sonde & le gorgeret suffisent pour faire l'incision nécessaire.

LE PETIT APPAREIL, ou l'opération de Celse, consiste à inciser les tégumens, & les parties au-dessous jusques à la pierre, que l'on fixe au moyen d'un doigt de la main gauche introduit dans le rectum. Lorsqu'on l'a mise à découvert, on la fait sortir avec une curette. La direction de l'incision est à-peu-près la même que dans l'opération latérale.

Dans l'opération du GRAND APPAREIL on incise l'urètre au-dessous de sa partie bulbeuse, on dilate ensuite l'ouverture au moyen de deux instrumens nommés conducteurs mâle & femelle, afin qu'elle puisse admettre la tenette & permettre l'extraction de la pierre.

URÉTROTOMIE, incision de l'urètre pour extraire une pierre logée dans le canal.

L'INCISION DES CONDUITS SALIVAIRES, pour en tirer une pierre, est une opération simple & facile à imaginer.

CATHÉTÉRISME. Opération par laquelle on fait sortir l'urine de la vessie, au moyen d'une sonde creuse, ou d'un cathéter introduit par l'urètre dans la vessie. Le cathéter dont on se sert pour les hommes, doit avoir une courbure particulière, semblable à celle du canal. Chez les femmes on fait cette opération avec une sonde à-peu-près droite.

RÉTABLISSEMENT.

Opération dont le but est de rétablir la forme & la position naturelle des parties.

RÉTABLISSEMENT DES OS. Opération qui consiste à remettre en leurs places respectives les os fracturés ou luxés.

Redressement des os courbés. On peut quelquefois parvenir à redresser des os courbés au moyen d'une compression graduée par des bandages appropriés, & long-tems continuée pendant l'enfance & la jeunesse.

Section du filet de la langue. Lorsque le filet de la langue est trop court, on le coupe avec des ciseaux à extrémités mousses & très-arrondies.

Opération du bec-de-lièvre. On rétablit dans leur état naturel les lèvres fendues naturellement, ou affectées de bec de lièvre, en retranchant le bord de la lèvre de chaque côté de la fente, en mettant en contact ses deux parties, & en les maintenant dans cette position, au moyen de la suture entortillée, combinée quelquefois avec la suture sèche.

Redressement du col de travers. On guérit cette affection qui tient à une contraction contre nature du muscle mastoïde, en mettant à découvert ce muscle & en le coupant ensuite en travers.

Opération de la Hernie. Lorsqu'une Hernie incarcérée ne peut pas se réduire, on détruit l'étranglement par une incision prudente & bien ménagée, jusqu'à ce qu'on ait fait une ouverture suffisante pour la réduction des parties.

Ouverture de l'Anus imperforé. Lorsqu'un enfant vient au monde avec le fondement ou le rectum imperforé, le Chirurgien doit se hâter d'y suppléer, s'il est possible, par une incision faite dans la direction que devroit avoir l'ouverture naturelle.

Opération du Phimosis et du Paraphimosis. Lorsque le prépuce est retiré derrière le gland, on le ramène en avant par une pression convenable; ou si l'on ne peut en venir à bout de cette manière, on incise le prépuce pour en détruire la constriction. Si le prépuce est trop étroit pour passer derrière le gland, on y remédie aussi en le divisant.

CAUTÉRISATION.

Opération qui consiste à appliquer le cautère, soit actuel, soit potentiel. L'on applique le cautère actuel au moyen d'un bouton de métal rougi au feu, en garantissant les parties voisines à l'aide d'une canule de fer. L'on donne le nom de cautère potentiel à différentes substances salines. L'on empêche souvent leur action de s'étendre trop au loin, en déterminant l'espace dans lequel elles peuvent agir au moyen d'un emplâtre fenêtré.

INTRODUCTION.

Opération qui tend à insinuer quelque substance étrangère dans le tissu des parties solides du corps, ou dans quelqu'une de ses cavités.

Transplantation des Dents. Introduction d'une dent dans un alvéole auquel elle n'appartenoit pas, ou dont on venoit de l'arracher.

INOCULATION. Insertion d'une matière virulente, (ordinairement variolique) dans le systême animal, par une petite incision à la peau.

OUVERTURE D'UN CAUTÈRE. Introduction de quelque substance stimulante dans une plaie pour y exciter & y entretenir la suppuration. On distingue cette opération en cautère proprement dit & en séton. Le cautère est une petite plaie superficielle dans laquelle on introduit un pois, ou un autre corps à-peu-près de même volume. Le séton est une plaie qui s'étend à une certaine distance sous la peau, & que traverse une méche de toile, ou de coton filé. Le cautère se fait avec la lancette, ou avec une petite parcelle de pierre à cautère, qui forme une escarre. Le séton se fait aussi avec une lancette, ou avec une aiguille de même forme, qui porte la méche dans une ouverture faite à son extrémité.

EXAMEN AVEC LA SONDE. Introduction d'une Sonde, ou d'un stilet dans un ulcère, ou dans une cavité pour en reconnoître l'état.

INJECTION. Introduction de quelque fluide dans une plaie, un ulcère ou une cavité quelconque; cette opération se fait pour l'ordinaire avec une seringue, ou une vessie élastique ou non élastique, auxquelles on adapte un tube ou une cannule de diverse forme suivant les circonstances. On fait particulièrement des injections

Dans les points lacrymaux.

Dans la gorge.

Dans l'estomac au moyen d'une sonde flexible qu'on introduit par la gorge, ou ce qui vaut beaucoup mieux, par les narines, jusques dans l'œsophage.

Dans les oreilles.

Dans l'urètre & la vessie.

Dans la matrice.

Dans le rectum.

Dans les plaies.

Dans les ulcères.

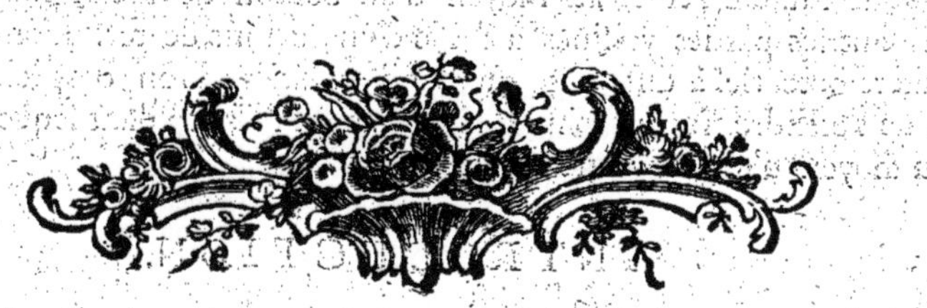

A

ABAPTISTON ou ABAPTISTA, d'α privatif & de βάπτω plonger. Galien, Fabrice, d'Aquapendente, & notamment Scultet, dans son *Armamentarium Chirurgicum*, désignent ainsi la couronne du trépan, c'est-à-dire, la scie circulaire qui fait le trou dans l'os sur lequel on la fait agir. On lui a donné ce nom, parce que, du moment où on l'a imaginée, on lui a donné la figure d'un cône tronqué, pour qu'elle ne s'enfonçât pas brusquement dans l'intérieur du crâne, dès que la table vitrée a été intéressée. Au moyen de cette figure, la partie de la couronne qui avance étant plus petite que celle qui est au-dehors, elle n'entre que successivement, & ne peut blesser le cerveau & les membranes sans que l'on s'en apperçoive par les signes que nous considérerons par la suite. Quelqu'avantageuse que puisse être cette forme de la couronne du trépan, quelques Auteurs lui préfèrent cependant la cilindrique; & tel est Sharp, qui, dans son Traité d'Opérations, prétend que la couronne du trépan qui a cette figure, est aussi sûre dans les mains d'un homme attentif, que celle qui est conique. (*M. Petit-Radel.*)

ABCÈS, tumeur qui contient du pus. On lui donne aussi le nom d'empyème lorsqu'indépendamment des tégumens & des chairs, elle se trouve renfermée dans quelque cavité particulière. *Voyez* EMPYÈME.

§. 1. *Étymologie du mot.*

Les Auteurs ne conviennent pas du sens propre de ce mot. Quelques-uns croient que l'abcès a été ainsi appellé du mot latin *abcedere*, se séparer, parce que les parties, qui étoient auparavant contiguës, se séparent l'une de l'autre; quelques autres, parce que les fibres y sont déchirées & détruites; d'autres, parce que le pus s'y rend d'ailleurs, ou est séparé du sang; d'autres enfin tirent cette dénomination de l'écoulement du pus; & sur ce principe ils assurent qu'il n'y a point d'abcès jusqu'à ce que la tumeur crève & laisse une issue au fluide qu'elle contenoit. Mais ces distinctions sont trop peu importantes pour nous arrêter.

§. 2. *Origine & formation des Abcès.*

La formation du pus est toujours précédée par une inflammation de la partie même où il se trouve accumulé, ou de quelque partie voisine. *Voyez* INFLAMMATION. Pour l'ordinaire, on observe dans la partie affectée de la dureté, de la tension, de la rougeur, de la chaleur qui caractérisent l'état inflammatoire; en général, les fibres & les vaisseaux, dans le centre de la tumeur sont plus ou moins rompus & dissous. C'est dans ce centre que commence à se former le pus, que l'on a coutume de regarder comme un fluide composé des humeurs contenues auparavant dans les vaisseaux distendus, & des solides qu'elles ont dissous après qu'elles se sont épanchées. *Voyez* SUPPURATION.

Dès qu'il y a une certaine quantité de pus formé dans une tumeur inflammatoire, son centre commence à acquérir une certaine blancheur qui approche de celle de l'ivoire; il s'élève en pointe, & devient moins douloureux que ne le sont les parties environnantes. On y sent un battement qui a beaucoup de rapport avec la pulsation du pouls. Le contour est encore tendu, rouge & brillant; mais ce qui approche le plus du centre, prend de plus en plus les mêmes apparences qu'on y observe; en sorte que, passé un certain tems qui varie selon l'étendue de la tumeur, le tout n'offre plus que les mêmes phénomènes, à l'exception néanmoins de la couleur; car, lorsqu'un abcès n'est pas tout-à-fait superficiel, la blancheur du centre s'étend rarement jusqu'à la circonférence qui conserve toujours plus ou moins de rougeur. A cette époque, la fièvre & tous les symptômes de l'inflammation disparoissent successivement, & quelquefois d'une manière très-subite, & il ne reste souvent que de légers frissons irréguliers. La tumeur a une mollesse qui est uniforme dans toute son étendue; en appliquant les doigts d'une main d'un côté, & en pressant du côté opposé avec ceux de l'autre, on sent un mouvement comme d'ondulation, auquel on donne le nom de Fluctuation.

Quand c'est un viscère intérieur qui est le siège d'un Abcès, il en résulte une gêne dans ses fonctions; le malade éprouve un sentiment d'embarras, de pesanteur dans cette partie, bien différent, pour l'ordinaire, de celui qui avoit lieu lorsque le viscère n'étoit que simplement enflammé. Si l'organe affecté est très-considérable, comme le foye, par exemple, il reprend en partie ses fonctions; en sorte qu'on pourroit croire quelquefois que l'inflammation précédente s'est totalement terminée par résolution: s'il est petit, sa fonction est toujours plus ou moins gênée, & quelquefois totalement intervertie.

§. 3. *Du siège des Abcès en général.*

Le siège des Abcès est ordinairement dans le tissu cellulaire, substance qui sert de lien aux différens organes. Mais souvent on en voit se former dans la substance même des viscères, & plus souvent encore leur surface, après avoir été enflammée, se recouvre d'une quantité de pus assez considérable pour s'accumuler dans les cavités destinées à les loger.

Les parties qui sont le plus fournies de vaisseaux sanguins artériels, sont celles où le travail de la suppuration se fait avec le plus de facilité, & où il s'avance le plus rapidement. C'est par cette raison qu'on voit le pus se former plus promptement sous la peau, près des muscles, & dans leurs interstices, & en général, dans les parties que les Anciens appelloient *sanguines*, que dans le cerveau, les testicules & autres parties blanches qu'ils appelloient *spermatiques*. Il faut beaucoup plus de tems à celles-ci pour former & mûrir du pus; encore n'est-il souvent que d'une mauvaise qualité, ainsi qu'on le voit dans les abcès du cerveau, dans ceux des articulations & autres.

Lorsqu'un abcès est formé, il étend, à mesure que la quantité de pus augmente, la cavité qui le contient; & cette extension se fait du côté où il y a le moins de résistance. C'est pour cela que, lorsqu'il est très-profond, ou recouvert par une aponeurose, il se fait des routes dans les interstices des parties voisines, & dissèque, pour ainsi dire, les muscles, les tendons, les os, &c. & que, dans les cas plus ordinaires, il se fraie un chemin vers la peau. Lorsque l'amas de pus est très-voisin de la surface du corps, & n'est recouvert que par les tégumens communs, il se fait bientôt jour à l'extérieur; mais, quand il est profond & gêné par des parties qui offrent beaucoup de résistance, la matière purulente se glisse le long de leurs intervalles, jusqu'à ce qu'arrivée dans des endroits où rien ne s'oppose à son passage, on la voit se faire jour au-dehors, après avoir parcouru quelquefois bien des détours.

Lorsqu'il y a du sang ou de l'eau épanchés dans le tissu cellulaire, on voit ces fluides filtrer au travers des pores de cette membrane, & s'étendre au loin avec facilité. La manière dont le pus passe d'une partie du corps à l'autre est bien différente. La cavité qui le renferme est toujours enflammée à sa circonférence, & cette inflammation qui rapproche & réunit les fibres & les lames du tissu cellulaire, les rend imperméables. Aussi le pus ne peut-il cheminer qu'en détruisant cette substance, & en détachant tout-à-fait l'une de l'autre les parties entre lesquelles il s'insinue. Ces parties dépourvues de la membrane lâche qui les unissoit en permettant cependant le libre jeu des unes sur les autres, contractent ensuite des adhérences qui nuisent souvent à la liberté de leurs mouvemens.

C'est vers les parties inférieures que le pus, à raison de son poids, se fraie le plus naturellement une route. C'est pour cela qu'on voit les grands abcès s'ouvrir pour l'ordinaire par leur partie la plus basse; de-là l'avantage que l'on trouve à attendre qu'ils s'ouvrent d'eux-mêmes, ou qu'ils indiquent le lieu le plus convenable pour faire l'ouverture. Ainsi, nous voyons des abcès formés sous le muscle temporal s'ouvrir dans la bouche, & ceux des lombes se montrer auprès de l'aîne ou à la partie intérieure de la cuisse.

Les abcès profonds, dans certaines parties, tendent plutôt vers l'intérieur, que vers la surface du corps, parce que le pus y trouve moins d'obstacles à son passage. Ceux, par exemple, qui se forment à la surface des poumons, éprouvant une grande résistance de la part des côtes & des autres parties qui forment le thorax, creusent facilement la substance molle & spongieuse des poumons, & s'ouvrent dans les ramifications des bronches. Par la même raison, les abcès formés dans la cavité de l'abdomen percent quelquefois l'estomac ou les intestins; mais comme les parois du bas-ventre cèdent plus facilement que celles de la poitrine, on voit ces abcès aboutir à l'extérieur plus souvent que ceux qui sont logés sous les côtes (1).

§. 4. *Traitement des tumeurs où il se forme un Abcès.*

Lorsque l'on a reconnu l'existence d'un Abcès dans quelque partie du corps, l'on doit chercher, par tous les moyens possibles, à accélérer & à faciliter la suppuration, comme aussi à déterminer l'ouverture de la tumeur vers l'endroit le plus favorable. Il convient, dès ce moment, de renoncer aux moyens qu'on avoit employés pour combattre l'état inflammatoire, & particulièrement aux évacuations; il faut diminuer un peu l'austérité du régime: on peut même le rendre plus ou moins substantiel & fortifiant, suivant l'état du malade.

Pour former du bon pus, il faut que les vaisseaux de la partie enflammée aient un degré de mouvement plus vif que dans l'état naturel; un peu moins actif cependant que celui qui a lieu dans l'inflammation, mais dont il n'est pas possible de décrire ou d'exprimer la mesure. L'expérience seule apprend au praticien à la déterminer d'une manière précise, & à savoir faire usage à propos des moyens propres à diminuer l'inflammation lorsqu'elle est trop forte, ou à l'exciter & à soutenir les forces vitales lorsqu'elles en ont besoin.

En général, il convient de faire sur la partie malade des applications chaudes & relâchantes. Pour cet effet, on conseille (2) de prendre de la flanelle trempée dans une décoction émolliente, & après l'avoir exprimée, de l'appliquer le plus chaudement que le malade peut le supporter sur la partie enflammée, de la laisser au moins une

(1) Medical Observations and Inquiries, vol. 2, p. 57.

(2) Traité des ulcères, de Bell, pag. 38.

demi-heure à chaque fois, & de la renouveller quatre ou cinq fois le jour. Immédiatement après la fomentation, on applique un cataplasme émollient que l'on renouvelle au moins toutes les deux ou trois heures. Entre les différentes espèces de cataplasmes émolliens que l'on recommande communément, on doit préférer ceux qui sont faits avec la mie de pain, l'eau ou le lait, auxquels on ajoute, si l'on veut, un peu de beurre ou d'huile, & quelquefois de la farine de graine-de-lin ou autres semblables. Ces cataplasmes non-seulement ont tous les avantages que l'on peut espérer de ces sortes d'applications, mais ils sont encore ceux dont on peut se procurer le plus facilement les ingrédiens dans tous les tems. Appliqués sur la partie affectée avec les précautions qu'on vient d'indiquer, ils relâchent les solides, ils favorisent la formation du pus & contribuent singulièrement à diminuer la douleur.

Lorsque ces moyens ne suffisent pas pour produire ce dernier effet, il faut avoir recours à l'opium qui doit alors être donné en assez forte dose. Rien n'est plus utile que ce remède dans les cas où un violent érétisme empêche le pus de se former comme il faut.

Lorsque le foyer d'un abcès est profond & situé dans quelque partie importante, lors par conséquent que l'on a lieu de desirer, pour le salut du malade, qu'il puisse être amené promptement à maturité, & que le pus ait une issue au-dehors, on peut se servir utilement d'applications irritantes, telles que la thérébentine, le galbanum & autres gommes de la même nature, les cantharides, la moutarde, l'oignon & autres végétaux stimulans que l'on ajoute aux cataplasmes. De telles applications cependant sont rarement admissibles sur des parties très-enflammées lorsqu'on desire d'avancer la formation d'un bon pus. Elles réussissent mieux sur les tumeurs glanduleuses où l'inflammation est peu active, & que l'on dit communément être de nature froide, parce qu'elles sont indolentes & suppurent très-lentement. *Voyez* TUMEUR. Des emplâtres composés avec les gommes, tels, par exemple, que le Diachylon composé, sont utiles en pareil cas, en raison du stimulus & de l'irritation qu'ils occasionnent, & de la chaleur qu'ils entretiennent dans la partie. Ils sont particulièrement nécessaires lorsque le malade est obligé de sortir, & ne peut renouveller assez fréquemment les cataplasmes, ni les appliquer convenablement. Excepté ces cas, les cataplasmes sont toujours préférables.

Les Ventouses sèches, c'est-à-dire, appliquées, sans faire usage du scarificateur, sur la partie affectée, ou le plus près possible, sont souvent utiles pour favoriser la suppuration des tumeurs inflammatoires; non-seulement dans les cas où l'inflammation existe sans être assez vive, mais même dans toutes les tumeurs d'une nature indolente où il reste encore quelque espérance d'exciter la suppuration. Ce moyen est peut-être un des plus efficaces que nous ayons pour parvenir à ce but. On recommande encore quelquefois dans la même intention l'usage d'un exercice violent, celui de l'électricité, une application répétée de vésicatoires, & le stimulus d'une chaleur actuelle.

Pour remplir la même indication, on recommande aussi l'usage intérieur des remèdes propres à fortifier le corps, tels que le kinkina, les martiaux, le vin.

On peut, en général, s'attendre à obtenir une suppuration parfaite en faisant un usage convenable des moyens détaillés ci-dessus pendant un tems plus ou moins considérable, en raison du volume de la tumeur, de sa situation & des autres circonstances.

Tout ce que nous venons de dire sur le traitement des Abcès, ne peut s'appliquer qu'à ceux dont le siège est plus ou moins extérieur. Ceux qui se sont formés dans quelques viscère, lors même qu'on peut s'assurer de leur existence, n'admettent rien de pareil dans la cure, à moins que quelque symptôme particulier n'annonce qu'ils tendent à se faire jour au-dehors.

§. 5. *Symptômes qui indiquent la maturité de l'Abcès.*

On connoît que la matière contenue dans la tumeur est à un point de maturité parfaite, lorsqu'on s'apperçoit de la rémission de tous les symptômes inflammatoires; la douleur pulsatile qui étoit fréquente auparavant se dissipe alors; le malade se plaint d'une douleur plus sourde, plus constante & plus profonde; la tumeur s'élève dans quelques-unes de ses parties, en général vers son milieu; on observe, dans cet endroit, si la matière n'est pas renfermée dans un kiste, ou profondément située, une couleur d'un blanc jaunâtre, au lieu de la couleur rouge foncée qui existoit d'abord; & en comprimant cette partie on apperçoit sensiblement la fluctuation d'un fluide qui est au-dessous. Lorsqu'on apperçoit ce signe bien distinctement, & que, d'un autre côté, ceux de l'inflammation n'existent plus, l'on est certain que l'Abcès est parfaitement formé. Il arrive cependant quelquefois que l'abcès étant recouvert de muscles & d'autres parties épaisses, l'on ne peut facilement distinguer la fluctuation, quoique le concours des circonstances ne permette guères de douter qu'il y ait un amas, même considérable, de matière: mais il est rare qu'elle soit située si profondément qu'on ne puisse la découvrir en y apportant une attention convenable.

Cette circonstance est très-importante dans la pratique, & elle exige plus d'attention qu'on n'y en apporte communément. Il n'y a aucune partie des fonctions du Chirurgien où l'expérience réitérée soit plus utile que dans ce cas, quelque simple qu'il paroisse. Il est certain que rien ne fait reconnoître plus facilement un homme qui a beaucoup pratiqué & observé, que la facilité avec laquelle il découvre des amas de pus profondément situés; rien au contraire n'est plus nuisible à la réputation du Chirurgien que de porter dans des cas semblables un jugement faux ou peu exact; car, pour l'ordinaire, dans les maladies de ce genre, l'événement démontre enfin la vérité à tous ceux qui y sont intéressés.

Outre ces symptômes locaux, dont nous avons fait l'énumération, & qui démontrent l'existence du pus, le malade est sujet, lorsque la suppuration commence, à des frissons fréquens. Il est rare néanmoins qu'on les observe distinctement, à moins que l'amas du pus ne soit considérable, ou qu'il ne soit situé intérieurement sur quelque viscère. Mais ils ont constamment lieu dans tous les grands abcès; & lorsqu'ils se trouvent réunis aux autres symptômes de suppuration, ils contribuent toujours à assurer le véritable genre de la maladie.

§. 6. *De l'ouverture des Abcès.*

Lorsque l'Abcès est parvenu à son plus haut degré de maturité, les tégumens s'amincissent peu-à-peu sur la partie la plus saillante de la tumeur; jusqu'à ce qu'étant percés dans un ou dans plusieurs points, le pus vienne enfin à se vuider au-dehors. Dans beaucoup de cas, il convient d'attendre cette rupture spontanée, quelquefois même cela est très-essentiel; mais souvent aussi il est prudent & même absolument nécessaire de donner issue au pus par une ouverture artificielle.

C'est une règle assez générale de ne point recourir à ce moyen avant que la suppuration soit complétement formée; lorsqu'on ouvre les Abcès avant cette époque, & qu'il y reste encore une dureté considérable, leur traitement devient communément très-embarrassant, & l'on a beaucoup de peine à les guérir.

Il est cependant nécessaire, dans quelques cas, de s'écarter de cette règle générale, & d'ouvrir les Abcès beaucoup plutôt, sur-tout lorsqu'ils sont critiques; tels que ceux qui surviennent dans le cours des fièvres malignes. Dans la peste, l'on conseille aussi d'ouvrir ces tumeurs dès qu'elles sont suffisamment avancées, & de ne pas attendre qu'elles soient parvenues à un point parfait de maturité; car l'on a observé que les malades retiroient alors plus d'avantage de l'évacuation prompte de la matière, qu'ils ne souffroient de l'ouverture un peu prématurée des tumeurs de cette nature.

Dans bien des cas il n'y a ni sûreté ni convenance à attendre l'ouverture spontanée des tégumens. Ainsi, les Abcès situés sur quelque grande & importante cavité, telle que la poitrine ou l'abdomen, doivent toujours être ouverts dès qu'on y apperçoit la moindre fluctuation, sur-tout quand ils paroissent s'étendre profondément; car, comme nous l'avons dit plus haut, s'ils éprouvent moins de résistance vers l'intérieur, ils se rompent certainement de ce côté-là, & les suites de pareils accidens sont ordinairement mortelles. M. Bell rapporte à ce sujet un fait qui montre bien l'importance de ce précepte. Un Chirurgien, dit-il, fut consulté par un jeune-homme qui, paroissant jouir d'une bonne santé, portoit un abcès fort considérable sur le côté gauche de la poitrine. On y découvrit très-sensiblement par la compression la fluctuation d'un fluide. Deux consultans qui étoient présens convinrent qu'il falloit ouvrir l'abcès pour donner issue à la matière qui y étoit contenue. Celui qui étoit chargé de l'opération ayant beaucoup d'occupations ne put fixer de tems plus proche pour la faire que le troisième jour, à compter du moment où l'on étoit venu le consulter; mais malheureusement le malade mourut subitement dans son lit la nuit qui précéda le jour où l'on devoit ouvrir l'abcès. En examinant le cadavre, on apperçut que la tumeur avoit totalement disparu, sans qu'il se fût fait aucune ouverture à l'extérieur. Mais, en ouvrant la poitrine, l'on vit que la matière de l'abcès s'étoit épanchée intérieurement sur les poumons, ce qui avoit produit sur-le-champ la suffocation. M. Petit, le fils, périt de même d'un épanchement purulent, à la suite d'un Abcès à l'aisselle, dont on avoit trop long-temps différé l'ouverture.

Il se forme quelquefois des Abcès aux environs de la face qui s'élèvent en-dehors, & qu'on laisse percer d'eux-mêmes, pour ne point causer de difformité considérable au visage en les ouvrant avec l'instrument tranchant; il y en a d'autres qui se manifestent au-dehors & en même-tems dans la bouche. Pour peu que la fluctuation y soit sensible, il est bien plus avantageux de les ouvrir de ce côté-là que d'attendre qu'ils percent au-dehors; non-seulement parce qu'on évite la difformité, mais encore, parce qu'on n'a point de pansemens à faire, & que l'ulcère se cicatrise bien plus promptement, même dans les cas où il y a beaucoup de chair à couper, & que la matière est prête à se faire jour au-dehors (1).

Les Abcès renfermés sous quelque aponeurose, ou sous le périoste, & en général sous des parties qui ne peuvent éprouver de distension sans beaucoup de difficulté, demandent à être ouverts de bonne heure. Tels sont les Abcès qui se forment à l'extrémité des doigts, & qu'on nomme des panaris; ceux qui se manifestent sous le muscle temporal; sous le *fascia lata* de la cuisse; sur la voûte du palais; sur les os des mâchoires; derrière l'oreille au-dessus de l'apophyse mastoïde, &c. ces derniers sur-tout doivent être ouverts très-promptement à cause du danger de carie dont ils menacent les os sur lesquels ils reposent, & qui en est souvent la conséquence.

(1) Traité des Maladies chirurgicales de M. Petit. V. 1, p. 120.

Il ne faut jamais négliger d'ouvrir de bonne heure les Abcès à la marge de l'anus, ou près du canal de l'urètre. Il faut en user de même pour les grands Abcès des extrémités, sur-tout pour ceux qui sont la suite d'une forte inflammation, qui occupent tout un membre, comme la jambe, la cuisse ou les bras. Si, en pareil cas, l'on tarde trop à donner jour à la matière, la plus grande partie du tissu cellulaire se détache des aponeuroses, & il en résulte souvent des escarres gangréneuses, qui, en se détachant, laissent de grandes surfaces à découvert; il se forme souvent différens foyers de purulence, qui sont autant d'Abcès particuliers, où tout est séparé & détruit; & souvent le désordre est tel, que tous les tégumens du membre se sphacèlent & tombent en dissolution. Enfin il ne faut point retarder l'ouverture des abcès placés entre les grands muscles, dont les intestins sont remplis de graisse, comme à la cuisse, au dos, aux jambes & sous l'aisselle.

A l'exception des cas dont nous venons de parler, il faut toujours observer la règle générale de n'ouvrir les Abcès que quand la suppuration est complétement formée. Car s'il est vrai, comme on l'a dit, que le pus est toujours suffisamment préparé pour être évacué, il l'est aussi que plus on en favorise la formation avant que de lui donner une issue, plus on est sûr de diminuer & de fondre les duretés qui existent dans les environs, de rétablir le ton & la liberté des vaisseaux enflammés & obstrués, & de faciliter beaucoup la cicatrisation de l'ulcère.

§. 7. *Différentes manières d'ouvrir les Abcès.*

Il y a trois manières d'ouvrir les Abcès, savoir: par le caustique, par l'incision simple, & par le séton.

a. *Par le Caustique.*

L'on a recommandé l'usage du caustique dans les cas où la suppuration se fait lentement, & n'occupe pas toute la tumeur; dans ceux où les tégumens ont beaucoup souffert, où l'on prévoit la nécessité d'entretenir long-tems l'ouverture à cause de quelque affection des parties au fond de l'Abcès, & en général dans tous les cas de suppuration des glandes.

Mais, quoiqu'il y ait des circonstances où il puisse convenir d'employer ce moyen plutôt que l'incision, il n'est pas douteux que, dans la plupart des cas, celle-ci ne mérite la préférence. La douleur qu'elle cause ne dure qu'un instant, celle qu'occasionne le caustique se prolonge pendant plusieurs heures; & lorsque la partie enflammée est fort sensible, cette douleur est très-vive. D'ailleurs le Chirurgien n'est jamais tellement le maître de cet agent, qu'il en puisse borner précisément l'action aux parties qu'il a intention de détruire; car tous les caustiques, quelque attention qu'on y apporte, s'étendent quelquefois plus loin, & pénètrent plus profondément qu'on ne le desire, ou qu'on ne se le propose. On a vu plus d'une fois des accidens très-graves résulter de cette cause.

Pour ouvrir un Abcès avec le caustique, on applique sur la tumeur un emplâtre adhésif, où se trouve une ouverture longue & étroite, le long de laquelle on met de la pierre à cautère grossièrement pilée. Cet emplâtre est nécessaire, afin qu'il n'y ait qu'une petite partie de la peau qui soit exposée à l'action du caustique. On couvre celui-ci d'un plumaceau, ce dernier d'un autre emplâtre plus large, l'emplâtre d'une compresse plus large encore, & l'on soutient le tout par quelques tours de bande. Cela fait, on laisse le malade en repos, & l'on n'ôte l'appareil qu'au bout de quelques heures, car il en faut au moins trois, & même quelquefois cinq ou six, suivant la force du caustique & l'épaisseur plus ou moins grande de la peau, pour qu'il pénètre jusqu'au pus. Lorsqu'on croit qu'il a demeuré assez long-tems sur la partie, on ôte le bandage & la matière s'écoule quelquefois d'elle-même. Si le caustique n'a pas rongé entièrement la peau, on achève de l'ouvrir tout doucement avec le bout d'une sonde, ou avec la pointe du bistouri, & l'on fait sortir le pus; ensuite, pour aider la séparation de l'escarre, on y applique quelque onguent émollient que l'on recouvre de compresses fixées d'une manière convenable.

b. *Par l'Incision.*

Les tumeurs qui ne sont pas fort étendues s'ouvrent communément en faisant avec la lancette une incision longitudinale. Pour cet effet, lorsque la situation de l'Abcès le permet, le Chirurgien applique les doigts d'une main sur la base & dirige le pus vers la peau, afin de ne pas s'exposer à blesser quelque artère, ou d'autres parties qu'il importe de ménager. De l'autre main il incise les tégumens avec un bistouri bien tranchant qu'il dirige de manière que l'incision se termine sur la partie la plus déclive de la tumeur, en la prolongeant autant qu'il paroît nécessaire pour que la matière puisse sortir librement. L'on pense, en général, qu'il suffit, dans ces cas, que l'incision s'étende sur les deux tiers de la tumeur; néanmoins l'on ouvre pour l'ordinaire dans toute leur longueur les Abcès qui ont une étendue considérable; plusieurs Auteurs conseillent même, lorsque les tégumens sont fort distendus, d'en emporter une partie. Mais l'on ne doit suivre que rarement ou même jamais cette pratique, parce que l'on ne voit guères d'Abcès dont le volume augmente au point de détruire entièrement la force contractile des tégumens; & tant que cette force subsiste en un degré quelconque dans une partie, il y a lieu d'espérer qu'elle recouvrera ses premières dimensions. Nous aurons lieu plus d'une fois de faire observer l'importance de cette observation. Voyez particulièrement à ce sujet les *articles* AMPUTATION, CANCER. On a souvent vu la peau recouvrer entièrement son ton après en avoir été complètement privée pendant long-tems.

Lorsque, par l'une des deux méthodes dont nous venons de parler, on a mis à découvert l'intérieur d'un Abcès, il devient une plaie simple où un ulcère & doit être traité de la même manière. *Voyez* PLAIE & ULCÈRE.

L'on doit préférer la méthode de l'incision à celle du caustique, lorsque le foyer du pus est profond; lorsqu'il se trouve dans le voisinage de nerfs ou de vaisseaux considérables; lorsque le pus s'étend beaucoup & rend nécessaire une grande ouverture; lorsque la peau qu'il faut ouvrir est molle, peu épaisse & peu altérée par la maladie, & lorsqu'on n'a pas lieu de desirer que l'ulcère demeure long-tems ouvert.

Quoique tous les Chirurgiens s'accordent aujourd'hui à préférer l'ouverture par le bistouri à celle du caustique, elle a cependant aussi ses inconvéniens. Premièrement, dès que l'incision est faite, la matière contenue dans la tumeur s'évacue tout-à-coup & d'un seul jet; d'où il résulte souvent, quand l'amas de pus est considérable, des syncopes & d'autres symptômes désagréables. Mais le principal désavantage de cette méthode, c'est qu'elle donne un libre accès à l'air sur une grande étendue de la surface ulcérée, ce qui est fréquemment suivi d'effets très-fâcheux, sur-tout dans les abcès considérables.

Il n'y a pas de Praticien qui ne connoisse les effets funestes que l'air produit sur tous les ulcères; mais son influence pernicieuse sur les grands Abcès nouvellement ouverts est réellement dans beaucoup de cas une chose étonnante. D'abord il en résulte un changement total dans la nature de la matière; un pus très-louable se transforme quelquefois en une matière ichoreuse mal digérée; il survient ensuite de la vitesse dans le pouls, des sueurs colliquatives & d'autres symptômes de fièvre hectique, qui, pour l'ordinaire, font périr le malade en peu de tems lorsque l'amas de pus est considérable, ou qui se terminent par une phthisie plus ou moins promptement mortelle.

Les Chirurgiens n'ont que trop d'occasions d'observer ces dangereux effets qui, probablement, sont tous produits uniquement par l'admission de l'air; car l'on voit un grand nombre de malades porter pendant long-tems, à la suite de maladies inflammatoires, des Abcès considérables où le pus est parfaitement formé sans qu'il se manifeste aucun symptôme de fièvre hectique. Mais, lorsque ces abcès excèdent un certain volume, si l'on y fait une grande incision, il survient presque toujours des symptômes de fièvre, généralement même en moins de 48 heures, à compter du moment de l'ouverture de l'Abcès. Ces accidens qu'on observe fréquemment dans la pratique particulière, sont bien plus communs encore dans les grands hôpitaux où l'air acquiert une qualité beaucoup plus malfaisante en s'imprégnant d'exhalaisons putrides.

c. *Par le Séton.*

Il résulte de ces observations qu'il est nécessaire d'user des plus grandes précautions pour empêcher, autant qu'il est possible, que l'air ne frappe la surface interne d'un Abcès quelconque. C'est pour se mettre à l'abri de ses funestes impressions qu'on a imaginé d'ouvrir les Abcès par le moyen d'un séton, au lieu de recourir au caustique ou au bistouri.

Cette méthode de donner issue aux matières contenues dans les tumeurs par l'introduction d'un séton, renferme tous les avantages que l'on pourroit obtenir par l'incision, & jouit en outre de celui de vuider les tumeurs quelques volumineuses qu'elles soient, non tout-à-coup, mais par degrés insensibles; elle s'oppose efficacement à la libre admission de l'air; communément elle n'est pas suivie à beaucoup près d'autant de douleur & d'inflammation, & il n'en résulte jamais aucune cicatrice incommode ou désagréable, comme il arrive fréquemment après une grande incision.

M. Bell (1), qui a plus que tout autre Ecrivain insisté sur cette manière d'ouvrir les tumeurs en suppuration, raconte que l'on avoit coutume autrefois dans l'hôpital d'Edimbourg, de faire l'ouverture des abcès par de grandes & profondes incisions, & qu'il en résultoit généralement de fâcheuses conséquences. Plusieurs malades étoient attaqués de fièvres hectiques si rebelles qu'ils n'en relevoient jamais; & d'autres qui paroissoient se rétablir restoient pour l'ordinaire tellement affoiblis qu'ils étoient fréquemment sujets à contracter d'autres maladies plus ou moins fâcheuses. Mais depuis que l'on a substitué pour cet objet l'usage du séton à celui du bistouri, on n'éprouve que peu ou point de ces désagremens. L'on a ouvert plusieurs tumeurs très-considérables de cette manière, & les suites en ont généralement été très-heureuses. Lorsque les malades jouissoient d'ailleurs d'une bonne santé, il en est même résulté encore un autre avantage, c'est que fréquemment on a obtenu la guérison dans un espace de tems beaucoup plus court que celui qui est communément nécessaire lorsqu'on pratique de larges incisions. D'un autre côté cependant, si l'on a quelque raison de vouloir entretenir long-tems un certain degré d'irritation & de suppuration dans la partie affectée, le séton est encore préférable à cet égard à tout autre moyen.

Quoique ce qui regarde les sétons en général & la manière de les faire appartienne à un autre article, (*Voyez* le mot SÉTON,) nous ne sépa-

(1) Traité des Ulcères, *page* 48.

serons pas de celui-ci ce qui concerne leur usage dans l'ouverture des Abcès ; voici la manière de s'en servir dans ces sortes de cas.

On fait d'abord avec la lancette, dans la partie supérieure de l'Abcès, une ouverture suffisante pour recevoir le séton ; l'on introduit ensuite un directeur de métal cylindrique, plus ou moins long, suivant l'étendue de l'Abcès, un peu courbé, très-lisse, obtus à son extrémité, & percé à l'autre bout qui est enfilé d'une mèche de coton, telle que celle dont on se sert pour les chandelles, ou de soie molle, d'un volume proportionné à la grosseur de la tumeur; l'on dirige vers le bas l'extrémité de l'instrument, jusqu'à ce qu'on puisse la sentir à l'extérieur, exactement dans la partie la plus déclive de la tumeur. L'on fait alors, avec la lancette ou avec le bistouri, une incision sur l'extrémité inférieure du directeur que l'on fait tenir ferme par un aide ; il faut que cette ouverture soit un peu plus grande que la première, sans quoi l'orifice inférieur n'étant pas plus large que le supérieur, la matière pourroit s'échapper par le haut, ce qui seroit incommode au malade. L'on retire ensuite le directeur par en bas avec le séton, jusqu'à ce qu'il en sorte deux ou trois pouces par l'orifice inférieur ; & afin qu'il puisse glisser facilement la première fois qu'on l'introduit, ainsi que dans les pansemens suivans, on enduit de quelque onguent émollient la quantité de mèche dont on doit se servir.

On peut changer le séton vingt-quatre heures ou environ après l'avoir introduit; &, pour cet effet, on en tire en-bas une longueur suffisante pour retrancher toute la partie qui se trouvoit renfermée dans l'Abcès; ce qui se réitère ainsi tous les jours aussi long-tems que les circonstances paroissent l'exiger.

On obtient, par ce moyen, un écoulement régulier & lent de la matière ; les parois de l'Abcès ont la liberté de se contracter graduellement; le frottement du séton sur leurs surfaces y excite une inflammation légère qui contribue à les unir, & à produire entr'elles une adhérence étroite, beaucoup plus promptement que par toute autre méthode. A mesure que l'écoulement se modère, on diminue par degrés la grosseur du séton, ce que l'on obtient facilement en ôtant un des fils de coton tous les deux ou trois jours. On le supprime enfin entièrement lorsqu'il ne sort guères plus de matière que n'en pourroit produire l'irritation seule du séton ; &, en comprimant légèrement les parties quelques jours après par le moyen d'un bandage, on peut en général s'attendre à une guérison durable.

En parlant de l'introduction du séton, nous avons recommandé expressément de la faire de haut en bas, c'est-à-dire, en pratiquant d'abord une ouverture à la partie supérieure de l'Abcès ; parce que quand l'on fait la première ouverture sur la partie la plus basse de la tumeur, il en sort sur-le-champ une grande quantité de matière, ce qui produit l'affaissement des parois de la partie supérieure, & rend le passage du directeur, à travers toute l'étendue de l'Abcès beaucoup plus difficile que quand on opère de la manière que nous avons indiquée. Mais en s'y prenant ainsi que nous l'avons prescrit, on laisse jusqu'au dernier moment le fond de la tumeur suffisamment distendu, parce qu'il s'échappe très-peu de matière par l'orifice supérieur. L'on en retire encore l'avantage de conserver propre & sèche la partie du séton qui reste pour les pansemens suivans.

Tout ce qu'on vient de dire sur l'usage des sétons dans les cas d'abcès produits par des inflammations récentes, est également applicable aux tumeurs qui subsistent depuis fort long-tems lorsqu'elles renferment une matière dont la consistance n'est pas beaucoup plus grande que celle du pus. Toutes les tumeurs enkystées du genre des méliceris, mais dont la matière est un peu fluide, se traitent avec autant de succès de cette manière que les Abcès récens.

Cette méthode convient particulièrement dans les suppurations des articulations & dans toutes celles des parties glanduleuses, où l'admission de l'air est suivie de conséquences plus fâcheuses que dans les autres parties. Ainsi, lorsque l'on juge convenable d'ouvrir des tumeurs scrophuleuses, on obtient communément une guérison beaucoup plus prompte & plus facile en se servant du séton qu'en faisant une grande incision. Les bubons vénériens parvenus à un point de maturité parfaite, se guérissent beaucoup plus promptement & avec moins de désagrément par cette méthode que par toute autre, lorsque les tégumens ne sont pas trop amincis par une extrême distension long-tems continuée. D'un autre côté, elle n'est pas sans quelques inconvéniens ; on ne peut, en la suivant, être bien assuré de l'état du fond de l'Abcès, qu'il importe souvent de connoître. S'il y a dans son intérieur des cloisons formées par des portions de tissu cellulaire, qui s'opposent au libre écoulement du pus, l'on ne sauroit les connoître pour les ouvrir, ou les déchirer avec les doigts, comme les Chirurgiens recommandent de le faire. Enfin, si des corps étrangers, ou des esquilles d'os ont contribué à sa formation, & entretiennent celle du pus, l'on ne peut en faire la recherche, pour parvenir ensuite à les extraire.

Ainsi, quelque avantage que puisse avoir, dans des cas particuliers, l'une de ces méthodes sur les autres pour l'ouverture d'un Abcès, aucune cependant ne peut être considérée comme méritant généralement la préférence, quoique, comme nous l'avons dit, le caustique soit le moyen auquel on doive avoir le plus rarement recours. Quelque fâcheuse que puisse être l'action de l'air sur l'intérieur d'un Abcès, elle n'est pas toujours également nuisible ; & lorsque, par des pansemens bien entendus, on a soin de ne pas laisser séjourner le pus dans aucune cavité particulière; lorsqu'on empêche autant qu'il est possible l'accès de l'air, & particulièrement de l'air froid, à la surface de la plaie, & sur-tout lorsque l'air ambiant n'est pas, comme celui des grands hôpitaux, chargé d'exhalaisons putrides, l'expérience journalière démontre que la méthode des incisions peut être accompagnée du plus entier succès. D'un autre côté, l'on a vu le séton manquer son but dans des cas de congestions humorales, où ensuite une grande incision a promptement terminé la cure. Il y a aussi quelquefois des Abcès d'une telle étendue, qu'il seroit presqu'impossible de les vuider par la méthode du séton, à moins qu'on n'en établît plusieurs à-la-fois, & où l'on est obligé de faire une ou plusieurs incisions pour en évacuer complétement le pus.

Mais lorsqu'un Abcès s'est ouvert naturellement dans un endroit peu favorable à l'écoulement du pus, ou lorsque des Abcès profonds ont laissé des ulcères sinueux, dans des parties sur-tout où l'on n'ose pas employer l'instrument tranchant de peur de blesser des nerfs, des ligamens ou des vaisseaux sanguins, le séton offre un moyen sûr & facile de terminer la guérison, en ouvrant au pus une issue par laquelle il puisse plus aisément s'échapper, en même-tems que la légère inflammation qu'il excite sur les parois de l'ulcère en facilite la réunion.

« Un homme, dit M. Kirkland, avoit un Abcès » très-considérable sous les muscles fléchisseurs de » l'avant-bras, & qui paroissoit devoir aboutir » auprès du coude & vers le poignet. On l'ouvrit » aux deux extrémités; mais comme il ne se fermoit point, malgré la compression, & les autres » moyens qu'on mettoit en usage, on eut recours » au séton qui bientôt termina la cure. On a » guéri, par le même moyen, des Abcès situés sous » les muscles gastronémiens, qui ne cédoient à » aucun autre remède; & j'ai passé plusieurs fois » avec tout le succès possible un petit séton dans » l'ulcère sinueux qui s'établit entre la main & le » poignet par-dessous le ligament annulaire, à la » suite des Abcès qui se forment dans cette partie. » Je n'ai pas été moins heureux dans le cas d'un » jeune garçon chez qui un Abcès formé vers le » haut de la cuisse sous le muscle vaste externe se » montroit à l'aine près de la tête du muscle couturier. L'usage du séton, ajoute le même Auteur, » est indispensable dans le traitement de l'Abcès » qui attaque le conduit parotide. Il faut également y avoir recours dans les cas d'Abcès au » visage, au col ou à la poitrine, parce que ces » parties sont exposées à la vue, & que l'ouverture faite par le séton laisse une cicatrice bien » moins désagréable que celle qui est faite avec » la lancette ou le bistouri. J'ai quelquefois employé à la manière de le Dran, l'instrument tranchant & le séton pour ouvrir de très-grands » Abcès, où une incision longitudinale ne suffisoit » pas pour évacuer le pus qui se trouvoit logé » de part & d'autre. » *Present state of Medical Surgery*. Vol. 2, p. 124.

Tels sont les principes généraux du traitement des Abcès en quelque partie du corps qu'ils se trouvent. Il y a cependant quelques modifications à y faire, quelques détails particuliers de pratique dont il faut se souvenir lorsque le mal a son siège dans certains organes, comme les yeux, les amygdales, l'antre maxillaire, les seins, la poitrine, les lombes, le scrotum, &c. Nous ferons mention de ces détails dans les articles auxquels ils appartiennent, & nous y renvoyons le lecteur pour le complément de celui-ci, ainsi qu'aux articles INFLAMMATION, SUPPURATION, DÉPÔT, EMPYÈME, PLAIE, ULCÈRE.

ABDOMEN. Ce mot signifie le bas-ventre, c'est-à-dire, cette partie du corps qui est comprise entre le thorax & les hanches. Il vient du latin *abdere*, cacher, parce que plusieurs des principaux viscères du corps y sont renfermés & comme cachés.

L'Abdomen est la plus vaste de toutes les cavités du corps; à sa partie supérieure, il est terminé par le diaphragme qui le sépare du thorax; derrière il est soutenu par les vertèbres; les deux côtés sont recouverts en haut par les côtes inférieures, & tout le reste est fermé par les muscles abdominaux, excepté la partie la plus basse qui est contiguë au bassin, dont elle n'est séparée que par le péritoine, espèce de sac membraneux qui non-seulement tapisse toute la cavité, mais dont les expansions recouvrent séparément tous les viscères qu'elle renferme, en se repliant sur chacun d'eux d'une manière assez particulière.

Les Anatomistes divisent cette cavité en différentes régions, le milieu de la partie supérieure de l'Abdomen depuis le cartilage xiphoïde jusques à quelque distance du nombril, se nomme l'épigastre; on donne le nom d'hypochondres aux espaces qui sont de chaque côté. La région ombilicale s'étend à la distance d'environ trois pouces au-dessous & au-dessus du nombril; au-dessous, jusqu'au pubis, est la région hypogastrique. Les parties contenues dans ces différentes régions sont l'estomac & les intestins, le mésentère, l'omentum, le foie, la vésicule du fiel & les conduits biliaires, le pancréas, le réservoir du chyle, la rate, les reins, les uretères & la partie supérieure de la vessie, l'aorte, la veine-cave, & d'autres gros vaisseaux, ainsi que des troncs de nerfs considérables. Il importe infiniment au Chirurgien de bien connoître, non-seulement les différentes régions du bas-ventre, & la distribution générale des viscères, mais encore d'avoir des connoissances très-exactes de la position particulière de chaque partie, & de leur situation respective.

L'Abdomen est le siège de différentes maladies chirurgicales. Tantôt quelqu'une des ouvertures que la nature a pratiquées dans ses parois, venant à à se dilater, elle laisse échapper une portion d'intestin, ou de quelqu'autre organe qui demande à être replacée & contenue; voyez HERNIE; tantôt un liquide épanché dans son intérieur devient incommode & dangereux, soit par son volume ou son poids, soit par sa qualité malfaisante, & oblige le Chirurgien à lui donner une issue, voyez PARACENTÈSE; tantôt enfin des plaies faites par des corps durs dans les parties qui en forment le contour, ou dans la substance même des viscères qui y sont renfermés, exigent différentes opérations desquelles souvent dépend la vie d'un malade. Nous ne traiterons ici que des plaies de l'Abdomen, renvoyant les autres articles à leurs places respectives.

§. 1. *Des plaies de l'Abdomen.*

Les plaies de l'Abdomen peuvent n'affecter que les tégumens ou les muscles; elles peuvent aussi pénétrer dans la cavité sans affecter aucune des parties qui y sont renfermées; enfin elles peuvent être compliquées de blessures d'une ou de plusieurs viscères.

§. 2. *Des plaies de l'Abdomen qui n'affectent que les tégumens & les muscles.*

Les plaies des tégumens & des muscles de l'Abdomen considérées en elles-mêmes, & indépendamment des parties qui les avoisinent, ne paroissent pas mériter plus d'attention que celles qui ont lieu dans toute autre partie du corps; mais elles deviennent d'une toute autre importance par le voisinage des viscères abdominaux qui courent grand risque d'être affectés lorsqu'elles sont négligées ou mal traitées.

La première chose dont il faut s'occuper dans un cas de plaie du bas-ventre, est de déterminer si elle a pénétré ou non dans la cavité, & s'il est probable que quelque viscère ait été endommagé. Lorsque la plaie est très-étendue, & que quelqu'un des organes logés dans l'Abdomen paroît au-dehors, la première partie de la question est par-là même décidée. Mais quand la plaie est étroite & ne laisse passer aucune portion des entrailles, il est souvent difficile de déterminer si elle pénètre ou non dans l'intérieur. En général cependant on peut savoir à quoi s'en tenir à cet égard, en examinant soigneusement la blessure avec les doigts, ou avec une sonde, après avoir mis le malade, aussi exactement qu'il est possible, dans la situation où il étoit en la recevant; en observant, lorsque la chose est possible, la forme & les dimensions de l'instrument avec lequel elle a été faite, la portion qui en est entrée dans les chairs, la direction dans laquelle il a été poussé; en faisant attention à la quantité de sang que le malade a perdue, à l'état de son pouls & aux autres symptômes qui peuvent avoir lieu; enfin aux évacuations de matières fécales, de bile, & d'autres sécrétions abdominales.

Si la plaie est assez grande pour admettre le doigt, on peut toujours déterminer avec certitude si elle pénètre dans la cavité, parce qu'alors on touche les viscères; mais il ne faut jamais y introduire de sonde qu'avec beaucoup de précaution; & à moins que l'instrument n'entre très-facilement, sans y employer aucune force, en suivant une ligne droite, & en pénétrant assez loin pour que l'on puisse être convaincu qu'il a atteint l'intérieur, il faut très-peu compter sur les indications qu'il nous donne. Car ici les parties sont si molles, elles cèdent si facilement à la moindre pression, que le plus petit degré de force fera pénétrer une sonde dans une direction quelconque, ou, peu s'en faut, à une profondeur considérable. Il est à peine nécessaire de faire observer que, pour tout examen de cette nature, il est particulièrement nécessaire de mettre le malade, aussi exactement qu'il est possible, dans la posture où il étoit quand il a été blessé. Les injections, ainsi que la sonde, ne sont pas sans inconvénient, à cause de la mollesse des parties, quoiqu'elles aient été souvent recommandées comme un moyen sûr de décider la question dont il s'agit. Dans les cas de plaie à la poitrine, comme les parties ont plus de fermeté, & sont plus solidement arrêtées, on peut avec beaucoup moins de danger employer ce moyen pour s'assurer si elles atteignent l'intérieur du thorax. Mais, dans ceux de blessure au bas-ventre, on peut craindre que l'injection, en pénétrant dans le tissu cellulaire & entre les muscles, ne rende incertain le résultat de cette tentative, en même-tems que la douleur & l'inflammation, qui en sont la conséquence, peuvent faire beaucoup de mal.

Le plus souvent il n'est pas possible de déterminer à quelle profondeur, ou suivant quelle direction l'instrument a pénétré; mais quand on peut avoir là-dessus quelques renseignemens, on en tire un grand parti pour déterminer la nature de la plaie. En comparant la grandeur de l'ouverture des tégumens, avec celle de l'instrument qui l'a faite, on peut aisément juger de sa profondeur.

Lorsque la quantité de sang qui sort d'une plaie au bas-ventre est considérable, nous pouvons dire presque avec certitude que quelque gros vaisseau de l'intérieur est ouvert; car, excepté l'artère épigastrique qui a son cours à la partie antérieure de l'Abdomen, le long du muscle droit, les tégumens & les muscles de ces parties n'ont pas d'artères assez considérables pour fournir beaucoup de sang. D'un autre côté, il est bon d'observer que l'artère la plus considérable du bas-ventre peut être blessée sans qu'il sorte de sang au-dehors; car si la plaie extérieure n'est pas large, & sur-tout si elle a une direction oblique, le sang, au lieu de sortir par l'ouverture, s'épanchera dans l'Abdomen; il pourra même s'en faire un amas considérable sans qu'il en résulte un gonflement sensible du ventre.

En pareil cas, on a bientôt lieu de soupçonner ce qui est arrivé, par les symptômes qui ne tardent pas à survenir. Le malade se plaint d'une grande foiblesse, son pouls s'affaisse, il a des sueurs froides, & si l'on n'arrête pas promptement l'écoulement du sang, ces symptômes sont bientôt suivis de tous ceux d'une mort prochaine.

Quelquefois on peut, au premier coup-d'œil, s'assurer que la plaie a pénétré dans la cavité de l'Abdomen, en voyant sortir, par son ouverture, des matières fécales, de la bile, du suc pancréatique, ou même du chyle. Quelquefois aussi on obtient la même certitude en voyant une certaine quantité de sang rejettée par le vomissement, ou évacuée par le rectum. L'urine peut sortir d'une blessure qui ne pénètre pas dans l'Abdomen; car on peut dire que les reins & les uretères sont hors du péritoine, ainsi qu'une portion considérable de la vessie; mais ces sortes de cas doivent être traités exactement comme ceux de blessures qui pénètrent dans le bas-ventre.

Lorsqu'aucun pareil symptôme n'a lieu; lorsqu'on ne peut facilement introduire ni le doigt, ni la sonde; lorsqu'il ne se fait par la plaie aucun écoulement qui puisse faire soupçonner que quelque viscère a souffert; lorsque le pouls demeure naturel, & lorsqu'il y a peu de douleur, on peut bien se flatter que la blessure ne pénètre pas au-delà des tégumens ou des muscles.

Dans le traitement de ces sortes de plaies, le chirurgien doit se diriger par leur profondeur & par les symptômes dont elles sont accompagnées.

Quand on est sûr qu'une plaie du bas-ventre ne pénètre pas au-delà des tégumens & des muscles, si aucune portion de ceux-ci n'a été emportée, il y aura rarement lieu de redouter aucun symptôme grave, sur-tout quand le corps est d'ailleurs en bon état, à moins qu'il ne soit la conséquence d'un mauvais traitement, ou d'un manque de soins.

Les indications curatives sont de prévenir, autant qu'il est possible, l'inflammation, & de veiller ce que la suppuration, si l'on n'a pas pu l'empêcher de s'établir, ne s'étende & ne creuse des sinus.

On prévient l'inflammation par les saignées générales & topiques, par un régime sévère, par l'usage des boissons délayantes & des lavemens émolliens, par le repos du corps & par un soin bien entendu de la plaie. *Voyez* INFLAMMATION.

Une plaie de l'Abdomen, qui n'intéresse que la peau & le tissu cellulaire, ne doit causer aucune inquiétude, parce qu'elle se cicatrise aussi facilement, & qu'elle ne demande pas d'autre traitement que si elle étoit en toute autre partie du corps. Mais si elle affecte la substance musculaire, & sur-tout, si elle paroît pénétrer assez loin entre les muscles, il y a toujours lieu de craindre qu'elle ne vienne enfin à s'ouvrir dans l'intérieur, comme on le voit arriver souvent lorsqu'on n'a pas eu soin de donner au pus une issue convenable. Car alors ce pus séjournant dans la plaie, se forme des sinus, & creuse peu-à-peu jusqu'au péritoine, au travers duquel il finit par se faire jour; c'est à quoi le Chirurgien ne sauroit être trop attentif. Dans les cas simples de coupure faite avec un instrument tranchant, il suffit d'empêcher les lèvres de la plaie de se réunir jusqu'à ce qu'on la voie se remplir par le fond; mais dans ceux de blessure faite avec un instrument pointu, il convient d'ouvrir la plaie dans toute sa longueur pour la réduire à l'état de simple coupure, ou bien il faut y faire passer un séton d'un bout à l'autre. Si la plaie n'est pas bien profonde, il faut préférer le premier moyen, mais si elle s'étend un peu loin, il vaut mieux employer le séton. La plaie, par ce traitement, ne peut se fermer audehors, que le dedans ne se cicatrise en mêmetems; & lorsque la guérison avance on diminue graduellement la grosseur de la mèche; & quand on juge convenable de l'ôter tout-à-fait, un degré très-léger de pression exercé sur la partie affectée pendant quelques jours, suffit généralement pour achever la guérison.

Ce traitement qui consiste à ouvrir en entier les plaies fistuleuses, ou à faire passer un séton d'un bout à l'autre de leur cavité, paroîtra trop cruel peut-être à ceux qui n'ont pas encore beaucoup d'expérience dans des cas de cette nature; car on lit chez d'anciens Auteurs, qu'on peut facilement les guérir en se contentant de tenir l'ouverture extérieure dilatée avec des tentes, jusqu'à ce qu'elles soient fermées par le fond. Lorsqu'une plaie pénètre dans la cavité de l'Abdomen, des tentes, & particulièrement des tentes creuses, peuvent souvent être utiles; & l'on ne devroit point en condamner absolument l'usage, comme quelques Chirurgiens modernes ont affecté de le faire. Mais lorsqu'il s'agit de celles qui n'affectent que les parties extérieures, tous les moyens de cette espèce peuvent faire plus de mal que de bien, parce que le but qu'on doit principalement avoir en vue étant d'empêcher que le pus ne puisse se faire jour au travers du péritoine, tout ce qui tend à le retenir dans la plaie est dangereux, en favorisant la formation des sinus; & lors même que ces mauvais effets n'en résulteroient pas, le traitement, au moyen des tentes, seroit toujours plus long, & souvent bien plus douloureux que celui que nous avons recommandé.

Une autre attention qu'il ne faut pas négliger dans le traitement des cas dont nous parlons, c'est de donner du soutien aux parties blessées, lorsqu'elles ont été affoiblies à un certain point, & qu'il y a lieu de craindre qu'elles n'offrent pas une résistance suffisante au poids & à la pression des viscères. Car les parois de l'Abdomen sont formées presque entièrement de substances molles

& qui cèdent facilement ; elles n'ont point d'os pour les soutenir dans toute la partie antérieure ; & comme la plupart des viscères qui y sont contenus ne sont fixés que d'une manière assez lâche aux parties solides, ils sont sujets par la pression qu'ils exercent continuellement de tous côtés, à distendre les parties qui se trouvent plus foibles qu'à l'ordinaire, & à faire saillie en-dehors. En conséquence, toutes les plaies de l'Abdomen, celles sur-tout où une grande partie des tégumens & des muscles a été écartée par un instrument tranchant, lors même qu'elles ne pénètrent point dans la cavité, demandent à cet égard un soin particulier. Il faut tenir le malade autant qu'il est possible dans une position horizontale pendant tout le traitement, & ne pas lui permettre de commencer à se tenir debout, ou à marcher, sans avoir auparavant soutenu les parties affectées par de bonnes compresses & par une bande ferme & un peu élastique de flanelle, passée deux ou trois fois autour du corps. On doit même faire usage de quelque précaution de ce genre pendant longtems après que la plaie sera complétement cicatrisée, si l'on ne veut pas donner lieu, comme cela est souvent arrivé, à des hernies très-difficiles à traiter.

§. 3. *Des plaies qui pénètrent dans la cavité de l'Abdomen, sans affecter aucun viscère.*

Quoiqu'une plaie de l'Abdomen ait été faite par un instrument qui aura pénétré à une assez grande profondeur, on peut se flatter encore qu'aucun des organes contenus dans sa cavité n'en a souffert, tant qu'il n'y a ni tension ni beaucoup de douleur, tant que le pouls demeure naturel, & que la chaleur de la peau n'est point altérée. Mais, malgré ces apparences favorables, on ne doit pas conclure que le cas est sans danger; car il arrive souvent que ces sortes de plaies qui d'abord n'annonçoient rien de menaçant, se terminent d'une manière funeste.

Il est bon d'observer cependant que souvent l'on peut attribuer cette terminaison fâcheuse à quelque vice du traitement, & qu'il est fréquemment au pouvoir du praticien de la prévenir. Car quoiqu'il y ait des exemples de blessures de l'Abdomen qui deviennent mortelles, quoiqu'aucun symptôme ne tendît à faire présumer que les viscères fussent affectés, & quoiqu'après la mort ils parussent avoir été tous intacts, on aura bien rarement lieu d'observer de pareils accidens lorsque, dès le commencement, ces plaies auront été traitées avec prudence.

Deux causes principalement peuvent occasionner ici le danger ; l'action de l'air extérieur dans la cavité du bas-ventre qui peut déterminer une inflammation sur différens viscères, & celle du pus qui s'épanchera nécessairement dans l'intérieur du péritoine, s'il ne trouve pas une issue facile au-dehors.

Lors donc qu'il se présente une plaie de cette nature, l'on commencera par arrêter le sang fourni par les vaisseaux des tégumens & des muscles qui peuvent avoir été ouverts, en faisant la ligature de ces vaisseaux. *Voyez* ARTÈRE. Ensuite on tâchera, par tous les moyens possibles, d'empêcher absolument l'accès de l'air sur la plaie. Cela ne sera pas difficile quand elle n'aura pas beaucoup d'étendue ; il suffira en pareil cas d'en rapprocher les bords, de les couvrir de plusieurs languettes d'emplâtre agglutinatif ; & pour être plus sûr encore d'y réussir, on mettra par-dessus le tout une compresse & une bande de flanelle. Tous les moyens de prévenir l'inflammation (*Voyez* INFLAMMATION), tels que les saignées générales & topiques, le régime rafraîchissant le plus sévère, les fomentations & embrocations sur la partie affectée, & le repos du corps le plus parfait, sont ici bien plus nécessaires encore que dans les cas de plaies superficielles où nous en avons recommandé l'usage.

En suivant une pareille conduite, on réussira souvent à fermer par la première intention, c'est-à-dire, par une simple réunion de leurs bords, des plaies de cette espèce, lorsqu'elles n'auront que peu d'étendue. Mais si elles tardent à se cicatriser, on ne renouvellera les pansemens que le plus rarement qu'il sera possible ; & l'on aura soin de les faire avec toute la diligence que la nature du cas permettra, afin de diminuer d'autant le tems pendant lequel l'air pourroit agir sur la partie affectée.

a. *Accidens inflammatoires à la suite des plaies du bas-ventre.*

Quelquefois cependant, malgré tous les soins qu'on pourra se donner, il arrivera qu'on ne sera pas maître d'empêcher qu'il ne survienne quelques fâcheux symptômes. Pour l'ordinaire, ils se manifesteront d'abord comme purement inflammatoires ; en conséquence, ils demanderont à être traités par de nouvelles saignées, & exigeront un redoublement d'attention à toutes les parties du régime antiphlogistique. *Voyez* ANTIPHLOGISTIQUE. Si ces moyens ne dissipent pas l'inflammation, elle pourra tuer le malade en déterminant la formation de la gangrène, ou bien, elle se terminera par suppuration ; circonstance qui requiert toute l'attention du Chirurgien, & dont il nous reste à nous occuper.

b. *Suppurations au bas-ventre en conséquence de plaies.*

S'il s'agissoit de toute autre partie du corps, la pratique la plus sage seroit, en pareil cas, de faire une ouverture suffisante pour donner issue au pus. Mais l'on ne peut jamais reconnoître avec certitude ces suppurations abdominales, jusqu'à ce que l'amas de matière purulente ait séjourné un certain tems dans le bas-ventre. Car le siège de ces dépôts est si profond qu'on ne peut les appercevoir tant qu'ils ne sont que peu considérables. D'ailleurs il ne conviendroit pas dans l'intention de donner un écoulement à une petite quantité de pus, d'exposer le malade au danger qui pourroit résulter de l'admission de l'air à la surface intérieure de l'Abdomen; inconvénient qu'on ne sauroit éviter lorsqu'il n'y auroit qu'un très-petit dépôt, parce qu'alors on seroit obligé de faire l'ouverture lentement avec le scalpel, à cause du danger de blesser quelque viscère si l'on vouloit se servir du trocar. Au lieu de rien tenter de pareil, il vaut mieux en pareil cas ne rien faire, aussi long-tems qu'il n'y a que peu de pus, & qu'aucun symptôme fâcheux ne s'est encore manifesté. En général, c'est une assez bonne règle à suivre dans tous les cas de plaie du bas-ventre, de ne jamais trop s'inquiéter des amas de pus qui peuvent exister, ni des viscères dont on a lieu de soupçonner qu'ils peuvent avoir été blessés, jusqu'à ce que la présence de quelque symptôme rende probable que l'un ou l'autre de ces soupçons se trouve fondé; car souvent on fait bien du mal en touchant & maniant beaucoup les parties affectées, tandis qu'on voit fréquemment que des blessures accompagnées d'abord de symptômes très-alarmans se terminent sans aucune conséquence fâcheuse. On a vu plus d'une fois des gens dont le corps avoit été percé d'outre en outre par un coup d'épée, sans qu'aucun viscère eût été attaqué, & sans qu'ils éprouvassent à la suite d'un pareil accident aucun symptôme bien fâcheux. Nous savons qu'une violente inflammation se termine quelquefois sans occasionner de suppuration; & même c'est un fait que le pus existant actuellement dans quelque cavité, peut être repompé par les vaisseaux absorbans, de manière à ne laisser derrière lui aucune trace de son existence. Il n'y a donc que la présence actuelle de symptômes fâcheux produits par un amas de pus, ou de ceux qui sont l'effet du volume & du poids du fluide épanché, devenus assez considérables pour incommoder le malade, qui puissent indiquer la nécessité de donner issue à la matière purulente. Mais lorsque les choses en sont venues à ce point, il ne faut pas hésiter à recourir à ce moyen de soulagement; & si l'amas de pus est assez considérable pour permettre l'usage du trocar, on pourra l'évacuer facilement & sans danger; car si l'on introduit cet instrument en lui donnant une direction oblique, l'air ne pourra point avoir d'accès à l'intérieur, & l'on évitera par-là même le seul inconvénient qui pouvoit résulter de cette opération.

M. Bell raconte à ce sujet, pour faire voir combien il importe d'être circonspect lorsqu'il s'agit de faire une opération de ce genre, deux cas dont il a été témoin & qui se sont terminés d'une manière funeste, quoique d'abord ils n'eussent présenté aucune apparence de danger. Dans l'un & dans l'autre, il y avoit un amas de pus, & l'on avoit résolu de lui donner une issue. Mais comme on imaginoit que ce pus étoit logé dans un kyste particulier, ou dans les muscles plutôt que dans la cavité du bas-ventre, on crut devoir faire une petite ouverture avec le scalpel. En moins de deux jours il se manifesta chez l'un & chez l'autre malade les plus violens symptômes d'inflammation qui furent bientôt suivis de la mort. D'où l'on peut conclure que ce fut l'impression de l'air sur l'intérieur de l'Abdomen qui occasionna ces funestes symptômes, car on vit après la mort que le pus étoit réellement logé dans cette cavité. *Voyez* l'article AIR. Le même Auteur remarque qu'il a depuis, dans deux cas pareils, fait sortir avec le trocar de grandes quantités de matière purulente qui étoient évidemment contenues dans la cavité du bas-ventre, sans qu'il en résultât par la suite aucun symptôme fâcheux (1).

Pour les précautions à prendre lorsqu'il s'agit de faire cette ponction du bas-ventre, on consultera l'article PARACENTÈSE.

c. *Sortie des viscères par les plaies de l'Abdomen.*

Les plaies qui pénètrent dans l'Abdomen peuvent encore être dangereuses par une autre cause que celle dont nous venons de parler. Elles laissent quelquefois échapper de grandes portions d'intestins; & quoique ces parties n'aient reçu aucun mal, il peut résulter de leur simple déplacement les plus funestes conséquences.

Le parti le plus sûr en pareil cas, pour prévenir ces fâcheuses suites, c'est de faire rentrer dans l'Abdomen les viscères qui en sont sortis aussi promptement que cela pourra se faire sans inconvénient. Presque tous les Auteurs qui ont écrit sur ce sujet recommandent les fomentations faites avec des décoctions émollientes sur ces parties déplacées, ou de les couvrir pendant quelque tems avec la toile ou omentum tiré du ventre de quelque animal récemment tué; mais ils ne font pas attention que pendant le tems que l'on perd à faire ces préparatifs, les organes sortis de leur place naturelle souffrent plus de l'action de l'air, & des autres circonstances qui accompagnent leur déplacement, que toutes les applications de ce genre ne peuvent leur faire de bien; & qu'aucune espèce de fomentation ne peut être équivalente à celle qu'ils recevront de la chaleur & de l'humidité naturelle de l'Abdomen. On dit que non-seulement ces applications sont utiles pour remédier à la sécheresse & au resserrement des parties que l'action de l'air occasionne, mais encore qu'elles mettent le Chirurgien en état de juger avec bien plus de certitude s'il peut sans crainte de danger, replacer ces parties dans l'in-

(1) System of Surgery. *Vol.* 5, *p.* 256.

térieur ; on prétend même que les viscères menacés de gangrène, & que par cette raison l'on n'oseroit pas faire rentrer, peuvent être rétablis au moyen de ces fomentations, assez bien, pour qu'il soit ensuite très-convenable de les replacer.

Mais quoique cette opinion ait été très-généralement reçue, & que le plus grand nombre des Chirurgiens adoptent la pratique qui en découle, on ne peut se dissimuler qu'elle ne soit très-peu convenable & très-dangereuse. Elle peut faire beaucoup de mal, & n'offre presque aucun avantage.

On dit qu'il ne faut jamais faire rentrer dans l'Abdomen une portion d'intestin qui a commencé à se gangréner, parce qu'il est à craindre que les matières fécales ne viennent à s'épancher dans le ventre, & ne fassent périr le malade. Il est certain que lorsqu'une portion d'intestin se trouve effectivement gangrenée, on auroit grand tort de la faire rentrer, parce que ce seroit ôter au malade la seule chance qu'il peut avoir de conserver sa vie; ce qui ne peut avoir lieu qu'au cas où les extrémités saines de l'intestin seront rapprochées de l'ouverture extérieure de la plaie, & s'y fixeront ensuite; comme on l'a vu arriver bien des fois, de manière à former un anus artificiel qui assurera pour la suite une libre issue aux excrémens. Mais quoique, dans une circonstance pareille, la pratique dont nous parlons soit très-convenable, lorsque la gangrène n'est pas établie, il vaut toujours mieux replacer les intestins sur-le-champ, quoiqu'ils paroissent jusqu'à un certain point avoir souffert, parce qu'on a toujours lieu de se flatter que la chaleur naturelle du bas-ventre empêchera mieux que toute autre chose les progrès du mal.

Lorsque les parties sorties de l'Abdomen sont couvertes de sable, de poussière ou d'autres corps étrangers, il conviendra sans doute de les en débarrasser, avant que de chercher à les réduire; & dans cette intention, ce qu'il y aura de mieux à faire, sera de les baigner dans du lait un peu chaud, ou dans de l'eau & du lait. Mais cette circonstance est peut-être la seule qui puisse rendre cette pratique nécessaire.

Il faut quelquefois assez de dextérité pour faire rentrer des portions d'intestin, qui sont sorties avec la plus grande facilité. Pour y réussir, il faut placer le malade dans la position la plus propre à en favoriser la réduction; il faut que la tête & la poitrine se trouvent un peu plus basses que l'Abdomen & les hanches, & que le poids des entrailles puisse concourir à l'effet de tirer en-dedans les viscères qui sont en-dehors. Le corps étant placé de cette manière, le Chirurgien après avoir enduit ses doigts d'huile chaude, ou après les avoir couverts de toile souple & bien huilée, cherchera à replacer les parties au moyen d'une compression douce qu'il exercera d'abord sur une extrémité de la portion d'intestin qui se trouve exposée, & qu'il continuera de proche en proche jusques sur l'autre extrémité. De cette manière, toutes les fois que la plaie aura une certaine étendue, on réduira facilement une portion quelconque d'intestin; & s'il se présente aussi quelque partie de l'omentum ou de quelqu'autre viscère, on les fera rentrer plus facilement encore.

Mais on trouve quelquefois des portions très-considérables d'intestin qui se sont échappées par des ouvertures si petites, qu'il est impossible de les réduire sans les comprimer fort au-delà de ce que peuvent supporter des organes aussi délicats. Dans des cas de cette nature, le Chirurgien remplira son objet avec bien plus de facilité, & avec bien moins de danger pour le malade, en dilatant l'ouverture, que s'il se contente d'employer la force qui seroit nécessaire pour faire rentrer l'intestin par un passage fort étroit. Cette dilatation cependant est une opération qui demande assez de dextérité. Elle ne sera pas très-difficile lorsque l'ouverture sera de grandeur à pouvoir admettre le doigt; mais quelquefois elle se trouve tellement remplie par le volume des parties déplacées, qu'il est impossible de l'introduire. En pareil cas, les auteurs recommandent de faire passer un directeur entre l'intestin & le bord de la plaie, & de faire l'incision avec un bistouri placé sur ce directeur. Mais cette manière d'opérer n'est pas sans danger, car il sera bien difficile de s'assurer s'il n'y a point quelque pli de l'intestin engagé entre le directeur, & la partie qu'on doit inciser; & souvent il s'en trouvera, quelque attention qu'on puisse y apporter. Il vaut bien mieux alors chercher à aggrandir l'ouverture en incisant les tégumens & les muscles avec le scalpel, d'une manière lente & mesurée, comme on fait dans les cas de hernie; en ayant soin lorsqu'on est parvenu jusqu'au péritoine, d'introduire le bout d'un bistouri à pointe mousse, entre l'intestin & cette membrane que l'on pourra inciser alors sans risque. Si, en procédant de cette manière, on a fait une ouverture où l'on puisse faire passer le bout du doigt, on l'augmentera ensuite autant qu'il sera nécessaire, en se servant du doigt pour conduire le bistouri. Mais jusqu'à ce qu'on puisse le faire passer dans l'ouverture, il ne faut introduire aucun instrument tranchant dans la plaie; car quelque industrie qu'on ait employée à faire des instrumens garnis d'aîles propres à garantir les intestins dans cette partie de l'opération, il n'y en a aucun qui puisse servir à autre chose qu'à embarrasser l'opérateur, & à rendre son travail plus compliqué.

Lorsqu'on dilate ainsi une plaie de l'Abdomen, il faut avoir soin de suivre, autant que la chose est possible, la direction des muscles de la partie. On peut, par cette opération, donner à l'ouverture toute l'étendue nécessaire pour la réduction des organes déplacés; mais il faut être attentif à ne pas la faire plus grande que le cas ne requiert; & quand cela est fait, on doit s'occuper du replacement des parties, & l'exécuter avec toute la diligence possible, de la manière que nous avons indiquée.

Quelquefois il est arrivé que par trop de précipitation, ou par erreur de la part de l'opérateur, les intestins ont été poussés entre les lames des muscles abdominaux. C'est-là une faute contre laquelle le Chirurgien doit être extrêmement sur ses gardes; car s'il laisse les choses en cet état, si toutes les parties à réduire ne sont pas repoussées dans l'intérieur du péritoine, l'état du malade ne sera pas moins dangereux qu'il n'étoit auparavant.

L'accident auquel nous faisons allusion, peut arriver dans une partie quelconque du bas-ventre, quand le Chirurgien n'est pas suffisamment attentif à ce qu'il fait; mais il arrivera plus facilement dans les plaies qui pénètrent au travers des muscles droits, les enveloppes de ces muscles étant plus lâches & plus flasques que celles d'aucun des autres muscles abdominaux. On devra aussi s'en défier davantage chez les personnes qui ont beaucoup d'embonpoint, que chez d'autres, à cause du grand volume de tissu cellulaire & graisseux qui se trouve chez des sujets ainsi constitués entre les différens muscles de l'Abdomen.

Au lieu d'aggrandir les plaies du bas-ventre, on a proposé de faire sortir l'air contenu dans la portion d'intestin qu'on veut réduire, en y faisant des petites ouvertures avec la pointe d'une aiguille, & par ce moyen d'en diminuer assez le volume, pour faire rentrer avec facilité les parties par le même passage qui leur avoit donné issue. Comme cet expédient a été proposé par des auteurs d'un certain poids, il ne faut pas le passer sous silence; mais ce sera pour avertir les praticiens qui n'ont pas encore beaucoup d'expérience de s'en défier. Il est certain que ce moyen facilitera beaucoup le travail de l'opérateur; mais il ne paroît pas qu'il y ait d'autres raisons à donner que celle-là pour le faire adopter. Car quoique l'on ait vu des malades pour lesquels on l'avoit mis en usage, se rétablir, il ne faut pas avoir beaucoup de connoissance de l'économie animale, pour comprendre que la plus petite ouverture faite dans un organe aussi irritable & aussi facile à s'enflammer que le sont les intestins, doit être accompagnée de plus de danger que ne sauroit l'être l'aggrandissement d'une plaie déjà existante dans les tégumens & les muscles. D'ailleurs, quand on réduit des intestins déplacés, quelque distendus qu'ils puissent être par l'air qu'ils contiennent, on peut souvent les en débarrasser en les comprimant de manière à pousser cet air vers les portions d'intestins contenues dans l'abdomen; on y réussira même toujours en s'y prenant avec prudence; & non-seulement ces tentatives seront sans danger, mais on ne devroit jamais tenter la réduction d'un intestin très-distendu par l'air qu'il renferme, sans avoir essayé d'en diminuer le volume de la manière que nous venons d'indiquer.

Lorsqu'on a replacé les entrailles, l'on doit s'occuper des moyens de les contenir dans le bas-ventre, jusqu'à ce que la plaie soit refermée, & solidement cicatrisée. Cela n'est pas difficile quand l'ouverture est petite; il suffit pour lors de mettre le malade dans une posture convenable avec la tête & les hanches un peu élevées, en obviant à la constipation, & en contenant les parties jusqu'à leur parfaite guérison, au moyen d'une bande de flanelle passée plusieurs fois autour du corps. Mais dans les cas de grandes plaies, lors même que le traitement est conduit avec toute la prudence possible, il est souvent difficile, & même quelquefois tout-à-fait impraticable, d'empêcher la chûte des intestins au moyen des appareils & des bandages ordinaires. On est alors obligé de rapprocher les bords de la plaie & de les contenir par des points de suture. Nous renverrons le détail de cette opération à l'article GASTRORAPHIE.

Nous avons supposé jusqu'à présent que ce sont sur-tout des portions d'intestin qui s'échappent au-dehors par les plaies de l'Abdomen, parce c'est-là le cas de beaucoup le plus fréquent; cependant la même chose arrive quelquefois à d'autres viscères, & particulièrement à l'estomac & à l'omentum; mais quelles que soient les parties déplacées, le traitement doit être le même; il faut dans tous les cas les faire rentrer dans l'Abdomen le plus promptement qu'il est possible, & les y contenir de la manière que nous avons indiquée.

Mais de quelque importance que soit cette réduction, il est bon cependant d'observer ici, que si, par quelque circonstance extraordinaire, on ne pouvoit l'entreprendre, il ne seroit pas absolument impossible qu'un malade, en pareil cas, se tirât d'affaire. La Nature a quelquefois des ressources dans les cas qui paroissent les plus désespérés, & le praticien qui les observe a souvent lieu d'admirer les cures qu'elle opère sans que l'art lui prête aucun secours. On lit dans les commentaires de Médecine d'Edimbourg (1), l'histoire d'une guérison pareille dans un cas de blessure du bas-ventre qui est vraiment étonnante. Un jeune Nègre, dans l'isle de Saint-Christophe, se perça le ventre avec un couteau à environ trois pouces au-dessus du nombril du côté gauche. Un Chirurgien expérimenté le vit bientôt après, & trouva une grande partie des intestins hors de la plaie; il dilata l'orifice & tenta de les réduire; mais envain, parce que le blessé déterminé à mettre fin à sa vie, contrecarroit tous ses efforts, jusqu'à ce qu'enfin ses forces & sa patience étant épuisées, il le laissa pendant vingt-quatre heures à lui-même. Le lendemain le malade n'avoit point changé de résolution; mais à la grande surprise du Chirurgien, il n'avoit point de fièvre, & les intestins exposés à l'air, n'avoient pris aucune mauvaise apparence. Ils formoient un

(1) Edinburgh Medical Commentaries, vol. 10, p. 279.

volume aussi gros que la tête d'un enfant; le blessé consentit à les soutenir avec un bandage, & ne reçut pas d'autres secours. Quelques jours après, M. Cochrane, Médecin de Saint-Christophe, qui avoit eu occasion de le voir lorsque sa plaie étoit récente, le rencontra allant à pied, & par un tems excessivement chaud, de son habitation à la ville qui en étoit à près d'une lieue, & soutenant ses intestins avec une couverture de laine très-grossière. Il eut la curiosité d'examiner les parties affectées, & fut bien étonné de voir des granulations charnues s'étendre depuis l'orifice de la blessure sur toute la surface des intestins déplacés, & d'apprendre que c'étoit la seconde ou la troisième fois qu'il faisoit cette course pour aller se baigner à la mer, & retourner aussi-tôt à la plantation. Depuis ce moment, la guérison avança rapidement; il se forma un sac qui recouvrit l'intestin, & au bout de quelques semaines tout fut cicatrisé; le Nègre demeura aussi fort & aussi bien portant que jamais; seulement il fut toujours obligé de soutenir sa tumeur au moyen d'un bandage.

§. 4. *Suppurations dans les parois de l'Abdomen qui ne sont pas causées par des plaies.*

Les accidens causés par les plaies du bas-ventre qui n'affectent pas les viscères, peuvent être occasionnés par d'autres causes, telles que de simples contusions, de violens efforts, des mouvemens critiques à la suite de fièvres, ou d'autres maladies, &c. L'on voit souvent, en conséquence de quelque cause pareille, se former des tumeurs phlegmoneuses dans les interstices des parties qui constituent les parois de l'abdomen, ou bien entre celle-ci & le péritoine, & ces tumeurs dégénérer en abcès qui peuvent entraîner après eux tous les maux que font redouter les suppurations causées par des plaies à l'extérieur du bas-ventre. Ces tumeurs, dont la formation est ordinairement assez lente, lorsque leur siège est profond, & qu'elles ne pointent pas au-dehors, sont quelquefois difficiles à reconnoître. La connoissance de quelque cause extérieure antécédente peut aider à en déterminer la nature; mais c'est au tact d'un Chirurgien expérimenté à découvrir l'existence & le véritable siège de la suppuration. Lorsqu'on s'est assuré qu'elle existe, il faut le plutôt possible lui donner un écoulement, de peur que la matière se glissant entre les muscles, ne forme des sinus, & ne pénètre dans l'intérieur de l'Abdomen. *Voyez* ABCÈS, LOMBES, PSOAS.

§. 5. *Des plaies de l'Abdomen qui affectent les viscères.*

Nous avons déjà fait mention des principaux caractères par lesquels on peut juger si une plaie de l'Abdomen affecte quelqu'un des viscères contenus dans sa cavité. Nous reviendrons sur ce diagnostic, quand nous parlerons séparément des plaies de chaque viscère, dont nous renvoyons la considération aux *articles* INTESTINS, ESTOMAC, FOIE, OMENTUM, REINS, &c.

Il y a dans l'Abdomen beaucoup de vaisseaux sanguins & de nerfs très-considérables, qui peuvent être blessés, ainsi que ces différens organes. Mais la Chirurgie n'a aucun moyen de remédier aux accidens de cette nature; les nerfs une fois divisés ne reprennent plus leurs fonctions; & quant aux vaisseaux, ils sont trop profondément situés pour qu'on puisse en faire la ligature. Un blessé peut languir long-tems, quoique affecté de symptômes de paralysie en conséquence de la section d'un nerf; mais l'ouverture de quelque gros vaisseau du bas-ventre se termine dans tous les cas très-promptement par la mort. Dans quelques cas particuliers où il n'y a qu'une petite quantité de sang épanchée, le malade peut encore se tirer d'affaire, soit par le repompement de ce sang, soit lorsqu'on en favorise l'écoulement par l'ouverture de la plaie, sur laquelle, en pareil cas, les Chirurgiens recommandent de faire coucher le blessé; mais pour l'ordinaire la tendance des entrailles à sortir par cette même ouverture doit empêcher l'usage de ce moyen.

§. 6. *Des plaies de l'Abdomen faites par des armes à feu.*

Tout ce que nous avons dit des plaies du bas-ventre se rapporte à celles qui ont été faites par des instrumens pointus ou tranchans, & nous n'avons point parlé de celles que font les armes à feu. Les auteurs ont coutume de traiter de celle-ci séparément, & comme exigeant un traitement différent. Cette manière de voir est fondée jusqu'à un certain point, quoique la différence qui existe entre les unes & les autres consiste principalement en ce que les plaies d'armes à feu sont accompagnées de symptômes plus graves que les premières, & quoique, dans le fond, ces symptômes soient à-peu-près de même nature. Le traitement des plaies du bas-ventre, de quelque manière qu'elles aient été faites, doit toujours être fondé sur les mêmes principes, & les changemens dont il est susceptible en raison de ce que la blessure a été causée par une arme à feu, étant les mêmes que ces sortes de blessures, exigent en quelque partie du corps qu'elles se trouvent, nous en renverrons la considération à l'article PLAIE.

De quelques affections de l'Abdomen qui tiennent à l'état de grossesse.

Nous verrons, à l'article GROSSESSE, comment se fait la distension du bas-ventre à mesure que la matrice se développe, & que le fœtus prend son accroissement. Son volume augmente d'une manière à-peu-près uniforme, quoique souvent ce soit un peu plus d'un côté que de l'autre. Mais il y a quelquefois des distensions partielles, que l'on est dans l'usage d'attribuer à ce que la tête, le coude, ou quelqu'autre membre de l'enfant presse de ce côté ; opinion qui ne peut être fondée, puisque l'enfant ne sauroit faire une semblable pression sans prendre un point d'appui quelqu'autre part, ce dont il n'est pas trop aisé de concevoir la possibilité, & sans comprimer & distendre extraordinairement quelque partie de la matrice, ce qui causeroit nécessairement de fâcheux symptômes. Comme ces sortes d'accidens n'arrivent guères que lorsque l'Abdomen est distendu beaucoup plus que de coutume, & comme ils ont toute l'apparence de hernies ventrales, il est plus probable qu'ils sont occasionnés par l'écartement des fibres de quelques-uns des muscles abdominaux, ou seulement par l'affoiblissement local des tégumens. Mais il est peu important d'en déterminer la cause, car ils ne requièrent aucun traitement pendant la grossesse, ni pendant le tems du travail, il seroit même difficile alors d'y porter remède; ils disparoissent d'ailleurs presqu'aussi-tôt après l'accouchement.

La grande distension du bas-ventre, sur-tout chez des femmes qui ont beaucoup d'embonpoint, donne lieu quelquefois à une hernie ombilicale, à laquelle on ne peut rien faire que la femme n'ait accouché. *Voyez* Hernie ombilicale. Cette sorte de hernie paroît être la seule qui puisse subsister pendant la grossesse, ou en dépendre; car à moins que les intestins ne soient adhérens au sac qui les contient, toute autre espèce de hernie disparoît pendant la grossesse, en raison de ce que les intestins remontent dans l'Abdomen à mesure que le volume de la matrice augmente.

Quelquefois tout l'Abdomen se distend au-delà de ce que les tégumens peuvent supporter, la peau s'enflamme & il se fait des gerçures à l'épiderme, d'où résulte un suintement de sérosité en diverses parties. La peau même se fend aussi quelquefois, ce qui donne lieu à ces petites cicatrices qu'on observe sur le ventre des femmes qui ont eu beaucoup d'enfans, comme si les parties avoient été scarifiées, ou comme s'il y avoit eu de petites ulcérations longitudinales. Pour parer à la trop grande distension, & à la douleur qui en résulte, il suffit d'oindre l'Abdomen le soir en se couchant avec un peu d'huile ou de cérat simple.

L'extrême distension des muscles de l'Abdomen donne souvent lieu pendant la grossesse à une douleur dans ces organes qui se fait sentir sur-tout aux endroits de leurs insertions, & il faut quelquefois assez d'attention pour distinguer cette douleur de celles qui résultent d'une affection de la symphise des os pubis. *Voyez* Bassin.

Lorsque le poids de l'Abdomen, chez une femme enceinte, est très-considérable, & foiblement supporté par les tégumens, il devient pendant, & la femme éprouve beaucoup de peine & de douleur en marchant, souvent un état d'angoisse & beaucoup d'autres incommodités. Il convient alors de soutenir le bas-ventre avec une serviette ou une large bande, & d'en faire porter le poids aux épaules au moyen d'une bretelle ou d'un bandage scapulaire, ce qui mettra la malade en état d'aller & de venir avec beaucoup plus de facilité. Quelquefois un pareil relâchement dure encore après l'accouchement & incommode beaucoup; il faut alors continuer à soutenir le bas-ventre de la même manière; ou ce qui vaut bien mieux, suppléer au ton que les parties ont perdu au moyen d'une large bande élastique. *Voyez* Bandage.

ABEILLE. (*Scipion*) né à Riez en Provence, eut un goût naturel pour la Poësie. Il fut reçu maître en Chirurgie, à Paris, à la sollicitation de Roberdeau, Chirurgien de M. le duc d'Orléans. Il étoit frère de l'Abbé Abeille, de l'Académie françoise. Il fit plusieurs campagnes en Allemagne, en qualité de Chirurgien-major du Régiment de Picardie. Il mourut, à Paris, en 1697. Il est Auteur des ouvrages suivans.

Nouvelle Histoire des Os, selon les Anciens & les Modernes, enrichie de vers, Paris, 1685, in-12.

L'anatomie y est très-négligée, Abeille étoit meilleur Poëte que bon Anatomiste; cependant il indique avec exactitude les trous du crâne qui donnent passage aux nerfs. Il a mieux décrit les Os innominés, que les autres Os du corps humain.

Traité des plaies d'Arquebusade, Paris, 1695, in-12.

Abeille y nie avec raison que les balles puissent être envenimées; il admet la contusion & la brûlure, & recommande de profondes scarifications.

Chapitre singulier, tiré de Guidon, Paris, 1695, in-12.

Il contient une instruction aux jeunes Chirurgiens, sur la manière dont ils doivent étudier & pratiquer leur état. Cet ouvrage, écrit avec soin, est orné de vers. Il y indique, d'une manière assez plaisante, les qualités du Chirurgien.

Qu'il soit grand ou petit, mais bon Chirurgien;
Qu'il soit Normand, Gascon, Manseau, Parisien;
Qu'il porte le rabat, qu'il porte la cravatte,
Qu'il marche à pas comptés ou qu'il marche à la hâte,
Qu'il soit vêtu de gris, qu'il soit vêtu de noir,
Qu'importe; à cela près, s'il fait bien son devoir.
Si des rigueurs du tems il craint trop pour sa nuque,
Qu'il quitte ses cheveux, & prenne la perruque,
S'il aime des rubans les diverses couleurs,
Qu'il en prenne, cela ne change point les mœurs,
Un peu d'ajustement sied bien au mérite,
Sous quelqu'habit qu'on soit on rève, l'on médite;
Qu'il soit civil, honnête & bon Praticien,
Charitable sur-tout & fort homme de bien.

Le parfait

Le parfait Chirurgien d'Armées, Paris, 1696, in-12.

L'Auteur donne, dans cet ouvrage, une description succinte des bandages les plus usités, & parle, en peu de mots, des opérations qu'on pratique le plus souvent à l'Armée.

En décrivant l'empieme d'élection, il dit qu'il « faut la faire entre la deuxième & la troisième, » des vraies côtes, comptant de bas en haut, à » trois doigts à-peu-près de l'angle inférieur » de l'omoplate & de l'épine du dos. » Presque tous les Auteurs, avant lui, avoient prescrit de faire l'ouverture à la distance de quatre, & non à celle de trois doigts de l'angle inférieur de l'omoplate. Abeille recommande, en décrivant l'opération de l'anévrisme, de séparer le nerf de l'artère brachiale, lorsqu'on est obligé de faire la ligature.

L'Anatomie de la tête & de ses parties, Paris, 1696, in-12.

C'est un Abrégé très-succint.

Ces divers Ouvrages ont été réunis en un seul recueil, & sont tous, en général, bien écrits. *Portal. Haller.* (*M.* Petit-Radel.)

ABERRATION. Déplacement des parties solides. *Voyez* Dislocation.

ABLUTION d'une plaie ou d'un ulcère. *Voyez* Injection.

ABSYNTHE, herbe d'un goût fort amer, & que l'on emploie comme un ingrédient très-utile dans les infusions amères, celles sur-tout qui se font dans le vin. Quant à son usage extérieur, on la regarde comme résolutive & anti-septique, & l'on s'en sert en fomentations, particulièrement dans les cas de gangrène. L'herbe sèche réduite en poudre est recommandée en applications pour les cas d'œdème & d'hydrocèle.

ABSCISSION. Ἀποκοπή. On emploie ce mot en Chirurgie pour signifier tout retranchement que l'on fait d'une partie du corps, soit saine, soit corrompue, au moyen d'un instrument coupant, dans l'intention de guérir une maladie quelconque. Ce mot ne s'entend guères que des parties molles, quoique cependant on l'emploie pour désigner le retranchement des fragmens d'un os dans une fracture, une plaie faite au crâne obliquement par un instrument tranchant. (*M.* Petit-Radel.)

ACADEMIE. Société de Savans rassemblés pour cultiver les sciences & les arts, &, par leurs efforts réunis, perfectionner nos connoissances & en reculer les bornes. On fait remonter l'origine des Académies à *Academus*, citoyen d'Athènes, qui avoit donné une de ses maisons à Platon pour y enseigner la philosophie. Cette école de philosophes prit bientôt le nom de celui qui l'avoit fondée. De-là le titre d'Académiciens que l'on donna à ceux qui étudioient & professoient la doctrine de Platon. Cette dénomination qui les distinguoit des Péripatéticiens adonnés aux préceptes d'Aristote, a depuis continué d'être en usage pour désigner toute assemblée où l'on s'occupe de tout ce qui a rapport aux sciences. Il paroît que, dans les premiers tems, on confondoit les Académies avec les Ecoles; en sorte que quand on vouloit dire que telle personne avoit pris des leçons chez tel maître, on disoit indifféremment elle a étudié dans l'Ecole ou dans l'Académie de tel Philosophe. Ainsi l'on s'exprimoit à Athènes & même à Rome, comme on le peut voir dans les Questions académiques de Cicéron. Si l'on s'en rapportoit au titre que prend encore actuellement l'Université de Paris dans ses decrets, l'on pourroit croire qu'Ecole & Académie sont deux termes qui ont la même signification. Il y a cependant entre eux la différence que le mot Académie caractérise une assemblée de personnes déjà instruites réunies pour se perfectionner, & que le mot Ecole désigne spécialement des personnes qui viennent écouter une doctrine pour s'instruire. La vérité doit nécessairement naître du choc des idées qui a lieu parmi les premières, au lieu que le vrai, comme le faux, indistinctement pris par les autres, ne font souvent que propager l'erreur. Dans les Académies primitives, on discutoit toujours les principes des sciences; & les argumens, appuyés la plupart du tems sur des sophismes, étoient pris pour des vérités sur lesquelles il n'y avoit plus matière à discuter. Le Péripatétisme, en voulant tout expliquer par les causes, étendoit un voile d'autant plus obscur sur les vérités, que la certitude d'avoir tout trouvé favorisoit de plus en plus la paresse, & éloignoit toutes recherches qui eussent manifesté l'erreur. Ainsi, les sciences, & l'esprit philosophique qui les alimente, n'offroient qu'incertitudes dans ces premiers tems où l'on portoit un œil mal dirigé sur les opérations de la nature, & où l'histoire des faits étoit si incohérente. Enfin, après bien des travaux entrepris, en différentes parties de l'Europe, par ces génies qui, malheureusement pour les hommes, ne paroissent que trop rarement, des anneaux furent formés; quelques savans, qui voyoient la nature dans toute sa majesté, les unirent les uns aux autres, & ainsi commença cette chaîne dont le premier chaînon descend dans l'abyme, & le dernier se perd dans l'immensité de l'espace.

Les Académiciens qui d'Athènes étoient venu fleurir en Italie, y ayant disparu dans ces tems affreux où Rome périssoit sous l'empire des barbares du nord, y revinrent long-tems après, lorsqu'à ces jours de trouble succéda le calme, si propre au développement des sciences. Les principales villes d'Italie, de l'Angleterre & de l'Allemagne, avoient déjà leur Académie lorsque la France, qui n'offroit que des collèges d'instruction, vit s'élever l'Académie Royale des sciences dont le domaine est si étendu. Les succès de cette nouvelle institution, le grand jour répandu par elle sur nombre de faits les plus obscurs, la marche nouvelle qu'elle indiqua pour parvenir plus sûrement au sanctuaire de la vérité, furent autant de motifs qui portèrent quelques professions essentielles au bonheur des hommes, à solliciter pour elles un pareil établissement; les Chirurgiens de Paris, sous ce point de vue, crurent avec raison devoir insister sur une pareille demande. Il y avoit déjà long-tems que Baglivi en Italie, en parlant des moyens d'avancer la Médecine, avoit dit qu'à raison des travaux immenses & de la méditation que demande cette science, il ne falloit point qu'elle fût laissée aux réflexions de quelques hommes, mais qu'un grand nombre devoit spécialement s'en occuper, & que, pour plus de succès, il étoit nécessaire que les Potentats qui ont bâti dans leurs grandes villes des hôpitaux, y fondassent aussi des Académies de Médecine pour avancer les progrès dans la pratique par le récit des faits & des observations; *non absimili ratione*, continue-t-il, *quâ reliquis hoc sæculo tùm artibus tùm scientiis illarum liberalitate factum videmus*. Baglivi, dans son plan d'Académie, admet deux classes de personnes, les unes, dit-il, seront occupées à lire les observations, à noter les faits, à séparer ce qui est paradoxe, ou donné plus dans l'intention de se faire admirer que d'exposer tout uniment une vérité. Les autres, entièrement adonnées à la pratique, exposeront les bons & les mauvais succès des remèdes, noteront le caractère des maladies auprès des malades, & en formeront des matériaux propres au développement de la doctrine qui doit faire l'objet des premieres. Cette marche qui plaisoit tant à notre Auteur, & qu'il regardoit comme la seule qui pût conduire à la vérité, n'est nullement celle qui doit y mener. Il faut, dans le grand art de guérir, que la théorie aille toujours de pair avec la pratique; si l'une n'est point guidée par l'autre, sa marche devient chancelante, & les phénomènes apparens au lit du malade, & transmis ensuite verbalement à celui qui doit les ranger paisiblement dans son cabinet pour en faire un corps de doctrine, perdent de leur vivacité, & ne jettent plus qu'une foible lumière qui ne peut être d'aucune utilité.

M. Maréchal, premier Chirurgien du Roi & M. de la Peyronie, son successeur, sentirent, du moment où ils pensèrent à former une Académie de Chirurgie, combien il étoit essentiel de confondre ensemble ces deux sœurs inséparables de l'art de guérir. Aussi dès sa première institution, qui eut lieu en 1731, regardèrent-ils comme de son ressort tous les faits & toutes les observations qui, sévérement discutés, pouvoient jeter sur la Chirurgie une nouvelle lumière propre à en assurer les progrès & à composer une espèce de code pour les cas semblables, ou ceux qui pouvoient en approcher. C'est la marche qu'ont prise & que suivent encore les personnes à qui un talent & une capacité distinguée ont valu une place dans cette Académie; c'est à elle que l'on doit une nombreuse suite de mémoires & d'observations sur différens points de pratique où les principes de la théorie sont si solidement unis avec les conséquences pratiques qui naturellement en dérivent. Avant & du tems même de Saint Louis, les Chirurgiens s'étoient déjà réunis en société, & formoient une espèce de corps académique où l'on ne pouvoit entrer qu'après des examens sévères & réitérés. Ce corps avoit un ordre, une police & une discipline qui le rendoient vraiment respectable, lors même que François I.er attiroit tous les savans étrangers dans son Royaume. Si des préjugés dès-lors empêchèrent les Chirurgiens d'être membres de l'Université, ce Monarque, „ considérant la grande utilité, bien, profit & commodité de l'art de Chirurgie, & de quel aide & secours il est à la conservation de la vie des hommes sujets aux accidens & inconvéniens de nature & de fortune, ne voulut pas que les Professeurs en cet art fussent de pire qualité ni condition en leur traitement que les Suppôts de l'Université; „ telles sont les expressions des lettres d'Octroi données au collège des Chirurgiens de Paris au mois de janvier 1544. Ce corps jouit paisiblement de l'illustration que devoit donner l'exercice d'un art aussi intéressant que celui qui fait son objet, & qui, de jour en jour, prenoit de nouveaux accroissemens; lorsqu'en 1665 des vues d'intérêt dictèrent un contrat d'union entre le Collège de Chirurgie & la communauté des barbiers, que le public, juge aveugle du savoir, avoit érigé en Chirurgiens par une sorte prévention dont les exemples ne sont encore aujourd'hui que trop fréquens dans toutes les professions. L'art étoit avili, & dès-lors il fut le partage d'artisans qui crurent que son exercice ne consistoit que dans l'usage qu'ils devoient faire de leurs mains. La décadence & l'empirisme étoient parvenus à un tel point que Louis XIV manqua d'en être la victime. Il eut un abcès fistuleux au fondement; aucun des Chirurgiens les plus célèbres qui furent appellés ne connut ni ne put pratiquer l'opération que demandoit ce genre de maladie, quoique tous les livres en continssent l'histoire. La maladie enfin étoit réputée incurable; mais par les soins de M. Félix, premier Chirurgien du Roi, à qui elle fut entièrement remise, elle fut radicalement guérie. La Chirurgie étoit dans cette espèce de léthargie lorsque se formoit, dans l'obscurité, M. Maréchal qui, un jour, devoit illustrer l'art en lui rendant son ancienne splendeur. Nommé, en 1703, pour remplacer M. Félix en qualité de premier Chirurgien du Roi, il sentit dès-lors que, pour remplir ses grands projets, il falloit commencer par donner aux élèves une toute autre institution; &, de concert avec M. de la Peyronie, il sollicita l'érection de cinq chaires de démonstrateurs royaux, en 1724, avec un revenu qui ne fût point exposé au hasard des événemens. Une noble ardeur pour l'étude s'empara dès-lors des maîtres & des élèves, & les principes de la science, de plus en plus développés & discutés, menèrent à de grandes découvertes qui firent sentir combien il étoit essentiel de former un corps où, à l'instar des autres sociétés déjà établies, on cultivât l'art d'une manière plus exacte. Ce fut sept ans après que le projet, conçu depuis long-tems, fut enfin réalisé, de la manière qu'on le peut voir dans le quatrième volume des mémoires de l'Académie Royale de Chirurgie. L'art, dès ce moment, fut porté au plus haut point de gloire; les savans de toutes les nations tinrent à honneur d'en être réputés membres; chacun, pour mériter ce titre, envoya ses productions, & ainsi succéda à l'ancien corps des Chirurgiens, un nouveau qui en devoit effacer la honte. (*M. Petit-Radel.*)

ACANTHABOLE, instrument dont on trouve la description dans Paul Eginete, & la figure dans Scultet. Ce sont des pincettes dont les extrémités sont taillées en dents qui s'emboîtent les unes dans les autres, & qui saisissent les corps avec force. On s'en servoit pour enlever les esquilles des os cariés, les épines, les tentes, en un mot, tous les corps étrangers qui se trouvoient profondément engagés dans les plaies, & pour arracher les poils incommodes des paupières, des narines, &c.

ACCOUCHEMENT, en grec Τόκος, *Partus*. On désigne ainsi la fonction naturelle par laquelle la matrice, développée, à la suite de la conception, au plus haut point où elle puisse parvenir, se débarrasse spontanément d'un ou de plusieurs enfans, & de leurs dépendances. Cette opération, étudiée dans tous ses détails, offre un enchaînement de faits tous aussi intéressans à connoître les uns que les autres, & qui méritent l'attention, non-seulement de ceux qui, par état, s'occupent à secourir les femmes dans leur travail, mais encore de tous ceux qui, par goût, étudient tout ce qui a rapport au méchanisme animal.

Aussi, en lisant l'histoire de l'art, voit-on que les Anciens s'en sont occupés d'une manière particulière. Sans doute ils y furent portés par l'observation des accidens fâcheux qui naissoient de l'ignorance des femmes à qui la pratique des Accouchemens étoit abandonnée dans ces tems reculés où les hommes étoient encore sous l'empire du préjugé. Hippocrate fut le premier des Auteurs qui établit des règles dans cette branche de l'art de guérir. Ce grand homme laissa un ouvrage sur les maladies des femmes qui, par les matières dont il traite, donne lieu de croire qu'il a composé quelque chose sur la pratique des Accouchemens qui ne nous a point été transmis. Mais en recueillant tout ce qu'il dit sur cette matière, dans ses différens traités, & en en écartant toutes les erreurs qui y sont contenues, on pourroit encore en faire un corps de doctrine qui pourroit avoir sa valeur même dans les tems éclairés où nous sommes. Celse, qui vivoit à-peu-près vers le même tems que Galien, s'est plus étendu que celui-ci; ses procédés sont fondés sur la réflexion, & l'on voit, dans ses principaux axiômes, que, s'il sema quelques erreurs, on doit moins s'en prendre à lui-même qu'au tems où il écrivoit. Paul d'Egine, qui s'est occupé de toutes les branches de la Chirurgie, a pareillement laissé sur celle-ci des préceptes qui ne peuvent venir que d'un homme qui l'avoit exercée. Il parle, aussi clairement qu'on le pouvoit de son tems, de l'Accouchement naturel par les pieds. Il conseille de ramener toujours à cette position les enfans mal situés. Les Arabes n'ont rien ajouté à cette partie de la Chirurgie, & telle ils la reçurent des Grecs, telle ils nous la transmirent lorsqu'ils vinrent s'établir en nos contrées. Mais dans les ouvrages des Grecs étoient des germes qui devoient fructifier parmi nous, & qui n'attendoient qu'un Rhodion, un Guillemeau, un Viardel, enfin un Mauriceau, qui, sans contredit, en France, peut être regardé comme le premier praticien en ce genre. A ces Auteurs succédèrent dans les différentes parties de l'Europe, Chamberlain, Chapman, Smellie, Deventer, de la Motte, Levret, Hunter & tant d'autres qui éclaircirent tellement les points de doctrine les plus obscurs, tant par le raisonnement que par la pratique, qu'on peut dire actuellement que l'art est à son plus haut point.

Quoique l'Accouchement soit une opération entièrement mécanique, considérée du côté des parties qui agissent, elle n'est pas moins sujette aux influences des passions qui peuvent l'accélérer ou la retarder, & la rendre plus ou moins fâcheuse par rapport aux suites. Mais l'Auteur de la nature a si bien ménagé tout, qu'il est rare de voir des obstacles survenir à cette opération, quand, de part & d'autre, tout est proportionné comme il convient, & que l'on n'en trouble point la marche par des tentatives indiscrettes. La fonction de l'Accoucheur se réduit alors à celle de simple spectateur; il considere l'état des forces, &, si elles suffisent, il les abandonne à elles-mêmes, sinon il les excite par les simples cordiaux, les lavemens irritans, les frictions sur l'hypogastre, par une position avantageuse, & généralement par tous les moyens que son savoir & sa prudence lui dictent en pareille circonstance. Il faut beaucoup de connoissances ici, comme dans toutes les parties de l'art de guérir, pour savoir quand il faut agir, & quand il ne faut rien faire. Nous supposons que l'on connoît la structure des parties qui agissent dans le travail de l'Accouchement, ainsi que tous les phénomènes qui ont lieu, hors le tems de la gestation, & ceux qui surviennent pendant ce tems, afin de ne point compliquer l'exposition des faits dans laquelle nous allons entrer.

L'Accouchement se fait toujours à une époque fixe chez l'espèce humaine, & l'on observe cette régularité même chez les animaux qui mettent bas à des tems réglés, qui varient chez les différentes espèces, mais qui n'en sont pas moins les mêmes chez les mêmes individus. Chez l'homme, le terme est au neuvième mois & dixième jour, à dater de la conception; il peut y avoir de l'accélération relativement à l'époque de ce terme, mais on n'y observe jamais de retard. Cette vérité, tant débattue par les Physiologistes & les Accoucheurs, est actuellement mise hors de tout doute; & vouloir la contester, c'est prouver qu'on n'entend point la matière, ou que l'on est de mauvaise foi. Dans l'Accouchement le produit de la conception est plus ou moins organisé, l'on y reconnoît le fœtus & ses annexes, c'est-à-dire, le placenta & les membranes. (*Voyez* ces mots.) Ces indices ont suffi aux Auteurs pour établir une différence entre l'acte de la nature qui opère une pareille expulsion, & celui qui rejette au-dehors les restes informes ou dégénérés d'une conception vicieuse; ils ont désigné ce dernier sous le nom de faux-germe ou de môle. (*Voyez* Môle.) Les femmes qui vont au fait, & qui sont trompées dans leurs espérances, donnent alors au travail le nom de fausses-couches, terme qui est encore reçu pour exprimer la sortie de l'enfant avant le terme de sa viabilité, au lieu de celui d'avortement, qui conviendroit beaucoup mieux.

Les Auteurs ont donné différentes dénominations aux Accouchemens, selon l'époque de la grossesse où ils ont lieu, & selon la manière dont ils s'opèrent. On le nomme Avortement lorsqu'il arrive avant le septième mois, Accouchement prématuré depuis cette époque jusqu'au huitième mois & demi, & Accouchement à terme quand il arrive à la fin du neuvième mois; &, selon la facilité avec laquelle il s'opère, on dit qu'il est naturel, contre nature & laborieux. Ces distinctions, empruntées de l'école, ne sont rien moins que bonnes, car l'on est toujours peu d'accord sur les limites qui les séparent. Telles personnes regardent comme laborieux un Accouchement que l'un regarde comme naturel, & l'autre comme contre nature: aussi vaut-il mieux, comme l'observe M. Baudeloque, distinguer les Accouchemens, 1.° en ceux qui se font naturellement; 2.° en ceux qu'on peut opérer avec la main seule; & 3.° en ceux qui ne peuvent se faire qu'à l'aide des instrumens. Quoique, dans ces deux derniers cas, la main fasse beaucoup, les puissances n'en sont pas moins actives chez la mère, ainsi qu'on l'observe souvent dans les Accouchemens retardés par une mauvaise position de l'enfant, car aussi-tôt que l'on a changé celle-ci, la matrice reprend ses forces qui étoient suffoquées, & termine ainsi souvent par elle-même le travail commencé, mais mal conduit d'ailleurs.

De l'Accouchement naturel.

Celui-ci s'opère, dans tous les cas, par les seules forces de la mère, & sans qu'on soit forcé à lui donner le moindre secours, si ce n'est pour soutenir l'enfant, & le mettre de côté après son expulsion. Les Accoucheurs les plus instruits en distinguent quatre espèces générales qui elles-mêmes en renferment de particulières; 1.° l'Accouchement dans lequel l'enfant présente la tête; 2.° celui où il vient par les pieds; 3.° celui où les genoux sont les premiers à s'engager; & 4.° enfin celui où l'enfant vient en offrant les fesses. Ces positions n'ont bien été exposées que par les Accoucheurs qui succédèrent au renouvellement des sciences en Italie. Rhodion, Médecin Allemand, est le premier qui les ait détaillées convenablement, & en général tout ce que dit cet Auteur prouve qu'il avoit beaucoup étudié Paul d'Egine. Pour bien connoître les causes qui contribuent à la facilité de l'Accouchement dont il s'agit, il faut bien se rappeller la dimension du bassin (*voyez* Bassin,) dans l'état naturel, les proportions les plus ordinaires du fœtus, (*voyez* ce mot) & savoir les rapports que la matrice & le fœtus entretiennent avec le détroit supérieur. C'est à bien apprécier ce rapport, & à en tirer les inductions qu'il suggère dans la pratique, que se borne le savoir de l'Accoucheur, & cette connoissance, telle circonscrite qu'elle puisse paroître, n'est pas encore si bornée qu'on pourroit le croire au premier abord. Nous allons nous étendre d'autant plus volontiers sur cette première espèce d'Accouchement, qu'une fois son mécanisme bien saisi, tout ce qui a rapport aux deux autres sera plus aisément compris.

La première question qui se présente est, pourquoi à une époque aussi constante l'Accouchement s'opère-t-il chez tous les sujets, sans aucune distinction de tempérament, de force, ni d'âge. Cette régularité de la nature à terminer la gestation à un tems toujours le même, dut nécessairement piquer la curiosité de ceux qui, les premiers, observèrent les phénomènes de l'économie animale; aussi chacun en apporta-t-il les raisons qui lui parurent les plus plausibles: les uns regardant la matrice comme un viscère absolument passif dans ce grand ouvrage, donnerent tout au fœtus, & le regardèrent comme la cause première & déterminante du travail. Ils disoient que souffrant par le manque de nourriture, le besoin de respirer, le poids incommode des matières méconiales accumulées dans les gros intestins, il sollicitoit lui-même sa sortie, & s'efforçoit de franchir les obstacles qui s'y opposoient. Les autres trouvant dans la matrice une structure bien différente de celles d'un viscère membraneux passif, l'envisagèrent comme la seule puissance propre à agir sur l'enfant, & à en opérer l'expulsion; ils crurent dès-lors que cet organe étoit invité à se contracter par l'acrimonie des eaux de l'amnios, ou par la distension violente qu'elle éprouve vers la fin de la grossesse. Toutes ces opinions, vraisemblables au premier aspect, ne sont rien moins qu'étayées de la vérité quand on vient à les examiner séparément. Mais, comme notre objet est moins d'exposer ce qui est un sujet de dispute parmi les hommes que la vérité même avec sa plus belle parure, qui est la simplicité, laissons ces objets de discussions pour en venir à elle.

La vraie cause de l'Accouchement, celle que l'on peut réellement regarder comme la première, réside dans les fibres mêmes de la matrice : douées d'une organisation vraiment merveilleuse qui, de jour en jour, devient plus apparente, à mesure que la grossesse approche de son terme, elles agissent continuellement, & tendent à diminuer la cavité de la matrice d'une manière d'autant plus lente qu'elles trouvent une plus grande résistance vers le col de ce viscère qui n'est pas encore développé: en sorte qu'alors il y a une balance dans les forces, d'une part, action des fibres développées; de l'autre, résistance de la part de celles qui ne le sont pas, de manière que, dans cette coopération de forces, toutes les actions s'entre-détruisant, tout reste dans le repos. Lorsque les six ou sept premiers mois de la grossesse se sont écoulés, que les fibres du fond & du corps de la matrice ont obéi à la puissance intérieure qui les dilate & les distend, les fibres du col, qui restent à développer, devenues plus souples, cèdent de plus en plus ; en sorte qu'au neuvième mois, il ne reste plus rien de cette partie, les fibres ayant toutes été employées au développement de la totalité de la matrice. L'orifice, qui auparavant offroit une fente transversale entourée d'un rebord plus ou moins rugeux, présente alors une circonférence de la grandeur d'un petit écu, dont les bords sont si minces, & si immédiatement appliqués à la poche des eaux, qu'on les confond d'abord ensemble. C'est alors que les fibres du fond de la matrice en agissant contre l'enfant, & les eaux qui le soutiennent, les poussent en avant; l'on sent cette action lorsqu'on porte le doigt sur la poche des eaux qui avance à travers l'orifice dilaté; quand la contraction se passe, les eaux & l'enfant, poussés en avant, font saillir cette poche, la distendent de toute part; & une fois la contraction cessée, la poche devient flasque, & l'enfant, qui n'est plus soutenu, retombe sur l'orifice, & présente quelques-unes de ses parties qui font connoître sa position. Cette première action des fibres du fond de la matrice, constitue le commencement du vrai travail de l'Accouchement, quoique l'on ne puisse savoir exactement quand elle a lieu, & que l'on ait d'autres assurances que l'apparition des douleurs, & sur-tout des douleurs un peu fortes.

En examinant tout ce qui se passe chez une femme qui accouche naturellement, il est aisé de s'appercevoir qu'à la contraction de la matrice dont on a des preuves si réelles, se joint celle des muscles du bas-ventre & du diaphragme, qui sont autant de puissances musculaires qui entourent de toute part les viscères du bas-ventre, & agissent avec une force que les mécaniciens ont envain cherché à rendre par le calcul. Mais cette dernière action n'est qu'accessoire, elle est soumise à la volonté qui l'augmente ou la diminue, selon qu'elle le croit nécessaire, excepté peut-être dans les derniers tems du travail ; au lieu que l'action de la matrice en est absolument indépendante, ainsi que l'ont éprouvé ceux qui avoient tenu trop long-tems la main dans la cavité de cet organe. La matrice se contracte uniformément dans toutes ses parties lors des douleurs; cette contraction se passe même jusque sur les fibres de l'orifice, dont le contour devient dur, roide & sensiblement plus résistant. En se contractant ainsi, la cavité de cet organe devient moindre de plus en plus, & l'enfant est nécessairement forcé, lorsque la poche des eaux est ouverte, à passer par l'orifice de la matrice, endroit vers lequel il trouve moins de résistance; quand il en trouve une insurmontable, soit de la part de l'orifice, soit de la part du détroit supérieur, ou autrement, toujours forcé par les contractions réitérées de la matrice, celle-ci se déchire ordinairement vers son fond, (*voyez* RUPTURE DE MATRICE) & l'enfant passe en totalité ou en partie dans la cavité du bas-ventre; mais heureusement les suites ne sont pas toujours aussi fâcheuses.

Ayant constaté que la véritable cause de l'accouchement réside dans la matrice même, examinons d'une manière particulière les phénomènes qui accompagnent cette importante fonction. Lorsque l'Accouchement s'annonce, les femmes éprouvent d'abord ce que les Accoucheurs appellent les fausses douleurs; ce sont des tiraillemens plus ou moins inquiétans dans les lombes, & qui se perdent dans les différentes régions du bas-ventre, sans aboutir à aucun lieu déterminé. Ces douleurs ressemblent assez aux douleurs de coliques; mais elles en diffèrent en ce que celles-ci sont fixes, que les saignées, les huileux, les lavemens, l'application des linges chauds les calment, au lieu que ces moyens ne peuvent rien sur les douleurs de l'enfantement. Le toucher (*voyez* ce mot) manifeste peu de changemens vers l'orifice dans l'instant de ces douleurs; il n'en est pas de même de celles qu'on appelle vraies douleurs, celles-ci prennent des lombes, & viennent aboutir vers le pudendum; leur apparition constitue le vrai travail, qui n'est autre chose que la série des efforts ou douleurs, au moyen desquelles la matrice se débarrasse du produit de la conception. Ces douleurs, dans l'ordre naturel, ne se succèdent pas rapidement les unes aux autres : elles laissent entr'elles des intervalles plus ou moins longs, suivant les circonstances, pendant lesquels les femmes peuvent goûter un peu de repos, & reprendre de nouvelles forces; elles ne souffrent point dans ces intervalles, elles sont comme elles seroient dans tout autre tems; on en voit même qui s'endorment alors d'un sommeil assez tranquille, mais qu'une nouvelle douleur ne tarde pas à venir interrompre. En considérant philosophiquement la marche de ces douleurs, l'on ne sauroit s'empêcher d'admirer ici les vues sages de la nature; chacune de ces douleurs, si nécessaires, à l'expulsion de l'enfant, est si violente que si elles avoient été continues, il n'est point de femmes qui eussent pu les supporter; presque toutes excédées auroient certainement perdu la vie avant de la donner à l'enfant qu'elles portent dans leur sein; & celles qu'une plus vigoureuse constitution auroit soutenu jusqu'à la fin du travail, n'auroient pas manqué de tomber dans un épuisement mortel à cette époque. En mettant des intervalles marqués entre les douleurs, la nature a ménagé aux mères les moyens de reprendre haleine, de réparer leurs forces perdues dans les douleurs précédentes, & d'en acquérir de nouvelles pour soutenir celles qui vont bientôt arriver.

Les premières douleurs qui se font sentir quand le travail commence, sont proportionnées à la force des contractions qui les déterminent; elles sont d'abord de peu de durée, & assez éloignées les unes des autres; elles ne produisent pas d'altération sensible dans le pouls, ni dans le reste du corps; les femmes les appellent mouches, vraisemblablement parce qu'elles piquent superficiellement. Si l'on examine ce qui se passe du côté du ventre & des parties naturelles, l'on observe que le premier se resserre, & que les autres laissent échapper quelques humidités glaireuses. A ces premières douleurs en succèdent d'autres plus vives & plus longues; elles ne prennent point à l'improviste, leur arrivée est annoncée par de plus légères. Tantôt elles commencent du côté des reins, & vont se perdre vers le bas, & tantôt elles se font sentir vers l'ombilic, ou autres régions du bas-ventre, & passent du côté des lombes, où elles tourmentent violemment. Les meilleures sont celles qui portent sur l'orifice de la matrice ou vers le fondement. Ces douleurs sont presque toujours celles que les femmes supportent avec le plus d'impatience, & qui paroissent les faire souffrir davantage. Les intervalles qui les séparent ne sont pas si longs qu'au commencement du travail; & à mesure qu'il avance vers la fin, elles se rapprochent davantage les unes des autres, & opèrent un changement notable dans le pouls, qui devient, pour l'ordinaire, plus fréquent & plus élevé; la chaleur de la peau augmente aussi, & si le travail continue à se prolonger, le visage s'allume, les lèvres & la langue se sèchent, la soif survient & l'agitation devient universelle.

A mesure que les choses se passent ainsi du côté de la matrice & du sistême général, l'orifice qui étoit précédemment entr'ouvert, prend plus d'étendue, son bord s'amincit, & presse sur la poche des eaux, de manière à se confondre avec elle; sa dilatation est d'abord assez lente, mais elle se fait ensuite par des accroissemens assez précipités, chose à laquelle doivent faire attention les jeunes praticiens lorsqu'il s'agit d'annoncer la durée du travail. Les progrès de cette dilatation varient chez toutes les femmes, & même dans les divers Accouchemens. La dilatation de l'orifice est toujours accompagnée d'un écoulement de matières glaireuses & sanguinolentes, qui dure ordinairement jusqu'à la fin du travail; quand cet écoulement paroît, on dit alors que la femme marque; c'est de ce moment que les sages-femmes datent le commencement du véritable travail; mais souvent les femmes marquent lorsqu'elles ne sentent encore que les mouches. Cet écoulement muqueux est fourni par les glandes du col de la matrice & du vagin, qui préparent alors une plus grande quantité de mucosité, peut-être est-il augmenté par l'exsudation des eaux de l'amnios qui se fait à travers les pores des membranes. Les femmes qui marquent le plus sont celles chez qui le travail se déclare brusquement, & chez qui le placenta occupe les environs du col de la matrice, ce qui paroît faire présumer que le sang qui colore les humeurs dont il s'agit, ou qui sort, provient de la rupture de quelques-uns des vaisseaux du placenta même, ou du chorion.

A mesure que l'orifice de la matrice se dilate, les membranes s'y présentent, en formant une tumeur plus ou moins large, & qui se tend à l'apparition de chaque douleur; cette tumeur s'avance souvent très-au loin dans le vagin & lorsqu'elle commence à paroître bien distinctement, l'on dit que les eaux se forment. Toutes les fois que l'orifice de la matrice répond au centre du bassin, que sa dilatation est égale de toute part, & que les membranes sont d'une texture souple, la poche des eaux est arrondie, & ressemble assez à une portion de sphère; mais quand l'orifice est appuyé contre un des points du bassin, & qu'il ne peut s'ouvrir circulairement, la poche prend une figure plus ou moins ovoïde; enfin elle s'allonge en forme de boudin lorsque les membranes sont d'un tissu lâche & peu serré, sans que pour cela l'enfant présente une main ou un pied, comme quelques-uns l'ont avancé. Dans le moment même où la poche des eaux se tend le plus par la violence de la douleur, l'enfant s'éloigne de l'orifice de la matrice, il remonte vers son fond, y étant repoussé par les eaux qui le soulèvent; aussi l'enfant n'est-il jamais si éloigné du passage qu'au moment de la douleur. Mais tandis que l'enfant recule ainsi dans l'intérieur de la matrice, celle-ci s'avance & descend un peu vers le petit bassin, & la distance qui se trouve naturellement entre elles & les parties génitales extérieures, diminue en conséquence d'une manière proportionnée à l'espace que la matrice a parcouru en descendant. La douleur une fois passée, le bord de l'orifice se détend, la poche des eaux devient plus flasque, l'enfant retombe, & vient s'appliquer sur le bas de la matrice vers son orifice. On peut alors le toucher, & distinguer, à travers les membranes qui le couvrent, quelle est à-peu-près la partie de son corps qui se présente au passage. Tout ceci se passe également, soit que l'enfant soit vivant, ou qu'il soit mort. Une fois la douleur cessée, la matrice remonte; mais elle ne regagne jamais le point d'élévation où elle se trouvoit avant d'être forcée à descendre; en sorte qu'après chaque douleur elle reste toujours un peu plus basse qu'elle n'étoit auparavant; la tumeur que formoient les membranes gonflées s'efface, l'orifice de la matrice se relâche, devient mou, & peut aisément être parcouru dans toute son étendue.

Enfin vient le tems où le travail est dans toute sa vigueur. Les douleurs se succèdent alors très-rapidement, elles sont plus aiguës & plus longues; les femmes sont forcées, malgré elles, de les faire valoir, tous leurs muscles sont dans une contraction très-grande, & notamment ceux qui environnent la capacité du bas-ventre, & qui la retrécissent alors de toute part; le calme, qui survient entre les douleurs est de peu de durée, il est accompagné d'un sentiment de pesanteur qui persiste plus ou moins long-tems. L'orifice de la matrice s'augmente alors tellement qu'il égale quelquefois presque toute la largeur du bassin. C'est alors que les membranes, fortement tendues par les eaux qui les poussent en avant, se déchirent; celles-ci s'échappent avec impétuosité, à elles succèdent celles qui étoient contenues dans la matrice, & dans laquelle nage l'enfant; & elles continueroient de couler, si la tête du fœtus ne se portoit vers l'orifice, & ne le fermoit de manière à empêcher toute effusion quelconque, du moins dans l'intervalle des douleurs. Quand la tête est ainsi appliquée à l'orifice, & que les bords la compriment circulairement en manière de couronne, l'on a coutume de dire que l'enfant est au couronnement. Mais si c'est toute autre partie de la tête qui s'engage à l'orifice, n'ayant point assez de volume, ou étant trop inégale pour pouvoir s'y mouler exactement, les eaux continuent à couler d'une manière continue, jusqu'à ce qu'il n'en reste plus dans la matrice. La rupture des membranes ne se fait pas toujours dans le même tems, ni sur le même point de l'orifice; quelquefois elle a lieu dès le commencement du travail, & tantôt à la fin seulement; quelquefois elle se fait au centre de l'orifice, & d'autres fois au-dessus de son bord, circonstances qui sont toutes aussi intéressantes les unes que les autres à connoître. Quelquefois cependant les membranes ne peuvent se rompre à raison de leur excessive résistance; & c'est ce qui a lieu assez souvent dans les accouchemens prématurés, où le fœtus sort renfermé dans ses enveloppes, & entraînant avec lui son placenta; cette expulsion est toujours accompagnée de suites fâcheuses, ainsi qu'on le verra à l'article AVORTEMENT. L'on a cependant des observations où il est fait mention de fœtus sortis à terme avec leur membrane, & nageant au milieu des eaux qu'elles renfermoient, & sans qu'aucun accident s'en soit suivi. Cet Accouchement ressemble à celui des animaux; il ne peut avoir lieu que chez les femmes bien conformées, & il n'est heureux qu'autant que la matrice revient proportionnément sur elle-même. Souvent aussi l'amnios & même le chorion, se déchirent & se séparent du reste des membranes sur les bords de l'orifice de la matrice, & la tête du fœtus les poussant en avant, celles-ci s'appliquent sur elle en forme de calotte, & alors on dit que l'enfant naît coëffé.

Il arrive quelquefois que la même douleur, qui donne issue aux eaux, expulse également l'enfant, & termine ainsi l'Accouchement en très-peu de tems; d'autres fois il se passe un certain espace entre l'une & l'autre de ces actions, & entre ces intervalles il survient des douleurs semblables à celles que nous venons de décrire, & dont le nombre n'est pas à beaucoup près le même chez toutes les femmes qui accouchent. Quand ces douleurs ont lieu, il passe une certaine quantité de l'humeur qui étoit restée dans la matrice, laquelle humecte l'orifice & relâche les parties à travers lesquelles elles s'écoulent, ce qui les dispose à prêter & s'étendre avec moins de difficulté. Les douleurs qui succèdent à la sortie des eaux forçant enfin l'enfant à se porter vers l'orifice, & une fois qu'il y est engagé, loin de s'en éloigner lors de la cessation des douleurs, il y reste de plus en plus appliqué, quand la partie qui se présente est de calibre à y rester. La matrice, de son côté, appliquée immédiatement sur le corps de l'enfant, se contracte plus vivement qu'auparavant; la tête, qui est la partie qui le plus ordinairement s'engage dans l'orifice, se rapproche de la vulve à chaque douleur. La tête ayant dépassé l'orifice & traversé le détroit supérieur, elle s'avance dans l'intérieur du vagin, en parcourant l'étendue du petit bassin. Lorsque la tête est volumineuse, relativement à l'étendue du bassin, & sur-tout quand le sacrum est applatti, la compression qu'elle exerce sur les nerfs sacrés donne lieu à des crampes ou engourdissemens dans les cuisses, qu'on a beaucoup de peine à calmer. Il est rare que ces crampes se fassent sentir dans les deux cuisses en même-tems, parce qu'il est rare que la tête comprime également les nerfs sacrés des deux côtés. Tantôt elles affectent la cuisse droite, & tantôt la cuisse gauche, suivant la position de la tête & ses rapports avec les nerfs dont il s'agit. Ces mêmes douleurs se font sentir quelquefois à la partie antérieure & intérieure des cuisses, mais alors elles proviennent moins de la pression des nerfs sacrés que des cruraux & obturateurs; l'anatomie explique ces singuliers phénomènes.

Lorsque la tête est parvenue dans l'intérieur du petit bassin, elle comprime l'intestin rectum & donne lieu au besoin singulièrement pressant de rendre les excrémens; il est même des femmes qui, à cette époque, les rendent spontanément & forcément. Néanmoins ce besoin est quelquefois illusoire, en sorte que la plupart des femmes sont trompées dans leur attente quand elles cherchent à y répondre. La tête, en avançant toujours, parvient enfin vers le pudendum; la cavité de la matrice n'en forme plus qu'une commune avec celle du vagin, la vulve s'arrondit de toute part, les nymphes disparoissent, les grandes lèvres s'effacent, la fourchette se tend, le périnée semble se porter au-dehors; mais la douleur cessée, il s'affaisse bientôt, & la tête, qui s'étoit montrée à la vulve, remonte & rentre dans le bassin. Ces effets se répètent jusqu'à ce que les protubérances pariétales se soient engagées au-dessous de la partie antérieure des tubérosités ischiatiques; alors le périnée reste tendu, & la tête qui en paroit presqu'entièrement enveloppée ne remonte plus après la douleur. Quand la tête est tellement engagée qu'elle ne peut plus remonter, le périnée très-mince alors & très-distendu, ne pouvant seul supporter les efforts réunis de la matrice & des muscles abdominaux, se rompt quelquefois; mais le plus ordinairement il cède, la tête bientôt se dégage, & le reste du corps ne tarde pas à la suivre, accompagné d'une assez grande quantité d'eau & de sang. Dans ce dernier moment les efforts sont extrêmes, les cris sont perçans, les souffrances les plus vives, l'agitation du pouls extrême, la chaleur portée au plus haut point, & le système des nerfs est dans une telle action que tous les muscles semblent être dans un mouvement convulsif. A ce trouble général succède un calme heureux, une joie pure s'empare de tous les sens de la mère, elle s'exprime par un doux frémissement, & quelquefois par des transports qu'on est obligé de réprimer. Cet état qu'on peut dire être délicieux, comparé à l'autre, continue un certain espace de temps, après lequel de nouvelles douleurs viennent le troubler. Elles ne sont point ordinairement bien vives, leur effet est de procurer le décollement & l'expulsion du placenta qui sont les annéxes du fœtus; quand toutes ces parties ont été expulsées, on dit que la femme est délivrée.

L'on voit par tout ce que nous venons de dire sur le mécanisme de l'Accouchement naturel, que l'Art n'y est absolument pour rien, & qu'il vaut mieux laisser la nature à elle-même en pareille circonstance, que de la tourmenter par des soins indiscrets. Cette vérité, prouvée par ce qui arrive dans le plus grand nombre de circonstances, n'est malheureusement point assez sentie du public, qui s'imagine qu'on ne lui est utile qu'autant qu'on opère, soit en bien, soit en mal. Comme le travail, en pareil cas, se prolonge souvent à raison de la complexion délicate de la mère, il faut la soutenir par de bons analeptiques, & de tems à autres par de légers cordiaux quand il n'y a aucune maladie particulière qui le complique. L'eau & le vin chaud avec un peu de sucre & de cannelle sont les plus utiles. La femme pourra y tremper un peu de biscuit ou de pain rôti, quand ces raisons n'ont point lieu, une limonade légère, une décoction d'orge ou de chiendent, &c., sont préférables. Il faut que sa chambre soit spacieuse & bien aërée, afin qu'on puisse renouveller l'air quand les circonstances le demandent. Une attention qu'il faut avoir encore, c'est que peu de personnes l'approchent, & qu'il n'y ait dans sa chambre que celles qui lui sont intimement liées; cette observation est de la plus grande importance, tant par rapport à ce qui se passe pendant le travail, que par rapport à ses suites; la femme, dans l'Accouchement dont nous parlons, peut rester dans son lit; mais il vaut encore mieux la placer sur un autre tel que celui que nous décrirons en parlant de l'Accouchement contre nature; son habillement doit simplement consister en une demi-chemise, une garniture inférieure de toile que l'on fixe à sa chemise par des cordons, afin de pouvoir la changer facilement, & un léger manteau de lit.

Le mécanisme général de l'Accouchement bien saisi & rapporté au développement que nous venons d'en donner; revenons sur nos divisions premières relativement aux parties qui se présentent. Nous avons dit que c'étoit la tête, les pieds, les genoux ou les fesses; examinons maintenant la conduite que l'on doit tenir dans chacun de ces cas.

Des Accouchemens naturels, où l'enfant présente la tête.

Dans cette première division, la région de la tête qui se présente est le sommet ou vertex; cette partie peut se présenter de six manières différentes, qui constituent autant d'espèces d'Accouchemens. Une tumeur ronde, d'une certaine étendue & assez solide, sur laquelle on sent distinctement plusieurs sutures & plusieurs fontanelles, caractérise la région supérieure de la tête quand elle se présente; *voyez* ces caractères de la tête, dans les Planches. M. Solayerès est de tous les Auteurs celui qui ait bien développé cette position de la tête à l'égard du bassin. M. Baudeloque qui a suivi ses principes, & qui est allé bien plus loin que son maître, donne différens signes au moyen desquels on peut bien les connoître; nous croyons ne pouvoir mieux faire ici que d'emprunter son langage. « Dans » la première position, dit cet Auteur, la suture » sagittale coupe le bassin obliquement de gauche » à droite, & de devant en arrière, la fontanelle postérieure

postérieure est située derrière la cavité cotyloïde gauche & l'antérieure au-devant de la symphyse sacro-iliaque droite. Dans la deuxième position, la suture dont il s'agit traverse aussi le bassin diagonalement, mais en allant de la cavité cotyloïde droite à la symphyse sacro-iliaque gauche; de sorte que la fontanelle antérieure est au-devant de celle-ci, & la postérieure derrière celle-là. Dans la troisième position, la fontanelle postérieure répond à la symphyse du pubis, la fontanelle antérieure au sacrum, & la suture sagittale est parallèle au petit diamètre du détroit supérieur. Dans la quatrième position, cette suture est dirigée comme dans la première, avec cette différence que la fontanelle antérieure répond à la cavité cotyloïde gauche, & la fontanelle postérieure à la symphyse sacro-iliaque droite. Dans la cinquième, la suture sagittale est aussi dirigée obliquement à l'égard du bassin, la fontanelle antérieure étant située derrière la cavité cotyloïde droite, & la postérieure vis-à-vis la symphyse sacro-iliaque gauche. Dans la sixième enfin, la première de ces deux fontanelles est derrière la symphyse du pubis, & la seconde au-devant du sacrum, la suture sagittale étant dirigée comme dans la troisième position. » *Voyez* ces positions de la tête, relativement au diamètre du bassin, dans les *Planches*.

Ces positions de la tête ne se rencontrent pas aussi fréquemment les unes que les autres; le rapport de la première à l'égard de la deuxième est comme sept ou huit à un. Quant à la troisième & à la sixième, elles sont on ne peut plus rare, quoique l'on croie communément que la troisième est la plus ordinaire. « Ces six positions, continue M. Baudeloque, n'étant pas également favorables à la sortie de l'enfant, on peut encore les distinguer en bonnes & en mauvaises. Pour que la tête soit bien située, il faut qu'elle se présente diagonalement au détroit supérieur, & de manière que l'occiput puisse aisément se tourner sous l'arcade du pubis dès qu'elle sera descendue dans le petit bassin. Les deux premières positions sont les meilleures, & la troisième peut aussi passer pour telle quand le bassin est d'une grandeur naturelle. Les autres, & sur-tout la sixième, mériteroient souvent, à juste titre, le nom de mauvaise position, si les dimensions de la tête de l'enfant n'étoient assez constamment beaucoup plus petites que celles du bassin; car, malgré ce rapport favorable, elle ne s'en dégage encore, dans tous ces cas, qu'avec beaucoup de peine. »

Les meilleures positions de la tête relativement au détroit supérieur, ne le sont pas toujours à l'égard du détroit inférieur; elle peut s'engager dans le bassin de manière à y rencontrer les plus grands obstacles, quoiqu'elle se fût d'abord présentée de la manière la plus avantageuse au détroit supérieur. Ainsi, pour que le travail ait une terminaison heureuse, il faut, avec toutes les conditions que nous avons énoncées, que la tête suive une marche différente, à quelques égards, dans chacune des six positions dont il vient d'être fait mention.

Pour peu que l'on considère les caractères qui annoncent que l'enfant présente la tête dans la première position, l'on se représente aussi-tôt celle du tronc & des autres parties dans la matrice, qui est telle que le dos & le derrière de la tête répondent à la partie antérieure & latérale gauche de ce viscère, la face, la poitrine & les genoux à la partie postérieure & latérale droite, les pieds & les fesses étant situés au-dessous de son fond. La tête de l'enfant, en s'engageant ainsi dans le bassin, suit une marche qui lui est particulière. La suture sagittale est ordinairement la région que l'on rencontre au centre du bassin dans le premier moment du travail, mais bientôt elle s'en écarte pour faire place à l'une des fontanelles, & presque toujours à la postérieure qui descend & se présente en avant. « Les premières contractions de la matrice, après l'évacuation des eaux, font fléchir la tête sur la partie antérieure du tronc, jusqu'à ce que le menton soit appuyé sur le haut de la poitrine. Pendant ce tems, la fontanelle postérieure se rapproche plus ou moins du centre du bassin, & la tête, dans cet état de flexion, continue de descendre en suivant l'axe du détroit supérieur, jusqu'à ce qu'elle soit arrêtée par la partie inférieure du sacrum, le coccix & le périnée; l'une des bosses pariétales passant au-devant de la symphyse sacroili-aque gauche, & l'autre derrière la cavité cotyloïde droite. »

La tête ayant une fois dépassé le détroit supérieur, & soumise à de nouveaux efforts, change sa première direction; elle se porte en devant, sollicitée par le plan incliné que lui offrent le sacrum, le coccix, le périnée & les côtés du bassin; mais en descendant ainsi, l'occiput se tourne, comme par une espèce de mouvement de pivot sous l'arcade du pubis. Ce mouvement de pivot, paroît être dû à l'espèce de torsion qu'a éprouvé le col de l'enfant qui se restitue alors; on peut l'évaluer d'un sixième à un huitième de cercle; pendant que ce mouvement a lieu dans le col, le tronc reste dans la même position à l'égard de la matrice. Le menton, qui jusqu'alors avoit été appliqué sur la poitrine, commence à cette époque à s'en écarter, & l'occiput s'engage sous le pubis en dilatant la vulve, en se relevant au-devant du pubis. Dans ce dernier tems, la tête décrit presque un quart de cercle en roulant sur le bord inférieur de la symphyse du pubis, comme le feroit une roue sur son essieu. L'occiput, dans ce mouvement, dont le centre est à la nuque de l'enfant, parcourt peu de chemin en se relevant vers le pubis de la mère. Pendant que le menton décrit en arrière une ligne courbe très-étendue en passant successivement au-devant de tous les points d'une autre ligne qui diviseroit en deux parties égales, & selon leur longueur, le sacrum, le coccix & le périnée. Le menton est à peine sorti de la vulve que la face se tourne vers l'une des cuisses de la femme; mais presque toujours vers la droite, & rarement vers la gauche, ce qui provient de la restitution du col dans son état primitif.

La tête une fois passée, suivent les épaules qui, d'abord engagées obliquement au détroit supérieur, viennent se présenter différemment à l'inférieur. L'épaule droite se tourne du côté du pubis & la gauche vers le sacrum; en sorte que leur plus grande largeur répond encore à celle de ce même détroit. Après ce déplacement, l'épaule gauche continue d'avancer vers le bas de la vulve, où elle paroît avant que la première ne se dégage de dessous le pubis; les épaules une fois sorties, le reste du tronc s'échappe de la matrice avec la plus grande aisance, vu la forme continnellement décroissante de ce qui n'est point encore sorti. Cette marche si simple de la tête, si aisée à concevoir, & facile à représenter sur le fantôme, mérite toute l'attention des Accoucheurs; elle est la boussole qui indique le côté vers lequel il faut se tourner pour ramener la tête qui s'en éloigne; & c'est faute de l'avoir bien saisi qu'on est tombé dans des écarts qui ont été souvent funestes, tant pour la mère que pour l'enfant.

Quand l'enfant présente la tête dans la seconde position, c'est-à-dire, de manière que la fontanelle postérieure soit située derrière la cavité cotyloïde gauche, & l'antérieure au-devant de la symphyse sacro-iliaque droite, l'on doit en augurer un accouchement aussi facile que dans le premier cas, en ne faisant attention qu'au diamètre des parties qui sont en contact. Néanmoins, quelque égal que paroisse devoir être le succès, il est cependant quelques circonstances qui tendent à rendre le travail plus laborieux; ces circonstances sont l'obliquité latérale droite de la matrice qui est bien plus fréquente que l'obliquité latérale gauche, & la situation de l'intestin rectum à l'égard du sacrum, intestin qui est toujours plus ou moins plein de matières plus ou moins durices, & offrant une certaine résistance. Mais quand la matrice n'est nullement déviée, que tout est bien disposé d'ailleurs, l'occiput s'enfonce de même dans le petit bassin, il vient se placer sous l'arcade du pubis & se dégage en se contournant sur la partie inférieure de la symphyse. Dès que la tête est sortie, la face se tourne vers la cuisse gauche de la mère, comme elle s'est portée vers la cuisse droite à la suite de la première position; l'épaule gauche se place ensuite sous le pubis, & la droite va du côté du sacrum pour sortir, comme nous l'avons dit dans le premier cas.

Lorsque l'enfant présente le sommet de la tête dans la troisième position, c'est-à-dire, tellement placée que la fontanelle postérieure réponde à la symphyse du pubis, & l'antérieure au sacrum; quoique cette position semble d'abord peu avantageuse, vû que le diamètre longitudinal de la tête (*voyez* DIAMÈTRE DE LA TETE) est parallèle au petit détroit supérieur, l'Accouchement n'en peut pas moins se faire que dans les cas précédens. En supposant que la matrice ne soit inclinée d'aucun côté, (*v.* INCLINAISON DE MATRICE) la tête s'engage dans le bassin, en suivant sa marche ordinaire; l'occiput descend derrière la symphyse du pubis; tandis que le menton se relève du côté de la poitrine de l'enfant; en sorte que la tête ne présente plus que sa hauteur ou son diamètre perpendiculaire au petit diamètre du détroit supérieur. Dès que le sommet est parvenu sur la partie inférieure du sacrum, l'occiput se trouve placé sous l'arcade du pubis, & la tête se dégage comme dans les cas précédens. Après sa sortie, les épaules viennent se présenter au détroit inférieur; mais tantôt c'est l'épaule droite qui se porte en arrière, & tantôt c'est la gauche.

Quand le sommet de la tête se présente dans la quatrième position, c'est-à-dire, la suture sagittale étant dirigée comme dans la première, & n'en différant qu'en ce que la fontanelle antérieure répond à la cavité cotyloïde gauche, & la fontanelle postérieure à la symphyse sacro-iliaque droite, sa position est telle que sa sortie devient très-difficile quand le bassin n'est point très-large, parce que la face se tourne insensiblement en-dessus, & que le front vient se présenter à l'arcade du pubis. Quand tout est bien disposé, l'occiput s'enfonce dans le petit bassin, en passant au-devant de la symphyse sacro-iliaque droite, jusqu'à ce que la partie postérieure & supérieure du pariétal droit soit appuyée sur le bas du sacrum. Dans ce moment, la tête étant forcée de tourner sur son pivot, l'occiput passe dans la courbure du sacrum, & le front en suivant le plan incliné que lui offre le côté gauche du bassin, se porte sous le pubis. Le front, étant ainsi placé sous cet os, la fontanelle antérieure se trouve au milieu de l'arcade, & la postérieure au-dessus de la pointe du sacrum; pendant que cette dernière continue à se porter en avant en suivant la pente du coccix & du périnée, le front placé vis-à-vis l'arcade du pubis & ne pouvant s'y engager comme le fait l'occiput dans les premières positions, est contraint de remonter derrière la symphyse, au bord inférieur de laquelle la fontanelle antérieure s'applique alors fortement jusqu'à ce que la postérieure paroisse au bas de la vulve. L'occiput en sortant, dans cette quatrième espèce d'Accouchement, se renverse sur le périnée pendant que la face se dégage de dessous le pubis, & que le menton décrit une ligne courbe de l'étendue de celle qu'il parcourt en arrière dans les trois premières espèces avant de paroître au bas de la vulve, mais en sens contraire. A peine le menton paroît-il au dehors que la face se tourne à demi vers la cuisse gauche de la mère; l'épaule gauche, pendant ce tems, vient se placer sous le pubis, & la droite se porte vers le sacrum pour se dégager la première.

Le rapport des dimensions de la tête du fœtus avec celles du bassin de la mère, dans la cinquième position, étant absolument le même que dans la précédente, le mécanisme par lequel s'opère la sortie de l'enfant, doit, toutes choses égales d'ailleurs, en être aussi parfaitement le même. L'occiput se plonge le premier dans le fond du bassin, en passant au-devant de la symphyse sacro-iliaque droite. Il se tourne ensuite avec le milieu du sacrum, tandis que le front vient se placer sous le pubis, en suivant le plan incliné, que forme le côté droit du bassin; & après cela tout se passe comme précédemment, si ce n'est cependant que la face étant sortie, se tourne obliquement vers l'aine droite, que l'épaule droite se glisse sous le pubis, & la gauche au-devant du sacrum. Quelquefois l'occiput, au lieu de se tourner vers le sacrum, se rapproche insensiblement de la cavité cotyloïde gauche, à mesure que la tête se plonge dans le bassin; de sorte que cette cinquième espèce d'Accouchement se réduit insensiblement à la première. Cette circonstance, bien observée, indique ce qu'il faut faire, en pareil cas, pour ramener la tête à cette position avantageuse.

La sixième position, c'est-à-dire, celle où la tête se présente de manière que la fontanelle antérieure est derrière la symphyse du pubis, & la postérieure au-devant du sacrum, est la plus rare de toutes; ce qui vient sans doute de ce que le derrière de la tête étant arrondi & très-lisse, ne peut, à cause de la mobilité dont jouit l'enfant, même après l'évacution des eaux, rester appliqué contre la saillie de la dernière vertèbre lombaire, qui lui offre sur les côtés des espaces plus conformes à sa figure. Une fois la tête placée ainsi, voici la marche qu'elle tient, en supposant toujours que le bassin soit bien conformé; l'occiput s'enfonce au-devant du sacrum; la fontanelle postérieure passe successivement sur tous les points de la ligne courbe du sacrum & du coccix, pour venir paroître au bas de la vulve; dans ce moment, le bord antérieur du périnée se retire vers l'anus de la femme, & vers la base du col de l'enfant; l'occiput commence aussi-tôt à se renverser du même côté, & la face se dégage de dessous le pubis, comme nous l'avons dit en considérant le mécanisme qui a lieu dans la quatrième position de la tête. A peine est-il dehors, que la face se tourne vers l'une des cuisses de la femme, & assez indifféremment vers la droite ou la gauche; les épaules aussi-tôt après présentent leur plus grande largeur, selon la longueur de la vulve, l'une d'elle se tournant vers le pubis, & l'autre vers le sacrum, pour se dégager, comme dans les autres positions.

Nous reconnoissons avec M. Baudeloque, de qui nous empruntons beaucoup sur ce qui regarde le mécanisme des Accouchemens simples, qu'on pouvoit encore faire d'autres divisions; mais, comme il le remarque fort bien, une plus grande exactitude jeteroit de la confusion dans les idées, sans procurer aucun bien; car il n'est aucune position de celles que l'on voudroit ajouter, qui ne puisse être ramenée, pour le manuel, aux six premières. Ces positions doivent être rapportées aux trois premières; toutes les fois, par exemple, que la fontanelle postérieure répond à l'un des des points que comprend la demi-circonférence antérieure du bassin, parce que cette fontanelle se tourne insensiblement du côté de la symphyse du pubis, au-dessous de laquelle l'occiput vient se placer par la suite, la tête suit même quelquefois cette direction, quoique la fontanelle, dont il s'agit, soit placée vis-à-vis l'une des symphyses sacro-iliaques au début du travail. Mais quand elle est plus en arrière, & qu'elle répond à l'un des points compris dans le tiers postérieur du détroit supérieur, toutes ces positions doivent être rapportées à l'une des trois dernières, c'est-à-dire, à la quatrième, à la cinquième, ou à la sixième, parce que l'occiput, en descendant, se tourne constamment vers le sacrum & le front sous le pubis.

Des Accouchemens naturels dans lesquels l'enfant présente les pieds.

Les Anciens ont appellé ces sortes d'Accouchemens *Agrippa*, parce qu'ils croyoient que l'enfant venoit toujours difficilement en pareil cas, *Agrippa* d'*ægrè pari*, comme le veut Gellius, ou d'*ægrè pedibus* comme le prétendent d'autres. Plusieurs Empereurs & Chevaliers Romains ont été ainsi appellés à raison de ce qu'ils étoient venus au monde de cette manière. Les Auteurs les plus anciens, à commencer par Hippocrate, ont toujours regardé les Accouchemens par les pieds, comme très-fâcheux pour l'enfant & même pour la mère, à raison de la difficulté que présentoient les bras, que les anciens ne dégageoient point, ignorant l'art de placer & diriger convenablement dans cette position, & le corps, & la tête de l'enfant; le plus grand nombre que l'on tiroit ainsi, périssoit, comme il périt encore entre les mains des personnes peu instruites.

Nous regardons ces Accouchemens comme naturels, parce qu'il est bien prouvé que l'enfant peut ainsi sortir par les seules forces de la mère. Ces Accouchemens sont occasionnés par les mêmes signes que les précédens, & les phénomènes qu'ils présentent sont absolument les mêmes, tant que la poche des eaux n'est point ouverte. Quand elle l'est, il n'y a plus de doute; mais quoique l'on apperçoive les pieds, il n'est pas toujours facile de juger de la position du tronc, & de la tête dans la matrice, vu l'extrême mobilité des jambes, des cuisses & mêmes des pieds.

Les pieds peuvent se présenter de quatre manières différentes à l'orifice du pudendum. 1.° Les talons répondent au côté gauche du bassin un peu en-devant, les orteils du côté droit, & en arrière, à-peu-près vis-à-vis l'une des symphyses sacro-iliaques. Au-dessus de cette symphyse, sont placés la poitrine & la face, le dos étant situé sous la partie antérieure & latérale gauche de la matrice. Dans cette espèce d'Accouchement, les pieds ne peuvent descendre qu'autant qu'ils sont poussés par les fesses de l'enfant, sur lesquels ils sont appuyés; dès qu'ils sont au-dehors, les fesses ne tardent pas à paroître à la vulve, & elles s'y présentent presque toujours diagonalement, la hanche gauche, dans cette première espèce, repondant à la jambe droite de l'arcade du pubis, & la hanche droite au ligament sacro-ischiatique gauche. Les fesses continuent d'avancer dans cette direction, & en se relevant un peu vers le mont de vénus, à mesure que le tronc se dégage, parce qu'il est forcé de se recourber légèrement sur l'un de ses côtés pour s'accommoder à la courbure du bassin, à mesure que le tronc chemine ainsi, les bras de l'enfant se relèvent vers les côtés de la tête. Le tronc cesseroit de descendre, lorsque les aisselles sont parvenues au détroit supérieur, & il seroit arrêté à cette hauteur à cause de la saillie des bras, si les épaules, quoique placées selon un des plus grands diamètres du bassin, n'étoient aussi compressibles qu'on l'observe; la tête ne tarde pas à suivre, & paroît de manière que l'occiput répond au-dessus de la cavité cotyloïde gauche, & la face à la symphyse sacro iliaque droite; le menton, naturellement appuyé sur la poitrine, s'engage presque toujours avant l'occiput, de sorte même qu'il est déjà très-bas, quand celui-ci vient à rencontrer le rebord du bassin, qui, les retenant encore, favorise la marche & la descente du premier. Dès que la tête a franchi le détroit supérieur, elle exécute un mouvement de pivot, au moyen duquel le front se tourne vers le milieu du sacrum; la face, après ce mouvement, se trouve couchée le long du coccix & du périnée, la nuque appuyée sur le bord inférieur de la symphyse du pubis, & l'occiput, en quelque sorte, caché derrière celle-ci. Le menton alors très-près de la vulve, y paroît à la première ou à la seconde douleur; la bouche, le nez, le front la fontanelle antérieure, & le sommet de la tête s'y présentent ensuite, de sorte qu'on les voit passer successivement au-devant du frein, ou sur le bord antérieur du périnée, pendant que la nuque se tourne seulement un peu sur le bord inférieur de la symphyse du pubis, comme autour d'un axe. Les bras de l'enfant arrêtés par les coudes sur le rebord du bassin, se relèvent du côté de la tête, & deviennent presque parallèles à la longueur du col, à mesure que le tronc & les épaules descendent; ils se dégagent comme d'eux-mêmes, aussi-tôt que celles-ci sont au-dehors, & que la tête est parvenue dans le fond du bassin. En observant ce qui se passe dans cette première espèce d'Accouchement, l'on voit avec quelle sagesse les mouvemens s'en exécutent, pour que le plus grand diamètre des fesses, des épaules, & de la tête ne se présentent jamais parallèlement aux plus petits diamètres du bassin, & pour que la tête sur-tout ne traverse cette cavité qu'en lui offrant la plus petite de ses deux circonférences.

2.° Les talons regardent le côté droit du bassin, & les orteils le côté gauche, & un peu en arrière. Le tronc & la tête sont situés de manière que la poitrine & la face répondent à cette partie de la matrice, qui est au-dessus de la symphyse sacro-iliaque gauche, & le dos à la partie antérieure & latérale droite de ce viscère. Les pieds descendent ici comme dans le premier cas; les fesses traversent le bassin diagonalement, les épaules s'y engagent pareillement, & leur largeur bientôt devient parallèle à la longueur de la vulve. La tête présente la plus grande étendue, selon un des diamètres obliques du détroit supérieur, mais de sorte que l'occiput répond à la cavité cotyloïde droite, & la face à la jonction sacro-iliaque gauche. La face se tourne vers le milieu du sacrum, aussi-tôt que la tête a traversé le détroit, & continue d'avancer en suivant la courbure, commune de cet os du coccix & du périnée, pendant que la nuque, dans le dernier tems, semble se contourner vers le bord inférieur de la symphyse du pubis, comme autour d'un axe.

3.° Les talons sont tournés vers le pubis, & les orteils vers le sacrum; le dos de l'enfant répond à la partie antérieure de la matrice, & sa poitrine à la partie postérieure. Cette position a toujours passé pour la plus favorable, & on peut le croire pour peu qu'on fasse attention au rapport qui s'établit alors entre le diamètre de la poitrine & des épaules de l'enfant, & celui du détroit supérieur; mais l'on pensera bien différemment, si l'on considère le rapport des dimensions de la tête avec ce même détroit. Les pieds & le tronc de l'enfant peuvent sortir dans cette espèce d'Accouchement, en conservant leur position première; en sorte que le dos reste toujours tourné vers le pubis de la mère; mais, lorsque le dos est dégagé de dessous le pubis, le front se détourne presque toujours de la colonne lombaire, & se déjette de côté; de sorte que la tête vient se présenter diagonalement au détroit supérieur, comme dans la première, ou dans la seconde position, pour franchir ce détroit, ainsi que le reste du bassin.

4.° Dans ce cas, qui est l'opposé du troisième, le dos de l'enfant & les talons regardent la partie postérieure de la matrice, tandis que les orteils, la face & la poitrine sont au-dessous de la partie antérieure de ce viscère. Cette position a toujours été regardée comme la plus defavorable, dans la perfuafion où l'on étoit que le menton devoit s'accrocher au rebord du pubis, & s'oppofer ainfi à la fortie de la tête; mais ces idées font abfolument deftituées de vérité. Il faut cependant avouer que l'Accouchement s'opère toujours, dans ce cas, avec un peu plus de difficulté, à raifon de ce que la face ne trouve pas au-deffous du pubis, dans le dernier tems du travail, le même efpace pour fe dégager, qu'elle en rencontre vers le facrum dans les autres cas. Quand on abandonne le travail à lui-même, ordinairement le tronc change de direction en defcendant, la poitrine fe détourne de deffous le pubis, les feffes, ainfi que les épaules, s'engagent obliquement dans les ouvertures du baffin. Mais indépendamment de ces changemens, le menton fe détourne le plus fouvent de deffus la fymphyfe du pubis avant que d'y arriver, par la raifon que l'occiput, à caufe de fa forme arrondie & de l'extrême mobilité de la tête, ne peut defcendre en fuivant exactement le milieu de la convexité de la colonne lombaire, pour s'arrêter & fe fixer au-deffus de l'angle formé par l'articulation de la dernière vertèbre lombaire avec le facrum. La tête étant placée de manière que la face répond à l'une des cavités cotyloïdes, & l'occiput à la fymphyfe facro-iliaque oppofée, elle traverfe le baffin comme dans les cas précédens. Le front s'engage également avant l'occiput; mais au lieu de defcendre en arrière vers l'une des fymphyfes facro-iliaques, & de fe tourner enfuite vers le milieu du facrum, il s'enfonce derrière l'une des cavités cotyloïdes pour venir fe placer auffi-tôt fous l'arcade du pubis. Après ce mouvement de rotation, la partie poftérieure du col de l'enfant fe trouve appuyée fur le bord antérieur du périnée ou le bas de la vulve, & ce bord devient dès-lors une efpèce d'axe autour duquel la tête, en fe dégageant du baffin, va fe contourner de devant en arrière, en décrivant un quart de cercle; & pendant que l'enfant le décrit de devant en arrière, la partie poftérieure du col fe renverfe de plus en plus vers l'anus de la femme, & l'on voit le menton, le nez, le front, le bregma & le vertex fe dégager fucceffivement de deffous le pubis. Mais la fortie de la tête s'opère bien plus difficilement alors que dans le cas où la face s'eft tournée vers le facrum, parce que l'arcade du pubis eft plus étroite dans la partie fupérieure, que le front & le vertex de l'enfant ne préfentent de largeur.

Des Accouchemens naturels dans lefquels l'enfant préfente les genoux.

Dans quelque pofition que fe préfentent les genoux dans un baffin bien conformé, l'Accouchement peut être regardé comme naturel, parce qu'il fe peut faire par les feules forces de la nature; il eft cependant certaines circonftances qui le rendent plus difficile, même impoffible à terminer fans le fecours de l'art; mais cela vient toujours d'un vice du baffin, comme nous le verrons par la fuite. Le toucher fait aifément reconnoître les deux genoux lorfqu'ils fe préfentent; mais, quand il n'y en a qu'un, la chofe devient bien difficile, à raifon de ce que la furface eft unie comme celle d'autres parties qui pourroient également fe préfenter. Les genoux peuvent, comme les pieds, être fitués de quatre manières. 1.° Les jambes de l'enfant, toujours fléchies quand les genoux s'engagent dans le baffin, répondent au côté gauche de la mère, & la partie antérieure des cuiffes au côté droit vers la jonction facro-iliaque droite. 2.° Les cuiffes regardent le côté gauche du baffin & les jambes le côté droit. 3.° La partie antérieure des cuiffes eft tournée vers le facrum de la mère, & les jambes font au-deffous du pubis. 4.° Les cuiffes de l'enfant étant derrière le pubis de la mère, les jambes font appuyées contre le facrum. Dans toutes ces pofitions, la fituation de l'enfant, à l'égard de la matrice qui le renferme, eft abfolument la même que dans l'efpèce d'Accouchement où il préfente les pieds; le mécanifme de l'Accouchement eft également le même; auffi ne nous étendons-nous point fur lui.

Des Accouchemens naturels où l'enfant préfente les feffes.

L'Accouchement, en général, peut fe faire tout auffi naturellement quand l'enfant préfente les feffes que quand ce font les pieds ou les genoux qui paroiffent; la chofe femblera difficile à croire à ceux qui ne fe rappellent point les rapports de cette partie avec celle du baffin, & la facilité avec laquelle les feffes cèdent quand elles y font forcées par une preffion continue: il faut cependant avouer que l'Accouchement, toutes chofes égales d'ailleurs, eft plus long, parce que l'enfant ne forme pas alors un coin auffi régulier que fi fes extrémités euffent été développées. On reconnoît les feffes à une furface large, à laquelle on ne fent ni la dureté de la tête, ni la moleffe du ventre, à un fillon qui en occupe le centre, au milieu duquel fe trouve l'anus, plus bas les parties fexuelles à l'iffue du méconium. Les feffes peuvent fe préfenter, à l'entrée du baffin, de quatre manières différentes. 1.° Elles font tellement fituées que le dos de l'enfant regarde le côté gauche de la mère, & un peu en devant. A mefure que les feffes defcendent dans cette pofition, leur plus grande largeur devient prefque parallèle au diamètre antero-poftérieure du détroit inférieur, la hanche gauche fe plaçant un peu obliquement fous le pubis & la droite au-devant du facrum. Celle-ci fait d'abord plus de chemin que l'autre, en continuant de s'avancer fuivant la pente commune du facrum, du coccix & du périnée, pendant que la hanche gauche ne fait, pour ainfi dire, que fe contourner fur le bord inférieur du pubis. On voit ensuite paroître cette même hanche à la vulve, & ensuite ce sont les fesses qui se dégagent en se relevant un peu vers le pénil; de sorte que le tronc de l'enfant, en sortant, se recourbe légèrement dans ce même sens. Lorsque les fesses sont assez descendues, les pieds qui s'étoient alongés avec la poitrine de l'enfant, se dégagent d'eux-mêmes, & le reste de l'Accouchement s'opère comme dans la première espèce où les pieds se présentent.

2.° Elles sont placées de manière que leur plus grande largeur est également parallèle à l'un des diamètres obliques de l'entrée du bassin, mais de façon que le dos de l'enfant est tourné vers le côté droit de la matrice & en devant. Les fesses s'engagent par le même mécanisme que dans la première position & s'avancent de même, si ce n'est que la hanche droite, au lieu de la gauche, vient se placer sous l'arcade du pubis. La hanche gauche s'étant tournée vers le sacrum continue de descendre, en suivant la courbure de cet os & du périnée; tandis que la hanche droite se contourne seulement un peu sous la symphyse du pubis. Le tronc de l'enfant se dégage en se recourbant aussi légèrement de ce côté, & quand les pieds sont sortis, les choses se passent comme dans la deuxième espèce d'Accouchement, où ces parties se présentent naturellement à l'orifice de la matrice.

3.° Les fesses sont disposées de façon que le dos de l'enfant est en-dessus & son ventre en-dessous. Il est rare qu'il descende dans cette position, & plus rare encore que le front ne se détourne pas par la suite du milieu de la saillie que forme la base du sacrum; ce qui fait que la tête se présente diagonalement au détroit supérieur, & se place comme dans la première ou la seconde espèce d'Accouchement, dans lequel l'enfant présente les pieds. Les choses se passent à-peu-près de même dans le quatrième cas, où le ventre de l'enfant est en-dessus, & le dos vers la partie postérieure de la matrice. Si la largeur d'une hanche à l'autre est d'abord placée transversalement à l'égard du détroit supérieur, elle devient insensiblement parallèle à l'un de ses diamètres obliques, & ensuite au plus grand diamètre du détroit inférieur; de sorte que la longueur de la tête se présente de même à l'un & à l'autre, mais avec cette différence cependant que l'occiput se trouve en-dessous, & que la face répond à l'une des cavités cotyloïdes; au lieu que, dans la première position, celle-ci est en-dessous & l'occiput vers l'une des cavités cotyloïdes; l'histoire de ces positions est extraite de l'ouvrage de M. Baudeloque, intitulé, *l'art des Accouchemens.*

Telle est la manière dont les choses se passent, lorsqu'on laisse aller le travail à lui-même, sans porter à la femme le moindre secours. Mais comme les circonstances imprévues peuvent en changer la marche, & rendre difficile, & même laborieux, un Accouchement dans lequel les parties sont dans le plus juste rapport, ou trop prompt un Accouchement qui devoit être plus retardé, de-là la nécessité d'établir des règles, pour subvenir aux écarts de la nature; règles qui constituent ce qu'on appelle la Pratique des Accouchemens.

La première chose que doit faire un Accoucheur appellé auprès d'une femme qu'on dit être en travail, est de connoître le caractère des douleurs qu'elle éprouve. Si ce sont de fausses douleurs, il doit chercher à les appaiser par des anodins, des lavemens & le repos; si elles sont vraies, il faut qu'il les favorise, en excitant la mère à les faire valoir, lorsqu'il aura tout disposé convenablement. Le toucher est alors le seul moyen qui lui reste pour distinguer ces douleurs les unes des autres. On sent, lorsque les douleurs sont vraies, que les bords de l'orifice de la matrice se roidissent, que les membranes se tendent dans le fort des souffrances, & qu'elles se relâchent à mesure qu'elles deviennent moindres. Les glaires coulent avec abondance, & elles sont plus ou moins sanguinolentes. Les fausses douleurs n'ont aucun de ces caractères, elles sont erratiques, & leur véhémence est souvent en raison de la sensibilité du systême nerveux. Quand on reconnoît que les douleurs sont vraies, si elles se succèdent promptement les unes aux autres, on est sûr que le travail commence. On appelle Travail la succession répétée des douleurs de l'enfantement; si la femme n'est point à son terme, que le travail ait commencé à la suite de quelques émotions de l'ame, qu'il aille lentement, il faut faire tous ses efforts pour l'arrêter. Il n'en est point ainsi, quand la grossesse est à son terme, quand les accidens sont graves, même avant cette époque; il faut alors porter secours, & très-promptement.

Mais en supposant que les douleurs paroissent à l'époque où elles doivent arriver, que leur fréquence & leur intensité soient expultrices, le toucher, qui fait connoître la poche des eaux, annonce aussi quelle est la largeur de l'orifice de la matrice, si les bords sont durs ou mous, circonstances intéressantes à connoître, pour savoir quelle sera la durée du travail. En même-tems qu'on reconnoît ces choses, l'on s'assure de la conformation du bassin, de la situation de l'orifice de la matrice, de l'obliquité de son fond, & si la poche est ouverte, & même quand elle ne l'est pas, lors de la rémission des douleurs, l'on peut aller jusqu'à dire quelle partie l'enfant présente, circonstances nullement à mépriser pour prescrire de bonne heure à la femme la meilleure position qu'elle puisse garder. Quand on présume que le travail durera long-tems, & que les forces ne sont point trop grandes, on nourrira la femme avec des alimens aisés à digérer, & sa boisson sera de l'eau rougie; on la fera promener de tems à autres; car il est d'expérience qu'elle fait mieux valoir ses douleurs pendant un exercice modéré, que pendant le repos; le régime sera plus sévère, si le pouls est trop élevé, & le visage haut en couleur. Les lavemens, la saignée, les bains même ont ici leur application, qui peut être singulièrement avantageuse, selon les circonstances; mais il faut veiller à ce que le travail ne commence pas pendant l'usage de ces derniers.

Mais tout est bien disposé, & l'Accouchement s'annonce comme devant être très-prochain; il faut alors situer la femme convenablement. Cette position doit être laissée au gré de la femme, lorsque tout s'annonce bien, celle qu'elles prennent alors, est celle qui les gène le moins. En Allemagne & en Hollande, les femmes accouchent dans des fauteuils qui sont faits exprès, & qu'elles se prêtent réciproquement On peut voir, dans Deventer, la forme de ces fauteuils, & la manière de s'en servir: cette position des femmes remonte au tems de Paul d'Egine, qui en fait une mention expresse. En quelques provinces de France, les femmes accouchent debout ou à genoux; mais à Paris on préfère de les accoucher sur un lit, qu'on fait exprès, & qu'on nomme le Lit de misère. Il se fait en plaçant sur un lit de sangle, un matelas au-dessous, & vers le milieu duquel on met un coussin de crin & de paille, pour que la femme enfonce moins & que ses jambes soient mieux appuyées; quelquefois on met sur ce premier matelas un second, plié en deux, pour soutenir son dos & sa tête, & l'on recouvre le tout de draps, & même d'une couverture, selon la saison. L'on porte alors le doigt indicateur dans le vagin pour connoître l'état des choses, si les membranes sont percées ou non, si les douleurs sont expulsives. Les douleurs ont une marche très-variée; tantôt elles augmentent tout-à-coup, pour diminuer de même, s'éloigner, & cesser pour un tems; phénomènes qui dépendent du genre de sensibilité propre aux différens sujets. Quelques tentatives que l'on ait fait pour les accélérer, il paroît que l'on doit plus accorder au tems qu'à tout autre moyen. Quand c'est la résistance de la poche des eaux qui est la cause de ce retard, il faut aussi-tôt l'ouvrir; mais il faut être sûr que l'orifice de la matrice a un diamètre au moins de deux pouces, & que son bord est assez large pour céder davantage; alors on ouvre la poche des eaux en avançant le bout du doigt vers son centre. Quand les membranes sont bien tendues, on y enfonce le doigt; si après plusieurs tentatives l'on ne réussit point, alors on cherche à les affoiblir dans un même endroit, en les raclant du bout de l'ongle, ou tout uniment l'on y porte la pointe des ciseaux, en faisant attention de ne point blesser la tête qui, souvent, se trouve immédiatement derrière. L'ouverture de la poche donne nécessairement lieu à l'écoulement des eaux; c'est alors qu'il convient de s'assurer aussi-tôt de la position de l'enfant & de la partie qui se présente, pour pouvoir la changer, si on trouve qu'elle soit mauvaise. On recommande à la femme de ménager ses douleurs, tant pour éviter les suites fâcheuses d'une chûte de matrice, (voyez *ce mot*) d'une hernie, que les crampes qui tourmentent plus ou moins long-tems. Quand les signes annoncent la tête, qu'elle avance comme nous avons dit précédemment, on se contente de soutenir le périnée avec la paume de la main gauche pour empêcher sa rupture, en opposant une certaine résistance à la tête. Quelques-uns conseillent de s'aider d'un linge fin, plié en forme de compresse un peu épaisse & assez grande pour couvrir tout le périnée. L'on oint, comme dans l'Accouchement naturel, les parties tendues du passage avec du beurre, ou tel autre corps gras que l'on trouve sous sa main, particulièrement dans les premiers Accouchemens, chez les personnes d'un certain âge, dont les parties offrent toujours de la résistance. Quand la tête est engagée dans la vulve, & qu'elle est prête à sortir, on l'aide en la soutenant en-dessous, & la forçant de s'élever vers le pénil. On glisse alors l'indicateur de la main droite sous un des côtés de la mâchoire inférieure, en même-tems l'on tourne la face vers l'une des cuisses de la femme, vers laquelle elle cherche à se porter. On s'assurera ensuite comment les épaules répondent au détroit inférieur; on tâchera de ramener l'une sous le pubis, pendant qu'on poussera l'autre vers le sacrum, & alors on tirera avec précaution sur la tête, sur-tout quand les épaules offrent un peu de résistance. Pour peu que cette résistance soit difficile à vaincre, l'on introduit le doigt indicateur de chaque main sous l'aisselle, & l'on s'en sert pour tirer en manière de crochet; si ce moyen est insuffisant, l'on a recours aux lacs, ou bien l'on se sert des crochets qui terminent les branches du forceps.

Si, en supposant que la tête soit diagonalement dans la cavité du bassin, le mouvement de pivot, par lequel l'occiput ou le front viennent se placer vis-à-vis l'arcade du pubis, est empêché, on rendra l'Accouchement plus facile à terminer en procurant ce mouvement. M. Baudelocque donne, sur ce point, des conseils qui méritent d'être connus. « Qand la tête, dit cet Auteur, se présente dans la troisième position, ce qui est » assez rare, si le bassin est un peu resserré de » devant en arrière dans la partie supérieure, il » faut, en avançant la main, ou plusieurs doigts » seulement, à l'entrée de la matrice, détourner » l'occiput de dessus la symphyse du pubis, & le » diriger vers l'une ou l'autre des cavités cotyloïdes; ce qui doit s'exécuter le plus souvent » avec facilité au moment de l'ouverture des » membranes. Dans les quatrième & cinquième

„ positions de la tête, il faut aussi chercher à „ ramener l'occiput vers l'une des cavités coty- „ loïdes, pour qu'il puisse ensuite se tourner sous „ l'arcade du pubis, au lieu de se porter vers „ la courbure du sacrum. En dirigeant ainsi le „ derrière de la tête à mesure qu'elle s'engage „ dans l'une ou l'autre de ces positions, l'on ne „ fait souvent que favoriser le travail de la na- „ ture qui tend à lui faire suivre cette marche. „ Il seroit à souhaiter qu'on pût de même chan- „ ger la sixième position de la tête, & la ré- „ duire à l'une des deux premières; mais l'on „ ne peut espérer d'y parvenir même en portant „ la main dans la matrice au moment de l'ou- „ verture des membranes, par rapport à la dif- „ ficulté de faire rouler le tronc de l'enfant dans „ le même sens que la tête. A plus forte raison „ lorsque les eaux sont écoulées depuis long-tems, „ & que la tête est déjà engagée dans le fond „ du bassin; on ne pourroit porter la face en „ dessous dans ce dernier moment qu'en lui fai- „ sant parcourir la moitié de la circonférence „ du bassin; & ce mouvement qui se feroit alors „ entièrement aux dépens de la torsion du col, „ le tronc étant entièrement fixé & serré dans la „ matrice, seroit on ne peut pas plus dangereux „ pour l'enfant. „

Si, après avoir tiré l'enfant, on s'appercevoit que le ventre ne se fût point affaissé, qu'en portant la main sur l'hypogastre & même plus haut, l'on sentit une saillie volumineuse, que les douleurs continuassent comme auparavant, il faudroit, avant de tirer sur le cordon, pour avoir le placenta, comme nous le dirons à l'article DÉLIVRANCE, réintroduire la main dans la matrice pour s'assurer s'il n'y a point un second enfant. Si l'on sent une nouvelle poche des eaux, il faut en rompre les membranes, & ne penser à délivrer la mère qu'après la sortie de ce second fœtus; autrement, comme les placentas sont souvent adhérens entr'eux, il y auroit à craindre qu'en tirant sur l'un l'on ne décolât l'autre en partie avant que le second fœtus fût sorti; ce qui pourroit donner lieu à une hémorrhagie fâcheuse pour la mère & pour l'enfant.

De quelques circonstances qui rendent l'Accouchement naturel, par le secours des mains, fâcheux & alarmant.

Les Accouchemens naturels que nous venons de considérer sont souvent accompagnés de circonstances qui exigent l'application de la main, & qui font, en quelque façon, rentrer ces Accouchemens dans la seconde classe que nous allons développer, telles sont l'hémorrhagie, les convulsions, les syncopes & la sortie du cordon ombilical. L'hémorrhagie vient ordinairement de la désunion d'une portion du placenta; (*voyez* PERTES,) quand la perte n'est point trop grande, qu'elle vient à différentes fois, que les forces se soutiennent, on peut attendre patiemment que les douleurs expulsent l'enfant. Mais quand l'on a lieu de croire qu'elle vient de ce que le placenta est implanté sur l'orifice & vers le col, ce qu'on peut reconnoître au toucher; alors le cas devient beaucoup plus grave, & le seul moyen d'y remédier est une prompte délivrance. Mais il n'est pas toujours possible de réussir, parce que le col de la matrice conserve encore toute son épaisseur & sa fermeté naturelle, & que l'orifice, à peine entr'ouvert, n'admet que difficilement le doigt. Tout ce qu'on peut faire alors est de chercher à modérer l'hémorrhagie par l'application des linges imbibés d'eau froide sur le ventre, les cuisses, & sur-tout en tamponnant le vagin, & y poussant des morceaux de linge fin pour en fermer exactement toute la cavité. Si le succès ne répond point à toutes ces tentatives, alors on cherche à provoquer les douleurs en irritant l'orifice de la matrice, en frottant sur le ventre avec la main ou avec une serviette chaude; & enfin l'on ouvrira les membranes, si aucuns secours ne réussissent, pour que la matrice, mise à l'aise par l'issue des eaux, puisse commencer le travail; si la perte diminue alors à proportion que le travail s'établit, on abandonne celui-ci à lui-même; mais si elles continuent & que la femme s'affoiblisse toujours, il faut alors dilater graduellement le col de la matrice, en y introduisant les doigts successivement; on déplacera la tête si elle se présente, & l'on ramenera l'enfant par les pieds pour l'extraire de la manière que nous dirons par la suite. Que si la tête étoit déjà enfoncée dans la cavité du bassin de manière à ne pouvoir être repoussée, il faudroit alors recourir de préférence au forceps.

On reconnoîtra aisément, quand le col sera suffisamment dilaté, si la perte vient de l'implantation du placenta sur le col, en ce que l'on sent du bout du doigt un corps spongieux & mollasse qui ne peut être que le placenta. Quand ce corps est ainsi placé, au lieu de chercher à y faire une ouverture pour y passer la main, comme quelques-uns le conseillent, il vaut mieux insinuer le bout des doigts entre le placenta & la matrice, vers le côté qui offre le moins de résistance, & reporter la partie détachée sur le côté pour aller chercher l'enfant par les pieds, & l'amener par la portion libre de l'ouverture. Dans quelques cas rares, à la vérité, tout le placenta se détache & sort de la matrice, avant que son orifice soit assez dilaté pour donner passage à la main. Ce cas est fâcheux, & souvent il est suivi de la mort de la mère.

Les convulsions, chez les femmes grosses, sont toujours inquiétantes, tant par elles-mêmes que par rapport aux effets qu'elles peuvent avoir sur le système de la matrice & celui de l'enfant. Il est des femmes dont l'irritabilité des nerfs

nerfs est si grande pendant la grossesse, qu'elles ne peuvent en parcourir tous les tems sans être exposées à de grandes convulsions par la moindre cause. Que ces convulsions proviennent ou non d'une très-grande distension du bord de l'orifice uterin, de l'extension trop grande des parois de la matrice, ou d'une sensibilité augmentée de ses fibres; elles n'en sont pas moins inquiétantes dans leurs suites; elles donnent toujours lieu à un Accouchement prématuré qui, par lui-même, peut être très-fâcheux. Mais quelque fâcheuses que puissent être ces convulsions, elles ne demandent point, comme l'hémorrhagie, que l'on se détermine à exciter l'Accouchement, parce que les tentatives qu'on seroit obligé de faire, ne serviroient qu'à les augmenter, & que d'ailleurs, quand on seroit sûr de procurer l'Accouchement, on ne le seroit point sur la disparition des convulsions qu'on en espère, & qui peuvent tenir à toute autre cause qu'à la présence de l'enfant. Il n'en est point ainsi lorsque les convulsions paroissent dans le tems du travail; si celles-ci continuent long-tems, qu'elles soient accompagnées de syncopes, il faut, après une ample saignée, ne point hésiter à ouvrir les membranes pour diminuer le volume de la matrice par l'écoulement des eaux. Si, quelques instans après qu'elles se sont écoulées, il ne survient point de calme, il faut alors se conduire, comme dans la circonstance précédente, en allant chercher l'enfant par les pieds. Mais quelquefois les convulsions viennent de la trop grande résistance que l'orifice de la matrice présente; cette circonstance a souvent lieu chez les femmes avancées en âge, & qui accouchent de leur premier enfant; quelquefois les bords de l'orifice sont si distendus qu'ils se déchirent, ainsi qu'on en a des exemples. C'est pour éviter cette terminaison, qui pourroit devenir fâcheuse, que l'on conseille d'inciser l'orifice; cette opération se fait au moyen d'un bistouri dont on dirige la pointe, protégée par le bout du doigt, sur le rebord de l'orifice. En appliquant le tranchant sur la partie résistante, il faut avoir soin, avec le doigt, de repousser la tête, ou toute autre partie de l'enfant qui pourroit se présenter. Cette opération a été faite, avec succès, par M. Dubosc, qui pratique les Accouchemens avec succès, à Toulouse, sur une femme de 45 ans, ainsi qu'il conste d'après une observation envoyée à l'Académie Royale de Chirurgie en 1781.

Les syncopes ou défaillances qui se répètent fréquemment dans le cours du travail, & cette espèce d'ataxie, ou foiblesse générale, qui ôte aux femmes le pouvoir d'exercer les efforts suffisans pour se délivrer, doivent également porter à solliciter, & même à terminer le travail par l'opération de la main, lorsque ces états durent assez long-tems pour inquiéter. Mais, avant de s'y déterminer, il est convenable de commencer d'abord par la saignée chez les pléthoriques; car souvent cette seule évacuation, en dissipant la syncope, a ramené le travail à son état ordinaire; du reste on se comporte comme précédemment.

La sortie du cordon ombilical a toujours été considérée comme un accident très-grave pour la vie de l'enfant, spécialement à raison de la pression qui intercepte plus ou moins le cours du sang. Mais cette sortie n'est pas toujours une raison suffisante de procurer l'Accouchement en tirant l'enfant par les pieds; car ce procédé pourroit lui être plus nuisible que si l'on eût confié l'Accouchement aux seules forces de la nature. Il est constant que toutes les fois que le cordon précède la tête, & se présente en premier, la compression qu'il éprouve n'est pas suffisante pour y anéantir toute circulation; on peut même éviter cette compression en le repoussant dans le vagin, & en le plaçant vers un des côtés du détroit supérieur, de manière qu'il soit suffisamment à l'abri. Quand les pulsations continuent à être les mêmes après ce procédé, que la tête de l'enfant s'engage facilement, il faut attendre; & ne rien précipiter, à moins qu'il ne survienne quelque changement. Mais quand le bassin de la mère est resserré, que l'on a à craindre les effets de la pression, que l'on ne sent plus de pulsation dans le cordon; alors, n'y ayant plus d'espérance pour l'enfant, il faut laisser à la nature le soin de l'expulser si toutefois il est convenablement placé. L'opinion, que la trop grande ou la trop petite étendue du cordon pouvoit nuire à l'Accouchement, est sans aucun motif; on ne peut en effet reconnoître, avant la sortie de l'enfant, si le cordon est trop court ou trop long, & ce n'est qu'après la sortie de la tête, s'il est entortillé autour du col; mais aussi est-ce alors que cette disposition exige l'attention de l'Accoucheur, car plutôt elle ne peut nuire ni à la mère, ni à l'enfant, à moins qu'elle ne donne lieu à la rupture des vaisseaux ombilicaux, ou au décollement du placenta.

Dès que l'enfant est sorti, on le place sur le côté entre les jambes de la mère, de manière que ce qui sort de la matrice ne puisse l'inonder, & l'on s'occupe à lier le cordon. On peut différer quelque tems cette ligature chez les enfans maigres, fluets, & dont la tête a souffert au passage. Pour peu que les enfans soient gros, pléthoriques & violets, & aient de la difficulté à respirer, on coupe le cordon, & on laisse dégorger une ou deux onces de sang. L'Anatomie indique combien prompte doit être la déplétion des parties précordiales & par ce simple moyen & la pratique a prouvé de reste combien il avoit été utile. La ligature du cordon n'est pas toujours aussi nécessaire qu'on pourroit le croire de prime abord; il est des observations qui constatent qu'on s'en est dispensé, sans qu'il en soit résulté un bien grand mal. Mais aussi il conste, d'après d'autres faits, que des hémorrhagies ont causé la mort à des enfans dont le cordon avoit été lâchement, ou point noué du tout; ainsi, le plus sûr est d'en faire la ligature. Pour la faire, on réunit ensemble cinq ou six brins de fil de Bretagne; au moyen d'un peu de cire, l'on fait un nœud simple à deux ou trois travers de doigt du nombril, puis l'on fait encore deux tours, & l'on fait un nouveau nœud à l'opposite du premier, en observant que la ligature soit suffisamment serrée; on coupe à un ou deux pouces de la ligature du côté du placenta, l'on donne l'enfant à une garde pour le nettoyer. (*Voyez* ENFANT.) En faisant cette ligature chez les enfans qui sont attaqués d'exomphales, il faut bien faire attention de ne pas la porter trop près de la tumeur, crainte de comprendre dans le nœud quelques portions échappées d'intestins.

Quelques Auteurs conseillent de faire une seconde ligature à quatre pouces environ de la première, & de couper entre deux. Cette seconde ligature est absolument inutile, elle est même nuisible en certaines circonstances, en ce qu'elle s'oppose au dégorgement du placenta, comme l'a observé le D. Smellie, il y a déjà long-tems. Une fois l'enfant séparé de la mère, l'on pense aux moyens de la délivrer, & l'on se comporte alors comme il est dit au mot DÉLIVRANCE.

De l'Accouchement contre nature, ou qu'on ne peut terminer qu'avec la main.

L'Accouchement contre nature est celui dans lequel l'obstacle qui s'oppose à la sortie de l'enfant est tel que l'Accouchement ne sauroit se terminer par les seules forces de la nature. Cet obstacle peut venir de la part de l'enfant, de la part de la mère, ou de tous les deux ensemble. L'enfant met obstacle quand il est mal conformé dans les parties qui offrent le plus de volume, comme dans le cas de monstruosité; lorsqu'il est trop gros dans sa totalité, ou dans quelques-unes de ses parties, quand sa tête ou ses épaules sont trop volumineuses; l'obstacle vient de la mère quand son bassin est mal conformé, que la matrice est déviée, ou que des obstacles de différente nature, formés aux environs du vagin, ou dans les membranes de ce conduit, s'opposent au passage de l'enfant. Ces Accouchemens sont beaucoup plus rares entre les mains des personnes qui agissent par principes, qu'entre celles des ignorans. Combien de fois, en effet, est-il arrivé que tel Accouchement que l'on regardoit comme impraticable sans les instrumens, a été rappellé à un très-naturel, par un Praticien instruit, & qui connoît très-bien & apprécie la marche que la nature suit dans les Accouchemens les plus naturels. Nous insistons sur ce point; veut-on trouver rarement des Accouchemens contre nature, il faut bien se rappeller le mécanisme de celui qui est naturel, pour ramener à lui ceux qui pourroient s'en écarter dès le commencement du travail. Rigoureusement parlant, soit que le vice provienne de la mère, ou de l'enfant, l'Accouchement peut devenir contre nature toutes les fois que celui-ci n'offre point à l'orifice de la matrice l'une des extrémités de son grand diamètre, ou de la forme ovoïde sous laquelle il est naturellement replié. La situation est donc essentiellement mauvaise toutes les fois qu'il ne présente pas le sommet de la tête, les pieds, les genoux ou les fesses; nous parlons d'un enfant d'un volume ordinaire, car lorsqu'il est très-petit il n'y a plus lieu à la règle. On ne peut jamais dire si un Accouchement sera contre nature, ou non, avant l'évacuation des eaux, parce qu'on ne peut jamais bien assurer la véritable position de l'enfant, & que d'un moment à l'autre elle peut changer, ainsi que l'avoient déjà observé anciennement plusieurs Praticiens qui prescrivoient, en pareil cas, différentes situations aussi bizarres les unes que les autres, & plus ou moins incommodes, à dessein de procurer une issue plus favorable à l'enfant.

L'Accouchement contre nature s'annonce par des douleurs dont la cause, la marche & les effets diffèrent peu de celles qu'on observe dans l'Accouchement naturel, seulement on observe que les douleurs sont plus lentes, elles tergiversent, & n'aboutissent pas toujours vers l'orifice, mais souvent vers la partie du bassin, sur laquelle porte tout le poids de l'enfant. Les femmes sont dans un état d'anxiété indéfinissable, & dont augurent mal les femmes mêmes qui accouchent pour la première fois. Le prognostic de ces Accouchemens, généralement parlant, n'annonce rien que de fâcheux; les enfans peuvent périr renfermés dans le sein de leur mère, souvent même on ne peut les retirer vivans; ils souffrent toujours plus ou moins au passage, non-seulement par la pression que la tête & la poitrine éprouvent en traversant le détroit supérieur, mais encore par la pression que souffre le cordon ombilical. La mère, de son côté, court les plus grands dangers, & elle périroit infailliblement, si l'on ne venoit à son secours. Mais encore, en supposant que l'on vînt à tems pour l'enfant, souvent l'on arrive trop tard pour la mère, qui est déjà épuisée, & qui n'accouche point alors sans éprouver des contusions, des meurtrissures, d'où s'ensuivent la fièvre, & nombre d'accidens plus ou moins fâcheux.

Les Accouchemens de ce genre offrent des indications auxquelles il faut satisfaire, & très-promptement; car la vie de la mère, aussi bien que celle de l'enfant, dépendent du parti que l'on prend, & c'est ici que l'axiome, *periculum in morâ*, est de toute vérité. L'indication générale, en pareil cas, est de retourner l'enfant pour l'amener par les pieds, ou de changer certaine position de la tête, pour en procurer une meilleure, de corriger la marche défectueuse de celles-ci dans le bassin, ou de repousser vers le fond de la matrice une extrémité qui l'empêche de s'avancer; mais, avant de chercher à remplir ces indications, il est des secours préliminaires auxquels il convient de recourir. Les Accoucheurs conseillent avec raison, en pareil cas, la saignée du bras; cette opération est très-nécessaire chez les femmes pléthoriques, qui se plaignent de douleurs de tête, & d'un sentiment de pesanteur dans les lombes, chez celles dont les yeux sont rouges, le visage enflammé, & les veines antérieures très-gonflées. Il n'est pas douteux que ce moyen ne puisse être salutaire en pareil cas, soit en diminuant la pléthore générale, & en donnant par-là plus de régularité aux contractions de la matrice, soit en détendant & relâchant les parties molles qui ferment le passage; mais il ne faut point en abuser, comme font souvent les Praticiens qui ne savent point observer, & qui, par-là, vont souvent au-delà, ou en deçà des bornes où ils devroient aller. Ce moyen mis en pratique, il est bon d'en aider les effets, en humectant les parties, & les relâchant, soit par des injections émollientes, ou des illinitions, avec des pommades ou des huiles adoucissantes, afin qu'elles offrent moins de résistance. Ce dernier avis est très-utile dans les premiers Accouchemens, & notamment chez les femmes qui ne commencent à être mères que très-tard. On évacuera les matières qui, contenues dans le rectum, pourroient offrir une certaine résistance; & les lavemens qu'on emploiera pour remplir cette indication, seront simplement émolliens, quand il ne sera point nécessaire d'exciter le travail: & purgatifs, au contraire, quand cette nécessité aura lieu; on répétera ces lavemens aussi si souvent qu'on le jugera nécessaire. On placera ensuite la femme convenablement; cette situation sera telle, que les fesses soient au bord du lit, en sorte que le coccix & le périnée soient tout-à-fait au-dehors; les cuisses & les jambes à demi-ployées, & les pieds posés sur deux chaises, placées convenablement, ou soutenus par deux aides. L'on couvre la femme comme nous avons dit qu'on devoit le faire dans l'Accouchement naturel. Les aides qui seront de chaque côté, appuieront sur les cuisses, & les écarteront convenablement; un autre sera placé de manière à l'empêcher de s'élever, & un quatrième sera pour fournir ce qui sera nécessaire.

Tant que la poche des eaux n'est point ouverte, rien n'engage à précipiter le travail, si ce n'est les convulsions ou les foiblesses dont sont quelquefois prises certaines femmes; mais il n'en est pas de même quand cette ouverture est faite, tout retard devient alors périlleux. Si donc l'on est appellé à cette époque, il faut opérer aussi-tôt, & ne point perdre un tems infiniment précieux, à faire des injections émollientes & mucilagineuses, des fumigations humides, ou des dilatations au moyen des doigts, pour affoiblir une prétendue roideur du col de la matrice, qui souvent ne réside que dans l'imagination de celui qui ne voit de résistance que du côté de la mère. Sans prendre toutes les précautions qu'on prenoit il y a encore une vingtaine d'années de se déshabiller, de se garnir d'un tablier, de mettre des bouts de manche; l'on se contente, pour moins effrayer, de mettre une serviette à l'entour du bras qui doit opérer, de manière qu'on puisse à volonté, & selon le besoin, mettre le bras à nud, sans effrayer la femme ou les assistans. On a des linges pour essuyer la main, à mesure qu'on la retire de la matrice: chaque fois qu'on l'introduit, on l'enduit de beurre ou de pommade pour qu'elle entre plus aisément. On choisit toujours le moment du rallentissement des douleurs, pour la faire pénétrer dans la matrice; cette règle est très-essentielle à observer. Celse l'avoit déjà établie comme loi, en disant qu'il ne falloit jamais porter la main dans la matrice qui est fortement serrée sur le fœtus, crainte de causer des convulsions à la mère. Quand on éprouve quelques difficultés, on introduit successivement les doigts, en sorte que les premiers, en dilatant un peu, préparent la voie aux autres. Quand la main est introduite dans le vagin, & l'on peut l'introduire lors même des douleurs, l'on cherche à dilater l'orifice de la matrice lorsqu'il offre quelque résistance. Mais en supposant qu'on ait pu parvenir jusque dans sa cavité, si l'on ne procède pas comme il convient, il n'est pas rare d'éprouver au doigt, un engourdissement qui force de retirer la main, avant qu'elle ait pu parvenir aux pieds de l'enfant, ou aux parties que l'on a intention de dégager. Pendant que la main droite est occupée à opérer dans la matrice, la gauche appliquée sur le ventre cherche à en fixer le fond, pour changer au besoin sa direction, & l'aider, en quelque sorte, dans ses contractions. Quoique la règle soit d'introduire la main droite dans la matrice, il y a cependant des circonstances qui dépendent de la position de de l'enfant, lesquelles demandent que l'on introduise la gauche; mais généralement parlant il faut toujours qu'elle suive l'endroit qui lui offre le moins de résistance, & qui est vers la partie postérieure de la matrice. Lorsque l'on reconnoît la nécessité de retourner l'enfant, il faut toujours chercher à l'amener par les pieds; cette thode de terminer l'Accouchement est très-ancienne; Paul d'Egine & d'autres Auteurs la suivoient; elle a été ensuite abandonnée on ne sait pourquoi; mais aujourd'hui que les Praticiens en ont reconnu les avantages, ils s'y sont fixés plus que jamais.

L'enfant qui a besoin d'être retourné & amené par les pieds, est mort ou vivant; s'il est vivant, il peut être en danger de perdre la vie ou non; s'il est mort, il y a moins à craindre, & conséquemment moins de raison de se gêner. On reconnoît que l'enfant est mort, par la sortie du méconium, sur-tout lorsque les fesses ne se présentent point, par la mauvaise odeur qui sort des parties de la femme, par la séparation qui se fait de quelques parties de l'épiderme chez l'enfant, par la non-pulsation du cordon, quand l'on peut toucher quelques-unes de ses parties. Si le plus grand nombre de ces signes sont réunis, on a tout lieu de présumer la mort de l'enfant. La Religion prescrit d'ondoyer les enfans, sous condition, lorsqu'on doute s'ils sont morts; quand les circonstances le permettent, c'est aux hommes à faire cette cérémonie; mais pour que le Sacrement soit valable, il faut que l'eau touche à une partie de l'enfant; néanmoins il faut bien se garder de la tirer exprès, sur-tout si c'étoit les mains. Toutes les fois qu'il est nécessaire d'ondoyer l'enfant, il faut le faire à l'insu de la mère, sinon, perdant toute espérance, les forces lui manqueroient bientôt, & dès-lors elle ne pourroit plus faire valoir ses douleurs.

L'enfant ondoyé, l'on introduit la main, disposée comme nous l'avons dit plus haut; & toujours de manière que l'on suive l'un des côtés de la matrice, mais bien plus souvent on la dirige le long de la partie postérieure de ce viscère, & jamais au-dessous de la partie antérieure. En retournant l'enfant, il faut toujours en ramener les pieds sur la surface antérieure, afin que le tronc puisse se recourber dans le même sens, & non en arrière ou sur les côtés, ce qui pourroit donner lieu à quelques contusions dangereuses. Souvent il est facile d'amener l'enfant en ne tirant que par un pied, mais il vaut toujours mieux prendre les deux, & cela d'autant plus que, sans cette précaution, l'extraction est souvent impossible. Quand l'on trouve quelque difficulté, & que le pied le premier tiré recule, pour le fixer, on y attache un lien au moyen duquel on le retient, & alors on va chercher l'autre avec moins d'inquiétude. L'extraction ne doit jamais se faire précipitamment, ni en tirant par secousses sur les parties sorties, mais bien d'une manière douce & continue, sur-tout quand il n'y a pas long-tems que les eaux de l'amnios se sont écoulées; crainte que l'enfant sortant trop promptement, la matrice ne puisse revenir sur elle comme elle le devroit. Les efforts se feront toujours tantôt d'un côté & tantôt de l'autre, & jamais en ligne directe; ce précepte remonte à Paul d'Egine. En se conformant à ces règles, on préviendra les déchiremens ou ruptures de matrice, l'inflammation de ce viscère, les pertes, les convulsions & toutes leurs suites; & l'on conservera la vie à l'enfant, dans les circonstances même où il se présente le moins favorablement.

Des Accouchemens contre nature où l'enfant présente la tête.

La plupart des Accouchemens de ce genre viennent de l'excès du diamètre de la tête sur celui du bassin de la mère, de la manière dont elle se présente à l'entrée de cette cavité, de la présence d'une main ou d'un pied qui l'empêche de s'y engager, de la direction que lui impriment, en descendant, les forces expultrices de la matrice, de l'issue prématurée du cordon ombilical; mais de toutes ces causes, il n'en est point de plus fréquentes que la mauvaise position de la tête. Paul d'Egine, celui des Anciens qui a le mieux écrit sur la pratique des Accouchemens, est aussi celui qui ait donné les meilleures règles pour remédier aux accidens fâcheux qui pouvoient résulter d'une mauvaise position de la tête. « Si » la position, dit-il, est contre nature, rendez-» la naturelle, tantôt en la poussant en haut, » d'autres fois en la dirigeant à droite, d'autres » fois à gauche, dans quelques circonstances usant » de flexions, dans d'autres en opérant en ligne » directe. » Ces préceptes indiquent que cet Auteur avoit déjà quelques notions sur la direction que la tête suivoit dans la cavité du bassin pour en sortir. La mauvaise position de la tête a lieu toutes les fois que son plus grand diamètre ne répond pas au plus grand du détroit qu'elle doit traverser; la circonstance sera d'autant plus fâcheuse alors que le bassin de la femme s'éloignera davantage de la bonne conformation, & elle le sera encore bien plus, selon que la face aura plus de propension alors à se porter vers le pubis, dans le dernier tems du travail. Nous avons dit, en parlant de la marche naturelle de la tête, qu'elle se portoit au-devant de la poitrine, & que le menton y étoit appliqué jusqu'à ce que la base de l'occiput se fût appliquée contre le sommet de l'arcade du pubis, ou sur le bord antérieur du périnée, si la face vient au-dessus. C'est tout autrement dans le cas présent, le menton quitte le haut de la poitrine, & la tête se renverse sur le dos dès qu'elle commence à s'engager; en sorte que tôt ou tard c'est la fontanelle antérieure, ou la partie supérieure du front qui vient se placer au centre du bassin ou du détroit inférieur. Quand l'on observe cette mauvaise position, il y a toujours obliquité de matrice du côté où l'occiput répond. La direction des forces expultrices, en pareil cas, traverse la tête obliquement de sa base au vertex, & de l'occiput au front, un peu au-devant du centre de son mouvement, en sorte qu'elle se trouve contrainte de se renverser sur le dos, à mesure qu'elle cherche à descendre. M. Levret n'attribuoit cet effet à la position latérale du placenta & à celle du tronc de l'enfant dans la matrice, que parce qu'il pensoit que l'obliquité latérale de ce viscère provenoit toujours de l'insertion du placenta sur un de ses côtés; mais adopter cette opinion seroit recevoir beaucoup d'erreurs qui donneroient lieu à des suites fâcheuses dans la pratique.

On peut empêcher la tête de prendre cette mauvaise position, & la ramener à sa marche ordinaire, pour cela il ne faut que changer à propos la direction des forces de la matrice, & soutenir, pendant quelque tems, la partie antérieure de la tête, pour faire baisser l'occiput. La première chose à faire, dans les grandes obliquités de matrice, est de redresser ce viscère, & d'en ramener l'axe à-peu-près dans la direction de celui du bassin, soit en faisant coucher la femme sur le côté opposé à l'obliquité, soit au moyen d'une pression convenablement faite sur le ventre. Ensuite, au moyen de plusieurs doigts introduits dans le vagin, on soutiendra le front de l'enfant pendant la durée de chaque douleur, afin que les efforts naturels, dont la direction n'est pas la même, agissent sur l'occiput, & le fassent descendre. Il faut, dans toutes ces tentatives, prendre garde de trop comprimer la tête, sur-tout vers les fontanelles, crainte de nuire au cerveau, & que l'enfant ne périsse. L'on se comportera de même pour redresser la tête & la ramener à la marche qu'elle doit suivre, quand on n'a pu prévenir la mauvaise situation dont il est question. On fera coucher la femme sur le côté opposé à la déviation du fond de la matrice, & l'on repoussera l'enfant autant qu'il sera possible pendant la douleur. Ce conseil, de repousser la tête pendant la douleur, est fondé sur ce que les efforts de la nature, dont on a changé la direction, en changeant la position de la matrice, agissent sur l'occiput, & le portent en-avant, comme ils le font dans l'Accouchement le plus ordinaire, tandis qu'en relevant le front l'on fait baisser cette même région occipitale. Si l'on ne réussit point complétement de cette manière, il faut introduire l'index & le doigt du milieu de l'autre main au-dessus de la protubérance occipitale, pour achever de faire descendre cette région en tirant à soi, comme si l'on se servoit d'une espèce de crochet. La tête, moyennant ces tentatives, s'échappe toujours du bassin, & l'Accouchement se termine aux premières douleurs qui surviennent après que l'on a corrigé sa mauvaise situation, à moins que d'autres causes ne viennent s'opposer à sa marche.

Mais quand il n'y a aucune obliquité de matrice, & que le seul obstacle, à la terminaison de l'Accouchement, provient de ce que la tête offre la plus grande longueur au petit diamètre de l'entrée d'un bassin un peu resserré de devant en arrière, l'on n'a d'autre chose à faire que de la déplacer, & de lui faire prendre une meilleure position; lorsque cet obstacle n'a lieu qu'au détroit inférieur, la conduite sera la même, avec cette différence seulement qu'on dirigera la longueur de la tête selon le diamètre qui va du pubis au sacrum. Si une main ou un pied s'oppose à sa descente, on les repousse au dessus de celle-ci, & on les fait rentrer dans la matrice, à moins que d'autres circonstances demandent qu'on agisse autrement. Lorsque la tête conserve encore toute sa mobilité au-dessus du détroit, qu'elle est à peine engagée, que les eaux de l'ammios sont récemment écoulées, le plus court est de retourner l'enfant, & de l'extraire par les pieds; que si la tête est descendue de la moitié de sa longueur, que les eaux soient écoulées depuis quelque tems, il vaut mieux recourir au forceps, & bien plus encore quand la tête occupe entièrement le fond du bassin, qu'elle a dépassé l'orifice de la matrice, & qu'elle est dans le vagin. Mais quand la tête n'a point dépassé l'orifice, & que néanmoins elle a traversé le détroit supérieur avec aisance, ainsi qu'il arrive souvent chez les femmes dont le détroit du bassin est très-large, & chez qui l'orifice offre beaucoup de résistance, on peut alors repousser en haut la tête pour aller chercher les pieds. Il paroîtra bien singulier que l'on donne ce précepte d'aller chercher les pieds dans cette circonstance; mais ce moyen est bien préférable aux crochets dont on se sert si communément en pareil cas, au défaut du forceps. Dès qu'on a le moindre soupçon que l'enfant est mort, l'on peut alors, quoiqu'en disent quelques Praticiens, repousser la tête sans un grand danger pour la mère & pour l'enfant, quand même elle seroit encore plus basse que nous l'avons dit, pourvu toutefois qu'elle soit encore enveloppée du corps de la matrice, & que l'orifice de ce viscère se trouve au-dessous du vertex. Mais si elle l'a dépassé, & qu'elle occupe le vagin, ce seroit faire alors courir les plus grands dangers à la mère, que de chercher à faire les mêmes tentatives; on courroit risque de déchirer le vagin dans le lieu de son union avec le col de la matrice: c'est alors que le forceps est exclusivement indiqué, à moins que la certitude de la mort de l'enfant ne porte à employer les crochets.

Une des causes principales qui déterminent à retourner l'enfant & à terminer l'accouchement par les pieds, est la mauvaise conformation du bassin. Mais pour savoir si l'on a raison de prendre ce parti, il faut bien connoître les diamètres relatifs & du bassin, & de la tête du fœtus; car souvent, faute de les avoir bien appréciés, pour un seul enfant qu'on aura conservé par cette méthode, on en aura fait périr un très-grand nombre. Elle ne peut guère avoir lieu que dans le cas où le défaut de proportion, qui s'oppose à l'Accouchement, est fort peu considérable; lorsqu'il l'est plus, il exige alors l'usage du forceps, celui des crochets, ou même l'opération Césarienne. Dans ce cas, l'on a tout à espérer de l'affaissement de la tête, selon son épaisseur, sur-tout si les efforts que l'on fait, sur les pieds de l'enfant, sont bien dirigés.

La manière de retourner l'enfant dans la matrice varie selon la position où il est. Nous supposons le cas plus difficile de tous, celui où il est tellement serré que la main n'y puisse pénétrer qu'avec la plus grande difficulté. « La femme

„ convenablement placée, l'on introduit l'une ou
„ l'autre main dans la matrice, selon la position
„ de la tête. On dégage celle-ci du détroit su-
„ périeur, si elle y est descendue, & la repoussant
„ de bas en haut, & de derrière en devant,
„ pour lui faire suivre la direction de ce détroit,
„ l'on dirige ensuite la main sur le front & l'on
„ porte la tête sur l'une des fosses iliaques, ou
„ on la maintient dans le cours de l'opération,
„ au moyen du poignet & de l'avant-bras, pour
„ empêcher qu'elle n'obéisse aux efforts des dou-
„ leurs, & qu'elle ne descende pendant qu'on va
„ prendre les pieds. Pour parvenir plus facile-
„ ment à ces derniers & les amener de même,
„ ayant éloigné suffisamment la tête du détroit
„ supérieur, il faut insinuer la main en suivant
„ le côté du tronc de l'enfant qui est le plus
„ près de la partie postérieure de la matrice.
„ On passe d'abord les doigts réunis sur l'oreille,
„ de-là sur les côtés du col; mais, en les dirigeant
„ un peu vers le derrière de l'épaule pour en
„ éviter la saillie, on les conduit insensiblement
„ sur le flanc & la hanche, d'où on les porte
„ jusqu'aux pieds, en passant transversalement sur
„ la cuisse & la jambe. On accroche ces extré-
„ mités du bout des doigts, légèrement recourbés,
„ & on les entraîne à l'entrée du vagin, en les
„ faisant descendre sur la poitrine & la face de
„ l'enfant. Lorsqu'on ne peut saisir d'abord qu'un
„ seul pied, il faut prendre celui qui répond au
„ côté de l'enfant que la main a parcouru, à
„ moins que ce pied ne soit engagé dans le pli
„ du jarret de l'autre extrémité, & alors il fau-
„ droit commencer par dégager celui de cette
„ extrémité. Aussi-tôt que le premier pied est
„ sorti de la matrice, il faut aller chercher
„ le second, soit en suivant le même chemin
„ qu'auparavant, ou le derrière de l'extrémité déjà
„ déployée, selon la facilité que l'on éprouvera.
„ En observant exactement la route que nous
„ venons de tracer, l'on évitera de prendre l'épaule
„ de l'enfant pour la hanche, le coude pour le
„ genou, & la main pour le pied; ce qui n'est
„ pas toujours très-aisé à distinguer, quand la
„ main qui opère est fortement serrée dans la ma-
„ trice. De cette manière l'on rapproche toutes
„ les parties de l'enfant vers un centre commun,
„ on le pelotonne en quelque façon sur lui-
„ même, & on le retourne plus aisément. „
Il faut toujours tâcher d'amener les deux pieds, & de ne point tirer seulement sur un, quand même le détroit supérieur seroit suffisamment spacieux, parce qu'il y a toujours à craindre en ne portant ainsi tous les efforts que sur une seule partie, l'on ne fracture, l'on ne luxe, ou l'on arrache cette même extrémité. Pour peu que l'on éprouve des difficultés à amener les deux pieds en même-tems, si l'on est assez heureux pour en amener un au-dehors, il faut aussi-tôt y attacher un lien pour le retenir pendant qu'on ira chercher le second. Quoique l'on ait amené les deux pieds de l'enfant à l'orifice de la matrice, ce n'est pas toujours sans beaucoup de peine qu'on parvient à les dégager entièrement, soit parce qu'il est difficile de les embrasser assez étroitement de la même manière, soit parce que la tête est encore retenue dans le voisinage du détroit supérieur, & ne peut d'elle-même s'en éloigner suffisamment, pour que les fesses s'y engagent. Comme il est nécessaire, en pareil cas, de repousser la tête, on le fera aisément, en appliquant un lacs sur l'un des pieds, pour l'entraîner, en tirant de loin, pendant, que d'une main introduite à l'entrée de la matrice, on éloignera la tête de l'enfant du détroit supérieur. En agissant ainsi, comme l'observe M. Baudelocque, de qui nous extrayons cette Doctrine, des forces ménagées suffiront pour vaincre un obstacle, que celles de plusieurs personnes, appliquées aux pieds seulement, auroient eu de la peine à surmonter.

Ces généralités données sur la manière de retourner l'enfant, considérons les principaux cas qui demandent qu'on se détermine à suivre ce procédé, en supposant toujours que la tête se présente la première. Si cette partie paroît de manière que la suture sagittale traverse obliquement le bassin de la cavité cotyloïde gauche à jonction sacro-iliaque droite, le front étant au-devant de celle-ci, & l'occiput derrière celle-là, on introduira la main gauche de préférence à la droite, parce qu'elle aura beaucoup moins d'espace à parcourir pour parvenir aux pieds, que si l'on eût introduit la droite. On la dirigera dans un état moyen entre la pronation & la supination, & l'on dégagera la tête du détroit supérieur, en la portant sur le devant de la fosse iliaque gauche, où on la fixera avec le poignet de l'avant-bras, pendant qu'on ira prendre les pieds, en parcourant le côté de l'enfant, pour les dégager de la manière que nous avons indiquée plus haut. Après les avoir entraînés jusqu'au milieu du vagin, on éloignera de nouveau la tête de l'enfant du détroit supérieur, afin de favoriser la conversion du tronc, & de les faire descendre plus facilement. Si l'on trouve quelque difficulté à les tenir de la même main, on en abandonnera d'abord un, puis l'on ira reprendre l'autre; il faudra en abandonner un pour aller reprendre l'autre, aussi-tôt que le premier sera dégagé; & quand ils paroîtront au-dehors, on se contentera de tirer sur celui qui est au-dessous du pubis.

Quand au contraire la tête se présente de manière que l'occiput réponde à la cavité cotyloïde droite, & le front à la jonction sacro-iliaque gauche, il faut alors introduire la main droite, dont l'action dès-lors devient des plus faciles. On repoussera également la tête, si elle est engagée dans le détroit du bassin, & en même-tems qu'on la dirigera sur la fosse iliaque droite, l'on ira chercher les pieds en suivant le côté droit de l'enfant. Aussi-tôt que les extrémités seront au-dehors, on tirera avec un peu plus de force sur le pied gauche, qui se trouve alors sous le pubis, tant pour faciliter la descente des fesses, que pour obliger la poitrine à se tourner vers la jonction sacro-iliaque droite, & à se placer comme dans la première espèce d'Accouchement, où les pieds se présentent naturellement. Mais si la tête est tellement disposée, que l'occiput réponde au pubis, & la face au sacrum, & qu'il y ait un obstacle, soit à raison du volume de la tête, ou de la dimension du détroit, il faut chercher à détourner l'occiput de dessous le pubis, pour le diriger vers l'une des cavités cotyloïdes; & pour cela il suffit d'introduire quelques doigts dans le vagin, mais il faut s'y déterminer de bonne heure. Si ce moyen est insuffisant, il faut nécessairement retourner l'enfant pour le tirer par les pieds; l'on peut, en pareil cas, introduire, avec un égal avantage, la main droite ou la gauche, si l'on s'en sert également. On l'insinue en suivant le sacrum, jusqu'à ce qu'elle embrasse exactement le front & une partie du reste de la face; alors on fait décrire à la tête un quart de rotation sur son axe, afin de tourner la face de côté, & l'on fait ensuite suivre le même mouvement au tronc. Quand on se sert de la main droite, on tourne la face vers le côté gauche de la femme, en portant la tête sur la fosse iliaque droite, & alternativement; on terminera ensuite l'Accouchement comme celui de la première ou de la seconde espèce, selon la main dont on a fait choix.

La tête se présentant diagonalement à l'entrée du bassin, avec les caractères que nous avons assignés, en parlant de la quatrième & cinquième position qu'elle peut prendre dans les Accouchemens naturels, éprouve plus de difficultés à traverser le détroit supérieur que dans toute autre situation, à raison de ce que la face se trouve toujours au dessus du pubis. Mais alors cette circonstance, quand le bassin d'ailleurs est bien conformé, n'est point une raison qui doive porter à retourner l'enfant; car, rigoureusement parlant, la tête peut encore alors se présenter, quoiqu'un peu plus difficilement; & que quand elle ne le pourroit, le forceps seroit encore préférable à la méthode de retourner l'enfant. Dans tout autre cas que celui de l'immobilité de la tête, qui demande que l'on opère promptement, & sur-tout quand la tête est au-dessus du bassin, il faut aller chercher les pieds. Les procédés, dans la quatrième position, sont exactement les mêmes que ceux que nous avons rapportés en considérant la seconde. Quant à la cinquième, on tiendra la même conduite que dans la première; nous observerons seulement avec M. Baudeloque, que c'est sur-tout dans celle-ci que l'Accoucheur doit tirer presqu'uniquement sur le pied qui est au-dessous du pubis de la mère, dès que l'un & l'autre paroissent au-dehors, c'est-à-dire, sur le pied gauche dans la quatrième espèce, & sur le pied droit dans la cinquième, afin d'engager les fesses plus aisément, & de tourner en même-tems la poitrine vis-à-vis l'une des symphyses sacro-iliaques.

La position où la tête se présente de manière que le front touche au pubis, & l'occiput au sacrum, réunit toutes les difficultés que présentent la troisième, la quatrième & la cinquième position, car, d'un côté, la tête présente son plus grand diamètre au plus petit du détroit supérieur, & de l'autre, la face vient constamment se placer sous le pubis. En supposant que l'on soit appellé à tems, c'est-à-dire, à l'instant même de l'ouverture de la poche des eaux; il faut chercher à détourner l'occiput de dessus la saillie du sacrum, & le ramener insensiblement vers l'arcade du pubis, à mesure que la tête s'enfonce dans le bassin. Si elle occupe entièrement cette cavité, il ne faut plus penser à mettre ce procédé en exécution, car ce ne seroit alors qu'avec des forces supérieures que l'on conduiroit la face de dessous le pubis sur le sacrum; & ce déplacement ne pouvant se faire qu'à la faveur d'une très-grande torsion de col, il deviendroit sinon mortel, du moins très-dangereux pour l'enfant. En pareil cas, pour peu que les accidens pressent, & que la tête puisse être repoussée, il faut se déterminer à aller chercher l'enfant par les pieds, sinon l'on se servira du forceps. L'on introduira donc, comme le prescrivent les Auteurs, l'une ou l'autre main dans la matrice: l'on appliquera d'abord les doigts sur l'un des côtés de la tête, & le pouce sur l'autre, afin de la saisir avec assez de force pour lui faire exécuter un mouvement de pivot, au moyen duquel on tourne la face vers l'un des côtés du bassin; vers le côté gauche, si l'on se sert de la main droite, & vers le côté droit, si l'on se sert de la main gauche. Après avoir ainsi déplacé la tête, on continue d'avancer la main pour prendre les pieds, on tournera la poitrine de l'enfant dans le même tems que la face, & l'on fera faire au tronc un mouvement de rotation semblable à celui qu'on fait décrire à la tête dans le premier instant.

Ayant considéré les Accouchemens contre nature, dans lesquels l'enfant présente le sommet de la tête à l'orifice de la matrice, passons maintenant à ceux où l'on distingue la face. Ces Accouchemens ne sont point rares; Mauriceau en fait une mention expresse, ainsi que des accidens qui les accompagnent. La plupart des Auteurs ont attribué cette position à l'obliquité de la matrice, elle peut y prédisposer; mais ce qu'il y a de certain, c'est qu'elle n'a presque jamais lieu dans le commencement du travail. Ce n'est d'abord que le front qui se présente, & ensuite la face; mais ils ne s'avancent qu'autant que les efforts de la matrice se répètent. On peut distinguer la face en touchant la femme au moment de l'issue des eaux; les alors saillies, les dépressions & cavités de cette partie l'annoncent assez; mais si l'on attend plus tard, comme dans le cas dont parle Mauriceau, où la bouffissure étoit générale, la distinction est beaucoup plus difficile à faire. La face peut se présenter de quatre manières. 1.° Le front répond au pubis & le menton au sacrum. 2.° Le front est appuyé contre le sacrum & le menton contre le pubis. 3.° Le front répond au côté gauche du bassin & le menton au côté droit. 4.° Le front est du côté droit & le menton du côté gauche. Les deux premières positions sont les plus rares, quoiqu'elles puissent se présenter. L'Accouchement ne pouvant se faire naturellement dans ces deux positions, il faut chercher à changer l'obliquité de la matrice, & ramener, s'il est possible, le sommet de la tête au centre du bassin, & abandonner l'Accouchement à lui-même. Quand il est impossible de procéder ainsi, soit parce qu'on aura été appellé trop tard, ou que des circonstances urgentes demandent qu'on agisse promptement, l'on doit se déterminer à retourner l'enfant pour l'amener par les pieds, ou à aller chercher la tête avec des instrumens, si elle se trouve profondément engagée & serrée dans le bassin. En cherchant à repousser la face, il faut moins agir sur elle que sur l'occiput qu'on tâchera de saisir pour l'entraîner en bas; ce qui s'exécute assez facilement, quand la tête est située à l'entrée du bassin, ou qu'on peut la repousser aisément. Mais ce procédé est toujours difficile & souvent impraticable, lorsqu'elle occupe le fond de cette cavité, & qu'elle y est étroitement serrée, car alors l'on ne peut pénétrer assez loin pour embrasser convenablement l'occiput, & qu'en supposant qu'on le puisse, la tête ne sauroit faire alors le mouvement de bascule nécessaire à l'abaissement de son extrémité occipitale, devant présenter de front, dans ce mouvement, un diamètre de cinq pouces & un quart environ, non compris l'épaisseur des doigts qui opèrent.

Les Accouchemens où les enfans présentent l'occiput à l'orifice de la matrice ou à l'entrée du bassin, sont plus rares que ceux que nous venons de considérer. La présence de l'occiput à cet endroit paroît être due à la déviation de l'axe longitudinal du tronc de l'enfant relativement à celui du bassin, ce qui peut dépendre de l'obliquité même de la matrice, ou de la grande quantité d'eau qu'elle renferme. Les signes, qui caractérisent cette région, sont évidens; la tumeur est ronde & solide, on y distingue la fontanelle postérieure, la suture lambdoïde, & les espaces membraneux qui sont au bas de chacune de ses branches. La marche de la tête, dans ce cas, diffère peu de celle qu'elle tient lorsque son sommet se présente à l'orifice de la matrice, souvent elle se réduit comme d'elle-même à sa situation naturelle, à mesure que le travail avance, parce que la direction de l'axe de la matrice, ou de celui de l'enfant, peut changer après l'écoulement des eaux. Quand ce changement ne peut avoir lieu par lui-même, l'on fait coucher la femme sur le côté opposé à la déviation de la matrice, c'est-à-dire, sur celui où répond le sommet de la tête, & si ce moyen ne peut suffire, on introduit une main pour ramener cette partie de la tête au milieu du bassin. Si le travail est compliqué de circonstances urgentes, comme des convulsions, une perte de sang, &c., il faut, sans plus retarder, retourner l'enfant, & l'amener par les pieds, à moins que l'on ne puisse faire mieux, en retirant la tête au moyen du forceps.

L'enfant peut également offrir le côté droit ou le côté gauche de la tête. Mauriceau est le premier Auteur qui ait parlé de ces positions; on les reconnoît aisément après l'écoulement des eaux, la surface qui se présente est ronde, égale en quelques endroits; mais le principal caractère est l'oreille : il reste encore à savoir si c'est le côté droit ou le côté gauche, ce qui est bien essentiel à connoître, pour déterminer la meilleure manière d'opérer, & ce qui est facile à observer, si l'on se rappelle les positions que tient la tête, qui sont les suivantes: dans la première position, le sommet de la tête est au-dessus du rebord des os pubis, contre la partie antérieure de la matrice, & la base du crâne vers le sacrum, mais de manière que la face regarde la fosse iliaque gauche, lorsque c'est le côté droit de la tête qui se présente, & la fosse iliaque droite quand c'est le côté gauche; ce qui se reconnoît par la situation du bord postérieur de l'oreille, celle de l'angle de la mâchoire inférieure. On pourra assurer que c'est le côté droit de la tête qui se présente dans cette première position, si l'on trouve le bord de l'oreille vers le côté droit du bassin. Dans la seconde position, qui est la plus fréquente, le sommet de la tête est situé transversalement sur l'union du sacrum avec la colonne vertébrale, & la base de la mâchoire inférieure, ou le col sur le pubis; la face regarde la fosse iliaque droite quand c'est le côté droit de la tête qui se présente, & la fosse iliaque gauche, quand c'est le côté gauche. Dans la troisième position, le sommet de la tête répond au bas de la fosse iliaque gauche, & la base de la mâchoire inférieure à la fosse iliaque droite; de manière que la face est couchée transversalement sur la symphyse sacro-vertébrale, lorsque c'est le côté droit de la tête, & sous la partie antérieure de la matrice, quand c'est le côté gauche. Le sommet de la tête, dans la quatrième position, répond à la fosse iliaque droite, & la base du crâne du crâne à la fosse iliaque gauche, en sorte que la face est située vers la partie antérieure de la matrice, au-dessus du pubis, quand c'est le côté droit de la tête, & sur la symphise sacro-vertébrale quand c'est le côté gauche. Toutes les fois que la tête offre un de ses côtés à l'orifice de la matrice, elle se renverse sur l'épaule opposée. Les Accouchemens de l'espèce dont nous traitons, offrent différentes indications, selon les circonstances qui peuvent compliquer la mauvaise position qui a lieu alors ; tantôt il faut ramener la tête à sa position naturelle, & ensuite abandonner l'expulsion de l'enfant aux forces de la nature ; & tantôt il faut le retourner pour l'extraire par les pieds. Nous renvoyons, pour les details, à l'ouvrage de M. Baudelocque, où ils sont amplement exposés.

Des Accouchemens contre nature, où l'enfant présente le col.

Dans ces sortes d'Accouchemens, l'enfant peut présenter indistinctement toutes les régions du col. Il paroît que ces Accouchemens étoient réputés rares autrefois, du moins les Auteurs en font peu mention. Il est difficile de reconnoître cette situation avant la sortie des eaux, mais il n'en est pas de même après ; en portant, ou en haut, ou plus bas, les doigts, l'on sent l'angle de la mâchoire ou les clavicules. Il est facile de concevoir pourquoi le devant du col vient se présenter sur l'entrée du bassin, lorsqu'on fait attention que le grand diamètre du corps de l'enfant, au moment de l'écoulement des eaux, peut être incliné à l'égard de l'axe du bassin, de manière que le front se trouve appuyé sur le rebord du détroit supérieur, du côté opposé à celui de l'obliquité ; car alors l'effet des contractions de la matrice se borne uniquement à renverser la tête en arrière, & à faire avancer la région dont il s'agit ; si la face ne vient elle-même se présenter. Une pareille inclinaison du grand diamètre du corps de l'enfant, à l'égard de l'axe du bassin de la mère, peut être une suite de l'obliquité de la matrice, ou seulement de la grande quantité d'eau qu'elle contient : si ces causes, observe M. Baudelocque, qui se rencontrent souvent ensemble, ne forcent pas constamment la partie antérieure du col à se présenter, c'est que la situation de l'enfant, à l'instant de l'écoulement des eaux, n'est pas toujours la même relativement au détroit supérieur. De quelque manière que l'enfant présente les régions du col, notamment l'antérieure, la circonstance en est toujours fâcheuse ; dans ce dernier cas, le col est rejeté en arrière, & fait angle avec le dos, & les vaisseaux du col sont tellement gênés que l'enfant ne peut vivre long-tems. En pareil cas, il faut opérer, & promptement ; mais la première chose à laquelle on visera, sera de ramener la tête à sa situation naturelle ; &, si l'on ne peut réussir, il faudra aller chercher les pieds ; ce dernier parti nous paroît le plus sûr, vu la difficulté de remplir la première indication.

Des Accouchemens contre nature, où l'enfant présente la poitrine.

Lorsque l'enfant se présentoit de cette manière, comme dans les suivantes, Hippocrate regardoit l'Accouchement comme absolument impossible. Il comparoit, assez exactement pour son tems, l'enfant renfermé dans la matrice, à une olive contenue dans un flaccon à col étroit ; cette olive, disoit ce Divin Vieillard, ne peut sortir si elle se présente en travers, elle ne peut s'échapper qu'en se présentant par l'une ou l'autre extrémité. Paul d'Egine conseille de repousser l'enfant, & de ramener la tête à l'orifice ; méthode qui est celle que l'on suit encore aujourd'hui.

La poitrine de l'enfant ne peut se placer à l'entrée du bassin que la tête ne se renverse sur le dos ; mais cette circonstance seule devient très-fâcheuse, d'après ce que nous venons de dire précédemment sur cet article. Cette mauvaise position ne peut être que l'effet de plusieurs causes ; car une seule ne sauroit la produire. Il paroît que la grande étendue de la cavité de la matrice, relativement au volume du fœtus dans les derniers tems de la grossesse, y entre pour beaucoup, si ce n'est pour tout. L'on sent aisément pourquoi l'Accouchement devient contre nature, quand l'enfant présente ainsi la poitrine ; c'est parce qu'il offre le milieu de l'olive, au lieu d'en présenter une des extrémités, pour nous en tenir au langage d'Hippocrate. Il est facile de reconnoître cette région après l'écoulement des eaux ; elle présente une surface aussi étendue que l'entrée du bassin, sur laquelle on distingue les côtes, les clavicules, le bas du sternum, & le haut du bas-ventre. L'on peut en distinguer différentes espèces ; mais tous ces détails n'entrent point dans notre plan. L'obstacle étant tel que nous venons de l'indiquer, il est aisé d'appercevoir que, pour le faire cesser, il faut ramener la tête ou les pieds à l'entrée du bassin. Quelques indifféremment bonnes ou aisées que paroissent ces deux méthodes, cependant la première ne pourroit être mise en pratique dans tous les cas, & l'on trouvera toujours plus de facilité à aller chercher les pieds ; aussi doit-on se fixer à ce procédé, & encore plus quand il y a des accidens. On y parviendra en insinuant une main vers le bas du tronc de l'enfant, & se conduisant en tout comme nous l'avons dit à l'égard du col ; mais il faut faire attention à ne jamais tirer sur un seul pied, crainte d'occasionner quelque déchirement ou luxation.

De l'Accouchement contre nature, où l'enfant présente le bas-ventre.

Lorsque l'enfant est dans cette position, son tronc est quelquefois porté en arrière, la tête courbée sur le dos, les cuisses alongées & rapprochées l'une de l'autre, les jambes fléchies & appuyées sur les lombes, comme l'ont dit la plupart des Auteurs; en sorte qu'il décrit une espèce d'ellipse, dont le plus grand diamètre s'étend du sommet de la tête aux genoux; mais quelquefois aussi il a les extrémités inférieures pliées à l'ordinaire, les genoux étant seulement dans une plus grande adduction, & comme placés sur les côtés du ventre. L'enfant qui se présente ainsi ne peut sortir dans cette attitude, parce qu'il ne peut venir en double, renversé sur sa partie postérieure. Cette position peut se découvrir quand on sent une tumeur molle, peu saillante, mais très-étendue, bornée, d'une part, par les parties inférieures des côtes, & de l'autre, par la crête des os des iles; en portant les doigts de côté & d'autre, l'on découvre le nombril, & l'insertion du cordon ombilical, quelquefois le meconium sort à raison de la compression qu'éprouve le bas-ventre. Le travail n'avance point, & les jours de la mère & de l'enfant sont en danger, si l'on ne vient les secourir. Il est très-ordinaire, en pareil cas, qu'une anse du cordon se présente lors de l'ouverture de la poche des eaux, ce qui ajoute toujours au danger qui vient de la mauvaise attitude de l'enfant. Si l'on ne hâte l'Accouchement, le danger peut être le même, par la compression qu'éprouve le cordon dans l'intérieur de la matrice. Lorsqu'on reconnoît cette mauvaise position, que l'on sent la poche des eaux s'alonger, si l'orifice est assez dilaté, il ne faut pas hésiter d'ouvrir les membranes pour aller chercher l'enfant par les pieds, plutôt que de tenter de ramener la tête sur l'orifice; méthode beaucoup plus difficile, & souvent même impraticable, quoique l'enfant conserve encore toute sa mobilité. Les Anciens se servoient de lacs qu'ils attachoient aux pieds; ils en fixoient d'abord un à un pied, puis le donnoient à tenir à une personne forte; ils alloient ensuite chercher l'autre, auquel ils attachoient un autre lien; ensuite ils tiroient, avec force, ces deux lacs, & terminoient ainsi l'Accouchement; mais la méthode suivante est à préférer. Il est possible que les cuisses de l'enfant qui présente le ventre, soient ou pliées en devant, ou rejetées en arrière sur le dos; si elles sont en devant, il est facile de terminer l'Accouchement; on trouve les genoux, il ne s'agit que de les dégager, & d'amener l'enfant: on peut l'amener les jambes pliées ou étendues. La dernière manière est la meilleure; mais la première peut aussi avoir du succès. Il n'est pas aussi facile d'avoir l'enfant quand les cuisses sont rejetées en arrière sur le dos; la difficulté vient de la peine qu'on a à introduire la main dans la matrice lorsque les eaux sont écoulées depuis long-tems. Quand elle est introduite, on l'engage entre le corps de l'enfant & la portion de l'orifice qui répond au sacrum; on la glisse jusqu'au haut du corps, endroit où se trouvent les pieds; on fait rouler l'enfant sur lui, après l'extraction de ses pieds, & on les amène à l'orifice. Cette manœuvre est très-aisée quand on est parvenu à introduire la main dans la matrice. Quand l'enfant présente le devant des cuisses & du bassin, on suit les mêmes procédés, c'est-à-dire, que l'on va chercher les pieds, ou les genoux de l'enfant, pour les extraire comme nous venons de le dire.

De l'Accouchement contre nature, où l'enfant présente le dos.

Cette position est beaucoup plus commune que Deventer ne le pense, elle n'est point si fâcheuse que la précédente; on n'a point de signe pour la reconnoître avant l'écoulement des eaux; mais lorsque celles-ci se sont échappées, alors on distingue une tumeur assez large & inégale, sur laquelle on reconnoît les tubercules épineux des vertèbres, les côtes, l'angle inférieur des omoplates. Il faut encore, dans cette position, ramener la tête ou les pieds au passage. Il est très-difficile d'exécuter le premier de ces procédés, vu l'éloignement de la tête, la forme irrégulière de l'enfant replié sur lui-même, & la manière dont il est resserré par les parois de la matrice, après l'écoulement des eaux; la meilleure méthode est donc de retourner l'enfant, & de l'extraire par les pieds, toutes les fois qu'il se présente dans cette position. L'enfant peut présenter le dos de différentes manières; mais les plus ordinaires sont telles, que la tête se trouve sur le bas de la fosse iliaque gauche, & les lombes sur la droite, ou que la tête se trouve sur le bas de la fosse iliaque droite, & les lombes sur la fosse iliaque gauche. Dans le premier cas, lorsque l'on peut opérer au moment de l'ouverture de la poche des eaux, on se servira, avec le même avantage, de la main droite, ou de la main gauche, mais différemment. Si l'on préfère la dernière, il faudra l'insinuer au-dessous de la fosse iliaque droite de la femme, pour prendre les pieds qui y répondent, & les entraîner, pendant que, de l'autre main, l'on pressera assez fortement sur le côté gauche du ventre, afin de repousser en haut la tête qui s'y trouve, & de la porter du côté opposé. Si l'on aime mieux opérer de la main droite, on l'insinue d'abord au-dessous de l'enfant, en le soulevant un peu, & en portant le dos au-dessus des os pubis; on avance ensuite les doigts vers la hanche droite, & l'on dégage les pieds successivement jusqu'à l'entrée du vagin. On tire presque uniquement sur le pied gauche dans ce dernier tems, afin de donner lieu à la conversion du tronc, & de faciliter les mouvemens nécessaires à la descente des fesses; après quoi on agit également sur les deux pieds, & l'on se conduit du reste comme dans tous les cas, où l'on est obligé de le retourner; ce dernier procédé est le seul qui convienne, & qui présente le moins de difficulté, quand les eaux sont écoulées depuis long-tems. Dans le second cas, si l'on procède au moment de l'ouverture de la poche, on insinue la main droite vers le côté gauche de la matrice, jusqu'au dessous de la fosse iliaque, où sont les pieds de l'enfant, pour les accrocher du bout des doigts, & les entraîner pendant qu'on exercera de l'autre une pression convenable sur le côté droit du ventre, comme si l'on vouloit incliner la matrice vers le côté opposé. On peut encore, avec autant d'espérance de succès, aller chercher les pieds avec la main gauche; mais il faut alors l'introduire au-dessous du corps de l'enfant, & l'écarter des vertèbres lombaires, en dirigeant les doigts vers la hanche gauche. On dégage d'abord le pied gauche & ensuite le pied droit, sur lequel on tire presqu'uniquement dans le premier moment pour favoriser la flexion du tronc nécessaire à la descente des fesses. Ce procédé est celui qu'il convient de mettre en pratique quand l'enfant est étroitement serré dans la matrice, & que les eaux sont évacuées depuis plusieurs heures. Ces manœuvres sont celles que conseille M. Baudelocque dans son excellent ouvrage sur l'art des Accouchemens.

Des Accouchemens contre nature, où l'enfant présente l'une ou l'autre épaule.

Ces Accouchemens sont assez fréquens, ce qui provient sans doute de ce que l'épaule étant saillante & arrondie, elle s'accommode beaucoup mieux à la forme de l'entrée du bassin, que ne peut le faire le côté du col. On reconnoît l'épaule au toucher; l'on y sent les clavicules, les angles de l'omoplate, les bras. La sortie de la main désigne également la présence de l'épaule à l'orifice de la matrice; cette partie peut même faire connoître de quelle manière l'épaule peut être située, & si c'est la droite ou la gauche. L'enfant, qui présente l'épaule, peut être en danger de la vie, il peut périr dans cette position, à cause de la situation gênante où se trouve la tête qui est située sur le côté opposé. Quelle que soit la position de l'épaule à l'orifice de la matrice, il faut toujours, quand elle s'y présente, aller saisir l'enfant par les pieds; car envain l'on chercheroit, en pareil cas, à vouloir ramener la tête à la position naturelle. Mais toutes les fois qu'il s'agit ainsi de retourner l'enfant, il n'est pas indifférent de préférer une main à l'autre; en général, quand c'est l'épaule droite, & qu'il y a quelque tems que les eaux se sont écoulées, il faut employer la droite exclusivement à la gauche, qui conv[ient] elle-même quand c'est l'épaule gauche qui p[araît]. Du reste nous renvoyons à l'ouvrage cité [plus] haut pour les détails.

Des Accouchemens où la main se présen[te].

A en croire les Auteurs, & même le commun des Praticiens, la position que nou[s] considérons ici est des plus fâcheuses. La m[ain] de l'enfant peut se présenter avant la so[rtie] des eaux ou après; il peut se faire qu'elle [t]ouche l'orifice de la matrice, que le bras ne soit que légèrement engagé, qu'il le soit jusqu'au coude, & même au-delà, comme il arrive assez souvent au dire des Accoucheurs; il peut se faire aussi que cet engagement soit depuis peu ou depuis long-tems, que le cordon ombilical sorte, ou ne sorte pas; que la main se présente avec la tête, avec les fesses, ou toute autre région de la surface du corps. Il est rare que la main s'oppose à l'Accouchement, quand elle accompagne la tête, les fesses ou les pieds à l'orifice de la matrice, si le bassin est bien conformé; elle ne gêne pas plus, quand elle s'engage avec la tête avant la rupture des membranes; car lorsque celles-ci sont ouvertes, elle se retire ordinairement d'elle-même, & la tête seule s'engage. Mais quelques foibles que puissent être les obstacles que la main met à la sortie de la tête, il vaut toujours mieux les prévenir en la repoussant de bonne heure, plutôt que de la laisser descendre. Quand nous disons en la repoussant, ce n'est pas que réellement l'on doive produire cet effet directement sur elle, mais seulement on l'empêche de descendre jusqu'à ce que la tête ait pris le dessous, après quoi elle remonte d'elle-même. Que si la tête occupe déjà le fond du bassin, il faut alors se contenter de la détourner des côtés de cette cavité, & la conduire vers l'une des échancrures ischiatiques, si elle s'oppose visiblement à l'Accouchement par le forceps. Il est rare que les deux mains se présentent avec la tête, & plus rare encore que l'on soit obligé de repousser celles-ci, & de retourner l'enfant à raison de cette légère complication; l'on ne doit se déterminer à ce parti qu'autant que la présence du bras a détourné la tête de l'axe du bassin, & lui a fait prendre une mauvaise position.

Quand, non-seulement la main, mais encore le bras s'est avancé jusqu'au dehors, la circonstance devient plus inquiétante, l'enfant ne peut venir dans cette situation, car plus le bras s'avancera, plus il se tuméfiera, sans que le travail arrive à sa fin. Les enfans peuvent rester long-tems dans cette position, & néanmoins conserver la vie, ainsi que l'attestent les observations de ceux qui ont écrit sur les Accouchemens.

Mauriceau en rapporte un qui est frappant : il dit qu'ayant été appellé pour accoucher une femme qui, depuis plusieurs jours étoit en travail, il trouva l'enfant qui présentoit le bras engagé, comme nous venons de le dire ; ce bras étoit si gangrené, qu'il ne douta nullement qu'il ne fût mort ; aussi accoucha-t-il la mère sans ménagement pour l'enfant qu'il jeta dans la ruelle du lit. Un instant après il fut on ne peut pas plus surpris de l'entendre crier ; il s'empressa de lui donner ses soins.

En parcourant ce que nous ont laissé les Auteurs qui ont écrit sur la position qui nous occupe, on est surpris d'y trouver détaillées des méthodes plus cruelles les unes que les autres. Les uns, comme Mauriceau, conseillent d'aracher cette extrémité en la tordant sur elle-même, comme pour la désarticuler ; d'autres, comme Peu, l'ont amputée le plus haut possible avec des tenailles incisives, croyant cette opération moins cruelle que l'arrachement ; certains se sont contentés d'y faire de profondes incisions, dans la vue d'en procurer le dégorgement. Rœderer, plus cruel encore, disoit qu'il falloit couper le bras, dans sa jointure, avec un bistouri, chose qui devoit être bien difficile, & porter ensuite l'instrument dans la matrice, & couper le corps de l'enfant par morceaux, & en tirer ces morceaux les uns des autres. Peu vouloit qu'on passât un lacs autour du corps au moyen d'un crochet mousse alongé, pour faire descendre les fesses pendant qu'on repousseroit le haut de la poitrine. M. Delurye proposoit d'aller chercher la seconde main de l'enfant, quoiqu'on ne pût entrer dans la matrice, pour en dégager les pieds. Ces conseils ne sont nullement réfléchis, & ne méritent point qu'on en fasse sentir tout le ridicule. Si l'on a réussi quelquefois en tirant sur le bras, c'est que le bassin étoit fort spacieux, l'enfant très-petit, & qu'ainsi il a pu passer comme ployé en double ; mais ces cas ne doivent point former loi. Denman, célèbre Accoucheur Anglois, cite quelques faits qui tendent à prouver que certains Accouchemens de ce genre se sont terminés aussi facilement que les naturels ; mais, malgré ces observations, il n'en conclut pas moins que la meilleure manière de terminer l'Accouchement, lorsque les bras se présentent, est de retourner l'enfant, & de l'amener par les pieds quand on le peut, dit-il, avec l'espoir de le conserver, & sans nuire à la mère.

Des Praticiens moins cruels ont cherché à réduire le bras, c'est-à-dire, à le porter dans l'intérieur de la matrice ; mais cette méthode n'est point aussi aisée qu'on le pense communément. La matrice est dans un tel spasme qu'elle ne supporte l'action d'aucun corps qui tend à la distendre, & moins encore celle du bras qui se déploieroit forcément dans son intérieur, en supposant qu'on le puisse faire entrer. C'est ce qu'ont pensé des Praticiens qui ont réfléchi sur la nature de ces obstacles ; aussi ont-ils été, en pareil cas, jusqu'à conseiller cinquante à soixante-dix gouttes de laudanum, pour appaiser l'état spasmodique qu'ils croyoient offrir tant de résistance, mais souvent sans le moindre succès, car alors le bras repoussé, au lieu de rentrer dans la matrice, se reployoit dans le vagin, & la force que l'on employoit pour opérer cette réduction étoit quelquefois telle qu'il s'en trouvoit fracturé. Il est étonnant que les Auteurs se soient si fort occupés de la présence du bras, & qu'ils l'aient considérée toujours comme un obstacle à l'introduction de la main qui devoit pénétrer dans la matrice. Deventer, & avant lui Moschion, étoient loin de penser ainsi, comme on le voit dans la pratique qu'ils nous ont laissée ; ils se contentoient, en pareil cas, d'aller chercher les pieds, sans s'occuper du soin de repousser les bras, comme l'avoient conseillé la plupart de leurs prédécesseurs. Et en effet ce n'est point cette partie qui fait obstacle, c'est la contraction de la matrice même, la roideur de son orifice, & son peu de dilatation qui y apportent les plus grandes difficultés. Une fois ces difficultés vaincues, rien ne résiste, & la partie qui doit descendre avance aussi facilement qu'il y ait un bras, ou qu'il n'y en ait pas.

Quelque soit donc l'état du bras sorti, il faut moins y faire d'attention qu'à l'orifice & au corps de la matrice, lorsque celui-ci n'a point été fatigué, que son orifice est souple & bien dilaté, il faut y introduire la main pour en dégager les pieds, & retourner l'enfant comme si le bras n'en étoit pas sorti. Si la matrice est travaillée de spasme, qu'elle se soit fortement contractée sur l'enfant, on la relâchera par des saignées, des bains, & tous les remèdes généraux que l'on reconnoît utiles en pareil cas ; si l'orifice n'est point assez ouvert, que les bords en soient encore durs & peu développés, il faut attendre patiemment un terme plus avancé, & loin de fatiguer la femme par des attouchemens imprudemment réitérés, faits dans l'intention d'accélérer la dilatation de l'orifice de la matrice ; l'on prescrira les demi-bains, les injections relâchantes & les lavemens, & l'on attendra sans craindre que la présence du bras ne donne lieu à quelques accidens.

Une observation à faire ici, est que souvent il arrive, quand on va chercher les pieds, que la main disparoît & semble rentrer dans la matrice, à mesure qu'on fait descendre les pieds. Cet effet, dont on découvre facilement la cause, n'est pas toujours des plus heureux pour l'enfant ; si cette extrémité supérieure, en remontant ainsi, se place quelquefois dans le bassin de la femme, de manière à ce que, par la suite, elle se trouve appliquée sur les côtés de la tête, comme on le remarque assez souvent dans les Accouchemens où l'enfant vient par les pieds ;

d'autres fois aussi le bras se plie, & le coude s'arqueboute contre un des points des parois de cette cavité, de manière à mettre obstacle à la descente du tronc, ou bien à exposer l'humerus à se fracturer. Pour éviter ces inconvéniens, assez fréquens, il faudroit faire descendre cette extrémité dans les mêmes proportions que le tronc. On ira donc reprendre la main de l'enfant, si elle disparoît entièrement, aussi-tôt que les cuisses seront dégagées, & l'on maintiendra le bras alongé contre le corps; mais il seroit encore bien plus sûr, & beaucoup plus expédient d'appliquer un lacs sur le poignet avant d'aller prendre les pieds. Mais il faudra bien observer de ne pas tirer dessus pendant qu'on s'efforcera de dégager les pieds, & de les amener au dehors, pour ne pas fixer l'épaule à l'entrée du bassin, dans un tems où elle doit nécessairement s'en éloigner un peu, & de ne le faire qu'au moment où les fesses de l'enfant seroient parvenues au passage.

Quand les deux bras se présentent, on doit suivre les mêmes procédés que s'il n'y en avoit qu'un. Lorsque les deux bras sortent ainsi à-la-fois, la tête ne peut s'avancer bien loin dans la cavité du bassin, elle n'est engagée pour ainsi dire que par deux points, en sorte que quelquefois l'un des bras pouvant être repoussé, la tête redescend facilement. Quand la chose est impossible, on va chercher alors les pieds, auxquels on parviendra facilement, pour les amener au-dehors, & ainsi on achèvera l'Accouchement. Les cas de cette nature sont très-rares. M. Hamilton dit que, dans une pratique très-étendue à Londres, il n'en a vu que deux, & que l'un & l'autre étoient des cas de jumeaux.

Des Accouchemens où l'enfant présente l'une ou l'autre hanche à l'orifice de la matrice.

Cette position de l'enfant a lieu plus rarement que celle où les épaules paroissent. L'obliquité de la matrice & la surabondance des eaux de l'amnios sont des causes suffisantes pour lui donner lieu, soit qu'elles se trouvent ensemble ou séparément. Il est difficile de reconnoître la hanche de l'enfant avant l'ouverture de la poche des eaux, parce qu'on ne peut alors parcourir une assez grande étendue de cette région pour rencontrer des caractères certains, tels que la crête de l'os des iles, la dernière des fausses côtes, l'anus, &c. Chaque hanche peut se présenter de différentes manières, ainsi qu'on le peut voir dans les ouvrages didactiques; mais, quelques variées qu'elles soient, l'Accouchement n'est pas pour cela toujours impossible sans les secours de l'art; il peut quelquefois s'opérer spontanément, & moyennant les secours généraux que demandent les Accouchemens où les fesses se présentent. M. Baudeloque observe, & avec raison, que la présence de la hanche à l'orifice de la matrice, étant toujours l'effet de l'inclinaison du grand diamètre du corps de l'enfant relativement à l'axe du bassin, & cette obliquité pouvant être la suite de celle de la matrice, ou de la grande quantité d'eau qu'elle contient; elle peut disparoître dans les progrès du travail, à mesure que ce viscère se contracte, & que les eaux s'écoulent, de manière que la hanche s'éloigne du détroit supérieur, que les fesses viennent s'y présenter, & que l'enfant, poussé par les seuls efforts de la mère, peut s'engager & sortir. Ce changement de direction, si nécessaire à la sortie de l'enfant, s'opère quelquefois comme de lui-même, ou au moyen de la situation que la femme garde pendant le travail; mais souvent aussi on ne peut le déterminer qu'en introduisant la main dans la matrice; dans ce dernier cas, il faut toujours dégager les pieds, & ne jamais s'en tenir à ramener les fesses à l'entrée du bassin, attendu que ce procédé est plus facile, plus sûr, & que d'ailleurs on épargne beaucoup de douleurs à la femme.

De l'Accouchement contre nature, où l'enfant présente les fesses.

Quoique nous ayions rangé cette espèce d'Accouchement parmi les naturels chez les femmes, dont le bassin est très-spacieux, lorsque sur-tout le fœtus, qui doit le traverser, est très-petit, il n'en conste pas moins que, dans beaucoup de cas, différentes causes peuvent le compliquer & ainsi le rendre plus ou moins difficile. Mais, sans compter celles qui proviennennt de la mère, il en est de propres au fœtus, tels que le volume extraordinaire des fesses, & leur mauvaise situation. La position des fesses n'est pas toujours la même à l'entrée du bassin; les Accoucheurs, en ramenant les différentes situations des parties que l'enfant présente à l'orifice, à quatre principales, d'après les divisions générales qu'ils ont établies dans la circonférence du détroit, ont également rapporté celle des fesses, en disant que, dans chacune de ces positions, tantôt le dos de l'enfant répondoit directement au pubis ou aux lombes de la mère, & tantôt à l'un des côtés ou à l'un des espaces intermédiaires que laissent ces premiers points. L'on peut voir, à cet égard, ce que que nous avons déjà dit de la position de ces parties, en traitant de l'Accouchement naturel, où nous avons exposé les signes qui indiquent la présence des fesses, & leur position au passage. Mais quelque certains que puissent être ces signes, ils ne sont pas toujours évidens, surtout avant l'écoulement des eaux, & quand les fesses sont engagées & serrées depuis long-tems dans le bassin. Quand les eaux ne sont point encore écoulées, les doigts n'y peuvent atteindre, & la moindre pression les fait fuir en quelque façon. Quand elles sont engagées, & que la rupture des membranes a lieu, les fesses sont si tuméfiées, qu'il n'est pas possible de les distinguer d'autres parties; il est même arrivé à des Praticiens de les prendre alors pour la tête, & même de les saisir avec le forceps, croyant agir sur elle, & n'amener, à leur grand étonnement, que les fesses.

Quand on est certain de la bonne conformation du bassin, que les fesses sont convenablement situées, qu'elles ne paroissent point tuméfiées excessivement, que les forces sont convenablement expulsives, il faut abandonner le travail à la nature. Si elles éprouvoient quelque difficulté lorsqu'elles sont descendues dans le petit bassin, on chercheroit à les débarrasser en tirant à soi, pendant la durée de chaque douleur, au moyen du doigt de l'une & l'autre main qu'on conduiroit au-dessus des hanches, & qu'on recourberoit en manière de crochet vers le pli de chaque cuisse. Après avoir ainsi dégagé les fesses & les pieds, l'on achèveroit l'Accouchement, comme si ces derniers se fussent présentés naturellement. Mais quelquefois il n'y a qu'une seule fesse qui se présente, & c'est ce qu'on voit souvent avoir lieu dans l'obliquité de matrice, lorsqu'il y a une grande quantité d'eau; alors le corps de l'enfant peut se trouver tellement incliné à l'axe du bassin, qu'il ne présente qu'une fesse. L'enfant ne peut alors sortir; car, pour qu'il le puisse, il faudroit que la longueur de son corps devienne à-peu-près parallèle à l'axe de ce détroit, ce qui est impossible dans la situation ordinaire. Pour produire ce parallélisme, il faut faire coucher la femme sur le côté opposé à celui de la déviation de la matrice pendant les premiers tems du travail, & si ce moyen ne peut réussir, il faudra introduire une main à l'entrée de la matrice pour ramener au centre du détroit supérieur la fesse qui est sur le bord du bassin, ou pour dégager les pieds, ce qui est encore préférable.

Mais si quelques accidens menacent, que le volume des fesses surpasse de beaucoup la largeur du bassin, si les forces de la femme se perdent, & qu'il y ait tout à craindre qu'elle ne s'épuise & ne succombe avant que les fesses ne soient assez avancées pour être saisies & entraînées au moyen des doigts, il faut, sans plus tarder, repousser celles-ci pour aller chercher les pieds, mais il faut quelles soient peu engagées, & encore à l'entrée du bassin; autrement il faudra chercher à entraîner les fesses avec le doigt indicateur de chaque main, recourbé légèrement en manière de crochet sur le pli des aines. Si l'on ne réussit point par ce moyen, on aura recours aux lacs ou aux crochets mousses. L'application des lacs n'est point aisée, elle doit être faite sur l'aine, & ce n'est qu'avec la plus grande difficulté qu'on les maintient sur cette partie. M. Baudeloque donne la méthode suivante, qu'il dit être la plus facile. Ayant plié un ruban dans son milieu, on en adapte l'anse sur le bout de l'index d'une main, comme pour l'appliquer sur le pli du jarret; on insinue ce doigt au-dessus de l'une des hanches de l'enfant, en le recourbant du côté de l'aine, entre la cuisse & le ventre, aussi loin qu'il est possible, vers les parties sexuelles. On introduit alors un crochet convenable entre les cuisses de l'enfant, en le dirigeant de l'extrémité de l'indicateur de la main chargée du lacs; on tourne la pointe de ce crochet vers le bout du doigt qui est couvert du ruban; & l'on fait en sorte d'accrocher l'anse de ce dernier, & de l'entraîner au dehors; mais on n'y parviendra qu'après beaucoup de tentatives fatiguantes pour les parties de la mère & celles de l'enfant, comme le remarque très-bien ce Praticien. Quand on a réussi à appliquer le lacs de cette manière, on en fait usage, comme nous le dirons en parlant de la position des genoux.

Quoique nous ayions dit que l'on ait retiré les fesses avec le forceps lorsque des obstacles s'opposoient à leur passage, néanmoins le succès ne doit point faire de ce procédé une méthode; car elle seroit funeste le plus souvent à l'enfant, à moins que l'on ne soit assuré que réellement il est mort. Les crochets mousses sont préférables au forceps employé de cette manière; au défaut de ces crochets, on peut se servir de celui qui termine une branche du forceps. Un seul peut suffire pour extraire les fesses de l'enfant, lorsqu'elles sont engagées diagonalement, pourvu qu'on le place sur le pli de l'aine, qui répond au sacrum de la mère; mais quand elles se présentent dans la troisième ou quatrième position, & qu'elles sont fortement serrées dans le bassin, trouvant de plus grands obstacles, il faudra en appliquer deux, & s'en servir comme d'une espèce de forceps.

Des Accouchemens contre nature, dans lesquels l'enfant présente les genoux.

La difficulté vient souvent, dans ces sortes de position, de ce qu'un genou se présente à l'entrée de la matrice, pendant que l'autre extrémité, repliée sur elle-même, est retenue à la marge du bassin. La difficulté peut encore venir, lorsque les genoux se présentent, de ce qu'ils s'appuient, en descendant, sur le bas du sacrum, & s'y arrêtent pendant que les pieds poussés en avant & appliqués contre les fesses, qui sont forcées elles-mêmes de s'engager, cherchent à sortir les premiers. La conduite qu'on a à tenir ici dépend de la situation des genoux, tant par rapport à eux, que par rapport au bassin de la femme, & aux accidens qui compliquent le travail. Quand le travail n'est accompagné d'aucun accident, que les genoux sont encore à l'entrée du bassin, & qu'ils peuvent être repoussés, il faut aussi-tôt aller chercher les pieds; mais, si les choses ne se passent point ainsi, il faut laisser descendre les genoux, & favoriser leur marche, en les écartant des endroits du bassin où ils pourroient se fixer, pour les accrocher avec le doigt de chaque main qu'on recourbe sur le pli du jarret, lorsqu'ils seront assez avancés, & l'on achevera ainsi de les dégager. Quand les genoux sont très-avancés, & les pieds encore fort haut, l'on doit chercher à les entraîner au moyen des doigts recourbés, comme nous venons de le dire, à moins qu'on ne puisse recourir aux lacs. La méthode suivante de les appliquer, est celle que M. Baudelocque préfère à toute autre. On prend un ruban de fil large d'un pouce, & long d'une aune; on le plie en deux, & l'on adapte l'autre en manière de chaperon, sur le bout de l'index, où on l'assujettit en tirant plus ou moins de l'autre main sur les deux chefs. On introduit ce doigt, couvert du lacs, sur le côté externe du genou, on l'insinue entre la jambe & la cuisse de l'enfant, en le courbant sur le pli du jarret, de sorte que son extrémité s'avance jusqu'au côté interne, en parcourant toute la longueur de ce même pli. On porte ainsi le lacs assez loin, pour qu'on puisse le fixer du bout du pouce dirigé à l'opposé du doigt, de manière qu'ils embrassent le genou exactement entre eux. Pendant qu'on retient l'anse du lacs, fixée au moyen du pouce contre la face interne du genou, on dégage l'index du pli du jarret, où on laisse ce ruban, pour venir le reprendre avec le pouce, & l'entraîner, en en dégageant un chef de ce côté. Il suffit d'appliquer un lacs sur un seul genou; le ruban étant ainsi placé, l'on en saisit les deux chefs d'une main, en leur faisant faire quelque tours surs plusieurs doigts, & l'on tire à soi, en suivant l'axe du bassin, pendant que l'index de l'autre main, appliqué sur la partie externe du second genou, & légérement courbé au-dessus, on le tient assez fortement rapproché du premier, pour qu'il soit obligé de descendre en-même tems, & suivre la même direction. M. Baudelocque observe que soit qu'on ait recours au lacs ou au crochet qui termine le manche du forceps, & qu'il recommande également, il est assez indifférent de se servir de la main droite ou de la main gauche; mais il n'en est pas de même, continue-t-il lorsqu'un seul genou s'est engagé, & que la seconde extrémité, retenue au-dessus du bassin, s'oppose à l'Accouchement. Dans ce cas, l'on doit au moins aller chercher le pied de l'extrémité retenue, si l'on ne peut dégager les deux en repoussant d'abord le genou qui est descendu. La facilité de l'opération dépend du choix de la main qu'on insinue dans la matrice, & ce choix doit être dicté par la situation respective des deux extrémités inférieures de l'enfant, de même que par la situation particulière de celle qui est arrêtée sur l'entrée du bassin.

Des Accouchemens contre nature, où l'enfant présente les pieds.

Si, le plus souvent, la position que nous considérons ici n'est point défavorable à la sortie de l'enfant, du moins elle n'est pas toujours la plus avantageuse. Il est cependant assez rare qu'elle le soit, au point que l'Accouchement soit véritablement contre nature. Si l'on a quelque chose à craindre dans ce genre d'Accouchement, c'est la compression que la poitrine, la tête & le cordon ombilical peuvent éprouver en traversant les détroits; le tiraillement, la secousse forcée que peut éprouver la moëlle épiniaire par les efforts réitérées qu'on est obligé de faire sur les extrémités. En supposant que l'Accouchement ne soit accompagné d'aucun accident fâcheux, l'on se comportera de la même manière que si l'enfant présentoit la tête jusqu'à l'ouverture de la poche des eaux; mais du moment que celles-ci se seront écoulées, l'on dégagera les pieds, si on le peut, au moyen de deux doigts introduits dans le vagin, ou bien on les disposera de manière qu'ils ne puissent s'arrêter contre quelques points du bassin, jusqu'à ce qu'ils soient dehors. Alors, s'il y a à craindre qu'en abandonnant le reste du travail à la nature, il ne s'en suive quelque danger pour la mère ou l'enfant, il faut terminer l'accouchement, en tirant sur les pieds. Le danger est quelquefois si urgent alors, qu'on est obligé d'introduire la main dans le vagin, pour aller prendre les pieds à l'orifice de la matrice & les dégager plutôt. La manière dont les pieds s'engagent peut aussi être cause de toutes les difficultés. Souvent il n'y a qu'un seul pied qui passe par l'orifice de la matrice, pendant que l'autre, retenue au-dessus du bassin, s'oppose, comme nous le disions plus haut, à la sortie de l'enfant, quelqu'effort que fasse la nature pour l'opérer. Il faut, en pareil cas, ne point hésiter à aller chercher cette seconde extrémité, ou bien faire en sorte qu'elle s'alonge & se déploie sur la poitrine, à mesure que le tronc descend. Pour parvenir à ce but, il suffit souvent, en tirant sur l'enfant, de détourner la pointe du pied sorti du dehors en dedans, & de faire décrire à la cuisse une rotation semblable. Mais, pour peu qu'il faille employer de la force, il faudra aller prendre le second, en portant la main le long de la cuisse qui est déjà sortie; car il y tout à craindre, en agissant autrement, qu'on ne luxe l'extrémité, ou qu'on ne sépare le corps du fémur de l'épiphyse de la tête, ce qui seroit infiniment fâcheux pour l'enfant, s'il naissoit vivant. On peut, en quelque façon, diminuer le danger qui pourroit naître en portant toute l'extrémité vers l'adduction ou la ligne centrale du corps de l'enfant, & en accrochant la hanche du côté de celle-ci, au moyen de l'index, aussitôt que les fesses seront suffisamment descendues pour partager la somme des efforts que leur sortie demande. Quand elles seront sorties, on les saisira des deux mains, qu'on placera à la hauteur des hanches, & l'on tirera sur le tronc jusqu'à ce que le second pied se soit dégagé de lui-même.

Il est une circonstance sur laquelle il importe beaucoup de ne point se tromper. Il arrive souvent que deux pieds se présentent à l'orifice; mais appartiennent - ils tous deux au même sujet? & s'ils ne lui appartiennent pas, les tractions que l'on fera sur eux, ne peuvent-elles pas avoir des suites fâcheuses? On évitera aisément toute méprise, en glissant la main le long de la cuisse, qui appartient à la jambe sortie, pour aller saisir l'autre cuisse, & en amener le pied. Toutes les fois que l'on est obligé d'introduire la main à l'entrée de la matrice, pour y prendre les pieds, on les accroche en passant le doigt indicateur entre eux, & en les serrant assez étroitement entre les autres doigts. Lorsqu'ils sont au-dehors, on les couvre d'un linge fin, pour les retenir plus aisément, & ensuite on entraîne les fesses obliquement, & en en-bas; on porte ensuite les mains au-dessus des genoux, pour moins fatiguer l'articulation des pieds, & des jambes, & successivement pour ménager celle des cuisses, on applique les mains sur les hanches, aussi-tôt que les fesses sont sorties. On a le soin, dans tous ces efforts, de ne point agir sur le ventre, ou la poitrine, crainte d'occasionner des contusions meurtrières, mais plutôt sur les hanches, jusqu'à ce que les épaules soient dehors. L'enfant descend aisément jusqu'aux aisselles; mais, à cet endroit, sa marche devient plus lente, où la résistance que les épaules apportent, & la difficulté que trouvent les bras à se relever vers les côtés de la tête. Dans les Accouchemens terminés ainsi, le cordon ombilical ne descend pas toujours dans les mêmes proportions que le tronc de l'enfant; & alors il est tiraillé par celui-ci, de telle manière que l'ombilic souvent se déchire. Pour peu que le cordon soit retenu au-dessus du bassin, pour prévenir cet accident fâcheux, il faudra insinuer deux doigts le long du ventre, du moment que les fesses paroîtront au passage, & avec eux saisir le cordon, & en faire descendre une anse plus ou moins longue, selon la facilité qu'on éprouvera; ce qu'on répétera de tems à autre, à mesure que le tronc se dégagera. S'il étoit entortillé autour d'autres parties, comme sur le col, par exemple, & qu'on trouvât de la difficulté à le dégager, il faudroit tout uniment le couper & en froisser simplement les deux bouts entre les doigts, sans néanmoins les lier. Dès que les aisselles paroîtront au-dehors, on dégagera les bras. Quelques-uns cependant trouvent des désavantages à cette méthode; mais il est certain qu'ajoutant un nouveau volume à celui de la tête, ils ne peuvent qu'augmenter les difficultés que celle-ci éprouvera à son passage par le détroit supérieur; la raison & l'expérience dictent donc qu'on ne peut que bien faire de les dégager. Mais en les dégageant, il convient de les ramener toujours sur le devant de la poitrine, en faisant décrire au coude le même trajet qu'il a parcouru en le relevant du côté de la tête. On doit commencer par le bras qui est en-dessous, parce qu'il est moins serré, pour l'ordinaire, que celui qui se trouve derrière le pubis. Avant de tirailler sur le premier, on tirera le tronc de de l'enfant obliquement vers l'une des aines de la femme, & l'ayant entouré d'une serviette, on le soutiendra d'une main pendant que, de l'autre, on agira de la manière suivante, qui est celle que préfère M. Baudelocque. On abaisse d'abord l'épaule, autant qu'on le peut, selon la longueur du tronc, en la saisissant du pouce, de l'index & du doigt du milieu. On insinue ensuite ces derniers doigts, ou l'un d'eux seulement dans le vagin le long du col de l'enfant, jusqu'au pli du coude, sur lequel on appuie, pour le faire descendre vers la poitrine. On enveloppe aussi-tôt cette extrémité avec le même linge qui entoure l'enfant; on porte celui-ci en-bas, & vers le point diamétralement opposé à celui où on l'avoit tenu relevé, & on le soutient de la main qui a dégagé le premier bras, pendant que, de l'autre main, on abaisse le second en suivant les mêmes règles. Il arrive quelquefois que la tête trop descendue comprime les bras contre les bords du détroit supérieur; il faut, en pareil cas, la faire rentrer dans le grand bassin, pour que les extrémités en soient moins comprimées.

Quand les bras ont été dégagés, il ne reste plus qu'à extraire la tête: cette opération a ses dangers, relativement aux efforts que l'on est obligé de faire sur elle, & qui se continuent plus ou moins jusqu'à la moëlle épiniaire. Aussi, quelques-uns ont-ils pensé qu'il valoit mieux laisser à la nature une expulsion, qui, faite par art, entraînoit d'aussi mauvaises suites. Quand les détroits du bassin est en juste proportion avec le volume de la tête, on peut suivre ce parti, en donnant cependant à la tête la position qui lui est la plus convenable. On introduit ensuite un doigt dans la bouche, moins pour accrocher la mâchoire inférieure & tirer dessus, que pour faire suivre au menton, un plan continu avec la poitrine, & empêcher qu'il ne s'accroche en quelque endroit du bassin. On contient le tronc de la même main & de l'avant-bras, pendant que de l'autre placée sur le dos de l'enfant, on embrasse le derrière du col, au moyen de l'index & du doigt du milieu recourbé au-dessus des épaules. Si la tête est encore au détroit supérieur, on tirera presque directement en en-bas pour la faire descendre, mais avec ménagement & seulement pendant les douleurs qu'on sollicite alors. Quand la tête est descendue dans le petit bassin, & que la face regarde le sacrum, si l'on fait encore quelqu'effort pour l'extraire, ce ne doit être qu'en relevant le corps de l'enfant vers le pubis de la mère, le reste est absolument du ressort de la nature; il ne faut que soutenir le tronc de l'enfant d'une main, & de l'autre, le périnée de la femme, la femme, comme dans l'Accouchement naturel, & pour les mêmes motifs.

Il s'en faut de beaucoup que les choses aillent aussi bien, quand le volume de la tête est disproportionné au développement du détroit supérieur; il faut alors beaucoup de ménagement dans les tentatives, crainte d'ajouter, par de violentes secousses, au mal déjà trop existant. Mais la mort, qui survient en pareil cas, est toujours moins l'effet de la compression de la tête, que de celle du cordon & de la poitrine, & sans doute aussi du tiraillement de la moëlle épinière, comme la dissection l'a plus d'une fois prouvé. Ainsi, l'on ne sauroit trop blâmer les efforts inconsidérés que l'on fait en différens tems, & sans raisonnement, sur le tronc, pour extraire la tête dont les mouvemens ne sauroient répondre aux siens. Une méthode beaucoup plus simple, moins accompagnée de danger, & beaucoup plus prompte, est celle que l'on tente au moyen du forceps. Smellie est l'Auteur qui en a fait l'application dans ce cas, & son exemple ne sauroit être trop suivi. Nous renvoyons pour les espèces de ces Accouchemens & les procédés qu'ils exigent, aux détails que l'on trouve dans les livres de l'art.

Des Accouchemens qui ne peuvent se faire qu'à l'aide des instrumens.

Ces Accouchemens méritent par excellence le nom de Laborieux, à raison de l'impossibilité où est la nature de se débarrasser par elle-même de l'enfant. Ce n'est pas cependant qu'il n'y en ait quelques-uns où l'enfant ne sorte moins difficilement que dans les Accouchemens contre nature que nous venons de considérer; mais ces difficultés, quoique souvent faciles à vaincre par une application raisonnée des instrumens, n'en sont pas moins insurmontables à la main de l'Accoucheur. Les cas où il faut employer les instrumens se rencontrent rarement dans la pratique. Sur plus de six cents observations que Smellie a publiées, à peine s'en trouve-t-il une douzaine où il ait fait usage des instrumens; & c'est ce qu'ont lieu d'observer les Accoucheurs instruits qui savent & mettent en pratique les vrais principes de l'Art.

Les circonstances qui compliquent le travail & qui le rendent si laborieux, varient beaucoup entr'elles, & ont donné naissance à une multitude d'instrumens plus ou moins composés, & dont l'application est différente, selon les vues de ceux qui les ont imaginés. On est étonné du luxe de l'art sur ce point; mais ici, comme en toute autre partie de la Chirurgie, le mérite consiste moins dans l'invention des moyens, que dans l'emploi raisonné de ceux qui existent déjà. Aussi, de tous ces instrumens, n'est-il resté au Praticien que le forceps, le levier & quelques instrumens tranchans dont il se sert communément, & avec lesquels il remplit toutes les indications qui peuvent se présenter. (*Voyez* ces mots à leur article.)

L'Accouchement n'exige guères l'emploi de ces moyens, qu'autant qu'il y a une mauvaise conformation du bassin. (*Voyez* le mot Bassin); que la tête du fœtus est trop volumineuse, ou qu'il y a quelque tumeur ou exostose qui retrécit & ferme en quelque sorte les passages. La mauvaise conformation du bassin peut provenir d'un changement de forme ou de position dans les pièces osseuses, de saillies qui naissent à leur surface, du vice de leurs jonctions. Ces vices n'affectent pas toujours le bassin au même point & en même-tems; le détroit supérieur est ordinairement celui dont les vices importent le plus; quand il est très-resserré, il est assez ordinaire que le détroit inférieur soit large & alternativement; entre les extrêmes de cette mauvaise conformation, on observe différentes nuances que l'on peut cependant réduire à quatre principales. Le petit diamètre du bassin, considéré dans le détroit supérieur ou dans l'inférieur, peut avoir un demi-pouce de moins que dans l'état naturel, sans qu'il en résulte de grands obstacles à l'accouchement. Si la tête de l'enfant n'excède pas la grosseur la plus ordinaire, depuis trois pouces & demi de petit diamètre, mesure qui est le dernier terme de la bonne conformation, jusqu'à celle de deux pouces & un quart à deux pouces & demi, terme où la sortie d'un enfant ne peut plus avoir lieu, on trouve des bassins où ce diamètre n'a que trois pouces & un quart, d'autres, trois pouces seulement, & trois pouces moins un quart. Au-dessous de ce terme, où l'enfant n'est plus viable, se trouvent des décroissemens qui vont jusqu'à dix ou douze lignes d'ouverture, & chez d'autres encore moins. Dans les premiers cas, l'on peut extraire l'enfant par les pieds, par le forceps, le levier, les crochets, & dans les autres, par l'opération césarienne, (*Voyez* ce mot.) celle de la symphyse, (*Voyez* ce mot) ou l'Accouchement prématuré.

L'Accouchement par les pieds, dans les cas que nous venons de rapporter, n'est praticable qu'autant que l'enfant n'est point encore bien engagé, & qu'on connoît le diamètre du bassin, comparativement avec celui qu'a ordinairement la tête, ou telle autre partie qui fait résistance. Les Accoucheurs ont, sur ce point, des notions, beaucoup plus précises qu'on ne les trouveroit chez ceux qui ne s'adonnent point à la pratique de l'Art; ils savent assez exactement quel volume a une partie qui se présente seule ou avec d'autres; ils ont calculé tous les dévelopemens que peuvent donner les détroits du bassin, ils ont fixé le lieu où aboutissoient les différentes tangentes qu'ils en tiroient, ce qui leur a donné lieu de distinguer différens axes dans le bassin, axes bien essentiels à connoître, tant pour la direction que l'on doit faire suivre à la tête, que pour les efforts que l'on opère sur le corps de l'enfant lors de son extraction. Mais si tous ces points sont changés, si les directions ne sont plus les mêmes dans un bassin mal conformé, l'on voit d'avance à combien d'accidens l'on s'expose, en mettant en pratique les règles que nous avons données dans la manœuvre de l'Accouchement par les pieds, qui, par lui-même, n'est pas sans risques. L'usage du forceps n'expose pas à tant de dangers, comme on le verra au mot ENCLAVEMENT; il épargne à l'enfant les funestes effets de l'extension & des tiraillemens de la moelle épinière, ainsi que la luxation du col & de la tête; d'une autre part, il évite à la femme les douleurs qu'elle doit nécessairement éprouver de l'introduction de la main jusqu'au fond de la matrice. Mais cet instrument a aussi ses dangers, notamment pour l'enfant qu'il fait périr, lorsque le détroit du bassin n'a que trois pouces de diamètre & moins; la mère, également, en éprouve des suites fâcheuses; enfin il est de toute nullité, quand le bassin est vicié au dernier point, c'est-à-dire, lorsque son petit diamètre n'offre pas au moins deux pouces & demi d'étendue.

Le levier, de quelque nature & forme qu'il soit, n'est pas d'une utilité aussi reconnue que le forceps. L'on n'y doit recourir que pour corriger certaines positions de la tête, toutes les fois qu'il n'y a point un défaut de proportion trop considérable, entre elle & le bassin qu'elle doit parcourir. La tête, en s'engageant dans le bassin, se détourne quelquefois de son chemin, en sorte que la région de la fontanelle postérieure, au lieu de s'avancer de plus en plus, peut s'éloigner à mesure que la tête descend, de sorte que le haut du front vienne se présenter au milieu du détroit inférieur. L'occiput, comme l'observe M. Baudelocque, se trouvant alors plus ou moins renversé sur le dos de l'enfant, & le menton écarté de la poitrine, de manière que la tête offre de front le plus grand de tous ses diamètres, l'Accouchement devient impossible, sans le secours de l'art, chez beaucoup de femmes, ou tout au moins très-difficile. Pour parer à cette mauvaise position, il faut, quand on la voit venir, soutenir le haut du front pour l'empêcher de descendre. Si l'on s'en apperçevoit lorsqu'il n'est plus tems de la prévenir, il ne reste plus qu'à fléchir la tête sur la poitrine de l'enfant, soit en repoussant le front dans une direction convenable, soit en entraînant l'occiput en en-bas; la main suffit toujours en pareil cas, & ce n'est que quand on ne peut l'introduire, qu'il faut recourir au levier. Il faut toujours l'appliquer sur l'occiput, & en proportionner la courbure à la convexité de cette région, de manière qu'elle l'embrasse exactement, & que son extrémité puisse y trouver un point d'appui suffisant pour l'entraîner; il faut s'en servir comme d'un crochet mousse, & non comme d'un crochet ordinaire. La manière de l'employer, quoique fondée sur les mêmes principes, doit néanmoins différer selon chaque position de la tête; car il faut toujours avoir égard à la marche que celle-ci doit suivre, dans les situations où elle peut se présenter, pour franchir le bassin avec le moins d'obstacles. Voyez le procédé dans cette position de la tête, & l'application du levier qu'elle exige, dans les *Planches*.

L'usage des crochets & des instrumens tranchans, pour ouvrir le crâne & donner issue au cerveau, est beaucoup plus cruel que celui du forceps, la mort de l'enfant devant en être la suite. Aussi ne doit-on s'en servir que lorsque celle-ci est certaine; mais cette certitude est elle-même si difficile à obtenir, que ce n'est qu'avec la plus grande réserve qu'il faut procéder en pareil cas. L'on peut avoir sur ce point quelques doutes, même long-tems avant l'Accouchement; mais ils ne se réalisent guères que vers le tems du travail. Les eaux de l'amnios sont alors plus ou moins troubles & bourbeuses, & comme chargées de méconium plus ou moins délayé, & exhalent une odeur fétide & cadavéreuse. Les os du crâne sont vacillans, la peau qui les recouvre est très-lâche, & forme quelquefois, à l'endroit du sommet, une espèce de poche, qu'on trouve remplie d'eau glaireuse & roussâtre. Le cordon, quand on peut le toucher, ne fait sentir aucun battement; les fontanelles également n'ont aucune pulsation; des morceaux d'épiderme quelquefois se détachent. Quand le plus grand nombre de ces signes se réunissent, alors on ne risque plus d'appliquer les crochets ou d'ouvrir le crâne pour le vuider, & par cette évacuation faire cesser tout obstacle. En considérant la manière d'agir des crochets, il est facile de voir qu'ils ne conviennent, pour extraire l'enfant, qu'autant que le rapport de dimension de la tête, avec celui du bassin, est à-peu-près dans l'ordre naturel; car leur action ne sauroit tendre directement à diminuer la grosseur de cette partie, comme le forceps, qui agit sur deux points diamétralement opposés. Entre toutes les causes qui admettent l'application des crochets, le ramollissement de la tête, à la suite de la putréfaction, paroît être la principale, sur-tout quand elle est telle que le forceps ne sauroit avoir une prise suffisante pour l'entraîner. On applique le crochet sur l'occiput, quand la tête vient la première; Paul d'Egine est le premier qui ait conseillé l'application du crochet en cet endroit; ce qui prouve combien étoient grandes ses connoissances dans la pratique des Accouchemens. On l'applique encore sur la mâchoire supérieure, ou le front, dans les Accouchemens contre nature, après la sortie du tronc. De cette manière, la tête descend en offrant une de ses extrémités, & elle ne présentera, dans tous les tems de la sortie, que ses plus petits diamètres. Il faut avoir soin, en portant le crochet, que le doigt indicateur de la main gauche en accompagne toujours le sommet, & que le pouce soit placé au-dessous de la pointe, au moment où on l'engagera, pour la recevoir, en cas qu'elle se détache au milieu des efforts que l'on fait pour entraîner la tête. M. Levret avoit imaginé un crochet à gaine pour parer aux accidens qui pourroient arriver, soit à la mère où à l'opérateur, en cas que l'instrument vînt à manquer; mais sa complication en a fait tomber l'usage. Un cylindre de bois, de la grosseur du petit doigt, long de deux pouces, bien arrondi de toute part, au milieu duquel on a fixé un ruban de fil, peut remplir les mêmes vues. On ouvre le crâne avec la pointe des ciseaux, on y introduit en entier le cylindre, de manière qu'il traverse l'ouverture, & l'on tire à soi les deux cordons.

L'usage des instrumens tranchans remonte à Paul d'Egine; cet Auteur recommande, toutes les fois qu'il y a impossibilité de terminer l'Accouchement, de percer le crâne & de l'attirer avec des pinces. Cette pratique n'a guères lieu que dans le cas d'hydrocéphale ou de conformation vicieuse des parties molles de la mère. Quand la collection des eaux est excessivement abondante, ce qu'on reconnoît à la grande étendue des fontanelles, à la largeur des sutures, à la souplesse des os du crâne, à la tension & à la flaccidité alternative de la tête qui imite alors toutes les apparences de la poche des eaux pendant la douleur, l'on a un ensemble de signes suffisans pour se déterminer à recourir à l'instrument tranchant de préférence à tout autre qui pourroit nuire à la mère sans être utile à l'enfant, destiné à mourir par la nature de la maladie dont il est atteint. L'on emploie alors une pointe de ciseaux, un bistouri, ou un troiscart qu'on plonge dans le trajet d'une suture ou d'une fontanelle: opération qui souvent suffit seule pour lever l'obstacle, ainsi que nombre de faits l'ont constaté. Quand il faut opérer sur un enfant qu'on a retiré par les pieds, & qu'il ne reste plus que la tête, il faut alors porter la pointe de l'instrument sur l'une ou l'autre des fontanelles postérieures, ou bien dans le trou occipital même, au-dessus de la première vertèbre cervicale. Quand le défaut de proportion vient moins de la présence des eaux, que du volume naturel de la tête, en supposant toujours que l'on ait des signes aussi certains de la mort qu'on puisse les avoir, il faut recourir à un couteau bien pointu & affilé, qu'on garnira avec une bandelette, jusqu'à une certaine hauteur, & dont on conduira la pointe, couverte d'une boule de cire, sur la suture sagittale, ou sur l'une des fontanelles: quand on y sera parvenu, on l'enfoncera avec une certaine force, & l'on fera une incision cruciale pour vuider le cerveau; les doigts qu'on introduit ensuite remplissent cette dernière indication. Cette méthode est préférable à celle de Mauriceau, de M. Levret & de Smellie; on la doit à Deventer, qui a fait de très-bonnes observations sur les Accouchemens. Quant à la mauvaise conformation des parties molles, qui admet l'usage des instrumens tranchans, elle peut être de naissance ou accidentelle, comme l'observent généralement tous les Auteurs. Dans le premier cas, il peut y avoir une agglutination des grandes lèvres, une trop grande étroitesse dans l'entrée du vagin, une dureté trop grande de l'hymen, une obturation incomplette de l'orifice de la matrice. La mauvaise conformation accidentelle peut être l'effet d'une tumeur, d'une ulcération particulière; tous ces cas demandent un traitement différent, établi sur leur nature, & sur lesquels il n'est guères possible d'insister, sans tomber dans des détails qui ne sont point entrés dans nos vues. Nous dirons seulement que quand le bourlet, qui forme le col de la matrice extérieurement, est dur & squirreux, incapable conséquemment de toute dilatation, après avoir attendu suffisamment si le travail n'avance pas, il faut l'inciser en plusieurs endroits, comme l'ont déjà fait quelques Praticiens. Ces incisions sont préférables aux déchirures qui pourroient s'y faire, & n'en ont jamais les mauvaises suites; on les fera plus ou moins étendues, selon l'épaisseur de la callosité, mais toujours assez profondes pour que l'orifice puisse s'ouvrir ensuite convenablement.

Mais quand l'enfant est vivant, & qu'on a un égal intérêt de conserver lui & sa mère, il ne reste plus qu'à choisir l'un de ces deux moyens; de lui ouvrir une issue à travers les muscles de l'abdomen & les parois de la matrice, comme dans l'opération césarienne, ou de développer une plus grande étendue dans les détroits du bassin, ce qu'on obtient en incisant la symphyse du pubis. Nous verrons par la suite, à leur article, lequel de ces deux moyens est préférable; il nous suffit de dire en passant que l'opération césarienne, si elle paroît plus cruelle pour la mère, est du moins toujours favorable au fœtus, en ce qu'il ne souffre point dans la première de ces opérations, & que souvent il souffre également, comme la mère, dans la seconde.

L'Accouchement prématuré a été regardé comme le moyen le plus simple qu'on puisse mettre en usage dans le cas de mauvaise conformation du bassin. L'observation parloit assez en faveur de ce moyen; l'on avoit vu des enfans sortir au septième & huitième mois de la grossesse, & néanmoins jouir d'une assez bonne constitution quoique moins volumineux que les enfans nés à terme. En falloit-il davantage pour déterminer à devancer l'Accouchement, lorsque des vices de conformation annonçoient qu'il devoit être laborieux au terme de neuf mois, où l'enfant avoit acquis toute sa croissance? Mais ici l'on s'est trompé, faute d'avoir fait une égale attention au volume du fœtus & à l'expansion de la matrice qui le renferme dans la circonstance où l'on a cru devoir tenter l'Accouchement. Il est constant qu'à l'époque où les femmes accouchent prématurément, sans qu'aucune cause accidentelle n'y donne lieu, la matrice & son col sont développés autant qu'ils peuvent l'être, & que c'est à raison de ce développement que l'Accouchement arrive, ainsi que nous l'avons expliqué en parlant de l'Accouchement naturel. La sortie de l'enfant peut donc avoir lieu à cette époque, sans qu'il se présente aucune résistance; mais sera-t-elle aussi facile chez les femmes dont la mauvaise conformation du bassin porte à devancer le terme de l'Accouchement bien avant que les fibres du col de la matrice soient parfaitement développées? Le col de la matrice, à l'époque où l'Accouchement devroit se faire, est rarement entr'ouvert, il est encore fort épais & très-ferme; les contractions utérines ne pourront donc avoir lieu que par une irritation mécanique, assez forte & long-tems continuée; mais ces contractions étant sollicitées par l'art, cesseront du moment où on les discontinuera. Si l'on ouvre une issue aux eaux dans la persuasion que les contractions utérines en seront plus efficaces, l'enfant en sera plus exposé aux efforts d'autant plus inefficaces de la matrice, que le col ne peut céder, & alors il sera la victime de ce procédé. Concluons en disant que s'il est des cas où il soit permis de provoquer l'Accouchement avant terme, ce n'est guère que dans ceux de convulsions & d'hémorragies, qui ne laissent d'espérance que dans la délivrance; & que si on l'admet dans le cas de mauvaise conformation pour éviter des opérations plus graves, ce doit être toujours le plus tard que l'on peut pour trouver moins de résistance de la part du col de la matrice, & que la viabilité de l'enfant soit plus assurée; mais encore, pour que le succès soit certain de part & d'autre, faut-il connoître l'époque où le volume de l'enfant ne surpasse point les dimensions du bassin, & c'est-là toute la difficulté. D'ailleurs cette opération seroit d'une bien foible ressource, dans les cas où l'entrée du bassin ne présenteroit que douze à quatorze lignes de diamètre, & même moins. Nous renvoyons aux mots enclavemens, forceps, levier & crochets, la manière de terminer les Accouchemens de cette dernière classe. (*M. Petit-Radel.*)

ACCOUCHEUR. *Obstetricans.* C'est ainsi qu'on caractérise le Chirurgien qui se livre spécialement à la pratique des Accouchemens. Dans les grandes villes, cette profession est partagée entre les Chirurgiens & les Sage-femmes, les personnes les plus qualifiées, & qui peuvent le mieux récompenser, appellent auprès d'elles les Praticiens que la vogue porte, & qui ne sont pas toujours les plus instruits; celles qui sont moins opulentes, ou qu'un préjugé de pudeur conduit encore, ont recours aux Sage-femmes, que les Accoucheurs intéressés ne dépriment que trop souvent. Dans les campagnes, les Sage-femmes sont en pleine possession de leur profession, par la simple raison que le gain étant de la plus grande modicité, il n'y a pas d'empressement à chercher à se l'attribuer.

L'instruction, ainsi que la pratique des personnes qui se livrent à la profession d'accoucher, est un point sur lequel le Gouvernement n'a point encore porté une suffisante attention, parce que ceux qui sont à la tête des Départemens, & qui conséquemment pourroient servir l'humanité, ne s'occupent point assez des malheurs & des accidens qui nous assaillent en naissant. Il faut avoir pratiqué parmi le peuple & à la campagne, pour être témoin de l'indifférence avec laquelle on traite les enfans & leurs malheureuses mères dans ces momens critiques où l'ignorance n'a pour témoin de ses funestes procédés que des personnes sur lesquelles elle ne peut faire aucune impression. Il y a beaucoup de réformes à faire sur ce point, & spécialement sur l'instruction des Sages-femmes qui vont se fixer dans les campagnes; il ne suffit pas qu'elles suivent une ancienne qui ne lui donne ordinairement que les principes d'une pure routine, il faut encore qu'elle s'applique à l'étude de son art dans les livres qui lui conviennent, & sur les machines ou fantômes avec lesquelles on peut représenter les différens procédés de l'Accouchement. Quelques Provinces ont déjà établi, dans leurs principales villes, des écoles où les femmes peuvent venir étudier; mais leurs vues souvent ne sont point remplies, par la pauvreté qui les met dans l'impossibilité d'y venir puiser l'instruction. Il conviendroit que, dans chaque Municipalité, il y eût une école d'Accouchement où les élèves trouvassent le logement, la nourriture & l'instruction, comme les étudians dans l'art vétérinaire, à l'école de Charenton. En y passant six mois, & y étant formées sous les yeux d'un maître zélé & vigilant, elles deviendroient capables de remplir par elles-mêmes des places d'un rapport suffisant qu'on établiroit pour leur donner de l'émulation, & les mettre à même de pratiquer leur état avec les indigens, sans aucun espoir de récompense. On n'admettroit, dans ces écoles, que celles qui auroient l'esprit assez ouvert pour saisir les points de doctrine qu'on leur enseigneroit; car dans cette partie, comme dans toute autre, il faut au moins avoir l'esprit de la chose; l'enseignement le développe bien; mais il ne se donne pas. On a écrit beaucoup d'ouvrages pour l'instruction des Sage-femmes, peut-être les a-t-on trop multiplié; ce n'est pas la quantité qui fait la richesse, mais le bon emploi de ce qu'on a. M.de le Boursier du Coudray a donné, il y a une vingtaine d'années, un ouvrage qui a eu beaucoup de vogue, sans doute qu'il en doit une partie aux belles images dont elle a eu soin qu'il fût accompagné. Ce qu'il y a de certain, c'est que c'est à lui & à l'enseignement qu'elle a fait, que l'on est redevable des vues bienfaisantes qui ont porté plusieurs villes de provinces à demander des écoles d'Accouchement pour l'instruction des Sage-femmes de leur campagne. Cette nouvelle Agnodice pénétrée du sentiment de la chose, s'est répandue dans les différentes provinces, & par l'enseignement qu'elle y a fait, elle a suffisamment prouvé qu'on pourroit faire mieux si chacun, comme elle, n'avoit pour tout intérêt que celui de l'humanité. A l'ouvrage que nous venons de citer en ont succédé d'autres qui ont paru avec moins de profusion, mais qui certainement sont d'une utilité beaucoup plus grande; nous citerons entr'autres le Catéchisme à l'usage des Sages-femmes, par demandes & par réponses, publié dernièrement par ordre du Gouvernement. A une théorie claire & précise succèdent les procédés qu'on suit ordinairement dans les divers Accouchemens naturels & contre nature, & tous les faits & opérations sont tellement exposés, qu'un homme de bon sens, qui a des notions générales de mécanique, peut les expliquer & même les commenter sans tomber dans des erreurs grossières. Un tel ouvrage devroit être le répertoire de toutes les Sages-femmes éloignées dans le fond des campagnes de toute source d'instructions; & pourroit servir de base à ceux qui les enseignent.

Les Chirurgiens qui s'occupent des Accouchemens, sont moins sujets à tomber dans des erreurs, parce qu'en général ils sont plus instruits. Mais cependant ils n'en font pas pour cela moins souvent de fautes dans la pratique, par la trop grande précipitation qu'ils mettent à terminer un Accouchement, pour aller bien vîte à un autre; par l'impatience où ils sont de procéder, avant que l'orifice de la matrice soit suffisamment dilaté, par l'indifférence, & même la négligence qu'ils ont à faire revenir les enfans qui naissent asphyxiés, par les moyens les plus convenables, sur-tout lorsqu'ils opèrent chez les pauvres gens. Il est encore ici bien des réformes à faire; mais comme le mal est sous nos yeux, que nous nous sommes familiarisés avec lui, il y a tout lieu de croire qu'il sera, par cette raison, le dernier qu'on déracinera. Il seroit à souhaiter encore ici, même dans la grande Ville que nous habitons, qu'on ne permît pas indistinctement à tout Chirurgien l'exercice des Accouchemens. On peut être très-instruit dans la théorie comme dans la pratique de la Chirurgie, & ignorer les procédés à suivre dans les circonstances où l'enfant, dans telle ou telle position, demande un secours plus ou moins urgent. Des notions générales d'une fonction ne donneront jamais cette main-d'œuvre dont la bonne ou la mauvaise application tue ou sauve l'homme à l'époque critique de sa naissance. On sent l'importance de cette observation dans le centre des grandes villes, & l'on appelle encore le premier barbier, dans les fauxbourgs, auprès d'une femme qui ne peut accoucher naturellement.

La pratique des Accouchemens est assez lucrative, assez essentielle & honorable, pour satisfaire toute l'ambition d'un homme honnête, & qui vise à l'estime que doit lui donner sa profession. Mais tel est l'esprit de domination, que, dans tout état, chacun cherche toujours à se faire valoir, & à empiéter sur le droit des autres. On demande si les Accoucheurs peuvent & doivent traiter les maladies des femmes avant & après l'Accouchement. L'Accoucheur vous répond avec assurance: oui; & ne manque pas, avec sa logique ordinaire, de convaincre ceux qui ne raisonnent point, que cela doit être ainsi; la chose, selon lui, est prouvée, comme il est clair que deux & deux valent quatre; il va plus loin encore, en étendant ses prétentions jusque sur les maladies des enfans qu'il s'est arrogées par le même esprit qui le conduit à l'égard de celles des femmes. On ne sauroit croire combien sont grands les abus qui résultent d'une telle prétention. Nous sommes loin de taxer personne d'impéritie; il y a, parmi les Accoucheurs de la Capitale, des personnes qui peuvent donner en ce genre de très-bons conseils; mais quelque appréciables qu'ils soient, il ne faut pas croire que le tour de main, l'habitude & la routine des autres, leur donne une supériorité sur les Médecins instruits, & qui se sont toujours livrés aux profondes études que la pratique de leur état demande. Il n'y a que les gens bornés, malheureusement le nombre en est grand, qui puissent penser autrement; les meilleurs traités des femmes grosses ou en couches nous ont été donnés par des Médecins en différentes parties de l'Europe; ils ont également fait paroître les traités sur les maladies des enfans; les premiers Pères de l'art ont pareillement écrit en latin sur cet objet, & nous ont laissé beaucoup d'instructions sur ce qui s'y rapporte; le public, en en prenant connoissance, ne peut que revenir de son erreur, & concevoir de la Médecine une meilleure idée. On avance également la science en abattant la tête de l'hydre des préjugés qu'en posant des théorêmes que les ignorans tournent à leur gré.

L'Accoucheur en se fixant à son objet, & n'entreprenant que ce que sa conscience lui dicte, & opérant d'après les notions qu'une étude suivie lui a données, procède quand il le faut, excite ou réprime les efforts de la nature, & n'a recours aux instrumens, que quand il est absolument nécessaire. En général, il ne doit recourir à ce dernier moyen, que quand les autres ne peuvent lui servir en rien. Si tous les Accoucheurs eussent été persuadés de l'utilité de ce dernier précepte, on ne verroit pas les instrumens être vantés comme s'ils pouvoient tout faire par eux-mêmes; cet éloge pompeux, donné souvent au déshonneur de l'art, n'a que trop souvent tourné au préjudice des enfans. Le D. Nichols,

Professeur d'Anatomie à Oxford, pour tourner en ridicule ce prurit insupportable d'instrumenter si commun de son tems, a plaisamment imaginé une requête des enfans, dans le sein de leurs mères, à MM. du Collège Royal de Médecine de Londres, qui pourroit corriger si l'on n'étoit point revenu de ces mauvais procédés. Nous croyons pour terminer cette matière, qui, de ce côté, est assez triste, devoir la rapporter entièrement.

« Les enfans, dans le sein de leurs mères, représentent très-humblement que, quoiqu'ils ne soient point encore les Sujets de Sa Majesté, cependant comme ils résident dans l'étendue de ses Domaines, les Loix & Constitution de ses Royaumes leur donnent droit à sa protection; que toutes fois les supplians sont poursuivis d'une manière affreuse par les Accoucheurs Paucus & Maulus, qui, n'ayant pas les talens nécessaires pour gagner honnêtement leur vie, profitent de la crainte & de l'ignorance de celles qui ont conçu pour leur persuader que nous sommes leurs ennemis. Que nous ne pouvons venir au monde sans les en chasser; suggestion maudite, qui fait que nos mères donnent avec confiance des sommes extravagantes à ces ignorans pour nous meurtrir, nous tuer, nous déchirer; ce qui est contraire à la paix & au bon ordre qui règne dans le Gouvernement de Sa Majesté. Vos supplians déposent, 1.° que si la difficulté d'ouvrir les portes de nos demeures, que la terreur des cruautés dudit Paucus & Maulus nous empêchent de quitter, lesdits Paucus & Maulus nous accusent de vouloir tuer nos mères, & pour nous en punir, nous tirent soudain hors nos habitations avec des crochets, des forceps ou pinces de fer, & autres instrumens cruels qui nous déchirent, nous brisent, ou du moins nous serrent la tête d'une manière si cruelle, que dans la suite nous sommes sujets à des convulsions, à moins que par la grace de Dieu, comme cela arrive souvent, nous n'expirions dans l'opération; & si nous résistons, soit de nous-mêmes, soit par la nature étroite de nos domiciles, on nous condamne à mort comme coupables de rébellion; & pour l'exécution de ces sentences, on nous décapite, on nous arrache la cervelle avec des instrumens perfides inventés pour cet usage barbare. Ou bien si nous passons un bras hors des portes, soit pour notre défense ou pour tâter notre chemin, lesdits Paucus & Maulus nous font sur-le-champ couper ce bras aussi haut qu'il peuvent l'atteindre, ce qui nous fait expirer dans l'horreur des plus affreuses tortures. 2.° Vos supplians se plaignent que si on nous trouve ou morts, ou trop épouvantés, parce qu'on nous a tirés de force de nos asyles, en sorte que nous ne puissions ou n'osions demander grace par des cris douloureux, aussi-tôt lesdits Paucus & Maulus nous secouent, nous fouettent, sans écouter ni l'humanité dûe aux malheureux, ni le respect qu'on doit accorder aux morts, &c.

Vos supplians se plaignent, en troisième lieu, que nos mères sont tellement infatuées des talens desdits Paucus, Maulus & consorts, qu'elles se persuadent que les cruautés susdites les mettent à couvert contre nos attentats affreux & dénaturés; en sorte que plus nous sommes tourmentées, plus nos mères se croyant obligées envers eux de leur propre conservation, les paient sans mesure, & les vantent avec excès.

Souvent même lesdits Paucus & consorts, attendu leur ignorance & leur manque de théorie dans l'art qu'ils professent, font des bévues énormes dans leurs desseins cruels contre nous, en blessant, déchirant & maltraitant nos mères d'une telle façon, qu'elles meurent desdites blessures & meurtrissures. 4.° Vos supplians osent nier que nous ayions jamais eu l'intention de détruire nos mères, ou que nous leur ayions fait le moindre tort volontairement. Ils assurent au contraire que les maux qui arrivent à nous & à nos mères ne viennent jamais que de l'ignorance, de la précipitation & du naturel féroce desdits Paucus & Maulus. Ce que nous pouvons prouver par les billets de mortalité des premiers tems, où des bonnes femmes se mêloient seules de nos affaires. 5.° Vos supplians déposent que lesdits Paucus, Maulus & consorts, pour justifier lesdits procédés abominables, assurent que nous sommes morts; & pour le démontrer, ils amènent le conduit de nos nombrils, ce qui nous tue avant notre naissance, d'une manière aussi sûre que si on nous noyoit, ou si on nous étouffoit. Ils déposent enfin que les gardes des femmes en couches qui n'ont d'autres vues que leur intérêt, voyant que lesdits Paucus, Maulus & consorts ne prennent rien des parens du compère & de la commère; en sorte que ce qui auroit été donné à la Sage-femme leur revient; ces créatures cachent les cruautés exercées sur nos mères & sur nous, font à celles-ci une peur effroyable des Sages-femmes, & mettent en opposition la politesse, l'esprit délicat, l'imagination brillante de Paucus, panégyrique stupide qu'elles finissent toujours par un, oh! le charmant homme; sa vue seule rend la santé; par lequel manège nos pauvres mères séduites se livrent auxdits Paucus, Maulus & consorts, pour être traitées au gré de leur ignorance.

A ces causes, vos supplians vous prient humblement qu'en vertu de l'acte de Henri VIII, qui vous donne l'ordre & le pouvoir d'examiner & réformer les abus qui se commettent sous le prétexte de guérir, comme aussi en vertu du serment solemnel que vous avez prêté d'exercer ce pouvoir, vous preniez les dépositions ci-dessus en considération, & écartiez les meurtres & cruautés desdits Paucus & consorts, qui bâtissent leur fortune sur l'ignorance & les craintes naturelles aux femmes; & qui détruisant cruellement vos frères en humanité, ont la sotte présomption de vouloir changer les dispositions de la Providence, &

surpassent en méchanceté le grand tentateur de la première femme, ajoutant eux-mêmes de nouvelles terreurs, & souvent la mort aux peines qu'elles sont condamnées à souffrir lorsqu'elles mettent au jour leurs enfans.

Et vos supplians, s'ils peuvent venir au monde, & parler, ne cesseront de prier pour vous. » (*M. Petit-Radel*.

ACHILLE. *Tendon d'*. On nomme ainsi ce gros & puissant tendon formé par la réunion des muscles gastrocnémiens & solaires, qui sert à l'extension du pied, & qui s'étend le long de la partie postérieure du tibia, depuis le gras de la jambe, jusqu'au calcaneum. Si ce tendon vient malheureusement à être coupé ou rompu, comme on le voit arriver en conséquence d'un violent effort ou d'un spasme des muscles dont il est la continuation, on perd aussi-tôt l'usage de la jambe; & à moins qu'on ne parvienne à le réunir, on demeure boîteux pendant toute la vie. Les anciens Chirurgiens semblent n'avoir pas bien connu cet accident de la rupture du tendon d'Achille, qu'ils prenoient probablement pour une foulure, ou pour quelqu'autre maladie. Dans les cas où il avoit été coupé par un instrument tranchant, ils recommandoient de rapprocher les deux portions séparées, & de les maintenir en contact au moyen d'une suture. On a même appliqué cette méthode aux cas de rupture, lorsqu'ils ont été mieux connus, en incisant les tégumens pour mettre le tendon à découvert. Mais il n'est point nécessaire de recourir à une opération aussi cruelle. Nous sommes redevables au célèbre D. Alexandre Monro, d'Edimbourg, d'une méthode infiniment moins désagréable, & tout aussi sûre, qu'il a décrite d'une manière d'autant plus exacte, qu'il avoit été dans le cas d'en faire usage pour lui-même. Nous nous bornerons ici à faire connoître cette méthode, en renvoyant à l'article tendon, ce qui se rapporte plus généralement aux plaies de ces organes (1).

« Lorsque mon tendon se rompit, dit cet illustre Anatomiste, cela se fit avec un bruit à-peu-près semblable à celui que j'aurois causé en cassant une noisette sous mon talon; & j'éprouvai une sensation telle, que je crus que le talon de mon soulier avoit fait un trou dans le parquet. D'autres personnes ont senti la même chose en pareil cas; tandis que d'autres ont cru dans le moment de l'accident, être frappés d'un violent coup de pierre ou de bâton sur la partie affectée. Je ne tardai pas à comprendre ce qui m'étoit arrivé, & après avoir senti avec les doigts l'espèce de cavité que laissoient entre elles les extrémités du tendon, je pris mon pied gauche où étoit le mal, de la main droite, avec laquelle je le tins dans un état d'extension, & aussi-tôt que je fus assis, je pressai de l'autre main le gras de jambe de haut en bas. Je gardai cette posture jusqu'au moment où MM. Douglas & Russel, Chirurgiens de cette Ville, vinrent me voir. Ces Messieurs, après s'être bien assurés de la rupture, en pressant avec les doigts sur l'intervalle qui séparoit les deux bouts du tendon, mirent des compresses & une planche courbée sur la partie supérieure de mon pied, & sur le devant de ma jambe, cette planche, arcboutée sur ces deux parties, les tenoit à-peu-près dans une ligne droite, au moyen d'une longue bande qu'ils roulèrent autour. Mais cet appareil devint bientôt trop incommode pour que je pusse le supporter; la planche d'ailleurs pouvoit toujours se déranger, quelque soin que l'on mît à placer le bandage; j'en substituai un autre plus composé. *Voyez* la pl. où la figure représente une sorte de pantoufle A, faite de deux doubles de coutil piqués, du talon de laquelle part, la courroie piquée D, qui est assez longue pour atteindre jusqu'au haut du gras de jambe.

» La figure représente une pièce piquée très-forte E, garnie de chaque côté d'œillets F F, dans lesquels on passe un lacet. On place une boucle G de manière que la pièce étant lacée sur le devant de la jambe, elle se trouve exactement dessous. On met deux rangs d'œillets d'un côté, pour que l'on puisse faire usage des uns ou des autres, suivant la grosseur de la jambe.

» Ayant enveloppé ma jambe & mon pied d'une flanelle souple & bien imprégnée de la fumée de benjoin, je mis à mon pied, comme dans la figure la pantoufle A, & sur ma jambe la pièce E. Je passai la courroie D dans la boucle G, & par son moyen, je pus étendre le pied, & faire descendre le gras de jambe au degré que je jugeai convenable.

» Ce bandage remplissant parfaitement mon intention, je le portai nuit & jour, ayant soin de serrer davantage la courroie, quand je me sentois disposé à dormir, & de la relâcher, quand j'étois parfaitement éveillé & sur mes gardes. Je mettois aussi alors mon pied sur un tabouret, dans la posture représentée dans la figure, & je remontois souvent la pièce lacée sur la jambe, ou bien je la relâchois, de peur qu'elle ne fît enfler mon pied. Ce qui pouvoit aisément arriver, lorsqu'elle étoit trop serrée & trop basse. Au bout d'un jour ou deux, je sentis mes orteils gênés par la pression de la pantoufle, c'est pourquoi je la fis découdre en K, & je l'ai fait faire ouverte à l'extrémité, pour les personnes avec lesquelles j'ai depuis employé cet appareil.

» Pendant quinze jours, je ne fis aucun mouvement, ni aucun effort avec mon pied, & je me faisois transporter d'un endroit à l'autre de

(1) The works of al. Monro, p. 662.

» mon appartement, dans une chaise portée sur » des roulettes. Ensuite je commençai à le remuer » en avant & en arrière, assez doucement pour » ne me causer aucune douleur; & peu-à-peu » j'augmentai ces mouvemens, en cessant cependant sur-le-champ de fléchir le pied, ou d'étendre la jambe, dès que j'en ressentois quelque inconvénient. Il m'arrivoit souvent de continuer, pendant une demi-heure, cet exercice » de la jambe malade, mais je laissois l'autre aussi » tranquille qu'il m'étoit possible.

» Lorsque je commençai à marcher, j'avois » toujours soin d'avancer la jambe gauche à une » certaine distance de la droite, afin de pouvoir » bien étendre le pied; & je me servois d'une » canne, que je tenois de la main droite, pour » m'empêcher de tomber.

» En peu de jours le vuide, qui d'abord se » faisoit appercevoir entre les portions divisées » du tendon, s'effaça, cette partie seulement paroissoit plus molle que toute autre; mais peu-à-peu elle devint plus épaisse & plus dure, » jusqu'à ce qu'elle parût comme un nœud, de » la grosseur d'une prune médiocre, quand on » la touchoit au travers des tégumens. Peu-à-peu » elle a diminué de volume, & depuis quelques » années, elle s'est rammollie, en sorte qu'à présent on l'apperçoit bien moins qu'autrefois.

» Quelques semaines après mon accident, je » commençai à verser de l'eau froide sur ma » jambe & sur mon pied, que je faisois bien » frotter ensuite; mais, au lieu de fortifier le » membre, comme je m'y attendois, cette eau » ne fit qu'en diminuer la chaleur & l'affoiblir. » Par cette raison, je renonçai bientôt à ce remède, & je fis frotter fortement ma jambe, » deux fois par jour, avec de l'onguent d'althéa, » ou avec quelqu'autre corps gras, afin que la » friction n'écorchât pas la peau. Je continuai à » le faire jusqu'au moment où je commençai à » me servir librement de ma jambe.

» Etant obligé de sortir au bout de six semaines, » je mis une paire de souliers dont les talons » avoient deux pouces de hauteur, & dans le » jour je me servis de la machine que je vais » décrire, au lieu du présent bandage que je » continuai à porter la nuit encore pendant un » mois.

» Cette nouvelle machine est une pièce d'acier, » dont la partie moyenne ou la tige L est étroite, » mais forte. Les extrémités MM sont minces, » larges & concaves, afin qu'elles puissent s'adapter » à la convexité du pied & du devant de la jambe. » Sur la partie antérieure & convexe de la machine, il y a trois anneaux ou espèces de gâches, » *a*, *a*, *a*, savoir, une sur le milieu de chaque » extrémité, & une troisième sur le milieu de » la tige. Toute la pièce, excepté les gâches, doit » être couverte de peau de chamois, & il faut » rembourer avec soin les parties concaves des » extrémités, comme on le fait aux bandages à » hernies.

» Après avoir mis mes souliers & mes bas, » je posai une des extrémités de cette machine » sur mon pied, plus près des orteils que la boucle du soulier; je plaçai l'autre bout sur le » devant de ma jambe, ensuite je la fixai au moyen » d'une courroie, garnie d'une boucle, qui » embrassoit le pied, & d'une seconde qui faisoit » le tour de la jambe en passant dans les gâches » des deux bouts, mais que l'on ne serroit pas » beaucoup. Une troisième courroie, dont le » milieu N s'appliquoit dans la partie concave du » pied, immédiatement devant le talon, & dont » les bouts passoient de chaque côté du pied dans » deux anses pratiquées aux extrémités *o*, *o* d'une » autre courroie P qui embrassoit le quartier du » soulier, se fixoit par ses deux bouts dans la » gâche du milieu. En les tirant de côté & d'autre » dans cette gâche, on redressoit le pied autant » qu'on le jugeoit convenable, & on les arrêtoit ensuite au moyen d'une boucle, ou simplement par des nœuds. *Voyez les Planches*. Je portai de jour cet appareil constamment pendant » cinq mois. Cependant comme il est sujet quelquefois à se déranger, je crois qu'une courroie » de cuir, cousue à la partie supérieure & postérieure du quartier du soulier, fixée par l'autre » bout à une jarretière placée au-dessus du gras » de la jambe, pourroit, jusqu'à un certain point, » le remplacer.

» Pendant ce tems, je ne marchois point dans » les rues, mais je me faisois porter en chaise. » En descendant un escalier, je mettois toujours » la jambe malade la première à chaque marche; » & en montant c'étoit l'autre jambe que je faisois précéder. Au moyen de toutes ces précautions j'évitois d'étendre & d'occasionner aucun déchirement dans la cicatrice encore récente du tendon, n'ignorant pas, d'après ce qui » étoit arrivé à d'autres, que, sans cela, les suites » de mon accident pourroient être beaucoup plus » fâcheuses.

» Je portai pendant deux ans des souliers à talons très-hauts, & depuis je ne les ai réduits » à la hauteur ordinaire que par degrés. Les » talons de mes bottes étoient comme ceux de » mes souliers. J'avois toujours soin de monter » à cheval du côté droit, pour ne pas faire porter tout le poids de mon corps aux muscles » affoiblis de la jambe gauche. Je tenois ce pied » très-enfoncé dans l'étrier, pour que si le cheval » venoit à broncher, je ne fusse pas exposé à un » tiraillement brusque du tendon. Si je montois » une colline, je portois ce pied en travers; en » un mot je ne négligeois aucune précaution pour » éviter tous les mouvemens qui auroient pu occasionner une extension trop forte de la partie » cicatrisée.

» En comparant aujourd'hui les deux gras de » jambe,

» jambe, on voit que celui de la jambe gauche » est un peu plus petit que celui de la droite ; » mais cette différence est presque imperceptible. » Le tendon rompu est à l'endroit de la cicatrice » beaucoup plus épais & plus dur que l'autre, » comme il arrive à tous les autres tendons qui » ont éprouvé un pareil accident; mais il faut le » savoir pour le découvrir à l'œil. » *.

On voit dans cette histoire, racontée par un des plus célèbres Praticiens de notre siècle, combien d'attentions & de soins exige le traitement de la rupture du tendon d'Achille. M. Monro qui, dans son propre cas, n'en négligea aucun, se guérit complétement, sans conserver ni douleur, ni roideur, ni foiblesse, dans sa jambe, tandis que la plupart de ceux qui ont éprouvé un pareil accident, pour n'avoir pas été aussi soigneux, conservent quelques-uns de ces symptômes, & souvent les gardent tous; que chez quelques individus le tendon se rompt de nouveau dans le même endroit, & même à plusieurs reprises; que d'autres enfin demeurent très-long-tems boiteux, & le sont quelquefois pendant toute leur vie.

ACHORES, du grec Αχῶρες. Ce sont des ulcérations qui naissent à la partie chevelue de la tête, particulièrement chez les enfans, & d'où sort une humeur tenace, ayant un état moyen entre la densité de l'eau & la consistance ordinaire du miel; quand elle a cette dernière, les Auteurs donnent à la maladie le nom de κήριον. Les François la connoissent sous le nom de teigne, *tinea*, parce qu'elle s'étend souvent au loin, & qu'elle ronge toujours les tégumens de la même manière que l'insecte de ce nom ronge & mange les étoffes sur lesquelles il est. Cette maladie commence par de petites vésicules qui s'élèvent de la peau, dont alors la rougeur est très-apparente ; ces vésicules se rompent, s'ulcèrent & versent une humeur fluide d'abord, mais qui, s'épaississant, forme bientôt une croûte sèche ou humide; plusieurs de ces croûtes se réunissant, elles forment des plaques étendues & plus ou moins épaisses, lesquelles tombent & sont bientôt remplacées par d'autres de même nature. Les Auteurs disent que le siège de cette maladie est dans les glandes sébacées, qui alors filtrent une humeur beaucoup plus épaisse & plus acrimonieuse que celle qu'elles doivent naturellement filtrer. Cette théorie est très-difficile à prouver, pour ne pas dire impossible; il est certain qu'il n'y a nulle proportion ici entre l'humeur séparée ainsi contre nature, & les organes que l'on dit servir à cette séparation; d'ailleurs ces croûtes viennent souvent en des endroits où les Anatomistes n'ont point encore dit d'une manière expresse que ces glandes se trouvassent. On distingue deux genres principaux de cette maladie; le premier est particulier aux enfans à la mamelle, & vient indistinctement à toutes les parties de la tête, notamment au front, aux tempes & aux lèvres; celui-ci est véritablement benin, il peut être abandonné à lui-même, sans aucun inconvénient. Le second est plus opiniâtre, la matière qui en découle est plus âcre, plus corrosive; elle se creuse des détours, & quelquefois pénètre jusqu'au crâne qu'elle carie, & cette fâcheuse terminaison n'a guères lieu que sur les enfans d'une mauvaise constitution. Ce dernier genre d'Achores se manifeste souvent chez les enfans qui sont déjà sevrés, & même dans l'âge de la puberté. Assez souvent, au milieu des croûtes qui sont épaisses, se trouvent des gersures d'où suinte une humeur tenace qui a tous les caractères des sucs albumineux.

Les Pathologistes ne sont point encore bien d'accord sur la cause prochaine de ce genre d'affection; ils présument cependant qu'elle provient de la prédominance d'un acide développé dans les secondes voies, & qui s'échappe par ces couloirs sous forme d'excrétions. L'observation a fait voir, en effet, que tant que ces couloirs étoient ouverts, la santé, loin d'en souffrir, n'en devenoit que plus fleurie, & que, quand on les tarissoit sans précaution, l'on exposoit l'enfant à de grands accidens. Les remèdes qu'on fait pour guérir les Achores doivent toujours être précédés de ceux internes propres à délayer & corriger l'acrimonie que l'on présume, & de purgatifs pour l'entraîner au dehors. Quand l'on a fait continuer ces remèdes un espace de tems suffisant, l'on applique les vésicatoires sur le bras, & l'on en sollicite la suppuration avec un onguent épispastique ou avec le garou; pendant ce tems, si les Achores sont exulcérées & humides, après avoir coupé très-près les cheveux là où elles sont, on y applique une couche de miel que l'on recouvre d'un linge fin, & six heures après on panse la maladie de la même manière; les croûtes tombent & sur la surface rouge & ulcéreuse qu'elles laissent, on applique un linge fin couvert de beurre frais ou de crême; la surface ainsi détergée, se sèche, l'épiderme la recouvre, & les cheveux ne tardent point à y renaître. Quand les Achores sont croûteuses & sèches, après avoir fait précéder les remèdes généraux, on applique sur toute leur étendue un emplâtre de poix de Bourgogne, qu'on laisse sur la partie environ vingt-quatre heures, & que l'on retire ensuite avec une certaine force. Ce remède arrache la racine des cheveux, & dénature en quelque sorte la surface de l'ulcère, & le rend propre à se cicatriser. L'on applique ensuite sur la plaie toute saignante, après l'avoir desséché avec un linge fin, une feuille de poirée amortie, que l'on aura recouverte d'huile, d'œuf ou de beurre frais. L'on réitère ensuite l'application de la poix, selon que les circonstances le demandent : en général, il faut

* Des difficultés nous empêchent de faire dès-à-présent les renvois nécessaires du texte aux Planches. Nous y suppléerons, en publiant les Planches ; ce qui ne peut se faire qu'après que ce Dictionnaire sera imprimé.

être on ne peut plus réservé sur l'emploi de la craie, de la tutie, de la pierre calaminaire & autres dessicatifs, & ne les employer que quand on a bien disposé le corps à leur usage. Quelquefois ces croûtes & les environs sont remplis de poux qui y trouvent leur subsistance beaucoup plus abondamment que par-tout ailleurs; il faut, en pareil cas, les saupoudrer avec la poudre de staphisaigre ou de cévadille, & recouvrir le tout avec des linges couverts d'une couche de pulpes de pommes ou autres remèdes de consistance pulpeuse & très-doux, & avoir soin de tems à autre de laver la tête avec la décoction de la même plante. (*M. Petit-Radel*)

ACIDE. Les Acides sont employés extérieurement & intérieurement dans différentes maladies chirurgicales. Ils ont évidemment un effet dessicatif & astringent, détruisant ou diminuant la mobilité des parties sur lesquelles on les applique. Rien n'est plus commun que de voir les Acides les plus foibles contracter les lèvres au point de les rendre pâles, en empêchant leurs vaisseaux de recevoir autant de sang rouge qu'à l'ordinaire. On voit de même les Acides un peu plus concentrés resserrer & rider la peau, en quelque partie du corps qu'on les applique.

En conséquence de cette qualité sédative & astringente, on les emploie particulièrement dans les cas d'inflammation & d'hémorragie. Dans certains cas d'inflammation de quelque partie extérieure, où la sensibilité n'est pas bien grande, ou dont le siége n'est pas très-voisin de la surface, l'on a souvent recours, avec beaucoup d'avantage, à des cataplasmes faits de mie de pain & de vinaigre très-fort. Dans des cas d'inflammation plus superficielle, produite par une cause externe, qui commence par occasionner une contusion, ou une meurtrissure, on se sert utilement d'oxycrat, qui est un mélange d'eau & de vinaigre, pour en faire des applications. L'oxycrat froid, appliqué avec des linges sur l'abdomen & les lombes, arrête quelquefois, ou modère l'hémorragie de matrice. L'on dissipe les engelures, celles sur-tout qui sont récentes, & où la peau est encore entière, en les couvrant de compresses imprégnées de vinaigre. On obtient le même effet avec les acides minéraux, mêlés d'une quantité d'eau suffisante pour qu'ils n'irritent pas trop la peau.

Le vinaigre distillé, ou l'esprit de vinaigre approché des narines, est utile pour faire cesser les syncopes; aussi l'emploie-t-on généralement dans toute espèce de défaillance, ainsi que le sel de vinaigre qui a une odeur très-agréable & beaucoup plus poignante que celle du vinaigre même.

L'on emploie la vapeur du vinaigre pour corriger la putridité de l'air dans les appartemens des malades, particulièrement lorsqu'on a lieu de redouter les miasmes causés par certaines maladies putrides.

On se sert, dans quelques occasions, des acides minéraux; on les applique aussi comme dessicatifs sur certains ulcères, après les avoir mêlés avec une suffisante quantité d'axonge comme rubéfians. Leur principal usage, à l'extérieur, est sous la forme de gargarisme pour les ulcères gangréneux & scorbutiques de la bouche. L'on met, dans cette intention, depuis dix jusqu'à vingt ou trente gouttes d'Acide vitriolique concentré, dans une livre de quelque véhicule convenable. La dose des autres Acides plus foibles doit être proportionnée à leur degré d'activité.

Les Acides végétaux & minéraux, pris intérieurement, sont d'un grand usage en Médecine, dans beaucoup de maladies inflammatoires & putrides. Les Chirurgiens aussi se servent utilement de ces derniers, pour arrêter les hémorragies, & particulièrement de l'esprit de vitriol foible que l'on donne à la dose de quinze à trente gouttes, ou davantage, toutes les deux ou trois heures, dans une suffisante quantité d'eau adoucie au moyen de quelque syrop. L'esprit de vitriol foible est un mélange de sept parties d'eau distillée avec une partie d'Acide vitriolique, proportion cependant qui varie beaucoup dans les différentes pharmacies.

Mais de toutes les maladies que l'on nomme chirurgicales, il n'en est point peut-être, s'il faut en croire quelques Auteurs, où l'on ait retiré d'aussi grands avantages de l'usage intérieur de cet Acide, que dans la gale & d'autres affections chroniques de la peau. *Voyez* Ulcère cutané. C'est en Allemagne, à ce qu'il paroît, que l'on a commencé à l'employer dans des cas de cette nature. Le Docteur Cothenius s'en servit pour la première fois, en 1756, dans l'armée Prussienne; cette pratique fut décrite ensuite, dans un traité intitulé: *Dissertatio de oleivitrioli usu, in quibusdam scabiei speciebus*, publié par le Docteur Helmich. Elle le fut aussi par le Docteur Baldinger, dans son traité sur les maladies des armées, écrit en Allemand. M. Schroeder, Professeur en Médecine à Gottingue, a souvent employé ce remède; il assure qu'en général il guérissoit, par ce moyen, la gale en quinze jours au plus; il regardoit cette méthode comme convenant sur-tout aux sujets pléthoriques, & à ceux chez qui la gale étoit accompagnée de douleur & d'inflammation des parties affectées mais il croyoit qu'elle étoit moins adaptée aux cacochymes ou cachectiques, auxquels il pensoit qu'une trop forte dose d'Acide pourroit nuire. On dit qu'elle guérit également la gale sèche & la gale humide; & qu'en l'employant pour une femme qui allaite un enfant, on guérit en-même tems la nourrice & le nourrisson. La dose d'Acide doit être réglée suivant l'âge & l'état du malade; quand à la forme sous laquelle on l'administre, elle peut varier sans inconvénient, suivant la fantaisie du Praticien. Voici celle que préféroit le Docteur Schrœder.

℞ Huile de vitriol très-pure, ℥ j.
Eau de fontaine ℥ v. mêlez.
Ajoutez après l'effervescence
Syrop de framboises ℥ ij.

La dose de cette mixture étoit depuis un gros, jusqu'à deux & au-delà, dans un verre d'eau deux ou trois fois le jour (1).

M. Smyth, Médecin de l'hôpital de Middlesex, à Londres, s'est servi du même remède dans des cas de lèpre & de dartre (2). Il nous dit qu'il en avoit toujours observé de très-bons effets; à la réserve seulement de deux cas, où une trop grande irritabilité de l'estomac n'avoit pas permis d'en continuer l'usage. Il donnoit depuis trente gouttes, jusqu'à demi-once, & même jusqu'à six ou sept gros d'esprit de vitriol foible, dans huit onces d'eau d'orge, trois fois par jour. Cette quantité pourra paroître énorme à bien des personnes, sur-tout dans notre pays, où l'on est si peut accoutumé aux fortes doses des médicamens, & où, il faut l'avouer, on manque souvent l'effet des meilleurs remèdes, par trop de timidité dans l'exhibition. Les hautes doses peuvent être dangereuses quand on les emploie d'une manière inconsidérée; mais telle drogue que l'on ne supporteroit pas d'abord dans une certaine quantité, peut se prendre ensuite, même en quantité plus considérable, quand on y vient par degrés, en commençant par de petites doses qu'on augmente peu-à-peu. Le Praticien prudent, qui observe avec soin l'effet des médicamens qu'il emploie, sera bien rarement exposé à nuire à ses malades, pour en avoir poussé les doses trop loin, & il fera souvent des guérisons auxquelles d'autres plus timides ne pourront jamais parvenir.

ACOPES. C'est le nom que les Grecs donnoient aux onguens employés à faire des onctions sur les membres des personnes fatiguées par la marche ou le travail. Antérieurement, au tems de Galien, on se servoit, pour cet objet, d'huiles de différentes espèces, auxquelles on donnoit le même nom. Dans la suite, les onguens ayant été substitués aux huiles, il arriva que des médicamens qui avoient des destinations toute autre que de délasser, comme de ramollir, d'exciter, &c., prirent aussi le nom d'Acopes; c'est ce qu'il est bon de savoir quand on lit les Anciens, pour ne pas se former des idées fausses de leur pratique (3).

ACUPUNCTURE. Cette opération extrêmement vantée par les Chinois & les Japonnois, a beaucoup de rapport avec les scarifications. Ces peuples regardent les scarifications & la saignée comme des opérations nuisibles; ils s'en abstiennent entièrement, & les ont en quelque sorte en horreur. La cautérisation par le moxa (*voyez ce mot*) & l'Acupuncture leur paroissent au contraire des remèdes & des opérations extrêmement efficaces dans presque toutes les maladie dont le corps humain peut être affligé. On fai l'Acupuncture avec une aiguille d'or ou d'argent, qu'on pousse dans une partie avec la main, ou avec un petit marteau. Les Nations dont nous parlons, quoique d'ailleurs très-industrieuses & très-sensées, exécutent cette étrange opération, non-seulement à la tête, mais encore à la poitrine, au bas-ventre, aux bras, aux jambes & à plusieurs autres parties; ils vont même jusqu'à percer le ventre des femmes enceintes, & font pénétrer l'aiguille jusqu'au fœtus, quand celui-ci cause des douleurs à la mère par ses agitations. Comme cette opération n'est pratiquée nulle part en Europe, nous ne nous y arrêterons pas davantage. Ceux qui voudront la connoître plus particulièrement pourront consulter le Traité *de Arthritidæ* de Rhynius; les *Amænitates exoticæ* de Kœmpfer, & l'Histoire Naturelle du Japon, du même Auteur, homme très-savant, & qui avoit, ainsi que Rhynius, voyagé & séjourné long-tems chez les Peuples où cette pratique est en usage, ce qui les a mis à même d'en être souvent témoins oculaires.

ADHÉSIFS. On donne ce nom aux substances qui adhèrent avec ténacité à la peau, ou aux autres parties. On les emploie sous la forme d'emplâtres, & leur usage est indiqué lorsqu'il faut unir les lèvres d'une plaie par une suture sèche, ou quand on veut enlever de la tête des croûtes de teigne, & les racines des cheveux. Les Adhésifs usités sont la poix, la résine, la cire, la chaux de plomb dissoute dans l'huile, &c. différemment mêlées & combinées ensemble, suivant l'objet pour le quel on les prépare.

ÆGYLOPS. Petit ulcère qui survient ordinairement à la suite d'un apostème, au grand angle de l'œil, & qui a suffisamment creusé pour intéresser les voies lacrymales. Cet ulcère a pris son nom de ce que les chèvres y sont fort sujettes, d'αἴξ & ὤψ œil de chèvre. Quelquefois cet ulcère n'est accompagné d'aucun vice dans les voyes lacrymales, ainsi qu'il arrive quand l'ulcération commence à se faire du dehors au-dedans; mais aussi d'autres fois ces voyes sont dans le plus mauvais état, comme quand l'érosion se fait du dedans au-dehors, & c'est ce qui arrive le plus souvent dans les cas de fistules lacrymales, compliquées d'un vice local ou de cacochymie. Le plus communément l'Ægylops succède à l'anchylops qui est un petit abscès, lequel vient spontanément aux environs, ou sur le sac lacrymal même; nous verrons à l'article Anchylops, comment la chose peut arriver. Quand la maladie commence de cette manière, que l'ulcération n'est point profonde; elle guérit ordinairement assez facilement, & c'est elle que les Nomenclateurs désignent communément sous le nom d'Ægylops. Il est rare en effet qu'elle s'invétère, qu'il y naisse des callosités & des chairs fongueuses, parce

(1) *V.* Medical and Philosophical commentaries, Vol. I, p. 103.

(2) Medical Communications, Vol. I. p. 199.

(3) Histoire de la Chirurgie, Tome II, p. 693.

que rien ne détermine leur apparition. On doit toujours le regarder comme une maladie simple, en supposant néanmoins que les humeurs soient de bonne qualité. Mais pour peu qu'elles soient acrimonieuses, que l'abcès, simple en lui-même, ait gagné profondément, les voies lacrymales sont affectées, & du moment qu'il s'y est fait une ouverture, la maladie primitivement simple, devient compliquée, & il y a ce qu'on appelle une Fistule lacrymale. Les larmes s'écoulent indifféremment par l'ulcération & par le canal nasal, & les bords de l'ulcère continuellement baignés de cette humeur qui leur est totalement étrangère, deviennent durs, calleux, contournés sur eux-mêmes, & offrent tous les caractères d'une véritable fistule. (*Voyez* ce mot.) L'Ægylops qui n'est point parvenu à ce point de complication, demande un traitement très-simple; les détersifs les plus doux, unis à un pansement bien dirigé, suffisent pour le cicatriser. Si la surface n'en est point rouge & grainue, comme l'est celle de tout ulcère qui tend à la cicatrisation, il faut la saupoudrer légèrement d'un peu d'alun brûlé, ou ce qui vaut mieux encore y passer superficiellement la pierre infernale. Il faut particulièrement en corroder les bords, dont la dureté nuit à la formation de la cicatrice, & faire bien attention à ne point trop appuyer sur le centre, crainte d'entraîner dans l'escarre une portion du sac qui seroit dessous. L'oubli des moindres circonstances ici, comme dans toutes les maladies des yeux, peut avoir des suites fâcheuses auxquelles on ne sauroit remédier quand elles sont arrivées, & qu'on pouvoit néanmoins prévenir par une petite attention. (*M.* PETIT-RADEL.)

ÆGYPTIAC. C'est le nom d'une composition dont Mésué passe pour l'inventeur. On lui a donné mal-à-propos le nom d'onguent, puisqu'il n'y entre ni huile, ni graisse; les ingrédiens dont elle est formée sont le miel, le vinaigre & le verd-de-gris, comme on peut le voir dans les Pharmacopées. C'est un excellent détersif, & fort recommandé pour détruire les excroissances fongueuses. On le rend plus ou moins actif, en augmentant ou en diminuant la dose de verd-de-gris.

ÆTIUS étoit d'Amida en Mésopotamie; il vivoit sur la fin du cinquième siècle. Il étudia & pratiqua la Médecine à Alexandrie. Il joignit, à la pratique la plus honorable de son état, la charge de Chef de la suite de l'Empereur, que les Romains nommoient *comes obsequii*.

Ses Ouvrages, où l'Anatomie est très-négligée, renferment d'excellentes choses sur la Chirurgie. Cet Art doit beaucoup à ses travaux, & sur-tout à sa propre expérience. La castration & beaucoup d'autres opérations chirurgicales lui appartiennent réellement, par les découvertes qu'il a ajoutées aux anciens procédés. On trouve, dans ses ouvrages, un grand nombre de questions chirurgicales, dont Celse, Galien, ni Paul d'Egine ne font aucune mention; la description détaillée qu'il donne de l'Anasarque, & l'usage du cautère, soit actuel, soit potentiel, en sont la preuve. Il appliquoit le cautère dans la paralysie sur-tout, & l'usage fréquent qu'il en faisoit ne permet plus aux Modernes de douter, d'après ses ouvrages, que ce remède fut connu des Anciens. Il le regardoit comme le seul dont on put espérer quelque succès dans l'asthme invétéré; dans ce cas, il en appliquoit jusqu'à 16 au malade, & suivoit la même méthode dans le traitement de l'empyème & de la phthysie.

Il a laissé un excellent traité sur la morsure des animaux enragés, où il recommande de tenir la plaie ouverte pendant 60 jours, & de la rouvrir par un cautère, si elle vient à se fermer. Ceux qui ont écrit dernièrement sur le traitement local de cette maladie, ont pris beaucoup de lui, sans seulement daigner le citer. Il paroît aussi que les sétons ne lui étoient pas inconnus. Partisan des remèdes externes, il a écrit un livre entier sur les emplâtres, où il a recueilli tout ce que Galien, les Perses & les Grecs ont dit de meilleur. Ce qu'il dit en particulier des résolutifs & des suppuratifs prouvent qu'on ne feroit pas aujourd'hui une plus judicieuse application des topiques. Néanmoins cet ouvrage renferme beaucoup d'erreurs; il est étonnant qu'un homme aussi éclairé, d'ailleurs, ait écrit qu'il existoit une onguent qui pût dissiper les abcès.

Ætius a embrassé, dans ses ouvrages, presque toutes les parties de la Chirurgie. Il a un chapitre de la goutte qui mérite d'être lu. Nous avons de lui : *Contracta ex veteribus Medicina Tetrabiblos* Venet, 1543, in-8.° Basilea, 1535. 42. 49. in-fol. Lugduni, 1549. in-fol. Lugd. 1560. 4 vol. in-12. *Excerpta de Balneis l. liber de febribus.* (*M.* PETIT-RADEL.)

AIDE, *Minister*. On appelle ainsi toutes les personnes que le Chirurgien emploie pour lui porter secours dans les opérations qu'il pratique sur le corps humain. Autant qu'il lui est possible, il faut qu'il emploie ceux qui se destinent à la pratique de l'art de préférence à d'autres, qui n'entreroient point dans les vues qu'il peut avoir, & qui ne connoîtroient point la nécessité de lui obéir, & encore mieux de le prévenir. Aussi, la plupart du tems, les Aides, dans les Hôpitaux, sont-ils des Elèves qui sont déjà exercés dans la pratique des opérations (*voyez* ELÈVES). Il est certaines opérations où l'Aide doit être aussi instruit que l'Opérateur, pour suivre exactement toutes ses vues, sans que celui-ci même ait besoin de lui parler. Celui qui tient la sonde, dans certaines méthodes de tailler, qui fait l'extension dans la réduction d'une fracture, d'une luxation, qui tient le tourniquet dans l'amputation, qui offre les instrumens dans une opération, doit nécessairement être aussi habitué aux procédés opératoires que celui qui les met en exécution. J'ai vu un Opérateur être obligé de céder sa place à un autre, en faisant une amputation, parce qu'il s'étoit blessé en prenant un couteau droit qu'un élève ignorant lui avoit imprudemment présenté par la pointe. Ainsi, dans la résection d'une amygdale, celui qui tient l'érigne où est accrochée la tumeur, doit être assez instruit pour la tirer convenablement à lui, & suivre ainsi tous les mouvemens de l'Opérateur. En général, moins on a d'Aides dans une opération, plus sûr on est de ses procédés; il faut, autant qu'on le peut, s'en passer, car tels instruits qu'ils puissent être, ils n'entrent pas toujours dans les vues du Chirurgien; & alors, au lieu de lui être utiles, ils lui portent obstacle. (*M. Petit-Radel.*)

AIGUILLE. Les Chirurgiens se servent d'Aiguilles ordinaires pour coudre les bandes & autres pièces d'appareils. Il y en a de particulières, pour différentes opérations. On se sert d'Aiguilles pour la réunion des plaies & pour la ligature des vaisseaux. Ces Aiguilles sont courbes; on y considère trois parties, la tête, le corps & la pointe. La tête doit avoir moins de volume que le corps; elle est percée d'une ouverture longuette, entre deux rainures latérales plus ou moins profondes, suivant les dimensions de l'Aiguille; l'usage de ces rainures est de contenir une partie des fils qui traversent l'ouverture ou l'œil, afin qu'ils passent facilement dans les chairs. Les rainures & l'œil doivent se trouver du côté des tranchans; le corps de l'Aiguille commence où finissent les rainures; il doit être rond, & commencer à s'applatir, ou à former un triangle, en approchant de la pointe; la pointe est la partie la plus large de l'Aiguille, elle doit en comprendre le tiers. Suivant l'usage le plus ordinaire, on lui donne la forme d'un triangle dont la base est plate en-dehors; les angles qui terminent cette surface sont tranchans, & par conséquent très-aigus. Le commencement de cette pointe est large, & diminue insensiblement jusqu'à l'extrémité, qui doit être assez fine pour faire le moins de douleur qu'il est possible, mais en-même-tems assez solide pour ne point s'émousser en perçant le tissu de la peau. La base du triangle dont nous avons parlé, forme le dos ou la convexité de l'Aiguille; la surface concave est double, ce sont deux bizeaux séparés par une vive arrête. Par cette construction, le corps & la tête armée des fils passent facilement par l'ouverture que la pointe a faite; & le Chirurgien ne risque point de se blesser, le corps de l'Aiguille n'étant point tranchant; condition que la plupart des couteliers négligent en les fabriquant; au reste, la forme triangulaire qu'on donne à la pointe de ces sortes d'Aiguilles n'est pas nécessaire; elles sont aussi commodes, & pénètrent avec tout autant de facilité, lorsque la pointe est plate, & à deux tranchans seulement; d'ailleurs le tranchant qui se trouve sur la partie concave les rend plus sujettes à blesser des artères, & d'autres parties délicates qu'elles peuvent rencontrer.

La courbure mal faite donne une grande imperfection aux Aiguilles; & cette imperfection est commune. Il ne faut pas que la courbure soit particulièrement affectée à la pointe; tout le corps de l'Aiguille doit contribuer à former un arc, car l'Aiguille, en pénétrant à une certaine distance de l'autre lèvre, doit décrire une ligne courbe dans toute son étendue; & si toute l'Aiguille ne contribue pas également à la formation de sa courbure, l'opération sera plus douloureuse & plus sujette à causer des accidens, parce que la tête & le corps formant une ligne droite, ne pourroient traverser les chairs qu'en froissant considérablement le passage. M. Bell recommande cependant de ne pas courber la tête des Aiguilles, & il nous assure, d'après son expérience, qu'elles en sont plus faciles à introduire & à manier.

Il y a des Aiguilles de différentes grandeurs & de différens degrés de courbure, selon la profondeur des plaies; on proportionne toujours le volume du fil à celui des Aiguilles, comme l'Aiguille à la plaie. *Voyez* les articles Suture, Plaie, Artère.

Les Aiguilles pour la suture des tendons, ont le corps rond; la pointe ne coupe pas sur les côtés; elles sont plates par cette extrémité, où il n'y a qu'un tranchant dans la concavité, la partie convexe étant arrondie & mousse; cette construction a été imaginée pour que l'Aiguille ne fît qu'écarter les fibres tendineuses, qui sont disposées parallélement; l'œil de cet instrument doit, par la même raison, répondre à son tranchant & à son dos, afin que le fil passe plus facilement, & n'écarte pas trop les bords de la plaie qu'il a faite. Les Chirurgiens font tous les jours moins d'usage de la suture pour la réunion des tendons, ce qui probablement supprimera tout-à-fait l'usage des ces Aiguilles. *Voyez* Tendons.

Les Aiguilles pour le bec de lièvre, sont toutes droites & applaties d'un bout à l'autre, afin qu'appuyant par leur côté le plus large sur les chairs, après qu'on les a garnies de la ligature qu'elles sont destinées à retenir, elles soient moins sujettes à les couper. On fait ces Aiguilles avec de l'or plutôt qu'avec tout autre métal, parce que l'or n'est pas sujet à la rouille, & qu'il est plus facile d'y entretenir la propreté qu'on ne peut le faire, même sur l'argent; quelques personnes ont cru devoir donner à ces Aiguilles des pointes d'acier, mais cela n'est pas nécessaire, parce que l'on peut faire les pointes d'or aussi dures & aussi tranchantes que l'exige l'opération à laquelle ces Aiguilles sont destinées. *Voy.* Bec de lièvre.

Il y a une Aiguille particulière pour la ligature de l'artère intercostale. On en doit l'invention à M. Goulard, Chirurgien de Montpellier; elle ressemble à une petite algalie; sa tête est en plaque; son corps, qui a trois pouces de longueur, est cylindrique; sa pointe qui est tranchante sur les côtés, & percée de trous, est à l'extrémité d'un demi-cercle capable d'embrasser une côte. Il y a une rainure sur la convexité pour loger les fils. Quand nous traiterons de la ligature de l'artère intercostale, nous parlerons de ce moyen qui ne doit être admis que dans les cas où l'on ne peut pas s'assurer autrement de cette artère.

Les Aiguilles à abattre la cataracte, sont montées sur un manche d'ivoire, de bois ou de métal de trois ou quatre pouces de long: elles sont droites, & la pointe est à langue de serpent bien tranchante. Il faut en avoir qui aient une petite rainure le long de leur corps, pour conduire une lancette en cas de besoin. Ces Aiguilles doivent être d'un acier bien pur & bien trempé; leur longueur au-delà du manche, est d'un pouce trois ou quatre lignes; le manche peut leur servir d'étui. *Voyez* l'article CATARACTE.

L'Aiguille à anévrisme a le corps cylindrique; sa tête est une petite palette droite, qui sert à la tenir avec plus de sûreté; sa courbure est grande, & sa pointe est un cylindre applati, dont les côtés sont obtus, l'extrémité de la pointe ne pique point. On a été dans l'usage de pratiquer l'œil à quelques lignes de la pointe, afin de n'être pas obligé de passer toute l'Aiguille par-dessous l'artère qu'on veut lier. *Voyez* ANEVRISME.

Il y a une *Aiguille pour l'opération de la fistule à l'anus*; cette Aiguille doit être d'un argent mou & fort pliant; elle est longue de cinq à sept pouces, ou davantage, épaisse d'une demi-ligne, large de deux lignes à l'endroit de sa tête, & diminuant doucement pour se terminer en pointe mousse. Il y a une ouverture, ou chas de sept lignes de longueur à la tête de cet instrument; & l'on pratique sur une de ses surfaces, une rainure qui commence à quelques lignes de sa pointe; l'ouverture sert, en cas de besoin, à passer un séton, & la rainure à conduire un bistouri pour ouvrir un sinus, si on le juge à propos.

Il faut aussi que le Chirurgien soit pourvu d'une *Aiguille à séton*. On donne ce nom à un instrument d'acier, long de quatre pouces ou environ, & de cinq à six lignes de largeur, fait en forme de lancette, & percé à sa tête qui est plus étroite que le corps, d'un trou long de quelques lignes, dans lequel on introduit une mèche faite de plusieurs fils de soye ou de coton, ou simplement une bandelette de vieille toile. Quelquefois on se contente de faire l'ouverture; où doit passer le séton avec une lancette, ou avec un bistouri, & l'on introduit la mèche au moyen d'une Aiguille, ou stilet d'argent boutonné par une de ses extrémités, & ayant à l'autre un œil ou chas propre à la porter. On se sert sur-tout de cette dernière sorte d'Aiguilles, lorsqu'il s'agit de passer un séton dans une plaie étroite & à deux issues, ou lorsqu'il faut entretenir la communication entre deux plaies. *Voyez* SETON.

Comme il peut se trouver des plaies qui percent la cuisse de part en part, & où il convienne de faire passer un séton, il faut que le Chirurgien ait une Aiguille fort longue; on la fait de deux pièces, qui ont chacune environ cinq pouces de longueur; une de ces pièces peut-être appellée mâle, & l'autre femelle; celle-là a son extrémité antérieure boutonnée, & son autre extrémité est en vis. La pièce femelle a un écrou dans son extrémité antérieure, & un œil, ou chas, à son autre bout qui sert de tête à l'instrument.

Voyez plus en détail les différentes espèces d'Aiguilles dans les planches.

On appelle PORTE-AIGUILLE un instrument dont on se sert pour embrasser exactement les Aiguilles, & leur donner plus de longueur, lorsqu'elles sont si fines & si petites qu'on ne sauroit les tenir avec les doigts. Cet instrument est une tige d'acier ou d'argent, longue de deux pouces, fendue selon presque toute sa longueur en deux branches, pour former une espèce de pincette qui se ferme par le moyen d'un anneau; au-dedans de chaque branche est une petite rainure longitudinale pour loger la tête de l'Aiguille; elles se tiennent écartées par leur propre ressort, elles s'approchent quand on glisse l'anneau en avant, & s'ouvrent quand on le retire. La partie postérieure de la tige, qui sert de manche, est une petite tête creusée garnie dans sa cavité de trous semblables à ceux d'un dez à coudre pour pousser l'aiguille en cas de besoin. Cet instrument n'est pas d'une grande utilité, si ce n'est quelquefois pour faire les sutures aux plaies superficielles.

AIR. Définir l'Air, considérer ses différentes propriétés, analyser cette substance, que jusqu'ici l'on avoit regardée comme élémentaire, apprécier les différens effets qu'elle peut opérer sur le corps, comment elle sert à alimenter sa vie, comment elle peut lui porter les principes de maladie, de la mort même, ce seroit entrer dans des détails que l'on ne doit point trouver ici. Il nous suffira de dire, à ce sujet, que comme le corps convertit en sa propre substance les matières dont il fait sa nourriture, de même il change & identifie en lui l'air que continuellement il respire; ceci est une vérité que les Anciens avoient déjà soutenue dès la naissance de la Philosophie, & qui restoit à prouver aux Chymistes de ces derniers tems. L'Air qui entre dans nos substances alimentaires, & peut-être celui que nous respirons, se change donc continuellement en nous par les forces de la vie; & pour peu que celles-ci viennent à manquer, il se dégage de nouveau, & reprend ses apparences extérieures, ainsi qu'on le voit dans l'emphyseme, la gangrène & la putréfaction. L'Air alors échappé & libre de ses entraves se répand, se disperse, & parcourant les diverses régions du système cellulaire, il forme ces intumescences générales qui arrivent quelquefois si promptement dans les maladies fomentées par un principe de putridité. D'autres fois, borné à certaines parties, il donne lieu à des gonflemens locaux qui précèdent toujours le sphacèle dont elles sont menacées. Cet Air, en se répandant là où il trouve le moins de résistance, se porte à l'extérieur, & soulevant l'épiderme du reste de la peau, il fait naître ce qu'on appelle des phlyctènes. *Voyez* ce mot. Mais ce fluide qui s'échappe ainsi avec l'apparence aériforme, est-il de l'Air tel que celui que nous respirons? La Chymie de nos jours nous a appris combien il falloit nous défier de nos sens, lorsqu'il s'agissoit de caractériser la nature des fluides, en apparence exactement les mêmes. L'analyse de ces fluides n'a point encore été faite, & tout ce que l'on peut présumer d'après celle des émanations qui s'élèvent des substances en putréfaction, c'est que les fluides de l'emphysème, des phlyctènes & autres, que jusqu'à présent on a si communément regardés comme étant de la nature de l'Air, pourroient fort bien n'en point être; différens faits, fournis par les observateurs, pourroient venir à l'appui de cette opinion, dès qu'une fois les Chymistes auront commencé à lui donner de la valeur.

L'Air de l'atmosphère est sujet à beaucoup de variations qui mériteroient une plus grande attention qu'on ne leur donne, dans le traitement des maladies chirurgicales. Il seroit à souhaiter, à cet égard, que tous ceux qui s'occupent d'une aussi belle profession que la Chirurgie, eussent les connoissances étendues qui sont si nécessaires pour en apprécier les effets; malheureusement l'on donne beaucoup à la routine sur ce point, comme en beaucoup d'autres, & l'on tient machinalement une conduite dont on rougiroit, si les yeux venoient à se dessiller instantanément. Naturellement l'air desséche les parties avec lesquelles il vient en contact, dès qu'elles sont privées de leurs propres tégumens; il les irrite puissamment, & cette irritation peut avoir les suites les plus funestes; aussi les Chirurgiens ne sauroient-ils trop se défier de son action sur les parties ulcérées, sur les plaies de toute espèce, & particulièrement sur les surfaces internes des cavités auxquelles, dans l'état naturel, il ne doit avoir aucun accès. L'air froid paroît être le plus nuisible aux plaies, il crispe, resserre, & devient un irritant encore plus dangereux que l'Air tempéré. Ambroise Paré avoit déja fait attention à cette mauvaise qualité en parlant des plaies de la tête, & il ne manque pas, à cet égard, de rapporter les moyens de la corriger. Le plus simple est un réchaud plein de feu bien allumé que l'on tient près du malade pendant le tems qui est employé au pansement.

Nous sommes entrés dans quelques détails à l'article ABCÈS, sur les funestes suites de l'action trop libre de l'Air, sur les parties en suppuration. Nous ne répéterons pas ici ce que nous avons dit à cette occasion; nous nous bornerons à parler des effets de l'Air sur l'intérieur des cavités, quelque saines qu'elles fussent avant d'être en contact avec ce fluide.

M. Monro, qui remplit avec tant de succès & de célébrité la chaire d'Anatomie & de Chirurgie dans l'Université d'Edimbourg, a depuis longtems insisté particulièrement dans ses leçons, sur la nécessité d'empêcher, autant qu'il est possible, l'Air d'avoir aucun accès aux parties internes du corps, dans les différentes opérations où l'on est obligé de les découvrir, & dans le traitement des plaies faites par accident. Dans un ouvrage récemment publié, il expose de nouveau sa doctrine à cet égard (1). En voyant, dit-il, « qu'une » fracture composée est toujours accompagnée » d'un beaucoup plus grand degré d'inflamma- » tion, de douleur & de danger qu'une fracture » simple, ou une luxation, & en observant les » terribles suites des plaies qui pénètrent dans la » cavité des articulations, & dans celles de la » tête, de la poitrine & du bas-ventre, il m'a » toujours paru que les symptômes fâcheux qui » les accompagnent doivent être attribués plu- » tôt à l'admission de l'air, qu'à la division » des parties solides ou membraneuses. J'ai » été confirmé dans cette opinion par les résul- » tats d'un grand nombre d'expériences que j'ai » faites en différens tems sur des animaux vivans, » auxquels j'ai ouvert la poitrine ou le bas- » ventre dans le but de suivre diverses obser- » vations. Elles m'ont toujours fait voir que le » danger étoit moins proportionné à l'étendue » de la plaie, qu'aux tems que les entrailles de- » meuroient exposées à l'air, & au plus ou » moins de surface qu'elles lui présentoient.

» Dans les cas où l'on est obligé d'ouvrir le » ligament capsulaire du genou, pour en reti- » rer des concrétions cartilagineuses qui s'y for- » ment quelquefois, j'ai toujours proposé un » avis dont je ne saurois trop recommander l'ob- » servation, pour avoir oui parler, ou avoir été » moi-même témoin bien des fois des accidens qui » résultoient de ce qu'on l'avoit négligé. Je veux » parler de la précaution de tirer, autant qu'il » est possible, la peau vers le haut avant que de » faire l'incision, & de recouvrir ensuite la plaie » faite au ligament en la laissant retomber à sa place » naturelle, & en y ajoutant un appareil con- » venable. *Voyez* LIGAMENT CAPSULAIRE.

» J'ai conseillé, dans l'opération du trépan, de » ne pas achever la perforation du crâne avec la » scie, mais de s'arrêter dès que l'on a pénétré » dans la table inférieure de l'os assez pour qu'il

(1) Description of all the Bursæ mucosæ, Edinburg, 1788.

» soit facile de la rompre avec un élévatoire ou » une tenette. Par ce moyen, on évite non-seulement le risque de comprimer trop fortement le cerveau avec le trépan, mais aussi celui d'ouvrir la dure-mère, & d'exposer la surface du cerveau au contact de l'Air; ce qui augmente considérablement le danger de cette opération, comme je l'ai vu il y a près de trente ans par des expériences que je fis alors sur une douzaine de cochons.

» Lorsqu'il y a de l'Air épanché dans la cavité de la pleure, accident pour lequel j'ai proposé déjà, en 1758, la ponction du thorax, j'ai conseillé de faire l'ouverture avec un petit trocar introduit obliquement, & avec précaution; & après en avoir ôté le filet pour donner issue à l'Air épanché, d'y substituer une canule flexible garnie d'un bouchon, afin de pouvoir donner passage à l'Air, jusqu'à ce que la plaie des poumons, qui en avoit causé l'épanchement, fût fermée, & de pomper l'Air qui pouvoit demeurer dans la pleure, avec une seringue, ou une bouteille de gomme élastique avant que d'ôter cette canule. Et, en 1769, il se présenta un cas qui, par mes conseils, fut traité à-peu-près de cette manière, avec un entier succès. Mais une incision faite en ces parties avec le scapel est très-dangereuse, à cause du libre accès qu'elle donne à l'Air. Dans une expérience que j'ai faite sur un cochon, l'admission de l'Air par une très-petite ouverture causa une inflammation si violente, qu'elle occasionna très-promptement une adhérence du poumon avec la pleure, & que l'animal périt trente-six heures après l'opération. *Voyez* PARACENTESE DU THORAX.

» J'ai été témoin d'un fait singulier qui prouve bien le danger de l'admission de l'Air dans l'intérieur du péricarde. Deux hommes pris de vin disputoient sur leur habileté à faire des armes, & pour terminer le différend, ils convinrent de s'essayer avec des pokers (1) chauffés par le bout, afin de bien marquer chaque botte. L'un des combattans en reçut une sous le cartilage de la quatrième côte du côté droit, à un travers de doigt du bord du sternum, qui pénétra obliquement en-dedans. Il se plaignit peu jusqu'au troisième jour après l'accident; mais alors il survint quelques symtômes, qui annoncèrent une inflammation dont le siège étoit profond, & qui augmentèrent malgré les saignées & tous les autres moyens qu'on put employer, tellement que le malade mourut au douzième jour. A l'ouverture du cadavre on trouva une plaie qui pénétroit obliquement, depuis l'extérieur de la pleure, au travers du médiastin, jusque dans le péricarde, dans la cavité duquel il y avoit environ cinq onces de matière purulente. La surface interne de cette membrane & toute celle du cœur étoient dans un état de violente inflammation, mais rien n'indiquoit que le cœur eût été en aucune manière blessé par l'instrument, & il me parut évident que les fâcheux symptômes avoient été principalement l'effet de l'air qui avoit pénétré dans le péricarde dans le tems de l'inspiration.

» Les viscères abdominaux souffrent beaucoup de l'impression de l'Air dans les plaies du bas-ventre. » *Voyez* ABDOMEN. « Mais j'ai vu trois cas où l'Air échappé par une ouverture des intestins dans la cavité du péritoine, avoit causé une véritable tympanite, & occasionné un tel degré d'inflammation, qu'il en résulta en peu de jours des adhérences de diverses parties des intestins entr'elles, & avec le péritoine.

» Si, par accident, il s'est fait une grande ouverture dans les parois de quelque cavité, ou si l'on est appellé à faire une opération qui rende nécessaire une pareille ouverture, comme dans le cas de l'opération césarienne, j'ai toujours eu soin de faire observer à mes disciples combien il est nécessaire d'empêcher, autant qu'il est possible, l'accès de l'air sur les parties qu'on met à découvert, & de les en garantir ensuite avec beaucoup plus de soin qu'on n'a coutume de le faire. *V.* CÉSARIENNE.

» Il me paroît encore qu'il y a de fortes raisons de présumer que l'on peut diminuer le danger dans l'opération de la taille, en employant les moyens les plus propres à écarter l'air de dessus la plaie pendant que l'on opère, & en faisant la suture des tégumens, après la taille, par le haut appareil. »

» Il paroît, par un manuscrit de M. Smyth, Chirurgien à Perth, que ce célèbre Praticien avoit perdu huit malades sur dix-huit qu'il avoit taillés par le haut appareil; & j'ai observé que ceux qui avoient subi cette opération, périssoient, ou éprouvoient des symptômes qui les mettoient dans le plus grand danger, lorsqu'un grand nombre de petites pierres avoient mis dans le cas de la prolonger, & d'introduire à plusieurs reprises les tenettes dans la vessie.

» C'est dans les mêmes vues, que j'ai, depuis long-tems, proposé une méthode pour faire l'opération de la hernie, qui la rendroit infiniment moins dangereuse qu'elle ne l'a été jusqu'à présent, même entre les mains des Chirurgiens les plus habiles & les plus expérimentés; comme j'en suis convaincu, non-seulement par le raisonnement & l'analogie, mais encore par le succès que j'en ai obtenu dans différens cas. » Cette méthode, dont M. Monro donne le détail, consiste, au lieu d'ouvrir le sac herniaire, comme on a coutume de le faire, à dilater

(1) Barre de fer un peu pointue dont on se sert pour attiser le feu de charbon de terre.

dilater seulement l'anneau, & à réduire ensuite l'intestin que l'on évite par ce moyen d'exposer à l'air, ainsi que la surface interne de la portion du péritoine qui forme le sac. Nous en parlerons plus au long à l'article HERNIE.

Si le contact, de l'air en général, & même celui d'un air pur, est dangereux pour toute espèce de plaies, celui d'un air impur & chargé de miasmes l'est encore davantage. Les Chirurgiens qui ont une certaine expérience, savent de quel importance il est que les blessés & les malades, qui ont subi des amputations, respirent un bon air. Aussi recommandent-ils de les placer dans une grande chambre située dans un lieu sain & bien aërée. Dans l'air infect des hôpitaux des grandes Villes, on voit les fractures compliquées, & d'autres grandes maladies chirurgicales devenir mortelles, tandis que l'on seroit presque certain de les guérir à la campagne. Une fracture du crâne qui, dans son principe, ne produit pas des accidens graves, devient néanmoins très-dangereuse si l'on conduit le blessé dans un hôpital surchargé de beaucoup d'autres malades; la fièvre, l'inflammation & la suppuration de la dure-mère se manifesteront successivement, & nécessiteront l'opération du trépan. Cependant on voit souvent des fractures du crâne, même avec enfoncement, qui se guérissent aisément dans un bon air, sans qu'on soit obligé de recourir à aucun moyen de cette espèce.

L'opération de l'amputation faite à la campagne, & suivant la méthode que nous décrirons, est presque toujours suivie d'un heureux succès; les accidens qui peuvent survenir sont, pour l'ordinaire, très-légers. La plaie se réunit selon la première intention, ou du moins la suppuration est très-petite; & dès l'instant que le pus est louable, la réunion secondaire & la cicatrisation s'en suivent. Mais quoique, dans les grands hôpitaux des villes, l'on voie quelques exemples de pareilles guérisons, ils y sont beaucoup plus rares; on voit souvent que quoique la plaie ait, dans les commencemens, une apparence favorable, bientôt elle devient sordide & douloureuse; il s'établit de la fièvre, les parties tendineuses & cellulaires suppurent, & la cure, dans la plupart des cas, est considérablement retardée.

AIR FIXE, autrement nommé Air méphitique, Gas, Acide, Acide aërien & Acide carbonique, est un fluide dont on doit la connoissance aux travaux des Chymistes modernes, & particulièrement à ceux du célèbre Black qui le premier en a fait connoître la nature & les caractères, ainsi que les sources d'où l'on pouvoit le tirer. Les effets de ce fluide uni à certaines eaux minérales, dont les vertus étoient connues depuis long-tems, ont engagé les Médecins à chercher s'ils ne pourroient pas en étendre l'usage. Les expériences de Macbride, de Pringle & de plusieurs autres, n'ont pas tardé à leur apprendre qu'il étoit puissamment antiseptique, & qu'on pouvoit l'employer, avec avantage, dans diverses maladies où l'on observe une tendance manifeste à la putréfaction, telles que les fièvres putrides proprement dites, la petite vérole confluente, la gangrène, les affections scorbutiques, les ulcères de mauvaise nature, & même le cancer. D'autres recherches & d'autres expériences ont fait connoître l'Air fixe, si ce n'est comme un lithontriptique, du moins comme un des remèdes les plus propres à donner du soulagement dans les douleurs de la pierre & de la gravelle, ainsi que dans diverses autres affections douloureuses des voies urinaires. Nous nous bornerons à parler ici des effets de ce remède dans les maladies chirurgicales auxquelles il est propre, & de la manière la plus convenable de l'administrer.

§. I. *De l'usage de l'Air fixe dans les maladies putrides & gangréneuses.*

Différentes observations ont constaté, depuis quelques années, les effets de l'Air fixe dans les maladies gangréneuses. On lit, dans le premier volume des mémoires de la Société de Médecine de Londres, l'histoire d'un cas où, après l'amputation d'un testicule, la plaie, au bout de quelques jours, prit une mauvaise apparence, ne donnant plus, au lieu de pus, qu'une sanie ichoreuse & fétide, accompagnée d'un suintement perpétuel de sang, & qu'enfin la gangrène s'y manifesta malgré tous les topiques & tous les remèdes internes qu'on put employer. La foiblesse du malade, les progrès rapides de la gangrène, tout annonçoit une prochaine catastrophe, lorsque, pour dernière ressource, on proposa de joindre au kinkina, que l'on administroit en hautes doses, un mélange d'un gros & demi de sel ammoniac & d'une quantité suffisante de vinaigre distillé, & de le faire prendre au moment de l'effervescence. Ce remède ayant été donné toutes les trois heures, on vit déja, au bout de vingt-quatre heures, un changement en mieux, la puanteur de l'ulcère & l'hémorrhagie étant alors sensiblement diminuées. Au bout de trois jours, la plaie avoit repris l'aspect le plus favorable, & tous les autres symptômes alarmans avoient disparu. On continua pendant quelque tems encore l'usage des mêmes moyens, & le malade se rétablit bientôt parfaitement.

M. Dobson, Médecin de Liverpool, dans un ouvrage sur les effets médicaux de l'Air fixe (*Medical commentary on fixed air*), a rassemblé plusieurs observations qui démontrent l'utilité de ce remède dans des cas de différente nature, où des symptômes d'extrême putridité & de gangrène faisoient redouter les conséquences les plus funestes. Il raconte entr'autres le cas d'un homme de soixante ans, mal disposé par sa constitution & par une maladie antécédente, chez qui un érésypèle se manifesta sur les extrémités inférieures, & se gangréna très-rapidement, quoiqu'on ne négligeât aucun des moyens usités en pareilles circonstances. Tous les symptômes annonçoient une mort prochaine, lorsqu'on se détermina à faire prendre au malade un demi-gros de sel d'absynthe, avec une quantité suffisante de jus de citron, dans l'acte d'effervescence. On donna cette même dose toutes les deux heures, & l'on prescrivit en même-tems une boisson abondante d'eau de Seltzer. Dès le lendemain la fièvre fut abattue, les progrès de la gangrène se trouvèrent arrêtés, & la fétidité des plaies parut considérablement diminuée. Les jours suivans tout alla de mieux en mieux & la guérison ne tarda pas à devenir parfaite. Le malade fit usage de l'Air fixe pendant quinze jours.

Le même Auteur a observé les plus heureux effets de l'Air fixe dans les maux de gorge gangréneux, dans le scorbut, dans les ulcères de mauvaise nature, &c. Nous renvoyons les lecteurs à l'ouvrage même pour le détail de ses observations; celles que nous venons de rapporter suffiront pour donner une idée de ce que l'on peut attendre de ce précieux remède, dans bien des cas où les antiseptiques les plus vantés sont sans effet.

§. II. *De l'usage de l'Air fixe dans les maladies calculeuses.*

L'usage de l'Air fixe n'est pas moins recommandé dans les cas de pierre & de gravelle que dans les maladies putrides. Les Chymistes & les Médecins se sont beaucoup occupés à trouver un dissolvant des concrétions calculeuses; c'est en travaillant à de pareilles recherches que le Docteur Hales avoit apperçu que la pierre tirée de la vessie éprouvoit un degré de dissolution dans certaines liqueurs en fermentation. Mais comme il ne paroissoit pas que l'on pût exposer la pierre, contenue dans quelque partie du corps vivant, à l'action d'un pareil menstrue, cette découverte tomba dans l'oubli, jusqu'au tems où celle de différentes espèces de fluides aériformes a fixé l'attention des Philosophes. En 1774, M. Saunders, Médecin de Londres, ayant répété les expériences du Docteur Hales, il trouva que la propriété des liqueurs en fermentation pour dissoudre la pierre, appartenoit à l'Air fixe qui s'en dégageoit.

Les expériences des Chymistes leur avoient appris que diverses substances terreuses pouvoient se dissoudre dans l'eau par des procédés qui les privoient d'Air fixe, & qu'on obtenoit aussi le même effet par une surabondance de ce même fluide. Ils avoient vu des pierres urinaires attaquées par des menstrues de la première espèce, l'analogie les conduisit à supposer qu'elles pourroient l'être aussi par ceux de la seconde, & l'expérience confirma cette hypothèse.

D'après ce fait, on fut porté à conclure que si l'urine pouvoit passer du système de la circulation dans les reins & dans la vessie chargée à un certain point d'Air fixe, on auroit lieu d'en attendre quelque effet analogue sur les pierres qui se trouveroient logées dans ces organes. « Il » seroit permis de douter, dit le Docteur Priestley, » que l'Air fixe, contenu dans nos alimens, pût, » sans changer de nature, circuler avec le sang » & imprégner l'urine. Mais je me suis plus » d'une fois convaincu de la vérité de ce fait, » en dégageant d'une certaine quantité d'urine » récente, par le moyen de la chaleur, un volume » assez considérable d'un fluide que j'ai reconnu » pour être de l'Air fixe, à ce qu'il précipitoit » la terre de l'eau de chaux, & à la facilité » avec laquelle l'eau l'absorboit presque en entier. » Il faut observer cependant, ajoute-t-il, que ce » n'étoit qu'au bout de quelques heures que la » chaleur en procuroit le dégagement, & qu'il se » trouvoit ensuite un dépôt considérable d'une » matière blanchâtre au fond du vaisseau. Ce dépôt » étoit probablement quelque substance calcaire, » que l'Air fixe avoit tenue en dissolution, & » qui auroit pu former une pierre, ou du gravier » sans cet intermède. C'est par cette raison que » les eaux chargées d'Air fixe, donnent à l'urine » la faculté de dissoudre une plus grande quantité » de terre calcaire, & d'empêcher par ce moyen » la formation d'une pierre ou même de la » détruire. » (1)

Une observation du Docteur Percival vient fortement à l'appui de celles du Docteur Priestley. Il raconte qu'un jeune-homme ayant bu pendant quinze jours une grande quantité d'eau imprégnée d'Air fixe, son urine, pendant tout ce tems, se trouva contenir une proportion considérable de ce gas, précipitant la terre de l'eau de chaux, & laissant échapper beaucoup d'Air en forme de bulles, quand on la plaçoit sous le récipient d'une machine pneumatique (2).

Il n'est donc pas douteux que l'Air fixe ne puisse parvenir, sans se dénaturer, jusques dans la vessie, & par conséquent jusqu'à la pierre qu'on voudroit détruire. Il ne l'est pas non plus qu'il n'ait de bons effets dans les cas de calcul & de gravelle; ceux des eaux acidules dans les maladies qui proviennent de cette cause, en sont la preuve manifeste. Hoffmann & divers autres Médecins ont recommandé les eaux de Spa, & toutes celles qui contiennent le même principe volatil, aux personnes tourmentées de la pierre; ils ont cru qu'elles pouvoient empêcher la formation des concrétions calculeuses, & même les dissoudre lorsqu'elles étoient formées.

(1) Expériences & observations sur l'Air.

(2) Essays medical and experimental, vol. 3.

Nous ne pouvons passer sous silence la propriété qu'on a attribuée à la bière de prévenir les maladies de ce genre. Cette liqueur, celle particulièrement qui n'est pas très-spiritueuse, & qui est nouvelle, contient une grande quantité d'Air fixe. Le célèbre Sydenham, tourmenté pendant long-tems de douleurs néphrétiques, trouvoit un grand soulagement dans l'usage de cette boisson. Cyprianus, Lithotomiste, Hollandois très-renommé, la regardoit comme un préservatif assuré contre la pierre; il prétendoit que sur 1400 malades qu'il avoit taillés, il y en avoit un grand nombre qui étoient accoutumés à boire du vin, mais aucun qui fut dans l'usage de boire de la bière. Il s'en faut de beaucoup cependant que la bière mette ceux qui en boivent absolument à l'abri des maladies produites par cette cause, comme cela est prouvé par les recherches de M. Dobson sur la quantité comparative de ces malades en différentes provinces d'Angleterre. *Voyez* CALCUL.

Des expériences plus précises ont fait connoître les effets médicaux de l'Air fixe contre la pierre. Le premier fait de cette nature qui soit venu à la connoissance du public, a été publié par le Docteur Hulme, à la suite de son discours: *De re Medicâ cognoscendâ & promovendâ*; il a été ensuite l'occasion d'un autre ouvrage du même Auteur, intitulé: *A safe and easy Remedy for the stone and gravel, &c.* Nous allons le rapporter en abrégé.

Jean Dobey, pensionnaire dans une maison de charité, âgé de 73 ans, avoit depuis trois ans les symptômes de la pierre dans la vessie. Il se plaignoit souvent de douleurs violentes dans les reins, d'un sentiment de pesanteur vers le pubis, & d'une douleur poignante à l'extrémité de la verge, & dans la vessie. Ses urines, qui étoient très-colorées, & déposoient un sédiment muqueux très-abondant, ne passoient qu'avec beaucoup de difficulté, toujours goutte à goutte, & quelquefois involontairement. De tems à autre, mais assez rarement, il rendoit en urinant une ou deux petites pierres de forme arrondie. Ses souffrances étoient telles, que fréquemment elles lui faisoient pousser les hauts cris. Après avoir envain employé divers moyens de le soulager, on parloit de lui faire l'opération de la taille, lorsque M. Hulme, encouragé par les expériences mentionnées ci-dessus, voulut encore tenter sur ce malheureux les effets de l'Air fixe. Pour cet effet, il lui donna quinze grains de sel de tartre dans trois onces d'eau, quatre fois par jour, en lui faisant prendre immédiatement après vingt gouttes d'esprit de vitriol foible dans une pareille quantité d'eau. Quelques jours après, il fut agréablement surpris de voir au fond de l'urine plusieurs petits fragmens de pierre & une substance muqueuse & blanchâtre qui ressembloit un peu à de la craie détrempée dans de l'eau.

Dans l'espace d'un mois, le malade rendit plus de cent quatre-vingt de ces fragmens de différentes grandeurs. Quelques-uns étoient composés de lames très-minces, d'autres paroissoient plus compacts. Chaque fragment étoit évidemment une portion d'une plus grosse pierre, ayant une surface concave & une convexe; celle-ci étoit unie, l'autre étoit raboteuse.

Après qu'on eut suivi ce traitement pendant trois semaines, les pierres sortirent avec facilité, & bientôt après le malade se trouva si bien, que, pendant plusieurs mois, on le crut complétement guéri. Mais tout-à-coup il survint une rétention d'urine, qui devint bientôt mortelle, malgré tous les secours; cet obstacle, qu'on ne put jamais surmonter, empêcha absolument l'introduction de la sonde. En ouvrant le cadavre, on vit que cet obstacle venoit d'un gonflement considérable de la prostate, & l'on trouva beaucoup de petites pierres, & de fragmens de pierre dans la vessie.

On lit, dans les Mémoires de la Société de Médecine de Londres, un cas bien plus frappant que celui du Docteur Hulme. Un homme de 75 ans, d'une constitution très-forte, se plaignoit, depuis deux ans, de symptômes qui dénotoient l'existence d'une pierre dans la vessie, lorsqu'il fut attaqué d'une rétention d'urine, pour laquelle il fallut le sonder. La sonde, introduite dans la vessie, rencontra une pierre, & la fit reconnoître à l'oreille & au tact du Chirurgien, de manière à ce qu'il ne pût, en aucune façon, s'y méprendre; il jugea, par l'examen qu'il en fit, qu'elle pouvoit être de la grosseur d'un petit œuf de poule. Quelques jours après, il fut obligé, par le renouvellement du même accident, d'introduire une seconde fois la sonde; il trouva la pierre sur le col de la vessie qu'elle comprimoit; mais le bout de l'instrument l'ayant écartée, l'urine sortit librement.

Dans cet état de choses, on eut recours à la même méthode qui avoit été mise en usage dans le cas précédent; après qu'on l'eut suivie pendant sept ou huit semaines, le malade, un soir, se trouva tout-à-coup extrêmement soulagé par la sortie d'une quantité considérable de matière crétacée, ou plutôt pierreuse, qui vint avec les urines, sans causer aucune douleur, & continua de couler involontairement pendant une grande partie de la nuit, & même pendant le sommeil. Cette substance, dont l'écoulement dura pendant cinq ou six jours, étoit sous la forme d'une poudre impalpable. Le malade n'en avoit jamais rendu de pareille auparavant. Dès cette époque, tous les symptômes de pierre, dans la vessie, disparurent entièrement.

Deux ans après, le malade se plaignit d'hémorrhoïdes, accompagnées de constipation, & de quelque difficulté pour uriner. Ces symptômes allèrent en augmentant pendant deux ou trois ans, au bout desquels il mourut. L'ouverture du cadavre montra un engorgement de la prostate, un resserrement du canal de l'urètre, une inflammation du col de la vessie & du rectum, mais pas le moindre vestige de pierre, ni dans les reins, ni dans la vessie.

On a vu d'autres cas où l'usage de l'Air fixe a occasionné un dépôt de matière terreuse dans les urines. Nous ne chercherons pas à déterminer jusqu'à quel point ces observations, ni même les deux que nous venons de détailler, constatent les vertus lithontriphiques de cet agent ; il en existe une multitude d'autres qui tendent à faire révoquer en doute qu'il possède réellement cette propriété, au moins à un certain degré. Mais, en même-tems, ces observations prouvent que, de tous les remèdes qu'on a vantés comme spécifiques contre la pierre, aucun n'adoucit & ne calme aussi efficacement que celui-ci les douleurs produites par cette cause. D'un autre côté, il n'a aucun des inconvéniens qu'on reproche, à juste titre, à ces prétendus dissolvans, étant agréable au goût, tonique à l'estomac, & salutaire à toute l'économie animale ; en même-tems qu'il n'exige aucune gêne dans le régime, & qu'il admet une grande latitude dans les doses.

« Depuis que j'ai publié mes expériences sur » l'air fixe, » dit le Docteur Percival (1) dans une lettre à l'Auteur des Commentaires de Médecine d'Edimbourg, » j'ai eu l'évidence la plus » complette que ce remède soulage les symptômes » de la pierre & de la gravelle ; qu'il procure » l'évacuation du gravier formé dans les reins » & dans la vessie ; qu'il guérit les ulcérations » des voies urinaires ; qu'il donne du ton aux » organes de la digestion, & qu'il fortifie tout » le système. J'ai pour garant de ces faits, non-» seulement ma propre expérience, mais encore » beaucoup d'observations du même genre qui » m'ont été communiquées de divers endroits de » l'Angleterre. » Un autre Médecin, dont l'autorité est d'un grand poids, le Docteur Saunders, a rendu un semblable témoignage aux vertus de l'air fixe. Nous croyons devoir ajouter que nous en avons nous-mêmes observé les plus heureux effets chez des malades tourmentés de douleurs néphrétiques ; &, sous ce point de vue, nous le regardons comme un médicament très-précieux. Le tems & l'expérience nous apprendront jusqu'à quel point on peut espérer d'opérer, par son moyen, une guérison radicale des maladies de cette nature.

Quoique le soulagement, que donne ce remède, soit quelquefois très-prompt, il n'en est pas de même dans tous les cas, & il ne faut pas trop tôt se rebuter, s'il ne paroît pas bientôt avoir l'effet que l'on desire, il arrive souvent aussi que les souffrances, quoique calmées par son usage, se renouvellent bientôt, si l'on vient à l'interrompre. En général, on ne doit pas craindre de le continuer aussi long-tems que la présence des symptômes en indique la nécessité ; mais quand on ne l'emploie que comme préservatif contre les retours de la maladie, on n'a pas besoin, pour l'ordinaire, de le donner en grandes doses.

Il nous reste à parler des différentes manières d'employer l'Air fixe.

§. III. *Manière d'administrer l'Air fixe.*

Nous avons déjà indiqué la méthode qu'avoient suivie le Docteur Hulme & d'autres pour son exhibition dans des maladies calculeuses ; elle consiste à dissoudre dans trois ou quatre onces d'eau, depuis 15 à 24 grains, ou même davantage, de sel de tartre ou alkali fixe végétal non caustique, & à donner au malade deux ou trois, ou quatre fois le jour, ou plus souvent encore, suivant les cas, cette eau alkaline, en lui faisant prendre immédiatement après une quantité de jus de citron, de vinaigre, ou d'acide vitriolique suffisante pour saturer le sel. La réunion qui s'opère dans l'estomac, de l'acide & de l'alkali, produit un dégagement considérable d'Air fixe qui s'unit aux fluides avec lesquels il se trouve en contact, & passe avec eux dans le système de la circulation. On peut aussi mêler les deux liqueurs avant que de les administrer au malade ; mais il faut qu'il les prenne au moment où l'on vient d'en faire le mélange, afin de ne perdre que la plus petite quantité possible de l'Air fixe qui commence à l'instant même à se dégager.

Différentes eaux minérales contiennent une grande quantité de ce fluide, & peuvent être employées avec succès dans tous les cas où son usage est indiqué. Nous ne nous arrêterons pas ici à parler de ces eaux qui sont suffisamment connues, & dont il doit être fait mention ailleurs, ni des différens moyens par lesquels on est parvenu à les imiter. Nous nous contenterons d'indiquer la composition de l'eau gaseuse alkaline, préparation que nous ont fait connoître les Chymistes Anglois, & qui, de toutes celles qu'on a imaginées pour l'administration de l'Air fixe, est peut-être la plus commode & la plus agréable. Elle consiste à dissoudre du sel de tartre dans de l'eau très-pure, dans la proportion de deux gros sur chaque livre d'eau, ou de demi-once par pinte. On filtre la solution, & on l'expose ensuite au contact du gas qui s'échappe d'une liqueur en fermentation, ou d'un mélange d'acide vitriolique, & de quelque terre calcaire, de la manière la plus favorable à ce qu'elle puisse s'en imprégner. Le gas s'unit en très-grande quantité à l'alkali qu'il sature, & avec lequel il forme un sel parfaitement neutre. La liqueur ainsi saturée

(1) Medical Commentaries, vol. 5, p. 448.

demeure capable de s'unir, ainsi que l'eau pure, à une nouvelle quantité de gas qui lui communique un goût acidule assez agréable, en sorte qu'on n'apperçoit plus ni celui de l'alkali, ni celui d'aucun sel neutre.

Cette eau, dans les cas de gangrène & d'autres maladies putrides, peut se donner à la dose de deux à quatre onces, toutes les deux ou trois heures; on recommande d'en faire prendre chaque jour une livre & demie en trois ou quatre fois, dans les cas de pierre ou de gravelle; nous l'avons administrée à la dose de deux livres par jour sans en observer aucun inconvénient. Quoique l'Air fixe soit en grande partie neutralisé dans cette eau, ses effets médicaux ne laissent pas de se manifester d'une manière très-sensible; ils sont si frappans dans les affections douloureuses des reins & de la vessie, & particulièrement dans celles qui sont causées par la pierre, que nous croyons qu'aucun des remèdes qu'on a le plus vantés dans ces sortes de cas, ne peut soutenir de comparaison avec celui-ci. Il nous paroît cependant que, lorsqu'on emploie cette liqueur pour des maladies d'un autre genre, on en augmente les effets, en procurant un prompt dégagement de l'Air-fixe, au moyen de quelque acide que l'on fait prendre dans une proportion convenable, immédiatement après une dose de l'eau alkaline, ou que l'on mêle avec cette eau à l'instant même où le malade va la boire.

On ne s'est pas borné à l'usage intérieur de l'Air-fixe dans les maladies auxquelles il est propre; on a cherché encore à tirer parti de son usage extérieur; & quoique le succès à cet égard n'ait point été aussi grand que quelques personnes s'étoient d'abord flattées de l'obtenir, diverses expériences ont fait voir que l'on pouvoit en tirer des secours utiles. On a trouvé que le gas dégagé de la terre calcaire par l'acide vitriolique, & dirigé sur des ulcères malins ou gangréneux, particulièrement sur ceux qui affectent la gorge, contribue beaucoup à en accélérer la cicatrisation. Mais une méthode plus efficace & plus commode de se servir de ce fluide en applications extérieures, c'est celle des cataplasmes faits de matières propres à fermenter, & où la fermentation est déjà commencée. On recommande, pour cet effet, un mélange de farine de froment, de miel & d'eau, en proportions convenables, pour en faire une pâte à demi-liquide, qu'on tient dans une chaleur suffisante pour que la fermentation commence à s'y établir. Lorsqu'elle est dans cet état, on en fait des cataplasmes qu'on applique à-peu-près froids sur les parties gangrénées, ou affectées d'ulcères malins & putrides. On a vu les plus heureux effets de ces sortes d'applitions, qui peuvent être regardées comme une addition très-utile à la méthode d'administrer l'Air fixe intérieurement, que nous venons d'indiquer.

ALBARAS *ou* ALBORA, espèce de dartre ou de lèpre écailleuse. *Voyez* ULCÈRE CUTANÉ.

ALBUCASIS est connu sous ce nom & sous ceux d'Albuchasa, Buchasis, Galaf, & d'Alsaharavius. On ignore le tems positif où vivoit ce Médecin arabe; l'opinion commune est que ce fut vers l'an 1085, du tems de l'Empereur Henri IV, du moins c'est celle de Moréri. Cependant, comme il donne une description de l'espèce de flèches dont se servent les Turcs, qui n'ont commencée à être connus que vers le milieu du douzième siècle, on pourroit douter que cet Auteur fût aussi ancien qu'on le suppose. Il n'a commencé à être connu que vers le milieu du seizième siècle, & ce fut par une traduction défectueuse du Père Riccius. Sans partager l'enthousiasme excessif du Traducteur, qui le considère comme le premier Médecin qui ait paru après Hippocrate & Galien, on ne peut s'empêcher de reconnoître qu'il a écrit avec ordre un ouvrage qui a pour titre: *Al-Tasrif* ou *Méthode de pratique*, qui est divisé en trente-deux Traités. Il excelle dans la partie du diagnostic & dans la description des symptômes des maladies. Il a beaucoup pris de Rhasès, notamment dans son traité sur les maladies des enfans, & sur les maladies arthritiques; la Chirurgie lui est redevable de plusieurs découvertes. Lorsqu'il entreprit de remettre cet art en honneur, le préjugé en rendoit l'exercice déshonorant, & il a joui de la gloire d'avoir ramené l'opinion publique en sa faveur.

Sa Chirurgie est partagée en trois livres. Dans le premier, il traite des cautères, dans le second, des autres maladies chirurgicales, dans le troisième, des luxations.

Il considère le cautère comme un remède merveilleux, & rapporte plus de quarante affections où il le juge applicable. Si les Modernes proscrivent peut-être un peu trop l'usage de ce remède, Albucasis paroît l'avoir employé trop fréquemment. Il rapporte un exemple funeste qui prouve que ce remède exige, dans celui qui l'applique, une connoissance très-étendue de l'Anatomie.

Il est un des premiers qui ait parlé de la manière de cautériser les hernies, & il indique, dans le plus grand détail, les précautions à prendre dans ce traitement.

Il distingue deux espèces d'abcès au foie, l'un dont le siège est dans le parenchyme de ce viscère; l'autre qui est logé entre les deux lames de la membrane qui le recouvre. C'est dans ce dernier qu'Albucasis indique le cautère dont il ne dissimule pas le danger. Ce n'est point Ambroise Paré qui a inventé la ligature de l'artère dans les hémorrhagies, comme quelques-uns le prétendent; ce moyen étoit connu d'Albucasis; il semble même avoir connu le caillot de sang qui fait cesser l'écoulement en se formant à l'ouverture de l'artère. Il est le premier qui, dans le traitement de l'hydrocéphale, ait rejeté l'incision à la peau du crâne. Albucasis décrit aussi la manière d'extirper les amygdales devenues squirrheuses; il traite du gouêtre naturel & de l'accidentel. A l'article du panaris, il conseille l'amputation de la phalange affectée; il est le premier qui ait fait usage du crochet dans l'extraction du Polype.

On trouve, dans sa Chirurgie, des préceptes importans touchant l'art des Accouchemens; il indique la manœuvre à suivre dans la pratique de ceux qui sont difficiles. Il traite de la circoncision comme d'une opération nouvelle qui lui appartenoit en propre, quoique Celse & Paul en eussent parlé avant lui. Enfin Albucasis est le seul des Anciens qui ait décrit & enseigné l'usage des instrumens propres à chaque opération. (*M. Petit-Radel.*)

ALBUGO, taye, en grec λευκόμα; taie de λευκον, blanc. L'on désigne ainsi une tache blanche qui, née sur la cornée, en change la couleur & la transparence, & nuit plus ou moins à la vision, à raison de son étendue & de sa profondeur. Cette opacité est dûe à l'épanchement des sucs albumineux qui a lieu entre les mailles de la cornée à la suite d'une inflammation. Cette dernière maladie entre pour beaucoup comme principe de l'Albugo; & s'il est des exemples que l'on puisse citer, où elle ne l'a point précédé, ils sont beaucoup trop rares pour qu'on puisse compter sur eux, l'Albugo est ordinairement facile à distinguer des taches blanchâtres qui sont les cicatrices des plaies & ulcères dont la cornée a été attaquée: celles-ci sont ordinairement d'un blanc luisant comme l'ivoire; & en les examinant à la loupe ou avec les yeux, & de fort près, l'on y distingue un petit enfoncement, qui est, le reste d'une cicatrice. Le véritable Albugo est au contraire, d'un blanc plus mort, tirant sa couleur de la craie, s'étendant quelquefois plus dans un lieu que dans un autre, & présentant en plusieurs endroits différens points d'opacité, à raison de l'épaisseur plus ou moins grande de l'humeur épanchée; il est toujours accompagné d'une légère inflammation, de douleurs, & d'un petit larmoiement; quelquefois cependant il dégénère lui-même en une petite ulcération, & alors, en se cicatrisant, il prend les apparences du précédent. L'Albugo, au premier abord, pourroit être confondu avec l'onyx, l'hypopion, ou l'empièse (voyez ces mots); mais en faisant attention aux signes que nous venons de donner, on les distinguera toujours facilement les uns des autres.

L'Albugo qui est ancien, est très-difficile à guérir: quand il est accompagné de beaucoup de sérosité, comme dans les ophtalmies humides, auxquelles les vieillards, les enfans & les scrophuleux sont sujets, l'on prescrit les résolutifs secs donnés sous forme de fumigations. Woolhouse recommande, en pareil cas, des fumigations faites avec l'aloës, la myrrhe, le mastic, les bayes de genièvre, que l'on jette sur les charbons, & dont on reçoit la fumée par un entonnoir dont ont dirige la pointe sur l'œil. Mauchard conseille la vapeur qui s'élève de la décoction d'hysope, de serpolet, d'origan, de romarin, de caffé, & de fenouil faite dans l'eau ou le vin, à laquelle on ajoute un peu de camphre. Mais ces remèdes doivent être aidés, dans leurs opérations, par les remèdes généraux, notamment les purgatifs fréquemment répétés, & les exutoires qui conviennent pour dériver ailleurs l'affluence des humeurs qui se portent vers les yeux. L'on vante beaucoup les remèdes âcres & volatils, pour dissoudre l'Albugo; l'on a fait spécialement usage des fiels de brochet, de carpe, & autres poissons, du suc de chélidoine d'euphraise, & avec beaucoup de succès. On y trempe un pinceau, & l'on oint l'Albugo à plusieurs reprises, & l'on réitère plusieurs fois dans la journée. Maître Jean conseille, entre autres remèdes, le collyre sec avec l'iris, le sucre candi, la myrrhe, de chaque demi-gros & quinze grains de vitriol blanc; mais ce collyre ne peut guères être d'usage que quand il y a déjà érosion à la cornée. On s'est servi également, en pareil cas, & avec beaucoup de succès, d'un mélange de poudre de thutie, de sucre candi & de vitriol blanc, à partie égale; on souffle ce mélange sur la tache, avec un fétu ou un tuyau de plume. Tous ces remèdes, ainsi que les vapeurs aqueuses & relâchantes, ont leur efficacité, selon les circonstances; mais envain l'on attendroit tout d'eux dans la plupart des cas, si l'on ne faisoit aller de pair les remèdes généraux, tels que les bains, les saignées, les purgatifs, les dessiccatifs; mais l'emploi de ces remèdes doit être laissé à ceux qui pratiquent l'art dans toute son étendue. Boërhave prescrivoit, de son tems, l'aquila alba comme le meilleur fondant de la lymphe qu'on puisse connoître; de nos jours, en Angleterre, on lui a substitué le calomélas; peut-être l'alkali volatil, prudemment administré, tant intérieurement qu'extérieurement, auroit-il de très-bons effets; c'est aux Praticiens à le tenter. (*M. Petit-Radel.*)

ALGALIE est un tuyau ou sonde creuse faite d'argent, qu'on introduit dans la vessie pour en tirer l'urine. *Voyez* Sonde.

ALKALI. On emploie, sous différentes formes, les sels Alkalis fixes & volatils, extérieurement & intérieurement. L'Alkali fixe végétal connu dans la pratique de la Médecine & de la Chirurgie sous les noms de *sel de tartre*, *d'huile de tartre par défaillance*, *de cendres gravelées*, *de cendres de genêt*, &c. & l'Alkali fixe fossile ou le *sel de soude*, sont regardés comme détersifs &

dissolvans ; on s'en sert en forme de lotions dans quelques maladies cutanées, & comme de stimulans pour rétablir le ton & l'activité des vaisseaux dans certains ulcères scrophuleux & rachitiques. *Voyez* ULCÈRES. On en fait aussi des applications dans les cas d'endurcissemens laiteux, de squirre des seins, des testicules ou d'autres parties, dans ceux d'engorgement des articulations à la suite du rhumatisme, ou en conséquence de contusions & de foulures, dans ceux de gouëtre & de tumeur scrophuleuse. *Voyez* TUMEURS.

Le sel de tartre étant dissous dans l'eau de chaux, cette solution évaporée à siccité, forme la pierre à cautère. Une certaine proportion de chaux vive, ajoutée à cette composition, la rend plus facile à manier & moins susceptible de s'étendre sur les parties voisines de celle où on l'applique. *Voyez* PIERRE A CAUTÈRE.

L'Alkali volatil, connu sous les noms *d'esprit de corne de cerf, d'esprit de sel ammoniac*, &c. est un excellent remède pour ceux qui sont asphyxiés ; on l'insinue dans les narines & dans la bouche. On en loue aussi l'usage extérieur, dans les cas de morsure de vipère & de piqure d'insecte. *Voyez* MORSURE. On le dit encore utile délayé dans de l'eau pour les cas d'ulcères, de tumeurs arthritiques, de brûlure, &c.

L'esprit volatil, dégagé du sel ammoniac à l'aide de la chaux, connu vulgairement sous le nom d'*alkali volatil fluor*, est beaucoup plus actif & plus pénétrant que les autres préparations de ce même sel, dans lesquelles il est combiné avec l'air fixe. Il acquiert ainsi beaucoup de causticité, qui doit rendre circonspect sur son usage. On fait, en mêlant une partie de cet esprit avec trois parties d'huile d'amandes, un liniment très-utile dans les cas de douleurs de rhumatisme qui ne sont pas très-profondes, & dans les maux de gorge. On s'en sert en l'appliquant à l'extérieur, & en recouvrant la partie d'une flanelle.

On donne intérieurement l'alkali volatil, comme cordial, dans les cas de langueur & d'abattement ; on le joint aussi avec succès au kinkina dans ceux de gangrène sèche, chez les vieillards & les sujets épuisés. On en recommande encore l'usage intérieur contre la morsure des vipères & dans les autres cas de plaies empoisonnées.

L'Alkali fixe, & particulièrement celui qui est rendu caustique par la chaux, est la base de presque tous les remèdes des Charlatans pour dissoudre la pierre. On a cru s'appercevoir que des remèdes de ce genre avoient opéré un effet marqué sur la pierre dans la vessie ; mais soit qu'il y eût de la réalité dans ces observations, ou qu'elles ne fussent fondées que sur des illusions, ce qui est plus probable, ces prétendus effets ont toujours été trop peu considérables pour encourager les Praticiens à donner leur confiance à ces lithontriptiques. Ce qui est beaucoup mieux prouvé, & qui a particulièrement induit en erreur à cet égard, c'est que l'usage des alkalis a quelquefois contribué à diminuer les douleurs des voies urinaires, même dans des cas où l'on étoit certain de la présence d'une pierre.

ALPHONSIN est le nom d'un instrument dont l'usage doit être de tirer les balles hors du corps. Il a été ainsi appellé du nom de son inventeur Alphonse Ferrier, Médecin de Naples. Il consiste en trois branches, que leur élasticité éloigne l'une de l'autre, mais qui sont rapprochées & jointes ensemble par le moyen d'un tube de métal qui les contient.

L'instrument, ainsi serré, étant introduit dans la plaie jusqu'à la balle, l'opérateur retire le tube vers le manche, au moyen d'un anneau, & les branches s'ouvrant d'elles-mêmes autour de la balle, il repousse le tube qui les rapproche l'une de l'autre, de manière qu'elles la serrent fortement. On tire alors la balle de la plaie, en retirant l'instrument. *Voyez* PLAIES D'ARMES A FEU.

ALPHOS, d'Ἀλφὸς, d'ἀλφαίνω, changer. Les Grecs ont désigné par ce nom, une tache plus ou moins étendue, qui occupe indifféremment toutes les régions du corps, & qui change la couleur naturelle de la peau en une d'un blanc mort ou d'une autre couleur plus ou moins foncée. Quand cette maladie attaque les noirs, mais particulièrement les Arabes chez qui elle est très-commune, elle rend leur corps tout tacheté, & leur donne l'apparence qu'ont ici nos chevaux pommelés. L'Alphos diffère du psora & du lichen, en ce que, dans ces affections, il y a toujours une inégalité plus ou moins sensible sur la peau, au lieu que dans l'Alphos il n'y a aucune aspérité, & que la surface des taches est aussi unie que le reste de la peau. Les Anciens qui, dans l'histoire des maladies de la peau, ont porté une précision dont s'étonnent les Modernes, ont distingué trois espèces d'Alphos ; l'Alphos proprement dit, le Melas & le Leucé. L'Alphos proprement dit que les Arabes appellent le Morphœa, est une tache blanchâtre formée par l'assemblage de nombre de petites taches séparées, qui, par la suite se réunissent, mais très-tard, & quelquefois donnent lieu à la desquammation de l'épiderme. Les Auteurs regardent celle-ci comme très-difficile à guérir ; ils disent même qu'elle est impossible toutes les fois que la partie légèrement piquée avec une aiguille ne rend point de sang. Le Leucé diffère de l'Alphos, en ce que la couleur est beaucoup plus laiteuse ; qu'elle descend beaucoup plus profondément, les cheveux ou les poils changent de couleur dans cette espèce, & même assez souvent tombent entièrement, en sorte que la partie devient entièrement chauve. Comme le vice se porte plus profondément dans cette affection, il s'ensuit que, quand on pique la tache, elle ne fournit point de sang. Avicenne appelloit le

Leucé Albaras quand il parvenoit jusqu'aux os. On ne peut guères dire véritablement ce qu'étoit l'albaras d'Avicenne ; ses descriptions sont si obscures, & il s'entortille dans des explications si diffuses, qu'on ne peut rien comprendre à ce qu'il dit. Le Melas diffère de l'Alphos que nous venons de considérer, en ce que la couleur tire légèrement sur le noir, & semble être une sorte d'ombre sur le reste de la peau. Gorrhée, en traitant des causes de l'Alphos, dit qu'il vient d'une pituite lente & visqueuse, qui, à raison de sa nature ou de la foiblesse de la partie, ne peut s'assimiler aux chairs & devenir rouges comme elles. Il paroît que le vice réside, particulièrement dans le corps muqueux & dans le corium, & qu'il dessèche & rend atone & insensible. J'ai vu chez les Arabes & les Indiens beaucoup de ces affections, & j'ai toujours observé que le sentiment étoit émoussé & même nul sur le lieu que ces taches, occupoient tant qu'on ne le touchoit que superficiellement; j'ai expérimenté la même chose chez quelques blancs qui en étoient attaqués. Les Arabes ont beaucoup vanté de remèdes pour l'Alphos; les Modernes aux généraux dont l'usage est si universellement reconnu dans le traitement des maladies de la peau, ont ajouté des lotions d'eau de savon, d'eau de chaux, de foie de soufre calcaire. Ce dernier moyen est singulièrement efficace. On a beaucoup vanté les lotions faites avec le vinaigre, dans lequel on avoit macéré une égale quantité de feuilles de figuier & de soufre vif. Sennert parle beaucoup du bon succès des sinapismes appliqués sur la partie comme rubéfiant ; il faut souvent varier ces moyens, car il arrive quelquefois que ce qui n'a pas réussi dans un cas, convient dans un autre. (*M. Petit-Radel.*)

ALPINI, (Prosper) d'Amarostica, Ville de Venise, nacquit le 23 Novembre 1553. Il embrassa d'abord la profession des Armes; mais son père, qui étoit Médecin, le ramena bientôt à la science qu'il a depuis illustrée. Il fut reçu Docteur en l'Université de Padoue en 1578. Il fit de la Botanique une étude spéciale, & c'est à son voyage en Egypte que les Botanistes doivent la connoissance de plusieurs plantes exotiques de ces climats brûlans. La République de Venise, où il s'est fixé, lui décerna les honneurs d'une Chaire de Botanique, qu'il accepta, & dont il remplit avec éclat les fonctions. Dans sa vieillesse, il fut attaqué d'une surdité qui l'engagea à écrire un traité sur cette maladie. La mort ne lui permit pas d'y mettre fin. Il mourut l'an 1616, & laissa quatre fils qui sont devenus célèbres.

Nous avons de lui plusieurs ouvrages de Médecine; entr'autres *De Medicinâ Ægyptiorum libri* 4, *Venet.* 1551. Paris 1646, in-4.°

Dans cet ouvrage, Alpini fait l'histoire des Egyptiens, de leurs maladies, des Médecins qui les traitent & du climat qu'ils habitent. Il assure que les Egyptiens avoient coutume de se faire saigner quatre fois par an, sans préjudice de toutes les maladies qui les attaquoient, & dans lesquelles ils usoient constamment du même remède. Peut-être n'étoient-ils aussi prodigues de leur sang que parce qu'ils croyoient que les eaux du Nil se changent facilement en sang, appuyés sur ce passage de l'Ecriture qui rapporte que Moyse les changea ainsi. Il observe que les Egyptiens se faisoient saigner, même après le repas; qu'ils saignoient toujours dans la partie qui approche le plus du mal, & qu'ils ouvroient les artères aussi fréquemment que les veines. Il assure qu'ils faisoient, de son tems, un grand usage de ventouses dans les douleurs de tête, dans les maladies inflammatoires, & sur-tout dans la phrénésie. Les scarifications, dit notre Auteur, sont si fréquentes parmi les Egyptiens, que de cent jeunes-gens, à peine en rencontre-t-on quarante qui n'aient point la tête couverte de coton. Il n'est point de partie qu'ils ne soumettent à cette opération; &, selon lui, les scarifications sont très-recommandables, en ce qu'elles ont l'avantage de la saignée sans en avoir les inconvéniens. Alpini est connu en Médecine par plusieurs autres ouvrages. (*M. Petit-Radel.*)

ALUN. Sel neutre produit par l'union de l'acide vitriolique avec une base terreuse d'une nature particulière. C'est un puissant astringent, qu'on emploie comme tel, particulièrement pour arrêter ou modérer les hémorrhagies, & surtout pour celles de matrice. On le donne alors à la dose de quinze ou vingt grains, qu'on répète toutes les heures, ou même toutes les demi-heures, jusqu'à ce que la violence de l'hémorragie soit abattue. On fait avec une forte solution d'Alun & de vitriol bleu dans de l'eau, une liqueur astringente dont on se sert pour arrêter le saignement de nez, & les autres hémorragies extérieures; on en imbibe pour cet effet des compresses, ou des plumaceaux que l'on applique sur la partie d'où sort le sang.

L'Alun séché sur le feu, & privé de son eau de crystallisation, qu'on appelle improprement Alun brûlé, acquiert par cette préparation un degré de causticité qui le fait employer pour détruire les excroissances & les chairs fongueuses des ulcères. On le fait entrer aussi sous cette forme dans les poudres ophtalmiques dont on se sert pour dissiper les taches de la cornée.

Un blanc d'œuf battu avec un morceau d'Alun jusqu'à ce qu'il soit coagulé, forme un excellent topique astringent pour les maux d'yeux accompagnés de larmoiement. Cette préparation appaise la chaleur, diminue l'inflammation & modère l'écoulement des sérosités. On s'en sert aussi avec beaucoup de succès dans les ophtalmies plus essentiellement inflammatoires, après avoir diminué l'inflammation par les saignées. On l'étend pour cet effet sur un linge fin, & on l'applique sur l'œil.

On prépare encore une eau alumineuse avec demi-once

demi-once d'alun & autant de vitriol blanc, qu'on fait dissoudre dans deux livres d'eau. On fait usage de cette liqueur pour nettoyer les ulcères, & favoriser leur cicatrisation; quelquefois aussi pour aider la guérison de certaines éruptions cutanées; & alors on en baigne la partie affectée trois ou quatre fois par jour. On l'emploie encore comme collyre, & comme injection dans la gonorrhée & dans les fleurs blanches, pourvu que ces maladies ne soient point accompagnées de virulence.

ALVÉOLES. On donne ce nom aux cavités osseuses dans lesquelles les dents sont placées.

Les Alvéoles n'appartiennent pas aux os des mâchoires proprement dits, mais à des apophyses de ces os destinées à les former (1).

Les apophyses alvéolaires sont composées de deux tables osseuses, très-minces, l'une extérieure & l'autre intérieure. Ces deux tables sont plus éloignées l'une de l'autre à leurs extrémités postérieures, qu'à la portion antérieure ou moyenne de la mâchoire. Elles sont unies ensemble par d'autres lames osseuses pareillement fort minces, placées en travers de l'une à l'autre, & qui divisent les apophyses, sur le devant de chaque mâchoire, en autant d'Alvéoles qu'il y a de dents; mais sur les côtés & en arrière, où les dents ont plus d'une racine, il y a des cellules distinctes, ou des Alvéoles, pour chaque racine. Ces lames transverses sont plus élevées que les tables antérieures & postérieures, & elles ajoutent latéralement à la profondeur des alvéoles, particulièrement au-devant des mâchoires. A chaque division formée par ces lames, la table extérieure de l'apophyse s'enfonce, & forme un sillon ou une cannelure, qui s'étend depuis le bord jusqu'au fond de l'Alvéole.

L'on pourroit regarder les apophyses alvéolaires comme appartenant aux dents plutôt qu'aux mâchoires, car elles commencent à se former avec les dents; elles croissent & se détruisent avec elles, & disparoissent entièrement quand les dents tombent; en sorte que, si l'on n'avoit point de dents, on n'auroit probablement ni Alvéoles, ni apophyses alvéolaires. Lorsque les premières dents, ou dents de lait, tombent pour faire place à celles qui doivent leur succéder, ces dernières ne remplissent pas les alvéoles déjà formées, mais elles croissent avec leurs propres Alvéoles, à mesure que les anciennes se détruisent.

Les Alvéoles sont souvent le siège de maladies très-douloureuses, & qui demandent le secours de la Chirurgie. Mais comme ces maladies dépendent, le plus souvent, de celles des dents ou des gencives, ou se confondent avec celles-ci, nous en renvoyons la considération aux articles DENTS & GENCIVES.

Mais, indépendamment de toute affection des parties voisines, les alvéoles sont sujettes à souffrir dans leur structure & dans leurs fonctions. On les voit quelquefois se détruire par les bords, ou se remplir par le fond, ce qui les rend également impropres à contenir les dents (1).

Lorsque le premier de ces effets a lieu, le mal gagne peu-à-peu depuis le bord de la cavité jusques vers le fond; la gencive, qui n'est plus soutenue par l'apophyse alvéolaire, s'en détache, & s'écarte du corps de la dent dont peu-à-peu le col & la racine se découvrent; la dent même s'ébranle & tombe au bout de quelque tems.

Lorsque l'Alvéole se remplit par le fond, la dent sort insensiblement de sa place, & tombe également. Ces deux maladies peuvent être regardées comme tenant à une même cause; car l'une se manifeste rarement sans l'autre; on les voit cependant quelquefois exister séparément; les gencives se retirant de dessus les dents, sans que les dents paroissent s'alonger, ou bien une dent sort de sa place sans que la gencive se retire. Mais quand la gencive se déplace, elle est, pour l'ordinaire, très-malade, & il se forme une suppuration abondante sur la portion qui se détache de la dent & de l'apophyse alvéolaire.

Quoique ces deux accidens doivent être considérés comme des maladies lorsqu'ils se manifestent à un âge peu avancé, on peut les regarder aussi comme étant simplement un effet trop accéléré de la marche ordinaire de la nature, puisqu'on les observe fréquemment dans la vieillesse. On les voit cependant naître en conséquence de causes occasionnelles très-palpables, d'une inflammation, par exemple, long-tems continuée de ces parties, telle que celle qu'excite une salivation. Un haut degré de scorbut attaquant les gencives & les Alvéoles, peut aller au point de causer une dissolution de ces parties, comme on l'observe surtout dans le scorbut de mer.

Lorsque la maladie est occasionnée par l'une de ces deux causes, les gencives sont malades, ainsi que les Alvéoles; elles s'enflent, deviennent molles & spongieuses, & le moindre frottement, ou la moindre pression, les fait saigner abondamment.

En pareil cas, l'on est dans l'usage de scarifier profondément les gencives, afin d'affermir les dents ébranlées par la maladie qui, pour l'ordinaire, a déjà fait de grands progrès avant que l'on pense à y porter remède. Cette méthode a certainement de très-bons effets dans bien des cas

(1) *Voyez* the Natural History of Human teeth by J. Hunter, *page* 6.

(1) *Voyez* A Practical Treatise on the diseases of the teeth by, J. Hunter, *page* 48.

où l'on voit les dents se raffermir après qu'on en a fait usage; mais alors il est difficile de déterminer jusqu'à quel point les alvéoles avoient souffert. Peut-être n'existoit-il d'autre mal qu'un gonflement de la membrane qui unit la dent à l'apophyse Alvéolaire, tel que celui qui a lieu dans une légère salivation, en conséquence duquel la dent se trouvoit un peu poussée hors de son alvéole; mais ce gonflement ayant diminué ensuite du dégorgement occasionné par les scarifications, la dent a pu reprendre sa place & s'y fixer comme auparavant. Ou bien cette opération, en produisant sur la partie une inflammation d'une autre nature, guérit celle qui étoit dans l'alvéole, & rétablit les choses dans leur état naturel.

Si cette pratique ne réussit pas, & que la dent continue à sortir de sa place, son prolongement pourra devenir très-incommode, ou du moins causer une assez grande difformité. L'inconvénient pourra bien n'être pas d'abord aussi grand pour une dent de devant que pour une molaire, parce qu'il arrive souvent que les premières ne se rencontrent pas par leurs extrémités, mais que celles de la mâchoire supérieure passent pardessus celles de la mâchoire inférieure; toujours cependant cette inégalité seroit très-désagréable à l'œil.

Si l'on ne peut détruire la cause du mal, c'est vers l'effet qu'il faut tourner son attention. Tout ce qu'on peut faire pour en sauver les inconvéniens, c'est de limer la portion de dent qui s'avance hors du niveau des autres; mais il faut prendre garde à ne pas limer dans l'intérieur de l'émail, sans quoi l'on courroit risque de causer de l'inflammation, de la douleur & d'autres fâcheux symptômes. Cette opération, au reste, sera fort désagréable, parce qu'il est très-difficile de limer une dent ébranlée. Mais enfin la dent tombera & cessera de causer aucune incommodité.

Si les alvéoles ont réellement souffert une déperdition de substance dans des cas où des dents ébranlées se sont raffermies, il est difficile de s'assurer si elles se sont rétablies dans leur état naturel, & si elles ont une faculté de se régénérer analogue à celle par laquelle elles croissent, ou si les dents se sont fixées de nouveau en vertu seulement d'une nouvelle adhérence des gencives à l'apophyse Alvéolaire. Lorsque la maladie est occasionnée par le scorbut, il faut commencer par l'usage des remèdes propres à le guérir, & ensuite avoir recours au traitement local que nous avons indiqué.

Outre les scarifications des gencives, l'on a recommandé différentes applications astringentes propres à les fortifier & à les rendre plus fermes. Mais quand le mal ne procède pas de quelque affection générale du systême, telle que le scorbut, ou une salivation, que l'on peut guérir; quand il est local & dépend d'une disposition particulière des parties qui sont affectées, il y a peu de secours à attendre de pareils moyens.

Entr'autres remèdes de cette nature, on recommande sur-tout la teinture de myrrhe, celle de kinkina & l'eau de mer. On a observé de très-bons effets d'un mélange de teinture de kinkina & de laudanum liquide, dans la proportion de deux parties de la première pour une du second. On met fréquemment dans la bouche une petite quantité de cette liqueur, que l'on garde dix, quinze ou vingt minutes avant de la rejeter.

AMATUS LUSITANUS. Jean Rodrigues de Castelblanco, plus connu sous le nom d'Amatus Lusitanus, fleurissoit en Portugal, vers l'an 1550. Il exerça la Médecine & la Chirurgie & prit ses degrés à Salamanque. Cette Ville ne put retenir long-tems un homme que l'envie d'observer, jointe à celle de converser avec les Savans de son tems, excitoient à voyager. Il parcourut successivement la France, les Pays-bas, l'Italie, & se fixa quelque-tems à Ferrare, où il enseigna la Médecine; mais ce fut à Ancône, qu'il exerça avec plus de célébrité. Le Roi de Pologne & la République de Raguse firent d'inutiles tentatives pour l'attirer dans leurs Etats. Amatus passa à Thessalonique, dans la Turquie d'Europe, où il se fit Juif, & pour cacher ses démarches sous un nom inconnu, il quitta le nom de Rodrigues, pour celui d'Amatus. Le sentiment le plus commun est qu'il finit ses jours en Turquie, où il séjourna plusieurs années. Amatus étoit un homme très-instruit, très-érudit & grand observateur. Ses voyages l'avoient mis à portée de converser avec ses plus célèbres Contemporains, tels que Vivès d'Anvers, Cananus & Musa Brasavole de Ferrare, Didacus Mendosa de Venise, Guidon Embaldus de Pise, & le Duc d'Urbin, connu par son profond savoir.

Nous avons de lui; *Curationum Medicinalium centuriæ septem.* Florent. 1551, *in-8.°*

On trouve, dans cet ouvrage, un grand nombre d'observations intéressantes pour la Chirurgie. Il y traite fort au long de la chûte de l'uterus, diverses observations sur les ulcères de la bouche, l'histoire d'une imperforation du gland contre laquelle Cananus proposa un trois-quart de son invention. Il parle d'un enfant venu au monde avec une corne, & qui mourut dans l'opération par laquelle on avoit tenté de la couper, d'une ischurie produite par deux pierres engagées dans le canal de l'urèthre sous le gland, & guérie par une incision faite au canal par-dessous la pierre. L'histoire de la vérole & de ses symptômes est très-détaillée dans cet ouvrage. Amatus Lusitanus croyoit sur le fondement de ses connoissances anatomiques, que dans la pleurésie, il convenoit de saigner la veine axillaire du même côté. Il étoit partisan de l'empyême. Il vouloit qu'on la fît avec le fer tranchant ou le fer chaud poussé entre la seconde & la troisième des vraies côtes. Un sujet mort de cette opération, qu'il avoit disséqué à Ferrare, & au diaphragme duquel il n'avoit trouvé aucune altération, lui fit conclure que son opinion sur le lieu précis de l'opération étoit juste. Il parle d'une plaie au cerveau, qui pénétroit dans le ventricule & dont le malade guérit. Les ouvrages d'Amatus Lusitanus, prouvent qu'il étoit savant & judicieux observateur, & cependant il parle d'une fille devenue garçon, il croit qu'une femme peut devenir enceinte, en se baignant dans une eau où un homme auroit répandu sa semence. On rencontre dans ses ouvrages quelques remarques Anatomques. Il a admis l'existence des valvules dans la veine azigos, &c. Il parle du trou qu'on trouve quelquefois au cartilage xyphoïde. (*M. Petit-Radel.*)

AMAUROSE. Ἀμαύρωσις. C'est une affection dans laquelle la vue est abolie, sans qu'on puisse découvrir sa moindre altération de la part des milieux qui transmettent les rayons de la lumière, c'est-à-dire, de la cornée transparente, de l'humeur aqueuse du cristallin & de l'humeur vitrée. Les Anciens lui ont donné le nom de goutte, parce qu'ils ont cru qu'elle étoit produite par la chûte d'une liqueur qui tomboit goutte à goutte sur l'œil, & on lui a ajouté celui de seraine, parce qu'elle ne trouble en aucune manière, la diaphanéité des milieux. Cette dénomination est d'Actuarius; Rolfincius lui donne le nom de cataracte noire, mauvaise dénomination qu'il a prise de l'apparence des yeux en cette maladie. L'Amaurose le plus souvent attaque les deux yeux à-la-fois, quelquefois cependant il n'y en a qu'un d'affecté, particulièrement quand quelques stases lui ont donné lieu.

On distingue l'Amaurose en parfaite & en imparfaite, d'après Saint-Yves qui a écrit d'une manière très-étendue sur cette maladie. La parfaite est celle où la cécité est complette; dans l'imparfaite, on distingue encore la forme & la couleur des objets, & la pupille qui n'est susceptible d'aucun mouvement dans la première, joint encore de petits mouvemens de constrictions & de resserrement qui sont apperçus à une vive lumière. Les Anciens distinguoient encore l'Amaurose en celle qui vient de cause froide & celle qui est produite par une cause chaude; les Modernes ont nommé la première pituiteuse, & la seconde sanguine. Cette distinction est fondée sur des faits; il arrive quelquefois en effet que cette maladie survient à une fièvre maligne à la phénésie, comme on la voit paroître chez les vieillards dont les excrétions pituiteuses & muqueuses sont supprimées, & même chez les jeunes gens à la suite d'une transpiration arrêtée par un vent ou une pluie froide, ainsi qu'on en a des exemples. (Voyez les *Medical Observations and Inquiries*, *vol. V.*) Enfin l'Amaurose simple ou compliquée, la simple est celle où l'on ne découvre aucun vice dans l'organe de la vue; la compliquée est toujours accompagnée de quelques vices du corps vitré, du cristallin, de l'humeur aqueuse ou de la pupille.

L'Amaurose est une de ces maladies qu'on simule quelquefois. Il est donc bien intéressant de découvrir alors la fraude; le resserrement & la dilatation alternative de la pupille à une forte lumière, conjointement avec l'action de l'orbiculaire des paupières qui a toujours lieu ici, & qu'on n'observe point dans l'Amaurose, indique que la maladie est feinte.

La cause prochaine de l'Amaurose est la paralysie ou l'impuissance de la rétine ou du nerf optique à être affecté par les rayons lumineux qui leur parviennent. L'ouverture des cadavres a fait connoître beaucoup des causes qui pouvoient occasionner cette affection; ici c'étoit une désorganisation de la rétine, du nerf optique, & même des couches des nerfs optiques. Là une pression exercée sur le nerf dans son trajet de l'œil au cerveau, par un stéatome, une exostose ou une hydatide, comme le rapporte Boherrave, ou plutôt celui qui a fait paroître un traité de maladies des yeux sous son nom. Ailleurs de l'eau, du sang épanchés dans les ventricules du cerveau, qui produisoient les mêmes effets sur les couches des nerfs optiques, comme chez les hydrocéphales, les apopleptiques, &c. L'observation a également constaté que souvent cette maladie paroissoit comme épigénomenes à la suite d'autres. Ainsi on l'a vue survenir à la rachialgie ou colique de plomb, elle succède souvent aux fièvres avec délire, & disparoît avec ce symptôme. Elle peut aussi paroître vers les derniers tems de la grossesse chez les femmes pléthoriques, & disparoître après l'accouchement, à raison de la difficulté, que le sang trouvoit à circuler vers les parties déclives, & de sa dérivation vers le systême du cerveau. On l'a également vu paroître à la suite de la répercussion d'humeurs dartreuses, galeuses, & autres ulcérations de la peau; à la suite de vives secousses, comme après de violens éternuemens, des vomissemens répétés, après des coups reçus à la tête. M. Hey, Chirurgien à Leed, fait mention d'une Dame qui en fut inopinément attaquée six semaines après un coup, qu'elle reçut en tombant la tête sur une commode. Hippocrate, dans ses Coaques, avoit déjà observé que l'Amaurose survient quelquefois aux coups reçus sur les sourcils ou un peu au-dessus, ou après une vive irritation faite inopinément sur la rétine par un éclat de lumière. Il est des observations d'Amauroses qui ont paru & duré long-tems chez les personnes dont les yeux délicats avoient été vivement affectés par un éclair. L'Amaurose paroît encore quelquefois à la suite de suppression des règles, du flux hémorrhoïdal; celle-ci est aisée à guérir, en rappellant les évacuations naturelles vers les couloirs.

Toutes ces causes si diversifiées produisent néanmoins un seul & même phénomène, qui est une dilatation, & une immobilité plus ou moins grande de la pupille. Si cette ouverture ne se dilate, & ne se resserre qu'autant que les humeurs affluent dans les vaisseaux turbinés, & droits de l'iris, & que cette affluence soit fondée sur une influence nerveuse ou sensibilité relative à l'état de la rétine, ou du nerf optique, il n'est point étonnant que l'influence nerveuse ne se faisant point à raison du désordre des parties nerveuses, la pupille se dilate, & présente une ouverture plus grande, & moins susceptible de changemens que précédemment. Cependant il arrive quelquefois que la pupille soit resserrée malgré l'Amaurose; ce cas n'a guère lieu qu'à la suite de quelque blessure ou inflammation à la prunelle.

Il est aisé de reconnoître d'après tout ce que nous avons dit, si l'Amaurose existe, & en faisant attention aux circonstances, on peut même connoître son degré de curabilité. Mais, pour connoître si elle est parfaite ou imparfaite, & conséquemment annoncer si l'on peut espérer la guérison, il faut s'assurer si la pupille se dilate ou non. On ferme les deux yeux à une lumière vive; puis on en ouvre un subitement, si l'on voit la pupille se dilater, c'est signe d'une sensibilité encore existante; mais si elle ne varie point son diamètre, qu'il y ait immobilité parfaite, & que la maladie existe depuis long-tems, il n'y a plus lieu a espérer. Les Amauroses, qui proviennent de désorganisation, ne peuvent se connoître qu'après la mort; on voit bien l'effet pendant la vie, mais on n'en peut que soupçonner la cause; il n'en est pas de même de celles qui viennent de maladies aigues, celles ci paroissent souvent très-promptement, & la maladie qui l'accompagne indique l'attention qu'on doit leur donner. Les fièvres vermineuses, chez les enfans, sont souvent accompagnées de cet épigénomène, & que les purgatifs que les anthelmintiques font disparoître. L'Amaurose qui vient de causes froides, se forme beaucoup plus lentement, la vue commence à se troubler, notamment chez les vieillards; ils voient voltiger des petites mouches dans l'air qui de jour en jour deviennent & plus nombreuses & plus obscures, & si l'on considère leurs yeux, à différentes époques, on n'y observe rien, sinon une diminution sensible dans les mouvemens de la prunelle.

L'Amaurose n'est en elle-même fâcheuse, qu'en ce qu'elle prive de la vue, & qu'elle condamne à des ténèbres d'autant plus pénibles à supporter que les époques de la vie sont moins avancées; aussi doit-on chez les jeunes gens chercher tous les moyens d'y remédier. En général, celle qui vient de cause froide est plus fâcheuse que celle qui provient de cause chaude; le traitement général de la maladie première suffit souvent seul pour guérir celle-ci, au lieu que l'autre demande toute l'attention, dont un Praticien est capable dans la prescription des moyens, tant externes qu'internes.

L'Amaurose qui vient de cause chaude, demande un traitement antiphlogistique, dont les effets soient très-prompts. Il faut ici saigner du pied & brusquement; & si la première évacuation n'a point un effet sensible en vingt-quatre heures, il faudra aussi-tôt recourir à la saignée de la jugulaire. Il convient cependant que ces évacuations répondent aux circonstances, que le Praticien seul peu apprécier. Mais, quoique cette méthode promptement évacuante puisse souvent convenir, je lui préférois dans le plus grand nombre des cas, surtout quand les malades sont fort foibles, l'application de plusieurs saignés aux temples, & encore mieux vers le grand angle de l'œil; ces évacuation locales devant avoir plus de succès que les générales qui souvent vuident inutilement tout le systême des vaisseaux. On tiendra l'œil fermé, on ordonnera un régime relâchant & humectant, des lavemens émolliers & minoratifs, & le petit lait pour toute boisson. Les pédiluves sont un moyen simple qui a de grands avantages dans les intervalles des saignées; on en peut dire autant des douches d'eau & de vinaigre qu'on fait tomber sur la région du front: on maintient sur l'œil, dans les intervalles, une compresse trempée dans la même eau. Quand les saignées auront occasionné une déplétion suffisante, ce qu'on reconnoîtra à l'état du pouls, on substituera les purgatifs, qui sont infiniment utiles dans toutes les maladies humorales des yeux. Après les premiers jours d'un pareil traitement, on passe aux cautères qu'on établit à la nuque ou au bras; mais quand la maladie cède aux évacuans généraux, on suspend ces derniers, & l'on réitère les purgatifs, soit avec la manne, ou avec les eaux minérales incisives & fondantes.

Dans l'Amaurose froide, il faut éviter la saignée qui ne feroient qu'augmenter la difficulté déjà assez grande de la guérison. On préfère, comme dérivatifs, les cantharides aux cautères, à raison de leur qualité irritante; l'on cherche ici à occasionner de vives secousses pour débarrasser les nerfs de l'œil de l'engorgement où ils sont; on donne par cette raison, l'émétique & à bonne dose, une ou deux fois pour ébranler la machine. Quelques Circulateurs ont une méthode qui leur est particulière, ils abaissent la paupière inférieure, & en en frottant la surface interne, avec une petite brosse, ils excitent par ce moyen, une inflammation, donnent un peu de sensibilité à la rétine, le malade croit y voir un peu plus; mais le mieux ne se soutenant point, l'Amaurose devient plus complette.

On a beaucoup vanté les secousses que les étincelles & commotions électriques pouvoient occasionner dans l'organe. M. Hey, Chirurgien à Leeds, a communiqué au Docteur Hunter plusieurs observations intéressantes, qui se trouvent dans les

Medical Observations par lesquelles il conste que plusieurs ont été radicalement guéris par elles. Vestuleis rapporte la guérison d'une Amaurose de quatre ans, qui a été ainsi guérie. Floyer vante également ses succès sur ce point, dans une lettre écrite au Docteur Brt. M. de la Saussure a également réussi sur une femme par des commotions convenablement ménagées. Tous ces faits doivent donc engager les Praticiens à réitérer les expériences, & ne pas sitôt désespérer. On emploie ce moyen de la manière suivante. On commence par isoler le malade, & lorsqu'il est bien électrisé, on lui tire des étincelles, au moyen d'une pointe qu'on lui présente au-devant des yeux, & l'on réitère environ cinq ou six minutes après; ensuite on lui fait passer cinq à six commotions légères comme d'un vingtième de pouces de la partie postérieure & inférieure de la tête au front, très-peu au-dessus de l'œil. Il faut, dans ces opérations, diriger toujours les commotions & étincelles immédiatement vers le milieu du sourcil & les promener sur le front, où se distribuent les ramifications du nerf frontal; ce précepte est de M. Hey, & il est fondé sur les connoissances de l'Anatomie. M. Hey conseille pendant ce traitement, l'usage du calomel & du camphre, à la dose de trois grains chaque, incorporé dans la conserve de rose, pour faire un bol à prendre le soir en se couchant. Quelque fondant que puisse être ce remède, il a cependant plus de confiance dans l'électricité.

Quand les circonstances ne permettent point de tenter la méthode des commotions, on lui substitue les fondans qu'on fait prendre intérieurement. Les succès éprouvés dans l'Amaurose par le traitement mercuriel que demandoit la maladie vénérienne nouvellement acquise, a déterminé les Praticiens à se tourner vers les mercuriaux. On cite quelques guérisons par ces remèdes, mais elles n'ont qu'un rapport aux Amauroses occasionnées par la répercussion d'une humeur cutanée. Il faut, quand on ne présume point que cette cause y soit pour quelque chose, leur préférer l'usage des eaux thermales, telles que celles de Balaruc & de Bourbonne; on les prend intérieurement pendant qu'on les reçoit en douches sur la tête; mais quand on se détermine à ce dernier moyen, il vaut mieux les aller prendre à la source. Quand on ne le peut, on se met à l'usage des pillules fondantes, telles que celles-ci que Deshayes recommande. ℞. Poudre de mille-pied: d'énula campana, deux gros, extrait panchymagoge, un gros & demi, kermès minéral trois grains. Mêlez. On donne ces pillules en douze, quinze ou vingt jours, on les fait prendre le matin à jeun, & par-dessus le petit aiguisé d'un peu de sel de glauber. Si, au bout de six ou huit mois, le malade ne voit pas mieux, il doit perdre toute espérance de guérison; car souvent alors le mal est accompagné d'un telle désorganisation qu'il est impossible d'y remédier. M. de la Roche, notre Collaborateur, qui a eu occasion de voir par lui-même les bons succès de l'application d'une trainée de pierre à cautère sur la nuque, chez deux personnes qui le consultèrent, se détermina à employer ce même moyen chez le frère d'une qu'il avoit radicalement guérie; c'étoit un jeune homme de 22 ans, qui trois ans auparavant avoit été attaqué d'une foiblesse & de nuages qui ne firent qu'augmenter, de manière que la vue s'étoit totalement éteinte. La pupille étoit entièrement dilatée, les maux de tête violens, & dès le tems où il le vit les attaques d'épilepsie étoient assez fréquentes. Malgré la suppuration abondante que l'application du cautère avoit déterminée, & qui avoit été si fructueuse aux autres, il en mourut. A l'ouverture du crâne, ce Praticien trouva un amas considérable d'une sanie noirâtre qui occupoit les ventricules latéraux, les couches des nerfs optiques & presque toute la partie antérieure de la base du crâne; la selle turcique étoit en partie cariée, les nerfs optiques avoient la forme de cordes grises & demi-transparentes, & l'on n'y pouvoit point distinguer la substance médulaire des membranes qui l'environnent. (*M.* Petit-Radel).

AMBI. Machine, ou instrument de Chirurgie inventé par Hippocrate, pour réduire la luxation du bras avec l'épaule. *Voyez* Luxation. Il est composé de deux pièces de bois jointes ensemble par une charnière, l'une sert de pied & doit être parallèle au corps: l'autre qui sert de levier se place parallèlement au bras qui y est attaché par plusieurs lacs; & elle fait avec la première pièce un angle droit, dont le sommet se trouve placé précisément sous l'aisselle.

Pour se servir de l'Ambi on lie le bras sur le levier dont la charnière est le point fixe, & en appuyant avec force sur l'extrémité de ce levier, on lui fait décrire une courbe pour approcher cette extrémité du pied de l'instrument; ce mouvement fait en-même tems l'extension, la contre extension, & la réduction de l'os.

Cette machine a quelques avantages; le bras peut y être placé de façon que les muscles soient relâchés; elle a une force suffisante, & même on pourroit lui en donner d'avantage, en alongeant le bout de son levier. L'extension & la contre extension sont également fortes puisque la même cause les produit en-même tems. Mais l'Ambi a aussi des défauts considérables. Il ne peut convenir que pour les cas de luxation en-dessous, & l'on fait que le bras se luxe aussi en d'autres sens. Il peut pousser la tête de l'os dans la cavité avant que les extensions aient été suffisantes. On risque alors de renverser en dedans ou le rebord cartilagineux, ou la capsule ligamenteuse qui peut aussi être déchirée. D'ailleurs une grande partie de la force employée dans l'usage de l'Ambi, se perd sur l'avant-bras dont elle ne fait que fatiguer l'articulation. Ces divers inconvéniens ont fait abandonner l'usage de cette machine, & de toutes celles que l'on a imaginées pour la perfectionner.

AMBLYOPIE. Ἀμϐλυωπία d'ἀμϐλὺς & ὤψ *visus hebes*. Tout ce qu'ont dit les Auteurs sur cette affection sert à me convaincre, de plus en plus, qu'elle est la même que l'amaurose imparfaite; chez beaucoup des vieillards, & chez ceux qui ont été affectés des causes, qui ordinairement précèdent l'Amaurose. On ne découvre aucun vice quelconque dans l'œil, & cependant la vue est singulièrement affoiblie. Maître Jean croit par cette raison, qu'il est inutile de chercher à guérir l'Amblyopie, mais si ce que nous avons déja dit de la curabilité de l'amaurose est en faveur d'un traitement, on voit que Maître Jean va certainement trop loin. Sauvages paroît être du même avis sur le rapport de l'Amblyopie avec l'amaurose imparfaite; il rapproche ces deux genres; mais, dans celui de l'Amblyopie, on n'y trouve que des maladies toutes distinctes les unes des autres, & celle qui ont rapport à l'Amblyopie ont tellement les symptômes d'une amaurose qu'on ne sauroit s'y tromper. (*M. Petit-Radel.*)

AMIDON. L'Amidon est une fécule mucilagineuse tirée des graines & des racines farineuses, & privée par le lavage de toute matière extractive, n'étant lui-même soluble dans l'eau, que par la seule coction. Il forme alors une liqueur gélatineuse qui peut servir de gargarisme pour lubréfier la gorge, ou se donner en lavement dans certains cas où le rectum est très-irrité, comme dans la dyssenterie. On se sert avec quelque succès de la poudre à poudrer, qui n'est autre chose que l'Amidon réduit en poudre très-fine, en la jetant sur les excoriations des aines, des aisselles ou des cuisses des enfans, sur celles du mammelon, &c.

AMPOULE. C'est une cloche, ou vessie pleine de sérosité, qui vient aux pieds, aux mains, ou aux autres parties du corps, par l'irritation de certains âcres, par la brûlure, ou en conséquence d'un violent frottement comme pour avoir trop marché; on donne aussi ce nom à des élévations de la peau, accompagnées de démangeaisons, qui sont occasionnées par des piqures d'insectes. Les unes & les autres se guérissent d'elles-mêmes, & par la cessation des causes qui les ont excitées. Lors cependant que l'épiderme, qui forme les Ampoules de la première espèce, se trouve détachée de la peau dans une certaine étendue, si elle vient à être déchirée accidentellement, ou à dessein, il est nécessaire de garantir, par des applications douces, les parties excoriées, qui autrement ne manqueroient pas de s'enflammer, & de causer beaucoup de douleur.

AMPUTATION. Séparation faite par des instrumens tranchans d'une partie vivante du corps auquel elle appartient. On donne plus particulièrement ce nom à l'opération faite pour séparer un membre : & l'on se sert ordinairement de celui d'extirpation quand il s'agit d'une tumeur, d'une mammelle, &c.

Cette opération connue & pratiquée quelquefois par les Anciens, a tellement été perfectionnée par les Modernes, qu'il n'y a aucune comparaison à faire entre l'état informe & grossier où les premiers l'ont laissée, & celui où elle a été portée de nos jours. L'ignorance où ils étoient des moyens d'arrêter le sang, faisoit périr d'hémorrhagie le plus grand nombre de ceux qui avoient le courage de la subir, sur-tout lorsqu'il s'agissoit de membres considérables; ils ne connoissoient pas mieux les moyens de procurer une prompte & bonne cicatrice de la plaie; leurs instrumens étoient lourds & peu commodes; leurs pansemens fondés sur des applications irritantes. Les meilleurs Praticiens des derniers tems ont beaucoup simplifié la Chirurgie opérative, ils ont réduit nos instrumens à un petit nombre, & les ont rendus plus faciles à manier; ils ont aussi aboli l'usage d'un grand nombre d'applications externes, dont la plupart étoient inutiles ou pernicieuses, & les ont presque entièrement proscrites du traitement de la plaie faite par l'Amputation.

Mais quelque perfection que l'on ait donnée à cette opération, on ne peut se dissimuler qu'elle ne soit terrible à souffrir, horrible à voir, dangereuse encore dans ses conséquences, & toujours fâcheuse pour la personne qui la subit, puisqu'elle la laisse dans un état mutilé. Il est donc de la plus sérieuse importance de ne point l'entreprendre sans une parfaite conviction de sa nécessité.

L'opération en elle même n'est pas difficile; tout Praticien accoutumé à manier les instrumens, peut la faire. Mais savoir distinguer avec précision les cas où elle est nécessaire, de ceux où l'on pourroit s'en dispenser; & marquer les époques où il convient particulièrement d'y avoir recours, sont des circonstances qui exigent toute l'attention & la prudence du Praticien. Nous avons en conséquence tâché de déterminer quelles sont les causes qui peuvent la rendre indispensable. Nous croyons pouvoir les rapporter aux chefs suivans.

1. Les fractures composées d'un mauvais caractère.

2. Les grandes plaies accompagnées de déchirement & de contusions.

3. La séparation accidentelle d'une portion de quelque membre, ensuite de laquelle les os se trouvent brisés, & à découvert; comme celle qui est causée par un boulet de canon.

4 Une gangrène très-étendue.

5. Les tumeurs blanches des articulations.

6. Les grandes exostoses, soit qu'elles n'affectent que les jointures, ou qu'elles s'étendent le long des os.

7. Les cas de carie très-étendue, & accompagnée d'ulcères des parties molles.

8. Le cancer, & quelques autres espèces d'ulcères d'une mauvaise nature.

9. Différentes espèces de tumeurs.

10. Certaines distorsions particulières des membres.

Nous allons parler de chacune de ces causes séparément.

§. I. *De l'Amputation pour les cas de fracture compliquée.*

Nous aurons occasion, à l'article FRACTURE, de traiter plus au long que nous ne pouvons le faire ici des *fractures compliquées*; nous nous bornerons dans celui-ci à quelques remarques générales.

Nous observerons d'abord que la nécessité de l'Amputation, après une fracture compliquée, n'est pas toujours proportionnée uniquement à la gravité du mal, mais qu'elle dépend encore dans bien des cas d'autres circonstances. Dans les camps, & sur les vaisseaux de guerre, par exemple, où il n'est pas en tout tems au pouvoir des Chirurgiens de suivre leurs malades avec autant d'exactitude & d'assiduité, que leurs maux l'exigeroient, & où bien loin de pouvoir leur laisser le repos qui leur seroit nécessaire, on est obligé de les transporter fréquemment d'un lieu dans un autre, on devroit procéder sur-le-champ à l'Amputation dans tous les cas récens de fracture compliquée, dont l'apparence est telle qu'elle doit nécessairement donner des craintes pour les conséquences. Sans doute il y a bien des cas où dans des circonstances pareilles, même les plus défavorables, il ne conviendroit point de recourir à ce parti extrême. Ainsi, lorsqu'il se présente une fracture compliquée où les parties molles ont peu souffert, où les os ont été rompus dans une direction telle qu'en les replaçant, ils se soutiennent aisément dans leur position, & sur-tout où il n'y a qu'un seul os de rompu, ce seroit une précaution trop cruelle, & souvent peu nécessaire, que de faire l'Amputation du membre affecté. Mais quand le membre a beaucoup souffert, & quand les os sont rompus de manière que, quoique replacés, ils ne peuvent pas se soutenir dans leur position, on devroit se faire une règle générale, en pareil cas, d'amputer le membre sur-le-champ. Le mauvais air des grands Hôpitaux, toujours nuisible aux plaies, est encore une circonstance, qui, en pareil cas, rend l'Amputation indispensable.

Mais si, dans les camps & dans les hôpitaux, il est de la prudence du Chirurgien de se soumettre à cette règle, il n'en est pas de même dans la pratique particulière. Car, lorsque le malade peut être placé dans un endroit commode d'où l'on ne sera pas obligé de le transporter, avant que sa guérison soit achevée; lorsqu'il est possible de le maintenir dans le plus grand repos; lorsqu'il est dans un bon air & à portée des secours d'habiles Chirurgiens, il y a bien peu de cas où le blessé jouissant de tous ces avantages, doive nécessairement subir l'Amputation. Cependant, si les os, les muscles & les autres parties molles du membre affecté, sont tellement brisés & fracassés qu'il n'y ait pas d'espérance que ce membre puisse jamais remplir ses fonctions naturelles, on ne doit pas hésiter à le couper, afin de transformer en une plaie simple & facile à guérir, une plaie qui, par les accidens dont elle seroit nécessairement accompagnée, mettroit dans le plus grand danger la vie du malade.

Dans les fractures compliquées il y a trois époques où l'opération peut être nécessaire; la première est immédiatement après que la fracture a été faite; la seconde quand les os restent longtems sans aucune disposition à s'unir, la suppuration de la plaie devenant en même-tems si considérable que le malade perd ses forces, & que les symptômes avant-coureurs de la mort commencent à se manifester; enfin le troisième est quand la mortification a si complettement pris possession des parties molles de la portion inférieure du membre, jusqu'à l'os, que lorsque lorsquelles se sépareront les os seront à nud dans l'interstice.

La première & la deuxième époque méritent la plus sérieuse considération; la troisième n'en demande guères.

Quand une fracture compliquée est causée par le passage d'un corps très-pesant sur le membre, tel que la roue d'un carrosse ou d'une charette chargée, ou par un coup d'arme à feu, ou par quelqu'autre moyen assez violent pour fracasser les os en plusieurs fragmens, & lacérer, meurtrir & blesser les parties molles, au point qu'on ait lieu de craindre qu'il n'y ait plus assez de vaisseaux pour maintenir la circulation avec les parties au-dessous de la fracture, il vaut mieux, comme nous venons de le dire tout-à-l'heure, se déterminer à faire l'Amputation, en quelques circonstances que se trouve d'ailleurs le malade, de peur de causer sa mort en voulant sauver le membre. Mais il faut se décider, avant que la partie soit enflammée, & par conséquent immédiatement après l'accident; car quand l'inflammation, l'irritation, & la tension ont lieu, & quand l'air ayant pénétré librement dans le tissu cellulaire, a commencé à produire des effets funestes, il est trop tard pour faire l'opération; au lieu d'être utile, elle seroit meurtrière.

La nécessité de se décider immédiatement, ou bientôt après dans des cas de cette nature, rendent cette partie une des plus délicates de la pratique; car, quelque pressant que le cas paroisse au praticien, il ne paroîtra pas de même au malade, à ses parens, ou à ses amis, qui pourront attribuer la proposition d'amputer le membre à l'ignorance du Chirurgien, ou au desir qu'il peut avoir de s'épargner de la peine, peut-être même à celui de faire une opération ; il faut souvent plus de fermeté de la part du praticien, & bien plus de confiance & de résignation de la part du malade, qu'on n'en trouve ordinairement, pour se soumettre à un remède aussi cruel d'une manière en apparence si précipitée, & après si peu de délibération ; l'emploi de ce moment, cependant décide souvent du sort du malade. On ne sauroit trop le répéter, il faut savoir prendre son parti de bonne heure, de peur des symptômes qui sont peut-être prêts à se manifester dans une partie privée à-peu-près de circulation, & qui vont être bientôt accompagnés de douleur, de fièvre, d'inflammation violente, dont en peu de tems la gangrène & la mort seront les conséquences. Une expérience malheureusement trop fréquente, nous apprend que ceci n'est pas exagéré, qu'on l'observe même chez des personnes qui jouissoient d'une bonne constitution avant l'accident, & à plus forte raison chez les gens que des passions immodérées, l'intempérance, le vin, les liqueurs ont échauffés, & chez ceux qui sont naturellement plus irritables.

Il faut l'avouer, en suivant les principes que nous venons de poser, il pourra quelquefois arriver que l'on coupe un membre que l'on auroit pu sauver par un autre traitement ; mais une pareille possibilité ne rend pas imprudente ou blâmable la pratique que nous recommandons ; la question se réduit à savoir si le plus grand nombre de ceux qui ont eu le malheur de se trouver dans les circonstances ci-dessus marquées, & auxquels on n'a pas fait l'Amputation, ne meurent pas à la suite de leurs blessures ? Ou si l'Amputation n'a pas sauvé la vie à plusieurs qui l'auroient très-probablement perdue si l'on eût négligé de la faire ? Tous les plus grands praticiens ne paroissent avoir aujourd'hui qu'une opinion à ce sujet, & avec quelque hardiesse qu'on ait avancé que l'Amputation n'étoit jamais nécessaire, l'expérience & l'observation ne justifient que trop la doctrine que nous avons tâché d'établir.

Lorsqu'on a négligé, ou que l'on n'a pas jugé convenable de faire de très-bonne heure l'Amputation d'un membre dans un état de fracture compliquée, il survient des symptômes inflammatoires plus ou moins violens, pendant la durée desquels cette opération est inadmissible. Ensuite il se fait quelquefois des exfoliations considérables des os, & une suppuration abondante qui affoiblit & épuise le malade. Cependant quelques alarmans que soient ces symptômes, ils ne sont pas toujours funestes, & il n'est pas très-rare de voir à leur suite la santé se rétablir, & le membre qui avoit souffert reprendre ses fonctions.

Mais tous les malades ne sont pas assez heureux pour que ces accidens se terminent chez eux d'une manière aussi favorable. Il arrive quelquefois que la plaie au lieu de bourgeonner, & de se contracter, reste aussi large qu'au commencement ; que sa surface devient blafarde & spongieuse; qu'elle rend une grande quantité de sanie de mauvaise apparence ; que les extrémités des os fracassés au lieu de s'exfolier & de se réunir, restent aussi parfaitement détachés qu'ils l'étoient dans le principe, que le malade perd l'appétit, le sommeil & les forces, & qu'il tombe dans une fièvre lente. Quand on voit tous ces symptômes se maintenir, sans que l'on puisse les attribuer à aucun fragment détaché des os qui soit demeuré dans la plaie, & quand on a épuisé tous les moyens propres à les combattre, tels que le parfait repos de la partie affectée, les pansemens réguliers & répétés aussi souvent que la plaie l'exige, l'usage d'un régime fortifiant, celui du kinkina & des autres toniques, il n'y a plus que l'amputation du membre fracassé qui puisse sauver la vie du malade ; c'est là ce que nous avons appellé la seconde époque où cette opération peut être nécessaire après une fracture compliquée.

La troisième époque, ou plutôt le troisième état d'une fracture de cette espèce où l'amputation est indispensable, c'est lorsque la gangrène s'y établit & affecte les chairs profondément. Nous traiterons bientôt de cette cause d'amputation dans un article à part.

Enfin il y a encore une circonstance qui nécessite l'amputation dans les cas de fracture compliquée, c'est lorsqu'elles donnent lieu à des hémorrhagies abondantes qu'on ne peut arrêter par aucun autre moyen. Ces hémorrhagies viennent d'une ou de plusieurs artères qui ont été déchirées par les extrémités des os fracturés, ou par quelque autre cause au moment de l'accident. *Voyez* HÉMORRHAGIE.

§. II. *Des cas de plaie avec contusion & déchirement.*

Nous avons parlé des plaies avec grand déchirement & contusion des parties blessées, sous le second chef des causes générales d'amputation. Il est rare de voir des plaies assez fâcheuses pour requérir l'amputation du membre, dans aucun période de leur traitement, lorsque les os de la partie n'ont pas été fracturés. Cependant lorsqu'un membre a été contus, ou déchiré, au point d'en détruire tous les principaux vaisseaux, & de ne laisser aucune espérance que la circulation puisse s'y entretenir, il faut sur-le-champ en conseiller la séparation, soit que l'os ait souffert ou non. Et comme en pareilles circonstances, aucun effort de la part du Chirurgien ne sauroit conserver le membre affecté ; comme aussi les plaies de la nature de celles dont nous parlons, sont plus sujettes à se gangrener qu'aucune autre, le plutôt sera le mieux pour entreprendre l'opération.

Il peut

Il peut arriver aussi dans les cas dont nous parlons, comme dans ceux de fracture compliquée, que quoique l'Amputation n'ait pas d'abord paru nécessaire, on soit obligé d'y recourir ensuite. Tout ce que nous avons dit au paragraphe précédent, au sujet du second période des fractures compliquées, s'applique également aux plaies sans fracture. Il survient quelquefois des hémorrhagies qu'il est impossible d'arrêter; ou une gangrène qui fait des progrès rapides; ou bien la suppuration peut devenir si abondante que le malade sera bientôt hors d'état de la supporter. Tous ces accidens doivent être considérés comme rendant l'Amputation absolument nécessaire.

§. III. *Des cas où un membre a été emporté par un boulet de canon.*

Lorsqu'un membre a été emporté par un boulet de canon, ou par quelqu'autre cause s'il en existe qui puisse avoir un pareil effet, il faut ôter avec l'instrument tranchant l'extrémité du moignon dont le membre a été séparé.

Ce cas est un de ceux où bien des Chirurgiens contestent la nécessité de l'Amputation; ils disent pour raison, que le membre étant déjà séparé, il vaut mieux chercher tout de suite à cicatriser la plaie que d'ajouter aux souffrances & au danger que court le malade, en lui faisant subir cette opération. Cet argument paroît plausible, mais en l'examinant on verra bientôt qu'il n'est pas fondé.

Dans les plaies de cette espèce, les os sont ordinairement brisés & réduits en un grand nombre de fragmens; les muscles & les tendons sont coupés inégalement, leurs extrémités sont déchirées & contuses. Tous les Praticiens conviennent qu'il faut absolument ôter les esquilles, & couper les extrémités des tendons & des muscles. Or il est difficile d'exécuter tout cela en aussi peu de tems qu'on en mettroit à faire l'amputation; & si l'on fait attention qu'en coupant au-dessus de la partie qui a souffert, de manière à pouvoir recouvrir l'os de chairs & de peau parfaitement saines, on diminue l'étendue de la plaie, au point qu'elle se cicatrisera dans le tiers du tems, qui sans cela, eût été nécessaire pour la fermer; que d'ailleurs il se formera une beaucoup meilleure cicatrice qu'on ne pourroit l'attendre dans l'autre cas, on ne sauroit douter que cette opération n'ait ici de grands avantages. On ne peut pas supposer raisonnablement qu'elle ajoute au danger que court le blessé; & quand au surcroit de douleur qu'il en éprouve pour le moment, il en sera amplement dédommagé par tous les avantages qui en seront la conséquence. Lors donc que la chose est au pouvoir du Chirurgien, il faut qu'il fasse l'opération sur-le-champ; car s'il renvoie, il pourra bien arriver, quelque nécessaire qu'elle puisse être par la suite, que le malade n'ait plus assez de courage pour s'y soumettre; & que ne se faisant pas une idée des heureux effets qui en résulteront, il préférera de ne rien faire qui tende à augmenter ses souffrances actuelles.

§. IV. *Des cas de Gangrène.*

La Gangrène est une autre cause qui, portée à un certain point, rend l'amputation absolument nécessaire. Tous les praticiens savent que quelquefois l'inflammation qui est la suite de l'accident, au lieu de se terminer par suppuration tend à la Gangrène & au sphacèle, dont les progrès sont souvent si rapides que le malade périt en très-peu de tems; c'est-là véritablement le cas où l'amputation auroit dû être faite dès les premiers instans. Il arrive aussi quelquefois que ce mal redoutable est arrêté par les secours de l'art, mais seulement après avoir totalement détruit les muscles voisins, les tendons & les membranes, jusqu'à l'os, qui demeure à nud lorsque les parties gangrénées se séparent.

Ceux qui veulent à tout prix s'opposer à la pratique de l'amputation, prétendent qu'elle est absolument inutile dans les cas de Gangrène; car, disent-ils, lorsqu'elle ne se manifeste que dans un léger degré, on peut la guérir; mais lorsqu'elle s'étend beaucoup, le malade y succombera, soit que l'on fasse l'opération ou que l'on ne la fasse pas. — Mais cette manière de voir est si directement contraire aux faits & à l'expérience de tout praticien impartial, que nous ne ferons aucune tentative pour la réfuter. Car, quoique l'on accorde qu'il seroit très-mal à propos de couper un membre toutes les fois qu'on y verroit une légère apparence de Gangrène, quelque condamnable que fût cette pratique, il n'est pas moins vrai que lorsque ce poison s'est étendu au point de détruire toutes les parties molles d'un membre, ou seulement d'en infecter une grande portion, comme cela ne se voit que trop souvent, il n'existe point de remède qu'on puisse substituer à celui-ci; au moins nous n'en connoissons aucun; personne n'en a jamais proposé qui pût avoir la moindre utilité, & nous n'hésitons pas à conclure que, dans des cas pareils à ceux dont nous avons parlé, l'Amputation est absolument indispensable.

Mais quoique cette doctrine soit assez généralement admise, les Praticiens ne sont pas bien d'accord rélativement à l'époque où l'on doit opérer dans les cas de Gangrène. Quelques-uns prétendent que toutes les fois que cette maladie se présente, & sur-tout lorsqu'elle est l'effet de quelque violence produite par une cause extérieure, il faudroit couper le membre aussi-tôt qu'elle a décidément commencé à se former, & pendant qu'elle s'étend. D'autres croyent qu'on ne devroit jamais entreprendre cette opération jusqu'à ce que les progrès de la Gangrène soient arrêtés, &

même jusqu'à ce que les parties gangrenées soient séparées des parties saines.

Ceux qui veulent qu'on se hâte de faire l'Amputation, prétendent qu'en coupant au-dessus des parties affectées, on peut prévenir les progrès ultérieurs de la Gangrène, & sauver ainsi la vie du malade. Quelque spécieux que soit cet argument, il est très-mal fondé ; l'expérience a démontré que cette pratique est extrêmement dangereuse, & qu'on ne sauroit trop s'en défier. Car quelque attention qu'on puisse apporter à cette opération pour ne couper que dans une partie saine, on ne sera pas toujours sûr d'y réussir, & le plus habile praticien peut y être trompé. La peau peut paroître parfaitement saine, & absolument exempte d'inflammation & d'enflure, quoique les muscles qu'elle recouvre & les autres parties voisines de l'os soient dans un état de Gangrène. C'est ce dont les praticiens expérimentés doivent souvent avoir vû des exemples. Mais lors même qu'après avoir fait l'incision au travers des parties molles, on les trouve parfaitement saines, si l'on n'a pas attendu pour opérer que les progrès de la Gangrène fussent arrêtés, la maladie ne manque presque jamais d'attaquer le moignon. Les Chirurgiens qui se trouvent placés de manière à voir fréquemment de ces plaies où l'on observe le plus de disposition à se terminer par la Gangrène, sont généralement de la même opinion ; c'étoit celle du célèbre Pott, qui dit qu'il a vu plusieurs fois tenter l'expérience d'amputer un membre où la Gangrène avoit commencé à se manifester, mais qu'il ne l'a jamais vu réussir, & qu'elle n'a jamais manqué de hâter la perte du malade. Nous ne saurions trop insister sur ces faits & sur ces autorités, à cause des efforts qu'on a faits, il n'y a pas encore bien long-tems, pour introduire une méthode contraire à celle que nous recommandons ; méthode qui une fois admise, ne manqueroit pas de faire le plus grand mal. Il est vrai que lorsqu'une expérience plus générale auroit démontré son peu de succès, il y a tout lieu de croire qu'elle ne tarderoit pas à être abandonnée, même par ceux qui en sont aujourd'hui les plus ardens défenseurs.

Nous ne présumons pas cependant qu'il faille renvoyer l'opération aussi long-tems que le recommandent quelques praticiens, & particulièrement M. Sharp, qui prescrit de ne jamais l'entreprendre jusqu'à ce que la séparation naturelle des parties gangrenées soit considérablement avancée. M. Sharp étoit un Chirurgien très-expérimenté, & dont l'autorité a le plus grand poids ; mais peut-être a-t-il un peu outré le principe qu'il a cherché à établir, par opposition à une pratique dont il avoit bien vu tout le danger. L'expérience journalière fait voir, que pourvu que l'on soit bien assuré que la mortification ne fait plus de progrès, il n'y a aucune nécessité d'attendre plus long-tems. Car de cette manière on obtient également tous les avantages de la méthode dont nous avons montré la nécessité ; & si à cette époque on sépare les parties mortes, on préviendra l'absorption des matières putrides qu'une masse gangrenée doit nécessairement fournir, & qui nuiroient certainement au système, si elles étoient portées dans la circulation. Ce danger cependant seroit moindre que celui qui résulteroit d'une opération trop précipitée ; & il vaut mieux encore risquer de la différer un peu plus qu'il n'est strictement nécessaire, que de s'exposer à la faire avant d'être assuré que les parties de celles qui ont souffert sont revenues à leur état naturel, & que le principe vital y a repris toute son énergie.

Quelle que soit la cause qui a occasionné la Gangrène, cela ne change rien à la doctrine que nous venons d'exposer ; & la pratique doit toujours être la même ; car quoique l'on ait cru devoir faire une distinction entre les cas où la Gangrène étoit l'effet d'une cause interne, & ceux où elle étoit la conséquence d'une cause externe, on ne sauroit en retirer aucun avantage. Dans aucun cas, il ne faut faire l'opération avant l'époque ci-dessus désignée, & dans tous on peut l'entreprendre aussitôt qu'on a des indices certains de l'absolue cessation des progrès du mal. *Voyez* l'article GANGRÈNE.

§ V. *Des cas de tumeurs blanches.*

La maladie nommée par les Anglois *tumeur blanche*, est une de celles qui rendent souvent l'Amputation d'un membre absolument indispensable ; c'est une affection des articulations qui en attaque les ligamens & les os, dont la substance se gonfle, s'étend & enfin se carie. *Voyez* TUMEUR BLANCHE.

Ceux qui ont été à portée de voir souvent cette maladie, savent que tous les efforts de la Médecine & de la Chirurgie, tous les médicamens internes & externes, sont souvent absolument inutiles ; non-seulement pour la guérir, mais même pour en retarder les progrès ; & que quand elle attaque une jointure d'une certaine façon, & avec un certain degré d'intensité, on ne peut sauver le malade que par l'Amputation.

Il suffit de se faire une idée juste de l'état où elle met les parties qui en sont le siège, pour comprendre qu'il n'y a plus à balancer sur le parti qui reste à prendre lorsqu'elle a fait de grands progrès. Le mal commence ordinairement dans la substance des os qui forment les grandes articulations, telles que la hanche, le genou, la cheville du pied & le coude ; les os ainsi affectés s'étendent par degrés ; leur volume augmente considérablement & ils se carient ; quelquefois ces symptômes sont accompagnés de beaucoup de douleur & de fièvre, quelquefois il n'y a que très-peu de l'une & de l'autre, sur-tout quand le mal n'est pas très-avancé. Les cartilages qui couvrent les extrémités des os, & qui sont destinés à favoriser le jeu des articulations se détruisent; les épiphyses dans les jeunes sujets se séparent des os; les ligamens se gonflent & se dénaturent au point qu'ils perdent leur forme naturelle, & deviennent tout-à-fait inutiles pour les fonctions auxquelles ils sont destinés; les parties qui servent à la sécrétion de la synovie se vicient de même; toutes ensemble fournissent une grande quantité de matière sanieuse d'une odeur infecte, qui est déchargée, ou par des ouvertures artificielles faites pour lui donner issue, ou par celles qu'elle se pratique naturellement en corrodant les parties. Ces ouvertures conduisent ordinairement aux os, qui sont cariés dans toute leur substance; &, à cette époque, la douleur & l'irritation du poison réabsorbé de toutes ces parties dans la masse des humeurs produisent une fièvre lente, suivie de tous les symptômes qui peuvent la rendre le plus formidable.

Il n'y a aucun moyen connu qui puisse remédier à de pareils maux, on ne peut pas même se flatter de faire jamais une semblable découverte. Le malade, qui est dans cet état, marche à grands pas vers sa destruction; l'Amputation est le seul moyen qui reste pour le sauver, & il ne faut pas hésiter à y recourir sans perdre de tems.

C'est une vérité incontestable que le malade périra si l'on ne prend pas ce parti; il est également vrai qu'un grand nombre de personnes dans les mêmes circonstances, ont en se soumettant à l'opération, repris une santé ferme & vigoureuse. Et malgré l'état de foiblesse & d'épuisement où se trouve le sujet, le Chirurgien ne doit pas balancer à lui donner cette chance de sauver sa vie; car c'est un fait que dans les cas de cette nature, l'Amputation réussit plus fréquemment, c'est-à-dire, qu'on voit un plus grand nombre d'individus se rétablir après y avoir eu recours, lorsqu'elle a été faite tard, & dans une époque où les forces étoient considérablement réduites par la maladie, que lorsqu'on l'a entreprise de bonne heure & avant que le mal eût fait de grands progrès. C'est par la même raison probablement, que dans les cas de fracture compliquée, lorsqu'on n'a pas coupé le membre dans les premiers instans, il vaut mieux attendre pour le faire que l'état de suppuration soit très-avancé. Cette circonstance est d'autant plus heureuse, qu'elle donne le tems d'employer les remèdes qui laissent quelque espoir d'arrêter les progrès du mal.

§. VI. *Des cas d'Exostose.*

Nous avons mis l'Exostose au nombre des causes qui peuvent requérir l'Amputation. Nous nous contenterons ici de l'avoir indiquée, en renvoyant ce que nous avons à dire sur ce sujet à son article. Nous dirons seulement que lorsqu'il n'est pas possible d'enlever une portion d'os de la manière que nous y proposerons, la tumeur devenant nuisible à la santé, ou insupportable par son volume ou par d'autres circonstances, il faut avoir recours à l'Amputation du membre, comme au seul remède dont on puisse attendre une guérison.

§. VII. *Des cas de carie avec ulcérations dans les parties molles.*

Une carie très-étendue accompagnée d'ulcères des parties molles qui sont dans le voisinage de l'os affecté, est encore une cause qui exige l'Amputation. Nous verrons à l'article Carie, quels sont les différens moyens que l'on emploie pour la guérir, c'est-à-dire, pour hâter l'exfoliation des parties malades d'un os. Mais si la carie affecte toute la substance de l'os, ou des os qui forment un membre, il ne peut plus y avoir d'exfoliation, car ce terme suppose une partie saine de laquelle la partie malade se sépare. Les os par conséquent ne peuvent alors se régénérer; l'usage du scalpel & de tous les instrumens pour enlever leur surface corrompue; le trépan à couronne pour percer dans l'intérieur de leur substance; toutes les applications qu'on a coutume d'employer pour déterminer l'exfoliation, sont alors parfaitement inutiles, quelque judicieux que soit l'emploi qu'on en fait; & si l'os entier n'est pas séparé du corps, le malade périt. Ces cas cependant où la carie seule oblige à couper un membre, demandent beaucoup de circonspection de la part du Chirurgien; car on a vu des caries très-étendues se guérir, des portions d'os très-considérables se détacher des parties saines, & une nouvelle substance osseuse en remplir la place & les fonctions.

Mais, lorsqu'à la carie des os se joignent dans les parties molles des ulcères profonds & très-étendus, d'assez mauvaise nature pour faire craindre qu'on ne puisse pas les guérir, même en ôtant les portions malades de l'os; l'Amputation devient indispensable; car alors, indépendamment de la difficulté de guérir les ulcères, la régénération d'une portion d'os considérable seroit très-incertaine, & l'on ne doit pas en faire courir le risque au malade.

§. VIII. *Des cas de cancer & d'ulcères invétérés.*

Le cancer lorsqu'il attaque quelqu'une des extrémités, exige quelquefois l'Amputation du membre affecté; il en est de même de certains ulcères invétérés & de mauvaise nature.

En traitant du Cancer, nous ferons voir qu'on ne doit donner que peu ou point de confiance aux remèdes internes, ni à aucune espèce de topique dans le traitement de cette maladie; & qu'il n'y a que la séparation totale de la partie affectée sur laquelle on puisse compter pour la guérison. Cette maladie ne se manifeste pas fréquemment sur les extrémités ; cependant tout Chirurgien qui a une pratique un peu étendue doit en avoir vu des exemples ; & lorsqu'elle se rencontre on ne peut la guérir qu'en emportant la partie malade ; souvent cela peut se faire sans couper tout le membre ; mais quand le mal a fait assez de progrès pour attaquer les ligamens ou les os, & sur-tout quand il s'étend beaucoup, il n'y a que l'Amputation du membre faite au-dessus de la partie affectée, à laquelle on puisse avoir recours avec quelque espérance de succès ; toute tentative pour le sauver est parfaitement inutile. Quelquefois même on ne guérit pas, malgré l'Amputation, lorsqu'on la fait trop tard, cependant elle a réussi dans des cas où le mal avoit reparu après avoir été guéri en apparence, par l'excision des parties qui en étoient le siège.

Outre le cancer, il y a d'autres ulcères qui peuvent mettre dans le cas de faire des Amputations. Ainsi, lorsqu'un grand ulcère, indépendant d'aucune affection générale du système, nuit évidemment à la santé d'un malade ; lorsqu'au lieu de céder aux remèdes qu'on emploie pour le combattre, il devient toujours plus considérable & plus invétéré ; comme il pourroit enfin mettre la vie en danger, il faut, plutôt que de courir ce risque, conseiller l'Amputation. Les ulcères qu'on nomme phagédéniques, suivent quelquefois cette marche ; cela arrive plus souvent aux ulcères fistuleux, tels que ceux qui sont la conséquence d'abcès profonds, lorsque le pus s'est insinué dans les interstices des muscles, & lorsque malgré tous les efforts de l'art, pour en procurer la guérison, la suppuration demeure assez abondante pour mettre en danger la vie du malade.

§. 9. *Des tumeurs qui rendent l'Amputation nécessaire.*

Nous avons rangé sous le neuvième Chef des causes qui requièrent l'Amputation, diverses espèces de tumeurs.

Il est rare que des tumeurs enkystées rendent cette opération nécessaire ; quelquefois cependant lorsqu'elles sont très-profondes, comme lorsqu'elles tiennent à quelque affection du périoste, si on les laisse subsister jusqu'à ce qu'elles aient acquis un grand volume, elles nuisent enfin tellement aux parties voisines qu'il n'y a plus que l'amputation qui puisse en prévenir efficacement les conséquences. Quelquefois la pression long-tems continuée qu'elles exercent sur les os, non-seulement y produit la carie, mais même les dissout complettement. Le tissu cellulaire & les muscles qui se trouvent dans son voisinage en sont aussi tellement altérés, qu'il n'est pas possible de se flatter de conserver le membre.

Il y a un cas que l'on rencontre quelquefois, où une portion d'un membre considérablement tuméfiée présente une dureté uniforme dans une partie de son étendue, tandis que dans une autre partie on observe un dégré de ramollissement qui semble indiquer la présence de quelque fluide. Cette maladie attaque particulièrement les jambes, & lorsque l'on peut en suivre les progrès on voit qu'elle occupe d'abord le milieu des mollets, & qu'elle a son siège sous les muscles gastrocnémiens & solaire ; elle commence par une tumeur petite, dure & profondément située, quelquefois très-douloureuse, quelquefois fort peu, & empêchant seulement l'exercice ordinaire ; la couleur naturelle de la peau n'est pas altérée dans les commencemens, mais vers la fin elle devient livide ; la tumeur s'étend par degrés, elle ne devient pas molle en s'étendant, au contraire elle reste très-dure dans sa plus grande étendue ; cependant lorsqu'elle a acquis un certain volume, elle se ramollit dans quelque partie, & semble contenir un fluide. A cette époque elle est très-douloureuse, & elle donne au malade la sensation d'un poids excessivement fatigant. Pour l'ordinaire, le mal prend naissance sans aucune cause occasionnelle dont on ait pu s'appercevoir, & souvent chez des personnes d'ailleurs bien constituées.

Comme cette maladie heureusement n'est pas fréquente, elle est aussi très-peu connue, & quelquefois on l'a prise pour un simple œdème ou un anasarque ; elle tient effectivement de la nature de celle-ci en ce qu'elle est produite par un épanchement dans le tissu cellulaire ; mais le fluide épanché est ici d'une nature bien différente de celui qui forme l'anasarque. Si l'on fait une ouverture pour lui donner issue, elle doit être profonde & passer par une masse singulièrement viciée. Ce fluide est généralement en petite quantité, & contient une matière sanieuse très-âcre, mêlée plus ou moins à un sang grumeleux ; cette évacuation n'occasionne qu'une bien petite diminution de la tumeur ; l'opération d'ailleurs fait beaucoup de mal, elle donne lieu à la formation d'un ulcère de la plus mauvaise qualité & à l'augmentation de la tumeur ; il survient des symptômes d'inflammation & de violente irritation, qui avançant rapidement, & en causant la plus vive douleur, enlèvent le malade en très-peu de tems, soit par la fièvre qui est continuelle & violente, soit par la mortification entière du membre affecté.

Si l'amputation n'a pas été faite, & que le malade meure, en ouvrant la tumeur on ne peut l'examiner avec satisfaction, à cause de l'état putride & gangréné des parties. Quand on coupe la jambe ainsi affectée avant que le mal soit arrivé à son dernier période, & sans avoir fait aucune incision auparavant, on trouve les muscles convertis en une masse singulièrement altérée, la partie postérieure du tibia & du péroné plus ou moins cariée, & l'artère tibiale élargie, viciée & rompue ; circonstance d'après laquelle M. Pott penche à croire que c'est une affection de l'artère qui est le premier principe du mal.

La Chirurgie n'a encore trouvé aucun moyen de guérir, ni même de retarder les progrès de cette maladie; l'Amputation est la seule ressource qu'elle offre pour en prévenir les funestes conséquences; il faut y avoir recours dès que la tumeur a fait assez de progrès pour incommoder à un certain point; & autant qu'il est possible, avant que d'y avoir fait aucune ouverture. Il ne paroît pas que lorsque l'amputation a été faite à propos, & dans une partie saine, la maladie ait jamais eu de retour (1).

L'aneurisme dans bien des cas doit être mis au rang des causes qui rendent l'amputation indispensable; & des Praticiens, même de la plus grande réputation, ont condamné à perdre la jambe, tous les malades qui avoient un aneurisme de l'artère crurale ou de la poplitée. Ce qui a particulièrement fondé leur opinion à cet égard, c'est le peu de succès qu'a eu dans bien des occasions l'opération de l'aneurisme tentée sur ces artères; tandis que l'Amputation du membre en pareil cas sauvoit ordinairement la vie du malade. Lorsqu'un aneurisme placé sous le jarret, ou sur la cuisse, est devenu très-considérable; lorsqu'il est assez ancien pour avoir endommagé le tissu des parties voisines, il n'y a pas de doute qu'il ne faille quelquefois préférer l'Amputation du membre, si elle est praticable, à toute espèce de tentative faite dans la vue de le conserver. Mais alors ce n'est pas à cause de la maladie de l'artère qu'il faut faire cette opération, c'est à cause de l'état auquel cette maladie a réduit tous les organes voisins, pour avoir été trop long-tems négligée. Lorsqu'un aneurisme de l'artère fémorale, ou poplitée, commence à se former, & même pendant un assez long-tems encore, il faut bien se garder de recommander l'Amputation; car il y a beaucoup d'exemples des heureux succès de l'opération pour l'aneurisme, même dans des cas où le mal se trouvoit à la partie supérieure de la cuisse, comme nous le verrons à l'article ANEURISME; mais lorsqu'il y a une enflure œdémateuse très-considérable sur toute la partie inféreure du membre; lorsque les organes paroissent avoir tellement souffert qu'on ne peut plus espérer de les voir reprendre leurs fonctions, dans le cas même où l'opération de l'aneurisme n'y détruiroit pas toute circulation, le malade souvent n'a plus de ressource que dans l'Amputation du membre affecté.

L'espèce d'aneurisme dont nous parlons ici, est celle qui a commencé par une dilatation de l'artère, dont les membranes étant venues à se rompre, le sang s'est épanché dans le tissu cellulaire, accident qui a lieu pour l'ordinaire avant que le malade ait demandé aucun secours. Le tissu cellulaire rempli de ce sang extravasé, se gonfle plus ou moins rapidement; & la partie inférieure du membre, soit en conséquence de la pression qui est l'effet de cet épanchement, soit à cause de la gêne qu'éprouve la circulation par l'artère malade, s'enfle considérablement & devient généralement très-douloureuse & incapable de mouvement.

C'est dans cet état qu'on voit le plus souvent cette maladie, sur-tout parmi les pauvres gens, qui en général la négligent jusqu'à ce qu'ils soient incapables de vaquer à leurs occupations. A cette époque, la pulsation forte qui au commencement se manifeste dans la tumeur ne s'apperçoit presque plus, à cause du gonflement extrême des parties; & si l'on n'y apporte toute l'attention nécessaire, on pourra quelquefois se tromper sur la nature du mal. C'est ce qui n'arrivera pas cependant quand on aura soin de prendre des informations exactes sur l'histoire de la maladie.

§. 10. *De l'Amputation des membres contrefaits.*

Le dernière cause d'Amputation dont nous avons fait mention, est la distorsion excessive des membres.

Lorsqu'à d'autres égards un membre est parfaitement sain, il est bien rare qu'on regarde une distorsion quelconque comme une raison suffisante de le couper. Cependant il peut arriver que, dans le cours d'une pratique très-étendue, on rencontre, chez quelques individus, des membres tellement tordus & mal configurés, que ces personnes aiment mieux se soumettre à une opération pour s'en défaire, que d'en supporter plus long-tems l'incommodité; lors donc qu'en pareil cas on ne peut, par aucun moyen, diminuer cette défectuosité, il faut satisfaire à la volonté des malades.

Telles sont les causes qui peuvent mettre le Chirurgien dans le cas de faire l'Amputation d'un membre. Comme elles sont nombreuses & variées, & comme la perte d'un membre est toujours pour un malade un objet de la plus grande importance, elles méritent, dans tous les cas, l'attention la plus scrupuleuse de la part du Praticien. Et nous croyons devoir faire observer ici, que cette partie de la pratique est si délicate; qu'il est si difficile de fixer avec précision les cas où l'on doit recommander l'Amputation, & les époques d'une maladie où il convient le mieux de la faire; qu'on est tellement enclin dans le public à blâmer le Chirurgien qui l'entreprend, lorsqu'il peut rester le plus léger doute sur sa convenance, que tout Praticien devroit s'imposer la règle de ne jamais prendre sur lui de la faire, sans avoir pris en consultation l'avis d'un ou de plusieurs de ses confrères quand cela se peut. — Nous allons pré-

(1). Voyez Remarques sur la paralysie, & l'Amputation de M. POTT, p. 92. Voyez aussi le Ier. vol. des Essais de Médecine d'Edimbourg, art. XXII.

sentement décrire la méthode suivant laquelle on doit opérer.

Remarques générales sur la Méthode d'amputer.

Il n'y a peut-être aucune partie de la Chirurgie qui ait été amenée à un plus grand point de perfection que celle qui regarde l'Amputation des membres. Avant l'invention du tourniquet, cette opération étoit accompagnée de tant de danger, que bien peu de Chirurgiens osoient la tenter; & même depuis que l'on a connu cet instrument, il s'est écoulé encore bien du tems avant qu'on fût parvenu à sauver la moitié des malades qui avoient le courage de s'y soumettre.

Perfectionnée comme elle l'est aujourd'hui, cette opération ne coûte peut-être pas la vie à un individu sur vingt qui sont dans le cas de la subir, même en prenant la totalité de ceux à qui on la fait dans les Hôpitaux. Dans la pratique particulière où l'on peut donner plus d'attention à diverses circonstances importantes qui y sont relatives, la proportion des morts seroit bien au-dessous encore de celle-là.

Les diverses parties de cette opération qui méritent sur-tout l'attention, sont le choix qu'on est maître de faire de l'endroit où il faut amputer; les soins à prendre pour empêcher l'hémorrhagie pendant qu'on opère; la division des tégumens, des muscles & des os qu'on doit faire de manière à pouvoir recouvrir de peau la surface entière du moignon; la ligature des artères qui ne doit renfermer ni les nerfs, ni aucune autre partie voisine; les précautions nécessaires pour fixer les tégumens dans une situation convenable, afin qu'ils ne puissent pas se déranger après l'opération; enfin le traitement subséquent de la plaie.

Après la compression des vaisseaux par le tourniquet, la partie la plus essentielle de cette opération consiste à conserver une assez grande étendue de parties molles pour couvrir le moignon, afin de guérir la plaie autant qu'il sera possible par la *première intention* suivant le langage des Chirurgiens; car, sans cette précaution, une plaie aussi étendue que celle que l'on fait en coupant un membre considérable, prendra beaucoup de tems pour se cicatriser, & souvent la suppuration sera si abondante que la santé du blessé en souffrira beaucoup, peut-être même pour toujours. Les inconvéniens qui résultoient ordinairement de la conduite qu'on tenoit autrefois, à cet égard, étoient si palpables, qu'en différens tems on s'est efforcé à perfectionner l'opération, pour obvier à ces fâcheuses conséquences.

Les Anciens qui n'ignoroient pas tout-à-fait de quelle importance il est de recouvrir une plaie de peau saine pour en faciliter la cicatrisation, se contentoient, avant que de faire leur incision pour amputer un membre, de faire retirer la peau avec force par un aide vers la partie supérieure; ensuite ils coupoient d'un seul coup les tégumens & les chairs jusqu'à l'os, & scioient l'os ensuite au niveau des chairs après qu'elles s'étoient retirées. Il paroît cependant que Celse avoit porté ses vues plus loin, que la plupart de ses contemporains & de ceux qui l'ont suivi jusqu'à notre siècle; car il veut qu'après qu'on aura coupé les muscles jusqu'à l'os, on relève les chairs, & qu'on les détache en-dessous avec le scalpel, pour mettre à nud une portion de celui-ci qu'on doit scier alors, le plus près qu'il est possible des chairs saines qui restent adhérentes. Il dit que, lorsqu'on aura suivi cette méthode, la peau sera si lâche autour de la plaie, qu'elle pourra presque recouvrir l'extrémité de l'os. Il est bien fâcheux que ce précepte de Celse n'ait pas été compris, ou qu'il ait été négligé, & oublié au point qu'il ait fallu, pour ainsi dire, l'inventer de nouveau, & qu'une découverte si importante soit demeurée si long-tems inutile. Mais l'hémorrhagie rendoit l'Amputation si dangereuse, qu'elle ne permettoit pas aux Anciens Chirurgiens de s'occuper beaucoup des autres parties de cette opération; leurs Écrivains se sont contentés de se copier les uns les autres à ce sujet; & les Praticiens amputoient si rarement, que nous lisons dans Albucasis, qu'il refusa absolument de couper le poignet à un malade, uniquement par la crainte de le voir périr d'hémorrhagie.

C'est à Cheselden que nous sommes redevables d'avoir renouvellé la méthode de Celse, en proposant de couper en deux tems les parties molles, c'est-à-dire, de couper la peau & le tissu cellulaire par une première incision, & ensuite de couper les muscles jusqu'à l'os au niveau du bord de la peau; par ce moyen la section de l'os se faisoit plus haut, & son extrémité étoit mieux couverte par les tégumens. La plaie cependant demeuroit toujours extrêmement grande, en sorte qu'après l'Amputation de la cuisse il se passoit ordinairement trois ou quatre mois, & souvent cinq ou six avant que la cicatrice fût achevée; & après tout le moignon avoit une mauvaise forme, il étoit ordinairement pyramidal à cause de la projection de l'os au-delà des parties molles; souvent aussi l'on voyoit un nouvel ulcère se former par l'exfoliation de cette partie de l'os, long-tems après que le malade avoit été regardé comme parfaitement guéri.

Pour empêcher que le moignon ne prît cette forme pyramidale, ou en pain de sucre, on employoit comme nous l'expliquerons plus bas, un bandage circulaire destiné à soutenir les muscles & la peau, & à prévenir leur rétraction; ce bandage lorsqu'il étoit appliqué convenablement depuis la partie supérieure du membre vers son extrémité, remplissoit jusqu'à un certain point l'intention qu'on se proposoit, mais jamais assez bien pour que la cicatrisation ne fût pas toujours très-longue. Pour l'abréger davantage, M. Sharp, dans son

Traité sur cette opération, proposa de rapprocher les bords des tégumens par des points de suture liés sur le bout du moignon. Mais la douleur & les autres inconvéniens causés par cette méthode, étoient si grands qu'elle n'a jamais été beaucoup suivie, & que M. Sharp lui-même y renonça dans la suite.

Il paroissoit impossible alors de perfectionner la manière ordinaire de faire l'Amputation, de façon à pouvoir abréger le tems nécessaire à la guérison de la plaie, & à donner au moignon une surface plate & unie. Cette considération détermina, il y a une vingtaine d'années, différens Chirurgiens à tenter de faire revivre l'opération à lambeau qui avoit été pratiquée, il y a plus d'un siècle, par un Chirurgien Anglois, nommé Loudham, & proposée de nouveau, en différens tems, par MM. Verduin, Sabourin Vermale & la Faye, sans avoir jamais été adoptée par la généralité des Chirurgiens. Elle consistoit à conserver une grande portion des muscles & des tégumens au-dessous de l'endroit où se faisoit la section de l'os, suivant le procédé que nous indiquerons ensuite, à la placer sur le moignon, & à la maintenir dans cette position par un appareil convenable, jusqu'à ce que la nature en eût achevé la réunion.

On avoit toujours fondé les plus grandes espérances sur cette méthode, qui joignoit à l'avantage de défendre l'extrémité du moignon par une espèce de coussin charnu très-épais, celui de le recouvrir de peau parfaitement saine. Mais les inconvéniens qu'elle entrainoit, & dont nous aurons occasion de faire mention, étoient toujours si grands, que malgré les efforts de Chirurgiens, même très-expérimentés pour la perfectionner, elle retomboit à chaque fois dans l'oubli.

Ce manque de succès n'a pas empêché, comme nous le disions tout-à-l'heure, quelques Chirurgiens de réputation de chercher de nouveau à en tirer parti; tandis que d'autres tâchoient de rendre plus parfaite la méthode d'opérer par l'incision circulaire; & les travaux des uns, comme ceux des autres n'ont point été inutiles. Dans l'une & l'autre méthode on est parvenu, en recouvrant entièrement la plaie au moyen d'une portion saine des tégumens, à la guérir quelquefois par une simple réunion des parties, sans qu'il se formât de suppuration; &, dans tous les cas, si le corps n'est pas infecté de quelque vice particulier, ou si l'inflammation ne se porte pas inopinément à un très-haut degré, la guérison s'achève en deux ou trois semaines.

Comme l'Amputation est un des objets les plus importans de la Chirurgie, & comme quelques-uns des changemens qui l'ont amenée au point de perfection où elle est aujourdhui sont d'origine très-récente, nous entrerons dans tous les détails nécessaires, soit pour faire voir les inconvéniens des méthodes, peut-être encore trop généralement admises en bien des endroits, soit pour faire mieux connoître celles qui ont eu le succès le plus desiré. Nous nous attacherons particulièrement à décrire celle que recommande M. Bell, celle de M. Alanson & l'Amputation à lambeau telle qu'elle a été pratiquée dans les derniers tems. Nous commencerons par quelques remarques sur deux points de la pratique ordinaire; savoir, l'application d'une bande circulaire sur le membre qu'on doit couper, & la manière de faire la double incision des parties molles.

Remarques sur l'usage de la ligature faite sur le membre, avant l'Amputation.

Voici comment les Auteurs s'expriment au sujet de la ligature, ou bande circulaire, qu'on applique sur le membre qu'on veut amputer.

« Tandis qu'un aide tient la jambe du malade, on roule trois ou quatre fois à l'entour, » environ à quatre ou cinq pouces, au-dessous » de l'extrémité inférieure de la rotule, une bande » de linge fin d'un demi-pouce de largeur. Cette » bande étant arrêtée avec une épingle, sert à » marquer la route du couteau qu'on ne sauroit » peut-être sans cela conduire aussi adroitement. » Sharp. *Traité d'Opérations de Chirurgie.*

« Lorsqu'on a déterminé l'endroit, où doit se » faire la première incision des tégumens, on place » un demi-pouce plus bas la ligature circulaire, » qui doit être bien serrée en faisant plusieurs tours, » & attachée avec une épingle. Il me semble » que l'intention de la plupart des Chirurgiens » est de ne se servir de cette ligature que comme » d'un guide propre à conduire le tranchant de » l'instrument, selon le conseil de M. Sharp, » & pour couper soit au-dessus, soit au-dessous » d'elle à tout hasard. Ils serrent ordinairement » cette ligature très-peu. Heister veut qu'on la » serre fortement, afin de rapprocher les chairs » de l'os & de les bien affermir, car il coupe en » une fois les tégumens & les muscles jusqu'à l'os. » Il ajoute qu'il faut inciser au-dessous de la ligature, comme le conseille aussi Monro dans les » Essais de Médecine d'Edimbourg. Les Chirurgiens » François pensent de même. Le Dran ne se sert » pas de la ligature pour conduire son instrument, mais pour comprimer & assujétir les » chairs. Remarquez qu'en incisant au-dessus de la » ligature, l'Opérateur n'est point embarrassé lorsqu'il s'agit de faire la seconde incision, qui » doit diviser tous les muscles jusqu'à l'os; tandis » qu'en incisant au-dessous, la ligature glisse ordinairement, & se trouve sous le tranchant de » l'instrument. Un autre avantage que procure la » ligature serrée autant qu'il est possible autour » du membre, avant que d'être attachée avec une » épingle, c'est qu'elle contribue à soulever la » peau, & à la détacher, pour ainsi dire, des muscles » subjacens, lorsque l'aide la tire en haut, ce qui

„ n'arrivera point si l'on incise un peu au-dessous de la ligature, mais en incisant un peu au-dessus „ les tégumens seront divisés sans que les muscles „ soient coupés, le malade souffrira moins, & „ l'opération sera faite avec dextérité. „ BROMFIELD, *Observations de Chirurgie.*

Ces deux passages suffiront pour faire connoître quelle étoit, il n'y a pas long-tems, l'opinion des Praticiens sur l'usage de la ligature que proscrivent les Chirurgiens modernes, & avec raison. Car, soit qu'on la considère comme un moyen capable de comprimer & d'assujétir les chairs; soit que l'on incise au-dessus ou au-dessous, il sera beaucoup plus avantageux de ne point s'en servir. Tout Praticien doit diminuer, autant qu'il est possible, les douleurs d'un malade & ses frayeurs; & comme l'on voit qu'après avoir appliqué le tourniquet, chaque instant de délai jette le patient dans le trouble & dans l'appréhension, qui augmentent & se prolongent par le tems qu'on emploie à mettre la ligature, on ne doit pas s'en servir, sur-tout si l'on ne retire point de son application un avantage considérable. C'est pourquoi le tourniquet étant appliqué, un aide doit avec ses deux mains empoigner le membre circulairement, & tirer fortement en haut la peau & les muscles; ensuite le Chirurgien, fixant avec attention l'endroit où il doit commencer son opération, fera avec un couteau une incision circulaire à la peau & au tissu cellulaire, avec d'autant plus de facilité & de promptitude que ces parties seront fortement tendues. L'attention de l'Opérateur n'étant point portée toute entière à suivre exactement en incisant la ligne circulaire de la ligature, il fera son opération beaucoup plus vîte qu'on n'a coutume de la faire en suivant l'ancienne méthode.

Ainsi donc l'application de la ligature, avant l'incision, occasionne une perte de tems considérable, & nuit à la promptitude avec laquelle on doit opérer. De plus, comme de toutes les incisions, celle de la peau est la plus douloureuse, il faut toujours la faire le plus promptement qu'il est possible, pour ne pas prolonger inutilement les souffrances du malade. D'après toutes ces raisons, il paroît évident qu'on ne doit point faire usage de la ligature.

Quelques Praticiens de réputation pensent que le délai occasionné par le tems qu'on emploie à mettre la ligature est de peu de conséquence, & que par son application, ou en se servant d'une bande d'emplâtre agglutinatif, on fera l'incision plus exactement. Mais beaucoup de Chirurgiens aujourd'hui ne se servent plus de ligature, & ils n'en éprouvent pas d'inconvéniens. Il ne paroît pas qu'en s'en servant, les parties soient coupées dans une direction plus convenable. On a objecté que lorsqu'il est nécessaire d'amputer pour des abcès qui ont percé la peau au-dessus du genou, on ne peut faire une incision parfaitement circulaire à égale distance de l'articulation sans couper le membre plus haut qu'il ne convient. On ajoute qu'il est prudent, dans de semblables circonstances, de faire quelquefois l'incision circulairement & obliquement, afin de ne pas toucher aux tégumens viciés d'où le pus s'est écoulé; & que les parties molles sont quelquefois si altérées qu'on ne peut connoître toute l'étendue de ce désordre qu'à mesure qu'on fait son incision; dans ces circonstances, on prétend que la ligature sert à diriger utilement la main du Chirurgien pour l'aider à conserver autant de peau saine qu'il est possible de le faire. Mais dans le cas d'un abcès, ou de toute autre maladie des parties molles, il suffit, pour diriger l'incision, de tracer avec de l'encre, ou avec quelqu'autre liqueur colorée, une ligne par laquelle doit passer le tranchant de l'instrument. Il convient aussi alors d'opérer avec un couteau plus petit que celui dont on se sert ordinairement pour les Amputations; parce qu'on le manie plus aisément, & que l'œil le dirige mieux qu'un grand instrument.

Remarques sur la manière dont on pratique la double incision.

Lorsqu'on a reconnu l'utilité de la double incision des parties molles, on étoit encore bien loin d'en retirer tout l'avantage qui pouvoit en résulter, & qu'on en retire aujourd'hui. C'est ce qu'il est aisé de voir si l'on compare les préceptes des meilleurs Ecrivains avec la pratique moderne. Nous allons encore citer quelques passages des Auteurs qui ont écrit sur ce sujet.

« Le tourniquet de Petit étant appliqué, selon „ l'usage, pour arrêter le cours du sang, & le „ membre étant soutenu par deux aides, je coupe „ avec un couteau courbe, & d'un seul coup, „ la peau & la moitié des muscles par une incision circulaire; ensuite faisant retirer en haut „ la peau & les chairs par l'aide qui tient la „ partie supérieure du membre, je fais une seconde „ incision circulaire, précisément au niveau de la „ peau coupée & retirée. Par celle-ci, je ne coupe „ point de peau, mais seulement les muscles jusqu'au „ périoste, & ensuite je scie l'os. „ LE DRAN, *Opérations de Chirurgie.*

« Le cours du sang étant arrêté, l'Opérateur „ commencera l'incision au-dessous de la ligature. „ Il coupera d'abord la partie postérieure de la „ jambe, & conduisant le couteau de son côté, „ il pourra faire tout d'un trait plus de la moitié „ de l'incision circulaire. Ensuite portant le couteau sur la partie extérieure de la jambe, il „ continuera de couper jusqu'à l'endroit où il „ avoit commencé; de telle manière que les deux „ incisions venant à se rencontrer, n'en forment „ qu'une seule qui doit aller jusqu'aux muscles „ par-de-là le corps graisseux. Alors on ôtera la „ ligature; & un aide tirant la peau au-dessus du genou

» du genou aussi haut qu'il sera possible, l'Opé» rateur coupera les chairs tout contre les bords » de la peau ainsi retirée & il les coupera jus» qu'aux os de la même manière qu'il a coupé » la peau. » SHARP, *Opérations de Chirurgie*.

» La ligature étant appliquée & le tourniquet » bien serré, on fait d'abord une incision cir» culaire aux tégumens; si quelque portion de » peau ou de tissu cellulaire est encore adhérente » aux muscles après cette première incision, on » la coupera avec la pointe du couteau, de ma» nière que les tégumens puissent glisser aisément » sur les muscles. Ensuite l'aide tirera la peau » vers le haut, autant qu'il sera possible; rétrac» tion que l'Opérateur pourra faciliter encore avec » ses doigts; puis il appliquera le tranchant du » couteau très-près de l'incision circulaire faite » aux tégumens, & coupera les muscles jusqu'à » l'os selon la manière ordinaire. BROMFIELD, *Observations de Chirurgie*, Tome I.

Le Dran, après avoir fait l'incision circulaire, conseille de tirer la peau & les muscles vers la partie supérieure du membre, & de couper ensuite à travers les muscles jusqu'à l'os. Sharp veut qu'après l'incision circulaire, on retire la peau autant qu'il est possible, & qu'on coupe les chairs jusqu'à l'os, tout contre les bords de la peau qui est tirée vers le haut. Le procédé de Bromfield est plus judicieux & conforme à celui des meilleurs Chirurgiens actuels. Il dit qu'après l'incision circulaire des tégumens, il faut, si quelque portion de ces tégumens adhère encore aux muscles, couper les brides qui la retiennent & la dégager. Mais, en suivant exactement le procédé de Bromfield, on ne sait point encore quelle quantité de peau l'on conserve, ce qui varie nécessairement suivant les individus; car, dans quelques-uns, le tissu cellulaire & les attaches ligamenteuses cèdent plus promptement que dans d'autres; & lorsqu'il y a eu une inflammation, ou une suppuration dans le lieu où il faut inciser la peau, & qu'il en est résulté des adhérences, les parties molles ne se retirent pas aussi facilement. Il est certain qu'aucun des Auteurs ci-dessus nommés ne conserve une quantité de peau suffisante, du moins une quantité déterminée. Par une suffisante quantité, nous entendons celle que l'on veut qui reste après l'opération pour bien recouvrir toute la surface de la plaie avec la plus grande facilité; car c'est de cette attention particulière & très-importante que dépend essentiellement la promptitude de la cure. Le conseil de Bromfield de tirer la peau en haut autant qu'il est possible, ne fixe point la quantité qu'il faut en conserver.

Nous allons passer maintenant à l'exposition de la méthode qu'on doit suivre pour l'Amputation; nous parlerons d'abord de l'Amputation de la cuisse faite suivant la manière que recommande M. Bell.

De l'Amputation de la Cuisse.

Lorsqu'on doit faire l'Amputation d'une cuisse ou d'une jambe, il faut mettre le malade sur une table de médiocre hauteur; un aide placé devant lui, doit fixer & soutenir le membre affecté. L'on assujettira de même l'autre extrémité inférieure, tandis que des aides placés de chaque côté tiendront les bras pour mettre l'opérateur à l'abri de toute interruption de la part du malade.

§. I. *Compression de l'Artère fémorale.*

Ces précautions étant prises, on arrêtera le cours du sang au moyen du tourniquet, (*voyez* l'article TOURNIQUET;) & comme il est très-important de faire la compression aussi près qu'il est possible du haut de la cuisse, le coussinet, qui comprimera l'artère fémorale, doit être placé tout auprès de l'aine.

Cette précaution est absolument nécessaire lorsqu'on doit faire l'opération à la partie supérieure de la cuisse; mais elle convient aussi lorsque l'on doit couper la cuisse tout auprès du genou. Nous observerons en passant, relativement à l'endroit où il convient de la couper, qu'il ne faut jamais en emporter plus qu'il n'est absolument nécessaire eu égard à la maladie; car plus la portion du membre qu'on laisse est grande, plus elle sera utile.

§. II. *Incision des Tégumens.*

Ensuite on fera tenir la cuisse par un aide, qui la saisissant circulairement avec les doigts des deux mains à la partie supérieure, tirera la peau & le tissu cellulaire vers le haut, autant qu'il lui sera possible. Tandis que les tégumens seront dans cet état de tension, l'Opérateur placé à côté du malade les divisera par une incision circulaire jusques aux muscles. Pour l'ordinaire, il pourra faire cette incision d'un seul coup avec le couteau à Amputations, *voyez les planches*; mais, quand le membre est très-volumineux, on l'exécute plus aisément en deux tems. L'aide continuant alors à tirer les tégumens vers le haut, le Chirurgien disséquera, avec le tranchant de l'instrument, le tissu cellulaire qui les lie aux muscles, jusqu'à ce qu'il ait détaché une assez grande quantité de peau pour que le moignon puisse en être entièrement recouvert.

§. III. *Incision des Muscles.*

La peau étant toujours tirée fortement en haut, l'Opérateur en suivra le bord pour couper les muscles perpendiculairement jusqu'à l'os, en commençant à la partie supérieure des grands muscles qui sont en-dedans de la cuisse, & en continuant l'incision au travers de ceux qui sont dessous; puis en coupant ceux de l'extérieur, jusqu'à ce qu'il ait amené l'instrument au point d'où il étoit parti. Pendant cette partie de l'opération, le Chirurgien doit être attentif à éviter le bord de la peau; mais, s'il est sur ses gardes, il lui sera facile de ne pas le toucher; il faut pour cela qu'il suive constamment des yeux le tranchant & la route de son instrument, depuis le premier instant où il commence à couper, jusqu'à ce que son incision soit complettement terminée; ce n'est que de cette manière qu'il pourra sans risque achever cette incision; lors même qu'il y auroit plusieurs aides pour soutenir la peau & la préserver du tranchant, elle seroit aisément blessée si le Chirurgien ne suivoit pas attentivement de l'œil la route de l'instrument.

Suivant la méthode ordinaire, on scie l'os dans l'endroit où le bord des muscles le laisse à nud; mais on est plus sûr d'avoir un moignon d'une bonne forme si l'on sépare les muscles de l'os, jusqu'à un pouce de profondeur; ce qui se fait aisément en insinuant entr'eux la pointe du couteau à Amputations, que l'on fait passer tout autour de l'os. On tire ensuite en haut toutes les parties molles, autant que la séparation des muscles d'avec l'os peut le permettre. On se sert pour cet effet d'une bande de toile ou de peau, qui doit avoir seize ou dix-huit pouces de long, & une largeur suffisante pour contenir les muscles dans toute l'étendue de la plaie, & les garantir de la scie pendant que l'on coupe l'os. Cette bande doit être fendue suivant sa longueur, jusqu'au milieu, afin de pouvoir embrasser l'os; un aide tient l'extrêmité qui n'est pas fendue, & a soin de l'étendre de manière qu'elle ne fasse point de pli sur les chairs, tandis que l'on croise les deux portions de l'autre tout auprès de l'os, mais en les maintenant aussi lisses & unies que possible, on les donne ensuite à tenir au même aide, qui se sert de cette bande pour comprimer les muscles, & les retirer aussi haut qu'il est en son pouvoir. On peut faire la même chose au moyen de deux instrumens de métal, qu'on nomme *rétracteurs*. (*Voyez les planches.*)

§. IV. *Incision du Périoste.*

Plusieurs Praticiens, lorsqu'ils sont parvenus à ce point de l'opération, s'occupent à détacher le périoste de l'os dans une certaine étendue, au-dessus & au-dessous de l'endroit où l'on doit scier; & même ils le font si minutieusement qu'ils perdent à cela un tems considérable. Cette pratique est inutile & même nuisible; il suffit d'inciser la périoste & de dénuder l'os dans l'endroit seulement où doit passer la scie; ce que l'on peut exécuter en un seul coup en faisant tourner le couteau autour de l'os.

Monro dit, dans son Ostéologie, qu'un des usages du périoste est de rassembler & de soutenir les vaisseaux qui se distribuent aux os; c'est donc anéantir toute circulation dans une portion d'os qui doit rester après l'opération, c'est chercher à exciter dans une portion supérieure l'inflammation, la suppuration & l'exfoliation, que de détruire cette membrane au-dessus de l'endroit où l'on veut scier l'os.

§. V. *Amputation de l'Os.*

Il suffira donc d'inciser le périoste tout autour de l'os, immédiatement au-dessous des rétracteurs, ou de la bande employée pour le même usage. On appliquera la scie (*voyez les planches*, *voyez* aussi l'article SCIE.) précisément à l'endroit de cette incision, & on l'emploiera avec un certain degré de force pour couper l'os. Afin de faciliter le passage de la scie, il faut recommander à l'aide qui soutient le membre de le pousser un peu vers le bas, mais quand l'Amputation est avancée à un certain point, il doit cesser cette pression, de peur que l'os venant à rompre, il ne reste sur le bord des inégalités & des éminences aigues qu'il faudra couper. On se servira pour couper ces pointes d'os, s'il en reste quelqu'une, de petites tenailles tranchantes. *Voyez les planches.*

§. VI. *Ligature des Artères.*

L'os étant scié, on ôtera les rétracteurs; on saisira l'artère fémorale avec une pincette ou le crochet destiné à cet usage; (*voyez* HÉMORRHAGIE) & l'on aura soin de la lier seule & sans enfermer aucune autre partie dans la ligature, avant que de lâcher le tourniquet. Mais comme on ne peut pas découvrir les branches musculaires de cette artère, tandis qu'elles sont comprimées, on lâchera tout-à-fait le tourniquet pour faire cesser la compression. On ôtera tout le sang coagulé de dessus le moignon, avec une éponge fine trempée dans de l'eau tiède; ensuite on liera toutes les artères qu'on pourra découvrir, en mettant la plus grande attention à les séparer des nerfs qui pour l'ordinaire les accompagnent; on aura soin de laisser à chaque ligature un fil assez long pour qu'il puisse demeurer pendant, hors de la plaie.

§. VII. *Application de l'Appareil.*

Lorsqu'on aura lié tous les vaisseaux, & ôté le sang de dessus la surface de la plaie, on repoussera vers le bas les muscles & les tégumens, afin que la peau recouvre complettement le moignon. On retiendra les parties dans cette situation jusqu'à ce qu'on ait placé une bande qui puisse les contenir; cette bande doit être de flanelle, étoffe qui a suffisamment de fermeté pour soutenir parfaitement les parties, & dont la souplesse & l'élasticité la rendent susceptible de prêter & de céder jusqu'à un certain point à leur gonflement. On la passe d'abord autour du corps pour qu'elle ne puisse pas glisser; on la conduit ensuite à la partie supérieure de la cuisse en faisant deux ou trois tours un peu serrés sur cette partie, afin que, dans cet endroit, elle forme un point d'appui suffisant pour soutenir la peau & les muscles; on la conduit ensuite en devant jusqu'à une petite distance de l'extrêmité du moignon, en faisant quelques tours circulaires qui ne doivent point être assez serrés pour comprimer rudement les parties, & par-là gêner la circulation ou causer de la douleur, mais assez pour les soutenir mollement & doucement. On mettra une ou deux épingles pour fixer la bande, dont il doit rester encore un bout qui puisse faire deux ou trois fois le tour du moignon, pour s'en servir comme nous le dirons bientôt.

Les choses étant ainsi préparées, on rapprochera les bords de la peau & des muscles; on les placera sur l'extrémité de l'os avec le plus d'égalité possible, & dans une direction telle que les bords réunis de la plaie ne présentent qu'une ligne perpendiculaire sur la surface du moignon, dont les extrémités, ou les angles des plaie soient l'un en haut & l'autre en bas. Les ligatures des artères seront placées dans chaque angle de la plaie; si elles sont en petit nombre, on pourra les rassembler dans l'angle inférieur. Tandis qu'un aide tiendra les parties dans la position que nous venons de décrire, on mettra deux ou trois languettes d'emplâtre adhésif en travers de la plaie pour les y maintenir. On mettra par-dessus un grand plumaceau de charpie mollette, chargé de cérat de Goulard ou d'onguent de tutie. On couvrira le tout d'un bon coussinet d'étouppes, & d'une compresse de vieux linge. Pour contenir cet appareil, & faire en même-tems une légère compression sur l'extrémité du moignon, on y joindra une petite bande de toile de trois pouces environ de largeur, dont la direction croisera celle de la plaie, & dont les bouts remontant de part & d'autre sur la cuisse, seront maintenus dans cette position au moyen de l'extrêmité de la bande de flanelle, qui fera deux ou trois tours sur le moignon. De cette manière il sera facile d'augmenter ou de diminuer à volonté, la compression formée par la petite bande transversale, dont les extrémitées se fixeront avec des épingles aux tours supérieurs de la bande circulaire.

Pour mettre le bandage, on ôtera le tourniquet qu'on aura soin de replacer aussi-tôt qu'on aura fini d'arranger l'appareil, mais en le laissant tout-à-fait lâche; moyennant cette précaution le malade n'en sera point incommodé; & s'il survenoit une hémorrhagie, les assistans pourroient toujours l'arrêter; circonstance qui mérite qu'on y fasse attention pendant plusieurs jours, après une Amputation quelconque des extrémités. Tout cela étant fait, on mettra le malade au lit.

§. VIII. *Précautions à prendre pour la position du Moignon.*

On est dans l'usage de tenir l'extrémité du moignon fort élevée au-dessus de la surface du lit, & de le poser dans cette situation sur un ou plusieurs oreillers; cette pratique est déraisonnable en ce qu'il en résulte un tiraillement des muscles postérieurs de la cuisse; il vaut mieux élever le moignon seulement de deux à trois travers de doigt, & d'ailleurs le tenir plus bas que le tronc en donnant au lit un peu de pente. On le soutiendra dans sa position en le posant sur un coussin de fines étouppes.

Pour empêcher le malade de faire par inadvertence des mouvemens avec son moignon, & pour le préserver de ceux qui sont, l'effet de spasmes, souvent très-incommodes après cette opération, on fixera le moignon avec deux bandes dont l'une passera par-dessus près de son extrémité, & l'autre près du haut de la cuisse. Elles seront arrêtées sur la bande circulaire, & leurs extrémités seront attachées au lit par des épingles, ou par des petits bouts de ruban. Le malade doit être sur un matelas plutôt que sur un lit de plumes, qui ne convient jamais à quelqu'un qui doit être au lit pendant long-tems. On soutiendra les couvertures avec un cerceau pour qu'elle ne pèsent pas sur le moignon. Il sera toujours à propos de donner un anodin au malade, qui, par ce moyen, se trouvera calme & à son aise tout le reste du jour, au lieu d'être inquiet & souffrant comme il le seroit sans cela.

§. IX. *De la méthode de comprimer les chairs sur l'extremité du Moignon avec une bande.*

Le pansement très-simple que nous venons de décrire, découle naturellement de la manière de faire l'opération. Dans la méthode vulgaire, on a été plus embarrassé pour le pansement. La plupart des Praticiens ont compris la nécessité de ramener, autant qu'il étoit possible, les chairs & les tégumens vers l'extrémité du moignon, & les plus célèbres ont recommandé l'usage d'un bandage roulé pour les retenir dans cette position, d'autres cependant ont fait sentir les inconvéniens de cette pratique. Nous allons rapporter quelques passages des Auteurs qui ont écrit les derniers sur ce sujet, afin de mieux faire connoître leur façon de penser à cet égard.

« L'opération faite, dit Sharp, on appliquera » sur la plaie de la charpie sèche & brute; & au » cas que les petits vaisseaux donnent beaucoup » de sang, on pourra mêler dans la charpie » une poignée de fleur de farine, qui aidera à » mieux boucher leurs orifices. Avant que de » mettre la compresse, il faut serrer le moignon » avec des tours de bande qu'on commence dès » le bas de la cuisse. » (M. Sharp parle ici de l'Amputation de la jambe) « en descendant par » doloire jusqu'à l'extrémité du moignon, l'usage » de ce bandage est de tenir la peau avancée » vers le moignon, car malgré les mesures qu'on » a déja prises » (les points de suture qu'il conseille de faire pour rapprocher les bords de la plaie,) « elle ne manqueroit pas de se retirer » jusqu'à un certain point, si elle n'étoit ainsi » assujettie. » Sharp. *Opérations de Chirurgie.*

« La douleur étant un symptôme redoutable, » & capable de produire beaucoup d'accidens, » lors même qu'une opération a été bien faite, » on doit diriger toute son attention à la prévenir, ou à la calmer. Pour cet effet, on ne doit point » se servir d'un bandage circulaire serré; il gêne » le cours du sang, augmente la douleur & produit plusieurs accidens graves & consécutifs. » La plus petite réflexion suffit pour nous convaincre de l'absurdité de cette pratique: car au lieu » de s'opposer à l'hémorrhagie, elle en est une

» des causes. Un peu de charpie appliquée mollement & également, un emplâtre de tripharmacum, ou de cérat, & par-dessus tout cela un bonnet de laine dont on couvrira le moignon, forment le meilleur appareil qu'on puisse appliquer, à quelque membre que l'Amputation ait été faite. Cet appareil cède aisément à la distension des vaisseaux lorsque la vitesse du sang est augmentée, rend la circulation plus libre, par conséquent cause moins de douleur, moins de fièvre, & moins d'inflammation qu'il n'en survient, lorsqu'on fait un bandage circulaire un peu serré. D'ailleurs j'ai observé que la plaie se déterge plus promptement; que le pus est moins abondant & de meilleure qualité; d'où nous pouvons raisonnablement conclure, qu'en ne se servant point du bandage circulaire, la vie du malade est moins exposée. » GOOCH, *Traité de Chirurgie*. Tom. 2.

Bromfield, dans le premier volume de ses Observations de Chirurgie, après avoir décrit le manuel de l'Amputation, ajoute que pour obtenir l'avantage de la double incision, la peau doit être tirée en-devant par un aide, & maintenue par un double bandage circulaire; il paroît ensuite se contredire lui-même, & laisser au moins le lecteur dans le doute sur l'utilité ou l'inutilité du bandage circulaire. Voici quelles sont ses propres paroles.

« Je pense qu'en général nous nous occupons trop du soin de ramener la peau en devant, aussi-tôt que l'Amputation est faite, espérant la fixer & la maintenir précisément dans cette situation; j'ai vu souvent qu'un bandage circulaire serré, appliqué dans cette intention produisoit de mauvais effets, j'ai vu des abcès en être la suite. Lors donc qu'on applique le bandage roulé, on doit bien prendre garde en faisant passer la bande au-dessous du genou, que les bords tranchans du tibia qui a été scié, ne s'impriment par la trop forte pression du bandage, dans les tégumens. C'est pourquoi nous avons toujours eu soin de mettre aux personnes maigres, un plumaceau d'étoupe un peu épais, ou une compresse de linge de chaque côté du tibia, pour s'opposer à la pression trop forte de la bande sur l'os en la passant autour du moignon; & lorsque la peau est bien soutenue & bien affermie par le dernier tour de bande, on attache cette même bande avec une épingle. » BROMFIELD, *Observations de Chirurgie*. V. 1. p. 174.

On voit par ce passage, que soit qu'on propose d'appliquer un andage roulé immédiatement après l'opération, so t qu'on attende pour s'en servir ou pour le serrer plus fortement que l'inflammation soit passée, c mme M. Bromfield paroît le conseiller un peu plus loin, ce Praticien ne veut rien décider là -dessus, & qu'il laisse l'un & l'autre cas fort indéte rminé. Si vous appliquez un bandage roulé un peu s rré pour ramener la peau en avant, les tégumens ne pouvant céder à l'inflammation & à la tension du moignon, ce bandage doit nécessairement occasionner de grands inconvéniens, & il est aisé de se faire une idée des maux qu'on a produits en s'en servant aussitôt après l'Amputation.

M. MONRO condamne expressément l'application du bandage, « les tours de bande, dit-il, lorsqu'ils sont fort serrés empêchent le retour du sang par les veines cutanées; & en augmentant ainsi la résistance au passage du sang dans les artères qui s'anastomosent avec elles, ils excitent la force contractile du cœur & des artères; par-là ces dernières reçoivent plus de sang, & comme leurs extrémités sont ouvertes elles le versent au-dehors. C'est ainsi que lorsqu'on lie fortement un bras ou une jambe, on les voit rougir & se gonfler au-dessous de la ligature, les branches latérales des vaisseaux recevant beaucoup plus de sang qu'à l'ordinaire. C'est encore à cela qu'il faut attribuer un phénomène qui surprend bien des Chirurgiens; savoir l'hémorrhagie qui se manifeste souvent au moment où l'on vient de panser une plaie, & qui cesse aussi-tôt qu'on ôte l'appareil. Si le Chirurgien, pour arrêter le sang, lie le membre plus fortement, il ne fait qu'en augmenter l'écoulement. Je crois donc qu'il ne faut point de bandage que celui qui est justement nécessaire pour contenir sur la plaie les autres parties de l'appareil. Si le Chirurgien devoit tomber dans l'une ou l'autre extrémité, de laisser son bandage trop lâche ou trop serré, la première, suivant moi, feroit infiniment moins de mal que l'autre. » *Œuvres de Monro*, p. 478.

Si l'on n'applique le bandage roulé que lorsque la plaie a suppuré, & qu'elle est bien détergée, l'expérience prouve que ce bandage devient inutile. Le tissu cellulaire qui, dans l'état sain, est susceptible de s'étendre considérablement, est alors si altéré par l'inflammation, par la suppuration, & par les adhérences qu'il a contractées, qu'il ne peut absolument prêter ni s'alonger; & si malgré cela l'on tente de ramener la peau en devant, elle se replie sur le bord du moignon, & ce ne sera qu'avec la plus grande peine qu'on viendra à bout de la maintenir dans cette situation, à l'aide d'un bandage circulaire, dont l'application causera beaucoup de douleur.

Ces considérations font voir le grand avantage du pansement que nous avons recommandé, & l'excellence de la méthode qui a conduit à le simplifier en couvrant les chairs de peau saine, au lieu des applications toujours plus ou moins irritantes qu'on étoit obligé d'y faire.

§. X. *Des Hémorrhagies qui surviennent après l'Amputation.*

Il y a différens accidens qui peuvent arriver après l'opération, le premier dont nous ferons mention est l'hémorrhagie qui est de deux espèces, relativement au tems où elle se manifeste, & au danger qui en est la suite.

La première paroît dans l'espace de vingt-quatre heures après l'opération, & le Chirurgien doit toujours être sur ses gardes pour être à portée d'en prévenir les effets. Il faut pour cela qu'il laisse un aide auprès du malade, chargé de visiter souvent & avec soin le moignon, & de serrer le tourniquet s'il apperçoit qu'il coule du sang, jusqu'à ce qu'il puisse avoir des secours. On peut dire cependant, qu'en général c'est la faute de l'Opérateur, quand il survient un accident pareil; car il est rare qu'au moment de l'opération on cherche les artères avec toute l'exactitude que l'importance de la chose exigeroit. On peut l'attribuer aussi à un bandage trop serré sur le moignon, ou à la présence de la charpie sèche, dont on a coutume de se servir pour le pansement & qui dilate & irrite la plaie. C'est un accident grave pour le malade & pour le Chirurgien obligé d'ôter l'appareil qui a déja contracté une adhérence avec la surface de la plaie; en l'ôtant, on irrite les extrêmités des nerfs; & ce second pansement est presque aussi douloureux que l'Amputation, il n'est pas aisé de faire une ligature sur des parties très-irritées, & cela est extrêmement pénible pour le malade. Mais cette espèce d'hémorrhagie est rarement mortelle, parce qu'on est ordinairement en garde contre elle & tout disposé pour y remédier.

La seconde espèce est celle qui arrive après le premier période du traitement; celle-ci est très-dangereuse, & souvent mortelle avant qu'on ait pu s'en appercevoir ou s'y opposer. C'est un accident qui se présente très-ordinairement dans la méthode vulgaire de faire l'Amputation, plusieurs jours après l'opération, lorsque la plaie est bien détergée & qu'on apperçoit des bourgeons charnus, en un mot, dans un tems où il semble qu'on n'auroit pas lieu de s'attendre à aucun symptôme fâcheux; il paroît que c'est particulièrement aux mauvais pansemens qu'on doit l'attribuer. La charpie sèche dont on est dans l'usage de recouvrir les chairs, les irrite; les parties se gonflent & la nature qui tend toujours à se soulager, opère une végétation de toute la surface de la plaie; la charpie en est détachée peu-à-peu & s'en sépare enfin tout-à-fait. Dans quelques individus ces végétations ne fournissent point un appui suffisant aux extrêmités des artères, qui ne pouvant résister à l'impétuosité du sang, s'ouvrent, se rompent, & produisent une hémorrhagie, qui épuise le malade avant qu'on ait apperçu sa situation, ou qu'on puisse lui procurer aucun secours. On a vu cet accident arriver un mois après l'Amputation, lorsque les ligatures étoient tombées, & que le malade étoit à moitié guéri. M. Bromfield rapporte deux observations semblables dans ses *Observations de Chirurgie*, vol. 1, pag. 307.

Cette espèce d'hémorrhagie est beaucoup plus rare quand l'opération a été faite suivant la méthode que nous venons d'exposer, circonstance qui en prouve bien l'excellence; car, quelque attention que le Chirurgien apporte à faire la ligature des artères, l'irritation produite sur une plaie très-étendue, & les spasmes qui en résultent, se terminent fréquemment par une hémorrhagie funeste; ce qui n'est peut-être jamais arrivé quand les chairs étoient complettement recouvertes par la peau. Il paroît probable aussi qu'il y a de l'avantage à cet égard à saisir l'artère avec une pincette ou avec un crochet pour la lier; car, quoique les Chirurgiens qui ne sont pas dans l'usage de se servir de ces instrumens pour faire leurs ligatures, soient portés à regarder cette méthode comme moins certaine que la méthode de les faire avec l'aiguille, il s'en faut de beaucoup qu'ils soient fondés à penser ainsi. Nous ne pouvons pas dire qu'il n'arrivera jamais d'hémorrhagies quand on aura lié les artères au moyen d'une pincette; mais les exemples en sont très-rares, si tant est qu'il en existe.

Lorsque l'hémorrhagie n'est autre chose qu'un léger suintement de sang au travers des compresses, il ne faut pas s'en alarmer. Mais quand le sang sort en assez grande quantité, pour faire soupçonner qu'il vient de quelque artère un peu considérable, il faut absolument lever tout l'appareil, chercher le vaisseau qui le fournit, & en faire la ligature; après quoi l'on remettra les choses dans l'état où elles étoient.

§. XI. *Des spasmes du Moignon.*

Un autre symptôme très-fâcheux qui se manifeste souvent dans les premiers jours après l'opération, ce sont des contractions spasmodiques des muscles du moignon. Ces spasmes tourmentent quelquefois cruellement le malade, &, dans quelques cas, ils vont au point d'affecter toute la machine, & même de causer la mort. Mais cet accident, qui accompagnoit assez fréquemment l'Amputation faite suivant l'ancienne méthode, est infiniment plus rare lorsqu'on suit la méthode que nous avons décrite. Il dépendoit particulièrement de l'usage où étoient les Chirurgiens de comprendre dans la ligature faite à une artère, une portion considérable des parties voisines, croyant que cela ajoutoit à sa perfection & à sa sûreté. Aujourd'hui qu'on a soin de séparer le vaisseau de toutes les parties qui l'environnent pour le lier à nud, cette partie de l'opération ne cause plus les vives douleurs qu'elle excitoit autrefois, & les spasmes qui en étoient la suite, sont à-peu-près nuls; sur-tout si l'on recouvre de peau les chairs que l'Amputation a mises à découvert; méthode qui les met à l'abri de toute irritation, bien plus sûrement que ne pourroit faire aucune autre application quelconque. Cependant, s'il se manifeste quelque symptôme de cette nature, il faut tâcher de le modérer, d'abord en plaçant le membre dans la position la plus commode, & qui favorise le mieux le relâchement des muscles ; & si cela ne suffit pas, il faut avoir recours à l'opium comme au moyen le plus sûr de calmer l'irritation des nerfs.

§. XII. *Des symptômes inflammatoires & de la suppuration.*

Une troisième classe de symptômes contre lesquels on doit se tenir en garde, c'est l'inflammation & le gonflement du moignon, une suppuration abondante, & la fièvre qui en est la conséquence ; car, quoiqu'ils se manifestent plus ou moins à la suite de toute Amputation, ils sont toujours accompagnés de danger lorsqu'ils sont portés à un certain point de gravité.

Nous pouvons regarder encore ces fâcheux effets de l'Amputation comme étant dans le plus grand nombre des cas, occasionnés par le pansement. La charpie sèche dont on recouvre ordinairement l'extrémité du moignon irrite & enflamme les chairs ; c'est un stimulant méchanique, le plus propre qu'on puisse employer pour tenir une plaie ouverte & dilatée, & pour y exciter la suppuration ; il n'est donc pas étonnant qu'elle produise ces effets d'une manière souvent alarmante, lorsqu'il s'agit d'une plaie de l'étendue & de la nature de celle dont nous parlons. Ainsi, lors même qu'il ne s'est rien passé d'extraordinaire, & que tout a été aussi bien qu'on pouvoit l'espérer jusqu'au quatrième ou cinquième jour après l'opération, on trouve, en lèvant l'appareil, toute la surface de la plaie considérablement élargie ; les bords en sont épais & enflammés, la suppuration âcre, séreuse & abondante ; on a beaucoup de peine à détacher toute la charpie qui est très-adhérente à la plaie ; on n'en peut espérer & attendre la chûte entière que d'une suppuration continuée pendant plusieurs jours. On comprend aisément comment chez des sujets irritables & mal disposés, ces effets peuvent être portés au point d'épuiser le corps par l'abondance de la suppuration, & de le jetter dans une fièvre lente ; ou bien de causer l'exfoliation de l'os, & un ulcère difficile à guérir.

Quelle qu'ait été la méthode qu'on ait suivie pour faire l'opération, il faut prévenir une trop grande inflammation par tous les moyens possibles. Le malade doit être mis à un régime aussi strict que l'état de ses forces pourra le permettre. Chez des sujets foibles & épuisés, il ne faut pas le pousser trop loin, parce que le tempérament pourroit en souffrir beaucoup ; mais, pour ceux qui sont pléthoriques, & qui ont la fibre forte & tendue, il faut une diète sévère & rafraîchissante, & des boissons abondantes ; il faut outre cela tenir le ventre libre par de légers laxatifs salins, & avoir recours à la saignée plus ou moins répétée, suivant l'exigence du cas, dès que la fièvre commence à se manifester par la fréquence ou la plénitude du pouls, ou par quelqu'autre symptôme.

Il est bon d'observer cependant, que ce n'est guères que dans les premiers jours après l'opération qu'un pareil traitement est nécessaire. Dès que le période inflammatoire est passé, il faut se défier de toute espèce d'évacuations ; les laxatifs même peuvent faire du mal, si l'on pousse leur usage au-delà de ce qui est justement nécessaire pour entretenir la liberté du ventre.

§. XIII. *Levée du premier appareil & pansemens subséquens.*

Au bout du troisième jour, quels qu'aient été les symptômes jusqu'à ce moment, il faut examiner l'état du moignon. On ne doit pas y regarder jusqu'au quatrième ou cinquième jour, lorsque la plaie n'a pas été recouverte de peau, & qu'on s'attend à une suppuration de toute sa surface, comme nous venons de l'expliquer ; mais lorsque l'opération a été faite suivant notre méthode, il n'y a pas de raison pour renvoyer aussi long-tems ; d'ailleurs on soulage toujours beaucoup le malade en levant le premier appareil. Pour cet effet, on fera soutenir le moignon par un aide, jusqu'à ce que l'on ait déroulé tout le bandage, & qu'on ait ôté les compresses, & les plumaceaux de dessus la plaie. Quelquefois on trouvera les parties déjà réunies, pour l'ordinaire cependant il n'en sera pas ainsi. On trouvera une petite quantité de pus sur toute la surface du moignon, principalement à sa partie la plus déclive ; les parties seront rouges, tendues & douloureuses au toucher, & il y aura une petite séparation entre les lèvres de la plaie, quoique contenues par les languettes d'emplâtre adhésif. Comme dans cet état de la plaie, les languettes d'emplâtre ne sauroient être utiles, on fera bien de les ôter, ce dont on vient aisément à bout quand elles sont ainsi humectées de pus. On couvrira la plaie d'un plumaceau de charpie enduit de cérat comme la première fois ; on mettra des étouppes par-dessus ; on placera ensuite la petite bande transversale & le bandage circulaire ; mais sans le serrer plus qu'il n'est justement nécessaire pour soutenir le reste de l'appareil.

On renouvellera de la même manière les pansemens tous les deux jours. Au septième, ou au huitième jour, l'inflammation & la tension seront, dans la plupart des cas, tellement diminuées, qu'elles permettront d'ôter assez facilement les ligatures des artères ; on pourra au moins essayer de les tirer doucement tous les jours, & pour l'ordinaire elles céderont au second ou au troisième essai. Si on les laisse plus long-tems, non-seulement elles empêchent la plaie de se fermer ; mais on a ensuite plus de peine à les ôter.

Tant que la bande demeure propre, on peut la laisser en place; mais, dès qu'on la voit tachée de pus, il faut la changer. On en tiendra une jusqu'à la troisième ou quatrième semaine après l'opération; ensuite on l'ôtera tout-à-fait, parce que si on la laissoit plus long-tems, sa compression quoique peu forte, diminueroit le volume du membre qui deviendroit plus petit que son pareil.

Dès qu'on voit la plaie parfaitement nette, & couverte en différens endroits de granulations charnues, la douleur & la tension étant alors complettement dissipées, on peut hardiment tenter d'achever la guérison en rapprochant les bords de la peau au moyen de petites bandes d'emplâtre adhésif. A cette époque il ne sauroit en résulter d'inconvéniens, & c'est un moyen d'accélérer beaucoup la cicatrisation.

§. XIV. *Du tems nécessaire pour la cicatrisation.*

En conduisant ainsi le traitement, quelque volumineux que soit le moignon, on obtiendra la cicatrisation de la plaie dans l'espace de trois ou quatre semaines, & quelquefois en moins de tems. Il faut cependant observer ici que, quoiqu'en général il soit permis de compter sur une guérison aussi prompte dans la pratique particulière, où l'on peut veiller avec attention sur toutes les circonstances de détail qui peuvent avoir quelque influence sur le bien-être du malade, & où particulièrement il est facile de lui procurer un régime plus convenable, & de renouveller l'air de son appartement, il n'en est pas toujours de même dans les grands hôpitaux où souvent il est impossible de le soigner à ces différens égards comme il devroit l'être, & où il souffre quelquefois davantage du mauvais air qu'il respire que de l'opération même. Il ne faut donc pas s'étonner si, dans de pareilles circonstances, le succès n'est pas toujours aussi grand qu'on auroit lieu de s'y attendre, vu les avantages d'ailleurs bien reconnus de la méthode qu'on auroit suivie. Au lieu d'une prompte adhérence des tégumens aux parties avec lesquelles ils ont été mis en contact, on trouvera quelquefois une grande quantité de pus qui les en sépare; circonstance qui retarde toujours beaucoup la guérison, au point qu'il y a des cas où l'on ne peut en venir à bout autrement qu'en envoyant le malade dans un endroit où il puisse respirer un meilleur air, & en lui accordant une nourriture substantielle, du vin & même des cordiaux qu'on ne pourroit lui donner dans l'hôpital. Mais, pour un cas de cette nature que l'on observe après l'Amputation faite suivant la méthode que nous avons décrite, on peut assurer hardiment qu'il s'en présentera vingt après la méthode ci-devant adoptée.

En parlant du tems nécessaire pour achever la cicatrisation d'un moignon, nous observerons que le Praticien ne doit pas trop chercher à faire réunir sans suppuration les parties qu'il a mises en contact; il vaut mieux que cela se fasse d'une manière plus lente, & en suivant la marche que nous avons décrite tout-à-l'heure. Car, lorsque la plaie se ferme par une simple réunion des bords des tégumens, la cicatrice est souvent inégale, & l'on a beaucoup plus de peine à retirer les ligatures des vaisseaux. C'est pourquoi il ne convient pas de tenir les lèvres de la plaie serrées l'une contre l'autre par des emplâtres qui aient une grande force adhésive, il vaut mieux se servir de celui qu'on nomme vulgairement *Taffetas d'Angleterre* ou de toute autre de la même nature; ces emplâtres suffiront pour contenir les tégumens de manière qu'ils ne puissent pas beaucoup s'écarter, & céderont pourtant jusqu'à un certain point à la force avec laquelle ils tendent à se séparer, lorsqu'il survient de l'inflammation & du gonflement. La légère séparation qui en résultera donnera de la facilité pour ôter les ligatures, & laissera une issue au pus qui pourroit se former; les angles de la cicatrice seront moins saillans, & l'extrémité du moignon demeurera plus égale & plus unie. C'est pour cela qu'un moignon qui a demeuré trois ou quatre semaines à se cicatriser, a pour l'ordinaire une meilleure apparence que ceux qui se cicatrisent beaucoup plus vîte. Les avantages qui résultent d'une prompte guérison, telle qu'elle a lieu quand on a couvert de peau toute la plaie, sont si grands qu'il seroit inutile de nous étendre d'avantage à les décrire; mais nous avons cru devoir faire aussi mention des inconvéniens qui peuvent résulter d'une cicatrisation trop prompte, soit qu'on cherche à la déterminer par des emplâtres adhésifs, ou par des points de suture, comme on le pratique dans quelques cas.

§. XV. *Observations sur la quantité de peau & de substance musculaire qu'on doit conserver en faisant une Amputation.*

Il est aisé de voir que la principale différence qui existe entre cette méthode & la méthode ordinaire, consiste à conserver une assez grande quantité de substance musculaire pour couvrir l'os entièrement, & assez de peau pour couvrir toute la surface de la plaie. Mais il est bon de faire observer qu'il peut y avoir de l'inconvénient à conserver trop de l'une ou de l'autre. Car, s'il reste après l'opération plus de substance musculaire qu'il n'en faut pour que l'os soit bien recouvert, il est clair qu'on a trop raccourci le membre, puisqu'on a scié l'os plus haut qu'il ne falloit; & si l'on conserve plus de peau qu'on n'en a besoin pour couvrir la plaie, les bords rassemblés formeront des plis & laisseront une cicatrice inégale.

Les directions données ci-dessus suffiront en général pour derminer la quantité de substance musculaire qui doit rester. En séparant les muscles de l'os jusqu'à un pouce de distance de leur extrémité, & en sciant l'os à cette hauteur, ce qui est plus haut qu'on ne le fait ordinairement, l'os sera suffisamment recouvert; &, quant à la peau, un peu d'expérience met bientôt en état de juger de ce qu'il en faut pour couvrir toute la plaie. Mais si l'on voit que l'on en ait conservé plus qu'il n'étoit nécessaire, avec un peu d'attention, il sera facile de prévenir les inégalités de la cicatrice; il suffit de ne ramener les tégumens sur le moignon que justement autant qu'il en est besoin pour que les bords de part & d'autre se rencontrent; & si on les maintient dans cette position jusqu'à ce qu'on ait achevé de poser l'appareil, on préviendra tout inconvénient qui auroit pu résulter de ce qu'il en étoit resté plus que ce dont on avoit besoin pour couvrir le moignon.

§. XVI. *Objection à la Méthode qu'on vient de décrire.*

On a objecté à cette méthode d'Amputation, que, demandant plus de tems que la méthode ordinaire, elle doit nécessairement causer plus de douleur. Il ne peut pas cependant y avoir, à cet égard, beaucoup de différence entre l'une & l'autre; car on doit se souvenir que l'incision de la peau, qui est la partie la plus douloureuse de l'opération, est la même dans toutes deux. La section du tissu cellulaire & des muscles est bientôt faite, & elle ne cause que peu de douleur. Quant à la troisième incision, si l'on peut lui donner ce nom, c'est-à-dire la séparation des muscles d'avec l'os, elle peut se faire dans la dixième partie d'une minute. On peut se servir d'un scalpel pour diviser le tissu cellulaire qui lie les muscles aux tégumens, qui les recouvrent ainsi que pour séparer les muscles de l'os; mais ces deux parties de l'opération se font également bien avec le couteau à Amputation, & il faut autant qu'il est possible, éviter de multiplier le nombre des instrumens, toutes les fois qu'on peut opérer aussi bien & aussi vîte avec un plus petit nombre. Le couteau représenté dans *les Planches*, nous paroît préférable à tout autre; il est d'une taille moyenne, un peu plus court que celui dont on se sert ordinairement & parfaitement droit. Quelques Praticiens se servent encore du couteau à lame courbe, mais ils ne paroît pas qu'ils aient aucune bonne raison de lui donner la préférence.

Si l'on trouve quelque difficulté à séparer les muscles de l'os avec ce couteau, on peut se servir dans cette intention de l'instrument recommandé par M. Gooch & représenté dans *les Planches.*

Méthode proposée par M. Alanson.

Nous allons à présent décrire la manière d'opérer de M. Alanson, ou du moins tout ce qu'il y a dans sa méthode qui peut lui être particulier; &, pour en donner une idée exacte, nous l'exposerons dans ses propres termes (1).

« Appliquez d'abord le tourniquet selon la méthode ordinaire; placez vous à l'extérieur de la cuisse. Faites tirer en haut la peau & les muscles par un aide, qui, avec ses deux mains, empoigne circulairement le membre. Faites une incision circulaire, aussi vîte qu'il est possible, en coupant la peau & le tissu cellulaire jusqu'aux muscles; détachez, avec le tranchant du couteau, le tissu cellulaire & ses ligamens, jusqu'à ce qu'il y ait assez de peau retirée en arrière par l'aide, pour recouvrir ensuite aisément avec les muscles coupés toute la surface de la plaie.

» L'aide continuant à soutenir avec fermeté le membre, appliquez le tranchant de votre couteau sur le bord intérieur du muscle vaste interne, & d'un seul coup, coupez obliquement les muscles, en haut par rapport au membre, & en bas par rapport à l'os; ou en d'autres termes, coupez les muscles dans une telle direction que l'os se trouve à découvert environ deux ou trois travers de doigt plus haut qu'on n'a coutume de le faire par l'incision circulaire & perpendiculaire. Alors tirez votre couteau vers vous, de manière que sa pointe reste sur l'os; ayant attention de le tenir toujours dans la même direction oblique, afin que les muscles soient coupés tout autour du membre dans cette direction en un tour de couteau pendant lequel sa pointe doit être en contact avec l'os & tourner autour.

» L'endroit où l'os doit être mis à découvert, soit que cet endroit se trouve deux, trois ou quatre travers de doigts plus haut que le bord des tégumens retractés; cet endroit, dis-je, doit être réglé selon la longueur du membre & la quantité de peau qui aura été préliminairement conservée, après avoir divisé les attaches du tissu cellulaire.

» La quantité de peau que l'on doit conserver, & la quantité de substance musculaire que l'on doit retrancher, doivent être dans une proportion si exacte l'une à l'autre, qu'après l'opération toute la surface de la plaie puisse être aisément recouverte, & que la longueur du membre ne soit pas plus diminuée qu'il ne convient. Cependant il faut observer que plus on conserve de substance musculaire en donnant au couteau une direction oblique, au lieu de diviser les attaches cellulaires, mieux on fait pour les raisons que l'on donnera dans la suite.

» Appliquez, suivant le conseil de MM. Gooch & Bromfield, une bande de linge ou de peau, fendue jusques au milieu, pour soutenir & garantir.

(1) Manuel pratique de l'Amputation, par Edouard Alanson, Chirurgien de l'Hôpital de Liverpool, p. 40.

» garantir les parties molles, par ce moyen, » l'endroit de l'os où il faut appliquer la scie sera » plus en vue; & c'est exactement dans cet en» droit, & non ailleurs, qu'il faut inciser le périoste » avec le tranchant du couteau, pour faire une » espèce de voie à la scie avec laquelle il faut » scier l'os. »

M. Alanson donne ensuite quelques directions pour la manière de lier les artères, & pour l'application du bandage de flanelle roulé. Ensuite il ajoute :

« Placez la peau & les muscles sur l'os, dans une » direction telle que les bords réunis de la plaie ne » présentent qu'une ligne tranversale sur la surface » du moignon, dont les extrémités, soient l'une » à droite & l'autre à gauche. Les ligatures seront » placées de côté, dans le voisinage de chaque » angle de la plaie. La peau sera maintenue » aisément dans cette situation au moyen de lon» gues bandes de toile d'environ deux travers de » doigt de large, couvertes de cérat simple ou de » quelqu'autre onguent analogue. Cependant, si » les lèvres de la plaie ne peuvent être mises en » contact par ce procédé, il faut se servir de bandes » d'emplâtre agglutinatif, appliquées de bas en » haut pour se croiser sur la surface du moignon. On » mettra par-dessus un plumaceau d'étouppes & » une compresse de linge; cet appareil sera re» tenu par un bandage à plusieurs chefs, à-peu» près semblable à celui dont on se sert pour les » fractures compliquées; sa grandeur sera relative » à celle du membre; deux chefs seront croisés » de bas en haut sur la surface du moignon, afin » de maintenir tout l'appareil.

» Si le membre est gros, la division du tissu » cellulaire & de ses attaches doit être en pro» portion du volume du membre. Chez les per» sonnes atrophiées, il suffira de donner au cou» teau une direction un peu plus oblique pour » découvrir l'os assez haut, afin de conserver assez » de peau pour couvrir la surface de la plaie, » & lorsque cette méthode est praticable, il faut » toujours la préférer aux autres.

» Je me sers maintenant pour opérer d'un cou» teau droit, tranchant des deux côtés, & plus » petit que celui dont on se sert ordinairement » pour l'Amputation. On le manie plus aisément; » d'ailleurs sa pointe étant plus arrondie que celle » du couteau droit à un seul tranchant, il achève » la division des attaches celluleuses, & fait la » section oblique des muscles beaucoup plus prom» ptement. De plus, il est avantageux que, pendant » toute l'opération, chaque tranchant du cou» teau coupe par le plus léger tour de main.

» Je suis pleinement convaincu que, dans l'Am» putation de la cuisse, la section oblique des » muscles a plusieurs avantages sur l'incision cir» culaire & perpendiculaire des mêmes muscles, » quoique par ce dernier procédé on eût conservé » assez de peau pour bien recouvrir toute la surface » de la plaie. Mais cette incision oblique des mus» cles n'est pas d'une aussi grande nécessité dans » l'Amputation du bras, de l'avant-bras & de la » jambe, parce qu'indépendamment de cette obli» quité, on peut toujours conserver assez de peau & » de tissu cellulaire pour recouvrir toute la plaie. » Dans l'un & l'autre cas, la réunion & la cure » sont également promptes.

» Il n'en est pas de même de l'Amputation de la » cuisse où l'on a besoin d'une espèce de coussin » entre l'os & la jambe de bois, pour permettre » au malade de marcher. C'est pourquoi, plus » on donnera au couteau une direction oblique » en coupant les muscles, plus le moignon sera » garni de substance musculaire. Le bout de l'os, » dont la pression est incommode & douloureuse » sera un peu éloigné de la surface de la jambe » de bois; d'ailleurs, la circulation plus vive & » plus rapide par ce moyen dans toute l'extrémité » de l'os & du moignon, diminuera le danger » de l'exfoliation.

» Un autre avantage, qui résulte de l'incision » oblique des muscles, est l'espèce d'embonpoint, » & l'uniformité des parties après la cure. Au » contraire, lorsqu'on incise les muscles circu» lairement & perpendiculairement, la peau reste » inégale & comme déformée en faisant plusieurs » plis, & cela arrive principalement lorsqu'on en » a trop conservé.

» Quant à la direction qu'il faut donner aux » lèvres de la plaie pour les rapprocher & les » réunir, je les ai toujours disposées de manière » que la cicatrice a présenté une ligne transver» sale sur le moignon de droite à gauche. En géné» ral, la suppuration est peu abondante, & il est » utile dans l'Amputation de la cuisse de se con» duire comme je le propose. Mais si la cicatrice » que présente la plaie réunie, est de haut en bas » & comme rayonnée, elle se trouvera directe» ment opposée à l'os; & le malade en marchant » avec une jambe de bois, éprouvera que la » pression se fera immédiatement sur la cicatrice; ce » qui est un désavantage évident, que l'on évitera » en réunissant la plaie & en la faisant cicatriser trans» versalement. Dans ce dernier cas, la cure étant » complette, l'action très-puissante des muscles » fléchisseurs de la jambe tirera la cicatrice en bas » & en arrière, en sorte que le bout de l'os sera re» couvert par la peau saine du moignon. Ainsi, » en marchant, la plus grande pression se fera sur » cette peau saine & ancienne, & nullement sur » la cicatrice.

» Une Amputation de la cuisse faite d'après » le plan que je viens de tracer, » dit M. Alanson dans un autre endroit du même ouvrage, » doit, » si vous avez soin de ramener les chairs en » devant, former à l'extrémité du moignon une » cavité à-peu-près conique, dont le sommet ré» ponde à l'extrémité de l'os; cette manière de » couper les chairs étant la meilleure pour que

„le moignon ne prenne pas la forme d'un pain „de sucre.„

Observations sur cette Méthode.

Cette méthode proposée par M. Alanson, & qui paroît avoir eu beaucoup de succès, diffère sur-tout de celle que nous avons décrite ci-dessus, dans la manière de diviser les muscles, & par la position qu'on donne aux tégumens en les rapprochant. C'est aux Praticiens à décider laquelle doit avoir la préférence. Il n'est pas douteux qu'en suivant la méthode de M. Alanson, on ne puisse former un très-bon moignon; cependant la cavité qu'il fait dans les muscles par son incision oblique est sujette à retenir le pus, & ne permet pas au moignon de se cicatriser d'une manière aussi égale & aussi uniforme, que lorsque les chairs ont été coupées perpendiculairement à l'os. Probablement que M. Alanson, dans sa pratique, a trouvé le moyen d'obvier à ces inconvéniens; il est permis de le conclure d'après les observations qu'il rapporte; mais cela ne sera peut-être pas également facile à tout Chirurgien qui voudra amputer suivant sa méthode. Il observe très judicieusement qu'après l'Amputation de la cuisse, il convient qu'il reste, au bout du moignon, une quantité de chairs suffisante pour former un coussin entre l'os & la machine qui doit remplacer la jambe pour marcher; que plus il y en a, plus l'extrémité de l'os sur laquelle la pression est sur-tout incommode, se trouve éloignée de la surface de la machine; & qu'alors la circulation se maintenant avec plus de vigueur autour de l'extrémité de l'os, il y a bien moins lieu à en redouter l'exfoliation. Or il est évident que l'extrémité de l'os sera moins recouverte de chairs, lorsque, par l'incision oblique, on en aura enlevé une grande partie, que lorsqu'on n'en aura point retranché, si l'on a soin de scier l'os à une certaine distance de l'extrémité des muscles, & que la circulation ne pourra pas y être plus vigoureuse.

Peut-être ces objections n'ont-elles pas grand poids; mais il y en a une autre qui certainement en a davantage, c'est la difficulté de faire cette opération comme l'indique M. Alanson. Peu de Chirurgiens seront assez adroits pour faire l'incision oblique des muscles sans endommager les bords de la peau, sur-tout pour la faire avec le tranchant de l'instrument. On comprend comment on peut en venir à bout avec la pointe du couteau, quoique cela ne soit rien moins que facile; mais on ne voit pas aisément comment il est possible de couper obliquement les muscles, jusques à la distance de trois ou quatre doigts du bords de la peau, avec le tranchant, tout autour de l'os, & d'un seul coup, sans nuire aux tégumens. Il est vrai que l'Auteur conseille d'achever l'incision avec la pointe; mais encore il est difficile de comprendre comment on peut la commencer avec le tranchant, sant toucher aux parties extérieures. Il paroît reconnoître lui-même qu'il y a de la difficulté dans cette partie de l'opération; car il dit (*p.* 14), que pendant qu'un aide tient ferme les parties & les relève, un autre a soin d'empêcher que la peau ne soit coupée pendant que le couteau passe sous le membre. Cette précaution même qu'il indique est une forte objection contre sa méthode. Car deux aides dont les mains sont toutes employées à-peu-près sur la même partie, doivent non-seulement s'embarrasser réciproquement, mais ils ne peuvent qu'embarrasser aussi l'Opérateur. D'ailleurs il n'est pas toujours possible d'avoir deux aides pour une opération.

Quant à la direction qu'on doit donner dans le pansement aux bords de la plaie, M. Alanson observe que si elle est perpendiculaire, la cicatrice pour l'ordinaire, se trouvera justement sur l'extrémité de l'os, ce qu'il croit pouvoir éviter en la faisant transversale, c'est-à-dire, de droite à gauche. Alors, dit-il, quand la guérison sera achevée, on trouvera qu'en conséquence de la puissante action des muscles fléchisseurs, la cicatrice est retirée en arrière, & que l'extrémité de l'os se trouve couverte de l'ancienne peau.

Nous remarquerons là-dessus que la rétraction de la cicatrice par les muscles fléchisseurs doit être attribuée presque entièrement à la coutume où l'on est de relever le moignon après l'opération, & qu'elle n'a pas lieu lorsqu'on a soin de le tenir plus bas que le reste du corps, ainsi que nous l'avons expliqué. D'ailleurs l'os se trouve bien recouvert par les chairs, & la cicatrice est si étroite quand l'opération a été faite comme il faut, qu'on ne voit pas qu'il résulte aucun inconvénient de la circonstance dont parle M. Alanson. Mais il n'en est pas de même du séjour du pus dans la plaie que sa méthode favorise davantage, & dont on ne manqueroit pas d'observer fréquemment de mauvais effets, si l'on étoit généralement dans l'usage de cicatriser la plaie tranversalement.

Quoi qu'il en soit, c'est aux Praticiens, comme nous l'avons dit, à juger du mérite de cette méthode qui repose sur les mêmes principes que celle que nous avons d'abord exposée; & à décider si les inconvéniens que nous lui avons reprochés, & principalement la difficulté de la bien exécuter sont suffisans pour la faire proscrire.

De l'Amputation de la jambe.

Nous avons observé qu'en faisant l'Amputation de la cuisse, il falloit en conserver le plus que l'on pouvoit; car plus il reste de longueur au moignon, plus cette partie pourra être utile. Mais les Auteurs ont établi, presque comme une règle générale, que losqu'on coupe une jambe il faut le faire un peu au-dessous du genou, même lorsquque la maladie qui met dans la nécessité de faire cette opération a son siége à l'articulation du pied, ou dans le voisinage, & permettroit par conséquent d'amputer beaucoup plus bas. La raison qu'on en donne est qu'il suffit de conserver la longueur de quelques pouces de la jambe, pour donner au corps un point d'appui convenable, lorsqu'il s'agira de marcher avec une jambe de bois; tandis que si l'on en conserve davantage, cette partie excédente embarrassera beaucoup, soit pour marcher, soit pour se tenir assis, sans qu'il puisse en résulter la moindre utilité.

Si l'on regardoit comme une chose décidée, que la pratique ordinaire de plier le genou pour faire reposer le corps sur sa partie antérieure est la seule qu'on puisse admettre après l'Amputation de la jambe, il n'est pas douteux qu'il ne fût plus convenable d'amputer au-dessous du genou que par-tout ailleurs. Mais, comme aujourd'hui l'on a beaucoup d'exemples de gens qui, marchent très-sûrement avec des machines qui permettant de faire usage de l'articulation du genou, ont de plus l'avantage d'être plus agréables à l'œil par leur parfaite ressemblance avec une jambe naturelle, que ne le sont les jambes de bois ordinaires; comme d'ailleurs l'opération se fait au bas de la jambe plus facilement & avec moins de danger pour le malade qu'à sa partie supérieure, des Praticiens célèbres estiment que toutes les fois que la chose est praticable, il faut la faire près de la cheville du pied, plutôt qu'à l'endroit ordinaire auprès du genou.

M. White, Chirurgien de l'Hôpital de Manchester, dans un écrit daté de 1769, & inséré dans le quatrième volume des *Recherches & Observations de Médecine, par une Société de Médecins de Londres*, nous apprend que l'idée de faire l'Amputation au-dessus des malléoles, afin de conserver au genou toute l'étendue de son mouvement, lui vint d'après un cas particulier que le hasard lui présenta. L'Amputation avoit été faite dans cette partie par une simple incision, & avec un succès si heureux que le malade marchoit très-bien, même avec une machine mal construite. M. White commença dès-lors à opérer au-dessus des malléoles en faisant la double incision; il imagina une machine mieux construite, & qui remplit parfaitement ses vues.

En 1773, M. Bromfield publia ses Observations de Chirurgie. On y lit qu'il commença d'amputer au-dessus des malléoles vers l'année 1740, à l'occasion d'une gangrène dans cette partie de la jambe. Le malade marcha si bien à l'aide d'une machine très-simple, soit sur un terrein uni, soit en montant ou en descendant des escaliers, qu'il étoit difficile de voir qu'elle eût perdu le pied. Dans ce tems, le même Auteur recommanda de faire l'Amputation en cet endroit de la jambe; mais il ne l'exécuta point lui-même en étant détourné par plusieurs Chirurgiens. C'est pourquoi il abandonna son projet, jusqu'en 1754. Il apprit alors que M. Wright avoit fait trois fois cette Amputation avec succès. M. Bromfield opéra de nouveau au-dessus des malléoles avec un très-grand succès; & sans qu'il arrivât le moindre accident, depuis le moment de l'Amputation jusqu'à celui de la guérison.

L'opération, avons-nous dit, est plus facile un peu au-dessus de la cheville du pied qu'au haut de la jambe, parce qu'il y a moins de parties à couper; car le diamètre de la jambe est bien plus petit en bas qu'en haut. Elle est aussi accompagnée de beaucoup moins de danger, parce qu'il est bien plus facile ici de mettre les os entièrement à couvert avec les chairs & la peau, & que par ce moyen on cicatrise la plaie de la même manière & tout aussi promptement qu'à la cuisse. Au-dessous du genou, non-seulement les os sont plus gros, mais l'on est si peu maître de disposer des chairs comme on veut, que malgré tous les soins les mieux entendus, la guérison est toujours extrêmement lente; tellement que lorsqu'on fait l'Amputation comme à l'ordinaire, à quatre pouces à-peu-près au-dessous de la rotule, la plaie, quelqu'attention qu'on apporte à la manière dont on coupe les chairs, ne se cicatrisera que bien rarement en moins de dix ou douze semaines; & qu'elle prendra même quatre ou cinq mois pour se guérir lorsqu'on se contente d'opérer suivant la méthode ordinaire de faire la double incision. Mais si l'opération est bien faite, en coupant à quelques pouces de l'articulation du pied, il ne faudra dans la plupart des cas, que deux ou trois semaines pour completter la guérison.

Il est vrai qu'on a proposé de faire l'Amputation au-dessous du genou par la méthode qu'on nomme l'opération à lambeau, au moyen de laquelle on obtient une guérison plus prompte que par la méthode ordinaire; elle est cependant encore très-longue, sans faire mention des inconvéniens auxquels cette manière d'opérer est sujette, & dont nous aurons bientôt occasion de parler.

Mais lorsque la maladie de la jambe s'étend assez haut pour qu'il soit impossible de couper au-dessous de l'endroit où l'on est dans l'usage de le faire, est-il convenable de faire l'Amputation en cet endroit? Tous les Chirurgiens jusques à présent ont conseillé d'amputer au-dessous du genou, plutôt qu'au-dessus, lorsque le haut de la jambe est suffisamment sain.

Avant que les Praticiens eussent connoissance des derniers perfectionnemens qu'on a introduits dans cette opération, ils avoient adopté cette maxime en considération sur-tout de ce que le poids du corps reposoit plus facilement sur la peau saine de la partie antérieure de la jambe, que sur l'extrémité du moignon, lorsqu'on avoit coupé au-dessus du genou. Mais à présent que l'opération peut se faire à la cuisse, de manière que la plaie se guérira deux fois plus vite qu'elle ne feroit si elle étoit au-dessous du genou, & que le moignon sera recouvert de chairs & de peau saine qui permettront au malade de s'appuyer sans crainte sur son extrémité, la raison dont nous venons de parler sur laquelle on fondoit particulièrement cette pratique, perd absolument tout son poids.

Nous croyons qu'il ne faudroit presque jamais faire l'Amputation immédiatement au-dessous du genou. Mais comme on est encore généralement dans l'usage d'opérer en cet endroit, nous allons décrire la manière dont on doit s'y prendre pour faire cette opération.

On placera le malade sur une table, & l'on s'assurera de lui, comme nous l'avons indiqué pour l'Amputation de la cuisse. On placera le tourniquet au-dessus du genou, & l'on mettra le coussinet pour comprimer l'artère, sous le jarret. Un aide assis vis-à-vis du malade, tiendra la jambe & le pied, tandis qu'un autre aide tirera les tégumens vers le haut. Le Chirurgien placé en dedans de la jambe fera avec le couteau une incision circulaire au travers de la peau & du tissu cellulaire, jusques aux muscles, assez bas pour qu'après qu'on aura séparé une étendue de tégumens suffisante pour couvrir en entier l'extrémité du moignon on puisse couper les muscles & les os immédiatement au-dessous de l'insertion des tendons fléchisseurs de la jambe. On divisera les parties molles entre les os avec le couteau à Amputations, ou avec le scalpel interosseux, voyez les *Planches*. On appliquera ensuite les rétracteurs de manière à soutenir & à défendre la peau & les autres parties molles, pour qu'elles ne soient pas touchées par la scie quand on fera l'Amputation des os. Cette partie de l'opération étant faite, on liera les vaisseaux, l'on ramènera les tégumens sur la plaie, & on les retiendra dans cette position avec des languettes d'emplâtre adhésif, comme nous l'avons prescrit en parlant de l'Amputation de la cuisse; on doit suivre d'ailleurs le même traitement que nous avons décrit alors jusques à parfaite guérison; seulement en mettant la bande de flanelle, il n'est pas nécessaire de commencer au haut de la cuisse; il suffira de lui faire faire deux ou trois tours au-dessus du genou pour l'empêcher de glisser vers le bas.

En séparant la peau des parties qu'elles recouvre, il faut avoir soin de conserver avec elle autant de substance cellulaire qu'il est possible; autrement la circulation y sera si foible & si languissante, qu'elle ne pourra peut-être pas contracter d'adhérence avec les parties dont on la rapprochera. Il faut se souvenir aussi que lorsqu'on coupe la jambe au-dessous du genou, cette dissection demande plus d'attention de la part de l'Opérateur que lorsque l'opération se fait à la cuisse, parce que le tissu cellulaire, qui repose ici sur la surface de l'os, y est bien plus serré, & plus difficile à détacher des parties voisines. Et comme cet état de la membrane cellulaire ne permet pas aux tégumens de se retirer facilement après qu'on les a disséqués; comme il n'est même pas trop possible de les repousser vers le haut, il faut les rouler à mesure qu'on les sépare, avant que d'inciser les muscles, autrement l'on coupera la peau en faisant cette incision, où l'on ne pourra pas la faire aussi haut qu'il le faudroit.

Cette précaution de rouler la peau, est indispensable quand on fait l'Amputation en haut de la jambe; elle est même quelquefois nécessaire quand on la fait en bas; mais à la cuisse on peut toujours retirer les tégumens vers le haut autant qu'il est nécessaire, de la manière que nous avons indiquée, sans être obligé de les rouler.

Nous avons dit, ci-dessus, qu'il falloit que le Chirurgien se plaçât vers la partie interne de la jambe pour faire cette opération. Etant de ce côté, si le genou & le pied sont tournés un peu en dedans, de manière à relever un peu le péroné, on pourra appliquer la scie de manière à les couper tous deux à-la-fois, ce qui est la meilleure précaution à prendre pour empêcher qu'ils ne se cassent avant que d'être entièrement coupés. Mais si l'Opérateur se place vers le côté extérieur de la jambe, il ne pourra couper le péroné qu'après que le tibia aura été scié presque en entier. Il aura de plus le désavantage de poser la scie sur la crête de ce dernier os, & par conséquent de l'attaquer par son plus grand diamètre, ce qui rendra nécessairement l'opération un peu plus longue.

Quand on veut faire l'opération au-dessus de la cheville, il faut commencer par marquer l'endroit où le moignon aura la longueur la plus convenable pour recevoir une machine qui puisse servir à marcher, en imitant l'autre jambe le mieux qu'il sera possible. Il paroît que, pour une personne de taille ordinaire, la distance de huit à neuf pouces depuis la jointure du genou est en général la plus favorable, parce que le moignon alors est assez long pour fournir des points d'appui suffisans à la jambe artificielle, & que l'on pourra donner beaucoup plus de légèreté à celle-ci, que si le moignon étoit plus long; car on seroit obligé d'en faire entrer l'extrémité dans la machine, qui par conséquent devroit être plus épaisse & plus lourde, & ne pourroit plus avoir aussi exactement la forme & la grosseur de l'autre jambe. Une autre considération encore doit engager à ne pas couper trèsprès des malléoles, c'est que, quoiqu'en en général il convienne de conserver la plus grande longueur possible au moignon, il importe beaucoup aussi de ne pas couper trop près du siége du mal, sur-tout en cette partie, parce qu'on court le risque de trouver les vaisseaux très-dilatés, ce qui oblige à faire beaucoup de ligatures. Quelquefois même il en résulte une hémorrhagie de toute la surface, très-difficile à réprimer, ou une plaie qui suppure beaucoup, ou qui se réunit mal.

Après avoir décrit la manière d'amputer immédiatement au-dessous du genou, nous ajouterons, que l'opération au bas de la jambe doit se faire exactement suivant la même méthode que l'Amputation de la cuisse ; nous remarquerons seulement qu'en cet endroit, on trouve sur le devant, au lieu de muscles, des os couverts de peau & de substance cellulaire ; mais comme cette substance est ici plus lâche & en plus grande quantité qu'au haut de la jambe, non-seulement on la détache plus aisément du périoste, mais elle sert à couvrir les os d'une manière beaucoup plus complette. Aussi, quand l'opération a été bien faite, la plaie se cicatrise pour l'ordinaire en moins de trois semaines ; & la surface du moignon est égale, & bien couverte de peau parfaitement saine.

Amputation à Lambeau.

Il nous reste à parler de l'Amputation à lambeau, opération qui depuis quelques années a été pratiquée avec le plus grand succès, quoiquelle eût été dévouée à l'oubli depuis long-tems ; qui mérite bien d'être connue dans l'état de perfection auquel on l'a amenée de nos jours, & qui peut même être préférée, dans certains cas, à toute autre méthode.

Nous avons déjà remarqué, ci-devant, que l'Amputation étoit autrefois une opération extrêmement dangereuse ; & que lorsque les malades ne périssoient pas de ses suites immédiates, leur santé en étoit très-dérangée. La cure devenoit extrêmement longue ; & les moignons étoient après la guérison, d'une si mauvaise forme, & si mal garantis par les tégumens qui les recouvroient, qu'ils ne pouvoient être d'aucune utilité. Tous ces désavantages avoient engagé les Chirurgiens à chercher une méthode plus sûre & plus utile ; ils imaginèrent pour cela de conserver un lambeau de muscles & de peau au-dessous de la section de l'os, dans le but de s'en servir pour recouvrir le moignon. Cette opération fut d'abord proposée par un nommé Loudham, Chirurgien Anglois, & le manuel en fut publié, en 1679, par Jacques Youngdans son ouvrage intitulé: *currus triumphalis ex terebinth.* Elle a été pratiquée plusieurs fois avec succès, si l'on veut en croire les Auteurs, en Hollande, en Allemagne, en Suisse & en France ; mais, pendant un siècle, ces prétendus succès n'ont jamais pu lui donner quelque réputation. Son principal inconvénient venoit des hémorrhagies, qu'on cherchoit à prévenir par des moyens trop incertains, tels que l'application de l'agaric & de diverses substances astringentes ; ou par la ligature des artères dans laquelle on comprenoit beaucoup de substance musculaire ; ou par une compression extérieure trop forte. On fixoit le lambeau par des points de suture ; & lorsqu'après le pansement il survenoit une hémorrhagie, ce qui arrivoit très-fréquemment, il falloit pour découvrir les artères qui fournissoient le sang, ôter tout l'appareil, & détruire les adhérences qui pouvoient déjà s'être formées. Lors même qu'il n'y avoit pas d'hémorrhagies, ou qu'on parvenoit à les arrêter, la compression, qu'on employoit aussi pour appliquer uniformément le lambeau sur la plaie, nuisoit au succès ; la douleur, l'inflammation & les suppurations abondantes en étoient les suites ; & comme ces symptômes étoient portés plus loin encore dans cette méthode que dans la méthode ordinaire, elle fut totalement décriée.

En 1765, M. O'Halloran, Chirurgien de Limerick, en Irlande, tira de l'oubli l'Amputation à lambeau qu'il fit d'après un plan nouveau, étayé d'observations & de raisonnemens très-ingénieux, & propres accréditer sa doctrine. Le principal changement qu'il y a introduit, consiste à ne pas appliquer le lambeau sur la plaie, immédiatement après l'Amputation, mais à renvoyer de le faire jusqu'au dixième, douzième ou même jusqu'au quatorzième jour ; en attendant, il panse l'extrémité du moignon & la surface interne du lambeau, comme deux plaies distinctes ; à cette époque l'inflammation étant appaisée, les bords de l'os recouvert, & la suppuration se trouvant établie, il rapproche le lambeau de la surface du moignon, & le retient dans cette position au moyen d'emplâtres adhésifs, d'une douce compression, & d'un bandage propre à contenir tout l'appareil, jusqu'à ce que les parties soient parfaitement réunies.

De cette manière l'opération à lambeau est devenue beaucoup moins dangereuse, & beaucoup plus sûre quant au succès. Il est à présumer qu'elle auroit été généralement admise dans la pratique, si la méthode perfectionnée que nous avons décrite n'eût déjà commencé à s'introduire. Mais quoiqu'il soit très-probable que cette dernière méthode sera généralement préférée, il y a des cas où l'opération à lambeau sera plus convenable. Car toutes les fois que la plaie ne pourra pas être suffisamment couverte de peau en opérant d'une autre manière, il ne faudra pas hésiter à recourir à celle-ci. C'est ce qui arrivera par exemple lorsqu'on fera l'Amputation du bras dans l'articulation de l'épaule, ou de la cuisse dans l'articulation de la hanche, ou lorsqu'on amputera un doigt ou un orteil. Quelques Praticiens la préfèrent aussi à la méthode que nous avons décrite, lorsqu'il s'agit d'amputer au-dessous du genou ; car les tégumens se trouvant fort minces en cet endroit, ils imaginent que le moignon ne sauroit être couvert, autant qu'il est nécessaire, par aucune autre méthode. Mais par la raison que nous avons déjà exposée, il n'y a jamais de nécessité de faire l'opération à lambeau, ni au-dessus du genou, ni près des malléoles, ni au bras, ni à l'avant-bras. Cependant comme il pourroit arriver que quelques Chirurgiens lui donnassent la préférence dans tous les cas, nous allons décrire la manière dont on doit la faire dans chacun de ces endroits.

§. I. *De l'Amputation de la Cuisse dans l'articulation.*

L'Amputation de la cuisse à l'articulation a toujours été regardée comme une des opérations les plus dangereuses, aussi avons-nous peu d'exemples de cas où elle ait été mise en exécution. Les Praticiens, même les plus célèbres, en ont parlé en général, comme d'une opération que l'on peut décrire dans un traité de Chirurgie, mais qui n'a jamais lieu dans la pratique; & quand on considère la grosseur des vaisseaux qui portent le sang dans ces parties; la difficulté de se rendre maître de l'hémorrhagie pendant qu'on opère, & l'étendue prodigieuse que devroit avoir la plaie dans la manière ordinaire de faire une Amputation, il n'y a pas lieu de s'étonner du point de vue sous lequel on a envisagé cette opération, ni de l'horreur qu'on en témoigne.

Mais si l'on peut écarter ces difficultés; si l'on peut empêcher l'hémorrhagie pendant l'Amputation, & s'en garantir ensuite; s'il est possible de couvrir toute la plaie de peau, assez complettement pour qu'elle se cicatrise en peu de semaines; enfin s'il se présente des cas qui, lorsqu'on refusera cette ressource, se termineront nécessairement par la mort du malade, on ne doit pas hésiter à y avoir recours. Or il n'est pas bien difficile de comprendre que l'on peut amputer dans l'articulation de la cuisse, sans occasionner une grande perte de sang; que l'on peut conserver assez de peau pour en recouvrir toute la plaie; & sûrement aucun Praticien ne niera qu'il n'y ait des cas où le haut de la cuisse est tellement affecté, qu'il ne reste aucune chance de sauver le malade qu'en faisant l'Amputation de tout le membre.

Nous nous sommes suffisamment étendus, ci-devant sur les causes qui peuvent déterminer la nécessité d'une Amputation quelconque. Nous ne répéterons pas ici ce que nous avons dit à ce sujet; mais nous observerons que des plaies d'armes à feu, accompagnées de fracture dans cette articulation, la spina ventosa, & la carie de la tête du fémur sont à-peu-près les seules causes qui puissent donner lieu à l'opération dont nous parlons. Lorsqu'on sera déterminé à la faire, voici de quelle manière il faudra s'y prendre.

L'on placera le malade sur une table; & afin de mieux mettre à découvert les parties où l'on doit couper, on le fera tenir sur le côté sain. On le retiendra dans la posture convenable, en plaçant auprès de lui un nombre d'aides suffisant pour s'en assurer, tandis qu'un autre aide se chargera de tenir le membre qu'on doit amputer.

On mettra une pelotte ou un coussinet d'une consistance convenable sur l'artère fémorale, à l'endroit précisément où elle sort de dessous le ligament de Poupart, pour entrer dans la cuisse, & l'on s'en servira pour la comprimer, & pour arrêter totalement la circulation dans les parties inférieures, au moyen d'un tourniquet qu'on placera le plus haut qu'il sera possible. On divisera la peau, le tissu cellulaire & l'aponeurose tendineuse de la cuisse, par une incision circulaire, à six pouces au-dessous du sommet du fémur, & à trois pouces au moins plus bas que la bande du tourniquet; & après avoir fait remonter la peau d'un pouce, on incisera les muscles le long de ses bords avec le couteau à Amputation, de manière à pénétrer perpendiculairement, & tout autour, jusqu'à l'os. Si cette incision des muscles a été bien faite, ils se retireront assez pour donner à l'Opérateur la facilité de lier, non-seulement l'artère fémorale, mais toutes ses branches musculaires; ensuite au moyen d'un grand scalpel très-fort, & convexe du côté du tranchant, on fera une incision profonde jusqu'à l'os, qu'il faudra commencer vers le bord supérieur de l'incision circulaire, sur la partie postérieure de la cuisse, & continuer en remontant jusques un peu au-dessus du grand trochanter, en pénétrant dans la jointure. On fera une incision pareille de l'autre côté du membre, à une distance convenable de l'artère fémorale jusqu'à l'os; on disséquera de part & d'autre les chairs de dessus l'os, & l'on fera tenir les lambeaux par les aides, tandis qu'on aura soin de lier toutes les artères coupées à mesure qu'on pourra les appercevoir. La jointure étant mise à découvert, il faudra une certaine dextérité pour dégager la tête du fémur de dedans l'acetabulum, car le ligament rond qui le retient dans cette cavité rend la chose un peu difficile. Mais en tournant l'os en différens sens, & sur-tout en le pressant de dehors en dedans, c'est-à-dire, vers le côté où il peut le mieux s'échapper hors de l'acetabulum, parce que le bord de cette cavité s'y trouve moins élevé, sa tête en sortira assez pour que, de l'autre côté, on puisse atteindre le ligament avec la pointe d'un scalpel ou d'un bistouri à pointe boutonnée; mais, pour en venir à bout, il faut que tous les muscles soient auparavant détachés de l'os.

La tête du fémur étant sortie de sa place, & le membre tout-à-fait séparé, il faut examiner l'état de l'acetabulum, car s'il se trouve sain, on pourra bien plus certainement se flatter d'une guérison que s'il y en a quelque portion qui paroisse cariée. Mais quelle que soit l'apparence des os, le traitement de la plaie doit être le même; il faut chercher, autant qu'il est possible, de la guérir par simple réunion. C'est pourquoi, après avoir débarrassé la surface de la plaie de tout le sang coagulé, & avoir replacé les muscles autant que cela se peut dans leur position naturelle, il faut rapprocher les lambeaux de manière qu'ils recouvrent la plaie, & les fixer dans cette position, par quelques points de suture placés aux endroits les plus convenables, par des emplâtres adhésifs, & par de bonnes compresses retenues au moyen d'une bande de flanelle, passée plusieurs fois autour du corps, & en spirale autour du moignon. On aura grand soin de laisser les ligatures des artères assez longues pour que les bouts pendent extérieurement, & que l'on puisse ensuite les tirer facilement hors de la plaie.

L'opération étant achevée, on mettra le malade au lit, & on le soignera exactement, à tous égards, comme nous avons recommandé de le faire en parlant du traitement général des malades, après une Amputation. On remarquera seulement, qu'il faut être ici plus attentif qu'en aucun autre cas à prévenir, & à dissiper les symptômes de fièvre qui surviennent plus ou moins après toute opération de ce genre; car lorsqu'on ôte une partie du corps aussi considérable, on peut s'attendre qu'il en résultera un très-grand effet sur tout le reste de la machine. Si le malade est pléthorique, il conviendra de diminuer la quantité du sang, par des saignées plus ou moins répétées, suivant l'état du pouls, & par un régime sévère.

Beaucoup de Praticiens cependant se sont trompés sur le principe d'après lequel ils croyoient la saignée nécessaire en pareil cas, imaginant qu'après une Amputation, le système sanguin devoit contenir tout le sang qu'il contenoit auparavant, & en outre celui qui étoit destiné à circuler dans le membre amputé. Mais le membre amputé emporte avec lui une quantité de sang proportionnée à son volume, & n'en laisse pas beaucoup plus dans les vaisseaux qu'il n'y en avoit auparavant. Ce n'est donc pas de cette surabondance du moment, qu'il faut s'inquiéter; mais comme le sang se sépare & se renouvelle sans cesse, la nature accoutumée à en former une certaine proportion nécessaire pour le corps, lorsqu'il est dans son entier, continue à en préparer la même quantité, après qu'on a séparé une partie des vaisseaux où ce fluide se distribuoit. Il résulte de-là une trop grande tension du système de la circulation, si l'on n'a pas soin de diminuer extrêmement la quantité d'alimens; sur-tout après l'Amputation d'un membre aussi volumineux que la cuisse. Aussi doit-on conseiller aux personnes, qui se trouveroient dans un cas pareil, de s'astreindre à un régime peu nourrissant, si ce n'est pendant toute leur vie, au moins pendant long-tems, après avoir subi une semblable opération.

On levera l'appareil dans le tems ordinaire, & dans l'espace de dix ou douze jours, on pourra retirer toutes les ligatures; alors on refermera toutes les portions de la plaie qui demeureroient encore ouvertes, en rapprochant leurs bords, & en les maintenant en contact par des bandes d'emplâtre adhésif. On peut bien s'attendre que, pendant la cure d'une plaie aussi prodigieuse, il se formera, en différens endroits, des amas de pus sous la peau; car on ne pourra pas exercer sur toute son étendue, une compression aussi égale qu'on le fait dans d'autres cas d'Amputation; mais l'inconvénient qui en résultera ne sera pas très-grand; & si l'on ne peut pas se débarrasser du pus en comprimant les parties, on en viendra facilement à bout avec la lancette; & la guérison, suivant toute apparence, n'en sera pas extrêmement retardée.

Dans toutes les circonstances possibles, cette opération paroîtra toujours très-cruelle & très-redoutable. Cependant, quand on l'exécutera de la manière que nous venons de décrire, on en diminuera bien le danger & les inconvéniens; malgré l'horreur qu'elle inspire, nous penchons à croire qu'un Praticien accoutumé à opérer, ne devroit jamais hésiter à la faire quand elle sera nécessaire pour sauver la vie du malade. Au moyen du tourniquet, on est parfaitement maître d'empêcher le sang de circuler dans le membre affecté, jusqu'à ce qu'on ait lié tous les vaisseaux qui ont été coupés par l'incision circulaire des muscles; & si l'on a soin de faire aussi la ligature de toutes les artères que l'on apperçoit en faisant les incisions longitudinales, & en disséquant les lambeaux musculaires, la perte de sang sera très-peu considérable. On ne courra pas de risque de blesser l'artère fémorale en séparant les chairs de l'os, pourvu qu'on le fasse avec précaution.

On dira peut-être qu'en faisant l'opération de la manière que nous avons décrite, on conservera une plus grande quantité de muscles & de tégumens, qu'il n'en faut pour couvrir la plaie. Mais on ne doit pas oublier que cette plaie aura une très-grande étendue, & que les muscles coupés se retireront considérablement. D'ailleurs on ne pourroit pas appliquer le tourniquet, si la première incision devoit se faire beaucoup plus haut que nous ne l'avons prescrit; ce qui rendroit l'opération bien plus dangereuse; & si les lambeaux musculaires & les tégumens se trouvoient un peu plus longs qu'il ne faut pour couvrir la plaie en entier, l'inconvénient n'en seroit pas bien grand, tandis qu'il y en auroit beaucoup, s'ils n'étoient pas assez longs pour remplir ce but.

Dans le sixième Volume des Commentaires de Médecine d'Edimbourg, on lit l'histoire d'une Amputation de la cuisse dans l'articulation, faite par M. Kerr, Chirurgien à Northampton. Dans ce cas, on renvoya la section de l'artère fémorale à la fin de l'opération; & l'on ne se servit pas de tourniquet. Il ne survint pas d'hémorrhagie; mais certainement on courut plus de danger à cet égard, que si l'on avoit suivi la méthode que nous venons de décrire. L'Opérateur ne pouvoit d'ailleurs pas travailler aussi hardiment à faire sortir la tête de l'os de l'acetabulum, tandis que les vaisseaux étoient encore dans leur entier, que s'ils eussent été coupés & liés. Nous remarquerons cependant que ce cas est une preuve de la possibilité de faire cette opération, sans courir trop de danger. Car, quoique la malade mourut dans le traitement, elle avoit vécu dix-huit jours après l'Amputation, & sa mort fut occasionnée par une autre cause, dans un moment où il n'y avoit plus de danger d'hémorrhagie, & où la plaie avoit commencé à prendre une apparence favorable.

§. II. *De l'Amputation à Lambeau, immédiatement au-dessus du genou.*

Lorsqu'on se propose de faire l'Amputation à lambeau au-dessus du genou, on a le choix de la faire à un ou à deux lambeaux; mais en général elle réussira mieux avec un seul. On doit préférer de faire le lambeau sur le devant de la cuisse, parce qu'il y a assez de chairs en cet endroit pour couvrir l'os, & que le pus s'écoulera plus facilement quand on aura donné cette direction au lambeau que si on le forme d'une autre manière.

Le malade étant placé sur une table, on mettra le tourniquet comme à l'ordinaire, à la partie supérieure de la cuisse. Un aide tirera les tégumens vers le haut, & les tiendra ferme dans cette position, tandis qu'avec de l'encre l'on tracera le contour & la forme du lambeau qu'on veut faire. Une pareille précaution ne sera peut-être pas nécessaire à un Praticien très-accoutumé à cette opération, cependant elle contribuera toujours à la rendre plus parfaite & plus exacte.

L'extrémité inférieure du lambeau doit s'étendre jusqu'au genou, à moins que quelque maladie des tégumens n'y mette obstacle; & dans ce cas, il faudra le terminer là où commence le mal. Sa base doit toujours répondre à l'endroit où l'on doit scier l'os. Ces données détermineront l'endroit où l'on doit former le lambeau; & pour sa longueur il faut se guider sur la circonférence du membre. Car puisque le diamètre d'un cercle est à-peu-près égal au tiers de sa circonférence, quoiqu'un membre ne soit pas exactement cylindrique, on peut, en faisant attention à cette circonstance, déterminer avec assez d'exactitude l'étendue qu'il faut donner au lambeau pour qu'il puisse couvrir le moignon. Ainsi un lambeau long de quatre pouces ou un peu plus, s'étendra aisément d'un côté à l'autre d'un moignon de douze pouces de circonférence; mais comme il y a de l'autre côté du moignon une certaine étendue de tégumens & de substance musculaire, lorsqu'on les a coupés de la manière que nous avons conseillée, & qu'on a eu soin de les repousser vers le haut, avant que de scier l'os; comme d'ailleurs il est très-important de laisser au membre toute la longueur qu'on peut lui conserver, au lieu de quatre pouces, il suffira de donner au lambeau trois pouces ou trois pouces & un quart de long, plus ou moins, suivant la grosseur de la partie, pourvu que l'on fasse l'incision à la partie postérieure du membre, conformément à la méthode qui a été décrite ci-devant. La largeur du lambeau doit être aussi grande à sa base que celle du membre le permettra; & elle doit demeurer la même, à peu de chose près, jusques à une petite distance de son extrémité. En cet endroit le lambeau doit s'arrondir, afin de s'adapter aussi exactement que possible à la figure de la plaie de l'autre côté. Après en avoir marqué la forme sur la peau avec de l'encre, comme nous l'avons conseillé tout-à-l'heure, le Chirurgien se placera vers le côté extérieur de la jambe, & s'armant d'un couteau droit à deux tranchans & très-pointu, il le poussera dans les chairs jusques à la profondeur de l'os, en faisant d'abord entrer la pointe à l'endroit où est marqué le côté extérieur de la base du lambeau; puis faisant passer cette pointe tout au près de l'os & par-dessus il la fera ressortir de l'autre côté à la marque correspondante sur les tégumens. Il poussera ensuite le tranchant du couteau vers le bas, parallèlement à l'os, en suivant la ligne tracée pour la formation du lambeau; mais, en arrivant vers son extrémité, il relèvera le tranchant, & l'écartant un peu de l'os, il diminuera l'épaisseur du lambeau afin qu'il soit plus mince en cette partie qu'à sa base, circonstance qui facilitera beaucoup son application sur la surface de la plaie. Le lambeau étant soutenu par un aide, le Chirurgien, en ce moment, coupera les tégumens, & les muscles à la partie postérieure de la cuisse d'un seul coup de couteau jusqu'à l'os, à un pouce ou environ au-dessous de l'endroit à l'os doit être scié. Il détachera les muscles de l'os avec la pointe de l'instrument jusques à cette hauteur; puis employant quelqu'un des moyens décrits ci-dessus pour les faire remonter & les soutenir, il sciera l'os, & s'il restoit sur ses bords quelques aspérités ou quelques éminences pointues, il les coupera avec des petites tenailles tranchantes. On liera toutes les artères qui donnent beaucoup de sang avec la pincette ou le crochet; & l'on aura soin de laisser la ligature assez longue pour que son extrémité puisse tomber hors de la plaie.

On ramènera ensuite les muscles & les tégumens vers l'extrémité du moignon; & après avoir passé une bande de flanelle ou de coton, d'abord autour du corps, & ensuite autour du haut de la cuisse, comme nous l'avons indiqué en parlant de l'Amputation faite par incision circulaire, on appliquera le lambeau sur la plaie, de manière qu'elle puisse se guérir par une simple réunion des parties; ou bien on pansera le lambeau

beau & l'extrémité du moignon comme deux plaies distinctes, conformément à la pratique de M. O'Halloran, suivant que l'Opérateur se déterminera pour l'une ou pour l'autre méthode. Si l'on se décide à rapprocher sur-le-champ le lambeau, on commencera par bien nettoyer toute la surface des chairs du sang coagulé, au moyen d'une éponge fine trempée dans de l'eau tiède ; ensuite on fixera ses bords à ceux des tégumens & des muscles qui environnent le moignon, au moyen de trois ou quatre points de suture passés à la distance de trois quarts de pouce au moins du bord de la substance musculaire du lambeau ; mais il faut bien prendre garde à ne pas les serrer trop fortement, de peur d'occasionner beaucoup d'irritation & de douleur. On couvrira la partie inférieure du moignon d'un grand plumaceau enduit de cérat simple, & d'un coussin d'étoupes bien souples, que l'on assujétira comme nous l'avons indiqué ci-devant, au moyen d'une petite bande de toile mise en travers de la plaie & de quelques tours de la bande circulaire.

Au bout de trois ou quatre jours on changera l'appareil ; & aussi-tôt que les ligatures des artères seront tombées, & que la tension & l'inflammation seront abattues, on rapprochera les bords de la plaie par-tout où ils se trouveront encore séparés, & on les contiendra dans cette position au moyen d'emplâtres adhésifs.

Mais si l'on adopte la méthode de M. O'Halloran, voici comment il faudra se conduire. Après avoir ramené les muscles & les tégumens vers le bras, on les maintiendra doucement dans cette position par quelques tours de la bande de flanelle. On couvrira toute l'extrémité du moignon d'un grand plumaceau garni de chaque côté de quelque onguent émollient. On appliquera le lambeau par-dessus ; on recouvrira le tout d'un autre grand plumaceau enduit du même onguent, & soutenu d'un coussin d'étoupes, & d'une compresse de linge fin ; on ajoutera, comme ci-dessus, la bande transversale, & les tours de bande circulaire, mais sans faire aucune compression que celle qui est justement nécessaire pour contenir l'appareil. Au bout de trois ou quatre jours, on renouvellera le pansement avec les mêmes précautions ; & vers le douzième ou quatorzième jour, ou plutôt, lorsque la tension & l'inflammation produites par l'opération seront dissipées, lorsque les ligatures des artères seront tombées, & que la suppuration sera établie d'une manière convenable, on mettra le lambeau en contact avec l'extrémité du moignon, afin que ces parties puissent se réunir. Pour cet effet, on commencera par ôter doucement avec une éponge fine tout le pus qui peut se trouver amassé sur la surface des chairs ; &, après avoir couché le lambeau avec toute l'exactitude possible sur l'extrémité du moignon, on le fixera par des emplâtres adhésifs & des bandes, comme dans les autres cas, ou par quelques points de suture. Cette dernière méthode causera plus de douleur que la première ; mais cet inconvénient sera bien compensé par la sûreté & l'exactitude avec lesquelles le lambeau sera retenu dans la position convenable.

C'est à une expérience ultérieure à déterminer plus particulièrement laquelle de ces deux méthodes mérite la préférence, car ce point n'est pas encore bien déterminé. M. Alanson, dans son Manuel pratique de l'Amputation, préfère la première ; & quoiqu'il donne de grands éloges à celle de M. O'Halloran, il croit qu'on peut rendre la cure plus sûre, plus facile, & plus prompte, en appliquant le lambeau dans le dessein de le réunir par première intention. D'un autre côté cependant celle de M. O'Halloran a eu de grands succès, & paroît en général être regardée par les Chirurgiens Anglois comme ayant l'avantage. En effet, il arrive quelquefois que lorsque que l'on a entrepris de faire sur-le-champ la réunion des parties, la tension & l'inflammation qui en résultent vont au point qu'on est obligé de lever tout l'appareil ; & même d'ôter les sutures, ce qui ajoute beaucoup aux souffrances du malade, & à la peine du Chirurgien ; au lieu que si l'on ne rapproche le lambeau que lorsque la tension & l'inflammation des chairs & des tégumens est calmée, cette partie de l'opération ne cause que peu de douleurs au malade, & ce délai ne prolonge pas la cure ; il sembleroit même au contraire qu'elle est plutôt abrégée par ce traitement. Car, dans bien des cas où l'on n'avoit fait l'application du lambeau qu'au quatorzième jour, l'on a vu la guérison s'achever avant que la quatrième semaine fût expirée. Il y a bien peu d'exemples, si tant est, que l'on puisse en citer quelqu'un, de guérisons aussi promptement terminées, ensuite d'opérations où l'on avoit appliqué le lambeau sur-le-champ.

Au reste, il faut toujours se souvenir que ce n'est que dans la pratique particulière que l'on observe des guérisons aussi promptes, quelque méthode qu'on ait suivie pour opérer ; elles sont au moins très-rares dans les hôpitaux. M. Lucas, Chirurgien de l'hôpital de Leeds, a publié dans le cinquième volume des Observations de Mécine de Londres, un Mémoire où il présente neuf cas d'Amputations à lambeau faites à la jambe suivant la méthode de M. O'Halloran. Six de ces malades ont été parfaitement guéris, mais aucun, à ce qu'il paroît, ne l'a été en moins de deux mois. Deux sont morts & la plaie du neuvième n'étoit pas entièrement cicatrisée au bout de dix-huit mois. Mais l'Auteur observe que toutes ces Amputations avoient été faites sur des sujets mal sains & scrophuleux, & que l'on trouva du pus dans la poitrine de ceux qui étoient morts. Ces considérations, jointes à celle de l'air impur du lieu où l'on avoit opéré, rendent raison de la lenreur des guérisons, & n'empêchent pas de regarder avec M. Lucas ses observations comme tendantes à prouver l'utilité de la méthode qu'il avoit suivie.

Amputation à deux Lambeaux.

Si l'on veut faire l'Amputation à deux lambeaux, voici quelle est peut-être la méthode la plus convenable d'opérer. On placera le malade sur une table, après avoir appliqué le tourniquet on fera tirer la peau vers le haut par un aide, & l'on incisera les tégumens & les muscles jusqu'à l'os, circulairement à la partie inférieure de la cuisse, & en tournant obliquement en haut le tranchant de l'instrument. Cette incision étant faite, on prendra le couteau pointu à deux tranchans dont nous avons parlé ci-dessus, on l'enfoncera au travers des tégumens & des muscles d'un côté de la cuisse jusqu'à l'os, à l'endroit où il doit être scié; & en le faisant glisser sur l'os, on fera pénétrer la pointe de l'autre côté du membre. Alors l'Opérateur tournant un peu obliquement en dehors le tranchant du couteau qui se trouve dirigé vers le genou, il coupera les muscles en se rapprochant du bord de l'incision circulaire. Il fera ensuite une incision semblable de l'autre côté de l'os, il coupera les parties molles qui peuvent être demeurées entre les deux incisions, & après avoir lié les vaisseaux, il rapprochera sur-le-champ les deux lambeaux, ou bien il les tiendra séparés pendant douze ou quinze jours, & se conduira d'ailleurs de la manière que nous avons indiquée.

§. III. *De l'Amputation à lambeau au-dessous du Genou.*

Quant à l'opération à lambeau au-dessous du genou, nous ne croyons pas qu'il soit nécessaire d'en décrire tous les détails. Le but de l'Opérateur est le même ici que lorsqu'il fait l'Amputation au-dessus du genou, & la manière d'opérer, n'est pas bien différente. Après les préparatifs préliminaires de l'opération, il doit marquer avec de l'encre la grandeur & la forme d'un lambeau suffisant pour couvrir une grande partie de la plaie, & il le séparera de la manière ci-dessus décrite. Il incisera le reste des parties molles, en ayant soin de conserver du côté opposé au lambeau une assez grande étendue de tégumens, pour qu'avec le lambeau ils puissent couvrir la plaie entièrement, ou à-peu-près; il conduira d'ailleurs le traitement suivant l'une ou l'autre des méthodes que nous avons exposées, soit en appliquant tout de suite le lambeau, soit en le tenant séparé, jusqu'à ce que les symptômes de douleur, de tension & d'inflammation soient dissipés.

Il est bon cependant de faire observer qu'au-dessous du genou l'on ne peut pas former le lambeau sur le devant de la jambe, comme on le fait sur le devant de la cuisse; car il n'y a point de substance musculaire en cette partie, aussi les Auteurs recommandent-ils de prendre le lambeau sur la partie postérieure de la jambe. Mais il y a une objection très-importante à faire à ce précepte, c'est qu'en formant le lambeau postérieurement, il sera très difficile d'empêcher le pus de séjourner dans la plaie après que les parties auront été rapprochées; car on ne peut user ici que d'une compression très-modérée, & si le lambeau est placé de manière que le pus ne puisse pas facilement couler au-dehors, il s'en fera nécessairement des amas entre sa surface interne & l'extrémité du moignon.

Au lieu de prendre le lambeau sur la partie postérieure de la jambe, il vaut mieux le former sur le côté extérieur, où il y a assez de substance musculaire pour cela. On enfoncera donc la pointe du couteau vers le côté extérieur de la crête du tibia, à la hauteur où l'on se propose de scier l'os de manière qu'il pénètre en droite ligne derrière la jambe au côté opposé de la base qu'on se propose de donner au lambeau; on poussera ensuite le tranchant de haut en bas en suivant la ligne qu'on aura préalablement tracée pour servir de direction, & pour déterminer sa forme & sa longueur. De cette manière, les os pourront être couverts d'un coussin de chairs suffisant, sans que le pus qui se forme pendant la cure puisse séjourner dans la plaie, puisqu'il trouvera toujours à s'échapper par le bord inférieur du lambeau.

Quand on fait l'opération immédiatement au-dessus des malléoles, on est obligé de prendre le lambeau derrière la jambe; car il n'y a pas ailleurs assez de substance musculaire pour le former. Mais nous avons observé ci-devant, qu'il ne faudroit jamais couper la jambe tout auprès des malléoles, parce qu'autrement on forme un moignon qui n'est pas commode pour y adapter une jambe artificielle. Mais à la distance de huit à neuf pouces, depuis les condyles du fémur, qui est en général la plus convenable chez un adulte, on peut aisément prendre le lambeau sur le côté de la jambe, de la même manière que nous avons prescrit de le faire immédiatement au-dessous du genou.

C'est particulièrement, lorsqu'il s'agit de couper la jambe en cet endroit que l'on recommande l'Amputation à lambeau comme préférable à toute autre méthode. Nous avons fait voir, ci-dessus, qu'il valoit mieux couper la jambe en bas qu'en haut, à cause de l'avantage que l'on trouve à conserver l'usage du genou; mais pour que l'on puisse porter commodément une jambe artificielle, il faut que le bout du moignon soit recouvert d'une certaine quantité de chairs, afin que la pression de l'os sur les tégumens n'y mette pas obstacle par la douleur qu'autrement elle pourroit occasionner. Or il est peut-être plus facile de pourvoir à cela en faisant un lambeau, qu'en opérant de toute autre manière.

M. Lucas, dans le Mémoire que nous avons cité, comme tendant à montrer l'avantage de la méthode de M. O'Halloran, dit que tous les malades qui avoient été renvoyés guéris, se servoient librement de l'articulation du genou; supportoient sans inconvénient la pression du moignon sur la jambe artificielle, & pouvoient marcher avec beaucoup d'activité. Il ajoute, comme une preuve de l'utilité du lambeau, qu'un homme âgé eut les orteils attaqués de gangrène laquelle s'étendit jusqu'au dessus des malléoles, & détruisit toutes les parties molles si complettement, qu'il y eut peu de chose à faire de plus que de scier l'os pour ôter le pied. Le moignon se guérit très-bien, & l'on fit à cet homme une jambe artificielle, comme à ceux à qui l'on avoit fait l'opération à lambeau; mais, quoiqu'elle fût faite de manière à ne presser que très-peu sur le bout de l'os, il ne put jamais en faire usage. Il parle aussi d'un jeune garçon, à qui il avoit vu faire l'opération au même endroit, par la méthode ordinaire de la double incision, & qui ne put jamais se servir de la jambe artificielle. Cependant lorsqu'on se donne les soins nécessaires pour conserver la substance musculaire, ainsi que nous l'avons prescrit, on peut obtenir à-peu-près le même usage de la jambe, qu'après l'opération à lambeau. *Voyez* l'article JAMBE ARTIFICIELLE.

§. IV. *De l'Amputation du Pied.*

Lorsque tout le pied est malade, il peut être nécessaire de couper la jambe à l'endroit où nous avons conseillé de le faire, savoir au-dessus des malléoles; il convient même de prendre ce parti, lorsque la jointure est saine, si le reste du pied est en mauvais état. Car quoique l'on ait recommandé d'amputer le pied dans l'articulation, on ne devroit jamais adopter cette pratique, soit parce qu'il n'y a pas en cet endroit des parties molles dont on puisse se servir pour couvrir la plaie, soit parce que cette longueur du moignon n'est pas la plus commode. Mais lorsqu'une portion considérable du pied est encore saine, il faut, sans contredit tâcher, de la conserver, & n'en séparer que les parties malades. Plus d'une fois on a fait l'Amputation de tout le pied, lorsqu'il n'y avoit qu'un ou deux des os qui le composent qui fût affecté; il faudroit au contraire établir comme règle générale, qu'on ne doit jamais amputer d'autres parties que celles qui sont dans un état de maladie, lors même qu'il ne resteroit dans tout le pied que deux os sains; car, avec le secours d'un soulier bien garni, & dont la semelle est forte, une très-petite partie du pied peut être fort utile pour marcher, particulièrement quand ce sont les os du côté intérieur du pied qui demeurent, c'est-à-dire, ceux qui correspondent au gros orteil, & ceux qui sont les plus voisins de ceux-ci.

Si le mal se trouve dans le milieu du pied, les os du métatarse de chaque côté étant en bon état, il ne faut pas toucher à ceux-ci; on se contentera d'enlever les os affectés, en les séparant dans leurs jointures, soit que le mal s'étende dans toute leur substance, soit qu'il n'en ait attaqué qu'une portion; car quoiqu'il ne fût pas impossible d'imaginer des instrumens, au moyen desquels on pût couper en travers un seul os dans le milieu du pied, cette opération seroit beaucoup plus longue & beaucoup plus douloureuse que l'incision d'un os faite dans ses jointures; il n'y auroit d'ailleurs pas grand avantage à espérer de ce que l'on en conserveroit une extrémité. Mais lorsqu'il y a un, ou deux, ou trois os affectés dans une portion seulement de leur longueur, à l'un ou à l'autre côté du pied, comme il convient de sauver le plus que l'on peut de cet organe, il faut tâcher de scier les os dans un endroit sain, le plus voisin qu'il sera possible de leur partie malade.

C'est toujours un objet de la plus grande importance dans tous les cas d'Amputation, que de conserver autant de peau & de chairs qu'il en faudra pour couvrir la plaie; mais on peut dire que cela est particulièrement nécessaire, lorsqu'on ampute quelque partie du pied, où le frottement occasionné par la marche est plus considérable que celui qui a lieu dans une autre partie du corps. C'est pourquoi lorsqu'on fait l'incision auprès de l'endroit où l'on doit appliquer la scie, il ne faut jamais négliger, autant que la chose est possible, de conserver un lambeau assez grand pour couvrir la plaie. Or si l'on y apporte un peu d'attention cela pourra toujours se faire, & le plus souvent sans beaucoup de difficulté; car on peut prendre le lambeau dessus, au-dessous, ou à côté, suivant que les tégumens se trouvent sains ou autrement, dans l'une ou l'autre de ces positions. Mais il est bon de faire observer, que lorsque la peau est en bon état, il convient mieux de prendre le lambeau par-dessous, parce qu'elle est ici plus forte, & par conséquent plus propre à résister aux effets de la compression que le pied doit éprouver dans la marche.

La meilleure position du malade pour cette opération est d'être placé sur une table. L'on appliquera le tourniquet au-dessus du genou, & l'on comprimera l'artère, au moyen d'une compresse convenable placée sous le jarret. On fera tenir le membre très-ferme par des aides; & lorsqu'on sciera l'os, on mettra entre cet os & celui qui est à côté, un morceau de carton, ou une petite pièce de bois très-mince, pour que les dents de la scie ne touchent pas ce dernier.

Lorsqu'on aura amputé les parties malades, & lié les artères qu'on aura coupées, on appliquera bien exactement le lambeau à la surface de la plaie; puis on l'assujetira avec des emplâtres adhésifs, & une bande de flanelle. Si l'on fait usage de sutures, on les placera de manière à éviter les tendons extenseurs & fléchisseurs du pied & des orteils.

§. V. *De l'Amputation des doigts & des orteils.*

Autrefois lorsqu'il s'agissoit d'amputer les orteils ou les doigts, on faisoit ordinairement cette opération d'un seul coup, au moyen d'un ciseau & d'un maillet; mais l'on a renoncé, depuis longtems, à cette manière d'opérer qui étoit sujette à bien des inconvéniens. En général, on est dans l'usage de couper les doigts & les orteils, de la même manière que les membres plus considérables, soit en conservant un lambeau suffisant pour couvrir la plaie, & en sciant l'os ensuite avec une petite scie à ressort, soit en faisant la double incision de la même manière que nous l'avons prescrit ci-devant. Mais, depuis quelques années, bien des Chirurgiens ont pratiqué cette opération d'une manière différente; au lieu de couper l'os, ils en font l'amputation dans la jointure, & certainement quiconque aura essayé cette méthode ne manquera pas de la préférer à toute autre.

Voici de quelle manière on doit l'exécuter. Le malade étant placé sur une table, & sa jambe étant fixée par des aides, on tracera avec de l'encre un lambeau assez grand pour bien recouvrir la plaie, on le séparera de l'os avec un scalpel, & on le fera soutenir par un aide; après quoi l'on fera, d'un côté à l'autre de la base du lambeau, une incision semi-circulaire au travers des parties molles qui restent à couper un peu au-dessous de la jointure. On coupera ensuite le ligament latéral, & pour mieux déterminer l'endroit où il convient de faire cette section, on fera remuer le doigt ou l'orteil par un aide. Le ligament étant coupé, on disloque aisément la jointure, & l'on a bientôt terminé l'opération. S'il faut lier une artère, ce qui est rarement nécessaire, on le fera avec la pince En général, une compression de quelques minutes sur l'extrémité des vaisseaux suffira pour arrêter l'hémorrhagie. On appliquera tout de suite le lambeau sur la plaie, & on le maintiendra en place, le plus exactement que cela pourra se faire, avec des languettes d'emplâtre adhésif, & en le comprimant doucement avec une bande de flanelle.

La seule objection qu'on ait faite à cette méthode, étoit fondée sur la supposition que les cartilages ne se réuniroient pas comme il faut aux parties molles avec lesquelles on les mettroit en contact. Mais nous savons aujourd'hui qu'une pareille crainte est sans fondement, & qu'un lambeau s'unira aussi facilement avec un cartilage qu'avec un os. Lorsqu'on n'étoit pas encore dans l'usage de couvrir les plaies, & particulièrement celle des articulations, de substance musculaire & de peau saine, après l'amputation dans une jointure, on étoit sujet à voir des exfoliations des cartilages qui retardoient extrêmement la guérison. Mais lorsqu'une plaie de cette nature est bien recouverte de parties molles, le cartilage ne forme aucun obstacle à la guérison, qui, toutes choses d'ailleurs égales, est tout aussi rapide qu'elle peut l'être en d'autres circonstances.

On objectera peut-être encore que l'opération faite suivant ce procédé est plus longue que lorsqu'elle est faite selon la méthode ordinaire, & qu'elle est susceptible de se prolonger bien davantage, si elle n'est pas exécutée avec dextérité. Mais on n'attachera pas beaucoup d'importance à cette objection, si l'on observe qu'ici les pansemens sont beaucoup moins douloureux; que la cure est abrégée & complette; enfin qu'on évite une difformité considérable, la cicatrice pour l'ordinaire s'appercevant à peine. L'appareil appliqué après l'opération ne touche pas la dixième partie de la plaie, & il est évident que la douleur sera proportionnément moindre que quand toute la surface de la plaie est enflammée & irritée par l'appareil. La cure est souvent très-longue lorsque le cartilage s'exfolie, & lors même que ceci n'arriveroit pas, une plaie d'une si grande surface ne guériroit pas promptement. La quantité de peau & de parties adjacentes qu'on retranche par la méthode ordinaire étant plus grande, la difficulté de la cure doit aussi augmenter en proportion; il est de fait que plus on diminue la surface d'une plaie en la couvrant avec art d'une portion convenable de la peau qu'on a su conserver, moins il y aura de douleur & d'inflammation, & plus la cure sera prompte; moins il y aura de peau neuve à former, moins le malade sera exposé aux inconvéniens subséquens, tels que la douleur, l'irritation causée par le froid de l'air, & la pression des corps durs.

On évite plus sûrement la difformité en formant le lambeau de la partie externe des doigts; mais, pour les gens de travail, on doit préférer la partie interne; la peau neuve est alors mieux garantie de la forte pression causée par les travaux pénibles dont ces gens sont ordinairement occupés. Quant à l'amputation des orteils, il faut, dans tous les cas où cela se peut, faire le lambeau avec les parties inférieures, comme nous l'avons dit en parlant de l'amputation des os du métatarse.

§. VI. *De l'Amputation du Bras, dans l'articulation de l'épaule.*

Il y a bien des cas qui rendent nécessaire l'amputation du bras dans l'articulation de l'épaule; cependant si l'on parcourt les écrits des Chirurgiens les plus célèbres, on trouvera qu'il en est peu qui, dans le cours de la pratique même la plus étendue, aient fait cette opération. On sera également convaincu qu'il y a peu de lumières à tirer de leurs écrits sur ce sujet, excepté ce qu'en a dit M. Bromfield, qui le premier a réduit cette opération à un plan régulier, non d'après ses conjectures, mais d'après une expérience longue & réfléchie.

Cependant la carie des jointures, les plaies d'armes à feu, les fractures compliquées, la lésion des gros vaisseaux, accidens communs aux hommes de tous les âges, ont rendu de tout tems cette opération aussi nécessaire qu'elle peut l'être aujourd'hui. Ainsi l'on peut conclure, que si elle a été rarement pratiquée, cela est venu, ou de la crainte du danger & des difficultés qui l'accompagnoient, ou d'un défaut, soit de lumière, soit de jugement pour déterminer les cas où elle étoit praticable. Et quoique l'on ne doive jamais la conseiller, lorsqu'on peut également sauver le malade en faisant l'amputation plus bas, aucun Praticien instruit ne refuseroit aujourd'hui de la faire s'il la regardoit comme la seule ressource dont on pût attendre du secours.

Tout Chirurgien qui a de l'expérience, & de la sûreté dans la main, & sur-tout, qui connoît parfaitement l'anatomie de ces parties, circonstance particulièrement essentielle dans le cas dont il s'agit, peut faire cette opération avec sécurité & avec succès.

On a proposé différentes manières de la faire; voici celle que nous jugeons devoir mériter la préférence.

On placera le malade sur une table d'une hauteur convenable couverte d'un matelas & d'une couverture de laine, il sera couché sur le dos & fixé par des aides aussi près qu'il sera possible du bord de la table, & de manière qu'il ne puisse faire aucun mouvement.

Ensuite, la première chose à faire est de se tenir en garde contre l'hémorrhagie. On pourroit, dans cette vue, appliquer le tourniquet à la partie supérieure de l'humérus, de la même manière à-peu-près que nous avons proposé de le faire sur le haut du fémur, en parlant de l'Amputation dans l'articulation de la hanche. Mais ici l'on n'a pas besoin de cet instrument, parce qu'il est facile d'arrêter tout-à-fait le cours du sang vers le bras, en comprimant l'artère souclavière dans son passage, par-dessus la première côte: Pour cet effet, on mettra une compresse, ou une pelotte ferme sur le cours de cette artère, précisément au-dessus de la clavicule, & un aide placé commodément pour cela, la pressera fortement avec ses doigts sur le vaisseau. Il sera aisé de juger si cette compression arrête effectivement la circulation par l'effet qu'elle produira sur le pouls à l'artère radiale.

Lorsqu'on sera sûr de pouvoir arrêter le cours du sang, on fera avancer l'épaule malade un peu en dehors du bord de la table; on fera étendre le bras de manière qu'il forme à-peu-près un angle droit avec le corps, & un aide sera chargé de le tenir dans cette position; ensuite on fera une incision circulaire au travers des tégumens & du tissu cellulaire, justement à la hauteur de l'insertion du muscle deltoïde dans l'humérus. On laissera les tégumens se contracter d'environ un demi-pouce, après quoi l'on incisera les muscles circulairement & perpendiculairement jusqu'à l'os. Jusques-là l'opération se fait avec le couteau ordinaire à Amputation, mais il faut l'achever avec le scalpel. On prendra donc un scalpel à lame un peu forte, & convexe du côté du tranchant, avec lequel on fera une incision longitudinale & perpendiculaire jusqu'à l'os, en commençant au processus coracoïde, à égale distance, à-peu-près entre le centre du muscle deltoïde & son bord intérieur, & en continuant jusqu'à l'incision circulaire, à un pouce environ au-dessus, ou plutôt à l'extérieur de l'artère brachiale. On fera une seconde incision pareille à celle-là, derrière le bras: on la commencera au même endroit que la première, & on la terminera vers l'incision circulaire; il faut avoir soin de la placer à une telle distance de l'autre, qu'elles forment entr'elles deux lambeaux à-peu-près de même étendue. On liera l'artère brachiale, dès qu'elle aura été coupée par l'incision circulaire des muscles, ainsi que toutes les autres artères musculaires qui se trouveront avoir été ouvertes, à mesure qu'on pourra les découvrir; après quoi l'on détachera de l'os les deux lambeaux, en faisant bien attention à ne pas toucher l'artère brachiale, en disséquant cette partie du lambeau dans laquelle elle se trouve. Ensuite, tandis qu'un aide soutiendra les lambeaux de manière à mettre l'articulation à découvert, on ouvrira le ligament capsulaire; on disloquera l'articulation, en tirant le bras en arrière, & l'on achevera de séparer le membre, en coupant le ligament tout autour.

Lorsqu'on aura lié les artères qui peuvent avoir été ouvertes dans cette dernière partie de l'opération, on aura soin de placer tous les fils des ligatures, de manière qu'ils puissent demeurer pendans hors de la plaie, à sa partie la plus déclive; on nettoiera la plaie de tout le sang coagulé, & l'on rapprochera les lambeaux dont on couvrira soigneusement toutes les parties mises à découvert par l'opération, en les maintenant en place, par deux ou trois points de suture. On mettra par-dessus un plumaceau de charpie garni de quelque onguent émollient, un autre grand plumaceau très-souple, d'étoupes ou de charpie, & une compresse de vieux linge. On contiendra tout cet appareil, au moyen d'une bande de flanelle qui comprimera légèrement les parties & les tiendra en contact, ce qui nonseulement en facilitera la réunion, mais sera de plus, le meilleur moyen qu'on puisse employer pour empêcher qu'il ne se forme aucun amas de pus.

Le malade étant mis au lit, le traitement subséquent doit être le même que nous avons prescrit à la suite des autres Amputations. Il faut pour se mettre à l'abri de tout danger d'hémorrhagie, laisser auprès du malade, pendant les deux ou trois premiers jours après l'opération, quelqu'un qui soit passablement au fait des secours dont il peut avoir besoin; & sur-tout de la manière dont on doit s'y prendre, pour comprimer l'artère au-dessus de la clavicule, dans le cas où le malade viendroit à perdre une certaine quantité de sang, en attendant que l'on puisse découvrir le vaisseau qui le fournit, & le lier. Au bout de huit ou dix jours, pour l'ordinaire, on ôte aisément les ligatures. On fera une ouverture pour donner issue au pus, si l'on apperçoit qu'il s'en soit formé quelque amas sous la peau.

Lorsque l'opération a été bien faite, que le malade est naturellement d'une bonne constitution, & qu'il n'arrive aucun contretems extraordinaire, on peut s'attendre à une guérison assez prompte. Nous disons, quand le malade est naturellement d'une bonne constitution, sans prétendre cependant que cette Amputation ne puisse pas réussir chez des sujets scrophuleux, ou autrement mal disposés. Il ne faut pas non-plus que le Chirurgien se laisse effrayer ni détourner de l'entreprendre, lorsqu'elle paroit être l'unique ressource du malade, par les symptômes d'épuisement qu'il observe chez lui, tels que la maigreur, l'extrême foiblesse, la fievre lente, occasionnées par les longues douleurs, & par un abondant écoulement de sanie purulente; car on a vu bien des fois des malades dans cet état, gagner tous les jours des forces, dès qu'ils avoient subi l'opération, & leur santé se remettre peu-à-peu contre l'attente & le pronostic de Praticiens même très-distingués.

Il n'y a que peu d'années qu'on étoit dans l'usage, lorsqu'on faisoit cette Amputation, de lier l'artère & les veines brachiales auprès de la jointure, avant que d'aller plus loin. Cette précaution, qui cause beaucoup de douleur au malade, n'est point nécessaire, & même elle ne donne aucune sécurité de plus. En suivant la méthode que nous avons décrite, on peut opérer sans crainte d'hémorrhagie; & en ne liant l'artère qu'à l'extrémité du lambeau, on conservera plusieurs de ses rameaux musculaires, qui demeureroient inutiles, si l'on mettoit la ligature tout auprès de l'aisselle.

M. Bromfield, dans le premier Volume de ses Observations de Chirurgie, a parlé de cette opération, mieux qu'aucun Auteur qui eût traité ce sujet avant lui. La principale différence qu'il y ait entre sa méthode & celle que nous venons d'exposer, consiste en ce que cette dernière est plus simple, & plus facile à exécuter. En coupant à-la-fois tous les muscles, par une incision circulaire jusqu'à l'os, on fait souffrir moins long-tems le malade, que lorsqu'on les incise l'un après l'autre, comme le recommande M. Bromfield; & comme les attaches des muscles large, deltoïde, pectoral, & de tous les autres, qui ont leur insertion sur l'humérus, sont emportées avec le bras, il n'y a pas de nécessité à les couper doucement & avec précaution. Il n'est pas nécessaire non-plus de faire deux ligatures sur l'artère brachiale comme il le conseille; une seule ligature mise à nud sur ce vaisseau, au moyen de la pince, & avec précaution, suffira pour donner une pleine sécurité.

M. Bromfield pose en principe que, dans tous les cas où les cartilages sont mis à découvert, ils s'exfolient; &, d'après cette opinion, il conseille, lorsqu'on fait l'opération dont nous parlons, d'enlever le cartilage; d'appliquer de la charpie sèche sur l'os; de l'y laisser jusqu'à ce qu'elle s'humecte, qu'elle tombe, & qu'il paroisse sur l'os des bourgeons charnus. Cette pratique peut être très-sensée, & même nécessaire, quand le pus a séjourné dans l'articulation, & occasionné au tissu des parties, une altération capable de donner lieu à l'exfoliation de l'os & du cartilage; mais divers exemples ont prouvé que, dans les lésions récentes, le cartilage ne s'exfolie pas nécessairement après l'opération; qu'il est même facile, comme nous l'avons déjà remarqué, d'empêcher cet accident. C'est pourquoi si au lieu d'introduire de la charpie sèche jusqu'au fond de la plaie, suivant le conseil de M. Bromfield, on la recouvre exactement de peau saine, si d'ailleurs l'appareil est posé comme il doit l'être, il arrivera bien rarement que le cartilage s'exfolie, & la plaie se fermera & se cicatrisera très-promptement.

De l'Amputation du Bras.

Les préceptes que nous avons donnés sur la manière d'amputer la cuisse & la jambe, s'appliquent également à l'Amputation du bras & de l'avant-bras. Nous n'avons par conséquent rien à dire de plus sur l'Amputation de ces parties; mais nous insisterons encore sur deux précautions qu'on doit prendre; l'une est de ne couper du bras que la partie malade, parce que le moignon sera toujours d'autant plus utile, qu'on lui aura laissé plus de longueur; l'autre est de conserver des tégumens autant qu'il en faut pour couvrir facilement toute la plaie. Nous remarquerons cependant, que cela peut se faire au bras & à l'avant-bras, sans qu'il soit nécessaire de former de lambeau; car il y a par-tout assez de substance musculaire & de peau, pour qu'en faisant la double incision, telle que nous l'avons décrite, on puisse en conserver autant qu'il en faut pour cet objet. Or, nous croyons que cette méthode, par-tout où l'on peut la suivre facilement, doit être préférée à l'Amputation à lambeau.

De l'Amputation des extrémités des os dans les maladies des jointures.

Nous ne pouvons pas quitter ce sujet sans parler d'une opération proposée & exécutée il y a quelques années, par M. Park, Chirurgien à Liverpool, & qui consiste à amputer les extrémités des os, lorsque les articulations sont essentiellement affectées.

Les maladies des jointures sont une des causes qui déterminent le plus fréquemment les Chirurgiens à conseiller l'Amputation d'un membre; & comme ils sont souvent dans le cas de n'avoir que cette ressource à proposer à leurs malades, quoique le membre dont l'articulation est affectée, soit d'ailleurs en bon état, il seroit bien à souhaiter que l'on pût, avec sécurité, enlever les parties malades, & laisser celles qui sont saines.

Il étoit déjà bien reconnu qu'on pouvoit, dans quelques occasions, attaquer les grandes articulations, sans qu'il en résultât des accidens bien dangereux. M. Gooch avoit donné, il y a plus de vingt ans, le conseil de scier l'extrémité articulaire des os, dans les luxations compliquées, & cette opération a été faite plusieurs fois avec le plus grand succès. Un vieillard eut une luxation du pied très-considérable, pour laquelle on avoit proposé l'Amputation de la jambe. On se contenta de scier l'extrémité articulaire du tibia & celle du péroné, & le malade qui se guérit très-bien, vécut plusieurs années après cette opération. Un autre s'étoit luxé l'extrémité inférieure du radius, qui sortoit au travers des tendons & des tégumens du poignet. On fit la section de cette portion du radius déplacé, & le malade guérit sans éprouver une diminution bien sensible dans la force & dans les mouvemens de la main & de l'avant-bras. Une femme ayant éprouvé le même accident au pouce de la main droite, on scia l'extrémité d'une des phalanges qui avoit percé la peau, & ne pouvoit être réduite. La malade bien guérie, s'est servie de son pouce presqu'aussi facilement qu'avant l'accident. Un homme qui couroit à cheval, tomba & se luxa le coude; l'os du bras, par la violence de la chûte, passa au travers des tégumens, & entra bien avant dans la terre, ce qui mit cet os entièrement à nud; il fut impossible de le réduire. La famille du malade s'étant opposée à ce qu'on fit l'Amputation du bras, le Chirurgien se détermina à scier l'humérus à un pouce environ au-dessus du sinus qui reçoit l'olécrane. Le malade se guérit parfaitement, au point de pouvoir exécuter tous les mouvemens du coude aussi aisément que s'il n'eût jamais été blessé. La nature, en pareil cas, répare la déperdition qui s'est faite de la substance osseuse, par un cal qui en acquiert la forme & la dureté, comme cela se voit dans les grandes exfoliations des os.

Ce n'est pas tout. On a tenté quelquefois d'amputer l'extrémité d'un os malade auprès d'une jointure, & cela s'est fait avec succès. Entr'autres exemples de cette opération, on en lit un très-remarquable dans les *cas de Chirurgie* de M. White, Chirurgien à Manchester. Le sujet étoit un jeune-homme scrophuleux, âgé de quatorze ans, chez qui la tête de l'humérus étoit cariée. Une incision faite au travers d'une ouverture fistuleuse, depuis l'acromion jusques vers le milieu du bras, se trouva suffisante pour faire sortir la tête de l'os de sa cavité, la capsule étant détruite par la suppuration. L'on scia la partie de l'os qui étoit affectée; le malade n'eut point d'hémorrhagie, & fut guéri au bout de quatre mois. Le bras resta un peu plus court que l'autre, il ne pouvoit se mouvoir dans la cavité de l'omoplate, ni être élevé jusqu'à une certaine hauteur; mais tous ces inconvéniens sont assurément préférables à la perte du bras, qu'on vouloit amputer dans la jointure de l'épaule.

M. Park est le premier qui ait osé généraliser l'usage de cette opération, & la proposer comme un moyen de guérison dans les maladies des jointures (1).

„ Les tumeurs scrophuleuses, dit-il, de ces „ parties; les amas de pus qui se forment dans „ leurs cavités après une simple inflammation; „ les fractures compliquées; les plaies d'armes à „ feu; les plaies en apparence les plus simples „ qui pénètrent dans les ligamens qui les renferment, quelque favorable qu'en soit la terminaison dans un très-petit nombre de cas, toutes „ ces maladies articulaires, dis-je, finissent presque „ toujours, malgré les secours de l'art, par faire „ périr les malades, à moins qu'on ne fasse à „ tems l'Amputation du membre. J'espère, ajoute-t-il, faire voir que la Chirurgie peut encore „ offrir des ressources inconnues à ceux qui nous „ ont précédés, par lesquelles les malades conserveront leurs membres, & jouiront plus ou „ ou moins du mouvemnt que la nature a accordé „ à ces parties. „

Cette ressource est *l'extirpation totale de la jointure*, ou la section de l'extrémité des os qui forment l'articulation, & l'excision totale ou partielle du ligament capsulaire. Par ce moyen, on obtient la guérison au moyen d'un cal, en réunissant en un seul os, sans aucune articulation mobile, le fémur avec le tibia quand c'est le genou qui est malade, & l'humérus, le radius & le cubitus quand c'est le coude.

M. Park, en concevant la possibilité de cette opération ne s'en étoit pas dissimulé les incon-

(1) Nouvelle méthode de traiter les Maladies, qui attaquent l'aticulation du coude & celle de genou, par M. PARK, Chirurgien de l'Hopital de Liverpool.

véniens. Les principaux qu'il craignoit d'y rencontrer étoient le risque de blesser les vaisseaux sanguins ; une inflammation & une suppuration considérables, suites ordinaires des plaies des articulations ; l'incertitude d'obtenir un cal ferme & solide ; la perte des attaches des muscles extenseurs ; le doute que le malade pût se servir de son membre, en supposant même que la la guérison fût possible ; l'incertitude de pouvoir emporter toutes les parties malades lorsque la carie détermineroit l'opération ; enfin la crainte de la récidive lorsque la maladie seroit produite par une cause scrophuleuse. Il crut cependant qu'on pourroit surmonter au moins une partie de ces difficultés, & tenta d'abord l'opération sur le genou d'un cadavre.

» On fit, dit-il, une incision qui commençoit » deux pouces au-dessus de l'extrémité supérieure » de la rotule, que l'on continua jusques à environ deux pouces au-dessous de son extrémité » inférieure ; ensuite, la jambe étant étendue, » on fit une seconde incision, qui croisoit la » première à angle droit, immédiatement au-dessus » de la rotule, à travers les tendons des muscles » extenseurs jusqu'à l'os. Cette seconde incision, » qui étoit transversale, s'étendoit d'un côté du » membre à l'autre, & embrassoit la moitié de sa » circonférence. Les angles inférieurs étant écartés, » on vit à découvert le ligament capsulaire, on » ôta la rotule, & l'on releva les angles supérieurs de la plaie, de manière à découvrir les » condyles du fémur, & à permettre de passer » un couteau droit à deux tranchans en travers » du membre, le long de la partie postérieure & » applatie de l'os, immédiatement au-dessus des » condyles, ayant soin de tenir le côté plat de » la lame appliqué contre l'os. Après l'avoir » retiré, on introduisit à sa place une spatule » élastique pour garantir les parties molles, tandis » qu'on scioit le fémur ; ensuite on ôta avec » soin la partie articulaire de cet os après l'avoir » sciée & détachée ; puis on fit sortir aisément la tête » du tibia qu'on scia de même ; on emporta, » autant qu'il fut possible, le ligament capsulaire, » laissant seulement la partie postérieure de ce » ligament pour couvrir les vaisseaux. En les examinant attentivement, je vis, avec plaisir, que » non-seulement ils n'avoient point été endommagés, » mais qu'ils étoient encore assez bien recouverts, » & que, pendant toute l'opération, l'instrument » n'en avoit point approché. Il faut avouer que » la plaie étoit horrible à voir, elle ressembloit » à une profonde caverne dont les parois étoient » très-minces ; enfin il ne s'en falloit guères que » l'Amputation ne fût complette. Cependant, » comme il étoit nécessaire que la jambe eût toute » sa nourriture, & comme toute surface saine » incisée, soit dans l'os, soit dans les parties » molles, est naturellement disposée à végéter ou » à bourgeonner, j'espérois que la nature trouveroit un moyen efficace pour réparer cette » brèche.

» On essaya ensuite l'opération sur la jointure » du coude ; on fit une simple incision longitudinale, depuis environ deux pouces au-dessus, » jusqu'à environ la même distance au-dessous » de la pointe de l'olécrâne ; on écarta les lèvres » de la plaie ; on tâcha de diviser les ligamens » latéraux & de luxer la jointure ; mais la chose » paroissant difficile, on scia l'olécrâne ; par ce » moyen, on découvrit assez la jointure pour la » luxer aisément sans être obligé de faire une » incision transversale ; on fit sortir l'extrémité » inférieure de l'humérus que l'on scia ainsi que » l'extrémité supérieure du radius & du cubitus. » Cette opération parut fort aisée ; mais on ne » considéra pas assez que l'articulation étoit saine » & le sujet très-maigre, & que, par conséquent, » les tégumens étoient fort lâches. Dans une » jointure malade, j'imagine que le cas doit être » très-différent, & qu'il seroit nécessaire de faire » une incision cruciale, & de diviser l'humérus » au-dessus des condyles, comme nous avons » fait en décrivant l'excision de l'extrémité inférieure du fémur. »

M. Park, ayant établi le peu de danger qu'il y a à craindre pour une hémorrhagie, examine les autres inconvéniens dont il a fait auparavant l'énumération. Il croit que les grands accidens inflammatoires dans les plaies des jointures, dépendent essentiellement de la dénudation capsulaire du ligament qui s'enflamme & se tuméfie aisément pour peu qu'on l'irrite ; & qu'une large surface cartilagineuse mise à découvert, ne produit que très-difficilement des chairs grenues favorables à la consolidation ; mais qu'en emportant le cartilage & la capsule, on se mettroit en partie à l'abri de ces accidens ; il prouve d'ailleurs par des faits qu'on peut en quelques occasions opérer sur les articulations sans beaucoup de danger, & présume que l'état de relâchement où l'on a mis le ligament capsulaire en excisant une partie de l'os, qui formoit l'articulation, n'a pas peu contribué à diminuer les accidens qui ont suivi ces opérations.

Il ne doute pas que la nature ne formât, dans le cas dont il s'agit, un cal d'une dureté suffisante, comme elle le produit dans d'autres occasions. Quant aux insertions des muscles extenseurs que cette opération détruiroit, il suffit de dire que la jointure n'existant plus, elle n'a plus besoin de muscles pour se mouvoir : les extrémités des muscles coupés se réuniront naturellement au cal qui doit remplacer les extrémités des os.

Quant à ce qui regarde l'utilité du membre, même après la guérison, la question est sans doute importante, & mérite d'être examinée avec attention. Dans le bras cependant, les avantages qui résultent de la conservation de la main & des doigts

doigts avec tous leurs mouvemens primitifs, excepté ceux de pronation & de supination, sont si évidens & si considérables, indépendamment de la longueur du bras & des mouvemens du coude, qu'on ne sauroit douter un instant, qu'il ne valût mieux le conserver à ces conditions, que de le perdre tout-à-fait, même en courant quelques risques pour cela. Quant à la jambe, il n'en est pas absolument de même, le danger ne seroit pas aussi largement compensé par les avantages; il n'est pas douteux cependant que si l'on pouvoit conserver l'usage du pied, quelque mauvaise que fût la jambe, elle ne valût encore mieux que la meilleure jambe de bois.

Les deux dernières objections, savoir, celle qui est tirée de l'incertitude où l'on est sur l'étendue de la carie, & la crainte d'une chûte, militent avec presque autant de force contre l'Amputation que contre l'opération ici proposée, & ne sont pourtant pas regardées en général comme devant l'empêcher.

« Tout bien considéré, continue M. Park, je » ne voyois aucun sujet de craindre qu'une per- » sonne qui auroit souffert une opération de cette » espèce, fût dans un état pire que celui qui » auroit eu une fracture compliquée avec une » égale perte de substance osseuse, mais dont les » principaux vaisseaux sanguins n'auroient point » été lésés. On auroit donné une issue libre au » pus, on auroit applani les extrémités des os en » emportant toutes les esquilles & les pointes » dont ils pouvoient être hérissés. Car je puis » assurer que ceux qui ont été admis dans notre » Hôpital, avec de semblables fractures, ont été bien » guéris; il n'en est pas de même dans les Hô- » pitaux de Londres. L'air d'un Hôpital situé au » milieu d'une ville immense, & la manière de » vivre de ceux qui y sont reçus pour ces mala- » dies, peuvent occasionner, dans l'évènement, une » grande différence. Aussi je me crois fondé à » dire que le mauvais succès dont j'ai été témoin » dans le traitement de ces sortes de fractures, » qui, en elles-mêmes, ne paroissoient pas extrê- » mement dangereuses, dépendoit beaucoup du » local; & qu'un Chirurgien guériroit aisément à » la campagne ces mêmes fractures qu'il trouve si » rebelles dans une situation moins heureuse; » c'est pourquoi j'hésiterois beaucoup à entre- » prendre l'opération en question, si d'ailleurs les » circonstances extérieures n'étoient pas favorables.

» Tels ont été les motifs qui m'ont déterminé » à faire cette opération, lorsque j'eus trouvé une » occasion où je crus pouvoir l'entreprendre. Je » ne l'ai pas attendue long-temps; car, pendant » que je faisois les expériences indiquées ci- » dessus, Hector Maccaghen, matelot écossois, » homme fort & robuste, âgé de 33 ans, étoit » dans l'Hôpital sous ma direction, pour une » maladie du genou qui subsistoit depuis dix ans. » Quoique toute l'articulation fût considérable- » ment augmentée de volume, elle ne l'étoit ce- » pendant pas autant qu'elle l'est ordinairement » dans certaines affections scrophuleuses. Les » tégumens, il est vrai, étoient si tendus qu'ils » paroissoient hors d'état de céder à aucune dis- » tension ultérieure; la contraction des muscles » fléchisseurs étoit si forte que la jambe formoit » avec la cuisse un angle droit, & restoit inva- » riablement dans cette position. Je crus apper- » cevoir entre les os un certain degré de réunion; » mais il ne me fut pas possible de m'en assu- » rer, parce que le plus léger mouvement que je » faisois faire à la jointure causoit au malade » des douleurs atroces. Quoiqu'il n'y eût point » encore d'ouverture aux tégumens, ce pauvre » homme dépérissoit tous les jours, & la violence » de ses douleurs lui faisoit desirer qu'on lui fît » l'Amputation de la cuisse. Au lieu de cette opé- » ration, je lui proposai la résection de la join- » ture, s'il vouloit s'y soumettre. Il y consentit, » & fut opéré en conséquence.

» En opérant il m'arriva une chose que je crois » devoir rapporter, parce qu'elle m'a causé beau- » coup d'embarras, & qu'elle pourroit en causer » à d'autres. Je ne voulois point faire d'incision » transversale, espérant qu'après que la rotule » seroit ôtée, je pourrois au moyen de l'incision » longitudinale, écarter & soulever les tégumens, » afin de couper les ligamens latéraux & trans- » verses, luxer ensuite la jointure, faire sortir » les extrémités osseuses articulaires l'une après » l'autre, & scier tout ce qui seroit vicié; mais » je fus bien trompé dans mon attente, car je » m'apperçus que je n'avois pas fait assez d'atten- » tion à la différence qu'il y a entre des parties » saines & des parties malades. En ouvrant l'arti- » culation, je trouvai la plus grande confusion » Dans quelques endroits les ligamens étoient » très-épaissis & durs comme de la corne; dans » d'autres, ils étoient en suppuration; les carti- » lages étoient presque entièrement détruits, & » les têtes des os rongées en grande partie par une » matière ichoreuse & fétide, dont la jointure » étoit remplie. De plus, il y avoit déjà une » espèce de soudure commencée entre la tête du » tibia & le condyle interne du fémur. Enfin, après » avoir employé beaucoup de tems à faire une » tentative qui ne servit qu'à rendre l'opération » plus longue & plus pénible, je crus devoir » abandonner mon projet. Je fis donc une inci- » sion transversale, je séparai le fémur au-dessus » des condyles, de la manière déjà décrite dans » le compte rendu ci-dessus de l'opération faite » sur le cadavre, j'emportai un peu plus de deux » pouces du fémur, & un peu plus d'un pouce » du tibia; il n'en falloit pas moins pour me » donner la facilité de mettre la jambe dans une » ligne droite avec la cuisse; la contraction » antécédente des muscles fléchisseurs étant si » forte qu'elle tenoit en contact les extrémités

» des os sciés. Il n'y eut point d'autre artère » coupée, pendant que j'opérois, que celle qui est » sur la partie antérieure du genou ; elle cessa » de verser du sang avant la fin de l'opération ; » cependant la pulsation continua d'être assez » forte à la cheville du pied ; les extrémités des » os, & sur-tout celle du fémur saignèrent abon- » damment. Il est aisé de concevoir qu'il restoit » beaucoup plus de tégumens qu'il n'en falloit » pour couvrir la plaie. Afin de soutenir cette » portion excédente, & pour l'empêcher de se » replier en dedans, entre les extrémités des os, » j'en réunis les bords par quelques points de » suture faits à l'incision transversale, ainsi qu'à » la partie supérieure de l'incision longitudinale. » Le pansement fut simple & très-superficiel ; je » mis le membre dans un étui de fer-blanc assez » long pour contenir toute l'extrémité, depuis la » cheville du pied, jusqu'à l'insertion du muscle » glutæus. »

Nous ne suivrons pas M. Park dans l'historique du traitement de ce malade. Il nous suffira de remarquer que cette cure lui donna beaucoup de peine, & qu'elle fut accompagnée de plusieurs circonstances embarrassantes, provenant particulièrement de la difficulté à maintenir le membre dans une position fixe, de la grande profondeur de la playe, des amas de pus & de sinus qui se formoient dans la partie. D'un autre côté cependant les premiers accidens ne furent nullement dangereux ; le pus qui, dans les premiers tems, étoit abondant diminua, beaucoup au bout de huit jours, & au vingtième il ne faisoit qu'humecter l'appareil ; vers le même tems la cavité de la playe étoit moins grande, & les extrémités des os se recouvroient de bourgeons charnus. Les amas de pus, quoique propres à inquiéter, ne firent jamais craindre un danger imminent. Le malade fut obligé de garder le lit pendant neuf ou dix semaines, & il fut encore plusieurs mois, avant d'être complètement rétabli ; mais ce tems, ainsi que celui de la formation du cal n'a pas été plus long que ne l'est celui qu'exigent un grand nombre de fractures compliquées, dont l'événement doit être évidemment favorable. Tout bien considéré, la jambe de cet homme, quoiqu'inflexible, & un peu plus courte que l'autre, demeure si bonne & tellement préférable à un membre artificiel, qu'il valoit encore la peine de l'acheter, même au prix qu'elle lui coûtoit.

C'est à de nouvelles expériences qu'il faut s'en rapporter, pour asseoir un jugement sur cette opération proposée par M. Park. — Il peut se présenter bien des cas d'affections du coude où il conviendroit de l'entreprendre ; &, quoiqu'elle n'ait pas encore été faite sur cette partie, chez un sujet vivant, le succès qu'a eu M. Park, en l'exécutant sur une jointure où elle est bien plus dangereuse & plus difficile, est bien propre à engager les Praticiens à ne pas perdre cet objet de vue ; l'avantage de conserver l'usage de la main & de l'avant-bras, même avec un coude inflexible, est inappréciable ; &, quoique, dans beaucoup de cas, les affections de cette jointure exigeront plutôt l'Amputation de tout le membre, qu'elles ne permettront cette opération partielle, il s'en présentera toujours un grand nombre où l'on pourroit la tenter, sur-tout de ceux où le mal est l'effet d'une cause externe, & où par conséquent l'on peut plus raisonnablement se flatter de réussir, que lorsqu'il est la conséquence d'un vice inhérent à la constitution.

AMYGDALES. d'*Amygdalæ*. On désigne ainsi tout gonflement chronique, qui survient aux deux organes situés de chaque côté, entre les deux piliers du voile du palais, & qu'on appelle ordinairement Tonsillaires ou Amygdales, parce qu'ils ressemblent assez bien à des amandes. La structure lâche de ces glandes, la quantité de vaisseaux qui s'y distribuent & qui viennent de troncs assez gros, les cavités aveugles dont elles sont formées, font que le sang trouve beaucoup de facilité à y flaser, sur-tout dans la maladie qu'on nomme ordinairement Mal-de-gorge, ou Esquinancie. L'expérience prouve que l'inflammation, dans ce genre d'affection, a une grande tendance à la suppuration ; il est même des cas où à peine l'inflammation a paru, qu'elle donne déjà des signes de suppuration, comme il arrive chez les jeunes gens forts & vigoureux, chez lesquels le sang abonde. Il n'est pas rare chez eux de voir l'abcès s'étendre jusqu'à la trompe d'Eustache, & le pus sortir par l'oreille, après avoir détruit la membrane du tambour. Il convient, dans ces cas, d'ouvrir les abcès transversalement avec un long bistouri, armé d'une bandelette jusqu'à trois ou quatre lignes de sa pointe, ou mieux encore avec le pharyngotôme qui est une canule où est renfermé une lancette qu'on peut faire sortir à volonté par un ressort qui se débande. Mais le plus ordinairement chez ceux qui sont sujets à cette maladie, le pus est plus lent à se former, l'engorgement est accompagné d'une plus grande dureté, & n'aboutissant qu'avec peine où même point, la glande reste engorgée, & occasionne par son gonflement une plus ou moins grande difficulté dans la déglutition, & même dans la prononciation. La voix est toujours un peu rauque, ce qui est très-désagréable pour la plupart des sujets. Cet engorgement d'ailleurs est souvent la cause occasionnelle d'un autre, qui se résolvant imparfaitement, augmente à son tour le volume de la glande. Le gonflement en vieillissant acquiert de plus en plus de la dureté, en sorte qu'il parvient souvent à un tel point, qu'il force les malades à demander du secours ; on désigne communément cet état sous le nom de Schirrosités des Amygdales. Sharp est un des Auteurs qui a le mieux connu cet état des Amygdales ; mais ce qu'il dit, pour le constater, n'est nullement fondé. La vérité est que ces tumeurs sont très-rarement schirreuses, qu'il est très-peu d'exemples qu'elles aient dégénéré en véritable cancer, caractère du schirre, & qu'elles ne reviennent jamais quand elles ont été emportées; ce qui est le contraire dans l'extirpation du cancer. Celse connoissoit de son temps cette singulière tendance des Amygdales à se laisser engorger, & c'est pour la prévenir qu'il conseilloit à ceux qui y étoient exposés, de se laver la tête & la gorge avec de l'eau froide. Mais quand l'engorgement avoit lieu, & que l'inflammation étoit portée au point d'empêcher la déglutition, & même la respiration; il vouloit que le malade gardât le lit, s'abstînt de tout aliment, ne bût que de l'eau chaude, & qu'il usât de gargarisme faits avec la décoction de figues, jusqu'à ce que les glandes suppurassent & s'ouvrissent d'elles-mêmes. Telle a été la méthode de Celse, & telle est encore celle que l'on suit aujourd'hui; que l'Art est plus perfectionné; on lui a cependant ajouté les saignées dont notre Auteur ne fait point mention, & qui ont un si grand succès entre les mains des Praticiens qui savent bien les ménager. Quand le mal ne cédoit point à ces secours, que les Amygdales restoient dures & gonflées, Celse en conseilloit l'ablation, & sur ce point il s'exprime d'une manière fort simple, & on ne peut plus brièvement. Dans le cas, dit-il, où elles ne sont recouvertes que d'une membrane fort mince, il faut les emporter en les raclant à l'entour avec le doigt; si l'on ne réussit point ainsi, on les saisira au moyen d'une érigne pour les couper avec un bistouri. On voit, par cette expression, que Celse n'a jamais pensé qu'on dût extraire ou emporter l'Amygdale, comme Fabrice d'Aquapendente, & Van-Swieten le lui font dire; elle désigne seulement qu'il faut emporter l'excédent avec le doigt, si la tumeur est assez molle pour céder. Ætius paroît être celui des Auteurs qui a le mieux compris Celse, car, en adoptant sa doctrine, il prescrit expressément de n'emporter que ce qui est de surplus, son texte est précis sur ce point. « *Verum si pharmaca vincantur, exscindere glandulas oportet; quod ut commodiùs fiat, æger in claro, & splendido loco collocetur, & diducto ore unaquæque glandula uncino producatur & scindatur. Exscinditur autem ex eâ quod supereminet, juxtà medium ejus quod præter naturam excrevit. Qui autem dùm omnem quæ præter naturam excrevit carnem ex fundo auferunt, periculosæ sanguinis effusionis auctores fiunt.* Ætius Tetrabib. II. Sect. IV. cap. 48. Ainsi, voilà un témoignage manifeste qui prouve que jamais en conseillant d'inciser, ou d'extirper les Amygdales, celui qui le premier a parlé de cette opération, ait voulu dire qu'on devoit les emporter en totalité; ainsi, il est à croire que ceux qui avoient une notion exacte de la situation de ces glandes, de leur rapport avec les piliers du voile du palais, & des nombreux vaisseaux qui les arrosent n'ont pu avoir cette idée.

La lecture de Fabrice d'Aquapendente, qui n'a point entendu le passage de Celse, & qui s'est beaucoup écrié sur les procédés de cet Auteur, en a entraîné d'autres dans son opinion, lesquels ont toujours regardé les Amygdales, comme des organes auxquels on ne devoit point toucher. Marc-Aurèle Séverin a été cependant un de ceux qui s'en soient le plus écarté; cet Auteur n'a point hésité, dans un épidemie pestilentielle, accompagnée de gonflement aux Amygdales, d'appliquer le feu & avec succès sur celles dont la base étoit large; il saisissoit celles qui avoient un pédicule menu, au moyen d'une érigne, & il les coupoit avec un bistouri alongé & en forme de crochet. Il paroît que cet Auteur s'étoit plus fixé à cette méthode, qu'à celle de la rescision, pour détruire plus profondément les racines du mal, & obvier à la répullulation des fongosités qui succèdent quelquefois à la récision. Wiseman, qui vivoit vers le milieu du siècle dernier, sous Charles II, Roi d'Angleterre, dont il étoit le premier Chirurgien, sans connoître ce qu'avoit conseillé Séverin avant, vante également la cautérisation. Il parle des avantages du feu dans cette maladie, mais il est plus porté encore pour les cautères potentiels. Ce qu'il dit sur la résection, fait voir qu'il l'a pratiquée rarement, car il s'applique à détailler une méthode qui nous paroît singulièrement embarrassante; qui peut même être accompagnée de danger chez beaucoup de sujets; mais ce qu'il en dit suffit assez pour faire voir qu'il n'a jamais pensé à l'extirpation de la glande. Ambroise Paré, l'Hipocrate de la Chirurgie, est on ne peut plus tranchant sur cet article; ce qu'il dit fait voir qu'il n'avoit aucune idée, ni de la nature du mal, ni de l'efficacité prétendue des moyens extrêmes auxquels il a recours. Son traitement est le même que celui de l'esquinancie, & la bronchotomie qu'il propose, est une addition au mal qu'elle ne sauroit guérir. Guillemau, beaucoup moins entreprenant que lui, mais beaucoup plus sage, énonce les cas où cette opération peut convenir. C'est, dit-il, quand les Amygdales ne pourront ni être percées ni liées, par l'impossibilité où sera le malade d'ouvrir la bouche & de desserrer les dents; mais ces cas extrêmes sont infiniment rares: & je doute qu'ils se soient jamais rencontrés. Ce Chirurgien est encore on ne peut plus exact sur le procédé, il dit formellement qu'il faut se donner de garde d'en couper trop, & se contenter de prendre & ôter ce qui excède la naturelle grosseur & grandeur.

Ce que nous avons dit jusqu'ici, fait voir qu'on peut rapporter à trois, les procédés qu'on a suivis dans le traitement des Amygdales, le caustique, la ligature & la rescision. Considérons ces trois moyens, pour savoir le degré de confiance qu'on doit leur donner à chacun en particulier.

Le cautere actuel seroit sans doute le plus expéditif dans les cas d'engorgemens lents, muqueux, & peu susceptibles d'inflammation, dans ceux enfin qu'on dit être formés par congestion; quoique les scarifications au moyen du pharyngotome puissent produire quelque bien dans ces intuméfactions, néanmoins les cauteres leur sont préférables. Wiseman parle d'un opérateur, qui de son temps mettoit ce procédé en pratique avec la plus grande dextérité & le plus grand succès; il appuyoit son cautere sur la glande, & il en réitéroit l'application jusqu'à ce qu'il eût formé un vuide suffisant. Ce moyen, en prenant les précautions de Marc-Aurèle Séverin, c'est-à-dire, de porter le cautere dans une canule, pour préserver les parties environnantes de son action, est certainement le meilleur qu'on puisse employer en cette circonstance; mais les malades, comme les Chirurgiens, sont devenus si pusillanimes, qu'il y a lieu de penser qu'on ne le remettra plus en vogue. En portant son effet jusque sur la base de la tumeur, il donne du ton aux vaisseaux, & remédie à la facilité si grande qu'ils ont d'être engorgés; mais ce moyen ne peut nullement être considéré comme radical envisagé sous ce point: néanmoins il ne convient point dans les affections schirreuses de ces organes, & qu'on reconnoît à la dureté que le doigt y sent, parce qu'alors il faut y revenir plusieurs fois, & que les irritations qui s'en suivent, déterminent toujours une inflammation qui s'étend au loin & qui peut avoir de mauvaises suites. C'étoit sans doute pour les éviter, que Wiseman s'étoit plus particulièrement fixé aux caustiques. Cet Auteur se servoit de la pierre à cautere qu'il dirigeoit sur la glande, de manière à la détruire sans affecter les autres parties; mais comme cette pierre pourroit s'échapper ou se briser & tomber ensuite plus profondément, & ainsi produire ailleurs des effets fâcheux, nous croyons qu'on peut substituer la pierre infernale, dont l'effet est plus sûr, qu'on peut diriger comme on veut sans en craindre aucuns inconvéniens. Heister préfère l'eau mercurielle, dont on imbibe un petit tampon de coton qu'on a roulé autour d'un petit bâton, pour le diriger plus commodément; il en touchoit une ou deux fois la tumeur, jusqu'à ce qu'elle fût suffisamment rongée. Dans ce procédé, on recommande bien soigneusement au malade de ne point manger ni avaler sa salive que long-tems après; cette simple précaution vaut mieux que de faire avaler de l'eau qui nécessairement enlève les parties du caustique qui doit agir, & rend ainsi son action plus lente. On a le soin, dans tous ces cas, de faire pencher la tête en avant, pour que la salive ne pouvant se porter dans l'arrière-bouche, sorte plus aisément pardehors. Wiseman, qui avoit d'abord préféré les caustiques solides, est revenu aux fluides, à l'huile de vitriol, & à l'huile de tartre par défaillance; il en mêloit & combinoit tellement l'usage, qu'on voit qu'il n'avoit aucun principe sur les propriétés des substances qu'il employoit, en touchant d'abord avec la pierre à cautère, revenant immédiatement sur le même endroit toucher avec l'huile de vitriol, & celle de tartre par défaillance. Si l'on admire ici la constance de l'opérateur, on blâme, d'une autre part, son ignorance sur l'action des remèdes auxquels il recouroit.

La méthode des caustiques employés sans doute dans des cas où on ne devoit point y avoir recours, & l'hémorrhagie qui souvent survenoit à l'excision, ramenèrent, sans doute, les Praticiens à la méthode de la ligature. Ce fut Guillemau qui le premier en fit mention; Sharp la regarde comme le meilleur moyen, dans son Traité d'Opération. Elle peut se faire de différente manière; celle que M. Moscati a employée nous paroît la plus simple. Elle consiste à passer derrière la saillie de la glande un fil ciré & tourné en cordonnet, ensuite à nouer les deux extrémités de ce fil en dehors; on passe les deux extrémités du fil dans les yeux d'une pince à polype, & on pousse le nœud par son moyen jusque sur la tumeur, & on le serre ensuite comme il convient, l'on fait après un second nœud pour assujettir le premier. Cheselden proposoit une aiguille enfilée de deux fils de couleur différente qu'il passoit dans le corps de la glande; il réunissoit ensuite les deux fils de même couleurs, faisoit un nœud qu'il poussoit sur la tumeur, & ainsi de chaque côté. M. Bell, grand partisan de la ligature, cite un procédé qui est le même que celui qu'on emploie dans la ligature du polype. Il se sert d'un porte-ligature pareille à celui de M. Levret composé de deux tuyaux, colés l'un à l'autre, mais recourbés par le bout. « Ayant formé une double ligature avec un fil d'argent très-ductile, on la poussera, dit-il, dans l'une des narines du côté où est la tumeur, jusqu'à ce qu'elle soit arrivée au fond de la gorge. Alors l'opérateur introduira les doigts dans la bouche, ouvrira l'anse du fil, & l'ayant passée au-dessus de la tumeur, il en abaissera l'extrémité jusqu'à sa base, il doit continuer à le garder dans cette situation avec les doigts, pendant qu'un aide, ayant fait passer les deux bouts de fil du dehors dans la canule, poussera celle-ci dans les narines, jusqu'à ce que son extrémité ne puisse être vue, ni sentie dans la gorge. L'anse du fil sera alors pressée fort près, de manière à le fixer dans la substance de la tumeur; les extrémités qui pendent au-dehors, à l'extrémité opposée de la canule, seront liées aux ailes qui seront sur les côtés de l'instrument. On resserrera la ligature de tems-en-tems, & de cette manière la tumeur ne sera pas long-tems sans tomber. »

Nous conseillons, continue plus bas notre Auteur, de porter la ligature par le nez, non pas qu'on ne puisse la faire par la bouche; mais parce que la canule devant rester jusqu'à ce que la portion liée tombe d'elle-même, sa présence gêneroit beaucoup, au lieu qu'en opérant selon la première méthode, on évite cet inconvénient. Cependant, pour peu qu'on trouve de la difficulté à opérer par le nez, il faut porter la ligature par la bouche, « *A system of surgery, diseases of the nose and fauces*, *Chap.* 37. »

La ligature est souvent accompagnée d'accidens assez graves, pour qu'on doive la rejetter entièrement. L'inflammation du voile du palais en est ordinairement la suite ainsi que la fièvre. M. Moscati cite un exemple où toutes ces fâcheuses suites survinrent. Ce qui le détermina à couper la tumeur au-dessus de la ligature, & il eut la satisfaction de voir tous les accidens disparoître après cette opération. Mais un inconvénient encore plus fréquent, est la difficulté de faire un nœud qui comprime assez fortement la tumeur pour la faire tomber. Il arrive souvent que les fils ne font que séparer la tumeur imparfaitement en plusieurs lambeaux qu'il faut extirper chacun l'un après l'autre, ce qui est fort embarrassant. Les Praticiens instruits ont donc entièrement rejetté cette méthode, quoique Heister en ait dit, pour qu'on la réservât dans le cas de tumeur à pédicule.

La rescision est le dernier moyen dont nous ayons à parler, & celui aussi qui soit le plus efficace. On est revenu après bien long-tems aux procédés de Celse; on accroche l'Amygdale avec une érigne simple, comme celle dont on se sert dans les dissections; mais, avant tout, il faut voir profondément pour bien opérer. Un simple bouchon mis entre les dents peut servir de spéculum en tenant les mâchoires ouvertes. On peut également en faire un avec le petit doigt indicateur gauche, garni de beaucoup de linge. M. Louis recommande un doigtier de fer blanc, ce qui vaut encore mieux. Cependant un spéculum, qui a des avantages réels sur celui-ci, est celui de M. Caqué qui se trouve gravé dans nos Planches. On place le malade à un beau jour, sur un fauteuil, comme dans toutes les autres méthodes, l'on appuie sa tête sur la poitrine d'un aide, qui la retient avec les deux mains appliquées sur le front; & on abaisse la langue avec une spatule, ou avec le manche d'une cuiller. On porte dans la tumeur la pointe d'une érigne, & avec l'extrémité d'un bistouri fort alongé, & affermi sur son manche par une bandelette, on incise de haut en bas, à mesure qu'on tire à soi l'érigne pour enlever la tumeur. Quelquefois le sang qui sort en tombant dans la gorge, excite la toux, il faut alors opérer plus promptement sans lâcher l'érigne, crainte que la tumeur abandonnée à elle-même, & se portant dans l'intérieur de la gorge, par le mouvement spontané de la déglutition, ne suffoque le malade. Si la chose arrivoit, il faudroit recourir au procédé que M. Moscati suivit en pareil cas; il porta le doigt recourbé dans la gorge, saisit la portion coupée, & l'arracha violemment, & tous les accidens dès-lors disparurent. Wiseman avoit voulu parer à cet accident qui lui étoit aussi arrivé, en conseillant d'emporter d'un seul coup la portion saisie. Mais ne l'éviteroit-on pas mieux, en faisant tenir la tête droite ou un peu panchée en avant, pour empêcher que le sang ne découle vers le larynx, & en avertissant le malade de ne faire aucun mouvement quelconque de déglutition? Si ce simple moyen prévient ce fâcheux accident, on sera dispensé de faire l'opération à quatre temps dont parle M. Moscati, qui alonge le traitement de la maladie, & est toujours désagréable pour le malade qui a à souffrir plusieurs opérations au lieu d'une. Quand on a opéré d'un côté, on passe à l'autre, supposé qu'il y ait deux tumeurs à emporter. Mais avant il convient de faire gargariser la bouche avec de l'eau & du vinaigre afin de dégorger, & laver le sang qui pourroit nuire à la facilité de la seconde opération. Si le sang sortoit en trop grande quantité, on chercheroit à l'arrêter avec une pierre de vitriol taillée convenablement, & placée dans un porte-pierre. Comme il est souvent difficile de faire en une seule fois la résection avec le scalpel, nous croyons devoir préférer des ciseaux courbés sur leur plat; on les conduit mieux sur la langue, sans crainte de blesser celle-ci, & on peut mieux opérer quand on n'est point habitués à ces sortes de procédés; d'ailleurs avec leur courbure, on peut ramener au-devant de la bouche, la portion coupée, sans recourir à une nouvelle introduction d'instrumens. M. Caqué a imaginé un bistouri qu'il a adapté à cette seule opération; mais on peut tout aussi bien réussir avec un bistouri ordinaire, qu'avec celui-ci; il faut seulement avoir soin qu'il soit très-long, & d'en recouvrir le manche & la lame jusqu'à environ un pouce & demi de la pointe, & de le diriger à plat sur la langue, pour le relever ensuite quand celle-ci est gonflée, ou qu'elle se meut très-souvent, pour ne point la blesser.

Il n'est pas toujours nécessaire de faire une résection complette de la partie saillante, souvent une simple incision suffit; c'est ce qui arrive dans les cas où le gonflement est dû à des concrétions pierreuses, qui se forment dans le parenchyme de la glande. Les Observateurs fournissent beaucoup d'exemples de ces concrétions, qui en ont imposé pour des schirrosités qui ont lieu très-rarement. Souvent on les voit même qui sortent de leurs orifices, comme un gland sort de sa capule; dans ce cas, il suffit de porter une pointe de ciseaux pour en fendre l'enveloppe, & alors la pierre déchatonée est bientôt rejettée avec les crachats. Souvent même on peut les saisir avec les extrémités d'une pince, & les extraire très-aisément. Quand en emportant la tumeur, on se trouve ainsi arrêtés par de concrétions qui en occupent le centre, il faut d'abord extraire la concrétion soit avec le doigt, soit avec des pinces, & ensuite on continue l'opération comme précédemment. Tout ce que nous avons dit jusqu'à présent n'a rapport qu'aux Amygdales chroniques, qui ne sont entretenues par aucun vice des humeurs, & dans lesquelles aucune suppuration ou érosion quelconques n'annoncent une infection vénérienne, ou cancéreuse; car, dans les premières, le traitement mercuriel est celui qui mérite la préférence; comme il faut se fixer aux palliatifs dans le dernier cas. Il faut voir, dans les articles qui regardent ces maladies, la conduite qu'on doit alors tenir. (*M. Petit-Radel.*)

ANCHYLOPS. Ἀγχι *propè* & ὤψ *oculus*; tumeur près de l'œil. L'Anchylops est un véritable apostème qui, ici comme par-tout ailleurs, peut se terminer par suppuration. Cette tumeur, qui paroît toujours vers le grand angle de l'œil, est ordinairement accompagnée d'une inflammation qui s'étend aux environs des paupières, & qui cependant se dissipe dès que le pus s'est une fois bien formé. La matière ordinairement se fait jour au-dehors par une petite ouverture qui mène au foyer purulent; mais quelquefois aussi elle fuse à travers les fibres du muscle orbiculaire, & se porte jusqu'au sac lacrymal que souvent elle intéresse, & du moment où celui-ci est ouvert, alors les larmes & l'air s'échappent indifféremment par cette crevasse, & il y a dès-lors ce qu'on appelle Fistule lacrymale. Quelquefois, mais cela est très-rare, l'Anchylops au lieu d'être purulent & de la nature des tumeurs enkistées, a l'apparence d'une petite loupe arrondie, quelquefois plate, immobile & indolente, qui croît lentement, sans aucune douleur ni inflammation, & qui, lorsqu'elle est placée sur le sac lacrymal, occasionne un larmoyement. Ce dernier genre de tumeur est long-tems sans s'ouvrir, enfin les tégumens s'usent & la matière qui en sort est épaisse, en partie purulente, & en partie comme suiffeuse, & le fond est un kiste, qui dégénère en un petit ulcère & constitue ce qu'on appelle l'Ægylops, *Voyez* ce mot. L'Anchylops de la première espèce, qu'on pourroit appeller inflammatoire, est bénin par lui-même, & se guérit aisément par les topiques adoucissans qui calment l'inflammation; tels que la pulpe de pommes cuites, de coings ou de casse, l'onguent de la mère, les oignons cuits & réduits en bouillie. A mesure que l'inflammation se dissipe, la matière se concentre, & enfin elle forme une petite tumeur blanche accompagnée de fluctuation; quand elle est à ce point, il faut aussi-tôt l'ouvrir avec la pointe d'une lancette pour empêcher que le pus, ne trouvant quelque résistance de la part des tégumens, ne corrode le sac lacrymal, & ne rende l'ulcération fistuleuse. L'Anchylops enkysté offre plus de difficulté, il suppure plus difficilement, & quand il a passé à cette terminaison, la détersion de l'ulcération est plus rebelle; on est souvent obligé, pour la faciliter, de corroder le sac avec de légers cathérétiques, tels que l'alun brûlé ou la pierre infernale; mais, en se servant de celle-ci, l'on ne sauroit trop faire attention à ce que son effet ne se porte point trop profondément, crainte d'intéresser le sac lacrymal. Comme ce traitement est souvent très-long, on pourroit l'abréger en ayant recours à l'extirpation. Cette méthode est très-expéditive, elle consiste à faire sur la tumeur, une incision de trois ou quatre lignes environ de hauteur; on en séparera les lèvres avec une pince, & un bistouri, puis on la soutiendra avec une érigne, & on incisera jusqu'au fond; la tumeur enlevée, on épongera le sang qui sortira de la plaie, on en rapprochera les lèvres, & on la pansera à sec; la cicatrice, moyennant ce pansement simple, ne tardera pas à être complette. (*M. Petit-Radel.*)

ANCHYLOSE, Ἀγκυλωσις ou Ἀγκύλη — *Contractura*, Contracture. Les Anciens ont donné différentes significations à ces termes, ainsi qu'on le peut voir dans les Définitions de Gorrhée; mais aujourd'hui on s'accorde généralement à désigner ainsi toute coalition, ou union intime qui s'établit entre deux os articulés par diarthrose, ainsi que s'expriment les Anatomistes. Toutes les jointures quelconques peuvent former Anchylose; c'est-à-dire, peuvent tellement se solidifier, que les os même, ceux qui se meuvent le plus librement, ne puissent exécuter aucun mouvement de quelque espèce qu'il soit. Bernhard Connor, dans sa Dissertation *De stupendo ossium coalitu*, parle d'une Anchylose générale des os du corps humain, il dit qu'on conservoit le squelette à Paris. Il est fait mention d'une Observation encore plus singulière dans l'Histoire de l'Académie Royale des Sciences de Paris, en 1716, c'est celle d'un enfant attaqué d'une Anchylose générale à l'âge de vingt-trois mois. Il est un temps de la vie où les Anchyloses se font plus facilement, c'est vers la vieillesse, temps où la sécheresse, & l'atonie rendent les parties moins souples, & moins faciles au mouvement; les extrémités des os qui alors sont les moins exercés, se pénètrent, & s'unissent si intimement, qu'il n'est plus possible de pouvoir distinguer au-dehors comme au-dedans la moindre trace de leur séparation. Je conserve une pièce dont le fémur est tellement Anchylosé avec le tibia & la rotule, que la substance compacte comme la spongieuse paroissent être communes, sans qu'on puisse distinguer entre l'un & l'autre os, aucune ligne de démarcation qui en indique le partage. Il est ordinaire de voir la même chose dans la jonction des vertèbres entre elles, dans celles des côtes avec les vertèbres chez les vieillards, sans qu'on puisse soupçonner que l'effusion d'une matière osseuse puisse y entrer pour quelque chose; ce qui est contre l'opinion de ceux qui admettent cette effusion, comme cause de toute Anchylose. Que sont devenus les cartilages intermédiaires dans toutes ces circonstances, les Articulaires du genou: vraisemblablement ils se confondent avec le parenchyme osseux, de manière qu'il n'est plus possible de les reconnoître.

L'immobilité plus ou moins grande qui survient dans cette maladie entre les pièces articulées, en caractérise deux espèces : savoir, l'Anchylose vraie, & l'Anchylose fausse. L'Anchylose vraie est celle où les pièces articulées sont tellement soudées ensemble, qu'il n'y existe aucun mouvement. Celle-ci est vraiment incurable, & le mouvement, selon la position que les extrémités prennent en se soudant, devient plus ou moins gênant dans l'exercice des différentes actions de la vie. L'Anchylose fausse est celle où les os ne sont point ainsi soudés, & dans lesquelles le mouvement n'est point entièrement perdu, mais seulement diminué par une cause quelconque. Cette cause peut occuper l'extérieur de l'articulation, les parties molles qui l'entourent & lui donnent la stabilité qu'elle doit avoir, où elle est fixée dans la propre substance de l'os, qu'elle détériore plus ou moins, comme on en a beaucoup d'exemples. On confond quelquefois avec l'Anchylose fausse une difficulté de mouvoir les articles, & qui s'observe spécialement dans le scorbut porté à un assez haut point. Sauvages, ne faisant attention qu'à cette immobilité comme principal symptome, range ces deux affections sous la même dénomination de Contracture, *Contractura*. Sennert, Eugalenus & Lind en font mention comme d'un symptome propre au scorbut; celui-ci va même jusqu'à dire, que cette Contracture est souvent accompagnée de douleur & de tumeur au genou. Je ne prendrai point sur moi de réfuter l'opinion de Lind, quoique j'aye traité beaucoup de scorbutiques, & que ceux que j'ai vus avoir, parmi les autres symptomes, la contracture, ne m'aient présenté aucun gonflement dans les articles. Ainsi, nous osons le dire, l'affection ici n'est point dans l'articulation; mais bien dans la rigidité, & la tension des muscles qui la meuvent. C'est à ce genre de contracture qu'on doit rapporter l'Anchylose dont il est fait mention dans l'Histoire de l'Académie Royale des Sciences, en 1728, & que M. Maloët guérit par des fomentations, & des extensions graduées de la jambe.

L'Anchylose vraie reconnoît souvent pour cause, un vice interne qui se développant dans la propre substance de l'os, en ramollit les extrémités, & les rend d'une plus intime pénétration. C'est par cette raison qu'on la voit survenir dans le rachitis à la suite de stase, ou dégénérescence locale, & autre vice psorique, ou dartreux répercuté; elle peut également être la suite d'une stase scrophuleuse, d'un trop long repos entre les pièces articulées. Les Fakirs qui dans les Indes restent souvent des années entières dans la même position, par esprit de mortification, ont la plupart les articulations plus ou moins Anchylosées. L'Anchylose survient également dans les membres que l'on a négligé de mouvoir dans le traitement des fractures ou autres maladies des extrémités, qui nécessitent un grand repos pour être bien traitées. De-là le précepte reçu dans les plaies d'armes à feu, ou dans le traitement des fractures, de mouvoir de temps à autre les membres, quand la guérison est assez avancée pour le permettre. L'Anchylose est souvent la suite d'une luxation complette; en pareil cas, l'os n'étant point réduit dans sa cavité naturelle, s'en forme une avec le temps, par un mécanisme que nous considérerons par la suite. Mais si les parties environnantes se prêtent peu à ce nouveau travail, ou que le membre déplacé ne soit pas suffisamment exercé, alors il s'ensuit une coalition parfaite, entre la tête de l'os sorti, & l'Anchylose devient incurable, quelque traitement qu'on lui fasse. L'Anchylose une fois telle, est facile à reconnoître par l'entière immobilité du membre, par le peu de douleur qu'on occasionne, en cherchant à y produire quelque mouvement; mais, comme en pareil cas il n'y a point de remède à faire, nous passerons à la seconde espèce, qu'il est plus intéressant de connoître.

Celle-ci, qui est l'Anchylose fausse, est ainsi nommée, parce qu'il y a encore un peu de mouvement dans l'articulation des pièces. Elle reconnoît plusieurs causes qui sont internes ou externes. Les dernières sont les fractures, les luxations, les entorses, les plaies d'armes à feu, les contusions, & autres efforts violens qui agissent sur l'extérieur de l'article, & nuisent au mouvement des pièces articulées. Les causes internes dérivent toujours d'une acrimonie humorale qui irrite, enflamme les parties molles qui entourent l'articulation, & quelquefois porte son action, jusque sur la substance de l'os, qu'elle carie, ronge & détruit. Les sciatiques anciennes sont aussi souvent accompagnées d'Anchyloses, avec érosion des extrémités des os, & destruction des ligamens, ou bourlets cartilagineux, qui entourent les surfaces articulaires; souvent dans celles-ci l'on trouve des concrétions gypseuses, qui sont adhérentes aux capsules, & même qui pénètrent l'intérieur de l'articulation, & soudent en quelque sorte les os articulés. Il y a long-temps qu'Arétée avoit observé tout ce qui arrive en pareil cas. Il dit expressément. « *In articulis quoque, tophacea quædam coalescunt, ab initio quidem velut abscessus occupant : postquam verò magis spissantur etiam concreto humore, difficiles fiunt inflexiones, demum tophi solidi albi consistunt.* de sign. & caus. morb. diutur. L. 2, cap. 12. »

Les fractures sont une cause très-ordinaire de l'Anchylose, soit par le dépôt qui survient dans l'articulation lorsque la fracture a lieu très-près de l'article, soit à cause de la difficulté de mouvoir commodément les parties, pour l'empêcher d'avoir lieu, quand on a toute raison de l'appréhender. La plupart des Auteurs croient que l'Anchylose survient en pareil cas, par l'épanchement de la matière du cal, qu'ils disent avoir la propriété de réunir les os fracturés, absolument de la même manière que la soudure unit deux pièces de métal rompues. Mais si cette matière du cal est un être de raison, si rien n'en démontre l'existence comme nous le verrons par la suite, on ne peut donc admettre cette théorie. Il y a plus lieu de croire que l'Anchylose arrive alors par l'inflammation qui survient dans l'article, & par la roideur que contractent les parties molles des environs, ainsi que nous le verrons à l'article FRACTURE.

Les Luxations qui ne sont pas réduites ne sont pas toujours pour cela accompagnées d'Anchylose, sur-tout celles qui sont complettes; en pareil cas la nature se fait une nouvelle articulation, sur-tout chez les personnes peu aisées qui ont besoin de l'exercice de leurs membres pour subsister. Le tissu cellulaire environnant s'endurcit, ses mailles prennent plus d'épaisseur, & forment tout autour de la tête déplacée une membrane qui remplit les fonctions de celles dont la nature avoit muni l'article; & les muscles d'abord gênés dans leurs fonctions, s'habituent tellement à la nouvelle disposition, qu'ils reprennent peu-à-peu leurs mouvemens. La chose arrive ainsi, particulièrement dans les grandes articulations par genou comme aux bras, ou à la cuisse, mais dans les articulations par charnières, où les os ne sont déplacés qu'imparfaitement, comme à l'avant-bras & au genou, le mouvement étant beaucoup plus contraint par l'étendue des surfaces, par plusieurs ligamens qui souvent ne sont que tiraillés & non rompus, la difficulté de mouvoir les os dérangés, est plus grande, & conséquemment aussi les circonstances qui déterminent l'Anchylose ont plus d'effet.

L'Anchylose succède encore aux contusions des articles, aux secousses qu'ont éprouvées les têtes & les cavités articulaires, dans les sauts, & les chûtes sur les pieds, & généralement dans toutes les circonstances où les effets de la commotion se sont communiqués aux articles, & que les accidens qui en sont survenus, n'ont point été combattus convenablement par la saignée, & les remèdes généraux. Les entorses, par cette raison, donnent souvent naissance aux Anchyloses, sur-tout quand elles sont considérables, que les ligamens & les cartilages articulaires ont beaucoup souffert; & que la douleur & l'inflammation qui souvent accompagnent cette affection, empêchent de mouvoir le membre pendant fort long-tems. Dans cette circonstance, la synovie souvent s'épanche, & en assez grande quantité entre les pièces articulées; elle acquiert une densité très-grande, & un caractère de lenteur, qui imite celle d'une terre molle; & qui s'endurcissant de plus en plus, ne peut que contribuer davantage à souder les os. On voit ainsi cette matière de la synovie endurcie, souder chez les goutteux les articulations des doigts, & rendre ceux-ci tout crochus.

Il est facile, d'après les détails où nous venons d'entrer sur la nature des Anchyloses, d'établir leur diagnostic. La mobilité, ou l'immobilité du membre, caractérise les deux principales espèces, & les circonstances qui ont précédé les Anchyloses mobiles, font connoître si celle qui se présente est curable ou non. Une Anchylose qui survient à une luxation non réduite, est plus facile à guérir lorsqu'on peut replacer l'os, que celle qui survient après la réduction. Les Anchyloses anciennes présentent plus de difficulté que les récentes; celle qui succèdent long-tems après une fracture, des suppurations dans l'intérieur de l'article, offrent plus d'incertitude sur la réussite que celles qui sont dûes à un épaississement de la synovie, ou au trop grand repos des articles.

L'Anchylose vraie, considérée comme maladie des articles, ne demande aucun remède quelconque. L'incurabilité est constatée par l'impossibilité physique où l'on est de redonner aux pièces articulées le mouvement qu'elles avoient précédemment; tout ce qu'on peut faire, c'est de subvenir aux accidens qui peuvent les accompagner, par différens moyens variés selon leur nature. Il n'en est pas ainsi des fausses, on peut les traiter, & même avec plus ou moins de succès. Quand on présume que la maladie provient d'un épaississement dans la synovie, dans les ligamens ou capsules de l'articulation, il faut chercher à résoudre l'engorgement par des douches d'eau chaude données de fort haut, & dans laquelle on aura fait fondre quelques gros de sel ammoniac, de sel marin, ou de sel fixe de tartre. M. Le Dran cite, dans ses Observations de Chirurgie, une Anchylose de la cuisse avec l'os innominé, qui fut guérie par ce seul moyen; mais il faut le continuer long-tems, & que la douche dure au moins une heure, & qu'elle soit répétée deux fois dans la journée. Dans les intervalles on couvre toute la partie Anchylosée avec des vessies remplies de décoction de camomille chaude à un degré supportable, & on les renouvelle de deux heures en deux heures. Assez souvent il sort une sueur épaisse, qui est plus ou moins abondante; il faut la favoriser en couvrant simplement la partie avec des linges chauds qu'on a soin de renouveller de tems-en-tems. S'il y a peu de gonflement dans l'articulation, qu'on soupçonne une trop grande secheresse ou rigidité dans les ligamens, comme il arrive quelquefois dans le scorbut au troisième degré; les bains de vapeurs pris plusieurs fois dans la journée, les cataplasmes émolliens, les linimens avec les huiles douces, comme celles de lis, de pavots, sont les topiques les mieux indiqués. Ce sont les remèdes qu'on prescrit

prescrit avec le plus d'avantages dans les Anchyloses à la suite des luxations, pour amollir les ligamens tendus, délayer l'épaississement de la synovie, & faciliter le travail de la réduction. Quand il y a du gonflement, & qu'on présume qu'il est dû à la stase de la synovie dans l'articulation, & au relâchement des capsules, on a recours d'abord aux eaux sulphureuses résolutives & à toutes celles qui contiennent du fer dissous par l'hépar de soufre. Les eaux d'Aix-la-Chapelle, de Bourbon, de Barèges, & même nos eaux de Montmorency, près Paris, sont alors fort utiles. M. Dessault, dans sa dissertation sur la pierre, cite l'histoire d'un Officier qui fut guéri d'une Anchylose au genou, par les bains des eaux de Barèges & les frictions. Les boues de quelques-unes de ces eaux peuvent également être très-utiles, appliquées en cataplasmes dans les intervalles où l'on ne prend pas les bains. Les remèdes doivent être aidés des fondans intérieurs, & notamment la solution de l'alkali de la soude, qui est un des meilleurs fondans de la lymphe qu'on connoisse. Peut-être, dans celle-ci, un large vésicatoire appliqué sur la partie auroit-il son avantage? En le prescrivant nous n'avons pour garant du succès, qu'une observation de Fabrice d'Aquapendente. Ce Praticien dit qu'un homme de naissance eut une tumeur au genou, qui étoit dure, & qui lui ôtoit tout mouvement. Capivacci fut appellé avec Fabrice, & regardant tous deux la maladie comme incurable, ils prescrivirent les boues thermales pour topiques. Mais, pendant qu'on y disposoit le malade, un empyrique appliqua sur la tumeur, un emplâtre chaud, que Fabrice crut être fait avec la douve; la tumeur devint plus volumineuse, il survint de l'inflammation, la douleur étoit considérable; néanmoins, après que tous les symptomes furent appaisés, l'articulation commença à devenir plus libre; soit comme le dit Fabrice, parce que la matière avoit été appellée du dedans en dehors, ou parce que l'humeur épaissie ayant été échauffée, elle aura été atténuée par le topique, comme s'il eût été appliqué d'après une indication raisonnée.

Il est difficile de remédier aux Anchyloses qui sont la suite de fractures à l'article; car comme on a tout à craindre de déranger les pièces fracturées, si on vouloit éviter le premier accident, on tomberoit dans l'autre. Il faut donc attendre que les pièces soient suffisamment consolidées, avant de tenter aucun moyen propre à remédier à l'accident qui est secondaire. Mais quelquefois la maladie première est accompagnée d'un tel dégât dans l'article, qu'il n'y a qu'une bien petite espérance de succès; c'est au Praticien à combiner les mouvements légers du membre avec les topiques qu'il emploie, de manière que les accidens de la fracture ne puissent devenir plus fâcheux. M. Petit, toujours inquiet sur l'épanchement de la matière du cal, prescrit ici des bandages, dont la bonne application, dit-il, préserve de cet inconvénient; il est difficile de concevoir comment le succès aura lieu dans une grande articulation, entourée de muscles, & sur laquelle il est assez difficile de diriger convenablement les tours de bande, pour produire l'effet qu'on desire.

L'Anchylose, qui est la suite d'une luxation, ne se guérit que par la réposition de l'os luxé en sa cavité première; mais, pour que l'opération puisse se faire, il faut que la luxation ne soit point ancienne, ni trop nouvelle non-plus; il faut qu'on puisse mouvoir l'os déplacé, & que remis dans sa cavité, il puisse y être maintenu. Les procédés qu'on suit en pareil cas, sont ceux qui sont relatifs à la réduction des fractures. *Voy.* FRACTURES. Mais, quand cette réduction est impossible, il ne reste plus qu'à favoriser, & exciter les mouvemens que l'os déplacé exerce encore sur une surface qui ne lui est point propre; afin qu'il puisse s'y former une articulation. Il faut avoir soin de ne faire toutes ces tentatives de réduction, que quand les accidens locaux primitifs sont en partie dissipés; & de faire précéder les bains & les douches d'eaux sulphureuses quand le déplacement est ancien, & qu'on a à craindre que la cavité naturelle de l'article soit gorgée. M. Petit cite des succès qui méritent d'être lus dans son ouvrage même; nous y renvoyons.

Les Anchyloses, qui sont la suite de maladies inflammatoires dans les articles, dégénérées en suppuration, sont en général les plus fâcheuses. Elles sont souvent accompagnées de fusées de pus qui se portent au-dehors, vers les endroits où elles trouvent le moins de résistance; souvent la carie attaque les os, & donne au pus qui s'en échappe, une odeur infecte, & une couleur plus ou moins noire. Les douleurs sont intermittentes, & généralement beaucoup plus fortes lorsque le pus veut sortir au-dehors; ce qui a lieu en des tems assez différens. Le traitement de cette espèce, dans son commencement, exige les bains, les douches d'eaux chaudes, les cataplasmes émolliens, les fomentations d'eau de tripes, & autres émolliens. Quand la maladie est plus avancée, & qu'elle est portée au point dont nous venons de parler, elle est alors l'écueil du savoir du Chirurgien; aussi le plus souvent se contente-t-on d'abandonner le mal à la nature, quand il est dans une articulation qui ne permet point l'amputation; ou bien l'on préfère ce dernier moyen, quoique plus cruel en apparence. Quelquefois cette espèce provient d'un virus vénérien fixé; quand les signes anamnestiques établissent cette cause, il y a plus d'espérance; les grands remèdes, bien administrés, pouvant la combattre avec succès; mais quand on la rapporte au rachitis, aux écrouelles, on peut regarder la maladie comme incurable. On vante pour cette espèce, l'emplâère de ſtyrax ſaupoudré de fleurs de ſoufre, comme réſolutif. Je l'ai moi-même, fréquemment employé lorſque j'étois en ſous-ordres dans les hôpitaux; mais je doute qu'on puiſſe me citer un exemple réel de ſuccès.

Un des meilleurs moyens, tant préſervatif que curatif des Anchyloſes, eſt, ſans contredit, le mouvement bien ménagé des articles; mais il faut n'y avoir recours que quand les accidens locaux ſont paſſés, ſur-tout quand ils ſont accompagnés de douleur. Il n'eſt point donné à tout le monde de mouvoir avantageuſement les articles en pareil cas: pour y réuſſir, il faut bien connoître l'article & les différens mouvemens dont il eſt ſuſceptible, afin de ne tenter ſur lui, que ceux qu'il peut recevoir. Ainſi, comme le dit M. Petit, « on ne remuera en rond, que les ſeules articulations par genoux, on fléchira & on étendra ſeulement les articulations par charnières, ſe gardant bien de porter les mouvemens au-delà des bornes preſcrites dans l'état naturel. Lors donc qu'on fléchira la jambe ou le bras, on ne portera pas la flexion, juſqu'à faire toucher le devant de l'avant-bras au bras, ni le mollet de la jambe à la partie poſtérieure de la cuiſſe, & on ne les étendra que juſqu'à la ligne droite. » (*M. Petit-Radel.*)

ANEURISME, Tumeur contre nature qui contient du ſang artériel. Ce mot vient du grec *ἀνευρύνω*, *je dilate*, d'où l'on a fait *ἀνευρισμὸς*, *Aneuriſme*; nom qui n'a été donné, dans ſon origine, qu'aux tumeurs formées par la dilatation des membranes des artères; mais que les Praticiens emploient aujourd'hui pour déſigner, non-ſeulement ces ſortes de tumeurs; mais encore celles qui ſont formées du ſang artériel extravaſé dans les parties voiſines. Un tel épanchement peut avoir lieu, ſoit en conſéquence de la piquure d'une artère faite par un inſtrument pointu, ſoit par la rupture de ſes membranes en vertu d'une autre cauſe quelconque.

La première eſpèce de cette maladie: ſavoir, celle qui dépend de l'extenſion ou de la dilatation des membranes d'une artère, a été nommée *Aneuriſme vrai*; & la ſeconde, ou celle qui tient à un épanchement de ſang artériel, eſt diſtinguée par le nom de *faux Aneuriſme*.

La première eſpèce, qui tient à la dilatation d'une artère, préſente toujours une tumeur bien circonſcrite, & renfermée dans des membranes qui lui ſont propres. On peut donner à celle-ci le nom d'*Aneuriſme enkyſté*; & à la ſeconde celui d'Aneuriſme par épanchement; celle-ci ſe manifeſte conſtamment par une enflure qui s'étend plus ou moins ſur les parties voiſines de l'artère affectée.

Comme ces deux eſpèces ſont très-différentes l'une de l'autre, non-ſeulement quant à leurs cauſes, leurs apparences & les ſuites qu'elles entraînent, mais encore quant au traitement qu'elles requièrent, nous allons parler de chacune ſéparément.

I. *De l'Aneuriſme vrai ou enkyſté.*

L'Aneuriſme enkyſté, lorſqu'il eſt ſitué dans quelque partie extérieure, ſe préſente d'abord ſous la forme d'une tumeur très-petite, & bien circonſcrite; la peau conſerve en cet endroit ſa couleur naturelle; ſi l'on preſſe la tumeur avec les doigts, on y ſent une pulſation qui correſpond à celle de l'artère ſubjacente, & une légère preſſion ſuffit pour en faire ſortir tout le contenu, au moins tant qu'il demeure fluide & capable de fluctuation.

Si, dans cet état de la maladie, on ne ſe hâte pas d'employer les moyens propres à la guérir, ou ſi ces moyens ſe trouvent inſuffiſans, la tumeur augmente, s'élève de plus en plus & continue à groſſir graduellement en tout ſens. Pendant longtems la peau conſerve ſon apparence naturelle; le malade ne ſent aucune douleur, pas même lorſque l'on comprime la partie affectée; la tumeur conſerve ſa molleſſe; elle peut ſe comprimer, ſon contenu cédant facilement à cette preſſion, & pouvant encore diſparoître en grande partie & même tout-à-fait. Mais enfin cette tumeur, ayant acquis un volume conſidérable, la peau commence à perdre ſa couleur naturelle; elle devient d'abord pâle, & contracte enſuite une apparence œdémateuſe. On ſent toujours la pulſation; mais la tumeur, quoique molle en quelques endroits, eſt plus ferme en d'autres, & ne cède pas beaucoup à la preſſion, parce que le ſang qu'elle contient s'étant en partie coagulé, il ne forme plus qu'une maſſe dure.

La tumeur augmentant toujours commence à être incommode, & devient de plus en plus douloureuſe; la peau prend une couleur livide, & paroît tendre à un état gangréneux; enfin, il en ſuinte une ſéroſité ſanguinolente; & s'il ne s'y établit pas une véritable gangrène, elle ſe crévaſſe en différens endroits. Alors le ſang ne rencontrant plus autant de réſiſtance qu'auparavant, l'artère ne tarde pas à ſe rompre; & ſi elle eſt d'une certaine groſſeur, le ſang en ſort avec une telle violence que le malade périt à l'inſtant; telle eſt au moins l'iſſue de cette maladie lorſqu'elle attaque quelqu'une des groſſes artères du tronc. Mais lorſqu'elle affecte les extrémités, les artères de ces parties ne ſont pas aſſez conſidérables pour produire, par leur rupture, des effets auſſi promptement funeſtes; d'ailleurs on peut preſque toujours, au moyen du tourniquet, prévenir cette ſoudaine & fatale terminaiſon.

Effets des Aneuriſmes ſur les parties qui les environnent.

Les Aneuriſmes des groſſes artères produiſent ſouvent par la continuelle pulſation, & par l'augmentation graduelle de la tumeur, ſur les parties qui les environnent, des effets vraiment surprenans. On peut bien supposer *à priori* que les parties molles doivent céder considérablement; mais les parties les plus dures, par-là même probablement qu'elles ne sont pas susceptibles de céder, sont évidemment beaucoup plus altérées par les effets de cette pression, que ne le sont les membranes, les muscles, ni les ligamens. On voit même les os subir de grands dérangemens, en conséquence de la pulsation & de la distension, produites par un Aneurisme. Quelquefois leurs jointures se séparent entièrement; d'autres fois ils sont soulevés, & portés fort au-delà de leur situation naturelle; souvent on les a trouvés entièrement dissous.

On voit rarement un Aneurisme produire de pareils effets dans les extrémités du corps, & l'on est disposé à présumer de-là, que ce ne sont que les fortes pulsations de l'aorte, ou des grosses artères voisines du cœur qui peuvent en avoir de semblables. Cependant on rencontre de tems à autre, des cas d'Aneurisme à la cuisse ou à la partie supérieure du bras, où les os de ces parties ont considérablement souffert en conséquence des pulsations des artères affectées.

Telles sont à peu de chose près l'apparence & la terminaison des Aneurismes enkystés en général. Il y a cependant une espèce particulière de cette maladie, qui forme une exception à ce que nous venons de dire. Nous décrirons soigneusement cette espèce ci-après.

Causes & variétés des Aneurismes enkystés.

Différentes causes peuvent déterminer la formation d'un Aneurisme enkysté. 1.° L'expérience journalière nous apprend qu'il peut exister une foiblesse locale en différentes parties du système animal. Or il est aisé de concevoir que le système artériel peut être naturellement, ou en vertu de quelque circonstance particulière, plus foible dans quelqu'une de ses parties qu'en d'autres. Il est facile de comprendre aussi que l'action du cœur venant à augmenter tout-à-coup, elle occasionne une distension de cette partie qui se trouve plus foible; ou que cette action demeurant la même, si quelque portion d'une artère a perdu de son ton, elle se trouve hors d'état de soutenir comme auparavant les impulsions du sang. La partie foible ayant commencé à céder, cette première extension de ses membranes diminue proportionnellement leur force de résistance; & les chocs qu'elles ont à soutenir conservant toute leur vivacité, la dilatation ira toujours en augmentant de plus en plus.

On doit regarder cette cause comme une de celles qui donnent lieu le plus souvent à la formation des Aneurismes, lorsque cette maladie n'est pas évidemment occasionnée par quelque accident extérieur. Toutes les fois, par exemple, qu'elle attaque l'aorte, & même toutes les fois qu'elle se manifeste dans une partie intérieure quelconque, on peut hardiment lui assigner cette origine.

2.° Lorsque les membranes extérieures d'une artère ont été blessées par un corps étranger, elles se trouvent par-là même affoiblies en cet endroit, & dans le cas d'être facilement dilatées par l'action du cœur & des autres parties du système artériel. Or, dès qu'une cause de cette nature a donné lieu à la dilatation d'une artère, cette maladie continue à faire des progrès. Le sang toujours renfermé dans les membranes du vaisseau, forme une tumeur circonscrite que l'on fait aisément disparoître en la comprimant, lorsque son origine n'est pas bien ancienne; mais avec le tems une partie de son contenu se coagule, & se durcit tellement, qu'il n'est plus possible de le dissiper par une pression quelconque. Cette cause de l'Aneurisme peut avoir lieu en conséquence de divers accidens; mais le plus souvent elle est occasionée par la saignée au bras; la lancette, après avoir passé au travers de la veine ayant pénétré jusqu'aux membranes extérieures de l'artère & les ayant blessées.

3.° On a vu quelquefois le pus d'un ulcère ou d'un abcès devenu corrosif, au point de détruire les membranes extérieures des artères voisines. Lorsque pareille chose arrive, il est évident qu'il doit en résulter la même suite de symptômes, que lorsque ses membranes ont été blessées par un instrument tranchant.

4.° Les os, les muscles, les ligamens, &c. qui environnent les artères, servent de soutien à ces vaisseaux, en conséquence on ne doit pas s'étonner si la destruction de quelqu'une de ces parties tend à donner naissance à des Aneurismes. En effet, on a vu des cas de cette maladie, où elle paroissoit évidemment avoir été occasionnée par une semblable cause. Dans tout assemblage de parties liées entr'elles naturellement par des fonctions réciproques, comme par leur voisinage, le bon état & la santé du total tient tellement au bon état de chacune en particulier, que si l'une d'elles s'affoiblit ou contracte quelque maladie, les autres pour l'ordinaire sont aussi plus ou moins affectées. On a observé chez un malade, dont une grande partie des muscles & des autres parties molles de la cuisse avoient été détruites par la gangrene, plusieurs Aneurismes de l'artère fémorale qui se trouvoit avoir perdu le soutien auquel elle étoit accoutumée, & il ne parut pas que l'on pût assigner aucune autre cause à ces tumeurs.

De l'Aneurisme variqueux.

5.° Lorsqu'on saigne au bras, dans l'endroit

où l'on a coutume de faire cette opération ; il arrive quelquefois, que la lancette passe tout au travers de la veine, & va percer l'artère subjacente. Si l'artère se trouve en contact avec la veine, le sang, qui sort de la première par cette ouverture, passe directement dans la seconde ; & il s'établit ainsi une communication directe, entre le tronc de l'une, & quelqu'une des principales branches de l'autre.

Cette communication étant établie, les membranes de la veine qui n'ont pas assez de force pour résister à l'impulsion du sang artériel, doivent nécessairement subir un degré de dilatation contre nature. Bientôt il se forme une tumeur, qui d'abord paroît circonscrite & peu considérable, mais qui ne tarde pas à s'étendre beaucoup au-dessus & au-dessous de l'orifice, le long du cours de la veine où l'on a fait l'ouverture & qui gagne même quelquefois toutes les veines voisines. *Voyez les Pl. fig. 36.*

Le célèbre Anatomiste William Hunter est le premier qui ait donné une description exacte de cette maladie, qu'on a nommée fort à propos, Aneurisme variqueux. Depuis que ses écrits l'ont fait connoître, elle a été observée par différens Praticiens ; & aujourd'hui les gens de l'art ont généralement une idée assez nette de sa nature.

Quoique, dans ce cas, la blessure de l'artère pénètre jusques dans sa cavité, comme le sang qui en sort se trouve renfermé dans les veines, on peut ranger cette espèce parmi les Aneurismes enkystés ; & comme le traitement de cette maladie se rapproche beaucoup de celui des Aneurismes de la même classe, nous ne croyons pas devoir renvoyer ailleurs ce que nous avons à dire à son sujet.

Si donc la tumeur se trouve absolument circonscrite par les veines, bientôt après l'accident qui en est le principe, la veine qui communique immédiatement avec l'artère blessée, commence à s'enfler ; peu-à-peu, cette enflure devient plus considérable, & lorsque la veine affectée se trouve avoir par quelque anastomose une libre communication avec celles du voisinage, on voit aussi ces dernières se dilater. Si l'on comprime ces vaisseaux, la tumeur disparoît entièrement ; le sang qu'elle contient avançant du côté du cœur, ou refluant peut-être en partie dans l'artère ; & lorsque cette tumeur est parvenue à un certain volume, on entend une sorte de sifflement, au moment où la pression en fait sortir le sang. Lorsque ce bruit, qui est d'une nature très-particulière, se fait entendre, on peut le regarder comme un symptôme caractéristique de la maladie ; mais comme ce signe n'existe pas dans tous les cas, nous allons marquer, avec détail, toutes les circonstances qui peuvent la faire distinguer.

On observe, dans la tumeur de l'Aneurisme variqueux, un tremblotement continuel, accompagné d'un léger sifflement, comme s'il passoit un courant d'air par une petite ouverture. Si l'on comprime avec une ligature le membre immédiatement au-dessous de la tumeur, même en le serrant assez fortement pour arrêter le pouls dans les parties inférieures, & qu'alors on fasse disparoître le gonflement des veines en les comprimant, il reparoîtra au moment même où l'on cessera de les comprimer, & il ne sera en aucune manière affecté par la ligature ; ce qui n'auroit certainement pas lieu, s'il n'y avoit pas une communication immédiate, entre le tronc de l'artère & la veine correspondante. Lorsqu'on a fait sortir, par la pression, tout le contenu de la tumeur, en appuyant légèrement le bout du doigt sur l'orifice de l'artère, on empêche les veines de se gonfler, & elles demeurent tout-à-fait flasques, jusques à ce que l'on cesse de comprimer l'orifice de l'artère ; elles se remplissent alors sur-le-champ, & ce phénomène s'observe lors même que la ligature n'est pas assez serrée pour arrêter la circulation dans la partie inférieure du membre.

D'un autre côté, si l'on comprime le tronc de l'artère au-dessus de l'orifice de manière à arrêter tout-à-fait la circulation, le tremblotement & le bruit qu'on observoit dans la tumeur cessent à l'instant même ; & si, dans ce moment, on vuide les veines en les comprimant, elles ne se rempliront pas de nouveau, jusques à ce que l'on cesse de comprimer l'artère. Si l'on place deux ligatures l'une au-dessus & l'autre au-dessous de l'orifice, chacune à un pouce ou deux de distance de la tumeur, en les serrant assez, pour arrêter la circulation dans les veines, on verra quelquefois que la compression exercée en pareille circonstance, sur l'Aneurisme fera refluer tout le sang qu'il contient, par l'ouverture de l'artère, d'où il ressortira aussitôt qu'on fera cesser cette compression. Mais cette expérience ne réussit pas toujours, & lorsqu'elle manque, l'on ne doit pas en conclure que cette espèce d'Aneurisme n'existe pas ; car si tous les autres caractères de cette maladie dont nous avons parlé, sont suffisamment manifestes, il ne peut rester aucun espèce de doute sur sa nature.

Nous ajouterons encore aux signes distinctifs de l'Aneurisme variqueux, ce symptôme particulier, c'est que lorsqu'il a duré un certain tems, & qu'il a causé un gonflement considérable dans les veines, le tronc de l'artère au-dessus de l'orifice devient plus gros que dans l'état naturel, tandis que ses branches, au-dessous de ce point, deviennent plus petites ; ce qui fait que le pouls, dans la partie inférieure du membre, est toujours plus foible qu'il ne l'est de l'autre côté du corps, dans l'artère correspondante.

La raison de ce dernier phénomène, est que le sang trouvant un libre passage, entre l'artère & la veine voisine, il prend plus facilement cette route, qu'il ne suit la voie ordinaire de la circulation le long de la partie inférieure du membre. La quantité de sang, qui passe aux extrémités de l'artère, étant, par cette raison, fort diminuée, la pulsation doit s'affoiblir proportionnément dans ses branches. Il n'est pas aussi aisé d'expliquer pourquoi la partie supérieure de l'artère s'élargit, en vertu de ce que le sang passe immédiatement & facilement de sa cavité dans celle de la veine. On a cru que cela tenoit à ce que le sang trouvoit moins de résistance que dans l'état naturel à son passage dans cette portion de l'artère, à cause de sa libre communication avec la veine. Mais on seroit porté à croire qu'une diminution de résistance au passage du sang, devroit plutôt avoir un effet contraire. Nous voyons souvent dans d'autres parties du systême vasculaire, que la résistance au passage des fluides opère une dilatation des vaisseaux qui les contiennent, & qu'on ne peut remédier aux gonflemens produits par une cause pareille, qu'en faisant cesser la résistance qui les avoit occasionnés. Cependant comme on ne peut rien dire de bien satisfaisant là-dessus, & comme ce n'est qu'une question de théorie qui ne sauroit avoir une grande influence sur le traitement de la maladie dont nous nous occupons, nous nous abstiendrons de rien hasarder de plus sur ce sujet.

Après avoir décrit les symptômes ordinaires des différentes espèces d'Aneurisme enkysté, & avoir fait l'énumération des causes qui peuvent en déterminer la formation, nous allons nous occuper des symptmôes & des causes de l'Aneurisme par épanchement; nous passerons ensuite au traitement que requièrent les différentes espèces de cette maladie.

II. *De l'Aneurisme faux, ou par épanchement.*

L'Aneurisme par épanchement, qu'on nomme ordinairement Aneurisme faux, est une tumeur formée par du sang extravasé d'une artère qui a été percée ou rompue, & qui s'étend plus ou moins dans les parties voisines de l'artère blessée.

On a souvent vu des efforts violens, causer la rupture de quelque artère considérable dans l'intérieur du corps. Les artères du poumon, sont plus que toute autre sujettes à cet accident, probablement parce que, dans cet organe, elles ne sont environnées que de parties molles qui ne leur donnent point de soutien; c'est probablement aussi par la raison contraire que les artères de l'extérieur, qui ont par-tout des points d'appui, sur des parties solides, n'en éprouvent que rarement, ou jamais de pareils. Or il n'y a que celles-ci qui pussent être, en pareil cas, l'objet de la Chirurgie. Mais si elles sont peu sujettes à se rompre par une cause de cette nature, elles le sont davantage à être blessées par des corps étrangers. Ces blessures sont l'occasion la plus fréquente de l'espèce d'Aneurisme que nous allons décrire, & à laquelle pour l'ordinaire la main du Chirurgien peut porter remède.

Parmi les accidens graves qui peuvent être la conséquence d'une saignée au bras, il n'en est point, sans doute, qu'on observe plus fréquemment, que la piqure d'une artère. Quelquefois, au moyen d'un traitement approprié, on prévient toutes les suites fâcheuses que peut avoir une semblable blessure, la plaie se cicatrisant parfaitement; mais il est très-rare qu'elle se termine d'une manière aussi favorable, & l'on ne doit jamais s'en flatter beaucoup. *Voyez l'article* SAIGNÉE.

Lorsqu'une artère a été piquée, & que les moyens qu'on a employés pour en faire cicatriser l'orifice ne réussissent pas, on peut être sûr qu'il en résultera une tumeur du genre de l'Aneurisme; & voici quels sont les progrès ordinaires de cette maladie.

Peu après qu'on a fait cesser l'écoulement du sang, on voit se former sur l'orifice de l'artère une petite tumeur, de la grosseur à-peu-près d'une fève. Cette tumeur d'abord est molle, on y observe une forte pulsation, & elle diminue lorsqu'on la comprime. Cependant elle ne cède jamais à la compression autant que celle d'un Aneurisme enkysté, parce que, dans ce dernier, le sang, pendant les premiers périodes de la maladie demeure parfaitement fluide, & circule également dans tout le sac aneurismal: au lieu que dans l'Aneurisme par épanchement, la tumeur est formée par du sang extravasé, qui ne tarde pas à se coaguler & qui lui donne bientôt une consistance très-ferme.

Si, dans cet état de la maladie, on n'a pas recours à la méthode usitée de la compression, le volume de la tumeur, pour l'ordinaire, ne fait pas de grands progrès, pendant plusieurs semaines: mais au bout de ce tems il commence à augmenter peu-à-peu. Si le siège du mal est au bras, à l'endroit où l'on a coutume de saigner, la tumeur s'étend plus au-dessus qu'au-dessous de l'orifice, & plus en-dedans du bras que vers l'extérieur; probablement parce que l'aponeurose du biceps n'est pas aussi ferme & aussi compacte dans ces parties que vers le côté extérieur & inférieur du bras. On voit aussi que la tumeur grossit plus ou moins rapidement en différentes occasions, & qu'elle s'étend beaucoup plus en certains cas, que dans d'autres.

Il est vraisemblable que ces deux circonstances tiennent à la même cause; si le sang qui sort d'une artère s'épanche dans un tissu cellulaire très-lâche, on peut présumer non-seulement que cet épanchement se fera d'une manière plus rapide, mais encore qu'il s'étendra beaucoup plus loin, que si l'artère étoit immédiatement environnée de fortes membranes ou de ligamens, qui ne cèdent pas si vîte à l'impulsion du sang. Cette seule circonstance met une si grande différence dans le progrès de la maladie, qu'on a vu quelquefois des tumeurs de cette espèce demeurer plusieurs mois, & même des années, avant que d'acquérir un certain volume; tandis que, dans d'autres cas, il n'a fallu que quelques heures pour que l'épanchement s'étendît tout le long du bras, depuis le coude jusqu'à l'épaule.

Une certaine atonie du tissu cellulaire favorise sans doute cet épanchement; mais il est probable, comme nous le verrons ensuite, que l'usage ordinaire de comprimer fortement l'artère, lorsqu'on s'apperçoit qu'elle a été ouverte, contribue souvent à augmenter la rapidité avec laquelle il se forme, lors sur-tout que la compression n'a pas été faite avec précision & exactitude. S'il étoit possible de faire une pression modérée sur l'orifice de l'artère seulement, cela pourroit quelquefois être utile; mais si l'on veut comprimer l'artère blessée assez fortement pour y produire quelqu'effet, il faut agir en même-tems sur toutes les principales veines des environs, de manière à gêner beaucoup le retour du sang. Or tout ce qui tend à mettre obstacle à ce retour, doit par-là même contribuer à retenir le sang dans l'artère blessée, & à augmenter la quantité de ce fluide qui sort par son orifice. On a imaginé bien des machines propres à comprimer l'artère, sans affecter le reste du membre; mais quelques éloges qu'elles aient reçues de leurs Inventeurs, aucune n'a encore complettement rempli le but de comprimer l'artère sans gêner beaucoup en même tems la circulation dans les veines; & il est à présumer qu'en général elles ont fait beaucoup plus de mal que de bien. Tout ceci, au reste, doit s'entendre des cas où la partie de l'artère, qui a été blessée, ne repose que sur des parties molles qui ne lui donnent pas de point d'appui; car, si elle se trouve dans le voisinage d'un os, la compression s'en fait avec facilité, & peut toujours être regardée comme un moyen sûr de guérison: c'est ce qui est sur-tout évident par la facilité avec laquelle on guérit la blessure de l'artère temporale après l'opération de l'ARTÉRIOTOMIE. *Voyez* ce Mot.

Lorsqu'on n'a point comprimé ces sortes de tumeurs, elles grossissent pour l'ordinaire, d'une manière plus lente & plus graduelle, à moins que les parties où elles se forment, ne soient extraordinairement molles & relâchées. A mesure que leur volume augmente, elles ne s'élèvent pas comme l'Aneurisme enkysté, mais elles s'étendent dans le tissu cellulaire des environs. Elles acquièrent peu-à-peu une consistance très-ferme; & la pulsation, qui d'abord s'y faisoit sentir avec force, diminue toujours, à mesure que leur volume & leur dureté augmentent; il arrive même quelquefois qu'on a de la peine à l'appercevoir dans des Aneurismes très-volumineux.

Dans les premiers périodes de la maladie, si le siège de l'épanchement est profond, la peau conserve son apparence naturelle, & sa couleur ne commence à changer que lorsque le mal a déjà fait beaucoup de progrès. Mais il arrive souvent que le sang sort de l'artère avec tant d'impétuosité qu'il se trouve tout de suite en contact avec la peau; alors sa couleur devient aussitôt livide, comme si elle étoit prête à se gangréner. On a même vu quelquefois une véritable gangrène se manifester en pareil cas, lorsque l'épanchement étoit considérable; & qu'on avoit inutilement mis en usage, ou négligé d'employer les moyens propres à le dissiper. Mais, pour le dire en passant, c'est une négligence impardonnable chez un Praticien, que de permettre qu'un malade soit exposé à l'événement d'une gangrène, en conséquence d'une cause de cette nature; car, le danger de l'opération de l'Aneurisme, doit être considéré comme bien peu de chose, quand on le compare à celui-là.

A mesure que la tumeur augmente, le malade qui, dans le principe, n'en étoit pas fort incommodé, commence à se plaindre, non-seulement de douleurs vives, mais encore de roideur, d'insensibilité & de difficulté dans les mouvemens de tout le membre. Ces symptomes continuant à augmenter, si l'on néglige de faire l'opération, les tégumens enfin se rompent; & si l'artère blessée étoit considérable, l'hémorrhagie, qui en résulte, est telle que la mort ne tarde pas à en être la conséquence; à moins qu'on n'ait très-promptement recours aux moyens propres à empêcher la perte du sang.

Nous avons indiqué plusieurs causes, ou plusieurs variétés de la cause de l'Aneurisme enkysté; celle de l'Aneurisme par épanchement, varie aussi de plusieurs manières.

Causes de l'Aneurisme par épanchement.

1.° Des violens efforts musculaires peuvent être regardés comme la cause la plus fréquente des ruptures d'artères dans l'intérieur du corps; mais comme le traitement de ces accidens n'est pas du ressort de la Chirurgie, nous ne nous en occuperons pas.

2.° Le pus d'un ulcère ou d'un abcès, lorsqu'il devient très-corrosif, peut ronger les membranes d'une artère voisine, & occasionner un Aneurisme.

3.° Les esquilles pointues d'un os fracturé, peut

vent déchirer une artère, & l'on a vu des Aneurismes produits par cette cause.

4.° Des coups violens ont quelquefois causé cette maladie. Cependant il est difficile que cela ait lieu ailleurs que sur la tête, où les artères sont plus exposées qu'en d'autres parties, parce qu'elles sont plus voisines de la surface, & parce que reposant sur un corps aussi dur que le crâne, elles doivent être plus violemment affectées par les coups qui sont dirigés sur elles.

5.° Si la membrane artérielle d'un Aneurisme enkysté vient à se rompre avant les tégumens dont il est recouvert, le sang qu'il contient se répand dans les parties voisines, & alors la maladie change de caractère, & passe de la première espèce à la seconde. Mais nous avons lieu de croire qu'on n'observe que rarement un semblable passage; car il paroît qu'en général, ce sont les enveloppes extérieures de ces tumeurs qui sont les premières à se rompre. Leur volume allant toujours en augmentant, les tégumens se rendent à un tel point qu'ils perdent absolument leur ton; la peau devient molle & œdémateuse; quelquefois elle paroît disposée à se gangréner; & d'autres fois, quoiqu'elle conserve sa couleur naturelle, elle n'en a pas moins perdu sa force & sa vie, comme si elle étoit dans le dernier période de la mortification. Elle demeure plus ou moins longtems dans cet état, suivant la force de la pulsation artérielle à laquelle il faut qu'elle résiste. Enfin, elle commence à se fendre; elle laisse échapper une sérosité ichoreuse; les bords de cette déchirure se séparent peu-à-peu; & les fluides contenus dans la tumeur, surmontant enfin le peu de résistance que lui opposent encore les tégumens, se versent au-dehors sans produire aucun épanchement dans les parties voisines.

Nous serions donc portés à croire que les Auteurs se sont trompés, quand ils ont supposé que l'Aneurisme enkysté, ou Aneurisme vrai, se rompoit dans l'intérieur, & produisoit l'Aneurisme de la seconde espèce; du moins nous sommes persuadés que cela n'arrive que rarement. Dans tous les cas d'Aneurisme enkysté que nous avons observés, ou sur lesquels nous avons pu nous procurer des rapports exacts & authentiques, les progrès & la terminaison de ces tumeurs ont été tels à-peu-près que nous venons de les décrire; ce n'a jamais été le sac artériel qui s'est rompu le premier, mais ce sont les tégumens qui ont commencé à se déchirer, après avoir été distendus au-delà de ce qu'ils pouvoient supporter, & le sang s'est répandu au-dehors sans former nulle part, d'épanchement sous la peau. Nous nous garderons bien cependant d'affirmer que le contraire n'ait jamais lieu; la chose ne nous paroît pas impossible; & puisque des Auteurs distingués nous disent qu'ils ont observé ce passage d'une espèce d'Aneurisme à l'autre, nous ne pouvons nous refuser à le ranger parmi les causes de l'Aneurisme par épanchement.

6.° Mais de toutes ces causes, la plus fréquente de beaucoup, ce sont les plaies faites avec des instrumens pointus ou tranchans, tels que des épées, des sabres, &c.; & particulièrement avec la lancette, à laquelle on peut hardiment attribuer les neuf dixièmes des Aneurismes qui ont jamais eu leur siège sur quelqu'une des extrémités du corps. L'origine des autres pourra toujours se rapporter à quelqu'une des classes de causes dont nous venons de faire l'énumération.

Diagnostic de l'Aneurisme.

Il est arrivé bien des fois qu'on a malheureusement pris des tumeurs Aneurismales pour des dépôts & des abcès, & qu'en conséquence on les a ouvertes par une incision. Il est plus aisé de concevoir que de décrire les suites d'une pareille erreur. Pour ne jamais être dans le cas d'en commettre de semblables, il importeroit infiniment aux Praticiens d'avoir un certain nombre de signes parfaitement clairs & distincts de l'Aneurisme, pour le reconnoître sûrement dans tous les cas. Dans le commencement de cette maladie, il n'est pas bien difficile, pour l'ordinaire, d'en déterminer la nature; parce que la pulsation manifeste de la tumeur, & d'autres circonstances concomitantes, la caractérisent si bien, qu'il ne peut pas y avoir beaucoup de doute à cet égard. Mais lorsqu'elle est plus avancée, que la tumeur est devenue beaucoup plus volumineuse, & que la pulsation ne s'y fait plus appercevoir, ce n'est que par un examen très-attentif, de toutes les circonstances qui ont précédé l'état actuel, qu'on peut acquérir les données suffisantes pour porter un jugement sûr à cet égard.

Les tumeurs avec lesquelles on peut le plus facilement confondre les Aneurismes, sont les tumeurs enkystées, les gonflemens scrophuleux, & les abcès qui se trouvent situés, ou immédiatement au-dessus d'une artère, ou si près d'elle, dans une autre position, que ses pulsations peuvent leur être communiquées; & lorsque des tumeurs de ce genre se trouvent ainsi dans le voisinage d'une artère considérable les battemens qu'elle leur communique sont quelquefois si forts & tellement marqués, que cette circonstance de la pulsation ne peut point être regardée comme suffisante pour en déterminer la nature.

Il y a un symptôme, dont la présence est d'un grand poids, pour faire prononcer avec certitude que la tumeur est Aneurismale, sur-tout s'il se trouve joint à celui d'une pulsation forte. C'est la facilité avec laquelle on fait disparoître la tumeur en la comprimant, & la promptitude avec laquelle elle reparoît à l'instant où l'on cesse de la comprimer. Mais quoique ce symptôme, particulièrement lorsqu'il est accompagné de quelques autres caractères distinctifs de l'Aneurisme, soit suffisant pour faire conclure que la tumeur dans laquelle on l'observe, est vraiment de cette nature, on ne peut absolument pas tirer une conclusion contraire de son absence; car il arrive souvent, sur-tout dans les périodes avancés des Aneurismes, que leur contenu devient si ferme & si compact qu'aucune compression ne sauroit l'affecter. De tout cela il résulte que, dans beaucoup de cas, il est impossible de prononcer d'une manière positive, si telle ou telle tumeur qui se présente, est un Aneurisme, ou si elle est d'une autre nature. Toutes les fois qu'il y aura du doute sur une question pareille, il faut se faire une règle général d'agir comme si la tumeur étoit vraiment Aneurismale. En se conformant à cette maxime, il arrivera quelquefois qu'on n'osera pas ouvrir des tumeurs d'un autre genre que l'on verra par la suite qu'on auroit pu ouvrir en toute sûreté; mais les inconvéniens qui pourront résulter d'une pareille omission, seront bien plus que compensés si, dans une seule occasion, la circonspection du Chirurgien, à cet égard, lui sauve les regrets & les reproches qu'il auroit pu encourir, en ouvrant un Aneurisme, au lieu d'une tumeur d'une autre nature.

Nous ferons remarquer, au reste, que c'est particulièrement dans le traitement des tumeurs qui se trouvent sur le tronc, au cou, sous l'aisselle, à la partie supérieure de la cuisse, ou à l'aine qu'il faut user de tant de prudence & de précaution. Car lorsqu'elles sont situées en quelque partie inférieure des extrémités, ou sur quelque portion très-accessible de la tête, comme en pareil cas, lorsque la maladie est avancée à un certain point, il faudroit nécessairement faire l'opération de l'Aneurisme, il ne sauroit jamais être hors de propos d'y avoir recours. Ainsi donc, si en ouvrant la tumeur elle se trouvoit être un Aneurisme, on peut toujours arrêter le sang avec le tourniquet, ou par d'autres moyens de compression, & procéder ensuite à l'opération que nous décrirons plus bas.

Du pronostic dans les cas d'Aneurisme.

Lorsqu'il s'agit de former un pronostic, dans un cas d'Aneurisme, il y a trois circonstances importantes qui méritent sur-tout notre attention, savoir: 1.° la manière dont la maladie paroît avoir été originairement occasionnée. 2.° La partie du corps où se trouve la tumeur. Et 3.° l'âge & le tempérament du malade.

§. I. *Manière dont s'est formé l'Aneurisme.*

Si l'Aneurisme s'est formé graduellement sans qu'aucun accident extérieur ait pu y donner lieu, & sans qu'il ait été précédé immédiatement d'aucun violent effort, il y aura grande raison alors de supposer que la maladie dépend de quelque paralysie, ou de quelqu'autre affection générale du tronc du vaisseau affecté, ou peut-être de tout le système artériel; & l'on n'aura pas lieu de se flatter d'un grand succès dans l'usage des moyens auxquels on pourroit avoir recours pour la soulager. Car il y a lieu de craindre au contraire que si l'on fait l'opération de l'Aneurisme sur la partie affectée, la même cause qui a produit la dilatation dans cette portion du système artériel n'ait le même effet sur quelqu'autre partie. Mais si le mal a été évidemment occasionné par une contusion, par une piqure, ou par quelqu'autre accident extérieur, on peut, avec raison, s'attendre à un succès complet, si l'on fait l'opération, pourvu que la ligature de l'artère ne détruise pas absolument la circulation, dans la partie sur laquelle on est obligé de la faire.

On peut, en général, donner un pronostic plus favorable dans cette espèce d'Aneurisme que nous avons nommé variqueux, que dans aucune autre; car, d'après les observations qu'on a faites dans différens cas de cette maladie, il paroît qu'ici la tumeur Aneurismale n'augmente pas aussi rapidement qu'elle le fait dans d'autres espèces; que lorsqu'elle est parvenue à un certain point elle ne grossit ensuite que très-peu, & que l'on supporte facilement pendant un grand nombre d'années, les petits inconvéniens qui peuvent en résulter.

C'est par cette circonstance seule, que la découverte qu'a faite le Docteur Hunter de ce qui constitue l'essence de l'Aneurisme variqueux, est devenue d'une utilité réelle dans la pratique. Car, lorsque le cas est bien reconnu, on peut sauver au malade chez qui l'on observe cette espèce particulière d'Aneurisme, non-seulement une opération douloureuse, mais encore le danger qu'on lui fait toujours courir en liant la principale artère d'un de ses membres. Il est vrai que lorsqu'une tumeur de cette espèce viendroit à grossir au point d'incommoder beaucoup le malade, il faudroit bien en venir à opérer comme pour un Aneurisme ordinaire. Heureusement on n'a point encore été, que nous sachions, obligé de le faire pour aucun des cas de cette nature, observés jusqu'à présent.

Dans le second volume des *Recherches & Observations de Médecine de Londres*, on lit deux observations, faites par M. Hunter, d'Aneurisme variqueux, dont l'un subsistoit depuis quatorze ans, & le second depuis cinq ans, sans avoir produit aucun inconvénient qui indiquât la nécessité de l'opération.—Dans le troisième volume du même ouvrage, on trouve l'histoire d'un cas, qui duroit aussi depuis cinq ans; & dans

dans le même volume, on en lit une autre d'un cas qui datoit de onze à douze ans.

M. Bell cite une lettre du Docteur Hunter à lui adressée, où il dit: « La Dame chez laquelle » j'ai observé la première fois l'Aneurisme vari- » queux, demeure actuellement à Bath; elle » jouit d'une bonne santé & son bras n'est pas » dans un état pire qu'il n'étoit alors, quoiqu'il » y ait à présent trente-cinq ans que l'artère » a été blessée. » Il ajoute : qu'il n'a jamais ouï dire, qu'on ait fait l'opération pour un Aneurisme variqueux reconnu tel.

M. Cleghorn de Dublin, écrivoit aussi à M. Bell, que l'Aneurisme variqueux, mentionné dans le troisième volume *des Recherches & Observations de Médecine*, demeuroit dans le même état qu'autrefois, quoiqu'il y eût vingt ans qu'il en avoit donné la description, à cela près que les veines paroissoient un peu plus gonflées; que les bras étoient devenus presqu'aussi forts qu'auparavant, & qu'il rendoit les mêmes services, le malade ayant repris son métier de Cordonnier.

Enfin M. Pott observe, en écrivant au même Auteur, qu'il a rencontré, dans sa pratique, trois cas d'Aneurisme variqueux, & que l'opération n'a jamais été nécessaire pour aucun. M. Bell a lui-même observé un cas de la même nature, chez un homme que cet accident n'empêchoit pas de servir dans la Marine Royale, où il éprouvoit de grandes fatigues, fans que le mal qui duroit depuis treize ans fît aucun progrès.

§ II. *Situation de la tumeur Aneurismale.*

La situation particulière de la tumeur est la seconde circonstance, à laquelle il importe de faire attention dans le pronostic. Lorsqu'un Aneurisme est situé de manière qu'il est impossible de faire aucune ligature, ni d'appliquer aucune espèce de compression capable d'arrêter la circulation du sang dans la partie, avant que de procéder à l'opération, & sur-tout si l'artère affectée est un peu considérable, il y auroit le plus grand danger à y toucher, parce qu'avant qu'on fût parvenu à se rendre maître de l'hémorrhagie en liant l'artère, le malade auroit probablement perdu plus de sang que ses forces ne sauroient permettre. Lors donc que le siège de l'Aneurisme est sur le tronc, ou au cou, ou sous l'aisselle, ou à l'aine, on ne sauroit être bien fondé à donner un pronostic favorable; & au contraire on ne peut qu'en former un très-facheux, toutes les fois qu'il se trouve situé aussi défavorablement; car la force des pulsations artérielles surmontera infailliblement, tôt ou tard, la résistance des membranes qui environnent la tumeur, ce qui ne peut arriver sans entrainer les plus funestes conséquences.

Le succès de l'opération de l'Aneurisme ne peut aussi qu'être extrêmement douteux, lorsque le mal se trouve vers le haut de quelqu'une des extrémités supérieures ou inférieures, où toutes les artères de ce membre se trouvent réunies en un tronc commun. Mais s'il a son siège plus bas, l'on pourra se flatter de faire l'opération avec succès, lors même qu'il s'agira de lier l'artère principale; car, lorsque cette artère a fait quelque chemin le long de ce membre, elle a déjà fourni beaucoup de petites branches, qui, non-seulement s'anastomosoient avec de pareilles branches au-dessous de l'endroit malade, mais qui communiquent au moyen de celles-ci, avec le tronc inférieur du vaisseau. Et lorsque la circulation vient à être supprimée dans ce vaisseau principal, ces branches se dilatent par degrés au point d'entretenir la circulation dans la partie inférieure du membre, d'une manière beaucoup plus complette que l'on n'auroit pu s'y attendre *à priori*. Il n'est pas naturel de supposer que la principale artère de quelquelque membre, devenant tout à-coup imperméable, la circulation pourra s'y soutenir ensuite avec un certain degré de force; & cependant il existe un grand nombre de faits bien constatés, qui prouvent que quoique l'on ait détruit l'artère principale du bras, par une ligature, les parties situées au-dessous en ont très-peu souffert, ayant repris peu après l'opération, leur chaleur naturelle & leur vie. La même chose a eu lieu lorsqu'on a fait l'opération de l'Aneurisme sur le tronc principal de l'artère fémorale; mais comme la possibilité du fait a été contestée, nous citerons quelques observations qui la mettent absolument hors de doute.

M. Hamilton, ci-devant Professeur d'Anatomie à Glascow, a fait, avec un plein succès, l'opération de l'Aneurisme sur le tronc de l'artère fémorale, à la distance de deux travers de main au-dessous de l'aine. Et il y eut, dans ce cas, une circonstance très-remarquable, c'est qu'après que le tronc de l'artère eût été lié, on fut obligé de faire la même opération sur une petite branche artérielle qui avoit été blessée plus haut que l'artère principale.

Pendant quelque tems, tout le membre demeura plus froid que l'autre, & il se passa plus d'une semaine avant qu'on pût appercevoir aucune pulsation de l'artère près de la cheville du pied. En deux mois cependant la plaie se trouva complétement cicatrisée, la chaleur & la circulation revinrent à leur état naturel dans toute la jambe, dont l'usage fut si bien rétabli peu de tems après, que le malade étoit en état de se livrer à de violens exercices. *Voyez* Chirurgie de BELL. v. I. pag. 221, à la note.

Dans le troisième volume des Observations de Médecine de Londres, il y a une autre observation rapportée de l'opération pour l'Aneurisme faite sur le tronc de l'artère fémorale par M. Burchal, Chirurgien à Manchester; le malade se rétablit parfaitement. Il y en a une semblable dans le second volume des Commentaires de Médecine d'Edimbourg, qui eut un plein succès, quoique le tronc de l'artère eût été lié au-dessus de la naissance de la poplitée.

On voit, dans le volume LXXI. du Journal de Médecine, l'histoire d'une guérison faite par M. de Sault, Chirurgien-Major de l'Hôtel-Dieu, d'un Aneurisme situé à la partie moyenne de la cuisse d'un homme, dont le tronc de l'artère fémorale avoit été ouvert par un coup de fusil chargé de plomb & de chevrotine. La tumeur étoit d'un volume énorme; elle s'étendoit dans presque toute la longueur de la cuisse, & contenoit plus de quatre livres de sang coagulé. La jambe étoit excessivement œdématiée. Après qu'on eut lié l'artère au-dessus & au-dessous de la plaie, la vie se soutint dans toute l'extrémité, & le malade fut parfaitement guéri en soixante-cinq jours.

Dans le volume LXXVIII du même Journal, on lit une autre observation d'un Aneurisme faux de l'artère fémorale, traité & guéri de la même manière que le précédent & par le même Praticien, qui, en dernier lieu, a eu d'autres occasions de voir de semblables cas, & les a traités avec un entier succès. Ces guérisons, qui n'ont pas encore été publiées, paroîtront probablement aussi dans le Journal de Médecine.

Il résulte de tout ce que nous venons de dire, que lorsqu'un Aneurisme est situé de manière qu'il est impossible d'établir une compression sur l'artère au-dessus de sa partie dilatée, capable d'empêcher le sang d'y aborder, on ne doit pas entreprendre d'en faire l'opération, & qu'en pareil cas on ne peut former qu'un pronostic très-fâcheux. Mais lorsqu'un Aneurisme produit par un accident extérieur, se trouve avoir son siège en quelque partie des extrémités où l'on est maître d'arrêter la circulation, il faut toujours avoir recours à l'opération; & insister sur sa nécessité, aussi-tôt que la nature des symptômes donne le moindre lieu de soupçonner que la tumeur, abandonnée à elle-même, menace d'une rupture plus ou moins prochaine.

Comme le succès de cette opération dépend en très-grande partie de la probabilité qu'on peut avoir de conserver la circulation dans la partie inférieure du membre, on peut faire un pronostic plus ou moins favorable, toutes choses étant d'ailleurs égales, suivant que le siège du mal se trouve plus bas ou plus haut dans le membre affecté; car le danger de nuire à la circulation est d'autant plus grand que ce siège est plus voisin de l'articulation supérieure du membre.

§. III. *Age & tempérament du Malade.*

Mais enfin, soit que l'Aneurisme ait été occasionné par une cause extérieure, ou qu'il soit l'effet d'une maladie interne; & quelle que puisse être sa situation, le tempérament & l'âge du malade doivent avoir une grande influence sur l'opinion du Praticien, quant au succès qu'il peut attendre de l'opération. On peut dire même qu'il n'y en a aucune dont les suites tiennent plus évidemment à la bonne santé habituelle, & à la jeunesse du malade, que celle-ci; car, dans les premiers périodes de la vie, les parties molles du corps s'adaptent bien plus facilement aux circonstances nouvelles, qui sont la conséquence de quelque grand changement dans l'économie animale, qu'elles ne peuvent le faire dans les périodes plus avancés. Dans la vieillesse toutes les fibres animales ont acquis un tel degré de fermeté & de solidité, qu'elles sont presque incapables de distension; le systême artériel paroît sur-tout être dans ce cas, & cela va même au point qu'on trouve souvent une ossification de quelqu'une de ses parties. On peut donc raisonnablement craindre alors, que les petites artères ne soient plus susceptibles de ce degré de distension nécessaire pour qu'elles puissent suppléer au défaut de l'artère principale d'une partie considérable du corps, dont elles auroient facilement rempli les fonctions dans un âge moins avancé.

On a fait cette opération avec des succès bien différens, même dans des cas qui paroissoient assez semblables quant au siège de la maladie, & à d'autres circonstances.

On a même réussi quelquefois dans des cas qui paroissoient bien moins favorables, que ne promettoient de l'être d'autres cas où l'on n'a eu aucun succès. Ainsi, l'on a opéré très-heureusement, comme nous venons de le voir, dans quelques cas d'Aneurisme de l'artère fémorale; quoique l'on eût lié le tronc même de cette artère: tandis qu'on a souvent opéré sans succès sur l'artère poplitée; c'est-à-dire que, dans le premier cas, on a pu conserver la circulation dans la partie inférieure de la jambe, tandis que dans le second, où l'on pouvoit plus raisonnablement se flatter d'y réussir, on a vu la jambe demeurer froide après l'opération, aucune circulation ne s'y est rétablie, & le malade est mort bientôt après de gangrène.

Ces différences de succès ont donné lieu à des opinions bien opposées relativement à l'utilité de cette opération. Les uns l'ont condamnée, comme ne pouvant jamais être d'aucun avantage, excepté sur les petites artères des extrémités; tandis que d'autres ont affirmé qu'on pouvoit, dans tous les cas, la pratiquer sur les plus gros troncs artériels du bras ou de la cuisse, avec la plus grande probabilité de succès.

On peut expliquer cette contrariété d'opinions, par ce que nous avons dit tout-à-l'heure relativement à l'âge & au tempérament de ceux sur lesquels on opere; car on peut assez raisonnablement attribuer les bons ou les mauvais succès de cette opération à la facilité plus ou moins grande du systême artériel, à se dilater dans différentes époques de la vie. C'est pourquoi, si elle réussissoit mal chez une personne âgée, & infirme, quoique faite dans la partie inférieure du bras ou de la jambe, ce manque de succès ne devroit point détourner d'y avoir recours, lorsque le siège du mal seroit dans un endroit beaucoup moins favorable, quand le malade est jeune & d'un bon tempérament.

Du traitement de l'Aneurisme.

Après avoir parlé des différentes apparences, & des causes de l'Aneurisme, ainsi que des circonstances qui peuvent fonder un pronostic, nous allons nous occuper de la manière de le traiter.

§. I. *De la cure de l'Aneurisme par la compression.*

Dans tous les cas d'Aneurisme, de quelque espèce qu'il fût, on a recommandé la compression comme un remède général, non-seulement dans les premiers périodes de la maladie; mais même lorsqu'elle est déjà plus ou moins avancée. Depuis long-tems cependant on s'est borné à prescrire ce moyen pour la cure des Aneurismes récens, où la tumeur ne contient que du sang fluide qui rentre facilement dans l'artère; c'est la même méthode qu'on a été dans l'usage d'employer pour prévenir les fâcheuses conséquences de la piquure d'une artère dans l'opération de la saignée. *Voyez* SAIGNÉE.

Les Auteurs recommandent donc, lorsqu'il se présente un Aneurisme faux, peu considérable, & où l'épanchement du sang est peu étendu, de faire rentrer d'abord avec le doigt le sang qui séjourne dans la tumeur, & de tenir le doigt sur l'ouverture de l'artère pour empêcher qu'il n'en sorte, & ne remplisse de nouveau le sac Aneurismal; en même-tems qu'on appliquera sur cette partie un morceau de papier mâché & bien exprimé, ou un emplâtre astringent, ou une pièce de monnoie dans une compresse. Ils prescrivent de mettre par-dessus une seconde & une troisième compresse plus épaisses & graduées, ensuite de faire fléchir l'avant-bras au malade, & de contenir ces compresses par le bandage de la saignée, en employant deux bandes, afin qu'elles soient plus fortement maintenues en place, & que l'artère plus exactement comprimée, ait moins de peine à se réunir. Ils conseillent de placer sur tout le trajet de l'artère, depuis l'endroit de la piquure jusqu'à l'aisselle, une compresse longue, étroite, & épaisse, qu'on assujettit avec une bande particulière roulée en doloire autour du bras, pour diminuer, par une douce compression la force de l'impulsion du sang contre l'ouverture du vaisseau. Ils assurent qu'au moyen d'une semblable compression continuée pendant quelques semaines, ou pendant quelques mois, on peut se flatter de guérir souvent l'Aneurisme. Si cependant le bandage dont nous parlons, ne faisoit pas une compression suffisante, on mettroit en usage quelqu'une des machines que les Chirurgiens ont inventées pour la compression des Aneurismes; ces machines pouvant, non-seulement arrêter les progrès de la tumeur Aneurismale, mais souvent encore la guérir radicalement avec le tems, lorsqu'elle n'est pas d'un volume considérable. Voyez la représentation de quelques-unes de ces machines dans les Pl. fig. 37, 38 & 39.

Il n'est pas douteux que l'on n'ait dans un petit nombre de cas opéré une guérison par des moyens de cette nature. Mais indépendamment de l'extrême incommodité que causoient ces bandages, & ces machines, dont il falloit supporter la pression pendant si long-tems, pour en observer l'effet desiré, il est aisé de voir qu'aucun de ces moyens ne pouvoit servir à comprimer l'artère, sans comprimer en même-tems les veines; circonstance qui, en augmentant la résistance aux impulsions du sang artériel, devoit nécessairement augmenter la force avec laquelle ce sang frappoit contre l'ouverture du vaisseau; en sorte que, non-seulement cette méthode ne pouvoit pas avoir de grands avantages, mais qu'il est à présumer, au contraire, qu'elle a été plus nuisible qu'utile dans la plupart des occasions.

Mais quoique l'on ne doive peut-être jamais faire usage de la compression, dans aucun période de l'Aneurisme par épanchement, excepté, comme nous l'avons dit ci-dessus, le cas où l'artère affectée se trouve dans le voisinage d'un os, qui lui donnant un point d'appui, augmente beaucoup l'effet de ce moyen, en même-tems qu'il en facilite l'application, on peut souvent en retirer assez d'avantage dans le traitement de l'Aneurisme enkysté.

Dans les premiers tems de cette maladie, tandis que le sang est encore assez fluide, pour qu'on puisse, en comprimant le sac avec les doigts, le faire rentrer dans l'artère, on peut souvent, à l'aide d'un bandage souple & élastique, adapté convenablement à la partie, empêcher la tumeur de beaucoup augmenter; & même il est arrivé, dans quelques cas, que le soutien constant qu'on a donné par ce moyen à l'artère malade a suffi pour procurer une guérison complette. Dans l'Aneurisme variqueux en particulier, où comme nous l'avons dit, il ne sera que bien rarement nécessaire de recourir à l'opération, on peut retirer de grands avantages d'une compression modérée.

M. Ant. Brambilla a donné, dans le premier vol. des Mémoires de l'Académie de Chirurgie de Vienne, deux observations d'Aneurisme variqueux récens, qui ont été guéris par la méthode ordinaire, d'une forte compression long-tems continuée. Dans l'un de ces deux cas, la cure a duré six mois; dans le second, elle en a pris quatre & demi. L'articulation du coude chez le premier malade avoit perdu pendant ce tems un peu de son mouvement, & l'avant-bras étoit devenu légérement atrophié. Dans un troisième cas, où la maladie datoit de trois mois & demi, la même méthode fut parfaitement inutile. Ces faits, même les deux premiers, qui prouvent qu'on peut guérir une blessure de l'artère par une forte compression, sont peu cependant en faveur de cette méthode; les inconvéniens qui en sont la conséquence, même dans le cas de l'Aneurisme variqueux, où les effets de la compression des veines sont moins à redouter que dans l'Aneurisme par épanchement: ces inconvéniens, dis-je, font douter, si, dans un cas d'Aneurisme variqueux récent, il ne vaudroit pas mieux se contenter de soutenir doucement les parties, que d'en tenter la guérison radicale, toujours incertaine par un pareil moyen.

Quelque avantage qu'on ait pu retirer d'un certain degré de compression dans des cas d'Aneurisme enkysté, il faut bien prendre garde à ne jamais la porter trop loin, car des bandages très-serrés occasionnent une réaction trop grande des parties de l'artère sur lesquelles on les applique, & au lieu de remplir le but qu'on en attend, ils ont souvent un effet diamétralement opposé. On préférera donc une compression modérée à une compression très-forte; la plus utile paroît être celle qui ne fait que soutenir doucement les parties, sans aller au-de-là.

§. II. *De l'usage du régime antiphlogistique.*

Mais tandis qu'on fait usage de la compression, il ne faut pas négliger les autres moyens qui peuvent retarder les progrès du mal; tels sont ceux qui tiennent au régime & les remèdes tirés de la classe des rafraîchissans. Le malade doit être tenu à une diète sévère; on lui fera de tems en tems des petites saignées, quand cela lui paroîtra nécessaire: on lui tiendra le ventre libre, & l'on ne lui permettra aucun exercice violent, sur-tout de la partie affectée. Dans les dernières périodes de l'Aneurisme, lorsque la tension & la douleur ont beaucoup augmenté, les anodins sont très-utiles; & même ils sont alors, ainsi que dans bien d'autres cas, la seule classe de remèdes dont on puisse tirer quelque avantage.

On doit particulièrement avoir recours à ces moyens palliatifs, dans les cas d'Aneurisme, pour lesquels on ne croit pas qu'il soit convenable d'entreprendre aucune opération, & sur-tout dans ceux qui se trouvent situés en quelqu'autre endroit qui rend l'opération absolument impraticable; il faut se contenter de soutenir la partie affectée par une douce compression, toutes les fois que la chose est possible; prévenir la pléthore par le régime, la diminuer par des petites saignées lorsqu'elle existe, défendre au malade toute espèce d'exercice, & lui administrer de l'opium, quand les douleurs vont au point de rendre ce remède nécessaire.

§. III. *De l'opération pour l'Aneurisme.*

Lorsque l'on n'a pas réussi à empêcher le développement de l'Aneurisme, ou lorsque la maladie se présente comme il arrive le plus souvent dans un état déjà très-avancé, il faut avoir recours à l'opération dans le cas où elle est praticable. Nous allons dire la manière de l'exécuter.

La première chose à faire est de se rendre maître de la circulation du sang dans les parties inférieures du membre affecté, au moyen du tourniquet.

Ensuite, il faut placer le malade de manière que le membre affecté, étendu sur une table, se trouve à la hauteur convenable, pour que le Chirurgien puisse agir commodément; & comme l'opération est ordinairement très-longue, il convient qu'il puisse opérer assis. Le membre étant bien fixé dans cette position par un aide, l'Opérateur doit inciser avec un bistouri la peau & le tissu cellulaire sur toute la longueur de la tumeur; & comme il est très-important d'avoir assez de place pour conduire facilement le reste de l'opération, on est dans l'usage de prolonger cette incision extérieure, un demi-pouce au-dessus & au-dessous des extrémités de la tumeur. Il ne sauroit y avoir d'inconvénient à donner beaucoup d'étendue à cette première incision; le Chirurgien qui, par timidité, ou par un ménagement mal jugé pour son malade, a craint de la faire trop grande, s'est trouvé fort souvent embarrassé, lorsqu'il s'agissoit de faire la ligature de l'artère.

Après qu'on a incisé les tégumens, l'on est dans l'usage de procéder d'une manière très-lente, & très-circonspecte; on dissèque couche après couche les parties jusqu'à ce que l'on soit parvenu à découvrir l'artère. Cette méthode rend l'opération très-longue, parce que l'épaisseur des parties qui recouvrent l'artère, est toujours considérable, & quelquefois étonnante; les couches membraneuses s'étant formées en grand nombre l'une sur l'autre, de la lymphe coagulable du sang contenue dans la tumeur. Une telle précaution cependant n'est réellement pas nécessaire; l'opération pouvant se faire de la manière que nous allons indiquer, tout aussi bien, beaucoup plus promptement, & en causant beaucoup moins de douleur au malade.

Aussi-tôt qu'on a fait l'incision extérieure, il faut, avec une éponge, ôter tout le sang qui vient de s'épancher; & faire avec une lancette une ouverture dans la partie la plus molle de la tumeur, assez grande pour recevoir le doigt index de la main gauche de l'Opérateur. Celui-ci ayant introduit son doigt dans cette ouverture, s'en servira comme de directeur pour ouvrir la tumeur d'un bout à l'autre avec un bistouri à pointe mousse, de haut en bas, & ensuite de bas en haut, afin que l'intérieur de sa cavité soit mis parfaitement à découvert. La courbure du tranchant du bistouri, ne doit pas être aussi considérable qu'on la fait ordinairement, parce que cela n'est pas nécessaire ; & que d'ailleurs l'instrument coupe plus facilement quand sa courbure est légère, que quand elle est plus marquée. *Voy.* les Pl. fig. 88.

La cavité de la tumeur étant ouverte d'un bout à l'autre, on en tirera tout le sang coagulé qui s'y trouve renfermé. On a inventé pour cet objet, différens instrumens en forme de curettes & de cuillers ; mais il n'y en a point qui remplisse ce but aussi commodément, & avec moins de douleur pour le malade, que les doigts de l'opérateur. Celui-ci ayant enlevé tous les caillots, ainsi que les filets membraneux qui se trouvent ordinairement dans le sac Aneurismal, mettra la cavité à sec, en ôtant tout le sang qui s'y est épanché, & qui a été fourni par les veines des parties inférieures, qu'on a coupées en ouvrant la tumeur. On lâchera ensuite le tourniquet, en sorte qu'il n'exerce plus aucune compression, afin de découvrir non seulement l'artère, mais aussi l'ouverture par où elle a laissé échapper le sang qui a formé la tumeur ; après quoi on le serrera de nouveau, & l'on procédera aux moyens d'empêcher qu'à l'avenir le sang ne continue à s'épancher par le même endroit. On en a proposé plusieurs pour remplir ce but ; nous en décrirons trois principaux auxquels tous les autres à peu-près peuvent se rapporter.

1.° La crainte de détruire la circulation dans la partie inférieure du membre sur lequel on opère en liant l'artère affectée, a fait proposer, il y a long-tems, de mettre sur son ouverture un morceau d'agaric, de vitriol, d'alun, ou quelqu'autre substance astringente, afin de procurer, s'il étoit possible, la réunion de ses bords.

2.° Sur le même principe, c'est-à-dire, dans le but de conserver la liberté du canal artériel, M. Lambert, Chirurgien distingué de Newcastle, a proposé, il y a plusieurs années, de réunir les bords de l'orifice du vaisseau, par le moyen d'une suture entortillée ; & de passer pour cet effet d'un bord à l'autre une petite aiguille qui serviroit à les rapprocher au moyen d'un fil, en procédant de la même manière qu'on le fait dans l'opération du bec de lièvre (*a*).

Mais il y a de bien grandes objections à faire à l'une & à l'autre de ces méthodes. D'abord, nous ne connoissons aucune application astringente dont les propriétés méritent quelque confiance, pour l'objet dont il s'agit. Car, quoique différens topiques de cette nature aient réussi quelquefois, à arrêter passagérement des hémorrhagies, il y a peu d'exemples qui prouvent, d'une manière bien authentique, qu'on puisse jamais en attendre un effet permanent. Dans presque tous les cas où on les emploie, on voit l'hémorrhagie renaître à différentes reprises, & tourmenter, non-seulement le malade, mais aussi le Chirurgien qui lui donne des soins. Aussi, dans la pratique ordinaire, l'on ne fait plus de cas d'aucun moyen de cette espèce.

Quant à la méthode de M. Lambert, qui consiste à réunir, par une suture, les bords de l'orifice de l'artère, elle est certainement très-ingénieuse, & il est vraisemblable que, dans la plupart des cas, on viendroit à bout, par son moyen, d'arrêter très-efficacement l'hémorrhagie ; mais comme autant que nous pouvons en être informés, l'opération n'a jamais été faite qu'une fois, cette seule expérience ne suffit pas pour faire juger, s'il faut l'approuver ou la rejetter. Cependant si, dans un objet de cette nature, on pouvoit se permettre de former une opinion d'après un simple raisonnement, il y auroit deux objections à faire à cette méthode. La première, c'est que, dans presque tous les cas où l'on fait l'opération pour l'Aneurisme, l'artère se trouve à la partie postérieure de la tumeur ; en sorte que lorsqu'on a enlevé tous les caillots, la plaie se trouve si profonde, que ce doit toujours être une chose très-difficile, & souvent tout-à-fait impraticable que d'exécuter cette opération délicate sur l'orifice de l'artère, avec toute l'attention & toute l'exactitude requises pour en assurer le succès. Il est vrai qu'il arrive quelquefois que l'artère se trouve à la partie antérieure de la tumeur, & alors la suture de l'artère ne seroit pas aussi difficile ; mais une semblable position des parties est un cas fort rare ; au lieu que très-souvent l'artère est située si profondément qu'il paroîtroit impossible d'exécuter cette opération.

Mais il y a une objection très-essentielle à faire *à priori* à la méthode de M. Lambert : c'est qu'en faisant la suture de l'orifice de l'artère, on diminuera probablement la capacité du vaisseau dans cet endroit. M. Lambert avoue lui-même, en rendant compte du cas où il a fait l'opération dont nous parlons, que le diamètre de l'artère se trouva un peu diminué. Or le passage du sang se trouvant ainsi resserré dans un point, son impulsion doit y être plus considérable ; & il peut arriver que le remède même, employé pour guérir une espèce d'Aneurisme, devienne une cause qui agisse puissamment pour déterminer la formation d'une autre ; car, l'obstruction du vaisseau peut occasionner une dilatation de ses membranes, dans la partie qui est immédiatement au-dessus de celle où se trouve le resserrement.

Ces objections, au reste, qui ne sont puisées que dans la théorie, n'ont peut-être aucun fondement réel ; & si l'expérience venoit à le prouver, on pourroit regarder la méthode proposée par M. Lambert comme devant être mise au rang des belles acquisitions de la Chirurgie moderne.

(*a*) Recherches & Observations de Médecine, vol. 2, art. XXX.

La méthode ordinaire d'empêcher l'épanchement ultérieur du sang dans le sac Aneurismal, consiste à rendre l'artère tout-à-fait imperméable par des ligatures : voici la manière d'exécuter cette partie de l'opération.

L'artère étant mise à nud, de la manière que nous avons indiquée, & le sac absolument vuidé du sang qu'il contenoit, on lâchera le tourniquet pour voir l'orifice qui donne passage au sang. On introduira sur-le-champ, dans cet orifice, l'extrémité d'un stilet obtus, qui servira pour soulever l'artère, & pour la détacher des parties voisines, afin de pouvoir plus sûrement, par ce moyen, passer une ligature autour, sans y renfermer les nerfs, qui, pour l'ordinaire, accompagnent les gros vaisseaux sanguins des extrémités. Au moyen de cette précaution, on sera toujours sûr de les éviter, & de se mettre à l'abri des accidens fâcheux qui pourroient survenir, si on les eût compris dans la ligature. Lorsque l'Aneurisme est situé sous le jarret, ou vers le pli du coude, on peut relâcher un peu l'artère, en faisant fléchir la jointure, & faciliter ainsi cette partie de l'opération.

L'artère étant soulevée & séparée des parties subjacentes, on passe par-dessous un petit ruban fait de plusieurs fils unis ensemble avec de la cire, à la distance de deux lignes à-peu-près au-dessus de l'orifice ; on en met un autre au-dessous à la même distance. Les Chirurgiens en général recommandent d'être très-attentif à ne pas placer la ligature plus loin qu'il ne faut de l'orifice de l'artère, parce que le danger de perdre l'avantage des branches collatérales qui s'anastomosent, avec celles des parties inférieures, doit augmenter à mesure qu'on la porte plus haut. Il paroît cependant que la grande importance qu'ils ont attachée à ce précepte est dûe à leurs connoissances anatomiques, plutôt qu'à des observations faites dans la pratique Chirurgicale ; puisque, comme nous l'avons vu ci-devant, le tronc de l'artère fémorale peut être comprimé dans quelque partie que ce soit de la cuisse, sans produire la mortification du membre ; les observations de M. Hunter & de M. de Sault tendent à prouver la même chose.

La méthode la plus commode pour passer les ligatures est au moyen d'une aiguille courbe & mousse telle qu'elle est représentée dans les Pl. fig. 20 & 21. On se sert assez ordinairement d'une aiguille pointue & tranchante, telle que celles qu'on emploie pour les sutures ; mais une aiguille de cette espèce ne remplit pas aussi bien l'intention qu'on se propose, que celles que nous recommandons, parce qu'elle peut blesser les parties voisines de l'artère, & même la partie inférieure lorsqu'elle a un tranchant à sa surface concave. Une aiguille tout-à-fait mousse n'est point sujette à ces inconvéniens, & a pour cet objet tous les avantages des autres.

Les deux ligatures étant placées, on serrera d'abord celle qui est au-dessus de l'orifice, par le nœud du Chirurgien, c'est-à-dire, en passant deux fois l'extrémité du ruban dans la première anse, & on l'assujettira en faisant un nœud simple par-dessus. Quelques Auteurs recommandent de placer une petite compresse de linge entre l'artère & le nœud, pour que celui-ci ne risque pas de l'endommager ; mais cette précaution est parfaitement inutile, car si la compresse n'environne pas absolument l'artère, la ligature pourra le couper en tout autre endroit, comme sous le nœud. D'ailleurs il n'y a aucune nécessité à serrer la ligature assez fort, pour qu'on puisse redouter qu'elle ne coupe l'artère ; une compression des parois de celle-ci, beaucoup moins forte que celle qui pourroit les blesser, étant bien suffisante pour la rendre imperméable.

Lorsqu'on a serré la première ligature, on peut, avant que de serrer la seconde, lâcher le tourniquet, pour voir si le sang coule dans la plaie par l'orifice de l'artère. S'il en sort en certaine quantité, on peut en tirer un augure très-favorable pour le succès de l'opération ; parce que ce phénomène prouve évidemment que les branches collatérales supérieures qui s'anastomosent avec les inférieures, sont assez considérables pour entretenir, jusqu'à un certain point, la circulation dans tout le membre. Cependant s'il ne couloit point de sang, cette circonstance seule ne devroit pas faire désespérer du succès ; car on voit souvent réussir l'opération, quoique le sang n'eût point reflué par la portion de l'artère inférieure à l'orifice.

Mais, lors même qu'il ne paroîtroit point de sang en lâchant le tourniquet, il ne faudroit pas pour cela se dispenser de serrer la ligature inférieure ; car autrement il seroit fort à craindre que la circulation s'établissant par les anastomoses des artères collatérales, le sang ne vînt bientôt à gagner le tronc de l'artère, & à s'échapper par l'ouverture. Cette précaution d'ailleurs est facile à prendre, & il est trop important de mettre le malade à l'abri de l'hémorrhagie, pour qu'on puisse se permettre de la négliger. Après qu'on aura serré les nœuds, on laissera les bouts des ligatures assez long, pour qu'ils puissent sortir de la plaie après le pansement, & que l'on ait la facilité de les retirer lorsqu'il sera nécessaire.

Pour se mettre plus sûrement à l'abri des accidens qui peuvent arriver, on est dans l'usage de mettre une seconde ligature au-dessus & au-dessous, à quelque distance des premières, & un peu plus loin de l'orifice de part & d'autre, sans les nouer, afin d'y avoir recours au cas où le sang viendroit à couler. On doit avoir soin de distinguer de quelque manière ces ligatures d'attente, ce qui peut se faire au moyen d'un petit nœud à chacune de leurs extrémités.

Quand on aura serré les deux ligatures, ainsi que nous l'avons indiqué, on lâchera tout-à-fait le tourniquet, & s'il ne paroît point de sang à l'orifice de l'artère, on pourra compter que l'opération va bien jusques-là.

On couvrira ensuite la plaie de charpie mollette; on mettra par-dessus un plumaceau enduit d'un onguent émollient, & l'on contiendra le tout avec une compresse, & deux ou trois tours de bande, au-dessus & au-dessous du centre de la plaie. On aura soin de ne faire d'autre compression que celle qui est absolument nécessaire pour contenir l'appareil.

Le malade étant mis au lit, on placera le membre sur un coussin dans la position la plus commode, & la plus propre en même-tems à maintenir les parties dans un état de relâchement.

Comme cette opération de l'Aneurisme, qui est toujours très-longue, cause au malade beaucoup de douleur, & le laisse dans un état très-irritable, il convient de lui donner une bonne dose de laudanum dès le moment qu'on l'a mis au lit, & même de la répéter occasionnellement suivant le degré de douleur & d'anxiété qu'il éprouve.

Il est arrivé, dans quelques cas d'Aneurisme, que les pulsations de l'artère se sont fait appercevoir dans la partie inférieure du membre affecté, d'abord après l'opération; cependant cela n'est point ordinaire. Car comme la plupart des Aneurismes que l'on opère, sont la suite d'un accident causé par une saignée; comme par conséquent ils ont leur siége au pli du coude, dans un endroit ou rarement l'artère se trouve divisée, puisqu'elle ne se divise le plus souvent qu'à un pouce ou deux plus bas, c'est ordinairement le tronc de l'artère qui est le siége du mal. C'est pourquoi si l'on met la ligature sur ce tronc, elle arrête presque entièrement le cours de tout le sang qui se rend à la partie inférieure du bras; d'où il suit que l'on ne peut plus sentir de pouls au poignet, jusqu'à ce que les branches collatérales se dilatant par degrés, viennent enfin à transmettre aux vaisseaux de l'avant-bras une quantité de sang suffisante pour servir de stimulant aux principales ramifications inférieures de l'artère.

D'abord après l'opération, le malade se plaint d'un engourdissement extraordinaire & d'un défaut de sensibilité dans tout le membre; la partie assez communément perd sa chaleur pendant quelques heures, & il convient de la bien envelopper dans une flanelle souple qu'on a eu soin de chauffer auparavant; des frictions douces seront utiles aussi pour faire l'effet d'un stimulant & pour exciter la circulation. Ordinairement la chaleur commence à se rétablir dix ou douze heures après l'opération, quoique l'engourdissement subsiste encore; & il n'est pas rare de voir, au bout de quelques heures de plus, la chaleur augmenter dans tout le membre, au-delà du degré naturel.

Il importe d'être très-attentif au régime du malade, & de le varier suivant son état, en lui donnant une nourriture substantielle, & même des cordiaux, s'il est foible & épuisé, ou en le tenant à un régime très-sévère, s'il a de la force & une disposition pléthorique; on aura soin en même-tems de tenir toujours le membre dans une position commode, & qui en favorise le relâchement. Vers le quatrième ou cinquième jour, & quelquefois beaucoup plutôt, on commence à appercevoir au-dessous des ligatures, de foibles pulsations de l'artère, qui par degrés deviennent plus fortes; & le malade recouvre proportionnément l'usage & la sensibilité des organes qui avoient souffert.

Dès que l'on voit la suppuration établie sur la plaie, ce qui arrive rarement avant le cinquième ou le sixième jour, il convient de la couvrir, pendant quelques heures, d'un cataplasme émollient, pour ramollir & détacher les plumaceaux qu'on enlevera ensuite facilement. On ne touchera pas aux ligatures, qui tomberont d'elles-mêmes au second ou troisième pansement, ou que l'on pourra ôter alors sans inconvénient. Les pansemens seront doux & légers; on les renouvellera tous les deux ou trois jours, suivant que le pus sera plus ou moins abondant. La plaie en général se cicatrise facilement; & quoique le malade se plaigne pendant long-tems encore d'engourdissement & de foiblesse dans toute l'extrémité sur laquelle on a opéré, dans la plupart des cas il en recouvre parfaitement l'usage avec le tems.

Telle est la manière dont se termine l'opération de l'Aneurisme, lorsque son succès est aussi complet que possible. On comprendra aisément qu'une terminaison aussi favorable n'a pas lieu dans tous les cas. La circulation quelquefois ne se rétablit pas, les parties ne reprennent ni leur sensibilité, ni leur action, ni leur chaleur; rien n'annonce que la vie soit prête à s'y rétablir. Le simple défaut de sang détermine enfin un commencement de gangrène; & comme la nature est ici privée d'un des principaux agens qu'elle emploie pour séparer du reste du corps les parties gangrénées, savoir, l'action du systême sanguin, dès que la gangrène commence à se former dans les parties ainsi privées de circulation, rien ne peut plus en arrêter les progrès, jusqu'à ce qu'elle soit parvenue à son dernier terme dans toute leur étendue. Si le malade survit à ses effets immédiats, jusqu'à ce que les parties affectées se séparent de celles qui sont saines, l'amputation du membre sera sa ressource.

Il n'y a point de Praticien qui puisse nier que l'opération ne se termine quelquefois de cette manière, lorsqu'on l'a pratiquée sur l'artère principale de la partie supérieure d'un membre; mais ce n'est point une raison qui doive engager à la rejeter dans tous les cas. Personne n'ignore que le succès des grandes opérations est toujours accompagné de quelque incertitude;

& comme dans celle-ci, non-plus que dans aucune autre de la même importance, on ne peut jamais annoncer, avec précision, quel en sera la conséquence, il ne faut jamais l'entreprendre lorsque l'on peut se flatter de réussir en employant des moyens plus doux, & moins dangereux. Mais lorsque ces moyens nous manquent, & que la vie du malade est en danger, il faut sans hésiter recourir à l'opération, comme au seul moyen qui reste de la l. i. conserver.

Tout ce que nous venons de dire sur l'opération de l'Aneurisme, se rapporte à la seconde espèce de cette maladie que nous avons nommée *Aneurisme par épanchement*; parce que les cas *d'Aneurisme vrai* ou *enkysté* sur lesquels on peut opérer, sont beaucoup moins fréquens, & que d'ailleurs l'opération est à-peu-près la même; il faut également diviser les tégumens, ouvrir la tumeur, & en ôter les caillots & le sang qui ne circule plus. Ensuite au lieu de lier l'artère au-dessus & au-dessous de l'ouverture par où elle laisse échaper le sang, on place les ligatures au-dessus & au-dessous du sac Aneurismal.— Mais il y a une circonstance qui rend ici l'opération plus dangereuse, & qui a nuit plus d'une fois à son succès, c'est que très-souvent l'artère se trouve viciée au-delà de sa dilatation; & que si l'on ne place pas la ligature, sur un endroit sain du vaisseau, la portion liée tombe, ou se trouve bientôt coupée par la ligature, avant que ses parties aient pu se réunir, & le malade périt par l'hémorrhagie qui survient en conséquence. C'est par cette raison particulièrement que l'opération a été souvent sans succès, dans l'Aneurisme de l'artère poplitée, & qu'elle a été condamnée, même par des Chirurgiens du premier rang.

Nouvelle méthode de faire l'opération de l'Aneurisme par une simple ligature.

Les artères fémorales & poplitées, sont des branches qui partent du même tronc; elles se distribuent sur différens côtés de la cuisse, & on les découvre facilement dans chacune de ces situations; mais, dans l'endroit où l'artère passe d'un côté à l'autre, elle est plus enfoncée sous les parties qui l'environnent, & ne peut être mise à nud sans quelques difficultés. Quand on pratique l'opération l'Aneurisme de l'artère poplitée, particulièrement lorsque la tumeur a beaucoup de volume, on fait ordinairement la ligature à l'endroit où l'artère sort des muscles; mais il y a trop peu de place en cet endroit, si l'artère se trouve malade un peu plus haut que la tumeur, si elle vient à être coupée par la ligature; car alors il ne reste pas assez de longueur du vaisseau, pour permettre de s'en assurer encore une fois sous le jarret.

M. Hunter, ayant vu plusieurs fois l'artère céder ainsi, a proposé, en pratiquant cette opération, de saisir le vaisseau à quelque distance au-dessus de la partie malade, de manière à diminuer le risque de l'hémorrhagie, & à pouvoir faire plus promptement la ligature, dans le cas où cet accident arriveroit. M. Hunter pensoit que si l'on parvenoit de cette manière à détruire dans le sac Aneurismal, la force de la circulation, on enleveroit en même-tems la cause de la maladie; & selon lui, il étoit vraisemblable que si les parties étoient livrées à elles-mêmes, le sac avec le sang coagulé qui y étoit contenu, pourroit être absorbé & toute la tumeur ainsi enlevée par l'action de l'économie animale, ce qui rendroit inutile toute incision dans le sac.

L'opération conçue de cette manière, fut pratiquée pour la première fois à Londres, à l'Hôpital Saint-Georges, en l'année 1785: le résultat abrégé que nous allons en rapporter doit mettre en crédit la théorie de M. Hunter; & autant qu'un seul fait peut servir à établir une pratique générale, cette observation paroît être l'époque d'un progrès de la plus grande importance dans la Chirurgie.

Un homme de quarante-cinq ans fut reçu à l'Hôpital de Saint-Georges, en Decembre 1785. Il avoit un Aneurisme de l'artère poplitée, dont il s'étoit apperçu depuis trois ans & qu'il avoit vu augmenter graduellement pendant tout ce tems. La tumeur étoit assez volumineuse pour écarter les deux tendons qui sont placés aux deux côtés du jarret, & pour faire une saillie considérable entr'eux. La pulsation étoit très-distincte & pouvoit être sentie à chaque endroit de la tumeur. La jambe & le pied de ce côté étoient beaucoup plus gros que de l'autre, & avoient une couleur mêlée de brun; le gonflement n'étoit point de nature œdémateuse, mais ferme & charnu; il étoit une suite de l'extravasation de la lymphe coagulée, & la jambe conservoit sa forme naturelle.

M. Hunter s'étant déterminé à faire l'opération, appliqua préalablement un tourniquet sans le serrer, afin de laisser les parties, autant qu'il seroit possible, dans leur situation naturelle. Il commença par faire une incision sur la partie antérieure & interne de la cuisse, un peu au-dessus du milieu de cette partie. Cette incision fut prolongée obliquement à travers le bord inférieur du muscle couturier, & fut faite assez grande pour donner pleine liberté de faire dans le cours de l'opération tout ce qui pourroit être nécessaire. Le *fascia* qui couvre l'artère fut alors mis à découvert dans la longueur d'environ trois pouces, & les pulsations de ce vaisseau se faisant sentir alors d'une manière très-manifeste, il fit au travers du *fascia* une légère incision d'environ un pouce, le long de son bord, & l'exposa ainsi à la vue. Après avoir dégagé l'artère de de ses attaches latérales, par le moyen du bistouri, & des parties qui la touchent postérieurement avec le bout d'une spatule mince, il passa derrière ce vaisseau une double ligature au moyen d'une sonde à œil, & lia l'artère en deux endroits, mais assez légèrement, pour appliquer seulement ses parois les unes contre les autres; il fit de la même manière deux autres ligatures un peu plus bas. Ce qui le détermina à faire ces quatre ligatures, fut que chacune d'elles étant peu serrée, ne suffisoit pas pour intercepter entièrement le passage du sang, ce que faisoient les quatre ensemble; & M. Hunter aimoit mieux comprimer une grande étendue de l'artère que de faire une forte pression sur un seul de ses points. Les bouts des ligatures furent portés hors de la plaie, dont les lèvres furent aussi-tôt rapprochées l'une de l'autre, & retenues par un emplâtre adhésif & une bande, pour en procurer la réunion.

Quelques heures après l'opération, non-seulement le membre avoit conservé sa chaleur naturelle, mais même il étoit plus chaud que l'autre jambe. Le second jour, après l'opération, la consistance charnue de la jambe étoit devenue souple, son volume étoit beaucoup diminué, & la tumeur Aneurismale parut avoir perdu plus du tiers de sa grosseur.

Le quatrième jour, à la levée de l'appareil, on trouva les bords de la plaie unis dans toute leur longueur, excepté aux endroits où les ligatures y mettoient obstacle; il n'y avoit dans la partie ni douleur, ni tuméfaction, mais la tumeur Aneurismale étoit presque dans le même état qu'au second jour.

Le neuvième jour, il s'étoit fait un écoulement considérable de sang, dans l'endroit où les ligatures sortoient de la plaie; c'est pourquoi on appliqua un tourniquet un peu au-dessus, pour s'opposer à cet écoulement. Peu d'heures après, on ôta le tourniquet & le sang ne couloit pas; cependant on plaça sur la plaie, dans la direction de l'artère, un rouleau de bande, & par-dessus on mit le tourniquet, que l'on ne serra qu'autant qu'il étoit nécessaire pour détruire l'impétuosité du sang, dans cette portion de l'artère.

Le dix-septième jour, la tumeur étoit diminuée, & les parties qui l'environnoient étoient plus affaissées & plus souples, de manière qu'elle paroissoit plus distincte.

Vers les derniers jours de Janvier, six semaines après l'opération, le malade sortit de l'Hôpital. A cette époque la tumeur étoit encore diminuée, & plus ferme au toucher. On recommanda au malade de venir à l'Hôpital une fois la semaine, & dans l'intervalle, d'exercer quelque degré de compression sur la tumeur, au moyen d'une compresse & d'un bandage, afin d'aider l'action des vaisseanx absorbans.

Au mois de Mars la plaie se rouvrit, & jusques au mois de Juillet, divers accidens inflammatoires de la cuisse, retinrent le malade à l'Hôpital. Ces accidens étoient occasionnés par divers fragmens des ligatures qui étoient demeurés sous la cicatrice; mais enfin, à l'époque dont nous parlons, le gonflement de la cuisse s'affaissa entièrement, & le malade sortit de l'Hôpital, n'ayant en apparence plus de tumeur sous le jarret, & bien portant à tous égards.

Le succès de cette opération confirma pleinement l'opinion qu'en avoit formé d'avance M. Hunter, savoir, qu'il suffit de détruire la force de la circulation dans l'artère affectée pour opérer la cure de la maladie, ou du moins pour mettre obstacle à ses progrès, & pour laisser les parties dans un état dont l'action de l'économie animale peut les retirer, en les rendant à leur état naturel.

Cette manière de faire l'opération étant en elle-même évidemment plus simple, & à tous égards moins dangereuse que la méthode que l'on emploie ordinairement, & que nous avons décrite ci-dessus, nous ne nous étendrons pas sur les raisons pour lesquelles elle paroît devoir mériter la préférence. Nous ajouterons seulement que M. Hunter blâme maintenant, plutôt qu'il n'approuve, la méthode qu'il a suivie d'appliquer un grand nombre de ligatures, parce qu'elles ne peuvent sortir sans produire de l'ulcération à la partie de l'artère qu'elles renferment, ce qui exige beaucoup de tems lorsque la ligature n'est pas bien serrée; & que probablement s'il faisoit de nouveau cette opération, il ne chercheroit pas à cicatriser la plaie par le rapprochement immédiat de ses bords, mais qu'il préféreroit de ne pas la fermer sitôt, afin de pouvoir visiter l'artère quand cela seroit nécessaire.

Il paroît par un mot, qui se trouve dans le volume LXX du journal de Médecine, à la page 471, que M. de Sault avoit déja pratiqué la même opération quelques mois avant M. Hunter avec un entier succès; mais il n'en a publié encore aucun détail.

Elle a été exécutée depuis sur un Aneurisme très-considérable de la partie supérieure de l'artère fémorale. Le malade mourut au quatorzième jour; il paroît que ce défaut de succès doit être attribué à ce que la maladie étoit trop avancée, & à ce qu'elle avoit son siège dans une portion trop élevée de l'artère. — Voyez un mémoire sur l'Aneurisme de l'artère poplitée, dans le journal de Médecine volume LXX, p. 453.

Guérison de l'Aneurisme opérée par la nature.

Cette opinion que la cure d'un Aneurisme peut s'opérer par l'anéantissement de la force de la circulation, se trouve confirmée par différens cas de cette maladie qui se sont guéris spontanément, & dont la guérison a commencé à se faire tout-à-coup, au moment où le sang a paru ne pouvoir plus pénétrer dans le sac Aneurismal, le canal artériel ayant été bouché au-dessus par une concrétion de la nature de celles que l'on observe dans la cavité de l'Aneurisme.

Les Auteurs ont parlé depuis long-tems de ces guérisons faites par la nature; mais il étoit réservé aux Chirurgiens modernes de les bien observer, de pouvoir expliquer de quelle manière elles s'opèrent, & d'en tirer les conséquences pratiques qui en découlent.

M. de Sault a été à portée d'observer & de suivre un cas de cette nature. Au mois de Janvier 1787, un homme se rendit à l'Hôtel-Dieu avec un Aneurisme vrai au jarret. M. de Sault le fit saigner, lui fit observer le repos, & le tint au régime; différant de l'opérer pour l'habituer à l'air de l'Hôpital, & parce qu'il lui survint bientôt après quelques symptômes fébriles qui paroissoient tenir à des embarras du canal intestinal, pour lesquels on lui administra les secours indiqués. La tumeur, qui avoit le volume d'un gros œuf de poule, augmenta un peu pendant ce traitement, & les battemens s'y faisoient sentir avec plus de force. Le trente-cinquième jour, depuis l'entrée du malade à l'Hôtel-Dieu, M. de Sault observa que les pulsations qui la veille étoient très-sensibles à la vue, ne se faisoient plus appercevoir. La tumeur parut diminuée de volume, elle étoit plus dure, toujours circonscrite, & sans changement de couleur à la peau; mais quelqu'attention qu'on y apportât, l'on n'y sentoit plus aucun battement: il y avoit seulement un mouvement de succussion imprimé par l'impulsion du sang dans l'artère poplitée. En appliquant les deux mains sur les côtés du genou, l'on sentoit battre avec force les branches des artères articulaires, on les distinguoit même à la vue. Les pulsations de l'artère fémorale du même côté, au-dessous de l'arcade crurale, parurent au toucher d'un tiers plus fortes que celles du côté opposé. Tous ces signes annonçoient la formation d'un caillot dans l'artère au-dessus de la tumeur, & la déviation du cours du sang par les artères articulaires. Le malade cependant ne s'appercevoit point de cette révolution; il n'éprouvoit aucune douleur; il n'avoit aucun sentiment de froid; il ne ressentoit ni fourmillement, ni engourdissement dans le pied, ni dans la jambe; ces parties conservoient leur chaleur & leur sensibilité naturelle. Le lendemain & les jours suivans, l'équilibre se rétablit entre les battemens des deux artères fémorales, & la tumeur toujours dure, & sans pulsation, diminua de plus en plus.

Dix jours après qu'on eut observé ce changement dans l'Aneurisme, le malade mourut des suites de sa maladie fébrile. L'ouverture du cadavre montra, par le moyen des injections, la libre communication qui s'étoit établie entre les vaisseaux au-dessus & au-dessous de l'Aneurisme. L'artère poplitée étoit injectée jusques un peu au-dessous de l'origine des branches musculaires supérieures; & depuis cet endroit jusqu'au sac Aneurismal, dans l'espace d'environ trois travers de doigt, elle étoit remplie par un caillot. La tumeur étoit parfaitement ronde, au lieu d'avoir une figure ovalaire telle qu'on l'assigne ordinairement aux Aneurismes vrais. Elle étoit d'une consistance assez solide, quoiqu'elle se fût ramollie depuis la mort, & ne surpassoit pas le volume d'une noix. Voy. *Journal de Médecine*, vol. LXXI, p. 430.

On lit, dans le vol. LXXVIII, du même Recueil périodique, quelques cas de la même nature observés par M. Ford, Chirurgien de Londres. Ce Praticien avoit eu, il y a déjà plusieurs années, occasion de voir un Aneurisme de l'artère poplitée, qui, trois mois après qu'il l'eut examiné, disparut entièrement; & quoique, la jambe demeurât un peu foible, le malade cependant se rétablit assez bien pour vaquer ensuite à son état de porteur de chaise.

Il a observé depuis un autre cas du même genre, chez un homme qui avoit tout-à-la-fois un Aneurisme de l'artère fémorale à la partie supérieure de la cuisse droite, & un autre à l'artère poplitée de la cuisse gauche. Convaincu qu'il étoit inutile de tenter aucune opération chez un sujet où la disposition à l'Aneurisme étoit si évidente, il fut deux mois sans le voir. Appellé ensuite auprès de lui, il trouva le mal très-empiré à la cuisse droite; mais à la cuisse gauche il n'y avoit plus de tumeur. Le malade périt bientôt après de gangrène, en conséquence de l'affection de l'artère fémorale; & son corps ayant été examiné, quoiqu'on n'apperçût extérieurement aucune marque de tumeur au jarret, en disséquant l'artère poplitée, on y trouva une grosseur du volume d'une noisette. On ouvrit l'artère au-dessus & au-dessous, & l'on essaya d'y passer une petite sonde, mais on ne put jamais en venir à bout; elle étoit bouchée par une substance ferme & solide.

M. Ford rend compte d'un troisième cas qui s'est présenté à lui, plus intéressant que les deux précédens.

Un homme de trente-six ans, avoit un Aneurisme à la partie supérieure de la cuisse; la tumeur avoit le volume d'un orange, & croissoit rapidement : le malade étoit dans un état tel qu'on ne pouvoit plus se flatter de lui sauver la vie, ni par l'amputation du membre, ni par la ligature de l'artère. On lui conseilla de garder le lit, de se tenir le ventre libre, & d'observer une diète rigoureuse ; on tenta de comprimer l'artère à l'aine, mais la douleur que causa cette compression obligea bientôt à y renoncer. La maladie fut alors abandonnée à la nature, &, pendant quatre mois, les symptômes qui ont coutume de précéder une terminaison funeste continuèrent à dominer. Le pouls étoit dur & plein ; la tumeur, dont le volume augmentoit chaque jour, s'étendoit depuis le ligament de Poupart presque jusqu'au jarret. Le genou étoit fléchi sans qu'il fût possible de l'étendre, la jambe & le pied étoient froids & œdémateux ; la pulsation se faisoit sentir fortement dans chaque partie de la tumeur, la peau étoit tendue & enflammée, & paroissoit sur le point de s'ouvrir en différens endroits.

Au bout de six mois, le malade commenca à s'appercevoir que la pulsation étoit moins forte, & que la tumeur avoit cessé d'augmenter de volume ; bientôt elle s'affaissa considérablement, & la douleur cessa tout-à-fait. L'inflammation de la peau disparut, la tension des parties diminua, le malade put étendre un peu le genou, & le froid & l'enflure du pied commencèrent à se dissiper. Pendant les deux mois qui suivirent, la tumeur alla toujours en diminuant. On modéra, par degrés, la diète qui avoit été prescrite, & le malade usant d'un peu de nourriture animale, reprit peu-à-peu des forces ; au bout de trois mois, il fut en état de faire plusieurs milles à pied avec un bâton ; enfin sa jambe & sa cuisse peuvent actuellement supporter un exercice violent, aussi facilement qu'avant cette maladie. La cuisse a deux pouces & demi de circonférence de plus que l'autre ; & à l'endroit où étoit l'Aneurisme, il y a une tumeur dure & incompressible, mais qui ne cause aucune incommodité.

Nous pourrions citer, d'après les Auteurs, beaucoup d'autres faits qui viendroient à l'appui de ceux que nous venons de rapporter ; mais nous croyons qu'il suffit d'avoir exposé ceux-ci qui sont parfaitement authentiques, & que nous pouvons avec M. Ford en tirer les conséquences suivantes.

1.° Que les seuls efforts de la nature suffisent pour opérer la cure de plusieurs Aneurismes ; mais que leur succès peut devenir plus certain, lorsqu'ils sont secondés par une position du membre qui en favorise le repos, par le régime antiphlogistique, & par une diète sévère.

2.° Que la cure opérée par la nature est permanente.

3.° Que la masse inorganique, qui demeure après la maladie, ne produit aucun mal.

4.° Que la terminaison souvent malheureuse de l'opération, dans l'Aneurisme de l'artère poplitée, ne dépend pas de l'obstruction de la circulation dans le jarret, mais qu'elle est dûe à d'autres causes.

5.° Que ces guérisons opérées par la nature, confirment pleinement la doctrine de M. de Sault, & de M. Hunter, sur l'opération de l'Aneurisme par simple compression de l'artère au-dessus du siége du mal.

ANODINS. On appelle ainsi les médicamens qui diminuent, ou font cesser la douleur. On les nomme narcotiques & somnifères, lorsque leur action va au point de produire le sommeil.

Ces remèdes sont indiqués, en Chirurgie, dans tous les cas où il s'agit de calmer une douleur d'une intensité quelconque, comme particulièrement dans les ulcères malins & cancereux, & dans les cas de certaines tumeurs douloureuses. Ils sont employés intérieurement & extérieurement. On les distingue en Anodins narcotiques & en Anodins improprement dits.

Les premiers sont les feuilles de jusquiame, de ciguë, de stramonium, les têtes de pavots, l'opium, le camphre.

Les Anodins improprement dits, sont tous les émolliens, les substances capables d'émousser & d'envelopper la cause de la douleur, les préparations de plomb.

ANTHRACOSE. Antrax ou charbon des paupières. C'est une tumeur d'un rouge livide, qui cause une tension considérable aux paupières & aux parties voisines, accompagnée de fièvre, de douleur & de pulsation ; il s'y forme promptement une croûte noire, qui est une vraie escarre gangréneuse. L'éréspèle de la face, & la tuméfaction des glandes parotides, sont souvent des accidens de cette maladie.

L'Antracose attaque particulièrement les gens de la campagne, mal nourris, & continuellement exposés à des travaux fatiguans & aux injures de la saison. On a observé qu'elle étoit plus commune quand la sécheresse est très-grande, & qu'elle affectoit particulièrement les personnes qui passent les jours entiers à scier les bleds.

La cure de cette maladie ne permet point de délai ; dès qu'on s'apperçoit de la formation de la pustule, il faut saigner le malade, lui donner des lavemens, lui faire prendre des boissons rafraîchissantes. On applique, dans le commencement, sur la partie malade, des compresses trempées dans de l'eau de sureau, dans laquelle on fait fondre un peu de nitre. Si la tumeur est considérable, on l'incise avec une lancette, on scarifie les parties tuméfiées autour de l'escarre, & l'on applique des cataplasmes émolliens & résolutifs. Il faut avoir soin, dans les pansemens de cette plaie, de tenir la peau étendue, pour que la cicatrice ne fronce pas la paupière, & ne cause pas de difformité. Le Chirurgien doit aussi prendre toutes les mesures convenables pour que l'œil ne soit point éraillé, ce qui est assez difficile lorsque l'escarre a été grande & qu'elle s'est formée près du bord de la paupière. *Voyez* ANTHRAX.

ANTHRAX ou Charbon. On donne ces dénominations à une tumeur d'un rouge foncé, dure, ronde, un peu élevée en pointe, immobile, accompagnée d'une douleur vive, d'une chaleur brûlante, & d'une grosse pustule dans le milieu, qui souvent se change en une croûte noire, comme si l'on y avoit appliqué un fer chaud.

Cette maladie est rarement tout-à-fait idiopathique; les Auteurs en parlent, comme d'un symptôme très-commun dans les maladies pestilentielles; & lorsque l'on ne peut pas la regarder comme un effet de la peste, on la trouve souvent accompagnée de cet état du systême qui caractérise la fièvre putride. Les commencemens en sont cependant quelquefois annoncés par des symptômes, qui ressemblent à ceux d'une maladie inflammatoire; mais le plus souvent le malade éprouve, dès le moment de l'invasion, des tremblemens, des maux de cœur, une prostration de forces, des défaillances, &c.

Symptômes & siege de l'Anthrax.

En général, la première chose dont se plaint le malade chez qui le charbon est prêt à se manifester, c'est une grande chaleur, & une douleur vive en quelque partie du corps. A l'œil, on n'apperçoit qu'un bouton, dont la base est fort étendue; mais, en l'examinant avec les doigts, on découvre bientôt une tumeur circonscrite, très-profonde, & très-dure; cette tumeur ne tarde pas à devenir d'un rouge très-foncé dans le milieu, tandis que sa couleur est plus pâle dans les bords. A son sommet, on voit un bouton, ou plutôt une petite vessie, que le malade ne peut s'empêcher de gratter avec force, pour soulager l'extrême démangeaison qu'il éprouve; ce frottement la fait ouvrir; il en sort, au lieu de pus, une matière ichoreuse & brune, & les parties au-dessous paroissent noires. Quelquefois il y a plusieurs de ces boutons, ou vessies, dont le fond paroît également gangréneux.

Lorsque la maladie se manifeste avec les caractères de fièvre putride, l'on éprouve une roideur, & une pesanteur considérables dans les parties voisines du siége du charbon; l'inquiétude est extrême, le teint pâle, la langue quelquefois blanche, & d'autres fois d'un rouge foncé, mais humide: le pouls foible & petit. L'urine, dans quelques cas, est en grande quantité, & d'une couleur très-pâle; d'autres fois elle est tout-à-fait trouble. Souvent le malade se plaint de mal de tête, ou de vertige, ou d'une insomnie constante; souvent il a du délire. Il éprouve alternativement des frissons, & des sueurs, qui sont quelquefois colliquatives; tantôt il est resserré, & tantôt il a une diarrhée abondante; il manque d'appétit, il est sujet à vomir le peu de nourriture qu'il prend; il a de la peine à respirer, sa foiblesse est extrême & souvent accompagnée de défaillance. Il y a souvent une éruption miliaire, ou même des des pétéchies en diverses parties du corps; &, vers la fin de la maladie, on voit dans quelques cas une nouvelle éruption de gros boutons qui mûrissent & suppurent, quoiqu'il y en ait qui deviennent de vrais charbons.

Le principal siége du charbon est dans le tissu cellulaire; & il en est ici, comme dans d'autres cas de gangrène, où l'on ne peut pas toujours juger de l'étendue de ses ravages, par l'apparence des tégumens, parce qu'elle s'étend au loin sous la peau sans l'affecter. Quelle que soit la grandeur de la surface attaquée par cette maladie, les parties, qui en sont le siége, sont presque toujours détruites, & rendues incapables de remplir les fonctions auxquelles elles étoient destinées. Le charbon ne donne jamais un bon pus; & lorsqu'il ne se termine pas par une mortification complette des parties, la séparation des escarres n'est accompagnée que d'un écoulement de matière ichoreuse extrêmement fétide.

Le Charbon, ou ANTRAX, est quelquefois solitaire & d'une étendue effrayante; mais assez souvent il se manifeste en plusieurs endroits du corps à la manière des furoncles: lorsqu'il est un symptôme de la peste il est ordinairement accompagné du bubon pestilentiel.

L'on est dans l'usage de distinguer deux espèces de Charbon, auxquelles on donne les noms de *bénigne* & de *maligne*; mais ces distinctions, autant que nous pouvons en juger, sont plutôt relatives au degré d'intensité de la maladie, qu'à aucune différence essentielle, ou spécifique.

Pronostic & Traitement.

Le pronostic dans cette maladie, dont les conséquences sont toujours à redouter, se réglera jusqu'à un certain point sur l'étendue de la tumeur, sur sa situation, & sur le nombre plus ou moins grand de charbons, qui se manifestent à-la-fois sur le corps; l'état de santé dont jouissoit auparavant le malade, doit aussi influer considérablement sur l'opinion qu'on peut former à cet égard.

Lorsqu'on est appellé auprès d'un malade chez qui se manifeste une tumeur de la nature de l'Anthrax, sur-tout si on la voit dans son principe, & si le pouls est plein, on ne doit pas craindre de tirer un peu de sang; il convient même de le faire quoique le pouls soit foible & languissant, s'il n'existoit antécédemment chez lui quelque cause de foiblesse. L'on aura soin aussi de débarrasser les premières voyes. L'effet de ces premières évacuations indiquera au Praticien s'il peut les répéter.

Lorsque la maladie s'annoncera comme tenant beaucoup du caractère inflammatoire, on insistera davantage sur cette méthode, mais seulement dans les premiers tems.

Nous ne nous étendrons pas ici sur le traitement général de cette maladie, renvoyant tout ce que nous pourrions dire, à ce sujet, à l'article GANGRÈNE; nous ajouterons seulement quelques remarques sur le traitement extérieur.

Le but des applications extérieures doit être de favoriser la sortie des escarres gangréneuses; les plus utiles dont on puisse faire usage dans les commencemens, sont les cataplasmes émolliens. Lorsque, par leur moyen, la tumeur se sera amollie, elle s'ouvrira pour l'ordinaire & fournira même quelquefois une grande quantité de sanie très-âcre, dont l'écoulement subsistera jusqu'à ce qu'il ne reste plus, sous la peau, aucune portion du tissu cellulaire affecté; le plus souvent cependant cet écoulement sera peu considérable si on le compare au volume & à l'étendue de la tumeur; mais comme l'ouverture qui se fera naturellement, sera le plus souvent trop petite pour donner une libre issue à ces parties qui doivent nécessairement sortir, elles seront retenues trop long-tems; l'écoulement ichoreux, qui se soutiendra, ne pourra les entraîner; peut-être même que la plaie se fermera, & donnera lieu ainsi à des accidens faciles à imaginer. C'est pourquoi dès que la tumeur est ramollie, il faut y faire une grande incision, par laquelle on puisse tirer au-dehors les escarres à mesure qu'elles se détachent, & traiter ensuite la plaie comme celle d'un abcès ordinaire. *Voyez Observations de Chirurgie* de Bromfield, vol. 1, pag. 128.

On ne sauroit être trop attentif à saisir le premier moment convenable pour faire cette incision; car, si l'on attend que la matière s'ouvre une issue, outre qu'il est possible que l'on soit trompé dans cette attente, il peut arriver aussi que cela n'ait lieu qu'après un espace de tems considérable, pendant lequel le mal s'étendra dans la membrane cellulaire; d'où il résultera que la cavité du sinus, ou de l'abcès, sera considérablement augmentée.

Lorsque la peau a une couleur foncée, rouge-pourprée, qu'elle est pâteuse, qu'elle n'offre pas de résistance au toucher, & qu'elle a fort peu de sensibilité; lorsque ces circonstances sont jointes à un pouls foible & inégal, à des frissons irréguliers, à un grand abattement des forces & à l'assoupissement, le cas est très-dangereux, & il se termine ordinairement par la mort.

La constitution de l'individu, qui se trouve en pareilles circonstances, est ordinairement mauvaise, quelquefois naturellement, mais beaucoup plus souvent par l'effet de l'intempérance. Les secours que l'Art peut procurer, doivent être administrés promptement, & si l'on n'arrête pas bientôt le progrès du mal, le malade périra. Il ne convient pas lorsque les symptômes se présentent d'une manière aussi alarmante, d'exciter des évacuations d'aucune espèce, elles ne pourroient alors faire que du mal; mais il faut avoir sur-le-champ recours à d'autres moyens, employer des substances spiritueuses pour fomenter la partie affectée, y faire une grande & profonde incision, & n'appliquer dessus que des topiques propres à combattre la putridité.

Quelle qu'ait été la gravité des premiers symptômes, lorsqu'il reste des sinus considérables après la séparation des parties gangrénées, on se sert avec succès, d'une infusion de kinkina, ou bien d'une solution de vitriol de Mars ou de cuivre, ou de pierre infernale, dont on fait des injections dans leurs cavités; elles aident à détacher les parties mortes du tissu cellulaire; elles diminuent l'écoulement des matières ichoreuses, déterminent la formation d'un meilleur pus, & favorisent la granulation des chairs. Et lorsque le fond de la plaie paroîtra suffisamment détergé, ce dont on jugera par l'apparence de la suppuration, on pourra, si le siège de la maladie le permet, favoriser la réunion des parois des sinus, en les rapprochant par une légère compression, au moyen d'une compresse & d'un bandage.

Mais de quelqu'importance que soient ces moyens extérieurs, on ne doit jamais oublier dans le traitement de l'Anthrax, qu'il ne faut point se reposer uniquement sur les effets qu'on peut en attendre. Un usage hardi & assidu des remèdes propres à agir sur-tout le système animal, est le premier de tous les moyens sur lesquels on peut fonder quelque confiance; & si l'on n'y a recours, ce sera envain, pour l'ordinaire, qu'on tentera l'effet des topiques. *Voyez* GANGRÈNE.

ANTIMOINE. C'est le nom d'un minéral pesant, friable, formé de longues aiguilles brillantes, & composé de parties égales de soufre, & d'un régule demi-métallique. — Les Anciens employoient l'Antimoine crud, réduit en poudre très-fine, dans des collyres pour les cas d'ophtalmie, & pour teindre les cheveux & les sourcils en noir; les Modernes s'en servent pour donner plus de fermeté & de poli aux bougies Chirurgicales. Ils le donnent aussi intérieurement à la dose d'un demi-scrupule ou d'un scrupule, trois ou quatre fois par jour, pour certaines éruptions chroniques.

Les Chymistes ont imaginé un grand nombre de préparations d'Antimoine dont les Médecins ont vanté les effets, soit à l'extérieur, soit dans l'intérieur; nous ne les suivrons pas dans les détails de leurs recherches & de leurs observations, à cet égard, qui ne sont point de notre ressort. — Nous nous contenterons de dire que l'on a recommandé l'usage d'une solution de foye d'Antimoine, ou de safran des métaux, pour les cas d'ophtalmie, & pour certains vices de la peau;

on s'en sert alors en forme de lotion. On répand aussi la même préparation réduite en poudre, sur les ulcères qui suppurent trop.

L'on recommande, pour l'usage intérieur, l'éthiops antimonial, & le soufre doré d'Antimoine uni à partie égale, ou au double de mercure doux, dans les maladies scrophuleuses & vénériennes, dans les engorgemens ou endurcissemens des glandes, & dans les affections dartreuses; & l'on s'en est servi souvent dans ces sortes de cas avec succès.

ANTIPHLOGISTIQUES. On nomme ainsi tous les moyens propres à combatre l'inflammation. *Voyez ce mot.*

Le premier de ces moyens auquel le Praticien doit donner son attention, lorsqu'il veut dissiper une affection inflammatoire, c'est d'en faire cesser, autant qu'il est en son pouvoir, la cause occasionnelle. Les corps étrangers logés dans des parties susceptibles d'une irritation de ce genre, & qui les enflamment par leur action mécanique, doivent être écartés par la main du Chirurgien le plutôt possible, si leur situation particulière, leur forme & la nature de leur substance permettent d'en faire l'extraction. Celle des corps qui irritent, par leurs qualités chymiques, est toujours difficile & souvent impraticable; leur grande activité cependant demande qu'on s'occupe sans délai à en empêcher les effets; on y parvient jusqu'à un certain point, en les délayant au moyen de liqueurs aqueuses, en défendant les parties de leur action par des topiques incrassans & adoucissans, ou en corrigeant leur âcreté spécifique par des substances qui aient avec eux une affinité particulière.

Les remèdes Antiphlogistiques, proprement dits, se distinguent en généraux qui affectent tout le systême, & en topiques, dont l'impression pendant quelques tems au moins, est purement locale & circonscrite.

Les Antiphlogistiques généraux sont, 1.° La saignée pratiquée sur quelque gros vaisseau artériel ou veineux. *Voyez* SAIGNÉE.

2.° Les lavemens & les laxatifs propres à évacuer doucement les matières contenues dans les intestins. Les purgatifs plus forts peuvent quelquefois être considérés sous le même point de vue; mais il y a des maladies inflammatoires où leur effet peut être très-dangereux, telles sont les inflammations des principaux viscères de la poitrine & de l'abdomen.

3.° Les boissons aqueuses & délayantes prises en grandes quantités.

4.° Le bain tiède.

5.° Les médicamens rafraîchissans, tels que les boissons acides, & quelques sels neutres, le nitre en particulier.

6.° Les anodins proprement dits & sur-tout l'opium.

A ces moyens directs de diminuer l'activité du systême sanguin, il faut joindre une abstinence plus ou moins complette d'alimens solides & substantiels, dont l'usage a une singulière tendance à augmenter l'état inflammatoire des vaisseaux, lorsqu'une fois il a commencé à se manifester. L'on doit éviter de même la trop grande chaleur de l'Athmosphère, & l'action de tous les autres stimulans, même les plus ordinaires.

Les Antiflogistiques topiques, sont 1.° Les saignées locales, faites au moyen de sangsues ou de scarifications autour des parties enflammées. *Voyez* SAIGNÉE LOCALE.

2.° Les cataplasmes émoliens, qui conviennnent dans les cas d'inflammation accompagnée de beaucoup de douleur & de dureté, & sur-tout lorsqu'il y a une tendance à la suppuration. On se sert principalement pour les faire, de mie de pain bouillie dans l'eau ou dans le lait, ou dans l'eau végéto-minérale. On emploie aussi, pour le même objet, les farines de graine de lin, de fénu-grec, &c.

3.° Les applications nommées répercussives; qu'on emploie sur-tout dans les cas où l'inflammation est moins active & ne paroît pas tendre décidément à former du pus. Telles sont l'eau froide, les différentes préparations de plomb, la solution de sel ammoniac, celle de nitre, le vin, le vinaigre, l'infusion vineuse de plantes amères ou aromatiques, la décoction de quinquina.

4.° Le froid extérieur appliqué sur la partie affectée au moyen de compresses trempées dans l'eau froide ou même de la glace.

5.° Les applications anodines, telles que les feuilles de jusquiame, de stramonium, de ciguë, les têtes de pavots bouillies dans le lait, l'opium.

ANTISEPTIQUES. On donne ce nom aux substances qui ont la propriété de combattre la tendance à la putridité dans le corps humain, ou d'en arrêter les progrès, & même de la corriger lorsquelle existe. Ils sont indiqués dans les cas de gangrène & d'ulcères putrides.

La plupart des remèdes regardés comme antiphlogistiques, sont aussi Antiseptiques. Nous en verrons la raison à l'article GANGRENE. Ces remèdes peuvent être employés dans le but d'agir sur le systême en général, ou comme topiques. Dans la première intention, l'on se sert sur-tout des acides végétaux & minéraux, des liqueurs chargées d'air fixe, du vin, du camphre, des amers & sur-tout du quinquina. Dans la seconde, outre ces mêmes médicamens, on fait usage aussi des préparations de plomb, des applications d'eau froide, de neige, de glace, de liqueurs spiritueuses comme le vin & l'esprit-de-vin, de topiques balsamiques comme la térébenthine, ou aromatiques comme la ruë, le scordium, les fleurs de camomille. L'on a aussi recommandé l'air fixe, que l'on a employé dans cette fin de deux manières; dans l'une on dirige ce fluide sur les parties malades, au moyen d'un entonnoir, ou de quelqu'autre façon, à mesure qu'il se dégage des matières qui le contenoient. L'autre consiste à mettre sur les parties malades des cataplasmes faits de matière propres à entrer en fermentation, & à fournir lorsqu'elles sont dans cet état, beaucoup d'air fixe. *Voyez ce mot.*

ANTRE MAXILLAIRE, cavité qui se trouve dans l'os de la mâchoire supérieure. On la nomme aussi sinus Maxillaire, & Antre d'Higmor, du nom de l'Anatomiste qui en a le premier donné une description exacte.

Les lames qui composent l'os Maxillaire, forment, par leur écartement, cette cavité qui en occupe la plus grande partie. Ces lames sont fort minces, excepté aux endroits où elles se réunissent pour former différens angles; elles sont plus épaisses chez les enfans, & s'amincissent à mesure qu'on avance en âge, la cavité s'aggrandissant en proportion.

La figure de l'Antre Maxillaire varie chez les grands sujets; on peut, en général, la comparer à une pyramide quadrangulaire & applatie, dont la pointe est du côté de la pommette & la base du côté du nez. La paroi inférieure incline un peu vers les alvéoles, & son bas-fond répond particulièrement vers la troisième dent molaire. La paroi du côté du nez est en partie osseuse, & en partie membraneuse. Des prolongemens de l'os Maxillaire, des portions du palais, de l'os ethmoïde, & de la conque inférieure, concourent à la former; le reste est complété par la membrane pituitaire, qui tapisse le sinus, ainsi que les narines. L'ouverture de cette cavité est fort étroite & irrégulière; elle répond dans le nez, un peu antérieurement entre les deux cornets.

Les deux Antres Maxillaires ne peuvent se vuider entièrement, & en même-tems; & s'ils sont remplis dans un état contre nature, ce n'est que lorsque le malade se couche sur un côté, que la cavité du côté opposé peut se vuider. D'où il suit que lorsqu'il s'y est amassé du pus, ou quelqu'autre fluide capable d'irriter la membrane qui le renferme, ces matières peuvent, par leur séjour, causer différentes maladies, qui affecteront même les parties voisines.

Ces cavités sont susceptibles de diverses affections contre nature. Tantôt les vaisseaux de la membrane qui les tapisse intérieurement s'engorgent, s'enflamment & suppurent; d'autres fois, soit en conséquence de l'inflammation, soit par d'autres causes, il s'y forme des tumeurs polypeuses, sarcomateuses & squirrheuses, qui peuvent même dégénérer en cancers; l'exostose & la carie en affectent quelquefois les parois; des instrumens de différentes espèces y produisent des plaies pénétrantes & des fractures; des corps étrangers peuvent s'y introduire en conséquence de pareils accidens; enfin l'on a vu des insectes qui s'y étoient engendrés, causer pendant nombre d'années des douleurs atroces.

§. I. *Des Abcès de l'Antre Maxillaire.*

De tous les accidens que nous venons de mentionner, celui qui est de beaucoup le plus fréquent, est l'inflammation & la suppuration de l'Antre. Les coups violens portés sur les joues, les affections inflammatoires des parties voisines, & particulièrement celles de la membrane interne des narines, les inflammations des yeux long-tems prolongées, l'action du froid, & plus que toute autre chose, les maux de dents lorsqu'ils sont violens, & qu'ils ont de fréquens retours, peuvent déterminer une affection de ce genre.

Le premier symptôme de l'inflammation de l'Antre Maxillaire est une douleur que l'on prend d'abord pour un mal de dens, sur-tout s'il se trouve une dent cariée en cette partie de la mâchoire. Cette douleur cependant affecte le nez plus que ne fait ordinairement celle qui est causée par une mauvaise dent; elle affecte aussi plus ou moins l'œil, l'orbite & la région des sinus frontaux. Mais ces symptômes ne suffisent pas pour caractériser la maladie, dont la nature ne se manifeste que beaucoup plus tard. Le mal dure & se perpétue pour l'ordinaire beaucoup plus long-tems que s'il tenoit à une dent cariée, & sa violence augmente de plus en plus, jusqu'à ce qu'enfin l'on commence à observer une tumeur dure au-dessous de l'os de la pommette, qui s'étend peu-à-peu sur toute la joue; mais qui s'élève ensuite en point, & forme une dureté très-circonscrite que l'on sent au-dessus des dents molaires postérieures; ce symptôme est accompagné d'une rougeur, & quelquefois de l'inflammation, & de la suppuration des parties extrêmes; & il n'est pas rare que cet abcès extérieur communique avec celui de l'intérieur du sinus.

L'élévation circonscrite de la tumeur à sa partie extérieure n'a cependant pas lieu dans tous les cas; il y en a où la suppuration tend à se faire jour du côté de la voûte du palais, élève l'os en cette partie, & le carie enfin, si l'art ne vient au secours du malade. Il y en a d'autres, où le pus s'échappe entre les racines des dents & les alvéoles. Il y en a enfin où le pus, après s'être formé dans l'Antre Maxillaire, sort par la narine du même côté, lorsque le malade est couché la tête basse, sur le côté opposé; & si cet écoulement se répète souvent, il empêche également la tumeur de s'élever en pointe au dehors, & par conséquent de s'ouvrir, comme elle feroit, si la matière purulente n'avoit aucune issue. Au reste, cet écoulement de matière par la narine n'est pas très-ordinaire; car, suivant M. Hunter, le conduit qui passe de la cavité de l'Antre dans celle du nez, se trouve le plus souvent bouché; ce célèbre Anatomiste paroît même disposé à regarder la maladie comme pouvant être quelquefois occasionnée par l'imperméabilité de ce conduit, en conséquence de ce que le mucus naturel de ces parties s'y trouvant accumulé, il irrite & enflamme la membrane avec laquelle il est en contact; de la même manière que l'obstruction du conduit nasal, qui empêche le passage des larmes dans le nez, occasionne un abcès du sac lacrymal. Il est à présumer cependant que, dans la plupart des cas, l'oblitération du canal est l'effet de la maladie plutôt qu'elle n'en est le principe, puisque très-souvent l'inflammation du sinus est évidemment déterminée par des causes d'un autre genre & que cette oblitération ne se rencontre pas toujours.

Il en est des abcès de l'Antre Maxillaire, comme de ceux qui se forment en toute autre partie du corps; on ne peut les guérir par aucune espèce de traitement, si l'on ne commence par donner une libre issue au pus; & si l'on y manque dans le cas dont nous parlons, les os de la joue s'élèvent & se gonflent de plus en plus, & finissent par se carier. Le pus alors se fait jour, ou du côté de l'orbite, ou du côté des alvéoles, ou par la voûte du palais; mais le plus ordinairement c'est du côté de la joue: & lorsqu'il s'est ainsi formé une issue, la maladie devient fistuleuse.

Dans tous les cas, soit que la matière purulente soit simplement retenue dans le sinus, soit qu'en y séjournant trop, elle affecte & détruise les parties voisines, l'indication principale pour obtenir une guérison parfaite, est d'évacuer le pus; on doit, pour cet effet, avoir recours à différens procédés, & les varier suivant les circonstances.

Il paroît que les Anciens n'avoient aucune idée des maladies de l'Antre Maxillaire. Dracke, Anatomiste Anglois, est celui à qui l'on a attribué l'honneur d'avoir le premier proposé une méthode pour guérir les abcès de cette cavité. Long-tems avant lui cependant Meibomius avoit proposé, dans la même intention, de tirer une ou plusieurs dents, afin que la matière pût trouver, par les alvéoles, une voye pour son écoulement. Cette méthode fondée sur la raison & l'expérience, peut être employée avec succès; le pus tend fréquemment à se faire jour du côté des dents; il en attaque souvent les racines; & après leur extraction, il n'est pas rare de le voir s'échapper en entier par leurs alvéoles. Mais ce moyen très-simple ne peut être suffisant dans tous les cas, puisqu'il y en a beaucoup où il n'existe point de communication entre les alvéoles & les sinus.

Dracke, & peut-être avant lui Couper son Compatriote, ont eu occasion d'observer l'insuffisance de la méthode de Meibomius, & ils ont proposé de perforer l'alvéole jusques dans l'Antre Maxillaire avec un poinçon, afin de donner un écoulement libre au pus, & afin de porter, jusques dans son foyer, des injections balsamiques & détersives.

L'extraction d'une ou de plusieurs dents, & la perforation des alvéoles étant une partie essentielle du traitement dans les maladies de l'Antre Maxillaire, il est important d'examiner quelle dent il faut tirer de préférence.

La carie, ou même seulement la douleur constante de quelque dent, fournit pour l'ordinaire cette indication. Mais si toutes les dents paroissent saines, ce qui est rare, on doit les frapper légèrement les unes après les autres, & s'il y en a quelqu'une qui soit douloureuse, c'est celle-là qu'il faut arracher. Si cet indice manque aussi, on se déterminera d'après d'autres circonstances.

L'inspection anatomique montre que toutes les dents molaires, excepté la première, sont correspondantes au sinus; elles s'avancent même quelquefois dans sa cavité, & elles y forment des petites élévations, dont le nombre & la situation varient; quelquefois même elles prolongent leurs racines dans la cavité où elles ne sont recouvertes que par la membrane pituitaire. La lame osseuse qui sépare l'Antre des alvéoles, s'amincit vers la partie postérieure de l'os de la mâchoire; il vaut mieux, par cette raison, lorsque l'on est maître de choisir, arracher la troisième ou la quatrième molaire, parce que l'on perce plus facilement les alvéoles. Quoique, pour l'ordinaire, la première dent molaire, & même la canine ne communiquent point avec le sinus, il peut arriver que leurs racines soient inclinées de son côté. Ce cas est rare, mais il n'est pas sans exemple, & l'on a quelquefois été obligé d'arracher ces dents lorsque le sinus étoit affecté; ce qu'il ne faut faire cependant que lorsque des circonstanes particulières indiquent qu'elles peuvent avoir part à la cause de la maladie.

Lorsqu'une ou plusieurs dents sont affectées de carie, il faut les ôter, parce qu'elles sont inutiles & même nuisibles. Il arrive souvent, comme nous l'avons dit, qu'aussi-tôt que la dent, ou les dents sont arrachées, on voit le pus couler abondamment des cavités qu'elles occupoient; ce qui vient, ou de ce que leurs racines pénétroient jusques dans l'Antre Maxillaire; ou plutôt de ce qu'elles ont entraîné avec elles une partie de la cloison très-mince qui les en séparoit: ou enfin de ce que cette cloison se trouvoit cariée par le pus. Si cette ouverture est assez grande pour donner au pus un libre passage, l'opération se trouve ainsi terminée; mais, comme il est très-aisé de l'aggrandir, on doit le faire toutes les fois qu'on a quelque lieu de douter qu'elle soit suffisante. Mais, lorsqu'après avoir arraché la dent, on ne voit point paroître de pus, il faut ouvrir l'Antre, en poussant un instrument pointu dans la direction des alvéoles. Un trocar ordinaire est tout ce qu'il faut pour cet objet, quoique

quoique quelques Chirurgiens préfèrent un poinçon courbé.

Pour faire cette opération, on fait asseoir le malade à terre, en face d'un grand jour, la tête appuyée sur le genou du Chirurgien qui est placé derrière lui. On retire l'instrument aussitôt qu'il a pénétré dans la cavité, ce dont on s'apperçoit facilement, parce que l'on ne sent plus de résistance contre sa pointe; le pus s'écoule alors, & quand il a cessé de couler on bouche le trou qu'on a fait avec un bouchon de bois de la même grosseur exactement que le trocar dont on s'est servi, afin d'empêcher que l'air, ni les alimens ne puissent s'enfoncer tout-à-fait dans la cavité.

On ôte le bouchon de la plaie plusieurs fois par jour, pour que le pus ne séjourne point dans le sinus, ce qui dispose bientôt les parties malades à n'en plus former, & à reprendre leur état naturel. Quelquefois cependant soit que la membrane, qui tapisse l'Antre maxillaire se trouve trop relâchée, soit par quelqu'autre cause analogue, le pus continue à couler long-tems après l'opération, sans qu'il y ait aucun changement, ni dans sa quantité, ni dans sa consistance. En pareil cas, on réussit souvent à accélérer la guérison, en injectant de tems-en-tems des liqueurs détersives & astringentes. On se sert, dans cette intention, d'eau d'orge simple, ou miellée, d'eau de Balaruc & d'autres eaux minérales; d'eau de chaux, d'esprit-de-vin mêlé d'une suffisante quantité d'eau, d'une légère solution d'alun, d'une infusion de quinquina, &c.

Au lieu d'un bouchon fait de bois ou d'autres substances, bien des Chirurgiens préfèrent de placer dans l'ouverture du sinus une canule d'argent qui, maintenant cette ouverture toujours la même, permet le libre écoulement du pus, & l'introduction des liqueurs détersives. Cette canule qui reste toujours en place, doit être bouchée dans le tems du repas, pour qu'il ne s'introduise aucune particule d'alimens dans le sinus.

La perforation de l'alvéole, est le point essentiel pour prévenir les accidens qui pourroient résulter du séjour du pus dans l'Antre maxillaire. Sans cela l'extraction d'une ou de plusieurs dents seroit inutile, & la matière purulente se feroit une voie, tantôt du côté antérieur du sinus qui est très-mince, tantôt vers quelqu'autre endroit dans l'intérieur de la bouche, d'où résulteroient nécessairement des ulcères fistuleux, avec carie, accidens qui ont lieu, même quand le pus se fait jour par les alvéoles.

§. II. *Des Abcès de l'Antre Maxillaire, compliqués de carie.*

Lorsqu'après l'extraction des dents, & la perforation du sinus, l'on trouve les os en bon état; la maladie se guérit aisément par la méthode que nous venons de décrire. Mais si les os sont cariés, la guérison ne peut avoir lieu jusqu'à ce que la portion affectée s'exfolie, ou qu'elle se dissolve, & soit entraînée avec les injections, ou avec le pus. On peut toujours s'assurer au moyen d'une sonde, s'il y a carie ou non dans les os qui forment l'Antre; d'ailleurs l'odeur & l'apparence du pus ne laissent guères de doute à cet égard, il est toujours ichoreux & fétide quand les os sont affectés; mais il a moins d'odeur, & sa consistance devient plus épaisse à mesure qu'ils se rétablissent.

L'affection des os, comme il est aisé de le concevoir, rend la maladie plus grave, & son traitement plus long, & plus difficile. Différens cas requièrent souvent différens procédés de la part du Chirurgien; mais, dans tous, la partie essentielle du traitement consiste, ou à dilater l'ouverture qui s'est faite naturellement, si le pus est sorti par les alvéoles, ou à faire une contr'ouverture en cet endroit, s'il s'est frayé une issue en cariant l'os d'un autre côté. Et même dans le cas où l'altération de l'os est la conséquence d'un abcès formé à sa surface extérieure dans les parties molles de la joue, & où le pus s'est insinué par-là dans le sinus, comme cela s'observe quelquefois, on tenteroit envain de l'en faire sortir en faisant prendre au malade les situations en apparence les plus propres à en favoriser l'écoulement; l'ulcère fistuleux ne guérira qu'autant que le pus pourra s'écouler librement par une contre-ouverture.

Quelques Praticiens ont cru que, lorsqu'il n'étoit question que d'une contre-ouverture, elle pouvoit aussi-bien se faire par la perforation du sinus au-dessus de l'arcade alvéolaire, sans qu'il fût nécessaire de sacrifier une dent saine. M. Lamorier est le premier qui ait proposé une méthode pareille; elle consiste à inciser en travers avec un bistouri droit au-dessous de l'apophyse molaire, & au-dessus de la racine de la troisième dent molaire; on coupe ainsi la gencive & le périoste, on découvre l'os, & l'on porte au milieu de cette incision la pointe d'un perforatif fait en langue de serpent, monté sur un petit vilebrequin, pour percer cet os; on aggrandit ensuite l'ouverture du sinus suivant l'exigence des cas.

Il y a des cas compliqués où la perforation du côté de l'alvéole est insuffisante, & où l'on est obligé d'avoir recours à cette ouverture latérale, comme lorsqu'il y a une carie très-étendue des os, ou une exostose ou un polype, &c. dans l'Antre maxillaire, qui demandent une grande ouverture de cette cavité; la méthode de M. Lamorier peut alors être d'une grande utilité, & l'on y a recours dans bien des occasions avec le plus grand succès. On peut supposer aussi que si les alvéoles étoient effacées, les dents ayant été arrachées depuis long-tems, la perforation du finus de ce côté feroit beaucoup plus difficile, & qu'alors il pourroit être plus convenable de la faire fur la partie latérale; mais les maladies qui exigeroient ces opérations n'exiftent peut-être jamais dans un cas pareil.

Il y a des cas de carie très-étendue dans l'os Maxillaire où il ne fuffit pas de donner iffue au pus contenu dans le finus, mais où le Chirurgien eft obligé de fe conduire fuivant les circonftances particulières, & fuivant les reffources que lui fournit fon génie. Ainfi, dans des cas fort-graves de ce genre, on a été quelquefois obligé de découvrir une très-grande partie de la furface de l'os, de faire de grandes incifions dans fa fubftance, & quelquefois, lorfqu'il y avoit différentes parties de l'os attaquées de carie, on a beaucoup facilité la guérifon, en paffant un féton de l'une à l'autre. Le cautère actuel, fi utile dans les caries des os en d'autres parties du corps, a auffi été mis en ufage avec le plus grand fuccès dans celles des os de la mâchoire.

§. III. *Des excroiffances farcomateufes & polypeufes, qui fe forment dans l'Antre Maxillaire.*

La membrane qui revêt intérieurement l'Antre maxillaire, ainfi que celle qui tapiffe les narines, peut donner naiffance à des farcômes qui dégénèrent enfuite en cancers, ou à des excroiffances fongueufes connues fous le nom de Polypes. Ruyfch, Bordenave, & plufieurs autres Obfervateurs en fourniffent des exemples; on en a même vu qui affectoient plufieurs finus à-la-fois.

Il eft impoffible de prévenir les caufes & la formation de ces maladies, qui, dans leur principe, échappent à nos recherches, & qui ne fe font connoître que quand le mal a fait des progrès confidérables.

L'indolence, qui eft ordinaire à un polype naiffant, contribue à en cacher les progrès; mais comme cette maladie a rarement lieu fans être accompagnée de quelque affection des parties voifines, on pourra la reconnoître, avant qu'elle foit parvenue à un état dangereux par la conformation du finus qui fera changée; en examinant fi les dents du malade ne font pas devenues vacillantes, & ne font pas tombées fpontanément; fi les alvéoles font faines, & s'il ne paroît pas des chairs fongueufes par leurs ouvertures, en obfervant s'il y a un faignement de nez habituel d'un côté feulement; fi l'on apperçoit quelque tumeur farcomateufe du côté des narines, ou du côté du grand angle de l'œil; enfin fi les parois offeufes font jettées en dehors ou écartées, ce qui arrive toujours quand la tumeur eft parvenue à un certain degré, à moins que le polype ne foit dans la narine & ne s'y développe, fes racines étant dans l'Antre maxillaire, (ce qui peut-être regardé comme un cas rare, mais dont on a des exemples, & contre lequel le Praticien doit être fur fes gardes) alors on reconnoîtra le polype dans la narine, & trompé par ces apparences, on connoîtra difficilement le véritable état de la maladie.

Ces fignes différens de ceux qui annoncent la fuppuration dans le finus, ne permettront pas de confondre ces deux affections; ils fuffiront pour faire connoître l'exiftence du polype, & pour déterminer le Chirurgien à l'attaquer par des moyens convenables.

Quand on eft affuré de la préfence d'un polype, fans attendre que le mal ait fait des progrès plus confidérables, il faut ouvrir l'Antre maxillaire extérieurement, ou profiter de l'ouverture qui fe pratique quelquefois accidentellement aux alvéoles; & après l'avoir fuffifamment aggrandie, on traite le mal felon l'état des parties, foit par l'extraction du polype (*Voyez* POLYPE,) foit en excitant la fuppuration par l'ufage des médicamens digeftifs, des efcarotiques plus ou moins forts; ou enfin & plus fpécialement encore par l'application du cautère actuel.

§. IV. *Des Exoftofes de l'os Maxillaire.*

Si les maladies des parties molles, qui tapiffent l'Antre maxillaire, peuvent agir fur les parties dures, & les altérer, celles-ci peuvent auffi être affectées primitivement, & altérer l'organifation des parties molles; on voit quelquefois leur fubftance fe gonfler, & former ce qu'on appelle une exoftofe fans qu'il y ait encore aucun changement dans l'état des chairs ou des membranes qui leur font contigues.

Une exoftofe de l'os Maxillaire n'eft pas auffi facile à diftinguer que celle des autres os; la dilatation des parois du finus par une fuppuration intérieure, ou par un farcôme, peut quelquefois en impofer, & l'on ne reconnoîtra l'exoftofe qu'en ayant égard aux fignes qui auront précédé la maladie. Nous avons décrit les fignes qui fervent à faire reconnoître la fuppuration & le farcôme du finus; ils feroient fuffifans pour diftinguer la dilatation de fa cavité à la fuite de ces maladies d'avec l'exoftofe; mais une marque plus certaine de l'exiftence de celle-ci, c'eft lorfqu'outre l'abfence des fignes de la fuppuration & du farcôme, les parois groffies de l'Antre maxillaire préfentent une réfiftance folide, au lieu que dans les cas de dilatation, les dimenfions de la furface de l'os étant augmentées aux dépens de l'épaiffeur de fes parois, l'os aminci, réfifte très-peu & paffe prefque à un état de molleffe.

Lorfqu'une pareille exoftofe dépend de quelque vice particulier de la conftitution, & fur-tout du vice vénérien, elle doit être attaquée par les remèdes adaptés à une affection de ce genre. Mais fi elle réfifte à ces moyens, & fi la fanté étant d'ailleurs en bon état, elle paroît dépendre fimplement d'un vice local, on peut l'attaquer par les différens moyens qu'offre la Chirurgie pour cet objet ; telles sont la perforation simple, ou celle qui se fait par le trépan, ou même par le moyen du ciseau ; mais ces opérations doivent être exécutées avec beaucoup de délicatesse & de prudence. Nous en dirons autant de l'application du cautère actuel, qui dans les cas particulièrement où l'exostose est accompagnée de carie & de suppuration, est souvent le meilleur moyen qu'on puisse employer pour dessécher l'os, & le disposer à une exfoliation salutaire. *Voyez* Exostose.

M. Bell (1) décrit une espèce d'exostose de l'os maxillaire, bien différente de celle dont nous venons de parler, puisque loin qu'on puisse la distinguer des autres maladies du sinus par une résistance plus grande dans la tumeur, la substance osseuse acquiert peu-à-peu une souplesse & une élasticité telles qu'elle cède à la pression des doigts, & reprend à l'instant sa forme dès qu'on cesse de la comprimer. Si l'on y porte l'instrument tranchant, on lui trouve la mollesse d'un cartilage, & même dans un état plus avancé de la maladie, sa consistance est presque réduite à celle d'une gelée. L'enflure augmente graduellement & s'étend également sur toute la joue, sans s'élever jamais en aucun endroit particulier, si ce n'est dans ses derniers périodes lorsque les parties molles s'affectent & s'enflamment. Suivant le même Auteur, cette maladie n'admet point de guérison par aucun des moyens connus, l'incision & la perforation que l'on recommande dans d'autres cas d'exostoses, ne faisant ici qu'aggraver tous les symptômes, & précipiter les progrès du mal.

§. V. *Des Insectes logés dans l'Antre Maxillaire.*

Il nous reste encore à parler d'un autre accident, qui peut mettre dans le cas d'ouvrir l'Antre maxillaire, c'est la présence de certains insectes dans cette cavité. Il n'est pas facile d'expliquer comment des insectes ont pu être introduits ou engendrés dans les sinus maxillaires ; mais, quoi qu'il en soit, le fait n'en est pas moins avéré ; & lorsque de longues & violentes douleurs dans cette partie, ne paroissent dépendre ni de l'état des dents, ni de quelqu'autre maladie évidente, on peut soupçonner la cause dont nous parlons ici, & en pareil cas l'on doit ouvrir la cavité du sinus.

Il faut avouer cependant que cette cause n'est pas fréquente, & même ce que l'on trouve à cet égard, dans les Auteurs (2), paroît si peu authentique qu'à peine aurions-nous cru devoir en faire mention, si nous n'avions, dans un ouvrage récent (3), un fait de cette nature, très-curieux, & qui paroît mériter toute confiance. M. Heysham, Médecin de Carlisle, raconte qu'une femme de soixante ans, robuste & accoutumée à prendre beaucoup de tabac, étoit, depuis plusieurs années, sujette à des douleurs extrêmement aigues, dont le siège paroissoit être l'Antre maxillaire, quoiqu'elles s'étendissent sur tout le côté de la tête ; que ces douleurs ne cessoient jamais complettement, mais qu'elles étoient plus vives en Hiver qu'en Eté, & qu'en tout tems elles redoubloient par paroxysmes fréquens, & qui duroient près d'un quart d'heure. On avoit arraché toutes les dents du côté affecté ; l'on avoit donné à la malade beaucoup de médicamens anodins & autres, sans aucun succès ; & deux fois on lui avoit fait faire un cours de mercure qui chaque fois avoit augmenté le mal. Enfin, quoiqu'il n'y eût rien qui annonçât un abcès, ni aucune autre affection de l'Antre maxillaire, on se détermina à ouvrir cette cavité au moyen d'un gros trocar. L'effet de cette opération fut absolument nul pendant quatre jours qu'on employa à faire des injections dans le sinus, avec du quinquina & de l'élixir d'aloès ; au cinquième, on vit paroître à l'entrée du sinus quelque chose d'extraordinaire, c'étoit un insecte mort qu'on saisit avec des pinces, & dont on fit l'extraction ; il avoit un pouce de long, & il étoit plus gros qu'un tuyau de plume d'oye. La malade à cette occasion, éprouva un répi de plusieurs heures ; mais ensuite les douleurs revinrent aussi vives qu'auparavant. Pendant quelques jours qui suivirent, on fit des injections d'huile, & l'on tira du sinus deux autres insectes semblables au premier ; mais il n'en parut pas de nouveau, & quelque tems après la plaie de l'Antre se ferma. Les douleurs ne furent pas absolument calmées, mais considérablement adoucies pendant plusieurs mois, au bout desquels elles revinrent avec plus de force, mais en affectant particulièrement la région du sinus frontal.

On lit dans un Mémoire de M. Bordenave (4), inséré dans le cinquième volume des Mémoires de l'Académie de Chirurgie, l'histoire d'un cas où après l'ouverture du sinus maxillaire faite pour le traitement d'une suppuration de cette cavité accompagnée de carie, on en vit sortir, avec un lambeau de substance fongueuse très-fétide, un grand nombre de vers. Mais il est probable que, dans ce cas, les vers avoient été engendrés depuis que l'Antre maxillaire avoit été ouvert ; puisque lorsqu'ils se firent appercevoir, il y avoit neuf

(1) System of Surgery. Vol. IV, pag. 221.

(2) Voyez particulièrement, à ce sujet, la Dissertation de M. Pallas, *de insectis viventibus intra viventia.*

(3) Medical communications, Vol. I, art. XXX.

(4) M. Bordenave a publié dans les Vol. IV & V des Mémoires de l'Académie de Chirurgie, deux excellens Mémoires sur les maladies de l'Antre Maxillaire ; auxquels nous renvoyons les Lecteurs, pour le détail des procédés curatifs dans ces maladies.

mois que l'ouverture étoit faite, & que l'on y avoit, à différentes reprises, porté le cautère actuel pour accélérer l'exfoliation de la portion d'os cariée.

ANUS ou FONDEMENT. On désigne, par ces noms, l'extrémité inférieure de l'intestin rectum, qui s'ouvre au-dehors pour donner issue aux matières fécales.

L'Anus a des muscles qui lui sont particuliers, savoir, le sphincter dont la contraction le tient habituellement fermé, & les releveurs qui servent à le ramener à sa place naturelle, après l'éjection des matières fécales, qui le pousse toujours plus ou moins au-dehors. Il est d'ailleurs, ainsi que toute la portion d'intestin qui l'avoisine, environné de muscles & d'un tissu cellulaire fort lâche.

L'Anus est sujet à diverses affections où les secours de la Chirurgie sont nécessaires. On peut les réduire à ces six principales, qui sont, l'imperforation, la chûte, les hémorrhoïdes, les condylomes, les abcès & la fistule. Nous renverrons aux articles HÉMORRHOÏDES & CONDYLOMES, ce que nous avons à dire sur ces deux genres de maladie, & nous traiterons ici des autres.

De l'Anus imperforé.

L'imperforation de l'Anus n'est pas une maladie fréquente, on la rencontre cependant quelquefois; & comme il est de la plus grande importance que de semblables vices d'organisation ne demeurent pas long-tems ignorés, un des premiers soins des accoucheurs & des sages-femmes après l'accouchement, doit être d'examiner l'état extérieur de tous les conduits naturels de l'enfant nouveau né.

Cet examen montre quelquefois l'endroit où devroit être l'extrémité du rectum ou l'Anus, couvert en tout ou en partie seulement, par une membrane ou par une concrétion charnue. D'autres fois on n'apperçoit aucun vestige de l'intestin, la peau ayant sa couleur naturelle dans tout l'espace qui s'étend entre les parties sexuelles & le coccyx, sans être plus élevée dans un endroit que dans l'autre. En pareil cas, l'intestin se termine quelquefois, par un ou deux culs-de-sac, à un pouce de distance de la place ordinaire de l'Anus; quelquefois il ne descend pas plus bas que la partie supérieure du sacrum; quelquefois il s'ouvre dans la vessie ou dans le vagin.

Quand un Chirurgien est appellé dans une circonstance semblable, il ne faut pas qu'il perde beaucoup de tems à délibérer; car si l'on n'ouvre pas incessamment une issue aux matières fécales, l'enfant ne tardera pas à périr, après avoir éprouvé des accidens semblables à ceux qui chez les adultes accompagnent les hernies avec étranglement. La maladie est facile à découvrir; mais, après l'avoir apperçue, il faut s'attacher à distinguer auquel des deux cas ci-dessus décrits on doit la rapporter, afin de pouvoir déterminer si l'Anus est simplement bouché par une membrane ou par une concrétion charnue; ou si il manque absolument parce que la cavité de l'intestin est oblitérée dans sa portion inférieure, ou parce que le rectum ne s'étend pas assez loin.

Lorsque c'est une membrane, ou une continuation de la peau, qui ferme l'ouverture de l'intestin rectum, cette membrane a une couleur un peu différente de celle de la peau du voisinage. Elle est ordinairement violette ou livide, à cause du méconium accumulé vers sa surface intérieure. Ce méconium pressé par les viscères supérieurs, forme une petite éminence arrondie qui, pressée avec le bout du doigt, cède, comme une pâte molle, & se rétablit dès le moment qu'on cesse de presser. Mais, lorsque c'est une concrétion charnue qui ferme l'intestin, l'œil apperçoit cette concrétion, si, comme il arrive ordinairement, elle fait saillie; le doigt sent plus de dureté & de résistance que dans le cas de la simple membrane, & la couleur livide du méconium ne s'entrevoit pas.

Ces signes seuls suffisent pour décider le Chirurgien sur la nécessité de l'opération; mais ils ne font pas connoître encore bien clairement si l'intestin descend aussi bas qu'il le faut pour former un véritable Anus, ou si sa portion inférieure manque tout-à-fait. On n'acquiert le dernier degré de certitude à cet égard, qu'après la section de la membrane, ou de la concrétion charnue qui forme l'ouverture; ou même qu'après la mort de l'enfant, lorsque l'opération a été infructueuse. Car quoiqu'on ne découvre pas de tache à l'endroit où doit être l'Anus, & qu'on n'apperçoive pas cette tumeur plus ou moins saillante, qui, pressée avec le doigt, cède comme une pâte molle & se rétablit aussi-tôt qu'on ne presse plus; il peut très-bien arriver, sur-tout quand on est appellé d'abord après la naissance de l'enfant, que ces deux différens signes de la présence du méconium, & du prolongement naturel de l'intestin, jusqu'à l'endroit où devroit être l'Anus, ne se présentent pas encore, quoique l'intestin existe, descende & conserve sa cavité jusqu'à la membrane ou concrétion qui le ferme.

Quand l'Anus est seulement recouvert par la peau, & marqué par une éminence formée par les matières contenues dans le rectum, il ne s'agit que de faire avec le scapel une ouverture suffisante pour leur donner passage. Levret en pareil cas recommande de faire une incision circulaire à la membrane, mais il suffit de l'inciser en travers; on panse ensuite la plaie légèrement avec de la charpie, après l'avoir lavée avec de l'esprit-de-vin; on introduira aussi une petite tente de charpie pour maintenir l'ouverture qu'on vient de faire. Si l'Anus n'est recouvert qu'en partie par la membrane, on pourra le dilater avec une tente ; mais si l'ouverture est très-étroite on doit le faire préférablement par le moyen du bistouri.

Lorsqu'aucune apparence extérieure ne marque l'endroit où doit être l'Anus ; soit que l'intestin soit bouché par une concrétion charnue, ou par la coalition de ses parois ; soit qu'il en manque quelque partie, le cas devient bien plus fâcheux & plus difficile ; il est cependant du devoir du Chirurgien de faire tout ce qui dépend de lui pour y porter remède.

Pour cet effet, après avoir fixé l'enfant comme il convient, on fera une incision d'un pouce de longueur dans l'endroit où devroit être l'Anus, & on la rendra de plus en plus profonde par des coups de scapel bien ménagés, & suivant la direction naturelle du rectum ; non pas directement de bas en haut selon l'axe du bassin, car on pourroit blesser le vagin ou la vessie, ou peut-être l'un & l'autre, mais en arrière, le long du coccyx où il n'y a pas de danger de blesser aucune partie importante. Le meilleur conducteur dans tous les cas de cette espèce, est le doigt de l'opérateur. Le Chirurgien pressant avec l'index de la main gauche du côté du coccix disséquera de la main droite dans la direction que nous avons prescrite, jusqu'à ce qu'il rencontre les matières fécales, ou qu'il ait ouvert aussi loin que l'extrémité de son doigt peut atteindre. S'il ne vient pas à bout de trouver les matières, comme la mort doit nécessairement en être la conséquence, il faut qu'il fasse encore une tentative en poussant le long de son doigt un long trocar dans la direction la plus convenable pour rencontrer le rectum.

Par un usage prudent de ces moyens, on a sauvé bien des enfans qui autrement auroient été dévoués à une mort certaine. Hildanus, la Motte, Roonhuysen & d'autres les ont employés avec succès. M. Bell nous apprend qu'il a vu deux de ces cas où l'intestin étoit fort éloigné des tégumens, & où il a eu le bonheur de réussir à former un Anus qui a passablement bien rempli son but pendant plusieurs années ; mais qu'il a rencontré la plus grande difficulté à maintenir le passage suffisamment large & ouvert. Car, dès qu'il ôtoit les bourdonnets de charpie & les autres espèces de tentes dont il se servoit pour conserver la dilatation nécessaire, il survenoit bientôt un tel degré de contraction que, pendant long-tems ensuite, l'évacuation des matières étoit devenue très-difficile. Il employa à différentes reprises des tentes faites d'éponges, de racines de gentiane, & d'autres substances qui s'enflent par l'humidité : mais elles produisirent toujours tant de douleur & d'irritation qu'il étoit impossible d'en continuer l'usage. D'après ces inconvéniens qu'il a été à portée d'observer, il recommande contre l'avis des Auteurs, de ne point se servir de tentes de cette espèce en pareil cas ; il pense que quiconque en aura fait usage pour des parties aussi sensibles que le rectum, ne tardera pas à reconnoître que le conseil de ces derniers est très-mal fondé.

Des tentes faites de charpie très-souple & humectées d'huile, ou des rouleaux de l'emplâtre dont on fait les bougies, causent moins d'irritation que celles qui sont formées de toute autre substance. On dilate assez commodément le passage lorsqu'il est devenu trop étroit, au moyen d'un boyau de brebis, dont on introduit une extrémité fermée dans le fondement, & que l'on distend en y injectant avec force de l'eau par l'autre bout. Mais, dit M. Bell, quoique cette partie du traitement puisse paroître simple & facile à ceux qui n'ont pas eu occasion de voir des cas de cette nature, il en est bien autrement dans la pratique. Il nous assure même que jamais il n'a traité de maladie qui lui ait donné autant de peine & d'embarras, qu'il en a eu dans les deux cas de cette espèce qu'il a traités ; car quoique, dans l'un & dans l'autre, il eut d'abord fait des ouvertures suffisamment larges, ce ne fut que par des soins très-assidus, pendant huit ou dix mois, qu'il put se garantir de faire une nouvelle opération, & même d'avoir à y revenir à plusieurs fois. Lorsqu'on n'a eu que la peau à ouvrir, la suite du traitement est, sans doute, on ne peut pas plus simple ; car alors il n'y a rien à faire qu'à tenir une tente de charpie pendant quelques jours, dans l'ouverture qu'on a faite avec le scalpel. Mais quand l'extrémité du rectum se trouve être à une certaine distance, quoique l'on puisse ordinairement se flatter de procurer enfin une guérison, lorsqu'on est parvenu à donner issue aux matières fécales, le traitement subséquent à l'opération exigera toujours beaucoup d'attention & de soin de la part du Chirurgien pendant long-tems ; & l'on peut regarder la difficulté du succès à cet égard, comme étant à-peu-près proportionnée à la profondeur de l'incision qu'on a été obligé de faire.

Il arrive quelquefois que l'Anus paroissant bien ouvert, & bien constitué, les enfans éprouvent les mêmes accidens que ceux qui n'ont point d'Anus, parce que chez eux, quelquefois l'intestin se trouve fermé par une cloison membraneuse placée plus ou moins haut, au dessus de l'ouverture de l'Anus, & parce que d'autres fois il se termine par un cul-de-sac. On doit soupçonner un pareil vice de conformation, toutes les fois qu'un enfant, dont l'Anus est ouvert à l'extérieur, ne rend pas des excrémens, deux à trois jours après sa naissance, & sur-tout, quand on voit paroître de grands accidens, tels que le gonflement de ventre & le vomissement ; on peut alors, soit en tâchant d'injecter des lavemens, soit en introduisant une sonde, s'assurer si le rectum est fermé au-dessus de l'Anus, ou s'il ne l'est pas. S'il se trouve fermé, il ne reste d'autre parti à prendre, que recourir à la méthode exposée ci-dessus, & d'ouvrir la communication, soit à l'aide du bistouri conduit par le doigt, soit avec le pharyngotome. Si l'obstacle n'est autre chose qu'une membrane transversale, l'opération sera facile & son succès est à-peu-près certain. Mais s'il y a un étranglement, ou une interruption de l'intestin, le cas est infiniment plus grave; cependant, comme il n'y a pas d'autre ressource pour sauver l'enfant que celle de l'opération, il ne faut pas hésiter à y avoir recours.

Lorsque l'Anus est imperforé, l'intestin, comme nous l'avons dit, se termine quelquefois par une ouverture dans le vagin, ou dans la vessie, le premier de ces deux cas est le moins dangereux de tous les vices de ce genre. Il peut arriver que l'intestin s'ouvre, & se termine dans deux endroits à-la-fois, savoir, à l'endroit ordinaire, formant un véritable Anus plus ou moins parfait, en même-tems qu'il se termine par une ouverture dans le vagin.

Si ces deux ouvertures sont assez grandes pour que les excrémens s'évacuent librement, il n'y a rien à faire dans un âge aussi tendre; car quoique l'évacuation des excrémens par le vagin, soit contre nature, & une incommodité qui sera des plus désagréables, on ne voit pas de moyen bien efficace de fermer l'ouverture de l'intestin dans le vagin; &, outre cette incertitude, il seroit bien difficile d'en trouver aucun qui ne gênât & n'incommodât extrêmement l'enfant.

Mais si les deux ouvertures sont extrêmement petites, si, par cette raison, les excrémens ne peuvent être évacués en quantité nécessaire, & si les lavemens ne peuvent faciliter suffisamment cette évacuation, on doit dilater l'ouverture de l'Anus par des canules de différentes grosseurs, ou par l'incision, si ce premier moyen ne réussit pas; & traiter la plaie comme il a été dit ci-dessus.

Le plus souvent l'intestin ne s'ouvre que dans le vagin; il faut alors, comme dans le cas où les matières fécales n'ont aucune issue, faire une incision à l'endroit où doit être l'Anus; car la route naturelle des excrémens étant ouverte par cette opération, qui, en pareil cas, ne seroit nullement dangereuse, il sortiroit beaucoup moins d'excrémens par le vagin, & par conséquent l'infirmité seroit diminuée; il pourroit même arriver que, par l'introduction d'une canule dans le nouvel Anus, l'ouverture entre le rectum & le vagin s'oblitérât, ce qui seroit une guérison entière. D'ailleurs l'ouverture entre l'intestin & le vagin peut être beaucoup plus petite qu'il ne faudroit pour le libre passage des excrémens, ce qui pourroit exposer l'enfant aux mêmes accidens & au même danger, que si le rectum étoit absolument sans issue.

Le rectum chez les enfans mâles s'ouvre quelquefois dans la vessie, & pour l'ordinaire, il n'existe alors point d'Anus. L'on reconnoît facilement ce cas, à la présence du méconium dans les urines qui en contractent une apparence verdâtre & épaisse, & qui sortent presque continuellement, mais en petite quantité. La portion la plus fluide du méconium, est la seule qui trouve ainsi une issue; celle qui est plus épaisse ne pouvant pénétrer de l'intestin rectum dans la vessie, ou entrer de la vessie dans le canal de l'urètre, distend outre mesure les boyaux & la vessie urinaire, & cause les mêmes accidens qui ont lieu dans les cas d'imperforation totale; en sorte que si l'art ne vient promptement à bout de former un Anus qui remplisse la fonction d'évacuer les excrémens dont les canaux urinaires ne peuvent demeurer chargés, l'enfant chez qui se rencontre un pareil vice d'organisation, ne tardera pas à périr. Il faut donc traiter ce cas comme les précédens; car, quoiqu'on ne puisse pas se promettre de parer absolument aux inconvéniens qui résultent de la terminaison du rectum dans la vessie, puisqu'un nouveau passage n'empêchera pas complettement que les matières ne sortent par cette issue, on donnera cependant par ce moyen à l'enfant une assez bonne chance de guérison, & la seule dont son cas soit susceptible.

Dans les cas où l'on ne peut procurer de débouchement aux matières fécales, par les moyens que nous avons indiqués, l'on a proposé d'ouvrir le bas-ventre de l'enfant au-dessus du pubis, ou sur le côté droit, afin d'atteindre l'intestin colon, & de faire un Anus artificiel dans l'un ou l'autre de ces endroits. Mais la chance du succès seroit si petite, qu'il est impossible de recommander une semblable opération; à moins qu'une tumeur circonscrite n'indiquât plus précisément au Chirurgien en quel endroit il doit faire son incision. D'ailleurs en supposant le succès aussi grand que possible, l'évacuation des matières par de semblables ouvertures seroit toujours désagréable & pénible. Cependant l'idée de laisser un enfant ainsi organisé, mourir dans les souffrances, est si triste & si désolante pour les parens & pour le Chirurgien lui-même, qu'on préféreroit toujours de recourir au remède le plus incertain & le plus désespéré, à demeurer tranquilles spectateurs d'un pareil événement.

De la chûte du Fondement.

Lorsqu'une portion de l'intestin rectum est poussée en dehors, au-de-là de ses limites ordinaires, cette maladie se nomme *chûte de fondement*. Quelquefois il n'y a qu'une très-petite partie de l'intestin qui soit ainsi déplacée; d'autres fois il y en a une portion plus considérable,

Le sphincter de l'anus, & les parties voisines, servent dans l'état de santé, de base & de soutien à la portion inférieure du rectum; aussi tout ce qui tend à les affoiblir, contribue par cela même à occasionner la chûte du fondement.

La cause néanmoins la plus fréquente de cette maladie tient aux exertions violentes & trop réitérées du rectum même, excitées par quelque cause d'irritation sur son extrémité. Ainsi, le trop fréquent usage des remèdes aloétiques, dont l'action se porte particulièrement sur le gros boyau, opère souvent cet effet; il en est de même des petits vers connus sous le nom d'ascarides, qui logés à la partie inférieure de cet intestin, y causent quelquefois une irritation violente. La constipation habituelle, les hémorrhoïdes, en un mot, tout ce qui agissant vivement sur le rectum, excite une action trop forte de cet organe, peut déterminer un accident pareil.

Il y a beaucoup d'exemples de chûte d'une portion du rectum, où l'intestin est demeuré très-long-tems sans être réduit, & où cependant cette négligence n'a aucune suite fâcheuse. Il suit de-là que le rectum peut beaucoup mieux supporter d'être exposé aux impressions de l'air extérieur, qu'aucune autre partie du tube intestinal; mais il ne faut pas pour cela négliger jamais de faire sur-le-champ ce que l'on peut, pour réduire l'intestin déplacé; les Auteurs en Chirurgie conseillent ordinairement de le fomenter avec des décoctions émollientes & antiseptiques, avant que de chercher à le faire rentrer; ils veulent même que, pour mieux réussir, l'Opérateur couvre ses doigts de linge enduit de cire ou d'huile. Mais toutes ces précautions ne sont point nécessaires; & lorsqu'un Chirurgien est appellé vers un malade qui a une chûte du fondement, le plus grand service qu'il puisse lui rendre, est de remettre au plutôt les parties déplacées dans leur situation naturelle, sans les laisser davantage exposées aux dangers qu'elles peuvent courir par ce déplacement, en perdant le tems à faire des fomentations &c.; & comme on a beaucoup plus de dextérité à manier quoi que ce soit, avec les doigts parfaitement nuds, que lorsqu'ils sont recouverts de gants huilés ou cirés, il vaut mieux ne pas s'en servir. Si cependant on jugeoit qu'il fallût se garnir les mains de quelque chose, un morceau de toile de coton souple, & fine, est ce que l'on peut employer de mieux dans cette intention.

Le malade étant au lit, couché sur le côté, ou sur le ventre, ce qui vaut mieux; les fesses plus élevées que le reste du corps, le Chirurgien pressera fortement, mais également avec la paume de la main sur la partie inférieure de l'intestin déplacé. En continuant à presser de cette manière, on fait, pour l'ordinaire, rentrer facilement l'intestin; mais si cela ne suffit pas, on comprimera la portion supérieure de la partie de l'intestin sorti avec les doigts d'une main, tandis qu'avec la paume de l'autre main, on continuera à soutenir la partie inférieure, & par ce moyen on réussira certainement. Il est vrai que si, pour avoir trop tardé à faire la réduction, ou par quelqu'autre cause, l'intestin a contracté beaucoup d'inflammation & d'enflure, il sera impossible de le replacer, jusqu'à ce que ces symptômes soient dissipés. Pour cet effet, il pourra convenir de tirer du sang au malade proportionnément à ses forces, & l'on fomentera l'intestin avec une solution de sucre de saturne un peu chaude. Lorsque, par ces moyens, l'on aura dissipé l'enflure, ou à peu-près, on ne trouvera que peu ou point de difficulté à replacer les parties, en s'y prenant comme nous l'avons indiqué.

La plus grande difficulté ne gît pas à faire rentrer l'intestin, mais à le retenir en place, ce qui donne souvent beaucoup de peine. Car le sphincter, après de fréquentes chûtes de boyau, est quelquefois tellement affoibli, qu'il n'a plus le pouvoir de le retenir; de sorte que cet accident se renouvellera, non-seulement toutes les fois que le malade ira à la garde-robe, mais même dès qu'il voudra marcher, ou seulement se tenir debout, comme on en voit des exemples.

On a imaginé différens bandages pour contenir l'Anus après qu'on l'a réduit; mais il n'est pas facile d'en trouver qui s'adapte parfaitement à ce qu'une semblable incommodité exige. Ordinairement on applique sur le fondement une compresse en plusieurs doubles que l'on maintient dans cette position au moyen d'un bandage en T. & cette manière de le contenir réussit assez bien dans beaucoup de cas. On peut voir, dans les planches, un bandage inventé par M. Gooch, qui a le double avantage de fixer l'intestin d'une manière plus sûre qu'aucun autre que nous connoissions, & de permettre au malade de prendre beaucoup plus d'exercice qu'il ne pourroit faire sans son secours. Mais ce qui vaut encore mieux, suivant nous, que tous ces bandages, ce sont les champignons, ou pessaires de gomme élastique, inventés depuis peu d'années par M. Bernard, ingénieux Artiste, qui a tiré parti de cette substance pour en faire différens ouvrages à l'usage des Chirurgiens. L'instrument dont nous parlons, consiste en un corps oblong & ovale, arrondi par un bout, & qui de l'autre se termine en un col mince, & un peu alongé, avec un bord plat à son extrémité. Le corps de cet instrument introduit dans l'intestin, au-de-là du sphincter, le dilate, & le soutient, tandis que le sphincter en embrasse le col, & que le bord du col l'empêche de remonter trop haut dans le rectum; on fixe d'ailleurs un cordon à ce bord, qui est percé dans cette intention: ce qui aide à cet effet. Ce pessaire est très-lisse, & ne peut par conséquent blesser les parties; il est en outre fort léger, ne consistant qu'en une écorce assez mince, quoique passablement solide; & comme il est percé à son extrémité, il n'empêche point la sortie des vents, qui autrement pourroient incommoder le malade. *Voyez les planches.*

L'intestin étant sorti, en allant à la garde-robe, on le replacera sur-le-champ; ce que le malade pourra s'accoutumer à faire lui-même, & l'on appliquera tout de suite le bandage, ou le pessaire. Et afin de fortifier le sphincter de l'Anus, & les parties voisines, dont la foiblesse dans la plupart des cas, doit être considérée comme la seule cause de la maladie; le malade fera usage de préparations de fer & de kinkina, il prendra des bains froids, & se fera jetter fréquemment de l'eau froide contre les fesses, & la partie inférieure du dos. On se sert encore, avec beaucoup de succès, d'injections astringentes, composées sur-tout d'infusions de noix-de-galle, ou de chêne; & si l'on y ajoute une petite quantité d'opium, c'est le meilleur moyen que l'on puisse employer pour diminuer l'irritabilité de la partie inférieure du rectum, qui bien souvent a été la première cause de la maladie. On a quelquefois ajouté une petite quantité d'alun, ou de sucre de saturne à ces injections; en général cependant, nous regardons toute addition de substance saline, comme peu convenables, à cause de l'irritation que les sels produisent ordinairement sur l'intestin.

On pourra toujours par l'usage de quelques-uns de ces moyens, guérir les maladies de ce genre, ou du moins les pallier, au point que le malade n'en éprouvera plus qu'une incommodité très-supportable.

Nous observerons cependant, avant que de terminer cet article, qu'on a confondu avec, la chûte du fondement une maladie beaucoup plus grave, où une portion considérable du colon, du cœcum, & même quelquefois de l'iléum se renverse, & sort par l'anus. Les Praticiens en général regardent cet accident sous le même point de vue que la maladie dont nous venons de parler; ils croient que la totalité du rectum se renverse alors sur elle-même, en conséquence du relâchement du sphincter, & des muscles releveurs; & qu'elle entraîne avec elle d'autres portions du canal intestinal. Cependant ils devroient être détrompés par l'étranglement qui y survient quelquefois, & qui, non-seulement apporte beaucoup de difficulté à la réduction de la portion déplacée, mais encore la fait tomber en gangrène. D'ailleurs les connexions du rectum avec les parties voisines, au moyen du tissu cellulaire dont il est environné; & celle de cet intestin avec la face postérieure de la vessie urinaire, rendent ce méchanisme impossible. Cette explication ne pourroit être admise que pour les chûtes du rectum qui se font d'une manière lente; encore ne pourroit-elle pas rendre compte de quelques cas, dans lesquels la tumeur que l'intestin renversé présente, est d'un volume énorme. Fabrice d'Aquapendente dit avoir vu des tumeurs formées par la chûte du rectum, de la longueur de l'avant-bras, & de la grosseur du poing; & dans les mêlanges des curieux de la nature, on lit l'observation d'une tumeur de cette espèce longue de deux pieds, survenue à une femme à la suite d'un accouchement. On ne rend pas raison d'une manière plus satisfaisante des accidens de cette nature, en supposant qu'ils sont l'effet du relâchement de la tunique veloutée du rectum, & de sa séparation d'avec la tunique musculeuse; l'on ne sauroit présumer qu'un pareil décollement pût avoir lieu dans une assez grande étendue, ni assez subitement, pour qu'il en résultât les phénomènes qu'on observe quelquefois dans cette maladie.

Mais des observations plus exactes ont ôté tout doute à cet égard. On lit, dans le quatrième vol. des Mémoires de l'Académie de Chirurgie, l'histoire d'une prétendue chûte du rectum, qui après la mort, s'est trouvée être une invagination du cœcum, & de la plus grande partie de colon dans l'extrémité inférieure de cet intestin, & dans la partie supérieure du rectum. Cette invagination commençoit à plus de 11 pouces de l'anus, & finissoit à cinq ou six de cette ouverture, parce que la tumeur que formoit cette maladie, avoit été réduite quelque tems avant la mort de cet enfant. Il ne fut pas possible de retirer la portion qui formoit l'invagination, à cause des fortes adhérences qu'elles avoient contractées. Une autre observation anatomique a démontré le même fait. Un enfant à la suite de douleurs extrêmement vives au ventre causées par un coup, eut, par l'Anus, une chûte de boyau longue de six à sept pouces, que l'on prit pour un renversement du rectum. L'enfant étant mort, on reconnut que l'extrémité du boyau sorti par l'anus, n'étoit autre chose que la poche cœcale, qui s'étoit renversée, & qui avoit passé par le colon, & le rectum, pour sortir par l'anus. *Voyez* l'article VOLVULUS.

Des Abcès auprès de l'Anus.

Les parties, qui environnent l'Anus, sont fréquemment le siège de tumeurs qui dégénèrent en abcès. Les hémorrhoïdes, les condylômes qui se forment dans le voisinage du rectum, les matières durcies & amassées près de son extrémité, les coups violens, en un mot, tout ce qui peut causer de l'irritation & de l'inflammation dans ces parties, peut aussi occasionnellement déterminer des suppurations; & si ce pus n'est pas absorbé,

(1) Voyez dans le V. vol. des Mémoires de l'Académie Royale de Chirurgie, le Mémoire de M. Sabbatier sur les Anus contre nature.

pas absorbé, ou si l'ulcère formé par l'ouverture de l'abcès ne se cicatrise pas promptement, il en résultera nécessairement d'autres maux dont nous allons bientôt nous occuper. Il survient aussi assez fréquemment des tumeurs inflammatoires dans le voisinage de l'Anus, en conséquence de fièvres, ou d'autres maladies générales du système.

Le plus souvent ces tumeurs sont de nature phlegmoneuse. *Voyez* Abcès & Phlegmon; d'autres fois elles prennent l'apparence d'une enflure érésypélateuse, & sont de la nature de l'anthrax, ou du charbon. *Voyez* Anthrax.

Dans chacun de ces différens cas, toute la maladie est souvent bornée à la peau, & à la membrane cellulaire qui a son siège au-dessous, & elle n'est accompagnée que des symptômes généraux ordinaires de l'inflammation, ou de ceux qui sont dûs à la formation de la matière purulente dans la partie immédiatement affectée. Mais il n'est pas rare non plus de voir se joindre à ces symptômes d'autres maux qui tourmentent le malade, & qui dépendent d'une irritation communiquée aux parties voisines de celles où est le siège du mal, telles que la vessie urinaire, le vagin, l'urètre, les vaisseaux hémorrhoïdaux, & le rectum; d'où naissent la retention d'urine, la dysurie, l'irritation du vagin, le ténesme, la diarrhée ou la constipation; & ces accidens sont quelquefois si urgens, qu'ils méritent toute l'attention du Chirurgien.

L'endroit où s'ouvriroit l'abcès, & où le pus, si on l'abandonnoit à lui-même, se feroit jour, est fort sujet à varier. Quelquefois il perce la fesse à une certaine distance de l'Anus, d'autres fois près de son bord, ou au périnée; & cette évacuation de la matière purulente se fait tantôt par une ouverture seule, tantôt par plusieurs. Dans quelques cas, non-seulement il y a une ouverture qui perce la peau extérieurement; mais encore il y en a une autre qui perce l'intestin, & pénètre jusques dans sa cavité; dans d'autres, il n'y a qu'une seule ouverture, & elle est interne ou externe.

Quelquefois la matière purulente se forme à une distance considérable de l'intestin rectum. D'autres fois cet organe est dépouillé, ou découvert par le pus; mais non pas percé. Enfin, chez quelques malades, l'intestin est non-seulement dépouillé, mais encore percé, & cela en plus d'un endroit.

Le premier siège de la maladie est quelquefois à la partie élevée du bassin, près des vertèbres inférieures des lombes, & de l'os sacrum; *Voyez* Lombes, Psoas; & la matière purulente vient de parties si affectées, & qui sont tellement hors de notre portée, que le cas ne laisse aucun espoir dès le commencement.

Ces écoulemens de matière purulente sont salutaires pour quelques personnes, & mettent fin à des maladies générales, qui altéroient depuis long-tems leur constitution; mais ils deviennent souvent funestes à d'autres, en épuisant le peu de forces qui leur reste.

Si la maladie tire son origine de la vérole, ce qui n'est pas très-rare, elle affecte, dans bien des cas, l'urètre, & le col de la vessie, & par-là, fait éprouver à celui qui en est attaqué beaucoup de douleurs, & d'incommodités. Si elle a son principe dans une affection cancéreuse de quelqu'une des parties qui sont placées dans le bassin, le cas est beaucoup plus grave encore, & son issue est toujours funeste.

Dans les cas les plus ordinaires, lors même que la constitution est saine, & que le mal n'est compliqué d'aucun autre vice fâcheux, toute tumeur inflammatoire qui survient auprès de l'Anus, est particulièrement disposée à suppurer; & les ulcères qui résultent de l'ouverture de ces abcès, ont de la peine à se fermer; ils sont toujours très-douloureux, & demandent à être traités avec beaucoup d'attention & de prudence. Cependant il est au pouvoir des Praticiens, de prévenir une grande partie des maux qu'entraînent communément les tumeurs de cette espèce quand elles sont négligées, pourvu qu'ils y donnent les soins nécessaires, dès qu'elles ont commencé à se former.

Lorsqu'on a lieu de croire qu'une tumeur de cette nature tend à la suppuration, il faut hâter de tout notre pouvoir la formation du pus; & puisque rien ne paroît avoir plus sûrement cet effet, qu'un certain degré de chaleur constamment entretenu sur la partie, il faut y tenir des cataplasmes chauds, & des fomentations, ou exposer la partie à la vapeur de l'eau chaude. Pour l'ordinaire, un usage assidu de ces moyens déterminera promptement la suppuration dans ces sortes de tumeurs; &, dès qu'on aura obtenu cet effet, on les ouvrira par une grande incision.

En faisant l'ouverture, on doit enfoncer le bistouri assez pour atteindre le fluide; & lorsque l'instrument est enfoncé jusqu'à ce point, il faut continuer l'incision, de manière à diviser toute la peau qui couvre la matière purulente; par ce moyen tout ce qui est contenu dans l'abcès sortira en une fois, & l'on empêchera qu'il ne se forme un nouvel amas de matière.

Le succès de cette partie du traitement dépend beaucoup plus qu'on ne l'imagine, de ce qu'on aura ouvert l'abcès, plus ou moins promptement; car si l'on renvoye long-tems cette opération, ou si l'on ne fait pas l'ouverture assez grande, pour que le pus puisse s'évacuer, il s'en insinuera quelque portion dans le tissu cellulaire des environs, qui peu-à-peu séparera toute la peau, & toute l'extrémité du rectum, des muscles & des autres parties qui leur sont contigües. De cette manière, au lieu d'un simple ulcère, on d'un sinus qui n'auroit pas beaucoup de profondeur, tel qu'on le trouve ordinairement après l'ouverture de ces abcès ; lorsqu'ils ont été bien traités, on trouve quelquefois toute la portion inférieure du gros boyau absolument séparée des parties voisines, & nombre de sinus qui courent dans tous les sens, le long du périnée, sur les côtés de l'intestin & entre les muscles des fesses, comme nous le verrons bientôt, en traitant de la fistule à l'Anus. On prévient ces accidens, si l'on a soin, dès que le pus est formé, d'ouvrir ces abcès dans l'endroit le plus favorable à son écoulement, & par une grande incision. La plaie alors ne tarde pas à se cicatriser sans aucune suite fâcheuse, si d'ailleurs la constitution est saine, & si le traitement subséquent est bien conduit.

Après l'ouverture de ces abcès, la pratique ordinaire des Chirurgiens a été presque jusqu'à aujourd'hui, d'introduire dans leur cavité des bourdonnets de charpie, ou d'autres substances, afin d'empêcher, dit-on, la réunion trop prompte des bords de la plaie, & de la faire remplir par le fond. Mais cette pratique est très-mal fondée; car ces substances étrangères font presque toujours du mal en irritant l'extrémité du rectum. D'ailleurs si l'on a fait une assez grande incision, une pareille précaution est parfaitement inutile, parce que le pus ayant la liberté de s'écouler constamment par la plaie, l'ouverture demeure toujours proportionnée à la quantité qui s'en forme, ce qui est le pricipal but qu'on doit se proposer en ouvrant cet abcès.

Au lieu d'employer des moyens aussi irritans, dès qu'on aura donné issue au pus, on recouvrira la plaie de charpie enduite de quelque onguent très-doux, & l'on tiendra constamment un cataplasme émollient par-dessus. Toutes les duretés que la première formation du pus n'aura pas détruites, se dissiperont complettement par ce traitement ; & s'il ne se présente pas quelque nouvel obstacle à la cicatrisation de l'ulcère, le malade ne tardera pas à obtenir une parfaite guérison.

Nous avons fait mention de quelques symptômes qui accompagnent souvent les abcès formés dans le voisinage du rectum. Tels sont particulièrement la dysurie & la retention totale des urines.

L'on soulage la dysurie par la saignée & par l'usage des boissons mucilagineuses, du nitre, &c. Mais la retention totale est un symptôme plus opiniâtre, & d'autant plus alarmant que l'usage de la sonde est ici accompagné de beaucoup de danger. Le col de la vessie, très-voisin du siège du mal, participe à l'inflammation, ce qui peut contribuer jusqu'à un certain point, à causer l'accident dont il s'agit ; mais l'extrême irritabilité de cette partie, a une part bien plus grande encore à sa formation ; & sous quelque point de vue qu'on l'envisage, la sonde, soit qu'on l'introduise dans la vessie chaque fois que cela paroît nécessaire, soit qu'on l'y laisse après l'avoir introduite, ne manquera pas d'enflammer & d'irriter de plus en plus le canal ; sans parler du danger que l'on court en pareil cas, de frayer de fausses routes, & de causer par-là des maux qui pourront avoir les plus tristes conséquences. Les moyens à employer pour soulager le malade, sont la saignée proportionnée à son état & à ses forces, les laxatifs doux, si l'on a le tems d'en faire usage, les bains & demi-bains, les fomentations, les lavemens émolliens, & par-dessus tout, les lavemens anodins faits avec une quantité suffisante d'opium.

Un ténesme douloureux accompagne souvent aussi les inflammations des parties voisines du rectum, & doit être combattu par des laxatifs combinés avec des anodins. Après l'évacuation des matières fécales, un lavement composé d'empois fin & d'opium, est un remède presque infaillible pour calmer ce symptôme fatiguant. L'irritation du vagin chez les femmes, qui est à-peu-près de la même nature que le ténesme, se calme par les mêmes moyens.

Dans quelques constitutions, cette espèce d'inflammation est accompagnée d'une constipation opiniâtre, à laquelle se joint assez ordinairement la distension douloureuse, & l'enflure des vaisseaux hémorrhoïdaux, tant intérieurement qu'extérieurement. Tant qu'une quantité de gros excrémens est retenue dans les intestins, il en résulte un surcroit d'irritation, de fièvre, & d'inflammation ; il importe donc de remédier à ce symptôme, & d'employer dans ce but, la saignée, les laxatifs doux, & un régime sévère & rafraîchissant, ainsi que des cataplasmes émolliens, qui relâchent & détendent les hémorrhoïdes dures & gonflées, en même-tems qu'ils accélèrent la suppuration.

DE LA FISTULE A L'ANUS.

§. I. *Description générale de la maladie.*

Quoiqu'un abcès auprès de l'Anus puisse se guérir par un traitement fort simple, & qu'on voie souvent des tumeurs de ce genre se terminer promptement & facilement, sur-tout quand l'art vient à propos au secours de la nature, il n'en est pas de même dans tous les cas. Il arrive souvent que les malades, soit par ignorance des suites que peut avoir leur état, soit par la crainte de la douleur, soit par d'autres raisons, ne demandent pas les secours de la Chirurgie, lorsque le mal est à son premier période, & que, dans son état le plus simple, ils laissent souvent ouvrir l'abcès de lui-même dans un endroit défavorable, souvent même ils n'appellent le Chirurgien, que lorsque le pus en s'insinuant dans le tissu cellulaire, a déjà fait beaucoup de mal, & creusé des sinus. On conçoit aisément, que la maladie alors, suivant le siège qu'elle a occupé dans son premier période que nous venons de décrire sous le nom d'abcès à l'Anus, suivant son ancienneté, & suivant l'état plus ou moins sain de la constitution du sujet, doit se présenter sous une variété d'aspects & de degrés.

C'est cet état de la maladie plus ou moins invétéré, plus ou moins compliqué d'affections du rectum, de callosités, & d'autres altérations des parties voisines, que la plupart des Chirurgiens nomment fistule à l'Anus; tandis que d'autres, & M. Pott en particulier, ne veulent donner ce nom qu'aux ulcères profonds & caverneux qui fournissent un pus âcre, dont la virulence est fomentée, & entretenue par une affection plus générale du système, & où par conséquent les moyens Chirurgicaux doivent être étayés de remèdes d'un autre genre. Nous renverrons à l'article Fistule la détermination du sens propre de ce mot. Dans celui-ci, nous allons nous occuper des diverses affections qui se manifestent, comme suite des abcès dans le voisinage du fondement, sans nous mettre en peine de poser exactement la limite entre celles qui méritent plus particulièrement le nom de fistule, & celles auxquelles une autre dénomination pourroit mieux convenir, puisque, comme nous le verrons, cette distinction n'est pas très-essentielle au traitement, & que les unes & les autres peuvent être considérées comme des degrés seulement de la même maladie.

Nous disons donc avec M. Bell (1), que tout ulcère sinueux formé dans le voisinage du rectum, prend le nom de fistule à l'Anus; & que c'est-là l'idée la plus exacte, & la plus simple qu'on puisse donner de cette maladie. Car quoiqu'elle présente une grande variété de formes, & quoique les descriptions que l'on en a données, n'aient pas peu contribué à embrouiller cette partie de la pathologie Chirurgicale; quiconque voudra en examiner soigneusement toutes les circonstances, verra que la fistule à l'Anus est une maladie dont la nature est aussi déterminée, & aussi constante, que celle d'aucune autre affection qui soit l'objet de la Chirurgie.

Les Auteurs décrivent trois principales variétés de cette sorte d'ulcère. Il peut y avoir une ouverture aux environs de l'Anus, qui communique avec un sinus, sans aucune connexion avec le rectum; on donne à ce cas le nom de fistule incomplette. Si l'ulcère a deux ouvertures, l'une en dehors, & l'autre dans l'intestin, on l'appelle fistule complette : enfin si l'ulcère s'ouvre dans l'intestin sans avoir aucun orifice extérieur, on le nomme fistule interne, ou occulte.

On a aussi distingué cette maladie en simple & en composée. Lorsque les parties où passe le sinus sont dures & tuméfiées, ou lorsqu'il se trouve quelque communication entre l'ulcère, & la vessie, le vagin, l'os sacrum, ou d'autres parties voisines, on dit que la fistule est compliquée ou composée; & au contraire on l'appelle fistule simple, lorsqu'il y a un ou plusieurs sinus qui n'ont de communication qu'avec l'ulcère interne, toutes les parties voisines étant parfaitement saines.

Quand la maladie n'est pas ancienne, les parties voisines de l'ulcère sont ordinairement en bon état; mais quand l'ulcère a duré long-tems, non-seulement les environs de l'Anus, mais le périnée, & même les fesses, s'affectent peu-à-peu, ce qui peut dépendre de différentes causes; la plus commune, c'est que la matière des différens sinus, ne trouvant pas d'issue assez libre, irrite de côté & d'autre le tissu cellulaire & y cause des engorgemens. On voit des cas où le périnée, & une partie des fesses, ont acquis une dureté semblable à celle du squirre, & sont en même-tems traversés en différens sens par un grand nombre de sinus; on en voit d'autres où la matière purulente a contracté un tel degré d'acrimonie qu'elle carie l'os sacrum, & corrode la vessie & le vagin, au point d'y former des ouvertures où passent les matières fécales. Heureusement ce dernier période de la maladie ne se voit pas souvent, & probablement il n'auroit jamais lieu, si, dès le commencement, les malades avoient été traités convenablement, & si l'on avoit de bonne heure ouvert un libre passage au pus.

§. II. *Exposé historique des différentes méthodes qui ont été proposées par les Chirurgiens, pour le traitement de la fistule à l'Anus.*

Rien n'est plus simple que le traitement de cette maladie, tel qu'il est généralement admis aujourd'hui parmi les Praticiens, & que nous le décrirons bientôt; quoique, pendant bien long-tems, on l'ait regardé comme une des branches les plus difficiles, & les plus importantes de la Chirurgie; & qu'on ait recommandé pour le perfectionner, bien des moyens qui ne servoient qu'à déranger le travail de la nature, & à rendre plus difficile une guérison qui auroit pu s'achever par des remèdes beaucoup plus faciles. En général, les Anciens ne craignoient, ni de multiplier les opérations, ni d'employer les moyens les plus douloureux pour les malades, dans le but de les guérir; & il est singulier que pendant que l'art se perfectionnoit en rendant les opérations moins nombreuses, & moins cruelles dans le traitement de presque toutes les autres maladies Chirurgicales, le contraire ait eu lieu relativement à la méthode d'opérer pour la fistule à l'Anus. Jamais peut-être de fausses théories dans l'art de guérir n'ont eu des suites plus manifestement funestes, que dans le cas dont il s'agit; les erreurs ont entraîné les Praticiens dans d'autres erreurs plus graves que les premières; les malades ont été tourmentés par le

(1) System of Surgery, Vol. 2, pag. 283.

fer, & par le feu, ne remportant souvent pour prix de leurs souffrances qu'une guérison imparfaite, qui les laissoit en proie à de fâcheuses incommodités. C'est ce qu'on verra par le court exposé que nous allons faire de l'histoire de l'art dans le traitement de cette maladie.

Hippocrate, qui a décrit la fistule à l'Anus, la traitoit tantôt par des palliatifs, & tantôt par une méthode radicale. Dans la méthode palliative, il introduisoit dans le sinus une tente humectée du jus de tithymale & saupoudrée de verd de gris, & l'y maintenoit pendant sept jours; il employoit ensuite l'alun, la myrrhe, &c. pour dessécher & cicatriser l'ulcère. Il est à présumer qu'il guérissoit rarement ses malades par de pareils moyens. Son traitement, pour la guérison radicale, consistoit à introduire dans la fistule, au moyen d'une sonde d'étain, un lien composé de cinq fils de lin crud, entourés d'un crin de cheval. Ensuite portant l'index de la main gauche dans l'Anus, il recourboit l'extrémité de la sonde, & la retiroit au-dehors; puis il faisoit avec les deux extrémités du fil un nœud bien serré. Il serroit tous les jours la ligature à mesure qu'elle se relâchoit, & en introduisoit une autre, si la première venoit à se rompre. Il pansoit la plaie avec de petits morceaux d'éponge enduits de miel, & recouverts de verd de gris. Le même pansement étoit continué jusqu'à la fin de la cure, & il ne laissoit point fermer l'ulcère, s'il y avoit d'autres fistules, qu'elles ne fussent parfaitement guéries. De nos jours, on a renouvellé cette méthode, en substituant aux fils de lin, un fil de plomb, comme nous le verrons ci-après.

Celse a aussi recommandé l'usage de la ligature, mais sans l'étendre autant qu'Hippocrate; il paroît ne s'en être servi, que pour ouvrir des fistules qui n'intéressoient pas l'intestin, car il dit qu'on doit introduire une sonde dans la fistule, & quand elle en a atteint le fond, faire sur son extrémité une petite incision par où elle puisse passer, armée à l'autre bout d'un fil de lin crud en trois doubles. Le fil passé, il faisoit avec les deux chefs un nœud, de façon à contenir lâchement la peau de dessus la fistule. On délioit ce fil deux fois par jour, & on le retiroit, de façon que ce qui étoit dehors entroit dans la fistule. Tous les trois jours, on attachoit un nouveau fil au bout de l'ancien, qui ne servoit plus qu'à faire passer le dernier fil. Par ce moyen, la ligature coupoit peu-à-peu la peau de dessus la fistule. Tandis que l'endroit sur lequel portoit le fil se rongeoit, celui sur lequel il ne portoit plus se guérissoit, & la plaie se fermoit ainsi par degrés.

Mais Celse ne s'en tenoit pas à cette méthode, qu'il avoue être fort longue, quoique très-peu douloureuse. Lorsque la fistule s'ouvre en-dedans, ou qu'elle a plusieurs sinus, il veut qu'on se serve de l'instrument tranchant. Alors, après avoir introduit une sonde dans la fistule, il faisoit deux incisions parallèles, l'une près de l'autre; ensuite il emportoit la petite aiguillette qui les séparoit, afin que les bords ne se réunissent pas si-tôt, & qu'il y eût un intervalle pour mettre un peu de charpie. Si d'une ouverture fistuleuse, partoient plusieurs sinus, on commençoit par inciser la fistule dans toute sa longueur, & l'on faisoit une ligature à chacun des sinus qui se rencontroient latéralement. S'il en étoit quelqu'un plus profond, qu'il fût dangereux d'attaquer par l'instrument, on y introduisoit un collyre fistulaire, nom qu'on donnoit à des tentes plus minces d'un bout que de l'autre, & enduites de quelque doux escarotique.

Du tems de Galien on ouvroit les plaies fistuleuses par l'incision, pour les guérir; mais, quoique cet Auteur parle des fistules en général, nous ne voyons pas qu'il ait appliqué cette méthode au traitement de la fistule à l'Anus. Il connoissoit les fistules du périnée, causées par des tubercules dans le canal de l'urètre; & Paul d'Egine, qui ensuite a traité de cette espèce d'ulcère, & des fistules d'un autre genre, & particulièrement de celles de l'Anus, dans un même chapitre, a mis de l'obscurité dans ce sujet, & jetté les premières semences de la confusion dans laquelle il a demeuré si long-tems, & dont les Modernes ont eu tant de peine à le débarrasser.

Ce Compilateur distingue les fistules, dont le pus sort par l'Anus, en perçant l'intestin, de celles qui ne pénètrent pas dans sa cavité. Il parle aussi des fistules tortueuses, & dit que, dans presque toutes ces espèces, on trouve des callosités à leur orifice. Il regarde comme incurables celles qui percent le col de la vessie, qui pénètrent dans l'articulation de la cuisse, ou qui s'étendent vers le gros boyau. Il dit que celles-là sont difficiles à guérir, qui n'ont pas d'orifice extérieur, ainsi que celles qui se terminent dans les os; mais que toutes les autres se guérissent facilement. Son traitement consistoit à ouvrir, par une incision longitudinale, celles dont les deux orifices étoient en vue, ou au-dessous de l'Anus. Lorsque l'un des orifices étoit intérieur, il conseilloit d'introduire un doigt dans le fondement, de faire passer de l'autre main un bistouri, dont la pointe vînt rencontrer le doigt, en perçant l'intestin, s'il ne l'étoit pas déjà, & de joindre les deux cavités par une simple incision. Il recommande d'emporter les callosités, s'il s'en rencontre, en évitant de blesser le sphincter. Il traitoit de timides les Chirurgiens, qui, à l'exemple d'Hippocrate, employoient la ligature. Sa méthode fut suivie par Leonide, & Aetius; & il paroît qu'elle étoit assez généralement admise parmi les Grecs, quoique quelques Praticiens adoptassent celles des caustiques ; ce qu'Aëtius attribuoit à la crainte qu'ils avoient de faire des opérations.

ALBUCASIS cependant renchérit sur cette mauvaise & douloureuse pratique, en donnant la préférence au cautère actuel qu'il introduisoit à plusieurs reprises dans les fistules qui ne pénétroient pas dans l'intestin, jusqu'à ce qu'il eût consumé toutes les parties malades ; il achevoit ensuite la cure avec des onguens propres à séparer les parties mortes, & à cicatriser l'ulcère ; & il regardoit comme incurables, les fistules qu'il ne parvenoit pas à guérir de cette manière. Il portoit le même jugement de celles qui pénétroient dans l'intestin ; mais il traitoit celles qui étoient superficielles, par la ligature, ou par l'incision au moyen d'un bistouri courbé.

AVICENNE, qui parle de la nécessité d'employer l'instrument tranchant, ou le cautère actuel dans le traitement des anciennes fistules en d'autres parties du corps, n'employoit ni l'un ni l'autre de ces moyens dans celles qui ont lieu auprès de l'Anus ; car lorsque celles-ci n'attaquoient pas l'intestin, il les traitoit avec des médicamens ; quand le rectum étoit percé, il employoit la ligature.

GUIDO, qui introduisit en Europe, la Chirurgie des Arabes, a fort embrouillé cette matière. Il dit qu'il y a des fistules auprès de l'Anus qui percent l'intestin, les unes pénétrant jusqu'à la distance de trois travers de doigt du bord de l'Anus, tandis que d'autres se terminent beaucoup plus près de l'extérieur. Selon lui, il y a des fistules qui n'affectent point l'intestin, mais qui s'étendent vers d'autres parties, comme vers les muscles de la hanche, vers les os du bassin, vers le coccyx, la vessie & la racine de la verge. Il parle des causes qui déterminent chacun de ces cas particuliers, & des caractères qui les distinguent. Il adopte le sentiment d'Albucasis sur les fistules, que cet Auteur regarde comme incurables ; il tient pour impossible d'atteindre jusqu'au fond de celles qui sont profondes & tortueuses ; & il dit : que tous les Praticiens sont d'accord sur ce qu'une fistule qui pénètre au-delà du milieu du sphincter, ne peut se guérir qu'au prix d'une maladie pire que celle-là, savoir, une impossibilité de retenir les excrémens. Quant aux fistules peu profondes & qui ne pénètrent pas dans l'intestin, il conseille de les dilater au moyen d'un morceau de gentiane ou du bistouri, & de cautériser ensuite la partie avec le cautère actuel ; mais lorsque l'intestin est percé, il recommande la méthode d'Hippocrate, ou bien, après qu'on a placé la ligature dans la fistule de la tirer aussi bas que possible, & de diviser avec le bistouri les parties qu'elle embrasse ; il parle même d'employer un bistouri rougi au feu, pour faire cette opération. Il nous a transmis ainsi la méthode cruelle des caustiques, qui n'a eu que trop souvent, parmi nous, la préférence sur les moyens plus doux employés anciennement chez les Grecs.

VIGO, qui vivoit cent soixante ans après, désapprouva la méthode de la ligature, & celle des caustiques, & recommanda celle de l'incision. Il pansoit la plaie avec un digestif, composé de térébenthine, d'un jaune d'œuf & de safran ; mais s'il y avoit des callosités, il recommandoit de les attaquer avec l'onguent égyptiaque, ou avec un caustique mercuriel.

PARÉ, qui vivoit peu de tems après Vigo, préféroit la ligature à l'instrument tranchant, pour ne pas causer d'hémorrhagie. S'il n'y avoit pas d'ouverture à l'intestin, il le perçoit ainsi que Paul avoit recommandé de le faire, employant pour cela une aiguille très-pointue, qu'il avoit inventée à cette intention. Il est le premier Auteur, depuis Paul, qui ne parle pas du danger de couper le sphincter, dont apparemment il avoit appris à ne point s'inquiéter.

FABRICIUS, contemporain de Paré, recommande la méthode de l'incision, comme étant plus expéditive & moins douloureuse que toute autre. Son expérience lui avoit appris, que ce n'étoit qu'en perçant & en divisant l'intestin, qu'on pouvoit procurer aux malades une guérison complette ; cependant il ne croyoit pas que cela se fît absolument sans danger ; il avoit connu un homme, qui s'étoit blessé le rectum avec un bâton pointu, dont il se servoit pour faire sortir des excrémens durcis, & qui en étoit mort ; & la crainte que lui avoit inspiré cet accident, le rendoit particulièrement circonspect.

MARCHETTIS n'eut pas les mêmes craintes que Fabricius, en suivant la même méthode ; mais il crut devoir toujours laisser une partie du sphincter en son entier. Il donne un autre conseil dont les conséquences eussent été bien plus heureuses, si l'on y eût fait attention ; c'est, relativement à l'usage des escarotiques, qu'il regarde comme inutiles pour détruire les callosités, sur lesquelles, après l'incision, il n'appliquoit qu'un simple digestif.

VAUGUION il est vrai, qui, au commencement de notre siècle, suivit la méthode de Paul & de Vigo, parut adopter, à cet égard, le précepte de Marchettis ; il n'appliquoit, après l'incision, que des digestifs doux pour détruire les callosités, & ne recouroit aux caustiques, que dans les cas où ces moyens n'étoient pas suffisans pour les détruire. Il se servoit aussi de ces derniers pour ouvrir le fond de la fistule, lorsqu'il se trouvoit trop loin de l'Anus. D'ailleurs sa méthode ne différoit en rien de celle de Paul, que nous avons décrite, si ce n'est qu'il employoit, pour faire son incision, un bistouri courbe & délié, terminé par une sonde dont il se servoit pour dilater l'orifice. L'extrémité de l'instrument étoit recouverte d'un étui d'argent très-mince, qu'on ôtoit avant que de fair l'incision, après l'avoir introduit dans le sinus. Mais il ne faisoit jamais son incision bien haut dans le rectum, par la crainte de diviser entièrement le sphincter.

SAVIARD & d'autres Chirurgiens François, sans doute, adoptèrent la même pratique, sans s'inquiéter du sphincter; mais le tems où l'o devoit l'adopter généralement n'étoit pas encore venu. Les Chirurgiens d'ailleurs étoient encore persuadés de la nécessité de détruire les callosités par des moyens violens; ils négligeoient l'avis de Marchettis, & ne pensoient point à imiter la pratique de Vigo & de Vauguion. *Turner* dont à cet égard au moins, la Chirurgie étoit grossière & barbare, commençoit par détruire les callosités, par des caustiques, avant que d'ouvrir les sinus avec des ciseaux à bouton, qu'il préféroit, pour cette opération à tout autre instrument.

LE DRAN à-peu-près dans le même tems, voyant que le traitement par les caustiques étoit long, incertain & dangereux, fit revivre ce qu'il y avoit de plus mauvais dans la méthode de Celse & dans celle de Paul, en donnant pour maxime, que toutes les fois que l'intestin étoit affecté, il falloit emporter toute la portion qui avoit souffert, sans quoi la plaie demeureroit fistuleuse; & que si l'on se contentoit de le fendre, les deux lambeaux flottans dans la plaie rendoient les pansemens très-difficiles.

CHESELDEN suivit le même traitement, recommandant d'emporter tout ce qui est fistuleux &, squirrheux; & pour le faire plus sûrement, il imagina d'introduire une branche d'une paire de forceps à polype dans le sinus & l'autre dans le rectum. Par ce moyen, il serroit fortement une certaine portion de l'intestin, entre les branches de l'instrument, avec d'autres parties voisines, & coupoit ensuite tout autour avec des ciseaux, de manière à détacher un lambeau pyramidal. Il conseille cependant de ne pas faire cette opération, à ceux qui ont des hémorrhoïdes, ayant vu une hémorrhagie funeste en être la conséquence dans un cas de cette nature. Cette méthode barbare faisoit pour toujours à ceux qui avoient été opérés, un tel resserrement à l'Anus que les matières fécales ne pouvoient plus sortir qu'avec la plus extrême difficulté, & qu'ils étoient obligés de s'entretenir dans un état de diarrhée habituelle.

LAFAYE a été aussi un zélé défenseur de la pratique, qui consiste à retrancher une portion de l'intestin & de la peau, qui forme la marge de l'Anus; il veut qu'après avoir fait l'incision longitudinale de la fistule, on en fasse une seconde qui tombe perpendiculairement sur la première, & qu'ensuite on retranche les angles formés par ces incisions, pour rendre l'extérieur de la plaie plus large que le fond, & pour qu'on puisse la panser plus aisément, il propose aussi de passer un stilet dans la fistule, & en faisant une incision qui en renferme les deux extrémités dans son circuit, d'emporter ainsi toutes les parties malades. SHARP pareillement, quoiqu'il n'ignorât pas qu'une simple incision des sinus, soit qu'ils pénétrassent l'intestin ou non, pouvoit quelquefois suffire pour la guérison, regardoit cependant la pratique de l'excision comme plus sûre, lors même qu'il n'y avoit point de callosités, & comme indispensable lorsqu'il y en avoit; ou du moins, il vouloit qu'on détruisît les duretés par des escarotiques.

La manie de couper & d'emporter les parties affectées & celles qui les avoisinent, dans le but d'opérer une guérison radicale de cette maladie, alla même au point, que quelques Praticiens ne se firent pas de peine de retrancher en entier la partie inférieure du rectum. Nous ne finirions pas, ou du moins nous craindrions de rebuter nos Lecteurs, si nous voulions entrer dans le détail de toutes les absurdités de ce genre, qu'on trouve dans les Auteurs en Chirurgie, raconter leurs opinions sur les divers topiques dont ils ont recommandé l'usage, ou exposer ce qu'ils ont dit sur la manière d'employer les caustiques, & comment ils appliquoient sur des parties aussi sensibles & aussi délicates que l'anus, le précipité rouge, le beurre d'antimoine, les trochisques de minium, la pierre infernale, l'huile de térébentine bouillante. Les excès dans lesquels on étoit tombé à ces différens égards, firent place enfin à une pratique plus raisonnable & plus douce, & c'est à M. POTT (1) que nous sommes sur-tout redevables de cet heureux changement. Nous allons exposer la méthode généralement adoptée aujourd'hui par les Chirurgiens, & dont on peut regarder ce Praticien célèbre comme l'Inventeur, quoiqu'elle n'ait pas été inconnue aux Anciens, ainsi qu'on a pu le voir ci-dessus.

§. III. *Traitement de la Fistule dans son état le plus simple.*

Lorsque le Chirurgien se trouve auprès d'une personne attaquée de la fistule à l'Anus, son premier soin doit être de chercher à reconnoître exactement le cours des différens sinus; car, sans cette précaution, il ne sauroit travailler d'une manière sûre à la guérison du malade. Quand les

(1) Voyez l'ouvrage intitulé: Traité sur la Maladie, nommée vulgairement Fistule à l'Anus, par PERCIVAL POTT, Premier Chirurgien de l'Hôpital de Saint-Barthélemi, à Londres.

finus ont des ouvertures à l'extérieur, il n'y a pas grande difficulté pour l'ordinaire, à découvrir leur trajet. S'ils ont leur cours le long du périnée, ou entre les muscles des hanches, un stilet introduit de la manière ordinaire y passera facilement, & le fera connoître; mais quand on trouvera un ou plusieurs sinus dirigés vers l'intestin, on introduira dans le fondement le doigt index d'une main, après l'avoir graissé d'huile, en même-tems que de l'autre main on passera le stilet dans la plaie. Avec cette précaution, non-seulement on empêche que l'intestin ne puisse être blessé par le stilet, mais s'il existe quelque communication entre l'intestin & le sinus, on la trouve dans la plupart des cas, fort aisément, le bout du stilet passant du sinus dans le rectum, & se faisant appercevoir au doigt qu'on y a introduit. Il y a pourtant des cas où, quoique l'on soit très-sûr que le sinus s'ouvre dans l'intestin, on a beaucoup de peine à faire passer le stilet de la cavité de l'un dans celle de l'autre; on y réussit cependant pour l'ordinaire avec de la patience; & si l'on conduit l'instrument avec la prudence nécessaire, on peut toujours faire cet examen sans courir aucun risque de blesser l'intestin.

Comme il est très-important de s'assurer s'il existe ou non, une communication entre le sinus & le rectum, il ne faut rien négliger pour acquérir là-dessus, toute la certitude possible. Quand on voit de l'air ou des matières fécales sortir par l'orifice du sinus voisin de l'Anus; ou quand des injections faites par le sinus, ressortent par le fondement, on ne peut plus douter que cette communication n'ait lieu.

Mais l'absence de ces indices n'est point une raison de croire qu'elle n'existe pas, car les matières fécales ne passent pas toujours du rectum dans ces sinus, quoique la communication soit établie; & il est aisé de concevoir une ouverture faite de telle manière, qu'un liquide quelconque ne puisse passer du premier dans le second.

Lorsqu'après avoir sondé les ulcères on a reconnu le cours des différens sinus; il s'agit de voir comment on doit procéder au traitement. Nous verrons à l'article Fistule, quelle est la méthode qu'on doit suivre, pour traiter les ulcères fistuleux en général; mais la nature & la situation des parties qui sont le siège de la maladie qui nous occupe, demandent quelques attentions particulières.

On a en divers tems recommandé des injections, des pommades & des onguens astringens destinés à arrêter l'écoulement de ces ulcères. Mais la qualité caustique de ces remèdes, fait qu'il ne convient nullement de les employer comme topiques, sur des parties aussi irritables; l'expérience d'ailleurs n'en a jamais montré l'utilité, & ils ont perdu toute confiance.

Nous ferons voir ailleurs que le point essentiel pour la guérison des sinus, est la destruction, ou l'oblitération des cavités qui fournissent le pus qu'on en voit sortir. On a proposé différens moyens pour y parvenir. Dans les cas où l'on peut employer la compression, on voit quelquefois les parois des sinus contracter ensemble des adhérences, après avoir été long-tems pressées l'une contre l'autre; mais en différentes parties du corps, & particulièrement dans tous les cas de fistule à l'Anus, il est impossible d'admettre ce traitement; car on ne sauroit y faire usage d'une compression égale & régulière, ni la continuer assez long-tems pour en obtenir l'effet desiré.

Lorsque ce moyen n'est pas admissible, les Praticiens recommandent d'exciter de l'inflammation dans les parties, où l'on desire de faire naître des adhérences; car rien n'est mieux reconnu que la disposition qu'ont à s'unir des parties affectées d'inflammation lorsqu'elles sont en contact; il est même douteux, si des substances animales peuvent jamais se réunir sans l'intervention de cette cause.

On emploie différens moyens pour exciter, dans les sinus, cette inflammation, ou cet état favorable à la réunion de leurs parois. On le fait ordinairement, en introduisant un séton le long du sinus, ou en l'ouvrant dans toute sa longueur avec l'instrument tranchant, pour le réduire, autant qu'il est possible, à l'état d'une plaie récente. Le séton qu'on préfère avec raison, dans le traitement de la plupart des fistules, situées en d'autres parties du corps, ne peut être admis pour celui des fistules à l'Anus; parce qu'il produiroit une irritation trop considérable, pour une partie aussi sensible que l'extrémité du rectum, avec laquelle il seroit toujours en contact. Il ne faut pas confondre son effet, avec celui de la ligature dont nous parlerons ensuite.

Opération de la fistule, par l'instrument tranchant.

Le moyen qui réussit le mieux dans le cas qui nous occupe, pour exciter dans le sinus le degré d'inflammation suffisant, est de faire une incision qui s'étende d'un de ses bouts jusqu'à l'autre. Voici la manière la plus facile, & la plus efficace d'exécuter cette opération.

On commence, comme nous l'avons dit, par bien s'assurer du trajet des différens sinus; & comme il importe que les intestins, & le rectum en particulier, soient bien vuidés, on donnera un laxatif le jour avant l'opération, & un lavement une heure ou deux avant que de la faire.

Il y a deux positions dans lesquelles on peut mettre la personne qu'on doit opérer, & qui sont à-peu-près aussi commodes l'une que l'autre, pour l'Opérateur. On peut la faire tenir sur ses pieds, le dos exposé au jour d'une fenêtre, & le corps penché en avant, & appuyé sur une table, ou sur un lit; cette posture mettant les parties affectées suffisamment à découvert. Ou bien on peut la placer sur une table, à-peu-près comme pour l'opération de la taille, les jambes pliées, & tenues écartées par des aides; mais cette position étant plus propre que l'autre à effrayer le malade, sans avoir sur elle de grands avantages, on s'en tient à la première.

Le malade étant placé & bien fixé dans sa position, le Chirurgien trempera dans l'huile l'index d'une main, & l'introduira dans le rectum aussi loin qu'il lui sera possible. Avec l'autre main, il introduira, par l'ouverture extérieure de l'ulcère, un bistouri à pointe mousse, & il le fera pénétrer le long du sinus, jusqu'à ce qu'il le fente sur le doigt qu'il a mis dans l'Anus, par l'ouverture de l'intestin; car nous supposons ici le cas de la fistule qu'on nomme complette. Alors ramenant la pointe en-dehors sur son doigt, il garantit, par ce moyen, le côté opposé du rectum; il fait son incision avec beaucoup de sûreté, & ouvre très-facilement le sinus dans toute sa longueur.

S'il y a d'autres ouvertures extérieures qui communiquent avec la cavité de l'intestin, comme cela se voit quelquefois, il passera de nouveau le doigt dans le rectum, & opérera sur celles-ci comme sur la première fistule; mais il est rare qu'on soit dans le cas d'inciser le rectum dans plus d'un endroit. L'instrument qu'on doit préférer pour cette opération, est un bistouri à lame longue, étroite, légérement courbée & à pointe mousse. *Voyez les Planches.*

Les sinus extérieurs, quand il y en a plus d'un, communiquent presque toujours avec une seule & même cavité, ou foyer de pus; mais il est très-rare, comme nous venons de le dire, que l'intestin soit percé en plusieurs endroits; & il est plus rare encore, qu'il le soit par différens sinus séparés & distincts les uns des autres. Toutes les ouvertures extérieures ne sont, pour l'ordinaire, qu'autant de crevasses de la peau qui couvre la matière purulente; & en quelque nombre qu'elles soient, elles conduisent à une simple cavité de l'abcès, ou communiquent toutes immédiatement avec cette cavité. La pratique, dans tous ces cas, est la même; il faut ouvrir chaque sinus d'un bout à l'autre.

Nous avons prescrit de mettre beaucoup d'attention, & de soin à la recherche des différens sinus, afin de bien s'assurer s'il existe ou non, une communication entr'eux, & le rectum; la raison en est, qu'il importe en faisant l'incision d'introduire le bistouri dans l'intestin par cette ouverture même, non-seulement parce qu'elle se trouve presque toujours à la partie la plus profonde du sac, mais parce qu'il convient de faire l'incision, de manière que l'ouverture de l'intestin s'y trouve comprise. Car si le bord de cette ouverture n'étoit pas divisé, l'opération manqueroit probablement son but, puisque rien n'en déterminant la cicatrisation, les matières fécales pourroient toujours pénétrer dans le tissu cellulaire, & donner lieu à la nouvelle formation de nouveaux abcès.

Il arrive cependant assez fréquemment, comme nous l'avons déjà remarqué, qu'on ne peut découvrir aucune ouverture entre le rectum, & le sinus qui l'avoisine; c'est le cas de la fistule incomplette. Mais ici le traitement est à-peu-près le même, que lorsque cette communication existe; la seule différence est qu'au lieu de faire passer la pointe du bistouri dans l'intestin par une ouverture déjà formée, on est obligé d'en faire une à la partie supérieure du sinus, en poussant l'extrémité tranchante de l'instrument contre le rectum soutenu par l'index de la main gauche, avec assez de force pour le faire pénétrer jusques dans sa cavité; après quoi l'opération se finit comme dans l'autre cas, en tirant hors de l'Anus la pointe du bistouri, qui, par ce moyen, ouvre le sinus dans toute sa longueur.

Le sphincter de l'Anus est toujours divisé d'un bout à l'autre dans cette opération, lorsque la fistule pénètre à une certaine profondeur dans le rectum; mais l'inconvénient n'en n'est pas bien grand; car, quoiqu'il en résulte, que le malade pendant quelques jours après l'opération ne retient pas ses matières comme à l'ordinaire, l'expérience fait voir que les parties reprennent leur ton très-complettement; puisqu'on ne voit guères les malades qui ont été opérés de la manière que nous avons prescrite, se plaindre ensuite d'avoir aucune peine à retenir les matières dans le rectum.

Le meilleur instrument dont on puisse faire usage pour cette opération, est le bistouri arrondi dont nous avons parlé. Mais on a objecté à la méthode que nous exposons ici, qu'en poussant le bistouri dans le rectum, on court le risque de blesser le doigt qu'on y a introduit; on dit aussi qu'elle ne peut pas être employée, lorsque la fistule est plus profonde que la partie de l'intestin à laquelle le doigt peut atteindre; &, pour parer à ces inconvéniens, on a imaginé différens instrumens; on a proposé en particulier, de faire l'incision au moyen d'un conducteur & d'un long scapel.

Le conducteur, que l'on recommande de faire très-grand, s'introduit dans le rectum; le scapel doit passer par l'ouverture extérieure de l'ulcère, remonter jusqu'au fond du sinus, & couper le long du conducteur. Nous ne saurions recommander cette pratique, à cause du danger qui l'accompagne, du moins dans les cas où l'on y a recours, pour porter l'instrument tranchant à une grande distance dans le rectum. Les parties sur lesquelles on opere alors sont si voisines d'organes, qu'il seroit extrêmement dangereux de blesser,

blesser, qu'on ne devroit peut-être jamais tenter d'ouvrir des sinus situés près du fondement, sans y avoir introduit le doigt pour servir de conducteur au bistouri; &, par la même raison, il ne faut jamais porter cet instrument plus loin que le doigt ne peut atteindre. Il est rare que les fistules pénètrent plus loin que la longueur du doigt; quelquefois cependant elles sont plus profondes. Mais, dans ces sortes de cas, tout ce que peut ou doit faire un Opérateur, c'est d'ouvrir la partie inférieure, pour donner, autant qu'il dépend de lui, un écoulement libre & facile au pus; car l'expérience a fait voir que cela suffisoit pour la guérison; & tout l'avantage qu'on pourroit retirer d'avoir porté l'incision plus loin que le doigt ne peut atteindre, ne compenseroit certainement pas le danger d'une pareille entreprise. Et dans tous les cas de cette nature, où les sinus ne s'étendent pas au-delà de l'extrémité inférieure du rectum, le conducteur est parfaitement inutile; car quiconque a pratiqué cette opération suivant la méthode que nous avons recommandée, aura trouvé que le bistouri pénètre dans le rectum très-facilement, & sans aucun danger de blesser le doigt qu'on a commencé par y introduire.

« Cette opinion, dit M. Pott, a toujours été » généralement reçue que si la cavité du sinus » va plus haut dans l'Anus que le doigt ne peut » aller, toute opération Chirurgicale est inutile. » Il est à peine un Auteur ancien ou moderne, » qui n'ait pas inculqué cette doctrine, quoique » l'expérience journalière ait pu le convaincre » de sa fausseté.

» Parmi ces Auteurs, Hester nous a donné » son opinion sur ce sujet de la manière la plus » positive.

» Si l'orifice de la fistule, dit-il, se trouve » trop haut dans l'intestin, pour que le doigt » puisse l'atteindre, on ne peut, sans mettre la » vie du malade en danger, l'ouvrir avec l'instru- » ment tranchant, par le risque de blesser des » vaisseaux considérables; en pareil cas, par con- » séquent, les secours chirurgicaux, pour l'ordi- » naire, ne peuvent être d'un grand avantage » au malade, ou pour mieux dire ils ne sauroient » lui être d'aucune utilité.

» Cette doctrine qui, comme je l'ai déjà ob- » servé, est celle de tous nos Auteurs, a toujours » eu pour base le même principe, savoir : la » crainte d'une hémorrhagie; & tous ceux qui » l'ont perpétuée ont toujours supposé qu'il n'y » avoit qu'une division de tous le sinus qui fût » capable de produire une guérison; supposition » qui est absolument fausse.

» Lorsque le cas est un abcès formé dans la mem- » brane cellulaire, la longueur du sinus doit être » plus ou moins grande, selon que cet abcès a son » siège plus ou moins éloigné de son orifice » extérieur. Ce sinus est quelquefois considérable » & tout-à-fait hors de la portée du doigt intro- » duit dans l'Anus. Mais il ne s'ensuit de-là, en » aucune façon, que ce sinus doive être divisé » dans toute sa longueur, ou que la maladie » ne soit pas susceptible de guérison, & en con- » séquence qu'il soit mieux de n'y pas toucher » du tout. Des expériences réitérées prouvent le » contraire. Si toute la portion du sinus qui est » à la portée du doigt introduit dans le fon- » dement, c'est-à-dire, toute cette portion qui est » principalement affectée par l'action des muscles » de l'Anus & du rectum, est bien divisée; si la » plaie ainsi faite, est pansée de manière à ne » produire aucune irritation inflammatoire; si » elle n'est pas fréquemment examinée & fatiguée; » & si l'on prend le soin convenable de la » constitution du malade, la longueur du sinus » ajoutera fort peu à la difficulté de la guérison; » tout ce qui est hors de la portée du doigt » s'affaissera & se guérira bien, & le cas sera en » très-peu de tems exactement le même que si » toute la cavité n'eût eu que la longueur du » doigt.

» L'hémorrhagie, qui peut venir de la part » des gros vaisseaux, vers la partie supérieure » du rectum, est un accident qu'on doit éviter » par tous les moyens possibles, parce qu'il » donne beaucoup de peine & qu'il est accompagné » de quelque danger. Mais il ne s'agit plus » de ce danger, parce que l'opération qui le feroit » appréhender est tout-à-fait inutile. »

Nous avons ainsi exposé la méthode recommandée par M. Pott pour le traitement des abcès & des fistules auprès de l'Anus. Mais comme cet ouvrage est destiné à faire connoître, autant qu'il dépend de nous, les procédés, ainsi que l'opinion de tous les grands Maîtres de l'art, nous sommes charmés de pouvoir ici décrire la méthode que suit actuellement M. de Sault, lorsqu'il juge convenable d'opérer par l'incision, quoiqu'elle ne soit pas en tout d'accord avec les maximes posées ci-dessus. Cette description nous a été communiquée par M. Boulets, Chirurgien externe de l'Hôtel-Dieu, avec celle qu'a imaginé le même Praticien pour opérer par la ligature, dont nous parlerons ci-après.

Les instrumens nécessaires sont : 1.° une espèce de gorgeret, ou demi-canal de bois dur & poli, long de six à sept pouces, creusé dans toute son étendue, arrondi par un bout & applati par l'autre en forme de manche. 2.° Une sonde crenelée. 3.° Un bistouri ordinaire.

On porte la sonde par l'ouverture extérieure de la fistule, jusqu'à la dénudation supérieure de l'intestin, ou du sinus; ou si l'ouverture extérieure n'existe pas, on en fait une avec la pointe de la lancette sur l'endroit du dépôt, par où l'on introduit la sonde; on porte le gorgeret dans l'Anus, on appuie la sonde contre cet instrument, on conduit le dos du bistouri dans la crenelure de la sonde, on le dégage du cul-de-sac, si la sonde en a un, & l'on incise d'un seul coup sur le gorgeret toutes les parties comprises entre ces deux conducteurs. S'il y a quelques portions de peau désorganisée, on l'excise.

Ces moyens qui paroissent bien calculés, pour porter l'incision plus loin qu'on n'a coutume de le faire, réussissent parfaitement entre les mains de M. de Sault, qui n'a jamais vu d'hémorrhagie considérable à la suite de cette opération, quoiqu'aucun Praticien n'ait autant d'occasions que lui de la pratiquer (1). Une autorité comme la sienne, est bien propre à rassurer les Chirurgiens sur le danger de porter l'instrument tranchant dans le rectum, plus loin que le doigt ne peut atteindre. Mais c'est aux expériences ultérieures & multipliées à leur ôter tout doute à cet égard.

B. *Opérations par la ligature*

Quelques Chirurgiens prétendent qu'il peut y avoir du danger à ouvrir les sinus avec le scalpel, comme nous prescrivons de le faire. Ils croyent qu'en coupant quelques vaisseaux hémorrhoïdaux, on peut donner lieu à des hémorrhagies très-embarrassantes; &, pour prévenir ce danger, ils ont renouvellé la méthode d'Hippocrate & proposé d'ouvrir les sinus au moyen de ligatures. Pour cet effet, on introduit un fil très-flexible d'argent ou de plomb le long du sinus, on le fait pénétrer dans le rectum, & l'on en fait ressortir l'extrémité par l'Anus. On tord l'une sur l'autre les deux extrémités de ce fil, afin de comprimer les parties qu'elles renferment, on les matelasse pour qu'elles ne blessent pas les environs; on augmente graduellement la compression en tordant de tems en tems un peu plus, & l'on achève ainsi l'ouverture de la fistule peu-à-peu & sans danger.

C'est à M. Foubert qu'on est redevable de cette nouvelle méthode d'opérer par la ligature; mais quoique l'Auteur attribue au fil de plomb dont il se servoit, des vertus fondantes & dessicatives, il ne paroît pas qu'il ait d'autre avantage sur celui qu'employoient les Anciens, que de n'être pas sujet à se pourrir & à se rompre. Suivant lui, toutes les fistules auprès de l'Anus, pénètrent dans la cavité de l'intestin; & il n'en reconnoît que deux espèces, les fistules complettes & les fistules borgnes. Il réduit celles-ci à l'état de fistules complettes, & traite les unes & les autres de la même manière en passant le long de la cavité, un fil de plomb au moyen d'une aiguille d'argent de cinq pouces de long, terminée, d'un côté, par une pointe mousse, &, de l'autre, en forme de lardoire, dans laquelle on engage le fil qui doit avoir une ligne & demie de circonférence.

M. Foubert dit qu'il reste quelquefois plus ou moins profondément après la cicatrisation extérieure de la fistule, un suintement entretenu par un petit ulcère qui exige un traitement particulier. M. Majault, qui a suivi & perfectionné la même méthode, attribue cet accident à ce que la ligature ne pinçant que la partie inférieure de l'ouverture interne, en laisse la plus grande partie dans son ancien état. Cette idée l'a conduit à percer l'intestin au-dessus de sa partie ulcérée, afin qu'elle se trouvât toute entière comprise dans la ligature, & il croit avoir obtenu, par ce moyen, des guérisons plus complettes. Nous sommes portés cependant à regarder cette précaution de M. Majault comme peu nécessaire; & il est à présumer que si l'on peut se dispenser, en opérant par l'incision, de porter la pointe de l'instrument aussi haut que l'ouverture faite au rectum, on peut guérir aussi par la ligature, sans la faire pénétrer au-delà de l'orifice naturel de la fistule. D'ailleurs, comment s'assurer que le fil introduit dans l'intestin par une autre ouverture que celle de l'ulcère, traversera ensuite exactement celui-ci dans son trajet, & ne le laissera pas entièrement de côté?

M. de Sault, sans avoir fait aucun changement essentiel à la méthode de M. Foubert, en a rendu l'exécution plus facile & plus sûre, au moyen des instrumens qu'il a imaginés pour cet effet, & il lui a donné probablement toute la perfection dont elle est susceptible. Nous allons décrire sa manière d'opérer telle qu'il la suit tous les jours à l'Hôtel-Dieu, & dans sa pratique particulière.

Les instrumens dont se sert M. de Sault pour cette opération, sont: 1.° Un stilet de sept à huit pouces de long. 2.° Une canule qui s'adapte à ce stilet. 3.° Un trocar adapté à la canule. 4.° Une pince d'une forme particulière. 5.° Un fil de plomb fait à la filière. *Voyez les Planches.*

La pince, qui a six pouces de longueur ou environ, forme, lorsqu'elle est fermée, une espèce de canal ou de gorgeret, à-peu-près semblable au gorgeret de bois qu'emploie le même Praticien pour opérer par l'incision, & que nous avons décrit ci-dessus, excepté qu'elle est terminée d'un côté par deux branches applaties, qui servent à la tenir & à la fermer; un ressort placé entre les deux branches la tient ouverte; un recouvrement continu à l'une des pièces de la pince du côté convexe, recouvre l'ouverture de ce côté & empêche qu'en la fermant on ne saisisse l'intestin; ce recouvrement se prolonge & se recourbe au bout de la pièce, dont il est le prolongement sur l'autre pièce, de manière à empêcher qu'il y ait plus d'une ligne & demie d'écartement, lorsque la pince est ouverte; il emboîte exactement la pièce qu'il

(1) M. de Sault est Chirurgien en chef de l'Hôtel-Dieu de Paris, où il y a constamment de deux à trois mille malades, & où il fait lui-même toutes les opérations importantes.

recouvre, mais il est mousse ou plutôt arrondi dans toute son étendue, afin qu'il ne puisse pas couper.

Pour opérer on fait coucher le malade sur le côté de la fistule, la cuisse du même côté, alongée, & l'autre un peu fléchie; un aide relève la fesse. Le Chirurgien introduit l'index gauche dans l'Anus, passe le stilet par l'ouverture extérieure de la fistule jusqu'à la partie supérieure de la dénudation de l'intestin, & jusques dans l'intestin même s'il se trouve ouvert en cet endroit. Lorsque le stilet est dans l'intestin, il retire le doigt, & introduit la pince ouverte, dont il fait rencontrer la crenelure & le cul-de-sac avec le stilet. Sur le stilet un aide passe la canule, qui se trouve par conséquent sur la crenelure de la pince; après quoi il retire le stilet & y substitue le fil de plomb. Alors le Chirurgien ferme la pince; l'aide tire un peu sur le bout du plomb pour s'assurer s'il est bien saisi; après quoi le Chirurgien retire d'un côté la pince & le plomb, & de l'autre la canule; & le plomb se trouve ainsi embrasser toutes les parties comprises entre la fistule & l'anus. Lorsqu'il ne se rencontre pas d'ouverture à l'intestin, ou que la dénudation s'étend beaucoup plus haut que l'ouverture, après avoir porté le stilet au haut de la dénudation, on introduit la canule; on substitue le trocar au stilet; on perce l'intestin; on retire le trocar & l'on met le fil de plomb en sa place. On passe ensuite la pince, & l'on continue l'opération comme dans l'autre cas. Lorsque le plomb est passé, l'on en rapproche les bouts qu'on introduit dans une petite canule d'un demi-pouce de long & un peu applatie, & l'on en renverse les extrêmités dans des fentes pratiquées aux deux côtés de la canule. On les coupe à une ligne & demie ou deux lignes de l'endroit où on les a pliés pour les renverser, & l'opération est finie. Au lieu de canule on peut se servir d'un petit morceau de gomme élastique qu'on perce avec le trocar, & dans lequel on passe le plomb, mais ce moyen occasionne plus d'irritation à la peau. On place un petit bourdonnet de charpie de chaque côté de la canule, sous les extrêmités du plomb, afin de garantir la peau de l'irritation qu'elles y causeroient, si on les laissoit à nud.

Le troisième ou quatrième jour, lorsque le plomb est relâché, on redresse un des bouts qu'on dégage de la fente de la canule, on tire sur ce bout, tandis qu'on soutient l'autre; on le replace comme auparavant, & l'on coupe l'excédent.

Vers le huitième ou dixième jour, le plomb a coupé un peu du côté de la marge de l'Anus, sur-tout s'il y a eu de l'inflammation; on empêche la cicatrice de se former de ce côté, en mettant un petit bourdonnet de charpie entre les bords de la plaie. Sans cette attention, il resteroit souvent une fistule après la chûte du plomb.

En serrant le plomb, comme nous l'avons indiqué, on cause beaucoup moins de douleur qu'en le tordant, ainsi qu'on avoit coutume de faire, & que cela se pratique encore par bien des Chirurgiens; on ne risque point de le casser, & l'on peut toujours le resserrer jusqu'à ce que toutes les parties qu'il embrassoit soient coupées.

Avicenne & d'autres Ecrivains, qui ont traité de l'opération de la fistule par la ligature, en ont parlé comme d'une opération très-douloureuse, qui occasionnoit des spasmes, & divers autres symptômes pénibles; ils insistent sur la nécessité de relâcher de tems-en-tems le fil, & de calmer les accidens, par des applications émollientes, avant que de poursuivre le traitement. Probablement que ces accidens, si ces Auteurs les ont réellement observés, dépendoient de ce qu'on serroit trop la ligature, mais assez de témoins aujourd'hui ont vu M. de Sault opérer suivant la manière que nous venons de décrire, pour qu'on ne puisse plus douter que sa méthode ne soit aussi peu douloureuse, que son succès est certain & exempt de toute fâcheuse conséquence.

Lorsqu'on a ouvert tous les sinus, il faut prendre garde à la manière dont on fait les pansemens, car le succès de l'opération dépend beaucoup du soin que l'on y apportera.

Il faut d'abord être attentif à ne rien mettre sur ces plaies qui ne soit très-doux, & incapable de produire la moindre irritation. La charpie sèche est presque la seule chose dont les Praticiens fassent usage dans ces pansemens, ce n'est peut-être pas là cependant ce qu'il y a de plus convenable pour ce sujet. Un des symptômes les plus désagréables, & les plus fatiguans qui surviennent après l'opération de la fistule, est une diarrhée accompagnée de ténesme, ou d'un desir très-fréquent d'aller à la selle. Dans quelques cas, la seule ouverture des sinus peut produire cet effet; mais le plus communément, il est aisé de voir que la diarrhée a été causée par un traitement des plaies mal entendu; car si l'on y introduit des corps capables d'occasionner le moindre degré d'irritation, si on les y accumule, & sur-tout si on les presse avec une certaine force contre le fond, on est sûr d'irriter vivement l'extrémité de l'intestin; & cet effet étant presque toujours accompagné de fréquentes évacuations de matières fécales, qui non-seulement tendent à affoiblir la constitution; mais encore contribuent beaucoup à retarder la guérison des plaies, on ne doit rien négliger pour les prévenir.

Pour cet effet, au lieu de se servir de charpie sèche, on fera le pansement avec des plumaceaux de charpie, ou de vieux linge souple & fin, enduit de cérat simple, ou de quelqu'autre onguent très-doux, que l'on introduira légèrement entre les côtés de la plaie sans rien forcer, & sans les pousser trop avant pour qu'ils n'incommodent plus le malade. Ensuite on recouvrira la plaie avec une compresse de linge très-souple; on contiendra le tout par un bandage en T., & l'on fera mettre le malade au lit. Ce pansement doit se renouveller après chaque selle, ou toutes les vingt-quatre heures, quand les selles ne sont pas fréquentes; & en suivant ce traitement bien simple, on ne tarde pas à voir les plaies se remplir par le fond, & se cicatriser enfin de la même manière que cela arrive en d'autres parties du corps. Et l'on ne voit pas pourquoi il en seroit autrement; car quoique, parmi les Auteurs qui ont écrit sur cet objet, plusieurs aient paru soupçonner quelque chose de particulier & de mystérieux dans les plaies des parties voisines de l'Anus, il n'y a pas lieu de douter que cette opinion ne soit destituée de tout fondement; ces plaies sont par leur nature parfaitement semblables à celles qui ont lieu dans le reste du corps, & ne peuvent se guérir que par les mêmes moyens. Dès que la suppuration s'établit, il faut changer l'appareil, il faut le changer aussi toutes les fois qu'il se trouve dérangé par le passage des matières fécales, en mettant beaucoup de soin à enlever très-doucement les portions d'excrémens qui peuvent s'être logées dans la plaie, sans jamais recourir qu'avec la plus grande circonspection aux injections qu'on nomme détersives, & qu'on a recommandées dans ces sortes de cas. On peut dire, en général, que toutes les applications de ce genre font plus de mal que de bien; elles irritent les parties pour lesquelles on en fait usage, & cette irritation est presque toujours accompagnée de plus ou moins d'inflammation. Il faut donc éviter soigneusement tous les remèdes de cette espèce.

Nous avons dit qu'en persistant dans le traitement simple & doux, que nous avons prescrit, on peut, dans la plupart des cas, se flatter de guérir le malade. Mais il n'en est pourtant pas toujours ainsi; & l'on rencontre quelquefois des cas, où au lieu de voir une bonne suppuration, accompagnée de granulations de chair rouge & de bonne apparence, dont l'intérieur de la plaie devroit se couvrir, si elle tendoit à sa guérison, elle devient d'une mauvaise couleur, elle prend un air mollasse & affaissée, & la suppuration est ichoreuse, fétide & quelquefois mêlée de sang. Quand on voit paroître ces symptômes, si l'on peut reconnoître, par un examen plus exact, quelque sinus qui n'ait pas été apperçu lorsqu'on a fait l'opération, & dans lequel pourtant il y ait du pus, on peut regarder comme une chose à-peu-près sûre, qu'en l'ouvrant dans toute son étendue, on va incessamment faire prendre à la maladie la tournure la plus favorable. Mais ordinairement ces fâcheuses apparences proviennent de quelque mauvaise disposition du système en général; & jusqu'à ce qu'on soit parvenu à la changer, on se flatteroit envain d'obtenir la guérison des plaies. Il vaudroit mieux lorsqu'on soupçonne un vice général de l'économie, tâcher de le corriger avant que d'entreprendre une opération quelconque; mais cela n'est pas toujours en notre pouvoir, & il arrive souvent que les premiers indices d'une pareille affection se tirent de l'apparence que contractent les plaies, plusieurs jours après que l'on a ouvert les sinus.

Dès qu'on a pu s'assurer qu'il existe quelque maladie de la constitution, qui probablement retarderoit la guérison du mal local, il ne faut négliger aucun des moyens propres à la combattre. S'il y a chez le malade quelque principe vénérien, scorbutique ou scrophuleux, on prescrira sur le champ les remèdes adaptés à celui dont on aura reconnu l'existence; ou s'il n'y a en lui que de la foiblesse, venue à la suite de quelque fièvre, ou causée par une évacuation trop considérable de pus, on tâchera de rétablir le ton du système par une bonne nourriture, & par l'usage d'une certaine quantité de vin d'une bonne qualité.

Nous ferons voir, quand nous traiterons des ulcères, quelle est l'utilité des cautères, dans le traitement de toutes les maladies de ce genre; mais il n'y en a pas une où ce remède ait paru agir avec plus d'avantage que dans les cas de fistule à l'Anus, quand la suppuration a déjà été de longue durée. M. Bell nous apprend qu'il a vu, dans le cours de sa pratique, plusieurs cas, où, sans le secours des cautères, il n'auroit jamais réussi à guérir les malades; & qu'il est si convaincu de l'avantage qu'on peut en retirer, que jamais il n'opère une fistule qui a duré long-tems, sans avoir préalablement établi un écoulement pareil, proportionné à peu-près à la quantité de pus qui sort par l'ulcère, en même-tems, qu'il cherche à s'éclairer sur les maladies qui pourroient exister dans la constitution. Lorsqu'on aura pris de semblables précautions, si l'opération a été bien faite, & si la maladie n'a pas déjà attaqué quelqu'un des os voisins, on pourra, en général, se flatter de procurer au malade une parfaite guérison.

§. IV. *Traitement de la Fistule dans ses périodes plus avancés.*

Nous n'avons jusqu'ici considéré la maladie, que dans le période où elle n'a encore produit que des sinus le long du rectum & dans son voisinage. Nous allons à présent la considérer dans ses périodes plus avancés.

Le premier dont nous parlerons, est celui où les parties voisines des ulcères ont été séparées ou détachées l'une de l'autre, par un simple épanchement de pus, dans le tissu cellulaire qui les tient réunies dans l'état de santé. Cette circonstance a lieu jusqu'à un certain point dans tous les cas de sinus; mais lorsque la maladie qui nous occupe a duré très-long-tems, & que le pus ne trouve pas de libre issue, il s'étend quelquefois d'une manière si étonnante dans les parties voisines, que non-seulement il sépare les muscles de la peau & des autres tégumens qui les recouvrent, mais qu'il détache toute la partie inférieure du rectum de la substance cellulaire à laquelle, dans l'état de santé, elle est fermement attachée.

Ce cas n'est pas fréquent, mais il se voit quelquefois, & il y a de la différence dans les méthodes qu'on a proposé pour le guérir. On a recommandé, comme nous l'avons vu plus haut, deux manières d'opérer dans cet état de la maladie, qui heureusement sont rejettées par la pratique moderne; l'une consiste à emporter une portion considérable des tégumens, pour donner issue à tout le pus qui s'est amassé, l'autre à faire l'excision de toute la partie inférieure du rectum qui se trouve détachée du tissu cellulaire & des muscles qui lui sont contigus.

Mais chacune de ces opérations cause beaucoup de douleur au moment où on la fait, & encore pendant long-tems après; & elles méritent d'autant plus d'être absolument abandonnées, que tout l'avantage qu'elles promettent peut s'obtenir par une opération beaucoup plus simple. L'excision d'une portion un peu considérable des tégumens, autour de l'Anus, paroîtra toujours une opération bien cruelle; mais celle de l'extrémité du rectum doit, suivant toute apparence, causer au malade plus de douleurs & de tourmens, que ne lui en auroit jamais occasionné la maladie, qu'elle est destinée à guérir; car, outre la difficulté & la douleur qu'il éprouveroit toujours pour rendre des matières dures, il lui seroit à-peu-près impossible de jamais retenir les excrémens plus liquides.

Heureusement il n'y a pas de raisons assez fortes pour réduire jamais un malade à une situation aussi fâcheuse, car une simple incision de l'intestin, dans un ou deux endroits au plus, suffira toujours en cas pareil, pour procurer une guérison, plus sûrement qu'on ne pourra l'obtenir par aucun autre moyen dont nous ayons connoissance. Lors donc qu'il se présente un cas de cette nature, tout ce qu'il y a à faire est d'ouvrir d'un bout à l'autre la portion d'intestin qui est détachée, de la même manière que nous l'avons prescrit pour les cas plus simples; & si cette incision ne suffit pas pour que l'intestin puisse s'appliquer également aux parties qui l'entourent, on en fera une seconde au côté opposé du rectum; par ce moyen toute la portion de cet organe qui se trouvoit séparée des muscles qui l'environnent, s'y appliquera uniformément tout autour; aucune partie ne sera plus enfoncée ou plus élevée qu'elle ne doit l'être; & si les os & les autres parties des environs n'ont point été attaqués, si la constitution est d'ailleurs en bon état, il se formera des adhérences entre l'intestin & les parties qui l'avoisinent, & le malade obtiendra très-probablement une guérison entière & durable.

D'après les mêmes principes, quand le pus se sera insinué entre la peau & les muscles du périnée ou des hanches, comme il arrive quelquefois, le sac qu'il se sera formé doit être ouvert d'un bout à l'autre; & si une seule incision ne suffit pas pour l'évacuer, on en fera sur-le-champ une seconde, en ayant soin de suivre la direction de l'abcès, de manière à favoriser le rapprochement exact des parties.

Le pansement léger que nous avons recommandé après l'opération, qui se fait pour le premier période de la maladie, est également convenable après celle que nous venons d'indiquer. On ne doit rien mettre entre les tégumens & les parties qu'ils recouvrent, il ne faut d'autre appareil que des plumaceaux de charpie, enduits de cérat simple par-dessus les plaies.

§. V. *Des cas de Fistule occulte.*

Jusqu'à présent nous avons supposé que le pus contenu dans la fistule a son écoulement au-dehors, par une ou plusieurs ouvertures dans le voisinage de l'Anus. Quelquefois cependant ce caractère distinctif de la maladie n'existe pas; & le pus au lieu de sortir de la manière accoutumée, se verse d'abord dans l'intestin, & passe ensuite par le fondement, ou seul, ou mêlé avec les matières fécales. Ceci est le cas qu'on a nommé fistule occulte, ou fistule borgne.

Le passage du pus par un ulcère extérieur, étant l'indice le plus certain, que nous puissions avoir de l'existence d'une fistule à l'Anus, il faut ordinairement plus d'attention, pour bien distinguer cette variété de la maladie, & pour ne pas la confondre avec des affections d'une autre nature. Ainsi, l'on a plus d'une fois regardé du pus qui sortoit de quelque abcès, situé dans une autre partie des entrailles, comme provenant d'une fistule occulte, près de l'Anus; & il est aussi arrivé que, par inattention, l'on a pris pour une maladie de quelque portion supérieure des intestins, un dépôt de pus voisin de l'extrémité inférieure du rectum. Ces suppositions mal fondées ont conduit à prescrire des remèdes qui n'ont eu aucun effet, tandis qu'on auroit pu obtenir une guérison par des moyens très-simples.

Il est cependant bien aisé de distinguer ces deux maladies. Quand on rend par les selles du pus qui vient de quelque abcès formé dans une partie plus éloignée du tube intestinal, ce pus, pour l'ordinaire, est tellement mêlé avec les matières fécales, qu'il semble en être une partie; & les malades n'éprouvent ni douleur, ni enflure dans le voisinage de l'Anus. — Mais, dans le cas d'une fistule occulte, le pus qui sort par les selles n'est point mêlé avec les excrémens; au contraire, si l'on y fait attention, on les trouve parfaitement distincts & séparés; & lorsque sur ces indices on examine avec soin les environs du fondement, on y trouve toujours quelque changement de couleur, ou quelque degré d'enflure ou de dureté; en même-tems que le malade ne manque pas de se plaindre de beaucoup de douleur si l'on presse ces parties avec un certain degré de force. De tels symptômes ne peuvent laisser que peu ou point de doute sur l'existence d'une fistule.

Pour découvrir le siège de l'abcès dans un cas de fistule occulte, les uns ont proposé de passer une petite sonde recourbée dans l'Anus, & de chercher avec son extrémité l'ouverture de l'intestin, par où elle doit nécessairement pénétrer dans l'abcès si on la pousse plus avant (1). D'autres conseillent d'introduire dans le rectum une tente dure & assez grosse, pour boucher la communication qui existe entre sa cavité & celle du sinus, afin que le pus s'amassant en certaine quantité dans l'abcès, on en découvre plus aisément la situation à l'extérieur. Ni l'une ni l'autre de ces méthodes n'est nécessaire, & n'auroit probablement de succès dans la pratique.

Sans recourir à de pareils moyens, un peu d'attention fera aisément découvrir le principal siège d'un abcès, situé près du bord de l'Anus. Car quoique le pus ne puisse pas s'y amasser en grande quantité, à cause de la compression fréquente qu'éprouvent les parties quand on va à la garde-robe & qui le fait refluer dans le rectum, cependant on découvre toujours un peu d'enflure & de dureté, & sur-tout une certaine décoloration dans quelque partie voisine du fondement. Et lorsqu'on a trouvé de semblables marques, surtout si l'on cause de la douleur au malade, en comprimant ce même endroit, on ne peut plus douter que ce ne soit là le siège de l'abcès.

Notre objet, en pareil cas, doit être absolument le même que si le pus avoit une issue à l'extérieur; car, dans le fait, la maladie est la même, & ne differe de l'espèce la plus ordinaire de fistule que par cette seule circonstance, c'est que le pus est toujours rejeté dans le rectum avant que d'être évacué, au lieu de passer tout de suite au-dehors par une ou plusieurs ouvertures auprès de l'Anus. Et comme ces deux variétés de la maladie se ressemblent beaucoup, les moyens de la guérir sont aussi à-peu-près les mêmes.

Pour faire l'opération, on plonge la pointe d'une lancette ou d'un bistouri dans l'endroit que l'on a reconnu par les signes indiqués pour devoir être le siège de l'abcès; & lorsque la pointe de l'instrument y est parvenue, ce que l'on apperçoit aisément par l'écoulement d'un peu de pus, la maladie étant réduite à l'état simple de fistule complette, on finira l'opération comme dans les cas où elle s'est montrée telle dès le commencement, en introduisant le doigt index de la main gauche dans le fondement, & en passant le bistouri à pointe mousse par la plaie qu'on vient de faire, le long du sinus, jusqu'à ce que son extrémité rencontrant le doigt qui est dans le rectum, on la retire par l'Anus, de manière à ouvrir le sac de l'abcès dans toute son étendue. La suite du traitement sera la même que dans les autres cas de fistule.

Après avoir exposé le traitement qu'exigent les différentes variétés de cette maladie dans ses premiers périodes, & dans son état le plus simple, où les parties affectées ne le sont que par un abcès, formant un ou plusieurs sinus, avec ou sans ouverture extérieure; nous allons considérer ce qu'il y a à faire lorsque la maladie se trouve compliquée de callosités, ou d'autres accidens plus graves.

§. VI. *Traitement des cas où la Fistule est compliquée de callosités ou d'autres accidens.*

Lorsque par négligence, ou par la suite d'un mauvais traitement, le pus contenu dans un abcès ne trouve pas une libre issue, les parties les plus voisines, viennent quelquefois à s'enflammer, le malade y éprouve de la douleur, & peu-à-peu elles deviennent dures & calleuses, ce qui entraîne mille symptômes pénibles.

Dans cet état de la maladie, quelques Praticiens ont conseillé, avant que d'entreprendre aucune opération, de dissoudre ces duretés par l'usage intérieur de préparations mercurielles, par des emplâtres fondans, mercuriels & autres, & par des cataplasmes émolliens ou maturatifs. On a aussi recommandé certaines applications caustiques pour ronger, ou détruire les parties durcies. Mais l'opinion qui a été la plus généralement adoptée, il n'y a pas encore bien long-tems, c'est que les parties qui ont contracté beaucoup de dureté, doivent être toutes emportées avec l'instrument tranchant.

Quiconque a été appellé à connoître par lui-même cette branche de la pratique Chirurgicale, sait fort bien qu'il est tout-à-fait impossible de dissoudre ou de dissiper les callosités dont la formation est déjà de vieille date, par des cataplasmes, des remèdes mercuriels ou d'autres fondans. Heureusement que la maladie peut se guérir avec assez de certitude par des moyens moins cruels, qu'en détruisant les parties affectées, par des caustiques, ou par l'extirpation. Lorsque des parties ne peuvent être conservées qu'en exposant la vie du malade, il faut sans doute les ôter; mais comme il n'y a qu'une nécessité indispensable qui

(1) Voyez Dionis, Cours d'opérations.

puisse engager à recourir à un remède aussi violent, on ne devroit jamais l'employer, quand on peut arriver au même but, par des moyens plus doux.

S'il est vrai, comme nous l'avons dit, & comme cela paroîtra évident à tous ceux qui voudront se donner la peine d'observer la marche de la nature, que les duretés, qui surviennent dans les périodes avancés de cette maladie, sont constamment l'effet du séjour du pus, on peut présumer qu'il n'est pas nécessaire, pour en opérer la guérison, d'avoir recours à l'extirpation de ces parties.

Il y a d'autres moyens d'y parvenir, qui se présentent ici très-naturellement, ce sont ceux qui tendent à donner au pus une libre issue, à empêcher qu'il ne s'en forme de pareils amas à l'avenir, enfin à exciter & à entretenir la suppuration dans les parties mêmes qui sont sur-tout affectées. Nous avons lieu de regarder ces moyens comme étant les plus efficaces de tous ceux qui ont été recommandés jusqu'ici pour fondre les callosités de la nature de celles dont nous parlons.

On a été dans l'usage de donner aux gonflemens de cette espèce, le nom de squirrosités, ou de duretés squirreuses, dénomination tout-à-fait impropre, comme il est facile de le voir. Le nom de squirre ne doit être employé qu'à désigner une tumeur dure, formée dans des parties molles, & le plus souvent glanduleuses, & que l'on connoît par expérience, comme étant de nature à pouvoir dégénérer en cancer. Or, dans le vrai squirre, le remède que nous venons de proposer, qui consiste à exciter l'inflammation & la suppuration de la partie malade, ne pourroit qu'être souverainement nuisible en précipitant la formation d'un cancer, dans une tumeur qui, abandonnée à elle-même, auroit pu demeurer indolente pendant long-tems. Mais quant aux duretés qui se forment dans le tissu cellulaire, auprès des vieux ulcères, & sur-tout des ulcères fistuleux, duretés auxquelles on a assigné particulièrement le nom de callosités, elles ne dégénèrent probablement jamais en cancer, & rien ne tend aussi puissamment à les fondre que la suppuration qu'on excite dans leur substance même. Une circonstance très-heureuse, c'est que le moyen qui remplit le plus efficacement cette importante indication, remplit aussi suffisamment toutes les autres que présente la maladie qui nous occupe. Ce moyen consiste à faire des incisions le long de tous les sinus qu'on peut découvrir; &, lorsque ces sinus ne sont pas nombreux en proportion de l'étendue des callosités que l'on trouve, il convient de faire une ou deux, ou un plus grand nombre d'incisions profondes dans toute la longueur de ces callosités. Et quand on a fait pénétrer ces incisions jusques au fond des duretés, la première inflammation qui survient détermine une suppuration si abondante que pour l'ordinaire elle en avance puissamment la fonte.

Il n'y a que ceux qui ont été témoins des grands avantages de cette méthode qui puissent s'en former une juste idée. On a vu des cas où elle a procuré une guérison complette, & où cependant des Praticiens expérimentés avoient jugé qu'on ne pouvoit espérer de l'obtenir sans extirper entièrement les callosités. Il faut avouer cependant que lorsque la maladie est ancienne, & que les parties dures ont acquis une grande épaisseur, on est obligé de continuer long-tems ce traitement, c'est-à-dire, qu'il faut pendant long-tems entretenir une suppuration abondante dans les premières incisions qu'on a faites, ou dans celles qu'on leur a fait succéder, si les premières se sont fermées trop-tôt.

Quelquefois il n'est pas aisé de faire suppurer ces incisions; leurs bords s'enflamment, deviennent douloureux, & ne donnent qu'une sanie fétide. Si l'on a lieu de croire que cela tienne à un principe vénérien, ou à quelqu'autre maladie de la constitution, de quelque nature que soit cette maladie, il faut la traiter avant que de pouvoir se flatter de voir naître un changement favorable dans les incisions. Mais lorsque le systême est d'ailleurs en bon état, & que l'on a des raisons de présumer que la mauvaise apparence des plaies ne procède que d'irritation, ou de quelqu'autre affection locale, rien en pareilles circonstances ne fera autant de bien que des cataplasmes chauds, tenus constamment sur la partie. En vertu de leur qualité émolliente, ils tendent à appaiser l'irritation, plus sûrement que tout autre remède; & nous avons fait voir à l'article Abcès, qu'ils contribuent plus que toute autre chose à favoriser une bonne suppuration. On entretient la suppuration dans ces plaies, jusqu'à ce qu'il ne reste presque plus de duretés aux environs, & alors on les laisse cicatriser par le fond, comme on feroit pour toute autre espèce d'ulcère ou de blessure.

Par cette méthode, si la constitution est d'ailleurs en bon état, on peut guérir la fistule de la plus mauvaise espèce, avec bien plus de facilité, & d'une manière bien moins pénible pour le malade, que par l'extirpation des parties devenues calleuses. Nous concevons difficilement un cas où cette extirpation puisse être regardée comme indispensable, si ce n'est peut-être celui où des tumeurs & des callosités très-considérables se trouvent dans des parties détachées depuis long-tems, & à-peu-près complettement, des muscles avec lesquels elles seroient unies dans l'état de santé. Mais ce cas ne sauroit exister qu'en conséquence de quelque erreur de conduite très-grossière; cependant s'il se présente, & si les parties qui ont contracté des duretés sont tellement détachées des parties saines qu'il n'y ait pas lieu de se flatter qu'elles puissent s'y réunir de nouveau, l'extirpation devient nécessaire. Dans les cas encore où les bords des ulcères extérieurs sont devenus très-durs, calleux & renversés, l'on peut hâter la guérison en en retranchant les parties les plus malades. Mais voilà, suivant nous, les seuls cas où cette pratique doit être suivie, puisqu'elle n'offre d'ailleurs aucun avantage, qu'on ne puisse obtenir par une méthode plus douce & plus sûre. *V.* CALLOSITÉ.

Les autres symptômes tenans à cette maladie, & dont nous n'avons pas encore parlé, sont ceux qui procèdent d'affections des parties plus profondément situées, telles que le coccyx, le sacrum, la vessie, &c.

Il arrive quelquefois que le pus amassé dans les ulcères fistuleux auprès de l'Anus, s'étendant vers les parties voisines, vient enfin à affecter la substance même des os; mais il arrive aussi, dans bien des cas, que ces affections des os sont la maladie première, & qu'elles deviennent le principe des ulcères fistuleux auprès de l'Anus, plutôt que d'en être l'effet. Ainsi, l'on voit que le pus des abcès formés dans les muscles psoas, & qui sont occasionnés dans quelques cas par une carie des vertèbres lombaires, au lieu de tomber sur la partie antérieure & supérieure de la cuisse, où il vient pour l'ordinaire se former une issue, suit quelquefois le cours du gros boyau, & se vuide auprès de l'Anus. On a vu le même effet causé par un coup violent sur les hanches, qui ayant fracturé le coccyx, avoit déterminé en conséquence une carie de cet os.

Mais le plus fâcheux de tous les accidens qui puissent accompagner cette maladie, c'est la formation d'un passage entre le rectum & la vessie. Quelquefois il se forme de semblables communications, indépendamment d'aucun sinus ou abcès qui eût antérieurement existé autour de l'Anus; mais il arrive beaucoup plus ordinairement qu'elles sont occasionnées par des ulcérations de ces parties, & par un traitement mal entendu, que par aucune autre cause. Les symptômes, qui dénotent le plus certainement cette terrible maladie, sont d'abord un sédiment brun dans les urines, qui peu-à-peu devient épais, prend une couleur de plus en plus foncée, & contracte une odeur forte d'excrémens; ensuite le passage des urines s'obstrue, ou bien il se fait des émissions considérables d'air par l'urètre, avant & après la sortie de l'urine.

La présence de ces symptômes donne suffisamment à connoître la nature de la maladie; mais jusqu'ici nous n'avons pas été assez heureux pour y trouver un remède; en sorte que tous ceux qui, jusqu'à présent, en ont été attaqués, en ont toujours été les victimes, après avoir traîné une malheureuse existence pendant un an, ou deux années au plus, s'ils avoient une constitution naturellement vigoureuse.

Lorsqu'il y a carie de quelqu'un des os du coccyx, du sacrum, ou des vertèbres lombaires; en conséquence d'une érosion formée par le pus retenu dans quelque sinus, tout ce que l'art peut faire, est de donner une libre issue à ce pus, de tenir les parties bien nétoyées, d'extraire les fragmens d'os qui se présentent, & de fortifier la constitution par une nourriture convenable, afin de la mettre en état de soutenir une suppuration, qui probablement sera de longue durée. On a vu quelques malades en pareilles circonstances, être assez heureux pour se rétablir, lorsqu'au moyen d'un traitement comme celui que nous avons indiqué, les portions d'os cariées, ont pu sortir enfin par les plaies, & favoriser ainsi la cicatrisation des parties affectées. Mais il faut avouer qu'un pareil cas est très-rare, & que, pour l'ordinaire, tout ce qu'on peut faire pour un malade en cet état, se réduit à pallier les symptômes les plus pénibles.

Nous avons ainsi terminé ce que nous nous étions proposé de dire, sur le sujet de la fistule à l'Anus; maladie cruelle autant que fréquente, & sur laquelle nous nous sommes cru d'autant plus obligés d'entrer dans de grands détails, que ce n'est que depuis peu d'années que l'on a commencé à traiter ce sujet avec exactitude, & avec méthode. Ce que nous avons sur-tout cherché à faire voir, c'est qu'un sinus, ou une fistule, est une maladie constamment de la même nature, soit qu'elle ait son siège aux environs de l'Anus, soit qu'elle existe en quelqu'autre partie; & que le traitement doit en être à-peu-près le même, & s'établir sur les mêmes principes dans quelqu'endroit que soit le mal. Jusques au milieu de ce siècle, & nous pouvons dire, jusqu'au tems où M. Pott a publié son traité sur cette maladie, on n'en connoissoit pas bien la nature, & les idées qu'on s'en faisoit étoient bien confuses. Excepté les cas très-légers de sinus tout-à-fait superficiels, on ne comprenoit pas qu'une simple incision pût suffire pour faire une guérison; & l'on n'imaginoit pas qu'il y eût d'autre moyen de l'obtenir qu'une destruction, ou une extirpation totale des parties affectées.

Mais il est suffisamment démontré que des moyens aussi cruels ne sont que bien rarement nécessaires; & que la guérison, lorsqu'elle est praticable, s'obtient plus facilement par la méthode que nous avons recommandée; savoir par une simple division des sinus, que de toute autre manière qui ait encore été proposée. Il peut arriver quelquefois, il est vrai, que dans des cas très-invétérés, l'on ne viendra point à bout de guérir par aucune méthode quelconque; mais, dans ces mêmes cas, les moyens violens dont nous avons parlé, n'auroient aucun avantage sur les nôtres, & ne serviroient qu'à tourmenter beaucoup plus les malades.

ANUS CONTRE NATURE. Ouverture accidentelle des parois de l'abdomen, à laquelle aboutit quelque partie du canal intestinal, & par où sortent les matières fécales en tout, ou en partie.

« Lorsqu'il survient étranglement à une hernie,

» nie, dans laquelle l'intestin est simplement » pincé, & que cet accident a été inconnu, ou » que, n'ayant pu être dissipé par les moyens » ordinaires, l'opération qu'il exige n'a pas été » pratiquée à tems, la partie déplacée tombe » en pourriture, les matières fécales s'en échap- » pent; il se fait une infiltration putride dans » le tissu cellulaire, & au-dessous des tégumens » voisins, & la gangrène s'empare de la tumeur, » de l'intérieur à l'extérieur. Il s'établit bien- » tôt, à travers les parties corrompues, une ou » plusieurs ouvertures, par où les matières » s'écoulent, jusqu'à ce que la séparation des » escarres leur laisse une issue plus libre. Mais » si le malade est enfin opéré, ses excrémens » sortent par la plaie; & le canal intestinal » se dégorge avec plus de facilité. Dans l'un » & dans l'autre cas, les excrémens ne cessent » de sortir par la plaie, qu'autant que la perte » de substance que l'intestin a souffert est mé- » diocre, & qu'elle n'a pas donné lieu à un » rétrecissement trop considérable au-dessous » de l'endroit malade; car lorsqu'il a été en- » tamé trop profondément par la pourriture, » & que la cicatrice qui succède à la chûte des » parties altérées a beaucoup diminué de leur » calibre; les matières qui trouvent moins de » facilité à continuer leur route par le canal » intestinal qu'à passer par la plaie, se portent » en entier vers celle-ci; & il s'y établit un » Anus contre nature par où elles ne cessent » de couler pendant toute la vie.

» Cela arrive aussi à la suite des plaies pé- » nétrantes au bas-ventre avec lésion considéra- » ble aux intestins. L'inflammation qui accom- » pagne toujours ces sortes de plaies, donne » lieu à des adhérences salutaires entre les bords » de l'intestin divisé, & ceux de l'ouverture du » péritoine & des muscles; ce qui empêche » les matières de tomber dans le ventre. La » situation fixe & permanente des gros intestins, » rend les plaies qui y arrivent beaucoup plus » susceptibles de cette terminaison heureuse à » quelques égards, que celles des intestins » grêles. On a vu néanmoins des Anus contre » nature se former à la suite de ces dernières; » on lit un cas de cette nature dans Fernel, & » un second dans Bauhin. (1) » *Voyez* les articles HERNIE & INTESTINS.

Ces Anus artificiels se forment aux hernies avec gangrène dans les circonstances ci-dessus énoncées suivant le vœu de la nature, & souvent l'on auroit tort de s'y opposer, lors même qu'il seroit possible de cicatriser complettement la plaie qui en est le siège. Car l'intestin se trouvant trop resserré à l'endroit de la cicatrice, le malade resteroit sujet à des coliques, qui le mettroient dans un danger plus ou moins prochain de périr par la rupture du canal intestinal, dans l'abdomen, ou simplement en conséquece d'une obstruction de sa cavité. Il n'en est pas de même, lorsque les Anus contre nature s'établissent à la suite de plaie aux intestins; & si l'on étoit à portée de donner du secours aux blessés, avant que ces Anus fussent entièrement formés, il seroit souvent possible de les prévenir. Nous verrons à l'article INTESTINS, quelles sont les circonstances où le Chirurgien doit mettre tous ses soins, à conserver une ouverture par où les matières fécales puissent s'écouler, & celles où il doit chercher à obtenir une cicatrisation parfaite.

Quelque avantageuse que puisse être la formation d'un Anus contre nature, dans bien des cas où la vie du malade en dépend, il faut avouer qu'il en résulte une infirmité fâcheuse & dégoûtante. Il est vrai cependant que les matières qui en sortent, n'ayant pas long-tems séjourné dans les intestins, elles n'ont pas la fétidité de celles que l'on rend par les voies ordinaires; mais aussi, comme l'ouverture qui leur donne issue, n'a point la même organisation que l'extrémité inférieure du rectum, & comme elle manque sur-tout d'un sphincter qui se contracte, & se relâche suivant le besoin, ces matières sortent continuellement sans que les malades en soient avertis. Quelques-uns sur le nombre de ceux dont on nous a conservé l'histoire, ont pu faire usage d'une boîte de métal, dans laquelle leurs excrémens étoient reçus. Schenckius rapporte le cas d'un officier blessé au ventre, qui rendoit les fiens dans un vaisseau fait exprès: Dionis fait mention d'un cas semblable. Ce qui est arrivé à un soldat invalide, dit cet Auteur célèbre, est trop singulier, pour tenir lieu d'exemple dans la pratique, puisque c'est la nature seule qui l'a guéri; elle s'est fait elle-même un égoût par la plaie du ventre. L'intestin s'y est attaché, il vuide tous les jours par cet ouverture ses excrémens, qui sortent involontairement, ce qui l'oblige de porter à cet endroit une boîte de fer blanc pour les recevoir.

M. Moscati, premier Chirurgien de l'Hôpital de Milan, a aussi communiqué à l'Académie de Chirurgie, l'histoire d'un blessé, chez qui il s'est formé un Anus contre nature, à la suite d'une plaie au ventre, située au-dessous de la région hypocondriaque droite, & dont les excrémens tombent dans une boîte de fer blanc, retenue par une ceinture. Ce Chirurgien remarque avec raison, comme une circonstance fort extraordinaire de cette plaie, qu'on ait pu y placer à demeure une canule de plomb, à laquelle s'ajuste la boîte de fer blanc. Mais la situation des plaies, qui peuvent laisser après elles un Anus contre nature,

(1) Voyez le Mémoire de M. Sabbatier sur les Anus contre nature, dans le cinquième volume des Mémoires de l'Académie de Chirurgie.

sera-t-elle toujours assez favorable pour que les matières qui s'en écoulent, puissent être reçues dans un vaisseau approprié? La pression que les bords de ces vaisseaux doivent exercer sur ceux de l'ouverture, ne peut-elle pas devenir nuisible? Enfin ce vaisseau, quoique contenu en apparence d'une manière convenable, ne variera-t-il point dans sa position, & ne permettra-t-il jamais aux excrémens de se répandre dans les vêtemens du malade?

La malpropreté n'est pas le seul inconvénient des Anus contre nature. On a vu des personnes que cette incommodité a jettées dans l'épuisement, & qu'elle a enfin fait périr. C'est ce qui pourra avoir lieu toutes les fois que l'intestin sera ouvert assez haut, pour que les alimens en sortent avant que la chylification soit achevée, & avant que leurs parties nutritives aient pu être absorbées par les vaisseaux lactés. Mais lorsque l'ouverture n'intéresse que les dernières circonvolutions de l'ileum, ou ce qui est plus fréquent, lorsqu'elle a été faite aux gros intestins, le danger auquel le malade se trouve exposé à cet égard, se réduit à bien peu de chose. Aussi ne trouve-t-on chez les Observateurs aucun fait de ce genre, dont la terminaison ait été funeste; plusieurs au contraire attestent que les malades auxquels ils ont vu des Anus contre nature étoient sains & bien portans.

L'accident le plus fâcheux auquel soient exposés ceux qui ont un Anus contre nature, est un renversement d'intestin semblable à ceux qui se forment quelquefois par l'Anus, & qui est tantôt simple, n'intéressant qu'une des portions du canal intestinal au-dessus, ou au-dessous de son ouverture, & tantôt double, l'intestin étant renversé par l'une & l'autre de ces portions. Ce renversement forme une tumeur dont les dimensions varient beaucoup chez les différens individus, où on l'a observé. Lorsqu'il vient de la partie supérieure du canal, les matières stercorales sortent par l'extrémité de la tumeur; elles s'échappent extérieurement à sa base quand il procède de la portion inférieure; & si la tumeur est double, il est facile de distinguer par cette évacuation, à quelle extrémité du tube intestinal répond chacune de ses parties. Cet accident des Anus contre nature, est fâcheux en ce qu'il en augmente beaucoup l'incommodité; la tumeur est quelquefois d'une sensibilité exquise; quelquefois aussi lorsque le renversement de l'intestin est considérable, il s'y forme un étranglement qui met en danger la vie du malade, à moins qu'on n'y apporte très-promptement les secours que la nature du cas exige. *Voyez les Planches.*

L'office du Chirurgien est de prévenir, lorsqu'il le peut, la formation d'un Anus contre nature, ainsi que nous le verrons ailleurs; mais lorsqu'il est formé, & sur-tout lorsque la totalité, ou la plus grande partie des excrémens, sort par cette voie, on ne pourroit, sans exposer le malade au plus grand danger, en tenter la suppression. Et lors même qu'il en sort une portion considérable par les voies naturelles, il est toujours à présumer que l'intestin est considérablement retreci à l'endroit où il communique avec la plaie, & qu'il sera très-susceptible de s'engorger, lorsque les matières y arriveront plus abondamment qu'à l'ordinaire, si elles ne peuvent s'échapper par l'ouverture extérieure; ce qui peut exposer le malade à périr très-promptement.

Mais s'il est dangereux de fermer un Anus contre nature, lors même que le cas est le plus simple, cela devient absolument impraticable, lorsqu'il est compliqué de tumeur formée par le renversement de quelque portion d'intestin; quoiqu'on lise, dans les Transactions philosophiques, que M. le Cat avoit entrepris une semblable opération, dans un cas où il y avoit un renversement de chaque portion du canal intestinal. Mais les douleurs qu'il fit éprouver à la malade en tâchant de réduire l'intestin sorti, allerent au point que celle-ci se déroba par la fuite à toutes tentatives ultérieures. Et lorsque, dans un cas pareil, il seroit facile de réduire les portions d'intestins déplacées, & que celle qui répond au rectum, conserveroit à-peu-près son calibre ordinaire, (circonstance à laquelle on ne doit point s'attendre,) la prudence ne permet pas de les placer l'une vis-à-vis de l'autre, pour rétablir la continuité de leur canal. Le nombre & la profondeur des adhérences, que les intestins pourroient avoir contractées entr'eux, & avec les parties voisines, rendroit peut-être cette opération impossible; & il seroit affreux de l'avoir tentée sans réussir, & d'avoir plongé dans un danger imminent une personne très-saine d'ailleurs, & qui, à quelque incommodité près, peut jouir de la vie aussi-bien que celles qui sont le mieux constituées.

Si l'on ne peut remédier aux renversemens d'intestins qui arrivent aux Anus contre nature, lorsque les tumeurs auxquels ils donnent lieu sont d'un volume un peu considérable, & qu'elles existent depuis long-tems, il n'en est pas de même, lorsqu'elles sont petites & récentes; & il est très-probable que, par des soins bien dirigés, il seroit possible d'en prévenir les progrès, & de les dissiper tout-à-fait. Il est facile de sentir que ces soins ne doivent pas être bien différens de ceux qu'exige la chûte du fondement, puisque ces deux maladies sont de la même nature. Ils consisteroient à repousser doucement la tumeur dans le ventre, à la contenir au moyen d'une pelotte mollette & d'une épaisseur convenable, qu'on auroit soin de renouveller souvent, à cause des matières qui s'écoulent par la plaie; la situation doit contribuer beaucoup à la guérison, il faudroit recommander au malade de se tenir couché le plus long-tems qu'il pourroit, sur le côté opposé, pour éviter le poids des intestins ; lui prescrire la plus grande attention à ne faire aucun mouvement violent, qui mettant les muscles du bas-ventre, & le diaphragme en jeu, forceroit les intestins à passer à travers l'ouverture extérieure ; tenir le ventre souple & libre, si les excrémens avoient quelque difficulté à sortir par l'Anus contre nature ; raffermir les parties voisines de cet Anus, au moyen de fomentations légérement astringentes, & répercussives &c. ; il seroit aussi très-utile de soutenir les bords de la fistule avec un bourrelet d'ivoire ou de gomme élastique, si le malade rendoit des excrémens qui eussent de la consistance, & s'il éprouvoit avant leur sortie, un ténesme semblable à celui qui précède l'évacuation des grosses matières par les voies ordinaires.

C'est ainsi que par des conseils simples, & d'une exécution facile, on pourroit prévenir une indisposition fâcheuse par elle-même, qui exposeroit le malade au danger le plus pressant ; si la tuméfaction à laquelle les intestins renversés hors des Anus contre nature sont sujets, devenoit assez considérable pour qu'ils fussent étranglés par l'ouverture même qui leur donne issue.

APHTES. D'Ἄφθαι. Les enfans à la mamelle sont sujets à de petits ulcères blancs, appellés Aphtes, lesquels naissent communément au tour des gencives, des lèvres, de la langue, du palais & du gosier. Ils sont accompagnés d'ardeurs, croissent & augmentent peu-à-peu en nombre. Dans l'origine ce sont de petits boutons rouges qui suppurent à leur sommité, creusent & forment enfin ces petits ulcères qui brûlent & rongent les parties qu'ils attaquent. L'irritation qui se communique bientôt aux conduits voisins des glandes salivaires, fait succéder une salivation écumeuse, visqueuse, & chaude. La sanie de ces petits ulcères, mêlée à la salive, descend dans le ventricule de l'enfant, lui ôte l'appétit, d'où s'en suit la diarrhée putride avec tranchées. Cette humeur putride qui se trouve bientôt après absorbée dans la masse du sang, cause une fièvre inflammatoire, qui se change en fièvre lente. L'enfant maigrit par le défaut d'alimens, & par le manque de sommeil, & quelquefois les ulcères s'étendant de plus-en-plus, on voit succéder au premier mal, un autre plus dangereux encore, la carie des os voisins.

Plusieurs causes occasionnent cette maladie, quelquefois elle provient d'un lait aigri, & échauffé que la nourrice donne à l'enfant. Souvent elle est occasionnée par des crudités qui naissent spontanément dans son estomac, & qui corrompent le lait qu'il tette. Quelquefois enfin cette maladie provient d'une dentition difficile & douloureuse, par laquelle les principes de la salive sont exaltés & corrompus. Les Aphtes naissent plus fréquemment dans les tems chauds, qui favorisent l'inflammation & la dissolution putride des humeurs. Quelquefois elles sont une suite la maladie vénérienne, & alors les ulcères qu'elles causent aux gencives, aux lèvres, & à la langue offrent les mêmes phénomènes, que les chancres vénériens ; si la nourrice étoit saine, il lui surviendra de ces ulcères aux seins.

Les Aphtes sont d'autant plus dangereuses, qu'elles sont plus larges & plus profondes, & que l'inflammation des parties voisines est plus considérable ; alors il arrive souvent qu'elles se terminent en gangrène, & l'enfant meurt. Lorsque ce mal cause la carie des os voisins, il est très-difficile d'y remédier.

La première chose dans le traitement de cette maladie, c'est d'examiner l'état de la nourrice ; pour peu que sa santé soit suspecte, il faut aussitôt en choisir une meilleure, car un bon lait est le plus puissant remède que l'on puisse administrer à l'enfant. Ensuite on peut prescrire la lotion suivante, avec laquelle on nétoyera plusieurs fois le jour la bouche de l'enfant.

℞. Décoct. d'org. trois onces, de syrop de mûres, une once & demie ; de miel rosat deux onces. Mêlés. Si les Aphtes font un plus grand progrès, il faut laver & boire, & le gargariser avec le suivant.

℞. Orge mondé & sommités de ronces de chaque une pincée. Faites bouillir pendant une heure dans une suffisante quantité d'eau. Vers la fin ajoutez feuilles de scordium, & de roses rouges, de chaque deux poignées, sommités de petite centaurée, & fleurs de milpertuis de chaque une poignée ; passés & exprimés après une longue ébullition. Dans six onces de cette décoct. dissolvez, miel rosat, trois onces. Il faut encore, selon l'exigence, purger la nourrice, ou l'enfant. Si les Aphtes ne cèdent point à ces divers médicamens ; & s'ils proviennent d'une dissolution putride des humeurs, alors le quinquina est très-efficace : on peut le donner de la manière suivante.

℞. Corail rouge préparé, & quinquina réduit en poudre, de chaque un scrupule, on prendra le lait pour excipient.

Dans leur plus grande violence, les Aphtes doivent être traités comme l'angine gangréneuse ; mais lorsqu'elles proviennent d'une dentition difficile, le meilleur remède est d'ouvrir les gencives, afin que les dents puissent percer plus facilement ; si la cause est vénérienne, il n'est pas d'autre remède que de traiter la nourrice elle-même, avec les antisyphillitiques. *Extrait de Bertrandi*. (*M. Petit Radel*.)

APHÉRÈSE. *Aphæresis* de ἀφαιρέω, j'emporte. C'est le nom qu'on a donné dans les Ecoles à cette partie de la Chirurgie, qui consiste à retrancher du corps quelque partie malade ou contre nature.

APOSKEPARNISMOS d'ἀπό, *ab* & σκέπαρνον *ascia*

folution de continuité du crâne, faite par un inftrument tranchant qui emporte la pièce comme fi une hache l'avoit coupée. L'on trouve dans les Recueils d'Obfervations, faites par les Chirurgiens d'Armées, beaucoup d'exemples, où une portion du crâne, emportée par un inftrument, appliquée au dédolant, a été guérie, quoique la dure-mère fût à nud de l'étendue d'une pièce de douze fous, par la feule application de la pièce qui avoit été détachée. Cette pratique ne feroit point à imiter fi la dure-mere étoit contufe, il vaudroit mieux, en pareil cas, achever d'ôter la pièce, & panfer le trépan artificiel, comme celui qu'on fait dans un lieu de néceffité ou d'élection, pour les accidens qui requièrent cette opération, afin de faire fuppurer la contufion de cette membrane. *Voyez* TREPAN. (*PETIT-RADEL*).

APOSTEME. Les Anciens Grecs employoient ce mot également pour défigner l'augmentation générale de tout le corps, & celle d'une feule de fes parties, foit que l'augmentation en altérât les fonctions, ou qu'elle les laiffât dans leur intégrité. Galien lui donna une valeur plus déterminée, en ne s'en fervant jamais que pour défigner une augmentation de volume, qui trouble d'une manière fenfible l'ordre établi dans l'économie animale. Les Modernes en ont limité le fens aux tumeurs qu'on nomme humorales, & ont mentionné autant d'efpèces d'Apoftèmes qu'il y a de liqueurs renfermées dans le corps humain. Aujourd'hui le mot Apoftème n'eft guères employé que comme fynonyme d'abcès, c'eft-à-dire, pour défigner une tumeur qui contient du pus. *Voyez* ABCÈS, EMPYÈME, TUMEUR.

APPAREIL, *Apparatus*, apprêt, préparatif. C'eft la préparation, & la difpofition de tout ce qui eft néceffaire pour faire une opération, ou un panfement. L'appareil eft différent fuivant le befoin; les inftrumens, les machines, les bandes, lacs, compreffes, plumaceaux, bourdonnets, charpie, tentes, font des pièces d'appareil, de même que les médicamens dont on doit faire ufage. *Voyez chacun de ces Articles.*

C'eft une règle en Chirurgie qu'il faut avoir préparé l'appareil, avant que de commencer l'opération. On évite, autant qu'il eft poffible, de le faire dans la chambre du malade, & en fa préfence; une telle vue pourroit l'affecter trop fortement, le rendre trop craintif, ou le jetter en défaillance, ce qui ne pourroit manquer de troubler l'opération, & de nuire par conféquent au malade même.

ARCEUS. (Francois) Médecin célèbre, qui floriffoit vers le milieu du 16e fiècle, il exerça la Médecine & la Chirurgie en Efpagne. Montanus, qui fut fon Editeur, fait le plus grand éloge de fa probité & de fon défintéreffement, il donnoit gratuitement fes foins aux pauvres, & les combloit d'aumônes dans leurs befoins, il pratiquoit encore avec la plus grande dextérité à l'âge de 80 ans. L'ouvrage, qui a fait connoître davantage cet Auteur, eft celui qu'il a intitulé: *De rectâ curandorum vulnerum ratione, libri duo.* Cet ouvrage eft rempli d'excellens points de pratique qui fe trouvent cependant noyés dans une quantité de formules. On lui doit une manière fimplifiée de traiter les plaies. Son ouvrage fournit une grande quantité de préceptes utiles à confulter dans le traitement des coups à la tête. Il parle d'une opération dans laquelle il dit avoir extirpé des portions corrompues du cerveau, fans autres inconvéniens que quelques accès d'épilepfie. Il a fait des recherches très-étendues fur les plaies du bas-ventre. Il s'élève avec force contre l'abus des futures, & l'amputation des portions charnues ou offeufes qui tiennent par une partie quelconque; & dans toutes les réfutations qu'il a faites des mauvais procédés des Praticiens de fon tems, il n'a fait acception de perfonne, mais il n'a ceffé d'avoir pour but la gloire de fon nom & le bien de l'humanité. (*PETIT-RADEL*).

ARCEUS. Baume, ou onguent d'Arceus. — *Voyez* ONGUENT.

ARDEUR d'URINE, excrétion des urines difficile, douloureufe & accompagnée le plus fouvent d'un fentiment de chaleur dans le canal de l'urètre. *Voyez* ISCHURIE.

ARGEMA ou ARGEMON, en grec Ἄργεμα. C'eft un petit ulcère du globe de l'œil, dont le fiège eft en partie fur la conjonctive ou blanc de l'œil, & en partie fur la cornée tranfparente. Il paroît rougeâtre fur la première de ces membranes, & blanc fur la cornée. (Cette defcription eft exactement conforme à celle que Gorrhée donne dans fes *Definitiones Medicæ.*) L'inflammation, les puftules, les abcès ou les plaies des yeux, peuvent donner lieu à ces ulcères. En général, les ulcères des membranes de l'œil font des maladies fâcheufes, parce que ce n'eft fouvent qu'avec la plus grande difficulté qu'on peut les guérir, & qu'ils peuvent être accompagnées d'excroiffances de chairs, de fiftules, d'inflammations, de la fortie & de la rupture de l'uvée, d'où fouvent s'en fuit la flétriffure de l'œil: enfin, parce que leur guérifon laiffe après elle des cicatrices qui nuifent à la vue lorfqu'elles occupent la cornée tranfparente. Les ulcères fuperficiels font moins fâcheux & plus faciles à guérir que les profonds. Pour guérir l'Argema il faut, autant qu'on le peut, en détruire la caufe par l'ufage des remèdes convenables. S'il vient de caufe interne, par le vice ou la furabondance des humeurs, les faignées, les lavemens, les purgatifs, le régime, les véficatoires, les cautères ferviront à diminuer & à détourner les fucs viciés & fuperflus; s'il y a inflammation, il faudra employer les topiques émolliens & anodins; enfuite on tâchera de cicatrifer les ulcères. Le collyre fuivant eft fort recommandé.

℞ Camphre, vitriol blanc dix grains; fucre candi un fcrupule; gomme arabique, douze grains;

eaux distillées de roses, de plantain, trois onces mêlées.

On fait couler quelques gouttes tièdes dans l'œil malade dix à douze fois par jour, & l'on applique pardessus l'œil une compresse trempée dans un collyre rafraîchissant fait avec un blanc d'œuf, & les eaux de roses & de plantain battues ensemble. (*Article de l'Encyclopédie.*) (*M. Petit-Radel.*)

ARISTOLOCHE. On a employé en Chirurgie les racines de deux espèces de cette plante, la longue & la ronde; elles sont regardées comme détersives & vulnéraires, & on les applique en poudre, ou en décoction, sur les fistules de l'anus, & sur les ulcères des jambes & autres d'un mauvais caractère. Aujourd'hui cependant on n'en fait pas un grand usage. Comme ces racines sont spongieuses, on s'en sert quelquefois pour dilater les plaies des cautères.

ARNICA, plante d'un goût âcre & amer, & d'une odeur poignante quand on la broye entre les doigts. On l'a recommandée comme un excellent remède dans les cas d'ecchymose, & d'autres épanchemens de sang, occasionnés par des coups, des chûtes, &c. On en fait des fomentations sur les parties contuses & meurtries; on la donne aussi intérieurement en infusion dans les mêmes cas.

En dernier lieu, on a particulièrement recommandé cette plante pour des affections paralytiques, & sur-tout pour des cas de ce genre où les nerfs optiques ont souffert, comme dans la goutte sereine. On conseille alors de mettre depuis un gros jusqu'à une once, des fleurs en infusion dans une livre d'eau, & de faire prendre cette quantité en plusieurs doses dans les vingt-quatre heures. Quelquefois ce remède produit des vomissemens, d'autres fois il pousse aux sueurs ou aux urines, mais souvent aussi il ne produit aucun effet sensible, à moins qu'on ne regarde comme tels, les picotemens & les douleurs qui se font sentir dans les parties affectées de paralysie, & qui sont un avant-coureur de la guérison. L'on a donné aussi de grands éloges aux vertus de l'Arnica, dans la gangrène, dans les fièvres d'accès & dans d'autres maladies dont le traitement ne doit pas nous occuper.

Mais tous ces grands effets de l'Arnica ne sont peut-être pas encore aussi certains que voudroient le faire croire quelques personnes, qui, séduites par un petit nombre de faits & d'exemples heureux des vertus de l'Arnica, ont cru pouvoir la mettre au rang des remèdes les plus héroïques. Cependant, à en juger par ses qualités sensibles, c'est une substance très-active, & qui mérite, soit par cette raison, soit à cause de quelques exemples bien constatés de guérisons opérées par son moyen, que des observations exactes & multipliées, déterminent avec plus de précision ce qu'on peut en attendre.

ARRACHEMENT. Ce mot en termes de Chirurgie, désigne tantôt un accident & tantôt une opération. Considéré dans le premier sens, il exprime la séparation violente, subite & non méditée, d'une partie quelconque du corps de son tout. On lit en différens endroits, & particulièrement dans le second volume des Mémoires de l'Académie Royale de Chirurgie, plusieurs faits curieux sur des membres arrachés. Leur détail fait voir que ces blessures, qui d'abord paroissent si formidables, ont presque toujours une fin heureuse, & que la nature fait elle-même tout ce qu'il faut pour parer à l'hémorrhagie; tout ce qui est d'ailleurs nécessaire pour la cure, appartient à la Chirurgie des plaies compliquées.

L'Arrachement considéré comme opération est l'extraction forcée que l'on fait de quelque partie malade, ou formée contre nature. Cette opération se pratique sur les parties dures comme sur les parties molles. L'extraction des dents fournit un exemple de l'Arrachement des premières, & celle du polype, d'une opération du même genre sur les secondes. *Voyez* Dents, Polype, &c.

ARSENIC. Tout le monde connoît les qualités délétères de ce minéral qui, à la dose de quelques grains, agit sur le corps comme le plus violent poison. Malgré ces effets généralement redoutés, on a osé l'employer comme un moyen de guérison, & on l'a fait quelquefois avec succès, non-seulement en l'appliquant à l'extérieur comme topique, mais encore en le donnant intérieurement.

C'est particulièrement dans les cas de cancer, & d'autres ulcères de mauvaise nature, qu'on a recommandé des applications dont l'Arsenic étoit la base, regardant cette substance comme un corrosif d'une nature particulière. Elle passe pour être le principal ingrédient d'un remède secret, qui a joui, depuis long-tems en Irlande, d'une grande célébrité, pour la guérison du cancer, & qui est connu sous le nom de remède de Plunket. Il paroît que ce topique est composé de quelques poudres végétales irritantes, mêlées très-exactement avec une certaine proportion d'Arsenic & de fleurs de soufre. On forme une pâte de cette poudre au moyen d'un blanc d'œuf; on l'applique sur la partie ulcérée, & on la recouvre d'un morceau de vessie enduite aussi de blanc d'œuf. On laisse le tout pendant vingt-quatre heures, ou davantage, sans y toucher; après quoi l'on panse l'escarre avec un digestif simple & très-doux.

M. Rush (1), Médecin à Philadelphie, qui avoit vu de bons effets d'un remède employé par un empirique pour certains cas de cancer, ayant été à même d'en faire l'analyse, trouva que c'étoit de l'Arsenic blanc, mêlé avec à-peu-près quarante

(1) Voyez les Medical Commentaries, Vol. XI, pag. 176.

fois autant d'une poudre végétale, qu'il soupçonne être faite avec la racine & les bayes d'une espèce de morèle, quoiqu'il ait lieu de croire que l'empirique employoit souvent d'autres plantes sans nuire à l'efficacité de son topique. Celui-ci appliquoit quelquefois sa poudre sans autre préparation sur les parties affectées; d'autre fois, il ne faisoit que les toucher avec une plume trempée dans une liqueur qui avoit un sédiment blanchâtre. M. Rush dit, qu'il a été témoin de quelques guérisons complètes, opérées par ce remède, dans des cas d'ulcères cancéreux; mais que dans ceux où le cancer affectoit particulièrement quelque partie du système lymphatique, ou lorsqu'il y avoit chez les malades qui en étoient atteints une disposition scrophuleuse, le topique manquoit constamment son effet, & faisoit quelquefois évidemment du mal. La plupart des cancers qu'il guérissoit avoient leur siège à la surface du corps, & en particulier sur le nez, sur les joues ou sur quelqu'une des extrémités. Il l'a vu employer aussi avec le plus heureux succès pour des ulcères d'une autre nature, lorsqu'ils étoient accompagnés de fongosités, & que les bords en étoient calleux.

Ces faits & bien d'autres, que nous pourrions alléguer, ne permettent pas de douter que l'Arsenic, soit combiné avec d'autres substances, soit sous sa forme la plus simple, n'ait eu quelquefois les plus heureux effets, appliqué extérieurement sur certains ulcères; car il agit alors comme un puissant escarotique, ce qu'il ne fait pas sans occasionner une très-vive douleur. Mais si, dans quelques cas, il a fait du bien, il faut avouer aussi qu'il fait beaucoup de mal dans d'autres, faisant souffrir les malades sans améliorer l'état de l'ulcère, & augmentant au contraire rapidement les progrès du mal.

On ne s'est pas contenté d'employer l'Arsenic extérieurement, pour les cas de cette nature, on l'a donné aussi intérieurement, & l'on en a vanté les effets. On l'a fait dissoudre pour cela, soit simplement dans de l'eau distillée, soit au moyen de quelque intermède, particulièrement de l'alkali fixe, & on l'a donné en doses mesurées, de manière à ne pas fatiguer les malades, & que l'on a augmentées graduellement, autant qu'ils ont pu le supporter. On la fait prendre aussi en substance sous la forme de pilules, combiné avec les fleurs de soufre & d'autres ingrédiens; mais de tous ceux qu'on a imaginé de lui associer, l'opium est certainement le plus convenable, comme diminuant l'irritation qu'il produit sur le canal intestinal. — Mais, malgré les éloges que quelques personnes ont prodigué à ce remède, rien n'est moins prouvé que ses bons effets sur l'intérieur du corps, du moins pour les maladies dont il est ici question; & jusqu'à ce qu'on ait quelque chose de plus positif à cet égard, tout Praticien sage doit le regarder comme dangereux, & s'en défier.

ARTÉRIOTOMIE, ἀρτηριοτομία, d'ἀρτηρία & de τέμνω je coupe. C'est l'opération d'ouvrir une artère, ou de tirer du sang en ouvrant une artère avec la lancette.

Quelques avantages que la théorie ait pu faire espérer de la section des artères, & avec quelque chaleur que des Chirurgiens de cabinet l'aient recommandée dans leurs écrits, non-seulement comme préférable à celle des veines, mais encore comme une opération parfaitement innocente & sans aucun danger, même sur des vaisseaux considérables, cependant les plus zélés partisans de cette pratique n'ont jamais osé l'essayer sur des artères d'une certaine grosseur. Sans doute on a vu des exemples de grosses artères ouvertes par accident sans qu'il en soit arrivé rien de bien fâcheux, mais ces cas sont rares, & aucun Chirurgien expérimenté ne s'en autorisera jamais pour ouvrir de propos délibéré une artère d'un certain calibre. Quoi qu'il en soit, on peut ouvrir, en toute sûreté, les petites branches artérielles, lorsqu'elles ne sont pas très-profondes, & surtout, lorsqu'elles sont voisines des os, parce qu'alors, quand on a tiré la quantité de sang qu'on avoit jugé nécessaire, il est aisé d'en arrêter l'écoulement par la compression du vaisseau. Mais l'ouverture des artères d'un plus grand diamètre est une opération toujours si hasardeuse, & les avantages qu'on peut en attendre de plus que d'une saignée ordinaire sont, suivant toute apparence, si légers, que très-probablement elle ne sera jamais pratiquée.

D'après ce que nous venons de dire, il est aisé de comprendre qu'il y a bien peu d'artères qu'il puisse convenir d'ouvrir; aussi la pratique ordinaire se borne-t-elle à faire cette opération sur les différentes branches de l'artère temporale. L'on choisit une de ces branches en les tâtant avec le doigt index; & si elle se trouve très-voisine de la surface, on la fixe avec le pouce de la main gauche, & on l'ouvre avec la lancette, de la même façon que la veine dans la phlébotomie; quelques-uns préfèrent l'usage du bistouri. Mais si elle est couverte de beaucoup de tissu cellulaire, il est toujours nécessaire de la mettre à découvert avant que d'y plonger l'instrument. Car, lorsque l'on coupe tout-à-fait en travers une petite artère, il n'est guères possible d'en tirer beaucoup de sang, parce qu'alors les extrémités divisées se retirent de part & d'autre dans les parties qui les environnent, ce qui, pour l'ordinaire, met fin à l'évacuation. Il y a aussi une certaine précision nécessaire pour donner à l'ouverture du vaisseau un degré convenable d'obliquité; il faut qu'elle ne soit, ni perpendiculaire à l'axe de l'artère, ni dans la même direction; car l'incision longitudinale d'une artère, comme celle d'une veine, ne laisse pas au sang une aussi libre issue que celle qui est oblique. *Voyez* PHLÉBOTOMIE.

Si l'ouverture a été bien faite, & si l'artère est d'une certaine grosseur, elle donnera du sang abondamment; le sang qu'on tire de cette façon est vermeil, & sort par secousses qui répondent aux pulsations des artères. Si l'évacuation ne va pas comme on pourroit le desirer, on peut toujours l'augmenter en comprimant l'artère immédiatement au-delà de l'orifice dans son cours vers les veines qui lui correspondent. Lorsque la saignée sera faite, il suffira, pour l'ordinaire, d'une légère compression sur ces petites artères, pour arrêter tout-à-fait le sang. On commencera par bien nettoyer la plaie de toutes les particules de sang qui y sont attachées, on la couvrira ensuite d'un petit morceau d'emplâtre agglutinatif, dont on favorisera l'adhésion par une compression momentanée. Si cela ne suffit pas pour arrêter le sang, on mettra par-dessus l'emplâtre deux ou trois petites compresses graduées, & une bande pour les fixer; cet appareil sera suffisant dans la plupart des cas pour exercer toute la pression nécessaire.

Quelquefois cependant il arrive que le sang continue à jaillir de tems en tems, ce qui devient très-incommode & très-embarrassant. En pareil cas, il y a trois moyens auxquels on peut avoir recours pour mettre fin à cet écoulement.

1.° Si l'artère est petite, comme le sont presque toutes les branches de l'artère temporale, on peut la couper tout-à-fait en travers, à l'endroit précisément de l'orifice; alors les parties séparées se contractant de part & d'autre, le sang cesse bientôt tout-à-fait de couler.

2.° On peut fermer le vaisseau par une ligature, comme cela se pratique pour une artère qui été coupée accidentellement.

3.° Enfin si le malade ne veut se prêter à aucun de ces expédiens, on peut au moyen d'une pression constante & uniforme effacer entièrement la cavité de l'artère dans l'endroit où elle a été ouverte, en faisant adhérer ensemble ses parois. On verra, dans les planches, la forme d'un bandage qui remplit cette invention d'une manière également efficace & commode.

Comme l'oblitération de l'artère demande un certain tems, cette méthode est plus longue & plus ennuyeuse, mais les malades craintifs la préfèrent généralement aux deux autres.

ARTHANITE ou pain de pourceau. La racine fraîche de cette plante a un goût extrêmement âcre & brûlant. Son suc mêlé avec du miel, ou battu avec de l'huile, s'applique sur les écrouelles & autres tumeurs dures qu'il s'agit de résoudre; mais cette application demande à être faite avec beaucoup de prudence. La racine sèche, beaucoup moins âcre que la fraîche, a été recommandée comme sternutatoire; on en fait aussi des cataplasmes qu'on applique sur les tumeurs squirreuses & scrophuleuses. On trouve encore dans les pharmacies, sous le nom d'onguent d'arthanita, une composition qui a été long-tems célèbre & dont l'usage étoit pour lâcher le ventre, on l'appliquoit dans cette intention sur l'estomac & le nombril; mais rien n'étoit moins sûr que cet effet, tandis qu'elle faisoit souvent du mal en irritant la peau, & en y causant des érésipelles.

ARTHROCRACE. D'Ἄρθρον & κάκη, *spina articuli*. C'est une douleur si aigüe vers les extrémités des os longs, qu'ordinairement elle prive de tout sommeil. Cette douleur est toujours accompagnée d'une intuméfaction de la propre substance de l'os avec carie. Quand elle a lieu chez les enfans, on lui donne le nom pœdarthrocace, nom composé du mot παῖς enfant, & des deux ci-dessus. Ce n'est guère que dans la jeunesse qu'on est attaqué de cette maladie, ce qui est le contraire du σπίνδακ ou *spina ventosa*, qu'on confond souvent avec elle, & qui est cependant bien différente. *Voyez* SPINA VENTOSA.

L'Arthrocrace est assez ordinaire aux enfans scrophuleux, rachitiques, ou qui sont nés de parens mal sains. On l'a observée chez certaines femmes, vers le tems critique, époque où les acrimonies qui trouvoient voie à s'échapper hors du système par l'écoulement des règles, sont retenues, & se jettant sur diverses parties, donnent lieu à des engorgemens squirreux, cancereux, ou d'autre nature qui sont si souvent l'écueil de l'art. L'Arthrocace est susceptible de guérison à son principe, mais comme le plus souvent on n'est point appellé à ce tems; mais bien à un terme très-avancé où les symptômes sont ordinairement portés fort hauts, le désordre est alors si grand qu'il ne reste plus d'espérance que dans l'amputation, quand la maladie est située sur une articulation qui admet ce moyen de guérison. (*M. PETIT-RADEL.*)

ARTICULATION, Ἄρθρον, *Articulus*. On appelle ainsi toute jonction des os, qui est avec mobilité; mais comme Gorrhée l'observe très-judicieusement, *ab Hippocrate* ἄρθρον, *ferè semper nuncupatur alterius coherentium ossium finis rotundus in ossis propinqui cavitatem insertus..... Id enim quod inseritur* ἄρθρον; *cavum autem quod recipit* κοτύλη *vel* γλήνη *vocatur.* Les Anatomistes ont porté les détails au scrupule, dans les descriptions qu'ils nons ont données des Articulations; mais ces détails, quelques exacts qu'ils soient, ne sont guères utiles que dans les maladies par déplacement, où, avant de penser à remettre les os dérangés, il faut avoir présente la manière dont ils ont pu se déplacer, & généralement dans celles qui demandent une opération quelconque pour leur guérison. Les Articulations sont exposées à beaucoup de maladies qui sont plus ou moins graves selon leur nature. L'inflammation qui en attaque l'intérieur à la suite des secousses ou coups qu'elles ont reçus, a généralement des progrès fort lents, & les suites en sont souvent très-fâcheuses. Le pus qui s'y forme, n'a point cette consistance crêmeuse qu'il a dans les parties charnues; il est au contraire aqueux, ichoreux, & en général de mauvais caractère, il ronge & carie les surfaces articulaires, & forme en très-peu de tems une maladie très-compliquée. Aussi convient-il de lui donner issue le plus promptement possible, lorsque la fluctuation est bien évidente. Cette suppuration des articles est ordinairement la suite des plaies d'armes à feu; elle entraîne alors avec elle une complication d'accidens qui rendent souvent les cas très-embarrassans; car exigeant différentes incisions, pour l'extraction des corps étrangers, l'air, en pénétrant dans l'article, devient par lui-même une nouvelle source de maux purement accidentels, comme on le verra à l'Article PLAIES D'ARMES A FEU. Aussi quand on est nécessité à recourir aux incisions pour donner issue au pus, convient-il de les ménager autant qu'il est possible pour ne point trop donner accès à l'air qui ne pourroit que nuire par lui-même. La méthode de tirer à soi la peau, donnée par le D. Monro, à l'article AIR, ne peut guères être avantageuse dans une circonstance où souvent elle ne sauroit céder à cause de l'engorgement & de l'inflammation, encore moins dans les articulations qui sont entourées de beaucoup de muscles. Il n'est point d'articles où il ne se forme plus fréquemment des suppurations sans qu'on s'en apperçoive, que celui du fémur avec l'os des hanches. C'est une maladie à laquelle on ne donne point assez d'attention, & qui cependant est très-ordinaire dans la jeunesse. A la suite d'une secousse reçue soit en sautant & retombant sur les pieds ou sur les genoux, la secousse se communique à l'Articulation, l'inflammation & la suppuration qui surviennent relâchent les ligamens, les environs s'engorgent, & l'empâtement paroissant même au-dehors vers la peau, il s'ensuit d'abord une douleur sourde avec difficulté de se tenir debout, ou de mouvoir la partie: les malades ne peuvent faire un pas sans boiter, la douleur s'étend assez souvent à toute l'extrémité, & très-souvent l'os sort de sa cavité. En lisant le Traité *de Articulis* d'Hippocrate, on y trouve quelques explications qui donnent à entendre que cet Auteur regardoit plusieurs luxations comme succédant à cette cause, & étant accompagnées des accidens dont nous venons de faire mention.

Les Articulations peuvent encore être gorgées de sérosité qui n'est seulement qu'infiltrée, elles peuvent en contenir une assez grande quantité épanchée, & offrant toutes les marques d'une fluctuation évidente. On nomme Gonflement blanc *Withe-swelling* le premier de ces états, & hydropisie des articulations le second. Ces deux maladies ne sont point accompagnées d'une inflammation phlegmoneuse bien caractérisée, ni d'un bien grand changement de couleur à la peau, les mouvemens sont moins gênés que dans toute autre maladie des articles, seulement il y a une tuméfaction évidente, & une douleur plus ou moins profonde. Quand le gonflement est porté au plus haut point, il se forme quelquefois une légère inflammation au-dehors, qui assez souvent est suivie de suppuration. Les Articulations qui sont le plus exposées à ce genre de gonflement, sont celles qui présentent beaucoup de surface, & qui sont sujettes à une grande étendue de mouvement, notamment celles du genou. M. Bell, qui a écrit spécialement sur cette maladie, remarque qu'elle est toujours annoncée par une roideur, & une immobilité de la jambe, qui sans doute vient du défaut de mouvement que nécessite la douleur, à la suite de quelques affections précédentes. Quand les causes de la maladie avancent toujours, le gonflement, qui, dans l'origine, étoit peu de chose, augmente à un tel point que le volume de l'article parvient au double & au triple de celui qu'il avoit précédemment; les veines d'alentour deviennent variqueuses, la partie au-dessous du gonflement maigrit considérablement. Néanmoins l'empâtement œdémateux devient de jour en jour plus apparent, la douleur est plus vive, principalement quand le malade est dans son lit, ou que le genou est échauffé de toute autre manière, & l'inflammation paroissant, des abcès ne tardent point à se former en différens endroits; ces gonflemens, outre une fluctuation apparente, offrent encore le sentiment d'une tension élastique, ils cèdent à la pression comme les tumeurs œdémateuses, retiennent l'empreinte du doigt; mais bientôt cette impression s'efface dès que la pression cesse. Ces abcès soit qu'on les laisse s'ouvrir d'eux-mêmes, ou qu'on les incise, rendent une très-grande quantité de matière qui d'abord est purulente, & d'une assez bonne consistance, mais bientôt elle dégénère en une sanie de mauvais caractère; & ce qui est contre tout autre apostème, le volume de la tumeur ne diminue point, quoiqu'il s'en soit écoulé beaucoup de matière. Quand on n'a pas besoin de tenir ouvertes les crevasses qui se sont faites spontanément, elles se ferment bientôt & de nouvelles collections se forment ailleurs, qui s'ouvrent comme les premières, en sorte que, comme l'observe M. Bell, si la maladie dure longtems, les tégumens de dessus la tumeur sont souvent couverts de cicatrices qui succèdent à ces sortes d'ulcères. Mais, avant que le mal soit venu à ce point, l'état du malade est bien empiré à raison de la violence de la douleur, & de la résorption de la matière purulente, qui nécessairement amène avec elle les sueurs & les diarrhées colliquatives; à moins qu'on ne prévienne tous ces maux, & la mort qui toujours leur succède, par une prompte amputation.

M. Bell,

M. Bell, curieux de connoître la nature d'une maladie si fréquente en Angleterre, ayant ouvert plusieurs sujets, a découvert ce qui suit. Dans les premiers tems, avant qu'il ne se fût formé aucune ouverture, les ligamens tant capsulaires qu'autres, étoient singulièrement épaissis, il n'y avoit aucun désordre dans l'article, les os & les cartilages étoient parfaitement sains, la synovie étoit comme dans l'état naturel, tant par rapport à sa quantité qu'à sa consistance. A une époque plus avancée, c'est-à-dire, lorsqu'il s'étoit formé différens abcès, & que le gonflement étoit au plus haut point, l'engorgement des ligamens étoit plus considérable, il étoit le plus souvent accompagné de l'infiltration d'une matière glaireuse, épaisse, qui paroissoit occasionner cette tension élastique, dont nous avons parlé en traitant des apparences que la maladie présentoit. La matière purulente se frayoit une voie à travers cet épanchement glaireux, sans paroître s'y confondre. On a trouvé quelquefois de petites hydatides, &, à un terme encore plus avancé, toutes ces substances étoient si molles qu'il étoit impossible de rien distinguer, tout étoit confondu & présentoit un engorgement, ou épaississement de substance assez semblable à ce que les parties offroient au commencement de la maladie. Néanmoins ce qui est encore à observer, c'est que les os, comme les cartilages, étoient encore aussi sains que dans le commencement; mais, dès que les ligamens avoient commencé à être corrodés, les cartilages & les os ne tardoient pas à l'être, & ces derniers se carioient & assez promptement. Les tendons, qui passent sur cette Articulation, étoient seulement roides & contractés.

Le gonflement blanc de l'article peut provenir d'une cause rhumatismale qui s'est fixée sur les ligamens, comme il arrive chez les personnes sujettes à ces sortes d'affections, où il est occasionné par une humeur scrophuleuse, lente, comme on le remarque chez les enfans. Cette observation est très-essentielle à faire, car le traitement dans un cas n'est pas le même dans un autre. Comme l'on a tout à craindre de l'inflammation dans la première espèce, il faut viser aux évacuations qui peuvent la prévenir. M. Bell a donné la préférence aux saignées locales, & notamment aux ventouses carifiées. On les appliquera de chaque côté de l'articulation malade, aux côtés de la rotule par exemple, quand ce sera le genou qui sera affecté, on tirera huit ou dix onces de sang, & on répétera cette évacuation à des intervalles convenables deux ou trois fois, selon la violence des symptômes, & les forces du malade. Les ventouses scarifiées sont préférables aux sangsues, en pareil cas, en ce qu'elles dégorgent promptement, & que leur application est moins sujette à accidens. On met un petit vésicatoire à l'endroit où les ventouses n'ont point été appliquées & successivement ailleurs; &, par ces applications alternatives, on entretient une irritation au-dehors, qui, dans les inflammations profondes, est plus avantageuse, que tout écoulement qu'on entretiendroit par la suppuration des vésicatoires.

Pendant cet intervalle l'on prescrit de temps à autre des purgatifs rafraîchissans, & l'on fait observer strictement le régime antiphlogistique. Mais le traitement qui convient dans le commencement de la maladie, n'est point celui qu'il faut suivre lorsqu'elle est beaucoup plus avancée. Quand l'inflammation est dissipée, qu'il n'y a aucune apparence de formation de matière, le traitement mercuriel est celui qu'on conseille, non point porté au point de faire saliver, mais seulement d'affecter la bouche légèrement. La meilleure manière de donner alors le mercure, sont les frictions. Deux gros d'onguent suffisent pour, en trois ou quatre fois dans la journée, frotter la partie pendant un heure environ. Je conseillerois volontiers en pareil cas les douches faites avec une forte décoction de lessive de sarment, ou avec les eaux sulphureuses, naturelles ou artificielles, qu'on peut rendre plus ou moins fortes, selon qu'on le juge nécessaire. Quand on s'y est pris à temps, & que le traitement d'ailleurs a été bien conduit, il arrive souvent que la résolution s'opère complettement; mais quelquefois aussi, quoique la maladie se soit dissipée, le mouvement ne devient pas plus facile, ce qui provient du long espace de temps où le membre est resté fléchi; la roideur est alors assez considérable, & souvent telle que ce n'est qu'avec la plus grande peine qu'on parvient à la dissiper. On dit que cet accident provient de la coalition ou soudure des extrémités des os, soit pour un intime mélange de substance, soit par l'épaississement de la synovie; mais la dissection a prouvé qu'une pareille opinion n'étoit nullement fondée, & que cette coalition n'avoit point lieu, même dans l'état le plus avancé de la maladie; elle fait voir que la roideur des tendons fléchisseurs en est la seule cause, du moins dans dix-neuf cas de vingt, la chose est ainsi. Cette observation est essentielle relativement au diagnostic de l'anchylose; nous avons déjà eu occasion d'en dire quelque chose, en parlant de la contracture scorbutique des membres à l'article Anchylose. La synovie ne coopère également en rien à cet effet, car on a observé qu'elle se trouvoit dans l'articulation avec toutes les qualités qu'elle a dans l'état naturel, & pas en plus grande quantité qu'à l'ordinaire, qu'elle y étoit maintenue dans les capsules ligamenteuses, qui le plus souvent n'ont souffert aucune solution de continuité, quand toutes fois les os ne sont point cariés. Cette observation est essentielle à faire; elle donne lieu de croire que plusieurs malades ont été légèrement abandonnés, comme incurables dans la fausse persuasion qu'il y avoit anchylose, lesquels eussent pu guérir par un traitement bien ménagé, si l'on eût été plus attentif au diagnostic. Disons-le, non à la honte de l'art qui est indépendant de l'ignorance des hommes ; mais à celle d'un grand nombre de ceux qui l'exercent : que cette erreur a tourné souvent à l'avantage du charlatanisme. Combien en effet ont été guéris en pareilles circonstances par les secours où ils n'auroient dû trouver qu'une augmentation à leurs maux, si l'on ne se fût point mépris sur le véritable caractère de leur maladie !

M. Bell prescrit dans ce cas les embrocations avec l'huile d'olive la plus pure, & la plus chaude qu'on puisse la supporter. On les fait trois fois par jour, en les étendant au-dessus de l'article, & vers les muscles où probablement la cause de la roideur existe plutôt que dans les tendons qui, par eux-mêmes, ne sont susceptibles d'aucune force de contraction. Les bonnes femmes, dans les campagnes, conseillent l'application de l'épiploon d'un mouton, au moment même où on le retire de l'animal : ce moyen simple agit d'après les mêmes principes que le précédent, & doit être réitéré au moins deux fois le jour.

Les moyens dont nous venons de nous occuper, n'ont rapport qu'à la circonstance où il n'y a aucune formation de matière ; mais, quand cette formation a lieu, doit-on désespérer pour cela, & recourir à l'amputation comme on l'a quelquefois fait ? Non certainement ; car on peut, en ouvrant convenablement chaque abcès, aussi-tôt que la fluctuation se fait sentir, empêcher que le pus ne fuse dans l'article & n'y occasionne par son séjour un dégât qui rendroit l'amputation indispensable ; l'usage du séton, en pareil cas, peut donner issue à la matière du pus, & ainsi éviter la nécessité de recourir à une opération si fâcheuse. On appliquera des cataplasmes, & l'on entretiendra la suppuration des ouvertures par les digestifs convenables, de cette manière le dégorgement se fait, & peu-à-peu les parties prenant leur ressort, la guérison devient complette. Cette méthode de traiter les supurations des articles au moyen du séton, nous paroît préférable à celle qu'adopte J. L. Petit, dans son Traité des maladies des os, & celle qu'emploient beaucoup de Praticiens. Cet Auteur conseille les grandes incisions avec trop de persuasion. Il est reconnu que l'air est l'ennemi de toutes les surfaces articulaires mises à découvert, quels accidens ne doit-on donc pas craindre d'une pareille méthode ? Une incision convenablement pratiquée, & là où il faut une bonne position du membre, propre à favoriser l'issue du pus, des contre-ouvertures, & des compressions expulsives bien faites, vaudront toujours beaucoup mieux que ces taillades, où l'on coupe comme en plein drap, sans aucune connoissance du mal actuel, ni des événemens que la démangeaison d'opérer n'occasionne que trop souvent ici comme en toute autre circonstance. Les maladies dont il s'agit, sont moins soumises à la routine que celles de toute autre partie, & c'est dans leur traitement que le Chirurgien peut faire voir toute son expérience & sa sagacité.

Le gonflement des articles qui vient de cause scrophuleuse, est beaucoup plus rébelle que celui qui est occasionné par la stase d'une acrimonie rhumatismale ; il est accompagné souvent d'ouvertures fistuleuses qui jettent une assez grande quantité de pus ichoreux. Quand l'article est peu étendu, on peut parvenir à guérir, en aidant aux efforts que la nature tente pour briser, & atténuer la matière scrophuleuse dans toute l'étendue du systême ; mais lorsque le mal est au genou, à la hanche ou au coude, il ne reste d'autre ressource que l'amputation quand elle est pratiquable, encore ne peut-on point assurer que le vice général, en reparoissant ailleurs, n'amènera pas une maladie secondaire. Quand l'incertitude fait rejetter ce moyen, il ne reste plus que le traitement palliatif & spécialement les opiacés & le quiquina.

L'hydropisie des Articulations *Hydarthron*, quoique rare, se manifeste néanmoins quelquefois par l'action des mêmes causes qui déterminent ailleurs la stase de la sérosité. Les secousses & entorses, un vent froid chez les personnes naturellement foibles & cacochymes, y donnent souvent lieu. L'on distingue l'hydropisie de l'article, à une tuméfaction circonscrite, qui souvent vers les derniers tems, s'étend à deux ou trois pouces au-dessus comme au-dessous de la rotule, aux mouvemens libres de cet os, quand la maladie occupe l'Articulation du genou, à la fluctuation qui est évidente quand la distension du sac, ou ligament capsulaire qui contient les os, n'est point trop grande, & à une certaine transparence de la tumeur, mais ce signe n'est pas toujours évident, encore moins au commencement. Ces signes qu'on donne comme les plus certains, ne peuvent guères servir dans les Articulations profondes, entourées de beaucoup de muscles, comme à celle de la hanche, on est réduit alors aux conjectures.

Quand l'épanchement n'est point encore bien avancé, il faut chercher à consolider, & corroborer les parties trop relâchées, qui laissent ainsi échapper la sérosité. M. Haffner recommande dans le commencement les douches d'eau froide, les fomentations avec l'urine du matin, les eaux minérales chaudes, ou la décoction de ciguë, en aidant les effets au moyen des hydragogues, des diurétiques, & des sudorifiques. Cet Auteur dit avoir réussi plusieurs fois avec ces remèdes. Je n'hésiterois point en pareille circonstance à appliquer un large vésicatoire sur l'Articulation, & à entretenir l'écoulement pendant long-temps. L'histoire que nous avons rapportée à l'article Anchylose, d'un homme guéri de cette maladie par un cataplasme de douve, & rapportée par Fabrice d'Aquapendente, ne fait que confirmer notre opinion. On trouve dans les *Medical Commentaries*, une observation qui est bien en faveur d'une pareille application. Comme les préceptes n'ont de valeur qu'autant que la pratique leur est favorable, nous l'extrairons de l'ouvrage, en rapportant les propres expressions de M. Orred, l'Auteur. « Dans le Printemps de l'année 1775, on me pria de voir Miss Lithtfoot de Hoole, à deux milles de Chester. Elle souffroit une douleur considérable depuis plusieurs semaines, occasionnée par un gonflement blanc au genou, qui avoit commencé depuis l'âge de quatre ans; elle en avoit alors vingt-quatre, & étoit d'une foible complexion. Le genou étoit monstrueux, dur, noueux, & les saillies naturelles étoient entièrement effacées, la peau étoit brillante, polie, & d'un pâle jaunâtre, la jambe & la cuisse étoient singulièrement amaigries. D'après la très-grande douleur que la malade éprouvoit, je ne doutai point que l'article ne passât bientôt à la suppuration, aussi conseillai-je aussi-tôt l'application d'un vésicatoire à l'entour de la tumeur. Mon prognostic fâcheux détermina, quoiqu'avec peine, les parens à suivre mon avis pendant trois mois. Le genou fut pansé tous les jours avec un digestif, où entroient les cantharides à bonne dose, ce qui occasionna une suppuration complette. Les douleurs furent très-augmentées par ce traitement, malgré les opiacés qu'elle prenoit tous les jours, & les évacuans qu'on lui donnoit de temps à autre. Deux mois après la première application des vésicatoires, environ, il se fit une luxation en levant la jambe, qui jusqu'alors avoit été pliée en arrière, sans que la malade en souffrît beaucoup. Je remis la jambe dans la première position, & je recontinuai encore pendant un mois l'usage des vésicatoires; après lesquels je les cessai, & quand l'inflammation fut un peu diminuée, je fis un bandage serré pour maintenir les parties dans leur position naturelle; elles se raffermirent peu-à-peu, & au bout de quelques mois, la malade avoit recouvré en partie l'usage de jambe. Elle porta ce bandage pendant environ deux ans, l'Articulation en devint roide, mais après il survint du relâchement, & depuis peu ayant examiné le genou, je trouvai qu'il jouissoit d'une assez grande flexibilité, la jambe est un peu plus courte que l'autre, mais sans difformité sensible. » Les Anciens étoient plus courageux que nous dans le traitement de ces sortes d'épanchemens; ils avoient recours aux cautères actuels, & les succès qu'ils en éprouvoient, les confirmoient de plus en plus dans leur usage. *Uruntur articuli*, dit Fabrice d'Aquapendente, d'après la doctrine des Anciens, *tribus potissimum casibus, aut ad dolorem leniendum, aut ad humorem evacuandum, aut ad prolapsum, & prorsus relaxatum articulum contrahendum ac restituendum.* Cet Auteur est on ne peut plus exact sur l'étiologie de la maladie qui nous occupe. Quelquefois, dit-il, la tête des os ne s'échappe de la cavité que par la présence de l'humeur pituiteuse qui s'amasse dans l'article, ou qui se répandant sur les ligamens d'alentour, les relâche de manière que les os ne trouvent aucune difficulté à s'échapper. Le cautère actuel peut avoir ici de très-grands succès quand on en dirige bien l'application: Hippocrate le vante dans les sciatiques anciennes & rebelles, qui paroissent d'après son texte provenir de la cause dont nous parlons: *Quibus diuturno dolore*, dit-il, *ischiadico vexatis coxa excidit, iis femur contabescit, & claudicant nisi urantur.* Non-seulement ceci arrive à l'Articulation de la cuisse avec la hanche, mais encore à celle du bras avec l'omoplate, ainsi qu'on peut s'en convaincre en lisant le commencement de son Livre de *Articulis*. Galien, en commentant l'Aphorisme d'Hippocrate, fait remarquer que l'ustion n'agit ici qu'en desséchant & resserrant les ligamens qui alors ramenent l'os dans sa place ordinaire quand la maladie est accompagnée de luxation. Aëtius recommande le même procédé dans les mêmes affections du talon, du pied, & du poignet. Les cautères potentiels, quoique corrodans, ne peuvent servir en cette circonstance; ils ne pourroient, comme l'observe très-bien Fabrice d'Aquapendente, crisper & corruger comme l'actuel, & leurs effets ne s'étendent point assez au loin, comme ceux des autres. Dans les passages où il est fait mention du cautère actuel, Hippocrate entend toujours le fer rougi au feu, *ferramenta candentia.* Cependant il n'employoit pas toujours ce moyen, ainsi qu'on le peut voir par le passage suivant de son Livre *De Affectionibus*, où il dit, *urito, quocumque loco dolor fuerit, urito autem lino crudo.* Ce lin crud, dont se servoit Hippocrate, étoit un lin tors en forme de petite corde, & très-susceptible d'ignition. Ceux qui ont suivi cette doctrine d'Hippocrate ont toujours appliqué le cautère sur le lieu même de la maladie. On doit, quand on a recours à ce moyen, auquel la pusillanimité souvent s'oppose, préférer l'amadou ordinaire, dont on fait un petit cône avec un fil de laiton, & qu'on allume ensuite en le laissant se consumer sur la partie. Ce moyen qui paroît moins cruel que celui des Anciens, opère avec la même efficacité, & l'on y revient selon que les circonstances le demandent. Une attention qu'il faut avoir en brûlant les articles, est de n'appliquer après l'ustion aucun topique quelconque pour diminuer la douleur, car elle entre pour beaucoup dans le succès de l'opération. M. Pouteau de Lyon cite plusieurs anchyloses guéries par ce moyen; sans ajouter toujours foi à ce que dit cet Auteur, si grand partisan du feu dans les maladies des Articulations, il est certain que ce moyen peut avoir de grands avantages dans celle dont nous traitons actuellement.

Mais quand l'épanchement est porté au plus haut point, que la fluctuation est évidente, & qu'on a tout lieu de croire que la résorption n'est point possible, on est alors nécessité à faire précéder la ponction à tous les autres moyens que nous avons rapportés. On se sert, en pareil cas, de la lancette ou du trois-cart. Comme la matière est toujours plus épaisse que l'eau ordinaire, qu'elle est souvent glaireuse, on préfère & avec raison la lancette : on incise alors dans le lieu le plus déclive, afin que l'humeur puisse s'écouler plus facilement ; les notions d'anatomie, & le tact indiquent l'endroit qu'on doit choisir de préférence. Quand l'ouverture est faite, on presse les environs, pour exprimer toute la matière épanchée, & ensuite on applique dessus un emplâtre agglutinatif d'André de la Croix, ou de diachylon gommé, du reste on se comporte suivant que les circonstances le demandent. Le séton pourroit également avoir ici son application, & je n'hésiterois pas même à lui donner la préférence sur les autres moyens, dans le cas où la matière feroit un peu purulente. L'inflammation que sollicite nécessairement sa présence, peut beaucoup contribuer à la guérison radicale de la maladie, &, sous ce point de vue, il l'emporte nécessairement sur les simples incisions. Pour peu que le pus ne sorte point avec aisance, on agrandit les ouvertures, & même on fait dans l'intérieur des articles des injections détersives avec l'eau d'orge, & le miel qu'on réitère plus ou moins fréquemment. Lorsque la suppuration devient moindre, que les chairs des ouvertures bourgeonnent, que la difficulté de faire mouvoir le séton devient de jour en jour plus grande, il faut en diminuer le volume, & même le soustraire. Le gonflement diminue alors de toute part, & les ulcérations ne tardent plus à se fermer. On cherche à dissiper le gonflement, par des fomentations résolutives, & notamment la décoction de ciguë. Il est arrivé quelquefois qu'au lieu de la matière qu'on croyoit rencontrer dans les cas dont nous venons de faire mention, on n'ait trouvé à l'ouverture que de l'air qui s'est tout-à-coup échappé. Ce cas est infiniment rare ; cependant Avicenne, Zacutus Lusitanus & Rivière, en citent des exemples. Ce dernier dit qu'une femme de trente ans avoit une tumeur depuis huit mois, au genou, sans aucune rougeur, mais avec une telle douleur qu'elle étoit forcée de boiter. La maladie fut rebelle à tous les remèdes, cependant il parut une saillie assez sensible à la partie interne & externe, avec circonscription, mollesse & fluctuation, en sorte que tous étoient d'accord qu'il y avoit de sa matière purulente. On appliqua le cautère potentiel sur la saillie la plus grande qui étoit à l'extérieur, ensuite on incisa l'escarre, & la tumeur ouverte il en sortit du vent & rien autre. *Quandoque existimat homo*, dit Avicenne, *quod super membrum ejus, sicut genu, sit apostema indigens perforatione, quare perforat ipsum, & egreditur ventositas tantùm.*

A la suite des coups, ou commotions reçues dans les Articulations du genou, des cartilages, ou portions de cartilages se détachent souvent, & se présentent au-dessous des tégumens, sous la forme & le volume d'une châtaigne : la tumeur change aisément de place, & se porte d'un côté à l'autre, pourvu qu'on la pousse un peu. La marche alors est en général difficile, & assez souvent les malades s'appuient plus facilement sur un condyle du fémur que sur l'autre. Dans un cas de cette espèce, M. Ford, Chirurgien à Londres, ayant fait précéder le régime & les topiques antiphlogistiques, opéra de la manière suivante : « *Medical Observations and Inquiries, vol. V.* Ayant, dit-il, étendu la jambe, & le corps étranger ayant été amené à l'extérieur de l'Articulation, & fixé par le moyen d'un aide, je fis une incision d'environ deux pouces de long à travers les tégumens, & ensuite une plus petite sur la substance même, & je trouvai, par l'écoulement de la synovie qui s'ensuivit, que j'avois coupé à travers le ligament capsulaire. Il n'y eut point d'autre difficulté pendant l'opération ; le corps étranger que j'avois auparavant soupçonné d'être un cartilage, s'échappa aussi-tôt par l'ouverture ; les lèvres de la plaie furent réunies après, & furent ainsi maintenues par des bandelettes d'emplâtre agglutinatif, & par un bandage unissant. » Après quelques accidens propres à la nature de la plaie qu'on venoit de faire, & d'autres étrangers, on lui permit de se lever, & de ne se servir de son membre qu'avec la plus grande précaution. M. Simpson, (voyez le 4.e vol. des Essais & Observations de Médecine d'Edimbourg), cite un cas à-peu-près semblable, mais qui ne fut précédé d'aucun accident auquel on pût le rapporter. Le corps qui sortit avoit une figure assez approchante de celle d'une fève de haricot, mais plus gros ; il lui parut d'abord entièrement cartilagineux, très-poli & arrondi, mais en se desséchant il devint plus petit, & il trouva que c'étoit un os couvert d'un cartilage. On trouve également dans le quatrième volume des *Medical Commentaries*, quelques Observations de M. Cruikshank, relatives à cet objet ; & d'où l'on peut conclure que souvent ces petits corps sont des portions détachées des condyles du fémur, qui portées de côté & d'autre dans l'Articulation, déterminent, par leur irritation, l'affluence d'une plus grande quantité de synovie. M. Hunter a eu occasion d'observer six exemples de ce genre. Raymard & Morgagni en font également mention, ainsi que M. Bromfield dans son *appendix*, au premier volume de ses Observations & Cas Chirurgicaux. Ce dernier a même établi différentes règle, & donné des avis utiles dans le traitement des maladies de ce genre. En communiquant ce cas à M. Hunter, il observe qu'en disséquant le genou, il a souvent trouvé des morceaux de cartilage entièrement libres dans la cavité de l'article, ou n'y tenant encore que par quelques petites fibres.

Les Articulations sont comme les autres parties du corps, exposées aux plaies qui peuvent être simples ou compliquées, de même que celles qui ont lieu ailleurs. En général, la plaie la plus simple devient toujours compliquée quand elle pénètre l'Articulation, que l'intérieur ne peut être défendu de l'influence de l'air, & que les membranes & aponévroses ont souffert quelques tiraillemens. Il n'est point rare alors de voir suivre des douleurs, des inflammations, & des convulsions qui souvent entraînent le malade au tombeau. Il est donc prudent, telle simple que paroisse une plaie de ce genre, d'être réservé sur le pronostic, car il arrive souvent que les malades dont on croit devoir espérer le plus, sont précisément ceux qui périssent, ou s'ils en réchappent, ils sont sujets à boiter, ou à une anchylose, ainsi que Paré, Hildan, Bohn, & Heister en rapportent des exemples. Les accidens sont bien plus graves quand les vaisseaux, & les principaux nerfs qui se distribuent aux membres, sont affectés par l'instrument vulnérant; les plaies du jarret sont spécialement fâcheuses à raison de cette circonstance. Quand l'artère poplitée a été intéressée de manière à occasionner une hémorrhagie très-grave, le moyen le plus prompt est d'appliquer un tourniquet au-dessus du jarret pour arrêter le sang, & ensuite l'on dilate suffisamment la plaie pour appliquer les moyens de compression immédiatement sur l'ouverture de l'artère; si l'on ne réussit point, on en vient à la ligature de l'artère que l'on doit faire sur-le-champ de la manière qu'il a été dit à l'article ANÉVRISME. (*M. PETIT-RADEL.*)

ASTRINGENS. On donne ce nom à certains médicamens qui contractent ou resserrent les fibres des parties sans les irriter. Ils sont indiqués dans les maux qui viennent de relâchement des solides comme les hernies, l'alongement de la luette, la foiblesse des jointures. On les emploie aussi dans certaines inflammations supposées dépendre de l'atonie des vaisseaux, mais où ils paroissent plutôt agir comme sédatifs.

Les Astringens sont divisés en quatre classes, par les Auteurs de matière médicale. 1.° Les végétaux, comme les racines de bistorte, & de tormentille, l'écorce de grenade & celle de chêne, la noix de galle, les fleurs de balauste, & de roses rouges. 2.° Les Astringens métalliques, comme le fer, les vitriols, le sucre de saturne. 3.° Les acides minéraux, & l'alun. 4.° L'eau froide, la neige, la glace.

ASTRUC. (Jean) né, à Sauve, le 19 Mars 1684, mort le 5 Mai 1766. Peu de tems avant la révocation de l'édit de Nantes, son pere fit abjuration de la religion protestante, dont il étoit Ministre, & son fils a toujours depuis professé la religion catholique romaine. Son frere Anne Louis professoit avec la plus grande célébrité aux écoles de droit à Toulouse, & celui-ci, dès le tems de son baccalauréat, publia un ouvrage sur la cause de la fermentation qui fit connoître la haute réputation, où son Auteur devoit atteindre un jour. Après avoir rempli successivement, pendant dix-neuf ans, les fonctions de Professeur à Toulouse, & à Montpellier. Le Roi de Pologne, Electeur de Saxe, le choisit pour son premier Médecin; & la Ville de Toulouse le nomma Capitoul. Il fut depuis nommé Médecin consultant du Roi, & Professeur au Collège Royal à Paris. La faculté de Médecine de cette Capitale l'admit au nombre des Docteurs Régents sans autre épreuve, qu'une thèse, par laquelle elle voulut plutôt jouir du plaisir de l'entendre que s'ériger en juge de sa capacité; il compta toujours cette époque comme la plus brillante de sa vie. Il enseigna presque jusqu'au dernier moment où il mourut avec le plus grand succès.

Parmi ceux de ses ouvrages qui ont trait à la Chirurgie, on remarque une thèse sur la fistule soutenue à Montpellier, en 1718, dans laquelle il recommande les injections d'un eau styptique, quand le mal est à son commencement. Quoiqu'il n'ait pas mis son nom à son traité des tumeurs & des ulcères, on y reconnoît sa touche. Cet ouvrage qu'il a emprunté des meilleurs Auteurs, fut le sujet de ses Leçons au Collège Royal; il est très-méthodique. Il a fait aussi un Traité très-étendu sur les maladies des femmes, en 7 vol. *in*-12. La partie qui traite des accouchemens, est considérée comme un chef-d'œuvre d'érudition. Il prétend que les os pubis s'écartent pendant l'accouchement; il soutient aussi que l'accouchement par les pieds est moins douloureux; & plus facile que par la tête, & il allègue en faveur de cette opinion, le témoignage des plus célèbres Accoucheurs. Il a fait aussi l'histoire de la Faculté de Médecine de Montpellier, dans laquelle il a critiqué Vieussens, au lieu de se joindre à la voix publique qui le loue; ceci prouve que cet homme célèbre n'étoit pas exempt de partialité: mais l'ouvrage, qui lui a valu la plus grande célébrité, est son Traité sur les maladies vénériennes, où l'on trouve nombre de faits chirurgicaux très-bien développés. (*M. PETIT-RADEL.*)

ATHÉROME. Tumeur dont la matière est d'une consistance de bouillie, & qui n'est point accompagnée de douleur, ni de changement de couleur à la peau. *Voyez* LOUPE, TUMEUR.

L'Athérome est enfermé dans un kyste, ou sac membraneux; il ne cède point quand on le touche avec le doigt, & il n'y reste aucune impression.

L'Athérome est ainsi nommé du grec ἀθάρα, sorte de bouillie ou de pulpe, à quoi ressemble la matière de cette tumeur. Il n'est pas fort différent du méliceris, & du stéatome, & il se guérit de même par l'extirpation.

AUDITIF, conduit. C'est le canal qui mene

de la conque dans l'intérieur de la caisse. La direction de ce canal, qui est en partie cartilagineux, & en partie osseux, est oblique, tortueuse, en sorte que toute l'étendue en est difficile à appercevoir. Il est cependant des circonstance, où il convient de voir le plus loin possible, lorsqu'il s'agit d'extraire quelque corps étranger, d'arracher quelque excroissance, ou pour découvrir toute autre cause qui pourroit occasionner la surdité. Fabrice de Hilden donne sur ce point un conseil qui n'est point à mépriser; c'est d'exposer l'oreille aux rayons du soleil, de manière à ce qu'on puisse voir jusque dans le plus profond. Les rayons d'une lumière qu'on feroit passer à travers un bocal, ceux du soleil qu'on recevroit avec un objectif dans une chambre obscure, pourroient également & même mieux servir en pareille circonstance, en les réunissant directement dans le conduit.

Les opérations qui se pratiquent sur le conduit Auditif, se bornent à l'ouvrir quand il est fermé contre nature. *Voy.* IMPERFORATION du conduit Auditif; à extraire les corps étrangers, à faire des injections dans le cas de suppuration de la caisse, & à emporter les excroissances qui pourroient s'y former. Les corps étrangers sont des matières inertes, qui ont été poussées par une violence quelconque, les insectes qui s'y sont fourvoyés, ou la matière cérumineuse elle-même, qui s'est endurcie par son séjour, au point de nuire au passage des ondes sonores. Les vers, qui naissent dans le conduit, paroissent toujours à la suite de quelques ulcérations qui ont lieu dans le canal, ou dans l'intérieur de la caisse; & souvent ils sont cause d'accidens qu'on est bien éloigné de leur rapporter. On trouve dans les cas de Chirurgie d'Olaüs Acrel, publiés en 1778, à Stockolm, un fait qui confirme ce que nous avançons. C'est celui d'une femme, qui ayant été long-tems sujette à une dureté d'oreille, fut prise tout-à-coup sans aucune cause apparente, d'énormes convulsions, & bientôt ensuite elle se plaignit d'une douleur aigue dans l'oreille, laquelle fut suivie du retour des convulsions, qui sévirent avec plus de violence. On insinua dans le canal un petit rouleau de linge fin, imbibé d'un mélange d'huile & de laudanum, & le lendemain en l'ôtant, on trouva sur lui plusieurs petits vers ronds, & dès-lors tous les symptômes disparurent. A cette observation nous en ajouterons une autre prise de Morgagni. Une jeune femme vint trouver Valsalva, & lui dit qu'étant fille, il lui étoit sorti un ver par l'oreille gauche, qu'elle en avoit également rendu un autre, il y avoit environ six mois, qui avoit la forme d'un petit ver à soie, après une douleur assez vive à la même oreille, au front & vers les tempes; que depuis elle avoit été souvent prise de la même douleur à différens intervalles, & si fortement qu'elle tomboit souvent évanouie pendant environ deux heures, jusqu'à ce que revenant à elle, il lui sortit un petit vers ayant la même forme, mais beaucoup plus petit, & qu'alors il lui resta une surdité & une insensibilité du même côté. Valsalva, à ce récit, ne douta plus que la membrane du tambour ne fût ulcérée; il proposa en injection, pour détruire le foyer vermineux qu'il présumoit exister, l'eau distillée de millepertuis, dans laquelle on avoit agité du mercure; Morgagni ajoute: « rien ne me paroît plus convenable en pareils cas, pour empêcher que les vers ne reviennent, que d'éviter en été, & en automne, sur-tout, de dormir sans boucher l'oreille malade; sinon les mouches attirées par la sanie ou la suppuration, pénètrent le conduit, & sans que le malade s'en doute, y déposent leurs œufs, ou leurs petits. » M. Acrel en parlant des vers nés dans le conduit Auditif, dit qu'il n'y a point de meilleurs remèdes contre eux, que la décoction de *ledum palustre* injectée plusieurs fois dans la journée; mais comme il n'est pas toujours possible de se procurer cette plante, nous conseillerons volontiers en pareils cas de préférence à tout autre remède, une légère infusion de tabac dans de l'huile d'amandes douces, dont on instilleroit quelques gouttes dans le conduit, & qu'on retiendroit avec un peu de coton. Cette infusion qui n'est point ennemie des chairs vives, est mortelle aux insectes, & notamment aux vers, ainsi que différentes expériences l'ont manifesté aux Naturalistes. Ces moyens peuvent également réussir dans le cas où des chenilles, des fourmis, ou autres insectes se seroient fourvoyés dans le conduit Auditif, mais alors il vaut toujours mieux chercher à les extraire. Un peu de coton enduit de miel suffit souvent pour les attirer, & quand ils ne veulent point sortir par ce simple moyen, on les saisit avec une pince très-mince, pour peu qu'ils se présentent à la vue. Ce dernier procédé sera le même pour les noyaux de cérises, les pois, ou autres semences qui auroient été portés avec une certaine violence dans le conduit. Que s'ils offroient trop de résistance, il faudroit se servir de pinces, dont les mors seroient plus forts, pour les rompre, & les extraire ensuite par morceaux. Mais en pareils cas, il convient toujours de faire précéder les injections d'huile d'amandes douces, à tous ces procédés qu'on pourroit tenter pour extraire les corps étrangers; ces sortes de corps, par leur seule présence, occasionnent souvent les accidens les plus étranges, ainsi qu'on le peut voir dans la quatrième observation de Fabr. de Hildan. cent. 1e.

Le cérumen que les glandes sébacées filtrent dans le canal, s'y amasse souvent en assez grande quantité, & s'y endurcissant, il acquiert une telle solidité qu'il prive entièrement de l'ouïe. Galien avoit déja dit; *e numero eorum quæ meatum obstruunt, sordes esse quæ in auribus colligi solent.* Cette surdité est une de celles qui sont les plus faciles à guérir, ainsi qu'il conste d'après les Observateurs, notamment Duverney. Des injections fréquemment faites, & avec la simple huile d'olive, ou d'amandes douces, ont toujours été conseillées en pareil cas, on les retient avec un peu de coton, & quand on présume avoir suffisamment ramolli la matière, on tente de l'extraire, au moyen d'un cure-oreille. Quelque succès qu'ait eu ce remède, D. Haygarth, en 1769, fit à Chester différentes expériences, par lesquelles il conste que l'eau chaude lui est encore préférable. Elle dissout la matière muqueuse qui réunit entr'elles les particules véritablement cérumineuses, & qui est cause de leur ténacité; les autres remèdes ne réussissant qu'à raison de l'eau qu'ils contiennent.

Les matières purulentes qui sortent de l'oreille, viennent du conduit même, où elles sont le résultat d'une suppuration dans la caisse à la suite des coups reçus à la tête, des dépôts qui succèdent aux fièvres malignes, à la petite vérole, ou à la vérole même; dans ces derniers cas, les osselets de l'ouie se séparent & s'échappent au-dehors, d'où s'ensuit le plus souvent une surdité complette. On a plus à espérer quand le mal est borné au canal Auditif; un traitement bien administré pouvant prévenir les accidens les plus fâcheux. On trouve, dans les Cas de Chirurgie d'Acrel, une observation relative à la circonstance dont nous parlons; la suppuration vint dans le conduit à la suite d'un rhumatisme aigu, auquel succédèrent le vertige, l'insomnie, & un violent mal de tête. La matière qui s'échappoit étoit jaunâtre, elle avoit une consistance aqueuse, & une odeur aigrelette. Le conduit Auditif étoit rempli d'une chair spongieuse, en y portant la sonde, notre Auteur sentit une pièce d'os détachée, & assez inégale; y ayant porté une paire de pince, il la saisit, la retira; & du moment que l'extraction fut faite, l'écoulement diminua, & moyennant un traitement convenable, le malade se rétablit entièrement.

Quoique la membrane, qui tapisse le conduit Auditif, soit très-délicate, elle n'en est pas moins sujette à se tuméfier, & former une excroissance du genre des polypeuses; ce cas est néanmoins rare. Comme les excroissances sont ordinairement d'une texture plus ferme que les polypes du nez, elles ne peuvent pas être aussi facilement extraites au moyen des pinces. Quand elles sont proches l'orifice extérieur, & qu'on peut les saisir avec une petite pince, ou une érigne; il est facile en les tirant à soi, de les couper avec un bistouri pointu, sans qu'on ait rien à craindre du sang, qui ordinairement ne sort qu'à petite quantité; mais quand elles sont situées plus profondément, il vaut mieux recourir à la ligature, ainsi que M. Bell le conseille. On peut ici suivre le même procédé que nous recommanderons à l'article POLYPE. Mais il arrive quelquefois qu'on ne peut enlever ces excroissances en suivant ce procédé; car au lieu d'être adhérentes par un col étroit, elles s'étendent par une basse très-large sur une grande partie du canal Auditif. On a conseillé, en pareil cas, l'application des escharotiques; mais, comme on ne peut avoir recours à ces remèdes, sans courir risque d'intéresser la membrane du tambour, il vaut mieux tenter une autre méthode. On peut considérer, remarque M. Bell, cette maladie du canal Auditif, comme pareille à l'espèce d'obstruction du canal de l'urètre, dans laquelle les bougies sont si utiles; en sorte que les mêmes remèdes employés long-tems, sont aussi nécessaires dans l'une que dans l'autre. Mais, en employant ce moyen, il faut faire attention à ne point blesser la membrane du tambour, & à augmenter le volume de la bougie, de jour en jour, jusqu'à ce que le conduit soit suffisamment ouvert. (*M.* PETIT-RADEL.)

AULNE. Les feuilles de cet arbre passent pour être résolutives & vulnéraires. On s'en sert principalement pour chasser le lait des femmes qui ne veulent pas allaiter. Pour cet effet, on hache ces feuilles dans un bassin, sur le feu, sans attendre qu'elles présentent d'exsudation, & l'on en fait une application sur les seins, aussi chaude qu'on peut le supporter. M. le Professeur Murray de Gottingue, fait le plus grand éloge de ce topique.

AULNÉE. La racine de cette plante qui a eu beaucoup de réputation chez les Médecins, est recommandée par les Chirurgiens, pour les maladies de la peau, & particulièrement pour la gale. On lave les parties affectées avec une décoction de cette racine, on les enduit aussi d'un onguent dont elle est un ingrédient. On donne intérieurement dans la même intention, cette racine réduite en poudre à la dose d'une drachme.

AURONNE. Les feuilles de cette plante, qui sont amères & aromatiques, sont regardées comme résolutives & antiseptiques. On s'en sert pour faire des fomentations dans les cas de gangrène.

AVENZOARD. On présume qu'il a vécu, vers le milieu du onzième siècle. Sa résidence principale fut Séville. Son pere étoit Médecin, & lui-même joignit à l'exercice de cette science, la pratique de la Chirurgie & de la Pharmacie, pour laquelle il dit qu'il avoit une inclination particulière. A l'âge de dix ans il commença l'étude de la Médecine; il a vécu 136 ans. Ce grand Homme a été persécuté en même-tems que surnommé le sage & l'illustre. Il est le premier Auteur connu qui ait parlé de l'abcès au médiastin, de la dysphagie ou difficulté d'avaler les alimens; il a parlé d'une fracture à l'os ischion, & de l'anevrisme faux en maitre. Ce grand grand homme soumis aux préjugés & à la superstition de son siècle, croyoit que la lythotomie étoit une opération indécente, & que toutes les opérations qui se pratiquent aux parties génitales, étoient proscrites par la religion & les mœurs.

AVERRHOÈS, Médecin Arabe, né d'une famille illustre. Il s'appliqua d'abord à l'étude des loix; mais la Médecine & la Philosophie absorbèrent bientôt toute son application. Ses Commentaires sur les ouvrages d'Aristote, fournirent à ses ennemis le prétexte de l'attaquer dans ses opinions sur la Religion. Baile, qui répète souvent sans vérifier ce qui a été dit avant lui, prétend qu'il croyoit l'ame matérielle; quoique, dans un de ses ouvrages, Averrhoès ait assuré qu'elle est immatérielle & immortelle. On l'accusa depuis d'avoir empoisonné Avicene, mais Avicene mourut en 1062, & Averrhoès ne vint au monde qu'en 1140; il quitta sa patrie pour vivre à Maroc, où il mourut en 1217, laissant deux fils. Nous n'avons de lui que son Colliget, qu'il composa à la prière de Miramolin; cet ouvrage n'offre que le précis de tout ce qui a été dit avant lui. On prétend qu'il est le premier qui ait assuré qu'on ne peut avoir la petite vérole qu'une fois en sa vie.

AVICENE, Médecin Arabe, a vécu au commencement de l'onzième siècle; il naquit à Bochara, dans la Province de Chorasan. Dès sa plus tendre jeunesse il se livra, avec ardeur, à l'étude des Mathématiques. On rapporte qu'il connut, comme Erasistrate, par les pulsations du pouls, qu'un jeune homme étoit malade d'amour. Un Roi Arabe l'a fait Visir, en récompense de ses soins dans une maladie désespérée de ses Médecins ordinaires. A la passion qu'il avoit pour l'étude, succéda celle des femmes, qui le conduisit au tombeau. On disoit de lui que sa Philosophie n'avoit pas plus servi à régler ses mœurs que la Médecine n'avoit servi à régler sa santé; il mourut âgé de 58 ans; sa Chirurgie est extraite de Galien, de Rhasès & d'Hali Abbas. Il parle de quelques nouvelles opérations comme l'amputation du clitoris. Ses Ouvrages, qui n'offrent qu'une compilation de tout ce qui avoit été dit avant lui, ont été fort en règne dans les douzième & treizième siècles, & pendant long-tems il a été en Médecine, ce qu'Aristote étoit en Philosophie.

AVORTEMENT. Εκτρωμα. *Abortus.* On appelle ainsi la sortie de l'enfant, & de ses annexes hors de la matrice, à une époque où il ne peut vivre. Cette dernière circonstance est essentielle à noter; car du commencement où l'enfant est viable, son expulsion n'est plus un Avortement, mais bien ce qu'on appelle Accouchement prématuré. Quoique l'Avortement puisse arriver indistinctement dans tous les tems de la grossesse, depuis les premiers jours de la conception jusqu'au septième mois, où l'enfant est le plus souvent viable; cependant il a plus fréquemment lieu du troisième au quatrième mois, ainsi qu'il est constaté par l'observation; il est même certaines femmes qui n'ont jamais pu porter plus loin, quelques précautions qu'elles aient pu prendre, ce qui dépend d'une sensibilité excessive de la matrice, qui, à une époque donnée, ne peut être distendue, qu'elle ne revienne sur elle-même, comme dans les accouchemens les plus naturels. On distingue les matières que les femmes rendent dans l'Avortement, en effluxion & en germe Avorté. On appelle Effluxion l'espèce de glu sans organisation, & assez semblable à un mucilage épais qui sort du premier au septième ou huitième jour, sans aucune douleur, ni même aucune perte de sang. Si ce qui sort à une époque plus avancée, & dans les six premières semaines de la conception, a quelque ressemblance avec un gésier & qu'au milieu de l'eau qui ordinairement y est contenue, on y découvre quelque apparence de l'enfant, on lui donne alors le nom de Faux germe. Toutes ces dénominations sont sujettes à beaucoup de difficultés, auxquelles on pourroit obvier en donnant le nom d'Abortifs à tous les produits que les femmes rendent après la conception, pourvu qu'on y découvre les marques évidentes d'organisation.

Tout ce qui peut occasionner un spasme dans les fibres du corps de la matrice, doit être regardé comme cause immédiate de l'Avortement. Aussi les femmes extrêmement sensibles, & en qui les moindres affections occasionnent les symptômes hystériques, sont-elles plus sujettes à avorter que toutes autres. La pléthore de la matrice, & tout ce qui la détermine, comme les sauts, la danse, le cahotement d'une voiture, ou une marche forcée, les douleurs, la dérivation du sang qui souvent se fait vers la matrice, pendant l'accès d'une fièvre intermittente, ou le redoublement d'une synoque, lui donne aussi souvent lieu. Hippocrate avoit fait cette remarque; car il dit, dans ses Aphorismes, *Quæcumque in utero gerentes à febribus corripiuntur & vehementer attenuantur absquè manifestâ occasione, difficulter & periculosè pariunt, aut abortientes periclitantur.* L'inertie des fibres du col de la matrice, qui ne sauroient contrebalancer celles du corps dans leur action, ainsi qu'il arrive aux femmes sujettes aux fleurs blanches, & à tous les écoulemens séreux de la matrice, est également une cause fort ordinaire d'Avortement. Hippocrate auroit-il eu cette cause en vue, lorsqu'il dit: *Quæ verò mediocriter habentes corpus, abortiunt bimestres, trimestres sine causâ manifestâ, his uteri acetabula, muco plena sunt, & non possunt continere fœtum præ gravitate, sed abrumpuntur.*

Quelquefois l'Avortement a lieu, sans qu'aucune cause apparente l'ait déterminé, & sans qu'aucun symptôme bien caractérisé ne l'annonce. Mais le plus souvent cependant il est précédé de douleurs qui se font sentir vers les reins; les parties naturelles deviennent humides; il sort d'abord quelques matières glaireuses, ensuite du sang; des douleurs cuisantes surviennent, le pouls s'élève, la peau devient chaude, les mammelles éprouvent de la douleur, l'orifice de la matrice s'ouvre, quelques cailleaux s'en échappent, ensuite le produit de la conception, & bientôt les douleurs cessant,

cessant, la perte discontinue, & il ne reste plus qu'un petit suintement pendant dix jours environ. Mais comment distinguer que le sang qui s'échappe alors, n'est point celui des règles ? Le toucher est ici le seul moyen qui puisse nous instruire. Après avoir fait placer la femme, comme nous le dirons au mot TOUCHER, on porte le doigt dans le vagin, jusqu'à l'orifice de la matrice, & l'on parcourt celui-ci dans toute son étendue. Si l'on trouve qu'il soit mou, dilaté & peu sensible, on peut assurer qu'il y aura avortement; car, pendant l'issue des règles, il ne se dilate point, ou du moins très-peu. Il est assez ordinaire que les femmes qui ont avorté à une première grossesse, avortent à une seconde, & même à toutes, & qu'ainsi elles restent stériles pendant toute leur vie; ce sont des singularités qui sont propres au tempérament de la femme, & qui n'ont aucun rapport au fétus.

Avant de rien entreprendre pour arrêter l'Avortement, il faut connoître la cause qui le détermine. Si l'on présume que ce soit la pléthore, d'après la présence des signes qui l'annoncent; on mettra les femmes à la diète la plus rigoureuse, & on ne leur donnera aucuns cordiaux, pas même le vin sucré, qui, en toute autre circonstance, peut produire de très-bons effets. La saignée au bras, qu'on pourra réitérer selon la différence des cas, devancera tous ces moyens; & l'on donnera pour boisson, une eau de chiendent acidulée avec l'esprit de soufre. Le repos sera sévèrement prescrit, & le soir on donnera une portion calmante avec le laudanum. On éloignera d'elle tout ce qui excitant la sensibilité, pourroit ramener le spasme; on évitera de lui parler des suites de son état. Comme assez souvent les matières fécales, arrêtées en trop grande quantité dans le rectum, stimulent la matrice, qui alors est douée d'une sensibilité supérieure à celle qui lui est naturelle, il convient de les évacuer moyennant des lavemens faits avec l'eau de pruneau ou de son, qui suffisent pour remplir cette indication. Les lavemens émolliens unis aux minoratifs, ont souvent réussi dans le cas de coliques intestinales, qui précèdent quelquefois, & annoncent l'Avortement.

Si l'on présume que l'Avortement provienne de relâchement & d'inertie de la matrice, on se tournera vers les cordiaux qu'on unira aux acidules, l'élixir de vitriol, avec le quinquina donné à forte dose, & aidé du repos, & autres moyens accessoires, sont ceux sur lesquels on peut le plus compter, ceux que j'emploierois dans les Avortemens qui succèdent aux grandes évacuations, à la dyssenterie, & à toute autre espèce de flux. Mais s'ils étoient causés par une trop grande sensibilité, qu'ils fussent annoncés par quelques affections spasmodiques, l'opium seroit alors le remède héroïque vers lequel on devroit entièrement se tourner. Après quelques saignées plus ménagées cependant que dans l'autre cas, pour opérer une première détente, on donne depuis vingt-cinq gouttes jusqu'à trente-cinq de laudanum dans une potion d'eau de tilleul, qu'on édulcore avec le syrop de stœchas, on rapproche les doses jusqu'à ce que la sensibilité soit engourdie. Il faut, dans le commencement, que l'effet soit prompt; car, pour vouloir tâtonner, la perte souvent continue, & entraîne avec elle le produit de la conception.

Mais toutes les tentatives n'ont aucun succès, les symptômes persistent les mêmes, & tout annonce que l'Avortement est inévitable, alors si les forces sont suffisantes, si la perte est modérée, on fait tenir la femme dans son lit, & l'on attend patiemment la fin du travail qui se fait souvent paisiblement quand on ne tourmente point la nature, & qu'on la laisse tranquillement à elle-même. Il est prudent de ne point ouvrir la poche des eaux en pareil cas, c'est faute d'avoir satisfait à ce précepte, qu'on a vu le travail traîner en longueur, & les pertes qui l'accompagnent, entraîner les malades. Mais souvent l'on est appellé après la rupture des membranes, & alors il faut se comporter suivant les circonstances actuelles, que nous réduirons à trois. 1.° La masse qui doit être expulsée sort d'un tiers, ou de la moitié de son volume, autant qu'on peut le juger. 2.° Il ne paroît que comme une petite saillie, en forme de crête. 3.° Enfin rien ne sort, quoique les douleurs soient de plus vives en plus vives. Dans le premier cas, quand le travail aura duré long-tems, on profitera du moment où la femme éprouvera une douleur, pour porter la main dans le vagin, & saisir la masse avec les doigts en l'attirant au-dehors, pendant que l'autre qui est placée sur l'hypogastre, on fera de légères frictions pour exciter la matrice à se contracter. Quand on a été assez heureux pour entraîner toute la masse, la matrice se resserre, & tous les accidens peu-à-peu disparoissent. Si la grossesse étoit avancée, & que l'enfant se présentât convenablement, on chercheroit à l'extraire, ou à le retourner pour l'amener par les pieds, & alors on se comporteroit comme nous l'avons dit à l'article ACCOUCHEMENT. Dans le second cas, comme ce qui s'avance est peu de chose, il faut attendre, & en même-tems exciter la contraction de la matrice, en frottant sur l'hypogastre avec des linges secs, pendant qu'avec deux doigts introduits dans le vagin, on cherchera à dilater l'orifice de la matrice, & le col qui lui est continu. On se comporte enfin comme dans le troisième cas. Dans celui-ci après les saignées préliminaires, selon que les circonstances le demandent, on porte d'abord un doigt, ensuite un second, on arrive ainsi à l'orifice de la matrice qu'on dilate peu-à-peu, & enfin on saisit avec les deux doigts la masse qui se présente, & on l'extrait doucement avec les précautions que nous avons déjà indiquées. Mais, comme il n'est pas toujours facile de parvenir ainsi à la matrice, on a imaginé pour plus de succès, un instrument qu'on appelle Pince-à-faux-germe, & dont on fait usage de la manière suivante, quand la gestation n'est encore que dans les trois premiers mois. On porte une branche de cet instrument, qui se sépare de l'autre, comme celle du forceps, au moyen de l'indicateur de la main gauche; on introduit ensuite l'autre sur celle-ci, & les ayant réunies ensemble, on cherche de côté & d'autre à saisir la masse qui se présente; mais, avant de tirer à soi, il faut avoir soin d'interroger la femme, pour savoir si on ne la blesseroit point, & l'on se comporte du reste, comme dans le cas où l'on feroit l'extraction avec les doigts. (*M. Petit-Radel.*)

AXONGE, ou graisse de Porc. L'Axonge est une graisse animale très-pure, & d'une consistance assez molle; ces qualités la rendent très-propre à être employée, comme un topique émollient, sur les parties qui ont perdu leur jeu, & qu'on veut assouplir; elle est aussi très-utile pour donner la consistance convenable aux onguens & aux linimens dont elle fait aujourd'hui presque par-tout la base. Cette graisse & celle de mouton, sont les seules qui méritent d'être conservées dans les pharmacopées, quoiqu'on ait mis autrefois les noms de plus de vingt espèces dans les listes de matières médicales. On attribuoit alors à chacune des propriétés particulières; mais il paroît que toutes ces distinctions étoient destituées de fondement, & ne portoient, pour la plupart, que sur des préjugés populaires.

BAI

BAIN. L'application de l'eau à la surface du corps est d'une grande utilité dans beaucoup de maladies Chirurgicales; c'est un fait reconnu depuis long-tems, quoique les Auteurs se soient souvent égarés en voulant expliquer sa manière d'agir.

L'on distingue généralement les bains en chauds & en froids; les premiers se subdivisent en chauds proprement dits & en tièdes ou tempérés. L'usage des uns n'est pas le même que celui des autres, ainsi que chacun le fait; ils ont même des effets très-différens & opposés entr'eux. Le bain tiède relâche & détend les solides, le bain chaud agit sur eux comme un puissant stimulant & augmente leur activité; le bain froid au contraire diminue l'irritabilité de la fibre motrice & l'engourdit, en même-tems qu'il en augmente la force tonique.

La comparaison qu'on a toujours faite des effets de l'eau chaude sur les substances inanimées avec ceux qu'elle produit sur le corps vivant, n'a servi qu'à entretenir de fausses idées sur la manière dont le bain opère, & sur les changemens qu'il produit dans l'économie animale. Mais il ne faut pas avoir beaucoup observé celle-ci pour savoir que le principe vital met le solide vivant à l'abri de l'action d'une multitude de causes qui altèrent manifestement le solide inanimé; & qu'en faisant des expériences sur ce dernier, on doit être extrêmement circonspect dans les conséquences qu'on en tire, relativement au premier. L'eau appliquée à la surface du corps ne pénètre probablement jamais au-delà de l'épiderme; ou si quelques faits semblent prouver qu'elle peut être absorbée par les vaisseaux lymphatiques de la peau, elle est alors sur-le-champ portée dans la circulation, comme celle qu'on a bue, pour en ressortir par les divers excrétoires; mais on ne peut pas dire qu'elle contribue directement à augmenter l'humidité de la peau, ni celle des autres parties du corps. Peut-être même que les effets du bain chaud, non plus que ceux du bain froid, ne sont dûs uniquement qu'à la température du liquide; & que la qualité humectante & relâchante de l'eau, qui se manifeste par son action sur les solides inanimés, n'y contribue que peu ou point du tout. Mais ce n'est pas ici le lieu de discuter une question de ce genre; cet examen n'est pas de notre ressort, & nous nous contenterons d'indiquer en abrégé, & d'une manière générale, ce que l'on peut attendre des moyens de cette nature dans les maladies chirurgicales pour lesquelles on les a recommandés.

Le bain tiède relâche & détend la fibre motrice; il résout le spasme & rétablit l'équilibre dans l'action des muscles. Aussi l'emploie-t-on avec avantage dans beaucoup de cas, pour diminuer l'erétisme de ces organes. Ainsi, lorsqu'une pierre descendue du rein dans l'uretère demeure engagée dans ce canal, dont le spasme la retient, on voit souvent le bain soulager de la manière la plus marquée les souffrances du malade. Il est aussi un des plus puissans remèdes qu'on puisse employer dans les cas de colique hépatique causée par une concrétion biliaire qui a été poussée dans le canal cholédoque, dont il diminue efficacement la contraction. C'est encore sur le même principe qu'on a recours au Bain pour favoriser la réduction d'une hernie avec étranglement, qui rentre souvent d'elle-même à l'aide de ce seul moyen; pour soulager les douleurs de l'accouchement lorsque la rigidité des parties y met obstacle; pour faire cesser une rétention d'urine, &c.

Le Bain est infiniment utile dans le traitement de diverses tumeurs inflammatoires, & même dans celui des tumeurs de nature squirreuse, sur-tout lorsqu'elles sont accompagnées de beaucoup de douleur & d'irritation; dans les maladies cutanées, il est un des remèdes qui méritent le plus la confiance, augmentant l'action des vaisseaux exhalans de la peau, & facilitant la circulation par toute la surface du corps. Les bons effets du mercure se manifestent bien plus sûrement, & plus promptement, dans les maladies vénériennes, lorsqu'on favorise son action par celle des Bains qui rendent la transpiration plus abondante & plus facile.

Le Bain chaud, ainsi que le Bain tiède, rétablit & maintient l'équilibre dans l'action des muscles, mais il agit en même-tems sur eux comme un stimulant très-actif. Il augmente puissamment la force & la rapidité de la circulation, au point quelquefois de produire la phrénésie & d'autres accidens fâcheux; il rétablit l'activité des fibres musculaires engourdies par le rhumatisme, la goutte ou la paralysie, ou par des blessures & des contusions violentes; il dissipe différens genres de tumeurs & d'engorgemens qui paroissent tenir à l'inertie des solides, il guérit sans autre secours beaucoup de maladies de la peau, qu'on a tenté envain de dissiper par les moyens reconnus d'ailleurs pour les plus efficaces. La foule des malades qui se rendent toutes les années aux différentes eaux thermales, prouve suffisamment les salutaires effets de ce remède dans les diverses espèces de maux dont nous venons de parler.

Le Bain froid, suivant la manière dont on en fait usage, produit des effets différens sur l'économie animale. Lorsqu'il est appliqué d'une manière très-passagère, c'est-à-dire, de façon que le corps ne soit exposé que peu d'instans au froid de l'eau, la sensation vive qu'il excite, opère comme un stimulant, qui augmente doucement le mouvement du sang, & le jeu de toutes les fonctions, & fortifie tous les organes, si l'on en fait un usage suivi & journalier. Mais lorsqu'on laisse le corps trop souvent & trop long-tems exposé à l'impression du froid, il peut avoir l'inconvénient d'engourdir la fibre motrice plus qu'il ne convient à l'économie animale & nuire par conséquent à plus d'un égard. D'un autre côté, l'application long-tems continuée du froid est fort utile dans bien des cas; on s'en sert avec le plus grand succès pour les brûlures, les contusions & les plaies superficielles, lorsqu'elles sont récentes, & que les parties ne sont pas encore affectées d'inflammation; pour arrêter les hémorrhagies, &c. Les Médecins n'ignorent pas l'avantage qu'on en peut tirer dans la phrénésie & les autres maladies analogues du cerveau; & dernièrement M. Wright (1), Médecin à la Jamaïque en a obtenu les plus heureux effets dans le traitement du tetanos, maladie où le Bain tiède indiqué par la théorie n'a presque jamais été d'aucune utilité, & le plus souvent, n'a servi au contraire, qu'à augmenter la violence des symptômes.

L'on a recommandé le Bain froid, & même l'application de la neige & de la glace, dans une multitude d'autres cas, tels que ceux de commotion du cerveau & de la moëlle épinière par des chûtes ou des coups violens; dans ceux de foulure au pied, ou en d'autres parties; dans ceux où il s'agit de rétablir le ton des parties molles, après une luxation ou une fracture; dans ceux de chûte de l'anus ou du vagin, &c. On se sert aussi avec succès de l'irroration d'eau froide sur certains ulcères, où les chairs paroissent flasques & œdémateuses, dans la défaillance, &c.

La nature a formé en mille endroits des sources d'eau chaude dont les hommes ont tiré parti pour établir des Bains vastes & commodes, & dont on se sert très-utilement pour la guérison de diverses maladies. On est généralement persuadé que ces eaux, qu'on nomme thermales, ont, comme remède, une grande supériorité sur l'eau commune chauffée par les moyens ordinaires; & les substances salines & métalliques dont elles sont ordinairement imprégnées, paroissent justifier cette opinion. Nous n'examinerons pas ici jusqu'où elle peut être fondée, ni jusqu'à quel point on peut rendre raison des avantages des Bains d'eau thermale sur les bains domestiques, par le grand volume d'eau qui y aborde, par la constance & l'uniformité de leur température, par les commodités de tout genre qu'on y rassemble pour le service des baigneurs, par le changement d'air & de manière de vivre que ceux-ci éprouvent nécessairement en allant séjourner quelque tems dans les endroits où l'on trouve ces eaux, par la saison de l'année où l'on a coutume de s'y rendre, par les diverses jouissances qu'on y goûte, telles que celles de société, de jeu, de promenade, &c. Toutes ces discussions ne sont pas de nature à faire partie de cet ouvrage qui a pour objet la Chirurgie, & trouveront plus naturellement leur place ailleurs.

Indépendamment de l'immersion de tout le corps dans l'eau, on applique souvent ce fluide d'une manière partielle sur les parties qui sont principalement affectées, sous la forme de demi-Bains, de fomentations, de douches & de vapeurs.

Les fomentations sont d'un grand usage dans nombre de cas où il s'agit de soulager une affection locale, en donnant du relâchement aux solides, soit qu'elle tienne à l'inflammation ou au spasme des parties affectées; elles ont l'avantage de pouvoir être employées constamment & sans relâche, long-tems de suite; elles peuvent suppléer au Bain, lorsque des circonstances particulières ne permettent pas d'y avoir recours, ou bien aider & entretenir son effet dans les intervalles d'un Bain à l'autre. La meilleure manière de faire des fomentations est de plonger dans de l'eau bouillante un morceau de flanelle assez grand pour qu'il puisse, étant plié en deux ou trois doubles, couvrir toute la partie affectée; d'en exprimer l'eau rapidement & fortement, & de l'appliquer sur la peau nue, aussi chaud que le malade peut le supporter. On renouvelle

(1) Recherches & Observations de Médecine, vol. VI.

la fomentation de tems en tems, plus ou moins fréquemment suivant les circonstances.

La douche est une autre espèce de Bain partiel, ou local, qui se fait avec de l'eau versée de haut, & par un jet continu sur une partie malade. L'on s'en sert avec succès pour résoudre certaines tumeurs glanduleuses; pour donner de la souplesse aux jointures qui ont perdu leur jeu, à la suite de quelque accident ou autrement; pour rétablir le ton des parties relâchées; & pour dissiper les engorgemens des articulations, lorsque les os ne sont point affectés. L'on varie l'activité de la douche en variant son degré de chaleur, ainsi que la hauteur & le diamètre de la colonne d'eau qu'on emploie. La peau frappée par cette eau, s'échauffe, rougit, se gonfle, & s'enflamme même jusqu'à un certain point; & en raison de cet effet la douche agit plus ou moins sur les parties qu'elle recouvre.

La vapeur de l'eau bouillante dirigée au moyen d'un entonnoir ou de quelque autre manière, sur telle ou telle partie du corps, y produit des effets à-peu-près semblables à ceux de la douche; & l'on s'en sert dans beaucoup de cas, où l'application de l'eau sur la partie affectée seroit impossible, ou du moins très-difficile. Le Bain de vapeur a d'ailleurs l'avantage d'être facile à préparer, on peut se le procurer partout; au lieu qu'on ne se procure pas facilement des douches, ailleurs qu'aux eaux thermales.

L'on recommande sur-tout les Bains de vapeurs pour rappeller les hémorrhoïdes, pour résoudre certaines tumeurs rhumatismales, les engorgemens des seins, ceux des glandes parotides, &c. pour soulager ou même pour guérir les douleurs de dents & celles des oreilles, ainsi que les gonflemens catarrheux, pour dissiper les œdèmes des lèvres de la vulve, pour relâcher le vagin au moment d'un accouchement.

BALAI, *brosses ou vergettes* de l'estomac, est un instrument composé d'un petit faisceau de soies de cochon, molles & souples, attaché à une tige de léton flexible que l'on couvre en l'entourant avec des fils de soie ou de lin. Quelques personnes ont parlé de cet instrument, comme propre à faire l'extraction des corps étrangers arrêtés dans l'œsophage; nous verrons ailleurs quelle confiance on peut donner pour cet objet à des moyens de cette nature. Le principal usage qu'on en a fait, a été pour nétoyer l'estomac & provoquer le vomissement; voici suivant Heister les règles que prescrivent à cet égard les Auteurs qui l'ont recommandé. Après avoir avalé une gorgée d'eau tiède, ou d'eau-de-vie, suivant quelques-uns, afin de dissoudre & délayer plus facilement les ordures attachées aux parois de l'estomac, on introduira dans l'œsophage la brossette qu'on aura trempée auparavant dans quelque liqueur convenable, & on la poussera doucement en tournant, au moyen du fil de fer, jusqu'à ce qu'elle soit parvenue dans le ventricule. Il faut alors la pousser & la repousser alternativement comme un piston dans une seringue, & la retirer enfin tout-à-fait. Ces Auteurs conseillent de réitérer cette manœuvre, toujours précédée par la gorgée d'eau simple ou d'eau-de-vie, jusqu'à ce que le ventricule soit bien nétoyé. Ils donnent, au reste, à cet instrument de magnifiques éloges & ne craignent pas d'avancer qu'il conduit les hommes à une extrême vieillesse, sur-tout si l'on en fait usage une fois chaque semaine, ou de quinze en quinze jours, ou même seulement une fois le mois. Mais nous ne croyons pas devoir nous appesantir sur les inconvéniens d'un pareil moyen, & peu de gens se refuseront à penser avec Heister, qu'on ne trouveroit pas beaucoup de malades qui consentissent à faire usage d'un instrument tel que celui-ci, sans craindre la douleur & les autres accidens fâcheux qui pourroient en résulter. Ce sujet, au reste, a été traité autrefois, par deux hommes très-célèbres, Wedel & Teichmeyer, dans des dissertations qu'ils ont composées sous le titre de *Excutia ventriculi*: ils ont fait voir que cet instrument n'étoit pas d'une nouvelle invention; mais qu'il avoit été décrit long-tems avant eux.

On lit, dans les Mémoires de l'Académie de Chirurgie, que M. Houstet, un de ses Membres, a vu en Allemagne un homme qui se servoit de cet instrument pour gagner de quoi vivre; il se l'introduisoit dans l'estomac, il le tournoit en diverses manières, comme font les cabaretiers lorsqu'ils rincent des bouteilles avec un goupillon; cet homme le retiroit ensuite, & rejetoit par le vomissement la liqueur qu'il avoit bue auparavant.

BANC D'HIPPOCRATE est une machine dont on se servoit autrefois pour réduire les luxations & les fractures. C'étoit une espèce de bois de lit sur lequel on étendoit le malade. Il y avoit un essieu à chaque bout qui se tournoit avec une manivelle; on attachoit des lacs aux parties luxées ou fracturées d'un côté & aux essieux de l'autre. En tournant les essieux, les lacs qui s'entortilloient autour, faisoient l'extension & la contre-extension, pendant que le Chirurgien réduisoit les os dans leur situation naturelle. La Chirurgie moderne a beaucoup simplifié les méthodes de réduire les membres luxés ou fracturés, & ne se sert plus de cette machine.

BANDAGE. Appareil composé d'une ou de plusieurs Bandes, & destiné à mettre autour d'une partie malade. *Voyez* BANDE.

L'utilité des Bandages est de contenir les compresses, médicamens, &c. qu'on applique sur quelque partie; de comprimer les vaisseaux sanguins, pour empêcher une hémorrhagie; de corriger certaines difformités en contenant dans une situation naturelle les parties dérangées ; de réunir les parties où il y a solution de continuité.

Comme l'application des Bandages est une partie très-importante de la Chirurgie, elle n'a pas été négligée par les Auteurs. Ils ont beaucoup écrit sur ce sujet, & chacun a imaginé en ce genre de nouveaux moyens ; malheureusement l'on ne sauroit en donner des idées bien nettes, par des descriptions ; & il n'y a que l'expérience & l'habitude qu'on acquiert par la pratique qui puisse donner là-dessus, au Chirurgien, toutes les connoissances & l'instruction nécessaires. Nous nous bornerons en conséquence à quelques généralités sur cet objet.

Les Bandages doivent être faits avec des matériaux qui aient assez de solidité, pour remplir le but qu'on se propose en les appliquant & en même-tems assez de souplesse pour s'adapter convenablement aux parties sur lesquelles on les applique.

Il y a des cas où le Bandage doit avoir un degré de fermeté qu'on ne sauroit trouver dans les matériaux qu'on emploie le plus ordinairement ; c'est ce qu'on voit manifestement dans les cas de hernies, & dans tous ceux où l'on a besoin de Bandages élastiques. Mais, pour l'ordinaire, on les fait de toile ou de flanelle. Ce sont les Chirurgiens Ecossois, qui ont introduit l'usage de les faire avec cette dernière ; ils l'ont trouvée préférable à la toile en ce qu'elle absorbe mieux l'humidité, en même-tems qu'étant plus élastique, elle prête davantage dans les cas où cela est nécessaire, comme lorsqu'il survient de l'enflure après une luxation, une fracture, &c. On a prétendu que la toile convenoit mieux que la flanelle par raison de propreté, mais ni l'une ni l'autre ne se maintiendront propres si l'on n'a pas soin de les changer très-souvent.

Il faut avoir soin en mettant un bandage, de le serrer assez, pour remplir le but auquel il est destiné, sans courir le risque de gêner la circulation, ou de nuire de quelqu'autre manière. S'il n'est pas assez serré pour soutenir comme il faut les parties affectées, il est inutile ; s'il l'est trop, il causera de l'enflure, de l'inflammation, & même la gangrène. Il faut garnir de vieux linge, ou de charpie, les cavités sur lesquelles on doit faire passer les Bandes, afin que leur application soit plus exacte.

Pour bien appliquer une Bande, on doit mettre la partie en situation, tenir le globe de la Bande dans sa main, & n'en dérouler à mesure que ce qu'il en faut pour couvrir la partie.

Pour bien lever la Bande, il faut mettre la partie en situation, décoller les endroits que le pus ou le sang a collés, recevoir d'une main ce que l'autre aura défait, & ne point ébranler la partie par des secousses.

En général, on doit, autant qu'il est possible, appliquer le Bandage de la manière qui donnera le plus de facilité pour l'ôter, & pour examiner l'état des parties, toutes les fois que cela sera nécessaire. C'est par cette raison que, dans les cas de fracture de la jambe ou de la cuisse, on préfère généralement le Bandage à douze, ou à dix-huit chefs, à la Bande simple, parce qu'on peut le relâcher ou le resserrer à volonté, sans donner aucun mouvement au membre affecté, ce qui seroit absolument impossible si l'on s'étoit servi d'une Bande.

Dès qu'un bandage a rempli le but pour lequel on l'avoit appliqué, & qu'il n'est plus nécessaire, il faut renoncer à son usage, parce qu'en demeurant trop long-tems sur les parties, il peut faire du mal en y gênant la circulation, & en diminuant par-là leur force & leur embonpoint.

Les Bandages sont différens, suivant les parties sur lesquelles on les applique. Par rapport à leurs usages, on les distingue en contentifs, unissans, divisifs, compressifs, expulsifs. On les distingue encore en communs & en propres. Les premiers conviennent à plusieurs maladies ; tel est le Bandage du corps qu'on emploie dans les maladies de la poitrine & celles du bas-ventre ; tel est le Bandage circulaire qu'on emploie dans tous les cas de fracture simple. Les seconds ne conviennent qu'à une sorte de maladie, ou à une seule partie ; tel est le chevestre pour la fracture de la mâchoire inférieure, le kiastre pour la fracture de la rotule, &c.

On les divise aussi en simples & en composés. Le simple se divise en égal & en inégal. L'égal est appellé circulaire, parce que les tours de Bande ne doivent point se déborder. L'inégal est celui dont les circonvolutions sont inégales & plus ou moins obliques. On en fait de quatre espèces, connues sous les noms de doloire, de mousse ou obtus, de renversé, & de rampant. *Voyez ces mots.*

Le Bandage est dit composé, lorsque plusieurs Bandes sont cousues les unes aux autres en différens sens, ou qu'elles sont fendues en plusieurs chefs. Tels sont le bandage en T, le suspensoir, la fronde, &c.

Le Bandage à dix-huit chefs, est un des plus composés ; on s'en sert, comme nous venons de le dire, pour les fractures compliquées des extrémités. Ce sont autant de Bandes courtes, qui ne font que se croiser sur la partie & qui permettent les pansemens sans déranger la partie blessée. *Voyez les Planches.* Dans presque tous les cas de fracture simple, on préfère de se servir d'une seule Bande. Dans ceux cependant de fracture de la mâchoire inférieure, on se sert généralement du chevestre, ou de la fronde à quatre chefs. *Voyez les Planches.*

On donne aussi le nom de Bandage à des instrumens faits de différentes matières, comme fer, cuivre, cuir, &c., tels sont les Bandages pour contenir les hernies ou descentes, *Voyez*

Brayer; le Bandage pour la chûte de matrice; *Voyez* Matrice; celui pour la chûte de l'anus, *Voyez* Anus, &c.

Nous aurons occasion, dans plusieurs endroits de cet ouvrage, de parler des Bandages particuliers, que différens cas rendent nécessaires. Nous croyons cependant devoir anticiper ici sur les articles dans lesquels nous serions appellés à les décrire afin de donner en abrégé, & sous un même point de vue, une idée des principaux qu'on est dans l'usage d'employer.

Le Bandage le plus utile pour toutes les parties supérieures de la tête, est un simple bonnet avec deux Bandes, dont l'une le serre pardevant, & l'autre par-dessous le menton. On se sert aussi pour le même objet du Bandage, nommé petit & grand couvre-chef, qui est un mouchoir ou une pièce de toile quarrée, que l'on plie en triangle. On en applique le milieu sur le front & l'on attache les deux bouts derrière la tête, ou bien après les avoir croisés, on les ramène sur le front & on les fixe avec des épingles ou autrement. On s'en sert non-seulement dans les plaies de la tête, mais encore dans les autres maladies de cette partie; & même dans celles des yeux, pour contenir les médicamens & les compresses qu'on y applique. Quelque facile qu'en soit l'application, il n'est pas aisé de le fixer sur la tête aussi solidement que le bonnet. *Voyez les Planches.*

Lorsqu'il y a sur la tête, au visage, ou en quelqu'autre partie du corps, une coupure longitudinale ou qui s'écarte peu de cette direction, on se sert avec succès du Bandage, nommé unissant, toutes les fois que la partie blessée en permet l'application. Ce Bandage n'est autre chose qu'une Bande simple & assez longue avec une fente dans son milieu, & roulée à deux globes. Pour s'en servir, on commencera par rapprocher les lèvres de la plaie, on les couvrira d'un plumaceau enduit de cérat simple. L'on posera la Bande de manière que la fente se trouve précisément sur la plaie, puis portant un des chefs autour de la partie affectée, on le fera passer par la fente & l'on serrera sur chaque chef de manière à tenir les bords de la plaie en contact. On conduira de nouveau la Bande parderrière, pour y croiser & revenir sur la plaie. Il faudroit, si la longueur de la plaie l'exigeoit, passer un des globes dans une autre fente que l'on feroit à la Bande, afin de pouvoir la serrer d'autant mieux & rapprocher plus exactement les bords de la plaie. *Voyez les Planches.*

Le plus utile de tous les Bandages pour le thorax & l'abdomen, est celui qu'on appelle Bandage du corps. Pour l'exécuter, on prend une serviette plus longue que large, que l'on plie suivant sa longueur en trois ou quatre doubles & dont on roule ensuite les deux chefs, ayant soin que l'un des rouleaux soit plus grand que l'autre. Alors tenant un rouleau de chaque main de façon que le milieu de la serviette soit appliqué sur les compresses, on déroule le grand chef de manière qu'il fasse tout le tour du corps, puis on l'engage sous l'autre chef, & on les fixe ensemble par des épingles, ou par un point d'aiguille, ou ce qui vaut encore mieux, au moyen de quelques bouts de ruban de fil qu'on y a attachés auparavant. Dans certains cas, comme lorsqu'il s'agit de faire une compression sur une côte fracturée, on lui donne assez de longueur pour qu'il puisse faire deux ou trois fois le tour du corps. Sa largeur ordinaire pour un adulte, est de six à sept pouces. Pour rendre ce Bandage plus solide, on le soutient au moyen du scapulaire; c'est une Bande de toile d'environ six à huit pouces de large, & assez longue pour que passant sur les épaules, ses deux bouts puissent s'attacher devant & derrière, au bord supérieur du Bandage. On est quelquefois dans l'usage d'y faire une ouverture dans le milieu par laquelle on fait passer la tête, mais il vaut mieux fendre la partie antérieure dont on fait passer un lambeau de chaque côté du col. *Voyez les Planches.*

Ce Bandage est un des meilleurs qu'on puisse employer pour comprimer les parties par où les viscères abdominaux pourroient avoir quelque tendance à s'échapper; comme dans les cas de hernie ventrale ou ombilicale; & comme, en pareil cas, il est très-important qu'il ne puisse pas se déranger, on se sert non-seulement du scapulaire pour l'empêcher de descendre, mais encore on y joint des courroies qui passent sous les cuisses pour l'empêcher de remonter.

Un Artiste de Londres, M. Van-Butchell a imaginé une manière très-ingénieuse de faire des Bandages de corps élastiques qu'il a appliqués à différens usages, & il en fait particulièrement des ceintures & des corsets qui sont préférables à tout autre moyen, toutes les fois qu'il s'agit de soutenir des parties relâchées, comme chez les femmes qui, après des grossesses, ont les muscles abdominaux très-affoiblis, dans les cas de hernie ombilicale, &c. Il les fait avec des fils de métal fort minces & tournés en longues spirales serrées & de peu de diamètre; il coud ces spirales combinées quant au nombre & à la direction suivant le besoin, entre deux toiles plissées de manière à pouvoir s'étendre en même-tems qu'elles. Ces Bandages auxquels il donne toute la force nécessaire pour contenir les parties, sont cependant très-souples & incommodent beaucoup moins les malades qu'aucune autre espèce que nous connoissions. Nous croyons qu'il est fort à souhaiter qu'ils soient plus généralement connus qu'ils ne l'ont été jusqu'à présent, & que leur usage se répande.

Le Bandage en T, ainsi nommé à cause de sa forme, est celui dont on se sert le plus ordinairement pour contenir les appareils, dans toutes les affections de l'anus & du périnée, ainsi que dans quelques maladies du scrotum. *Voyez les Planches*. Dans ces dernière cependant on se sert préférablement, pour l'ordinaire, du Bandage appellé suspensoir. *Voyez ce mot.*

BANDE, nom que l'on donne à une pièce de toile, de flanelle ou de peau, &c., ordinairement plus longue que large, destinée à lier ou simplement à contenir quelque partie. Le linge avec lequel on fait les Bandes doit être un peu usé, ni trop gros, ni trop fin, coupé à droit fil & blanc de lessive. On distingue trois parties dans une Bande, savoir, le corps qui en est le milieu & les deux chefs qui en sont les extrémités. La Bande suivant qu'elle est roulée par une extrémité, ou par les deux, est appellée Bande roulée à un ou à deux chefs, ou globes. *Voyez les Planches.*

BANDEAU. Bandage très-simple dont on peut se servir au lieu du bonnet, ou du couvre-chef dans les plaies de la tête, ou les affections des yeux. On le fait avec un morceau de linge, ou simplement avec un mouchoir plié suivant sa longueur en trois ou quatre doubles. On l'applique par le milieu sur le front, ou vis-à-vis le mal, & on le fixe derrière la tête avec des épingles ou par quelques points d'aiguille.

BARBETTE. (Paul) Médecin célèbre d'Amsterdam, connu par un ouvrage intitulé, Pratique de Chirurgie, dans lequel on trouve de très-bons préceptes généraux de Médecine, & de Chirurgie; on lui reproche la quantité de formules dont il a surchargé ses écrits. (*M. Petit-Radel.*)

BASILICUM. *Voyez* Onguent.

BASSIN. Λεκάνη *Pelvis.* C'est ainsi qu'on désigne une cavité spacieuse, qui termine la colonne épiniaire, & qui chez l'un & l'autre sexe, est destinée à recevoir l'extrémité du canal alimentaire, la vessie, & une partie des organes de la génération. Chez la femme, la matrice occupe cette excavation pendant qu'elle est dans l'état de vacuité, elle n'en sort guères que vers le cinquième mois de la grossesse, époque où elle est parvenue vers le haut de la région hypogastrique, & encore dans tous ces tems une portion de sa sphère occupe-t-elle toujours une partie de cet espace. La dimension, le contour, les angles saillans & rentrans, les différens axes, & les diamètres du bassin dans l'état ordinaire, comme dans celui de mauvaise conformation, sont autant d'objets qui doivent fixer l'attention des Accoucheurs, s'ils veulent agir par principes, & se distinguer de la foule à qui la routine tient lieu de règle, & que le plus léger accident déconcerte, comme le moindre succès rend si souvent audacieux. Mais non-seulement il convient de bien connoître l'état naturel de cette cavité, il faut encore avoir présens les muscles qui s'y trouvent, les vaisseaux & les nerfs qui la traversent, & les organes qui y sont contenus, pour apprécier l'influence qu'ils peuvent avoir sur la facilité, ou la difficulté de l'accouchement. Il faut connoître encore les dérangemens qui peuvent survenir dans toutes ces parties, afin de diriger les procédés d'après les notions qu'ils peuvent offrir. Considérons tous ces objets séparément, pour continuer ce qui a rapport à la partie des accouchemens que nous avons déjà traités.

Du Bassin de la Femme, tel qu'il doit être pour que l'accouchement naturel puisse avoir lieu.

Celse est le premier Auteur qui nous ait donné des notions sur la différence de quelques-uns des os du bassin chez la femme, & qui ait senti que leur conformation pouvoit avoir son utilité dans l'accouchement. Mais Bérenger de Carpi semble avoir plus fait, en disant que l'ensemble de cette cavité étoit plus spacieux chez la femme, que chez l'homme, vérité qui a été mise dans la plus grande évidence par Ingrassias, & notamment par Riolan, qui le premier a trouvé que les différentes pièces dont il est composé, jouissent d'une beaucoup plus grande mobilité vers le tems du travail, que dans tout autre circonstance. Ould Falding, Chirurgien de Dublin, s'est spécialement étendu sur les diverses dimensions du bassin; mais il étoit réservé à M. Camper de porter, dans de pareils recherches, les notions d'une géométrie exacte propres à dissiper les erreurs.

On divise le Bassin en grand & en petit. Le grand forme la partie supérieure & évasée de cette cavité. Sa largeur prise de l'épine antérieure & supérieure d'un os des iles à celle de l'autre, est communément de huit à neuf pouces, & la profondeur de trois à quatre. En arrière, on remarque la saillie des dernières vertèbres lombaires, & en avant la grande échancrure dont il est évidé d'un côté à l'autre. C'est à raison de cette échancrure que l'on conçoit comment l'obliquité de la matrice en devant est si commune, car du moment que cet organe est sorti du petit bassin, son fond trouvant moins de résistance en avant, s'y porte nécessairement, tandis que son orifice entièrement libre, se porte naturellement en arrière. Les os qui entrent dans la composition du grand Bassin, sont les ilions, le haut du sacrum & les deux dernières vertèbres lombaires. Il n'est séparé du petit bassin que par le bord arrondi du premier de ces os, qui se continuant par le bord supérieur du sacrum & du pubis, forme une circonférence ovale, qu'on nomme détroit. Le petit Bassin proprement dit, comprend le reste de l'espace, & est formé par le sacrum, le coccix en arrière, par les ischium & ilium sur les côtés & par le pubis antérieurement.

L'Ilium est applati sur deux faces. Lintérieure la principale à connoître, est concave, lisse & polie, elle doit être bien évasée pour que le grand

Bassin s'en trouve plus amplifié. Il est joint avec le sacrum par le moyen d'un cartilage d'une toute autre nature, vraisemblablement, que celui qui s'unit aux deux autres pièces osseuses chez les enfans, puisqu'ils ne s'ossifient jamais comme eux. La grosse tubérosité, qui le termine en arrière, doit être déjetée en-dehors. La crête doit avoir une douce courbure, les bords inférieurs doivent être bien arrondis, pour que la tête en passant sur eux, glisse aisément dans le petit Bassin. Les épines antérieures & postérieures ne doivent pas être élevées l'une plus que l'autre, ni trop rapprochées.

On reconnoît à l'ischium un corps & une branche. Le corps présente une face interne qui doit être égale, lisse & légèrement excavée. Une grosse tubérosité qui est inégale, & qui doit être rejettée en-dehors, pour que l'ouverture du petit bassin ait l'étendue qui lui est nécessaire, une épine dite sciatique, point trop portée en dedans, lisse & plate par la face interne. Quant à la branche, la direction doit en être oblique, de devant en arrière, son bord intérieur égal, arrondi bien déjeté en-dehors pour rendre l'arcade du pubis plus large, & la sortie de l'enfant plus facile. Le trou ovale est formé par la jonction du pubis & de l'ischium, il est fermé par une bande ligamenteuse, interrompue par un espace destiné pour le passage du nerf & des vaisseaux obturateurs. Les muscles qui le ferment, en prêtant aisément, évitent aux vaisseaux toute compression qu'ils pourroient éprouver, si la tête eût trouvé en cet endroit une plus grande résistance, lors de l'accouchement.

Le pubis a également un corps & une branche; la face interne du corps doit être unie & polie, mais légèrement cavée; l'épine, ou la crête du pubis, doit être rejettée en-dehors. L'union avec celui du côté opposé doit être la moins spacieuse possible, pour que la femme ne puisse être réputée barrée. La branche doit descendre très-obliquement pour se joindre à celle de l'ischium.

On distingue aisément au sacrum deux faces, trois angles & trois bords. La face interne est beaucoup plus égale, plus polie que l'externe; elle est excavée pour contribuer à l'amplitude du petit bassin. Les trous obliques dont elle est percée, laissent passer les nerfs sacrés. Les deux angles supérieurs se confondent avec les parties latérales des iliums pour former le détroit supérieur. L'angle inférieur s'articule avec la tête du coccix, & est, ou doit être rejeté en-dehors; quant aux bords, ils n'offrent rien de remarquable par rapport aux accouchemens.

Le coccix doit être très-mobile, afin qu'il se porte de lui-même en arrière lors du passage de la tête, & que le détroit inférieur en devienne plus spacieux; c'est au peu de mobilité de cet os qu'on doit rapporter les difficultés que la tête éprouve, à franchir le détroit chez les filles qui se marient à trente ou quarante ans.

Le bassin, pris dans son ensemble, a une position oblique de devant en arrière, & à laquelle contribuent chacun des os qui le composent. Le sacrum garde plus qu'aucun autre cette direction dans toute son étendue, en sorte que sa pointe répond exactement à la partie inférieure de la symphyse du pubis. Les os ischium & pubis forment aussi un plan incliné à la partie la plus antérieure; d'où il suit que l'enfant, pour venir au monde, est obligé de décrire une ligne oblique de devant en arrière, puis de derrière en devant, lorsqu'il glisse sous l'arcade du pubis.

La grande excavation du bassin offre peu d'objets intéressans, relativement à la pratique des accouchemens, il n'en est pas de même du petit. Celui-ci forme une espèce de canal dont l'entrée & la sortie sont un peu moins larges que le milieu. Le détroit supérieur en fait le bord. La pente ou obliquité que M. Levret estime de quarante à quarante-cinq degrés, ne peut être exactement connue à raison de ces variétés chez les différens sujets. On peut y distinguer plusieurs diamètres. Le plus petit s'étend du milieu de la saillie du sacrum, à la partie supérieure & interne de la symphyse du pubis; son étendue est de quatre pouces. Le plus grand est d'un côté à l'autre du détroit; il est ordinairement de cinq pouces.

On en reconnoît encore deux autres principaux, qui tiennent le milieu par leur longueur; ils s'étendent diagonalement d'une cavité cotyloïde à la jonction sacro-iliaque opposée, ce sont les diamètres obliques. Les deux premiers coupent le détroit à angles droits, & ces derniers à angles aigus. Les parties molles, qui sont dans le détroit, diminuent nécessairement son étendue, notamment la latérale; mais néanmoins cette diminution n'est point telle qu'on ne doive point regarder ce diamètre comme le plus grand de tous, dans les bassins bien conformés.

Le détroit inférieur est généralement plus petit, plus irrégulier que le supérieur. On y distingue cependant autant de diamètres, dont l'étendue est environ de quatre pouces. Celui de devant en arrière est plus grand que les latéraux, & même les obliques, à raison de l'augmentation qu'il reçoit en arrière par l'éloignement du coccix, ce qui est l'inverse du supérieur. Cette disposition rend raison de certains phénomènes de l'accouchement naturel & laborieux, & en même-tems indique la marche qu'on doit tenir, pour ramener ces derniers à ce qu'ils doivent être dans l'ordre ordinaire de la nature. L'excavation du Bassin est un peu plus large de devant en arrière que les détroits, à raison de la courbure du sacrum, d'où il suit que la pression de la tête qui le plus souvent est très-grande dans les détroits, est presque nulle dans cette région, ce qui met les nerfs sacrés, qui sortent du sacrum, à l'abri de toute compression. Mais aussi de cette structure résulte tout le mécanisme de l'enclavement, car quand l'étroitesse de l'ouverture inférieure est augmentée

augmentée par le rapprochement des tubérosités des ischiums & de la pointe du sacrum. Pour lors la tête après s'être alongée pour franchir le détroit supérieur, se rétablissant dans son premier état, dès qu'elle est tombée dans l'excavation du petit bassin, ne pourra descendre davantage, surtout si elle est dans une mauvaise position, telle que son plus grand diamètre, réponde au plus petit du détroit qui lui reste à traverser. Mais un pareil danger ordinairement est évité par la manière dont les ischiums sont inclinés de dedans en dehors, & par la flexibilité des ligamens sacro-sciatiques qui cèdent, & donnent ainsi momentanément plus d'étendue au détroit inférieur. L'excavation du Bassin a une profondeur d'environ quatre à cinq pouces en arrière, de trois pouces & demi environ sur les côtés, & tout au plus de dix-huit lignes en devant. L'axe du Bassin n'est point le même, pour l'une & l'autre des cavités qui le constituent. Celui du détroit supérieur est incliné de devant en arrière, ce qui est l'inverse de la totalité du détroit. Une de ses extrémités peut être considérée comme passant au-dessous de l'ombilic, & l'autre vers la partie moyenne & inférieure du sacrum. L'axe du détroit inférieur a une direction inclinée de devant en arrière, son extrémité supérieure traverse le bas de la première fausse vertèbre du sacrum, en croisant celle du premier détroit de manière à former un angle très-obtus. L'inférieure se termine au centre de l'orifice du vagin. *Voyez ces différens objets rendus dans les planches.*

De la mauvaise conformation du Bassin relativement à l'Accouchement.

On peut rapporter cette mauvaise conformation à un excès, ou à un défaut dans l'étendue ou capacité du Bassin.

En admettant cette plus grande capacité du Bassin, il sembleroit que l'accouchement n'en devroit être que plus facile; mais si la chose semble d'abord devoir être ainsi, l'obliquité & la descente de matrice, qui proviennent souvent d'une pareille disposition, n'en compliquent pas moins le travail de l'accouchement. La matrice a peine à s'élever au-dessus de la marge du Bassin, & pesant sur l'extrémité du rectum à une époque où elle devroit être soutenue sur le détroit, elle gêne l'expulsion des matières excrémenteuses & de l'urine, souvent même par sa retroversion, elle devient cause d'accidens très-graves, comme on le verra au mot INVERSION DE MATRICE. Si l'élévation de la matrice au-dessus du détroit, ôte toute cause de crainte du côté de ces accidens, elle ne met pas à l'abri d'un accouchement instantané ou subit, dont les suites sont souvent funestes. Mais tels sujets de crainte qu'on ait d'une pareille conformation, les accidens qui proviennent alors sont généralement moins fâcheux, & plus faciles à éviter que ceux qui reconnoissent pour cause l'étroitesse du Bassin; car ceux-ci non-seulement peuvent nuire à l'enfant; mais encore ils peuvent être funestes à la mère, en rendant l'accouchement contre nature, & même impossible.

M. Baudeloque distingue avec raison, l'étroitesse du Bassin, en absolue & en relative. « La première, dit-il, vient du volume extraordinaire de la tête ou de sa mauvaise position; & la seconde tient à la mauvaise conformation du Bassin. Pour fixer au juste, les degrés variés de l'une & de l'autre espèce, & déterminer les suites qu'elles peuvent avoir, il faudroit qu'on pût connoître exactement l'étendue du Bassin qui en est affecté, ainsi que le volume & la solidité de la tête qui doit y passer. » Cet Auteur suppose le diamètre de celle-ci d'une protubérance pariétale à l'autre, comme allant à trois pouces six lignes.

L'étroitesse absolue affecte le plus souvent qu'une région du Bassin, & notamment un des détroits, sans que l'autre en soit aucunement dérangé, souvent même il n'en est que plus spacieux. Le détroit supérieur est celui qui éprouve les plus grands dérangemens, ils sont le plus souvent tels que le diamètre d'avant en arrière, en souffre une très-grande diminution, pendant que les latéraux augmentent; ce qui est l'inverse à l'égard des vices du détroit inférieur; car, le plus communément, ce sont les tubérosités sciatiques qui sont trop rapprochées. Le diamètre d'avant en arrière n'est souvent en défaut que de quelques lignes, d'autres fois de plusieurs pouces; & quelquefois il n'a qu'un pouce & même moins. Les intermédiaires de ces espaces ont plus fréquemment lieu que les deux extrêmes dont nous venons de parler; ces sortes de vices de conformation sont bien moins fréquens sur le détroit inférieur, si même toutefois on les a observés.

L'étroitesse du Bassin nuit toujours à la facilité de l'accouchement, en supposant que le diamètre de la tête soit toujours le même. S'il n'y a que trois pouces & un quart de vuide, l'accouchement peut se faire, mais il est long & pénible, à raison des frottemens que la tête doit éprouver en passant à travers le Bassin. L'accouchement peut encore avoir lieu, si le Bassin n'a que trois pouces de petit diamètre, on l'a même vu avoir lieu, lorsqu'il n'avoit que trois pouces moins un quart; mais, en pareil cas, les pièces du crâne jouissoient d'une plus grande mobilité que celle qui leur est ordinaire, en sorte que la tête pouvoit s'alonger & filer en quelque sorte à travers les détroits qui devoient lui livrer passage. M. Solayrès a remarqué dans un cas de ce genre, que la tête s'étoit alongée de manière que son grand diamètre avoit huit pouces moins deux lignes, & que celui qui passe d'une protubérance pariétale à l'autre, s'étoit réduit à deux pouces cinq à six lignes. Lorsqu'il ne reste au détroit supérieur, que deux pouces & demi de petit diamètre, il ne peut laisser passer la tête d'un enfant à terme; c'est alors qu'on a conseillé l'accouchement prématuré, l'opération césarienne, ou la section de la symphyse du pubis. A un plus grand degré d'ouverture, l'accouchement peut quelquefois se faire; mais il y a toujours du danger pour la mère & pour l'enfant. Du côté de la mère, à raison des frottemens, de la pression & divulsion des parties molles, qui donnent toujours lieu à des douleurs profondes, à l'inflammation, à la suppuration & à la gangrène. Du côté de l'enfant, à raison de la fracture des os qui résistent, de leur chevauchement qui occasionnent des engorgemens, des déchiremens & des épanchemens intérieurs dont les suites sont toujours mortelles.

Les détroits peuvent être bien disposés, & néanmoins l'accouchement être laborieux, à raison d'un vice dans l'excavation du Bassin. Ce vice provient quelquefois d'une exostose du sacrum, d'une moindre courbure de cet os, quoique en général, ce dernier défaut soit moins à redouter qu'une trop grande courbure, qui est toujours avec diminution des détroits, & notamment de l'intérieur; car de-là il suit que la tête ayant traversé difficilement le premier détroit, se trouve arrêtée par la pointe du sacrum, avant que l'occiput soit assez descendu pour s'engager sous l'arcade du pubis. La trop grande longueur de la symphyse des pubis, le peu de largeur de leur arcade, la longueur, & la direction contre nature des épines sciatiques, & la soudure intime du coccix avec la pointe du sacrum, peuvent aussi rendre l'accouchement difficile. Mais, en général, le plus grand nombre de ces vices sont toujours la suite de la mauvaise conformation du reste du Bassin. *Voyez quelques-uns de ces vices rendus dans les planches.*

De l'écartement des os du bassin lors de l'Accouchement.

Une opinion qui remonte à l'enfance de l'art, est celle qui admet l'écartement des os du bassin dans le travail de l'accouchement. Hippocrate, qui a traité cette question dans son livre *De naturâ pueri*, assure que les os des hanches se disjoignent, au moins lors du premier enfantement. *Ex puerperis autem præcipuè laborant, quæ primos partus experiuntur, eò quod doloribus non assueverint, & totum quidem corpus dolor occupat, præcipuè verò lumbos, & coxendices quæ ipsis diducuntur.* Cette déduction des os, étoit une opinion reçue chez le peuple Juif, ainsi qu'il conste d'après un passage du Rabin Zoar. Ambroise Paré en considérant la ferme union des symphyses, & combien il étoit difficile de séparer les os chez les femmes, même à l'époque de leur accouchement, fut d'abord contre cette disjonction des symphises; mais il revint cependant de cette opinion. « Car, comment seroit-il possible, dit-il, qu'un enfant étant à terme, ou deux gemeaux s'entretenant joints ensemble, pussent passer par cette petite voie étroite, sans que lesdits os ne fussent disjoints l'un d'avec l'autre? or véritablement je le sais pour avoir ouvert des femmes subit après avoir rendu leur fruit, auquel j'ai trouvé entre les os des hanches, & os sacrum, distance à mettre le doigt entre deux. Davantage, j'ai remarqué, étant appellé aux accouchemens des femmes, ayant la main sous leur croupion, avoir oui & senti un bruit de crépitation, ou craquement desdits os pour la séparation qui s'y faisoit; & même j'ai entendu de plusieurs femmes honorables, que quelquesjours un peu devant que d'accoucher, elles appercevoient avec douleur certain bruit desdits os qui craquetoient ensemble. De plus les femmes qui ont recentement enfanté, se plaignent fort avoir douleur en la région de l'os sacrum, qu'ils appellent reins; & ici je conclus que lesdits os commencent à s'entr'ouvrir, quelquefois devant l'enfantement, principalement à l'heure que l'enfant sort. Mais véritablement les os des des hanches & pubis, s'ouvrent & se séparent les uns des autres, en sorte que plusieurs femmes (faute que nature ne les a, puis après rejoints) sont demeurées boiteuses.

Il y a des hommes si fermes en leurs opinions, qu'encore qu'on leur fit toucher au doigt, & voir à l'œil la vérité du contraire de ce qu'ils maintiennent si est-ce toutefois que jamais ils ne se voudroient départir de ce qu'ils auront conçu & engravé en leur esprit, en quoi ils se montrent ou merveilleusement amoureux d'eux-mêmes, s'ils aiment mieux leur opinion que la raison, ou sont ennemis de la postérité, si connoissant la vérité, veulent toutes fois qu'elle reste cachée & ignorée. Saint-Augustin n'a point fait de difficulté de composer lui-même un livre de ses rétractations. Pareillement Hippocrate a écrit comme font les excellens hommes qui se tiennent assurés de leur grand savoir, qu'il a été déçu à reconnoître la suture de la tête d'avec la fracture. Certes, comme écrit Celse les petits & foibles esprits, parce qu'ils n'ont rien, ne se peuvent aussi rien ôter; mais il est bien séant à un esprit généreux de confesser & avouer pleinement sa faute, & principalement qu'on l'enseigne à la postérité pour le bien public; afin que nos successeurs ne se trompent en la même façon que nous avons été. Or ce qui me fait tenir ce propos, est que jusqu'ici j'avois maintenu par paroles & par écrit les os pubis ne se pouvoient séparer, & entr'ouvrir aucunnement en l'enfantement. Toutes fois, il m'est apperçu du contraire le premier jour de Février 1579, par l'anatomie d'une femme qui avoit été pendue quinze jours après être accouchée, de laquelle je vis la dissection, & trouvai l'os pubis séparé en son milieu d'environ demi-doigt, & l'os ischium séparé de contre l'os sacrum. Qui ne le voudra croire, je le renverrai au livre de nature, laquelle fait des choses que notre intelligence n'est pas capable d'entendre. »

On auroit cru que ce témoignage de Paré, eût dû réunir tous les suffrages des Praticiens. Dulaurens, Médecin de Paris, persista néanmoins contre, & malgré tout ce qu'eût pu dire Riolan sur la plus grande mollesse, sur la plus grande épaisseur, & la plus grande flexibilité des symphyses, à l'époque de l'accouchement, beaucoup d'Accoucheurs n'en furent pas moins contre l'écartement des os du bassin, & notamment Roëderer, qui avoit porté sur cette matière les lumières d'une géométrie la plus exacte. Il est cependant certain que les os du Bassin peuvent s'écarter dans l'accouchement; mais cet écartemennt a-t-il aussi fréquemment lieu qu'on le dit? l'expérience prononce ici négativement du moins de la manière dont les Auteurs l'entendent ordinairement. Les recherches les plus exactes sont encore loin de prouver, sans laisser aucun côté au doute, que l'écartement des cartilages y entrent pour quelque chose. Mais si cette déduction des symphyses vient moins fréquemment qu'on ne pense du gonflement des cartilages, elle n'en n'est pas moins souvent produite par la rupture du tissu des symphyses comme on en a plusieurs exemples à la suite des accouchemens laborieux, où les efforts sont très-grands. Quand nous disons une rupture des symphyses, nous n'entendons point une déchirure du tissu ligamenteux de la symphyse, mais plutôt une séparation de ce tissu d'avec la propre substance de l'os, de manière que l'un ou l'autre pubis reste à nud. On trouve dans la seconde édition des Cas de Chirurgie, d'Olaüs, Acrell, publiée en 1778, une preuve de ce que nous avançons. Le caractère de la maladie ne fut connu que cinq semaines après la délivrance, quand en ouvrant un abcès qui s'étoit formé sur le pubis, on s'apperçut que les os étoient séparés, & corrodés par le pus. Après l'exfoliation des os cariés, les parties se réunirent, & la malade se rétablit.

Ainsi, en se trompant sur la nature de l'affection, on s'est laissé naturellement aller à de fausses conséquences, en se persuadant que cette diduction étoit absolument nécessaire, en sorte que comme l'observe Séverin Pineau. « ce seroit envain que le col de la matrice, & les autres parties molles se dilateroient pour le passage de l'enfant, si les os ne pouvoient s'écarter. » C'est d'après cette opinion qu'on prescrivit les cataplames, les fomentations, les linimens, & les bains pour relâcher les symphyses, comme si l'effet de ces remèdes pouvoit être assez direct sur le lieu où on les applique, pour qu'en attendant tout d'eux on dût abandonner tous les autres moyens. Des recherches scrupuleuses, & sur lesquelles nous reviendrons à l'article de la SYMPHYSE DU PUBIS, ont démontré que l'augmentation du diamètre antéro-postérieur se réduisoit presque à zéro, quand l'écartement étoit médiocre, & que les pubis devoient s'écarter au moins d'un pouce, pour procurer deux lignes de plus à ce diamètre; tandis que le transversal s'accroissoit de six lignes, & souvent au-delà. Ainsi, le Bassin étant déjà plus large qu'il ne faut chez la plupart des femmes, la diduction des symphyses, loin de leur être avantageuse, au contraire ne devroit être regardée que comme très-fâcheuse, en ce qu'elle donne lieu à une trop prompte délivrance, & aux accidens qui s'en suivent; & de plus aux suites fâcheuses qui sont inséparables de l'écartement, & de la mobilité des os du Bassin. Or, une conséquence claire de tout ce qui vient d'être dit sur cette matière est que si l'on ne doit attendre que deux lignes d'accroissement dans la direction du diamètre antero-postérieur du détroit supérieur, d'un écartement d'un pouce qui n'a jamais lieu entre les pubis, sans que leur symphyse ne fût déchirée; quel plus grand avantage pourra-t-on obtenir d'un écartement toujours moindre, & si peu apparent chez la plupart des femmes.

La diduction, ou ruptures des symphyses telle qu'on doit l'admettre dans la plupart des cas, est aisée à reconnoître quand elle a lieu. Elle survient toujours à la suite d'un mouvement ou d'un écartement subit de l'une des extrémités, la douleur est excessivement vive à l'endroit de la séparation; il y a impossibilité de marcher, & quelquefois même de remuer en aucune manière, les extrémités inférieures. L'inflammation, la fièvre, les dépôts, la carie & la mort, en ont souvent été les tristes suites. On n'a point tous ces accidens à craindre, lorsque la diduction provient du relâchement des symphyses, & qu'elle est légère; mais la marche n'en est pas moins chancelante, & douloureuse. Quand on a fait garder assez long-tems le lit, & que le traitement a été dirigé d'après les indications qui paroissent, les symphyses se raffermissent, & la marche devient plus certaine. Mais quelquefois le raffermissement ne s'opère point, & les femmes ne sauroient même remuer la jambe sans éprouver pendant long-tems les plus vives douleurs, souvent cependant ces accidens ne proviennent point d'un très-grand désordre dans la jonction de os du Bassin, ils sont occasionnés par un très-petit écartement, comme on l'a souvent remarqué.

On prescrit ordinairement, dans le cas de relâchement des symphyses, des topiques astringens, des fumigations aromatiques, les bains froids, & même à la glace. Il est prudent, quelque convenables que puissent être ces moyens, de ne les mettre en usage qu'après le tems des couches, pour ne point supprimer l'écoulement des lochies; néanmoins, en attendant le tems, on prescrit le repos, & l'on fixe les os du Bassin au moyen de plusieurs tours de bande convenablemeut serrés. Mais ces remèdes dont l'efficacité est éprouvée en pareil cas, ne sont point ceux qui conviendroient dans le cas de rupture subite, ou de séparation des symphyses : les indications sont ici plus urgentes. Il faut prévenir l'inflammation & ses suites, ouvrir les dépôts qui se manifestent, traiter la carie qui peut s'ensuivre, & enfin se comporter du reste, comme les circonstances le demandent

Des moyens d'apprécier la mauvaise conformation du Bassin.

Si les parens qui destinent leurs filles au mariage, consultoient, avant de former leur lien, un accoucheur expérimenté, pour savoir si elles pourroient être mères, sur-tout quand elles sont contrefaites, il ne périroit point tant de femmes, pendant comme après l'accouchement, & il n'en coûteroit pas la vie à un aussi grand nombre d'enfans. Toutes les fois qu'on est consulté en pareils cas, la première chose dont il faut s'informer c'est si la personne a été nouée & à quel âge elle a commencé à l'être ; car si le nouage n'a paru que vers la quatrième ou cinquième année, il pourroit se faire que le Bassin fût bien conformé, quoique les bras, les jambes, & même la colonne épiniaire fussent tout contrefaits. Mais il ne suffit pas de s'en tenir à cette simple information ; il faut encore examiner & toucher la personne avec la décence qui doit toujours accompagner ces recherches. Il n'y a guère que les personnes versées dans l'anatomie, qui puissent bien faire ces sortes d'examens ; aussi faut-il avoir recours à elles de préférence à d'autres. Il faut ici porter tout le scrupule que la chose exige, car pour s'être trompé, il n'est que trop arrivé qu'on a conseillé le mariage à des filles qui n'y étoient nullement propres ; ou qu'appellé chez des femmes en travail, on s'est porté à des moyens graves, dont on auroit pu se dispenser ; ce qui n'a que tourné au détriment de l'art, plutôt qu'à la honte de ceux qui l'exerçoient avec aussi peu de connoissance. « Il y a peu d'années, dit M. Baudeloque, dans la dernière édition de son ouvrage sur l'art des Accouchemens, que nous préservâmes de l'opération césarienne une femme dont le Bassin n'avoit été évalué qu'à un pouce & un quart de diamètre, par l'accoucheur qu'elle avoit choisi ; nous attendions depuis quatre heures le moment favorable pour l'opérer, l'appareil étoit préparé, la femme étoit prête à se placer sur le petit lit, douze ou quinze personnes tant Médecins que Chirurgiens alloient devenir témoins de cette scène affligeante, lorsque touchant cette femme pour la première fois, j'annonçai avec force que l'accouchement se feroit naturellement, & sans difficulté, comme il se fit en effet deux heures après, & d'un enfant bien portant. »

Mais, pour ne point se tromper en pareil cas, il faut bien se rappeller les caractères qui indiquent une bonne conformation ; à l'égard des os du Bassin, la rondeur des hanches, leur égalité tant en hauteur qu'en largeur, la convexité du pubis, la dépression superficielle de la partie supérieure & postérieure du sacrum, une étendue de quatre à cinq pouces du centre de cette dépression à l'extrémité du coccix, une épaisseur de sept à huit pouces chez les femmes d'un embonpoint médiocre, depuis la pointe du tubercule épineux de la dernière vertèbre lombaire, jusqu'au milieu du mont de Venus, & huit à neuf pouces d'écartement entre les épines supérieures & antérieures des os des iles, caractérisent la bonne conformation. L'irrégularité des hanches, soit dans leur largeur, soit dans leur rondeur, ou leur élévation, une distance beaucoup moindre, que celle que nous venons d'assigner entre les épines supérieures, & antérieures des os des iles, la forme trop élevée, ou trop applatie du pubis, la chûte des reins plus profonde, la plus grande convexité du sacrum en arrière, l'inflexion de la colonne lombaire de l'un ou de l'autre côté, dénotent une mauvaise conformation.

Le détroit supérieur est resserré de devant & arrière, toutes les fois que les pubis sont moins saillans que de coutume, & la partie postérieure & supérieure du sacrum plus renfoncée. Le détroit inférieur est également resserré dans cette direction, quand la pointe du sacrum & le coccix se portent en-dedans, & il est plus large, lorsque cette appendice se déjette en arrière, ou en-dehors. Quand le premier de ces détroits est vicié transversalement, la région des pubis est saillante au lieu d'être applatie, comme dans les cas précédens, la partie antérieure du bassin forme un angle obtus, & non ce ceintre arrondi qui caractérise l'état de bonne conformation, & souvent l'une des aines paroît plus enfoncée que l'autre. « Mais il ne faut point s'arrêter à ces notions générales, pour avoir ici toute la certitude qu'on cherche ; il faut encore déterminer le plus exactement possible l'étendue du détroit supérieur qui va du pubis au sacrum. » On se sert pour le mesurer de plusieurs instrumens qui sont autant de compas, dont les uns se dévelopent en-dedans du Bassin, & les autres au-dehors Nous préférons l'un de ces derniers qu'on appelle compas d'épaisseur, non-seulement parce que l'application en est plus facile ; mais encore parce qu'elle n'a rien de douloureux, rien de fatiguant pour la femme, qu'elle peut se faire dans tous les tems, sur toute sorte de sujets, & que le résultat nous en a paru plus certain.

Pour déterminer de combien le détroit supérieur est vicié dans le sens indiqué, & en mesurer le diamètre au moyen de cette espèce de compas, on prend l'épaisseur de la femme, depuis le milieu du mont de Venus, jusqu'au centre de la dépression de la base du sacrum postérieurement en appliquant l'une des pointes de l'instrument en-devant, à la hauteur de la symphyse des pubis, & l'autre en arrière, un peu au-dessous de l'épine de la dernière vertèbre lombaire, *Voy. les planches*, & l'on déduit trois pouces de cette épaisseur chez les femmes qui sont maigres, tant pour celle de la base du sacrum, que pour l'extrémité antérieure des os pubis. L'épaisseur de ces derniers n'étant au plus que de six lignes, & celles de la base du sacrum de deux pouces & demi, cette déduction de trois pouces sur l'épaisseur extérieure du bassin, dans les sens énoncé, suffit encore si l'embonpoint n'est que médiocre, & l'on ajoute une ligne ou deux de plus quand il est excessif, parce que les graisses qui forment la plus grande saillie du mont de Vénus s'affaissent aisément sous l'extrémité lenticulaire du compas. Le résultat de ce procédé est si exact, que le Bassin mesuré à l'ouverture du cadavre avec le compas ordinaire, rapporté au pied-de-roi, ne s'est trouvé dans aucune de nos expériences au-delà d'une ligne, soit au-dessus, soit au-dessous de l'estimation que nous en avions faite. Une plus grande précision, quand on pourroit l'obtenir seroit inutile, puisque le choix des moyens les plus propres à terminer l'accouchement, en tels ou tels cas, ne peut être déterminé d'après une ligne de plus ou de moins de la part du diamètre du Bassin. D'après ces données, on peut apprécier l'étendue de celui-ci. Il est de quatre pouces, lorsque l'épaisseur extérieure du Bassin en présente sept entre les jambes du compas; il n'en a que trois, lorsque celle-ci n'est que de six, & deux seulement, quand cette dernière n'est pas au-delà de cinq, &c.

Les compas dont les branches se développent dans l'intérieur du Bassin, n'ont présenté qu'un résultat peu exact, & plus d'une fois il s'est trouvé plusieurs lignes d'erreur, soit au-dessus, soit au-dessous du produit qu'ils avoient donné, tant parce qu'il est difficile de maintenir l'une des branches sur le centre de la saillie de la base du sacrum, pendant qu'on ramene, ou qu'on place la seconde derrière les pubis, que parce que les parties molles, qui tapissent le Bassin, s'oposent à leur développement.

Le doigt indicateur introduit dans le vagin, & dirigé convenablement, peut également faire connoître la longueur du petit diamètre du détroit supérieur, & la connoissance en est d'autant plus facile à obtenir, que le Bassin se trouve plus resserré. On avance l'extrémité de ce doigt sur le milieu de la plus grande saillie, que décrit la base du sacrum, près la jonction au corps de la dernière vertèbre des lombes, & en relevant le poignet, on applique le bord radial de ce même doigt, au bord inférieur de la symphyse du pubis. On marque sur ce doigt avec l'ongle de l'index de l'autre main, le point sur lequel tombe la symphyse dont il s'agit, & après l'avoir tiré du vagin, on mesure la longueur de ce point à l'extrémité. Cette mesure qui est celle qui descend obliquement du milieu de la saillie du sacrum, au bord inférieur de la symphyse des pubis, est communément d'un demi-pouce plus grande que le diamètre du détroit supérieur considéré du même point de l'os sacrum au haut de la symphyse. Un Accoucheur bien exercé à ces sortes de recherches, ne pourra se tromper en suivant ce procédé que d'une ligne, & au plus de deux, quelque soit la forme & le degré d'ouverture du Bassin; ce qui ne sauroit encore l'induire à commettre des fautes capitales dans la pratique.

L'on ne peut approcher de la même précision dans l'estimation des autres diamètres, si ce n'est de celui du détroit inférieur qui va du pubis au coccix; mais on les évalue cependant assez bien pour ne pas se tromper grossièrement sur le choix des moyens. Si les dimensions extérieures du bassin ne peuvent pas faire connoître le diamètre transversal du détroit supérieur, & si le doigt introduit dans le vagin, ne peut mesurer ce diamètre, on juge de sa longueur, respectivement à l'accouchement, par celle du précédent. Quand celui qui va du pubis au sacrum est assez petit pour qu'il en résulte de grands obstacles, il est excessivement rare que l'autre le soit en même-tems, & plus encore que ce dernier soit en défaut, tandis que le premier a la longueur requise. Si l'on mesure le diamètre transversal d'une échancrure iliaque à l'autre, c'est-à-dire, entre les deux points les plus éloignés du détroit supérieur, on ne le trouvera jamais au-dessous de quatre pouces, quelque soit la longueur du diamètre qui va de devant en arrière; mais cette ligne transversale, la plus étendue qu'on puisse trouver dans le détroit supérieur, ne peut être regardée comme le diamètre de ce détroit. Loin de passer au centre de cette ouverture, nous observerons qu'elle touche, en quelque sorte, le sacrum dans la plupart des Bassins difformes, & que dans plusieurs elle passe au-dessus de la saillie de la base de cet os; si le diamètre transversal doit se mesurer d'un côté à l'autre du détroit, à égale distance de la saillie du sacrum, & de la symphyse du pubis, il sera toujours plus court que celui que nous venons d'assigner; mais toujours plus grand néanmoins que le diamètre antero-postérieur.

On parvient à connoître à très-peu de chose près, qu'elle est l'étendue des diamètres du détroit inférieur, en palpant extérieurement jusqu'à ce qu'on distingue nettement les tubérosités sciatiques, la pointe du coccix, & le bord inférieur de la symphyse des pubis. S'il est aisé de distinguer ces deux derniers points, lorsque le sujet est debout, & de juger de leur distance, il n'en est pas de même des deux premiers, par rapport au grand nombre de muscles qui s'y attachent & à la direction de ces muscles; mais on découvre les tubérosités dont il s'agit, on les rend en quelque sorte plus saillantes,

& évidemment plus palpables en fléchissant fortement les cuisses. Si l'on veut apprécier l'écartement de l'une à l'autre de ces tubérosités il faudra donc que la femme soit assise, ou bien accroupie; c'est-à-dire dans une attitude telle que les cuisses & les jambes soient fléchies. C'est par l'écartement des doigts qui touchent les tubérosités sciatiques qu'on apprécie le leur; mais le diamètre, qu'on se propose de mesurer ainsi, a toujours deux ou trois lignes de moins que cet écartement extérieur, & quelquefois quatre à six lignes, lorsque les os ont beaucoup d'épaisseur.

« Toutes les fois que les circonstances permettent de porter le doigt dans le vagin, on doit le faire; on pourroit même y introduire toute la main, s'il le falloit, & que rien ne s'y opposât, comme au moment de l'accouchement. Ce procédé conduit plus sûrement encore à la connoissance de l'intérieur du Bassin, en ce qu'il nous met dans le cas de découvrir des choses qu'on ne peut appercevoir, en examinant simplement le dehors de cette partie, telles sont les exostoses qui l'affectent quelquefois, &c. en parcourant ainsi ce canal, quand on a l'aptitude nécessaire, ce qui ne s'acquiert que par un grand exercice, on peut reconnoître à quelques lignes près, la longueur des différens diamètres, & sur-tout celle du plus petit du détroit supérieur. On mesure de même la distance du coccix à la symphyse des pubis en tenant le bord radial du doigt, contre le bord inférieur de celui-ci, & son extrémité sur la pointe du premier qu'on repousse en arrière autant qu'on le peut. La profondeur du Bassin postérieurement, se mesure par la longueur du sacrum, sur les côtés par la moitié de la hauteur de l'os des iles, prise depuis son épine antérieure & supérieure, jusqu'à la tubérosité de l'ischium. Enfin on connoît cette profondeur en devant, par l'étendue de la symphyse du pubis. Il n'est pas plus difficile de trouver l'élévation ou la hauteur de l'arcade du pubis, en déduisant la longueur de la symphyse, sur la profondeur des côtés du Bassin. Par exemple si la première est de dix-huit lignes, & la profondeur latérale du Bassin de trois pouces & demi, la hauteur de l'arcade sera de deux pouces. Enfin la largeur de cette arcade, se reconnoît en la parcourant transversalement, au moyen du doigt introduit dans le vagin, ou bien en palpant extérieurement à côté, & selon la longueur des grandes lèvres, l'écartement des tubérosités sciatiques fait assez bien connoître d'ailleurs cette largeur. » (L'art. des accouchemens par M. Baudeloque.) (*M. Petit-Radel.*)

BASSINER. C'est fomenter en humectant légèrement & à plusieurs reprises avec une liqueur tiède ou chaude. On bassine certaines plaies, certains ulcères pour les nétoyer & pour les préparer à recevoir l'application d'un nouvel appareil.

BASSIN OCULAIRE. *Pelviculus Ocularius.* Petite soucoupe ovale très-commode pour laver l'œil : sa matière est d'argent : sa construction consiste en une petite gondole qui a environ un pouce cinq lignes de long, sur dix ou onze lignes de diamètre, plus élevé par les angles que dans le milieu, afin de s'accommoder à la figure globuleuse de l'œil : elle n'a pas plus de cinq lignes de profondeur, & est montée sur un pied artistement composé; ce pied a environ deux ou trois pouces de hauteur. Pour se servir de cet instrument, il faut le remplir à moitié de la liqueur avec laquelle on veut bassiner l'œil; puis on le prend par le pied, & l'on baisse la tête, afin de faire entrer le globe de l'œil dans la soucoupe qui est construite de façon à occuper toute la circonférence de la cavité orbitaire : on ouvre ensuite l'œil, & la liqueur contenue dans ce Bassin, le mouille parfaitement.

Fabrice d'Aquapendente, célèbre Médecin, Chirurgien & Professeur d'Anatomie à Padoue, a le premier imaginé ce genre d'application des remèdes aqueux sur l'œil : il se servit d'abord de ventouses communes que l'on tenoit sur l'œil avec la main, comme le Bassin Oculaire dont on vient de parler; ce qu'il remarqua être fort incommode : il en fit faire avec des anses sur chaque côté, dans lesquelles on passoit un cordon pour attacher le vase derrière la tête. Ces petits vaisseaux de cristal, faits de façon à s'appliquer exactement sur la circonférence de l'orbite, lui parurent exiger encore une perfection; car les liqueurs tièdes faisant transpirer la partie, & la matière de cette transpiration ne trouvant aucune issue, l'œil & les parties qui l'avoisinent, pouvoient se gonfler par l'usage de ces remèdes. Pour prévenir les fluxions, & autres accidens qui seroient l'effet du défaut de transpiration, il fit ajouter au-dessus de la gondole un petit tuyau percé, par lequel on pût aussi verser les liqueurs convenables au moyen d'un entonnoir, après avoir mis le vase en situation. L'Auteur le nomme Phiole Oculaire, & assure avoir dissipé des cataractes commençantes par l'usage des remèdes convenables, appliqués par le moyen de cet instrument. (*Petit-Radel.*)

BAS-VENTRE. Affections Chirurgicales de cette partie. *Voyez* Abdomen.

BAULIEU (Jacques), connu sous le nom de *Frere Jacques*, né en 1651, mort en 1720. La Franche-Comté fut sa Patrie; sa première éducation fut de travailler à la terre; à l'âge de 16 ans, il quitta la maison paternelle poussé par cet esprit d'inconstance qui devient quelquefois le principe de la célébrité. Baulieu en fut la preuve; une maladie qui l'obligea de chercher un asyle dans l'Hôpital de Lons-le-Saunier, fournit à son génie observateur l'occasion de s'exercer. Il prolongea la convalescence pour l'employer à servir les malades. On s'imagine bien que le Frere Jacques n'eut pas le tems d'acquérir les principes d'une théorie éclairée; cependant, dans un si court espace de tems il apprit à saigner

& à soigner les malades, s'étant fait soldat, il s'attacha au nommé Pauloni, Chirurgien empyrique qui lui enseigna l'opération de la pierre au grand & au petit appareil. Dès qu'il crut pouvoir opérer sans maître, il revint d'Italie en sa Province; & là, guidé par un sentiment de piété qui le dirigea dans toute sa vie, il prit un habit régulier qui ne ressembloit à aucun des ordres religieux; & se mit à pratiquer l'opération de la taille, des hernies & la castration: mais il abandonna ces deux derniers genres d'opérations, pour ne se livrer qu'à la première avec un vrai désintéressement & un grand succès. C'est à Perpignan qu'il commença à latéraliser son incision; mais ce fut à Paris, sur-tout, qu'il acquit cette réputation qui l'a rendu fameux, par les critiques qu'il essuya de la part des Praticiens, & célèbre par les succès qu'on ne put lui contester.

Après avoir parcouru plusieurs Villes de France, il se rendit à Cologne, d'où M. Fagon, alors premier Médecin du Roi, l'appella pour opérer à Versailles; ce qu'il fit sous les yeux des gens de l'art avec un succès désespérant pour la jalousie qui l'attaquoit dans tous les écrits éphémères. Il passa à Genève & à Amsterdam, ce fut-là que le célèbre Raw devint son partisan. En reconnoissance du bien qu'il procuroit à l'humanité souffrante, les Magistrats de cette Ville, firent graver son portrait avec des éloges. On lui fit même frapper une médaille d'or avec son buste, les armes de la Ville, & ayant pour inscription *Pro servatis civibus*; enfin, après avoir parcouru l'Allemagne, la France, la Hollande & l'Italie, il revint dans son village où il mourut à l'âge de 69 ans, regretté de tous & sur-tout des pauvres auxquels il s'étoit principalement dévoué; il est l'Auteur de la méthode de l'incision latérale; dans l'opération de la taille, dont les Auteurs les plus célèbres avoient à peine entrevu l'utilité, Invention qui joint à sa célébrité, lui mérita un rang distingué parmi les Grands Hommes, dont la Chirurgie s'honore. (PETIT-RADEL).

BAUME. On a nommé Baumes, diverses résines liquides qu'on recueille à mesure qu'elles découlent de certains arbres, comme le Baume de la Mecque, le Baume de Copahu, le Baume de Canada, le Baume du Pérou, le Baume de Tolu, la térébentine, &c. On a attribué à ces substances de grandes vertus pour consolider les plaies, pour nétoyer & cicatriser les ulcères. *Voyez* PLAIE, ULCÈRE. On les donne aussi intérieurement pour guérir les ulcères internes & particulièrement pour les affections des voies urinaires, sur-tout lorsqu'on a lieu de craindre une suppuration de ces organes. Ces remèdes qui avoient autrefois une grande célébrité, ont aujourd'hui beaucoup perdu de leur crédit, & les Praticiens modernes en font beaucoup moins d'usage que ne faisoient les Anciens. On s'en sert cependant encore communément, & avec succès, sur la fin des gonorrhées, pour arrêter l'écoulement, & pour les pertes blanches des femmes. Le Baume de Copahu est celui que l'on emploie le plus pour cet objet. On le donne à la dose de vingt ou trente gouttes, trois ou quatre fois par jour; la manière la plus agréable de le prendre, est sous la forme d'émulsion faite par l'intermède de la gomme arabique.

On a donné aussi le nom de Baumes à des médicamens composés auxquels on attribuoit les mêmes vertus qu'aux Baumes naturels, & l'on fait encore usage dans la pratique journalière de quelques-unes de ces compositions, qui, telles qu'on les trouve dans la plupart des pharmacies, se ressentent trop du tems où elles ont été inventées, & pourroient être rendues beaucoup plus simples, sans rien perdre de leur efficacité. La plupart ne sont autre chose que des résines, des gommes résines & des huiles essentielles dissoutes dans l'esprit-de-vin. Tels sont le Baume du Commandeur & le Baume de Fioraventi, dont beaucoup de Praticiens ont une haute opinion, s'en servant à l'extérieur dans les cas de plaies nouvelles & simples, pour les consolider en prévenant la suppuration, pour les coups à la tête, les contusions, les ecchymoses. En bornant leur usage aux cas de cette nature, ces remèdes ne sont pas sans efficacité; mais les éloges qu'on leur a prodigués, ainsi qu'à d'autres de la même nature pour leurs grands effets dans les cas d'ulcères de plaies, de tout genre, de tumeurs, &c., ne peuvent être regardés que comme infiniment exagérés; aussi les Chirurgiens s'en servent-ils aujourd'hui beaucoup moins qu'ils ne faisoient autrefois.

Il y a des Baumes qui sont faits avec des huiles grasses, chargées de diverses matières végétales, tel est le Baume tranquille, composition informe, & sur l'effet de laquelle on ne peut compter, de quelque manière qu'on l'emploie. Il y en a d'autres où les substances balsamiques, c'est-à-dire, les résines & les huiles essentielles, sont incorporées avec des graisses animales, ou avec de la cire, & ont la consistance d'onguens proprement dits, tels sont le Baume d'Arceus, le Baume de Styrax, &c.

BECABUNGA, espèce de véronique qu'on a rangée dans la classe des remèdes antiscorbutiques. On la regarde comme moins irritante que le cochléaria, le cresson, & les autres plantes de cette famille qu'on a désignées sous le nom d'antiscorbutiques chauds, & en conséquence on en a recommandé le suc tiré par expression pour certains cas d'ulcères, & d'autres affections scorbutiques. On recommande aussi l'usage extérieur de l'herbe récente appliquée sur les ulcères de cette nature. Simon Pauli dit que la seule décoction de Becabunga cuite dans de la bière, &

appliquée en fomentation, guérit un ulcère qui rongeoit presque toute la jambe d'un sujet scorbutique. La bière eut probablement plus de part que le Becabunga au bon effet de ce topique. *Voyez* Bière.

BEC DE CANNE, Bec de Corbin, Bec de Grue, Bec de Lésard, sont des instrumens de Chirurgie en forme de pincettes, & qui ne différent pas essentiellement entr'eux. Leur usage est le même, ils ont tous été inventés pour tirer du corps les balles & les autres corps étrangers; & on ne leur a donné différens noms qu'à raison de la différente longueur ou largeur de leurs branches. On ne voit plus ces instrumens que dans les anciens arsenaux de Chirurgie. On en trouve la description dans le Traité d'opérations de Dionis, & dans le Traité des Instrumens de Garengeot. *Voyez les Planches.*

BEC DE GRUE, ou herbe à Robert. Cette plante est réputée lactifuge & vulnéraire. On s'en sert dans certains cas d'ulcères à la vulve ou aux mammelles. On en applique aussi les feuilles fraîches sur les parties affectées d'érésypèle.

BEC DE LIEVRE. Fente, ou division longitudinale de l'une ou de l'autre lèvre, & quelquefois de toutes les deux.

On voit souvent des enfans venir au monde avec un pareil vice d'organisation, particulièrement à la lèvre supérieure. Quelquefois les portions de la lèvre qui devroient être réunies, se trouvent séparées par un grand intervalle, d'autres fois l'écartement n'est pas très-considérable; dans quelques cas, la division est double, les deux fentes renfermant entr'elles un petit lobe, ou une petite portion de lèvre. Chaque degré de cette maladie prend également le nom de Bec de Lièvre, à cause de sa prétendue ressemblance avec la forme de la lèvre d'un lièvre.

Pour l'ordinaire, cette fente n'affecte que la lèvre même; dans bien des cas cependant elle s'étend aux os & au voile du palais, & même jusqu'à la luette. Quelquefois les os du palais manquent en tout ou en partie; d'autrefois ils ne sont que séparés.

Ce vice de conformation est toujours très-fâcheux; dans son degré le moins considérable, il est constamment l'occasion d'une grande difformité; & lorsqu'il est plus marqué, il empêche fréquemment les enfans de teter, & oblige à recourir à d'autres moyens pour les nourrir; lorsqu'il affecte la lèvre inférieure, ce qui n'est pas le plus ordinaire, les enfans ne peuvent retenir leur salive, ni apprendre à parler qu'avec assez de difficulté. Mais, lorsque la séparation s'étend au travers du palais, non-seulement le malade n'articule jamais que d'une manière très-imparfaite, mais il a beaucoup de peine à mâcher, & à avaler ses alimens qui remontent facilement par le nez.

D'après ces considérations, on sent aisément de quelle importance il est de porter remède à cette maladie le plutôt possible. Mais, comme on ne peut le faire que par une opération plus ou moins douloureuse, différens Praticiens tels que Dionis, Garengeot & d'autres, ont conseillé d'attendre pour cela, que l'enfant eût quatre ou cinq ans; imaginant que dans un plus bas-âge, ses agitations & ses cris rendroient l'opération impraticable, ou dérangeroient toutes les mesures que l'on pourroit prendre pour la faire réussir. Il est aisé de voir cependant que ces raisons n'ont pas un grand poids; un enfant de quatre ou cinq ans, & même souvent de huit ou dix, est bien plus difficile à gouverner en pareille circonstance, qu'un enfant de quelques mois; & il n'y en a pas un à cet âge qui ne redoute mille fois plus la douleur que la difformité, ou l'incommodité qui résulte de son état actuel & à laquelle il est accoutumé; tandis qu'un enfant en bas-âge ne redoute rien, & ne sent que la douleur du moment. Nous croyons donc que si l'enfant est bien portant d'alleurs il faut l'opérer de bonne heure, afin de parer le plus promptement possible aux inconvéniens qui résultent du vice de conformation. M. le Dran dit qu'il a fait l'opération à des enfans de tout âge, même à la mammelle. M. Bell l'a faite avec succès à un enfant de trois mois; Muys conseille de la faire à l'âge de six mois. Roonhuysen a opéré des enfans dix semaines après leur naissance, & tous ses Contemporains ont loué sa singulière dextérité & ses succès. Ce dernier a recommandé, comme une précaution essentielle pour la réussite de l'opération, d'empêcher les enfans de dormir assez de tems avant que de l'entreprendre, pour qu'immédiatement après ils succombent au sommeil. On a proposé aussi de leur faire prendre quelque narcotique pour assurer leur repos. M. Louis croit qu'en faisant l'opération sans suture, elle réussira plus certainement chez les petits enfans, qu'en suivant une autre méthode. Nous examinerons bientôt ce qu'il convient de faire à cet égard.

Tous les Praticiens sont d'accord sur le but de cette opération, qui consiste à réduire la solution de continuité contre nature, à l'état d'une plaie simple, en coupant les bords des parties séparées dans toute leur longueur, & à rapprocher ensuite ces parties, de manière qu'elles demeurent en contact, jusqu'à ce qu'elles soient bien réunies. Mais quoique ces principes soient admis par tous les Chirurgiens, tous ne sont pas du même avis sur la méthode qu'il convient d'adopter dans la pratique; les uns ayant recours aux sutures, pour maintenir les bords de la plaie en contact, tandis que d'autres désaprouvent cette méthode, & croient qu'on peut toujours obtenir

nir une parfaite guérison au moyen des emplâtres agglutinatifs, & des bandages unissans, & épargner ainsi aux malades beaucoup de douleurs, que les sutures ne manquent jamais d'occasionner.

M. Louis a été le principal avocat de la méthode qui proscrit les sutures, & il a donné sur cet objet deux mémoires très-intéressans, dont nous allons faire usage, pour mettre nos Lecteurs à portée de connoître les raisons sur lesquelles il fonde son sentiment à cet égard, & les moyens qu'il emploie.

Cet illustre Praticien pense que l'usage des sutures dans l'opération du Bec-de-Lièvre, tire son origine d'une fausse idée qu'on s'est formée de la nature de cette maladie; l'écartement des bords de la division ayant été regardé mal-à-propos, comme tenant à une perte de substance, l'on a cru, d'après cette opinion, qu'il ne seroit pas possible de maintenir en contact les parties, autrement que par la suture; & même, pour favoriser leur extension, l'on a été long-tems dans l'usage de faire, de chaque côté de la plaie, deux incisions en forme de croissant, qui devoient diviser entièrement la peau, & que l'on faisoit tantôt à l'intérieur, tantôt à l'extérieur.

« L'écartement des bords de la lèvre fendue » n'est que l'effet de la rétraction des muscles, » & il est toujours proportionné à l'étendue de la » fente. Ceux qui ont le Bec-de-Lièvre peuvent » en rapprocher les côtés par l'action musculaire, » qui fronce la bouche en cul-de-poule; l'écartement au contraire augmente considérablement quand ces personnes rient, & la brèche paroît énorme, après qu'on a coupé superficiellement les bords de chaque côté. Il » paroît de-là que l'écartement du Bec-de-Lièvre ne doit pas être pris pour un manque » de substance; ce qui se trouve encore confirmé » par les effets de la suture sèche qu'on applique quelquefois comme préparatoire sur » le Bec-de-lièvre, avant que de l'opérer, & » qui diminue singulièrement l'écartement des » parties.

» De l'aveu de tous ceux qui ont écrit en faveur » de la suture entortillée, elle n'a paru recommandable que dans l'idée tout-à-fait fausse, » que le Bec-de-Lièvre étoit l'effet d'un défaut de substance plus ou moins considérable; » & ils disent positivement, qu'il ne faut point » y avoir recours, quand on n'a qu'une simple » division à réunir: voilà donc la suture entortillée proscrite de l'opération du Bec-de-Lièvre » naturel, puisqu'il est prouvé qu'il est sans » déperdition de substance. Mais la perte de » substance n'est que trop réelle dans l'extirpation des tumeurs squirreuses, & carcinomateuses, auxquelles les lèvres sont très-sujettes. Or, dans ces cas mêmes, l'extensibilité » des lèvres permet de tenter la réunion de » la double incision, par laquelle on a enlevé » la tumeur, & l'on y réussit sans laisser la » moindre difformité, lorsqu'on a attention de » diriger chaque incision obliquement, de manière qu'elles forment, par leur rencontre, un » angle aigu, dans la base duquel la tumeur » soit comprise. C'est dans cette occasion, où » les moyens de réunir doivent être d'autant » plus efficaces, que la difficulté de contenir » les bords de la plaie rapprochés est plus » grande. M. Pibrac a déjà fait connoître dans » son mémoire, sur l'abus des sutures, en traitant du Bec-de-lièvre, qu'elles sont un » moyen mal conçu, & plus nuisible à raison » de la plus grande déperdition de substance; » parce qu'en effet, plus les deux parties laissent » d'intervalle entr'elles, plus on doit craindre » leurs efforts sur les aiguilles, ou épingles » qu'on laisse dans la plaie; aussi a-t-on toujours » pris des précautions pour que l'appareil vînt » au secours de la suture. De cette réflexion » faite judicieusement par les partisans de ce » moyen, il n'y avoit, selon M. Pibrac, qu'un » pas à faire pour appercevoir la nécessité de le » proscrire. Le bonnet, ou espèce de casque en » cuivre, décrit par Verduc, & par Nuck, pour » comprimer les joues, les agraffes d'Heister, » les languettes d'emplâtre agglutinatif qu'aucun » Auteur n'a oublié de recommander expressément, tout cela a été imaginé pour soutenir » les parties & en empêcher la désunion. Quand » la suture a manqué, c'est par ces moyens » auxiliaires qu'on est parvenu à corriger, » avec la difformité primitive, celle qu'avoit » produite le déchirement qui n'auroit pas eu » lieu sans la suture; or puisque l'appareil appliqué méthodiquement peut réparer efficacement les désordres de la suture; quelle » raison auroit-on de ne le regarder que comme » une ressource dans le cas accidentel seulement? » pourquoi n'en pas faire le moyen capital & » primitif de la réunion des lèvres, même avec » déperdition de substance?

» Il n'y a rien à opposer aux preuves données sur ce point, elles sont tirées de la » pratique même de ceux qui ont employé » les sutures sans succès; ils ont fourni les » argumens en faveur du bandage réparateur » des torts de la suture entortillée. On ne peut » justifier les Praticiens de l'usage qu'ils ont fait » de cette suture, qu'en avouant que les vrais » principes de l'art n'ont point été posés sur » cette matière. »

M. Louis, pour suppléer à cet égard à ce qui nous manquoit, pose en fait que la rétraction des muscles étant la cause de l'écartement des bords des parties séparées, ce n'est point sur ces bords qu'il faut exercer la force qui doit les réunir, mais qu'il convient de l'appliquer plus loin, sur les parties mêmes dont il faut gêner l'action par laquelle les bords de la plaie s'écarteroient, & empêcher ainsi leur contraction. Les obstacles multipliés pour maintenir les bords de la plaie, ne font qu'irriter & exciter le mouvement de rétraction des muscles, & c'est ce ce mouvement qu'il falloit s'attacher à vaincre. Les moyens de réunion ne seront méthodiques que quand ils seront directement employés à empêcher cette action par une application immédiate sur le point qui doit la gêner. La facilité avec laquelle, par la simple pression des mains, on peut ramener les parties en avant, au point même de mettre en contact les deux commissures des lèvres, montre ce que l'on peut attendre d'un appareil fort simple qui fera le même office sans efforts, & d'une manière solide & permanent, & qui dispensera de se servir des sutures dont les inconvéniens ne sont que trop connus.

M. Louis, après avoir donné les raisons de théorie, sur lesquelles il fonde sa méthode, raconte plusieurs observations tirées, soit de sa pratique, soit de celle de quelques autres Chirurgiens qui en démontrent les avantages. Il donne en détail l'histoire d'une vingtaine de cas où elle a parfaitement bien réussi, pour des Becs-de-lièvre accidentels avec perte considérable de substance, comme pour des Becs-de lièvre naturels; dans la plupart desquels cependant on a cru devoir joindre au bandage, le secours d'un point de suture à l'extrémité de la fente, près du bord vermeil de la lèvre, pour assurer le niveau des parties.

Malgré que l'opération, par la méthode de la suture entortillée, ait contr'elle une autorité d'un aussi grand poids, que celle de M. Louis, elle est encore cependant la plus généralement adoptée. Peu de Praticiens doutent qu'on ne puisse guérir un Bec-de-lièvre au moyen des emplâtres agglutinatifs, ou des bandages unissans, d'une manière aussi parfaite que par la suture; & tous accordent sans peine qu'il faudroit préférer la première de ces méthodes à l'autre, comme plus facile & moins douloureuse, si elle étoit également sûre. Mais ils croient qu'elle est beaucoup plus incertaine, & qu'elle est sujette à manquer beaucoup plus souvent son effet; il faut, pour opérer une guérison complette, tenir les parties qu'on veut réunir en parfait contact, jusqu'à ce qu'elles aient contracté l'adhérence nécessaire; or comment s'assurer toujours au moyen d'un bandage qu'elles ne se dérangeront point? & quel autre moyen que celui de la suture pourra donner une sécurité parfaite à cet égard?

Nous ne chercherons pas à décider laquelle de ces deux méthodes est la meilleure, nous nous contenterons d'exposer de quelle manière on procède dans l'une & dans l'autre; & nous laisserons aux Chirurgiens à déterminer par leur expérience, & par les faits, celle qui mérite la préférence. Nous décrirons d'abord l'opération telle qu'elle se pratique dans l'ancienne méthode.

Pour procéder à cette opération, on place le malade, si c'est un adulte, sur une chaise, en face du jour, & l'on fait affermir sa tête par un aide. Si c'est un enfant, on se rendra plus aisément maître de ses mouvemens, en le plaçant sur une table, & en le fixant dans la posture convenable, au moyen de deux aides placés à ses côtés; tandis qu'un autre aide placé derrière appliquera ses deux mains sur les joues du malade, afin de pouvoir, lorsque l'Opérateur le lui ordonnera, faire avancer les bords de la solution l'un vers l'autre, pour en faciliter la réunion. Le malade ainsi situé, la première chose que l'on doit faire, c'est d'examiner s'il n'y a point adhérence de la lèvre à la gencive, & s'il s'en trouve, de la détacher avec le bistouri. Quelques Auteurs recommandent de couper toujours le frein, ou filet qui attache la lèvre à la gencive; mais si le Bec-de-lièvre est éloigné du filet, & si l'on ne court aucun risque de l'entamer dans l'opération, il n'y a pas de nécessité de le couper. Si au contraire le filet se trouvant dans le centre de la division, l'on prévoit qu'en opérant, on sera forcé de le comprendre dans l'incision, il faut absolument le couper d'avance, en observant de ne pas anticiper sur la gencive, s'il est possible, de peur de découvrir l'os de la mâchoire, ni sur la lèvre, parce qu'en la rendant plus mince, on nuiroit à sa réunion.

Quelquefois aussi l'une des dents incisives, se trouvant vis-à-vis de la fente, & faisant saillie au-dehors, on se trouve obligé de l'arracher, de peur qu'elle ne distende & n'irrite les parties, après qu'elles auront été rapprochées.

Quelquefois encore, dans les cas sur-tout où il y a écartement des os du palais, une portion de l'os, ou des os maxillaires, se trouve tellement saillante à l'endroit même où est la fente de la lèvre, qu'elle en rendroit la réunion très-difficile, ou même impossible. On n'a d'autre parti à prendre, en pareil cas, que de retrancher aussi ces angles saillans, ce qui se fait aisément au moyen de tenailles incisives suffisamment fortes & tranchantes.

Ces préliminaires de l'opération, s'ils ont été jugés nécessaires, étant achevés, le Chirurgien placé d'un côté du malade doit prendre entre le pouce & le doigt index de la main gauche, une des portions de la lèvre divisée qu'il étire à un certain point, & donner à tenir l'autre à un aide qui l'étirera de même, en sorte que l'une & l'autre se trouve passablement tendue. Alors il fera une incision avec un bistouri, depuis le bord de la lèvre jusqu'à sa partie supérieure, par laquelle il en retranchera toute la portion affectée par la fente, & même un peu plus; il en fera sur-le-champ autant de l'autre côté, ayant bien soin de donner la même longueur précisément à chacune des incisions qui doivent se terminer au même point. Il résultera de-là, si l'opération a été bien faite, un lambeau à deux branches, entre lesquelles la fente étoit comprise, & qui aura la forme à-peu-près d'un V renversé. Le vuide de la lèvre aura, dans toute son étendue, l'apparence d'une plaie récente.

Pour prévenir l'inflammation, il sera convenable de laisser couler une certaine quantité de sang par la plaie, sur-tout si le malade est pléthorique; après quoi l'on procédera à la réunion des parties séparées. L'aide placé derrière le malade, en pressant ses joues avec les mains, les poussera en avant, & en rapprochera ainsi les bords, de manière à les mettre presque en contact; mais pas complettement, pour que le Chirurgien puisse voir, d'un côté à l'autre, chaque surface de la plaie. Le Chirurgien s'occupera en ce moment de mettre les deux bords exactement vis-à-vis l'un de l'autre, après quoi il placera les aiguilles destinées à les tenir en contact. Il placera la première tout auprès du bord de la lèvre, ne laissant déborder de celle-ci, que ce qui est absolument nécessaire pour la soutenir; il en mettra une seconde vers le milieu de la fente, & une troisième près de son angle supérieur. Quelques Chirurgiens ont recommandé d'employer un plus grand nombre d'aiguilles; en général cependant trois suffisent pour les adultes, & il est rare que pour les enfans il en faille employer plus de deux. On fait entrer l'aiguille à quatre ou cinq lignes du bord de la plaie, on l'enfonce obliquement, en la rapprochant de la surface de la lèvre postérieure qu'on ne perce point. On la fait pénétrer, dans l'autre côté, de la même manière; mais en sens contraire, en la faisant ressortir à une égale distance de l'autre bord. L'aide chargé de comprimer les joues, laissant comme nous l'avons recommandé, une petite distance entre les bords de la fente, & cette ouverture permet au Chirurgien de conduire de l'œil, le trajet de chaque aiguille.

Toutes les aiguilles étant placées, l'Aide doit pousser les joues un peu plus en avant, afin de mettre les bords de la plaie tout-à-fait en contact. Le Chirurgien prenant un fil fort & bien ciré, le passera trois ou quatre fois autour des extrémités de la première aiguille, en le croisant de manière à lui donner à-peu-près la forme d'un 8; il le passera de même successivement sur les autres aiguilles, ayant soin de ne le serrer qu'autant qu'il est nécessaire pour tenir les parties en contact, & non au-delà, de peur de causer de l'irritation & de l'inflammation.

La ligature étant faite, on couvre la plaie d'un plumaceau de charpie enduit de quelque mucilage pour le maintenir en place; ou bien on contient le plumaceau garni de quelque onguent émollient très-doux, au moyen d'un petit emplâtre agglutinatif, un peu échancré pour qu'il ne bouche point les narines; ces précautions sont nécessaires pour défendre la plaie de l'air extérieur, & pour empêcher que les extrémités des aiguilles ne s'accrochent aux couvertures du malade, ou ailleurs. On recommande assez généralement de mettre par-dessus le tout un bandage unissant, pour soutenir les muscles des joues & diminuer le tiraillement des parties sur les aiguilles, qui peut aller jusqu'à couper les chairs qui les retiennent, lorsque l'écartement des parties qu'on a rapprochées se trouvoit très-grand. Mais quelque avantage qu'il semble qu'on pût tirer du secours d'un bandage, il est difficile qu'il ne fasse plus de mal que de bien, en comprimant les aiguilles, & en pressant leurs extrémités sur la peau des bords de la plaie, déja irritée & enflammée par leur présence.

Cependant si à cause d'un défaut de substance, ou par quelqu'autre raison, il y avoit un trop grand écartement des bords de la fente, on pourroit se servir utilement d'emplâtres adhésifs pour en faciliter le rapprochement. Ce qui réussit le mieux pour cet objet est un morceau de peau enduit de glu, ou de quelque mucilage très-fort, tel que celui dont on se sert pour le taffetas d'Angleterre, qu'on applique sur chaque joue. Chacun de ces emplâtres doit être assez grand pour couvrir depuis l'angle de la mâchoire jusqu'à un pouce de distance des aiguilles, ou à-peu-près; & il doit être garni à cette extrémité voisine des aiguilles, de trois cordons. Lorsque ces emplâtres sont fixés sur les joues, on fait comprimer ces parties pour les porter en avant, & on lie ensemble les cordons de part & d'autre, afin de les maintenir en cette situation; il faut avoir soin que les cordons ne portent pas sur les aiguilles, mais sur leurs intervalles, pour qu'ils n'aient pas les mêmes inconvéniens qui résultent de l'application d'un bandage. En général, on n'a pas besoin de recourir à ces moyens subsidiaires, les aiguilles étant dans la plupart des cas suffisantes pour donner aux parties tout le soutien nécessaire.

On comprendra facilement que pendant tout le tems que les aiguilles demeurent en place, le malade ne doit être nourri que d'alimens liquides, tels que le bouillon, la crême de ris, le lait, &c.; & qu'on doit éviter, autant qu'il est possible, tout ce qui peut le faire crier, éternuer, ou exciter quelqu'autre mouvement de sa bouche.

Quatre ou cinq jours au plus tard après l'opération, on ôtera les aiguilles; car à cette époque, les parties sont parfaitement réunies; & si l'on attend davantage pour les retirer, elles sont sujettes à laisser des marques qui n'auroient pas lieu, si on l'eût fait plutôt. On pourroit souvent les ôter au bout de trois jours; mais, comme il y a des sujets chez qui la réunion ne se fait pas aussi promptement, il vaut mieux ne pas trop se presser, d'autant plus que les aiguilles peuvent demeurer quatre ou cinq jours dans la plaie sans qu'il y ait d'inconvéniens à redouter pour les suites. *Voyez l'article* SUTURE ENTORTILLÉE, pour de plus grands détails à ce sujet.

Telle est la méthode qu'on suit le plus ordinairement dans le traitement du Bec-de-lièvre. Nous donnerons, dans les planches, quelques figures propres à éclaircir encore davantage ce que nous en avons dit; on y verra qu'elle est l'apparence des parties avant l'opération, ce que l'on doit amputer, la manière dont les aiguilles doivent être placées, &c.

Ce que nous avons dit jusqu'à présent se rapporte à l'état le plus simple de la maladie, c'est-à-dire à celui qui ne présente qu'une seule division. Lorsque la fente de la lèvre est double, *Voyez les planches*, la guérison repose sur les mêmes principes, mais elle offre plus de difficulté dans l'exécution; au point que les Anciens jusqu'au tems de Heister, ont presque tous regardé l'opération du Bec-de-lièvre double comme impraticable, quoiqu'ils l'aient décrite en prescrivant d'opérer sur chaque fente, de la même manière qu'ils enseignoient à le faire sur une seule. M. La Faye a cependant fait cette opération avec succès, comme on peut le voir dans le premier volume des Mémoires de l'Académie Royale de Chirurgie. Mais on doit à M. Louis d'en avoir applani toutes les difficultés en proposant l'idée très-simple, de la faire en deux tems, & d'attendre la parfaite guérison de l'une des divisions, avant que d'entreprendre l'autre; idée que M. Heister semble avoir conçue à-peu-près dans le même-tems, mais qu'il n'a point mise à exécution, & dont il n'a pas même fait un précepte absolu.

Nous avons dit qu'en faisant la résection des bords de la fente, il falloit porter l'incision jusqu'à la partie supérieure de la lèvre, nous ajouterons ici qu'il faut le faire lors même que la lèvre ne seroit fendue que dans une partie de sa longueur. Car de cette manière, les bords s'appliqueront l'un contre l'autre d'une manière plus uniforme, & la cicatrice aura une beaucoup meilleure apparence.

Il ne faut pas être trop réservé non plus sur l'étendue des bords qu'on doit retrancher. Les Praticiens, dit M. Louis, persuadés que le Bec-de-lièvre étoit une division par défaut de substance, ont toujours prescrit d'emporter les bords calleux de la fente. Mais dans le Bec-de-lièvre naturel il n'y a point de callosités; les bords de la fente sont formés comme le bord des lèvres, d'une chair pulpeuse de couleur vive & vermeille, & recouverte d'une épiderme très-déliée. Il faut emporter toute cette protubérance colorée, anticiper même un peu sur la vraie peau. A la partie inférieure de la fente, il y a ordinairement du côté de la commissure la plus prochaine, un arrondissement en forme de bourrelet vermeil qu'il faut absolument comprendre dans la résection, en le mettant hors du trait du bistouri; sans cela la réunion seroit inégale inférieurement; &, par un ménagement mal entendu, on laisseroit une petite difformité toujours désagréable lorsqu'il a été possible de l'éviter. Le point capital est que les deux plaies partent d'un angle aigu, qu'elles forment deux lignes divergentes, & que les dimensions soient prises de façon que les bords puissent être ajustés réciproquement dans toute la longueur, par un contact mutuel sans la moindre inégalité.

Une autre circonstance qu'il importe de ne pas négliger dans l'opération, c'est de tenir les côtés de la lèvre bien étendus en faisant l'incision, pour que les bords de la plaie soient lisses & égaux. Pour y mieux réussir, les Chirurgiens du siècle précédent proposoient de serrer les bords avec des pincettes appropriées, de manière que ce qu'on vouloit retrancher passât au-delà des serres. L'usage de cet instrument a ensuite été condamné par des Chirurgiens distingués. Ils disent que ces pincettes sont absolument inutiles, qu'elles meurtrissent & contondent les lèvres en les serrant, ce qui doit donner lieu à une grande suppuration, accident qu'on doit éviter avec grand soin dans toutes les sutures, & principalement dans celles du visage. Mais, comme le dit M. Louis, si elles avoient quelque avantage essentiel, il seroit très-possible de s'en servir utilement, sans les serrer au point de meurtrir & de contondre les parties qu'elles embrassent, *Voyez un instrument de cette nature dans les planches*.

Au lieu de faire l'incision en s'aidant de cet instrument, ou de la manière que nous avons indiquée plus haut, M. Louis a proposé une méthode un peu différente qui mérite peut-être la préférence sur toute autre; voici de quelle manière il l'expose lui-même. Le malade placé » sur une chaise au grand jour, a la tête appuyée » sur la poitrine d'un aide, qui, avec le bout » des doigts de chaque main, pousse les joues » en devant, pour approcher les bords de la » fente l'un de l'autre. On les ajuste sur un carton placé entre la mâchoire & la lèvre, long » d'un pouce & demi, large de douze à quinze » lignes, & d'une ligne d'épaisseur tout au plus. » le bout supérieur doit avoir été arrondi, en en » abattant les angles. Pour la facilité de la section, la lèvre est tendue en long sur ce carton; » l'Opérateur la contient à droite avec le pouce » & le doigt index de la main gauche, un Aide » rend le même service du côté gauche. Les » choses ainsi disposées, de deux traits de bistouri

» on retranche les bords du Bec-de-lièvre par deux lignes obliques qui forment un angle aigu au-dessus de la fente. Le carton sert ensuite très-utilement de point d'appui pour la réunion des bords de la plaie.

Pendant long-tems on a préféré les ciseaux au bistouri pour faire la résection des bords du Bec-de-lièvre; actuellement on y a renoncé assez généralement. Le froissement & la meurtrissure qui résultent de l'action des deux lames croisées sur la partie dont on coupe l'excédent, sont regardées comme un obstacle à la conglutination des lèvres de la plaie, parce qu'étant contuse, elle doit nécessairement produire de la suppuration, & que quelque légère que soit celle-ci, la guérison en est au moins retardée. D'ailleurs, dit-on, la résection, faite avec les ciseaux, est fort douloureuse; elle est aussi moins facile à exécuter qu'avec le bistouri, à cause de la difficulté qui se présente à manier les ciseaux avec les deux mains, ou à fixer l'une après l'autre de la même main, chaque portion de lèvre pour en retrancher les bords. *Voyez* CISEAUX. Mais quelque fondées que soient les objections qu'on a faites contre l'usage de cet instrument, dans beaucoup de cas où les parties à couper ont une épaisseur considérable, elles n'ont pas le même poids dans celui qui nous occupe, l'épaisseur de la lèvre, le plus souvent, n'étant pas très-grande; & l'on ne voit pas que la réunion des bords du Bec-de-lièvre s'opère plus lentement, lorsque la résection s'est faite avec les ciseaux, que lorsqu'elle s'est faite avec le bistouri. M. Bell raconte qu'ayant fait dans une même opération, l'une des incisions avec le bistouri, & l'autre avec les ciseaux; la seconde, suivant le rapport du malade, fut celle qui causa le moins de douleur; peut-être n'en jugea-t-il ainsi que parce que le coup de ciseaux prit moins de tems que celui de bistouri; l'on n'apperçut d'ailleurs, ni plus d'enflure, ni plus d'inflammation d'un côté que de l'autre à la suite de l'opération. Nous ne prétendons pas conclure de-là, qu'il vaille mieux employer des ciseaux qu'un bistouri pour faire cette résection; mais seulement qu'il n'y a pas un aussi grand avantage qu'on a paru le croire à se servir de l'un de ces instrumens plutôt que de l'autre, si tant est qu'il y en ait aucun. Les ciseaux qu'on emploieroit pour cet objet devroient être très-forts, très-polis & parfaitement bien faits à tous égards.

Quant à l'espèce d'aiguille ou d'épingle, qu'on doit employer pour faire la suture (car on a recommandé l'une & l'autre forme), elles peuvent être d'or, d'argent, de cuivre étamé ou d'acier. Les premières sont les plus généralement admises. Elles doivent être cylindriques, avec une pointe plus large, applatie, tranchante sur les côtés, afin qu'elles puissent couper en perçant, & pénétrer plus aisément les parties. *Voyez les Planches.*

On a quelquefois recommandé de couper les pointes des aiguilles avec de petites tenailles incisives, après les avoir introduites & placé la ligature, pour que ces pointes ne blessent point les parties voisines; mais cette précaution seroit plus nuisible qu'utile, à cause de l'ébranlement que l'on pourroit causer dans la plaie par l'effort nécessaire pour couper les aiguilles, qui d'ailleurs devenues inégales dans l'endroit de la section, irriteroient & déchireroient par leurs aspérités, les parties qui s'y trouveroient exposées quand il s'agiroit de les retirer.

Quelques personnes, pour parer à ces inconvéniens, ont imaginé de faire fabriquer des aiguilles d'or ou d'argent avec une pointe d'acier mobile, qu'on ôte quand l'aiguille est placée. *Voyez les Planches.*

M. Petit a conseillé, préférablement à toute autre, des aiguilles de cuivre étamé, menues & flexibles, qui, en se courbant dans la plaie, paroissent faciliter le rapprochement exact des parties; on s'en est servi pendant quelque tems, mais on a renoncé à leur usage, les aiguilles droites & inflexibles ayant sur elles l'avantage de mieux retenir & fixer la ligature.

Nous avons recommandé de passer les aiguilles de manière qu'elles pénètrent à-peu-près jusqu'à la surface intérieure de la lèvre. L'Opérateur doit être particulièrement attentif à cette circonstance; car, outre que les aiguilles ne seroient pas retenues aussi solidement si elles comprenoient une moins grande épaisseur de chairs, il demeureroit, après la cicatrisation, une rainure au-dedans de la lèvre, qui pourroit devenir incommode par les petites parcelles d'alimens qui s'y logeroient. Mais une raison plus importante d'y prendre garde, c'est l'hémorrhagie qui peut être la conséquence d'un manque d'attention à cet égard. Pour l'ordinaire l'écoulement du sang cesse bientôt après qu'on a rapproché, par la suture, les bords de la plaie, si les aiguilles ont été placées comme il convient; mais si on ne les a pas fait entrer assez profondément, les parties postérieures n'étant pas serrées l'une contre l'autre, le sang peut continuer à couler dans la bouche, & donner beaucoup d'embarras au Chirurgien; on lit même dans le Mémoire de M. Louis, que nous avons cité, l'histoire d'un cas où le malade périt en conséquence d'un pareil accident. On conseilloit toujours aux personnes qui avoient subit cette opération, d'avaler leur salive, même quoique mêlée de sang, pour ne pas déranger l'appareil de la plaie, en voulant s'en débarrasser autrement. Dans le cas dont il s'agit, le malade qui avoit été opéré pour un cancer qu'il avoit à la lèvre, avala, comme on lui avoit prescrit de le faire, son sang qui couloit avec une telle abondance, qu'il en mourut. L'ouverture du cadavre fit voir l'estomac & les intestins grêles pleins de sang. « Ce » cas déplorable, dit l'illustre Auteur qui le ra-

» conte, méritoit d'être rapporté pour l'instruction publique, afin de réveiller l'attention des Chirurgiens dans toutes les occasions, où à la suite d'une opération quelconque, on pourroit craindre un écoulement de sang dans l'intérieur de la bouche. Platner est le seul Auteur que je sache avoir prévu ce danger. Le sang qui coule des bords de la division, s'arrête de lui-même, dit-il, après qu'ils ont été rapprochés & cousus; mais il faut prendre garde que le malade ne l'avale, ce qui pourroit l'exciter à vomir ou l'étouffer; c'est pourquoi il faut qu'il ait la tête élevée pour que le sang puisse couler en dehors, ce qu'il est principalement à propos d'observer à l'égard des enfans. »

Après avoir décrit le procédé de l'opération du Bec-de-lièvre, tel qu'il est admis par la généralité des Praticiens, & donné, à cet égard, tous les détails qui nous ont paru être de quelque importance, il nous reste à faire connoître la méthode adoptée par M. Louis. Nous avons déjà exposé son opinion sur différens points particuliers de cette opération, nous n'avons plus qu'à écrire les moyens qu'il emploie pour réunir les bords de la plaie, & suppléer à la suture entortillée.

Différens Auteurs, comme nous l'avons dit ci-dessus, ont imaginé des bandages propres à soutenir les parties de la lèvre divisée, & à diminuer l'effort qu'elles font sur les aiguilles destinées à les réunir. Franco & Quesnay en particulier, en ont décrit deux espèces qu'on a regardées comme très-propres à remplir ce but, & l'on s'est même servi de ces moyens, non-seulement comme auxiliaires, mais encore quelquefois comme curatifs, lorsqu'on ne pouvoit pas se servir d'aiguilles. M. Louis préfère à ces bandages trop compliqués & d'un effet trop peu sûr, une simple bande de toile d'un pouce de largeur & de trois aunes de long, roulée à deux globes inégaux. Il commence l'application du corps de cette bande sur le milieu du front; il déroule les deux globes de devant en arrière, au-dessus des oreilles, entre la partie supérieure du cartilage & le crâne, pour être croisés à la nuque, puis ramenés en avant. L'Aide qui soutient la tête & qui pousse les joues en devant, lève le bout des doigts, auxquels on substitue, de chaque côté, une compresse assez épaisse, que la bande couvre, & pousse de derrière en devant, ce qui fait constamment l'office des doigts de l'Aide, qui continue de soutenir l'appareil jusqu'à ce qu'il soit appliqué complettement. Par les dimensions qui ont été prises avant l'opération, & sur la tête même du malade, quand on est parvenu aux bords de la plaie, on trouve deux fentes à l'une des portions de la bande; on déroule tout-à-fait l'autre globe qui est le plus petit; le reste de la bande y est fendu jusqu'à son extrémité. On passe ces deux chefs d'un des bouts de la bande dans les boutonnières qui correspondent à la plaie; on agence deux petites compresses unissantes aux parties latérales de la division; & en serrant modérément les chefs entrecroisés, on réunit la plaie. La bande repasse sous les oreilles pour être conduite à la nuque, où elle est croisée pour la seconde fois; on revient en devant par-dessus les oreilles; le chef déroulé & fendu se trouve employé, & du globe qui reste on achève en faisant des circulaires autour de la tête. Pour assujettir ce bandage on met une bandelette qui du front passe sur la suture sagittale, & s'attache aux circonvolutions de la bande par ses deux extrémités avec des épingles. Une seconde bandelette croise celle-ci sur le sommet de la tête & est attachée par ses bouts à la bande unissante, & aux compresses placées au-dessous des arcades zygomatiques, & qui poussent les joues en avant.

Ce bandage est très-simple, & promettroit de grands avantages, lors même que son succès n'auroit pas déjà été prouvé par les cures qu'il a opérées entre les mains de son Auteur, & celles de plusieurs autres Chirurgiens qui l'ont employé à sa recommandation. Peut-être que s'il n'a pas également réussi à d'autres, c'est plutôt à la manière défectueuse dont ils s'en sont servi, qu'à un vice de la méthode même qu'ils doivent s'en prendre. Quoi qu'il en soit, il seroit bien à souhaiter que ce moyen fût assez sûr pour devenir d'un usage plus général, & que l'on pût renoncer à la suture, opération toujours désagréable & cruelle, & qui quelquefois entraîne après elle des inconvéniens qu'il étoit impossible de prévoir.

Tout ce que nous avons dit de l'opération pour le Bec-de-lièvre, s'applique également, non-seulement au traitement du cancer de la lèvre, *Voyez* CANCER, mais encore à celui d'une coupure accidentelle, ou d'un déchirement de la lèvre par quelque cause qu'il ait été produit. Nous ferons remarquer seulement, que, dans une coupure récente dont les bords ne sont pas encore enflammés, tout l'office du Chirurgien se réduit à faire sur-le-champ la suture, ou à mettre le bandage unissant. Mais lorsque la plaie est enflammée, & que la suppuration a commencé, il faut attendre que l'inflammation soit abattue; alors on pourra procéder sans crainte à la réunion des parties. Car la suppuration n'est point un obstacle à cette réunion, pourvu que les bords de la plaie n'aient point contracté de callosités.

Dans les cas de Bec-de-lièvre, où la fente affecte les os du palais, après que l'on a réuni les parties molles de la manière exposée ci-dessus, on voit, pour l'ordinaire, que les os & les autres parties séparées, tendent à se rapprocher, & que la nature corrige plus ou moins complettement ce vice de conformation. Mais cela n'arrive pas toujours, & lorsqu'il demeure dans ces parties une séparation assez considérable pour gêner la parole ou la déglutition, ou pour incommoder de quelqu'autre manière, on peut quelquefois se servir uissement d'une plaque d'or ou d'argent, exactement adaptée à la voûte du palais, & arrêtée au moyen d'un morceau d'éponge fixé à sa partie convexe, que l'on introduit dans la fente. Si l'éponge est d'une grosseur convenable, & bien sèche avant que d'être placée) elle se gonflera par l'humidité des parties voisines, ce qui suffira dans bien des cas pour la maintenir en place, & pour faciliter beaucoup la parole & la déglutition. Quelquefois cependant la forme de la fente est telle que l'on ne peut point y fixer l'éponge; c'est ce qui arrive lorsque l'ouverture est très-évasée de dedans en dehors. On a proposé pour les cas de cette nature de fixer une plaque d'or avec des ressorts de même métal, faits de manière à s'ajuster dans la cavité; mais il ne paroît pas qu'aucune invention de ce genre ait jamais eu de succès.

BELLADONA. Cette plante assez commune en différens endroits de notre pays, est généralement regardée comme un des poisons les plus actifs de toute la classe des végétaux narcotiques. Depuis un certain nombre d'années cependant elle a été employée comme médicament, extérieurement & intérieurement. L'on a beaucoup vanté son usage intérieur contre les tumeurs squirreuses & cancéreuses. Outre une qualité narcotique très-remarquable, cette plante a la propriété d'exciter puissamment toutes les sécrétions, particulièrement celles de la sueur, des urines & de la salive. On l'a employée sous la forme d'infusion faite avec les feuilles sèches, à la dose d'un scrupule dans une grande quantité d'eau, pour être prise en vingt-quatre heures. D'autres personnes ont cru que la chaleur altéroit la vertu de ce remède, & ont préféré de l'employer sous la forme de poudre faite avec les feuilles, à la dose de quelques grains.

Extérieurement on s'est servi de l'infusion des feuilles pour en faire des applications sur les cancers ulcérés; & l'on a mis des cataplasmes faits avec les feuilles fraîches sur les tumeurs rebelles & de nature à devenir cancéreuses. Il paroît, par divers faits suffisamment authentiques, qu'on l'a fait avec assez de succès pour encourager les Praticiens à ne pas rejetter ce médicament, d'autant plus précieux que les cas pour lesquels on en a conseillé l'usage résistent ordinairement à presque tous les moyens pharmaceutiques.

BELLOSTE, (Augustin) né à Paris, mort à Turin en 1630, âgé de 80 ans. Il fut Chirurgien dans l'Armée Françoise en Italie, ensuite il se fixa à Turin, où il fut Chirurgien de la mere du Roi de Sardaigne. Il fut le disciple de Paris & de Galli, qu'il loue beaucoup. Il est principalement connu dans le Public, comme possesseur du secret des pillules merveilleuses que sa famille possède encore aujourd'hui, & qu'elle continue à débiter. Les gens de l'art connoissent en lui beaucoup de littérature; & une expérience consommée dans la Chirurgie. *Le Chirurgien d'Hôpital* est l'ouvrage le plus considérable qu'il ait laissé. Ses voyages, ses relations avec les divers Savans d'Europe, & sur-tout la longue pratique qu'il a eu pendant tout le tems qu'il a rempli la place de Chirurgien-Major des Hôpitaux de notre armée en Italie, rendent cet ouvrage très-recommandable. Marchant, sur les traces de César, Magati, & de Septalius, dont on ne lisoit plus les ouvrages, Belloste a renouvellé le précepte essentiel de ne point trop réitérer le pansement des plaies. Il désapprouve aussi l'usage des *tentes*, excepté pour les plaies de la poitrine avec effusion de sang ou de pus, ou bien dans les plaies avec carie, & autres altérations aux os. Suivant le conseil de Celse, il prescrit de perforer les os dénudés de plusieurs petits trous, afin qu'ils puissent plus facilement se recouvrir de chair; il conseille la teinture d'euphorbe dans l'esprit-de-vin pour les caries étendues.

Il est Inventeur d'un procédé très-ingénieux, pour empêcher l'air d'exercer un contact nuisible sur la dure-mère, ou sur la portion du cerveau qui demeure découverte après l'opération du trépan. Cette méthode consiste à laisser une plaque de plomb sur le diamètre du cercle que décrit la couronne du trépan pendant l'opération. En y laissant deux languettes pour la prise, on la garnit dans sa surface supérieure, & on l'applique à la plaie. Les plus grands Praticiens de nos jours emploient encore cette méthode avec succès; Jean Cassius cependant dispute cette invention à Belloste & l'attribue avec raison à César Magati, qui en avoit parlé avant lui. Quoi qu'il en soit, nous aurons toujours une très-grande obligation à Belloste de l'avoir mise en vogue. Il conseille les grandes incisions, & dilatations dans les plaies d'armes à feu, & d'après les meilleurs principes. Il parut, en 1725, un ouvrage intitulé, *Suite du Chirurgien d'Hôpital*, où l'on trouve de fort bonnes choses sur les maux des yeux, les humeurs enkystées, les plaies de poitrine, & le sarcocèle. (*M. Petit-Radel.*)

BENEVOLI, (Antoine) premier Chirurgien de l'Hôpital Sainte-Marie de Florence. Il est connu par ses lettres sur deux observations, touchant le siège de la cataracte, imprimées à Florence en 1722, il donne des raisons plausibles pourquoi le siège de la maladie est toujours dans le cristallin. Pierre-Paul Lupi, & Antoine Cocchi, étoient ses antagonistes; le premier pensoit que la cataracte se forme par une membrane placée dans la chambre antérieure de l'œil; le second croyoit que le cristallin en étoit le véritable siège. Benevoli fit une dissection d'un Juge affecté de la cataracte & crut y découvrir qu'elle dépendoit de l'opacité des cristallins, sans oser cependant assurer qu'elle ne soit jamais produite par une membrane logée dans les chambres de l'humeur aqueuse.

Il a laissé un ouvrage sur les hernies & autres accidens morbifiques. Cet ouvrage écrit en Italien, contient une infinité d'observations & de remarques curieuses. Il y dit entre autres que la véritable cause des hernies consiste dans la laxité ou relâchement du mesentère qui ne soutient plus les intestins, & qu'une des premières indications de la maladie est le rétablissement du ton de cette membrane. Il parut de lui, en 1724, à Florence, une dissertation, intitulée: *Nuove propozitioni intorno alla caruncula dell'uretra detta carnosità*; on y trouve beaucoup d'érudition. Il y fait voir que ce qu'on prend ordinairement pour des caroncules, n'est rien autre que le verumontanum gonflé, dur & ulcereux; aussi est-il absolument contre les bougies corrosives, leur préférant les émollientes & adoucissantes. Il a donné encore deux observations, intitulées: *Relazioni chirurgiche istruttivi, una dell'ultima malattia del Sign. Gualberto Panciatici*; c'étoit un abcès des lombes avec carie des vertèbres, qui descendoit le long du psoas jusqu'à la cuisse *l'altra dell'ultima malattia del Sig. Dominico Comparini*; c'étoit un vomissement survenu à l'incarcération d'une portion d'intestin grêle tombée en pourriture. (*M. Petit-Radel.*)

BENJOIN, suc résineux, qui vient des Indes orientales, & paroît par ses qualités extérieures se rapprocher des baumes; il est ainsi que ces substances réputé vulnéraire, & il entre comme principal ingrédient dans la composition du baume de Commandeur. La teinture de cette substance faite à l'esprit-de-vin, blanchit par le mélange avec l'eau, & forme ainsi la liqueur nommée lait virginal, qu'on emploie comme cosmétique.

BERENGER, de Carpi, né à Carpi, dans le Duché de Modène, florissoit vers l'an 1518. Il étoit fils d'un habile Chirurgien, & reçut de son pere les premières connoissances d'un art dont il recula bientôt après lui-même les limites. Il prit ses degrés, & professa en l'Université de Bologne. Il ne s'en tint point, comme ces prédécesseurs, à la dissection des animaux; mais il osa braver la superstition de son siècle, qui défendoit la dissection des cadavres humains. Il se vante lui-même d'en avoir disséqué plus de cent, aussi ses ouvrages offrent-ils des observations précises qui ne purent jamais naître des approximations analogiques, que la dissection des animaux fournissoit à ceux qui s'en contenterent. On lui reproche d'avoir disséqué jusqu'à des Espagnols vivans, & c'est pour cela qu'on suppose qu'il fut exilé; mais le Tribunal de l'Inquisition eut été plus sévère à son égard, s'il se fût rendu coupable d'un crime qu'il reprochoit lui-même à Erasistrate sur la fin d'une rumeur vulgaire. Indépendamment des découvertes importantes qu'il a faites en Anatomie, il sera à jamais immortel par celles qu'il a faites en Chirurgie; c'est à lui que nous devons la guérison des maladies vénériennes, par les frictions mercurielles; on appliquoit, avant lui, ce procédé aux maladies cutanées, & Bérenger fut le premier qui s'en servit pour cette maladie, & à ce titre l'humanité lui est redevable d'un grand bienfait.

Il nous a laissé un Traité sur les fractures du crâne, imprimé à Bologne, en 1518, où il parle savamment des contre-coups; il y dit pour prouver l'incertitude des signes qu'on pouvoit tirer de la mastication, qu'il est des malades qui peuvent casser jusqu'à des noix, quoiqu'il y ait fracture au crâne. Il parle beaucoup de la commotion, des épanchemens, & s'élève contre les Médecins qui dédaignent l'étude de la Chirurgie. On trouve aussi beaucoup de faits de Chirurgie dans ses commentaires sur Mundini.

Carpi finit ses jours à Ferrare, où il s'étoit réfugié pour éviter le tribunal de l'Inquisition, qui l'inquiétoit à cause de la liberté avec laquelle il avoit traité l'article de la génération.

BERTRANDI, (Ambroise) Chirurgien du Roi de Sardaigne, Professeur de Chirurgie en l'Université de Turin, & Associé de l'Académie de Chirurgie de Paris, né à Turin, le 18 Octobre 1723. Après s'être rendu justement célèbre par son zèle & ses lumières, dans les différentes places qu'il a occupées dans l'Université de Turin, le Roi de Sardaigne lui fit une pension, & l'envoya se perfectionner en France; il y suivit les leçons des plus célèbres Professeurs, & principalement de M. Louis. Pendant les deux années de son séjour dans cette Capitale, il mérita le titre d'Associé de l'Académie de Chirurgie. Après avoir suivi pendant quelque tems, à Londres, la pratique des plus célèbres Chirurgiens Anglois, il revint dans sa patrie, où il occupa peu de tems la place de Chirurgien du Roi, & celle de Professeur de l'Université; il est mort à peine âgé de 43 ans.

L'ouvrage le plus considérable qu'il ait composé en Chirurgie, est un traité des Opérations écrit en Italien, & qui est traduit en François par M. Sollier de la Romillais, Médecin de la Faculté de Paris. Cet ouvrage est un exposé de ce qu'il y a de meilleur dans la pratique des anciens Chirurgiens, enrichi des observations que lui fournissoit une pratique éclairée. Le traitement des hernies est très-détaillé; on y trouve une histoire juste & succinte de la taille & des différentes méthodes des hommes les plus célèbres, avec celles de leurs succès, & de leurs dangers. Il avoit composé plusieurs autres ouvrages, sur les différentes parties de l'art, mais que la mort ne lui a point permis de faire paroître. On est redevable au D. D. Penchienati & Brugnone de ces traités, qui ont été successivement imprimés à Turin, sous le titre *Opere di Ambrosio Bertrandi Professore di di Chirurgia Prattica nella reale Università di Torino.* Ces Editeurs ont enrichi l'ouvrage de beaucoup de notes intéressantes, curieuses & très-savantes. En général, les ouvrages de Bertrandi prouvent à-la-fois, le Praticien érudit & consommé dans son Art. (*M. Petit-Radel.*)

BESICLES, fausses lunettes qu'on emploie pour redresser la vue des enfans qui louchent. On les fait d'argent, d'ivoire, d'ébene, &c. ce sont deux demi-globes voûtés en-dehors, concaves en-dedans, unis ensemble par une cloison de rubans, qui répond à la distance des deux yeux du malade; c'est-à-dire, à la largeur de la racine, & du corps du nez. *Voyez* leur application, au mot Strabisme. (*M. Petit-Radel.*)

BETTERAVE. Les feuilles de Betteraves, ou de poirée, sont d'un usage habituel parmi les Chirurgiens, pour le pansement des véficatoires, dont elles entretiennent assez bien l'écoulement. Le suc de la racine tiré par les narines, fait éternuer, & excite un écoulement abondant de mucus de la membrane pituitaire.

BETOINE. Les feuilles de cette plante sont légérement aromatiques, & un peu amères; elles sont réputées toniques: en conséquence, on les emploie dans les fomentations fortifiantes, & résolutives. On emploie le suc récent des feuilles comme un ingrédient dans la composition de l'emplâtre de Betoine, aux vertus duquel il n'a probablement pas grande part, l'herbe sèche réduite en poudre est sternutatoire.

BEURRE. Cette substance est regardée comme émolliente, & lubréfiante. On l'emploie, en conséquence, pour relâcher le vagin dans l'accouchement, pour les lavemens & les cataplasmes émolliens & maturatifs; on l'applique aussi sur les ulcères produits par un véficatoire, lorsqu'il s'y manifeste trop de rougeur & d'irritation.

On donne le nom de BEURRE DE CACAO à une huile grasse qu'on retire de ce fruit, dont la consistance est plus ferme que celle du Beurre proprement dit, & qui a la propriété de se conserver long-tems, sans devenir rance. Cette substance qui est aussi émolliente & relâchante, s'applique en liniment dans les cas d'excoriations, & de gerçures aux lèvres, ou aux mammelons, dans ceux de rhagades à l'anus; on en use de même sur les hémorrhoïdes enflammées. L'on substitue le Beurre de cacao à l'axonge, pour faire l'onguent mercuriel, lorsqu'on desire particulièrement que cet onguent n'ait pas d'odeur désagréable.

BEVERVICIUS, (Jean) vulgairement appellé Beverwic, né à Dordrecht, en 1584, mort en 1647. Ce célèbre Médecin descendoit de Vesale; il eut Vossius pour premier Instituteur, il fit ses Humanités sous Heinsius, Pierre Paaw, Rovistius, & Heurins dirigerent ses études en Médecine; il se perfectionna en France, auprès de Pineau & de Riolan à Montpellier, près de Hucher, & de Ranchin; il suivit aussi les leçons de Fonseca, de Sanctorius, & de Sylvaticus, & généralement il n'oublia dans ses voyages aucun des hommes célèbres qui florissoient alors. Sa patrie le nomma premier Médecin de la Ville; il fut successivement nommé premier Président du Conseil, Bourguemestre, Président de l'Amirauté, Administrateur des Orphelins, & Député aux Etats.

Entre les divers ouvrages qui ont honoré sa plume, on distingue son livre sur le calcul des reins & de la vessie, on y trouve un détail assez ample, & très-méthodique, de toutes les concrétions qui se forment dans les différentes parties du corps; il ne croit point qu'elles se forment pas un mucus, comme c'étoit l'opinion de son tems, mais bien par un sable qui sert de noyau à d'autres qui viennent s'y apposer. Il remarque, avec beaucoup de raison, que les petits grains sableux, que rendent certaines personnes, ne sont pas toujours un indice qu'elles ont la pierre. Il indique les diverses méthodes qu'on employoit dans son siècle pour extraire la pierre, & paroît préférer celle de Celse; il ne croyoit pas aux vessies doubles. Un homme aussi éclairé que lui ne pouvoit qu'adopter la circulation du sang, aussi bien loin de s'élever contre cette opinion, il s'appliqua à en tirer des conséquences théoriques & pratiques. Son traité de Chirurgie est écrit en Allemand; on y trouve un corps de doctrine sur les tumeurs, les plaies, les luxations & les fractures. (*M. Petit-Radel.*)

BIERE, liqueur qui résulte de la fermentation spiritueuse qu'on fait subir à une décoction de grains, d'orge particulièrement, & imprégnée de la saveur amère du houblon. Elle est résolutive, antiseptique & anticalculeuse, à raison de la grande quantité d'air fixe qu'elle contient. *Voyez* ce que nous en avons dit à l'article AIR FIXE.

BISTORTE. La racine de cette plante est un des astringens végétaux les plus forts que nous connoissions. On l'emploie avec succès dans toute espèce de relâchement; dans les hémorrhagies, pertes, écoulemens, qui dépendent d'une cause de cette nature, dans les cas de chûte de l'anus, hernie, &c. ainsi que pour raffermir les gencives, & les dents ébranlées. On l'administre extérieurement sous la forme de décoction; intérieurement on la donne aussi en poudre depuis quelques grains, jusqu'à une drachme.

BISTOURI. Instrument en forme de petit couteau, destiné à faire des incisions, c'est après la lancette celui de tous, dont l'usage est le plus fréquent. On distingue deux parties à cet instrument, la lame & le manche; la lame doit être d'un bon acier bien trempé, elle a communément deux pouces de tranchant, & les autres parties lui sont proportionnées. Les proportions des parties peuvent cependant varier suivant les cas particuliers, & suivant l'idée de l'opérateur qui en dirige la fabrication.

Le bistouri est tantôt droit, & tantôt courbe, l'on se sert rarement de ceux de la première espèce ; le tranchant de la lame, dans ceux qui sont les plus usités, suit ordinairement une ligne courbe, le plus souvent il est sur le côté convexe de la lame ; c'est ainsi que sont construits les bistouris dont on se sert pour faire les incisions, les débridemens, l'extirpation d'un cancer, l'opération de la taille, &c. Quelquefois cependant le tranchant doit suivre une ligne concave sur le côté de la lame, comme cela se pratique pour le Bistouri herniaire. La lame de celui-ci doit être plus longue, que celles des Bistouris ordinaires, fort étroite, toute droite dans la plus grande partie de sa longueur, & légèrement courbée vers son extrémité, qui est tout-à-fait mousse ; le tranchant est sur le côté où est la concavité. On se sert de cet instrument pour faire la dilatation de l'étranglement dans les cas de hernies, pour ouvrir les sinus de toute espèce, & pour l'opération de la fistule à l'anus. *Voyez les Planches.*

BLANC (Nicolas le) de Pontoise, célèbre Chirurgien-Lytotomiste de ce siècle, premier Chirurgien de l'Hôtel-Dieu d'Orléans, Membre de plusieurs Adadémies. Nous lui devons sinon peut-être la découverte, au moins la pratique & la perfection de la théorie, par laquelle on évite d'inciser les anneaux du bas-ventre, dans le traitement des hernies. Il a imaginé un instrument qu'il nomme Dilatatoire, au moyen duquel, par une dilatation graduée, le hernie rentre. Sa méthode a essuyé des critiques, mais elle a compté, parmi ses défenseurs, Lieutaud, le Cat, Maret, Hoin, & plusieurs autres Praticiens connus, a obtenu les suffrages de l'Académie de Chirurgie. (*M. Petit-Radel.*)

BLANC DE BALEINE. On donne ce nom à une graisse animale d'une nature particulière, que l'on tire en grande abondance de la tête du Cachalot. Cette substance très-onctueuse est aussi très-émolliente & adoucissante, & comme telle on la joint très-avantageusement aux onguens destinés à relâcher & adoucir les parties où il y a beaucoup d'irritation. *Voyez* CERAT.

BLANC D'ŒUF. On applique avec succès le blanc d'Œuf seul, ou mêlé avec le bol d'Arménie, ou avec quelqu'autre substance semblable, sur les excoriations légères de la peau occasionnées par le frottement ; battu avec l'esprit-de-vin, il est utile pour celles qui résultent d'une longue résidence sur le dos dans le lit. Battu avec de l'alun, il forme un bon topique pour les maux d'yeux avec larmoyement, & même pour ceux qui sont accompagnés d'inflammation, après qu'on a employé les moyens propres à modérer ce symptôme. *Voyez* ALUN.

BLEGNY, Chirurgien de Paris. Il étoit clerc de Saint-Côme lorsqu'il épousa une sage-femme ; ces deux prérogatives lui parurent suffisantes pour exercer la Chirurgie, pour écrire sur cet Art, & même pour critiquer amèrement les grands hommes, qui en avoient reculé les limites par leur expérience & leurs découvertes. A force d'intrigues, il obtint le titre de Médecin-artiste du Roi, pour la vérification des nouvelles découvertes, ce qui lui donna occasion de composer un journal sur cette matière, qui fut interdit cinq ans après. Il rédigea ensuite conjointement avec Gautier, Médecin à Amsterdam, le Mercure savant. Il fut enfermé huit ans, par ordre du Roi, pour avoir tenu un lieu de débauche sous le nom d'Hôpital, à Pincourt, & il mourut à Avignon quelques tems après son élargissement.

Il a fait un Traité sur les Hernies que l'on estime assez. Il a aussi composé un ouvrage, intitulé : la Doctrine des rapports selon les nouvelles ordonnances en 1684. Cet ouvrage est utile, en ce qu'il contient les diverses formules qu'on emploie pour faire des rapports en justice, civile & criminelle.

BLESSURE. Affection d'une partie du corps quelconque compliquée de lésion des tégumens, & causée par quelque violence extérieure. *V.* Plaie.

BOHN, (Jean) né à Leipsick, en 1640, mort en 1718. Il a beaucoup voyagé en Danemarck, en Hollande, en Angleterre, en France, en Suisse, & en Italie. Le but de ses voyages, fut de s'instruire à l'école des hommes les plus célèbres de son siècle, & lui-même mérita bientôt de voir son nom associé à ceux qui ont le plus honoré la Médecine & la Chirurgie. Il fut constamment Praticien assidu, en même-tems que Professeur & Ecrivain célèbre. *Veri amans & in judiciis severior*, ainsi que s'exprime sur lui Haller, juste Appréciateur des grands Hommes en notre Art. On distingue parmi les ouvrages de Bohn, le traité de *Renuntiatione vulnerum.* Ce Traité est digne d'un grand Maître tel que Bohn. Il s'est appliqué à rechercher précisément les plaies mortelles par elles-mêmes, & celles qui ne le sont pas. Il les a distinguées en celles qui sont absolument mortelles, celles qui le sont de leur nature, mais que l'art peut guérir, & en celles qui le sont accidentellement. Il en a beaucoup diminué le nombre ; il remarque, & appuie ses assertions par plusieurs exemples, qui tendent à prouver que, dans un corps mal-sain, la moindre blessure peut devenir mortelle, tandis que dans un sujet qui jouit d'un bon tempérament, les blessures les plus mortelles, en apparence, n'ont aucune suite fâcheuse. Un pareil jugement ne peut être porté, que par un homme qui a beaucoup de connoissance, & un grand fond d'observations ; aussi notre Auteur ne vouloit-il pas qu'on laissât indifféremment à tous le pouvoir de juger sur la léthalité des plaies. Nous avons encore de Bohn un ouvrage, intitulé : *La Chirurgie universelle.* Il a paru après sa mort. Il a laissé enfin plusieurs dissertations sur le polype des narines ; sur le trépan, les acccidens de la saignée, & l'avortement. (*M.* PETIT-RADEL.)

BOITEUX. Celui qui, à cause d'une foiblesse, ou de quelqu'autre affection des extrémités inférieures, ne peut marcher sans incliner son corps plus d'un côté que de l'autre. *Voyez* CLAUDICATION.

BOLS. On donne le nom de Bols à certaines terres argilleuses, plus friables que l'argille, proprement dite, & qui sont grasses & onctueuses au toucher. On les regarde comme propres à dessécher, & à émousser l'acrimonie. On les triture avec le blanc d'œuf, pour les appliquer sur les excoriations récentes de la peau.

BORAX. Sel neutre formé par la combinaison de l'alkali fixe minéral, avec un acide particulier. On a recommandé la solution de ce sel en forme de collyre, pour effacer les taches de la cornée, on en dissout pour cet effet un demi-gros, ou davantage, avec un peu de sucre, dans une once d'eau rose. Nous ne pouvons pas dire jusqu'à quel point on doit compter sur l'efficacité du Borax dans cette intention ; mais nous pouvons garantir, par notre expérience, celle qu'on lui a attribuée, d'être un excellent détersif pour les aphtes de la bouche. On peut en dissoudre pour cet effet deux gros, plus ou moins, dans une livre d'eau, avec une quantité suffisante de miel. On le triture aussi simplement avec le miel, & on l'applique avec le bout du doigt sur le palais & les gencives des enfans affectés de cette maladie.

BOSSE *Gibber.* Difformité des parties osseuses qui composent la poitrine, laquelle leur fait faire une saillie contre nature. Les Bosses sont plus ou moins considérables, les unes sont formées par la courbure de l'épine du dos, & la partie postérieure des côtes, les autres par les omoplattes. Elles sont naturelles ou accidentelles ; les premières viennent de naissance, & ont pour l'ordinaire leur cause dans un virus scrophuleux, rachytique, ou vénérien ; les secondes naissent le plus souvent d'une situation vicieuse que l'on s'accoutume à tenir, & qui fait qu'à la fin les parties osseuses, habituées à être pliées dans un même sens, s'y durcissent, & ne peuvent plus se courber dans un sens opposé. Les personnes de cabinet, les paysans accoutumés à bêcher la terre, où à soigner & cultiver les vignes ; enfin tous ceux en qui on remarque une certaine inclinaison habituelle, sont les plus sujets à cette maladie. Mais l'épine, & les omoplattes ne sont pas les seules parties qui puissent occasionner la Bosse, le sternum, les côtes, les clavicules, & les os du bassin peuvent aussi y donner lieu. Haller en rapporte un exemple remarquable dans sa Pathologie. Il n'est même pas rare de trouver des personnes qui ont une Bosse pardevant & une autre par-derrière. On devine aisément que ces maladies sont incurables, ce n'est pourtant pas qu'on ait proposé des remèdes ; mais pas un n'a eu encore l'effet qu'on en attendoit, si on en excepte une machine ingénieuse, inventée par M. le Vacher, aujourd'hui premier Chirurgien du Duc de Parme, & qu'il présenta, en 1764, à la séance publique de l'Académie royale de Chirurgie, où elle fut reçue avec beaucoup d'applaudissemens. Son usage principal est de guérir la courbure de l'épine, dans les personnes rachytiques ; elle est décrite dans le quatrième volume des Mémoires de l'Académie de Chirurgie & dans le précis de Chirurgie-pratique de M. Portal. Tout ce que nous savons, & pouvons assurer avec certitude, c'est que M. le Vacher, avant son départ, l'a employée avec beaucoup de succès sur plusieurs jeunes personnes de l'un & de l'autre sexe. L'amitié dont il vouloit bien nous honorer, nous a mis à même de suivre chez lui la cure de plusieurs sujets, & c'est avec la plus douce satisfaction, que nous rendons aussi hommage à la vérité, & justice à la supériorité de sa machine. M. le Vacher de la Feutrie, Docteur Régent de la Faculté, a publié, en 1772, un savant Traité du Rachytis, où il donne une ample description de la machine de M. le Vacher, son frere, avec les changemens & corrections qu'il y a faits. On peut consulter cet ouvrage qu'on ne lira sûrement pas sans fruit. *Extrait du Dictionnaire portatif de Chirurgie.* (*M.* PETIT-RADEL.)

BOSSE. Se dit aussi d'une légère tumeur qui arrive à la tête principalement après un coup ou une chûte. Elle est l'effet de ces accidens, le signe de la contusion, & n'est formée de même que par du sang extravasé : aussi les remèdes sont-ils les mêmes que ceux de la contusion.

Le célèbre M. Petit avoit fait de l'article des Bosses à la tête, un Mémoire qu'il a lu à l'Académie Royale de Chirurgie, & qu'il avoit divisé en deux parties. On en peut voir l'extrait dans le premier volume du Mercure de Décembre 1742, & dans ses Œuvres posthumes, tom. I, pag. 57, avec une partie de ce Mémoire. (PETIT-RADEL.)

BOTHRION. Βοθρίον. *Fossula annulus.* C'est une ulcération de la cornée que l'on peut regarder comme une variation de l'argema, *Voyez ce mot.* Il se présente sous la forme d'une excavation anguleuse, qui peut contenir la tête d'une grosse épingle, & qui creusant toujours, peut enfin donner lieu au staphylome. Les Auteurs reconnoissent encore d'autres espèces d'ulcères ; & il les désignent sous les noms de *Gerontoxum*, d'*Epicauma*, d'*Encauma*, de *Cœloma*, d'*Elcidium.* Mais toutes ces dénominations n'offrent qu'une seule & même maladie dont le traitement est un & uniquement établi d'après les circonstances. Cette ulcération est toujours la suite des plaies, des contusions, des phlictaines, des pustules varioliques, ou des inflammations qui arrivent spontanément sur la cornée.

S'il y a inflammation, que l'œil pleure beaucoup, il faut saigner & en venir aussi-tôt aux purgations répétées, & ensuite aux topiques mondicatifs. La pierre divine de Saint Yves, qu'on fait fondre à la dose d'un demi-scrupule dans six onces d'eau d'euphraise, & une once d'eau-de-vie, forme un collyre éprouvé dans ces sortes d'ulcération, & dont on peut faire usage en lotion plusieurs fois dans la journée, si l'inflammation n'est point trop vive; sinon l'on a recours à l'eau de guimauve, à la solution de gomme arabique, au lait. Quand l'inflammation est passée, on en vient aux collyres secs, qui ont toujours plus d'efficacité; on les fait avec le sucre candi, la racine d'iris, l'aloës & l'os de sèche qu'on réduit en poudre très-subtile, & dont on souffle à différentes fois sur l'ulcère, au moyen d'un chalumeau. (*M. Petit-Radel.*)

BOTTINE. *Ocrea.* Personne n'ignore que les enfans sont fort sujets à différens vices de conformation aux extrémités inférieures. Les uns ont les cuisses & les genoux en-dehors, les autres en-devant, d'autres en-dedans: il y en a qui ont des courbures le long des os des jambes; plusieurs enfin ont les piés déjetés en-dehors ou en-dedans. Ces défectuosités occasionnent une marche pénible & très-désagréable à la vue. On se sert pour redresser, autant qu'il est possible, les os, de machines appellées Bottines, dont on fait plusieurs espèces. Les premières sont celles qui ne conviennent qu'aux enfans du premier âge, ou à ceux dont la courbure commence à se manifester. La seconde espèce de Bottines, est celles qu'on appelle ordinaires, & dont on se sert le plus communément; quoique, comme le dit très-bien M. Sue, elles ne soient peut-être pas les meilleures. La troisième espèce de Bottines, appellées composées, sert pour la courbure des os de la jambe, & pour le pied tourné en-dedans & en-dehors. Nous renvoyons, pour la description de ces trois espèces de Bottines, au Traité de M. Sue, sur les Bandages. *Extrait du Dictionnaire Portatif de Chirurgie.* (*M. Petit-Radel.*)

BOUCHE. C'est le nom qu'on donne à une partie de la face composée des lèvres, des gencives, du dedans des joues & du palais. La luette, les dents, les amygdales, les parotides, les glandes sublinguales & maxillaires sont aussi regardées comme appartenant à la bouche. Toutes ces parties sont sujettes à des maladies qui demandent l'Art du Chirurgien, & dont nous traiterons à leurs articles particuliers.

BOUES. Celles de Bourbon, de Barèges, de Balaruc, & de Saint-Amand, sont souvent recommandées en Chirurgie. Leur usage est de fortifier les membres qui ont été luxés ou fracturés, & après la réduction desquels il reste de petites douleurs, de l'atonie ou de l'engourdissement. On s'en est servi quelquefois aussi pour dissiper des tumeurs indolentes & scrophuleuses. On a beaucoup vanté leur application pour les foiblesses des membres, les gonflemens des jointures, les rétractions des tendons & des nerfs à la suite des grandes blessures. Leur effet est analogue, mais inférieur, à ce qu'il paroît, à celui des bains d'eaux thermales, & sur-tout à celui des douches.

Dans un Mémoire que M. Morand donna à l'Académie des Sciences, en 1743, sur les eaux minérales & les Boues de Saint-Amand en Flandre, il a traité des vertus de ces Boues, dans les cas dont nous venons de parler; & il prétend que ces vertus leur viennent essentiellement du bitume & du soufre fourni par le charbon de terre dont le pays abonde. Il imagina de faire des boues artificielles avec du charbon de terre, & de l'eau mêlés ensemble à la consistance des Boues minérales; il en donna la recette à plusieurs Chirurgiens, en les priant de les substituer au Boues de Saint-Amand; & il eut, dit-on, la satisfaction d'en voir le succès à Lille & à Paris, dans plusieurs cas assez difficiles, où les Boues étoient indiquées.

Cette idée le conduisit à une autre qui est fondée sur une analogie raisonnable. « Les Boues sulfureuses, dit-il, sont bonnes pour résoudre & » amollir; dans les cas où il en faudroit de ferrugineuses pour resserrer & fortifier, je suis convaincu que nous en avons d'excellentes à Paris; » on n'a qu'à lever les pavés des rues aux bords » des ruisseaux, l'on trouvera abondamment, sous » ces pavés, des boues noires chargées d'un fer » très-affiné, que les pieds des chevaux & les » roues des voitures laissent dans les rues. Cette » conjecture s'est trouvé confirmée par une observation de M. Malaval, qui nous a donné l'histoire d'une tumeur au genou que la malade portoit depuis un an & demi, & dont le volume » étoit tel, que le genou étoit une fois aussi gros » que dans l'état naturel. Après avoir essayé sur » le mal tout ce que l'Art peut indiquer de meilleur en topiques émolliens & résolutifs, aidés » des remèdes internes convenables, il conseilla » d'y appliquer de la terre noire que les paveurs » tirent de dessous les pavés près des ruisseaux » des rues, & en assez peu de tems la malade fut » guérie. M. Malaval ajouta qu'il s'étoit servi avec » grand succès du même remède sur les entorses. » (1). Mais malgré la haute opinion que M. Morand avoit conçue de ces Boues artificielles, opinion qu'il avoit communiquée à quelques-uns de ces Collègues, il ne paroît pas que leur réputation se soit soutenue, du moins il n'est venu à notre connoissance aucun fait d'où nous puissions l'inférer.

(1) Mémoires de l'Académie Royale de Chirurgie, tom. III.

BOUGIE. Petite verge, formée en façon de cierge, ou simplement cylindrique, & qui doit être faite de quelque substance qui joigne un certain degré de souplesse à une assez grande solidité. Le principal usage des Bougies est de rétablir la liberté du canal de l'urètre, lorsque, par quelque resserrement, accident auquel cet organe est fréquemment sujet, l'écoulement des urines se trouve gêné, ou même totalement supprimé.

Nous renvoyons à l'article URÈTRE, l'examen des différentes causes d'obstruction de ce canal, celui des maladies qui en résultent, & l'exposé des moyens que la Chirurgie a imaginés pour y porter remède. Il nous suffira de dire ici, avant que de parler de la manière d'agir des Bougies, & des effets qu'on peut en attendre, que le diamètre de l'urètre peut être diminué par une constriction organique & permanente de ses parois; par un resserrement spasmodique, par la présence de quelque excroissance contre nature dans sa cavité; enfin par une compression extérieure à ses parois. Le premier de ces cas, qui, de tous est le plus fréquent, est aussi le seul pour lequel on puisse compter sur l'effet des Bougies. Cette constriction, pour l'ordinaire, n'occupe pas une grande portion du canal. Souvent elle ressemble à un étranglement formé par une petite corde qu'on auroit passée autour de l'urètre; d'autres fois cependant les membranes qui forment l'urètre, sont gonflées & épaissies d'une manière irrégulière dans une étendue beaucoup plus grande. La partie de l'urètre, nommée bulbeuse par les Anatomistes, est plus sujette que toute autre à être affectée par des resserremens de cette nature. Cette maladie peu grave & même très-peu incommode dans son principe, peut, à la longue, devenir extrêmement fâcheuse, & entraîner les plus funestes conséquences; aussi, le traitement de ces affections, par les Bougies, doit-il être regardé suivant M. Hunter (1), comme une des plus importantes découvertes que la Chirurgie ait faites depuis trente ou quarante ans. Avant cette époque, les Bougies n'étoient autre chose que des baguettes de plomb, ou des petites Bougies de cire filées; & quoique l'on connût déjà la manière d'en fabriquer de plus convenables, on ne savoit ni donner à celles-ci la préférence qu'elles méritoient, ni en faire l'usage qu'on a depuis appris à en faire.

Daran est le premier qui ait perfectionné les Bougies, & qui en ait rendu l'usage général. Il a écrit *ex professo*, sur les maladies qu'elles peuvent guérir, de même que sur la manière de les préparer; mais il a mêlé tant de choses absurdes & ridicules dans ses descriptions des maladies qui peuvent se guérir par ce genre de remèdes, & dans ce qu'il a dit sur la manière de s'en servir, ainsi que sur la composition & les vertus de ses Bougies qu'on a de la peine à lire son ouvrage. Ses exagérations cependant n'ont pas peu contribué à rendre l'usage des Bougies plus universel que n'eût fait un exposé fidèle & mieux raisonné de leurs effets, lequel auroit moins frappé la multitude, & par-là même auroit répandu cette pratique d'une manière beaucoup moins rapide.

(1) Traité des Maladies Vénériennes par Jean Hunter.

Manière d'opérer des Bougies.

La guérison des rétrecissemens de l'urètre, que nous avons décrits tout-à-l'heure, s'opère de deux manières au moyen des Bougies, en dilatant méchaniquement la portion rétrecie du canal, & en la détruisant par l'effet d'une ulcération qu'excite une forte compression. La simple dilatation ne peut guères être considérée que comme un traitement palliatif; car quoique, par ce moyen, l'on puisse élargir le passage pour donner une libre issue à l'urine, les parties auparavant resserrées conserveront la même disposition à se contracter de nouveau, & tôt ou tard la maladie reprendra le dessus, à moins qu'on ne persiste dans l'usage de la Bougie, & qu'on ne l'introduise de tems en tems pour maintenir le diamètre du canal tel qu'il doit être. Mais lorsqu'en vertu de la compression que cause la Bougie sur la partie étranglée du canal, on y détermine un degré d'ulcération capable de la détruire, on peut obtenir une guérison complette; malheureusement dans la pratique ordinaire on n'est pas toujours maître de produire cet effet; à moins qu'à l'usage des Bougies, on ne joigne d'autres moyens, comme nous le verrons à l'article URÈTRE.

Cette opinion sur la manière d'agir de ce remède, qui est celle de M. Hunter, n'est pas cependant la plus généralement admise. On croit communément avec Daran & avec Sharp, que les Bougies agissent en vertu de quelque qualité fondante & suppurative; bien des gens imaginent encore que telle ou telle composition particulière rend les Bougies plus ou moins propres à opérer cet effet; & comme pendant longtems, & même jusqu'à aujourd'hui, on a tenu secrettes la plupart de ces compositions, chaque Praticien obtenant avec les Bougies, dont il faisoit usage les mêmes effets à-peu-près qu'on attribuoit aux Bougies les plus vantées, chacun d'eux a cru avoir découvert le secret de celles-ci, sans se douter qu'il auroit également réussi en se servant d'une substance quelconque de la même forme & de la même consistance. C'est, néanmoins ce dont il est aisé de se convaincre par quelques réflexions qui se présentent très-naturellement à l'esprit. Car, quelle que soit la nature de l'obstacle, qui occasionne la rétention d'urine, si l'on veut le faire tomber en suppuration, on ne peut imaginer qu'il suffise de le mettre en contact avec des substances aussi peu irritantes par leur nature que celles dont sont faites la plupart des Bougies; celles même dans la composition desquelles il entre des escarotiques, assez doux pour ne pas détruire dans toute son étendue, la membrane interne du canal, ne sauroient avoir de prise sur les parties resserrées de cette membrane, & encore moins sur les carnosités, verrues, &c., qu'on suppose ordinairement être la cause de la plupart de ces obstructions. *Voyez* CARNOSITÉ. Nous savons qu'en d'autres parties du corps, de pareilles excroissances ne se détruisent pas par la suppuration qu'on cherche à exciter à leur surface, & nous ne pouvons supposer qu'il y ait, à cet égard, une grande différence entre ce qui a lieu dans l'urètre, & ce qui se passe en d'autres parties du corps. Et si les Bougies étoient, par leur nature, assez caustiques pour détruire ces excroissances, il seroit impossible de les introduire, & de les laisser dans l'urètre assez long-tems pour produire cet effet, sans s'exposer à faire le plus grand mal à toutes les parties de ce canal, avec lesquelles on les mettroit en contact, & à déterminer la naissance des accidens les plus graves. Cela est si vrai, que les substances les plus douces par leur nature, ont encore souvent des inconvéniens résultans de l'irritation qu'elles produisent sur ces parties. Et de quelque matière que soit faite une Bougie qui a séjourné un certain tems dans l'urètre, on ne la retire jamais qu'elle ne soit couverte de pus. Il est à présumer que c'est cette circonstance qui a fait naître l'idée, que l'effet des Bougies devoit être constamment attribué à la suppuration qu'elles excitent, tandis qu'on doit la regarder, pour l'ordinaire, comme une conséquence nécessaire de l'irritation méchanique, causée sur une membrane très-délicate, & rarement comme étant essentielle à la guérison de la maladie pour laquelle on faisoit usage de la Bougie.

C'est donc à la compression qu'on exerce au moyen de cet instrument, sur la surface interne des parties de l'urètre, dont le diamètre a été altéré par le resserrement de ses parois, qu'il faut attribuer les avantages qu'on en retire dans les obstructions de ce canal. Il est important que les Praticiens se fassent une idée juste de cette manière d'agir, pour qu'ils ne cherchent plus à imprégner leurs Bougies de substances irritantes, ou mêmes caustiques, comme cela se pratique encore quelquefois, au lieu de chercher à les faire de la substance la plus douce, comme elles devroient l'être dans tous les cas.

Composition & formation des Bougies.

Cette opinion étant admise, que les Bougies ne doivent agir que par une pression méchanique, il s'ensuit nécessairement qu'en les fabriquant, on doit faire grande attention à leur donner un degré convenable de consistance; car si elles sont trop molles, elles n'agissent pas avec avantage sur l'obstruction. D'un autre côté, lorsqu'elles sont trop dures, les substances avec lesquelles on a coutume de les faire, sont sujettes à éclater, & l'on ne peut ni les introduire, ni les garder aussi facilement, que lorsqu'elles sont d'une bonne consistance. Leur surface doit être très-lisse & polie, pour en faciliter l'introduction; enfin il faut qu'elles soient composées des substances les plus propres à ne causer dans le canal que le moins d'irritation qu'il sera possible. Voici une composition qui réussit parfaitement, pour leur donner le degré de fermeté convenable.

Prenez une demi-livre d'emplâtre Diachylon simple, trois onces de cire & six gros de bonne huile d'olives, faites fondre le diachylon très-lentement; faites aussi fondre la cire avec l'huile, dans un autre vaisseau, puis mêlez ensemble le tout; & pendant que le mélange demeure liquide, trempez-y des morceaux de vieux linge, d'un tissu fin & serré; ayez soin ensuite d'étendre l'emplâtre sur le linge aussi également que possible, avec une spatule de bois; si l'emplâtre est suffisamment chaud, la toile n'en retiendra pas plus qu'il ne sera nécessaire; mais comme des bulles d'air peuvent occasionner des inégalités à sa surface, on se servira d'une spatule chaude, pour les faire disparoître, & l'on aura soin de rendre l'emplâtre très-lisse.

La cire & l'huile qu'on emploie dans cette composition donnent au diachylon, un degré de ténacité & de souplesse, qui l'empêche de se fendre, comme cela lui arrive quand on le garde long-tems. D'ailleurs on peut donner un poli plus parfait aux Bougies faites avec un emplâtre où il entre de la cire, qu'à celles qui sont faites de tout autres ingrédiens. M. Hunter conseille de les faire simplement avec un mélange d'huile, de cire, & de litharge, dans la proportion de trois livres de la première, pour une livre de la seconde & une livre & demie de la dernière. On fait bouillir ces trois ingrédiens sur un feu doux pendant six heures.

Après qu'on a étendu l'emplâtre sur le linge, avec les précautions que nous avons indiquées, on peut, dès qu'il est refroidi, en fabriquer des Bougies. On commence par couper la toile en autant de bandelettes qu'on veut en faire, & la meilleure manière de la couper, est de se servir d'un couteau bien tranchant, conduit par une règle. Les bandelettes doivent avoir de neuf à onze pouces de long ; & comme les Bougies doivent être plus minces à l'extrémité qui entre dans le canal, on fera attention à cette circonstance en coupant les bandes qui serviront à les former. L'épaisseur de la toile, & celle de l'emplâtre qui la recouvre, doivent jusqu'à un certain point déterminer la largeur de ces bandes. Mais, lorsque la toile a la finesse convenable, & qu'on y a étendu l'emplâtre avec soin, une bande de sept à huit lignes de largeur doit former une Bougie de grosseur médiocre. On donne une largeur proportionnée à la partie qui formera la pointe, & l'on se procure des Bougies adaptées à toute espèce de cas, en rétrecissant plus ou moins la bandelette de toile à un ou deux pouces de l'extrémité, ce qui vaut mieux que de les faire aller en diminuant d'une extrémité à l'autre. Ces bandes, ainsi préparées, doivent être soigneusement roulées avec les doigts, suivant leur longueur; & afin de rendre leur surface très-unie, on les roulera fortement sur un marbre bien poli, avec un plateau de bois pareillement très-lisse, jusqu'à ce qu'on leur ait donné toute l'égalité & la fermeté nécessaire. On arrondira l'extrémité, pour en faciliter l'introduction, & on les conservera, dans cet état, ou pour l'usage.

Manière de se servir des Bougies.

Lorsqu'il se présente un de ces cas d'obstruction de l'urètre, où l'usage de cet instrument est indiqué, voici comment il faut y procéder. On choisit une Bougie proportionnée au diamètre du canal, on l'enduit d'huile fine, pour la faire glisser plus facilement ; on saisit & l'on étend la verge d'une main, de l'autre, on introduit la pointe de la Bougie dans l'urètre, & on la pousse avec précaution jusqu'à ce qu'elle rencontre l'obstacle. Si, en la poussant avec un peu plus de force, on parvient à le lui faire surmonter, le but de l'opération se trouve rempli au moins en partie ; mais si, après différentes tentatives, on ne peut pas aisément la faire passer, il faut la retirer, & employer une Bougie plus fine pour une autre tentative, qu'on ne fera pour le plutôt que le lendemain, afin de ne pas courir le danger de causer une inflammation dans le canal. Quelquefois le rétrecissement est tel, que, même après des essais réitérés, on ne peut pas y faire passer la plus petite Bougie ; cependant il faut y revenir avec patience ; en ne se rebutant point, on parviendra une fois, ou une autre, à la faire pénétrer, ce qui contribuera à rendre les essais suivans plus efficaces & plus faciles. Il n'arrive néanmoins que trop souvent, que le succès ne dépende pas uniquement de faire passer une Bougie une ou deux fois, car peut-être pourra-t-elle passer un jour & non le suivant ; & cette incertitude peut durer des semaines entières, malgré toutes les tentatives qu'on pourra faire. En général cependant on observe que son introduction devient moins difficile par gradation, & c'est une raison pour laquelle on ne doit jamais désespérer du succès.

Quelquefois, lorsque le rétrecissement est très-considérable, il survient accidentellement des spasmes qui refusent toute entrée à la Bougie, ou n'en laissent passer qu'une très-petite, quoique, dans un autre tems, une plus grosse puisse pénétrer. En pareil cas, on réussit quelquefois à faire entrer l'extrémité de la Bougie en frottant extérieurement le périnée avec une main, tandis qu'on pousse la Bougie de l'autre. D'autres fois on en vient à bout, en laissant quelque-tems la pointe de la Bougie, tout auprès du rétrecissement, & en la poussant ensuite ; c'est une méthode qui a un succès si marqué dans nombre de cas, qu'on doit toujours la tenter lorsque la Bougie ne passe pas, ou lorsqu'elle ne passe que de tems à autre.

Il n'est pas toujours facile, quand le passage est très-étroit, de déterminer si la Bougie y a pénétré, sur-tout, lorsqu'elle est très-fine ; car souvent on peut croire qu'elle est entrée dans cette partie du canal, lorsqu'elle n'a fait que se courber au-dessus. Pour ne pas tomber dans cette erreur, le Chirurgien, après avoir reconnu au moyen d'une Bougie ordinaire, l'endroit où est le resserrement, en introduira une plus petite, qu'il poussera doucement, & sans persévérer trop long-tems, contre l'ostacle. Si la Bougie paroît avoir gagné du terrein, il suffira de la lâcher, pour juger s'il n'y a point de méprise, car si elle n'a fait que se plier, elle reculera en vertu de son élasticité, si elle ne recule pas, on peut être sûr qu'elle a pénétré ; mais il peut arriver aussi qu'elle plie après avoir commencé à franchir l'obstacle. Pour s'en assurer, il faut retirer la Bougie, & en examiner la pointe ; si elle est émoussée, on peut être sûr qu'elle n'a pas pénétré du tout, mais si elle est applatie, ou si elle porte la marque d'une impression circulaire ou longitudinale, on peut être assuré qu'elle a passé aussi loin que ces marques s'étendent. Il est alors nécessaire d'en introduire une autre, exactement de la même grosseur, & de l'y laisser aussi long-tems que le malade peut le supporter.

Le tems que chaque Bougie doit rester dans le canal, sera déterminé par les sensations du malade ; car elle ne devroit jamais causer beaucoup de douleur s'il est possible. Si le malade souffre beaucoup lorsqu'on l'introduit, il ne faut pas la laisser au-delà de cinq à dix minutes ; à chaque application, il faudra prolonger par degrés le tems de son séjour. On voit des malades à qui il faut plusieurs jours, & même des semaines entières, avant que de pouvoir s'accoutumer à supporter le séjour des Bougies dans le canal, pendant quelques minutes, quoique par la suite ils puissent les souffrir pendant des heures entières, & à la fin même à-peu-près constamment & sans la moindre difficulté. Le tems le plus convenable à l'emploi des Bougies, est celui où le malade est le moins occupé; le matin par exemple, pendant qu'il est au lit, pour qu'il puisse les passer lui-même.

On se servira de Bougies plus grosses, en proportion de la facilité avec laquelle le rétrecissement se dilate, & de l'aisance avec laquelle le malade supporte la dilatation. Si les parties offrent beaucoup de résistance, ou si elles sont très-irritables, on doit aller lentement dans l'augmentation des Bougies; mais si la sensibilité des parties ne s'y refuse point, on peut passer plus rapidement à l'usage de Bougies d'une grosseur plus considérable, quoique jamais avec assez de promptitude, pour que le malade ne puisse l'endurer aisément. On doit continuer à augmenter la grosseur des Bougies, jusqu'à ce que les plus grosses passent librement; & ne pas en discontinuer l'usage, qu'après trois semaines ou un mois, ou même un peu plus long-tems, afin d'accoutumer la partie dilatée à son nouvel état, ou pour lui faire perdre, autant qu'il est possible, l'habitude de se contracter; mais, comme nous l'avons observé ci-devant, on ne peut que rarement compter sur la durée de cette guérison, si l'on ne revient de tems en tems à l'usage des moyens, par lesquels elle a été opérée.

Telle est la méthode la plus prudente & la plus sûre pour rétablir la liberté du canal de l'urètre, dans tous les cas où il n'est pas tellement obstrué, qu'on ne puisse introduire l'extrémité d'une Bougie dans l'endroit du rétrecissement. Elle n'est cependant pas généralement admise; & beaucoup de Praticiens, au lieu de procéder avec les précautions que nous venons de recommander, sont dans l'usage de pousser la Bougie avec une certaine force, pour surmonter l'obstacle, ou pour faire passer dans un endroit qui n'admettoit qu'une Bougie du plus petit diamètre, une Bougie de grosseur ordinaire. Cette pratique, qui peut avoir bien des inconvéniens, sur-tout entre les mains d'un Chirurgien, qui n'est pas très-adroit, & très-au fait de la structure des parties, est néanmoins souvent accompagnée d'un grand succès. On opère alors en déchirant la partie resserrée, ou en l'étendant de manière à lui ôter la faculté de se resserrer de nouveau, au moins pendant long-tems; mais on s'expose aussi par-là au danger de faire des fausses routes, ou de causer une violente inflammation, & d'exposer le malade à de grandes douleurs, qu'on auroit pu lui épagner en procédant d'une manière plus lente & plus circonspecte.

Nous avons dit que les Bougies peuvent aussi guérir le rétrecissement, par le moyen d'une ulcération qu'elles y déterminent. On peut employer cette méthode dans les cas où la Bougie franchit jusqu'à un certain point l'obstacle; & dans ceux où elle ne pénètre pas du tout dans le rétrecissement. Dans le premier cas, cela est moins nécessaire, puisqu'on peut porter remède au mal par une simple dilatation; cependant comme par ce moyen, on abrège le traitement en rendant aussi la guérison plus durable, d'habiles Praticiens le préfèrent à la méthode ci-dessus exposée, lorque les parties ne sont pas très-irritables.

Lorsqu'on veut mettre cette méthode en usage, on doit introduire la Bougie dans le rétrecissement aussi loin qu'il est possible, & en augmenter la grosseur aussi rapidement que le malade peut le supporter; on pourra même abréger beaucoup le traitement, en commençant par introduire, s'il est possible, une petite sonde métallique. La Bougie, par sa présence, produira une ulcération sur les parties qu'elle comprime, & les détruira ainsi graduellement. Mais quelque certaine que soit cette méthode de guérison par érosion, entre les mains d'un Praticien habile & expérimenté, les malades ont bien de la peine à s'y soumettre, à cause des douleurs qu'elle excite, quand elle est mal administrée; elle occasionne quelquefois de violens spasmes, des rétentions d'urine, & d'autres symptômes fâcheux. L'on voit, tous les jours, des malades qui n'ont pas pu être sondés, malgré les tentatives répétées de plusieurs Chirurgiens, & qui viennent à l'être avec facilité, en s'adressant à un Opérateur plus habile & plus adroit. Cela prouve combien le succès de la méthode dépend de la main qui l'exécute, & combien, en général, il importe d'user de prudence dans l'opération délicate de la Bougie.

Nous avons vu plusieurs fois, avec étonnement, M. de Sault passer une sonde d'argent de petit calibre, ou même de médiocre grosseur chez des personnes dont le canal étoit tellement obstrué par un, ou plusieurs rétrecissemens, que l'urine ne sortoit plus depuis long-tems qu'avec difficulté & goutte à goutte; lors même que l'urine ne peut plus couler du tout, il force toujours le passage de cette manière. Depuis six ans il a eu constamment à l'Hôtel-Dieu, de vingt à trente malades de ce genre, dont il a toujours commencé le traitement de cette manière. Après avoir introduit la sonde métallique, il la laisse dans le canal un ou deux jours, ou même plus long-tems sans la retirer, le malade demeurant au lit pendant tout ce tems; après quoi il l'ôte & sur-le-champ y substitue une sonde flexible de gomme élastique qu'il laisse dans l'urètre pendant huit ou dix jours, plus ou moins, suivant les circonstances; au bout de ce tems il la change, & la remplace par une pareille sonde plus grosse, qu'il laisse aussi une huitaine de jours; une troisième d'un calibre encore plus gros, lui suffit d'ordinaire pour compléter la guérison. Il adapte à toutes ces sondes un petit bouchon de bois, au moyen duquel

duquel le malade peut, à volonté, retenir ou laisser couler les urines, lesquelles souvent s'échappent aussi en partie entre la sonde & les parois du canal, quand les muscles contracteurs de la vessie entrent en action.

Par cette méthode, M. de Sault guérit ordinairement, en trois, quatre ou cinq semaines, au plus, les cas d'étranglement de l'urètre, même les plus invétérés, sans jamais faire de fausse route; mais comme ce succès paroît tenir autant à une dextérité particulière qu'à une connoissance très-nette de la structure des parties, nous n'osons pas prononcer ici sur la convenance qu'il y auroit à ce que sa méthode fût généralement admise, puisqu'elle ne pourroit être que fort dangereuse entre les mains d'un Chirurgien qui ne feroit pas très-expérimenté, & que pour le gros des Praticiens, on ne sauroit recommander trop de prudence & de circonspection dans l'administration de ce traitement. Mais nous avons cru devoir exposer des faits dont nous avons été témoins, & nous allons continuer à donner les détails de la méthode qu'on a regardée jusqu'à présent comme la plus sûre & la moins dangereuse.

Si la plus petite Bougie ne peut pas passer, la dilatation devenant impraticable, ce qui est cependant un cas très-rare, il faut avoir recours à d'autres moyens, pour détruire le rétrecissement, & soulager le malade. Pour cet effet, on peut en introduisant, dans le canal, une sonde d'argent ou une Bougie de grosseur ordinaire, faire sur la partie resserrée une pression assez forte pour déterminer une ulcération & parvenir ainsi par degrés à la détruire. Mais il faut, même dans ce cas, n'user que d'un degré de force modéré; car si l'on applique la Bougie avec trop de force, il peut arriver que son extrémité s'écarte de l'endroit du rétrecissement, & qu'elle s'ouvre une route à côté, dans la substance du corps spongieux de l'urètre. L'Opérateur ne s'apperçoit pas toujours de cet accident, aussi-tôt qu'il est arrivé, & souvent il augmente le mal, en continuant l'application de la Bougie. Mais s'il voit qu'il gagne du terrein jusqu'à un certain point, sans que les urines coulent plus librement, il peut être assuré qu'il a fait une fausse route.

Lorsque, par le moyen que nous venons d'indiquer, on est parvenu au point de pouvoir passer une petite Bougie, on doit tenter la dilatation, comme dans le premier cas, en employant graduellement de plus grosses Bougies. Il est bon, dans tous les cas, que le malade apprenne à les passer lui-même, afin qu'il puisse toujours s'en servir dans le tems qui lui est le plus commode, sans être obligé de dépendre pour cela du Chirurgien.

Il faut souvent bien du tems, avant que l'endroit où l'on se propose de produire une ulcération, subisse un degré d'érosion suffisant pour admettre la Bougie, ce qui fatigue beaucoup le malade, & lui fait presque perdre l'espérance de la guérison. Cette circonstance, jointe au danger que l'on court en poussant la Bougie avec trop de force, a engagé les Praticiens à tenter, dans certains cas, la destruction de l'obstacle au moyen de l'application d'un caustique, méthode souvent dangereuse, mais qui ne l'est plus, lorsqu'on en fait usage avec les précautions convenables. Nous en renverrons l'examen à l'article URÈTRE.

Lorsque le malade supporte aisément la présence de la Bougie, on doit la laisser dans le canal le plus long-tems possible, sur-tout si les urines passent facilement entr'elles & les parois de l'urètre; cependant il faut prendre garde que son extrémité, qui pénètre dans la vessie, ne se recouvre pas d'une concrétion calculeuse, comme cela arrive chez certains Sujets, même au bout de quelques heures; car une portion de cette incrustation qui se détacheroit & demeureroit dans la vessie, suffiroit pour déterminer la formation d'une pierre. Mais chez la plupart des individus, la Bougie peut demeurer pendant plusieurs jours dans le canal, sans éprouver rien de semblable.

Comme il est assez convenable de n'avoir pas à ôter & à remettre la Bougie toutes les fois que le malade veut uriner, on a souvent tenté de substituer à cet instrument des sondes flexibles, qu'on pût fermer & ouvrir à volonté, au moyen d'un petit bouchon, pour laisser couler l'urine, suivant le besoin. Ce que l'on avoit ci-devant imaginé de mieux dans cette intention, étoit un tube fait d'un fil d'argent très-mince, tourné en spirale autour d'un stylet, d'une longueur & d'une grosseur convenable, & recouvert d'une toile fine, enduite d'emplâtre, propre à faire des Bougies. Mais ces sondes n'ont pas tous les avantages qu'on en avoit attendu, & l'on n'en a fait que peu d'usage. Aujourd'hui l'on commence à leur substituer celles de gomme élastique de l'invention de M. Bernard, cet ingénieux Artiste, dont nous avons déjà parlé ailleurs, lesquelles réunissant la souplesse & la légèreté au poli de la surface & à la solidité, sont un des meilleurs instrumens, dont on puisse faire usage pour l'objet qui nous occupe. Nous croyons en pouvoir dire autant des Bougies faites avec la même substance, qui ont le grand avantage sur les Bougies ordinaires, que leur extrémité lisse & arrondie n'est point sujette à plier. Mais quoique nous connoissions des Praticiens, & même du premier rang, qui n'en emploient pas d'autres, ils sont encore en petit nombre, & nous pensons qu'il faut laisser au tems & à l'expérience à faire connoître jusqu'à quel point elles méritent la préférence sur les Bougies, dont nous avons décrit plus haut la fabrication.

Nous avons supposé que lorsqu'après avoir surmonté l'obstruction de l'urètre, on laisse la Bougie dans le canal, l'extrémité de cet instrument doit être dans la vessie. Les Praticiens cependant ne sont pas d'accord sur ce point, il y en a qui recommandent de ne jamais faire pénétrer une Bougie aussi loin, de peur que son extrémité venant à s'éclater, il n'en reste quelque parcelle dans la vessie qui pourroit former ensuite le noyau d'une pierre; mais cette crainte a peu de fondement, quand on n'emploie que des Bougies bien faites; elle n'en a point du tout, quand on se sert de Bougies de gomme élastique, pourvu qu'on se tienne en garde contre l'incrustation pierreuse qui peut se former sur l'extrémité même de la Bougie, en la retirant de tems-en-tems, pour l'examiner & la nettoyer. Il vaut mieux porter la Bougie dans toute l'étendue du canal, quand le passage est suffisamment libre; mais, si cela n'est pas possible, il n'y a pas d'inconvénient à la laisser à demeure dans la portion où elle a pu pénétrer, à moins que la trop grande sensibilité des parties ne s'y oppose.

De quelques accidens qui peuvent accompagner l'usage des Bougies.

Les Bougies, soit à raison de la forme conique qu'on a mal-à-propos coutume de leur donner, soit par l'action des parties, sont fort sujettes à sortir du canal, si l'on n'use pas de moyens propres à les retenir, ce qui souvent retarde la guérison. Mais ce qui est bien plus fâcheux, c'est que quelquefois elles s'enfoncent dans la vessie, accident dont il n'est pas difficile de concevoir les conséquences; il est rare qu'il n'expose pas le malade à se soumettre à l'opération de la taille. Cependant si la grosse extrémité de la Bougie ne s'est pas enfoncée au-delà de la partie saillante & mobile de la verge, il est quelquefois possible de l'extraire. Il faut, pour y réussir, fixer la Bougie dans l'urètre un peu au-dessous de son extrémité, dans le périnée, par exemple, en pressant contr'elle avec une main, en repoussant la verge sur la Bougie de l'autre; en saisissant ensuite fortement la verge & l'extrémité supérieure de la Bougie pour les tirer en haut, en même-tems qu'on cesse la pression au-dessous. Au moyen de ces deux mouvemens alternativement répétés, on peut parvenir à saisir le bout de la Bougie; mais ce procédé ne réussit pas toujours, car lorsque la Bougie est petite, ou qu'elle devient molle, elle ne permet pas de repousser la verge dessus sans la plier; ou si la grosse extrémité de la Bougie est passée au-delà de la partie mobile de la verge, le conseil que nous donnons deviendra impraticable. En pareil cas, ce qu'il y a de mieux à faire, est d'introduire un cathéter dans l'urètre, jusqu'à la Bougie, & de faire une incision sur son extrémité; ensuite au moyen d'une tenette de forme convenable que l'on passera par la plaie, on saisira le bout de la Bougie; ou si l'on ne peut en venir à bout, on aggrandira un peu l'ouverture pour en découvrir l'extrémité, & l'on en fera l'extraction, sans être obligé de couper la vessie. Cette partie de l'opération sera cependant très-difficile, si la personne est grasse ou corpulente.

Pour empêcher que la Bougie ne sorte de l'urètre, ou qu'elle ne pénètre trop en dedans, il est nécessaire de lier autour de son extrémité qui sort de ce canal, un fil de coton, & de l'assurer ensuite tout-au-tour de la racine du gland, mais d'une manière fort lâche, pour des raisons évidentes; l'on courbera ensuite sur la verge la partie de la Bougie qui n'a pas pu pénétrer; précaution qui la rendra moins incommode, & empêchera très-efficacement qu'elle n'entre dans la vessie. Les Bougies de gomme élastique moins sujettes que les autres à se rammollir par la chaleur, conservent toujours assez de fermeté pour ne pouvoir pas se courber, & se tortiller dans la vessie, par conséquent elles ne peuvent pas s'y enfoncer, sur-tout, si elles ne sont pas du plus petit calibre.

Lorsqu'on introduit les Bougies, pour la première fois, elles produisent souvent des nausées & même quelquefois des défaillances; mais ces symptômes reviennent rarement à la seconde ou à la troisième introduction de la Bougie. L'irritation qu'elles produisent dans l'urètre, occasionne d'abord quelque douleur en urinant, mais cette douleur se dissipe à mesure qu'on en répète l'application. Elles déterminent la sécrétion d'une matière purulente, dans le cas où il n'y en avoit point, & augmentent, en général, l'écoulement, s'il existe déjà; mais cet effet, ainsi que les autres dont nous venons de parler, se dissipe graduellement.

En conséquence de leur usage, on observe souvent un gonflement des glandes inguinales; mais il n'en résulte jamais de suppuration. L'on voit aussi que leur introduction occasionne assez fréquemment le gonflement d'un testicule, ou même de tous les deux; effet ordinaire de toute irritation du canal de l'urètre. L'on a vu pareillement que le testicule étant enflé, lors de l'introduction de la Bougie, il est revenu promptement à son état naturel.

Il y a quelques lacunes, dans l'urètre, proche & au-delà du gland, qui souvent arrêtent la Bougie & donnent d'abord l'idée d'un rétrecissement. Les Chirurgiens inattentifs s'y trompent quelquefois, & peuvent faire beaucoup de mal en voulant forcer ce prétendu obstacle. Mais lorsque la Bougie s'arrête aussi près du gland, on a lieu de soupçonner cette cause. C'est pourquoi il faut, en pareil cas, varier la direction de la pointe de la Bougie, en la portant contre la partie inférieure de l'urètre. Lorsque la Bougie s'arrête dans une de ces lacunes, le malade paroit ressentir plus de douleur qu'à l'occasion d'un véritable rétrecissement. Lorsque la glande prostate est gonflée, elle forme souvent, à sa partie antérieure, une protubérance qui s'avance, comme une valvule, sur l'entrée du canal de l'urètre, & qui empêche qu'on ne puisse faire pénétrer une Bougie jusques dans la vessie. Ceux qui n'ont pas une connoissance exacte de la nature de cet obstacle, peuvent aussi le prendre pour un rétrecissement. Nous verrons, à l'article PROSTATE, comment on peut le reconnoître, & de quelle manière on doit s'y prendre, en pareil cas, pour faire passer la Bougie.

L'effet le plus dangereux qui puisse résulter de l'application mal dirigée de la Bougie, est une fausse route. Nous avons dit ci-dessus que cette fausse route provenoit, en général, des efforts peu ménagés & mal dirigés que l'on faisoit en poussant l'extrémité de la Bougie contre le rétrecissement, soit pour en produire l'ulcération, soit pour le surmonter tout d'un coup.

Il est rare qu'une fausse route soit assez étendue pour augmenter beaucoup la gravité de la maladie qui existoit déjà, ou pour en produire une nouvelle, quoique cela arrive quelquefois; cependant elle n'empêche pas moins la guérison de la maladie première, en rendant l'application de la Bougie sur le rétrecissement d'autant plus incertaine qu'il est dangereux de la continuer. Une fausse route, une fois formée, ne se cicatrise point d'elle-même; c'est pourquoi il est souvent à propos que le Chirurgien, lorsqu'il est consulté pour un rétrecissement de l'urètre, s'informe si l'on a déjà fait usage des Bougies, ou non, & quel en a été le résultat; si elles passoient facilement ou point du tout. Si on en a fait usage, il faudra savoir si le malade lui-même, ou son Chirurgien, a observé qu'on faisoit quelque progrès avec la Bougie. Si l'on a gagné visiblement du terrein, sans faciliter du tout le passage des urines, il ne faut plus faire usage de ce moyen, car il est très-probable qu'on a fait une fausse route qui rend impossible le passage de la Bougie dans le rétrecissement.

Cette fausse route se trouve, en général, à côté, & dans une ligne presque parallèle au canal de l'urètre, lorsqu'elle est faite dans la partie de ce canal, qui est en-deça de la courbure. Et alors la Bougie a pénétré dans la substance spongieuse de l'urètre; mais lorsqu'elle est faite au commencement de la courbure, la Bougie a passé en droite ligne à travers le corps de l'urètre, près du commencement de la partie membraneuse, & elle a traversé la substance cellulaire du périnée du côté du rectum.

Lorsque la fausse route existe entre le gland & la courbure de l'urètre, elle peut avoir lieu également des deux côtés du canal dans sa substance spongieuse, entre le canal & la peau de la verge, ou le scrotum, & aussi entre le canal & le corps de la verge. La situation de la fausse route occasionnera quelque différence dans l'opération nécessaire pour la guérir.

Il n'y a point de méthode plus sûre de la traiter, que de faire une ouverture extérieurement, à l'endroit de l'urètre qui est le plus propre pour parvenir au rétrecissement, eu égard aux autres parties externes, telles que le scrotum, &c. Si le rétrecissement est en-deça du scrotum, la fausse route y sera aussi; conséquemment il faudra opérer en cet endroit-là. S'il est vis-à-vis du scrotum, le fond de la fausse route peut aussi être vis-à-vis de cette partie; & si la fausse route est d'une longueur considérable, son fond ou sa terminaison peut être au commencement du périnée. Dans l'un & l'autre de ces cas, on doit commencer l'opération derrière le scrotum & même la prolonger un peu dans cette partie. Mais si le rétrecissement & la fausse route sont au périnée, c'est-là qu'on doit alors faire l'opération.

Pour cet effet, on passera dans l'urètre une sonde crénelée, aussi loin qu'elle pourra aller, c'est-à-dire jusqu'au fond de la fausse route, & par conséquent plus loin que le rétrecissement du canal. On fera, sur son extrémité, une incision d'environ un pouce de long, si la maladie est en-deça du scrotum, & d'un pouce & demi, ou même plus, si elle est du côté du périnée. Si la fausse route est entre l'urètre & le corps de la verge, on aura probablement pénétré avec l'instrument tranchant dans la partie saine de l'urètre, avant que d'arriver jusqu'à elle, ou jusqu'à l'instrument; &, en ce cas, il n'est pas nécessaire de couper davantage pour être sûr de trouver un passage libre jusqu'à la vessie, puisqu'on a ouvert le canal au-delà du rétrecissement.

On prendra ensuite une sonde, on l'introduira dans l'urètre, par la plaie, & on la passera vers le gland, ou pour mieux dire vers le rétrecissement, qui bientôt mettra obstacle à son passage. Pour vaincre cet obstacle, on retirera la sonde; on introduira, en sa place, une canule jusqu'au rétrecissement; on introduira, par le gland, une autre canule de même diamètre, de manière que les deux canules, séparées par le rétrecissement, se trouvent oposées l'une à l'autre. Un aide prenant alors l'urètre par-dehors, entre le pouce & l'index, précisément à l'endroit où les deux canules se rencontrent, pour les tenir en place, on introduira, par la canule supérieure, un poinçon qui traversera l'obstacle, & pénétrera dans la canule inférieure. Cela fait, on retirera le poinçon, & l'on introduira une Bougie dans la même canule & de la même manière; & quand on sera sûr qu'elle a passé dans la canule inférieure, on retirera celle-ci; alors le bout de la Bougie paroissant dans la plaie, on le saisira, afin de pouvoir retirer aussi la canule supérieure, sans entraîner avec elle la Bougie. On conduira ensuite l'extrémité de la Bougie dans la portion du canal qui est du côté de la vessie, & on la poussera jusqu'à ce qu'elle soit parvenue à ce viscère. Il sera bon d'ouvrir la fausse route dans toute sa longueur, afin qu'elle puisse se cicatriser en entier, & que les Bougies dont on fera usage à l'avenir, ne puissent plus s'y engager.

Si la fausse route est entre la peau & le canal de l'urètre, après avoir coupé jusqu'à l'instrument, on incisera plus avant, jusqu'à ce qu'on ait trouvé le canal naturel; & lorsqu'on l'aura mis à découvert, on y introduira une sonde dirigée vers le gland, afin de trouver le rétrecissement; on continuera ensuite l'opération comme nous venons de l'expliquer.

Il faut laisser la Bougie long-tems dans le canal; & comme on ne pourra pas, par la suite, en introduire facilement une autre dans la vessie, plus la première y demeurera, plus la seconde passera avec facilité. On augmentera par degrés la grosseur des Bougies, & l'on continuera d'en faire usage jusqu'à ce que la plaie soit consolidée.

De l'usage des Bougies dans la Gonorrhée.

Indépendamment des cas de resserrement de l'urètre, l'on a recommandé l'usage des Bougies pour d'autres affections de ce canal, & particulièrement pour la guérison de la gonorrhée, soit virulente & récente, soit chronique & habituelle. Dans le premier cas, on a principalement eu recours à ce moyen, d'après la supposition vraie ou fausse, que l'on pouvoit guérir, la gonorrhée virulente par des applications mercurielles, & l'on s'est servi dans cette intention de Bougies enduites de quelque préparation de mercure. Il ne paroît pas cependant qu'on ait jamais eu de grands succès par cette méthode, qui est plus propre à entretenir & à prolonger l'état inflammatoire de la maladie, qu'à la guérir. *Voyez* GONORRHÉE.

Quand à l'écoulement habituel qui succède souvent à cette maladie comme on peut le guérir par des applications irritantes, on y réussit fréquemment en l'attaquant par l'usage des Bougies, qui produisent quelquefois une violente irritation dans le canal. L'action mécanique d'une Bougie sur cet organe suffit ordinairement pour obtenir la suppression d'un écoulement de cette nature après un traitement d'un mois ou de six semaines; on peut y réussir en moins de tems en se servant de Bougies préparées avec quelques médicamens qui les rendent plus irritantes, tels que la térébentine, le camphre, &c. Mais il ne faut user de celle-ci qu'avec beaucoup de prudence, de peur qu'elles ne nuisent par une trop violente irritation. Les Bougies dont on se sert pour le traitement d'une gonorrhée, peuvent être d'un diamètre plus petit que les Bougies ordinaires; il n'est pas nécessaire non plus qu'elles aient plus de cinq à six pouces de long, parce que le siège de la maladie s'étend bien rarement au-delà de cette distance de l'extrémité de la verge; mais il n'y auroit aucun inconvénient à en employer de plus longues qui occuperoient toute l'étendue du canal.

Il n'y a aucun signe par lequel on puisse juger lorsqu'on suit ce traitement, du moment où l'on peut cesser l'usage des Bougies; parce que l'écoulement, pour l'ordinaire, subsiste aussi long-tems que l'on en continue l'application. Si l'on y renonce après s'en être servi pendant quelques semaines, & que l'écoulement s'arrête ou diminue peu de tems après, on peut se flatter d'avoir obtenu une guérison; mais si l'écoulement ne paroît en aucune façon diminué, il est plus que probable que les Bougies ne l'arrêteront jamais, & qu'il est inutile d'en continuer l'usage; cependant si la maladie paroissoit avoir cédé à un certain point, on pourroit y revenir; il pourroit aussi être à propos, en pareil cas, de recourir à des Bougies d'une nature plus irritante.

BOULE DE MARS. Préparation de fer dont on se sert pour faire des fomentations sur les parties qui ont été froissées & contuses, & sur celles qui ont été blessées par des armes à feu.

Pour faire cette préparation, on prend une partie de limaille d'acier réduite en poudre très-fine, & deux parties de tartre blanc pulvérisé. On les mêle, & on les met dans un matras, ou une cucurbite, avec une quantité d'eau-de-vie suffisante pour que le mêlange en soit couvert à la hauteur d'un doigt. On fait digérer le tout au bain-Marie, ou à la chaleur du soleil; on verse de rechef de l'eau-de-vie sur la masse séchée & pulvérisée, on la remet en digestion, & l'on répète ce procédé jusqu'à ce que la masse desséchée paroisse comme résineuse. On fait alors de cette masse des Boules de la grosseur à-peu-près d'un œuf.

Pour s'en servir, on met tremper la boule dans de l'eau-de-vie chaude, ou dans quelqu'autre véhicule, on l'y laisse fondre un peu, jusqu'à ce qu'elle communique à la liqueur une couleur brune; on y trempe alors des linges qu'on applique sur la partie offensée.

BOURBILLON. Matière filamenteuse & ténace à un certain point, qui sort d'un furoncle, ou d'un charbon, après la première évacuation du pus; c'est une substance que l'on a coutume de regarder comme n'étant elle-même qu'un pus épaissi, mais qui est réellement une portion de tissu cellulaire, dénaturée par l'inflammation dont elle a été le siège, & séparée par la suppuration des parties environnantes. Tant que cette matière reste dans la partie affectée, elle y fait l'office d'un corps étranger; il faut que le bourbillon sorte, pour que la plaie puisse se guérir. *Voyez* ANTHRAX ET FURONCLE.

BOURDONNET. Petit rouleau de charpie, de figure oblongue, aussi épais que large, destiné à remplir une plaie, ou un ulcère. *Voy. les Pl.* Les premiers Bourdonnets qu'on place dans le fond d'une plaie, doivent être liés, afin qu'on puisse les retirer, & qu'ils n'y séjournent point, sans qu'on s'en apperçoive.

L'usage des bourdonnets très-commun autrefois, est presque entièrement proscrit par la Chirurgie moderne. L'obstacle qu'ils mettent à l'écoulement des matières purulentes, peut occasionner divers accidens, & donner lieu sur-tout à la formation de sinus qui n'auroient pas lieu, si le pus pouvoit couler librement au-dehors; ils irritent d'ailleurs les bords de la plaie, & contribuent souvent plus que toute autre chose, à y former des callosités, qui en empêchent la cicatrisation. Lorsque, dans certains cas particuliers, on est obligé de recourir à quelque moyen de cette nature, il faut toujours employer des Bourdonnets très-peu serrés, & qui puissent facilement pomper le pus. *Voyez* PLAIE, ULCÈRE.

BOURGEONS. Tubercules qui se forment à la surface des parties ulcérées, lorsqu'elles tendent à se cicatriser.

A mesure qu'une plaie se guérit, on y observe évidemment une régénération des parties, qui tend, plus ou moins, à diminuer la perte de substance, occasionnée par maladie, ou par accident. L'on donne généralement le nom de Bourgeons charnus à cette nouvelle substance, qui paroît être produite, tant par l'alongement, ou l'extension des petits vaisseaux sanguins, qui ont été divisés, que par une quantité considérable de tissu cellulaire inorganique, formé probablement par une matière que fournissent les orifices de ces vaisseaux, & qui leur sert principalement comme de soutien, ou de moyen de connexion. Ces tubercules, ou bourgeons, croissent en plus ou moins grande quantité dans toutes les plaies, suivant que le malade est jeune ou vieux, & suivant le degré de santé dont il jouit. Leur apparence annonce au Chirurgien, si la plaie tend à se guérir plus ou moins promptement; car celle-ci ne fournit un pus louable, que lorsque les tubercules charnus, sont fermes & vermeils, & que leur volume n'excède pas certaines bornes; la suppuration au contraire est de mauvaise nature, lorsqu'ils se gonflent extraordinairement, & que les chairs deviennent molles, spongieuses, blafardes ou livides. *Voyez* CICATRICE, ULCÈRE.

BOURSES MUQUEUSES. Ce sont des petits sacs membraneux, situés autour des articulations des extrémités supérieures & inférieures, particulièrement autour des jointures les plus considérables. On les trouve placés, la plupart à la surface des tendons, soit entre les tendons & les os, soit entre les tendons & les parties extérieures, soit entre deux tendons voisins, soit entre les tendons & les ligamens capsulaires des jointures, soit enfin entre deux os qui se meuvent l'un sur l'autre. Ces organes peu connus pour la plupart, n'ont été jusqu'à ces derniers tems, que très-imparfaitement décrits par les Anatomistes. On doit beaucoup de reconnoissance au Savant M. Monro, Professeur d'Anatomie & de Chirurgie, à Edimbourg, pour en avoir donné au public une description très-détaillée, accompagnée d'observations très-intéressantes sur les maladies auxquelles ils sont sujets.

Les Bourses muqueuses contiennent naturellement un fluide onctueux, quoique peu épais & transparent, qui paroît destiné à lubréfier les parties, sur lesquelles glissent les tendons, en passant par-dessus les jointures. Dans l'état de santé, ce fluide est en si petite quantité, qu'on ne peut l'appercevoir sans ouvrir la membrane qui le contient; mais il s'y accumule quelquefois, au point de former des tumeurs très-considérables. Les contusions & les foulures occasionnent souvent de pareilles tumeurs; on en voit aussi quelquefois de semblables à la suite d'affections rhumatismales. Ces tumeurs ne sont pas fréquemment accompagnées de beaucoup de douleur, quoique, dans quelques cas, elles en occasionnent de très-vives, lorsqu'on les comprime avec les doigts; elles cèdent jusqu'à un certain point à la pression, mais elles se rétablissent avec une apparence d'élasticité, qu'on n'observe pas dans les tumeurs d'une autre nature. Elles paroissent d'abord circonscrites, sur une petite partie de la jointure, quelquefois cependant la quantité du fluide épanché qui les forme, est telle qu'elles s'étendent sur une grande partie de la circonférence du membre. La peau qui les recouvre conserve sa couleur naturelle, à moins qu'elle ne vienne s'enflammer.

Dans cet état contre nature les Bourses muqueuses contiennent différentes sortes de fluides, suivant la cause qui en a occasionné l'épanchement. Ainsi, lorsqu'une tumeur de ce genre dépend d'une affection rhumatismale, la liqueur qu'elle contient est ordinairement très-fluide, & semblable à la synovie des jointures; elle paroît plus épaisse, lorsque la tumeur tient à une cause scrophuleuse. Dans celles qui sont la conséquence des foulures, ou d'autres causes analogues, on trouve souvent avec le fluide épanché des concrétions dures, & comme cartilagineuses, qui y sont quelquefois isolées, & d'autrefois en plus ou moins grand nombre. On peut juger, dans bien des cas, de la présence de ces concrétions, qui se font appercevoir, lorsque l'on presse la tumeur entre les doigts.

Dans la pratique, il n'est pas très-important de pouvoir distinguer ces différences. Tant que les tumeurs formées par des causes de ce genre ne sont pas très-douloureuses, on peut tenter de les dissiper par la chaleur, par des frictions, par des douches chaudes, par des vésicatoires, ou par d'autres applications. Mais lorsqu'elles viennent à causer beaucoup de douleur, ce qui arrive sur-tout dans les cas où elles contiennent autre chose qu'une matière fluide, il ne reste d'autre parti à prendre, que de les ouvrir pour en évacuer le contenu.

Cette opération, qui ne paroît pas d'une grande importance, n'est rien moins qu'indifférente. Les Bourses muqueuses ressemblent en tout point, soit par leur structure, soit par la nature du fluide qu'elles contiennent dans l'état de santé, comme dans celui de maladie, aux ligamens capsulaires des jointures, avec lesquelles elles communiquent souvent par leur cavité. Elles ont avec eux cet autre rapport qu'il ne faut pas perdre de vue, c'est qu'elles sont sujettes à s'enflammer avec violence à l'occasion du plus léger accès de l'air à leur surface interne. C'est pourquoi lorsqu'il s'agit d'ouvrir les tumeurs formées par un amas de fluides &c., dans ces organes, il faut toujours le faire de manière que l'incision du sac ne demeure pas vis-à-vis de celle des tégumens. *Voyez* l'article Ligament Capsulaire. Il faut être aussi très-attentif à faire l'ouverture de manière qu'on ne risque pas de blesser les tendons voisins.

M. Monro a vu des cas où l'on a été obligé d'en venir à l'amputation du membre affecté, à cause des terribles accidens survenus à la suite de l'ouverture de quelqu'une des bourses muqueuses.

Une méthode plus sûre, & moins dangereuse d'obtenir la guérison de ces tumeurs, est d'y passer d'un bout à l'autre un petit séton, qui sans donner d'accès à l'air, excitera un léger degré d'inflammation à sa surface interne, nécessaire pour en oblitérer la cavité, afin qu'il ne puisse plus s'y former aucun amas de fluides; mais qu'on ne doit y laisser qu'autant qu'il le faut, pour déterminer cette légère inflammation, & pas au-delà, à cause des fâcheuses conséquences qui pourroient en résulter. Après avoir ôté le séton on aide à la guérison, en comprimant doucement les parties, au moyen d'une bande. Il reste ordinairement un degré de roideur assez considérable dans l'articulation, où la tumeur étoit située; on la dissipe peu-à-peu en frottant la partie avec quelque substance émolliente, & en lui faisant recevoir souvent la vapeur de l'eau bouillante.

BOUTON. Petite tumeur rouge & enflammée, qui se termine souvent par suppuration, & qui paroît en divers endroits du corps, mais particulièrement sur la peau du visage, aux ailes du nez, au menton, & au front. Les Boutons sont rarement l'objet de l'art du Chirurgien; ils sont quelquefois symptômes d'autres affections, & peuvent alors requérir des secours Médicaux.

BOUTON. *Director capitatus.* C'est un instrument composé d'une extrémité arrondie, d'où lui vient son nom, & d'une autre creuse en forme de cuillère, & relevé dans toute sa longueur d'une crête, ou vive arrête, propre à diriger les deux mors de la tenette, quand elles sont rapprochées & qu'il est besoin de les porter dans la vessie. L'usage du Bouton se borne à chercher s'il n'y auroit point une seconde pierre, quand on a extrait la première, dans la taille latérale; à retourner celles qui seroient mal chargées dans les mors de la tenette; & à extraire les graviers ou fragmens, dans les cas où la pierre se seroit cassée, mais alors on se sert de son autre extrémité qui est la curette. *Voyez les Planches relatives à la taille.*

On appelle encore Bouton de Feu, un instrument qu'on fait rougir sur les charbons ardens, & qu'on applique encore sur les exostoses & les caries. Cet instrument ressemble assez à une tige de fer plus ou moins grosse, proportionnément à l'usage qu'on en veut faire, & se terminant par une tête sphérique, quelquefois conique, pointue, ou en olive, & d'autre fois, quarrée, platte, ronde. Cette verge a un manche de bois d'ébène, pour mieux l'empoigner, sans courir le risque de se brûler. *Voyez-en l'usage à l'article* Carie. (*Petit-Radel.*)

BOUTONNIÈRE. Incision qu'on fait au périnée, pour pénétrer dans la vessie, & y placer une cannule qui puisse donner issue aux matières qui y sont contenues.

Cette opération est nécessaire pour procurer le cours des urines, des graviers & du pus; par son moyen, on fait commodément des injections dans une vessie graveleuse, ou ulcérée: on la pratique dans certaines rétentions d'urine, qui viennent des fongus de la vessie; ce sont des excroissances charnues qui bouchent l'orifice interne de cet organe, & qui empêchent que sa contraction agisse sur l'urine contenue.

Pour pratiquer cette opération, on place le malade comme pour lui faire l'opération de la taille; on prend une cathéter; on l'insinue doucement dans la vessie; un aide monté sur une chaise ou sur un tabouret, placé au côté droit du malade, soulève les bourses, & applique ses doigts indicateurs parallèlement le long du périnée à chaque côté de l'urètre. L'Opérateur, le genou droit en terre, tient avec fermeté de la main gauche le manche du cathéter, de façon qu'elle fasse un angle droit avec le corps du malade; il faut faire, autant qu'il est possible, une saillie au périnée, avec la courbure de la sonde, à côté du raphé, entre les deux doigts index de l'aide. L'Opérateur doit appuyer, pour un moment, le bec de la sonde sur le rectum, pour bien remarquer au-dessus de l'anus, jusqu'à quel endroit il pourra continuer l'incision. Il prend alors un lithotome ou bistouri, qu'il tient de la main droite, comme une plume à écrire, il porte la pointe de l'instrument, dans la cannelure du cathéter, au-dessous des bourses; il perce les tégumens & l'urètre, au côté gauche du raphé, & il continue son incision inférieurement, jusqu'au point qu'il a remarqué au-dessus de l'anus, en se gardant de passer outre, de crainte d'intéresser l'intestin.

Par cette incision, on ouvre le bulbe de l'urètre, jusqu'auprès du col de la vessie, comme dans la taille au grand appareil. Quand il y a dessous la peau beaucoup de dureté, & de callosités, comme quand on opère dans le cas de fistule urinaire, comme il n'est pas aisé de sentir le cathéter sous le doigt, il faut à mesure qu'on coupe, porter l'index dans le fond de la plaie, & prendre garde de porter la pointe du bistouri, ailleurs qu'à l'endroit qu'on a déjà coupé. Dès que l'incision est faite, & qu'on a mis à découvert la cannelure du cathéter, l'Opérateur retire le lithotome, & prend un gorgeret, dont il porte le bec dans la cannelure du cathéter, sur laquelle il le fait couler jusque dans la vessie. Il retire la sonde, prend le manche du gorgeret, avec la main gauche, & de la droite il conduit une cannule. Dès qu'elle est arrivée dans la vessie à la faveur du gorgeret, il retire ensuite celui-ci, en lui faisant faire un demi-tour sur la cannule; de façon qu'en le retirant, son dos ou surface convexe regarde l'angle supérieur de la plaie. On panse avec de la charpie sèche, & on soutient le tout avec des compresses, & un bandage contentif, qui ne gêne point la sortie de l'urine. Il ne diffère point de celui qu'on emploie dans la lithotomie.

L'objet de la Chirurgie est de guérir, & non d'opérer; ainsi, dès que l'on a fait la Boutonnière au périnée, on n'a rempli qu'un des points du traitement, & le malade se trouve simplement dans une disposition favorable, pour recevoir les secours qu'un Chirurgien intelligent doit lui procurer. Cette opération permet l'issue aux matières graveleuses, dont il faut aider la sortie, par des injections; il faut même quelquefois les extraire, lorsqu'elles sont agglutinées, de manière à former de petites pierres, dont le volume est plus grand que celui des ouvertures latérales de l'extrémité antérieure de la cannule. Les injections doivent être appropriées à la nature, & à l'état de la maladie qui les exige, parce qu'il faut quelquefois mettre des fongus en suppuration; tantôt mondifier une vessie malade, déterger ensuite les ulcères; d'autres fois fortifier les fibres qui ont perdu leur ressort, &c.

Lorsqu'on présume que le canal est malade, & qu'il faut le faire suppurer, on réussit très-bien en passant, comme M. le Dran l'a pratiqué, un algalie dans l'urètre, & le faisant sortir par la plaie: Alors on place un séton fait de quelques brins de coton à travers les yeux de l'algalie, & en retirant cet instrument à soi, on porte le séton dans le canal; on enduit le séton de suppuratif, & on en continue l'usage plus ou moins long-tems.

Lorsqu'on sera parvenu à rétablir les choses dans l'état naturel, par l'usage successif, ou combiné des différens moyens qui seront indiqués, on supprime la cannule, & on met dans l'urètre, une sonde creuse ou cannelée courbée en S, par laquelle les urines couleront d'abord en partie: à mesure que la plaie se resserrera, les urines ne prendront point d'autre route pour s'écouler; & la plaie n'étant plus mouillée par les urines, elle se réunira bientôt.

Dans l'opération de la Boutonnière, l'incision est commune aux tégumens & à l'urètre; cependant des circonstances particulières demandent quelquefois qu'on étende, & qu'on dirige différemment la section des parties. Il survint à un homme de 45 ans, par une rétention totale d'urine, une tumeur au périnée qui s'étendoit dans les bourses, dans les aines, sous la peau qui couvre le pubis & la verge. Le progrès en fut si rapide, qu'en deux fois 24 heures, il survint une suppuration gangréneuse. On ouvrit en plusieurs endroits du périnée, des bourses, & des aines, les parties se dégorgèrent, les urines coulèrent en abondance, les lambeaux gangréneux se détachèrent, on parvint enfin à guérir toutes les plaies, excepté une du périnée qui resta fistuleuse, & par laquelle les urines couloient involontairement. Le malade avoit déjà souffert l'opération de la Boutonnière sans succès, lorsqu'il se confia à M. Petit. Je supprime ici le détail des complications, & des traitemens préliminaires, que ce grand Praticien mit en usage, pour me restreindre à l'opération. M. Petit jugea par la sortie continuelle & involontaire des urines, que l'orifice interne de la fistule étoit au-delà du sphincter de la vessie, parce que quand le trou d'une fistule est en-deçà du spincter, l'urine ne peut sortir par la fistule, qu'après être entrée dans l'urètre, & elle n'y entre que par les efforts que le malade fait lorsqu'il veut uriner. Ce malade, au contraire, sans être averti du besoin d'uriner, & sans faire aucun effort, rendoit presque toutes ses urines par le trou de la fistule, sans en rendre par la verge, ou s'il en rendoit, c'étoit toujours volontairement, & quand il étoit excité par le résidu des urines; car le trou de la fistule étoit si petit, que, malgré l'écoulement involontaire & continuel des urines, sa vessie se remplissoit une ou deux fois par jour; de sorte qu'à chaque fois il rendoit un verre d'urine, & à plein canal, sur-tout lorsqu'avec le doigt il bouchoit le trou de la fistule près le bord de l'anus. Sur ces observations, M. Petit jugea que le trou interne de la fistule étant au-delà du spincter de la vessie, il falloit que l'incision s'étendît jusque-là; & que l'opération faite à ce malade, par les Chirurgiens de sa Province, avoit été infructueuse, parce que le trou interne de la fistule n'avoit point été compris dans l'incision. Pour guérir radicalement le malade, M. Petit, après avoir fait l'incision, comme nous l'avons décrite, la continua en coulant son bistouri le long de la cannelure de la sonde, & la porta jusqu'au-delà du col de la vessie, pour fendre le sinus fistuleux dans toute son étendue : Il mit une cannule, & réussit, comme il l'avoit solidement conçu, à guérir le malade. Cette observation est insérée dans le premier volume des Mémoires de l'Académie Royale de Chirurgie. *Extrait de l'ancienne Encycl.* (*M. Petit-Radel.*)

BRAYER. Bandage pour retenir dans le bas-ventre les intestins, & autres viscères qui tendent à s'en échapper, dans le cas des hernies, ou de descente. *Voyez* Hernie.

Ces bandages sont faits d'une bande d'acier forgé, battu & applati, assez grande pour environner les trois quarts du corps, selon la plupart des Auteurs, ou les cinq sixièmes suivant M. Camper (1), & dont l'extrémité, qui doit porter sur le passage de la hernie, est alongée vers le bas, en forme d'écusson. A l'autre extrémité, il y a une courroie assez longue pour achever le tour du corps, & pour s'attacher à l'écusson, où est fixée une pointe d'acier en forme de crochet, qui entre dans un des trous dont la courroie est percée, pour qu'on puisse serrer le bandage, plus ou moins, selon qu'il est nécessaire; ces bandages sont ordinairement garnis de coton, & recouvert de chamois, ou de maroquin. L'écusson doit être bien garni intérieurement en forme de pelotte, afin de contenir les parties sans blesser le point sur lequel il appuie. Il y a des bandages à double écusson, pour les cas de double hernie. *Voyez les Planches.*

On a employé différentes matières pour faire les Brayers, telles que la futaine, la toile, le cuir & même le bois; mais il n'est pas possible en se servant de substances de cette nature de réussir à donner à cette espèce de bandage, toute la perfection nécessaire, pour qu'ils s'adaptent exactement aux parties; il n'y a que les bandages élastiques, tels que ceux dont nous venons de parler, sur lesquels on puisse compter, pour remplir l'intention qu'on se propose par leur usage. Cependant pour les enfans qui sont à la mammelle, on se sert peu de bandages d'acier. On pose quelques compresses graduées sur l'anneau, & on les contient avec une bande de toile. On peut aussi se servir d'un bandage dont la ceinture de lisière, ou de drap revêtu de futaine, ou de peau de chamois, ait une pelotte bien remplie d'étouppes, & revêtue de la même étoffe que la ceinture. On doit cirer les bandages des enfans, pour qu'ils ne pourissent pas dans les urines & les excrémens.

Au derrière de tous les Brayers, on attache une bandelette de toile double, qui passant sous la cuisse, vient s'attacher à l'écusson, de même que la courroie qui termine la ceinture. Cette bandelette se nomme la *Sous-cuisse*, elle retient le bandage, & empêche qu'il ne remonte.

Un inconvénient de presque tous les bandages, sur-tout en Eté, c'est de causer des excoriations principalement aux personnes qui ont de l'embonpoint. Le maroquin, le chamois, & toutes les espèces de peaux, attirent l'humidité; elles se collent à la peau & deviennent incommodes. On n'a pas eu lieu d'être plus content des pelottes d'ivoire imaginées dans l'intention de parer à ce désagrément; cette substance, facilement pénétrée par la sueur, perd bientôt son poli, & cause quelquefois une plus grande incommodité que ne font les pelottes couvertes de peau ou de futaine.

M. Camper dit qu'il a vu entre les mains de M. Hunter, un Brayer garni de peau de lièvre brun, le poil en-dehors; & qu'il a reconnu, d'après sa propre expérience, que les Brayers ainsi recouverts, étoient ceux qui irritoient le moins la peau des personnes même les plus délicates.

Il est important dit M. Louis de faire remarquer que les bandages à hernie n'exigent pas un soin si borné, ni si vulgaire qu'on pourroit l'imaginer; tout y est digne de l'attention des habiles Chirurgiens. L'exécution de ces sortes de machines ne peut être parfaite, qu'à l'aide de leurs lumières & de leur expérience. Cette branche de l'art tient à beaucoup de connoissances Anatomiques & Chirurgicales, dont sont dépourvus le plus souvent les ouvriers chargés de la fabrication, ainsi que de l'application de ces instrumens.

Le Public ne peut être trop informé qu'un Brayer bien conditionné, est l'unique moyen qui puisse mettre en sûreté la vie de ceux qui sont affligés de descentes; il les garantit de l'étranglement, dont la chûte des parties pourroit être suivie, & il produit souvent la guérison chez les jeunes gens; & même quelquefois chez des personnes d'un âge plus avancé. Mais ces bons effets dépendent tellement de l'exactitude avec laquelle il s'adapte aux parties auxquelles on l'applique, que lorsqu'il est mal construit, il fait souvent beaucoup plus de mal que de bien. Car le but dans lequel on l'applique, étant de retenir dans l'abdomen les viscères qui en étoient sortis, & qu'on y a replacés, si la pelotte du bandage ne porte pas exactement sur l'ouverture, une portion d'intestin peut aisément s'échapper, & souffrir beaucoup de la compression qu'exerce cette pelotte sur les parties voisines. C'est pourquoi les Bandagistes ne sauroient donner trop d'attention à cette circonstance.

M. Gooch (1) observe que la configuration des parties dans le voisinage de l'anneau, exige souvent

(1) Mémoire sur les Bandages herniaires, dans le Ve tom. des Mémoires de l'Académie de Chirurgie.

(1) Gooch's Cases and Remarks, on Surgery.

que l'on donne une forme particulière à la pelotte. Il raconte le cas d'un homme qui avoit cherché inutilement à Londres, & à Paris, chez les plus habiles Artistes, un bandage qui pût contenir sa hernie. M. Gooch l'ayant examiné, trouva que le cordon spermatique, plus gonflé que dans l'état naturel, faisoit une éminence d'un côté de l'anneau, le long de laquelle s'échappoit l'intestin, malgré la compression du bandage. Une petite pelotte faite de manière à remplir exactement cette cavité, & fixée convenablement sur une plus large, réussit parfaitement à contenir la descente.

L'application de ces bandages est aisée à faire; ceux qui en portent les ôtent, & les remettent sans peine, par l'habitude qu'ils en ont contractée. Mais une circonstance essentielle à observer, c'est de n'appliquer le bandage, que lorsque l'on est dans la position la plus favorable à la réduction de la hernie, & lorsqu'elle est entièrement rentrée; car s'il restoit une partie de l'intestin, hors de la cavité de l'abdomen, le bandage le meurtrissant causeroit de la douleur, de l'inflammation, & enfin la gangrène, si l'on n'y pourvoyoit promptement.

L'on a toujours eu beaucoup de peine à trouver des bandages qui pussent contenir d'une manière également sûre & constante les hernies ombilicales & ventrales; & quoique l'on ait multiplié les inventions pour y parvenir, ce n'est que depuis peu qu'on y a réussi complettement au moyen des ceintures, ou corselets élastiques de M. Van Butchell, dont nous avons parlé ailleurs. *Voyez l'article* Bandage.

BRAS Βραχίονοι, *Brachia.* Les bras sont à l'homme de puissans leviers à l'aide desquels il meut les masses énormes qui l'entourent, les pose les unes sur les autres, & se rend en quelque sorte dociles les corps, plus résistans, que leur inertie sembloit destiner à un éternel repos. Mais dans les différens efforts qu'il fait pour s'assujettir ainsi la nature entière, ses bras souvent supportant plus que leur solidité ne le permet, leurs os se rompent; ou dans les mouvemens forcés, leurs extrémités articulaires sortent des cavités où elles étoient maintenues par un appareil bien merveilleux de parties; d'où s'en suit ce qu'on appelle communément des luxations. Considérons chacun de ces deux états, afin d'en tirer des indications relatives à la guérison, & d'abord voyons ce qui a rapport à la fracture du Bras.

De la fracture du Bras.

Il est d'observation que, dans cette espèce de fracture, il y a peu de déplacement suivant la longueur, sur-tout quand la solution est à la partie inférieure, là où le muscle brachial antérieur & triceps, attachés sur toute l'étendue de l'os, gênent la portion qui voudroit s'éloigner. Il n'en n'est pas ainsi supérieurement à l'attache du deltoïde, & du coraco-brachial; en étudiant l'action de ces muscles, & la manière dont agissent le grand dorsal, le grand pectoral, & autres; on trouve, dans ces puissances, nombre de causes de déplacement, sur-tout quand la fracture est oblique, comme il arrive assez souvent.

Supposant donc le cas le plus simple, une fracture vers le milieu de l'os; car nous renvoyons tout ce qui a rapport aux complications, à ce que nous dirons à l'article Fracture; il s'agit de mettre les parties rompues de niveau, c'est-à-dire de faire ce qu'on appelle la réduction. Au lieu de mettre le Bras à angle droit, avec le corps, comme on a coutume de le faire, il paroît plus conforme à la raison de le placer selon la direction du tronc. Cette position est moins fatigante pour le malade, & il n'y a point à craindre qu'il ne survienne un nouveau dérangement, lorsqu'on mettra le Bras dans la position où il doit rester pendant tout le tems du traitement. Voici donc comme il faudroit se comporter. Il conviendroit d'abord qu'on fît mettre le malade au lit, & qu'il le gardât du moins les premiers jours; alors l'on procéderoit à la réduction comme il suit: un aide tenant la partie inférieure du Bras avec la main droite, appliquera l'autre à l'avant-Bras, prè du poignet; un autre aide embrasseroit avec ses mains le sommet du bras, & le maintiendra ferme, pour résister aux efforts de l'autre, qui étend tout le bras, pour déplacer l'os. Pendant ce tems, le Chirurgien avec ses doigts, & même avec la paume de ses mains, travaillera à ramener les deux bouts rompus, & à les mettre de niveau, & ici il se comportera comme nous avons dit qu'il devoit le faire, à l'article Fracture. Il se servira du bandage roulé, & après son application, il mettra le Bras dans une écharpe; mais ici pour mieux encore le contenir, je conseillerois de le fixer au moyen d'un bandage roulé à l'entour du tronc, pour éviter tout dérangement qui pourroit survenir dans les mouvemens inattendus. Il convient de maintenir l'avant-Bras fléchi, soit au moyen d'une écharpe, ou de toute autre manière.

Mais le bandage roulé que nous conseillons, dans le cas de fracture vers le milieu de l'os, ne sauroit convenir, lorsqu'elle a lieu vers son col, ou dans les environs, parce qu'on passeroit difficilement le globe de la bande sous l'aisselle, sans occasionner quelque dérangement, & que, d'une autre part, les insertions des pectoraux, & grand dorsal, empêchent que les jets de bandes n'exercent une pression suffisamment exacte. Les Praticiens lui substituent, en pareil cas, un bandage à dix-huit chefs ou le spica; mais ni l'un ni l'autre ne sauroient remplir les vues qu'on se propose, sur-tout le dernier dont les jets de bande agissent toujours obliquement à la fracture. M. Moscati, Chirurgien de Milan, a proposé & employé avec succès, pour parer à tous les inconvéniens, une étoupade trempée dans des blancs d'œufs battus. Il en enveloppe exactement toute la circonférence de la fracture, & en remplit toute la cavité de l'aisselle ; il les contient par des longuettes, & des compresses circulaires imbibées dans le même mélange, & soutient le tout avec un spica dont il prolonge les jets sur le Bras. Cet appareil en se séchant sur le membre, prévient tout dérangement, & assujettit invariablement les pièces fracturées dans leur situation naturelle jusqu'à l'entière consolidation ; mais celui que nous indiquerons pour la fracture de la clavicule, vaut encore mieux.

De la fracture de l'avant-Bras.

L'avant-Bras se rompt beaucoup plus fréquemment que le Bras, par rapport à la transmission des efforts qui se fait plus directement sur lui, que sur cette dernière partie, sur-tout quand on tombe sur les mains, ainsi qu'il arrive assez souvent. L'on sait que cette partie est composée de deux os, le cubitus, & le radius; mais ce qu'on peut ignorer, c'est que ce dernier est plus exposé à la fracture que l'autre, comme il est articulé avec la main par une large surface ; tous les efforts que reçoit celle-ci lui parviennent : ajoutez que sa situation l'expose plus directement aux agens qui peuvent le rompre, ainsi qu'il est aisé de s'en convaincre à la première inspection. Les deux os de l'avant-Bras peuvent être rompus en même-tems, ou il n'y en a qu'un seul, ce qui établit deux sortes de fractures, l'une complette, & l'autre incomplette. Il n'y a jamais de déplacement dans cette dernière espèce ; mais bien dans la seconde, & encore est-il peu considérable, vu la manière dont les muscles sont implantés sur toute l'étendue des os, & leur parallélisme avec l'axe du membre.

Il est plus aisé de s'appercevoir de la fracture du cubitus, que de celle du radius, à raison de ce qu'il est moins couvert de chairs que ce dernier, & aussi moins sujet à déplacement. On s'assure néanmoins de cette dernière, en tenant la partie supérieure de l'avant-Bras avec une main, pendant qu'avec l'autre, on tourne doucement la main du malade, en lui faisant faire alternativement des mouvemens de pronation & de supination. Si, en exécutant ces procédés, on sent que le radius offre de la résistance à la main qui tient la partie supérieure, & qu'il fasse effort contre elle pour se mouvoir, on doit être certain qu'il n'y a point de fracture. Si, au contraire, l'on sent une crépitation entre la partie fixée, & celle qu'on fait mouvoir, on doit être assuré de son existence. Les malades, dans la fracture dont il s'agit, peuvent encore fléchir & étendre l'avant-Bras; mais ils ne peuvent exécuter les mouvemens de pronation, ou de supination. Le muscle du quarré pronateur porte alors en dedans, ou vers le cubitus l'extrémité inférieure ; d'où il s'en suit que l'autre faisant plus de saillie, on croit que c'est celle-ci qui est déplacée. Le dérangement arrive presque toujours selon l'épaisseur dans les fractures complette, la main est alors le plus souvent tournée en-dedans.

Dans le cas où la fracture est sans déplacement, il faut aussi-tôt porter ses vues vers l'application des pièces d'appareil ; il n'en est pas ainsi dans la circonstance contraire, il convient avant, de faire les extensions & contre-extensions nécessaires, pour remettre les os dans leur position respective. Supposant donc une fracture du radius de ce genre, le Chirurgien tiendra ferme la partie supérieure de l'avant-Bras, & pendant ce tems un aide portera le petit bord de la main vers le cubitus, pour relever le bout inférieur du radius. Alors l'Opérateur pressera de la main droite sur l'un & sur l'autre plan des muscles de l'avant-Bras, afin de les repousser entre chacun des deux os, & remettre ainsi les bouts de niveau ; alors donnant la partie supérieure de l'avant-Bras à tenir à un second aide, il prend successivement de cette main libre, les pièces d'appareil qui sont nécessaires ; d'abord une compresse longuette qu'il applique sur l'une & l'autre face de l'avant-Bras, une compresse simple, fendue à deux chefs pour les soutenir, puis une bande roulée à un globe pour commencer une pression nécessaire. Cette bande sera suffisamment longue, pour gagner par des doloires la partie supérieure & inférieure ; l'on termine par quelques jets autour de la main, dans laquelle on met une petite pelotte qui tient les doigts à demi-fléchis. On applique par-dessus ce premier appareil, deux cartons taillés convenablement à la partie, puis on place la main & l'avant-Bras dans une écharpe. On procédera de la même manière, dans le cas où il faudroit réduire le cubitus avec cette différence cependant qu'on tourneroit la main du côté du pouce, pour faire l'extension, pendant qu'on presseroit avec les deux mains la partie fracturée.

De la luxation du Bras.

Il est facile de concevoir pourquoi la luxation du Bras est si fréquente, en se rappellant la grande superficie de la tête de l'humerus, la petite étendue de la glène sur laquelle elle exerce différens axes de révolution, dans les divers mouvemens du Bras ; la foiblesse de la capsule articulaire, sur-tout inférieurement, la force des muscles qui entourent cette articulation, & qui souvent portent la tête de l'os au-delà d'où elle doit aller. L'on se rend également raison, pourquoi cette luxation est toujours complette, ce qui n'arrive point dans les articulations par charnière, où les es articulés présentent, de part & d'autre, une surface à peu-près égale; enfin l'on conçoit pourquoi la luxation ne sauroit survenir qu'autant que le Bras est éloigné du tronc. Ces préliminaires posés, voyons les différentes manières dont cette luxation peut arriver, & les moyens curatifs qu'elle exige.

Hippocrate avoit observé dans son livre *De Articulis*, qu'il n'avoit jamais vu la luxation du Bras se faire vers la partie supérieure. Les Modernes ne l'admettent également point, si ce n'est dans le cas de comminution des apophyses coracoïdes, & acromion, comme à la suite d'une chûte sur le coude, lorsque le Bras est rapproché du tronc. Le Bras peut être luxé directement en bas, de manière qu'un des points de la tête de l'humérus repose sur la côte de l'omoplate, ce qui est très-rare, où il est porté en-dedans vers la poitrine, ou en-dehors sous l'épine de l'omoplate; ces deux cas sont très-fréquens. Ce qui fait trois espèces différentes de luxations qu'on désigne communément par les noms de luxation au-devant, en-dehors, & en bas.

Chacune de ces espèces de luxations ont leur signes particuliers, sur lesquels il faut prendre garde de se méprendre, si l'on veut procéder avec facilité & à l'avantage du malade. Dans la luxation en en-bas le Bras est plus long qu'il ne doit être, il est un peu élevé & l'avant-Bras étendu à raison de la tension du triceps. Il est impossible d'approcher le Bras de la poitrine, ni de plier l'avant-Bras, sans causer de la douleur. Lorsque la luxation est en-dehors, la partie inférieure du Bras & notamment le coude sont approchés du devant de la poitrine, le malade éprouve de la douleur, quand on cherche à l'en écarter. Le muscle pectoral est dans un état de tension, tout le membre semble plus long que dans l'état naturel; cette luxation est plus rare que celle en-devant. Dans celle-ci, le Bras est, au contraire, beaucoup plus court; il y a une saillie formée par la tête de l'os, qui soulève les pectoraux, l'avant-Bras est un peu fléchi & éloigné des côtes, & l'on ne peut l'en approcher, sans occasionner de la douleur; il est difficile de distinguer l'apophyse coracoïde du reste de la tumeur, l'enfoncement de dessous l'acromion, est moins sensible que dans les cas où l'os a gagné le dessous de l'aisselle. Il est très-ordinaire que la luxation, dont nous parlons, devienne ce que les Auteurs appellent ordinairement une luxation en-dedans; mais cette luxation est plutôt dûe à une mauvaise manœuvre, pour réduire l'os qu'à une force première, qui l'auroit occasionné en ce sens; il n'y auroit guère que le muscle sous-scapulaire qui pourroit dans des positions forcées l'entraîner vers cette partie; mais ce muscle est trop foible pour produire un pareil effet, & d'ailleurs son action seroit contre-balancée, par le sous-épineux son antagoniste. Quelques-uns ont soutenu que les luxations, dont nous venons de faire mention, commençoient toutes par être en en-bas, & qu'elles ne devenoient internes ou externes, que par une action subséquente des muscles, qui entraînoient la tête, tantôt d'un côté, & tantôt de l'autre. Cette opinion me paroît hasardée, sur un principe bien peu conséquent, la foiblesse de la capsule, vers la partie inférieure de l'articulation, & le défaut d'expansion tendineuse & musculeuse vers cet endroit. Il est certain d'après plusieurs dissections, notamment celle que fit M. Thompson, qui est consignée dans les *Medical Observations and Inquiries*, que la totalité de la capsule est fréquemment rompue dans tout son contour, & qu'en conséquence il n'y a pas plus de facilité pour l'os de s'échapper sur les côtés qu'en en-bas, lorsque rien ne le détermine vers ce dernier lieu. Lorsque la tête est ainsi entraînée vers le creux de l'aisselle, elle y occasionne souvent des accidens assez graves, la paralysie, quand elle presse sur le tronc du nerf brachial, ou un gonflement œdémateux, quand les effets de cette pression portent sur les glandes, & le tronc des lymphatiques axillaires; le gonflement s'étend souvent sur toute l'extrémité jusque sur les doigts; & amène avec lui une insensibilité & une inertie plus ou moins grande.

Il n'y a point de luxations où l'on ait moins pensé aux ressources qu'on pouvoit tirer de l'application méthodique de la main, que dans celle-ci. Hippocrate est, sans contredit, celui qui a le premier douté de son efficacité, en pareilles circonstances; sans doute, qu'on auroit tort de vouloir en trouver d'autres causes, que dans le peu de connoissances qu'il avoit tant sur la disposition des parties intéressées, que sur leur mécanique. Il a inventé différentes machines, au moyen desquelles il semble qu'il ne falloit qu'avoir des mains; nous avons parlé du défaut de plusieurs à leurs articles respectifs, & notamment à celui Luxation. Oribase s'est également étendu sur elles; & les Anciens, à cet égard, ont ouvert un champ où beaucoup de nos Modernes ont été glaner, sans en excepter J. L. Petit, dont la machine n'est qu'une copie de celle qu'on trouve dans ce dernier Auteur. Nous devons aux connoissances cultivées de l'Anatomie, & à l'étude suivie du mécanisme des forces musculaires, l'oubli où tombent journellement toutes ces machines dans lesquelles l'esprit de l'Inventeur fait voir combien souvent il s'est éloigné du but qu'il se proposoit d'atteindre. Il est prouvé, en effet, du moins pour la luxation qui nous occupe actuellement, qu'un sage emploi des forces, que les mains seules déploient, suffit toujours même dans les luxations les plus anciennes où la résistance est beaucoup plus grande.

La première chose qu'il faut se proposer dans la luxation du bras, c'est d'en déplacer la tête, du lieu qu'elle occuppe, pour la mettre de niveau avec la glène de l'omoplate. Pour ce, il faut faire une bonne application des forces extensives & contre-extensives, & ensuite abandonner doucement le membre à l'action des muscles, qui le replacent eux-mêmes dans sa cavité. Une chose essentielle à observer, est que ces forces ne gênent en rien cette action rerractile; aussi faut-il les éloigner le plus qu'on peut de l'articulation. M. Dupouy a donné, sur ce point des préceptes qui se trouvent dans le vingt-huitième tome du Journal de Médecine; comme nous les adoptons très-volontiers, nous allons les développer en les puisant dans l'ouvrage même. — On fait coucher le malade, en travers, au pied de son lit. On prend une grande serviette douce, dont on rassemble les bouts dans chaque main, pour en faire une espèce de lien. On en applique le milieu au bas de l'aisselle, & les deux bouts étant portés sur les épaules, on les fait croiser en les passant d'une main dans l'autre, on serre fortement les parties comprises; les bouts sont ensuite conduits l'un pardevant & l'autre par derrière le cou, & tirés par un aide avec toute la force qu'il peut avoir. Un autre aide se contente d'embrasser d'une main les doigts de la partie malade, & de l'autre le coude, ce qui suffit pour faire l'extension & la contre-extension. Les extensions meuvent la tête, la détournent du lieu où elle est, & la font avancer vers celui qu'elle doit occuper. Il faut, pendant qu'on les fait, chercher à faire suivre à la tête, la même route qu'elle a tenu quand elle s'est échappée: c'est une règle que nous poserons lorsque nous traiterons du général des luxations, & de laquelle on ne doit jamais s'écarter. Si la tête de l'os étoit placée sous le pectoral ou sous l'épine de l'omoplate, il sera facile de la déranger; mais il n'en est pas de même quand elle est enfoncée sous l'aisselle, on est obligé de faire de plus grandes extensions & de les diriger en dehors en même-temps qu'on cherche à mettre le Bras dans une ligne horizontale. Lorsque la tête se dégagera, on ramenera le Bras toujours tendu de dehors en dedans, on fera fléchir l'avant Bras & l'on abandonnera l'os à l'action des muscles.

La réduction faite, on applique une croix de Malte simple pour couvrir l'épaule, une compresse longuette qu'on pose sous l'aisselle, & dont les chefs viennent croiser sur l'épaule; on a le soin de mettre sous l'aisselle une petite pelotte pour en remplir le vuide; toutes ces pièces sont trempées dans un défensif, on les soutient avec le spica, & on termine par l'écharpe. Les saignées, le repos & le régime, seront appropriés aux différentes circonstances.

Les luxations du Bras, qui n'ont point été réduites, ne sont pas pour cela accompagnées de la perte du mouvement dans l'article. La nature souvent se ménage, & sur-tout quand la tête a passé au-dedans de la glène, sous le tendon du muscle scapulaire, une nouvelle cavité au moyen de laquelle l'humérus jouit de presque tous ses mouvemens; mais c'est toujours aux dépens du col de l'omoplate & de la glène même, qui se déforment alors plus ou moins. On voit, en pareil cas, combien il seroit imprudent de tenter une réduction; & c'est peut-être celui qui arrive le plus communément dans les anciennes fractures où il y a mouvement. Lorsque le Bras a été complétement remis, & que le bandage est resté un temps suffisant pour que les parties aient pris leur ressort, l'os n'en ressort pas moins quelquefois lorsqu'on s'y attendoit le moins. Quand rien n'indique une maladie des articles, on a tout lieu de croire que non-seulement la rupture du ligament articulaire est complette, mais que souvent même les tendons du sous-scapulaire & du petit rond partagent le désordre, & sont également déchirés, ainsi que la dissection l'a fait voir, & alors on peut regarder la luxation comme incurable. Il arrive quelquefois qu'une douleur se fait sentir de l'épaule jusques vers le milieu du Bras, qui est plus ou moins tendu à la partie antérieure; cette douleur provient souvent, sur-tout quand elle persiste, du tendon du biceps, qui, ayant été forcé, n'a point été remis dans sa sinuosité. Aussi convient-il, avant d'appliquer les pièces d'appareil, de faire exercer au membre quelques mouvemens de rotation qui pourroient remettre les parties dans leur situation naturelle. Peut-être relativement à ceci, feroit-on bien de n'employer que l'écharpe, qui ne contraint point les mouvemens, plus nécessaires ici qu'on ne pense.

De la luxation de l'avant-Bras.

Le gynglime, au moyen duquel les deux os de l'avant-Bras sont joints, est tellement parfait, les symphyses y sont tellement multipliées, que ce n'est qu'avec la plus grande difficulté que la luxation arrive dans cette articulation; & quand elle a lieu, c'est toujours avec un tel désordre que les suites en sont très-fâcheuses. L'avant-Bras peut être luxé en devant, en arrière ou sur les côtés. J. L. Petit, n'admet point de luxation en devant, à moins, dit-il, qu'il y ait fracture de l'olécrane, comme il arrive quelquefois. Dans la luxation en arrière & complette, l'apophyse coronoïde du cubitus se porte dans la cavité où logeoit l'olécrane. L'avant-Bras est alors un peu fléchi, on ne peut étendre le coude sans causer une violente douleur, & le soulagement survient du moment qu'on plie l'avant-Bras; cette partie est un peu moins fléchie lorsque la luxation est incomplette. La luxation sur les côtés est toujours accompagnée de la rupture de l'un des ligamens latéraux; il suffit de considérer une de ces articulations dans l'état frais, pour en être persuadé. La luxation en-dehors est plus facile que celle en dedans, par la disposition même des parties. La luxation en-devant est toujours la suite d'un coup ou d'une chûte qui a brisé l'olécrane; en général, ses suites sont fâcheuses, ainsi que celles des luxations incomplettes ou sur les côtés, vu le désordre qui a dû nécessairement survenir dans une articulation de ce genre ainsi forcée. Il s'y établit une inflammation, une suppuration ou des engorgemens lents, qui finissent par la carie ou l'anchylose.

Supposant donc que la luxation soit en arrière, il faut, dès que les extensions seront suffisantes, repousser d'une main l'olécrane de derrière en devant, & de l'autre porter la partie inférieure du Bras de devant en arrière. Les procédés seront les mêmes dans la luxation en devant; mais on les exécutera en sens contraire. Lorsque l'avant-Bras est luxé sur les côtés, & que les extensions sont convenables, on prend d'une main la partie supérieure de l'avant-Bras, & de l'autre la partie inférieure du Bras; on fait faire à ces parties quelques mouvemens sur les côtés, dans une direction opposée. Quelques-uns conseillent de croiser les doigts des deux mains, comme pour en joindre les paumes, & de saisir entr'elles la jointure & la presser pour ramener les os à leur situation naturelle, pendant qu'un aide soutient le Bras & l'avant-Bras au-dessus & au-dessous.

L'appareil est simple; il consiste en une compresse fendue qu'on trempe dans un défensif un spica & une écharpe, pour soutenir le poids de l'avant-Bras. L'engorgement qui survient communément à cette espèce de luxation, a fait néanmoins préférer le bandage à dix-huit chefs ou roulé; mais alors on ne doit plus faire usage de l'écharpe. Quand les accidens sont suffisamment dissipés, il convient de mouvoir de temps en temps l'articulation, pour éviter l'anchylose qui arrive souvent à ce genre de maladie. (*M. Petit-Radel.*)

BRIDES. *Frenula.* Nom qu'on donne à certains filamens membraneux qui sont dans le foyer des abcès, & qui, selon leur étendue ou position, forment souvent des cloisons, entre lesquelles le pus séjourne, quoiqu'on lui ait donné issue par une ouverture faite au-dehors. Les Brides sont ordinairement formées par des lames du tissu cellulaire qui ne sont point encore fondues, ou converties en pus. Quelquefois aussi elles ne sont que des portions d'aponévroses qui persistent même après la maturation complette de l'abcès, comme on l'observe dans les abcès aux extrémités, surtout ceux qui sont cachés profondémeut sous les chairs, & dans les interstices qui séparent les muscles les uns des autres. Les Brides demandent d'autant plus à être détruites, qu'elles empêchent souvent le pus de s'écouler facilement au-dehors. On y parvient en portant le doigt dans le fond de l'abcès, & en déchirant ou coupant avec la pointe du bistouri, conduite par lui, toutes celles qui se rencontrent; mais une attention qu'il faut avoir, c'est de ne point se méprendre sur la nature des Brides. Il arrive souvent, en effet, que des artères assez considérables offrent d'abord les mêmes apparences, & en imposent pour elles. Or, on voit de quelle conséquence il seroit de se conduire ici, comme dans le cas de Brides véritables. Mais le doigt fera toujours distinguer cette circonstance à un homme instruit, & qui se conduit avec cette prudence qui résulte de la certitude des principes. On a encore donné le nom de Brides à l'adhérence de quelques-uns des points de l'urètre entr'eux; adhérence que quelques-uns regardent comme des carnosités ou excroissances. Nous reviendrons sur celles-ci à l'article Urètre. (*M. Petit-Radel.*)

BRONCHOCELE ou GOITRE. C'est un nom que l'on donne généralement aux tumeurs qui se trouvent à la partie antérieure du cou. Il vient de βρόγχος les bronches, ou la trachée-artère, & de κήλη enflure, hernie; par conséquent, c'est fort improprement qu'on s'en est servi pour désigner des tumeurs qui n'ont rien de commun avec la trachée-artère, si ce n'est quelquefois de la comprimer, quand elles acquièrent un très-grand volume.

On voit assez fréquemment, au-devant de la trachée-artère, des tumeurs enkystées de la nature du méliceris. *Voyez ce mot.* Ces tumeurs se distinguent ici, comme en d'autres parties du corps, par l'égalité de leur surface, par un certain degré de mollesse & de compressibilité, & par la fluctuation qui s'y fait appercevoir. Quoique petites & très-circonscrites au commencement, elles acquièrent quelquefois un tel volume, qu'elles s'étendent d'une oreille à l'autre. La peau conserve son apparence naturelle jusqu'à la fin. Le siége de cette espèce de Goitre, est évidemment sous la peau, dans le tissu cellulaire.

2. Il y a, dit-on, des exemples de tumeurs formées en cet endroit par le déplacement d'une partie de la membrane interne de la trachée-artère. Cette membrane, en se dilatant, passe entre les anneaux cartilagineux de ce conduit, & forme, à la partie antérieure du cou, une tumeur molle & compressible, mais sans fluctuation, ainsi que sans douleur, de même couleur que la peau, & qui s'étend quand on retient son haleine. C'est cette variété qui est proprement une hernie de la trachée-artère. Mais, quoique le nom de Bronchocèle paroisse désigner particulièrement cette variété, nous ne trouvons rien, chez les Anciens, qui prouve qu'elle leur fût connue. Nous voyons, au contraire, que Celse définit le Bronchocèle, une tumeur qui croît à la gorge, entre la peau & la trachée-artère, & qui renferme tantôt une chair indolente, tantôt une matière sembable à du miel, ou à de l'eau, & quelquefois aussi des poils mêlés avec des petits os. Il conseille de la détruire par le caustique, ou de l'ouvrir par l'instrument tranchant, & d'en extirper le kyste, ou de le faire tomber par la suppuration.

3. Les glandes lymphatiques du cou s'enflent tellement dans certains cas d'écrouelles, qu'il en

résulte des tumeurs d'un volume extrêmement considérable, qui recouvrent tout le devant de la trachée-artère. On les distingue aisément par les symptômes qui acompagnent d'ordinaire les tumeurs scrophuleuses. *Voyez* ECROUELLES.

4. Mais l'espèce de tumeur qu'on observe le plus fréquemment à la partie antérieure du cou, c'est celle qui résulte du gonflement des glandes thyroïdes; ces glandes acquièrent quelquefois un volume tel, que, non-seulement, elles occupent tout l'espace d'un des angles de la mâchoire à l'autre, mais qu'elles font une saillie beaucoup plus considérable de chaque côté du cou, s'avancent en devant fort au-delà du menton, & forment une masse énorme qui tombe sur la poitrine. Ce gonflement, plus ou moins inégal, pour l'ordinaire n'est pas très dur, sur-tout quand la maladie n'est pas dans un bien haut degré; on n'y apperçoit cependant jamais aucune fluctuation, & les malades n'y éprouvent pas de douleur. La peau conserve à-peu-près sa couleur ordinaire; mais quand la tumeur est ancienne & très-considérable, les veines du cou deviennent plus ou moins variqueuses.

C'est cette maladie qu'on a particulièrement désignée sous le nom de GOITRE, & qu'on observe si fréquemment dans quelques vallées des Alpes; il y a même des endroits où elle est si commune qu'on trouveroit à peine un individu qui en fût totalement exempt; & qu'on en rencontre un grand nombre chez qui la tumeur est si volumineuse, qu'il n'est pas possible de la cacher par aucune espèce de vêtement. Une autre maladie, bien plus fâcheuse, avec laquelle le Goitre se complique dans les endroits où il est endémique, c'est un état d'idiotisme, plus ou moins complet, accompagné de la figure la plus hideuse, & de tous les symptômes qui annoncent le plus extrême relâchement. Tous ceux qui ont des Goitres ne sont pas idiots, puisque l'on voit, en Suisse & ailleurs, cette incommodité chez beaucoup de personnes qui jouissent au plus haut degré de toutes leurs facultés intellectuelles; mais, dans les vallées où nous venons de dire qu'il est endémique, il est particulièrement volumineux chez les idiots, que l'on y désigne vulgairement par le nom de *Crétins*.

La réunion de ces deux maladies, qui constitue peut-être le degré le plus extrême de dégradation dont la nature humaine soit susceptible, ne permet pas de douter qu'elles ne tiennent l'une & l'autre à une même cause; & comme on les a observées principalement dans les Alpes; on les a attribuées aux eaux de neige ou de glace fondue; on a dit que ces eaux étoient crûes, sans attacher un sens bien précis à cette qualification. D'autres ont cru que c'étoient des eaux séléniteuses, calcaires ou chargées de parties terreuses quelconques, qui produisoient ces engorgemens. D'autres les ont imputés aux vapeurs des marais, à la mauvaise nourriture, à l'ivrognerie, à la mal-propreté, &c. Mais, pour peu qu'on ait voyagé dans les Alpes, on voit que toutes ces suppositions sont dénuées de fondement. Les maladies dont nous parlons ne s'observent que dans les vallées les plus basses; on n'en voit point dans les hautes vallées dont les habitans ne boivent que de l'eau qui découle des glaces ou de la neige, & sont même attachés à ces eaux par une sorte de préjugé. Les eaux imprégnées de substance terreuse, sont plus communes dans les plaines que sur les montagnes. Les vapeurs marécageuses ne donnent pas de goitres dans les plaines, non plus que la mal-propreté, l'ivrognerie ou les mauvaises nourritures.

L'on n'observe point de Goitres, disons-nous, dans les régions élevées des Alpes; mais c'est une chose très-remarquable, que dans un même canton, sur les bords du même torrent, les paysans d'une même nation, vivans tous à-peu-près de la même manière, soient parfaitement sains, vifs & dégagés dans le haut de la vallée, tandis que les Goitres & l'idiotisme commencent à paroître dans des lieux plus bas, & vont en augmentant jusqu'à un certain terme, passé lequel les vallées commençant à s'ouvrir, on voit ces infirmités décroître par les mêmes gradations, & disparoître enfin presque totalement dans les plaines, ou dans les grandes vallées bien ouvertes & bien aérées.

Ces observations démontrent invinciblement qu'on a eu tort d'attribuer exclusivement, comme on l'a fait, les Goitres, dont sont affligés, en quelques endroits, les habitans des Alpes à la nature particulière des eaux qu'ils boivent. Il est incontestable cependant que cette maladie tient essentiellement à quelque condition des lieux où elle est endémique. L'opinion de M. de Saussure (1) à cet égard, nous paroît être parfaitement fondée. Cet illustre Physicien & Naturaliste pense que l'air stagnant dans les vallées profondes, & fortement réchauffé par les rayons du soleil, soit directs, soit réfléchis par les rochers, y contracte un genre de corruption, qui est la cause prédisposante de l'espèce particulière de relâchement & d'atonie, à laquelle tient essentiellment la formation des Goitres. Et c'est un fait que les enfans nés dans la vallées, quelque disposition héréditaire qu'on puisse leur supporter à contracter ce genre d'atonie, en demeurent parfaitement exempts, s'ils sont élevés, & appellés à vivre dans un autre endroit, quoique très-peu éloigné, pourvu qu'il soit ou plus haut, ou moins rapproché du pied des montagnes.

5.° L'on a souvent confondu avec le gonflement des glandes thyroïdes, une tumeur d'une autre nature, qui probablement se complique souvent avec la première, mais qui s'observe

(1) Voyages dans les Alpes, tom. 2.

fréquemment aussi dans des cas où ces glandes ne sont point affectées. Ce gonflement formé par un engorgement & une induration du tissu cellulaire, au-devant de la trachée-artère, diffère de celui des glandes, en ce qu'il occupe ordinairement une base plus large, proportionnément à son élévation, & en ce qu'il a beaucoup plus de dureté, ce qui l'empêche de tomber sur le col & la poitrine, quand il a acquis un grand volume; on voit de ces tumeurs qui s'étendent d'une oreille à l'autre, & du menton jusqu'au sternum, & qui acquièrent une dureté presque cartilagineuse. Il est rare que ces tumeurs, quelque considérables qu'elles soient, menacent les malades d'aucune conséquence fâcheuse, autre que celles qui peuvent résulter de la pression qu'elles exercent sur la trachée-artère, & sur les vaisseaux sanguins; mais à ces deux égards, elles ont quelquefois des inconvéniens très-graves, gênant beaucoup la respiration, & empêchant le libre retour du sang de la tête, ce qui rend le visage livide, occasionne des vertiges, & peut même déterminer une apoplexie. C'est cette espèce de Goîtres, plutôt que la précédente, qu'on observe quelquefois hors des pays de montagnes, & particulièrement dans quelques Provinces de France & d'Angleterre, mais que l'on rencontre aussi en Suisse & ailleurs compliquée avec la précédente.

Il suffit de lire l'exposé que nous venons de faire des différentes espèces de Bronchocèle, pour comprendre qu'il ne peut pas y avoir de méthode générale de les traiter; & que les moyens que l'on emploie avec succès pour l'une, ne sauroient l'être également pour les autres.

Lorsque le Bronchocèle est produit par une tumeur enkystée, de quelque nature que soit la substance qu'elle contient, il faut l'enlever avec son kyste, au moyen de l'instrument tranchant, si elle n'est pas d'un volume très-considérable. On peut même exécuter cette opération, quoique la tumeur soit assez volumineuse, sur-tout lorsqu'elle ne contient que de la graisse, car alors sa connexion avec les parties voisines est très-légère; elle ne reçoit que des petits vaisseaux artériels, en petit nombre, & dont il est facile d'arrêter l'hémorrhagie par la compression, si l'on ne peut parvenir à en faire la ligature. Mais si la tumeur étant très-grosse, contient quelque liquide, on l'ouvrira avec le scalpel, ou bien l'on y fera passer un séton dans toute sa longueur. *Voyez* Tumeurs enkystées.

Si la tumeur est formée par une hernie de la membrane qui revêt intérieurement la trachée-artère, le seul traitement indiqué est une douce compression; il faut en même-tems que le malade évite tous les efforts qui pourroient contribuer à augmenter le mal, comme de rire, de crier, d'éternuer ou de tousser. Dans les cas de tumeurs scrophuleuses, il faut employer les moyens par lesquels on attaque ordinairement cette maladie; seulement si leur volume gêne beaucoup la trachée-artère, ou les vaisseaux sanguins, il faut les ouvrir dès que leur contenu paroît avoir acquis une certaine fluidité.

Dans les cas où le Goître tient au gonflement des glandes thyroïdes, comme le mal, ainsi que nous l'avons dit ci-dessus, dépend essentiellement de quelque circonstance particulière du pays où il se manifeste, les malades trouvent toujours un avantage marqué à se déplacer, & à vivre quelque tems dans un endroit où les habitans ne sont pas sujets à cette maladie. Les jeunes-gens peuvent même, par ce moyen, s'en débarrasser tout-à-fait, si la tumeur n'est pas déjà très-considérable; & les personnes qui ne parviennent pas à la faire diminuer, en changeant de pays, peuvent généralement s'assurer qu'elle n'augmentera pas. Mais ce moyen n'est pas à la portée de tout le monde, & l'on n'y aura pas souvent recours, pour une incommodité qui n'est pas très-grave. Dans les endroits cependant où le Goître tient à une affection générale de l'économie animale, & manifeste une connexion si étroite avec l'idiotisme, on a de la peine à comprendre que tous les parens qui ne sont pas dans l'impossibilité absolue de faire élever leurs enfans dans un lieu plus sain, ne prennent pas ce parti qui les met également à l'abri de l'une & de l'autre de ces maladies.

On a conseillé différentes applications, comme propres à dissiper le Goître, sur-tout quand il n'est pas très-volumineux, telles que des emplâtres savonneux, ou mercuriels; des sachets de sel marin, ou de sel ammoniac & d'autres substances analogues; mais, quoique ces moyens aient quelquefois produit de bons effets, il ne paroît pas qu'on doive leur donner une grande confiance. Un remède qui en mérite davantage, quoique sa manière d'agir soit assez obscure, c'est l'éponge brûlée qu'on a recommandée contre les tumeurs scrophuleuses; maladie dans laquelle son efficacité n'est pas bien grande, tandis qu'on en observe tous les jours les effets les plus marqués, lorsqu'on l'emploie contre le Goître. On la donne en pareil cas à la dose de douze à vingt-quatre grains, deux fois par jour, dans différens véhicules.

On a quelquefois proposé d'extirper les glandes thyroïdes ainsi tuméfiées; mais le grand nombre de vaisseaux artériels qui se distribuent à ces glandes, l'état de dilatation auquel ils arrivent lorsqu'elles sont très-gonflées, & le voisinage des artères carotides, rendent cette opération extrêmement dangereuse, sur-tout lorsque le gonflement est très-considérable, seule époque à laquelle un malade voulut se soumettre à un pareil moyen de guérison. En la faisant, l'on seroit obligé de couper des rameaux artériels assez gros pour donner une grande quantité de sang, en très-peu de tems, & placés de manière qu'on ne pourroit sans beaucoup de difficulté en faire la ligature, ni les comprimer suffisamment, à cause de leur situation sur la trachée-artère. On lit, dans les observations de Médecine & de Chirurgie de M. Gooch, l'histoire de deux cas de cette nature, qui ne sont pas propres à encourager les Praticiens à faire l'excision de ces sortes de tumeurs. Dans l'un, il survint une hémorrhagie si abondante, que le Chirurgien, quoiqu'également intrépide & expérimenté, fut obligé de s'arrêter au milieu de l'opération. Quelque moyen qu'il employât, il ne put jamais réussir à arrêter tout-à-fait le sang, & la malade mourut au bout de quelques jours. Dans l'autre, peu s'en fallut que l'événement ne fût le même, & l'on ne sauva la vie à la malade, qu'en faisant comprimer les vaisseaux ouverts avec la main, jour & nuit pendant une semaine entière, par des personnes qui se relevoient tour-à-tour. Le Chirurgien après avoir vainement, & à plusieurs reprises, tenté de lier les vaisseaux, ne trouva que ce moyen d'arrêter enfin l'hémorrhagie.

De pareils exemples sont bien propres à détourner les Praticiens sages & circonspects d'entreprendre la guérison de ces tumeurs par des moyens aussi hasardeux; car, quelqu'incommode que puisse être un Goître, il existe bien peu de faits qui prouvent que jamais il mette la vie en danger.

Quant à la dernière espèce de Bronchocèle que nous avons décrite, ce que nous venons de dire, s'applique également à son traitement. Les mêmes remèdes qui réussissent à diminuer le gonflement des glandes thyroïdes, s'emploient utilement aussi dans celui du tissu cellulaire qui les environne. Et quant à l'extirpation, la base des tumeurs de cette nature est ordinairement si profonde, qu'il n'est guères possible de l'enlever sans exposer le malade à une hémorrhagie funeste.

BRONCHOTOME, & non pas BRONCHOTOMISTE, comme dit Dionis. *Bronchotomus.* Instrument en forme de lancette, renfermé dans une canule applatie, percée à l'une de ses extrémités, dont l'autre est terminée par deux ailes. Avant qu'on eût imaginé cet instrument, on se servoit d'une petite lame fixée fermement dans un manche arrondi, comme on peut le voir dans les Planches de Dionis. Quand on avoit incisé l'intervalle des anneaux de la trachée-artère, on poussoit dans l'ouverture une sonde, & à son moyen une petite canule. Depuis on a substitué à cet instrument un trois-cart ordinaire, mais beaucoup plus petit que celui qu'on emploie dans l'hydrocèle, dont la canule étoit terminée par une lame applatie, & dont la circonférence étoit arrondie, & trouée à deux endroits différens, pour la fixer au moyen d'un fil. M. Bauchot est le premier qui ait pensé à se servir d'une lame applatie, recourbée, adaptée à une canule de même forme, ainsi qu'on le peut voir dans les Planches. M. Bell en a imaginé un autre auquel nous donnons la préférence pour les raisons que nous détaillerons dans l'article suivant. (*M. PETIT-RADEL*).

BRONCHOTOMIE. De βρόγχος & τέμνειν, *sectio gutturis.* C'est une opération au moyen de laquelle on ouvre le larynx, ou la trachée-artère, soit pour donner à l'air la liberté d'entrer dans les poumons & d'en sortir, ou pour en extraire des corps étrangers. Quelques Nomenclateurs peu instruits dans la langue Grecque & ignorant que les Anciens désignoient le trachée sous le nom de βρόγχος, qu'ils ont confondu avec βρογχία, qui sont les anneaux des subdivisions de ce canal, ont mieux aimé désigner cette opération sous les noms de *Trachéotomie* ou *Laryngotomie*; mais ces dénominations n'ont pu généralement prévaloir. La possibilité de cette opération, & son peu de danger, sont fondées sur la facilité avec laquelle certaines plaies de la trachée-artère, même les plus compliquées, ont été guéries, sans qu'il en soit par la suite résulté aucun inconvénient, ainsi qu'il conste d'après le témoignage des Observateurs; & sur la nature même des parties qu'on divise, lesquelles n'offrent aucun vaisseau connu, dont la blessure puisse inquiéter.

Cette opération convient dans plusieurs cas, & demande d'être pratiquée différemment, selon la variété des circonstances. Elle n'est nullement inquiétante, *dummodò*, dit Fabrice d'Aquapendente, *qui secat sit Anatomes peritus, quia sub hoc Medico & artifice, omnia tutissimè & felicissimè peraguntur.* Nous allons nous étendre sur les plus essentielles, afin d'établir les indications qui demandent qu'on y ait recours.

L'esquinancie est une affection qui nécessairement importe la nécessité de la Bronchomie; mais de toutes celles que Boërrhave a décrites & sur lesquelles son savant Commentateur nous a laissé de si grands détails, il n'y a que celle qu'il appelle *Strangulans*, où l'opération soit réputée indispensable. Cette espèce ne présente aucun signe visible, ni à la gorge, ni dans le gosier; l'ouverture des cadavres a prouvé qu'elle avoit son siège dans les lèvres même de la glotte, & que cette ouverture en étoit tellement rétrecie qu'à peine y trouvoit-on le moindre espace. Aussi, à raison de cette disposition & de la tension des ligamens de cette ouverture, la voix est-elle excessivement aigue & comme sifflante, la suffocation est instante, le poumon ne se développant point, le sang s'accumule dans sa propre substance, il est un obstacle à celui qui vient du cerveau par les jugulaires, & de-là l'engorgement secondaire de ce viscère qu'on a souvent pris, & inconsidérément, pour un effet ou produit de la métastase. En réfléchissant sur les causes de cet engorgement, & sur les moyens de l'éviter en ayant recours de bonne heure à la

Bronchotomie

Bronchotomie, on en infère qu'un grand nombre de malades ont péri de la stase sur les poumons, qu'on auroit pu sauver en leur ouvrant la trachée-artère, avant qu'elle eût pu avoir lieu. Tous ceux qui ont parlé de la Bronchotomie, dans le cas d'esquinancie, l'ont toujours regardée comme le dernier moyen de guérison, ainsi l'ont vue les Grecs, & les Arabes. Avicenne, en pareil cas, ne conseille d'en venir à l'opération dans les violentes esquinancies, que quand les médicamens n'ont produit aucun effet, & qu'on voit que le malade doit en mourir. Rhasès disoit aussi qu'il ne falloit opérer que quand le malade étoit menacé de la mort, d'où l'on voit que cette pratique, bonne quant aux vues qu'on se proposa, étoit pernicieuse par la manière de la mettre en exécution. C'est, sans doute, à raison de ses mauvais succès que Paul d'Egine, en parlant de cette opération, disoit: *in synanchicis quidem chirurgiam improbamus, cùm inutilis sit præcisio.* On pratiquera toujours la Bronchotomie trop tard, dit M. Louis, dans un Mémoire plein de recherches sur cette opération, si on ne l'admet que comme un moyen extrême. Elle sera souverainement utile, quand on y aura recours dès le commencement, afin de prévenir l'engorgement du poumon. Pour peu qu'on diffère, n'est-il pas à craindre comme Van-Swiéten l'observe, que l'artère pulmonaire ne soit déjà engorgée, & remplie d'un sang imméable, & qu'ainsi il ne reste une péripneumonie mortelle; car tandis que la résistance du ventricule droit du cœur augmente, le poumon ne se développant pas suffisamment, par le défaut d'air, la partie la plus tenue du sang passe des extrémités de l'artère pulmonaire dans les veines, la plus épaisse s'accumule de plus-en-plus, & reste dans les dernières ramifications artérielles, sans être susceptible de résolution.

Le danger de périr de suffocation, comme M. Louis l'observe dans la maladie, dont nous parlons, a été connue dès l'enfance de l'Art. Le conseil d'Hippocrate, pour remédier à ce symptôme urgent, en est la preuve. On connoît ce péril, dit notre Législateur, quand les yeux sont affectés & saillans comme chez ceux qu'on étrangle, quand la face, le gosier, & le cou, sont en feu, quoiqu'à l'inspection il ne paroisse aucun mal. Dans ce cas, il faut introduire un tuyau dans la gorge, pour donner passage à l'air dans le poumon. *Ab anginâ homo suffocatur, oculi affecti sunt, ac velut strangulatis prominent; facies & fauces incenduntur, imò etiam collum; intuentibus verò nihil mali habere videtur... fistulæ in fauces ad maxillas intrudendæ quò spiritus in pulmonem trahatur.* Hippocrate, d'après ce conseil, eut sans doute été plus loin si l'on n'eût point pensé dans son tems, que les plaies des cartilages étoient incurables.

Cette méthode, toute défectueuse qu'elle est, fut cependant celle qu'on suivit jusqu'à Asclépiade, à qui l'on doit l'invention de la Bronchotomie, si l'on s'en rapporte au témoignage de Galien. Depuis, cette opération a toujours été conseillée & pratiquée en pareil cas, malgré toutes les inculpations de Cœlius Aurélianus qui la traite de fabuleuse; mais par des procédés qui n'ont point été bien détaillés par aucun de ceux qui les ont mis en pratique, si l'on en excepte Paul d'Egine, qui, ici comme dans beaucoup d'autres cas, est d'une précision & d'une clarté qui surprennent. « Il faut, dit cet Auteur, faire l'incision à la trachée-artère, sous le larynx, vers le troisième, ou le quatrième anneau. Cet endroit est le plus convenable, parce qu'il n'est couvert d'aucune chair, & que les vaisseaux en sont éloignés. On renversera la tête du malade pour que la trachée-artère se porte plus en avant. Nous faisons une section transverse entre deux anneaux, de manière que ce ne soit point le cartilage, mais la membrane qui contient le cartilage qui soit divisée. « Cette méthode connue, & les avantages qu'elle a dans l'esquinancie, quand on la pratique à tems, auroient dû la rendre générale. Elle convenoit dans le cas dont parle Rodrigues à Fonseca, dans le recueil de ses Consultations Médecinales. Il y fait mention d'une femme forte & vigoureuse, qui, à l'âge de trente ans, fut prise d'une douleur de gorge à la dixième heure du jour. Elle respiroit très-difficilement, ne pouvoit se tenir qu'assise, la déglutition étoit entièrement empêchée, l'on n'appercevoit, ni tumeur, ni rougeur dans le gosier, la voix étoit éteinte, & les yeux saillans. Tous ces signes annonçoient *l'angina strangulans*; le mal étoit pressant & réputé mortel. Rodrigues, appellé sur-le-champ, fit tirer une livre de sang de la veine céphalique du bras droit; deux heures après, on en tira une pareille quantité du bras gauche par la veine du même nom; le mal ne diminuoit pas; au bout de trois heures on fit une saignée de dix onces au bras droit, par l'ouverture d'une autre veine. Les symptômes étant toujours les mêmes, on recourut à la saignée des ranules, aux ventouses scarifiées derrières les oreilles, sous le menton, &c. On fit des embrocations avec l'huile d'amande douce; mais tous ces remèdes furent sans succès, la malade mourut au bout de dix heures. Il restoit à faire l'ouverture de la trachée-artère pour procurer la respiration, mais la malade ne voulut point s'y soumettre: *Est enim*, continue Rodrigues, *remedium unicum ad quod confugiendum est in his casibus, nec periculosum, ut apparet.*

L'angine convulsive de Boërrhave, qui a spécialement lieu chez les orthopnoïques, exige aussi promptement la Bronchotomie que l'inflammation dont nous venons de parler. Méad, dans ses *Præcepta & Monita Medica*, en rapporte un exemple. On avoit fait au malade deux saignées très-copieuses, en six heures de tems, & néanmoins il mourut, dit notre Auteur, malgré cette grande évacuation ; ce qui prouve que les saignées ne remédient pas aussi promptement & aussi efficacement qu'il le faudroit dans les cas pressans, c'est qu'à l'ouverture du cadavre, on ne trouva aucune tuméfaction, ni le signe de la moindre inflammation, mais les veines étoient fort gorgées d'un sang très-épais. Le même Auteur a observé, dans le pays de Galles, sur-tout aux environs de la Mer, une esquinancie épidémique catharale ; l'engorgement étoit lymphatique, & les malades périssoient en deux ou trois jours ; la saignée n'eut pas été ici d'une grande efficacité, il n'y avoit que la Bronchotomie qui pût sauver les malades, & l'on n'y eut point recours.

La compression de la trachée-artère par des corps étrangers arrêtés dans le pharynx, ou par des tumeurs nées au-dehors & suffisamment volumineuses pour comprimer ce canal, demande également qu'on opère plus ou moins promptement selon les accidens. La Bronchotomie est l'urgent ; les procédés pour extraire les corps étrangers n'en deviendroient que plus faciles après qu'elle auroit été faite, aussi bien que dans les cas où le corps tombé dans la trachée-artère, y seroit libre ou accroché sur ses parois, en supposant qu'il fût pointu, aigu, ou irrégulier, d'une manière quelconque. M. Bell cite deux exemples de cette espèce de suffocation où la respiration manqua pendant quelques minutes, & qui néanmoins furent également funestes, quoiqu'on mît en pratique tous les moyens connus qu'on emploie ordinairement. Il y a tout lieu de croire, continue-t-il, que la Bronchotomie auroit eu le plus grand succès, si l'on y eût eu recours très-promptement, & avant que les effets de la suffocation eussent pu devenir mortels. On doit également y avoir recours dans le cas de compression par des tumeurs, ou concrétions dans les parties environnantes. Il y a environ vingt ans que j'ouvris un homme qui périt subitement à la suite d'un emphysème qui lui étoit survenu instantanément. Il étoit attaqué depuis très-long tems d'un gouêtre qui étoit devenu monstrueux dans les derniers tems de sa vie. La cavité de la trachée-artère étoit tellement oblitérée qu'à peine y avoit-il un espace propre à admettre l'épaisseur d'une pièce de douze sols ; sans doute, on eût prolongé ses jours si, avant cette nouvelle maladie, on lui eût fait l'opération de la Bronchotomie.

Enfin l'on doit recourir à cette opération dans le cas où un corps étranger auroit été porté dans la trachée-artère, & fermeroit tellement le passage de la glotte qu'il occasionneroit une suffocation. Habicot, M.e en Chirurgie de Paris, dans un Traité, intitulé : *Question Chirurgicale sur la possibilité & la nécessité de la Bronchotomie*, rapporte avoir fait avec succès, cette opération à un garçon de quatorze ans, qui ayant oui dire que l'or avalé ne faisoit point de mal, voulut avaler neuf pistoles qu'il avoit enveloppées dans un linge pour les dérober à la connoissance des voleurs. Ce paquet, qui étoit fort gros, ne put passer le détroit du pharynx, il s'engagea dans cette partie de manière qu'on ne put ni le retirer, ni l'enfoncer dans l'estomac. Ce jeune garçon étoit sur le point d'être suffoqué par la compression que ce paquet causoit à la trachée-artère ; son cou, & son visage étoient enflés & si noirs, qu'il en étoit méconnoissable. Habicot, chez qui on porta le malade, essaya envain, par divers moyens, de déplacer le corps étranger. Enfin voyant le malade dans un danger évident d'être suffoqué, il résolut de lui faire la Brochotomie. Cette opération ne fut pas plutôt faite que le gonflement, & la lividité du cou & de la face, se dissipèrent. Habicot fit descendre le paquet d'or dans l'estomac par le moyen d'une sonde de plomb, & le jeune-homme rendit, huit ou dix jours après par l'anus, les neuf pistoles à diverses reprises. Il guérit parfaitement & très-promptement de la plaie de la trachée-artère. M. Louis, dans un excellent Mémoire sur les corps étrangers dans la trachée, est celui de tous les Auteurs qui ait le plus constaté la nécessité de cette opération dans les circonstances de cette espèce. Comme ses preuves sont exposées dans une observation qui lui est particulière, & en tête de toutes celles qu'il rapporte, nous la citerons d'autant plus volontiers qu'elle nous tiendra lieu des détails où nous aurions dû nécessairement entrer, tant sur le diagnostic, que sur le pronostic de ce fâcheux cas. « Le Lundi, 19 Mars 1759, dit cet Auteur, un enfant de sept ans, petite fille d'un Marchand de Vins, rue du Four, vis-à-vis la rue des Canettes, jouant avec des fèves de haricots sèches, en jetta une dans sa bouche, & crut l'avoir avalée ; elle fut attaquée, sur-le-champ, d'une difficulté de respirer, & d'une toux convulsive qui la fatigua beaucoup. L'enfant déclara qu'elle avoit avalé une fève, on lui donna les secours qu'on crut convenables. Le défaut de succès fit appeller successivement plusieurs Chirurgiens, qui essayèrent aussi infructueusement les différens moyens que l'art prescrit pour procurer la sortie des corps étrangers qui sont dans l'œsophage, ou pour les enfoncer dans l'estomac. Une éponge fine attachée avec précaution à l'extrémité d'une baguette de baleine bien souple & bien flexible, fut portée à diverses reprises dans toute l'étendue de l'œsophage. L'enfant qui marquoit avec la main que le corps étranger étoit au milieu du col, croyoit sentir quelque soulagement lorsque l'éponge avoit été portée plus bas que l'endroit indiqué. Elle avoit de tems à autre, des toux violentes, dont les efforts excitoient des convulsions dans tous les membres : la déglutition étoit libre, on lui avoit fait avaler sans grande difficulté de l'eau tiède, & de l'huile d'amandes douces. Deux jours entiers s'étoient écoulés dans les angoisses, lorsque les parens m'appellèrent au secours de cet enfant, qui, avec tout le courage & la connoissance possible avoit été tenue plusieurs fois entre leurs bras, prête à expirer par la suffocation. Bien instruit de ce qui s'étoit passé, j'entrai dans la chambre de la malade. Elle étoit au lit sur son séant, appuyée sur les deux points, & ayant pour tous symptômes, une respiration fort laborieuse. Je lui demandai où elle sentoit du mal, elle me répondit par un signe qui ne me laissa aucun doute sur la nature de l'accident. Elle avoit porté le doigt indicateur de la main gauche sur la trachée-artère, entre le larynx & le sternum. Les tentatives inutiles qu'on avoit faites du côté de l'œsophage dans l'intention de déplacer le corps étranger, la nature & le volume de ce corps qui n'étoit pas susceptible d'être arrêté dans le conduit des alimens, & la facilité de la déglutition étoient les signes négatifs de l'existence de la fève dans l'œsophage. La respiration étoit la seule fonction lésée, elle étoit difficile & avec râlement; l'enfant expectoroit une humeur écumeuse, & elle indiquoit si exactement le point douloureux, où étoit tout l'obstacle qui causoit sa peine, que je n'hésitai point de dire affirmativement aux parens à sa simple vue, que la fève étoit dans la trachée-artère, & qu'il n'y avoit qu'un moyen de sauver la vie à cet enfant, qui étoit de lui faire une incision pour tirer le corps étranger. Je les prévins que l'opération n'étoit ni difficile, ni dangereuse, qu'elle avoit réussi tout autant de fois qu'elle avoit été pratiquée, & que le danger très-pressant ne me paroissoit permettre que le délai nécessaire pour avoir des Chirurgiens éclairés qui jugeassent avec moi de la nécessité indispensable & urgente de cette opération. Je crus la précaution utile pour assurer la confiance des parens, & me mettre moi-même à l'abri de tout reproche en cas que l'événement ne répondît pas à mes espérances. Je retournai chez moi afin de disposer tout ce qui étoit nécessaire à la Bronchotomie. On vint m'y chercher au bout de deux heures, les Consultans m'attendoient. Depuis mon départ l'enfant avoit eu du calme, elle étoit couchée sur le côté, & s'y étoit endormie. Mon opinion mal exposée par les parens & par les gardes, avoit été discutée avant mon retour; ceux qui avoient donné des soins dans l'idée que le corps étranger étoit dans l'œsophage, marquèrent leur surprise sur la proposition d'extraire par opération, un corps dont la présence ne s'étoit manifestée en aucun point de ce conduit. J'expliquai mon avis sur la Bronchotomie. Je ne m'attendois pas à voir élever un doute sur un fait aussi positif. La recherche de la vérité peut autoriser des objections auxquelles ceux qui les font ne donnent que le degré de valeur qu'elles méritent, mais je fus arrêté sur la possibilité du cas. On me contesta qu'un corps du volume d'une fève pût s'insinuer dans la trachée-artère. Je ramenai tout le monde à mon avis par le court exposé des faits de même nature qui m'étoient connus. On examina l'enfant, elle étoit un peu mieux que quand je l'avois vue, & l'on trouva un emphysème bien caractérisé aux deux côtés du col au-dessus de chaque clavicule, symptôme qui n'existoit pas deux heures avant. Cette tuméfaction me fit conclure que l'opération en devenoit plus nécessaire & plus pressée. Les parens, dont la confiance avoit été ébranlée par les oppositions que j'avois trouvée à établir l'unanimité des avis sur la nature du mal, éprouvèrent la plus grande perplexité, lorsqu'on leur dit affirmativement que l'enfant pourroit mourir dans l'opération que je ne leur avois proposée que comme une plaie très-simple, laquelle n'entraînoit aucun danger. Ils me demandoient, à différentes reprises, si je répondois de la vie de l'enfant dans l'opération, le cas pressant où elle se trouvoit, & qui pouvoit à chaque instant la faire périr si on l'abandonnoit à son sort, ne pouvoit être dissimulé dans cette occurrence. Le danger de la situation fut opposé à tout ce que l'opération promettoit d'avantageux. La considération de la mort assurée de l'enfant si on ne l'opéroit pas, ne pût résoudre les parens à la soumettre au hasard d'un moyen proposé comme indispensable, & qui leur paroissoit pouvoir accélérer sa perte. Je leur représentai envain que s'il y avoit à craindre pendant l'opération, ce seroit par l'accident & non par le secours; ils ne sentirent point cette distinction, & je me retirai en refusant mon consentement à l'administration de deux grains d'émétique dont l'opération me paroissoit devoir être inutile, & pouvoir être dangereuse. Ils furent donnés dans la nuit, l'enfant fut fatigué de leur effet, & n'en retira aucun fruit. Je la vis assez tranquille le Jeudi matin, ceux qui l'avoient visitée avant moi l'avoient trouvé à merveille: quoiqu'elle fût mieux à leurs yeux ainsi qu'aux miens, la respiration restoit toujours accompagnée du râlement que j'avois observé la veille, dans le tems où elle étoit beaucoup plus laborieuse. Elle devint suffocative plusieurs fois dans la journée, & l'enfant mourut le soir, trois jours révolus après l'accident. M. Bordenave, qui avoit vu la malade, vint le Vendredi matin m'apprendre cette mort. Il m'avoit prévenu en demandant aux parents l'ouverture du corps. Il la fit ce jour-là même devant une nombreuse assemblée que le bruit de ce cas y avoit attirée. Après avoir fait une incision longitudinale à la peau & à la graisse, le long de la tranchée-artère, entre les muscles sterno-hyodiens & entre les deux bronchiques, il fendit la trachée-artère en long, en coupant trois de ses anneaux. Au même instant tout le monde vit la fève, & je la tirai avec de petites pinces. On reconnut, par la facilité d'extraire ce corps étranger, que l'opération auroit eu sur le vivant l'effet le plus prompt & le plus salutaire. Les parens eurent le regret d'avoir sacrifié une enfant qui leur étoit chere, à l'irrésolution & à la timidité, que les raisons les plus persuasives n'avoient pu vaincre. »

Cette observation constate d'une manière certaine les accidens qui s'ensuivent de la présence des corps étrangers dans la trachée-artère, & indique en même-tems les seuls moyens chirurgicaux qui peuvent être salutaires. Mais, parmi les phénomènes qui paroissent difficiles à expliquer, c'est ce calme dont étoient suivis à différens intervalles, les accès de toux plus ou moins fatigante. L'anatomie a cependant dissipé beaucoup de doutes sur cet objet. D'abord il est constaté que la totalité du canal de la trachée-artère est beaucoup moins sensible que les lèvres de la glotte. Un corps étranger de la nature de celui dont il est fait mention dans l'observation que nous venons de rapporter, peut donc rester un certain tems dans ce canal sans ne guères nuire que par son volume en obstruant plus ou moins le canal selon sa position. Il peut même rester plusieurs jours, plusieurs mois, & même des années, sans donner le moindre signe de sa présence, que par un sentiment de gêne peu inquiétant, & c'est ce qui arrive lorsqu'il est placé dans l'un des ventricules du larynx. On trouve des faits de ce genre dans Tulpius, dans Bartholin, & chez un grand nombre d'Observateurs. Mais si ce corps sort de cet endroit, qu'il soit porté dans la trachée, l'irritation qu'il y produit, & notamment vers le larynx, donne lieu à la toux, & si dans les secousses, le corps étranger se fixe entre les lèvres de la glotte, il peut faire périr & sur-le-champ, comme vraisemblablement il est arrivé dans beaucoup de cas de suffocation par des corps étrangers. Un autre phénomène qui mérite d'autant plus d'attention, qu'il confirme la présence du corps étranger dans la trachée-artère, est l'emphysème qui parut vers les clavicules dans les derniers tems. Je ne crois pas, dit M. Louis, qu'aucun de ceux qui ont eu occasion de voir la malade, aient pu avoir une idée bien juste sur la formation de ce symptôme. On pouvoit imaginer que le corps étranger par l'obstacle qu'il mettoit depuis deux fois vingt-quatre heures au libre passage de l'air, avoit causé la dilatation forcée de la trachée-artère, & l'éraillement des membranes qui unissent les anneaux cartilagineux de ce conduit; mais l'ouverture du corps a dissipé cette illusion. La tumeur flatulente ne s'étoit pas formée aux environs de la trachée-artère, nous ne voyons là que les limites de l'emphysème, le corps même des poumons & le médiastin étoient emphysémateux, la rétention de l'air gêné par le corps étranger dans chaque mouvement d'inspiration, & sur-tout dans les quintes de toux, produisoit un refoulement violent de ce fluide élastique vers la surface du poumon dans le tissu spongieux de ce viscère. Il a passé ensuite dans les cellules qui unissent le poumon à sa membrane propre que la plèvre lui fournit, & par communication de cellules en cellules, il a prodigieusement gonflé le tissu folliculeux qui sépare les deux lames du médiastin. L'emphysème, dans ses progrès, s'est enfin montré au-dessus des clavicules. Le gonflement du poumon & des parties circonvoisines, par l'air qui s'étoit insinué dans les tissus spongieux & cellulaires, est une cause bien manifeste de suffocation. Le gonflement paroît un effet si naturel de la présence d'un corps étranger dans la trachée-artère, qu'on a peine à croire qu'il n'en soit pas un symptôme essentiel quoiqu'aucun Auteur n'y ait fait attention.

Mais les corps étrangers qui ont passé dans les voies aériennes ne déterminent pas toujours la mort d'une manière aussi prompte; ce qui peut provenir du peu de volume & du poli du corps qui s'est fourvoyé, & de l'endroit où il s'est fixé. On en trouve un exemple dans les Ephémérides des Curieux de la Nature. Decad. II. Ann. X. Le plus ancien des Religieux de l'Abbaye de Saint-Martin, près de Trèves, se promenant dans le jardin, ne put résister à la beauté d'une cerise; il inclina la branche de l'arbre, & saisit le fruit avec la bouche. Après avoir séparé par l'action des dents, la chair d'avec le noyau, il voulut avaler le tout précipitamment, parce que le son des cloches l'appelloit à l'église. Le noyau passa dans la trachée-artère. Une toux violente & les plus grands efforts comme pour vomir, furent les premiers symptômes de cet accident, par lequel ce Religieux pensa mourir. Un sommeil de quelques heures succéda à cette terrible agitation, & le malade ne sentit plus le moindre mal pendant une année entière. Au bout de ce tems, il fut attaqué d'une toux accompagnée de fièvre. Ces symptômes devinrent plus graves de jour en jour; le malade rejetta enfin une pierre du volume d'une noix muscade. Elle étoit formée extérieurement de matières tartareuses, auxquelles le noyau de cerise servoit de base. Une expectoration copieuse & purulente suivit la sortie de ce corps étranger, & le malade mourut quelque-tems après dans le marasme. Il n'est point fait mention de l'ouverture du cadavre dans cette observation; mais tout porte à croire d'après les symptômes, qu'il y avoit une suppuration dans la propre substance du poumon, ou une vomique qui étoit occasionnée par la présence du corps étranger.

On a proposé la Bronchotomie dans le cas où la langue seroit tellement gonflée qu'elle obstrueroit totalement le passage vers l'arrière-bouche. Le D. Richter fait mention d'une inflammation de la langue, où le volume de cet organe étoit le quadruple de ce qu'il est ordinairement. Avant lui, Valescus avoit fait la même observation; il dit : *ego aliquando vidi ità magnificatam linguam propter humores, ad ejus substantiam venientes & ipsam imbibentes, quod quasi totum os replebat, & aliquando ex ore exibat.* Lib. 2, cap. 66. Ces sortes de gonflemens sont souvent métastatiques dans les fièvres malignes, & dans les petites véroles. Ils sont aussi quelquefois purement accidentels comme ceux qui succèdent à quelques piquures faites par un insecte, ou à une mauvaise administration du mercure. M. Bell fournit un exemple de ce dernier genre. Il dit que le malade avoit pris, en peu de tems, une si grande quantité de ce minéral que le gonflement des glandes fut porté à un point alarmant dans l'espace de peu d'heures, & quoiqu'il eût mis en usage tous les remèdes usités en pareils cas, aucun d'eux n'eut le moindre effet, l'opération contre son gré fut différée, jusqu'à ce que le malade fût presque suffoqué; mais il revint bientôt dès que l'ouverture de la trachée-artère lui eut été faite. Malgré le succès si évident en pareil cas, nous ne saurions être de l'avis de M. Bell, sur la nécessité de cette opération, sur-tout lorsque nous considérons que telle volumineuse que soit la langue dans les engorgemens dont elle peut être attaquée, les scarifications profondes de manière à opérer un prompt dégorgement, peuvent toujours la diminuer, & même assez promptement, pour qu'on puisse se dispenser de tout autre procédé.

Les observations de M. de la Malle sur le gonflement de la langue, & sur les moyens les plus efficaces d'y remédier insérées dans le 5e volume des Mémoires de l'Académie Royale de Chirurgie, ne font que confirmer cette opinion. Nous pourrons y revenir par la suite en traitant des affections de la langue, relativement aux moyens chirurgicaux qui leur conviennent.

On a encore proposé la Bronchotomie lorsque les amygdales de chaque côté sont tellement gonflées qu'elles obstruent totalement le passage de l'air dans la respiration. Ce n'est point le gonflement inflammatoire qu'on a ici en vue; celui-ci ordinairement passe promptement à la suppuration, & l'ouverture spontanée de la tumeur, ou faite par un phryngotome, dispense toujours d'un moyen si extrême; mais c'est le gonflement chronique, celui dont nous avons parlé à l'article Amygdales, & qui quelquefois parvient à un très-grand volume chez certains sujets. Ce que nous avons dit touchant cette maladie donne déjà à entendre qu'on doit beaucoup plus espérer de la résection des amygdales, que de l'opération dont il est ici question. Aussi, avant que le volume des glandes soit porté au point de menacer de suffocation, convient-il de recourir à cette résection, plutôt qu'à la Bronchotomie qui remédieroit bien à l'urgent, mais non à la cause. En général, la suffocation n'est ici à craindre que quand le gonflement est porté à un tel point, que non-seulement l'isthme du gosier, mais encore les arrière-narines, sont obstruées, ce qui est excessivement rare. Il n'est pas non plus ordinaire qu'un polype soit assez volumineux pour exiger cette opération, Boërrhave rapporte cependant un cas où elle pouvoit avoir lieu; il dit qu'étant consulté pour un polype, & ne voyant aucun remède efficace que l'éradication, il la conseilla, le Chirurgien alloit la pratiquer, lorsque le malade fut suffoqué; sans doute il auroit pu vivre encore, si dès-lors on lui avoit entr'ouvert la trachée-artère.

Enfin, l'on a conseillé la Bronchotomie, dans le cas de submersion. Le D. Déthardíng est le premier Auteur qui ait parlé de la nécessité de cette opération, en pareil cas, dans une lettre adressée à Schroeck, sous le titre *De methodo subveniendi submersis per Laryngotomiam. Hactenus rectè*, dit Haller, *si spuma quâ pulmo in submersis, offercitur, eâ administratione repelli quiret.* Il soutient que les noyés n'ont point d'eau dans la poitrine ni dans les bronches, & qu'ils périssent suffoqués, faute d'air & de respiration, & que pendant la submersion, l'épiglotte se colle tellement sur la glotte, qu'il ne peut pas y passer la moindre goutte d'eau. Mais ces assertions sont évidemment contraires au résultat des nombreuses expériences tentées par M. Louis, en submergeant des animaux dans des liqueurs colorées. Il conste, d'après ces expériences, que ceux qui se noyent inspirent de l'eau, & que leurs bronches en sont exactement remplies. Il a également ouvert des hommes qui avoient péri sous les eaux, & jamais il n'a trouvé l'épiglotte sous la glotte comme dit le D. Déthardíng; & les connoissances anatomiques disent assez que cela ne peut être. Le conseil de recourir à la Bronchotomie, dans le cas de submersion, nous paroît être fondé sur une fausse opinion touchant le mécanisme de la respiration. Il est bien constaté aujourd'hui qu'il ne suffit pas, pour que cette fonction puisse se faire, qu'il y ait communication entre les voyes aëriennes & l'air qui nous entoure, mais qu'il faut encore que la poitrine soit suffisamment dilatée antécédemment à l'inspiration, ou simultanément pendant qu'elle a lieu. Or, envain on cherchera à faire entrer l'air, si l'on ne donne aux muscles inspirateurs l'énergie qu'ils doivent avoir pour dilater la poitrine de toute part; faute d'avoir fait attention à cette simultanéité d'action, on est tombé dans des erreurs incroyables, & loin d'avoir été utile aux noyés, on a éloigné, disons mieux, empêché leur retour à la vie. La Physiologie mieux étudiée, & les causes qui suspendent la vie, en pareil cas, mieux apperçues, ont donné lieu à des préceptes plus salutaires, ainsi que nous aurons lieu de le dire à l'article Noyés.

Après nous être étendus sur les causes qui demandent qu'on ait recours à la Bronchotomie, voyons la manière de la pratiquer dans le cas de suffocation. Cette opération est une de celles qui ne demandent aucune préparation préliminaire, car tout retardement ne fait qu'augmenter le danger. Le malade étant convenablement placé dans un fauteuil, ou mieux encore, dans son lit, la tête portée en arrière, & ses bras retenus par des aides, on tendra la peau avec l'indicateur de la main gauche, appliquée sur le larynx, & le pouce qu'on portera le plus bas possible; ensuite on fera, avec un bistouri ordinaire, une incision qui commencera au-dessous du cartilage cricoïde, & qui sera continuée en bas, de l'étendue d'un pouce, de manière à répondre à l'intervalle des muscles sterno-thyroïdiens, & à les mettre pleinement à découvert. On divise l'intervalle de ces muscles pour reconnoître les anneaux de la trachée-artère: on découvre alors une portion assez considérable de la glande thyroïde, sur-tout quand cette glande est plus grosse qu'à l'ordinaire. Comme elle est fournie de beaucoup de vaisseaux, & que leur division pourroit nuire à la facilité de l'opération, & même être dangereuse, il faut faire en sorte de la ménager; ce à quoi l'on parvient en ne portant point trop inférieurement l'incision, & en allant doucement pour les éviter quand ils se présentent. Si cependant, malgré toutes les précautions qu'on prend, on n'en ouvroit quelques-uns, on en fera la ligature; ce qui s'exécute ici aussi facilement qu'ailleurs. La trachée-artère étant bien mise à nud, on la fixera sur les côtés avec le doigt index & le pouce de la main gauche, puis on plongera la pointe du bistouri entre le troisième & le quatrième anneau de la trachée-artère, en suivant l'ongle du doigt indicateur gauche, qui sert alors comme de conducteur, en incisant transversalement pour agrandir la plaie; on pousse ensuite un tuyau de plume, de la longueur environ d'un pouce, percé à chaque bout, & armé d'un long fil tranversalement, de manière à pouvoir être lié parderrière le col. Il faut que la canule n'entre point trop profondément, crainte de blesser le côté opposé de la trachée-artère; c'est une attention sur laquelle Fabrice d'Aquapendente insiste beaucoup & avec raison. Cette méthode est celle qu'on peut mettre en usage par-tout, vu le peu d'instrumens qu'elle demande; cependant elle n'est pas toujours sans inconvéniens. Tels peu volumineux que soient les vaisseaux qu'on divise en les pratiquant, ils peuvent néanmoins quelquefois fournir assez de sang pour inquiéter & même pour rendre nul le succès qu'on attend de l'opération. On trouve, dans les Commentaires de Van-Swiéten, un fait confirmatif de ce que nous avançons. « Un Soldat Espagnol, âgé de vingt-trois ans, étoit dans le danger le plus pressant par une inflammation de la gorge. On jugea qu'il n'y avoit d'autre moyen pour lui sauver la vie, que la Bronchotomie. Après l'incision longitudinale des tégumens, & la séparation des muscles, la trachée-artère fut ouverte entre deux anneaux cartilagineux; mais le sang tomboit dans ce canal, & excitoit une toux si violente, que l'on ne pouvoit, par aucun moyen, retenir la canule en situation, quoiqu'on la remît plusieurs fois en place. Il semble que ce qui étoit le plus particulièrement indiqué, dit M. Louis, qui cite cette observation dans son Mémoire sur la Bronchotomie, étoit de faire pencher le malade en lui soutenant la tête hors du lit, la face vers la terre, afin d'empêcher le sang de couler postérieurement dans la trachée-artère. On prétend que son ouverture, à raison des mouvemens convulsifs des muscles, ne se trouvoit plus parallèle à l'incision extérieure, que dans certains mouvemens, & que le malade ne respiroit que très-peu ou point tout; c'est ce qui détermina M. Vigili à prendre un parti qui montre la nécessité du courage, & du sens-froid en des occasions aussi périlleuses. Il fendit hardiment la trachée-artère en long jusqu'au sixième anneau; ce fut seulement alors qu'il eut recours à la situation penchée en devant. Le sang cessa dès-lors de fluer dans la trachée-artère, le malade respira à son aise, & dès le second jour, l'inflammation étoit diminuée au point que la respiration put se continuer sans le secours de l'incision.

On a proposé, pour remédier à un pareil accident, d'adapter à une lame tranchante une canule d'un volume convenable, & propre à rester dans la plaie, & à faire une compression suffisante sur les bouches des vaisseaux; en cas qu'il y en eût quelques-uns d'ouverts. On peut voir, dans les Observations Chirurgicales de M. Gottlieb. Richter, de Gottingue, la description de quelques instrumens de ce genre. M. Bauchot en a également inventé un qu'on peut voir dans nos Planches, & qui peut remplir les mêmes indications. Mais un qui nous paroît encore préférable, est celui dont parle M. Bell, & que nous avons également fait graver. Il a à-peu-près la forme d'un trois-carts applati, mais pas tout-à-fait si long. La tête du malade étant portée en arrière, autant qu'il est possible, on dirigera la pointe tranchante de l'instrument entre les deux cartilages que nous avons dénommés. On pourroit, & avec moins de risque d'hémorrhagie, porter l'instrument entre le bord inférieur du cartilage thyroïde, & le supérieur du cricoïde. Il est étonnant que les Auteurs n'aient point préféré cet espace à tout autre; il est plus étendu, moins fourni de vaisseaux; & après l'incision préliminaire des tégumens, l'on n'a que le ligament crico-thiroïdien à percer, ce qui s'exécute avec la plus grande facilité. Lorsque l'instrument est entré, on retire la lance & on fixe la canule au moyen d'un ruban qui est attaché à chacune de ses ailes, & qu'on lie parderrière; mais une attention qu'il faut avoir, avant que de s'en servir, sur-tout dans le cas de gonflement des tégumens, à l'endroit où il faut le porter, c'est d'en faire passer la pointe à travers trois ou quatre compresses de linge fin ployées en double. Par ce moyen, quand le dégorgement a lieu, on peut augmenter la longueur de la canule, en coupant simplement une ou deux compresses avec la pointe des ciseaux, qu'on dirige convenablement. Sans cette circonstance, la moindre tuméfaction des lèvres de la plaie, pourroit pousser la canule hors de la trachée-artère, ce qui auroit un grand inconvénient. C'est pour cette raison que M. Bell préfère les canules longues, à celles que nous employons communément, celles dont il se sert ont toujours deux pouces de long. Quand la canule aura été fixée, on en couvrira l'ouverture avec un petit morceau de gaze, où l'on appliquera dessus une compresse fenetré, dont on retiendra les deux extrémités en arrière, au moyen d'un petit ruban. Si, par la suite, il survient quelque gonflement, on coupe quelques-unes des compresses à travers lesquelles passe la canule; si au contraire la canule devient trop longue à raison du dégorgement subséquent, on la diminue en mettant quelques compresses entre celle qu'elle traverse, ce qui se fait très-aisément.

Il arrive quelquefois que la canule se bouche, soit par des mucosités ou des caillots de sang, ce qui est cependant rare : cet accident arriva chez un malade à Edimbourg en Ecosse. Il étoit menacé d'une suffocation prochaine, quoique l'opération eut tout le succès auquel on s'attendoit. Un Ministre, homme de génie, qui étoit près du malade, conseilla l'usage d'une seconde canule, dont le diamètre étoit égal à celui du poinçon du trois-carts, (c'étoit l'instrument qu'on avoit employé). Cette canule fut placée dans la première, & lorsqu'elle s'obstruoit on la retiroit pour la nétoyer & on la remettoit ensuite en place. Ce procédé est celui que M. Monro père conseilloit de suivre. Mais on peut adapter à la lame du Bronchotome, une double canule, dont l'interne pourra se retirer & se remettre suivant les circonstances. Nous renvoyons aux Planches, pour ce qui regarde cet instrument.

Comme dans l'opération de la Bronchotomie, on a eu en vue de remédier aux accidens qui dérivent de la suspension de la respiration, il est évident qu'il faut continuer l'usage de la canule aussi long-temps que les causes qui l'occasionnent persistent. Mais si cette suspension est occasionnée par la présence d'un corps étranger dans la trachée-artère, & que le corps ne vienne point se présenter à l'ouverture qu'on a faite en pareil cas avec un simple bistouri, on introduit par la plaie une sonde courbe, pour s'assurer de la situation du corps, & si on le sent en haut, on porte le tranchant de l'instrument vers les cartilages cricoïdes ou thyroïdes, & on les fend d'un seul trait. S'il est en bas, on coupe inférieurement les cartilages de la trachée-artère de la longueur de plusieurs pouces; l'on extrait avec une pince courbe le corps étranger, qui ordinairement se présente de lui-même après cette opération. S'il ne paroît point, & qu'à raison de sa forme on présume qu'il soit libre, on ne fait aucune recherche qui pourroit irriter inutilement la trachée-artère, on se contente de maintenir écartées les lèvres de la plaie, au moyen de lamines de plomb recourbées, & souvent quelques heures après, le corps est chassé par l'air qui l'entraîne lors de l'expiration. Heister s'est comporté ainsi pour tirer un morceau de champignon qui s'étoit glissé dans la trachée-artère, & Raw, au rapport de cet Auteur, a tenu la même conduite avec un égal succès, pour extraire une fève qui s'y étoit fourvoyée. Si cependant on avoit lieu de croire que le corps étranger fût dans les ventricules du larynx, avant l'opération, il conviendroit de pratiquer l'incision sur le ligament crico-thyroïdien, pour la diriger ensuite sur les cartilages, afin de mieux le saisir.

Le D. Richter, entr'autres perfections qu'il dit avoir ajoutées à l'opération de la Bronchotomie, cite la courbure qu'il a donnée à la canule. Mais il est très-rare que les inconvéniens dont il parle aient lieu quand on emploie une canule droite. On peut ajouter qu'on fait mieux mouvoir l'une sur l'autre les canules doubles dont nous conseillons l'usage, que si elles étoient courbes, circonstances qui demandent quelqu'attention dans un cas où le moindre obstacle peut coûter la vie, & assez inopinément. L'opération de la Bronchotomie telle que nous venons de la décrire, n'offre aucun danger quant à ses suites, & quant aux parties qu'on intéresse. *In summâ*, pour terminer cette matière avec Fabrice d'Aquapendente, *tres tantùm partes concurrunt ad hujus modi chirurgiam, cutis, musculi, & aspera arteria. Musculi non inciduntur, sed manubrio scapelli invicem diducuntur, & separantur, ut arteria appareat, quâ apparente nullo negotio inciditur, in quâ neque sanguis obstaculo esse potest quod cutis cum exiguo sanguine inciditur, arteria verò nullo.* (M. PETIT-RADEL.)

BRULURE. Plaie plus ou moins superficielle, occasionnée par le contact de quelque substance chauffée au-delà du point que le corps peut supporter, sans souffrir dans son organisation.

Les Brûlures ont une apparence différente, suivant le degré de violence avec lequel ont agi les causes qui les ont produites, & suivant l'espèce de cause, dont elles sont l'effet. Celles qui ne font qu'irriter la surface de la peau, diffèrent essentiellement de celles qui la corrodent ou qui la détruisent; & ces dernières ont un aspect différent de celles qui attaquent des parties plus profondément situées, telles que les muscles, les tendons, les ligamens, &c. Les Brûlures occasionnées par l'eau bouillante, ou par tout autre liquide, ne ressemblent pas à celles qui sont produites par le contact direct de corps métalliques très-chauds, ou par quelque substance combustible enflammée.

Les Brûlures qui ne détruisent pas l'épiderme, & qui n'irritent que la peau, ressemblent beaucoup aux affections produites par les cantharides & autres rubéfians. L'irritation qu'elles excitent, augmente l'action des vaisseaux exhalans de la partie affectée, & le fluide que ceux-ci fournissent, détache & soulève l'épiderme, d'où résultent sur la peau des ampoules, ou cloches, plus ou moins nombreuses, & plus ou moins étendues, suivant la manière, dont la cause a opéré. Mais si la peau ou les parties subjacentes sont détruites, il ne paroît point de cloches. On voit alors une escarre noire & gangrenée; & après que cette escarre est tombée, il reste un ulcère plus ou moins profond, suivant le degré de chaleur par lequel il a été produit.

La douleur que cause une Brûlure, est toujours très-vive; en général cependant on peut dire qu'elle l'est davantage, quand la peau n'a été que fortement irritée à sa surface, que lorsqu'elle a souffert un degré de chaleur, capable de détruire entièrement son organisation.

L'on voit quelquefois la gangrène se manifester avec violence, & s'étendre de la manière la plus alarmante, dans des cas où la Brûlure attaque une grande surface, & même très-promptement après l'accident qui l'a causée; mais, pour l'ordinaire, le symptôme le plus à redouter, en pareil cas, est l'inflammation. La douleur & l'irritation vont quelquefois au point que, malgré tout ce qu'on peut faire, on a bien de la peine à empêcher l'inflammation de se porter au plus extrême degré. Et lorsque la surface affectée est très-étendue, les effets de cette inflammation ne se bornent pas à la place qui a d'abord souffert, mais ils vont souvent jusqu'à causer de la fièvre; & même, dans certains cas, jusqu'à produire un degré d'engourdissement qui peut se terminer par la mort.

La première chose à faire, lorsqu'il s'agit de porter remède à une Brûlure quelconque, c'est de chercher à calmer la douleur le plus promptement qu'il est possible. Lorsque le tissu de la peau n'est pas détruit, & qu'elle paroît n'être qu'irritée, on parvient à modérer, & dans bien des cas, à appaiser tout-à-fait la douleur, par des applications de nature bien différente, & même tout-à-fait opposée. On obtient, par exemple, cet effet, en plongeant la partie Brûlée, lorsque cela est praticable, dans de l'eau froide, dont on a soin d'entretenir la fraîcheur, & en l'y laissant très-long-tems; ou bien, lorsqu'on ne peut pas commodément plonger dans l'eau, la partie qui est le siége du mal, en la tenant constamment humectée avec des éponges, ou avec des compresses trempées de moment à autre, dans de l'eau fraîche. Ce moyen qu'on a toujours à sa portée, & qui n'est pas assez généralement employé, est le meilleur auquel on puisse avoir recours dans les premiers instans, & celui qui préviendra le plus sûrement la naissance de l'inflammation, si l'on persiste assez long-tems, dans son usage, qu'on devroit continuer au moins pendant quelques heures. Ce qui paroît singulier, & que nous n'entreprendrons pas d'expliquer; c'est que l'on obtient souvent le même effet, en plongeant rapidement la partie qui a souffert dans de l'eau bouillante, remède cependant que nous ne saurions recommander, & dont l'usage est fort précaire. On a souvent recours à des applications émollientes, & quelquefois avec assez de succès, mais en général, ce ne sont pas celles qui réussissent le mieux; celles qui sont d'une nature astringente, ont un effet beaucoup plus marqué. C'est ainsi que l'eau-de-vie & même l'esprit-de-vin, appliqués sur une Brûlure, en appaisent la douleur, quoiqu'au premier instant, ils la rendent beaucoup plus vive. Il faut pour obtenir de ces liqueurs, tout le soulagement possible, y plonger la partie souffrante, où la tenir constamment couverte de compresses qui en soient humectées. On se sert aussi fort avantageusement dans le même but, de l'eau de Goulard, ou d'une solution de sucre de saturne, ainsi que de quelque autres applications astringentes, telles que de l'encre, ou une forte solution d'alun.

On pense assez communément que tous les remèdes de cette nature agissent en empêchant la formation des ampoules, ou cloches, que les Brûlures superficielles ont coutume d'occasionner. Il ne paroît pas cependant que cette opinion soit fondée, car les astringens & les spiritueux calment plus promptement la douleur après que l'épiderme a été ainsi détachée de la peau, que lorsqu'on les emploie dans le premier moment après que l'accident a eu lieu, & avant que les cloches aient eu le tems de se former.

A quelque moyen que l'on ait recours, il faut en continuer l'usage aussi long-tems que la douleur se fait sentir; & dans les cas de Brûlures très-étendues, & accompagnées de beaucoup d'irritation, on fera bien indépendamment des applications extérieures, de donner au malade quelques doses d'opium, proportionnées à la vivacité des douleurs; c'est même ce médicament qui, de tous ceux que l'on pourroit employer, réussira le mieux à dissiper l'état de stupeur dans lequel tombent quelquefois les personnes qui ont éprouvé des accidens de ce genre; symptôme qui paroît dépendre entièrement de la violente irritation causée par l'impression de la chaleur. L'on emploie aussi avec beaucoup de succès, le kinkina, pour combattre ce symptôme, & sur-tout dans les cas où les plaies paroissent avoir quelque tendance à se gangrener.

Lorsque l'épiderme est soulevée en forme de cloches, il y a des personnes qui conseillent d'ouvrir celles-ci; tandis que suivant l'opinion de quelques autres, on ne devroit jamais y toucher. Il est certain qu'en les ouvrant, on augmente quelquefois beaucoup la douleur; mais c'est particulièrement, lorsqu'on le fait trop tôt, & avant que l'état d'irritation causé par la Brûlure soit calmé, le moindre accès de l'air à la surface

face de la peau privée de son épiderme étant à cette époque extrêmement pénible. Mais quand cette irritation est appaisée, on peut ouvrir les cloches sans crainte pour en faire sortir la sérosité qu'elles contiennent; on doit même le faire alors pour empêcher que cette sérosité venant à séjourner trop long-tems à la surface de la peau, n'y produise quelque degré d'ulcération, comme cela arrive quelquefois, lorsqu'elle n'est pas assez promptement absorbée par les vaisseaux lymphatiques. Mais il vaut mieux, même à cette époque, les ouvrir par de simples piquures, que par de grandes incisions, afin de ne donner à l'air que le moins d'accès qu'il est possible. Lorsque la sérosité est écoulée, le meilleur topique qu'on puisse appliquer sur la partie, est un liniment fait avec l'huile, la cire & une petite quantité de sucre de saturne. L'huile toute seule n'a pas assez de consistance, & s'écoule trop vite; & les onguens, qui en ont davantage, fatiguent plus la partie qu'un liniment, parce qu'ils ne peuvent ni s'appliquer, ni s'enlever avec la même facilité.

En se conduisant de cette manière, on guérira toutes les Brûlures de l'espèce, dont nous parlons, c'est-à-dire, celles qui sont tout-à-fait superficielles, à moins qu'elles ne soient très-étendues; car, dans ce cas, elles excitent quelquefois une forte inflammation, & beaucoup de fièvre. Il faut alors avoir recours à la saignée, & aux autres moyens indiqués par les symptômes particuliers qui surviennent. Et lorsqu'on voit dans la partie quelque disposition à s'ulcérer, il faut employer les remèdes que la nature de l'ulcère paroît requérir. *Voyez* ULCÈRE.

Dans les cas de Brûlure où, dès le commencement, il y a perte de substance, comme il arrive lorsque l'accident a été causé par l'application de quelque corps métallique chauffé à un certain point, ce qui réussit le mieux pour appaiser la douleur, après l'application de l'eau fraîche, long-tems continuée, c'est l'usage des émolliens doux & rafraîchissans. Un liniment composé de parties égales d'eau de chaux & d'huile d'olives ou de lin, dont on humecte constamment les parties affectées, au moyen d'un pinceau bien souple, donne pour l'ordinaire un soulagement très-marqué, & souvent immédiat. On fait souffrir beaucoup le malade, en appliquant sur la plaie un appareil quelconque; inconvénient que n'a pas le traitement que nous indiquons. Mais aussi-tôt que la douleur & l'irritation produites par la Brûlure, sont appaisées, il faut couvrir la partie affectée, & la traiter de la même manière que s'il y avoit un ulcère produit par une autre cause. Le liniment d'huile & d'eau de chaux, dont nous venons de parler, est un de ceux qui donnent le plus de soulagement; quelquefois cependant on réussit aussi bien, & mieux encore, au moyen du cérat de Goulard, ou d'autres topiques analogues.

Dans les cas de Brûlure, causée par l'explosion de la poudre à canon, il y a souvent des grains de poudre logés en plus ou moins grand nombre dans le tissu de la peau. Ces grains augmentent beaucoup l'irritation; & si on ne les ôte pas, ils laissent ordinairement des marques qui ne se dissipent point. C'est pourquoi il faut les ôter avec la pointe d'une aiguille le plutôt que cela pourra se faire après l'accident; & dans le but de diminuer l'inflammation, ainsi que pour dissoudre & entraîner les particules de poudre qui pourroient demeurer encore, on fera bien, pendant un jour ou deux, de couvrir la partie affectée de cataplasmes émolliens. D'ailleurs ces sortes de Brûlures doivent être traitées comme les autres.

Lorsque la Brûlure affecte deux parties contiguës, elles sont fort sujettes à contracter ensemble des adhérences, si l'on ne prend pas des précautions pour l'empêcher. C'est ce qui arrive sur-tout aux doigts & aux orteils, ainsi qu'aux narines & aux paupières. Le plus sûr moyen d'empêcher ces adhérences, c'est de tenir les parties séparées par des plumaceaux, contenus au moyen d'un appareil convenable.

Il est bon de faire observer ici, que, dans le traitement des ulcères causés par des Brûlures, l'on voit souvent les chairs prendre une consistance mollasse, devenir fongueuses, & s'élever beaucoup au-dessus de leur niveau naturel. Lorsqu'elles prennent cette tournure, il faut abandonner tous les topiques émolliens, substituer à leur place, ceux qui sont de nature un peu astringente, & comprimer doucement la partie affectée au moyen d'une bande. On bassinera la surface de l'ulcère avec l'eau de Goulard, l'eau de chaux, ou une solution d'alun & on la pansera avec l'onguent de tutie. Ces moyens suffiront généralement pour réprimer les chairs fongueuses; mais si elles continuent à s'élever, on y appliquera l'alun calciné, le vitriol, ou la pierre infernale, pour les détruire. *Voyez* CHAIRS FONGUEUSES.

BRYONE. La racine de cette plante contient un suc très-âcre; on l'a employée extérieurement & non sans succès, comme résolutive, sous la forme d'onguens & de cataplasmes, sur des tumeurs chroniques de différente nature. On dit que coupée par tranches, légèrement contuse & appliquée sur les jambes des hydropiques, elle produit un épanchement de sérosité.

BUBONS de Βουβῶνες. *Bubones.* On peut voir dans *Gorrhée* les différentes acceptions de ce nom chez les Anciens. Aujourd'hui l'on désigne communément sous cette dénomination, les engorgemens glanduleux qui paroissent aux aisselles, au col, & aux aines, quelle qu'en puisse être la nature. L'organisation des glandes conglobées, qui sont le siège des Bubons, plus étudiée qu'elle ne l'avoit été précédemment, a beaucoup éclairé ur la nature & la formation de ces espèces de tumeurs. On sait aujourd'hui comment elles peuvent se former à la suite d'un commerce impur, d'une infection quelconque, par un baiser, un contact, ou consécutivement à une métastase quelconque. Comme nous ne pouvons entrer ici dans de très-grands détails sur cette organisation, nous renvoyons aux Auteurs d'Anatomie qui en ont le mieux traité, & spécialement à l'ouvrage très-étendu de M. *Cruiskank*, sur les vaisseaux absorbans. On distingue les Bubons en simples ou benins, & en malins ou compliqués. Les Bubons simples sont rares, ils paroissent sans avoir été précédés d'aucune maladie, & se terminent toujours heureusement; les malins sont critiques ou symptomatiques: ceux-ci entrent comme symptômes dans les phénomènes qui constituent les maladies connues sous les noms de peste, vérole, & écrouelles.

Du Bubon simple ou benin.

Le Bubon simple est le plus souvent, & même presque toujours phlegmoneux; il paroît sous la forme d'une tumeur dure, rouge, ronde, ou oblongue, accompagnée ou précédée de fièvre de chaleur, & d'une douleur pulsative; il s'applatit le plus souvent à mesure qu'il se porte vers la circonférence, tandis que le centre pointe quand il tend à la suppuration. Les enfans & particulièrement les jeunes gens sont les plus exposés au Bubon simple. On le confond souvent avec le vénérien, sur-tout quand il occupe l'aîne, & que les sujets sont d'un tempérament sanguin. Il paroît provenir d'un engorgement inflammatoire des vaisseaux sanguifères de la glande, aussi est-il plus aisé à guérir que les autres.

Le Bubon simple se termine le plus ordinairement par la résolution & la suppuration. Les saignées plus ou moins répétées suivant la nature de l'inflammation, le régime, & les boissons antiphlogistiques favorisent toujours la première de ces terminaisons. En général, il faut être réservé dans ces sortes d'engorgemens, sur l'usage des répercussifs qui pourroient coaguler les sucs arrêtés, & rendre pour toujours imperméables les vaisseaux qu'ils obstruent. Aussi leur préfère-t-on avec raison les cataplasmes émolliens & anodins, qu'on rend par degrés résolutifs à mesure que la tumeur prend plus de molesse, & que les accidens de l'inflammation diminuent. Quand on se comporte convenablement, la tumeur disparoît peu-à-peu, non sans laisser quelquefois un reste d'engorgement qu'on dissipe aisément au moyen des emplâtres résolutives & fondantes. Mais souvent quelque chose que l'on fasse, la tumeur vient à suppuration, alors le centre s'élève, s'amollit, blanchit, & offre une fluctuation qui devient de plus en plus évidente, ce qui est particulier aux Bubons critiques. Quand on est assuré que la suppuration doit se faire, il faut alors mettre tout en usage, pour procurer une maturation complette du pus, & n'ouvrir l'abcès que quand tout indique que l'engorgement est bien fondu. En se comportant ainsi, il est rare que le Bubon de l'espèce dont il s'agit, ait des suites fâcheuses; pour l'ordinaire, il guérit complétement.

Quelquefois néanmoins chez les sujets phlegmatiques, les symptômes qui caractérisent les Bubons simples, ont moins d'intensité qu'ils devroient avoir, soit que la résolution, ou la suppuration arrivent, & se terminent convenablement. La résolution, quand elle a lieu, laisse après elle un noyau, ou un reste d'engorgement qu'on ne peut fondre qu'avec la plus grande difficulté. Il faut, en pareil cas, être réservé sur les saignées, & insister sur les atténuans, & les fondans mercuriels, tels que la ptisane sudorifique, les pilules mercurielles, & les purgatifs réitérés. On applique sur le Bubon l'un ou l'autre des emplâtres, diachylum gommé, diabotanum, de de Vigo, ou des cataplasmes de farines résolutives, imbibées d'un peu d'esprit-de-vin camphré.

Le Bubon simple est sujet à se terminer par schirre, quand il a été traité d'abord par les répercussifs astringens, ou par les résolutifs & les maturatifs trop spiritueux, employés à contre-tems, & sans ménagement. Cependant la suppuration s'établit toujours, mais imparfaitement; les glandes en s'engorgeant, arrêtent & gênent la circulation de la lymphe, d'où s'ensuit souvent une œdématie de toute l'extrémité. Les émolliens, & les résolutifs n'ont aucun succès; il faut, en pareil cas, recourir aux remèdes intérieurs, au petit lait, au lait, & aux apéritifs, notamment aux eaux minérales fondantes & sulphureuses; pendant ce traitement on emploie les douches & les bains d'eau aiguisés d'alkali minéral, les douches d'eau de Barège ou de Montmorenci. Quelques-uns conseillent l'extirpation des glandes, mais ce moyen extrême ne peut guères être mis en pratique, que dans les cas où les glandes engorgées ne sont point trop volumineuses, & qu'elles sont isolées des parties qu'il faut respecter.

Du Bubon compliqué ou malin.

Les Bubons de ce genre sont ceux qui sont fomentés par une cause interne, & qui demande par elle-même un tout autre traitement que celui de l'affection locale. On en reconnoît communément deux espèces, l'un pestilentiel, & l'autre vénérien; considérons-les chacun en particulier.

Le Bubon pestilentiel.

Le Bubon pestilentiel commence par une petite tumeur dure & profonde, rouge ou livide, accompagnée d'une chaleur brûlante, & de douleurs très-vives. Il paroît en tems de peste, & est toujours critique; aussi est-il le plus souvent précédé de la fièvre, du mal de cœur, de nausées, de vomissemens, de douleur de tête, & d'un accablement plus ou moins considérable. Les Bubons & les charbons sont presque les seules ressources de la nature pour l'expulsion du délétere de la peste, quand ils s'élèvent & suppurent promptement. Ainsi, le principal soin doit consister à hâter, par tous les moyens possibles, la sortie du Bubon, dont la rentrée est presque toujours mortelle. Il faut donc se donner bien de garde d'y appliquer des répercussifs dont l'effet seroit funeste. Quelques Auteurs ont cependant cru qu'on pouvoit tenter la résolution de ces Bubons, dans le cas où ils ne peuvent pas suppurer. Mais il faudroit, pour la sûreté de cette méthode, que le virus s'échappât par des sueurs abondantes, ou par des exanthêmes. Il faudroit d'ailleurs que le Bubon ne fût pas trop enflammé, ou prêt à suppurer, car les accidens de la maladie ne pourroient qu'augmenter par ce procédé. La méthode la plus sûre est de seconder toujours les efforts de la nature, afin de rendre la crise parfaite par l'éruption & la suppuration de la tumeur. On favorise cette terminaison en la couvrant d'un cataplasme émollient ou suppuratif, ou d'un emplâtre de même vertu. Si l'inflammation est languissante, il faut recourir aux maturatifs les plus actifs, & l'ouvrir de préférence avec une traînée de pierre à cautère. Mais, dans les cas où le Bubon vient de lui-même à une parfaite maturité, on l'ouvre comme à l'ordinaire. Ces digestifs doivent être animés, pour réveiller l'action des chairs affoiblies par la qualité maligne du délétere, avec les teintures de myrrhe, & d'aloës, le baume de soufre, ou même avec la thériaque. Si l'ulcère est sordide, & garni de chairs mortes, ou de lambeaux d'escarre encore attachés aux chairs vivantes, comme il arrive à tous les Bubons qu'on ouvre par les caustiques, on emploie le baume verd, l'onguent ægyptiac, & d'autres déterfifs incisifs pour en accélérer la suppuration. S'il restoit quelques duretés dans les glandes, on les détruiroit avec l'onguent brun ou avec la poudre de pierre à cautère, mêlée avec le basilicum. Au reste, on ne doit point trop accélérer la cure de ces sortes d'ulcères, jusqu'à ce qu'on soit bien assuré de la dépuration totale du virus pestilentiel. Il seroit même avantageux, en pareil cas, d'ouvrir dans cette vue un cautère au malade, pour le mettre à l'abri du retour des accidens de la peste. Quelques-uns ont conseillé d'ouvrir les Bubons pestilentiels avant leur maturité, ou d'en faire d'abord l'excision totale, afin d'enlever tout le virus déposé dans les glandes; mais le but de cette opération porteroit à faux, toutes les fois que le dépôt ne seroit pas complétement fait; & elle ne manqueroit pas de déranger le travail de la nature. D'ailleurs ce procédé cruel, & très-douloureux, pourroit, dans le cas de dissolution du sang, donner quelquefois lieu à des hémorrhagies insurmontables. Il paroît donc plus prudent d'attendre la maturité de ces Bubons, à moins que la mortification ne menaçât de s'emparer des glandes.

Le Bubon vénérien.

Les nouvelles découvertes en Anatomie, ont constaté que les vaisseaux absorbans des tégumens de la verge, aboutissoient vers les glandes conglobées de l'aine; que ces glandes recevoient les fluides absorbés, non-seulement du systême général, mais encore de toutes les extrémités inférieures. Ainsi se trouve naturellement expliquée l'opinion de Brassavole sur la formation des Bubons, savoir: *Per penem pravam quamdam qualitatem ad emunctoria ascendere, & ad adenosas inguinum partes, ibique Bubonem excitare.* Les glandes de l'aine sont rangées par paquets qu'on peut distinguer en supérieur & en inférieur. Le supérieur reçoit les branches de la racine de la verge, & conséquemment il est le seul qui soit affecté à la suite de la coïtion. A l'inférieur aboutissent les tronc des absorbans qui viennent des extrémités inférieures, aussi est-il le seul qui se gonfle quand l'absortion a lieu vers les parties inférieures, ce dont le D. Schwediaver rapporte un exemple à la suite d'une ulcération vénérienne, survenue au gros orteil. Il n'est donc point étonnant que ces glandes se gonflent après un commerce impur, vu qu'étant formées par l'entrelacement d'une série indéfinie d'absorbans, elles sont propres à fixer le principe d'infection, plus que tout autre organe, où la circulation est plus prompte, & la perméabilité plus facile.

Les premiers Auteurs, qui notèrent les symptômes de la vérole, ne passerent point sous silence ce qui a rapport aux Bubons. Nicolas Massa, dans son traité de *Morbo gallico* imprimé en 1527, en les rapportant fort au long, continue: *Sequuntur apostemata inguinum quæ si suppurantur, removet ægritudinem, maximè à principio.* Marcellus Cumanus dit également, dans une de ses Observations publiées peu de tems après, *Infinitos Bubones caussatos ex pustulis virgæ, & ex nimiâ fatigatione & labore curavi.*

Le Bubon vénérien s'annonce toujours à la suite d'un commerce suspect, par un sentiment de pression, de douleur qui est très-profond; à mesure que ce sentiment devient plus intense, le tact fait découvrir un gonflement, qui d'abord est peu de chose, & que les malades rapportent ordinairement à une fatigue dans la marche, ou dans l'exercice du cheval. Ce gonflement ne tarde point à être sensible à la vue. Il commence d'abord dans une glande, & bientôt il se communique aux glandes voisines ; cependant, pour le plus souvent, il ne s'étend pas à toutes les glandes, vraisemblablement parce qu'elles ne communiquent point toutes par les mêmes lymphatiques. Ordinairement le gonflement paroît du côté où l'érosion a lieu ; il peut cependant y avoir des exceptions, comme dans le cas de gonorrhée. On divise avec raison les Bubons vénériens en sympathiques, & en idiopathiques. Les sympathiques dérivent d'un genre d'irritation exercée sur les orifices des absorbans qui viennent y aboutir, ils sont moux, on les voit souvent accompagner l'écoulement gonorrhoïque, ou les chancres qui sont tourmentés par des topiques peu convenables. Ils disparoissent généralement dans l'espace de peu de jours, & ils se résolvent dès que l'irritation qui les occasionnoit vient à cesser. Aussi les voit-on particulièrement accompagner le période aigu de la gonorrhée, & diminuer peu-à-peu à mesure que l'écoulement vieillit. Les idiopathiques proviennent d'une infection réelle, ou du passage de la virulence dans les routes de l'absorption. Depuis le moment de l'infection jusqu'à celui où le Bubon paroît, l'espace de tems varie ; quand il succède au chancre, il se développe communément le sixième jour, & quelquefois le dixième. Il arrive assez souvent alors qu'il soit annoncé par une espèce de corde qui partant du chancre, s'étend tout le long du dos de la verge, & aboutit à sa racine, ainsi que M. Hunter l'a observé. D'autres fois elle s'étend plus loin, de manière qu'on peut la suivre jusqu'à une des glandes lymphatiques de l'aîne. Cette corde s'enflamme, & même suppure quelquefois, & forme ainsi un, deux, & même trois Bubons, ou petits abcès dans le corps de la verge. Le Bubon se forme chez les femmes de la même manière que chez les hommes, & il est aussi quelquefois accompagné d'un gonflement à l'une des lèvres, & d'une corde dure qui s'en élève pour gagner le pubis, & passer sur l'aîne du même côté, où elle vient aboutir à l'une des glandes. « Lorsque les Bubons se manifestent chez les femmes, dit M. Hunter sans qu'il y ait eu de chancre, il est plus difficile que chez l'homme de connoître s'ils sont vénériens ou non. Lorsque les chancres sont situés près de l'orifice de l'urètre, des nymphes, du clitoris, des grandes lèvres, ou du mont de venus ; la matière absorbée est alors chariée tout le long d'un ou des deux ligamens ronds, & l'on voit bientôt de petites tumeurs paroître dans ces ligamens précisément à leur sortie de l'abdomen, sans qu'il s'en forme jamais plus loin. Nous ne pensons pas que ces tumeurs soient glanduleuses, nous croyons plutôt qu'ils sont des absorbans enflammés. — Lorsque les chancres sont situés beaucoup plus près du périnée, ou dans cette partie même, la matière absorbée est chariée en avant, le long de l'angle formé par la grande lèvre & la cuisse, aux glandes inguinales, & dans ce trajet il se forme souvent des petites tumeurs dans les vaisseaux absorbans, semblables à celles qui ont lieu sur la verge chez les hommes, & lorsque les effets du virus ne s'arrêtent point là, il survient souvent un Bubon dans l'aîne. »

Le Bubon idiopathique chez les sujets vigoureux, passe aisément à l'inflammation à raison de l'irritation qui attire les humeurs dans les sanguifères des glandes primitivement affectées. A mesure que cette affluence a lieu, les environs s'engorgent, la marche devient pénible, la fièvre survient avec ses suites, la douleur devient plus vive, elle est pulsative, la tumeur pointe, les tégumens s'étendent, sont rouges, & après un certain tems, plus ou moins long, selon la violence des symptômes, le pus se forme, & la fluctuation devient évidente. Cette tendance du Bubon vénérien à la suppuration, l'a fait regarder par beaucoup d'Auteurs, comme le résultat d'une métastase ; mais cette opinion est absolument fausse, elle n'est fondée ni sur la nature de la maladie, ni sur l'expérience ; celle-ci prouve en effet que la suppuration complette du Bubon est bien loin de suffire pour la guérison de la maladie, & qu'il faut toujours un traitement général pour l'obtenir. Avant que le Bubon ne soit complétement suppuré, il s'ouvre de lui-même par une ou deux petites fentes ou crevasses qui laissent échapper le pus. Les tégumens continuellement abreuvés par l'écoulement de la matière, s'émincissent, se rongent & souvent se recoquillant, ils laissent à découvert une surface blafarde, humectée d'ichorosité, & dont la base est plus ou moins dure & calleuse. Mais cette terminaison n'a guère lieu que chez les scrophuleux, & chez ceux dont le Bubon a été mal traité dès le commencement par les résolutifs, & les répercussifs violens. Souvent aussi le Bubon se résout dans sa plus grande étendue, mais une des glandes engorgées, & c'est ordinairement celle qui est la plus extérieure, suppure, & après avoir versé une petite quantité de pus, elle ne fournit plus qu'un peu de lymphe qui continue à couler pendant un tems assez long, comme j'ai eu occasion plusieurs fois de l'observer. Cette lymphe est de nature albumineuse, elle se coagule comme le blanc-d'œuf, ainsi que je l'ai éprouvé moi-même à la suite d'un Bubon que j'eus à l'aisselle, pour m'être blessé en ouvrant un cadavre, il y a une dixaine d'années.

Tout ce que nous avons dit jusqu'à présent sur le Bubon, en constate clairement la nature. En faisant donc attention aux circonstances qui l'ont précédé, & à celles qui l'accompagnent, on le distinguera toujours d'un abcès lombaire qui se manifeste souvent à l'endroit où il paroît,

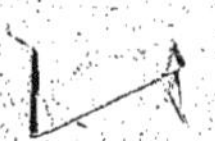

d'une hernie crurale, & d'un anévrisme de l'artère crurale. On ne le confondra également point avec les Bubons simples dont nous avons fait précédemment l'histoire, sur-tout quand il y a quelques érosions ou écoulement gonorrhoïque. Il est plus aisé de se tromper, quand il n'y a aucun de ces symptômes apparens, & que les malades ont intérêt de cacher la vérité; mais alors les circonstances concomitantes, le soupçon qu'on a sur la bonne foi des malades, les réponses mal-soutenues sont autant d'indices, au moyen desquels on parvient à la découvrir.

Le seul but qu'on doit se proposer dans le traitement du Bubon, est la résolution. C'est la terminaison la moins sujette aux inconvéniens, quand d'ailleurs on conduit bien la cure, en même-tems qu'elle est la plus prompte, lorsque la maladie est prise à tems. Le mercure est sans contredit ici le remède par excellence; mais il faut tellement en régler l'usage qu'il n'agisse qu'avec un degré moyen de force. Après les saignées préliminaires, si elles sont jugées convenables, on diminue l'excitabilité des solides en ordonnant une douzaine de bains, & l'on prescrit aussi-tôt les frictions mercurielles, en commençant par de petites doses d'onguent, pour éviter que le mercure ne se porte à la bouche, & en même tems on fait garder la diète la plus sévère que le malade puisse observer. On ne fera point les frictions sur le Bubon même, qui, le plus souvent, est imperméable; mais bien sur le trajet des vaisseaux absorbans, vers la jambe, l'intérieur des cuisses, & particulièrement sur toute l'étendue de la verge, où s'ouvrent les absorbans qui vont aboutir au lieu de l'engorgement. Mais une attention qu'il faut avoir dans ce procédé, c'est d'introduire le mercure en telle quantité que l'irritation qu'il procure, soit toujours supérieure à celle de l'infection; ce à quoi on réussit toutes les fois qu'il est absorbé par une grande surface, & que les molécules sont dans un état de très-grande division. Ma méthode, en pareil cas, est d'oindre la verge & les bourses avec un gros d'onguent mercuriel à partie égale, & de continuer cette illinition tous les deux jours, jusqu'à ce que le mal de la bouche indique d'éloigner les doses. On doit chez les femmes faire les mêmes frictions sur les grandes lèvres, & même y maintenir une bandelette toujours couverte d'onguent mercuriel. Mais comme chez elles la surface d'absorption est peu étendue, il convient de recourir aux préparations internes, qui ne font que favoriser l'effet des frictions. Je fais mettre sur la tumeur un emplâtre de Vigo avec le mercure, plutôt pour satisfaire à la coutume qu'à la nécessité. Quand les glandes inférieures se prennent, je fais appliquer les frictions sur toute l'extrémité du côté affecté, & j'en fais prendre un gros chaque jours. Il est des sujets chez qui il faut éloigner les doses, & d'autres où l'on peut les rapprocher, l'expérience prescrit ici de petits détails qui sont relatifs aux idiosincrasies, & qui ont rapport au flux de bouche ou au dévoyement; nous y reviendrons par la suite à l'article de la VÉROLE. M. Hunter pense que la position des Bubons doit beaucoup influer sur la méthode des frictions. » Sa situation sur le corps de la verge, dit cet Auteur, indique que les absorbans qui tirent directement leur origine de la surface d'absorption, sont eux-mêmes affectés. Si le Bubon se trouve à l'aine, & à la partie supérieure de la cuisse, ou un peu plus bas que l'aine, on peut supposer alors qu'il a son siège sur les glandes communes à la verge & à la cuisse; s'il est plus haut, ou à la partie inférieure du bas-ventre devant l'arcade crurale, alors on doit supposer que les absorbans, qui tirent leur origine des environs de l'aine de la partie inférieure du bas-ventre & du pubis, passent à travers le Bubon; & s'il se trouve beaucoup en devant; il est probable alors qu'il n'y a que les absorbans de la verge, & de la peau des environs du pubis, qui soient affectés; il faut alors varier l'application du mercure suivant ces différentes circonstances. Dans le cas d'affection de la verge, on tiendra toujours cette partie couverte d'onguent mercuriel, & l'on prescrira en même-tems les mercuriaux intérieurs. Si le Bubon est à la partie supérieure de l'aine, les frictions se feront sur la cuisse & à la jambe. Quand le Bubon a son siège chez les femmes, entre la grande lèvre & la cuisse, les frictions se feront à l'entour de l'anus & des fesses, la direction des absorbans fonde la prescription de ces divers procédés. Si les Bubons paroissent à l'aisselle, comme à la suite d'une infection par une blessure, les frictions se feront sur le bras & l'avant-bras, & même ailleurs. M. Hunter a vu un vrai chancre vénérien sur le milieu de la lèvre inférieure, être suivi d'un Bubon de chaque côté du col, au-dessous de la mâchoire inférieure. Ces Bubons furent résous en appliquant l'onguent mercuriel fort, à la lèvre inférieure, aux joues & aux tumeurs mêmes. Les simples frictions, telles que nous venons de les prescrire, réussissent toujours; mais souvent cependant on est forcé par les circonstances à les remplacer par les préparations mercurielles. Celles qui m'ont le mieux réussi en pareils cas, ont été les simples pillules mercurielles du Codex, données chaque jour au nombre de deux, & même trois, de manière à toujours procurer deux selles par jour. Ainsi, par l'usage bien ménagé des moyens que nous venons d'indiquer, on parvient le plus souvent à résoudre les Bubons quand l'inflammation n'est point trop vive, ni la suppuration prête d'arriver. Et encore la résolution peut-elle avoir lieu, quand celle-ci est bien décidée; M. Hunter en cite un exemple. » J'ai vu à Lisbonne, dit cet Auteur, un fait remarquable en ce genre chez un officier qui avoit un Bubon en bonne suppuration, & qui étoit sur le point de s'ouvrir : la peau étoit mince & enflammée, on y sentoit une fluctuation manifeste ; je me proposai de l'ouvrir, mais comme le malade devoit s'embarquer le lendemain pour l'Angleterre, je crus plus à propos de différer cette opération jusqu'alors. On mit à la voile dès qu'il fut à bord, la mer fut si houleuse, & le tems si mauvais, qu'on ne put rien lui faire. Il eut le mal de mer, & vomit considérablement, & lorsque tous ces accidens se calmerent, il se trouva que le Bubon étoit entièrement disparu, à son débarquement en Angleterre, il passa régulièrement les grands remèdes, & depuis fut très-bien guéri. »

Mais si le Bubon résiste à ce traitement, & que les symptômes annoncent qu'il doit suppurer, alors loin de rien faire qui puisse nuire à cette terminaison, il faut la favoriser en appliquant sur la tumeur un emplâtre de diachylon gommé, suffisamment grand pour la recouvrir entièrement, & l'on cesse toute friction locale pour en venir au traitement mercuriel régulier. Cette méthode n'est point celle de quelques Praticiens qui ont même écrit sur les maladies vénériennes; mais qu'importe, pourvu que l'efficacité en soit constatée par l'expérience. Lorsque la suppuration est bien décidée, on plonge une lancette dans le foyer, & l'on donne issue au pus. Ce procédé nous paroît plus simple que l'application du cautère, & en même-tems il n'a point l'inconvénient de donner lieu à une déperdition de substance, ce qui n'est pas peu de chose pour les personnes qui ont intérêt à cacher leur maladie. Les Bubons qui suppurent chez les personnes d'une bonne constitution, se cicatrisent facilement quand on a convenablement remédié aux effets de l'infection générale, & qu'on a laissé la tumeur s'ouvrir spontanément, ou qu'on en a fait l'ouverture, quand la tumeur étoit dans l'état d'une pleine maturité. Mais il n'en est pas toujours ainsi, notamment chez les sujets scrophuleux ; dans ce cas, on a recommandé un très-grand nombre de remèdes, pour exciter la suppuration, comme les ventouses sèches, les cataplasmes de mézéréon, de mandragore, de cigue, de raifort, & de moutarde. On parvient assez souvent, au moyen de ces remèdes, à exciter la suppuration ; mais la matière que les ouvertures fournissent est généralement mauvaise, c'est une ichorosité sans couleur. Les tégumens sont peu-à-peu rongés par l'acrimonie de cette humeur, & les bords en deviennent durs & calleux. On voit notamment dans les hôpitaux, un assez grand nombre de ces Bubons ; ils offrent le plus vilain aspect, la peau qui les borde, est endurcie, & recoquillée sur elle-même, & forme différentes avances, en manière de dentelures. L'ulcération est soutenue sur un fond de glandes plus ou moins étendues & douloureuses ; les chairs sont blafardes, tirant quelquefois sur le blanc ; elles forment des champignons plus ou moins élevés, d'où exude une matière ichoreuse, sanieuse ou gluante.

Comme cet état est quelquefois accompagné d'un érétisme particulier, & purement local, on a conseillé l'opium, & ce remède, en effet, a eu quelquefois du succès ; mais la cessation du traitement mercuriel, les analeptiques, le lait, l'air de la campagne valent souvent encore mieux. Il convient dans ces cas de panser simplement l'ulcération avec la décoction de quinquina, de cigue. L'eau de mer, l'infusion d'opium ont tour-à-tour été vantées & éprouvées avec un égal succès, mais on ne doit point faire une méthode générale de chacun de ces remèdes. Quand on n'a qu'un vice local à combattre, les caustiques ont leur utilité. A l'hôpital de Lock, on applique sur ces Bubons l'eau des affineurs d'or. J'ai vu, en certaines circonstances, de bons effets de l'usage de l'eau mercurielle ; on en imbibe un petit pinceau, qu'on promène sur les chairs baveuses. Quand les bords en sont calleux, on doit lui préférer une pâte caustique, faite avec le sublimé corrosif, & la mie de pain qu'on étend fort mince entre deux lames d'un fer tel que celui qui sert à faire des gaufres, & qu'on fait ensuite dessécher. On en taille des morceaux de grandeur & de forme convenable à celle de l'endroit où l'on a intention de les appliquer ; on met un lit de charpie par-dessus, & à la levée de l'appareil, on réitère, s'il est nécessaire, cette application. Quand les Bubons sont douloureux, lancinans, il faut recourir aux opiacés, tels qu'un jaune d'œuf, auquel on aura mêlé cinq ou six grains d'opium, aux douches d'eau de mer, & autres remèdes sous forme liquide, & dont on fera usage en injection, ou en bains, en les variant, car souvent l'un peut, lorsque l'efficacité de l'autre est absolument nulle. (*M. Petit-Radel.*)

BUBONOCELE. *Voyez* Hernie inguinale.

C

CABARET. La racine de cette plante est un des plus puissans sternutatoires végétaux que nous connoissions; & quoique l'on ait vanté ses propriétés émétique, purgative, diaphorétique, déobstruente, &c., on ne s'en sert aujourd'hui que sous ce seul point de vue. Un ou deux grains de cette racine réduite en poudre, tirés par le nez, occasionnent un écoulement abondant de mucus, & une copieuse salivation. Les feuilles de la plante ont la même propriété, mais dans un moindre degré, & l'on peut les employer jusqu'à la dose de quatre ou cinq grains. Ce remède est indiqué dans certains cas de paralysie, & principalement de goutte sereine, qui ne dépendent ni de pléthore ni de spasme; ainsi que dans les cas de maux de tête où l'on a lieu de soupçonner la présence d'insectes dans les sinus frontaux, ou un ulcère au même lieu. On a recommandé aussi de souffler un peu de cette même poudre, dans le conduit de l'oreille avec un chalumeau, pour guérir la surdité.

CACHOU. Suc végétal, auquel on a fort improprement donné le nom de terre du Japon. Sa qualité est astringente, & on peut l'employer dans tous les cas où un médicament de cette nature est indiqué, & où néanmoins il n'est pas nécessaire de recourir aux plus actifs. Les Chirurgiens en font usage principalement dans les cas d'ulcères gangréneux & scorbutiques de la bouche, de gonflement & de saignement des gencives, comme aussi pour raffermir les dents déchaussées & ébranlées. On le laisse fondre doucement dans la bouche, dans les cas de cette espèce; ou bien on s'en sert sous la forme de teinture à l'esprit-de-vin, ou de solution aqueuse, dont on fait un collutoire. On donne aussi le Cachou intérieurement dans les cas d'hémorrhagies utérines & autres, causées par l'appauvrissement & la dissolution du sang.

CACOETHES, *Cacoëthe*, de κακος mauvais & de ηθος état, habitude, caractère, nature; épithète que l'on a donnée aux ulcères malins qui sont très-longs & très-difficiles à guérir. Tels sont certains ulcères véroliques ou scrophuleux & ceux dont les sujets cacochymes sont attaqués. On donne aussi l'épithète de Cacoëthe aux maladies opiniâtres & malignes.

CAGNEUX, qui a les jambes courbées. Quelques enfans viennent au monde avec les jambes tortues; mais le plus souvent cette incommodité est chez eux la suite du rachitis; elle vient aussi assez fréquemment de la faute des nourrices qui ont voulu les faire marcher trop tôt, & de l'usage même des machines imaginées, pour les aider à se tenir de bonne heure debout sur leurs jambes. Les uns ont le tibia tortu, d'autres les genoux; d'autres ont les pieds tournés en dedans, dans l'endroit où le tibia est articulé avec le tarse. Chez d'autres, au contraire, les pieds sont tournés en dehors. *Voyez* PIED-BOTS.

CAL. Dureté qui se forme à la peau en diverses parties du corps, mais particulièrement aux mains & aux pieds, en conséquence de pression, ou de frottement contre les corps durs. Il est rare que ces sortes de duretés deviennent incommodes; elles cessent toujours avec la cause qui les a fait naître.

CAL ou CALUS. *Callum*. C'est proprement la substance solide qui sert à unir les deux extrémités d'un os fracturé, l'une avec l'autre. Il n'y a point de matière qui ait excité plus de discussions que la manière dont les os se soudent lorsqu'ils ont été rompus. Il semble cependant que la chose auroit dû se présenter avec la dernière évidence à ceux qui connoissoient exactement tout ce qui a rapport à la formation des os; mais, comme on venoit à l'examen, l'esprit imbu du systême qu'on avoit adopté; de-là cette variété d'opinions que chacun crut devoir faire valoir sans avoir consulté la nature. On peut cependant rapporter à deux classes tout ce qu'on a dit sur cette matière. Les uns persuadés que le périoste contribuoit seul à l'ossification, ont dit que les os se réunissoient par l'induration de cette membrane, qui tenoit de front les deux extrémités séparées de l'os, comme on rassemble les deux bouts d'un bâton au moyen d'une virole. Cette opinion remonte à Galien. C'est un fait constant, dit-il, que l'os ne se reproduit point; ceux qui pensent autrement sont dans l'erreur; car s'ils examinent sur les animaux vivans ou après leur mort, la partie fracturée où il s'est formé un calus, ils verront manifestement que les extrémités de l'os sont retenues par le Cal circonscrit, comme par un lien; & s'ils raclent & détruisent ces parties, ils verront que le fond de la fracture n'a pas été réuni. Cette opinion de Galien dérive d'un aphorisme d'Hippocrate, conçu dans les termes suivans. *Quodcumque os sive cartilago, sive nervus præcisus fuerit in corpore, neque augetur neque coalescit.* Les autres donnant tout ce travail à l'épanchement & à la solidification d'une matière concrescible qui se fait entre les extrémités rompues, ont dit qu'elles se réunissent de la même manière que deux pièces de métal ne font qu'une au moyen de la soudure. « Les sucs qui nourrissent l'os, dit J. L. Petit, & qui coulent le long de ses fibres, s'extravasent à l'endroit où les fibres sont rompues, en sorte que s'y amassant, ils s'y attachent, s'y sèchent, & s'y durcissent au point d'acquérir autant de consistance que l'os même, laissant seulement à l'endroit fracturé une inégalité plus ou moins grande selon que la réduction a été plus ou moins parfaite. » Quant à la première opinion, il est hors de doute qu'elle est incompatible avec la marche que suit ordinairement la nature, il est en effet prouvé que le périoste ne sert en rien au procédé de l'ossification, & conséquemment à la réunion des pièces fracturées qui est fondée sur les mêmes loix, c'est une vérité sur laquelle nous nous sommes déjà étendus dans un Ouvrage différent de celui-ci, & qu'on pourra consulter. Peut-on davantage compter sur la seconde? Les expériences de Dehlef, de Boëhmer, & les observations de Duverney & de la plupart de ceux qui ont écrit sur cette matière sont encore loin de décider clairement cette difficulté; toutes sont en faveur du suc osseux que ces Auteurs disent se convertir en os, & ils ne trouvent point d'autre manière d'expliquer ces régénérations de cylindre entier détachées des chairs environnantes & dont plusieurs Auteurs font mention, qu'en ayant recours à un épanchement de pareils sucs qui en se coagulant, remplacent les portions d'os détachées. Ces épanchemens sont néanmoins rien moins qu'avérés. Dans les deux premieres figuresde la Planches qui a rapport à cet article, & que nous avons prises du 2.e vol. *Medical Observations and Inquiries*, on voit évidemment que la réparation est moins dûe à la solidification d'un suc épanché, qu'à une ossification nouvelle qui se forme au dehors de l'os, & qui l'entoure de toute parts. Cette ossification imparfaite sur l'une de ses faces, & toute spongieuse comme un os d'ancienne formation, contient la pièce qui devoit sortir. On voit la même chose dans un tibia qui a été traité par le procédé de M. Troja, & que nous avons fait representer au naturel, dans la même Planche *aa*, fig. 3, est le tibia percé en *b*, & par où l'on a passé le stilet pour irriter & détruire la moëlle; *ccc*, est la prétendue matière du Cal, qui semble épanchée à l'entour de l'os; en *d*, est un commencement de destruction du parenchyme; en *f*, est une portion qui semble s'être répandue entre le tibia & le péroné. Dans cette pièce curieuse, le péroné a partagé le désordre survenu au tibia, comme on le voit en *g*; l'épiphyse *h*, du tibia, est continuée avec l'épanchement, & semble ne faire qu'un en *i*. La disposition est également évidente dans la figure 4, qui représente une fracture du fémur, qui n'a point été réduite. On voit entre les extrémités des os qui se touchent en *a*, une masse qui paroît inorganique, & formé par un véritable Cal, qui tient l'une & l'autre pièce réunie; mais par une section transversale, on voit manifestement une organisation qui paroît n'être que le développement des filets, ou du parenchyme qui constitue la substance compacte de chaque portion d'os. L'os, au lieu d'être solide en *b*, fig. 5, est visiblement celluleux, & ces cellulosités sont entourées d'une substance compacte, qui paroît beaucoup plus mince en dehors vers *cc*, qu'en dedans vers *dd*, où est le point du contact. Dans toutes les pièces fracturées, où j'ai eu occasion de considérer la manière dont l'os avoit été réuni, je n'ai jamais rien découvert qui eût pu me faire croire que la coalition fût dûe à l'interposition d'une matière semblable à celle du Cal. Voici comme j'ai toujours trouvé les choses: dans les fractures transversales, dont les bouts avoient été bien affrontés, il paroissoit un petit renflement qui indiquoit le lieu précédent de la fracture. Ce renflement étoit beaucoup plus apparent dans les fractures obliques qui n'avoient pu être contenues exactement. En sciant suivant leur longueur les pièces fracturées, il étoit facile de voir, ainsi qu'il est représenté dans la fig. 6, que la cavité, auparavant commune, en formoit deux particulières *aa* séparées l'une de l'autre par une cloison ou diaphragme osseux *b* très-distinctes, & que chacune se terminoit par une pointe qui dérivoit du rapprochement des parois même de l'os. La cavité étoit plus pointue en *d* & la cloison entièrement oblique & accompagnée de cellulosités dans les fractures obliques, comme nous l'avons représenté au naturel d'après une fracture de ce genre. Cette disposition est assez sensible dans les Planches qui accompagnent le Mémoire de M. Louis, sur la régénération des chairs, & qui représentent l'os du canon d'un cerf, fracturé depuis long-temps. L'on y apperçoit la manière dont les parois de l'os dégénèrent insensiblement pour former le gonflement qu'on attribue ordinairement à la matière du Cal, sans cependant qu'on puisse rien découvrir qui ait quelque rapport à cette matière. « Cette tuméfaction de l'os assez étendue, pourroit-elle être considérée comme une reproduction, demande M. Louis? L'engorgement accidentelle a arrêté, à l'endroit de la fracture, une quantité surabondante de suc nourricier; le reseau vasculaire, par lequel le corps de l'os est vivifié & nourri, s'est déployé par l'abord d'une plus grande quantité de sang; l'action vitale a employé les sucs nourriciers; il s'est fait une nouvelle distribution qui a écarté les lames de la substance compacte. C'est l'action nutritive qui les avoit rendus denses pendant l'accroissement naturel de l'animal; des circonstances accidentelles leur ont rendu leur spongiosité primitive par un simple développement du reseau vasculaire; & c'est au moyen de cette expansion que les extrémités divisées se sont collées & réunies par l'abouchement des vaisseaux respectifs, comme dans les solutions de continuité en parties molles. L'os a repris de nouveau, à l'endroit de la fracture, la consistance spongieuse des apophyses; dans l'ordre naturel, elles ne sont à l'extrémité des os longs que l'expansion des mêmes lames qui forment, par leur rapprochement, le tissu serré & compacte de la diaphyse ou partie principale. » Ces observations & remarques d'un Praticien qui, dans tous les faits à éclaircir, ne procède qu'avec l'esprit de la plus sévère discussion, sont de la plus exacte vérité, & dérivent des phénomènes qui se passent dans la structure la plus intime de l'os. Il est de fait que pour qu'il y ait coalition entre les pièces fracturées, il faut que leurs extrémités dégénèrent, se ramollissent pour reprendre par la suite, une solidité la plus ferme. S'il étoit permis d'établir une comparaison entre un os vivant, & deux pièces de métal séparées qu'on cherche à réunir, nous dirions que de même que celles-ci, s'amollissent & s'amalgament ensuite au moyen de la soudure, pour n'en faire qu'une par la suite, de même le bout de chaque os devient une véritable chair, moyennant laquelle la compréhension s'établit plus intimement, & devient plus assurée par la suite, lorsque les sucs calcaires viennent à s'y déposer. Tous ces faits cadrent singulièrement avec les observations qui attestent que la prétendue matière du Cal est organisée comme la propre substance

substance de l'os, qu'on peut l'injecter, & qu'en cet état, elle paroît rouge & parcourue par un très-grand nombre de vaisseaux, qu'elle est sensible, &, en un mot, qu'elle a toutes les apparences de la matière même de l'os. Mais une preuve la plus complette que nous puissions donner de cette organisation, c'est qu'en la soumettant aux réactifs, elle s'est comportée, à leur égard, comme toute autre portion d'os de primitive formation, elle leur a abandonné sa matière calcaire, & est restée sous la forme d'un tissu spongieux avec les mêmes apparences qu'elle avoit avant qu'elle ne subit cette opération. Nous laissons aux Observateurs à tirer de ces faits tous les corollaires qu'ils jugeront à propos; ils offrent une matière bien digne d'occuper les loisirs d'un Physiologiste, mais revenons. S'il est constant que les os se ramollissent avant de se réunir, comme tout semble le prouver, & que l'inflammation soit la cause de ce ramollissement, ainsi qu'il est constaté par beaucoup de faits, il s'en suit que, dans certaines fractures où la consolidation ne peut se faire, on pourroit l'aider en faisant naître une inflammation locale sur les bouts rompus par des moyens méchaniques quelconques; & c'est effectivement ce qu'on a osé faire dans quelques cas de ce genre. Un Praticien Anglois ennuyé d'attendre la formation du prétendu Cal qui ne se faisoit pas dans une fracture du bras, a osé inciser les chairs, mettre les os à découvert, en ruginer les extrémités, & l'inflammation à laquelle il a donné lieu par ce moyen, a fait naître l'intime réunion. Duverney, qui a traité *ex Professo* cette matière dans son Traité sur les maladies des os, imprimé en 1751, semble avoir admis toute cette doctrine, quelque partisan qu'il fût de la matière du Cal. « Les extrémités des os rompus, dit-il, doivent être contuses, par conséquent les filets osseux qui composent les différentes couches du corps de l'os, doivent subir le même sort que les parties molles, c'est-à-dire, se fondre & revenir au même état où elles étoient dans leur premier principe. » Mais l'esprit toujours préoccupé de son opinion favorite, l'épanchement de la matière du Cal, au lieu de poursuivre sans elle, il y revient bientôt en disant: « Et comme dans ces sortes de fractures, les os sont à couvert, la chaleur qui est continuelle dans ces parties fait que les liqueurs y acquièrent plus de mouvement, d'où il s'en suit que les sucs propres à faire le Cal, se mêlent avec cette matière osseuse, laquelle étant fondue en forme de bouillie, fait un ciment qui ne peut s'écarter, étant retenue tant par le périoste, que par le bandage; c'est ce qui s'observe dans nombre de fractures où il est difficile de distinguer au toucher, l'endroit du Cal par le peu d'espace que les sucs ont eu pour se répandre. » Plus loin, il est encore plus précis & plus décidé. « L'incarnation & la formation du Cal, dit-il, ne sont donc qu'un développement semblable à celui qui se fait lors de l'accroissement des jeunes animaux, excepté qu'il ne se fait pas avec le même ordre, ni avec la même régularité. » De tout ce que nous venons de dire sur la matière du Cal, il conste que les os fracturés se soudent par le même mécanisme qu'ils se forment, qu'ils se ramollissent de loin, & que lorsqu'ils sont suffisamment moux, ils se réunissent comme les lèvres d'une plaie, par une intime adhésion, & pénétration qui les empêche de se séparer, même quand on les a privés de toute la matière Calcaire qui leur donnoit de la solidité: que la matière du Cal n'est point une matière particulière, spécifique, nécessaire à la coalition des os, à moins qu'on ne donne ce nom au sang même qui charrie les molécules terreuses dans la partie ramollie de l'os, pour lui donner de la consistance: que les os sont ordinairement plus durs à l'endroit de leur fracture, à raison de l'intime pénétration de substance qui a lieu de part & d'autre, & qu'ils peuvent aussi perdre cette solidité dans les maladies où les humeurs pèchent par un principe développé de dissolution. De-là, on voit combien peu l'on doit compter sur les prétendus remèdes propres à la génération du Cal, sur l'ostéocolle, & autres substances de ce genre, qui, par elles-mêmes, n'ont aucune propriété, & sont bien loin d'en acquérir lorsqu'elles ont été soumises aux puissances de l'organisme. L'on voit encore que ce seroit envain qu'on chercheroit à procurer la coalition des pièces fracturées, chez ceux dont les humeurs pécheroient par un vice d'infection qui les priveroit de leur caractère balsamique, & que toute opération faite sur les extrémités fracturées ne pourroit pas plus remédier à cet accident, si l'on ne va pas à la recherche de la cause première. L'on voit enfin que l'égalité ou l'inégalité de la matière du Cal, pour nous servir du terme le plus reçu, est moins à la disposition du Chirurgien, qu'elle ne dérive de la nature même de la fracture à laquelle il ne peut rien; car il est reconnu, en général, que les fractures avec séparation d'une grande partie du périoste, avec esquille, ou comminution des os, sont toujours suivies d'irrégularité, & de difformité dans le Cal, & que celles où les os sont cassés net, sans ces accidens, se réunissent tellement bien, qu'à peine peut-on distinguer au toucher le moindre vestige après l'entière guérison. (*M. Petit-Radel*).

CALCUL. *Calculus*. Concrétion pierreuse qui se forme dans les différentes parties du corps. *Voyez l'article* PIERRES, où nous avons rapporté tout ce qui a rapport à ce genre de substance.

CALIGO, mot latin désignant un ulcère très-superficiel, qui occupe une certaine étendue de la cornée, accompagnée d'un sentiment comme de nuages qui offusquent la vue. Les Auteurs le regardent comme une affection de l'épiderme qui recouvre la cornée; aussi est-il le plus benin des ulcères de cette membrane, & guérit-il toujours sans occasionner aucune cicatrice. On traite le Caligo par les dessicatifs sous forme séche. Voyez, à cet égard, l'article ARGEMA. (*M. PETIT-RADEL.*)

CALOTTE, moyen préservatif qu'on conseille dans tous les cas où l'on a fait quelques opérations graves au crâne, quand on en a emporté une grande portion, soit par des couronnes de trépan, la gouge, ou quand quelques parties s'en sont séparées, comme à la suite des exfoliations des caries, ou même après la guérison des plaies, où les tégumens seuls auroient été affectés. Quand on cherche à préserver les parties subjacentes de l'impression que pourroient y occasionner les corps résistans, il faut préférer les calottes de plomb ou de fer blanc bien battu à toutes autres. On trouve ainsi, dans les Mémoires de l'Académie Royale des Sciences, l'histoire d'un homme à qui l'on avoit emporté presque tout le crâne par différentes applications de couronnes de trépan, & qui se préservoit de la pression des corps extérieurs par ce moyen. Quelques Auteurs cependant trouvent aux calottes de métal un inconvénient, c'est celui de trop s'échauffer, & conséquemment de réflechir sur le cerveau une trop grande chaleur. Aussi conseillent-ils de les faire avec du cuir bouilli, telles que celles dont se servit Ambroise Paré, chez un laquais qui avoit éprouvé une très-grande exfoliation du crâne, à la suite d'un coup reçu à la tête. Cet Auteur donne sur ce sujet un avis qui peut avoir son utilité, sinon à la ville, du moins à la campagne, où le pauvre peuple est si souvent la dupe de ceux en qui il met sa confiance. « Or, il y en a, dit-il, (des Opérateurs) qui se disent Chirurgiens, mais sont plutôt des charlatans, coureurs & larrons, qui, lorsqu'ils sont appellés pour traiter les plaies de tête, où il y a quelques portions d'os amputés, font croire au malade & aux assistans, qu'au lieu dudit os il faut leur mettre une pièce d'or, & de fait, en la présence du malade, l'ayant reçu, la battent & la rendent de la figure de la plaie, & l'appliquent dessus, & disent qu'elle y demeure pour servir au lieu d'os & de couverture au cerveau; mais aussi-tôt après, ils la mettent en leur bourse, & le lendemain s'en vont laissant le blessé en cette imagination. » (*M. PETIT-RADEL.*)

CALLEUX. On donne ce nom aux ulcères dont les bords, au lieu de se resserrer & de se rapprocher, deviennent inégaux, se durcissent & s'élèvent au-dessus des parties voisines, ce qui vient, pour l'ordinaire, de négligence ou de soins mal entendus & mal dirigés.

Les ulcères, ainsi dégénérés, ne se cicatrisent point, à moins qu'on ne détruise les parties devenues Calleuses, ce qui peut se faire en les enlevant avec l'instrument tranchant ou en les consumant par l'application des escarotiques. On préfère généralement ce dernier moyen, comme étant moins cruel & tout aussi sûr quant à l'effet. *Voyez* ULCERE.

Mais s'il est vrai que les bords, vraiment durs & désorganisés des ulcères, exigent qu'on ait recours à ces moyens, il l'est aussi qu'on en a beaucoup abusé, & que l'on a souvent tourmenté des malades de la manière la plus cruelle, lorsqu'on auroit pu les guérir par des moyens infiniment plus doux. Nous avons vu à l'article ANUS, en parlant des abcès autour du fondement, & de la fistule qui en est souvent la conséquence, à quel point on s'étoit égaré en donnant le nom de Callosité à ce qui n'en étoit pas, & en exposant les malades à des douleurs atroces pour les débarrasser de ces prétendus obstacles à leur guérison. On a commis la même erreur dans le traitement des fistules au périnée, tandis que, dans presque tous les cas de l'une & de l'autre classe, il suffit de favoriser l'écoulement du pus, dont la rétention engorge la membrane cellulaire, & le tissu de la peau, & de procurer le dégorgement des parties tuméfiées par une ou plusieurs simples incisions, suivant l'étendue du mal & les circonstances particulières qui peuvent l'accompagner. Nous croyons devoir présenter ici quelques réflexions de M. Pott, qui sont bien propres à tenir les Chirurgiens en garde contre les erreurs dans lesquelles on est tombé à cet égard.

« Supposons, dit cet illustre Praticien, » un abcès formé dans le voisinage du rectum, » & qui, après un certain degré d'enflure & » d'inflammation, vient à maturité, ou s'élève » en pointe à une petite distance de la marge » de l'anus. Supposez encore qu'on y ait fait une » ouverture large & convenable, par une simple » incision; que la matière contenue a été par-» là évacuée, & qu'il en est résulté un ulcère, » ou une cavité, peut-être d'une étendue con-» sidérable. Cette cavité doit être remplie de » manière à produire une bonne guérison, & » une cicatrice solide & durable.

» Le fréquent usage du mot *remplir*, & cette » opinion généralement admise, que l'indura-» tion des parties environnantes est une callo-» sité morbifique, me paroissent avoir été les » deux sources principales de l'erreur, & de la » mauvaise conduite dans ces cas.

» Toutes les fois qu'il se forme une matière pu-» rulente à la suite d'une inflammation, elle laisse » toujours, en sortant, une cavité proportion-» nelle, & un certain degré d'induration. La » première est d'une étendue différente, selon » la quantité de matière purulente; & la der-» nière dépend tant du degré de l'inflammation » précédente, que de ce que la suppuration a été » plus ou moins parfaite.

» L'opinion généralement reçue à l'égard de » ces deux circonstances, la cavité & l'induration

» est, que la première est produite entièrement » par la perte de substance; & l'autre, par une » induration morbifique des parties.

» Voici quelle est la conséquence de cette opi- » nion. Aussi-tôt que la matière purulente est éva- » cuée, on remplit & on distend la cavité, dans » la vue de procurer une régénérescence graduelle » des chairs; & les substances avec lesquelles on » remplit ainsi cette cavité, sont très-communé- » ment de l'espèce escarotique, étant destinées » à dissoudre & à détruire la dureté.

» La pratique est une conséquence nécessaire » de la théorie. Celui qui suppose que la dureté » dépend d'une altération morbifique dans la » structure des parties, & qu'il y a une perte con- » sidérable de substance, se croit nécessairement » obligé de détruire la première, & d'empêcher » la cavité formée par la dernière, de se remplir » trop promptement. D'un autre côté, celui qui » considère cet objet tel qu'il est réellement; c'est-à- » dire, celui qui croit que la cavité de l'abcès » est principalement l'effet de la distraction & » de la séparation graduelle de ses côtés, avec » une fort petite perte de substance, comparée à » l'étendue de la susdite cavité; & qui regarde » simplement l'induration des parties environnan- » tes, comme une circonstance qui accompagne » nécessairement toute inflammation dans les parties » membraneuses, sur-tout dans celles qui tendent » à la suppuration, jugera par la plus légère réfle- » xion que les pansemens appliqués sur cette cavité » doivent être en assez petite quantité pour per- » mettre à la nature de parvenir au but auquel » elle vise toujours, aussi-tôt que la matière pu- » rulente est sortie; c'est-à-dire, de rapprocher » les uns des autres les côtés de la cavité; & » que ces pansemens, en petite quantité, doivent » être faits avec des substances propres seulement » à aider la suppuration, de manière qu'elle s'opère » facilement & par degrés. Ce fait est si palpable, » qu'il doit être saisi par tous ceux qui ont une » intelligence ordinaire, & qui le considéreront de » sang froid & sans aucune prévention.

» Quelle est la partie où la maladie a son siège? » Quels sont les changemens que cette maladie » produit? La partie est une membrane purement » cellulaire, & le changement ou l'altération, est » une obstruction & une inflammation qui se » détermine par la formation d'une matière puru- » lente. Mais en résulte-t-il quelque corps nou- » veau? Les côtés de l'abcès ne sont-ils pas for- » més comme auparavant par la membrane cel- » lulaire & adipeuse, qui est seulement enflammée, » épaissie, durcie, & qui est devenue purulente? » Cette altération exige-t-elle qu'elqu'autre chose » pour que les parties soient rétablies dans leur » état naturel qu'une suppuration facile des par- » ties ainsi altérées? Où peut-elle en rendre la » destruction ou l'extirpation nécessaires? Non, » très-certainement. Comment donc la suppura- » tion doit-elle être produite & entretenue? Ce » n'est pas en employant des topiques, qui, » par leur quantité & leur qualité, distendent, » irritent & détruisent; mais en pansant légère- » ment & facilement avec des substances, qui sont » capables de calmer, d'adoucir, & de relâcher.

« Ce fait peut encore être soumis à l'expé- » rience, & celui qui la fera, c'est-à-dire, qui » essayera les différentes méthodes, & examinera » attentivement leurs effets, sera en état d'en porter » un bon jugement, à moins qu'il ne soit aveuglé » par le préjugé, ou guidé par quelque motif con- » damnable.

« En donnant une attention de quelques mo- » mens à la conduite de la Nature lorsqu'elle est » abandonnée à elle-même, & que l'Art ne trouble » pas ses opérations, cette matière sera peut-être » mise encore dans un plus grand jour.

» Lorsqu'un abcès de cette espèce est ouvert » par un Chirurgien, il trouve l'étendue de la » cavité proportionnée à la quantité de pus, & » en conséquence, si la quantité de pus est con- » sidérable, l'étendue de la cavité l'est aussi. Si » cette cavité est aussi-tôt remplie par les panse- » mens, de quelque espèce qu'ils soient, ils » empêcheront ses côtés de s'approcher les uns » des autres, & peut-être même qu'ils les écarte- » ront encore davantage. Mais si la cavité n'est » pas remplie, & si l'on n'y introduit pas de » pansemens, ou si ceux que l'on y met sont » très-légers, les côtés s'affaissent aussi-tôt; & se » rapprochant de plus en plus, il font, dans un » fort court espace de tems, d'une large cavité, » un petit sinus; cela arrive aussi constamment » de cette manière, lorsque le pus, au lieu de » sortir par une ouverture artificielle, s'évacue » par une issue que lui fournissent les parties » contenantes en s'ouvrant spontanément.

» Il est vrai que ce sinus ne se fermera pas, » & ne se guérira pas toujours parfaitement, sans » le secours de la Chirurgie, mais le but & la con- » duite de la Nature n'en sont pas moins évidens; » & le profit que l'Art doit en retirer n'en est » pas moins sensible. »

C'est donc bien à tort, comme nous l'avons fait observer ailleurs, qu'en faisant l'opération de la fistule à l'anus, l'on a craint de laisser sub- sister les duretés improprement nommées calleu- ses, qui pouvoient se rencontrer dans le voisinage du sinus, & que l'on a multiplié les moyens de les détruire ou de les extirper, lorsqu'une simple incision, & le pansement le plus doux, suffiroient dans la plupart des cas pour les dissiper entière- ment. Ces ulcères, il est vrai, ainsi que ceux qui ont lieu en toute autre partie du corps, peuvent, lorsqu'ils sont négligés ou mal soignés, devenir vraiment calleux; & lorsque, par la dureté, ou le renversement des bords de la plaie, le Chi- rurgien juge qu'il n'est point du tout probable qu'il puisse les ramener à l'état nécessaire pour produire une bonne cicatrice, il doit en retrancher une portion suffisante pour faciliter, à cet égard, le travail de la nature.

CALLOSITÉ. *Voyez* CALLEUX.

CAMAROSIS. De Καμάρωσις. *Concameratio.* Racine Καμαρα *fornix* Voûte. C'est une fracture du crâne, dans laquelle les portions d'os rompus s'élèvent au-dehors en manière de voute. Selon Paul, *est calvariæ divisio in quâ os affectum in sublime tollitur : ex quibus apparet*, continue Gorrhée, *in Camaromate ossis fracti extrema intùs ad membranam usque ferri, & deorsùm tendere, adeò ut ipsi membranæ innitantur, reliquam verò utrinque adjacentem ossis partem in altum tolli, à subjectâ membranâ recedere, & proindè in Camaromate geminam esse ossis eminentiam ad vulneris latera sitam.* Quoiqu'en aient dit les Anciens, le Camarosis est une affection très-rare, & qu'on rencontre plus fréquemment dans les Lexicons de Chirurgie, que chez les malades, du moins jamais je n'ai eu occasion de le voir dans les Hôpitaux, (RADEL.)

CAMERARIUS. (Rudolphe Jacques) né à Tubinge en 1665. Cet Auteur a défendu avec zèle la méthode de faire la taille au petit appareil; il a fait aussi l'histoire de quelques maladies qui attaquent les voies urinaires. Il y parle de la suppuration des reins, de l'étroitesse & de la dilatation excessive de l'urètre, & des différentes affections de la vessie. Parmi les observations curieuses qu'il nous a transmises, on remarque l'histoire d'un épaississement de la vessie, devenue telle qu'à peine elle eut contenu une noisette. Dans cet état, on ne remarquoit en elle-même aucune inflammation ni aucun principe calculeux; il rapporte aussi l'histoire d'une tumeur osseuse, dont l'histoire est assez curieuse. (*M.* PETIT-RADEL.)

CAMOMILE. Les fleurs de cette plante sont amères & aromatiques, & on les emploie en Chirurgie dans les fomentations & les cataplasmes résolutifs & antiseptiques.

CAMPHRE, drogue d'une nature particulière, que l'on a rangée dans la classe des huiles essentielles, comme étant celle dont elle se rapproche le plus, quoiqu'elle en differe à beaucoup d'égards. Ses qualités sensibles, & les effets qu'on voit souvent résulter de son usage, peuvent avec raison la faire regarder comme un remède très-actif, quoique sa manière d'opérer soit fréquemment incertaine, inégale & quelquefois dangereuse quand on l'emploie en hautes doses.

L'on fait usage du camphre à l'extérieur, particulièrement dans le but de modérer l'inflammation, de résoudre & de dissiper certaines tumeurs, de corriger la tendance à la gangrène, d'exciter le principe vital dans le cas de paralysie locale, & de soulager les douleurs paralytiques & rhumatismales.

Dans les cas d'ulcères putrides des jambes, accompagnés de chairs fongueuses, le camphre pulvérisé avec le sucre, & jeté sur les parties affectées, a souvent de très bons effets, comme antiseptique; il calme aussi la douleur dans les cas de cette nature, soit qu'on l'applique sous cette forme, soit sous celle de mucilage. Une once & demie de camphre, mêlée avec une livre de mucilage de gomme arabique, fait en pareil cas un topique très-utile. Il se dissout dans les huiles grasses en très-grande proportion, & s'emploie aussi très-utilement sous cette forme, pour tous les cas où son usage extérieur est indiqué, & particulièrement pour résoudre les tumeurs glanduleuses, celles des seins, par exemple, lorsqu'elles ne sont pas anciennes, pour celles des paupières, pour l'ophtalmie chronique, &c. L'on a recommandé le vinaigre camphré pour dissiper l'emphysème, & la solution du camphre dans l'esprit de nitre, qu'on nomme aussi huile caustique de camphre, comme un excellent topique pour détruire les chairs fongueuses des ulcères, pour différens genres d'excroissances pour les verrues, &c.

On donne le camphre intérieurement, pour combattre la putridité & la disposition à la gangrène, pour ranimer le principe de la vie, & calmer en même-tems l'irritation & amener le sommeil. Quelques personnes l'ont recommandé comme singulièrement utile dans les cas de strangurie, & même dans ceux où ce symptôme dépendoit de l'action des cantharides. Mais, quoiqu'il ait pu avoir quelquefois du succès, lorsqu'on l'a donné dans cette intention, non-seulement il ne réussit par toujours; mais on l'a vu produire l'effet opposé, & causer tantôt des ardeurs d'urines, tantôt des douleurs ressemblantes à celles de l'accouchement. (1) En général, comme nous l'avons dit, sa manière d'agir sur l'intérieur du corps est fort incertaine & précaire, & l'on ne doit jamais lui donner beaucoup de confiance.

CANCER, du mot latin *Cancer*, une écreviffe, à laquelle on a trouvé que les veines variqueuses qui environnent pour l'ordinaire une partie affectée de Cancer, lui donnoient quelque ressemblance. Les Praticiens distinguent le Cancer en occulte & en ulcéré. On ne peut pas donner une définition qui s'applique également à l'un & à l'autre, quoique chacune de ces dénominations désigne la même maladie, mais dans une époque différente.

On entend par Cancer occulte, une tumeur dure & squirrheuse, accompagnée de douleurs lancinantes, très-vives, plus ou moins fréquentes, & qui venant enfin à s'ouvrir, dégénère en Cancer proprement dit, ou Cancer ulcéré.

---

(1) Medical Transactions, vol. I, pag. 470.

Le Cancer ulcéré survient le plus communément aux tumeurs squirrheuses des glandes ; dans bien des cas cependant il a son siége dans des parties où il n'y avoit point antécédemment d'affection de cette nature, ainsi que nous le verrons ci-après.

La distinction entre ces deux espèces est suffisante pour la pratique ; toutes les subdivisions imaginées par les Auteurs, ne conduisant à aucune conséquence utile. Ce n'est pas néanmoins qu'il ne puisse y avoir dans la nature même de la maladie de quoi fonder jusqu'à un certain point ces distinctions, car on lui voit prendre un aspect bien différent, suivant ses différentes périodes ; il y en a peu même qui soient sujettes à plus de variations, soit par les diverses apparences des parties affectées chez différens sujets, soit par les changemens, qui résultent des progrès du mal.

Le Cancer, disons-nous, commence pour l'ordinaire, par un simple gonflement, ou une induration de quelque partie glanduleuse, qui paroît d'abord mobile & indolente, sans inégalité à sa surface, sans inflammation apparente, sans aucun changement de couleur à la peau. On voit quelquefois une tumeur de cette nature subsister à-peu-près dans le même état pendant des années, sans causer ni douleur, ni aucun autre inconvénient ; d'autres fois ses progrès sont très-rapides ; elle grossit considérablement en peu de tems ; elle devient inégale & raboteuse ; une douleur sourde s'y fait bientôt sentir, sur-tout lorsqu'on la comprime, ou qu'on la manie entre les doigts. Cette douleur augmente en même-tems que le volume de la tumeur, & devient vive & lancinante ; les veines, autour de la partie malade, deviennent variqueuses ; la peau se fronce ou se ride en quelques endroits, tandis qu'elle demeure lisse & s'enflamme en d'autres, symptôme qui précède & annonce l'ulcération de la partie ainsi affectée. Cette ulcération se manifeste, pour l'ordinaire, par un suintement de matière très-corrosive qui commence par détruire l'épiderme, & ensuite la peau & le tissu cellulaire ; quelquefois aussi, mais plus rarement, on apperçoit auparavant un petit amas de fluide sous la peau.

Quoique cette marche que nous venons de décrire soit la plus fréquente, on voit souvent des cas de Cancer, au sein particulièrement, où la partie affectée au lieu de s'être gonflée par gorgement, paroît plutôt s'être raccornie ; on la sent alors du côté de l'aisselle, ou ailleurs, plus dure & plus compacte, le mammelon est rentré, & depuis le mammelon jusqu'à cet endroit qui est plus dur que le reste, on sent une espèce de corde par laquelle il semble y être attaché, le tout est exactement fixe & comme collé aux côtes. L'ulcération, d'ailleurs, se manifeste de la même manière, & fait les mêmes progrès que lorsque les glandes se sont beaucoup tuméfiées.

L'ulcère une fois formé, est sale, fétide, rongeant ; ses bords sont durs & inégaux, il en sort des chairs fongueuses, dont la surface a la forme à-peu-près d'une framboise ou d'un chou-fleur, & qui sont sujettes à de fréquentes hémorrhagies. La matière qui en sort pour l'ordinaire, est une sanie très-fluide, âcre, fétide & d'une couleur brunâtre ; le malade est sans cesse tourmenté d'une douleur aigue & brûlante dans toute l'étendue de la partie affectée ; la peau voisine de l'ulcère paroît contractée en quelques endroits ; & l'on y remarque des plis & des rides qui semblent produites par l'action d'un fer ardent, qu'on auroit tenu tout auprès de sa surface.

Tels sont les symptômes généraux & les plus caractéristiques du Cancer ; on pourroit avec les Auteurs qui ont écrit sur cette matière, en décrire plusieurs autres ; mais cela n'est pas nécessaire, & ne serviroit point à faire mieux reconnoître la maladie. *Voyez* TUMEURS.

Dans la description que nous venons de donner, nous n'avons considéré le Cancer que comme une affection de quelque partie glanduleuse ; nous devons observer cependant qu'il n'y a aucune partie du corps qui ne puisse être le siége d'un Cancer, & que dans celles où il n'y a pas de glandes, il peut se manifester d'abord comme un ulcère superficiel, sans tumeur squirreuse à sa base. De pareils Cancers cependant sont précédés généralement par quelque dureté à l'épiderme, des verrues, des croûtes dures & épaisses ou d'autres affections pareilles.

Des causes du Cancer.

L'on a beaucoup cherché à déterminer les causes du Cancer ; l'on a même entrepris par des expériences faites dans la vue d'analyser les humeurs dépravées auxquelles il donnoit naissance, de jetter quelque jour sur sa nature ; l'on a été conduit par la Théorie à regarder cette maladie, tantôt comme l'effet de quelque acrimonie particulière engendrée dans le corps, tantôt comme dépendante de quelque dérangement dans la circulation, ou de la suppression du flux menstruel, hémorrhoïdal, &c., on l'a attribuée au célibat, à la stérilité, à l'épuisement occasionné par l'âge, à une nourriture âcre & échauffante, aux affections tristes de l'ame, &c. mais, sans répandre aucune lumière sur sa cause véritable & efficiente, sans rien indiquer qui tendît en aucune manière à en faciliter la guérison. Nous croyons cependant devoir placer ici quelques remarques sur les principales de ces causes mentionnées par les Auteurs ; mais, sans nous arrêter sur celles qui sont de pure théorie & de l'étude desquelles il n'y a aucune instruction à retirer.

I. On a supposé que les tumeurs disposées à devenir Cancéreuses, devoient leur origine à quelque obstruction qui gênoit ou empêchoit tout-à-fait le passage des fluides dans les glandes, ou dans les parties, dont la structure les rapproche de la nature des glandes, dans les vaisseaux lymphatiques & capillaires, dans les canaux lactifères des seins, &c., que ces fluides ainsi retenus, pouvoient s'épaissir, se coaguler & même se dessécher; que cet accident, qui pouvoit avoir lieu dans toute espèce de glande, étoit bien plus sujet à se manifester dans celles qui sont destinées à séparer une liqueur plus visqueuse, ou qui, par leur structure, sont plus propres à retenir long-tems le fluide qu'elles préparent; & l'on a mis en fait que ces organes vasculeux devenus imperméables, se tuméfioient & se durcissoient par l'accumulation des fluides épaissis, & formoient ainsi la base du Cancer.

II. On a souvent regardé le Cancer, comme tenant à quelque acrimonie particulière dans le sang ou dans les humeurs des personnes chez qui cette maladie s'étoit manifestée, parce que ces personnes étoient sujettes à des affections rhumatismales, à des dartres & à d'autres vices de la peau; mais on voit fréquemment le Cancer se former chez des individus en qui l'on n'avoit jamais rien observé de semblable, & ces affections qu'on a coutume de prendre pour des marques d'âcreté, peuvent être regardées plutôt comme des symptômes, ou des circonstances concomitantes du Cancer, que comme des indices de sa cause. Il est vrai que là où il existe un Cancer occulte, toutes les causes d'irritation, les alimens échauffans, les liqueurs spiritueuses, tout ce qui dispose aux maladies inflammatoires, peut accélérer les progrès du mal; mais on ne peut pas dire que ces causes puissent jamais par elles-mêmes produire un Cancer.

III. On a cru que cette maladie dépendoit quelquefois des affections tristes de l'ame. On lit, dans Tulpius, qu'une femme qui portoit depuis cinquante ans, une tumeur carcinomateuse indolente, ayant eu dans sa vieillesse un violent chagrin, commença à ressentir des douleurs dans le sein affecté, qui bientôt s'ulcéra & qu'il s'y forma un Cancer de la plus mauvaise espèce. Mais ce fait, ainsi que tous les autres de la même nature, qu'on pourroit citer, ne prouve pas que le chagrin puisse être regardé comme la cause du Cancer, mais que les progrès de cette maladie peuvent être fort accélérés par tout ce qui affecte le bon état du systême animal. Et même, lorsque la naissance du mal auroit paru suivre de près ces affections de l'ame, auxquelles on seroit porté à l'attribuer, il demeureroit toujours douteux si ces affections, ou les changemens qu'elles peuvent exciter dans le corps, ne dépendent pas plutôt d'une certaine délicatesse, ou d'une irritabilité particulière de la constitution, & si elles ne sont pas elles-mêmes, ainsi que le Cancer qu'on leur attribue, les effets d'une autre cause.

IV. La cessation des règles est une cause à laquelle on a fréquemment attribué la formation du Cancer, & les faits paroissent jusqu'à un certain point justifier cette opinion. L'économie animale, chez les femmes, subit de grands changemens à l'époque, où se fait la première éruption des règles, & à celle où elles cessent d'être sujettes à cette évacuation périodique. On a de de tout tems observé qu'à cette dernière époque il se formoit souvent des duretés squirrheuses dans la matrice, dans les ovaires & dans les mammelles. Il y a un rapport si intime entre ces derniers organes & la matrice, que, dans tous les tems, on les voit se gonfler lorsque le flux menstruel est arrêté, comme on l'observe après la conception, & même quelquefois, lorsqu'il y a une suppression dépendante de quelqu'autre cause. Chez les femmes en couches, le gonflement des seins suit de près la cessation, ou plutôt la diminution des lochies; & il n'est pas étonnant que lorsque les règles cessent tout-à-fait, les glandes des seins s'en ressentent, & que le *consensus* qui a jusqu'alors existé entr'elles & la matrice, les dispose à ces engorgemens si ordinaires à cette époque. Hippocrate a observé que la matrice fermée renvoie le sang aux mammelles. Et, après avoir mentionné plusieurs symptômes, qui, en pareille circonstance, trompent les femmes en leur faisant croire qu'elles sont grosses, il ajoute. Il survient alors dans les seins des tubercules durs, qui ne suppurent point, mais qui durcissent toujours davantage, & donnent naissance à des Cancers occultes. Dionis conclut d'après ses propres observations, que sur vingt femmes attaquées de Cancer, il y en a quinze qui le sont de quarante à cinquante ans; & il dit qu'en parcourant les Provinces, il a trouvé, dans presque toutes les Villes, des femmes qui en étoient atteintes à cette époque, particulièrement dans les Couvens. Tous les Praticiens ont plus ou moins observé la même chose; & il est probable que la constitution éprouve à cette époque un changement favorable à la formation du Cancer, ou qui dispose puissamment à sa production les organes qui en sont susceptibles. Les Anatomistes ont cru pouvoir rendre raison de tous ces faits par les Anastomoses des vaisseaux des mammelles avec ceux de la matrice; mais si l'on veut les examiner avec attention & impartialité, on reconnoîtra aisément que ces communications de vaisseaux n'en donnent pas une explication satisfaisante.

V. Cette maladie, ainsi que la goutte, les écrouelles, la phthisie, l'épilepsie, & bien d'autres, a été regardée comme tenant à une disposition héréditaire; & l'on a cru que si elle étoit si difficile à guérir, c'est que sa cause tenoit essentiellement à la constitution. Il est possible qu'une disposition constitutionnelle & héréditaire, rende certaines personnes plus susceptibles d'être affectées par les causes productrices du Cancer; mais il y a tout lieu de présumer que l'on a porté cette idée trop loin, comme nous aurons bientôt occasion de le faire voir.

VI. On a dit que le Cancer étoit fréquemment occasionné par des causes extérieures, & particulièrement par des coups sur les parties qui sont principalement sujettes à cette maladie, comme les seins chez les femmes & les testicules chez les hommes; & il n'est pas douteux qu'elle n'ait souvent dû son origine à une cause de cette nature. Mais on voit aussi très-souvent des cas où ces mêmes parties ont été froissées & contuses par des coups violens, sans qu'il en soit résulté de Cancer, & c'est encore une question à décider, si cette maladie peut être l'effet de pareils accidens, à moins qu'il n'existe antérieurement dans le sujet chez qui elle se manifeste, une disposition naturelle qui concourt avec cette cause à en déterminer la formation.

VII. Boërhaave & son Commentateur, & la plupart des Auteurs qui ont écrit sur le Cancer, ont regardé l'inflammation comme pouvant être souvent l'origine de cette maladie; & de toutes les causes que nous venons de mentionner, il n'y en a point, comme nous le verrons ensuite, qui paroisse plus intimement liée que celle-ci avec sa cause prochaine. Il est fâcheux qu'on n'ait pas su tirer plus de parti qu'on ne l'a fait jusqu'à présent de cet apperçu; mais il y a lieu d'espérer que nous serons à cet égard plus heureux à l'avenir. Un sage & estimable Praticien, M. Féaron, Chirurgien de Londres, a mis depuis quelque tems ses Confrères sur la voie d'une pratique nouvelle, déduite du principe dont nous parlons; & il paroît que les succès qu'il a obtenus sont bien propres à encourager ceux qui pencheront à la mettre en usage.

« L'inflammation, dit-il, (1) dans un ouvrage » qu'il a publié sur ce sujet, a été mise au » nombre des causes du Cancer, & j'avoue que, » depuis quelques années, j'ai fait plus d'attention » dans ma pratique à cette cause qu'à toutes les » autres ensemble. Je n'entrerai, ajoute-t-il, » dans aucune recherche physiologique sur la » nature ou l'origine de cette espèce d'inflammation; mais la méthode que j'ai suivie dans le traitement de cette maladie, & par laquelle j'ai eu de » grands succès, est entièrement fondée sur le principe, ou la supposition, que l'inflammation est invariablement & universellement liée avec sa cause » prochaine ». Nous verrons ci-après jusqu'à quel point M. Fearon a réussi dans sa pratique à cet égard.

(1) A Treatise on Cancers. By *Henry Fearon* Surgeon to the Surrey Dispensary.

De la question si le Cancer est une maladie constitutionnelle.

A l'examen des causes s'allie naturellement celui de la question, si le cancer est une maladie locale, ou constitutionnelle; question dont la solution est d'une grande importance en pratique, que l'on peut même regarder comme la principale, & peut-être comme la seule qui mérite d'être discutée, & décidée, si la chose est possible, afin d'arriver à un traitement méthodique. Car s'il est bien prouvé que les maladies cancéreuses ne sont dans l'origine que des affections purement locales, toutes les objections qu'on a faites, & que l'on fait encore au traitement du Cancer par l'extirpation, tombent nécessairement. Or des Praticiens du premier rang ont avancé que cette maladie procédoit toujours de quelque vice général de la constitution, que par conséquent il ne pouvoit y avoir aucun avantage à l'attaquer par l'instrument tranchant, que l'on ne faisoit par ce moyen que la déplacer en la rejetant sur quelque autre organe, où ses progrès pourroient même être plus rapides. Et il faut avouer que leur opinion à cet égard étoit fondée sur des faits, c'est-à-dire, sur le peu de succès qu'ils avoient presque toujours vu accompagner l'opération du Cancer, & sur ce qu'ils avoient presque toujours vu renaître la maladie après qu'elle avoit été attaquée par cette méthode; mais quoique l'on ne puisse pas douter de la vérité des faits d'après lesquels ils argumentent, il est bien démontré aujourd'hui qu'une grande proportion des malades qu'on opère, se rétablissent & parviennent même souvent à la vieillesse sans éprouver de rechûtes.

Une autorité d'un grand poids, qui a servi plus que toute autre à établir l'opinion que le Cancer est une maladie du systême, & qu'on ne la guérit point par l'opération, c'est celle du célèbre ALEXANDRE MONRO. Ce Praticien à qui l'art de guérir est redevable de tant de découvertes utiles, dit (1) que de près de soixante cas de Cancers opérés en sa présence, il n'en a vu que quatre où la guérison parut se soutenir au bout de deux ans; encore de ces quatre individus y en avoit-il trois qui avoient des Cancers occultes dans les seins, & le quatrième en avoit un ulcéré à la lèvre. Il observe que chez les personnes qui avoient des rechûtes, la maladie étoit toujours plus violente, & faisoit des progrès bien plus rapides que chez celles qui n'avoient pas été opérées. Aussi s'élève-t-il avec force contre l'opération, excepté pour les cas où le Cancer est occulte, où le mal a été occasionné par quelque coup, où par une autre cause extérieure, & où les malades sont jeunes & jouissent d'ailleurs d'une bonne santé. Dans tout autre cas, il n'y a, suivant lui, que les prières instantes &

(1) Essais de Médecine d'Edimbourg, tom. V, art. XXXI.

réitérées des malades, après qu'on aura eu soin de les instruire du danger d'une rechûte, qui puissent déterminer un Chirurgien à procéder à l'extirpation.

Il n'est pas étonnant que M. Monro, qui avoit vu si souvent le peu de succès de cette méthode, maintint une opinion pareille, & si, en général, on ne réussissoit pas mieux que lui en la suivant, il n'est pas douteux qu'elle ne dût être absolument rejettée. Mais l'expérience de beaucoup de Praticiens qui ont été plus heureux, & un grand nombre d'observations faites sur-tout depuis qu'il a publié les siennes, autorisent à penser que cette maladie n'est pas, à beaucoup près, aussi incurable qu'il l'avoit imaginé. Nous avons entr'autres un ouvrage qui a été donné au public quelques années après le sien, dans lequel l'Auteur, M. Hill Chirurgien de Dumfries, en Ecosse, rend compte de ses observations sur le Cancer, & dont le résultat est infiniment plus satisfaisant pour les amis de l'humanité (1).

En l'année 1772, qui est celle où M. Hill publia son livre, ce Praticien avoit extirpé en différentes parties du corps, quatre-vingt huit Cancers, dont quatre seulement n'étoient pas ulcérés. De ce nombre, deux personnes seulement avoient succombé à la maladie, malgré l'opération qui n'avoit point arrêté les progrès de l'ulcère.

Des quarante-cinq premiers cas il n'y en eut qu'un où le progrès du mal ne fût pas suspendu par ce moyen; dans trois autres on le vit reparoître en d'autres parties; &, dans un cinquième, il parut quelques tumeurs dont le siége étoit éloigné de celui du premier Cancer; mais ces tumeurs ne se manifestèrent qu'au bout de trois ans, & la malade mourut d'une fièvre avant qu'elles eussent fait aucun progrès. Les quarante autres malades furent guéris complettement & sans aucune rechûte. L'un d'eux, dit M. Hill, a vécu trente ans après l'opération, & il y en a encore quinze vivans (en 1772), quoique le dernier ait été opéré en 1761.

Des trente-trois autres malades, il en est mort un quatre mois après l'opération, & il y en a eu cinq chez qui le Cancer a reparu après avoir été guéri.

L'Auteur remarque que, sur les quarante-cinq premiers cas, il y en a eu cinq où l'opération n'a pas réussi, & six sur les trente-trois autres; il attribue cette différence de succès à ce que les guérisons, qu'il avoit opérées, dans les premiers tems, lui avoient ensuite attiré de tous les côtés du pays des malades, qui après avoir porté des Cancers jusqu'à ce qu'ils fussent parvenus au point d'être presque incurables, même par l'extirpation, le sollicitoient cependant pour être opérés, & l'engageoient à y procéder malgré le peu de probabilité qu'il prévoyoit dans le succès.

En résumant toutes ses observations M. Hill trouve, en l'année 1770, que de 88 malades de Cancers opérés, deux ans auparavant, deux ont subi l'opération sans aucun avantage, neuf ont eu des rechûtes, & un en a été menacé; ce qui établit, même relativement aux Cancers ulcérés, la probabilité de plus de six contre un en faveur de la guérison par l'opération, & il observe que tous ceux qui ont été guéris, ont vécu aussi longtems ensuite qu'on pouvoit se le promettre d'après les calculs fondés sur les registres mortuaires.

De ces faits qui sont très-authentiques, & d'autres dont nous aurons occasion de parler, il résulte assez manifestement, que le Cancer en général doit être considéré comme une maladie locale, quoique sa formation puisse jusqu'à un certain point, dépendre d'une certaine disposition générale & héréditaire du systême, mais qui ne peut avoir son effet que par le concours d'une cause occasionnelle & déterminante; & que le vice cancéreux proprement dit, n'existe peut-être jamais dans la constitution, qu'en conséquence d'une absorption de la matière produite par un ulcère de cette nature. On doit en conclure encore, que toutes les fois qu'il se présente un véritable Cancer, ou une tumeur de la nature de celles qui tendent à devenir cancéreuses, on ne doit pas hésiter à recourir à l'extirpation le plutôt possible; & que si l'on prenoit ce parti de bonne heure, & avant qu'il y eût aucun épanchement de matière dans la tumeur, il seroit bien rare qu'on vît aucun retour de la maladie.

Mais quelle peut être la raison de cette grande différence de succès dans la pratique de M. Monro & dans celle de M. Hill? Deux considérations peuvent concourir à l'expliquer. L'une, c'est que quoique le premier ne spécifie point les cas auxquels il fait allusion, il paroît qu'un grand nombre de ceux-ci, & peut-être la plupart affectoient les seins, tandis que des quatre-vingt-huit malades de M. Hill, cinq seulement portoient un Cancer dans ces organes. Or, de ces cinq il n'y en eut que deux qui obtinrent une guérison complette par l'opération; ce qui tendroit à prouver que son succès est beaucoup plus précaire dans ces parties que par-tout ailleurs, conséquence qui cependant n'est pas fondée, comme nous le verrons ci-après. L'autre considération est tirée des détails que donne M. Monro, sur sa manière de traiter les plaies cancéreuses; car, en entretenant comme il faisoit, l'ouverture de la plaie après l'opération, & en donnant en même-tems du mercure à ses malades, il prenoit les mesures les plus propres à favoriser la reproduction de la maladie que son intention étoit de guérir.

Quelques-uns des Chirurgiens d'aujourd'hui, dont l'opinion paroît devoir compter le plus comme faisant

(1) Cases in Surgery, particularly on Cancers, and Disorders of the head. By *James Hill*.

faisant autorité, regardent le Cancer en quelque endroit du corps qu'il se manifeste, comme une maladie aussi circonscrite dans ses commencemens, à la partie qui en est le siége, qu'un chancre vénérien sur le gland, ou que l'inflammation & l'ulcération du bras après l'inoculation de la petite vérole; & pensent que le virus cancéreux absorbé par les vaisseaux lymphatiques, affecte les parties sur lesquelles il est porté, de la même manière que le virus vénérien, ou le virus variolique, reproduisant ainsi, dans toute l'économie animale, la maladie spécifique dont il est le produit. Or, dans les cas de chancre vénérien & d'inoculation, on peut empêcher la maladie d'attaquer la constitution en faisant l'excision de la partie primitivement affectée; mais, pour y réussir, il faut s'y prendre de très-bonne heure, avant qu'il se soit fait aucune absorption; au-lieu que dans les cas de Cancer, lors même qu'il est évident que l'absorption a commencé à se faire (ainsi qu'on peut en juger par l'état des vaisseaux lymphatiques qui sont engorgés & enflammés) on peut encore donner au malade une chance plus ou moins grande de guérison, si, sans tarder davantage, on emporte avec l'instrument tranchant toutes les parties affectées; & s'il y a des faits qui montrent que l'opération a pu être sans aucun succès pour la guérison des Cancers ulcérés, il y en a beaucoup d'autres qui prouvent qu'un Cancer ulcéré depuis quelque tems, même au sein, & même lorsque les glandes axillaires ont commencé à s'affecter, peut se guérir par ce moyen complettement & sans rechûte. Il est plus que probable que rien ne tend davantage à rendre la maladie tout-à-fait constitutionnelle, que les délais & la négligence à recourir au seul moyen qui offre une chance de guérison, ce qui laisse le tems au virus d'être absorbé en telle quantité, & d'altérer tellement la constitution, qu'il ne restera plus assez de forces à celle-ci pour résister à ses funestes influences.

D'après ce qui vient d'être dit, nous croyons qu'on peut conclure, que le Cancer ne reconnoit jamais pour sa cause, ou du moins pour son unique cause, une affection générale de la constitution; & qu'au contraire cette maladie, dans son principe, tient toujours à une cause locale, comme à une condition essentielle à sa formation. Et lors même que, contre toute apparence, une telle conclusion ne seroit pas suffisamment fondée, nous pensons que cette erreur seroit bien moins dangereuse que l'opinion contraire, si jamais elle venoit à être généralement adoptée.

Du traitement du Cancer, & des principaux moyens qu'on a recommandés pour le guérir.

Les Praticiens de tous les tems ont cherché à découvrir un remède efficace contre le Cancer, mais, quoique les plus recommandables par leur habileté & leur expérience, aient répété & multiplié presqu'à l'infini leurs tentatives pour y parvenir, tous leurs efforts jusqu'à nos jours ont été inutiles, & l'on ne peut que regretter que le zèle qu'ils ont apporté à cette recherche n'ait pas été couronné par le succès, non-seulement parce que nous avons de plus en plus lieu de craindre d'être pour toujours privés d'une découverte aussi précieuse, mais encore parce que tous les médicamens qu'on a employés dans cette intention ont fait beaucoup plus de mal que de bien, induisant les malades en erreur par l'espoir d'une guérison, quelquefois même par un soulagement passager, jusqu'à ce qu'il fût trop tard pour avoir recours aux moyens chirurgicaux.

L'ouvrage de M. Storck sur la ciguë, publié il y a environ vingt-cinq ans, donna lieu d'espérer qu'on avoit enfin trouvé le remède spécifique du Cancer; mais on ne tarda pas à s'appercevoir que ce remède n'opéroit pas toutes les merveilles qu'on lui avoit attribuées; & beaucoup de Praticiens se hâterent d'affirmer qu'il n'étoit bon à rien, parce qu'il n'avoit pas tous les effets qu'ils s'étoient flattés d'en obtenir. Malgré l'usage fréquemment répété de la ciguë, soit à l'extérieur, soit à l'intérieur, pendant nombre d'années, en divers pays, & par les Observateurs les plus industrieux & les plus exacts, on ne cite peut-être pas un seul exemple bien prouvé de véritable Cancer qui ait été guéri complétement par son moyen; cependant il n'y a pas un Praticien qui en ait observé attentivement les effets, qui puisse nier qu'elle ne soit d'une grande efficacité dans diverses affections très-opiniâtres, qu'elle n'ait même appaisé pour un tems les douleurs cancéreuses, suspendu quelquefois les progrès de la maladie, changé & adouci la matière de l'ulcère & que l'on n'ait beaucoup d'obligations à M. Storck pour en avoir introduit l'usage. *Voyez* Ciguë.

En 1774, M. le Fèvre de Saint-Ildefont publia un Traité dans lequel il parle de l'arsenic donné intérieurement, comme d'un spécifique contre le Cancer soit occulte, soit ulcéré. Gooch & Akenside ont vanté pareillement les effets du sublimé corrosif. Justamond a donné les mêmes éloges aux fleurs martiales; mais toutes les fois que ces remèdes ont été essayés par des Observateurs attentifs & impartiaux, dans des cas de véritable Cancer, on les a vus manquer leur effet; d'où l'on peut raisonnablement conclure, que lorsqu'ils ont paru réussir, les maladies contre lesquelles on les avoit employés n'étoient pas vraiment cancéreuses, mais seulement des ulcères opiniâtres, & de mauvais caractère, pour l'ordinaire de nature scrophuleuse.

On a cru que le mercure pouvoit être employé avec succès contre le Cancer, & nombre de Praticiens ont été conduits par des raisons de théorie à s'en servir; quelquefois même, soit par préjugé, soit en vertu de quelques observations qui témoignoient en faveur de son efficacité, ils en ont vanté les effets. Nous aurons occasion par la suite de montrer le peu de fondement de ces éloges. Il nous suffira de faire remarquer ici que M. Monro, dont la pratique dans les cas de Cancer avoit été si malheureuse, comme nous l'avons dit ci-dessus, étoit généralement dans l'usage de donner ce remède à ses malades, soit qu'il les eût, ou ne les eût pas opérés. *Voyez* MERCURE.

Le D. Jaenisch, Médecin Russe, a publié depuis peu un Traité sur le Cancer, dans lequel il parle de la Belladona comme du remède qui lui a le mieux réussi de tous ceux qu'il a employés contre cette maladie, dans le petit nombre de cas où elle a paru céder à des moyens de cette nature; mais nous n'avons pas encore assez d'expérience des effets de ce médicament pour rien prononcer sur son efficacité. *Voyez* BELLADONA.

On a cru aussi trouver dans l'air fixe, & surtout dans son application extérieure, un remède très-efficace contre les ulceres cancéreux; mais quoiqu'il n'ait pas été inutile, sur-tout pour en diminuer la putridité & en corriger la puanteur, comme nous l'avons dit ci-dessus, il n'a pas mieux réussi que les autres dont nous venons de parler, comme moyen curatif. Cependant quelque infructueuses qu'aient été ces tentatives, elles ne doivent pas détourner tout-à-fait les Praticiens d'en faire de nouvelles; ceux néanmoins qui se livrent à de pareilles recherches ne sauroient trop être avertis du danger qu'ils peuvent faire courir à leurs malades, en les tenant trop long-temps à l'usage de remèdes qui n'ayant aucune prise sur leur maladie, la laisseront peut-être empirer au point qu'il sera trop tard pour recourir à l'opération, ou du moins pour le faire avec la même probabilité d'en obtenir une guérison complette que si l'on y avoit eu recours plutôt.

Mais si tous les médicamens proprement dits, soit externes, soit internes, ont trompé l'attente de ceux qui les ont employés, il n'en est pas de même de la méthode recommandée par M. Fearon, à laquelle nous avons fait allusion ci-dessus, & qui consiste à faire, dans les premiers périodes du Cancer, des saignées générales ou topiques, suivant la partie où se trouve le siége du mal. Cette méthode à laquelle il a d'abord été conduit comme nous l'avons dit plus haut, par l'opinion que la cause du Cancer est étroitement liée à un état inflammatoire, a opéré entre ses mains plusieurs guérisons; & comme le récit des faits est toujours la meilleure manière de faire connoître les avantages, ou les désavantages d'un traitement médical ou chirurgical quelconque, nous joindrons ci-après l'histoire de quelques-uns des cas qu'il a publiés, pour mieux faire voir ce qu'on peut attendre de celui qu'il recommande.

Lorsqu'il se présentoit une affection squirrheuse externe dans une partie quelconque du corps, mais particulierement dans les seins ou les testicules, M. Fearon nous dit qu'il mettoit des sangsues sur la partie affectée, tous les deux ou trois jours, à moins que l'irritation causée par leurs piquures ne l'obligeât à mettre de plus longs intervalles entre ces différentes applications, comme cela lui est souvent arrivé. Mais lorsque des symptômes d'un autre genre lui faisoient reconnoître une affection de la matrice, ou de quelqu'autre viscère, qui pouvoit bien-tôt dégénérer en Cancer, il avoit recours aux saignées générales. Il recommande une grande persévérance dans l'usage des unes, comme dans celui des autres; car, dit-il, quoique rien dans le pouls n'indiquât que l'on dût avoir recours à cette pratique, les malades ne souffroient pas de ces saignées fréquentes; au contraire, lorsqu'ils avoient passé quelque temps sans se faire saigner, ils éprouvoient un retour de leurs symptômes & demandoient d'eux-mêmes à l'être de nouveau; en même-tems qu'il suivoit ce traitement, il prescrivoit à ses malades de se nourrir de lait, ou de végétaux, de s'abstenir de vin & de toutes liqueurs spiritueuses, de se tenir le ventre libre, & de faire des applications sur la partie affectée, avec des préparations de plomb.

Histoire de quelques cas de Cancer traités par la saignée.

CAS I. « Une dame, dit-il, me consulta, en 1784, » au sujet d'une tumeur qu'elle venoit d'appercevoir depuis peu dans le sein droit, & qui lui » occasionnoit une sorte d'oppression, & un sentiment de tension & de plénitude dans le voisinage de la partie affectée; comme ces symptômes n'étoient pas très-incommodes, & comme » elle étoit accoutumée à en éprouver de pareils » aux époques de ses règles, ou dans les commencemens de ses grossesses, elle demeura quinze jours sans en parler; mais la dureté venant » à augmenter, & à faire éprouver des douleurs » vives & lancinantes, la crainte des conséquences la détermina à chercher du secours. Elle » avoit alors quarante-neuf ans, & n'avoit point » été réglée depuis deux mois. La tumeur me » parut de nature à requérir assez promptement » l'opération; mais sept ou huit semaines après » qu'elle eut commencé à se manifester, la malade » eut un retour de ses règles qui coulèrent avec » abondance & plus long-temps qu'à l'ordinaire, » & la délivrerent tout-à-fait de sa tumeur & de » tous les autres symptômes qui l'avoient alarmée. » Nous fûmes très-agréablement surpris de ce » changement, & ne doutant pas que la guérison » ne dût être attribuée au retour des règles, nous » convînmes que, si après leur suppression totale, » la malade éprouvoit quelque retour des mêmes » maux, on lui feroit une petite saignée toutes » les six semaines, ou tous les deux mois; qu'elle » se tiendroit le ventre libre, & se mettroit à un » régime sévère. Ce plan a été suivi exactement, » & depuis trois ans elle n'a point eu de rechûte.

» J'ai rencontré depuis beaucoup de cas de la » même nature, chez des femmes qui étoient à » l'époque de la cessation de leurs règles, & je » les ai en général traitées avec le même succès » & par la même méthode.

Cas 2. » En 1784, une femme vint demander mon avis sur une tumeur qu'elle avoit au » sein depuis six mois. Cette tumeur étoit tout-à-fait dure & incompressible, & lui occasionnoit » de vives douleurs, sur-tout après avoir été » maniée; le bout du sein étoit rentré en dedans, » les veines des environs étoient variqueuses, les » douleurs lancinantes, & augmentant en vivacité » à mesure que la tumeur faisoit des progrès. Je » lui fis d'abord prendre de la ciguë en dose aussi » forte qu'elle put la supporter, je fis des applications sur le sein avec l'eau végéto-minérale; » & je parvins aussi à lui donner un peu de soulagement. Mais impatientée de ce que sa guérison ne faisoit pas des progrès plus rapides, » elle renonça à mon traitement, & s'adressa » ailleurs; deux mois après cependant se voyant » toujours malade, elle revint à moi. Je la mis » alors au régime végétal & à l'usage du lait, » & je fis mettre tous les deux jours quatre sangsues sur le sein affecté. Bien-tôt en suivant cette » méthode, la tumeur diminua de volume, la douleur & les autres symptômes se dissipèrent peu-à-peu, & tout alla si bien, qu'en neuf semaines » la malade fut parfaitement guérie. Les fréquentes saignées l'avoient maigrie & rendue » extrêmement pâle, au point qu'on craignoit » qu'elle ne devînt phthisique & que ses connoissances l'exhortoient à renoncer à ce traitement; » mais les bons effets qu'elle en obtenoit l'encouragèrent à persévérer. Elle reprit ensuite sa » santé & sa vigueur première, dont elle a joui » depuis sans aucune interruption. »

Cas 3. » Je fus consulté par M. *** âgé de » cinquante-&-un ans, pour une tumeur squirrheuse » du testicule, qui avoit commencé à se former » depuis deux ans, pendant lesquels le volume, » le poids & la douleur de la partie avoient augmenté considérablement. Le cordon spermatique lorsque je le vis pour la première fois, » étoit un peu gonflé, le corps des testicules étoit » dur & très-volumineux, les douleurs vives & » lancinantes, & si fréquentes qu'elles l'empêchoient souvent de dormir. Comme on avoit » soupçonné la maladie d'être de nature vénérienne, on lui avoit fait subir un traitement » mercuriel pendant cinq semaines, ce qui ne fit » qu'augmenter le mal. On traita aussi la tumeur » comme scrophuleuse, sans en obtenir aucun effet » salutaire.

» Lorsqu'il s'adressa à moi, n'ayant aucun » doute sur la nature de son mal, je lui fis tirer » dix onces de sang du bras, & j'ordonnai qu'on » mît des sangsues sur la partie affectée au moins » trois fois la semaine, le gouvernant d'ailleurs » quant au régime comme les autres personnes » dont j'ai parlé. Ce traitement fut suivi pendant » dix semaines qui suffirent pour compléter la » guérison.

» Je pourrois, » continue notre Auteur, » ajouter beaucoup d'autres cas à ceux que je » viens de rapporter; mais je crois que ceux-ci » doivent suffire. (1) J'ajouterai seulement, que » même chez des personnes dont la constitution » a été affoiblie & épuisée par la longueur du » mal, lorsque les poumons sont affectés, lorsque les reins, le foie, ou d'autres viscères sont » devenus squirrheux, lorsque des douleurs de colique annoncent que les entrailles sont affectées, » que le visage devient jaune, pâle, livide & » cadavéreux, que la maladie est sans ressource » du côté de l'opération, que la ciguë & l'opium » ne soulagent plus, des petites saignées ont encore » souvent les effets les plus heureux, les plus » immédiats, & les plus desirables, en adoucissant les souffrances du malade dont il est impossible d'empêcher la mort. »

A l'appui de ces faits que nous venons de raconter d'après M. Fearon, nous croyons devoir en rapporter un du même genre, qui se trouve consigné dans le second volume des Commentaires de Médecine d'Edimbourg.

Un homme, d'environ 34 ans, avoit, depuis près d'un an, un ulcère dans le fond de la bouche, accompagné de douleurs lancinantes qui avoit à-peu-près détruit l'amygdale gauche, & qui fournissoit une sanie fétide. Après avoir pris beaucoup de remèdes sans succès, & avoir entr'autres choses fait usage pendant assez long-temps de mercure, sous différentes formes, la maladie ayant fait encore beaucoup de progrès pendant ce traitement, il se mit entre les mains d'une vieille femme qui promit de le guérir. Celle-ci lui prescrivit de mettre sous sa langue autant de sangsues qu'il pourroit en placer à-la-fois, & de répéter cette opération de temps en temps. Il plaça en conséquence quatre sangsues à l'endroit désigné, & se sentit soulagé; il en mit six le lendemain, & peu de jours après il en mit encore autant. Le bien-être qu'il éprouva l'engagea à poursuivre cette méthode; & par ce moyen la sanie ichoreuse de l'ulcère, dont auparavant la fétidité étoit insupportable, diminua en quantité, & changea de nature en prenant l'apparence d'un pus de meilleure qualité; peu-à-peu tous les symptômes se dissipèrent complettement, & quatre ou cinq ans après le malade n'avoit point éprouvé de rechûte. Cependant, ajoute-t-on, il ressent de temps en temps lorsqu'il s'est trop fatigué à son travail, une douleur à la poitrine, vers le bord inférieur du muscle dentelé, laquelle s'étend vers l'oreille & sur le côté de la tête; mais il n'en est jamais

(1) Outre les cas ci-dessus, M. Fearon en raconte deux autres, où sa méthode a eu un plein succès.

incommodé que lorsqu'il a négligé de se faire tirer du sang par des sangsues, opération à laquelle pour l'ordinaire il a recours trois ou quatre fois par année, & qui le soulage toujours immédiatement.

Voilà donc une méthode curative du Cancer, fondée sur des observations authentiques, auxquelles nous pourrions même, s'il étoit nécessaire, en joindre quelques autres du même genre, tirées de notre propre pratique. Mais quelques bons effets que l'on soit déjà autorisé à en attendre, ce n'est que d'après le résultat d'expériences plus nombreuses & plus variées, qu'on pourra convenablement apprécier le degré de confiance qu'elle mérite. Après en avoir dit assez pour faire sentir l'importance qu'il peut y avoir à ne pas la perdre de vue, nous allons parler de l'extirpation des parties affectées du Cancer, qui est généralement regardée par les Praticiens les plus sages & les plus expérimentés, comme le plus sûr, & même comme l'unique moyen de guérison, lorsque le mal a déjà fait de certains progrès.

De la destruction & de l'extirpation du Cancer, par une opération chirurgicale.

Relativement à cette espèce de traitement, on peut diviser les Cancers en deux espèces.

1.° Ceux qui peuvent être extirpés ou détruits par une opération chirurgicale.

2.° Ceux qui, par leur situation, par leur ancienneté & les progrès qu'ils ont déjà faits, ou par quelqu'autre circonstance particulière qui les accompagne, ne sauroient être attaqués par aucune opération.

La guérison, dans le cas de la première espèce, consiste à détruire la partie affectée, ou à l'extirper par l'instrument tranchant.

L'on détruit les parties affectées de Cancer par l'application du feu. *Voyez* CAUTÈRE ACTUEL; ou par celle des substances caustiques, dont l'effet immédiat est d'exciter un degré d'inflammation plus grand que les solides organiques ne peuvent supporter, & de les priver ainsi de vie. L'arsenic, le sublimé corrosif, la pierre infernale, sont les substances les plus usitées dans cette intention. Les deux premiers particulièrement ont fait, depuis long-tems, la base des topiques renommés pour les Cancers, & ont été employés comme secrets par les charlatans. On a guéri quelquefois des ulcères cancéreux, ou qui paroissoient devoir le devenir, par des moyens de ce genre; mais il n'est arrivé que trop souvent aussi, que par l'usage de ces sortes d'applications, on leur a fait faire des progrès beaucoup plus considérables & plus rapides. L'usage de la pierre infernale paroît avoir moins d'inconvéniens, elle excite moins de douleur, & son action est plus limitée aux parties qu'elle touche. Mais tous les moyens de cette nature étant beaucoup moins sûrs dans leurs effets, que l'extirpation par l'instrument tranchant, on ne devroit jamais en faire usage que pour les personnes qui ont une répugnance insurmontable à livrer leur corps au couteau du Chirurgien.

Lorsqu'une pareille répugnance n'existe pas, ou n'est pas tout-à-fait invincible, toute tumeur squirrheuse, toute partie affectée de Cancer, lorsqu'elle est située de manière à pouvoir être enlevée, sans mettre nécessairement la vie en danger, doit être promptement séparée du corps; & plus on se hâte d'avoir recours à cette opération quand la nature de la maladie est bien décidée, plus on assure au malade la chance d'une guérison complette. Tout Cancer situé au sein, à la lèvre, aux testicules, ou en toute autre partie extérieure quelconque, hors du voisinage de vaisseaux très-considérables, est du nombre de ceux qui admettent l'extirpation; d'un autre côté cependant quelque favorablement que la partie soit située à cet égard, on ne peut jamais avoir une parfaite certitude que la maladie ne paroîtra point, soit dans le voisinage de la partie originairement affectée, soit dans quelqu'autre. Mais cette considération ne doit avoir aucun poids pour détourner qui que ce soit de se soumettre à cette opération, lorsque toutes les circonstances de la maladie ayant été examinées & pesées avec soin, elle paroît être convenable & nécessaire; au contraire, c'est une raison qui doit déterminer puissamment le malade à s'y soumettre de bonne heure, puisque la probabilité du succès en sera d'autant plus grande. Il n'y a personne d'ailleurs qui, portant une tumeur décidément squirrheuse, puisse avoir la moindre certitude qu'elle ne se terminera pas, tôt ou tard, de la manière la plus fâcheuse; ou qui puisse sans la plus haute imprudence, se tranquilliser dans l'espérance qu'elle pourra demeurer indolente pendant nombre d'années. Les Chirurgiens appellés à donner leur avis en pareilles circonstances, au-lieu d'entretenir, comme ils le font souvent, la sécurité des malades, ne devroient rien négliger pour leur faire voir de bonne heure la nécessité de recourir à l'opération; car le squirrhe le moins disposé en apparence à s'ulcérer, peut tout-à-coup changer d'aspect, s'enflammer & faire des progrès si rapides, qu'il deviendra bien-tôt un Cancer incurable, s'il n'est pas attentivement surveillé par un Praticien prudent & expérimenté. On voit souvent qu'il se forme dans les tumeurs squirrheuses, & dans celles des seins en particulier, des ulcérations intérieures, long-tems avant que la peau ait commencé à s'affecter, ce qui peut donner lieu à l'absorption du virus cancéreux avant qu'on soit fondé à soupçonner qu'elle existe. C'est-là une circonstance que le Chirurgien ne doit jamais perdre de vue, & qui est d'un grand poids pour l'engager à presser l'opération, & à faire sentir aux malades la nécessité d'y avoir recours, avant que la maladie ait pris une tournure menaçante.

Il ne faut pourtant pas inférer de ce qui vient d'être dit de la nécessité de procéder de bonne heure à l'extirpation du Cancer qu'il ne convienne plus de l'entreprendre lorsque la maladie a déja fait un certain progrès; il y a lieu de croire au contraire que l'on a souvent renoncé à cette opération comme n'étant plus de saison, dans des cas où il étoit encore assez probable qu'elle pouvoit réussir, soit que cette erreur ne dépendît que de préjugés de théorie, ou qu'elle tînt à une défiance occasionnée par les mauvais succès, de cette pratique qu'on pouvoit avoir observés, comme nous avons vu que cela étoit arrivée au D. Mouro. On n'a que trop souvent regardé un gonflement considérable de la partie affectée, des douleurs fréquentes, ou constantes, & qui augmentoient de plus en plus, des glandes squirrheuses sous l'aisselle, de petites glandes gonflées & durcies autour du sein, l'ulcération de sa surface & son adhérence aux muscles de la poitrine ou aux côtes, comme des circonstances qui devoient détourner tout Praticien prudent de tenter l'opération. Ces symptômes sans doute sont très-défavorables, & annoncent un état déja fort avancé de la maladie; mais l'expérience a prouvé, comme nous le ferons voir ci-après, qu'ils ne devroient point retenir le Chirurgien, à qui il ne reste d'ailleurs pas d'autre moyen de donner à ses malades une chance de guérison, & de leur éviter les tourmens inexprimables dont elles seront infailliblement les victimes, si l'on abandonne la maladie à elle-même. Et il n'est pas douteux que nombre de personnes n'y aient succombé, qui auroient pu être conservées à leurs amis & à leurs familles, si des craintes mal fondées n'avoient empêché de recourir au seul moyen qui pouvoit encore les sauver.

Des cas de Cancer où l'opération est impraticable.

Quoique l'on se soit souvent trompé en regardant comme inattaquables par l'opération, des Cancers qu'on pouvoit encore guérir par ce moyen, il y a cependant des cas qui ne laissent aucune espérance, & dont un Chirurgien ne sauroit entreprendre l'extirpation sans la plus impardonnable témérité. Nous allons exposer quelques-unes des principales circonstances qui ne permettent pas d'avoir recours à ce moyen.

1.° Lorsqu'en conséquence de la longue durée de la maladie, il s'est manifesté des glandes squirrheuses ou des ulcères cancéreux, en diverses parties du corps, l'extirpation d'une, ou même de toutes ces parties affectées, si elle étoit praticable, ne sauroit opérer une guérison, & le Chirurgien prudent ne doit pas la conseiller; il en est de même lorsque des symptômes d'une autre nature annoncent que la constitution est altérée par la cachexie cancéreuse; telles sont les douleurs d'entrailles, & le teint pâle, livide, & cadavéreux, symptômes qui indiquent pour l'ordinaire que les viscères sont affectés, & qu'il seroit parfaitement inutile d'extirper les parties sur lesquelles on peut porter l'instrument. Dans les cas de squirrhe du testicule, où le cordon spermatique a contracté du gonflement & de la dureté, où il est devenu douloureux, inégal & plein de nœuds, aussi haut que l'on peut en juger par le tact, on ne peut pas promettre de guérison au malade, & il seroit inutile de tenter l'opération. Il faut observer cependant que le simple gonflement du cordon, quoique considérable, n'est pas une raison suffisante pour en détourner, si d'ailleurs le malade n'y sent pas de douleurs, & si l'on n'y apperçoit pas d'inégalités; car le simple poids du testicule, lorsqu'il est très-volumineux, suffit souvent pour déterminer un épaississement de la membrane cellulaire qui accompagne les vaisseaux spermatiques.

2.° Lorsqu'une tumeur cancéreuse est tellement adhérente aux parties subjacentes qu'on ne peut l'en détacher en totalité, & qu'en même-tems ces dernières sont de nature à ne pouvoir être attaquées sans le plus grand danger, ce concours de circonstances rend l'opération impraticable. Ainsi, toute tumeur de cette espèce qui se trouve adhérente à la trachée-artère, ou aux tuniques de quelque gros vaisseau sanguin, doit être abandonnée à elle-même, si l'on ne veut pas exposer le malade au double danger d'une opération insuffisante pour la guérison, ou d'une mort inévitable, si l'on veut la rendre plus complette. On a vu un malade périr sous l'instrument du Chirurgien qui avoit entrepris d'extirper une tumeur squirrheuse placée sur l'artère fémorale, & trop au haut de la cuisse pour que l'on pût la comprimer avec le tourniquet.

Mais si la tumeur n'est adhérente qu'aux muscles ou aux tendons, cette circonstance ne suffit pas pour détourner absolument le Chirurgien d'en entreprendre l'extirpation; car on a quelquefois emporté des portions considérables de substance musculaire sans qu'il en résultât de grands inconvéniens. M. le Cat, dans sa dissertation sur le Cancer, est d'avis que l'adhérence d'un Cancer aux muscles pectoraux & même aux côtes, n'est pas une excuse valable pour renoncer à l'opération, si ces muscles, si ces attaches de la tumeur aux côtes peuvent être emportées, de façon qu'il ne reste plus rien audelà que de sain. Et quoique sa doctrine, à cet égard, ait paru à bien des gens fort exagérée, il vaut mieux encore suivre son avis que d'abandonner, le sachant & le voulant, une personne attaquée de Cancer à une mort cruelle & inévitable, sans avoir tenté le seul remède qui pouvoit encore le sauver.

Du traitement palliatif du Cancer.

Lorsqu'il est bien décidé que l'opération est

impraticable, il faut s'occuper des moyens de pallier les symptômes, afin d'adoucir, autant qu'il est possible, les souffrances des malades.

La première chose à laquelle on doit être très-attentif dans cette intention, c'est de tenir le malade au régime le plus adoucissant, & d'éviter avec soin tout médicament, & toute application extérieure capable d'exciter de l'inflammation, ou de causer aucune irritation quelconque. Les malades doivent s'astreindre à ne se nourrir que de substances végétales, ou de lait, s'ils peuvent le supporter; le lait d'ânesse doit avoir la préférence sur toute autre si l'on a le choix à cet égard. Il n'est pas besoin de dire que le vin & les liqueurs spiritueuses leur sont absolument interdites; qu'enfin ils doivent éviter tout exercice violent, & tout ce qui peut d'ailleurs animer la circulation du sang. Nous avons déja parlé de l'avantage qu'on pouvoit retirer des saignées, soit générales, soit topiques pour en diminuer l'activité, ainsi que pour modérer, ou retarder les progrès du mal, lorsqu'il est parvenu à un degré tel que sa guérison est absolument impossible.

Quant aux médicamens proprement dits, de tous ceux dont on a fait usage, celui qui mérite la préférence est la ciguë, qui, par sa vertu anodyne, appaise la douleur & amène le sommeil. On se sert sur-tout de l'extrait & de la poudre faite avec les feuilles séches de cette plante; la poudre est plus sujette à donner du dégoût & à fatiguer l'estomac, mais elle l'est moins à varier dans sa qualité que l'extrait. Sous quelque forme qu'on emploie la ciguë, il ne faut jamais commencer que par de petites doses, qu'on augmente graduellement, jusqu'à ce qu'on soit parvenu à la plus haute, que le malade puisse supporter; ce dont on s'apperçoit par quelques affections nerveuses qui en sont l'effet, telles qu'un peu de vertige, une douleur dans les yeux, ou un peu d'agitation & de tremblement dans tous le corps; mais comme ces effets sont passagers ils n'empêchent pas que bien-tôt on ne puisse augmenter les doses de nouveau. Pour obtenir de ce remède tout le soulagement qu'on peut en attendre, il faut donner au malade toute la quantité qu'il en peut supporter, ce qu'on fera toujours sans danger, malgré la différence qui existe, à cet égard, entre différens individus, en y procédant comme nous venons de l'indiquer; dans les tempéramens scrophuleux, la ciguë donnée de cette manière ne manque presque jamais de procurer un soulagement très-marqué. Mais ces bons effets sont rarement de longue durée, & même, quoique l'on continue à augmenter les doses, le malade au bout de quelque temps n'en est plus soulagé comme auparavant. C'est pourquoi il convient d'en interrompre l'usage dès qu'on s'apperçoit de cette diminution d'effet, & y substituer quelqu'autre narcotique, tel que la Jusquiame ou la Belladona. En variant ainsi ces remèdes, l'estomac s'accoutume moins à leurs impressions, & l'on peut revenir avec plus de succès à ceux qu'on avoit abandonnés; mais il faut toujours observer en recommençant à en faire usage de les donner en doses beaucoup moins fortes que celles auxquelles on étoit arrivé en les augmentant peu-à-peu. Lorsque ces différens narcotiques deviennent inutiles, il faut avoir recours à l'opium & le donner en doses suffisantes pour calmer les douleurs. En variant ainsi avec prudence le traitement, suivant que les circonstances l'exigent, on réussit pour l'ordinaire à pallier beaucoup les symptômes, & à rendre les souffrances des malades bien plus supportables qu'elles n'auroient été sans ces secours.

La fétidité des ulcères cancéreux étant en général fort incommode, c'est une circonstance à laquelle il est toujours important de remédier, ainsi que de changer & d'adoucir, autant qu'il est possible, la nature de la matière qui découle de la partie ulcérée, & qui est séreuse, âcre & corrosive. La ciguë est encore un des meilleurs moyens que nous ayons pour obtenir ces deux effets, soit en l'administrant intérieurement, soit en l'appliquant à l'extérieur. Des cataplasmes faits avec la mie de pain, ou les farines émollientes, & le jus récemment exprimé des feuilles de ciguë, sont un des topiques les plus utiles dans cette intention; lorsqu'on ne peut se procurer le suc récent, on y supplée par la poudre des feuilles sèches, que l'on mêle en grande proportion avec les autres ingrédiens du cataplasme. L'on a aussi recommandé dans le même but la pulpe de carottes, & l'on en a souvent obtenu de bons effets, sur-tout dans les cas de cancer cutané, quoiqu'elle ne mérite pas à beaucoup près tous les éloges qu'on lui a donnés; l'opium appliqué sur l'ulcère, soit en forme de poudre soit dissous dans de l'eau dont on imbibe des plumaceaux, est aussi d'un grand usage pour calmer les douleurs. Enfin l'on se sert avec beaucoup d'avantage des diverses préparations de plomb qui sont adoptées dans les pharmacies, & dont plusieurs Praticiens ont varié les formes. En voici une à laquelle M. Jaenisch, Médecin de Pétersbourg, donne de grands éloges. Prenez, dit-il, trois onces de litharge, triturez-la dans un mortier de plomb avec un pilon du même métal, jusqu'à ce que son poids soit doublé; ajoutez-y peu-à-peu six onces d'extrait de Saturne, & continuez à triturer, jusqu'à ce que le tout soit intimement mêlé, & ne présente qu'une poudre sèche. On s'en sert pour saupoudrer la surface de l'ulcère; & ce topique, suivant notre Auteur, appaise la chaleur, résiste à la putréfaction, empêche les chairs fongueuses de s'élever, arrête les hémorrhagies, & calme souvent la douleur.

Lorsque, par ces différens moyens, on a été assez heureux pour diminuer, jusqu'à un certain point, la malignité de l'ulcère, on ne devroit plus y appliquer qu'un simple cérat, & le panser plus ou moins fréquemment suivant l'abondance de la matière qu'il fournit; en faisant attention cependant à ne jamais laisser l'ulcère à découvert que le moins de tems possible, de peur que le contact de l'air ne l'irrite, & ne contribue à lui faire bientôt reprendre une tournure plus fâcheuse.

Telle est la méthode qu'on doit suivre dans le traitement du Cancer, lorsqu'on est obligé de s'en tenir à la cure palliative, comme dans les cas de Cancer de la matrice, du foye ou de quelqu'autre viscère; ou dans ceux qui, affectant des parties extérieures, ont fait trop de progrès pour admettre l'extirpation. Il arrive presque toujours que ces derniers n'en sont venus à ce point que pour avoir été négligés, ou mal gouvernés, par des Chirurgiens timides ou peu expérimentés, qui n'ont pas su faire sentir à tems la nécessité de l'opération; ou parce que la crainte de la douleur a engagé les malades à recourir à des charlatans, qui les ont flattés par l'espérance d'une guérison, jusqu'à ce que le mal fût tout-à-fait sans ressource. Nous allons nous occuper à présent de la manière dont on doit procéder à l'opération du Cancer, en commençant par quelques observations générales.

Observations sur la manière de procéder à l'opération du Cancer.

1.° Toutes les fois qu'une partie affectée du Cancer peut être détruite par l'opération, même dans les cas en apparence les moins graves, il faut y procéder par l'instrument tranchant plutôt que par le caustique, quoique bien des Auteurs aient recommandé l'usage de ce dernier, & qu'il y ait encore des Chirurgiens qui s'en servent dans certains cas particuliers. Les Praticiens du premier rang sont généralement d'avis aujourd'hui que cette méthode est mauvaise, & que si l'on est jamais autorisé à la mettre en usage, ce ne doit être que pour les malades qui ont une aversion invincible pour l'instrument tranchant, & lorsque l'ulcère n'a pas son siège sur une tumeur-glanduleuse. Car, pour détruire une tumeur d'un certain volume par des applications de ce genre, il faut revenir nombre de fois à la charge, & il arrive presque toujours qu'à mesure que le caustique y fait une brèche, il irrite les parties voisines & augmente la maladie au lieu de la déraciner, le Chirurgien n'étant point le maître de limiter ni de diriger à sa volonté l'action de son topique. Et quoiqu'à tout prendre cette manière d'opérer soit non-seulement beaucoup plus incertaine, mais encore beaucoup plus douloureuse que l'excision, comme elle effraye moins l'imagination, les charlatans tirent parti de cette circonstance pour engager les malades à se mettre entre leurs mains; & si, sur le grand nombre, ils sont assez heureux pour en guérir quelqu'un, ils font sonner si haut ce succès qu'ils trompent encore davantage le public, & multiplient ainsi les victimes de cette maladie, la plus cruelle peut-être qui existe.

2.° En quelque partie du corps que soit le Cancer, il faut extirper avec soin toutes les parties qui paroissent le moins du monde affectées; & si, en faisant les pansemens subséquens à l'opération, on en apperçoit quelqu'une qui ait échappé aux premières recherches, il faut aussi l'enlever; autrement la maladie reparoîtra, comme si l'on n'avoit rien fait pour la détruire. Toute glande durcie aux environs d'un ulcère cancéreux sera, suivant toute apparence, la base d'un nouveau Cancer, si on la laisse subsister.

3.° Quelque indispensable que soit l'extirpation de toutes les parties vraiment affectées par la maladie, il ne faut jamais emporter sans nécessité aucune portion des tégumens.

Nous avons eu déja occasion à l'article Amputation de faire voir combien il importe de conserver autant de peau qu'il est nécessaire pour recouvrir toute la plaie formée par la résection d'un membre, & c'est une maxime dont les Chirurgiens, ne devroient jamais se départir, que, dans toute opération, il faut conserver autant de peau saine que l'on peut. Dans le cas qui nous occupe en particulier, lorsqu'il y en a quelque portion qui se trouve ulcérée, ou très-adhérente aux parties qu'elle recouvre, il ne faut pas hésiter à l'enlever, mais il ne faut jamais en ôter davantage. Car la peau ne se régénère point; & là où elle a été détruite, les parties ne se recouvrent que d'épiderme, qui ne les défend que très-imparfaitement. Mais une raison bien plus forte d'adhérer à cette pratique, c'est que toutes les fois qu'une grande étendue de peau se trouve détruite il en résulte nécessairement une grande plaie, dont la guérison par conséquent est bien plus longue, qu'elle ne seroit s'il n'y avoit eu que peu ou point de déperdition de cet organe. Telle opération qu'on peut achever sans ôter aucune partie de la peau, laissera une plaie qui se guérira dans peu de jours, tandis qu'elle prendra plusieurs semaines à se cicatriser si l'on retranche une certaine quantité de tégumens; à moins cependant que la peau saine, qui reste aux environs, n'ait encore assez d'étendue, & ne prête suffisamment, pour que l'on puisse en rapprocher les bords, & les réunir comme ceux d'une simple coupure sans perte de substance.

La coutume où l'on a été d'emporter beaucoup de peau en extirpant des tumeurs, paroît avoir pris naissance dans une opinion qui a longtems été adoptée par les Chirurgiens, c'est que la peau lorsqu'elle a souffert une grande distension, est sujette à perdre son ton, si complétement, qu'elle ne peut plus le recouvrer; &, qu'en pareil cas, il faut ôter tout ce qui a été ainsi distendu, afin d'éviter à la nature le travail nécessaire pour le séparer. Mais cette opinion n'est point fondée, & l'expérience démontre que la simple distension causée par une tumeur, quelque volumineuse qu'elle soit, ne détruit point l'élasticité & la vie des tégumens qui la recouvrent, à moins que cette tumeur n'ait augmenté très-rapidement, ou qu'elle ne soit de nature inflammatoire, & ne produise dans les vaisseaux cutanés un état d'action qui tende à en altérer l'organisation. Dans toute autre espèce de tumeur dont les progrès sont lents, & qui, par sa nature, ne cause pas d'irritation sur les parties voisines, la peau ne perd jamais sa force contractile assez entièrement pour qu'elle ne puisse revenir à ses dimensions naturelles, lorsque la cause à laquelle elle avoit cédé n'existera plus; on voit même qu'après l'extirpation des tumeurs les plus considérables des seins, si la peau n'a pas été enlevée, elle se contracte bientôt au point d'être à peine suffisante pour recouvrir la plaie, à moins qu'on n'ait employé des moyens propres à la contenir.

Cela étant ainsi, l'on n'aura pas de peine à comprendre qu'il ne faut jamais, lorsqu'on fait une opération, détruire ni enlever aucune partie de la peau, sans une nécessité indispensable; car moins on en aura ôté, moins la cicatrice aura d'étendue, & moins la partie demeurera sujette à être irritée par des impressions extérieures, ce qui diminuera la chance d'un retour de la maladie au même endroit. Nous voyons, par exemple, que l'on est bien plus sûr de procurer une guérison complette du cancer à la lèvre, lorsqu'après l'opération on réunit les bords de la plaie par la suture entortillée, de la même manière qu'on a coutume de le faire pour le bec-de-lièvre, que lorsqu'on laisse la plaie se guérir sans avoir tenté cette réunion, ce qui tient sans doute au peu d'étendue qu'on donne par ce moyen à la cicatrice.

Lorsqu'en extirpant une tumeur cancéreuse du sein, on enlève une certaine quantité de peau, comme beaucoup de Chirurgiens font encore dans l'usage de le faire, on laisse toujours une plaie fort étendue, qui paroît même beaucoup plus grande que n'étoit le diamètre de la tumeur. On donne lieu de cette manière à une abondante suppuration qui est toujours fâcheuse, sur-tout chez des personnes d'une constitution délicate, la guérison a de la peine à s'achever, & la cicatrice laisse les parties d'autant plus exposées qu'elle est plus étendue. Si au contraire on dissèque la tumeur sans rien retrancher de la peau, ou en n'ôtant que ce qui est décidément altéré par la maladie, & si l'on rapproche les bords d'une manière à les mettre en contact, lorsque la chose est possible, on abrège extrêmement la cure, & l'on obtient une cicatrice, non-seulement moins difforme, mais bien plus solide & qui met les parties beaucoup plus à l'abri de toute espèce d'irritation.

M. Fearon qui a plus que personne insisté sur l'importance de conserver, autant qu'il est possible, toute la peau qui recouvre une tumeur cancéreuse, recommande aux Chirurgiens d'être très-attentifs après l'opération à mettre parfaitement en contact les tégumens avec les parties subjacentes, afin d'exclure absolument toute particule d'air qui pourroit demeurer entre deux; parce que, sans cette précaution, l'air renfermé dans la plaie tenant les parties écartées, favoriseroit la suppuration, & retarderoit la guérison.

4.° Lorsqu'on a retranché toutes les parties affectées par le Cancer, si la peau que l'on a conservée ne suffit pas pour recouvrir toute la plaie, & si les vaisseaux continuent à fournir une certaine quantité de sang, l'on est dans l'usage de panser la portion de plaie qui demeure à découvert, avec de la charpie sèche, ou humectée avec de l'eau. On la traite ensuite comme un ulcère produit par toute autre cause. Lorsque l'on peut la couvrir toute entière de peau, après avoir fixé les bords de celle-ci les uns contre les autres avec des languettes d'emplâtre adhésif, ce qu'il y a de mieux à mettre par-dessus, sont des plumaceaux enduits de cérat simple. Nous reviendrons ci-après sur ce qui regarde le pansement.

5.° Une précaution généralement regardée comme nécessaire pour mettre à l'abri d'une rechûte ceux qui ont subi l'opération du Cancer, sur-tout dans les cas où la maladie est ancienne, & où elle s'est déterminée sans cause extérieure apparente, c'est d'établir un cautère, & de le faire suppurer avant que la cicatrice soit fermée; on a même quelquefois cru qu'il étoit convenable d'en établir plusieurs à-la-fois. D'autres Praticiens ont recommandé de former un pareil exutoire dans la partie même d'où l'on a enlevé la tumeur cancéreuse; mais cette pratique n'est pas sans danger, il n'est pas impossible que l'irritation qu'on excite ainsi dans une partie déjà disposée peut-être par la maladie qui a précédé, à l'ulcération cancéreuse, n'occasionne un retour du Cancer au lieu de le prévenir. On a même vu, suivant M. le Dran, des champignons cancéreux repousser dans la cavité d'un pareil cautère, qui probablement n'auroient pas eu lieu si l'on se fût appliqué à favoriser la prompte cicatrisation de la plaie plutôt que d'y établir un semblable écoulement. Si l'on se détermine à faire un cautère, il faut le placer dans quelqu'autre endroit où l'on n'ait rien de pareil à craindre. Au reste, il y a tout lieu de douter que ce moyen ait, en aucun cas, l'efficacité qu'on lui attribue, de mettre à l'abri des retours de la maladie les personnes qui ont été opérées, puisqu'on a vu des rechûtes chez des personnes pour qui l'on en avoit fait usage, & qu'un grand nombre se guérissent parfaitement sans y avoir recours.

Il n'y a aucune partie du corps qui soit tout-à-fait à l'abri du Cancer; mais celles qui sont principalement le siège de cette maladie, sont les mammelles, la peau du visage & sur-tout des lèvres, & les testicules. Nous renverrons aux articles aux articles Castration & Sarcocèle ce qui concerne l'opération sur ces derniers organes, nous bornant ici à décrire celle qu'exige la maladie lorsqu'elle affecte les seins, ou les lèvres; on déduira aisément de cette description le procédé opératoire à suivre lorsque le Cancer aura son siège en quelqu'autre partie du corps. Nous commencerons par ce qui regarde le Cancer & l'amputation du sein.

Du Cancer au sein & de la manière de l'opérer.

Outre le Cancer proprement dit, les seins sont sujets à d'autres affections dont il est important de pouvoir les distinguer. Ces affections sont les tumeurs scrophuleuses, les gonflemens phlegmoneux produits par une obstruction laiteuse, & les duretés causées par quelque coup ou autre accident extérieur.

On distingue aisément les tumeurs scrophuleuses de celles qui sont vraiment squirrheuses, parce qu'elles ne sont accompagnées ni de douleur ni d'aucune sensation incommode, même lorsqu'elles ont acquis un volume considérable, à moins qu'elles ne tendent à suppurer; alors elles occasionnent, pour l'ordinaire, de la fièvre qui augmente en proportion de l'inflammation; au lieu que le Cancer n'excite presque jamais de fièvre, quoique lorsque les douleurs sont très-vives, le pouls s'accélère quelquefois momentanément, mais en devenant plus petit au lieu de s'élever. La peau se tend, elle devient rouge & lisse sur la tumeur scrophuleuse qui suppure, elle n'a jamais cette apparence inégale & froncée qu'on observe sur le Cancer prêt à s'ouvrir, & la matière qui en sort est un pus louable que le Cancer ne produit jamais. On ne voit pas non plus que les tumeurs scrophuleuses donnent lieu à la formation d'aucune dureté douloureuse dans les glandes de l'aisselle; elles cèdent aussi beaucoup plus facilement aux remèdes internes & externes, tels que la ciguë, les mercuriels, les topiques faits avec les préparations de plomb, dont les effets observés dans des cas de cette nature ont pu induire en erreur ceux qui ont cru avoir guéri des cancers par leur moyen.

Quant au phlegmon du sein auquel les nourrices sont sujettes, il ressemble tellement dans sa formation, ses progrès, & ses diverses terminaisons, aux tumeurs de la même nature qui se forment en d'autres parties, qu'il ne sauroit y avoir aucune difficulté à le distinguer d'une affection cancéreuse. Le phlegmon ne dégénère jamais en Cancer, & il ne paroît pas que cette dernière maladie soit plus fréquente chez les personnes qui ont beaucoup souffert de la première que chez d'autres.

Les duretés qui se forment dans les seins en conséquence d'accidens extérieurs sont au contraire très-dangereuses, & méritent la plus sérieuse attention; car nous n'avons aucun moyen de reconnoître quelle est précisément leur nature, ni aucune certitude qu'une tumeur de ce genre ne dégénerera point en Cancer. Tout ce qu'on peut dire, c'est que la tumeur occasionnée par un coup, menace un peu moins de prendre cette tournure fâcheuse, que celle à laquelle on ne peut pas assigner de cause pareille; & que lorsqu'elle se manifeste promptement à la suite d'une cause extérieure, cela paroît être une circonstance plus favorable que si elle ne survient qu'un certain tems après; dans l'un & l'autre cas cependant cette tumeur peut demeurer indolente pendant bien des années, mais elle peut aussi faire tout-à-coup des progrès rapides, devenir douloureuse, & manifester d'autres symptômes qui ne laisseront aucun doute sur sa nature, auquel cas il faudra se hâter d'en faire l'extirpation. Nous allons parler à présent de la manière de faire cette opération.

« Si le Cancer est encore mobile, dit Heister, » & n'occupe qu'une partie de la mammelle, on » fera asseoir la malade sur un siège commode » & un peu plus élevé; on lui étendra le bras » du côté affecté en droite ligne, ou on le fixera » en bas & en arrière en l'attachant à la chaise » avec une serviette; le grand pectoral étant alors » fortement déployé, il sera plus facile d'en séparer la partie de la mammelle qui est cancéreuse. Beaucoup de Chirurgiens sont en usage » de faire au milieu de la tumeur une grande » incision cruciale à la peau, & à la graisse qui couvrent le Cancer; ils disséquent ensuite les quatre » lambeaux qui résultent de l'incision, & lorsqu'ils » ont bien dégagé la tumeur de toutes les parties circonvoisines, ils l'emportent sans en rien » laisser. Afin de pouvoir le faire avec plus d'exactitude & de facilité, quelques-uns veulent » qu'on la soulève avec un cordonnet de fil qu'on » y passe à travers, au moyen d'une grande » aiguille, ou avec l'érigne, ou un crochet. J'ai » extirpé plusieurs fois des Cancers plus gros que » le poing, & qui s'étendoient depuis le mammelon jusqu'à l'épaule, en faisant une simple » incision longitudinale avec un bistouri convexe, » & je suis parvenu à les séparer très-exactement » des parties saines; après quoi j'ai cicatrisé la » plaie. Lorsque la peau est altérée, ou fortement » adhérente au Cancer, on ne peut espérer de » guérison si on ne l'emporte entièrement avec » la tumeur.

» Si le Cancer soit occulte, soit ulcéré occupe » toute la mammelle, on ne peut se dispenser » d'emporter cette dernière en entier; mais il faut » examiner auparavant si la tumeur est adhérente » aux glandes axillaires, ou au muscle grand » pectoral, parce que, dans l'un & l'autre cas, la » plupart des Auteurs prétendent que l'opération » est absolument infructueuse, & c'est en effet » ce que j'ai éprouvé quelquefois.

L'Auteur procède ensuite à décrire de quelle manière on doit s'y prendre pour enlever une mammelle squirrheuse, & parle d'abord des méthodes inventées par différens praticiens pour faciliter cette opération. Telle est celle de SCULTET, qui conseille préalablement de transpercer toute la tumeur avec une aiguille, & d'y passer un cordonnet dont on resserre les deux bouts, pour en former une anse au moyen de laquelle on la détache des côtes; qui veut même qu'on en passe deux en croix dans certains cas pour plus de commodité. Telle est aussi celle de Solingen & de Bidloo, qui recommandent, l'un une espèce de fourchette, l'autre un petit glaive dont on sert pour percer & assujettir ainsi la tumeur. Telle est encore celle du docteur Tabor, qui avoit imaginé un instrument au moyen duquel il embrassoit la mammelle carcinomateuse par sa base, & l'emportoit ensuite d'un seul coup d'un bistouri qui y étoit adapté. Il rejette ces moyens trop cruels ou trop incertains, & conseille de soutenir la mammelle d'une main, tandis que de l'autre on l'ampute avec un rasoir, ou avec un bistouri suffisamment gros. On lit dans l'ancienne Encyclopédie que, pour faire cette opération, le Chirurgien placé à droite, soulève la mammelle avec sa main gauche, & la tire un peu à lui; que de l'autre main il tient un bistouri avec lequel il incise la peau à la partie inférieure de la circonférence de la tumeur. L'Opérateur introduit ses doigts dans cette incision, pour soulever la tumeur & la décoller de dessus le muscle pectoral; & avec son bistouri il coupe la peau à mesure qu'il dissèque la tumeur.

Il ne faut pas s'étonner si, avec cette manière d'opérer, les plus habiles Praticiens regardoient autrefois l'extirpation du Cancer au sein comme une opération incertaine & dangereuse; la vaste étendue de la plaie qui en résultoit ne pouvoit qu'entraîner de fâcheux accidens, ne fût-ce qu'en conséquence de l'irritation que causoient nécessairement les pansemens & l'impression de l'air sur un ulcère d'une aussi grande surface, & de la suppuration qui pouvoit facilement prendre un mauvais caractère, ou épuiser les malades par sa trop grande abondance. Les Chirurgiens ont senti ces inconvéniens de la méthode généralement adoptée, &, depuis bien des années, ils ont recommandé de conserver une étendue de peau saine, pour diminuer la surface de la plaie; mais encore en faisant cette opération, ainsi que bien d'autres, ils laissoient une grande surface à découvert, ils étoient obligés d'employer des pansemens qui causoient beaucoup de douleur aux malades, ils donnoient lieu à la formation d'un ulcère large & de mauvaise apparence, & dont la guérison étoit, malgré tous leurs soins, lente & difficile. Nous allons à présent exposer la méthode à laquelle on doit donner la préférence, & dont nous tirerons la description particulièrement de l'ouvrage de M. Fearon; la sienne étant de toutes les manières d'opérer qu'on a décrites celle qui promet le plus de succès, en même-tems qu'elle est de beaucoup la moins douloureuse quant aux suites de l'opération.

La malade étant placée sur une chaise d'une hauteur convenable, un peu penchée en arrière, la tête soutenue sur un oreiller par un aide placé derrière elle, & les bras fixés par deux aides à ses côtés, le Chirurgien se placera devant elle de la manière qui lui paroîtra la plus commode, soit assis, soit debout. Il fera une incision dans les tégumens, sur le milieu, à-peu-près de la tumeur, plus longue que la masse qu'il doit enlever, dans une direction horizontale, autant qu'il sera possible, ou dans celle des côtes, & un peu au dessous du mammelon, pour que la cicatrice laisse moins de difformité. Cette incision prend si peu de tems, qu'en lui donnant un peu plus de longueur qu'il n'est strictement nécessaire, on n'augmente pas sensiblement la douleur qu'en éprouve la malade; mais il en résulte ce grand avantage, que l'Opérateur a beaucoup plus de facilité pour disséquer, & enlever toute la tumeur.

Cette partie de l'opération qui est la plus douloureuse étant achevée, on charge les aides qui tenoient les bras de la malade, du soin d'écarter l'un de l'autre les bords de la peau, & de comprimer avec les doigts les artères qui donnent le plus de sang. Le Chirurgien alors, par des coups de scalpel bien ménagés, doit détacher les tégumens des glandes tuméfiées; il séparera de même celles-ci du muscle pectoral & des autres parties auxquelles elles étoient attachées. Afin de garantir le muscle pectoral, autant qu'il est possible de l'action du scalpel, on fera étendre le bras de la malade, en le plaçant dans une position un peu au-dessus de la position horizontale; de cette manière les fibres de ce muscle seront maintenues dans un état d'extension, & moins exposées par-là même à être blessées pendant l'opération, qu'elles ne le seroient en demeurant plus relâchées.

Il arrive souvent, il est vrai, que les parties malades adhèrent au muscle pectoral; quelquefois même on trouve le périoste des côtes affecté, quoiqu'on ne l'eût point soupçonné d'avance. En pareilles circonstances, comme il faut toujours retrancher toutes les parties malades, on ne doit pas trop chercher à ménager le muscle pectoral, ni aucune autre partie adhérente à la tumeur; mais toutes les fois qu'on peut détacher les parties affectées sans en blesser d'autres, il faut bien se garder de les attaquer.

La tumeur étant entièrement séparée, le Chirurgien ôtera de dessus la plaie tout le sang qui s'est épanché, avec une éponge & de l'eau tiède; après quoi il examinera, avec tout le soin possible, l'état des parties, & s'il apperçoit quelques petites glandes durcies, ou quelque portion de tissu cellulaire, plus épaisse & plus ferme que dans l'état naturel, il les enlèvera en entier; car sans cette précaution il courroit risque d'avoir manqué tout-à-fait le but de l'opération.

Il n'est pas toujours très-facile d'appercevoir ces petites glandes déja affectées par la maladie; il y en a fréquemment qui sont logées derrière le bord du muscle pectoral, entre cette partie & l'aisselle, & que l'Opérateur, s'il n'est pas bien au fait de l'endroit où il doit les chercher, peut facilement ne pas appercevoir à cause de leur peu de volume. La meilleure manière de les découvrir est en soulevant le bras de la malade, de presser avec le bout des doigts le bord postérieur du muscle pectoral, en se dirigeant vers l'aisselle, s'il se trouve en cet endroit quelques glandes engorgées, on les appercevra dans le trajet des vaisseaux lymphatiques, augmentant de volume, & plus profondément situées à mesure qu'on avance du côté de l'aisselle.

Mais il arrive souvent que tous les vaisseaux lymphatiques, qui vont à cette partie, sont gonflés & durcis, & que les glandes auxquelles ils aboutissent le sont aussi considérablement. Quelquefois on trouve beaucoup de glandes dans le même état, qui s'étendent depuis le sein jusqu'à la clavicule, & même on en découvre des pelotons considérables le long du bord inférieur de cet os. Des cas de cette nature sont très-fâcheux, & ne présentent pas une grande chance de succès. Cependant si, d'après les règles posées ci-dessus, ils paroissent encore attaquables par l'opération, on prolongera l'incision des tégumens jusqu'à ces glandes, ou bien l'on en fera de nouvelles depuis l'extrémité la plus éloignée de chacun de ces amas de glandes jusqu'à l'incision principale. Ainsi, lorsque les glandes de l'aisselle sont affectées, quoique l'on pût souvent les saisir & les tirer dehors, au moyen d'un crochet qu'on introduiroit sous la peau par la plaie du sein, & que l'on engageroit dans une ou plusieurs de ces glandes, il vaut bien mieux cependant, à tous égards, mettre les glandes à découvert par une incision, & les disséquer ensuite avec le scalpel. Dans le cours de la dissection, on pourra se donner beaucoup de facilité en passant une forte ligature au travers des plus considérables de ces glandes, avec laquelle on aidera le peloton entier auquel elles appartiennent, à se détacher des parties qui l'environnent; cette précaution sera d'autant plus utile, que ces glandes se trouvent quelquefois très-voisines de l'artère axillaire, & que par conséquent on ne doit rien négliger de ce qui peut en rendre la dissection plus sûre & plus facile.

Lorsque le Chirurgien aura fini son examen, & détaché toutes les parties suspectes, la simple contraction des artères aura pour l'ordinaire mis fin à l'hémorrhagie; on ôtera de nouveau le sang qui a pu s'épancher sur la surface de la plaie pendant qu'on achevoit l'opération, l'on rapprochera les bords de la peau en suivant les précautions mentionnées ci-dessus, & en faisant en sorte qu'ils soient par-tout en contact d'une manière égale & uniforme, & on les maintiendra dans cette situation par des languettes d'emplâtre agglutinatif; ou si cela paroît nécessaire, on fera deux ou trois points de suture, & l'on assurera ainsi leur réunion.

Nous avons supposé jusqu'ici que toute la peau qui recouvre la tumeur étoit saine, & que par conséquent on pouvoit la conserver en entier. Mais, pour l'ordinaire, avant que le Praticien conseille l'opération, & presque toujours avant que la malade consente à s'y soumettre, une grande partie des tégumens est déja affectée, au point qu'on est obligé de l'emporter avec la partie glanduleuse; ou si la peau n'est pas essentiellement malade, elle adhère tellement à la partie la plus saillante du sein qu'on ne peut pas l'en séparer. Dans l'un & l'autre cas il faut ôter une portion de cette peau, en même-tems que la tumeur. Pour cet effet, on doit faire une seconde incision, qui, par ses extrémités, se joigne à la première, de manière que toute la peau qui a souffert se trouve renfermée entre les deux, en ayant soin que cette seconde incision soit en ligne droite autant que la chose sera praticable. En disséquant la tumeur, on emporte avec elle la portion de peau qui étoit affectée. On rapproche ensuite, comme dans le premier cas, les bords des tégumens sains, & on les tient en contact s'il est possible de la même manière. M. Fearon dit que, dans toute sa pratique, il n'a jamais vu un cas où, après l'opération, il ne demeurât pas assez de peau saine pour recouvrir toute la plaie, & pour former une cicatrice par simple réunion, ou par la première intention, suivant le langage des Chirurgiens. « Dans tous » les cas, dit-il, j'ai vu réussir la réunion par la » première intention, quoique j'en aie opéré quel- » ques-uns chez des malades qui avoient déja pré- » cédemment subi une opération, & dont on avoit » emporté la tumeur cancéreuse avec une grande » étendue de peau. Chez d'autres, j'ai trouvé des » ulcères dont la surface étoit si grande, qu'à la » première vue on auroit pu croire qu'il seroit » impossible qu'il demeurât après l'opération une » assez grande étendue de tégumens pour garantir » toute la plaie; mais comme l'extirpation de la » tumeur diminuoit considérablement la surface à » recouvrir, la peau saine qui restoit a toujours » suffi pour cela. »

En général, il suffit, comme nous l'avons dit, de quelques bandelettes d'emplâtre agglutinatif, pour maintenir les tégumens en contact; cependant lorsqu'on aura été obligé d'en retrancher une grande étendue, on pourra faire deux ou trois points de suture pour empêcher qu'ils ne se dérangent, & l'on en recouvrira les bords de plumaceaux enduits de cerat; on mettra par dessus une grande compresse bien épaisse & très-souple, faite de vieux linge, & l'on fixera le tout au moyen d'une bande de flanelle d'environ cinq pouces de large & de quatre à cinq aunes de long. On doit préférer une bande de flanelle à une bande de toile, parce qu'elle est plus chaude & plus souple. On mettra en écharpe le bras du côté affecté, afin d'en tenir les muscles dans un état de relâchement.

La plaie fournit une sérosité sanguinolente, assez abondante ordinairement pour percer tout l'appareil, que l'on ôte le quatrième jour après l'opération, si elle s'est faite en été, ou le cinquième si c'est en hiver. A cette époque les languettes d'emplâtre agglutinatif se trouvent détachées par l'humidité de la plaie, & l'on peut les ôter sans nuire à la cicatrice; ou si l'on a fait des points de suture, on peut les couper avec des ciseaux & ôter les fils. On couvre les bords déja réunis de la plaie avec des bandelettes de toile enduites de cerat, & pour en maintenir la réunion, on rapproche encore, de part & d'autre, les tégumens avec de petites bandes d'emplâtre agglutinatif. Au moyen de ces précautions on diminuera encore la cicatrice, & l'on accélérera la guérison.

En faisant cette opération on ouvre nécessairement plusieurs petites artères, dont quelques-unes sont sujettes à donner beaucoup de sang, & peuvent alarmer l'Opérateur s'il n'a pas déja une certaine expérience; l'inquiétude même que lui cause cette hémorrhagie peut l'engager à se hâter plus qu'il ne doit, pour mettre fin à son opération. Cette précipitation, indépendamment du danger auquel elle l'expose, de laisser quelque partie viciée par la maladie, peut avoir d'autres conséquences désagréables; & l'on a vu des cas où, après avoir fait trop tôt le pansement, & mis les malades au lit, il est survenu une hémorrhagie telle, qu'on étoit obligé de lever tout l'appareil pour ôter le sang épanché & nettoyer la plaie. Pour éviter un pareil désagrément, l'Opérateur doit attendre patiemment jusqu'à ce que le sang ait entièrement cessé de couler, ce qui peut aller de dix à vingt minutes tout au plus, suivant la nature du cas, avant que de mettre en place les tégumens, & d'appliquer l'appareil. Quelquefois il arrive qu'après que les artères ont cessé de donner du sang, il s'en fait encore un petit suintement qui vient du muscle pectoral, ou de quelqu'autre partie qu'on a été obligé d'entamer dans l'opération. En pareil cas, il suffit de comprimer légèrement avec les doigts les vaisseaux qui le fournissent, ou de les exposer à l'air, pour supprimer tout-à-fait cet écoulement.

Il y a une autre erreur dans laquelle on tombe quelquefois, & qui n'est pas moins dangereuse que celle dont nous venons de parler; c'est de donner un cordial à la malade avant ou après l'opération. Si l'on donne un cordial immédiatement avant l'opération, dans l'idée qu'il aidera la malade à la supporter, il en résultera naturellement que la circulation étant plus animée, l'hémorrhagie durera plus long-tems qu'elle n'auroit fait sans cela, & la malade sera d'autant plus affoiblie qu'elle aura perdu plus de sang. Si l'on ne le donne qu'après l'opération, dans l'intention de soutenir les forces de la malade & de prévenir la défaillance, on court le danger, en donnant de l'activité à la circulation, de faire r'ouvrir quelque vaisseau qui avoit cessé de fournir du sang, & par-là non-seulement d'abattre encore plus les forces, mais encore de se voir obligé de lever tout l'appareil.

Dès que l'opération & le pansement sont achevés, on doit mettre la malade au lit, & la laisser parfaitement tranquille; cela suffira pour dissiper peu-à-peu le sentiment de foiblesse qu'elle éprouve, & la position horizontale la mettra à l'abri de la défaillance, mais lors même qu'on ne pourroit pas l'empêcher tout-à-fait, il ne faut pas trop s'en inquiéter, ni se donner beaucoup de peine pour la faire cesser, parce qu'il ne sauroit en résulter aucun inconvénient. En général il convient, lorsque la malade est au lit, de lui donner quinze à vingt gouttes ou davantage de laudanum liquide, dans quelque véhicule approprié; on diminue ainsi l'irritabilité des nerfs, on appaise la douleur & l'on procure le sommeil. On peut, pendant les premiers jours, répéter tous les soirs cet anodin, si cela paroît nécessaire; on fera usage aussi, suivant le besoin, du quinquina, du vin & des autres corroborans, dès que les bords de la plaie seront réunis.

Nous n'avons point fait mention de la ligature des artères, comme d'un moyen d'arrêter l'hémorrhagie, parce qu'en suivant la méthode que nous venons de décrire, cela n'est que rarement nécessaire, & que les fils des ligatures forment toujours un obstacle à la prompte & parfaite réunion des parties. Cependant, s'il se présentoit quelque rameau artériel, un peu trop considérable pour qu'on pût espérer qu'il cessât de donner du sang, après avoir été comprimé avec les doigts pendant quelques minutes, il n'est pas douteux qu'il ne convînt d'en faire la ligature. M. Bell recommande au Chirurgien d'être très-attentif à cette partie de l'opération; il veut que l'on cherche avec le plus grand soin à découvrir toutes les petites artères, & même qu'on donne à la malade du vin ou quelqu'autre cordial, si elle se sent foible & disposée à la défaillance, afin de ranimer l'action des vaisseaux, & d'en faire mieux appercevoir toutes les petites branches capables de verser du sang dans la plaie. M. Fearon, au contraire, nous dit que sur le grand nombre de Cancers au sein qu'il a extirpés, il n'a jamais été dans le cas de lier une seule artère, quoiqu'il ait quelquefois enlevé des tumeurs très-volumineuses; & il exhorte les Chirurgiens à n'avoir aucune crainte à cet égard; d'autant plus que la nature des parties sur lesquelles on opère, qui ne sont fournies que de vaisseaux peu considérables, leur permet de disséquer hardiment les glandes tuméfiées.

Du Cancer au visage, & particulièrement aux lèvres.

La pratique nous apprend que la peau du visage est plus sujette aux Cancers que celle qui recouvre toutes les autres parties du corps. Ces Cancers dans leur commencement ne sont pour l'ordinaire qu'un petit bouton, ou une espèce de verrue simple, sans aucun mauvais caractère en apparence, & qui d'abord paroissent être de peu de conséquence, mais qui augmentent, prennent un mauvais caractère & deviennent douloureux, le plus souvent pour avoir été touchés & irrités; ils prennent plus sûrement encore cette tournure par l'usage indiscret des caustiques avec lesquels on se contente de les toucher, quelquefois pour les consumer, sans que cela les détruise. L'inflammation survient en conséquence, elle s'étend de proche en proche aux parties voisines, & il se forme ainsi un ulcère rongeant. C'est principalement cette espèce de Cancer que les Anciens ont nommée *noli me tangere*, voulant dire par-là qu'il ne faut pas y toucher, parce qu'ils le croyoient incurable; il peut se guérir cependant, & même dans presque tous les cas par une opération chirurgicale, pourvu qu'on y ait recours assez tôt. On le guérit aussi quelquefois par les caustiques; mais l'action de ces derniers est si incertaine que le Chirurgien prudent préférera toujours de l'attaquer par l'instrument tranchant. Comme c'est aux lèvres que ces sortes de Cancers se manifestent le plus souvent, nous nous contenterons d'indiquer la méthode que l'on suit pour en faire l'extirpation dans ces parties, dont il sera facile de déduire, ainsi que de ce que nous avons dit en parlant de l'opération du Cancer au sein, le procédé opératoire pour toutes les autres parties qui peuvent être affectées de cette maladie.

L'opération dont il s'agit ici, est la même que nous avons décrite pour le BEC-DE-LIÈVRE, c'est-à-dire que pour guérir le Cancer à la lèvre, il faut y faire une plaie semblable à celle que l'on fait en retranchant les bords de la fente qui a quelquefois lieu naturellement dans cette partie, & que l'on nomme *Bec-de-lièvre.* On fait avec le bistouri deux incisions à la lèvre malade, entre lesquelles on comprend toute la tumeur cancéreuse; ces incisions doivent être faites l'une & l'autre en ligne droite, & se rencontrer dans une partie saine, formant entr'elles un angle plus ou moins aigu; afin que les bords après l'extirpation de la partie affectée puissent être rapprochés, & mis en contact d'une manière exacte & uniforme dans toute leur longueur; après quoi on les fixe dans cette position respective, au moyen de deux ou trois aiguilles, & de la suture entortillée.

Lorsque le Cancer n'affecte que la lèvre, les parties auront après la guérison à-peu-près la même apparence qu'elles ont après l'opération du Bec-de-lièvre; mais lorsqu'il s'étend sur la joue, comme il arrive quelquefois, on est obligé d'inciser aussi cette partie, & de réunir de la même manière les bords de la plaie qu'on y a faite.

Autrefois on se contentoit d'enlever avec le caustique ou l'instrument tranchant, la partie malade; mais comme on n'avoit pas imaginé le moyen dont nous venons de parler de fermer la brèche qu'on avoit faite par l'opération, il en résultoit non-seulement une grande difformité, mais encore de grands inconvéniens, soit pour la parole, soit pour la déglutition, & lorsque c'étoit la lèvre inférieure qui étoit affectée, le malade ne pouvoit point retenir sa salive. C'est un grand bienfait de la Chirurgie moderne que d'avoir trouvé le moyen de corriger cette difformité, & de rendre la lèvre ainsi mutilée, aussi utile qu'auparavant. Car à moins que la maladie ne s'étende sur toute la lèvre ou à-peu-près, lors même qu'il y en a une partie considérable qui se trouve affectée, il est presque toujours possible après l'extirpation, de rapprocher & de maintenir en contact les bords de la plaie, à cause de la grande lâcheté & de la souplesse naturelle de ces organes. M. le Dran va même au-delà; il dit qu'il y a eu des cas où il a amputé toute la lèvre, depuis une des commissures jusqu'à l'autre, & même par-delà, pour ôter toute la portion de la tunique interne qui avoit contracté une couleur vicieuse; qu'il faisoit ensuite plusieurs points de suture entortillée, comme on fait pour le bec-de-lièvre, & que la guérison a suivi de fort près sans laisser de difformité. M. Louis n'est pas du même sentiment (1); il donne pour maxime que lorsque les tumeurs cancéreuses à la lèvre ont une certaine étendue, il ne faudroit faire l'opération que pour sauver la vie, & ne pas prétendre corriger la difformité, sur-tout par l'usage des sutures qui irritent les parties, & causent des accidens qu'on éviteroit en renonçant à ces moyens de réunion. Il est porté à tirer cette conclusion du mauvais succès de deux cas, où, contre son propre avis, il avoit été obligé de suivre cette méthode. Chez l'un de ces malades, la tumeur avoit le volume d'un petit œuf de poule; il en fit l'extirpation, & réunit les bords de la plaie par la suture entortillée. Les aiguilles causèrent de l'irritation & de l'inflammation qu'on eût assez de peine à calmer. La cicatrice se fit assez bien; mais au bout de trois semaines le malade mourut en marasme d'un abcès putride à la fesse. Chez le second, la tumeur étoit encore plus volumineuse que chez le premier, & anticipoit un peu sur la commissure des lèvres, il fallut se gouverner en conséquence, & faire l'incision de manière à extirper entièrement la tumeur. On fit la suture qui entraîna aussi des accidens; le malade guérit néanmoins; mais, l'année suivante,

(1) *Mémoire sur l'opération du Bec-de-lièvre*, dans les Mémoires de l'Académie Royale de Chirurgie, tome II.

il éprouva un retour de Cancer au même endroit, avec engorgement des glandes maxillaires. Un autre Chirurgien entreprit de le guérir par une nouvelle opération, mais la suture entortillée attira une inflammation considérable; les glandes déja engorgées, & toutes celles des environs qui ne l'étoient pas, se tuméfièrent prodigieusement, & l'ulcère cancéreux finit par tuer le malade.

Ces faits ne paroîtront peut-être pas à tout le monde aussi concluans qu'ils le paroissent à M. Louis, & ne prouvent autre chose qu'une vérité déja bien démontrée, c'est que l'opération ne réussit pas toujours pour la gérison du Cancer, sur-tout quand la maladie a déja fait de certains progrès. La preuve que le défaut du succès dans ces deux cas ne doit pas être attribué à la suture, c'est que dans l'un & dans l'autre la réunion se fit fort bien; que l'un des malades mourut d'un abcès qui pouvoit dépendre de toute autre maladie que du vice Cancéreux; que chez l'autre le mal ne reparut à la joue qu'assez long-temps après; accident qui peut avoir lieu, soit qu'on ait employé la suture ou non, comme M. Louis en a été lui-même témoin dans un autre cas qu'il rapporte, où l'extirpation d'un Cancer de médiocre étendue à la lèvre, & la réunion de la plaie faite simplement au moyen d'un bandage unissant, n'empêchèrent pas une rechûte au bout de quelque tems. D'ailleurs, indépendamment de l'autorité de M. le Dran, que nous avons déja citée, il y a une multitude de faits qui prouvent l'utilité de cette méthode. M. Bell raconte le cas d'un homme qui, après avoir deux fois subi l'extirpation d'un Cancer à la lèvre inférieure, sans qu'on eût entrepris de réunir les bords des parties saines, avoit éprouvé chaque fois un retour de sa maladie, peu après que la plaie s'étoit cicatrisée. Comme il restoit encore une assez grande étendue de la lèvre pour permettre la suture, on retrancha de nouveau la partie affectée, & on fit la réunion par ce moyen. L'opération réussit complétement, & huit ans après, le malade n'avoit eu aucune rechûte. M. Hill raconte aussi plusieurs observations du même genre. Il parle entr'autres d'un homme chez qui il emporta une portion de la lèvre inférieure de deux pouces d'étendue, par deux incisions qui se rencontroient à l'extrémité du menton. Cette grande plaie, dit-il, fut cicatrisée au bout de huit ou dix jours, par la suture entortillée, faite avec quatre aiguilles & un point de suture au bord de la lèvre. Le malade vécut encore treize ans sans rechûte, & mourut âgé de quatre-vingt douze ans. Il eut le même succès chez un autre malade, de la lèvre & du menton duquel il emporta deux pouces quarrés de parties affectées du Cancer, la plaie, malgré son irrégularité & sa forme peu favorable, s'étant très-bien cicatrisée au moyen de la suture.

Du Cancer des Ramoneurs.

Il y a une espèce de Cancer que M. Pott a décrit le premier, sous le nom de Cancer des ramoneurs, qu'il importe d'autant plus de faire connoître aux Praticiens, que si l'on se trompe sur sa nature, dans les commencemens, il entraîne certainement les suites les plus funestes. Nous rapporterons les propres paroles de cet Auteur.

« C'est une maladie qui commence toujours » par se manifester à la partie inférieure du scrotum, où elle produit un ulcère superficiel, » douloureux, dentelé, qui présente un mauvais » aspect, & qui a des bords durs & élevés. Je » ne l'ai jamais vu avant l'âge de puberté; ce » qui je crois, est une raison pour laquelle il a » été pris communément, tant par le malade que » par le Chirurgien, pour un ulcère vénérien; & » lorsqu'il est traité, en conséquence de cette » opinion, par les remèdes mercuriels, il s'irrite promptement & devient très-mauvais. En » peu de temps il s'étend sur la peau, gagne le » dartos, les membranes du scrotum, & attaque le » testicule qui devient gros & dur. De-là, il s'étend » en haut, le long du trajet des vaisseaux spermatiques, & jusques dans la cavité du ventre, » en affectant souvent les glandes inguinales, » & en occasionnant leur induration. Enfin, lorsqu'il est parvenu jusques dans l'abdomen, il » attaque quelques-uns des viscères, & fait ensuite très-promptement périr le malade au » milieu des plus cruelles douleurs.

» S'il est quelque moyen d'arrêter le progrès » de ce mal, ou dans prévenir l'effet funeste, » il consiste à extirper promptement la partie » affectée, c'est-à-dire la partie du scrotum où » est l'ulcère. Car si on le laisse subsister jusqu'à » ce que le virus ait attaqué le testicule, il sera » alors trop tard, le plus communément, pour » faire même la castration; j'en ai plusieurs fois » tenté l'expérience. Mais quoi que les ulcères, » après cette opération, se soient bien guéris, » & que les malades soient sortis de l'Hôpital » en apparence en bon état, néanmoins il est » arrivé, dans l'espace de quelques mois, qu'ils » sont revenus ayant le mal, ou dans l'autre testicule, ou dans les glandes de l'aine, ou avec un » air si défait, un teint si pâle & si plombé, un » dépérissement & un affoiblissement si grand, & » des douleurs internes, si fréquentes & si aiguës, » que l'on voyoit clairement que quelques-uns » de leurs viscères étoient dans un état de maladie. En effet, les douleurs survenoient bientôt dans ces parties, & ils périssoient en peu » de tems.

» S'il est des cas où l'on ait lieu d'espérer de guérir » le Cancer par l'extirpation, il paroît que c'est » celui-ci; mais il faut que l'opération soit faite » promptement, & avant que la constitution soit

» altérée par le virus. Il y a apparence que la » maladie, chez les ramoneurs, doit son origine à la suie qui se loge dans les rides du » scrotum, & qu'elle n'attaque pas d'abord le système en général; d'ailleurs les sujets sont jeunes, leur constitution est ordinairement bonne & » saine, au moins dans le commencement; ils » doivent à leur genre de travail le mal dont » ils sont attaqués, lequel est purement local; » circonstance qui est d'autant plus vraisemblable » qu'il affecte toujours la même partie. Au reste, » le scrotum n'est pas un organe vital, on peut » en amputer une partie sans redouter le plus » léger inconvénient; & s'il est possible de conserver la vie par l'extirpation de toute la partie » qui est altérée, c'est assurément un moyen très-bon & très-facile; car lorsque le mal s'est étendu, il fait des progrès rapides, cause les plus » grandes douleurs, & finit très-certainement par » faire périr le malade.

Histoires de différens cas de Cancer, propres à éclaircir & à confirmer la doctrine ci-dessus exposée.

Après être entré, autant qu'il nous a été possible, dans tous les détails nécessaires pour faire connoître cette maladie, ainsi que ses causes vraies ou supposées, & les principaux moyens que l'art a imaginé pour la soulager & pour la guérir; après avoir établi sur ces différens points la doctrine qui nous a paru la plus raisonnable, nous croyons ne pouvoir mieux terminer cet article, que par le récit de quelques cas rapportés par les Auteurs, afin de ne rien négliger de ce qui peut aider nos lecteurs à prendre une idée nette d'une maladie aussi cruelle, leur faire sentir combien il importe de l'attaquer de bonne heure par les moyens les plus actifs, & montrer en même-tems les avantages de la méthode d'opérer que nous avons recommandée, sur celle qui n'est encore que trop généralement admise. Nous commençons par l'histoire de quelques cas des moins favorables, & où les secours de l'art ont été le moins efficaces.

I. Cas. Une femme, âgée de cinquante ans, s'apperçut, peu après la cessation de ses règles, qu'elle avoit au bord de la mammelle une tumeur grosse comme une noisette, mobile & placée sous les tégumens. M. Martin, Chirurgien de Lausanne, étant consulté, fit tout ce qu'il put pour lui persuader de souffrir qu'il en fît l'extirpation; mais la dame effrayée au seul nom d'opération, suivit le conseil d'un autre Chirurgien qui promit de la guérir par des moyens plus doux. M. Martin fut mandé trois mois après, & trouva la malade mourante par de fréquentes hémorrhagies. La tumeur avoit dégénéré en Cancer; elle étoit prodigieusement grosse, ulcérée, d'une odeur insupportable, & très-adhérente aux côtes; la malade le conjura de lui faire l'opération; mais il s'y refusa voyant la perte certaine, & la malade mourut dix-sept jours après. *Mémoire de M. le Dran sur le Cancer*, observation XVIII.

Cas 2. Une Religieuse s'apperçut d'une tumeur qu'elle avoit à la mammelle gauche; cette tumeur s'étendit, en six mois, par toute la mammelle, & gagna les glandes de l'aisselle; ensuite elle s'ulcéra avec les douleurs les plus aiguës, qui répondoient à l'épaule & à tout le bras. Malgré toutes ces fâcheuses circonstances, M. Manne, après une consultation de plusieurs Médecins & Chirurgiens, en fit l'extirpation; il disséqua ensuite avec attention, vu la proximité des vaisseaux axillaires, les glandes qui étoient gorgées sous l'aisselle & les enleva. Il pansa la plaie selon l'art, & elle guérit parfaitement. Mais, craignant une rechûte, il crut devoir établir une évacuation habituelle pour donner une issue au virus cancéreux, & ouvrit pour cet effet un cautère à chacun des quatre membres. Cette attention fut inutile, car il s'engorgea par la suite plusieurs glandes qui devinrent carcinomateuses, & la malade mourut. *Memoire de M. le Dran*, observ. XXIII.

Cas 3. Un homme de quarante-cinq ans, d'une assez bonne complexion, & demeurant à la campagne, vint à Paris consulter M. Malaval pour un sarcocèle considérable. Il lui dit que son testicule avoit beaucoup grossi depuis trois mois; qu'il étoit devenu depuis peu assez douloureux, & que les douleurs étoient lancinantes. Comme le cordon spermatique étoit encore libre auprès de l'anneau, M. Malaval proposa l'opération, & la fit d'après l'avis de deux de ses Confrères. La plaie se cicatrisa, & le malade retourna chez lui guéri. Trois mois après il revint trouver M. Malaval, ayant à la partie antérieure du cou, une grosse tumeur qui avoit commencé à se former dans les glandes qui sont entre les deux branches du muscle scalène gauche. Elle s'étoit alongée jusqu'à la partie antérieure, de manière qu'elle sembloit être un gouëtre; mais c'étoit un vrai Cancer comme celui qui s'étoit formé au testicule. En deux mois elle étoit devenue de la grosseur des deux points, & son volume suffoqua le malade. *Mémoire de M. le Dran*, observation XXXIV.

Cas 4. Madame Johnston, de Dumfries, avoit sur le menton une excroissance de même couleur que la peau, & grosse comme une tête d'épingle. En deux ou trois ans, elle avoit augmenté au point que sa base occupoit la plus grande partie de l'extrémité inférieure du menton, & qu'elle s'élevoit en forme de corne. Elle s'adressa à M. Hill pour qu'il en fît l'extirpation; mais ce Praticien ne s'y prêta qu'avec répugnance; il fit cependant l'opération, qui d'abord parut réussir, la plaie s'étant fort bien cicatrisée; mais quelques temps après le Cancer reparut en trois différens endroits, dont deux étoient à quelque distance du menton. *Cas de Chirurgie de M. Hill*, page 20.

CAS 5. Mademoiselle J** reçut un coup au sein au mois de Novembre 1761; &, après en avoir souffert quelques jours, elle n'y sentit plus de douleurs jusqu'au mois de Mars suivant; après quoi le mal fit des progrès si rapides, malgré la ciguë & les autres remèdes qu'on employa, que M. Hill crut qu'il n'étoit plus tems de tenter l'opération. Sollicité cependant par la malade, il se détermina à la faire. Le sein naturellement volumineux étoit prodigieusement enflé, ainsi que toutes les parties voisines; il y avoit en outre une longue traînée de glandes engorgées qui s'étendoit au-delà de l'aisselle, & jusques sous l'omoplate. Tout fut emporté à l'aide du bistouri, ce qui se fit d'autant plus commodément que la malade demeura en défaillance pendant tout le tems de l'opération; mais cette circonstance empêcha qu'on n'apperçût les vaisseaux coupés, & qu'on ne pût les lier. La malade étant au lit, il survint une hémorrhagie que l'on arrêta en comprimant les vaisseaux qui fournissoient le sang, avec la main & des plumaceaux imbibés d'esprit de vin. Malgré la fièvre & une abondante suppuration, qui eurent lieu pendant le premier mois, elle se remit si bien dans le mois suivant, qu'on eut l'espérance d'une guérison parfaite. Mais s'étant imprudemment exposée au froid, elle prit des douleurs de rhumatisme, & le bras & la main contractèrent une enflure œdémateuse considérable. La cicatrice, à mesure qu'elle avançoit, devenoit dure & lisse comme une plaque de corne, & la malade se plaignoit extrêmement de la sensation qu'elle en éprouvoit, comme si elle eût été serrée avec une corde, au point qu'elle ne pouvoit mouvoir son bras ni son corps sans la plus grande difficulté. Elle mourut quatre mois après l'opération, minée par la douleur & la fièvre lente, ayant encore une plaie ouverte de la largeur de deux travers de doigts. *Cas de Chirurgie de M. Hill*, page 21.

CAS 6. Eliz. Turner, âgée de 46 ans, d'une forte constitution, avoit une tumeur dans le sein parfaitement mobile & circonscrite, qui s'étoit manifestée depuis dix-huit mois, & qui paroissoit dans une condition d'autant plus favorable pour l'extirpation, qu'il n'y avoit point de glandes engorgées sous l'aisselle. La malade cependant ne voulut point entendre parler alors d'opération; mais, quinze jours après, se trouvant beaucoup plus souffrante, elle demanda M. Fearon. Celui-ci la trouva au lit, la tête & les épaules soutenues par des oreillers, ayant la respiration courte & laborieuse, le pouls petit & fréquent, & des douleurs si cruelles, qu'elle demandoit à être opérée, & paroissoit prête à se soumettre à tout pour obtenir du soulagement. Le sein, dans ce court espace de tems, étoit devenu beaucoup plus volumineux, & il étoit par-tout adhérent aux côtes. Les muscles du bas-ventre, du bras & du cou du côté affecté, étoient gonflés & contractés de manière que le corps étoit plié en deux, & la malade ne pouvoit pas remuer le bras. Le sein n'étoit pourtant pas ulcéré extérieurement. Cet état violent se termina trois jours après par la mort. *Traité du Cancer, par H. Fearon.* cas III.

CAS 7. Peu de tems après avoir vu cette dernière malade, M. Fearon en visita une autre, âgée de trente-neuf ans, qui étoit dans un état à-peu-près semblable à celui où il l'avoit d'abord trouvée. La tumeur paroissoit aussi bien disposée qu'on pouvoit le desirer pour l'opération; cependant comme elle étoit encore indolente, & comme la malade étoit enceinte de sept mois, il crut devoir s'en tenir au traitement palliatif jusques après ses couches. Mais, à son grand étonnement, trois semaines après, il trouva qu'il s'étoit fait chez elle une révolution soudaine & violente, qui l'avoit mise dans le même état où étoit tombée la femme qui fait le sujet du Cas précédent, à cela près que son bras étoit couvert d'une enflure œdémateuse. Elle accoucha la nuit suivante & mourut deux jours après. *Traité du Cancer, par M. Fearon.* CAS IV.

Ces observations suffisent pour montrer de quelle importance il est de recourir de bonne heure à l'extirpation, & combien la perte de quelques semaines & même de quelques jours, peut influer sur ses conséquences, puisqu'elle suffit quelquefois, pour rendre tout-à-fait impraticable une opération, dont le succès paroissoit assuré si on l'eût entreprise auparavant.

Il est douteux cependant que l'on puisse légitimement tirer cette conclusion du Cas raconté au N.° III, puisque la partie qui fut affectée secondairement, étoit fort éloignée de celle qu'on avoit extirpée; & peut-être que la tumeur du cou auroit eu lieu, lors même que l'opération sur le testicule auroit été pratiquée beaucoup plutôt, car l'extirpation d'un Cancer faite dans le tems le plus convenable, ne met pas ceux qui s'y soumettent à l'abri de cette maladie, plus que ne l'est toute autre personne chez qui elle ne s'est jamais manifestée.

CAS 8. Un homme, âgé de 45 ans, avoit un ulcère Cancéreux avec des bords relevés & durs, occupant l'aile droite du nez, & s'étendant en-dedans comme en-dehors, jusqu'à quatre ou cinq lignes de hauteur, mais la cloison qui sépare les narines, n'étoit pas attaquée. Le Cancer avoit commencé trois ans auparavant, par un petit bouton qu'il avoit écorché plusieurs fois avec ses ongles; on l'avoit même touché depuis avec le vitriol, & avec la pierre infernale. Tout cela n'avoit fait que l'irriter, & la maladie s'étoit constamment accrue. M. le Dran coupa toute la partie malade, anticipant sur la partie saine de plus d'une ligne

ligne à toute la circonférence. La plaie se guérit en moins d'un mois, & il n'y eut point de rechûte. *Mém. de M. le Dran. Observ.* VI.

CAS 9. Une femme, âgée de 55 ans, avoit reçu quatorze ans auparavant un coup à la lèvre supérieure du côté droit. La lèvre s'enfla, & après l'usage des topiques qu'on y mit, il y resta une dureté de la grosseur d'une aveline, occupant la partie interne de la lèvre. Onze ans après la tumeur s'accrut considérablement, bouchant la narine, & empêchant la respiration. Il s'élevoit sur la tumeur des excroissances en forme de rochers. Enfin, elle devint douloureuse au toucher, & les douleurs lancinantes étant fréquentes, elle vint à Paris consulter M. Sivert. Il observa que l'os maxillaire supérieur étoit découvert de la grandeur d'un pouce, & son avis fut d'ôter la tumeur avec l'instrument tranchant. Pour faire cette opération, il leva la tumeur avec la main gauche, & avec un bistouri droit, il commença l'incision au-dedans de la lèvre, à la partie supérieure de la tumeur, près du nez; puis coupant de dedans en-dehors, il acheva l'opération en conservant une bonne partie de la peau qui couvroit la tumeur; une veine & une artère donnèrent du sang qui s'arrêta seul. Il recouvrit une partie de la division avec ce qu'il avoit ménagé de la peau, il mit sur le reste de petits lambeaux de linge, imbibés de jaunes d'œuf mêlé avec l'huile d'hypéricum & l'appareil convenable. Il ne survint pas de fièvre à la malade, l'on changea plusieurs fois le jour les compresses qui s'imbiboient de salive, & le quatrième jour en ôtant l'appareil, on trouva la peau reprise, & la plus grande partie de l'os recouverte. Il le fut en entier le sixième jour, & la plaie fut guérie. *Mém. de M. le Dran.* Observ. VIII.

CAS 10. Une femme de 74 ans, avoit depuis douze ans, une tumeur à une des grandes lèvres, au-dessous du pubis. Obligée enfin par le volume de la tumeur, & par la vivacité des souffrances, à consulter pour sa maladie, elle s'adressa à M. Hill, qui reconnut, dans la partie affectée, un Cancer de la plus mauvaise espèce; la douleur avoit ôté le sommeil à la malade, depuis plusieurs mois, & l'avoit extrêmement affoiblie. M. Hill amputa toute la partie tuméfiée; la plaie se cicatrisa en quatre semaines, & fut suivie d'une entière guérison. La malade vécut encore dix ans après cette opération. *Cas de Chirurgie de M. Hill*, p. 11.

CAS 11. Un homme pour s'être tenu trop près du feu, avoit fait venir des taches sur ses jambes. L'été suivant, l'épiderme s'enleva en écailles de dessus toutes les parties ainsi affectées, & la peau de dessous parut saine, excepté en un seul endroit, où il se forma une seconde peau écailleuse, plus épaisse que la première. Quelques mois après cette seconde peau tomba, & il en survint une troisième qui prit la forme d'une croûte. Cette croûte ayant été arrachée, on vit un ulcère Cancéreux qu'elle cachoit. M. Hill disséqua environ trois pouces de tégumens affecté, de dessus le tibia. Le malade qui avoit 73 ans, à cette époque se rétablit parfaitement & vivoit encore 18 ans après quand M. Hill publia son ouvrage. *Cas de Chirurgie de M. Hill*, p. 13.

M. Hill a vu un Cas de la même nature, & provenant de la même cause, qui ayant d'abord été attaqué par des caustiques, se guérit ensuite par l'amputation de la jambe.

CAS 12. Une femme de 30 ans ayant reçu un coup au sein, y ressentit d'abord assez de douleurs pendant quelques jours; il s'y forma ensuite une tumeur dure qu'elle porta vingt ans sans en être incommodée. Alors, elle y sentit de nouveau de la douleur, & la tumeur augmenta beaucoup, malgré l'usage de la ciguë; il se forma aussi un long chapelet de glandes durcies, depuis le sternum jusqu'à l'aisselle. La peau étoit froncée, mais sans ulcération. M. Hill emporta toutes les parties affectées, avec le bistouri. Trois points de suture qu'il fit dans la partie de la plaie la plus étroite, sans en mettre les bords en contact, hâtèrent la guérison, en empêchant la peau & les muscles de se retirer autant qu'ils auroient fait sans cela.

Après que la plaie fut tout-à-fait cicatrisée, il se fit un suintement d'une matière épaisse & comme sébacée au travers des pores de la nouvelle peau, qui en séchant, forma une croûte. Cette croûte devenoit fort épaisse & demeuroit attachée à la cicatrice, pendant plusieurs semaines, lorsqu'on n'y faisoit aucune application; & lorsqu'elle étoit tombée, elle se renouvelloit promptement. Un emplâtre de litharge un peu mol, empêchoit que cette croûte ne fût aussi tenace & aussi incommode, & lorsqu'elle étoit tombée, laissoit la peau dans un état de souplesse convenable. A cette affection près, la malade étoit bien portante quatre ans après l'opération. *Cas de Chirurgie de M. Hill*, p. 16.

CAS 13. Une dame vint d'Arras à Paris pour se mettre entre les mains de M. Malaval, & tâcher de guérir d'un Cancer ulcéré qu'elle avoit à la mammelle droite. Cette mammelle étoit très-grosse, & avoit, outre l'ulcère, une tumeur de la grosseur d'un œuf de poule, fort rouge & prête à s'ouvrir. Malgré cet état, il fit l'opération, la guérison fut prompte & sans récidive, selon ce qu'il en apprit quatre ans après. *Mém. de M. le Dran.* Observ. XIX.

CAS 14. La femme d'un cocher vint trouver M. Foubert & lui demanda son avis sur deux Cancers qu'elle avoit à ses mammelles, dont l'un étoit ulcéré. M. Malaval s'y trouva, & il fut conclu qu'on feroit l'amputation de l'une & de l'autre mammelle. La malade souffrit la première opération avec beaucoup de courage, & desira qu'on procédât tout de suite à la seconde, ce qui fut exécuté. Les accidens des deux opérations ne furent pas plus grands que ceux d'une seule, & la guérison ne fut pas plus longue. Huit ans après, la malade n'avoit point éprouvé de rechûte. *Mém. de M. le Dran.* Observ. XX.

CAS 15. En 1749, un Abbesse vint à Paris, consulter M. le Dran, sur une tumeur très-grosse qu'elle avoit à la mammelle droite. Elle y sentoit une douleur continuelle, mais sourde; les douleurs pongitives étoient légères & rares, & il n'y avoit point d'engorgement sous l'aisselle. M. le Dran proposa l'opération, mais la malade s'y refusa. Au bout de cinq à six mois, après avoir inutilement tenté d'autres remèdes, elle revint à M. le Dran. Toute la mammelle pour lors étoit engorgée, & son volume augmenté d'un tiers, outre une certaine épaisseur aux graisses qui sont sous le muscle pectoral; mais il n'y avoit aucune glande sensible sous l'aisselle. La malade éprouvoit quelquefois des élancemens assez vifs dans la tumeur. Elle se détermina enfin à l'opération que l'on fit, en ôtant non-seulement toute la mammelle, mais encore toutes les graisses qui sont sous le muscle grand pectoral du côté de l'aisselle. La plaie qui avoit un pied de diamètre dans un sens & neuf à dix pouces dans l'autre, fut guérie en deux mois & demi, & pendant plus de quatre ans, la malade n'a point eu de récidive. *Mém. de M. le Dran.* Observ. XXI.

CAS 16. Une femme de quarante-cinq ans, qui avoit perdu ses règles à l'âge de quarante, portoit à-peu-près depuis ce tems une tumeur cancéreuse à l'ombilic. Cette tumeur qui, peu de tems après qu'elle se fut manifestée, étoit déjà de la grosseur d'un œuf, s'accrut peu-à-peu, & devint douloureuse au bout de deux ans. On tenta, pendant neuf mois, de la guérir avec des caustiques, mais fort inutilement, la maladie, au contraire, ayant fait beaucoup de progrès pendant ce traitement. La malade enfin consulta M. Civadier qui trouva la tumeur grosse comme les deux poings, ressemblante à un champignon, plus étroite par la base qui avoit quatre pouces de longueur & trois d'épaisseur; les bords de l'ulcère étoient durs & calleux, il en sortoit une sanie d'une odeur affreuse, & souvent beaucoup de sang. M. Civadier crut qu'il n'y avoit pas de tems à perdre, & fit sur-le-champ l'opération. Les bords renversés de la tumeur le favorisèrent beaucoup pour l'assujettir, il l'emporta jusqu'à sa racine, & il n'y eut point d'hémorrhagie. L'on pansa la plaie, suivant les différens états de l'ulcère, qui alla de mieux en mieux, & guérit dans son tems, sans aucun accident. *Mém. de M. le Dran.* Observ. XXV.

CAS 17. Une demoiselle, âgée de cinquante ans, avoit perdu ses règles à quarante-cinq, & n'avoit senti aucune incommodité. Depuis deux ans, elle s'étoit apperçue que sa mammelle droite étoit plus grosse que l'autre, sans cependant y faire grande attention. Mais cette mammelle augmentant de volume, devint insensiblement très-ferme, & la malade alors consulta MM. Pyerat & le Dran, qui conseillèrent l'amputation à laquelle on procéda. L'on emporta exactement toute la mammelle, avec les graisses voisines qui parurent un peu trop fermes. Le cinquième jour, M. le Dran apperçut dans la partie inférieure de la plaie, une glande qui soulevoit les graisses, & paroissoit grosse comme une olive; il la saisit avec une érigne & l'emporta. La plaie qui alla bien, fut guérie en deux mois, & la malade, huit ans après, n'avoit éprouvé aucune incommodité. *Mém. de M. le Dran.* Obs. XXVII.

CAS 18. En 1780, une femme s'adressa à M. Fearon, pour faire l'extirpation d'une tumeur qu'elle avoit au sein. D'aussi loin qu'elle pouvoit se souvenir, elle avoit toujours eu dans ce sein, une petite tumeur, qui avoit grossi par degrés, & dont depuis dix ans on lui avoit conseillé de se débarrasser par l'excision. Le volume & la douleur étant toujours allés en augmentant, elle s'étoit enfin déterminée à l'opération. Le sein étoit très-volumineux, & inégal & parfaitement dur, dans toute son étendue. Les veines de la peau étoient variqueuses, & le mammelon tellement rentré, qu'on ne le voyoit plus. La malade avoit quarante-huit ans, elle étoit d'une constitution délicate, mais assez bien portante. M. Fearon fit une incision aux tégumens, un peu au-dessous du mammelon, à-peu-près horizontale & un peu plus longue que la tumeur, & sans en rien retrancher, il disséqua toutes les glandes affectées. Il rapprocha ensuite les bords des tégumens, & les maintint en contact, par des languettes d'emplâtre agglutinatif. La cicatrice se fit par simple réunion, & fut entièrement fermée au bout de dix jours. *Traité du Cancer.* CAS VI.

CAS 19. Une femme, dont le sein étoit gonflé, inégal à sa surface, & qui y sentoit des douleurs irrégulières & lancinantes qui s'étendoient vers l'aisselle & les parties voisines, consulta M. Fearon. Elle avoit refusé six mois auparavant de se soumettre à l'opération, mais à l'époque, dont il s'agit, elle y consentit.

M. Fearon ayant fait une seule incision aux tégumens, disséqua avec soin, toute la tumeur, dont la base étoit si étendue, qu'elle laissa presque tout le muscle pectoral à découvert. Les bords de la peau furent rapprochés & se réunirent, de manière qu'en douze jours, la plaie fut parfaitement cicatrisée. La femme, au bout de neuf ans, étoit bien portante. *Traité du Cancer.* CAS VII.

CAS 20. Une femme ayant reçu un coup sur le sein, y sentit des douleurs pendant quelques jours, après quoi il survint dans cette partie, une tumeur dure, dont le volume augmenta pendant dix ans. Elle s'adressa pour lors à M. Fearon; la tumeur à cette époque s'étendoit de la clavicule à l'abdomen, & du sternum à l'aisselle ; la peau à sa surface étoit froncée, le mammelon rentré en-dedans, & les veines étoient variqueuses. La malade avoit pris fort inutilement beaucoup de remèdes de charlatans, & d'autres prescrits par des personnes de la Faculté. Elle consentit à l'opération qui fut faite, suivant la même méthode que dans les deux cas précédens, & qui procura une parfaite guérison. La tumeur étoit si volumineuse, que les tégumens, après avoir été rapprochés & mis en contact, formoient de grands plis, ou sillons, qui cependant s'effacèrent bientôt, de manière que ce même sein, après la guérison, paroissoit rond & potelé, & que quand cette personne étoit habillée avec un corps, on ne pouvoit pas distinguer celui qui avoit été opéré. *Traité du Cancer*, Cas IX.

Cas 21. Une femme de soixante ans consulta M. Fearon, pour un Cancer qu'elle avoit depuis long-temps au sein, & pour lequel elle n'avoit pas encore pu se résoudre à se faire opérer. Elle attribuoit sa maladie à un violent chagrin, à la suite duquel elle avoit apperçu une petite dureté dans un des seins, qui avoit dès-lors augmenté graduellement, & qui à cette époque étoit fort volumineux, fixement attaché au muscle pectoral & aux côtes, & ulcéré tout au tour du mammelon. Les douleurs étoient lancinantes dans toute l'étendue de la tumeur, qui étoit par-tout dure & inégale. Malgré que les apparences fussent aussi peu favorables, la malade disant que son état ne pouvoit être empiré par l'opération, M. Fearon l'entreprit & l'exécuta en présence de deux autres Chirurgiens. Il enferma toute la partie ulcérée des tégumens, entre deux incisions ; & fut obligé pour enlever toute la tumeur, d'emporter une portion considérable du muscle pectoral, & de mettre deux côtes à découvert. Les bords de la plaie cependant ayant été rapprochés & mis en contact, se réunirent, & la cicatrice fut fermée dans le tems ordinaire. *Traité du Cancer*, Cas XI.

Cas 22. M. Rumsey, Chirurgien à Amersham, avoit amputé une tumeur squirrheuse au sein d'une femme de 54 ans, & après l'avoir pansée suivant la méthode ordinaire, il ne put point faire cicatriser la plaie ; il s'y forma au contraire un ulcère dont l'étendue augmentoit de plus en plus, & tout le sein bientôt parut affecté. En 1784, M. Rumsey ayant vu opérer M. Fearon, voulut faire l'essai de sa méthode sur ce cas, & le pria d'assister à l'opération. Il fit une double incision dans laquelle il enferma l'ulcère qui avoit plus de trois pouces de diamètre. Comme la malade avoit beaucoup d'embonpoint, & le sein étant naturellement fort gros, il y eut encore, après l'extirpation de toute la partie glanduleuse, assez de peau pour en recouvrir toute la plaie, & mettre les bords en contact. La réunion s'en fit parfaitement, & la malade s'est toujours bien portée depuis. *Traité du Cancer*, Cas. XII.

Cas 23. Une femme qui avoit depuis plusieurs années fait usage inutilement de beaucoup de remèdes pour une tumeur cancéreuse qu'elle avoit au sein, se détermina enfin à la faire extirper. L'opération fut faite par un Chirurgien de réputation, qui avec la tumeur enleva un lambeau de forme ovale ; mais la plaie ne se cicatrisant pas, la malade, huit mois après, consulta M. Fearon, qui trouva le sein gonflé & durci dans toute son étendue, & à sa surface un ulcère de la largeur de deux pouces. Il la détermina facilement à subir une seconde opération, & disséqua toute la masse affectée, avec laquelle il emporta la portion de peau ulcérée, qu'il avoit d'abord séparée du reste par une double incision. Il rapprocha les bords de celle qui étoit saine ; la réunion s'en fit promptement, & la malade a constamment joui d'une bonne santé depuis cette époque. *Traité du Cancer*, Cas XIII.

Cas 24. Un homme de 42 ans, pâle & défait, se plaignoit depuis deux ans d'un gonflement dans l'un des testicules. Pendant la première année, cette incommodité ne l'avoit pas beaucoup inquiété, quoique de tems à autre, (une ou deux fois la semaine,) il y sentit quelques douleurs lancinantes. Mais ensuite le volume de la tumeur augmenta prodigieusement, & les douleurs devinrent si fréquentes & si vives qu'il ne pouvoit plus dormir sans le secours de l'opium. Se voyant dans cet état, il entra dans un des grands hôpitaux de Londres, où il demeura plusieurs mois, & en sortit enfin après avoir été déclaré incurable.

M. Fearon, qui le vit à cette époque, fut d'abord effrayé de la grandeur du mal ; la tumeur étoit plus grosse que la tête, s'étendant depuis l'anneau jusqu'à l'anus, elle cachoit la verge & l'autre testicule ; il y avoit des ulcères en différens endroits de sa surface. Quelque défavorable que fut le pronostic, le malade voulant à tout prix tenter tout ce qui pouvoit encore lui donner une chance de de guérison, M. Fearon entreprit, en présence de plusieurs Chirurgiens, l'extirpation du testicule affecté. Ayant du premier coup de bistouri découvert le cordon spermatique, il le trouva tellement gonflé près de l'anneau, (quoiqu'on n'y apperçût ni dureté, ni inégalité,) qu'il pensa qu'il pourroit y avoir complication de hernie de l'omentum ou des intestins ; cette idée l'engagea à procéder avec plus de ménagement dans le reste de l'opération, mais elle ne se trouva pas fondée ; il n'y avoit qu'un épaississement des membranes du cordon, occasionné probablement par le poids de la partie. L'on fit une incision au travers des tégumens, depuis le haut de la tumeur jusqu'à la partie la plus basse, ou-à-peu-près ; l'on en fit une seconde, qui commençoit un peu au-dessus de la partie ulcérée, & qui rencontroit l'extrémité inférieure de la première, elles renfermoient entr'elles toute la portion de peau qui avoit souffert. Cette portion de peau fut emportée avec la tumeur, que l'on disséqua de haut en bas, pour la détacher de la partie saine du scrotum, après avoir fait la ligature du cordon. On rapprocha soigneusement les bords de la plaie, qui se cicatrisèrent, & le malade, au grand étonnement de tous ceux qui l'avoient vu, se rétablit parfaitement, & il s'est toujours bien porté depuis. *Traité du Cancer*, Cas XXIV.

Nous pourrions, sans peine, joindre à ces faits un beaucoup plus grand nombre d'observations du même genre; mais celles que nous venons de rapporter, extraites des ouvrages de trois des principaux Auteurs qui ont écrit sur le Cancer, suffiront pour appuyer ce que nous avons dit ci-dessus, des avantages que promet l'opération lorsqu'elle est faite à tems, & de la chance de guérison qu'elle peut encore donner, lors même que le mal a déjà fait de grands progrès. Mais une circonstance bien remarquable dans les cas ci-dessus, c'est la grande différence qui se trouve relativement à la célérité de la guérison entre ceux que M. Fearon a opérés, & ceux qui l'ont été par l'ancienne méthode. Dans ces derniers, il y a toujours une plaie d'une grande étendue, qui au premier pansement paroît encore plus grande qu'elle n'étoit immédiatement après l'opération, à cause du gonflement & de l'inflammation de ses bords. Cette plaie prend toujours beaucoup de tems pour se fermer, souvent deux ou trois mois, & même davantage; quelquefois elle ne peut pas se fermer complettement, & lorsqu'elle est réduite à un petit espace, on la voit se r'ouvrir & s'ulcérer. Il n'est pas impossible que la prompte cicatrisation, qui a eu lieu dans les cas opérés par M. Fearon, n'ait influé sur la durée de la guérison, en mettant à l'abri de l'air & de l'inflammation, les parties voisines de celles qui avoient souffert par la maladie; c'est ce que le tems & l'expérience mettront dans un plus grand jour.

M. Fearon nous donne l'histoire de vingt-deux cas opérés suivant sa méthode. De ce nombre il y en a deux où les malades ont éprouvé des rechûtes, & ont succombé à la maladie, il y en a un troisieme où la malade, au bout de quelques tems, paroissoit un peu menacée d'un sort pareil; ces trois cas prouvent qu'il n'y a point de méthode qu'on puisse regarder comme un moyen de guérison infaillible, lors que le mal a fait de certains progrès; mais ils démontrent toujours davantage la nécessité de faire l'opération de bonne heure. Au reste, nous ne connoissons aucune autre collection de faits du même genre, qui présente une suite d'aussi grands succès; ils seront plus frappans encore si l'on se souvient que cet Auteur n'a publié que les cas les plus graves qu'il ait rencontré dans sa pratique, & qu'il a mis dans ce nombre tous ceux qui pouvoient témoigner contre l'efficacité de sa méthode; ils le seront même davantage si l'on observe qu'il n'a parlé que de Cancers aux seins ou aux testicules, parties où l'extirpation des tumeurs de cette nature a toujours été regardée comme une opération d'une plus grande importance, & d'un succès plus incertain, que lorsque la maladie occupoit quelqu'autre siége. M. Hill, comme nous l'avons dit ci-dessus, en suivant la méthode ordinaire, a guéri complettement six malades au moins sur sept; mais de quatre-vingt-huit personnes qu'il a opérées, il n'y en avoit que cinq qui eussent un Cancer au sein, dont trois n'ont point obtenu de guérison. Si, comme il y a lieu de s'en flatter, des expériences ultérieures confirment les avantages de la méthode de M. Fearon, on pourra la regarder comme un des grands bienfaits dont l'humanité soit redevable à la Chirurgie.

CANNEPIN. Peau très-fine qui sert aux Chirurgiens pour essuyer leurs lancettes, & juger de la bonté de leur tranchant; car lorsqu'en perçant cette peau, bien tendue, avec la lame, on entend un petit craquement, c'est une preuve que la pointe est émoussée. De même, lorsqu'en la coupant après l'avoir percée, il se fait un déchirement, & non une section nette, on ne peut douter que le tranchant de la lancette ne soit mauvais. (*Extrait du Dictionnaire de Santé*).

CANNULE, *de Cannula*, diminutif de *Canna*, canne ou roseau. C'est un instrument de Chirurgie pour l'ordinaire cylindrique, creux, ouvert des deux bouts, fait d'or, d'argent, de plomb ou d'autres substances. On s'en sert à différens usages, & l'on en varie la forme, qui peut être plus ou moins longue, ou plus ou moins applatie, suivant l'objet qu'on a en vue. Les Anciens qui faisoient grand usage du cautère actuel, avoient des Cannules de fer ou de cuivre, à travers desquelles ils passoient dans certains cas le fer rougi, de peur qu'il n'offensât les parties circonvoisines. On a des Cannules qu'on emploie avec divers instrumens pointus dont on se sert pour ouvrir des cavités, telles que le bas-ventre ou la vessie, lorsqu'il faut faire sortir des fluides qui y sont contenus; la Cannule en pareil cas demeure dans la plaie pour donner un plus libre écoulement à ces fluides. *Voyez* Trocar. On introduit aussi des Cannules dans les plaies pour les tenir ouvertes, & donner issue aux matières qui pourroient s'y accumuler; cette pratique cependant peut avoir des inconvéniens, & M. Louis remarque, avec raison, que les cannules introduites dans les plaies agissent souvent comme tout autre corps étranger, qui par sa présence en rend les parois dures & calleuses, & occasionne des fistules. Il faut, dit-il, savoir s'en servir à propos, & en supprimer l'usage à tems.

CANTHARIDES; c'est le nom d'un insecte, qu'on trouve assez abondamment dans les pays méridionaux de l'Europe, & particulièrement en Espagne & en Italie. Sa substance qu'on réduit en poudre pour l'usage est extrêmement âcre & irritante; appliquée sur la peau, elle l'enflamme d'abord, & en détache ensuite l'épiderme qu'elle élève en ampoules, ou cloches pleines de sérosité; effet qu'elle produit d'une manière plus complette qu'aucun des rubéfians végétaux. L'on s'en sert ordinairement sous la forme d'un emplâtre connu sous le nom d'emplâtre vésicatoire. Mais cette simple application extérieure a quelquefois l'inconvénient d'irriter la vessie, & d'occasionner de la difficulté d'uriner, accompagnée de douleur, & même de chaleur fébrile; il est rare cependant que ces symptômes soient portés à un certain degré de violence; & quand ils se manifestent, on vient pour l'ordinaire facilement à bout de les calmer par un usage abondant de boissons mucilagineuses.

La poudre de Cantharides prise intérieurement, même à la dose de quelques grains seulement, occasionne souvent un pissement de sang, des douleurs cruelles de vessie & d'entrailles, & d'autres symptômes promptement funestes. Hermann a vu un quart de grain de cette substance, produire une inflammation des reins, un pissement de sang & une violente ischurie. Cependant l'expérience a prouvé, qu'on peut la donner en doses plus grandes que cette dernière, non-seulement sans inconvénient, mais même avec le plus grand succès, pour des maladies qui ne cèdent point à des remèdes d'une nature moins irritante. Ainsi, dans les tempéramens phlegmatiques, lorsque les viscères, & particulièrement les reins & les uretères sont surchargés de glaires épaisses & tenaces, on emploie quelquefois les cantharides avec le plus grand succès, sans qu'elles manifestent leurs effets irritans. Méad observe que l'écoulement qu'on voit souvent subsister pendant longtemps à la suite des gonorrhées, malgré les remèdes balsamiques & autres qu'on est dans l'usage d'employer, cèdent quelquefois avec la plus grande facilité à ce même moyen, qui réussit aussi fréquemment dans les cas de maladies cutanées opiniâtres. Nous l'avons vu réussir très-bien dans des cas de perte blanche. L'on prépare une teinture spiritueuse de cette substance, qui, pour l'usage intérieur, est de beaucoup préférable à la poudre. Mais lorsqu'on administre ce remède, sous quelque forme que ce soit, on doit être très-attentif à ne commencer que par de petites doses, que l'on peut augmenter graduellement en veillant avec soin sur les effets, il convient aussi de faire prendre en même-tems aux malades beaucoup de boissons mucilagineuses. Le camphre paroît avoir la propriété de diminuer l'action irritante des Cantharides sur la vessie, il a manifestement, dans un cas venu à notre connoissance, aidé une personne qui prenoit de la teinture de Cantharides, à en supporter une dose beaucoup plus forte qu'elle ne pouvoit le faire sans ce secours.

On emploie quelquefois la teinture de Cantharides comme un simple rubéfiant, pour faire des frictions sur des tumeurs indolentes, mais généralement on préfère l'emplâtre vésicatoire lorsqu'il faut dissiper l'engourdissement du principe vital, ou déterminer son action & l'*impetus* des fluides vers quelque partie extérieure, en les détournant de quelqu'autre plus importante, on a mis avec le plus grand succès des vésicatoires sur le sacrum dans des cas où une paralysie de la vessie occasionnoit une rétention d'urine. Appliqués sur le périnée, ou au-dessus du pubis, ils ont souvent été très-utiles dans des cas de strangurie occasionnée par des spasmes de la vessie ou du canal. *Voyez* VÉSICATOIRES.

CAPELINE; nom d'un bandage dont on se servoit autrefois après les amputations des extrémités pour contenir l'appareil qu'on avoit mis sur la plaie; c'étoit une bande de toile, large de trois travers de doigts, & longue de six à sept aunes, roulée à un ou à deux chefs. On se sert préférablement aujourd'hui de bandages qui compriment moins les parties que ne faisoit celui-ci. *Voyez* particulièrement celui que nous avons décrit à l'article AMPUTATION.

CAPILLAIRE. (fente.) Ῥωγὴ, *fissura Capillacea.* C'est une fracture du crâne dans laquelle les parties de l'os rompu restent toujours en contact & paroissent au-dehors comme un cheveu qui seroit tendu immédiatement sur le crâne. Ce genre de fracture peu inquiétant en apparence, est cependant très-fâcheux en lui-même pour deux raisons principales. 1.° En ce que la secousse qui a occasionné la fracture, n'ayant point été amortie sur le lieu même, elle s'est communiquée ailleurs, soit à la table interne, au côté opposé ou plus profondément dans l'intérieur du crâne. 2.° En ce que la fracture ne laissant au-dehors aucune ouverture par laquelle le sang ou les humeurs qui s'épanchent par la suite puissent s'écouler, il s'ensuit toujours des accidens graves qui dérivent de la compression, & qu'on rapporte mal-à-propos à la commotion dont les effets sont souvent dissipés, ainsi qu'on le verra dans l'histoire des fractures du crâne. Il faut prendre garde de confondre les fentes Capillaires avec quelques scissures vasculaires incrustées sur l'os. Ces méprises peuvent avoir lieu sur la partie écailleuse du temporal où l'on trouve souvent ces sortes de scissures destinées à recevoir les ramifications des artres & des nerfs temporaux profonds; mais à dire vrai, ces apparences n'en imposent point à ceux qui connoissent bien la disposition de ces scissures, & qui réfléchissent avant de se décider d'après la comparaison des objets. Hippocrate s'est laissé tromper dans une circonstance pareille, & il a avoué sa faute avec cette grandeur d'âme qui caractérise le savoir. Les fentes Capillaires sont des signes qui indiquent toujours la nécessité du trépan, pour évacuer le sang qui pourroit être épanché, soit sous la fente, ou dans son voisinage. *Voyez l'article* TRÉPAN. (*M. PETIT-RADEL.*)

CAPIVACCIO (Jérôme) Médecin de Padoue. Après avoir fait une étude approfondie des langues anciennes & modernes, des belles-lettres & de la philosophie, Capivaccio professa pendant trente-cinq ans dans Padoue, avec une éloquence à laquelle il dut vraisemblablement la plus grande partie de sa réputation. Il préféra constamment sa patrie aux appas des richesses que les Princes voisins lui ont offertes pour l'attirer dans leurs Etats. Il mourut en 1589, & laissa plusieurs ouvrages d'Anatomie justement critiqués des Savans. Son Traité des maladies Chirurgicales offre des détails intéressans sur plusieurs points, & principalement sur les maladies des yeux. Il a écrit aussi sur l'emploi des cautères. (*M. Petit-Radel*).

CARCINOME Καρκίνωμα de καρκίνος une écrevisse, & de νέμω, je ronge. — *Voyez* Cancer dont ce mot est synonyme.

CARDIOGMUS. Aneurisme vrai formé dans l'aorte auprès du cœur, ou dans le cœur même. Cette maladie qu'il n'est pas toujours facile de reconnoître, sur-tout dans ses commencemens, se manifeste particulièrement par une douleur constante, & plus ou moins vive dans la région du cœur, & des gros vaisseaux, par la sensation d'un grand poids dans la poitrine, accompagnée de battement; sensation qui augmente beaucoup, & qui devient extrêmement pénible lorsque le malade fait quelque mouvement, & par la gêne qu'éprouve la circulation, qui en est tellement dérangée que le pouls disparoît quelquefois totalement de l'un ou de l'autre côté du corps. Ajoutez à ces symptômes une difficulté de respirer qui souvent devient extrême, & à laquelle se joint quelquefois une toux fatigante. Le malade a de la peine à trouver une situation dans laquelle il puisse rester, il souffre moins lorsqu'il est debout, ou que sa tête est penchée en avant; il éprouve, dans bien des cas, des douleurs spasmodiques violentes & qui se font sentir plus ou moins fréquemment le long du diaphragme. Lorsque le sac aneurismal est tourné du côté des côtes, il arrive quelquefois qu'il les détruit, & qu'il vient enfin se montrer à l'extérieur. *Voyez* Aneurisme.

Quoique l'aneurisme de l'aorte soit une de ces maladies auxquelles les secours de la Médecine & de la Chirurgie ne sauroient apporter de guérison, l'art peut cependant faire quelque chose pour pallier les souffrances des malades, & même pour prolonger leur vie, lorsque la nature du mal est déterminée. Les petites saignées répétées de tems à autre suivant les circonstances, le repos du corps, le régime antiphlogistique dans toutes ses parties. (*Voyez* Antiphlogistique), seront en pareil cas d'un grand secours, surtout si l'on peut reconnoître la maladie avant qu'elle ait fait de grands progrès. Dans ses commencemens, pour l'ordinaire, on la confond malheureusement sous le nom d'asthme, avec d'autres maux d'une nature absolument différente, & l'on n'observe pas assez les symptômes qui pourroient la faire distinguer.

CARIE, Τερηδων, *Caries*, *sphacelus ossium*. C'est une érosion, ou corruption particulière aux parties dures ou osseuses du corps, qui produit le même effet que l'ulcère, ou la gangrène sur les chairs, & généralement sur toutes les parties molles. On ne doit point confondre cet état avec l'érosion ou usure des os, qui accompagne souvent les tumeurs fongeuses de la dure-mère, & les aneurismes très-volumineux. La pression de ces tumeurs mine, & détruit tellement la substance de l'os, qu'on n'en trouve aucun vestige. L'os disparoît ici, mais sans aucune suppuration ou corruption de son parenchyme; aussi les bords usés sont-ils ordinairement unis & polis, & avec leur couleur naturelle, ce qui n'a point lieu dans la Carie. Hippocrate est le premier Auteur qui ait parlé de cette maladie; mais il est aisé de voir dans les Traités où il en fait mention, qu'il ne s'en formoit point une idée bien exacte. Ici, il l'attribue à une pituite séchée entre les lames des os, là à une terre racornie par la chaleur, ailleurs à un défaut de mucosité. Le pronostic qu'il établit, n'est pas mieux fondé que son diagnostic.

Celse n'offre aucune opinion sur la cause de la Carie, il ne parle même que très-peu de ses signes, mais il s'étend davantage sur son traitement. Cet Auteur donne des avis, dont Beloste a fait une méthode qui lui a valu beaucoup trop de louange de la part de ceux qui n'avoient point lu Celse. Cet Auteur conseilloit de mettre à découvert la partie cariée, & de percer de distance en distance avec un trépan pyramidal, jusqu'à ce que la sciure ne fût plus noire. Quand la Carie n'étoit que superficielle, il vouloit qu'on la brulât avec un fer chaud, ou qu'on la ruginât jusqu'à ce que le sang sortît par goutte, & que la blancheur du fond montrât que la portion cariée avoit été complettement enlevée; & alors il saupoudroit la surface avec du nitre bien fin. Quand la Carie étoit plus profonde, il vouloit qu'on fît des trous à travers l'os avec un instrument que l'on peut rapporter à nos couronnes de trépan, d'après la description qu'il en donne; & après l'ouverture faite il vouloit qu'on passât un fer rouge à travers, pour brûler jusqu'à ce qu'on fût parvenu jusqu'à la partie sèche. *Simul enim*, continue-t-il, *post hæc & resolvetur ab inferiore osse quodcumque vitiatum est*, *& is sinus replebitur carne*; *& humor aut nullus postea feretur aut mediocris.* Si la Carie pénétroit jusqu'au côté opposé de l'os, il vouloit que l'on continuât l'excision, quand l'étendue n'en est pas plus grande que celle que pourroit comprendre la couronne du trépan, il employoit l'instrument qu'il nomme *Modiolus*. Quand la Carie étoit très-grande, il ordonnoit qu'on fît des trous avec un perforatif à l'entour de ses bords, & ensuite qu'on coupât les intervalles avec un fort ciseau & un marteau. Galien est celui des Anciens qui nous paroisse avoir mieux connu la nature de la Carie, & les remèdes qu'elle demande. Il compare cette affection à un ulcère dans les parties molles; il dit qu'elle est occasionnée par une mauvaise sanie que les chairs des environs fournissent & qui corrompt les os qu'elle humecte. En conséquence de cette théorie, & de l'axiome général, que les contraires se guérissent par leurs contraires.

Galien fut naturellement porté à recommander les dessicatifs dans toutes les Caries. L'opponax, la poudre de racine de peucedanum, quelques emplâtres composés, tels sont les seuls remèdes dont il fasse mention. Les Grecs ont peu ajouté aux notions que Galien nous a transmises. Paul d'Egine donne cependant une formule différente pour produire une séparation des parties affectées; c'est un cataplasme fait de feuilles de pavot & de figuier avec de la farine d'orge & le vin, & en sa place, partie égale de jusquiame & de vitriol. Les Arabes ajoutèrent beaucoup à la liste des exsiccatifs, qui leur fut transmise par les Grecs. Leurs remèdes étoient sous forme pulvérulente & absorboient ou irritoient; ces derniers augmentoient la chaleur, & donnoient lieu à un commencement d'inflammation. Les bons effets de ceux-ci ramenèrent à la méthode de Celse, qu'on avoit trop négligée, & ce fut celle qu'on suivit, depuis que les Lettres fleurirent en Europe, dans le quatrième & le quinzième siècle, ainsi qu'on le peut voir dans Guy de Chauliac & autres. Il étoit réservé aux notions de Chimie à faire naître une toute autre méthode que celle de la cautérisation par le feu, & de la trépanation. Angelo Bolognino, dit, en partant de la guérison des ulcères, que de son temps, quelques-uns employoient l'huile toute bouillante, du soufre enflammé, & de l'eau dont on s'est servi pour séparer l'or d'avec l'argent. Bientôt Jean de Vigo, ajouta l'huile de vitriol, l'onguent ægyptiac, le vitriol brûlé, comme catheritique, après quoi il pansoit avec l'onguent déterfif d'ache, & il assure que l'exfoliation se faisoit après quarante jours d'un pareil traitement. Vésale dans sa grande Chirurgie parle de l'huile de soufre & de l'euphorbe contre la carie; mais il préfère une préparation d'antimoine, dont il ne donne point la description.

Paré dit encore plus précisément qu'Albucasis que l'application des onctueux & huileux, ou des humectans & suppuratifs corrompt les os, il paroît plus que ses devanciers préférer les simples desséchans, ou les poudres absorbantes. Fabrice d'Aquapendente a moins avancé l'Art en ce point que ses prédécesseurs; il recommande, on ne sait trop pourquoi, le suc de poireau avec le sel pour dessécher encore plus les os après qu'on les a brûlés. Fabrice de Hilden n'a point mérité ce reproche: plus positif que Paré, en défendant l'application de tous les remèdes humectans & huileux sur les os à nud, il semble insinuer qu'on doit toujours attendre l'exfoliation de tout os mis à découvert, quoique dans quelques-unes de ces observations, il cite des exemples de guérison sans aucune exfoliation, dans le cas d'os à découvert. Il est le premier qui ait parlé de la teinture d'euphorbe dans l'esprit-de-vin, malgré ce qu'aient dit ses prédécesseurs sur l'acrimonie de cette substance. Quelque tems après, on préconisa les huiles essentielles des végétaux; le remède favori de Tulpius étoit l'huile de cinnamome avec l'huile de sublimé. Barbette, Verduc, Musitan vers la fin du siècle dernier, non-seulement employèrent différentes espèces de ces huiles, mais encore leur teinture dans les esprits ardens, & autres compositions dessicatives des Anciens, les alkalis fixes & volatils & autres acides dont nous avons déjà fait mention. Mais pendant que le plus grand nombre cherchoit ainsi de nouveaux moyens, quelques-uns revinrent toujours aux méthodes de Celse, la perforation, le trépan, l'excision, la cautérisation, & d'autres s'en tenoient aux simples aqueux, & à la charpie sèche. Jean-Louis Petit est des derniers Auteurs celui qui se soit le plus étendu sur la Carie. Il parle des douleurs sourdes & profondes qui l'annoncent dans les abcès qui se forment près des os, de cette lividité, & spongiosité des chairs, des excroissances qui s'en élèvent, de leur saignement sans grande douleur, pour peu qu'on les touche, de l'abondance des matières plus grande que celle que devroit fournir l'ulcère, de leur mauvaise odeur, de la couleur brunâtre, de l'empreinte noirâtre qu'elles laissent sur les emplâtres & compresses quoiqu'il n'y ait point de plomb dans leur composition, & de l'inégalité des os que la sonde fait découvrir sur leur surface.

Il est aisé de voir, d'après les détails où nous venons d'entrer, que la pratique des Chirurgiens a été jusqu'ici assez incohérente, ce qui vient de ce que les observations & distinctions n'ont point été faites avec tout le scrupule qu'on devoit apporter dans une pareille matière. Différentes expériences ont constaté que les os tels durs qu'ils soient, étoient perméables à des humeurs qui leur portoient des principes de vie; qu'un os chez le vivant étoit une véritable éponge dont le parenchyme étoit pénétré d'un très-grand nombre de vaisseaux, & d'une terre calcaire qui lui donnoit de la solidité; qu'il y avoit une circulation continuelle dans les vaisseaux qui apportoient les humeurs aux spongiosités de ce parenchyme, & ceux qui emportent de mêmes spongiosités. De ce que les os ont une telle organisation, ils peuvent donc partager les affections des chairs, s'enflammer, suppurer, être sphacélés, passer à la gangrène sèche, humide, se gonfler & enfin offrir les mêmes désorganisations que les parties molles en état de maladie, & c'est ce que la pratique confirme tous les jours. La carie peut provenir d'un vice local, & assez souvent elle est la suite d'une contusion sur l'os, d'une suppuration du perioste, d'une plaie où l'os a été découvert & trop longtems exposé aux injures de l'air, d'une fente ou fracture de l'os, d'une exostose, des abcès, ou des inflammations qui se forment dans la moëlle. Mais le plus souvent elle dérive d'un levain vénérien, scrophuleux, vérolique ou cancéreux qui fixé sur les os, y attire une stase, & occasionne la suppuration ou la gangrène. Dans tous ces cas l'humeur qui exsude, acquiert une acrimonie corrosive qui détruit le parenchyme de l'os, & dissoud la partie terreuse qui lui donnoit sa solidité nécessaire, & fait du tout un putrilage qui s'échappe peu-à-peu sur la suppuration putride qui survient. Elle se manifeste par des signes évidents comme nous les verrons à chacune de ses espèces, & ses suites sont plus ou moins graves à raison de sa nature, & de celle des os qu'elle attaque. Plus ceux-ci approchent le tronc ou la tête, plus l'on a craindre à raison du vice qui peut se communiquer aux parties environnantes, & de la difficulté de l'amputation, quand la carie est telle qu'elle ne laisse que ce seul moyen de guérison. La carie qui attaque l'extrémité spongieuse des os longs, est plus dangereuse, & plus difficile à guérir que celle de leur diaphyse à raison de la vermoulure, qui en est souvent la suite, & de ce que le mal souvent gagne les articulations. La nature de la carie entre également pour beaucoup dans le prognostic, ainsi qu'on le verra dans l'histoire de ses espèces. Entrons actuellement dans des détails qui puissent nous mettre de plus en plus à même d'établir ces vérités; nous les extrairons du D. Monro, l'Auteur qui a le mieux écrit sur cette matière, & pour mettre plus d'ordre dans ce que nous en dirons, nous suivrons sa nomenclature.

De la Carie seche.

Celle-ci est désignée ainsi par M. Petit, parce que l'os quoique malade, est néamoins assez ferme, uni, & rend peu ou point de matière. Sa couleur est d'abord peu changée, mais néanmoins, quand l'exfoliation veut se faire, elle tire sur le gris; elle devient par la suite brunâtre, & même noire. Cette exfoliation peut plus facilement s'obtenir, que dans toute autre espèce, & avant qu'elle se fasse, on entend un son aigu quand on touche l'os avec une sonde, comme le remarque Marc-Aurelle Séverin. Bientôt les bords de l'os carié s'élèvent, & quand on presse la partie qui doit s'exfolier, on voit sortir le pus ou le sang de dessous elle, les granulations paroissent à l'entour. L'os s'élève insensiblement vers le milieu, jusqu'à ce que la partie cariée se soit séparée des nouvelles chairs qui croissent audessous, & qui la chassent au-dehors. Quand elle est tombée, l'ulcère paroît ensuite dans le meilleur état de guérison; & quoiqu'une assez grande épaisseur de l'os ait été enlevée, cependant quelque tems après, à peine paroit-il la moindre dépression, les nouvelles chairs qui ont cru, suppléent en grande partie ce qui a été emporté. On observe les mêmes phénomènes dans le détachement des escarres gangréneux de la peau, ou à la suite de l'application d'une pierre à cautère sur quelques parties du corps. D'abord le contour de l'escarre s'enflamme, il s'y fait une crevasse d'où le pus sort pour peu qu'on presse la partie, & souvent spontanément; la crevasse grandit de plus en plus, de nouvelles chairs s'en élèvent, & la suppuration avance de la circonférence vers le centre, jusqu'à ce que la partie sphacelée tombe, & qu'une bonne incarnation supplée à son défaut. Quiconque a l'esprit de comparaison, voit une parité entre ces deux affections; l'effet dans les os est néanmoins plus lent à raison de la solidité, & de la résistance des fibres osseuses, mais il n'en est pas moins le même. Les phénomènes dont nous venons de faire mention, confirment de plus en plus qu'on peut appeler cette espèce de carie, la gangrène des os.

Quand tout indique que les choses se passent comme nous venons de l'annoncer, que l'ulcère est suffisamment étendu pour donner issue aux matières qui s'échappent, la nature abandonnée à elle-même peut terminer la maladie par une guérison complette. Si le pus est doux, point trop abondant & de bonne couleur, il sera le meilleur topique incarnatif que l'on pourroit vainement chercher ailleurs. Il faut seulement ne point l'enlever trop souvent, ni ne point le laisser séjourner, crainte qu'il ne devienne trop acrimonieux. Si le pus est trop peu abondant, on a recours aux huiles ordinaires, aux baumes, & aux résines qu'on regarde communément comme les meilleurs suppuratifs; on prescrit l'onguent basilicum le liniment d'Arceus, ou tous les autres topiques qu'on applique communément sur les escarres dont on veut procurer la chûte. Si, pendant que l'exfoliation s'opère, le pus ne peut sortir au-dehors, pour empêcher qu'il ne fuse ailleurs, on aggrandira l'ouverture soit avec l'éponge préparée, ou avec le bistouri, ou le caustique; les deux dernières méthodes nous paroissent préférables. Quand la dilatation est suffisante, on remplit l'ulcère de bourdonnets mollets, & l'on applique des compresses & un bandage un peu serré d'abord, & qu'on relâche par la suite.

Mais assez souvent la couleur de l'os n'est pas beaucoup changée, elle n'est pas suffisamment noire pour qu'on croie que sa substance est entièrement mortifiée; & quand il ne paroît aucun signe d'exfoliation, il seroit bien long d'en laisser le travail à la nature. C'est alors qu'on peut en venir aux méthodes de Celse, à la lime, à la rugine; si la carie est superficielle, on rendra la mortification complette, en y appliquant un fer rouge, ou un cautère potentiel, après quoi le cas devient simple & semblable à celui que nous venons de rapporter. Si le mal est trop profond pour que l'action du fer & du caustique puisse aller au-delà, il faut recourir au ciseau

qu'on

qu'on fera agir en le frappant avec un maillet de plomb ou de bois, pour donner moins de secousses au membre, & quand on en a suffisamment emporté, on confie le reste à la nature qui bien-tôt fait pulluler des bourgeons. „ Si vous demandez au commun des Chirurgiens, dit le D. Monro, quels sont les meilleurs topiques pour faire venir ces bourgeons, tous vous répondront le pus, & les substances balsamiques & onctueuses; & aussi ce sont ceux qu'ils emploient dans tous les cas, excepté dans ceux de dénudation des os. Mais pourquoi ici cette exception? c'est, continue-t-il, ce que je ne puis comprendre. Les parties qui donnent difficilement des bourgeons, sembleroient demander les plus puissans incarnatifs, & cependant, après un grand nombre d'expériences, je puis assurer qu'aucun remède ne prévient tant la corruption des os découverts, que les corps gras, les baumes & les pansemens rares. Avec ces remèdes & ces attentions, on voit tous les jours les extrémités des os sciés dans les amputations, se couvrir de chairs; de grandes portions de crâne, du tibia, & d'autres os, fournir des bourgeons après être resté long-tems dénudés à la suite des blessures, des contusions, & des procédés relatifs aux Caries, comme il en est nombre d'exemples. „ Il est clair que dans la circonstance dont nous parlons, soit quand on a emporté une portion d'os corrompu, ou quand un os sain a été mis à découvert, & qu'on cherche à guérir sans exfoliation, que tous topiques qui peuvent faire mourir les chairs extérieures, tels que les corrosifs, doivent être scrupuleusement évités, ainsi que tous ceux qui endurcissent & sèchent les fibres, de manière à empêcher la végétation des bourgeons, comme les spiritueux. Les seuls remèdes propres alors à remplir les indications, seront donc des absorbans, tels la poudre de corail, les yeux d'écrevisses, & mieux encore la charpie sèche, les poudres qui ont quelque chose d'âcre, & en même-tems d'aromatique, comme celles des racines d'aristoloche, de brione, de peucedanum, d'aloès, de myrrhe & d'euphorbe. Ces poudres en même-tems qu'elles absorbent, irritent, & par-là peuvent accélérer une exfoliation trop lente, & en même-tems s'opposer à la putréfaction.

Quand, malgré tous les efforts pour procurer l'exfoliation, on ne peut réussir, que le changement de couleur de la surface de l'os annonce un commencement de corruption, il faut traiter le mal comme si celle-ci étoit complette. Quand la portion cariée est trop épaisse pour être séparée par la lime ou le ciseau, on doit chercher à l'emporter avec le trépan exfoliatif, ou en faisant plusieurs trous à la circonférence de la Carie, & ensuite en coupant les intervalles, & soulevant les ponts ou espaces alors libres. Mais quelquefois l'ulcère n'est point assez étendu pour qu'on puisse y porter les instrumens propres à séparer de l'os la partie cariée; ou l'on ne sauroit l'aggrandir sans danger; alors on ne peut hâter l'exfoliation qu'en mortifiant entièrement ce qui est carié par l'application répétée d'un fer rouge, ou du cautère potentiel. Quand on a recours au fer rouge, il faut d'abord bien sécher l'os, afin que l'humidité ne détruise point l'effet du cautère, & l'on défend les contours de l'ulcère avec de la charpie ou des chiffons. Mais s'il faut appliquer le fer rouge de tems en tems, comme dans les exfoliations laborieuses, & que la carie soit profonde, on introduira le fer à travers une canule qu'on place immédiatement sur l'os. Quand on s'en tient au cautère potentiel, la pierre à cautère des boutiques mérite la préférence sur tous les spiritueux & acides, en ce qu'elle n'occasionne point tant de douleur, & qu'elle pénètre mieux que les poudres métalliques, & qu'elle s'étend moins quand elle se fond, que les acides plus liquides. Quand la partie est complettement mortifiée, le cas revient à notre première supposition, & doit être traité de même.

Quelqu'utile que soit le feu dans le cas de Carie sèche & profonde, comme il faut en réitérer souvent l'application pour que l'effet passe par toute l'épaisseur de l'os, cette raison est un motif de préférer la lime ou le ciseau, au moyen desquels on peut emporter d'un seul coup tout ce qui est corrompu, lorsqu'on sait bien les employer. Quand on est sûr que la pièce d'os est suffisamment mobile, on aggrandit, s'il est nécessaire, l'orifice de l'ulcère, pour enlever plus facilement la pièce d'os, sans laisser aucune excavation sous les chairs; de cette manière on prévient toutes les difficultés que trouveroit une pièce d'os à se faire jour par elle-même au-dehors, ainsi que les suppurations qui accompagnent toujours ce travail.

De la Vermoulure, ou Ulcère des os.

Ce genre de Carie peut assez se comparer à un ulcère des parties molles qui auroit plusieurs sinus dans son contour, tels que j'en ai fréquemment vu, dit M. Monro, quand les tumeurs dures n'avoient suppuré qu'en partie, & ne s'étoient point entièrement fondues en pus. Quand la sanie vient d'une corruption du suc moëleux, la maladie ressemble assez à un abcès dont la matière se seroit fait jour à travers la peau, par nombre de petites ouvertures. La dégénérescence de la substance de l'os en une spongieuse & caverneuse, est évidente. La couleur de la portion cariée n'est pas si noire que dans l'espèce précédente. L'abondance de la matière qui vient des cellules de l'os, est plus grande, & elle l'est encore bien plus, quand la sanie tombe de la moëlle dans la substance spongieuse de l'os. Ordinairement elle colore les stilets d'argent, & tellement qu'on a regardé cet accident comme un signe certain de la maladie, vraisemblablement d'après ce qu'Hipocrate dit au sujet des empyiques. *Quibus à pure coloratur specillum tanquam ab igne, maximam illorum partem interire.* Des portions d'os se détachent bien, mais il ne faut point s'attendre à une exfoliation régulière; à moins qu'avec le secours de l'art, on n'ait ramené cette Carie à la première espèce. La destruction graduée des fibres osseuses par la suppuration est souvent très-remarquable ici, en sorte qu'une pièce d'os qui paroissoit aussi large que le bout du pouce, & d'un tissu très-solide, deviendra moindre que l'extrémité du petit doigt, & tellement spongieuse, qu'à peine peut-on la toucher sans la rompre.

Comme les cellules qui se sont formées dans cette espèce de Carie, retiennent la sanie âcre & putride, & contribuent par-là à rendre la maladie plus grave, il faut nécessairement détruire toute la Carie, dès que les circonstances seront favorables. Quand donc la lime, la gouge, ou le trépan pourront être employés, il faudra les mettre en usage, après quoi on en viendra au pansement dont nous avons parlé ailleurs. Si la sanie vient du tissu spongieux de l'os, on emportera les portions corrompues par une ou deux couronnes de trépan: si la Carie est très-étendue, on appliquera la couronne à la circonférence, & on enlevera les intervalles. On est quelquefois obligé d'appliquer un très-grand nombre de couronnes de trépan, sur-tout dans les Caries du crâne, & généralement dans celles de tous les os plats. On trouve, dans le premier volume des Mémoires de l'Académie Royale de Chirurgie, plusieurs observations importantes, relativement à la multiplicité des trépans, dans le traitement des Caries du crâne. Il en est une entr'autres donnée par M. de la Peyronie qui, pour enlever une Carie considérable, employa les trépans, les élévatoires, les tenailles, les scies, les limes, les villebrequins, les maillets de plombs, les gouges, les ciseaux de presque toutes les espèces. &c. Cette observation, qui offre un des plus grands faits de Chirurgie, tant par rapport à la grandeur de la maladie, & la constance du malade, que par l'intrépidité de l'opérateur, est un de ces exemples extraordinaires qui dans des cas désespérés, doit faire présumer en bien, des forces de la Nature, & des ressources de l'Art. On doit également les multiplier dans les cas de Carie au sternum, & se comporter en tout comme on le feroit à l'égard des os du crâne, sur-tout quand on a trop tardé à demander du conseil, & que la Carie a déjà fait beaucoup de progrès.

Quand la matière sort aisément à raison de ce que les ouvertures de la vermoulure sont inférieurement, ou quand on peut remplir convenablement la cavité par des pièces d'appareil, on pourra se dispenser d'emporter rien de l'os. Je fus consulté moi & M. Macgill, dit M. Monro, pour une petite fille qui, à la suite de la petite vérole, eut un ulcère près de la malléole interne, il se fit un trou dans l'os, dont l'étendue & la profondeur étoient assez grande pour recevoir le bout du doigt. Nous introduisîmes une sonde dans le tibia, trois pouces au-dessus, sans rencontrer la moindre résistance; mais en dirigeant la sonde vers le bas, nous sentîmes aussi-tôt un obstacle qui venoit de la fermeté des chairs. Une pastille faite de mirrhe, d'aloës, & de miel, fut mise chaque jour dans le trou; le malade alla à la selle chaque jour, jusqu'à ce qu'on eût supprimé l'aloës du traitement de l'ulcère. On se servit ensuite d'une injection digestive faite avec le miel rosat dissout dans l'eau, & aiguisée d'un peu de vinaigre; on continua encore quelque tems les pastilles de mirrhe & de miel, la cavité de l'os se remplit graduellement de nouvelles chairs, & bientôt s'ensuivit une guérison complette.

Quand la sanie est stagnante, à raison d'une mauvaise situation de l'ouverture de l'os, il faut faire à l'endroit le plus convenable qui est toujours le plus déclive, une ou plusieurs ouvertures avec le trépan, pour donner à la sanie un écoulement plus facile, & même l'on emporte toute la partie de l'os qui couvre la vermoulure, ou les clapiers. Si l'on ne peut journellement suivre tous ces procédés, il faut en venir au cautère actuel, en suivant les règles que nous avons données dans le traitement des caries sèches. Celui-ci est préférable aux cautères potentiels qui peuvent se fourvoyer dans les cellulosités, & ronger plus profondément qu'il ne faut, & pas assez au-dehors. Quand la sanie est en grande quantité, qu'elle est puante, qu'on ne peut malgré tout ce qu'on fait, établir une libre issue au-dehors, on a tout à craindre que non-seulement l'os ne soit rongé de plus en plus, mais encore que la sanie ne soit absorbée, d'où pourroit s'ensuivre une fièvre lente, avec toutes ses mauvaises conséquences. Il convient alors de faciliter, autant qu'il est possible, l'écoulement de la matière, & d'employer les topiques qui peuvent en émousser, ou en détruire l'acrimonie. Il faut donc panser fréquemment en pareil cas, & laver la sanie à chaque pansement avec une liqueur convenable. Les esprits ardens, les teintures éthérées, les huiles essentielles détruisent & répriment la mauvaise odeur, ils diminuent également la quantité de la sanie, ce qui les a, en quelque sorte, fait regarder comme les spécifiques de cette maladie, d'autant plus que dans l'ancienne théorie, on la regardoit comme provenant d'une trop grande humidité, qui se jettoit sur les os naturellement secs, & que ces substances passoient pour être de très-grands dessicatifs. Mais ces raisons ne sont pas des titres d'exclusion pour les autres remèdes, elles doivent au contraire donner lieu à de nouvelles recherches qui même pourroient n'être pas tout-à-fait infrucrieuses; car il ne faut point se le dissimuler; les teintures, sur-tout celle d'aloès durcissent les chairs, les rendent calleuses, elles sont souvent absorbées quand on les emploie en grande quantité, comme dans les caries très-étendues & profondes, & alors elles nuisent par la fièvre & par les évacuations qu'elles sollicitent, celles d'aloès surtout. Les digestifs ordinaires, le miel dissous dans l'eau, & aiguisé d'un peu de vinaigre, ou de quelques gouttes d'acide minéral, agissent plus efficacement pour corriger la putridité de la sanie. On peut les employer largement pour laver l'ulcère sans qu'on puisse craindre qu'ils ne retardent la séparation de l'os gâté, ou qu'ils occasionnent le moindre mal par leur résorption. Quand l'ulcère est profond, il faut injecter ces remèdes avec une seringue, pour qu'ils puissent pénétrer par-tout, là où la sanie est en stagnation. Nous terminerons ce qui a rapport à la vermoulure des os par une histoire singulière qu'on trouve dans le 5.e Vol. des *Medicals Observations and Inquiries*.

William Halsey de Barnet, dans l'Hetfordshire, me consulta pour une affection de tête, dit M. Wathen, dans une lettre adressée au D. Hunter à Londres. Je trouvai les tégumens du crâne au côté gauche excessivement distendus depuis le sommet de la tête jusqu'à l'oreille, & de-là en devant jusqu'au bas parallélement à l'aile du nez & formant une poche qui couvroit & fermoit en quelque façon l'œil gauche. La partie la plus saillante du gonflement paroissoit pâle, blanche & brillante, à raison de la distension de la peau, le contour étoit bigarré, pâle, rouge, jaune, les veines enfoncées étoient volumineuses, comme dans un carcinome. Le malade, malgré l'étendue de cette tumeur, n'avoit jamais éprouvé de douleurs ou de mal-aise dès le commencement, sinon un sentiment de piqure ou de battement, quand il portoit sa tête en avant, ou qu'il s'inclinoit sur le côté. La substance de la tumeur, autant qu'on pouvoit le juger au toucher, étoit inégalement solide, comme celle d'un cancer occulte, & sa plus grande épaisseur environ trois pouces au-dessus de la partie supérieure de l'os frontal, où elle prominoit le plus. Comme le malade avoit toujours été en bonne santé, qu'il n'avoit jamais reçu de coup à la tête, on ne pouvoit lui assigner aucune cause. La première idée qu'il en eut, datoit de deux ans qu'il apperçut un gonflement à la partie postérieure du pariétal gauche, environ du volume d'un œuf de pigeon; comme il n'en ressentoit aucun mal, il n'y fit pas attention avant; mais alors il consulta, & ayant essayé plusieurs topiques qui furent sans effet, & d'ailleurs n'y éprouvant aucune gêne, il négligea tout remède pendant un an & demi, quand une autre tumeur commença à paroître à la partie supérieure, du côté gauche de l'os frontal. Il fut alors reçu à l'hôpital Saint-Barthélemi, où il resta une quinzaine de jours. Mais comme l'état de la maladie n'étoit pas bien assuré, qu'il n'y avoit pas d'indication décisive, il retourna chez lui, allant à l'hôpital de tems à autre pendant trois mois, ce fut alors que le gonflement augmenta & assez promptement, en sorte que les deux tumeurs étoient proches l'une de l'autre, mais néanmoins encore séparées par une dépression de la peau. Quelques-uns vouloient qu'on fît une incision à l'os, mais le plus grand nombre étoit d'un sentiment contraire. Il fut renvoyé. Il vint ensuite à l'hôpital Saint-Georges, où la nécessité de l'incision ayant été long-tems débattue & décidée inutile, il fut encore renvoyé après trois jours de résidence. Il revint alors chez lui, & vaqua à ses affaires pendant trois semaines. Dans cet intervalle, les deux tumeurs se confondirent pour n'en faire qu'une qui couvroit tout le côté gauche de la tête jusqu'à l'œil qu'elle fermoit. Pendant ce tems, plusieurs personnes de l'art furent encore consultées, & moi en dernier lieu, dit M. Wathen. Pendant que j'examinois la partie, il tomba dans un évanouissement accompagné de convulsions qui bientôt se dissipèrent. Comme il n'y avoit point de doute que le crâne ne fût excessivement malade, & qu'on ne devoit point s'attendre à un mieux, encore moins à une guérison sans une séparation des parties malades, je résolus de mettre la carie soupçonnée à découvert, car on ne devoit point espérer d'exfoliation, tant que les tégumens excessivement épaissis cacheroient la tumeur. Je me décidai donc à opérer; mais, comme l'incision n'étoit pas la meilleure méthode à raison de l'hémorrhagie qui pouvoit s'ensuivre, j'employai d'abord le caustique ordinaire, que j'appliquai à la partie la plus prominente du gonflement postérieur, & je perforai les tégumens avec trois petites bougies d'arsenic que j'y laissai. Ces bougies occasionnèrent une douleur constante, & sourde qui continua pendant une quinzaine de jours. Trois jours après leur application, le gonflement étoit beaucoup diminué. Après trois semaines, l'escarre commença à se séparer, mais il ne pouvoit se détacher de l'os à raison des pointes osseuses qui s'élevoient de l'étendue d'un pouce plus ou moins dans sa propre substance, en sorte qu'on fut obligé de recourir aux ciseaux pour effectuer cette séparation. Cette escarre quoique rouge, étoit alors de trois pouces de large, & environ deux d'épaisseur, & il étoit parsemé de pointes d'os rompues. Il s'ensuivit bientôt un grand écoulement de matières ichoreuses, claires, & fétides, avec un peu de pus louable qui adhéroit aux plumaceaux. Comme le malade résista à tous ces procédés, & que la tumeur étoit déjà beaucoup diminuée, je suivis le même procédé à l'égard de la portion antérieure de la tumeur qui alors avoit fait un progrès rapide sur la joue. En moins de quinze jours, ce dernier escarre commença à tomber,

& il l'étoit à-peu-près dans le même espace de tems que le premier, étant comme lui parsemé de pointes osseuses. Le crâne étant alors à nud dans une grande portion de son étendue, parut être percé de plusieurs trous de différentes grandeurs, entre lesquels étoient des ponts, des avances, des branches & filamens qui se portoient tant en devant qu'en dehors & dont les plus grands étoient rompus & restoient dans les escarres. D'après ces productions, qui ressembloient à une végétation osseuse, il parut que ce qui étoit perdu d'une part, étoit rendu de l'autre, de manière que quoique la texture naturelle de l'os fût excessivement changée & comme transposée, la quantité de la matière osseuse pouvoit encore être regardée comme étant à-peu-près la même.

Le malade se plaignoit alors souvent d'une violente douleur dans le crâne, & eut différentes attaques de fièvre, dans les intervalles desquelles il prit le quinquina. Le pouls étoit sensiblement petit & accéléré, & il tomba dans une espèce de stupeur & de délire qui persista pendant quelques jours. Une fois, comme on le pansoit, il eut un accès qui fut suivi de convulsions; mais il se dissipa bientôt, & il se rétablit tellement en peu de jours qu'il se disoit être en meilleur état que jamais. L'ulcération continuoit à fournir, aussi copieusement que précédemment; mais les bords & les tégumens d'alentour étoient si épaissis qu'ils formoient deux cavités séparées. Comme en pareil cas il n'y avoit pas lieu de s'attendre à une exfoliation, il retourna à Barnet, instruit sur la manière dont il falloit nétoyer, & panser son mal. Il venoit chez moi deux fois la semaine, fort gai, & en apparence de bonne santé, & disant qu'il étoit aussi fort qu'on peut être. Enfin ses jambes & son ventre commencèrent à s'enfler & continuèrent ainsi jusqu'à sa mort, qui arriva le 9 Mars 1773. Il conserva tous ses sens jusqu'au dernier moment, quoique sa douleur fût quelquefois extrême quelque tems avant qu'il mourût.

En ouvrant le crâne, ce qu'on fit en enlevant toute la partie supérieure du côté droit, l'hémisphère du cerveau de ce côté parut être sain, mais dans celui du côté opposé, étoient deux abcès dont chacun contenoit environ une grande cuillerée de matière. Ces abcès étoient immédiatement sous les tumeurs qui parurent les premières, & répondoient aux deux plus grands trous, à travers lesquels se prolongeoit la dure-mère, & sortoit la matière qui avoit constamment coulé depuis la séparation des escarres. La dure-mère adhéroit fermement à l'intérieur des apophyses orbitaires du frontal, aux os temporal & pariétal. En la séparant de l'intérieur des os, on trouva qu'elle avoit contracté adhérence, au moyen de fongus qui ressembloient à ceux qui occupoient le dehors, & qui s'élevoient de tous côtés de l'os malade. La dure-mère fut séparée des fongus sans qu'aucun fût déchiré; la maladie s'étoit étendue encore beaucoup plus loin, & le gonflement de l'os étoit aussi considérable au-dehors qu'au-dedans du crâne, mais sa plus grande épaisseur étoit vers l'os temporal. Ceci prouve que la maladie avoit commencé dans l'os même, & non dans la dure-mère, comme le prétendoient plusieurs de ceux qui assistèrent à l'ouverture du cadavre. *Voyez* cette singulière Carie représentée dans les Planches relatives à cet article.

De la Carie avec hypersarcose.

Il arrive souvent qu'une substance spongieuse, charnue, saignant au moindre contact s'élève du fond de la vermoulure; quand cela est ainsi, la Carie est avec hypersarcose, caractère qui la fait rentrer dans la classe des ulcères de ce genre. Les indications curatives sont à peu de chose près les mêmes; seulement comme les chairs saignent aisément, & empêchent qu'on ne puisse bien voir au fond, la rape, le ciseau, & le trépan ne peuvent aussi bien convenir ici que les cautères; & comme les humeurs qui sourdent continuellement des chairs, éteignent le fer rouge, les cautères potentiels sont par cette raison préférables à l'actuel. Gooch, dans ses Cas & Remarques de Chirurgie, observe cependant d'après une observation qui lui est particulière, que ces remèdes ne sont pas toujours aussi fructueux que les cautères actuels, qu'en général il préfère à tout autre moyen. Comme il faut réitérer souvent l'application du caustique où la Carie est toujours profonde, il convient de brûler les côtés de l'ulcère dès la première application du caustique, & de conserver long-tems l'escarre en l'imbibant d'alkool pour qu'il puisse par la suite servir de défense, & empêcher l'action du fer rouge qu'on pourra employer encore, de s'étendre trop au loin & d'occasionner de la douleur. Si l'escarre reste adhérente après l'application du cautère, il est inutile de cautériser encore, on accélère cette chûte par les suppuratifs gras. M. Monro, par une pareille application réitérée du caustique ordinaire chez un adulte, a en très-peu de tems consumé tout l'os du métatarse qui soutient le pouce. Quand ce qui est gâté est ainsi détruit, on se comporte du reste comme nous l'avons dit précédemment.

De la Carie phagédénique.

Comme il arrive quelquefois que les parties molles se dissolvent, & passent à l'état d'un vrai putrilage où l'on ne découvre plus rien de leur forme ni de leur texture premières, de même dans la sanie dont il est ici question, le périoste étant devenu plus épais, l'os s'amollit, sa surface souffre érosion, il s'en élève une substance jaune, rouge & spongieuse, & le mal s'étendant plus profondément, il détruit insensiblement toutes les fibres osseuses. La carie phagédénique diffère de celle avec hypersarcose, en ce que, dans cette dernière, les chairs spongieuses sortent des cavernosités, tandis que les bords, ou contours des os affectés restent toujours avec l'apparence osseuse, quoique changés en couleur, ce qui est le contraire dans la phagédénique où les fibres des os disparoissent par-tout où s'élèvent les chairs spongieuses, en sorte que si l'on ne s'en rapportoit qu'à la sonde, il seroit très-difficile de dire si l'os est carié ou non. En raclant ces végétations charnues, la surface de l'os sur laquelle elles sont, paroît à la vérité inégale, mais pas considérablement rongée ni changée de couleur.

Le traitement de cette Carie est à peu de chose près le même que celui de la seconde espèce, une ou deux applications du cautère potentiel suffisent pour faire périr la surface affectée de l'os, & la réduire à l'état de Carie sèche. Il faut néanmoins observer que quand la carie est partielle, c'est-à-dire qu'elle n'occupe qu'une partie de l'os, ce qui est rare, les chairs qui chassent la lame morte sont le plus souvent aussi phagédéniques que celles qui ont paru d'abord, c'est pourquoi même dans ce cas, qui est le plus favorable, on ne doit pas aussi-tôt se promettre une prompte guérison, à moins qu'on ait remédié au mal local par des remèdes internes convenables. Quand la maladie s'est enracinée, elle peut s'étendre à une extrémité de l'os qui en apparence étoit saine quand on a commencé à traiter la première attaquée, & ainsi elle peut passer d'un os à l'autre sans qu'on s'en apperçoive, de manière qu'elle est déjà bien avancée, avant qu'on ait pu la découvrir.

De la Carie scrophuleuse.

Quand on ouvre un abcès, on trouve assez souvent au fond, l'os à découvert avec sa blancheur & son poli naturels; l'os enfin n'a aucune connexion avec les parties circonvoisines, si ce n'est par ses ligamens quand l'abcès a lieu vers les extrémités. Par toutes les recherches qu'on peut faire, par les changemens de couleur que l'os éprouve successivement, lorsqu'il est dès-lors exposé aux influences de l'air, & la nécessité de sa séparation avant qu'on puisse espérer la guérison, il paroît que la portion d'os ainsi dénudée étoit privée de toute circulation, long-tems avant que l'abcès fût ouvert. Ceci arrive souvent dans les affections scrophuleuses à la suite de la suppuration des glandes qui quelquefois les détache tellement de leur adhérence, qu'elles flottent de côté & d'autre dans la matière purulente.

Les os dénudés n'étant ici retenus que par leurs ligamens & ceux-ci ne pouvant être intéressés sans inconvénient, non-seulement on travailleroit envain, mais même on feroit beaucoup de mal si, en traitant l'ulcère selon l'art, on en maintenoit forcément les orifices ouverts en les tamponant trop durement; & en rongeant les chairs spongieuses avec des escarotiques, quand elles s'efforcent de chasser l'os au-dehors. Les malades qui ont toujours une foible constitution ne sauroient supporter un traitement si rude, ils languissent & succombent. Une pratique qui paroît mieux réussir, ou qui est moins dangereuse, est de détruire complettement les tégumens qui couvrent l'abcès avec le caustique, d'inciser le milieu de l'escarre pour évacuer les matières rassemblées, & de le conserver sur le côté, aussi long-tems qu'on pourra. On applique ensuite sur l'ulcère les topiques les plus doux, on les lave fréquemment avec de l'eau pour le nettoyer des matières qui l'abreuvent, & si l'écoulement est fétide, on mêle un peu de vinaigre avec l'eau, la nature sépare enfin l'os qu'on extrait dès qu'on le sent entièrement libre.

De la Carie cancéreuse.

Il est une espèce d'exostose où quelques endroits de la tumeur sont plus mous que le reste. La substance n'en est point composée de fibres régulières ni de cavernosités, mais elle semble être, comme si le suc osseux avoit été jetté irrégulièrement au-dehors; sur elle est étendue une substance tendineuse & cartilagineuse. C'est sur ce plan que s'élèvent des chairs brillantes unies, qui, après que les tégumens sont détruits, rendent une sanie claire, puante & âcre. Le malade se plaint souvent d'une douleur pulsative profonde, les hémorrhagies surviennent par l'érosion des vaisseaux imperceptibles qui sont répandus à la surface. Tous ces phénomènes se rapportent assez à ce qui a lieu dans le cancer des glandes. La même affection survient souvent dans les cancers qui ont assez creusé pour parvenir jusqu'à l'os.

Les cautères actuels & potentiels ont ici à-peu-près les mêmes effets que dans les cancers ulcérés des glandes; ils ne diminuent point la tumeur, occasionnent beaucoup de douleur, la séparation des escarres amènent des hémorrhagies, la plupart des remèdes font du mal, & aucun du bien, la seule espérance qui reste est l'extirpation. On la peut faire, ou en trépannant tout à l'entour la racine de la tumeur, & en coupant les espaces que les trous laissent, & emportant tout, ou en amputant le membre quand cela est possible. Ce dernier parti est toujours le meilleur; mais quelquefois le mal reparoît ailleurs; quand la Carie succède à une affection cancéreuse, elle est également irremédiable, on a beau couper & brûler, le mal reparoît lorsqu'on s'y attendoit le moins & devient ici l'opprobre de l'art. (*M. Petit-Radel.*)

CARNIFICATION, Σάρκωσις, *Carnificatio*, conversion de la substance de l'os, en une qui imite exactement les chairs. C'est une chose bien singulière aux yeux de ceux qui ne sont point accoutumés à considérer ce qui se passe chez l'homme dans l'état de maladie, que ce changement de l'os en chair; mais si cela arrive tous les jours dans le cas de fracture, d'exfoliation, de carie, & à la suite de la résection de l'os, soit après l'amputation, ou l'opération du trépan; le phénomène, quoique singulier, n'est plus si surprenant; & c'est effectivement ce qui a lieu, ainsi qu'il est constaté dans la pratique journalière. La carnification vient souvent spontanément, sans qu'on puisse lui attribuer une cause évidente; la femme Supiot dont il est fait mention dans les mémoires de l'Académie, paroissoit saine en apparence, & n'avoit eu précédemment aucune maladie particulière. On en peut dire autant de Stevenson, dont l'histoire se trouve détaillée dans les *Medical Observations and Inquiries*. Macbride, dans son Introduction à la Théorie & à la Pratique de la Médecine, cite l'histoire d'une pareille carnification qui eut lieu à Waterford, chez une femme de naissance, & qu'on attribua à une douleur rhumatismale dont elle souffrit beaucoup, & qui la retint long-tems chez elle. Elle perdit insensiblement tout mouvement, en même-tems que ses os acquirent de la mollesse; elle mourut au bout de huit ans, avec une flexibilité telle de ses membres, qu'il y a tout lieu de croire que ses os étoient entièrement ramollis. Elle n'eut aucune oppression pendant sa maladie; son appétit fut excellent, ses sens on ne peut plus fins jusqu'au dernier moment; son urine étoit cependant trouble, & déposoit un sédiment blanchâtre & terreux, semblable à de la chaux. Le ramollissement des os est souvent borné à un seul endroit. On trouve dans les Cas, & Remarques de Chirurgie de Gooch, l'histoire d'un semblable ramollissement chez une femme. La substance de l'os s'étoit convertie en une qui avoit l'apparence d'un foie endurci; on y découvroit encore les lames primitives de l'os à l'extérieur, ce qui manifestoit que la maladie avoit commencé à la partie intérieure, ou dans la moëlle. J'ai vu, il y a une dixaine d'années, une semblable carnification de l'os de la hanche, chez une femme qui souffrit pendant dix ans de vives douleurs dans cette région, à la suite d'un coup qu'elle y avoit reçu; la tumeur étoit si dure & si volumineuse vers le bas-ventre, qu'on l'a prit, dans les derniers tems, pour une hydropisie enkystée; elle s'étendoit depuis l'ombilic jusqu'au petit bassin, & les muscles iliaques & psoas qui la recouvroient, étoient réduits en tissu cellulaire rougeâtre. A l'ouverture de la tumeur, on trouva qu'elle étoit formée par une carnification des os pubis & ilium. Il s'y étoit formé une cavité pleine de sérosités & de gelée, dont les parois, dans certains endroits, avoient jusqu'à deux pouces & demi d'épaisseur. Marie Bradcok, dont M. Goodwin rapporte l'histoire dans le Journal de Médecine de Londres, année 1787, éprouva également de violentes douleurs dans tous les membres, lesquelles couroient de l'une à l'autre, & se faisoient spécialement sentir à l'endroit où cette femme avoit précédemment eu des fractures. En sorte qu'en résumant on pourroit regarder ces douleurs, quand elles n'ont point de causes apparentes & qu'elles durent long-tems, comme une annonce d'un semblable ramollissement. M. Hunter, qui a donné quelques remarques sur ce singulier cas, le regarde comme une espèce de rachitisme qui provient d'une disproportion entre les puissances qui déposent la nouvelle matière & celles qui enlèvent l'ancienne. Il dit que ces dernières sont souvent d'une activité extrême dans l'âge fait; car, continue-t-il, j'ai toujours trouvé quelque peu de terre dans les os, chez les enfans rachitiques; mais je l'ai vu tellement manquer chez les adultes, que les os étoient aussi flexibles que les tendons, & qu'ils n'avoient seulement pas l'apparence d'un os privé de sa terre; enfin il sembloit qu'ils n'étoient point composés d'une substance animale primitive, mais bien d'une nouvelle qui s'étoit déposée sous une toute autre forme. C'est une chose curieuse de voir dans quelques-uns de ces os, les effets produits par ces deux puissances; dans quelques endroits, la puissance ossifiante prend le dessus, & forme l'os dans sa cavité, & en d'autres, sur la surface; mais la puissance d'absorption n'en est pas moins supérieure & prend même les parties nouvellement déposées.

On a vanté beaucoup de remèdes contre la Carnification; tour-à-tour l'on a prôné l'alun, le soufre, le vitriol, le quinquina, la garance, les bains froids, le mercure même, quand on avoit quelques soupçons d'infection vénérienne; mais tous ces remèdes ont été trouvés inefficaces; en sorte qu'on est entièrement réduit dans le traitement de la plupart des cas au pur empyrisme. (*M. Petit-Radel.*)

CARNOSITÉ. Excroissance charnue & fongueuse, formée dans le canal de l'urètre, & qui bouche le passage des urines.

Quoique les Auteurs ne soient pas universellement d'accord sur l'existence des carnosités dans l'urètre, & que Dionis en particulier assure positivement qu'il n'en a jamais trouvé, quelque diligence qu'il ait faite en ouvrant des corps qu'on accusoit d'en avoir; tous cependant reconnoissent une maladie du canal qui occasionne une difficulté d'uriner, & qui fait que le jet de l'urine est fort délié, fourchu, ou de travers; ou que l'excrétion ne s'en fait plus que goutte-à-goutte. La vessie ne se vuide plus qu'imparfaitement, & les efforts que font inutilement les malades pour l'évacuer, irritent cet organe, ainsi que la partie supérieure du canal, d'où résultent les accidens les plus graves, si l'on ne se hâte d'y porter remède. Voyez Rétention d'urine, Urètre.

Nous avons déjà vu, à l'article Bougie, ce qu'on devoit penser de la cause de cette maladie, & de la nature de ces retrécissemens qui ne sont, dans la plupart des cas, qu'un simple resserrement des parois du canal; & que les Chirurgiens qui ont écrit sur ce sujet attribuent, presque généralement, à des carnosités ou caroncules. A juger de leur opinion à cet égard, d'après ce que l'observation & l'examen des cadavres nous enseignent, il paroît qu'elle n'a été fondée que sur un préjugé, quoiqu'elle nous ait été constamment transmise comme un fait; car, quoiqu'on ne puisse pas nier absolument l'existence des carnosités, l'examen anatomique le plus assidu, montre qu'elles sont extrêmement rares. M. Hunter qui, plus que personne peut-être, s'est occupé de ces recherches, n'a jamais rencontré de véritables carnosités que dans deux sujets; l'un & l'autre avoient depuis long-tems souffert de retrécissemens & d'autres affections de l'urètre. Ces carnosités, dit-il, étoient des corps qui s'élevoient sur la surface interne du canal, comme des granulations charnues, ou plutôt comme des concrétions polypeuses en d'autres parties du corps; peut-être enfin peut-on les regarder comme une sorte de verrues. Mais comment distinguer dans le corps vivant, ces excroissances, d'un resserrement des membranes de l'urètre? car les symptômes occasionnés par les premières, sont absolument les mêmes que ceux que produit le dernier; l'examen le plus attentif des parties, ne sauroit y faire appercevoir aucune différence; & les auteurs qui ont le plus parlé des carnosités, ne nous ont point indiqué de marques, ou de caractères, auxquels on pût les reconnoître.

« Le retrécissement de l'urètre par la présence des carnosités est indubitable, » dit-on » dans l'ancienne Encyclopédie. » La manière » avec laquelle M. Daran traite ces maladies » en est une preuve; il se sert de bougies qui » mettent en suppuration les obstacles de l'urè- » tre. » Nous serions portés, au contraire, à regarder l'efficacité de ce moyen de guérison, comme une preuve que ces obstacles ne sont point des carnosités; nous ne voyons pas que des excroissances de la nature de celles qu'on suppose exister dans l'urètre, lorsqu'elles se manifestent en d'autres parties du corps, soient facilement détruites par des escarotiques aussi peu actifs que ceux qu'on peut introduire dans le canal, au moyen des bougies. Si les bougies peuvent détruire des carnosités, ce n'est que par une forte compression capable de les ulcérer; mais elles produiront bien plus sûrement cet effet sur une simple membrane, que sur des verrues, ou d'autres excroissances de ce genre, qui probablement ne pourroient pas être détruites par ce moyen, & demanderoient le secours des caustiques; si cependant il étoit possible d'en reconnoître l'existence chez le malade.

CARONCULE, *Caruncula*; un petit morceau de chair. Les Anatomistes donnent ce nom à certaines petites parties du corps: comme les Caroncules Lacrymales; les Caroncules Myrtiformes. — Les Chirurgiens l'emploient quelquefois comme synonyme de Carnosité. *Voyez* ce mot.

CAROTTE. Cette racine est regardée comme détersive & antiseptique, & l'on en a recommandé l'application extérieure sur les ulcères scrophuleux, cacoëthiques, vénériens, &c. des aines & des jambes; & même sur les ulcères cancéreux, dont elle modère souvent la fétidité, en déterminant une meilleure suppuration, & en amollissant les bords calleux, sans mériter cependant, ni à beaucoup près, les éloges qu'on lui a donnés à cet égard. La ciguë jointe au cataplasme de Carottes, en augmente encore l'efficacité.

Pour faire ce cataplasme, on gratte avec une rape la racine fraîche dépouillée de son écorce, on en exprime ensuite le suc avec la main, & l'on fait chauffer dans un poëlon de terre la pulpe ainsi préparée, pour l'appliquer chaude sur l'ulcère; on renouvelle cette application deux fois en vingt-quatre heures.

CASTRATION *Castratio*, de *Castrare*. C'est une opération dans laquelle on retranche un des testicules, à la suite de quelques maladies incurables de cet organe. Cette opération, quand elle est faite à tems & convenablement, a toujours d'heureux succès, en sorte qu'on ne peut concevoir pourquoi M. Barnard dit que de cent malades qu'il a opérés, il n'y en avoit que trois qui vivoient trois ans après; cette opinion n'est point celle du plus grand nombre des Praticiens. Les maladies qui peuvent déterminer à ce parti, sont la gangrène, & le véritable sarcocèle. L'opération est aisée à pratiquer, & on peut la décider dans le premier cas, sans courir risque de se tromper. Il n'en est pas ainsi dans tout autre, & particulièrement dans celui de sarcocèle, car l'on a vu souvent de ces tumeurs extirpées, qui, à la dissection, offroient tous les signes d'un engorgement possible à résoudre, si l'on eût persisté plus long-tems dans l'usage des remèdes convenables; ou d'une excroissance qu'on pouvoit enlever sans toucher à la propre substance du testicule. *Voyez* Sarcocèle.

Quand on se décide à cette opération, il ne faut point attendre que la suppuration, & les fontes putrides aient commencé à se faire; car l'absorption des mauvais sucs ne pourroit que rendre le succès de l'opération fort incertain, & c'est ordinairement ce qui a lieu, quand l'ulcération a commencé à paroître au-dehors. Mais quelque soit l'état de la maladie, soit au-dedans des bourses ou au-dehors, il y aura toujours à espérer, tant que le cordon des vaisseaux spermatiques sera sain. Néanmoins il peut encore être affecté, vers le testicule, sans qu'on puisse, pour cela, douter du succès de l'opération. Il faut ici prendre garde de s'en laisser imposer, car le cordon paroît quelquefois très-gros, même dur, à raison de la gêne & du poids qu'il a à soutenir, & néanmoins sous tout autre rapport, il n'est pas autrement malade. Une pareille disposition, quand le cordon n'est point douloureux par lui-même, qu'il n'y a ni nœud, ni inégalité sur sa surface, ne doit jamais détourner de l'opération, si, sous d'autres rapports, elle paroît nécessaire. Quand le contraire a lieu, & que le mal se continue jusques aux muscles de l'abdomen, il n'y faut plus penser; car si on la pratiquoit alors, il pourroit arriver que le cordon au lieu de se consolider, & faire corps avec la cicatrice, dégénérât en un champignon chancreux comme on l'a souvent observé. Je sais qu'en pareil cas, on a conseillé d'inciser l'ouverture de l'anneau, pour suivre la maladie jusque dans le bas-ventre, mais qui assurera si le cordon est sain au-delà de l'incision qu'on pourra faire? Et s'il ne l'est pas, à quelles conséquences s'exposera-t-on? Ces prescriptions sont de théorie, une pratique réfléchie doit les rejetter. Pour résumer, on évitera l'opération. 1.° Dans le cas d'engorgement schirreux du cordon. 2.° Lorsque les douleurs sont indépendantes du volume de la tumeur & de son poids. 3.° Lorsqu'on soupçonne quelque tumeur enkystée dans le bas-ventre. 4.° Enfin, quand la fonte putride de la tumeur porte ses effets sur la masse générale des humeurs.

L'opération déterminée, voici la manière de la pratiquer. On placera le malade horizontalement sur une table d'une hauteur moyenne, ses bras & ses jambes seront assujettis convenablement par des aides. On rasera préliminairement les bourses; & si la tumeur est très-volumineuse, un aide sera destiné à la soutenir dans les instans où le Chirurgien ne pourroit le faire. Quelques-uns conseillent de faire un pli au-dessus de la tumeur; mais comme souvent on ne le peut, on se contente d'inciser depuis l'anneau, jusqu'au bas, avec un bistouri qui est mené de la main droite, pendant que la gauche soutient la tumeur. Cette première incision se fera d'un seul coup, n'y ayant aucun risque à opérer ainsi. Si la tumeur est trop volumineuse, pour être soutenue, on la fait supporter par un aide, ensuite on dissèque avec beaucoup d'attention, vers la partie supérieure, pour mettre le cordon à découvert; le manche d'un scalpel suffit ordinairement pour faire cette dissection, on le passe derrière le cordon, & on le dégage ainsi des parties environnantes. On passe ensuite en arrière, la tête d'une aiguille courbe, garnie d'un fil plat, on lie les deux bouts sur le cordon, mais d'une manière fort lâche, pour ne point comprimer, on fait soutenir ensuite le cordon à une de ses extrémités, par un aide, on le tient un pouce au-dessus, & on coupe entre deux. Il faut faire cette section le plus près qu'il est possible du testicule, quand toutefois il n'y a aucune maladie grave du cordon. Dès qu'elle est faite, on considère les vaisseaux qui fournissent le plus de sang, ce sont les artères spermatiques, qui, quelquefois ne laissent pas que d'être assez grosses; on les saisit l'une après l'autre, avec le bout d'une paire de pinces, sur les branches de laquelle on a fait un nœud coulant, on tire alors à soi, en même-tems qu'on pousse ce nœud sur le vaisseau, & un aide le serre alors suffisamment. On réitère les ligatures sur les vaisseaux qui fournissent, même les veineux en certaines circonstances; & à mesure qu'on les fait, on étanche le sang avec une éponge humectée, pour voir plus clairement & opérer plus sûrement. Suivant cette méthode, qui est celle de M. Gooch, & celle que le D. Hunter conseilloit à ses élèves, on évite tous les accidens fâcheux, qu'on a vu s'en suivre de la ligature de la totalité du cordon, tels que le vomissement, le hoquet, la fièvre, les convulsions, même le tétanos, & d'autres accidens qu'on présume, avec raison, devoir rapporter à un état de souffrance du système des nerfs. C'étoit pour s'opposer à ces accidens, & en même-tems, à l'hémorrhagie des artères spermatiques, que M. Petit proposoit d'employer la compression. Son procédé étoit simple. Il reployoit l'extrémité libre du cordon sur elle-même, il plaçoit entre le pli une petite compresse, & par-dessus, immédiatement sur le pubis, il en appliquoit une autre de même étendue, & d'autres plus grandes, & maintenoit le tout, avec le spica de l'aine. Le Dran conseilloit de froisser l'extrémité du cordon entre les doigts d'après le succès qu'a cette méthode, employée par les animaux depuis le premier âge du monde, pour arrêter le sang qui coule du nombril de leurs petits. Ces moyens sont infidèles, & même sujets à des accidens; j'ai vu manquer deux fois la première méthode dans les hôpitaux, & M. Pott a vu se renouveller l'hémorrhagie deux ou trois heures après la seconde.

Le cordon lié de la manière que nous venons de l'indiquer, & avec un fil en forme de ruban & bien ciré, on sépare à son aise la tumeur des parties environnantes, & pour cela on écarte les lèvres de la plaie, & on les dissèque avec le tranchant du bistouri, non en les déchirant, comme quelques-uns le conseillent, ce qui ne pourroit être que fort douloureux. Quand on est près de la cloison, il faut prendre garde de trop empiéter sur elle, tant pour ne point ouvrir les artères de cette partie, que pour éviter de blesser & même d'emporter le testicule du côté opposé avec la tumeur, comme cela est quelquefois arrivé à des

imprudens

imprudens. Il ne faut point non plus incifer en dehors trop près des tégumens, pour ne point intéreffer le tronc des honteufes fémorales. Si la tumeur étoit exceffivement volumineufe, qu'il y eût ulcération, & qu'on préfumât devoir retrancher une grande partie des tégumens, il faudroit alors faire, dès le commencement, une incifion ovale qui comprendroit l'ulcère, & laifferoit fur toute l'étendue de la tumeur un morceau de peau de même forme, qu'on emporteroit avec le tefticule; & enfuite on détacheroit la tumeur de chaque côté. Si les vaiffeaux ouverts donnent beaucoup de fang, un aide les comprime avec le bout du doigt; fi ce fimple moyen ne fuffit point, il faut auffi-tôt en faire la ligature, & la réitérer auffi fouvent qu'il eft néceffaire. Les Anglois, ici, nous ont montré l'exemple, ils font longs dans leurs opérations, mais auffi ils guériffent promptement, ce qui eft le contraire chez nous. Un foin qu'il faut prendre en liant les vaiffeaux, c'eft que le fil foit affez long, pour ne point fe perdre dans la plaie, & pour qu'on puiffe tirer deffus par la fuite. La première ligature qui entoure tout le cordon, & que nous avons dit qu'il falloit faire d'abord, n'eft qu'une ligature d'attente, elle eft deftinée à lier le cordon, en cas que celle qu'on applique immédiatement fur les vaiffeaux vienne à manquer; c'eft pourquoi on peut la couper dès le troifième ou quatrième panfement, fi les autres tiennent bien.

Toute la tumeur ayant été emportée, & les ligatures convenablement faites, on remplit le vuide avec de la charpie brute, & l'on met de l'agaric fur les endroits, d'où l'on a le plus à craindre l'hémorrhagie. On entaffe & tamponne comme il convient les pièces d'appareil, on met des languettes par-deffus, & l'on retient le tout avec un bandage en T, ou le fpica de l'aine, qui convient encore mieux, quand on a l'hémorrhagie à craindre. On replace le malade dans fon lit, on le faigne, & on le met à un régime plus ou moins févère, felon que les circonftances l'indiquent. On fait tenir la main d'un aide, les premières vingt-quatre heures, fur tout l'appareil, afin d'y opérer une compreffion modérée, & en même-temps de remédier aux accidens qui pourroient fuivre. On ne touche aux dernières pièces d'appareil que le quatrième ou cinquième jour, lorfqu'elles font bien détachées par le pus, & l'on panfe plus ou moins fréquemment felon l'abondance de la matière. Quelquefois dans la fuite des panfemens, le malade fe plaint de douleur à la plaie, le ventre eft tendu & douloureux, de légères coliques s'y font fentir; les faignées, les potions huileufes, les fomentations chaudes fur l'abdomen, les cataplafmes fur l'ulcère produifent alors de très-bons effets, & remédient ordinairement à tous les accidens. Quand tout fe paffe autant bien qu'on puiffe le defirer, il faut panfer avec le plutôt poffible. La fuppuration tarit peu-à-peu, la plaie diminue d'étendue de jour en jour, les ligatures tombent, & une bonne cicatrice vient mettre le complément à la guérifon. (*M. Petit-Radel.*)

CAT, (Nicolas Le) Chirurgien en chef de l'Hôtel-Dieu de Rouen, membre de plufieurs Académies de l'Europe, né à Blerancourt, en Picardie, en 1700, mort, à Rouen, en 1768. Il portoit l'habit eccléfiaftique depuis dix ans, quand il fe fit connoître par divers ouvrages de Phyfique. Il n'avoit que 31 ans quand il fut choifi au concours pour remplir la place de Chirurgien en chef de l'Hôtel-Dieu. Après avoir remporté confécutivement, pendant fix ans, les prix propofés par l'Académie de Chirurgie de Paris, il mérita le titre d'Affocié. Cet honneur lui fut décerné autant pour fa gloire, que pour ne pas décourager ceux qui concouroient infructueufement, tant que cet athlète avoit la liberté d'entrer en lice. Cette anecdote lui fit donner le furnom de remporteur de prix *Pliftonicus.* Après avoir enfeigné long-tems dans une école particulière, il fit ériger à fes frais un amphithéâtre public, où il forma, dans toutes les parties de la Chirurie, & fur-tout dans la Lithotomie, les élèves que fa réputation lui attiroit de tous côtés.

Le Cat a confidérablement écrit fur toutes les parties de fon art, mais principalement dans le genre polémique; nous avons cependant de lui quelques Traités didactiques affez étendus, tels que fon traité des Senfations, dans lequel il a pouffé fes conjectures à un tel point que, felon lui, la Médecine deviendroit une fcience de pure imagination.

Les ouvrages de Chirurgie qu'il a donnés au public, renferment en général un grand nombre d'obfervations & de préceptes utiles. Dans fa differtation fur les tumeurs, il préfère le cautère à l'inftrument tranchant; dans celle qui traite du cancer, il préfère l'amputation, & prouve favamment l'utilité de ce procédé. L'hiftoire de l'Académie des Sciences contient plufieurs de fes obfervations. Il a rectifié d'une manière avantageufe, l'ambi d'Hippocrate. L'opération de la taille a exercé pour le moins fa plume autant que l'inftrument qu'il adoptoit dans fa pratique; il s'eft engagé dans plufieurs querelles relatives à ce fujet. Il étoit très-partifan de la dilatation du col de la veffie, il la croyoit préférable aux grandes incifions recommandées par les Lithotomiftes qui partageoient avec lui la célébrité, tels que M. Louis, le Frère Cofme, &c. (*M. Petit-Radel.*)

CATACHASMOS. Καταχάσμα. *Scarificatio* Scarification. Ἀπόχασμος Ἀπόχαϛις Dénomination fynonyme d'ἀφαίρεσις, mot par lequel les Anciens défignoient l'action d'incifer la peau & les parties fubjacentes par un très-grand nombre d'ouvertures. Ils faifoient ces fortes d'opérations en fanté comme en maladie. Actuellement elles sont tombées en désuétude dans le plus grand nombre des cas; on n'y a guères recours que pour certaines maladies, ainsi qu'on le peut voir à l'article SCARIFICATION. (*M. PETIT-RADEL.*)

CATAPLASME; *Cataplasma* de καταπλάσσω, j'enduis, j'applique dessus. Topique, ou remède externe de consistance molle, en forme de bouillie. Il y a différentes sortes de cataplasmes, eu égard à la matière dont ils sont composés, & au but dans lequel on les emploie, c'est pourquoi on les distingue en émolliens maturatifs, résolutifs, antiseptiques, &c.

C'est particulièrement dans les cas de tumeurs qui tendent à la suppuration, & lorsqu'il s'agit de ramollir & de détendre des parties enflammées, qu'on se sert d'applications de ce genre, qui, sous ce point de vue, sont un des médicamens les plus fréquemment usités par les Chirurgiens. Nous avons déjà dit un mot de leur usage à l'article ABCÈS. La préparation & l'administration des Cataplasmes, quelque simple & facile qu'elle paroisse, demande cependant bien des précautions & des soins auxquels, pour l'ordinaire, on ne fait pas assez d'attention.

Pour qu'un Cataplasme soit bien fait, il faut qu'il soit d'une bonne consistance, ni trop liquide ni trop épais, qu'il ne soit pas grumeleux; & qu'il ait assez de viscosité pour que toutes ses parties suffisamment liées ne s'échappent pas de côté & d'autre. Pour cet effet, si l'on veut, par exemple, avoir un cataplasme émollient, on prendra de la mie de pain rassis, plus ou moins, suivant la grandeur du Cataplasme qu'on se propose de faire, on en ôtera tout ce qui peut y rester de croûte; ou d'autres parties plus dures que le reste, on l'émiettera entre les mains, de manière à la réduire en poudre. On versera peu-à-peu du lait bouillant par-dessus, en remuant soigneusement le mélange avec une cuillère, & l'on jugera par la facilité, plus ou moins grande avec laquelle on pourra le remuer; du moment où l'on aura mêlé assez de lait. On mettra pour lors ce mélange sur le feu, on le fera bouillir pendant deux ou trois minutes, & sur-le-champ on le versera sur le linge préparé pour le recevoir; de cette manière, il conservera plus longtems sa chaleur dans l'intérieur; lorsque la surface sera refroidie, au point qu'on puisse l'appliquer sur la partie malade, il faut l'étendre sur un linge en deux doubles, médiocrement fin, avec une spatule ou un couteau large & arrondi par le bout, enduit de beurre ou d'huile, (ce qui vaut mieux que d'y mêler de la graisse comme l'on fait quelquefois), & lui donner l'étendue & l'épaisseur convenables; celles-ci, en général, doit être à-peu-près de trois quarts de pouce. Un Cataplasme d'une consistance trop ferme est incommode sur une partie enflammée; s'il est trop liquide, ou s'il n'est pas suffisamment homogène, il se refroidit promptement & manque son but. Pour en obtenir tout l'effet desiré, il faut l'appliquer aussi chaud que le malade peut le supporter, & le renouveller toutes les deux ou trois heures.

Pour rendre le cataplasme simple, plus maturatif, on y ajoute fréquemment l'oignon, l'ail, & d'autres végétaux âcres. Cette addition peut être utile lorsqu'il n'y a pas un degré convenable d'inflammation à la tumeur, & qu'il est probable que l'on accélérera la suppuration en augmentant un peu les symptômes inflammatoires; mais dans ces cas, où les stimulans sont nécessaires, il n'y a pas de moyen plus commode, ni même plus certain de les appliquer que d'ajouter aux cataplasmes une petite quantité de galbanum purifié, ou de quelqu'autre gomme chaude dissoute dans le jaune d'œuf. L'on peut encore, dans quelques cas, remplir la même indication avec plus de certitude, en mêlant une petite quantité de cantharides au Cataplasme que l'on se propose d'appliquer. Mais ces substances stimulantes ne sont point nécessaires toutes les fois que l'inflammation est portée à un degré convenable; il y a même lieu de croire qu'elles pourroient être nuisibles dans beaucoup de cas.

Nous allons joindre ici les formules de quelques Cataplasmes usités par les Chirurgiens en différentes circonstances.

Cataplasme émollient.

Prenez de la mie de pain & du lait, ou à défaut de lait de l'eau commune, & faites-en un Cataplasme, comme on l'a expliqué ci-dessus. Ou bien prenez de la mie de pain macérée dans le lait, une demi-livre,

Jaunes d'œufs, trois.

Safran en poudre, ℥ ij.

Farine de graine de lin, quantité suffisante. — Broyez le tout ensemble pour faire un Cataplasme, qui doit être chaud.

Cataplasme maturatif.

Prenez de farine de graine de lin, ℥ iv.

Levain, ℥ ij.

Galbanum dissous avec un jaune d'œuf, ℥ j.

Oignons cuits sous la cendre, ℥ ij.

Onguent basilicum, ℥ j.

Huile de lys-blancs, quantité suffisante. — Mêlez, broyez ensemble & faites chauffer.

On l'emploie pour faire mûrir les abcès où la suppuration n'avance pas assez rapidement.

Cataplasme résolutif.

Prenez d'espèces résolutives en poudre, ℥ vj.

Eau végéto minérale, quantité suffisante. — Faites cuire pour un Cataplasme.

On s'en sert pour dissiper les tumeurs inflammatoires.

Cataplasme savonneux.

Prenez de mie de pain, ℥ viij.
Savon blanc, ℥ j.
Lait, quantité suffisante. — Faites-en un Cataplasme.

On l'emploie pour résoudre les tumeurs froides & dures.

Cataplasme de ciguë.

Prenez de farine de graine de lin.
Feuilles de ciguë en poudre, de chaque, ℥ iij.
Lait, quantité suffisante. — Faites cuire pour un Cataplasme.

On l'applique sur les tumeurs glanduleuses des seins, & les ulcères cancéreux. *Voyez* CANCER.

Cataplasme de bryone.

Prenez de la bryone, ℥ iij.
Fleurs de Sureau, ℥ j.
Gomme ammoniaque, ℥ B.
Sel ammoniac crud, ℥ ij.
Esprit-de-vin camphré, ℥ j.

Faites cuire la racine de bryone & les fleurs de sureau, dans une quantité d'eau suffisante pour les réduire en pulpe; mêlez-y la gomme dissoute dans un peu de vinaigre. Ajoutez aussi le sel & l'esprit-de-vin camphré.

On recommande ce Cataplasme comme un excellent résolutif, particulièrement pour les tumeurs scrophuleuses & articulaires.

Cataplasme antiseptique.

Prenez de poudre de quinquina,
Feuilles de rhue en poudre, de chacune, ℥ ij.
Esprit-de-vin camphré, ℥ ij.
Bon vinaigre, quantité suffisante. — Mêlez, faites un Cataplasme.

On l'emploie pour la gangrène humide & les ulcères putrides.

CATARACTE. Γλαύχωμα Ὑπόχυμα. *Gutta opaca*, *suffusio*, *cataracta*. Telles sont les dénominations plus ou moins exactes, données à une cécité dont la cause est au-de-là de l'iris, & qui se manifeste par un obscurcissement plus ou moins apparent de la vue. Les Anciens s'accordoient peu entr'eux sur le véritable siége de la maladie; le plus grand nombre l'attribuoit à la condensation des parties les plus denses de l'humeur aqueuse, laquelle formant pellicule entre l'uvée & le cristallin, empêchoit les rayons lumineux de parvenir à cette lentille, qu'ils regardoient alors comme le véritable organe de la vision. Quelques-uns penserent que cette pellicule se détachoit du cristallin même qu'ils supposoient être un composé de plusieurs lames ou membranes appliquées les unes sur les autres, & plusieurs ont été jusqu'à confondre la véritable Cataracte avec l'amaurose qu'ils appelloient Cataracte noire. Telle étoit l'incertitude des Praticiens, lorsque vers le milieu du siècle dernier, Lasnier, dans une thèse soutenue aux Ecoles de Chirurgie de Paris, pour sa réception de Maître, établit des doutes, & donna à présumer que le cristallin lui-même pouvoit être affecté de maladie. Mais ces doutes se convertirent en certitude au commencement de ce siècle, lorsque le D. Brisseau, tant par ses propres recherches que d'après diverses observations communiquées par Rohault & Gassendi, confirma cette opinion qui étoit en quelque sorte tombée dans l'oubli, & soutint qu'on pouvoit remédier à la maladie par l'opération de la main. Maître-Jan publia bientôt, dans son Traité des maladies des Yeux, imprimé à Troyes, en 1707, cette opinion de Brisseau, qui dès-lors fut la sienne, & bientôt elle devint celle de Boërrhaave, d'Heister, de Woulhouse & de tous ceux qui s'occupèrent du traitement des maladies des yeux. Mais comme l'on ne change point facilement une opinion qu'on a eu dès son enfance, quelques-uns en admettant le nouveau siége de la Cataracte, ne crurent pas moins qu'elle pouvoit aussi se former derrière l'uvée, ou dans l'espace que les Anatomistes nomment chambre postérieure, & d'après cela ils s'accordèrent à nommer glaucose l'opacité du cristallin, réservant le mot Cataracte pour désigner la pellicule qu'ils croyoient se former dans l'humeur aqueuse; & de-là les dénominations de Cataracte cristalline, & membraneuse qu'on trouve dans Morgagni, Heister & autres Auteurs. Ces distinctions ont encore aujourd'hui leurs partisans, mais c'est sous une autre acception ainsi que nous le dirons en avançant de plus en plus en matière.

Il est donc constaté actuellement que le siège de la vraie Cataracte est le plus ordinairement dans le cristallin (1), en sorte qu'on peut définir la maladie, une privation de la vue, occasionnée par l'opacité de cette lentille; & la chose est actuellement si bien constatée même à la simple vue, qu'il n'est aucun Praticien un peu expérimenté qui puisse s'y tromper. Mais, comme il s'agit ici d'instruire le plus grand nombre, entrons dans des détails sur tout ce qui a plus particulièrement rapport à cette maladie, & tâchons de tirer de l'histoire de sa naissance & de ses progrès, des signes qui puissent distinguer ces deux genres d'affections & faire connoître les

(1) Nous disons le plus ordinairement, car sur cent malades à peine s'en trouve-t-il deux chez qui l'on observe des Cataractes membraneuses, ou des Cataractes produites par une opacité de l'humeur de Morgagni. Voyez des exemples de cette dernière dans le Traité de la Cataracte du D. Wenzel; ils méritent d'être connus.

remèdes que chacune exige en particulier.

La Cataracte se forme toujours par degrés, cependant on cite des cas où la vue s'est tout-à-coup perdue par l'opacité subite du cristallin; sans les rejetter, on peut dire néanmoins qu'ils sont très-rares. La maladie commence toujours d'une manière insensible, jusqu'à ce que la vue soit tout-à-fait éteinte. Le premier symptôme dont les malades se plaignent généralement, est une foiblesse des yeux qui les porte à dire qu'ils leur semblent voir à travers de la corne. Cette foiblesse commence long-tems avant qu'on apperçoive la moindre altération dans l'œil; elle devient plus considérable chaque jour, le malade croyant que ce trouble provient d'un peu de poussière ou de quelques corpuscules ou matières fixées sur la cornée, porte spontanément la main pour se frotter l'œil, & il est surpris malgré cette attention, que sa vue n'en devienne pas plus claire. Lorsqu'il se trouve à un jour médiocre, il voit plus aisément les objets qui lui sont présentés de côté qu'en face. Si alors l'on examine l'œil, l'on observe que le cristallin a pris une couleur obscure, & au lieu d'être parfaitement clair & transparent, tel qu'il doit naturellement être, on le trouve légérement opaque. Le trouble de la vue devient de plus en plus inquiétant, & enfin il se termine en une cécité parfaite, quoiqu'avant le malade puisse encore distinguer le jour des ténèbres, & les couleurs fortes les unes des autres. A mesure que la cécité se confirme, le cristallin devient plus opaque jusqu'à ce qu'enfin il soit entièrement blanc, ou d'un gris clair, ou couleur de perle. Quelquefois cette blancheur est bornée à une portion du cristallin, & paroît comme une petite tache opaque, alors les malades voient mieux aux approches de la nuit que dans le grand jour; mais le plus souvent la totalité est affectée. Pendant que la maladie se forme, la pupille se dilate & se contracte selon la force de la lumière à laquelle elle se trouve exposée, du moins cela s'observe quand d'ailleurs l'œil n'est point autrement malade. Mais quand la cataracte est compliquée avec la goutte sereine, la pupille alors n'est susceptible d'aucun mouvement, à quelque lumière qu'on l'expose; cet accident dérive moins de l'affection du cristallin que de celle de la rétine, ou du nerf optique. La cataracte n'est communément accompagnée d'aucun sentiment de douleur, lorsque l'œil est exposé à une vive lumière; cependant cette douleur a quelquefois lieu pour peu qu'il y ait de l'inflammation dans le fond de l'œil.

La membrane qui recouvre le châton du cristallin, peut perdre sa transparence sans que cette lentille éprouve le même changement. Elle peut alors continuer de couvrir toujours le cristallin, comme M. Morand l'a observé, ou se séparer peu à peu de ce corps, & venir adhérer au cercle de l'iris ainsi que l'a remarqué M. la Peyronie. On pourroit même conjecturer en s'en rapportant à la structure de cette membrane telle que Zinn l'a donnée, que cette pellicule peut, en certaines circonstances, devenir opaque & se séparer de l'autre. Quand l'opacité a lieu dans la capsule du cristallin, s'il n'y a que la partie antérieure qui soit viciée, il le paroît à une blancheur qui est placée immédiatement près de l'iris; si c'est au contraire la partie postérieure, la couleur est communément grise, & l'opacité semble être plus profonde. Mais quelquefois il arrive dix ou douze jours après l'extraction ou l'abaissement de la Cataracte, que la capsule cristalline qui avant étoit parfaitement saine, s'obscurcit, devient entièrement opaque, & forme ce que M. Hoin appelloit une Cataracte secondaire. Quand le corps du cristallin & la capsule sont également opaques, la cataracte est communément molle, & même quelquefois entièrement fluide; dans ce dernier cas, l'opération est ordinairement sans succès, souvent même impraticable. Mais quelquefois le cristallin n'est affecté qu'en partie, on y découvre quelques taches en différents endroits, & le reste est entièrement sain; en pareil cas la vue est souvent aussi bonne qu'en tout autre circonstance sur-tout quand la pupille est successivement dilatée. Quand la cataracte est d'une bonne consistance, elle est communément brune, elle semble être derrière l'iris, & pas si profondément que l'endroit où est le cristallin, la pupille se dilate, & se contracte lentement. Quand elle est fluide, elle n'est point communément blanche, elle est plutôt d'une couleur cremeuse, comme purulente, & ordinairement en pareil cas le globe de l'œil paroît plus volumineux que dans l'état sain. L'épaississement de la capsule cristalline accompagne communément cette trop grand fluidité du cristallin; mais d'autres fois cette lentille est tellement solide qu'on la peut couper comme le verre. En parlant d'une opération par extraction faite dans un pareil cas, le D. Wenzel dit: « à peine la cornée & la capsule antérieure furent-elles incisées, que le cristallin s'échappa avec vîtesse, alla tomber à quelque distance du malade & se brisa en deux; en l'examinant, on reconnut qu'il étoit presque noir, d'une consistance très-ferme & comme plâtreuse, ce qui est à observer. » Ce qui est à observer dans ce cas, c'est que les pupilles n'avoient aucune mobilité, que les cristallins étoient tellement noirs que le malade avoit été jugé par Van Swieten & de Haen, comme étant attaqué d'amaurose, qu'il sortit de l'autre œil opéré avec plus de précaution, un cristallin aussi noir que le premier, mais beaucoup plus solide & comme pierreux.

La couleur de la Cataracte n'est pas moins intéressante à connoître que sa consistance. Celle qui a l'apparence de la crême, s'observe spécialement chez les enfans. Quand la couleur est jaune, communément une petite portion du cristallin est dure, pendant que le reste se dissout en un fluide transparent. On parle d'une Cataracte noire; mais elle est rare, on pourroit, quand elle a lieu, la confondre avec l'amaurose; mais en y faisant attention on la distinguera toujours d'elle. En effet, l'amaurose vient le plus souvent d'une manière imprévue; la pupille est d'un noir foncé, elle ne se contracte nullement à l'impression de la lumière, & la plus grande clarté ne l'émeut pas plus que les plus profondes ténèbres. Il n'en est pas ainsi dans la Cataracte, la cécité vient lentement, la pupille se contracte, & se dilate en proportion de la vivacité de la lumière à laquelle elle est exposée; le fond de l'œil est noir, mais pas tant que dans l'amaurose, & le malade n'est pas indifférent à la lumière, aux ténèbres & aux couleurs. On appelle Accompagnemens de la Cataracte, certains filamens détachés du cristallin, & qui proviennent d'un commencement de dissolution de ce corps. Il ne faut point confondre ces accompagnemens avec quelques fibrilles détachées des procès ciliaires, dans les cas où la Cataracte est adhérente à l'uvée.

D'après tout ce que nous venons de dire sur la nature de la Cataracte, on peut en distinguer trois espèces relativement à l'événement; la curable, la mixte ou douteuse & l'incurable.

La curable se reconnoît aux mouvemens de dilatation & de contraction de la pupille, à la perception des malades, qui disent distinguer la lumière des ténèbres, les couleurs brillantes, telles que le rouge, le verd, &c. La mixte est celle où l'on découvre encore une foible dilatation & contraction dans la pupille, mais dans laquelle les malades ne peuvent reconnoître la lumière de l'obscurité qu'avec une très-grande peine; à l'opacité du cristallin, se joint souvent une affection de la rétine ou de quelqu'autre partie de l'œil. La pupille dans l'incurable est manifestement affectée; elle ne jouit d'aucun mouvement à quelque lumière qu'on l'expose, & les malades ne peuvent distinguer la clarté la plus brillante d'avec les plus profondes ténèbres.

Quelques-uns distinguent encore la cataracte en simple, en composée, & en compliquée. La simple provient de l'opacité du cristallin, sans aucun autre vice de l'intérieur de l'œil. La composée est celle où non-seulement il y a opacité dans le cristallin, mais encore dans la liqueur où il nage, dans sa capsule ou dans l'humeur vitrée. La compliquée est toujours accompagnée d'un désordre dans l'organisation de l'œil, mais particulièrement de l'amaurose. Il arrive quelquefois en effet que l'humeur vitrée tombe dans une dissolution complette, ou qu'elle s'épaissit, ce qui est toujours la suite de quelqu'inflammation précédente. Il importe au Praticien de bien reconnoître cette circonstance, pour ne point tenter un procédé qui alors deviendroit inutile & peut être pernicieux. La Cataracte est quelquefois accompagnée d'une imperforation de l'iris, & alors les rayons lumineux ne pouvant parvenir jusqu'au Cristallin, la vision ne sauroit alors avoir lieu. Souvent aussi elle est avec adhérence de l'iris à la membrane hyaloïde & cristalline. Quand ces adhérences viennent de première conformation, il est difficile de les reconnoître à la simple vue; mais on les soupçonne quand il y a eu précédemment quelqu'inflammation. Ce sont ces adhérences qui, en général, rendent si infructueuse l'opération de la Cataracte par abaissement. L'opacité de la cornée peut également compliquer la Cataracte, comme on en a beaucoup d'exemples.

Enfin il est une Cataracte membraneuse qu'on distingue en primitive & en secondaire. La primitive a lieu par un épaississement de la membrane cristalline qui date du commencement même de la maladie. Il est rare que cette affection ne soit accompagnée d'un vice du cristallin, ordinairement ce corps & sa capsule ne font plus qu'un, ce qui rend la guérison très-difficile, malgré ce qu'en aient dit quelques Praticiens. Il n'en est point ainsi de la Cataracte secondaire: celle-ci succède à l'opération par abaissement ou par extraction; elle survient quelques jours après, & paroît être dûe à une inflammation des parties internes de l'œil. Elle n'occupe que la membrane cristalline, tantôt la partie antérieure, d'autres fois la postérieure, & elle est absolument indépendante de l'état du cristallin, puisqu'elle survient long-temps après que celui-ci a été déplacé, & qu'il a cessé d'avoir des rapports avec sa capsule, ou qu'ils aient été détachés.

L'observation de ce qui se passe dans d'autres parties du corps, dont la texture approche de la délicatesse du cristallin, donne lieu de croire que la cause prochaine de son opacité provient de l'obstruction des vaisseaux qui fournissent à son parenchyme, soit que ces vaisseaux aient été lésés par une cause externe, comme dans les contusions, ou qu'ils aient été desséchés par le racornissement naturel à toutes les parties, comme dans un âge très-avancé. Quelquefois aussi cette Cataracte secondaire vient de quelques restes d'un cristallin mou & presque fluide qui a laissé après son extraction quelques par celles qui se sont cantonnées dans la circonférence de la capsule, & qui ensuite se sont portées sur la pupille qu'elles obstruent plus ou moins. L'existence de ces vaisseaux est constatée d'après les heureuses injections où on les a vu aller de la capsule au corps du cristallin, non-seulement chez les gros animaux, mais encore chez l'homme même ainsi que l'ont mis hors de doute les Anatomistes qui ont cherché à étendre nos connoissances sur cet objet. « Mais quand la démonstration n'auroit rien établi encore sur cette matière, dit M. Bell, l'existence des vaisseaux dans le cristallin n'en feroit pas moins probable par un fait hors de tout doute, je veux dire la formation subite de la Cataracte. J'en ai pardevant moi deux exemples; dans l'un l'opacité la plus complette survint en peu d'heures à compter du moment où le premier sentiment d'obscurité commença à se manifester; fait qu'il est difficile d'expliquer en admettant tout autre supposition, & d'autant plus que la vue revint comme précédemment, dès qu'on eut fait l'extraction du cristallin. »

Il est aisé, pour peu qu'on ait suivi tous les points de théorie que nous venons d'établir, de reconnoître les différentes espèces de Cataracte que nous admettons, & les moyens de guérison qui leur sont propres. Ceux-ci sont distingués en médicaux & en chirurgicaux. La Médecine n'offre que des moyens inefficaces dans le traitement de la Cataracte chez les vieillards & même souvent chez les adultes; on les prend ordinairement parmi les délayans & les incisifs que l'on croit atténuer & diviser la lymphe, tels sont les bains, l'eau-de-veau, le petit lait, les jus d'herbes, la coquelourde, l'extrait de jusquiame, de cigüe & les cloportes. Ces derniers notamment ont été singulièrement en vogue, & plus par l'esprit de routine qui conduit le plus grand nombre des Praticiens adonnés au traitement des maladies des yeux, que par une efficacité réelle & bien prouvée. Les mercuriaux, notamment le calomel, ont eu quelquefois des succès heureux dans les cas où l'on soupçonnoit une infection vénérienne; de nos jours on a également vanté l'électricité; mais les suites n'en ont point été heureuses. Nous n'en dirons point de même des dépuratifs, des exutoires, & notamment des sétons & vésicatoires, dans les cas où la maladie survient à une gale ou à une dartre répercutées. Les Observateurs fournissent des faits où ces moyens ont eu le plus grand succès, on ne peut donc que bien faire d'y avoir recours en pareil cas, & d'y insister long-temps. Cependant le plus souvent ils sont inefficaces, & alors il faut nécessairement en venir à l'opération; mais il ne faut s'y déterminer que quand la Cataracte est bien mûre. On présume qu'elle est telle, 1.° quand la couleur en est égale par-tout; les marbrées sont ordinairement caseuses, elles n'ont point une consistance égale dans tous leurs points; aussi n'ont-elles pas assez de fermeté pour soutenir l'aiguille; elles se partagent en différentes parties, ce qui rend souvent infructueuse la méthode par abbaissement. 2.° Quand les malades n'apperçoivent plus qu'une foible lumière, qu'ils ne voyent que l'ombre des corps qu'on passe devant leurs yeux, lorsque, dans cet état, l'iris se dilate à l'obscurité, & se resserre au grand jour, on peut entreprendre l'opération; cependant le D. Wenzel cite plusieurs exemples de succès dans les cas même où il n'y avoit aucun mouvement dans l'iris. Il convient de n'y avoir recours qu'autant que l'autre œil commence à être affecté, car il y auroit tout à craindre que la soustraction du cristallin affecté ne changeât le foyer de l'autre, & ne dérangeât ainsi la vision comme on l'a vu arriver. Les Chirurgiens prennent pour la faire le tems qu'ils appellent d'élection, c'est ordinairement le printemps ou l'automne; ils choisissent un beau jour, & particulièrement le matin. On y prépare le malade par quelques saignées, un régime antiphlogistique, & des bains suivant les circonstances.

Le procédé consiste dans l'emploi des moyens propres à déplacer le cristallin de l'axe de la vision, ce à quoi l'on parvient par son abbaissement ou par son extraction. Ces deux méthodes ne sont point également admises, quelques Praticiens regardant l'extraction comme préférable à toute autre méthode, pendant que d'autres préfèrent encore celle par abaissement. Etablissons d'abord les procédés de chacune de ces opérations, & nous verrons ensuite quels pourroient être pour l'une ou l'autre les motifs de préférence ou d'exclusion.

De l'abaissement de la Cataracte.

Cette méthode est très-ancienne, elle étoit pratiquée long-tems avant qu'on connût la vraie nature de la Cataracte, ainsi qu'on le peut voir chez les Auteurs qui vivoient vers le commencement de l'Ere chrétienne. Elle consiste à porter, avec une aiguille, le cristallin du lieu qu'il occupe ordinairement, à la partie inférieure de la chambre postérieure derrière l'iris. Cette méthode est la première qu'on ait mise en pratique, elle étoit celle de Celse, ainsi qu'on le voit dans son ouvrage, où elle est très-bien décrite. Par ce procédé, l'obstacle qui s'opposoit au passage des rayons lumineux, est éloigné de l'axe de la vision, & quoique la vue ne revienne jamais au point où elle étoit précédemment, cependant elle suffit encore aux besoins les plus nécessaires de la vie. Le cristallin fixé en cet endroit, après la rupture de sa capsule, & n'ayant aucune force par lui-même pour remonter où il étoit, est forcé d'y rester, & privé de ses communications, il se dissout plus ou moins promptement, selon la consistance qu'il avoit au moment où on l'a abbatu. L'opacité produite par la dispersion de l'humeur purulente qu'il renferme, disparoît communément peu de jours après l'opération. Les Cataractes qui ont plus de consistance, ne se dissolvent guères, qu'après plusieurs semaines, & dans quelques cas on a vu encore, plusieurs mois après, une petite portion du cristallin qui n'étoit point dissoute, mais cela est rare, ainsi qu'il est constaté par le plus grand nombre d'observations. Le D. Wenzel cite cependant des cas où elle n'a point eu lieu,

Les Anciens qui avoient toujours regardé la Cataracte comme une membrane particulière, inventèrent les instrumens conformes à leurs opinions. Les uns employèrent des aiguilles rondes, autour desquelles ils s'imaginoient rouler cette prétendue membrane, comme l'on feroit d'un ruban autour d'un bâton; les autres en inventèrent d'extrémement aigues, pour faire moins de division à la sclérotique; quelques-uns se servirent de tranchantes pour couper les filets, qui selon eux, attachoient la Cataracte aux procès ciliaires. Roche Mathioli imagina un pinceau de fils d'or, propre à passer à travers une canule qu'il portoit dans l'œil; il se flattoit d'embrasser la Cataracte dans son pinceau, & de la retirer avec facilité hors de l'œil. Freistag alla même jusqu'à imaginer une espèce de pincettes à ressort, terminée en aiguille, avec lesquelles il se proposoit d'extraire la cataracte membraneuse hors de l'œil. Depuis, l'on a vu que toutes ces aiguilles étoient absolument inutiles, & qu'on pouvoit tout aussi bien opérer avec une seule, comme on le verra dans le procédé que nous allons indiquer.

L'opération décidée, on fait mettre le malade sur une chaise qu'on place vis-à-vis d'une fenêtre à une distance convenable, & un peu de biais, afin que la lumière du soleil ne frappe point à plomb sur le visage; l'exposition au nord feroit pour cette raison la plus favorable. L'Opérateur s'assied sur une chaise un peu plus haute, & vis-à-vis de lui, afin d'opérer commodément. S'il n'y a qu'un œil cataracté, il appliquera sur le sain une compresse en plusieurs doubles avec une bande posée obliquement; un aide qui est debout derrière le malade, lui appuyera sa tête contre sa poitrine. Tout étant ainsi disposé, il prendra l'instrument destiné à opérer, & dont on trouve les différentes formes dans les Planches; celui qui nous paroît le plus convenable est composé d'une aiguille applatie à sa dernière extrémité, & se terminant par trois points, & d'un manche sur lequel se trouve une raye de couleur différente, & qui répond au plat de l'instrument. Cette aiguille est représentée dans les Planches qui ont rapport à cet article, elle pénètre plus facilement que les rondes, & abbat beaucoup mieux la cataracte. Le malade tournant l'œil ouvert comme s'il vouloit regarder sa tempe, l'Opérateur lui recommande de le tenir aussi ferme qu'il peut en cette situation. Alors il posera le doigt indicateur de la main droite, si c'est l'œil gauche sur lequel il opère, au-dessous du sourcil, & le pouce sur la pomette de la joue, & en écartant ainsi les deux doigts, il tiendra les paupières ouvertes autant qu'elles pourront l'être. Quelques-uns pour écarter ainsi les paupières & fixer l'œil plus sûrement, se servent d'un instrument qu'ils appellent *speculum oculi*, il en est de plusieurs espèces qu'on peut voir dans les Planches; mais les inconvéniens qu'on y trouve en ont fait rejetter l'usage, ainsi que nous le dirons en parlant de la méthode par extraction.

Il est essentiel pour l'Opérateur que la main qui doit agir soit fermement fixée; il ne réussira en cela qu'autant que son coude sera convenablement appuyé. Il le posera donc sur une table disposée à cet effet, ou ce qui vaut encore mieux sur l'un de ses genoux, mais alors il faut que son pied soit lui-même stable sur un des bâtons de sa chaise, de manière que le coude étant placé, sa main vienne à-peu-près au niveau de l'œil du malade. La plupart des Opérateurs croient que leur main est assez ferme, quand le petit doigt & l'annulaire appuient sur la joue, ou la tempe du malade; mais cela n'est pas toujours. Aussi la méthode que nous prescrivons est-elle sans contredit préférable; car, avant tout, il faut être à son aise, lorsqu'on pratique quelqu'opération que ce soit. Alors l'Opérateur tenant l'aiguille de la main gauche, si c'est l'œil droit sur lequel il opère, & de la main droite si c'est l'œil gauche, à-peu-près de la même manière qu'on tient une plume à écrire, il place le petit doigt & l'annulaire sur la tempe pour que sa main ne puisse vaciller, & il piquera hardiment la sclérotique au côté du petit angle à une ligne & demie environ du cercle extérieur de l'iris, & un peu au-dessous de la ligne diamétrale de la cornée, qu'on imagineroit aller d'un angle à l'autre, afin de ne point piquer les nerfs ciliaires. Voyez ce procédé rendu dans les Planches. Il fait entrer l'instrument de manière que son plat regarde l'uvée, il continue de le pousser dans cette direction, pour ne point blesser les vaisseaux de cette membrane, & lorsque sa pointe paroît à travers & derrière la pupille, il fléchit le doigt, & par ce procédé, la pointe s'abaisse, & ainsi il incise en tirant légèrement à lui la partie inférieure de la membrane capsulaire, puis il reporte la pointe dans la même direction, en suivant un mouvement contraire avec le manche de l'instrument, jusqu'à ce que la pointe soit parvenue à la partie supérieure du cristallin. Alors tournant le manche entre les doigts jusqu'à ce que la facette noire devienne supérieure, ce qui indique que le plat de l'instrument regarde le biseau du cristallin, il appuie vers le bas de l'œil, & déprime ce corps vers la partie inférieure de l'iris. On s'apperçoit du succès de son opération, quand on voit disparoître l'opacité à travers la pupille, & que le malade annonce qu'il voit mieux que précédemment. En faisant inférieurement l'incision que nous recommandons, il y a moins à craindre que le cristallin revienne en son premier lieu, car alors il trouve une ouverture qui permet facilement son issue, & la capsule ne sauroit plus ensuite le ramener. Pour n'avoir point pris cette précaution, il est arrivé quelquefois que le cristallin est remonté sitôt qu'on cessoit d'appuyer dessus avec la pointe de l'aiguille. Ce retour du cristallin dans son premier lieu, a fait donner à certaines Cataractes le nom de Cataractes à ressort. Une autre attention qu'il faut avoir en déprimant le cristallin est de l'attirer vers le côté extérieur de l'œil, & en arrière, ce à quoi l'on parvient aisément en élevant le manche de l'aiguille en même-tems qu'on attire à soi la pointe. Par ce procédé le cristallin sera en partie logé au-dessous de l'humeur vitrée, qui ayant plus de consistance que l'humeur aqueuse, l'empêchera de remonter comme il arrive quelquefois quand on se contente de le loger directement au-dessous de l'axe de la pupille. Lorsque le cristallin a été ainsi déplacé, il convient de le tenir une ou deux minutes en cet état avec la pointe de l'aiguille, ensuite on la relève, & si le cristallin remonte, on l'appuie de nouveau dessus. On l'abaisse un peu plus que la première fois, & on le contient ainsi pendant un peu plus long-tems. Il est rare qu'il remonte une seconde fois. Mais quand cela arrivoit, Celse conseilloit de le diviser en plusieurs parcelles avec le bout de l'aiguille. *Si subinde redit*, dit-il, *eadem* (*suffusio*) *acu magis concidenda & in plures partes dissipanda est, quæ singula & faciliùs conduntur & minùs quàm latæ officiunt.* Quelques Praticiens le piquent, & tournant le manche de leur instrument en leur doigt comme pour le rouler, ils l'amènent ainsi vers l'extérieur de l'œil en retirant leur aiguille. Le procédé de Celse & celui que nous venons de rapporter si simple à suivre, ne sont pas les meilleurs à raison de l'irritation de l'hémorrhagie, & de l'inflammation qui s'ensuivent, il vaut mieux abandonner l'opération ou la remettre à une autre fois par la méthode de l'extraction. On a dit qu'on pourroit faire l'opération non-seulement avec plus de facilité, mais encore plus sûrement en introduisant l'aiguille à travers la cornée transparente, & la passant ensuite par la pupille afin de porter la Cataracte en en bas au fond de l'œil avec la pointe de l'instrument. Il est à croire que ceux qui ont donné ce conseil ne l'avoient pas mis en pratique, ils auroient vu qu'il est impossible de cette manière de déprimer le cristallin aussi aisément que quand on fait entrer l'aiguille, comme nous l'avons déjà dit. Mais en outre on s'expose dans cette méthode à blesser l'iris, circonstance qui est une objection bien forte contre elle. Quand on a réussi à déprimer ainsi le cristallin, son chaton se remplit bientôt, en sorte que l'on distingue la couleur, le volume & la forme de objets, presqu'aussi bien qu'auparavant, quand c'est l'humeur vitrée qui les remplace; si c'est l'humeur aqueuse, il faut un verre convexe pour suppléer au cristallin.

L'opération étant achevée avec le succès qu'on s'en promettoit, il est bon de présenter quelque chose à voir au malade pour s'assurer si la vue est complettement rétablie. On ne doit cependant point mésuser de ce conseil qui est plus avantageux à l'Opérateur qu'au malade, d'autant plus qu'il pourroit s'ensuivre une irritation de l'œil dans une circonstance où cet organe n'a déjà que trop de sensibilité. Après cet essai, on ferme les paupières, & on applique sur elles un lit de coton trempé dans un collyre, fait avec l'eau rose, l'eau de plantin & un blanc d'œuf battus ensemble. On applique dessus une légère compresse, également mouillée, & l'on retient ce petit appareil avec un bandeau qui ferme également les deux yeux, quoiqu'on ait opéré que sur un. Il faut avoir soin que le bandeau ne soit point trop serré pour que la compression exercée sur l'œil ne soit point trop grande; c'est pour cette raison que le bandeau est préférable à l'œil double bandage qui est plus gênant à faire, & qui serre toujours plus. On mettra le malade au lit, on en fermera les rideaux, on le tiendra au régime tant qu'il y aura à craindre quelqu'accident, & pour peu qu'il survienne de l'inflammation ou de la douleur, on saignera le malade du pied, même de la jugulaire, ou on lui appliquera les sangsues vers les tempes. Quatre ou cinq jours après, lorsqu'il n'y a aucun risque, on ôte le bandeau & l'on tient l'œil découvert. Quelquefois le malade voit peu distinctement, mais insensiblement la vue revient de manière qu'il distingue les objets aussi bien que s'il eût vu immédiatement après l'opération. On a des exemples de vues recouvertes ainsi par degrés plusieurs mois après l'opération. Peut-être cela vient-il d'une légère inflammation qui se forme dans la capsule du cristallin, & qui se dissipe par la suite. Qand les deux yeux sont affectés de la Cataracte, on peut après avoir opéré l'un, opérer également l'autre; mais il est plus prudent & plus sûr d'attendre quelque tems, jusqu'à ce que le malade se soit rétabli de la première opération.

Quand on opère sur l'œil gauche, les procédés sont assez faciles à raison de ce que l'instrument est mené par la main droite; mais il n'en est pas de même quand il faut opérer sur le droit, car l'aiguille devant entrer de la manière ordinaire, par l'angle externe de l'œil, il faut que l'Opérateur la porte de la main gauche; ou s'il veut se servir de la droite, il faut qu'il se tienne derrière le malade, dont la tête pour lors est appuyée sur la poitrine ou sur ses genoux. Ce procédé a été souvent suivi par de grands Praticiens, mais il est difficile à mettre en pratique, & jamais on n'est aussi maître de l'œil que quand on se tient au devant. Cependant comme il vaut mieux opérer de cette dernière manière, on a imaginé des aiguilles qui, courbées convenablement pour que la saillie du nez ne nuise point à leur jeu, & introduites dans la sclérotique, vers l'angle interne de l'œil, en suivant les mêmes règles que nous avons déjà posées, & comme on le voit représenté dans les Planches, puissent exactement produire le même effet. Toute personne qui peut opérer sur l'œil gauche avec la main la main droite, pourra également, en employant la même main, opérer sur l'œil droit en ayant recours à cet instrument.

De l'extraction de la Cataracte.

L'opération par l'abaissement du cristallin, telle que nous venons de la décrire, a sans contredit de grands avantages quand elle est entreprise par de bons Opérateurs; elle est par elle-même nullement inquiétante, aisée à pratiquer, & conséquemment elle pourroit être généralement adoptée; mais il ne faut pas cependant se dissimuler les inconvéniens qui quelquefois l'accompagnent. Lorsque la membrane capsulaire n'avoit point été incisée inférieurement, le cristallin déprimé, & n'ayant pas perdu toute connexion avec cette membrane, étoit souvent ramené par elle dans son chaton, quand elle reprenoit son ressort. La pointe de l'instrument souvent mal menée, soit par la mal-adresse de l'Opérateur ou par un mouvement inattendu de l'œil, en blessant les vaisseaux de l'iris, donnoit lieu à une hémorrhagie qui déroutoit l'Opérateur. D'autres fois le cristallin mal-conduit, & s'échappant de la pointe de l'instrument qui le forçoit, passoit à travers la pupille, & venoit occuper la chambre antérieure, où il nuisoit singulièrement; ou bien se rompant quand il étoit dans un état de suppuration ou de dissolution, il troubloit plus ou moins l'humeur aqueuse. En falloit-il davantage pour se tourner vers un autre procédé? Mais comme souvent ceux qui pratiquent seuls les opérations que demandent les maladies auxquelles ils s'adonnent de préférence, quittent difficilement leur routine, il se passa encore longtemps, jusqu'à ce qu'en 1737 Daviel fit de l'opération par extraction une méthode suivie & raisonnée. Cependant il y avoit déjà bien des années que Méry avoit proposé l'extraction du cristallin pour guérir la Cataracte. « J'ai fait voir, dit-il dans un Mémoire qu'on trouve parmi ceux de l'Académie Royale des Sciences, un glaucome flottant dans la partie de l'humeur aqueuse contenue entre l'iris & la cornée transparente. Ce cristallin obscurci a été tiré en-dehors par une ouverture faite à la cornée, sans qu'il soit arrivé à l'œil aucun accident. On pourroit aussi tenter la même opération lorsque le glaucome est placé derrière l'iris sans y être adhérent, quand même son diamètre seroit plus grand que celui de la prunelle, parce que ce trou de l'iris s'élargit aisément. Si la Cataracte n'est point unie à l'iris, on peut l'abattre comme à l'ordinaire, ou la tirer en-dehors par une ouverture faite au bas de la cornée transparente, pour éviter que la cicatrice ne se trouve vis-à-vis la prunelle. Ce dernier moyen quoiqu'inusité, mais que j'ai vu réussir en tirant hors de l'œil un glaucome avec l'effusion de toute l'humeur aqueuse, me paroît du moins aussi sûr que le premier dont on se sert pour abattre la Cataracte, puisqu'on risque moins à la tirer en dehors qu'à l'abattre en-dedans de l'œil, où on ne peut la retenir sûrement qu'en la poussant par le bas au-delà de l'attache des fibres ciliaires avec le cristallin, ce qui cause ordinairement des accidens fort fâcheux, au lieu qu'il ne paroît pas que l'incision de la cornée ni la perte de l'humeur aqueuse en puisse produire, parce que cette liqueur se répare aisément, & que la membrane qu'on coupe n'ayant point de vaisseaux, elle n'est point sujette à l'inflammation comme les autres qui en sont remplies. — On pourroit, continue plus bas le même Auteur, tirer la Cataracte hors de l'œil par une incision faite à la cornée; de cette manière, dont il ne paroît pas qu'il y ait rien à appréhender, on préviendroit tous les périls & les inconvéniens de l'opération ordinaire. Il est bien sûr que la Cataracte ne remonteroit point, & ne causeroit point les inflammations qu'elle peut causer lorsqu'on la loge par force dans le bas de l'œil. On pourroit, par une moindre difformité, faire l'incision au bas de la cornée, & non pas vis-à-vis la prunelle. » Cette incision, qui alors n'étoit encore que projetée en 1707, fut pratiquée en 1708 par Saint-Yves, pour extraire le cristallin qui, à la suite de l'opération par abaissement, étoit passé dans la chambre antérieure; il se servit d'une lancette, mais il éprouva une grande résistance à faire sortir le cristallin à raison du peu d'étendue de son incision. Le succès n'en démontra pas moins la possibilité d'opérer la Cataracte par l'extraction, ainsi que le confirma M. Daviel à l'époque dont nous venons de parler.

Cette méthode étoit alors compliquée à raison de la multiplicité des instrumens qu'on croyoit indispensables; c'étoit une aiguille pointue tranchante, & demi-courbe en forme de lancette, destinée à faire la première ouverture au bas de la cornée transparente; une aiguille mousse, tranchante, également courbe pour agrandir la première incision, deux paires de ciseaux convexes sur le côté pour la continuer, une petite spatule d'or, ou d'argent, pour relever la cornée; une autre petite aiguille pointue & tranchante des deux côtés pour ouvrir la membrane cristalline; une petite curette d'or pour faciliter quelquefois l'issue du cristallin ou de ses fragmens, lorsqu'il est resté dans l'ouverture de la prunelle, une petite pince pour extraire les portions de membrane qui pourroient se présenter. On peut voir tous ces instrumens dans une de nos Planches & dans une autre qui accompagne le mémoire de Daviel, & qu'on trouve dans le second volume de ceux de l'Académie Royale de Chirurgie. De nos jours on a beaucoup plus simplifié ce procédé, ainsi qu'on va le voir par l'exposé de la méthode suivante, qui est celle que nous adoptons.

Auparavant de procéder à l'opération, on y préparera le malade de la même manière que pour la méthode de l'abaissement ; on le placera de même, & on suivra en tout les mêmes régles que nous avons établies précédemment. Tout étant convenablement disposé, il s'agit de fixer l'œil ; cette attention est plus nécessaire ici que dans la méthode par l'abaissement. On y parvient en employant différens instrumens auxquels on donne le nom de *speculums*. On peut voir dans nos Planches, dans les Ouvrages de Chirurgie, & notamment dans celui de Bell, les différentes formes de ces instrumens ; nous en avons fait graver quelques-uns ; mais en général nous avouerons que quelque bien imaginé qu'ils paroissent être, leur application fatigue toujours l'œil, & si bien adaptés qu'on les suppose, souvent ils n'empêchent point les mouvemens du globe ; aussi quelques Praticiens les ont-ils absolument rejetés, se contentant de faire fixer cet organe par l'index & le medius d'un aide instruit, appliqués sur la paupière supérieure relevée, & dont la force est dirigée de haut en bas, & en-dedans de manière à déprimer l'œil pendant que l'Opérateur comprime lui-même de bas en haut avec les mêmes doigts de la main qui n'opère point, & dont l'effort alors est dirigé sur la paupière & la partie inférieure du globe d'une manière inverse. Ces pressions fixent convenablement l'œil ; cependant nous ne pouvons disconvenir qu'elles sont très-douloureuses, qu'elles fatiguent l'organe, donnent souvent lieu à l'effusion de l'humeur vitrée, ou à la division de l'iris, & par-là nuisent plus que l'opération qu'on se propose de faire, qui par elle-même est de peu de conséquence. Tous ces inconvéniens déterminèrent M. Demours, Médecin de la Faculté, qui marche si glorieusement dans la carrière que lui a tracée M. son Père, à perfectionner le doigtier de Rumpelt, & en faire un instrument qui pût être tenu fort près du point où il doit agir, & qui n'empêchât pas d'abaisser la paupière inférieure avec l'extrémité de l'indicateur de la main qui le dirigeroit. Cet instrument est fabriqué d'une seule pièce en acier, comme on peut le voir dans une de nos Planches. Pour le décrire, on peut le supposer divisé en deux parties ; l'une embrasse latéralement la troisième & la moitié de la seconde phalange de l'indicateur, l'autre est une petite tige pointue de cinq lignes de long, & courbée en différens sens. La première peut être considérée comme formée de deux branches longues de dix-huit lignes, & légérement concaves pour s'accommoder aux convexités des parties latérales du doigt. Elles sont plus larges à leur extrémité B qui correspondent au milieu de la seconde phalange, qu'à l'endroit A où elles se confondent en se courbant, pour s'accommoder à la convexité de l'extrémité du doigt. L'endroit où elles sont continues, jouit d'une certaine élasticité, afin que le doigt soit saisi entre les faces communes des branches ; il n'a que deux tiers de lignes de diamètre. La largeur de chaque branche va ensuite en augmentant jusqu'à son extrémité, où elle est de cinq lignes. A l'endroit de l'union de ces deux branches, s'élève une tige pointue CD longue de cinq lignes, & ayant la grosseur ordinaire. Cette tige, vers la moitié de sa longueur, est courbée à angle droit à gauche ou à droite, suivant l'œil auquel l'instrument est destiné. Son extrémité a deux tiers de lignes de la pointe, est fléchie du côté de l'œil, & en même-temps un peu de bas en haut, en supposant l'instrument dans la position où il doit être lorsqu'on est prêt à s'en servir. L'inflexion qui approche de l'œil la pointe de la tige, facilite la sortie du bistouri qui a traversé la chambre antérieure de l'humeur aqueuse. Celle qui dirige cette extrémité un peu de bas en haut, D fournit un point d'appui en ce sens, lorsqu'on achève la section de la cornée. Au moyen de la disposition de cette partie de l'instrument qui embrasse latéralement l'indicateur, l'extrémité de ce doigt peut abaisser la paupière inférieure, & en même-tems diriger la tige dont la pointe doit piquer la cornée dans un des points de son diamètre horizontal, à la distance d'une ligne ou environ de la sclérotique, afin que la pointe du bistouri puisse sortir entre cette membrane & la pointe F de l'instrument. La pointe de cet instrument qu'on pourroit appeller Ophtalmostat, ne pénètre jamais trop avant, à peine s'enfonce-t-elle jusqu'à la moitié de la cornée : cette piquure n'occasionne aucune douleur, & n'est par elle-même jamais suivie d'accidens. On comprend aisément qu'il faut un de ces instrumens pour chaque œil, & que celui qui est destiné pour l'œil gauche doit être dirigé par l'indicateur de la main gauche, & celui qui est distiné à l'œil droit, par l'indicateur de la main droite.

L'œil fixé de la manière que nous venons de le dire, l'Opérateur prendra le manche du bistouri, tel qu'il est représenté dans une des Planches au moment où l'opération se fait, la lance en est un peu convexe sur un de ses plans ; il le tiendra entre le pouce, l'index & le doigt du milieu de la main droite, en supposant qu'il opère sur l'œil gauche, en en laissant environ un pouce dépasser l'extrémité du doigt du milieu. La pointe étant en contact avec la cornée transparente, & la surface plane en devant, il la plongera dans cette tunique à la distance de la sixième partie d'un pouce en deçà de l'iris, dans une ligne qui parcourroit du côté externe de l'œil directement au centre de la pupile, comme il est représenté dans nos Planches. La surface convexe du bistouri regardant toujours l'iris, on continue de le pousser dans la première direction, jusqu'à ce que la pointe soit arrivée vers la pupille (1) : on plonge sa pointe dans cette ouverture, pour inciser la membrane capsulaire, par une section assez semblable à celle de la cornée, puis on la dégage, & l'on continue de lui faire parcourir la chambre antérieure jusqu'à ce qu'elle soit parvenue au côté de l'œil opposé à l'endroit où il est d'abord entré; on ira jusqu'à ce que la pointe de l'instrument soit à-peu-près un quart de pouce hors de la cornée. Alors l'Opérateur formera, d'une manière graduée, une section semi-lunaire à la partie inférieure de la cornée, en dirigeant doucement le tranchant de l'instrument en en-bas, en sorte que toute la portion de la cornée qui est entre le point où il est entré, & celle où il est sorti, puisse être divisée à égale distance de l'iris; en opérant ainsi, on fait une ouverture suffisante pour le passage de la Cataracte. Il y a des cas où, dans cette première incision, il ne faut point diviser la membrane cristalline, comme quand les pupilles sont naturellement très-resserrées, quand les muscles du globe & des paupières entrent facilement en convulsion à l'approche des instrumens, quand on juge que la chambre postérieure est trop spacieuse; alors on se contente d'ouvrir d'abord la cornée, puis on incise ensuite la membrane cristalline avec un cystitome.

Aussi-tôt que l'incision est faite, l'humeur aqueuse sort, on ôte l'ophtalmostat, on laisse à elles les paupières, & par une pression bien ménagée sur la partie inférieure du globe de bas en haut, on parvient à forcer le cristallin de sa capsule, & à le faire sortir au dehors, quand il ne paroît point de lui-même. Pour peu qu'on éprouve de la résistance, on peut être sûr qu'on n'a point assez incisé la membrane capsulaire; pour lors on porte la pointe d'un cystitome, par l'ouverture qu'on a faite jusqu'à la capsule du cristallin, en passant par la pupille, on incise cette capsule en faisant jouer le ressort de l'instrument, & on réitère la pression qui détermine toujours la sortie du cristallin. Mais souvent aussi la difficulté que cette lentille éprouve à paroître, vient de ce que l'incision de la cornée est trop petite. On répète trop fréquemment les pressions en pareils cas, & souvent sans aucun ménagement, en sorte qu'il arrive que non-seulement le cristallin sort forcément, mais encore l'humeur vitrée, ce qui est de la plus grande conséquence. Pour prévenir cet accident, il faut agrandir l'ouverture avec la pointe d'une paire de ciseaux courbes, pareils à ceux dont Daviel se servoit. L'opération faite, on se comporte à l'égard du pansement, comme nous avons dit qu'on devoit le faire dans le cas où l'on auroit préféré la méthode par l'abaissement. Le régime sera également le même; & pour peu que le sujet soit pléthorique, on lui tirera du sang en plus ou moins grande quantité, selon les circonstances. On aura soin que l'œil soit toujours fermé & point trop comprimé, crainte de donner lieu à un staphylome. Quand tout se passe aux souhaits de l'Opérateur, la plaie de la cornée est ordinairement fermée en huit, douze ou quinze jours, quelquefois cependant elle reste ouverte plusieurs semaines. S'il survenoit un petit staphylome, il ne faut point s'en inquiéter, le ressort de l'iris le feroit rentrer; s'il étoit plus volumineux, on le pousseroit au-delà de la cornée avec une petite curette.

S'il falloit opérer sur l'œil droit, le Chirurgien doit se servir alors de sa main gauche, & suivre le même procédé que nous venons de décrire, en employant les mêmes instrumens. Mais, comme peu de personnes se servent aussi librement de cette main que de la droite, on peut alors employer un bistouri courbé près de sa lame, tel que celui que nous avons fait représenter dans une des Planches relatives à cet article. Le procédé diffère de celui qu'on suit en opérant sur l'œil gauche, en ce que la pointe de l'instrument, au lieu d'entrer par le petit angle de l'œil, pénétre par son grand angle; ainsi que nous l'avons fait représenter.

En parlant des pressions exercées sur l'œil pour déterminer la sortie du cristallin, nous avons dit qu'elles occasionnoient quelquefois l'expression de l'humeur vitrée, ce qu'on regardoit communément comme un accident d'autant plus fâcheux, que l'œil s'affaissant, la perte de la vue s'en suivoit nécessairement. « Mais, dit M. Bell, quoiqu'on doive tout faire pour prévenir cette expulsion, néanmoins elle n'empêche pas toujours le succès de l'opération. J'ai connu, continue-t-il, des personnes chez qui la vue ne revint point après cet accident; mais, le plus souvent, le globe se remplit de nouveau, au point qu'en deux ou trois semaines il a acquis son volume ordinaire. Je ne prétends point dire si cette réplétion provient de la régénération de l'humeur vitrée, ou de l'humeur aqueuse qui remplissoit les chambres; cette dernière opinion est plus suivie : mais pourquoi l'humeur vitrée ne seroit-elle point réparée comme l'aqueuse? Je suis d'autant plus porté à croire à la réparation de cette humeur que j'ai observé bien des fois la vue revenir dans des cas où l'humeur vitrée s'étoit échappée aussi bien que dans ceux où elle n'étoit point sortie. J'en ai un exemple chez une femme qui fut opérée sur les deux yeux; chaque œil étoit aussi beau qu'il pou-

(1) Il arrive quelquefois que l'iris embrasse assez fortement la lame de l'instrument, quand sa pointe approche de la pupille, ce qui l'expose à être blessée. Quand cela arrive, le D. Wenzel recommande de faire de légères frictions sur la cornée avec le doigt index, tandis que le doigt du milieu tient la paupière inférieure abaissée, puis de continuer l'opération comme auparavant. On voit, dit-il, sur-le-champ, l'iris se contracter & ainsi quitter l'instrument.

voit être. En opérant l'un, toute l'humeur vitrée s'échappa avec le cristallin, & l'œil s'affaissa entièrement vers le fond de l'orbite. On prévint cet accident sur l'autre, le cristallin fut extrait, sans qu'il s'échappât rien de l'humeur vitrée, & dans le cours environ de trois ou quatre semaines, à dater de l'opération, les deux yeux avoient le même volume, leur apparence étoit la même, & la personne voyoit également des deux côtés.

Dans la méthode que nous venons d'indiquer, l'on fait une incision semi-circulaire, qui fait la moitié de la circonférence inférieure de la cornée. M. de Wenzel ayant trouvé quelques inconvéniens dans cette méthode, tels que le risque de blesser la caroncule lacrymale, la veine angulaire, le nez même, il lui préfère l'incision oblique, faite comme nous l'avons représentée dans une de nos Planches. Il y trouve les avantages suivans; 1.° de prévenir une trop prompte effusion de l'humeur aqueuse, & par suite la blessure de l'iris; 2.° de permettre une plus grande incision, & conséquemment une sortie plus facile du cristallin; 3.° enfin d'exposer l'incision à une pression égale des deux paupières, & de cette manière, dit-il, les lèvres de la plaie étant constamment rapprochées l'une de l'autre, leur réunion est plus prompte, la cicatrice moins apparente, & les staphylomes moins fréquens. Lorsqu'au contraire l'incision de la cornée est horizontale, les paupières venant à se gonfler, & celle d'en-haut pressant la cornée, la lèvre supérieure de l'incision se retire ou s'élève, tandis que la paupière inférieure comprimant & portant en dedans la lèvre inférieure de la plaie, tend ainsi à les éloigner l'une de l'autre, & s'engage souvent dans leur intervalle. L'air, qui a accès entre les lèvres de l'incision, les dessèche, rend leur réunion plus difficile & plus lente, & la cicatrice plus difforme.

Il est une méthode de faire cette incision de la cornée, d'une manière très-prompte sans aucun danger, & sans qu'on soit obligé de retenir l'œil avec aucun speculum, ni ophtalmostat; nous la devons à M. Guérin, Chirurgien dans un des premiers Hôpitaux de Bordeaux. L'instrument dont il se sert fixe l'œil sans exercer aucune compression fâcheuse; & par le vuide arrondi que laisse la plaque qui s'applique sur lui, il laisse dépasser la cornée qui, dès-lors, peut être incisée au moyen d'une lame tranchante, dont le diamètre équivaut à la moitié du disque de la cornée. Cette lame, en se débandant au moyen d'un ressort, vient traverser la cornée de part en part, & ne coupe précisément que ce qu'il faut pour le passage du cristallin. Cette méthode a eu de grands succès entre ses mains, & nous paroît singulièrement convenable dans les cas où l'on se détermineroit à extraire le cristallin. Nous avons représenté cet instrument, ainsi que le jeu dont sa lame est susceptible. *Voyez*, pour de plus grands détails, la Planche qui est relative à cet article, ainsi que son explication.

Du choix de l'une ou l'autre de ces deux méthodes, & de l'opération de la Cataracte membraneuse.

Ce que nous avons dit jusqu'ici, sur les deux méthodes de guérir la Cataracte, a pu donner d'assez grandes notions pour qu'on se détermine sur la préférence que mérite celle par abaissement; mais, pour mieux établir la certitude dans une matière d'une pareille importance, voyons à quoi se réduisent les objections qu'on lui a faites.

On a objecté que le but qu'on se proposoit dans cette opération, le rétablissement de la vue, manquoit souvent par le retour du cristallin dans le chaton qu'il occupoit précédemment. Il est vrai, l'objection n'est point sans réalité; mais quand on a d'abord incisé la capsule inférieurement, & qu'on a le soin de le ramener avec la pointe de l'aiguille, vers l'un des angles de l'œil, & qu'on l'a logé, comme nous avons dit qu'on devoit le faire, au-dessous de l'humeur vitrée, il arrive rarement qu'il se relève. D'ailleurs, quand bien même l'opération manqueroit par la faute de l'Opérateur, ou par toute autre cause, la douleur qui accompagne la piquure est si peu de chose, que peu de malades se refusent à une seconde & même à une troisième épreuve, & il est infiniment rare qu'on soit obligé d'y revenir un si grand nombre de fois.

On a dit, en second lieu, que l'abaissement devoit toujours être infructueux, quand le cristallin étoit dans un état de dissolution, l'humeur, contenue dans la capsule, devant se disperser dans tout l'intérieur de l'œil, dès qu'elle auroit été ouverte. Cette seconde objection paroît plus importante à ceux qui ne sont point versés dans la pratique des maladies des yeux; mais elle est aussi aisée à résoudre que la précédente. « Une cataracte en dissolution, & flottant hors de sa capsule immédiatement après que celle-ci a été percée avec l'aiguille, n'est point une chose ordinaire d'après ma propre expérience, dit M. Bell, qui nous fournit cet extrait; je pourrois même dire que de vingt sujets, elle ne se trouve pas chez un, mais quand bien même elle auroit lieu plus fréquemment, au lieu d'être une objection à cette méthode, ce devroit être pour elle une raison de préférence; car alors l'effort qu'on fait sur l'œil, n'est pas si considérable que celui qu'on est obligé de faire quand la cataracte a une plus grande consistance; on n'est jamais nécessité de revenir à une seconde tentative. Quant au trouble ou blancheur laiteuse, que contractent spontanément les humeurs de l'œil, il continue quelques jours, mais ensuite il disparoît insensiblement & complétement, ce qui est constaté par l'expérience de tous les Praticiens, & particulièrement de M. Pott, sur le témoignage de qui on peut compter,

Mais ce qui est plus encore en faveur de cette opération, c'est que le cristallin, même le plus ferme, qui aura été complétement séparé de sa capsule par l'aiguille, se dissout toujours dans l'humeur aqueuse, sans laisser aucun vestige d'opacité.

Enfin l'on ajoute que quand l'opacité est dans la capsule, & non dans le cristallin, l'abaissement ne peut avoir aucun succès. Cette objection est sans contredit la plus forte qu'on puisse apporter contre l'opération, mais elle perd beaucoup à l'examen. D'abord cette espèce de Cataracte est extrêmement rare, on la rencontre, il est vrai, mais pas assez fréquemment pour que sur ce seul motif on se détermine à préférer la méthode actuelle à l'autre. En second lieu, l'extraction ne pourroit pas plus convenir en supposant que cette Cataracte existât, la capsule peut à la vérité être forcément déchirée, tirée même au-dehors par des instrumens dirigés à travers le centre de la pupille mais non pas sans produire un tel dérangement dans l'œil, qu'il ne s'ensuive l'aveuglement. Aussi peut-on avancer que quoique fassent ceux qui veulent faire parade de leur dextérité aux dépens des malades qui se confient à eux, leur méthode ne deviendra jamais une pratique générale.

Si l'on pouvoit répliquer aux solutions que nous venons de donner, nous ajouterions encore que l'opération par abaissement est moins souvent accompagnée de douleurs d'inflammation subséquente, qu'on n'a point à craindre d'elle aucune cicatrice, aucun affaissement, aucune perte de l'humeur vitrée, comme dans l'opération par extraction; nous dirons enfin que les succès sont plus nombreux. Il est prouvé, en effet, que quoique l'extraction de la Cataracte soit en général suivie du retour de la vue aussi-tôt après l'opération, & que la vue reste passablement parfaite pendant quelque tems, comme une semaine & même un mois, elle se troubloit néanmoins par la suite jusqu'à ce qu'ensuite les malades devinssent entièrement aveugles. La perte de la vue est annoncée en pareil cas par un degré d'immobilité qu'on observe d'abord dans la pupille. Cette ouverture reste sans action quand l'œil est exposé à une vive lumière, elle devient insensiblement plus petite, & enfin elle paroît si contractée qu'elle peut à peine admettre une plume de corbeau. Elle est alors immobile à quelque lumière qu'on l'expose & le malade est souvent dans un état pire que celui où il étoit avant d'être opéré. Cet accident bien fâcheux ne viendroit-il point de la violence que l'iris éprouve pendant l'opération? On sait que cette membrane est très-délicate, & comme souvent la pupille n'est pas assez étendue pour laisser passer le cristallin avec facilité, celui-ci ne la traverse pas toujours sans que l'iris en souffre. Il est vrai que l'effet n'est pas ordinairement sensible immédiatement après l'opération; mais il n'en peut pas moins avoir lieu par la suite. On a vu l'iris en certains cas être déchirée en plusieurs endroits, & se contracter ensuite fort irrégulièrement, & même souvent point du tout, ainsi que les Observateurs en fournissent nombre d'exemples.

Il est cependant quelques cas où l'opération par extraction nous paroîtroit préférable à celle par abaissement: 1.° celui où le cristallin adhéreroit à l'iris, cas qui est toujours accompagné d'une immobilité de cette membrane, & d'un resserrement considérable des pupilles. Ces efforts qu'on feroit en pareil cas pour déplacer le cristallin, pourroit déchirer cette membrane & occasionner des accidens. Il faut alors pratiquer simplement la première incision de la cornée, & revenir à celle du cristallin qu'on fait avec une aiguille d'or. On porte ensuite sa lance de côté & d'autre pour détruire les adhérences du cristallin & dilater la pupille. Les adhérences sont le plus souvent vers le biseau de ce corps; elles rendent l'opération longue fastidieuse, & son succès douteux; elles suivent quelquefois le cristallin, & sont appliquées sur l'une de ses faces en forme de stries. 2.° Ceux où le corps vitré éprouveroit quelque altération. Le cristallin ayant alors perdu toutes les adhérences qu'il a avec son chaton, se porte dans toute sorte de direction dans la chambre postérieure, & ne sauroit être contenu en aucun point. Ce qu'il convient de faire en pareil cas, c'est après l'incision de la cornée, de porter à travers la pupille un petit crochet en tire-bourre, tel qu'il est représenté dans nos Planches, pour saisir le cristallin, en tournant l'instrument entre les doigts en même-temps qu'on l'attire au-dehors. Quelques-uns substituent à cet instrument un petit crochet terminé en hameçon. En général, cette opération est longue & le succès douteux. 3.° Quand le cristallin est tombé en purulence, & qu'il n'en reste pour ainsi dire que le noyau, il est alors comme flottant dans sa capsule, & celle-ci, libre de toute adhérence, paroît comme une petite vésicule. Cette espèce se reconnoît en ce que la pupille est entièrement bouchée, souvent immobile, & que le cristallin paroît fort blanc; on y remarque sur-tout une petite saillie que forme l'iris, repoussée par la petite vessie, & qui retrécit plus ou moins la chambre antérieure. Comme le corps vitré est porté à échapper en pareil cas, il conviendroit de préférer ici l'incision par en-haut, selon la méthode de M. de Wenzel, à celle qu'on fait communément par en-bas. 4.° Enfin, quand le cristallin a passé dans la chambre antérieure, & qu'il est immédiatement dernière la cornée; circonstance qui est arrivée à M. Petit, & dont il parle dans les Mémoires de l'Académie Royale des Sciences, année 1708.

Nous terminerons par quelques Remarques sur

le traitement de la Cataracte membraneuse. Cette Cataracte est le plus souvent secondaire, comme le remarque très-bien M. Hoin. Elle fut d'abord découverte par MM. de la Peyronie & Morand, & quoique plusieurs Praticiens en aient depuis fait mention, cependant elle n'étoit point universellement admise, jusqu'à ce que M. Hoin en eût fait une mention expresse. Voyez le second volume des Mémoires de l'Académie Royale de Chirurgie. Quoique, dans le cas qui fait le sujet du Mémoire de M. Hoin, la maladie fut la suite d'une inflammation qui survint à l'opération par abaissement, néanmoins elle lui est souvent antécédente, & sans aucun vice de cristallin, ainsi qu'il conste par les Observations de d'Heister, de Wiedemann, Lancisi, de Richter & autres. M. Wathen, en pareil cas, propose le procédé suivant. Il faut ouvrir la cornée de la même manière que si l'on vouloit extraire le cristallin, & conséquemment avec les mêmes instrumens. Ensuite on cherchera avec un instrument pointu, mousse & d'or, tel que l'aiguille à Cataracte, à emporter un morceau de la capsule, & pour cela on dirigera la portion courbe sous le lambeau de la cornée, & on continuera d'emporter en-haut jusqu'à ce que la pointe soit parallèle avec le petit cercle de l'iris; alors on la tournera vers la pupille qu'on lui fera dépasser; on piquera la Cataracte membraneuse, en tournant tout à l'entour, en même-tems qu'on l'entraînera vers soi. S'il se présente quelque difficulté, on aura recours à une paire de pinces dont les mors seront extrêmement fins, telles que celles qui sont représentées dans nos Planches. On les introduit à travers la pupille; on saisit légèrement la capsule avec leurs pointes; on la détache successivement dans toute la circonférence des adhérences qu'elle peut avoir, & on cherche à l'enlever entièrement. Il est rare que cette opération ne soit point suivie de l'issue d'une portion de l'humeur vitrée, à raison du déchirement de la membrane hyaloïde qui a presque toujours lieu en pareil cas; mais on sait ce qu'on doit penser de cet inconvénient. *Voyez*, pour de plus grands détails, l'ouvrage de cet Auteur publié en 1785 à Londres, & le Traité de la Cataracte du D. Wenzel, qui a paru à Paris en 1786. (*M. Petit-Radel.*)

CATHETER. Καθετὴρ de Καθιέσθαι *infundere*, parce qu'on portoit au-dedans de l'urètre moyennant cet instrument, les remèdes que les circonstances rendoient nécessaires. Les catheter étoient donc vraisemblablement autrefois ce que nous appellons aujourd'hui des sondes ou des algalis. On désigne actuellement, sous ce nom, un instrument recourbé de manière à être facilement introduit dans l'urètre chez l'homme, ayant dans toute sa courbure, une canelure qui règne le long de la convexité. On emploie le Catheter tant pour s'assurer de la présence de la pierre dans la vessie, que pour servir de guide aux différens lithotomes & conducteurs usités dans l'opération de la taille. On trouve l'histoire de ces instrumens dans les Auteurs les plus anciens de Chirurgie. Paul parle de plusieurs sous le nom de συνφώγων vraisemblablement par corruption du mot σίφωνων siphon. Les catheter ont différentes courbures, & leur pavillon se prolongent plus ou moins, selon les différentes méthodes de tailler dans lesquelles ont les emploie : nous reviendrons sur tous ces objets à l'article de la Taille. (*M. Petit-Radel.*)

CATHETERISME. Καθετηρισμὸς, *Catheterismus*. On désigne ainsi l'opération par laquelle on porte le catheter dans la vessie, en faisant parcourir à sa partie courbe, toute l'étendue du canal de l'urètre. Cette opération n'est nécessaire que dans les cas où il faut s'assurer tant de l'état du col & de la cavité de la vessie, que quand on veut reconnoître quelques calculs ou procéder à l'opération de la taille, selon la méthode latérale, & les autres où l'on attaque la vessie par son col. Il est des règles qu'il faut suivre dans ces différens cas, mais sur lesquelles nous n'insisterons point pour le moment; nous remettons à en parler lorsque nous traiterons de la manière de sonder, & des différentes méthodes de tailler. *Voyez les articles* Sonde, Sonder & Tailler. (*M. Petit-Radel.*)

CAULEDON, sous entendu. Κατάγμα; de Καυληδὸν, *in modum radicis*. C'est une fracture dans laquelle les extrémités d'un os long sont rompus de la même manière qu'une tige ou tronc de chou, en laissant plusieurs inégalités qui s'entre-touchent encore. La définition de Galien n'est pas tout-à-fait conforme à ce que les Auteurs font signifier au Cauledon, ainsi qu'on le peut voir dans les Commentaires sur le Livre Περὶ Ἄρθρων d'Hippocrate. Paul, qui a mis en vogue cette nomenclature, distingue encore les fractures en Ῥαφανηδὸν & σικυηδὸν, ainsi qu'on le peut voir en chacun de ces articles & à celui de Fracture. (*M. Petit-Radel.*)

CAUSTIQUES, de καίω, je brûle. On donne ce nom à des substances qui ont la propriété de dissoudre les parties solides du corps animal, auxquelles on les applique. Leur usage est indiqué dans certains cas où il s'agit de séparer du reste du corps quelque partie viciée, ou d'en détruire le tissu de manière qu'elle puisse s'en détacher spontanément, ou être facilement enlevée par quelque moyen méchanique. On les désigne aussi sous le nom de Corrosifs & d'Escarotiques, ainsi que sous celui de Cautère potentiel, par opposition à celui de Cautère actuel, que l'on donne à certains corps dans un état d'ignition, & dont on se sert dans la même intention que des précédens.

L'opération des Caustiques, tant que les parties sur lesquelles on les applique conservent de la vie, est toujours accompagnée de douleur; portée à un certain point, elle irrite tout le syſtême animal, & peut donner lieu à divers accidens fâcheux. Dans un degré plus modéré, elle excite de l'inflammation dans les parties voiſines de celle qu'elle détruit, effet ſouvent utile pour amener une bonne ſuppuration, & accélérer la cicatriſation de certains ulcères; mais qui a ſouvent les conſéquences les plus pernicieuſes, comme on n'en a que trop d'exemples dans les cas de cancer, traités injudicieuſement par ce moyen. *Voyez* CANCER & ULCÈRE.

Il y a beaucoup de ſubſtances qui agiſſent comme Cauſtiques ſur les matières animales. Les acides minéraux dans un état de concentration poſſèdent cette propriété dans un très-haut degré; mais l'application en eſt difficile à cauſe de leur fluidité, qui fait qu'on ne peut pas aiſément circonſcrire leur action ſur les parties qu'on veut conſumer, & qu'ils s'étendent ſur les parties voiſines. L'on s'en ſert cependant quelquefois au moyen d'un pinceau dont on touche les fongoſités, les os cariés, & les autres parties qu'on veut détruire.

On ſe ſert beaucoup plus fréquemment dans la même intention de l'alkali fixe végétal privé d'air fixe. Réduit par l'évaporation à un état de parfaite ſiccité, après avoir ſubi cette préparation, il conſtitue ce qu'on appelle la PIERRE A CAUTÈRE, qui eſt d'un grand uſage en Chirurgie. On s'en ſert préférablement à tout autre corroſif, lorſqu'il s'agit d'ouvrir quelque cavité, comme celle d'un abcès, ou de quelque tumeur enkyſtée au moyen du Cauſtique. *Voyez* ABCÈS.

Les acides perdent toute leur Cauſticité lorſqu'ils ſont combinés avec les alkalis, ou avec des terres; mais ils ne la perdent point par leur combinaiſon avec les métaux. La ſolution de mercure dans le double de ſon poids d'eſprit de nitre fumant, connue ſous le nom de LIQUEUR DE BELLOSTE, eſt un puiſſant Cauſtique, ainſi que la ſolution d'argent dans le même acide, qui, concentrée & réduite par le feu à un état ſolide, forme la PIERRE INFERNALE. L'acide marin combiné avec l'antimoine, forme la préparation connue ſous le nom de BEURRE D'ANTIMOINE, un des Cauſtiques les plus forts que nous connoiſſions. Mais la plupart de ces Cauſtiques ont le même inconvénient que les acides; c'eſt-à-dire qu'à cauſe de leur fluidité l'on ne peut pas aiſément limiter leur action aux parties ſur leſquelles on veut les faire agir. La pierre infernale, à cauſe de ſa ſolidité, eſt beaucoup plus facile à manier; & elle joint à cet avantage celui d'être un Cauſtique très-actif, & d'être en même-temps celui de tous dont l'irritation s'étend le moins ſur les parties voiſines de celles avec leſquelles il entre en contact.

Ces ſubſtances corroſives diffèrent beaucoup entr'elles quant à leur degré d'activité; il y en a qui ſont trop foibles pour attaquer les parties qui ont une certaine ſolidité, & qui cependant détruiſent très-efficacement celles dont le tiſſu eſt plus lâche, telles que les excroiſſances fongueuſes des ulcères. Ainſi, l'alun privé de ſa partie aqueuſe, & qui prend alors le nom *d'alun brûlé*, réuſſit aſſez bien dans cette dernière intention. On ſe ſert auſſi, pour le même but, des feuilles de ſabine réduites en poudre, de ſucre blanc, &c. quoiqu'on ne puiſſe regarder ces derniers que comme de très-foibles eſcarotiques. *Voyez* ULCÈRE FONGUEUX.

On a cru qu'il pouvoit y avoir lieu dans certains cas, tels que ceux d'ulcères vénériens, à donner la préférence aux Cauſtiques mercuriels ſur ceux d'un autre genre, en raiſon de la propriété ſpécifique du mercure: il ne paroît cependant pas que cette opinion ſoit fondée. On voit les préparations de cuivre & la pierre infernale produire, dans les affections vénériennes où l'uſage de ces ſortes de topiques eſt néceſſaire, tous les effets qu'on pourroit attendre des premiers; mais on ſe ſert fréquemment dans les cas de cette nature de précipité rouge, préférablement à d'autres Cauſtiques, parce qu'il eſt moins ſujet à s'étendre & à ſe fondre. On eſt dans l'uſage de le mêler avec des onguens; mais cette précaution eſt rarement néceſſaire, & ſouvent ce mélange en diminue beaucoup trop l'activité. Il vaut mieux, ſi on ne veut pas l'employer ſeul, le mêler avec partie égale, ou deux parties d'alun calciné.

Le mercure ſublimé corroſif eſt un Cauſtique beaucoup plus dangereux que le précipité rouge, parce que l'humidité des parties ſur leſquelles on l'applique, le diſſout facilement; qu'en cet état il s'étend de côté & d'autre, & qu'il peut même être abſorbé & occaſionner les ſymptômes les plus funeſtes. On ne doit pas cependant le rejetter abſolument, parce qu'il a réuſſi dans des cas où d'autres corroſifs ne produiſoient aucun effet. Il eſt bon de ſe ſouvenir, lorſqu'on fait uſage des Cauſtiques mercuriels, que leur application a ſuffi quelquefois pour occaſionner une ſalivation.

L'arſenic eſt encore une ſubſtance qui agit comme un puiſſant Cauſtique ſur le ſolide animal; on a cru même qu'il y avoit dans ſa manière d'agir quelque choſe de ſpécifique contre le cancer; mais quelque avantage qu'on ait cru en retirer dans certains cas, l'expérience a prouvé qu'on ne pouvoit l'employer ſans beaucoup de danger. *Voyez* ARSENIC & CANCER.

L'action des Cauſtiques les plus puiſſans, celle du moins qui eſt le but de leur uſage en Chirurgie, ſuppoſe toujours une certaine énergie du principe vital. Celle de la pierre à Cautère, elle-même, eſt bien plus vive & plus prompte chez les ſujets où les pouvoirs vitaux ont toute leur activité, que chez ceux où ils ſont diminués & affoiblis.

CAUTÈRE, καυτήριον, de καίω, je brûle. On distingue le Cautère en actuel & en potentiel. Le Cautère actuel est celui qui produit son effet en un moment, comme un fer rougi au feu, ou des charbons ardens. On donne le nom de Cautère potentiel à certains médicamens qui ont aussi la propriété de consumer & de détruire les matières animales. *Voyez* CAUSTIQUES.

Pour appliquer le Cautère actuel, on se sert ordinairement d'un instrument composé d'une tige de fer, montée sur un manche de bois, & dont l'autre extrémité se termine par un bouton tantôt sphérique, tantôt conique ou olivaire, ou par une plaque dont la figure varie suivant les circonstances & le besoin. *Voyez* BOUTON DE FEU.

Le principal usage des Cautères actuels est de consumer les parties cariées des os, & d'empêcher les progrès du mal en procurant l'exfoliation, ou la séparation de celles qui ont souffert, d'avec celles qui sont encore saines. *Voyez* CARIE & EXFOLIATION. On s'en sert encore pour détruire certaines tumeurs qu'il seroit difficile d'attaquer d'une autre manière; comme aussi différentes sortes d'excroissances polypeuses & fongueuses, telles que celles qui se forment quelquefois autour des os maxillaires & dans leurs sinus. *Voyez* ANTRE MAXILLAIRE.

Lorsqu'on veut cautériser une partie malade, l'on fait rougir dans un brasier ardent l'extrémité antérieure de l'instrument décrit ci-dessus, auquel on donne, en raison de son usage, le nom de Cautère actuel. Pour garantir les lèvres de la plaie de l'action du Cautère, les Anciens se servoient de canules de fer, ou de cuivre, qui les tenoient séparées du bouton de feu qu'on introduisoit par leur cavité. D'autres sont d'avis de les cacher avec deux petites plaques de fer qu'on fait tenir par des Aides. M. Petit, dans son Traité des maladies des os, conseille de garnir les chairs voisines de la carie avec des linges mouillés, pour les garantir du feu. Il faut que ces linges soient bien exprimés, parce que l'eau qui en découleroit refroidiroit les Cautères, & affoibliroit ainsi leur action.

Pour obtenir de cette opération tout l'effet desiré, on est souvent obligé d'y revenir à plusieurs reprises; il importe sur-tout de faire pénétrer l'action du feu jusqu'aux parties saines, afin d'établir, dans celles-ci, le degré d'action nécessaire pour déterminer la séparation de celles qui ont souffert. Il faut que le fer soit d'un rouge vif, & ne l'appliquer que pendant deux ou trois secondes au plus; de cette manière le malade souffre peu, & l'effet du feu est mieux circonscrit & limité à la partie touchée. M. de Sault a détruit, par ce moyen, une tumeur dans la vulve, près du méat urinaire, de la grosseur d'une noix, & si douloureuse que le pansement le plus simple, même avec de l'eau de guimauve, étoit insupportable.

Le cautère actuel a, de tout tems, été regardé comme un des plus puissans moyens de la Chirurgie, pour la guérison d'un grand nombre de maladies, quoique les Modernes, dans la vue d'écarter, autant qu'il est possible, de leur Art tout ce qui pouvoit lui donner une apparence de cruauté, en aient extrêmement limité l'usage. Les Anciens, au contraire, l'employoient non-seulement comme remède dans une multitude de cas, mais encore ils s'en servoient comme d'un préservatif contre différens maux.

C'est ainsi que les Lybiens, Peuple de l'Afrique, pour préserver leurs enfans du phlegme & de la pituite qu'ils croyoient découler du cerveau, brûloient aux uns les veines du sommet de la tête avec de la laine grasse, & à d'autres celles des tempes. Les Ethiopiens, dont les Egyptiens & les Grecs paroissent avoir emprunté l'usage du cautère, brûloient aussi le front de leurs enfans le jour de leur naissance; les Etrusques leur faisoient subir la même opération sur l'occiput. Les Scythes Nomades se faisoient appliquer le feu aux épaules, aux bras, aux jointures, à la poitrine, aux reins; & la raison qu'on nous donne de cet usage, étoit l'excessive humidité & la foiblesse de leurs articulations. On peut encore présumer que les Egyptiens se sont servis très-anciennement du cautère actuel, par une anecdote que Pline nous a conservée. Dès le tems de l'Empereur Claude, lorsque la *mentagre* (maladie ainsi nommée, parce qu'elle attaquoit sur-tout le menton) commença à se manifester à Rome, on fit venir des Médecins Egyptiens, comme plus exercés & plus habiles dans le traitement de cette maladie qui étoit commune dans leur pays; ils appliquèrent le feu avec succès. Ce même remède, au rapport de Linnæus, est d'un usage familier chez les Lappons, dans les douleurs des jointures, & chez d'autres Nations où l'Art est encore au berceau.

Hippocrate, qui regardoit comme incurables les maux que l'application du feu ne guérissoit pas, l'a recommandée, dans bien des cas, comme le principal remède. Dans les maux de tête opiniâtres, il appliquoit huit cautères avec le fer chaud; savoir, deux vers les oreilles, deux sur le derrière de la tête, deux à la nuque, & deux à la racine du nez, près des angles des yeux. Il brûloit en travers & profondément, les artères de derrière les oreilles, jusqu'à ce qu'elles cessassent de battre. Dans les maladies des yeux, & particulièrement dans la goutte sereine commençante, il appliquoit le feu aux veines de la tête. Lorsque les paupières étoient tuméfiées, il les cautérisoit quelquefois intérieurement, en évitant cependant la lésion du cartilage. Celse, pareillement dans les ophtalmies séreuses, appliquoit le Cautère actuel aux veines des tempes, & à celles qu'on voit vers le haut du front; il recommande aussi, dans les mêmes cas, l'incision des tégumens vers le sommet de la tête, & ensuite la cautérisation du crâne jusqu'à produire l'exfolia-

tion

tion de l'os. Il employoit le même moyen dans l'épilepsie. Mais cette pratique, qui, dans bien des cas, a pu avoir du succès, n'a pas toujours été sans danger; & de Haën a vu, deux fois, une inflammation mortelle du cerveau occasionnée par l'application d'un fer ardent sur le sommet de la tête. Pouteau, le plus zélé défenseur du Cautère actuel parmi les Modernes, a aussi été témoin d'un semblable événement. Nous laissons à d'autres le soin de déterminer jusqu'à quel point la crainte de pareils accidens doit détourner de l'usage d'un remède aussi actif. (1)

L'on a été long-temps dans l'usage d'employer le cautère actuel pour arrêter l'hémorrhagie, lorsque des vaisseaux avoient été ouverts par des plaies accidentelles, ou par des opérations chirurgicales; mais l'on a renoncé, avec raison, à ce moyen. *Voyez* HÉMORRHAGIE. On peut voir à l'article ANUS, l'usage qu'on a fait, presque jusqu'à nos jours, du cautère actuel pour le traitement des abcès fistuleux auprès du fondement. *Voyez* aussi l'article AMYGDALES, pour l'efficacité de cette même application dans les maladies de ces organes, & l'article HYDROPHOBIE, pour son usage dans les cas de morsures d'animaux enragés.

Lorsqu'on se sert du cautère actuel dans l'intention de consumer & d'anéantir les parties auxquelles on l'applique, il faut, comme nous l'avons dit, que le fer soit d'un rouge vif; mais si le but est moins de détruire que d'occasionner une dérivation & une inflammation dans celles où on l'applique, il faut donner au feu moins d'intensité. C'est ce qu'on fait au moyen de quelque corps combustible, qu'on fait brûler sur l'endroit qu'on se propose de cautériser. Les Chinois, & sur-tout les Japonnois, suivant le rapport de Kaempfer, se servent, pour cet effet, des filamens cotonneux qu'on obtient de l'armoise orientale, dont ils font de petits rouleaux coniques, auxquels ils donnent le nom de MOXA. Les Egyptiens, suivant Prosper-Alpin, emploient, dans la même intention, des petits cylindres de coton. Pouteau a introduit en France la même pratique, dont on a retiré de très-grands avantages, dans les cas surtout de rhumatisme fixé sur quelque partie. On l'a appliqué avec succès sur les articulations, sur les côtes, sur l'épigastre, sur diverses parties de la tête, sans qu'il ait jamais, dans ces derniers cas, occasionné aucun des accidens qu'on a vu suivre l'application du fer ardent sur le crâne, & qui probablement n'en auroient jamais été la conséquence, si l'on n'eût commencé par mettre l'os à nud, en écartant la peau avec l'instrument tranchant. M. de Sault s'est servi, & se sert encore tous les jours, du moxa dans des cas de courbure de l'épine, même accompagnés de paralysie des parties inférieures, de gonflement de l'abdomen, de fièvre lente. L'effet, dans la plupart des cas, a été de faire cesser sur-le-champ la fièvre lente, ensuite de dissiper peu-à-peu la paralysie & le gonflement du ventre, & de redresser considérablement l'épine. Voici quelle est la manière de préparer le moxa & de l'appliquer, telle que l'a décrite M. Pouteau.

« Prenez du coton cardé, enveloppez-le avec » une bandelette de toile, large d'un pouce sur » trois pouces de longueur. Que le coton soit » aussi serré qu'il sera possible, parce qu'alors le » feu sera plus vif; la bandelette étant bien arrê» tée par quelques points d'aiguille, on aura un » cylindre d'un pouce de diamètre; on coupera » ce cylindre transversalement par la moitié, avec » un tranchant bien affilé, ce qui donnera deux » cylindres à base très-unie; & c'est cette base » unie qui doit toucher immédiatement la peau, » qu'on humecte auparavant avec un peu de sa» live, afin que le coton s'y colle en quelque fa» çon.

» Le feu étant mis au sommet du cylindre, on » attend qu'il en ait consumé une partie; alors » on place le coton sur la peau, & on excite lé» gèrement le feu par le souffle d'un éventail. » Ce feu ne s'étend jamais au-delà de la peau, lors » même qu'on fait brûler successivement deux ou » trois cylindres sur la même place. »

Le moxa détermine une suppuration de la partie où il a été appliqué, effet qui peut, jusqu'à un certain point, concourir à la guérison qu'il procure, mais qui cependant ne peut pas être regardé comme y ayant une part considérable. Car le soulagement qu'éprouvent les malades est presque instantané; il se manifeste souvent dès que l'action du feu commence à se faire sentir avec une certaine vivacité. Les vésicatoires, le garou, les escarotiques qu'on emploie pour former des exutoires, sont infiniment moins efficaces que le moxa, quoiqu'en général ils occasionnent une suppuration bien plus abondante. Cependant une première application du moxa ne suffit pas toujours, parce que son action ne s'étend pas fort au loin; on est souvent obligé de brûler de nouveaux cylindres sur les parties voisines, pour compléter la cure; mais telle est l'efficacité de ce remède, que chez les personnes affligées de rhumatisme, on ne voit pas que les douleurs se reportent jamais sur les parties qui ont été traitées de cette manière.

CAUTÈRES. On donne ce nom assez improprement à des petits ulcères artificiels, que les Chirurgiens sont dans l'usage d'établir en diverses parties du corps, pour servir d'exutoire, ou d'égout aux humeurs, dans diverses maladies opiniâtres & enracinées, telles que les maux de tête,

(1) Voyez, à ce sujet, dans les œuvres posthumes de M. Pouteau, deux Mémoires très-intéressans; l'un *sur les avantages du feu appliqué immédiatement sur les parties affectées de douleurs rhumatismales*, &c. l'autre sur *les avantages & les inconvéniens du feu appliqué sur le sommet de la tête.*

les fluxions fréquentes, les ophtalmies chroniques, les anciens ulcères, &c. Les cautères se font communément à la nuque, entre la première & la seconde vertèbre du cou; à la partie supérieure du bras, dans une petite cavité qui se forme entre le muscle deltoïde & le biceps; & à la partie interne du genou, un peu au-dessous de l'attache des muscles fléchisseurs de la jambe.

On fait les cautères de différentes manières. La plus prompte consiste à soulever la peau avec les doigts, dans l'endroit où on veut l'ouvrir, & à y faire une petite incision où l'on puisse insérer un pois; après l'y avoir placé, on applique pardessus une compresse soutenue par quelques tours de bande, & l'opération est achevée. On visite & l'on nettoye, soir & matin, la petite incision, & l'on y remet un nouveau pois avant de mettre la bande. En deux ou trois jours on a un petit ulcère, d'où découle une humeur purulente qu'on doit enlever tous les jours à chaque pansement, avec un morceau de linge bien net.

Une autre méthode consiste à ouvrir la peau avec le cautère actuel; mais comme elle paroît effrayante & cruelle aux malades, on ne la met plus en usage, quoique, dans bien des cas, elle fût plus sûre & plus efficace.

Dans la méthode la plus généralement adoptée, on ouvre les cautères avec des caustiques. On prend, pour cet effet, un emplâtre de la grandeur d'un écu, percé dans son milieu d'un très-petit trou, & on l'applique sur la partie, de façon que le trou réponde exactement à l'endroit où l'on veut ouvrir la peau. On applique sur cet endroit de la peau que le trou laisse à découvert, une petite parcelle de pierre à cautère, de la grosseur, tout au plus, de la moitié d'un grain de bled; on la recouvre d'un autre emplâtre plus grand que le premier; on applique ensuite une compresse & un bandage circulaire qu'on serre un peu, afin que l'appareil ne change pas de place. Au bout de vingt-quatre heures, on lève la bande & les autres pièces de l'appareil; on trouve alors une petite escarre à la peau, dont on procure la chûte par l'usage des remèdes suppuratifs, & l'on entretient ensuite la suppuration de l'ulcère, au moyen d'un pois qu'on tient dans sa cavité.

Quelque méthode qu'on ait employée pour faire les cautères, on les panse une fois le jour, & même deux, sur-tout en été, s'il en découle beaucoup de pus; on y introduit toujours un nouveau pois après avoir retiré celui qu'on y avoit mis auparavant, & on le couvre ensuite d'un emplâtre quarré, large à-peu-près comme la main; ou, à la place de celui-ci, d'un morceau de papier, ou de quelqu'étoffe de soie cirée, ou enfin d'une feuille de lierre, & d'une compresse soutenue par le bandage. Mais on compose avec des lames de laiton, de la peau, de la gomme élastique & d'autres matières, des petites machines dont l'usage est beaucoup plus commode que celui des bandes de toile. Ces machines sont pourvues de petits crochets & de cordons, au moyen desquels les malades peuvent se les appliquer eux-mêmes, avec la plus grande facilité. *Voyez* les planches.

Quelques-uns, au lieu de pois, mettent dans les Cautères des petites boules faites avec la racine d'iris de Florence, ou des petites oranges de la même grosseur, afin d'y attirer plus fortement les humeurs, & de faire une plus grande dérivation; mais le choix entre ces différentes substances paroît être assez indifférent. On tiendra les cautères ouverts jusqu'à l'entière guérison de la maladie pour laquelle on s'en est servi; & si le mal que l'on a guéri par ce moyen revenoit encore, on en feroit de nouveaux. Nous croyons que cela est préférable à la méthode ordinaire de les laisser subsister long-tems après qu'on en a obtenu l'effet desiré, ou même pendant toute la vie, parce que la prolongation de cet écoulement n'est pas toujours un préservatif contre les maux que son établissement a paru guérir; parce que l'on sera plus sûr de son efficacité en le rétablissant lorsque le corps n'y sera pas accoutumé; parce qu'outre l'incommodité habituelle, & l'assujétissement qui en résultent, il peut avoir d'autres inconvéniens, tels que l'épuisement où il jette quelquefois les malades par sa trop grande abondance; enfin, parce que plus il a subsisté long-tems, plus il peut être dangereux de le supprimer tout-à-coup, & que personne ne peut se répondre de ne pas le laisser tarir tôt ou tard par négligence, ou par quelqu'autre raison. Sous ce point de vue un cautère établi, sur-tout dans l'enfance, pour durer toute la vie, comme cela se pratique fréquemment, n'est que trop souvent un remède pire que le mal pour lequel on l'applique.

Lorsqu'on veut supprimer un cautère, il suffit d'ôter le pois qu'on y tenoit, & il se ferme bientôt de lui-même. Il arrive quelquefois qu'il s'élève sur le petit ulcère de la chair fongueuse, mais on la détruit aisément en la saupoudrant avec un peu d'alun brûlé. Les vieillards sont presque toujours menacés de quelque maladie très-fâcheuse, ou même de la mort, lorsque leurs cautères cessent de couler, & que les bords en deviennent secs ou livides. On doit alors se presser de recourir aux remèdes capables de prévenir ces accidens, & de rappeller sur-tout l'écoulement des cautères, en y appliquant de la poudre de cantharides, ou quelqu'autre substance irritante.

Les cautères sont d'un grand usage dans la pratique de la Médecine & de la Chirurgie, quoiqu'aujourd'hui un grand nombre de Praticiens y aient recours bien moins fréquemment qu'on ne faisoit autrefois. Peut-être, dans la plupart des cas où on les emploie, obtiendroit-on un effet plus prompt & plus marqué par une application de véficatoires, plus ou moins fréquemment répétée, ou par d'autres moyens de dérivation encore plus actifs ; mais des recherches sur une question de cette nature ne doivent pas entrer dans cet ouvrage. Il nous suffira de rappeller ce que nous avons fait observer à l'article CAUTÈRE ACTUEL, que l'action du moxa qui n'occasionne, pour l'ordinaire, qu'une suppuration peu abondante, est beaucoup plus prompte & plus efficace que celle d'aucun autre exutoire, quoique l'écoulement que ceux-ci procurent soit bien plus considérable. Cependant il y a des cas où une évacuation telle qu'on l'obtient par des cautères peut être très-utile : tels sont ceux d'anciens ulcères qu'on ne devroit peut-être jamais fermer sans avoir préalablement suppléé par ce moyen à la suppuration habituelle qu'ils occasionnoient. *Voyez* ULCÈRE.

CAUTÉRISATION. *Voyez* CAUTERE ACTUEL.

CENTAURÉE (petite), plante dont les feuilles & particuliérement les sommités, ont une saveur très-amère. On lui attribue une vertu déterfive, & l'on s'en sert dans divers cas d'affections cutanées, d'ulcères fordides, d'achores & de croûtes à la tête ; on l'emploie dans cette vue en décoction, & en cataplasmes ; la Chirurgie moderne n'en fait pas grand usage.

CÉRAT. On donne ce nom à différentes compositions destinées à être appliquées extérieurement, & dont les ingrédiens sont à-peu-près les mêmes qui entrent dans la formation des onguens & des emplâtres ; ils tirent leur nom de la cire qu'on fait entrer dans leur composition pour leur donner la consistance. Autrefois on les faisoit plus solides que les onguens, leur consistance tenoit le milieu entre celle des onguents & celle des emplâtres ; mais depuis on a donné le nom de cérat à des compositions aussi molles & mêmes plus molles que les onguens. Nous donnerons ici les formules de ceux qui sont le plus en usage, ou qui méritent le plus de l'être.

Cérat simple.

Prenez d'huile d'olives une livre ;
de cire blanche, quatre onces ;
de blanc de baleine, trois onces — faites fondre ensemble ces matières sur un feu doux.

Cérat de Galien.

Prenez d'huile d'olives, une demi-livre ;
de cire blanche, deux onces ;
d'eau commune, six onces ;

On fait fondre la cire avec l'huile sur un feu très-doux, on coule ce mélange dans un mortier de marbre, on l'agite avec un pilon de bois jusqu'à ce qu'il soit froid, on ajoute ensuite l'eau peu-à-peu, & on l'incorpore, en continuant à agiter le tout avec le pilon, suivant les règles de la pharmacie.

On emploie ces cérats dans les cas de plaies, excoriations, &c. où il ne faut que des applications très-douces, soit pour amollir & détendre les parties enflammées, soit lorsqu'il s'agit simplement de les défendre contre l'irritation de l'air, & celle des appareils.

Cérat de Goulard, ou de Saturne.

Il se fait en ajoutant au cérat simple, ou au cérat de Galien une certaine proportion d'extrait, ou de sucre de Saturne, qu'on varie à volonté suivant les cas ; on s'en sert comme d'un topique rafraîchissant & dessicatif pour les excoriations, les brûlures, les ulcères dartreux, &c.

CÉRATOTOME de Κέρας & τεμνεῖν. *Sectio corneæ*. Dénomination un peu forcée, il est vrai, que donne le D. Wenzel au scalpel, dont il se sert pour inciser la cornée dans l'opération de la cataracte. Ce scalpel n'a rien qui le distingue essentiellement de plusieurs autres destinés à cet usage. Il ressemble assez à une lancette ou phlébotome ordinaire, mais la lame a un peu moins de largeur, & est semblable à celle que les Couteliers disent être à grain d'avoine ; elle est droite, & si quelquefois elle présente une convexité presque imperceptible, l'ouvrier la lui forme, pour lui donner plus de corps. La lame a dix-huit lignes de longueur & trois dans sa plus grande largeur. Comme elle va toujours en décroissant de la base à la pointe, ce n'est que dans l'espace de quatre lignes environ depuis sa base qu'elle en a trois de largeur. Mais à six lignes environ de sa pointe, & vers le tiers de sa longueur, de ce côté, elle n'a qu'une ligne & demie de largeur, le manche offre plusieurs faces, pour le tenir plus facilement, & une petite marque qui indique le bord supérieur de la lame. *Voyez* le Traité de la cataracte du D. Wenzel. (*M. PETIT-RADEL.*)

CERCOSIS de Κέρκος, une queue. Excroissance polypeuse, plus ou moins alongée & de forme à-peu-près cylindrique qui tient à la matrice ou au vagin, & qu'on a prise quelquefois pour une chûte de l'un de ces organes. *Voyez* POLYPE.

CÉROÈNE, ou CÉROÈNE ; nom que le vulgaire donne à des emplâtres résolutifs & fortifiants, que l'on applique sur la peau en certains endroits, pour dissiper les douleurs ; tel est l'onguent d'Althéa mêlé avec de l'eau de vie, que l'on applique sur les côtés, dans les violentes douleurs qui accompagnent la fluxion de poitrine. *Extrait du Dictionnaire de santé.*

CÉROMEL. Espèce d'onguent ou de cérat fait de quatre parties de miel, & d'une partie de cire blanche que l'on fait fondre ensemble à une douce chaleur ; c'est un bon topique pour couvrir les

les plaies & les ulcères. On le recommande pour les engelures crevassées.

CÉRUSE. Chaux blanche de plomb, qu'on obtient en exposant des lames de ce métal à la vapeur des acides végétaux. On applique quelquefois utilement la poudre de céruse sur des ulcères, comme un topique rafraîchissant, & modérément dessicatif & astringent. On s'en sert aussi pour former différens emplâtres, l'onguent blanc simple, dont elle est la base, s'applique avec avantage sur les parties excoriées ou brûlées, & sur les démangeaisons.

CÉSARIENNE (opération) ὑστεροτομία D'ὑστέρα & Τομὴ. *Sectio uteri.* On désigne ainsi l'ouverture qu'on pratique aux parois du bas-ventre & à la matrice, pour en retirer un enfant, lorsque différens obstacles empêchent qu'il ne passe par les voies qui doivent lui donner issue. On a également recours à cette opération, dans les cas où l'enfant échappé par une crevasse de la matrice, auroit passé dans la cavité du bas-ventre, mais alors il vaudroit mieux employer le mot de *Gastrotomie*, dont la signification seroit beaucoup plus exacte. Il est constaté d'après l'expérience que les plaies des muscles du bas-ventre, ainsi que celles du péritoine & de la matrice, ne sont par elles-mêmes nullement mortelles, en sorte que, dans les cas qui le requièrent, on peut hasarder d'ouvrir l'abdomen de la mère, pour retirer son enfant toutes les fois qu'il ne peut passer par les voies ordinaires : ceux qui naissent de cette manière, sont appellé CÆSARES ou CÆSONES à *cæso matris utero*; tels ont été Jules César, Scipion l'Africain, Manlius & Edouard VI, Roi d'Angleterre. En lisant les Auteurs, on ne trouve qu'aucun d'eux ait fait mention de l'opération Césarienne avant le commencement du seizième siècle où Bauhin, dans un *appendix*, adressé à Rousset, cite l'histoire d'une pratiquée par un Châtreur, laquelle réussit tellement que la femme accoucha de deux enfans quelques années après, circonstance qui fait voir qu'elle avoit été faite assez inutilement. Rousset, qui vivoit vers la fin du seizième siècle, est le premier Auteur qui se soit attaché à établir par la raison & par l'expérience, la nécessité de l'opération Césarienne sur la femme vivante. Les raisons & les succès déjà connus de cette opération, n'entraînèrent cependant point les suffrages de Paré ; car dans ses Œuvres, qui parurent à-peu-près dans le même tems que le livre de Rousset, on y trouve une critique motivée contre cette opération. « Or, je m'émerveille, dit-il, comme d'autres veulent affirmer avoir vu des femmes auxquelles pour extraire leurs enfans, l'on auroit incisé le ventre, non-seulement une fois, mais plusieurs, car telle chose pour raison, m'est impossible à croire entendu que pour donner issue à l'enfant, il faudroit faire une grande plaie aux muscles de l'épigastre & pareillement à la matrice, laquelle étant imbue d'une grande quantité de sang & faisant une division si grande, il y auroit une très-grande hémorrhagie, dont la mort s'en suivroit ; davantage, avoir consolidé la plaie, la cicatrice ne permettroit pas à la matrice de se dilater, pour porter l'enfant. Il y a encore d'autres accidens qui pourroient en advenir, & le pis est une mort subite à la mère, & parlant, je ne conseillerai jamais de faire une telle œuvre où il y a nul espoir en parlant humainement, toutefois on m'a assuré qu'un nommé Maître Vincent, Chirurgien d'Héricy, près Fontainebleau, a fait cette périlleuse opération, avec heureuse issue. La femme qu'on dit avoir été incisée, & ledit Maître Vincent sont encore aujourd'hui vivans. Tant de gens d'honneur & dignes de foi, me l'ont assuré jusques même à me dire avoir vu faire l'opération & extraire l'enfant, que je ne veux ny ose les mécroire ; mais cela étant, j'ose bien dire que c'est un vrai miracle de nature. » Il paroît que Paré n'a pas toujours été si opposé à l'opération Césarienne ; car, dans la première édition du livre de Rousset, on trouve une approbation de Montaneuil, Professeur Royal & Doyen de la Faculté de Médecine de Paris, où ce Médecin fait l'éloge de l'ouvrage de Rousset, & immédiatement au-dessous de cette approbation, on lit, *j'atteste ce que dessus*, AMBROISE PARÉ. Ould, qui écrivoit vers le commencement de ce siècle, est également contre cette opération, *it is*, dit-il, *a detestable, barbarous and illegal piece of inhumanity.* L'ouvrage de Rousset n'avoit point encore entraîné le plus grand nombre, cependant il lui attira beaucoup de partisans, & enfin la nécessité de cette opération, dont le succès se confirmoit de plus en plus, détermina à l'établir sur des bases certaines & invariables. M. Simon qui a entrepris ce travail, dans deux mémoires qui se trouvent parmi ceux de l'Académie Royale de Chirurgie, cite soixante-dix ou douze Observations, dans lesquelles on voit que l'opération Césarienne a été pratiquée avec succès, & l'on pourroit aujourd'hui ajouter un pareil nombre aux siennes qui confirmeroient de plus en plus que par elle-même elle n'est pas aussi dangereuse qu'on l'a toujours crue.

On pratique l'opération Césarienne dans deux circonstances différentes. 1.° Lorsqu'une femme meurt par quelqu'accident dans le cours de la grossesse ; il n'y a alors aucun inconvénient à la mettre en pratique, car c'est le seul moyen qui reste pour sauver l'enfant. 2.° Lorsque la femme est vivante, que son enfant est passé dans l'intérieur du bas-ventre à la suite d'une rupture de matrice, ou que le diamètre du détroit supérieur, est si petit, qu'il y a impossibilité physique que la tête de l'enfant puisse s'y engager, comme dans le cas où il n'auroit que deux pouces & demi & moins : dans ce dernier cas, on seroit coupable de ne point pratiquer l'opération, car comme Heister dit : *quem non servasti dum potuisti, illum occidisti.*

Quand on se dispose à opérer dans le premier cas, il faut avant tout, s'assurer si la femme est bien morte, & s'il n'y auroit point moyen de l'accoucher par les voies ordinaires ; car si d'une part on expose l'enfant à une mort certaine, en attendant trop long tems, de l'autre on pourroit risquer la vie d'une mère, qui seroit tombée en asphyxie, comme il en est des exemples. Nous n'en citerons qu'un, qui est frappant, & qu'on ne sauroit avoir trop présent en pareilles circonstances ; il est inséré dans le journal des Savans du mois de Janvier 1749. M. Rigaudaux, Chirurgien, n'ayant pu se rendre auprès d'une femme, aux environs de Douay, aussi-tôt qu'il fut appellé pour l'accoucher, apprit, en arrivant, qu'elle étoit morte depuis deux heures, & qu'on n'avoit trouvé personne pour lui faire l'opération Césarienne. Ayant aussi-tôt défait le suaire, dont on l'avoit déjà entouré, & voyant qu'elle conservoit encore un peu de chaleur & de souplesse dans les membres, que l'orifice de la matrice étoit très-dilaté & la poche des eaux bien formée, il se décida à l'accoucher par les voies ordinaires, ce qu'il fit facilement en retournant l'enfant & l'amenant par les pieds. Quoique cet enfant parût mort, néanmoins il lui donna quelques soins, dès qu'il eut délivré la mère. Il recommanda l'une & l'autre aux personnes présentes, & leurs soins d'abord infructueux, cessèrent de l'être par la suite ; l'enfant fut ranimé, au point que quelques heures après, il crioit aussi fort que s'il fût né sans accident. M. Rigaudaux revoyant la mère avant de s'en retourner, lui ôta de nouveau les linges, dont on l'avoit enveloppée & lui trouvant les membres aussi souples que la première fois, quoiqu'il y eut plus de sept heures qu'elle étoit morte en apparence, il essaya quelques moyens pour la faire revenir, mais ses affaires l'appellant ailleurs, il ne se retira qu'après la promesse qu'on lui fit qu'on ne l'enseveliroit que quand ses membres seroient roides. S'il fut agréablement surpris, en apprenant que l'enfant étoit revenu à la vie ; il le fut encore bien plus, lorsqu'on lui annonça que la mère étoit ressuscitée deux heures après son départ. Ce fait arriva le 8 Septembre 1745, & la mère, ainsi que l'enfant, vivoient encore au mois d'Août 1748 ; mais la première étoit restée sourde & presque muette. Si donc l'on rencontroit immédiatement après la mort, des dispositions aussi favorables à l'accouchement que celles dont nous venons de parler, il faudroit préférer l'extraction de l'enfant par la voie ordinaire, à l'opération Césarienne, & n'en venir à celle-ci, qu'autant qu'il y auroit quelqu'obstacle à l'accouchement, par les voies ordinaires, & encore faudroit-il la pratiquer avec la même précaution, que si la femme étoit vivante, ainsi que le Sénat de Venise l'a statué dernièrement.

Mais nous supposons qu'on opère sur le vivant ; il seroit alors prudent de disposer la femme de loin, comme dans toutes les grandes opérations, peut-être ces préparations en assureroient-elles le succès. Mais à l'exception de la saignée, souvent on ne peut soumettre la femme à d'autres moyens, parce qu'on est appellé trop tard, qu'elle est déjà trop affoiblie & que le tems presse. Il est des circonstances qui demandent qu'on opère sur-le-champ, & d'autres qui laissent du délai. Il faut opérer aussi-tôt, toutes les fois que les eaux sont déjà écoulées, que la femme est morte, ou que l'enfant a passé dans le bas-ventre à la suite d'une rupture de la matrice. On peut attendre, quand la rupture des membranes n'est point encore faite, que l'orifice du col n'est point encore bien dilaté & assez ouvert, pour l'écoulement des lochies. Mais, en général, il vaut mieux recourir à l'opération, avant l'ouverture de la poche des eaux, comme M. Levret le conseille. « En opérant, avant ce moment, dit cet Auteur, l'étendue qu'on donne aux incisions, tant du bas-ventre que de la matrice, se trouvera beaucoup moins grande après la sortie de l'enfant, que si l'on avoit opéré après l'écoulement des eaux. »

Tout étant décidé & préparé, on donne deux ou trois grains d'opium, une heure avant d'opérer, pour émousser la sensibilité & procurer un peu de sommeil immédiatement après l'opération. On dispose aussi l'appareil qui consiste en un bistouri courbe sur tranchant & en un droit, dont la lame soit très-étroite & boutonnée, en des aiguilles courbes & garnies de fil ciré, pour la suture enchevillée, au cas qu'on la juge nécessaire, plusieurs morceaux de linge fin, des compresses, un bandage de corps & quelques eaux spiritueuses. La femme ayant uriné, précaution essentielle, pour que la vessie ne vienne point s'offrir aussi-tôt après qu'on aura fait la première incision, on la placera sur un lit assez étroit & un peu élevé, pour que l'Opérateur ne soit point fatigué par une position trop panchée. On le garnira d'un morceau de toile ciré & par-dessus on mettra des alaises ; elle sera couchée sur son dos, ayant les jambes & les cuisses alongées pendant l'incision, & à demi-fléchies, pendant qu'on fera l'extraction de l'enfant. On placera deux aides aux côtés de l'Opérateur, qui fixeront la matrice au milieu du ventre en appliquant leurs mains sur les côtés, afin de circonscrire en quelque sorte l'élévation sur laquelle on va opérer & d'empêcher les intestins de venir se présenter en avant.

Les Chirurgiens ont beaucoup varié sur le lieu où l'on devoit opérer, les uns ont voulu que ce fût sur les côtés, d'autres transversalement, soit au-dessus ou au-dessous de l'ombilic, quelques-uns ont préféré la ligne blanche. Cette dernière méthode nous paroît préférable à toutes les autres; elle est moins sujette à accidens vu la nature des parties qu'on incise; c'étoit celle que conseilloit Platner, à en juger par le procédé suivant qu'il indique. *Incidantur autem juxtà lineam albam plagâ majori quæ ad ossa pubis ferè descendit, tùm abdominis musculi, tùm peritoneum; tibi tamen vitandum ne violetur arteria epigastrica.* On incisera profondément les tégumens & les graisses, si la femme a beaucoup d'embonpoint, jusqu'à ce qu'on apperçoive les aponévroses qui forment la ligne blanche; on incisera celle-ci de manière à parvenir jusqu'à la cavité du bas-ventre, par une petite ouverture, aussi-tôt on y introduira l'indicateur de la main gauche, tant pour écarter de l'instrument, les parties qu'il faut ménager, que pour servir de conducteur à l'instrument. Le bistouri boutonné est celui dont il faut alors se servir. On étendra cette première incision depuis l'ombilic, jusqu'à un pouce & demi au-dessus de la symphyse du pubis. Alors l'aide, qui est au-dessus de l'Opérateur pressant plus que précédemment, pour rapprocher davantage le fond de la matrice de l'angle supérieur de la plaie, celui-ci ouvrira ce viscère au milieu de sa partie antérieure, en se servant d'un bistouri convexe, jusqu'à ce qu'il apperçoive les membranes, & il ne fera à celle-ci qu'une petite ouverture suffisante pour y passer le doigt, & avec assez de précaution pour ne pas blesser l'enfant. Il plongera ensuite l'indicateur de la main gauche en-dedans de cette seconde plaie, pour servir de conducteur au bistouri droit, dont il se servira alors & avec lequel il continuera d'ouvrir la matrice en coupant de dedans en-dehors, comme précédemment où il falloit ouvrir les enveloppes du bas-ventre. Il prolongera l'incision jusqu'au niveau de l'angle inférieur; l'étendue de cette seconde incision, doit être déterminée par le volume de la tête de l'enfant; cependant une de cinq à six pouces, suffit ordinairement; mais il convient toujours de la faire un peu plus grande que plus petite, pour arrêter le déchirement de ses angles, lors du passage de l'enfant. « Cette augmentation, dit M. Levret, est de peu de conséquence, vu la grande diminution que la plaie éprouve après la délivrance, sur-tout, si l'opération a été faite avant que les eaux se soient écoulées, ainsi que nous le recommandons. »

Quand, après l'ouverture de la matrice, on trouve le placenta, on l'incise en supposant que la partie qui s'offre alors, est son milieu; si en pressant dessus, avec les doigts, on s'apperçoit que son bord est près de la plaie, il vaudroit mieux le détacher, pour ouvrir ensuite les membranes, comme fit M. Baudeloque, dans un pareil cas, il y a quelques années. On insinue ensuite la main, pour prendre les pieds de l'enfant & les amener au-dehors en se comportant ici de même que si l'on vouloit le retourner & l'extraire par la voie ordinaire. On en dégage les bras de même, quand les épaules sont assez avancées, & l'on introduit ensuite un doigt dans la bouche, pour extraire la tête. Si cependant celle-ci se présentoit d'abord & qu'elle fût long-tems à passer par l'ouverture de la matrice, on favoriseroit son issue, en pressant légèrement le ventre de la femme des deux côtés, ou en insinuant l'indicateur de chaque main, jusqu'au-dessous des angles de la mâchoire inférieure. L'enfant étant sorti, la matrice qui se contracte, chasse bientôt le placenta vers la plaie; on tire alors sur le cordon ombilical, en même-tems, qu'on saisit des doigts le bord du placenta, aussi-tôt qu'il se présente, pour le dégager plus facilement, & ordinairement alors il sort de lui-même. Quand on fait ainsi l'incision, vers la partie antérieure de la matrice, il coule ordinairement peu de sang par la plaie, si toutefois le placenta n'est point adhérent à l'endroit qu'on incise; il n'en est point ainsi quand l'ouverture est faite ailleurs & notamment sur les côtés; si le sang sort alors avec assez d'abondance pour inquiéter, il faudra laver la plaie avec quelques styptiques, l'eau & le vinaigre suffisent en pareil cas, mais il faut les appliquer à froid, si l'on veut qu'ils réussissent. Si le sang continue de couler, ce qui provient quelquefois de l'inertie de la matrice, il faut frotter le ventre, injecter de l'eau froide par la plaie de la matrice ou par son orifice, si les circonstances sont favorables. Assez souvent les intestins se présentent dès que l'enfant est sorti, un aide doit alors les retenir & les replacer dans le ventre.

Dès que l'opération est achevée, on presse de chaque côté sur les régions lombaires, en revenant vers la plaie extérieure, pour faire sortir le sang ou les eaux qui pourroient s'être épanchées dans l'intérieur du bas-ventre. La plaie de la matrice ne demande par elle-même aucun traitement; elle diminue plus de la moitié après l'extraction de l'enfant, ce qui reste s'engorge, & sert d'égout aux humeurs qui fluent de ses lèvres & aux lochies. Il n'en est pas de même de celles des tégumens, elle ne sauroit se fermer, à moins qu'on aide à sa réunion; cependant il seroit inconséquent d'y penser aussi-tôt après l'opération, car il faut d'autant plus un écoulement aux humeurs qui se dégorgent, que l'on n'est pas toujours sûr qu'elles prendront leur cours par les voies inférieures. Il est facile de rapprocher les lèvres de la plaie extérieure, de les maintenir même en contact sans l'aide de la suture; mais les bandages auxquels il faut alors recourir ont de si grands inconvéniens que celle-ci aura toujours la préférence. Les pressions qu'ils déterminent sur les viscères forcent souvent ceux-ci à sortir au-dehors ou à se porter dans la plaie de la matrice, ce qui ne peut avoir que de fâcheuses suites, à raison des étranglemens qu'éprouvent les parties ainsi comprises; ce sont ces circonstances qui nous font croire que la suture enchevillée doit être regardée comme la meilleure. Voyez pour la manière de la pratiquer, l'article GASTRORAPHIE. On a soin, en la faisant, de ne réunir environ que les deux tiers supérieurs de la plaie & de conserver à la partie inférieure une étendue d'environ deux pouces, pour servir d'écoulement aux matières qui s'échappent. On place ensuite des compresses sur les côtés de la plaie & par-dessus une autre quarrée; on les trempe toutes dans un défensif fait avec le blanc d'œuf battu avec un peu d'eau-de-vie, & l'on soutient cet appareil avec le bandage de corps. On tient un aide près de la femme pour veiller à ce que rien ne se dérange dans l'appareil, & on le lève dix à douze heures après. On examine si les sutures sont en bon état, s'il y a quelques caillots de sang entre les lèvres de la plaie, on les ôte, on la nétoye avec de l'eau & du vin chaud; on presse les côtés du ventre pour faire sortir ce qui pourroit être épanché; & si tout va au gré de l'Opérateur, on panse plus rarement. Le pansement se fera à sec, à moins que la plaie ne prenne une apparence ulcéreuse, alors on a recours à des digestifs de différente nature, selon l'apparence de l'ulcère. Mais s'il survenoit de l'irritation, de la douleur, que la fièvre s'allumât, alors on en viendroit aux saignées & au régime le plus sévère. Il y a des cas où les accidens ont été si graves, qu'on a été forcé de couper un des points de suture; circonstance toujours fâcheuse en ce que les viscères sortent souvent alors, & tournent à la suppuration & souvent même à la gangrène. Il convient en pareil cas de panser la plaie par des lavages avec la décoction d'absynthe & l'eau de vie, & d'en venir au kinkina. Ces cas sont généralement fâcheux, en ce qu'ils sont toujours plus ou moins promptement suivis de la mort. Les accidens qui succèdent à l'opération Césarienne la mieux faite, proviennent souvent de ce que la matrice s'emplit de caillots de sang, ce qui empêche les lochies de pouvoir s'écouler par les voies ordinaires. Rousset, pour parer à cet inconvénient, avoit recommandé d'introduire une canule en forme de pessaire creux dans le col de la matrice, par la cavité duquel les écoulemens devoient se faire; mais la difficulté de placer & de maintenir cet instrument, & son peu de diamètre l'ont rendu inutile. Si le mal étoit urgent, il faudroit alors tenir la conduite de M. Guérin, Chirurgien de Crépy. Une femme qu'il avoit opéré depuis neuf heures étoit prête à suffoquer, ayant des foiblesses fréquentes, vomissant presque à chaque instant; il découvrit la plaie, en relâcha les sutures, & retira de la vulve & de la matrice, les caillots qui s'y étoient formés; il y fit ensuite couler du vin tiède & le fit passer dans le vagin, en portant son doigt par la plaie jusqu'au col de la matrice comme pour le déboucher; ce qui rétablit le cours des lochies suspendues par la présence d'un grumeau de sang. Une bandelette effilée, ou une mèche de coton en forme de séton, comme l'a employé M. Baudeloque dans un cas de ce genre, paroît devoir mieux remplir l'objet & n'est point si violent, aussi le conseillons-nous de préférence.

Lorsque l'opération a eu tout le succès qu'on se promettoit, il convient, les premiers jours passés, de faire allaiter l'enfant par sa mère; car alors la suction qui se fait sur les mamelles, dérive vers elles une plus grande affluence d'humeurs, ce qui contribue à tarir de plus en plus les sources qui fournissent vers la matrice. Ce moyen de diminuer la suppuration est le plus simple, & n'est suivi d'aucun accident quand la fièvre & autres symptômes sont très-légers. (*M. PETIT-RADEL.*)

CHAIRS BAVEUSES, ou FONGUEUSES. On appelle ainsi ces excroissances charnues qu'on voit fréquemment pulluler dans les plaies, & qui s'opposent à ce qu'elles se cicatrisent convenablement. On est obligé pour que cela n'ait pas lieu, de les réprimer en les touchant avec des escarotiques. *Voyez* ULCÈRES FONGUEUX.

CHALAZIA. χαλάζιον, *Chalasia*: c'est une petite tumeur qui survient aux paupières, & qui est assez semblable à un grain de grêle; cette tumeur est ronde, mobile, dure, blanche, & en quelque façon, transparente; quelquefois il y en a plusieurs qui se tiennent à la file les uns des autres. Ces tumeurs contiennent une humeur assez semblable au blanc d'œuf, qui en découle du moment qu'on les ouvre. Les remèdes qu'on a proposés ne peuvent réussir, il n'y a que de l'opération dont on puisse espérer: elle consiste à ouvrir la tumeur avec la pointe d'un bistouri bien aigu, & à vider la petite tumeur quand elle contient de l'humeur, ou à en faire sortir le grain quand elle a une très-grande consistance, ce qu'on fait aisément avec la pointe d'un cure-oreille; on passe dessus la pierre infernale & l'on met dessus la petite plaie un peu de coton trempé dans du miel rosat, & par-dessus des compresses imbues d'un défensif. (*M. PETIT RADEL.*)

CHALEUR. Un certain degré de chaleur est souvent utile & même nécessaire pour diverses affections chirurgicales, & particulièrement pour produire une bonne suppuration dans les tumeurs phlegmoneuses & dans les ulcères. La qualité essentielle des cataplasmes qu'on emploie pour amener à maturité les abcès, & pour déterminer la formation d'un bon pus dans les ulcères calleux & de mauvaise nature, c'est qu'ils soient toujours appliqués très-chauds. Nous avons vu à l'article BAINS, que les salutaires effets des eaux thermales employées à l'extérieur, dépendoient plutôt de leur chaleur, que d'aucune autre propriété qui leur fût inhérente.

Ce qui prouve manifestement que les cataplasmes, les bains & les douches agissent plutôt par leur chaleur que par leur humidité, c'est que la chaleur sèche employée dans les mêmes cas où on l'applique au moyen de ces véhicules humides, a souvent des effets beaucoup plus marqués. C'est à cet agent qu'il faut attribuer les puissans effets du cautère actuel & du moxa, dont nous avons parlé ci-dessus. *Voyez* CAUTÈRE ACTUEL.

Mais, sans employer la chaleur de manière à détruire les parties sur lesquelles on l'applique immédiatement, on peut en tirer un grand avantage en l'employant d'une manière moins active. C'est ce qu'on fait au moyen de charbons ardens qu'on approche & qu'on éloigne alternativement de la partie affectée, pour en faire sentir au malade l'impression la plus forte possible, sans cependant occasionner de brûlure. On lit, à ce sujet, dans le V volume des Mémoires de l'Académie Royale de Chirurgie, diverses observations très-intéressantes, publiées par M. Faure, qui prouvent l'utilité de ce remède dans différens cas, d'engelures opiniâtres, de panaris, de plaies accompagnées de beaucoup d'irritation & même de gangrène, d'ulcères anciens & calleux, de tumeurs scrophuleuses, de dartres & d'autres affections pareilles. L'effet de cette application continuée par intervalles aussi long-tems que le malade peut la supporter, est d'accélérer la suppuration lorsqu'elle se fait difficilement, de former du bon pus, d'en diminuer la quantité, de résoudre les engorgemens, & de hâter la cicatrisation; mais ces effets sont peu connus en pratique, parce que l'usage du feu sur une partie sensible, présente toujours à l'imagination l'idée d'une douleur qu'on aura peine à supporter. Nous croyons cependant que ce remède, moins effrayant que le cautère actuel & que le moxa, n'est pas à négliger, & que la Chirurgie peut en tirer beaucoup d'utilité dans différens cas.

CHAMPIGNON. Deux espèces de plantes, de la classe des Champignons, ont été recommandées par les Chirurgiens, comme fournissant un excellent topique dans les cas de lésion des artères, pour arrêter l'hémorrhagie: l'une est le LYCOPERDON, ou Vesse de Loup, l'autre est L'AGARIC DE CHÊNE. Ce dernier, particulièrement, a été annoncé avec les plus grands éloges, par des Chirurgiens célèbres, comme pouvant suffire pour arrêter le sang, même dans tous les cas d'amputations, ainsi qu'on peut le voir dans le second volume des Mémoires de l'Académie de Chirurgie. C'est le même Champignon que celui dont on fait l'amadou.

On prépare ces Champignons en enlevant leur écorce lorsqu'ils sont secs. On bat ensuite la substance qui reste avec un maillet, jusqu'à ce qu'elle devienne très-molle & très-souple, & on la coupe en morceaux pour l'usage.

Il faut avoir bien soin lorsqu'on se sert de ce topique pour arrêter une hémorrhagie, de le placer de manière qu'il touche bien exactement le vaisseau blessé; c'est pourquoi l'on se sert d'abord du tourniquet pour empêcher le sang de couler, on essuie la plaie avec de la charpie mollette pour en ôter toute l'humidité, & l'on applique ensuite l'agaric, de manière qu'il soit, pour ainsi dire, poussé jusques dans l'ouverture du vaisseau. Sur ce premier morceau on en met un autre un peu plus large, & par-dessus celui-ci un troisième plus large encore; on assure ensuite le tout fermement avec une bande. Il faut laisser tomber l'agaric de lui-même, & prendre garde qu'aucun frottement ne le dérange avant ce tems-là.

On a attribué les bons effets de ces substances à une propriété astringente, dont il ne paroit pas cependant qu'elles soient pourvues. Il est à présumer que leur effet tient plutôt à leur souplesse qui les rend propres à s'adapter exactement à l'ouverture du vaisseau blessé, & qui cependant n'auroit pas lieu, s'il n'étoit aidé d'une compression assez forte & long-tems soutenue. Nous ne pouvons douter de l'authenticité des faits sur lesquels on a établi l'efficacité de ce remède; de quelque réputation cependant qu'il ait joui, on n'en fait aujourd'hui que fort peu de cas, & aucun Chirurgien, sage & prudent, ne se reposeroit sur ce secours pour arrêter une hémorragie, sur-tout d'un vaisseau considérable, lorsqu'il pourroit le faire par la ligature. *Voyez* HÉMORRHAGIE.

CHAMPIGNON. Excroissance de chair, ainsi appellée parce qu'elle a la forme d'un Champignon, c'est-à-dire, qu'elle est plus large à sa partie supérieure qu'à l'inférieure, qui représente une tige ou une pédicule; elle se forme dans les plaies & dans les ulcères, quelquefois même dans ceux qui attaquent des parties internes, comme la vessie. On détruit ces Champignons par les caustiques, lorsqu'on peut y atteindre, mais pour ceux de la vessie on n'emploie que les injections déterfives.

On a donné le même nom à une excroissance qui vient souvent à la suite du trépan. *Voyez* TRÉPAN.

CHANCRES, Καρκῖνος, *cancri venerei*. Petits ulcères malins, ronds, creux, qui ont une surface blanchâtre, des bords durs & élevés, & qui sont toujours la suite d'un coït impur. On distingue les chancres en benins & en malins. Le chancre benin occupe peu de place, ses bords sont peu élevés, il occasionne peu de douleurs, il croît & s'étend lentement; il se guérit promptement, & est toujours primitif. Le malin, au contraire, a ses bords très-relevés, tendus, douloureux, sa surface est enfoncée; il en suinte une matière ichoreuse, puante, il s'étend fort vîte, il croît de même; c'est le cancer *mali moris* des Auteurs. On peut considérer les chancres en primitifs & en secondaires. Le primitif se manifeste quelques jours après la coïtion, & est toujours précédé de signes particuliers, qui l'annoncent, d'une d'une manière à ne point s'y tromper. Il occupe les parties génitales; le secondaire survient long-tems après qu'on s'est exposé à le gagner, & est toujours fort éloigné du lieu par où le virus s'est introduit dans l'organisme. Le plus souvent il a l'apparence d'un ulcère ordinaire, tel est celui dont sont affectées les amygdales dans une vérole confirmée. Le Chancre primitif, lorsqu'il est bien formé, a communément une base épaisse & dure; cette base est enflammée dans tout son contour, la surface en est douloureuse, les chairs blafardes, & l'humeur qu'elles laissent suinter, est visqueuse, blanchâtre & mal digérée. Les Chancres, qui sont contractés par le coït, viennent ordinairement chez l'homme à l'extérieur, & à l'intérieur du prépuce, sur le frein, rarement sur le gland, plus rarement encore sur le scrotum, quelquefois sur le corps de la verge; chez la femme, ils attaquent les grandes lèvres, leur intérieur, les nymphes; ordinairement ceux-ci ne sont point croûteux, ni durs comme ceux qui se forment à l'extérieur, à raison de ce que leur surface étant continuellement dans un état d'humidité, l'humeur qui en exsude ne peut s'y endurcir, comme cela arrive quand ils se forment ailleurs. La matière qui provient de ces ulcères, quand on ne les soigne point convenablement, ayant de la pente à couler le long du périnée jusqu'à l'anus, détermine quelquefois, en cet endroit, une excoriation qui finit par être un véritable Chancre.

Le Chancre ne se présente pas, dans tous les tems, avec la même apparence, & c'est, sans doute, ce qui a engagé quelques Auteurs à en distinguer différentes espèces, tels que les ulcéreux, les lymphatiques & les vésiculaires. *Voyez* l'Essai sur la théorie, & la pratique des Maladies Vénériennes du D. Nisbet, dont j'ai donné la traduction il y a quelques années. A dire vrai, il paroît, quant à son origine, qu'il n'y en a qu'une seule espèce, & c'est celui dont nous allons tracer la marche, du moment où ses premières apparences se manifestent, jusqu'à celui où il est pleinement confirmé. Il est bon d'observer, avant tout, que le Chancre peut se former par lui-même, ou qu'il succède à l'inoculation virulente reçue par une plaie, ou une ulcération quelconque. Voyons d'abord ce qui arrive quand il se forme par lui-même. Il survient quelquefois vingt-quatre heures après le coït; d'autres fois, il est beaucoup plus long-temps à se former; il commence par une démangeaison dans l'endroit où le Chancre doit paroître, & bientôt succède une rougeur inflammatoire qui, néanmoins, est très-bornée, quand le Chancre se forme sur le gland; qui, au contraire, s'étend beaucoup quand c'est sur le prépuce, les grandes lèvres, & autres parties d'une texture assez lâche. La démangeaison se change peu-à-peu en douleur; il s'élève un bouton rouge qui suppure, & jette une matière visqueuse & mal digérée; la surface du prépuce, ou du gland, qui est en contact avec cette ulcération, souvent s'excorie, s'enflamme, & forme de petits ulcères, mais plus benins que le Chancre. La base sur laquelle est le bouton, s'endurcit, devient circonscrite, & finit brusquement avec les parties environnantes, ce qui n'a point lieu dans les autres engorgemens, où la dureté disparoît insensiblement, les bords de l'ulcère proéminent un peu plus que le centre. Quand le Chancre attaque le frein, il s'étend beaucoup plus que quand il est situé ailleurs; il le ronge souvent de manière qu'il n'en reste aucune trace. Quand le Chancre vient sur des parties plus denses, comme sur le corps de la verge, sur la peau des bourses; il commence toujours par une vésicule ou pustule, dont le sommet se dessèche & forme croûte; la base est dure & peu enflammée. Le Chancre qui succède à une plaie ou à un ulcère, se forme d'après les principes communs à toutes les affections inoculées. Il survient également aux parties de la génération, comme sur les lèvres, à la suite d'un baiser lascif ou autrement. M. Hunter cite un Chancre survenu ainsi à la surface interne des lèvres à la bouche, lequel pouvoit avoir l'étendue d'une pièce de six sols, & qui fut suivi d'un bubon dans une des glandes maxillaires du même côté.

Le Chancre n'est point aussi fréquent que la gonorrhée; M. Hunter, qui, d'après une longue expérience, a calculé le rapport qui existe entre ces deux maladies, établit la proportion d'un sur quatre, & cette proportion est généralement confirmée par tous ceux qui ont eu occasion de traiter un grand nombre de vérolés. Le Chancre a une grande analogie avec le cancer, il a un penchant naturel à creuser; on en a vu ronger les corps caverneux, & donner lieu à des hémorrhagies bien graves, quand ils affectoient les ramifications de la veine honteuse. J'ai vu ainsi presque tout un gland emporté par un Chancre de ce genre, qui céda cependant au traitement, & cette observation n'est point rare. Le Chancre, qui, dans les commencemens, avoit une si grande disposition à s'étendre, perd peu-à-peu cette faculté, sur-tout chez les sujets dont le tissu est peu susceptible d'irritation; sa base devient insensiblement plus molle, l'inflammation qui l'environne s'appaise, sa surface se nettoie & même se cicatrise. Il n'est pas rare de voir ainsi ces symptômes disparoître après l'usage des bains & des remèdes généraux, qu'on prescrit pour préparer aux grands remèdes; mais la cause n'en subsiste pas moins dans les humeurs, & est toute prête à infecter les parties les plus éloignées. Le Chancres paroissent souvent seuls, quelquefois cependant ils sont accompagnés de gonorrhées, de bubons ou de rhagades; ils sont quelquefois plusieurs ensemble, & forment comme une espèce de chapelet à l'entour du prépuce. Les progrès du Chancre ne sont pas les mêmes chez tous; il s'étend, en certains sujets, en très-peu de jours, & forme une grande surface, pendant que chez d'autres, il est stationnaire, & retient son état primitif pendant plusieurs semaines.

Le Chancre se fait connoître aisément à trois symptômes qui le caractérisent spécialement: savoir, 1.° la douleur considérable qui accompagne ordinairement la première déposition du virus; douleur qui est à peine sensible dans les ulcérations consécutives à la vérole confirmée. 2.° La dureté des bords qui ici est plus considérable proportionnément à l'étendue de l'ulcère, que quand l'ulcération vient d'une infection générale. 3.° Enfin, une plus grande circonscription de l'ulcère qui montre moins de tendance à se répandre.

Le Chancre simple, qui n'est accompagné d'aucun autre symptôme vénérien, considéré dès son commencement, peut céder au traitement local bien administré. On peut réduire ce traitement aux points suivans, selon la théorie du D. Nisbet, 1.° à le détruire entièrement; 2.° à changer l'inflammation spécifique en une commune, & moyennant laquelle le procédé propre au renouvellement des parties puisse s'opérer; 3°. à obvier simplement à l'irritabilité morbifique, état de la fibre d'où dépend particulièrement l'action du virus. Il y a long-tems qu'on a conseillé la première méthode. Paré est précis sur cela. — « Après l'évacuation, dit-il, (la saignée) il faut trancher & ôter tout ce qui est corrompu, voire en couper un peu davantage, afin qu'il n'y demeure aucune portion de ce qui pourroit avoir été épris de la nature du Chancre. Aussi il faut laisser assez couler le sang, afin de décharger les veines remplies de sang mélancholique, étendues de toute part aux lieux voisins comme racines; c'est pourquoi il le faut exprimer & presser de tout côté, puis appliquer un cautère actuel, lequel roborera la partie en consumant la qualité du venin imprimé en icelle, aussi arrêtera le flux de sang. » Cette méthode de Paré est très-bonne en elle-même; on peut guérir les Chancres par son moyen, sans qu'il reste la moindre trace de virulence, mais il faut s'y prendre de bonne heure. M. Hunter l'a simplifiée en n'employant que la simple excision, & la plaie qui en est résultée s'est guérie spontanément, sans aucun autre traitement. Cette méthode ne peut être admise que dans les cas où le Chancre occuperoit le prépuce, ou les grandes lèvres, car il y auroit du risque à la pratiquer sur le gland. Mais, quoique le symptôme puisse ainsi guérir, cependant M. Hunter observe qu'il est toujours prudent de donner intérieurement ou extérieurement quelques mercuriaux, sur-tout si le Chancre, avant l'extirpation, avoit une très-grande étendue, & qu'il fût accompagné d'un engorgement dans les environs. Quelqu'avantage qu'on puisse se flatter d'obtenir en suivant ce procédé, la pusillanimité des malades a fait & fera toujours recourir à d'autres moyens moins cruels qui sont les caustiques, dont l'opération est plus lente, &, pour dire la vérité, moins certaine. La méthode des caustiques consiste à toucher le Chancre avec la pierre infernale, toutes les douze heures, jusqu'à ce que la surface acquierre l'apparence vermeille d'une plaie qui tend à la cicatrisation. On applique ensuite dessus un petit plumaceau recouvert d'onguent brun, pour faciliter la chûte de l'escarre. Cette méthode bien simple, & bien préférable en elle-même à toutes les autres, ne convient que lorsque le Chancre est benin, & qu'il ne fait que commencer. Quand il est plus ancien, étendu, que sa base est très-dure, & ne peut participer à l'effet du caustique, celui-ci l'irrite, l'enflamme, en augmente les accidens, & le fait souvent devenir malin. J'ai vu ainsi plusieurs fois des ulcères de mauvais genre, qui provenoient d'une administration mal faite du caustique. En général, veut-on que ce remède réussisse? il faut que son effet s'étende promptement sur toute la surface & la profondeur du Chancre, & c'est en quoi la méthode de Paré étoit avantageuse & supérieure au procédé actuel. Cependant on pourroit remplir les mêmes vues, en appliquant, sur le Chancre, un petit morceau de pierre à cautère, proportionné à son volume, de manière qu'il formât promptement escarre. En agissant ainsi, l'on fixeroit le virus, son effet ultérieur seroit arrêté, & il n'y auroit aucune crainte pour l'infection générale; mais, pour réussir, il faut opérer dès le commencement, & lorsque le Chancre est simple & sans aucun autre symptôme.

On change l'inflammation spécifique en une ordinaire, en excitant, sur la surface de l'ulcération, une irritation incompatible avec l'action du virus. Les remèdes qui peuvent répondre à cette intention, sont autant de substances tirées du plomb, du cuivre ou du mercure; on les emploie en onguent, en poudre, sous forme liquide, ou de vapeurs. Celles qui sont tirées du mercure sont les plus usitées, telles sont le sublimé corrosif, le précipité rouge, l'eau mercurielle, &c. On emploie également le cérat & l'extrait de Saturne, le précipité rouge est celui dont on se sert ordinairement; on en mêle une petite quantité avec un peu de basilicum, ou l'on en saupoudre la surface de l'ulcère. Depuis quelque temps, on lui préfère la solution de sublimé corrosif, qu'on prépare de la manière suivante. ℞. Sublimé corrosif quatre grains, esprit-de-vin une once, eau de roses trois onces, sel ammoniac un grain: mêlez; on lave souvent l'ulcère avec ce mélange, & s'il occasionne de la douleur, on alonge la quantité d'eau, ou on en mouille un peu de charpie qu'on applique sur l'ulcère. Le D. Saunders, à Londres, a introduit depuis peu, le calomel qu'il mêle aux onguens suppuratifs, M. Hunter préfère cependant le miel & les mucilages. Il a observé, comme le D. Saunders, que le calomel étoit moins irritant, & beaucoup plus efficace qu'aucune autre préparation. Les fumigations, ou vapeurs sèches, sont un dernier moyen de remplir la seconde indication générale que les Chancres présentent. Ce moyen est singulièrement efficace dans le traitement de ceux qui ont une disposition à s'étendre; on jette, sur des charbons ardens, des pastilles composées de cinnabre & de quelques substances résineuses; on les reçoit au moyen d'un entonnoir, dont le bec, par où sort la fumée, est dirigé sur la surface de l'ulcère; on réitère, plus ou moins, les fumigations, en prenant soin de retenir la vapeur par un appareil convenable. Il est étonnant combien ce moyen a été efficace dans des cas réputés incurables. Je me rappelle d'avoir vu à Londres, à l'Hôpital Saint-Barthélemi, des traitemens de ce genre, qui ont eu de grands succès dans les cas de champignons, & même de choux-fleurs très-volumineux sur le gland; & j'ai vu, par moi-même, des symptômes de ce genre, qui avoient résisté au mercure convenablement administré, céder à un moyen si simple, lorsqu'il étoit long-temps continué.

La dernière indication générale demande qu'on obvie à l'irritabilité morbifique qui favorise l'infection. Les Praticiens qui ne se laissent point guider par la simple routine, ont eu occasion d'observer que le Chancre ne s'étendoit qu'à raison de la sensibilité des sujets; que quand la callosité qui lui servoit de base, étoit épaisse, il étoit circonscrit & fixé à cette base. Cette observation a suffi à quelques-uns pour proposer d'éteindre la sensibilité, & conséquemment fixer le Chancre; de cette manière, a-t-on dit, si l'on ne guérit pas réellement, du moins l'on arrête les progrès du mal. On a proposé, à ce sujet, une forte solution d'opium, dans laquelle on trempe un plumaceau qu'on applique sur le Chancre, & qu'on renouvelle au besoin. Cette méthode n'a point encore été suffisamment sanctionnée par l'expérience, pour que nous puissions porter sur elle un jugement définitif, aussi attendrons-nous du temps une solution sur les difficultés qu'elle pourroit présenter.

Jusqu'ici nous avons considéré le Chancre comme une affection locale, & ne demandant que des topiques pour sa guérison; cependant, quand l'ulcère est malin, qu'il a déja duré quelque temps, que sa surface est étendue, suppurante, sans dureté à sa base, & conséquemment du genre de ceux qui peuvent beaucoup s'étendre; quand vers lui aboutissent différentes cordes qui, plus loin, se perdent insensiblement dans les parties environnantes; quand il est situé dans des endroits où se trouvent beaucoup de vaisseaux lymphatiques, il ne faut point se borner à ces seuls topiques, il convient encore de recourir aux remèdes intérieurs; car l'on a tout lieu de croire que l'infection est générale. Il est des Auteurs même qui portent la sévérité jusqu'à croire que la présence des plus petits Chancres l'annoncent indubitablement; opinion qui nous paroît inadmissible dans la plupart des cas qui se présentent communément. Dans tous ces cas, non-seulement on traite le Chancre extérieurement, mais on prévient encore les fâcheux effets qui pourroient suivre de la résorption du virus. Il faut spécialement recourir à ce traitement dans les cas où le Chancre seroit accompagné de phymosis, de paraphymosis, de gonorrhée ou de bubon. M. Hunter veut même qu'on donne le mercure dans les cas les plus simples; mais les raisonnemens hypothétiques qu'apporte cet Auteur, nous paroissent rien moins que décisifs; sa théorie décousue, entortillée, & rendue dans un style peu clair, & sa pratique qui, le plus souvent, n'est rien moins que conforme à ses principes, le rendent ici inintelligible. Tout ce que nous dirons, pour ne point tomber dans le défaut que nous reprochons à cet Auteur, c'est que, quand les circonstances se présentent telles que nous venons de les indiquer, il faut nécessairement faire subir le traitement en grand, si l'on veut être certain du succès de la guérison, & encore quand les ulcérations sont avec hypersarcose, ne faut-il pas se flatter de guérir radicalement; il faut alors en venir aux fumigations dont nous avons parlé: & si le mal fait des progrès, & qu'il soit rebelle à tous les procédés, il faut se décider à l'amputation de la verge. On conseille cependant, avant d'en venir à un si fâcheux parti, la tisane allemande, l'extrait de ciguë, ou les bains de mer, on peut les mettre en usage; mais pour peu qu'on voie qu'ils ne donnent pas un meilleur aspect à l'ulcère, il faut recourir à l'opération que nous recommandons. (*M. Petit-Radel.*)

CHARBON. *Voyez* Anthrax.

CHARDON BENI. Plante amère, qu'on a regardée comme détersive & anti-ulcéreuse. On en répand la poudre sur les ulcères malins & cancéreux.

CHARPIE. On donne ce nom aux filamens de vieux linge rassemblés, dont on se sert pour différens pansemens. Elle est absorbante, dessicative & légèrement irritante; les deux premières de ces propriétés tiennent à sa nature lâche & spongieuse, la dernière est purement méchanique & tient au frottement de ses fibres. On appelle *charpie brute*, celle dont les filamens sont entassés sans ordre, & l'on en fait en leur donnant un certain arrangement, des plumaçeaux, des bourdonnets, des tentes & des mèches. Quelquefois au lieu d'effiler le linge, on se contente de le raper avec un couteau; le duvet qui en provient se nomme *Charpie rapée*.

On se sert de Charpie pour arrêter à l'aide d'une légère compression, l'hémorrhagie des petits vaisseaux offensés, ou pour servir d'excipient à des topiques liquides ou mous. Elle garantit les plaies de l'impression de l'air, & consolide celles qui sont récentes beaucoup plus sûrement que les onguens balsamiques & autres qu'on est dans l'usage d'y appliquer. Dans ces cas-ci, on applique une ou deux fois toutes les vingt-quatre heures de la Charpie trempée dans l'eau froide.

CHASSE. C'est ainsi qu'on appelle le manche des instrumens de Chirurgie, qui ferment & ouvrent à volonté, tels que la lancette, le rasoir, le bistouri: cette Chasse renferme la lame de l'instrument.

CHARTRE. Nom qu'on donne au premier degré du Rachitis, le second est le nouage, & le troisieme est le Rachitis proprement dit. Ce nom a été donné à cet état de la maladie, parce que ceux qu'on retient en prison deviennent maigres & languissans comme ceux qui en sont affectés. *Voyez* l'article RACHITIS.

CHAUDE-PISSE. *Voyez* GONORRHÉE VIRULENTE.

CHAUX-VIVE. Son principal usage est pour la composition de l'Eau de Chaux. *Voyez* ce mot.

On s'en sert quelquefois comme d'un rubéfiant, on la mêle pour cet effet avec du miel pour en faire un cataplasme.

Un mélange de parties égales de savon noir & de chaux-vive, appliqué en emplâtre sur une tache de naissance, y forme en douze heures une escarre qui tombe à la suite de la suppuration, & la tache disparoît.

On fait avec la chaux-vive & l'orpin une pâte dépilatoire, pour détruire les poils ou les cheveux.

CHAULIAC, (Guy de) Il naquit à Montpellier, où il professa long-temps la Médecine & la Chirurgie. Il fut comblé d'honneur & de richesses par le Pape Clément VI & ses successeurs Innocent VI & Urbain V. Cet Auteur est considéré comme le Restaurateur de la Chirurgie vers le 14e siecle. Cet Art n'étoit alors exercé que par les Barbiers; il consistoit à appliquer empiriquement des recettes, tant étoit profonde dès lors l'ignorance des principes & des observations qui ont contribué le plus à le rendre honorable autant qu'utile. Il étoit Docteur de la faculté de Médecine de Montpellier, disciple de Raymundi & de Berthuc. Il exerça la Chirurgie à Lyon & se fixa ensuite à Avignon, où la peste qui exerçoit alors ses ravages, lui donna lieu de développer son zèle, ses travaux & son amour pour l'humanité souffrante. Il composa sa grande Chirurgie en 1363 & la réduisit en systême. Quand cet ouvrage parut, cet Art étoit exercé par des Charlatans divisés en cinq sectes. Les uns appliquoient des cataplasmes sur toutes les plaies, les autres les pansoient avec du vin, la 3e secte traitoit avec des emplâtres doux, la 4e. celle des Chevaliers Teutoniques recouroit aux enchantemens, à l'huile & aux feuilles de choux, la 5e., celle des femmes, imploroient la seule intercession des Saints. Guy de Chauliac rétablit l'usage des opérations, & ressuscita la pratique de Galien, des Arabes & de Paul d'Egine. Il suffiroit à son éloge de dire que les Modernes n'on rien innové dans ce qu'il a dit des plaies de la tête. Il est le premier qui ait parlé de la guérison des plaies au cerveau avec déperdition de substance; il pratiquoit presque toutes les opérations qui sont en usage aujourd'hui. Il faisoit l'opération de la cataracte par abaissement, & celle de la fistule à l'anus, à-peu-près comme on la fait aujourd'hui. En général, il a parlé de presque tout ce qu'ont dit les Chirurgiens modernes, & cependant il a écrit au 14e siècle. (*M.* PETIT-RADEL.)

CHEMOSIS. χήμωσις. C'est une affection dans laquelle le blanc de l'œil s'élève tellement au-dessus du noir ou de la cornée, *ut nigro subsidente*, dit Gorrhée, *& albo eminentes hatus cujusdem similitudo oriatur.* Si l'on en croit cet Auteur, cette dénomination a été donnée au Chemosis d'après certains coquillages dont l'animal forme au-dehors une ouverture comme quelques espèces de lepas. Quoi qu'il en soit, Paul d'Egine observe que deux symptômes suivent toujours cette affection, savoir; la rougeur foncée de l'œil & l'ectropium ou inversion des paupières, qui est souvent portée à un tel point, qu'il est impossible en aucune manière aux malades de fermer l'œil, ce qui rend leur aspect fort désagréable. Cette maladie est la suite de l'ophtalmie chez les personnes avancée en âge, chez les enfans & généralement chez tous ceux qui sont sujets aux écoulemens des yeux; elle est souvent la suite de l'ophtalmie vénérienne, comme je l'ai vu dans les Hôpitaux. Le Chemosis est quelquefois occasionné par un gonflement variqueux des veines, les scarifications sont alors le meilleur remède. Woolhouse se servoit du filet qui surmonte les bales du seigle, qu'on fait être denté en manière de scie; il traversoit différens points de la tumeur, & par des mouvemens alternatifs il ouvroit les vaisseaux engorgés; il réitéroit plus ou moins ce procédé. *Voyez* ce qu'il faut en penser à l'article OPHTALMOXISTRE & ECTROPIUM. (*M.* PETIT-RADEL.)

CHEF. Nom générique qu'on donne aux rouleaux de bande. *Voyez* BANDE.

CHESELDEN, (Guillaume) né à Somerby, dans le Comté de Leicester en 1688, mort en 1752. Il fut disciple de Cowper & de Fern. A 22 ans, il fit ses premières démonstrations anatomiques. Ses ouvrages & ses cours publics lui ont acquis une très-grande célébrité. En 1728, il fit une opération très-délicate & qui eut le plus grand succès, il ouvrit la prunelle aux deux yeux d'un jeune homme de 14 ans aveugle-né, & lui rendit ainsi complettement la vie. Il est Auteur de plusieurs observations sur l'Anatomie & la Chirurgie, insérées dans les Transactions Philosophiques, une entr'autres, où l'omoplate fut emportée, sans que le malade en perdît la vie.

Chefelden fut un très-grand Lithotomiste de son tems, il se fixa d'abord à la taille par le haut appareil ; mais il lui préféra bientôt la méthode de Raw ou la taille latérale, perfectionnée d'après les procédés de Frere Jacques. Il a fait paroître, en 1723, un ouvrage sur la taille, intitulé: *Treatise on the high operation of the stone.* Il conseille dans ce Traité, avant d'ouvrir la vessie par-dessus le pubis, d'y porter de l'eau pour faire plus aisément l'incision sur son fond. Cet ouvrage a été fort critiqué, même parmi ses compatriotes ; voyez une brochure intitulée *Lithotomus castratus, or Cheselden's treatise on the high operation of the stone examined and plainly to be found* Lithotomia Douglassiana *under an other title.* London, 1723.

CHEVAUCHEMENT. *Ossium superpositio.* Terme ancien, pris de l'équitation, & qu'on emploie communément pour désigner le déplacement des os dans les fractures des extrémités, lorsque leurs bouts passent l'un sur l'autre. Le chevauchement n'a jamais lieu sans qu'il y ait raccourcissement du membre ; il est très-ordinaire dans les fractures obliques, on en sent la raison. (*M. Petit Radel.*)

CHEVESTRE. Nom d'un bandage particulier que l'on applique dans la fracture de la mâchoire inférieure, & que l'on divise en simple & en composé. Le simple n'est autre chose qu'une bande d'environ quatre aunes de longueur, sur deux ou trois pouces de large, roulée à un chef ; on s'en sert lorsqu'il n'y a qu'un côté de la mâchoire fracturée ; le Chevestre double est une bande longue de six aunes, roulée à deux chefs ; on s'en sert lorsque la mâchoire est fracturée en deux endroits. *Voyez* Fracture.

CHIRONIEN. Epithète que l'on donne aux ulcères malins & invétérés, dont les bords sont durs, calleux & gonflés ; qui jettent une sanie limpide sans pourriture, sans inflammation & sans grande douleur, mais qui se cicatrisent difficilement, ou dont la cicatrice, si on a pu l'obtenir, se déchire avec la plus grande facilité. Ces sortes d'ulcères attaquent sur tout les pieds & les jambes. On les appelle Chironiens, de Chiron, qui est, à ce qu'on prétend, le premier qui les ait guéris & qui s'en guérit lui-même.

CHIRURGIE. De χεὶρ & d'ἔργον, *manûs opera. Chirurgia.* Partie de la Médecine bornée à la connoissance des maladies du corps humain, qui exigent pour être guéries l'application de la main seule, des instrumens, ou des topiques, en tant que moyens essentiels de guérison. La multitude des maladies de ce genre, leur complication, les procédés variés, l'aptitude & l'adresse qu'elles exigent de ceux qui s'en occupent, ont déterminé dès les premiers tems, certains hommes à se livrer particulièrement à cette partie de l'art de guérir. Vraisemblablement elle a été la première qu'ils cultivèrent, car il y a tout lieu de croire qu'on étudia les maux dont la cause étoit soumise aux yeux bien avant ceux dont la complication des phénomènes en indiquoit une cachée, & conséquemment plus difficile à découvrir. On dit qu'Apis, Roi d'Egypte, fut l'inventeur de la Chirurgie. Esculape, selon Chambers, fit après lui un Traité sur les plaies & les ulcères, & il eut pour successeurs les Philosophes des siècles suivans, auxquels l'exercice de la Chirurgie fut uniquement confié. Pithagore, Empedocle, Parménide, Démocrite, Chiron, & Pæon furent ainsi cités dans l'histoire pour avoir pratiqué quelques opérations ou traité quelques maladies chirurgicales. Les Asclépiades furent ceux qui s'en occupèrent le plus ; elle étoit réputée chez les Grecs un Art de première nécessité ; aussi Hippocrate, qui a pratiqué toutes les parties de la Médecine, s'étoit-il spécialement livré à la théorie & à la pratique de celle-ci, & les dogmes qu'ils nous a laissés sur elle, sont tellement le fruit d'une étude approfondie, qu'ils sont encore suivis dans un très-grand nombre de cas, ainsi qu'on le peut voir dans les différens Articles de ce Lexicon. Les Romains cultivèrent moins cette partie que les Grecs, & l'on ne sait trop pourquoi, car les combats où ce peuple guerrier se trouvoit fréquemment, durent souvent lui en faire connoître tout le prix. Pline cependant parle d'un certain Archagatus, qui, le premier, s'établit à Rome sous le règne de l'Empereur Auguste. Les Romains, dit-il, furent d'abord fort satisfaits de ce Chirurgien, qu'ils appelloient *vulnerarius*, ils lui donnerent des marques extraordinaires de leur estime, mais ils s'en dégoutèrent ensuite ; vraisemblablement à cause de la cruauté de ses procédés, car ils l'appelloient par sobriquet, *carnifex.* Ils portèrent même si loin la haîne, à en croire quelques Auteurs, qu'ils le lapidèrent dans le champ de Mars.

Mais cet éloignement pour l'Art ne fut pas de longue durée, car quelque tems après parut Celse, qui, par ses écrits & sa pratique, le rétablit à Rome dans sa plus grande splendeur. La Chirurgie, depuis ce tems jusqu'à celui où les Sciences passerent en nos contrées, fut cultivée comme toutes les autres branches de la Médecine, par les Arabes qui, successeurs & héritiers des Grecs, nous en transmirent les dogmes, moins défigurés que ceux de la Médecine. Ali Abbas, Mensué, Rhasès, Albucasis & autres Médecins de cette nation, épurerent même la pratique de beaucoup de procédés, quoiqu'ils en eussent démembré plusieurs. Mais alors la science ainsi que la pratique étoit pour le plus grand nombre une routine souvent meurtrière, comme elle l'est même aujourd'hui dans les pays éloignés de toutes sources d'instructions, & où le préjugé conduit encore aveuglément les hommes. Détailler ce qu'étoit la Chirurgie dans ces tems reculés, c'est faire l'histoire des erreurs de l'humanité & le nécrologe de ceux qui en furent les victimes. Une époque plus remarquable & plus intéressante à l'Art, est celle qui nous ramène en France au douzième siècle. Louis IX, Roi aussi généreux que bienfaisant, qui s'exposoit fréquemment pour le salut de son peuple à la tête de ses Armées, comme dans les Hôpitaux des pestiférés, pensa dès-lors à l'établissement & aux progrès de l'Art en formant une société de ceux qui en pratiquoient les dogmes. Ces premiers Pères de la Chirurgie Françoise jettèrent les fondemens de ce grand édifice, dont les Grecs, les Romains & les Arabes fournirent les matériaux. Ils furent aidés par les Médecins qui traduisirent les Auteurs Grecs & Latins, mirent en langue vulgaire les livres les plus essentiels, tournèrent en axiomes les points de doctrine les plus intéressans, & même pratiquèrent l'Art avec autant de distinction que ceux qui par état s'y étoient voués entièrement. Ainsi, par l'émulation, & peut-être encore plus par l'envie qui devoit naturellement exister entre deux professions dont les possessions sont si limitrophes, se forma insensiblement une doctrine dont les principes servent aujourd'hui de base à la Chirurgie.

A suivre les choses dans la plus exacte rigueur, il est certain que la théorie des maladies Chirurgicales est fondée comme celles qui font l'objet de la Médecine, sur les loix d'un même organisme; en sorte que qui connoît bien ces loix, peut également bien appercevoir les dérangemens qui dérivent de leur inexécution. Mais comme la connoissance de ces dernières en suppose une infinité d'autres; & que le plus grand nombre de ceux qui se livrent à la pratique de la Chirurgie, sont moins curieux de se les rendre familières que de se former un fond de pratique établi sur des bases purement soumises aux sens, il n'en est pas moins vrai que ces deux sciences, quoiqu'unies dans la théorie, seront & doivent toujours être séparées dans l'exercice. La pratique de la Chirurgie peut sans contredit illustrer ceux qui s'y adonnent avec les connoissances préliminaires, propres à éclairer sur les fonctions du mécanisme de la vie. La certitude des axiômes établis dans la théorie donne à cette science un caractère d'évidence auquel on ne sauroit se refuser; mais, sous telle face qu'on envisage les notions qu'elle offre, jamais elles ne suffiront pour éclairer sur les désordres cachés, dont les causes sont éloignées des sens. Pourquoi donc les Chirurgiens cherchent-ils à s'approprier un domaine où ils se trouvent étrangers à eux-mêmes, incertains dans la marche qu'ils doivent tenir, & incohérens avec les principes réels de l'organisme? Pourquoi, dès les premiers pas qu'il font en avant, leur propre conscience qui les avertit du danger, & combien leur pratique pourra devenir meurtrière, ne les ramène-t-elle pas en arrière? La nécessité est la mère de tous les maux, comme elle est l'origine de tout le bien; elle détermine souvent à tenir une conduite qu'on n'auroit point suivie, si l'on eût été moins forcé par le besoin. Il est à croire qu'une autre institution établira sur ce point des règles; mais, avant qu'elles soient mises en pratique, l'ignorance moissonnera encore bien des victimes. L'Art est long & la vie est courte, disoit Hippocrate, dans un tems où les connoissances qui le constituent, étoient loin d'être ce qu'elles sont actuellement. Comment donc peut-on vouloir une réunion dans les parties qui le constituent, lorsque chacune exigent tant de connoissances particulières. « La division de l'Art de guérir, dit-on, dans un Prospectus d'Ephémérides pour servir à l'histoire de toutes ses Parties, répandu dernièrement à profusion, n'a été imaginé que par l'ignorance & le systême absurde par lequel on a prétendu élever une partie au préjudice de l'autre, elle n'a jamais été que le résultat du despotisme qui ne raisonne point. » J'ignore si lors de la division de l'Art, l'esprit de domination qui nous gouvernoit, il y a quelques années, fût cause de la distinction qu'on établit entre les diverses personnes qui l'exerçoient; mais il me paroît beaucoup plus simple de croire qu'elle se fit insensiblement, & que les malades la firent eux-mêmes & non aucun Gouvernement; comme nous voyons encore aujourd'hui qu'ils ont plutôt recours à certains Praticiens qu'à d'autres, pour les mêmes maladies qui sont également de la compétence de tous. « Quels seroient les motifs de supériorité, continue-t-on, entre les parties d'une Science fondée sur les mêmes principes & employant les moyens semblables pour traiter des maladies qui ne diffèrent le plus souvent que par leur siège? & lorsque ceux qui exercent cet Art sont réunis par l'importance & la noblesse du but qu'ils se proposent, à quel titre les uns l'emporteroient-ils sur les autres en dignité? » Il n'est sans contredit aucune supériorité entre les différentes branches du grand Art de guérir du moment que chacune vient à sa fin, qui est la guérison. Mais pourquoi demande-t-on la dignité de ceux qui les exercent, est-elle différente? c'est-à-dire, en bon françois, pourquoi le lucre n'est-il pas égal pour tous? Par la raison toute simple, que ceux qui travaillent le plus ou qui sont censés le plus travailler, doivent être les mieux récompensés: nous laissons à décider quels ils sont.

Il n'est personne qui soit plus éloigné de toute supériorité d'état que moi, parce que je les considère tous comme nés d'une même mère, la nécessité; mais j'ai toujours observé que ceux qui vouloient mettre le leur en égalité avec celui d'autres, dont la supériorité a été reconnue dès la plus haute antiquité, n'étoient point ceux qui pouvoient le mieux faire valoir leur propre champ. Il est reconnu que tous les grands Chirurgiens, & j'en nommerois plusieurs dans cette Capitale, ont été les moins jaloux des titres qui pouvoient aux yeux du vulgaire établir cette égalité. Contens de l'estime publique qu'ils ont justement acquise, ils professent leur état avec distinction & sans ambitionner une supériorité à laquelle d'autres plus médiocres croient devoir tendre; par la simple raison que leurs soins étant estimés sur leur capacité, ils vont de pair avec ceux qui pratiquent l'Art dans toute son étendue. J'ignore si l'esprit de révolution qui nous anime actuellement en amenera aussi une dans l'étude comme dans la pratique de l'Art de guérir; mais ce que je puis assurer, c'est que si dorénavant cet Art ne faisoit qu'un, il faudroit donner à chacun une égale dose de facultés mentales, & une éducation absolument la même, pour les disposer à l'exercice; ce que je crois absolument impossible, ce qui le paroîtra aux yeux de ceux qui raisonnent, & ce qui l'est réellement dans l'état actuel des choses. Mais c'est assez nous étendre sur un objet qui mérite si peu de discussion.

Les maladies chirurgicales & les cas chirurgicaux sont l'objet de la Chirurgie; les Auteurs les plus anciens ont rangé les maladies chirurgicales en cinq classes différentes, qui sont les apostêmes, les hernies, les plaies, les ulcères, les fractures & les luxations. Les cas chirurgicaux sont les diverses affections qui surviennent inopinément, qu'on ne sauroit prévoir, & qui demandent des secours momentanés & quelquefois très-importans. Toutes ces affections exigent qu'on ait recours à différens moyens de guérison, qui sont la situation, le bandage, les topiques, les instrumens & le feu. Celui-ci ne doit être employé qu'en dernier ressort & lorsque les autres sont insuffisans; Hippocrate nous en fait la loi, lorsqu'il dit: *Quos remedium non sanat, ferrum sanat; quos ferrum non sanat ignis sanat, & quos ignis non sanat; insanabiles.* (M. Petit Radel.)

CHIRURGIEN. *Chirurgus.* Celui qui exerce & professe la Chirurgie après les lumières acquises par une étude suivie des principes de l'Art, & d'après une expérience raisonnée. Aux yeux de l'homme qui réfléchit, le Chirurgien tel que nous le désignons & qui joint aux qualités de sa profession une probité reconnue, est aussi estimable que celui qui se livre aux autres branches du grand Art de guérir. La jeunesse est une qualité essentielle au Chirurgien, du moins à celui qui se destine à la pratique des opérations majeures ou délicates. Il doit avoir un courage raisonné & tempéré par un fond de bonté, être habile de la main & employer l'une aussi bien que l'autre dans les cas de nécessité. Celse, qui après Hippocrate, est l'Auteur d'où nous sont venus les meilleurs préceptes de Chirurgie, expose toutes ces qualités de la manière suivante: *esse autem debet adolescens aut adolescentiæ propior, manu strenuâ stabili nec unquàm intremiscente, eâque non minùs sinistrâ quàm dextrâ promptus, acie oculorum acri claràque, animo intrepidus, immisericors, sic ut sanari velit eum quem accepit, non ut clamore ejus motus vel magìs quàm res desiderat, properet vel minùs quàm necesse est, secet; sed perinde faciat omnia ac si nullus ex vagitibus alterius affectus oriatur.*

Les Chirurgiens n'ont pas toujours été comme nous les voyons aujourd'hui; ils ne commencèrent guère à se former en Corps que sous la troisième race de nos Rois; avant ils n'étoient que des Empiriques, & tels qu'ils sont encore parmi les peuples barbares, où chacun a son secret approprié aux diverses maladies: les Moines, les Mires & les vieilles femmes entreprenoient toutes les guérisons que la crédulité de ces tems leur confioit; en sorte que la Chirurgie étoit véritablement un Art sans art, qui le plus souvent tournoit au malheur de l'humanité. Les choses persistèrent ainsi jusqu'à l'établissement de l'Université, où les Moines qui s'en occupoient vinrent former partie de ce grand édifice. Mais si le lustre dont devoit briller cette science étoit si peu éclatant chez nous, il n'en étoit que plus apparent vers le milieu de l'Italie. Quand la connoissance des langues y eut fait valoir les trésors que receloient les ouvrages des Grecs & des Latins, après la renaissance des Lettres en Europe, on vit dans cette partie du monde se former des Hommes illustres, à qui l'Art devoit incessamment rapporter une grande partie de sa splendeur. Il en parut également dans l'Allemagne, & l'émulation sembloit devoir ainsi se communiquer à l'entour, & porter la Science au plus haut point, si l'esprit qui entraîne follement les hommes à s'entredétruire, ainsi que les préjugés, ne fussent venu s'opposer à d'aussi rapides progrès. Dès que les Chirurgiens se formèrent en France, la disposition des Loix avoit favorisé la liberté d'unir dans les mêmes hommes, les deux Arts; ce fut précisément cette liberté qui causa la chûte de la Chirurgie. Il n'est pas difficile de sentir les raisons de cette décadence; les dehors de cet Art ne sont point attrayans, ils rebutent la délicatesse. Cet Art, hors le tems de la guerre, & quelques circonstances peu frappantes, n'est guère mis en pratique que sur le peuple, ce qui n'amorce ni la cupidité ni l'ambition, qui ne trouvent leur avantage que dans le commerce avec les riches & les grands; de-là la raison pourquoi les savans Maîtres, en l'une & l'autre Science, abandonnèrent l'exercice de la Chirurgie. Les maladies médicales sont les compagnes ordinaires des richesses & des grandeurs; elles n'offrent rien qui éloigne les personnes trop délicates ou trop sensibles; ce furent ces motifs qui déterminèrent ces premiers Pères à abandonner les fonctions de Chirurgien, pour ne plus exercer que celles de la Médecine. Cet abandon donna lieu au second état de la Chirurgie. Les Médecins-Chirurgiens en quittant l'exercice, retinrent le droit de présidence

& commirent aux barbiers les opérations & l'application de tous les remèdes extérieurs. De grands hommes n'avoient point vu indifféremment ce partage ; « quelle profanation, s'écrie à ce sujet, Isaac Joubert, dans son édition de Guy de Chauliac, que de permettre l'exercice de la Chirurgie, l'une des plus dignes parties de la Médecine, aux ignorans Analphabètes qui n'étudièrent jamais en aucun livre, & qui n'ont qu'une certaine routine, avec des recettes qu'ils savent par cœur. » Le Chirurgien ne fut plus dès-lors un homme seul, ce fut un composé monstrueux de deux individus, du Médecin qui s'arrogeoit exclusivement le droit de la Science, & conséquemment celui de diriger, & du Chirurgien manœuvre, à qui l'on abandonnoit le manuel des opérations. Les premiers momens de cette division n'en firent pas sentir d'abord tout le danger. Les grands Maîtres qui avoient exercé la Médecine comme la Chirurgie vivoient encore, & l'habilité qu'ils s'étoient acquise suffisoit pour diriger l'automate, ou le Chirurgien purement opérateur : mais dès que cette race Hippocratique, comme Fallope l'appelle, fut éteinte, les progrès de la Chirurgie furent non-seulement arrêtés, mais l'Art lui-même fut presque anéanti, il n'en resta plus, pour ainsi dire, que le nom. On cessa de voir de ces brillantes & efficaces opérations, qui, du règne des premiers Médecins, avoient sauvé la vie à tant d'hommes : de-là cette peinture si vive que fait Magati du malheur de tant d'infortunés Citoyens qui se trouvoient abandonnés sans ressource, lorsqu'autrefois l'Art auroit pu les sauver ; mais ils ne pouvoient rien en espérer dans cette situation. Le Chirurgien n'osoit se déterminer à opérer, parce qu'il étoit sans lumière, & le Médecin n'osoit prendre sur lui d'ordonner, parce qu'il étoit sans habilité dans ce genre. L'abandon étoit donc le seul parti qui restât & la prudence elle-même n'en permettoit point d'autre.

Enfin, la Chirurgie devint un Corps de science par les travaux & l'émulation de ceux qui, en s'y livrant, cherchèrent à la tirer de l'état d'inertie dans lequel elle se trouvoit. Long-tems avant le règne de François Ier le Chirurgiens faisoient déjà un Corps savant, mais uniquement occupé à la culture de la science. Les Membres de ce Corps possédoient la totalité des connoissances qui apprenoient à guérir ; mais la loi ne les autorisoit qu'à en faire l'application sur les maladies extérieures, & nullement sur les internes. La Science étoit liée à l'Art par des nœuds qui sembloient indissolubles ; le Chirurgien savant étoit borné à la culture de son Art ; la vanité, l'ambition ou l'intérêt, ne pouvoient plus le distraire pour tourner ailleurs son application. Tout sembloit prévu, toute source de désordre paroissoit coupée dans sa racine ; mais la sagesse des loix peut-elle toujours prévenir les effets des passions, & les tours qu'elles peuvent prendre ? les Lettres, qui faisoient le partage des Chirurgiens François, sembloient mettre un frein éternel aux tentatives de leurs adversaires, les barbiers, qui s'étoient immiscés dans la pratique ; mais les guerres outrées qu'ils eurent à soutenir alors, préparerent l'avilissement de l'Art. La Faculté de Médecine appella ceux-ci pour leur confier la Chirurgie purement ministrante, elle les initia ensuite dans les grandes opérations, & enfin ils furent unis au Corps des Chirurgiens, tant par des motifs d'intérêt de ceux-ci, que par la supériorité que voulurent avoir les premiers. La Chirurgie ainsi dégradée par son association avec des artisans, fut exposée à tout le mépris qui devoit suivre d'une aussi indigne alliance ; elle fut dépouillée par un Arrêt solemnel, en 1660, de tous les honneurs littéraires, & si les Lettres ne s'exilèrent point entièrement de ce Corps, du moins ne parurent-elles y être que dans la honte & l'humiliation. Néanmoins malgré l'extinction presque totale des Lettres dans le nouveau Corps, la théorie s'y conserva, ce en quoi contribuèrent quelques-uns de ceux que l'esprit d'étude portoit toujours à cultiver la Science. Ces hommes à qui la Chirurgie est si redevable, malgré leur humiliation, malgré la douleur de se voir ainsi confondus avec de vils artisans, opérèrent le rétablissement de leur Art. Ils conservoient le précieux dépôt de la doctrine, ils le transmirent à des successeurs qu'ils espéroient devoir faire un jour renaître l'Art dans sa primitive splendeur. Parmi cette foule d'hommes avec qui ils étoient confondus, ils trouvèrent dans quelques-uns des teintures de Lettres, prises dans une heureuse éducation ; & dans d'autres des talens marqués pour réparer dans un âge avancé le malheur d'une éducation négligée, & dans le plus grand nombre enfin, le zèle le plus vif pour la conservation d'un Art qui étoit devenu le leur. Ainsi, la Chirurgie continua de se maintenir dans la possession de la théorie ; mais cette possession n'étoit pas une possession juridique autorisée par la loi ; c'étoit une possession furtive & conséquemment elle ne pouvoit durer long-tems. La séparation de la théorie d'avec la pratique des opérations de l'Art, étoit la suite de la décadence de l'état, & par-là la Chirurgie étoit sur le bord du précipice ; sa chûte étoit d'autant plus certaine, que la dictée & les chaires publiques leur étant interdites, il ne restoit plus d'autres moyens que la tradition pour faire passer aux Elèves leurs connoissances.

La Chirurgie se releva encore de cet état d'inertie : des hommes vraiment pénétrés de sa dignité, firent de nouveaux efforts, tant par leur libéralité que par les instructions qu'ils donnèrent eux-mêmes ; les écoliers devinrent des maîtres célèbres, leur nombre augmenté nécessitoit un amphithéâtre qui pût les contenir ; & M. Maréchal, premier Chirurgien du Roi, après beaucoup de sollicitations, obtint l'établissement de cinq Démonstrateurs Royaux, en 1724,

1724, pour enseigner la théorie & la pratique de l'Art. Ce premier bienfait fut suivi sept ans après, en 1731, de l'érection des principaux maîtres, en Corps académique. *Voyez* ACADÉMIE. Le premier volume des mémoires & observations de la plupart des Membres de cette nouvelle institution, justifia l'opinion qu'on en avoit conçu & donna lieu à un réglement qui, en assurant le régime, prévint la perte d'un Art aussi intéressant & nécessaire. Les prérogatives accordées aux Chirurgiens, dans les Lettres-patentes qui portent l'établissement de l'Académie de Chirurgie, excitèrent naturellement les réclamations des Médecins & de l'Université, qui avoit le droit spécial de l'enseignement. Les contestations qui furent longues & vives, & dans le cours desquelles les deux principaux partis se livrèrent à des procédés peu mesurés, pour soutenir leurs prétentions respectives, sont enfin terminées par un Arrêt du Conseil d'Etat du 4 Juillet 1750. « Le Roi voulant prévenir ou faire cesser toutes les nouvelles difficultés entre deux professions qui ont un si grand rapport, & y faire régner la bonne intelligence, qui n'est pas moins nécessaire pour leur perfection & pour leur honneur, que pour la conservation de la santé & de la vie des sujets de Sa Majesté, elle a résolu d'expliquer ses intentions sur ce sujet. » Le Roi prescrit par cet Arrêt, 1.° Un cours complet d'études sur toutes les parties de l'Art & Science de la Chirurgie, qui sera de trois années consécutives. 2.° Pour rendre ce cours plus utile aux Élèves & les mettre en état de joindre la pratique à la théorie, il sera incessamment établi dans le Collège de Paris une école pratique d'Anatomie & d'Opérations, où toutes les parties de ces deux sciences seront démontrées gratuitement, & où les Élèves feront eux-mêmes les dissections & les opérations qui leur auront été enseignées. 3.° Sa Majesté ordonne que les étudians prendront des inscriptions au commencement de chaque année du cours d'études. Le Roi règle, par plusieurs articles, comment la Faculté de Médecine sera invitée par les Élèves gradués à l'acte public qu'ils soutiendront à la fin de la licence pour leur réception au Collège de Chirurgie: Sa Majesté entend que le Répondant donne au Doyen de la Faculté la qualité de *Decanus Saluberrimæ Facultatis*, & à chacun des deux Docteurs assistans, celle de *Sapientissimus Doctor*, suivant l'usage observé dans les écoles de l'Université de Paris. Ces trois Docteurs n'ont que la première heure pour faire des objections au Candidat; les trois autres heures que dure l'acte, sont données aux Maîtres en Chirurgie, qui ont seuls la voix délibérative pour la réception du Répondant. Extrait en partie de l'ancienne Encyclopédie. (*M. Petit-Radel.*)

CHOU. Les feuilles fraîches de cette plante, légèrement contuses, appliquées sur la plaie faite par un vésicatoire occasionnent un abondant écoulement de sérosité; mais elles s'y corrompent, & deviennent bientôt incommodes en augmentant la mauvaise odeur naturelle de la plaie. Appliquées de même sur les jambes enflées des hydropiques, elles font couler l'humeur séreuse au travers des pores de la peau, & quelquefois elles ont produit cet effet de manière à dissiper complettement l'enflure anasarque. On dit que ces feuilles appliquées tièdes en cataplasme sur les seins des femmes en couches, empêchent le lait de s'y grumeler & en arrêtent la trop grande affluence.

CHUTE DE L'ANUS. *Voyez* ANUS.

CHUTE DE LA LUETTE. *Voyez* LUETTE.

CHUTE DE MATRICE. *Voyez* MATRICE.

CICATRICE *Ourn'. Cicatrix*. Empreinte ou vestige que laissent sur la peau les plaies & les ulcères après leur guérison. La Cicatrice diffère des parties qui l'avoisinent par une dépression sensible & une irrégularité qui sont d'autant plus apparentes que la déperdition de substance a été plus grande, que les parties sont plus charnues & que la suppuration a duré plus long-tems. Il y a nombre d'observations à faire sur la manière dont la Cicatrice s'opère, sur les remèdes qui sont les plus propres à la favoriser, sur les obstacles qu'elle éprouve dans sa formation, &c. &c. Nous reviendrons sur tous ces objets aux articles, PLAIE, ULCÈRE & INCARNATION. (*M. Petit-Radel.*)

CIGUE. L'usage de la Cigue, si vanté depuis vingt-cinq ans par beaucoup de Praticiens, & si fort décrié par tant d'autres, ne paroît pas avoir été inconnu aux Anciens. Nous ignorons, il est vrai, quelle étoit la plante qui portoit ce nom chez les Athéniens, & dont on se servoit pour faire mourir les criminels; mais notre Cigue (*Conium maculatum* de Linnæus) a beaucoup de rapport avec celle dont parlent Dioscoride & Galien, soit par son extérieur, soit par ses effets, notamment par celui de produire du vertige lorsqu'on l'administre en certaine dose, ce qui s'accorde avec l'observation de Galien. Dioscoride parle de l'extrait de Cigue comme étant d'un grand usage en Médecine, il paroît cependant qu'il l'employoit plutôt en applications extérieures, qu'il ne s'en servoit comme d'un médicament interne.

Le Docteur Storck, de Vienne, a de nos jours ressuscité ce remède, quoi qu'on ne puisse pas affirmer que l'espèce de Cigue qu'il a employée soit la même que celle de Dioscoride; & il en a vanté les effets sur-tout pour la guérison des cancers. Les merveilles qu'il en raconta dans son ouvrage le firent recevoir dans toute l'Europe avec un empressement extrême; par tout on prépara de l'extrait de Cigue, & par-tout les Praticiens en prescrivirent. Mais bientôt on s'apperçut que ce médicament étoit bien loin de mériter tous les éloges qu'on lui avoit prodigués; & tombant dans l'extrémité opposée, on crut qu'il n'étoit bon à rien, on l'accusa même d'empirer les maux pour lesquels on prônoit le plus son efficacité, & le plus grand nombre des Praticiens, en France sur tout, ne voulurent plus s'en servir.

Cependant des Médecins & des Chirurgiens du plus grand nom, tels que Cullen, Fothergill, Hunter & plusieurs autres ont continué à regarder la Cigue, non comme un remède spécifique du cancer, car tous aujourd'hui sont d'accord qu'elle ne le guérit pas, mais comme un palliatif utile dans cette cruelle maladie, & comme un excellent remède dans diverses autres affections. Il est vrai que, dans tous les cas où on l'emploie, elle est sujette à manquer son effet; mais on doit peut-être plus souvent s'en prendre à l'inertie de la préparation dont on fait usage, qu'à l'inefficacité de la plante. L'extrait pèche souvent par la manière dont il a été préparé, au point d'être quelquefois une substance parfaitement inerte; c'est ce qu'on a observé même de celui qu'on avoit fait venir de Vienne, comme devant avoir toute la perfection possible; & malgré les directions qu'on a données pour le faire de manière à lui conserver toute sa vertu, l'on n'a jamais pu parvenir à lui assurer un degré uniforme d'activité. On est plus sûr de celle des feuilles séchées & réduites en poudre; cependant cette préparation est aussi extrêmement inégale, au point qu'on a vu une personne qui étant venue par degrés à en prendre soixante grains par dose sans en être incommodée, faillit à être empoisonnée par une dose de vingt grains, par laquelle elle commença à se servir d'une nouvelle provision que lui donna son Apothicaire, lorsqu'elle eut achevé la première.

Une autre circonstance qui a empêché beaucoup de Praticiens de reconnoître les propriétés salutaires de la Cigue, c'est la timidité avec laquelle ils l'ont administrée. Un très-grand nombre, contens d'avoir donné vingt ou trente grains, ou même un gros, d'extrait de Cigue à leurs malades, & n'en voyant pas résulter de guérison, ont cru devoir y renoncer comme à un remède inutile, sans s'être assurés s'ils l'avoient donné en dose suffisante. Or il n'y a qu'un moyen de s'assurer si l'on a porté la dose assez loin, c'est par les effets sensibles que cette plante produit sur le systême nerveux, & que nous décrirons bientôt. Si l'on n'en observe aucun, nous dirons même avec CULLEN, (1) si ces effets ne sont pas bien marqués, c'est perdre son tems & celui des malades que d'en continuer l'exhibition. Le Praticien doit être très-attentif à graduer les doses de manière à ne pas courir le risque de produire ces effets d'une manière trop brusque, de peur d'empoisonner son malade; mais s'il les redoute trop, s'il augmente trop insensiblement les doses du remède, il n'en obtiendra pas l'effet qu'il desire, parce que le systême animal aura trop le tems de s'y habituer. Il est bon d'observer cependant que, même lorsque la Cigue produit les affections nerveuses dont nous parlons, elle ne guérit pas toujours la maladie pour laquelle on y a recours, quoique cette maladie paroisse très-semblable à d'autres où ce remède a eu un plein succès.

(1) *Materia Medica*, Tome II, pag. 267.

Nous disons donc que, pour éviter toute incertitude relativement à l'exhibition de la Cigue, on doit toujours commencer par la donner en petite dose, (trois ou quatre grains, par exemple, toutes les quatre heures) & augmenter par degrés cette quantité, jusqu'à ce qu'il en résulte certains effets qui manquent rarement d'être la conséquence d'une dose complette.

Ces effets varient beaucoup suivant les individus; mais le plus souvent, les malades se plaignent d'abord d'un peu de vertige & d'un mouvement dans les yeux, comme si quelque chose les poussoit en dehors; ils éprouvent un léger mal de cœur, & un peu de tremblement dans tout le corps, quelque fois ils ont un peu de diarrhée. La présence de quelqu'un de ces symptômes annonce que la dose est complette, quelle qu'en soit la quantité. Alors on cesse d'augmenter la dose, on peut même la diminuer un peu si le malade paroissoit très-incommodé de ces symptômes; mais, dès qu'on les voit s'affoiblir, on augmente de nouveau, en veillant cependant avec soin, à ce que le malade n'en soit pas trop fatigué. Ce n'est qu'en procédant de cette manière que l'on peut obtenir tout l'avantage qu'on a lieu d'attendre de ce remède. Lorsqu'après l'avoir poussé à une certaine dose, on ne voit pas qu'il produise aucun des effets ci-dessus mentionnés, on doit se défier de la préparation qu'on a employée, car la force de l'extrait varie dans toutes les pharmacies, & dans chaque pharmacie il diffère aussi à chaque fois qu'on en prépare de nouveau; il en est de même jusqu'à un certain point de la poudre des feuilles. Il y a des personnes chez qui la Cigue, même en très-petite dose, dérange l'estomac, cause des spasmes, & excite de la chaleur & de la sécheresse; lorsqu'on rencontre des sujets ainsi disposés, il faut sur-le-champ renoncer à ce remède. D'autres viennent facilement à en supporter des doses très-considérables; M. Fearon a donné jusques à quatre onces des feuilles en poudre, par jour, sans inconvéniens; & M. Hunter a donné trois onces d'extrait dans le même intervalle de tems. Mais il ne faut jamais oublier que lorsqu'on est parvenu à supporter une forte dose de ce médicament, si l'on en discontinue pendant quelque temps l'usage, on ne doit jamais le recommencer qu'en petite quantité, parce que l'estomac en ayant perdu l'habitude, une dose bien inférieure à celle qu'on prenoit sans inconvénient, peut devenir un poison. M. Hunter (1) cite à ce sujet l'exemple d'un jeune homme qui étant

(1) Traité des Maladies vénériennes, pag. 299.

venu à prendre deux onces & demie d'extrait de Cigue par jour, pour un ulcère rongeant, & de nature cancéreuse, en suspendit l'usage pendant quelque tems; mais voyant que le mal recommençoit à faire des progrès, il prit de son chef environ dix gros du même médicament dans une matinée. Il tomba bientôt dans une insensibilité complette, prit des convulsions & mourut au bout de deux heures.

Lorsqu'on administre la Cigue avec les précautions que nous avons indiquées, elle agit comme un doux anodin, calmant les douleurs & disposant au sommeil. Elle n'a pas comme l'opium, l'inconvénient d'occasionner de la constipation, elle a plutôt l'effet d'entretenir la liberté du ventre.

Quant à l'efficacité de la Cigue, comme remède, on ne peut point y compter pour la guérison du cancer, il n'existe peut-être pas une seule observation bien authentique d'un véritable cancer guéri complettement par son moyen. Mais, comme nous l'avons dit ailleurs, c'est un remède précieux dans les cas de cancer ulcéré, où l'opération n'est pas admissible; & quoiqu'il y en ait où l'on ne retire pas grand avantage de ce palliatif, il y en a beaucoup où il modère & apaise même entièrement la douleur, diminuant en même temps la quantité de la sanie âcre qui en découle, la changeant en un pus de meilleure qualité, disposant l'ulcère à une bonne cicatrisation & amenant même quelquefois celle-ci jusqu'au point de donner de grandes espérances de guérison.

Nous avons vû chez une femme qui étoit à l'époque de la cessation de ses règles, une tumeur dure au sein, précisément sous le mammelon, mobile, large de deux travers de doigts & accompagnée de douleurs qui s'étendoient jusqu'à l'épaule & dans le bras. Il y avoit deux ou trois mois que cette tumeur avoit commencé à se former, & la malade persuadée que ce mal étoit incurable autrement que par l'opération, n'avoit pas voulu en parler, jusqu'à ce que la douleur, en quelque sorte, l'y contraignit. L'extrait de Cigue administré d'abord en petites doses, mais graduellement augmentées, autant qu'un peu de vertige & de mal de tête qu'il occasionnoit, le permirent, jusqu'à la dose de demi-once par jour, diminua d'abord les douleurs & dissipa totalement la tumeur au bout de six mois. La malade ayant de son chef considérablement diminué tout-à-coup la quantité du remède parce qu'elle voyoit la tumeur beaucoup réduite, s'apperçut bientôt que le mal faisoit de nouveaux progrès, mais en rétablissant les doses au point convenable, le succès ne tarda pas à être complet.

On a vu d'autres cas de la même nature, & d'un plus mauvais caractère encore, même avec ulcération, qui ont cédé à l'usage du même remède; mais ces cas sont en très-petit nombre, tandis qu'il y en a une multitude où, quoiqu'il ait eu quelques bons effets, il n'a point opéré de guérison. Les seins sont sujets à des engorgemens scrophuleux qu'on ne distingue pas toujours aisément des tumeurs cancéreuses; & peut-être les cas dont nous venons de parler, devroient-ils être considérés comme étant de cette nature. En effet, c'est dans les affections scrophuleuses que la Cigue a paru réussir le plus fréquemment, soit qu'on en ait fait usage à l'extérieur, ou en l'administrant intérieurement; elle a manifesté évidemment une propriété fondante & résolutive, dissipant quelque fois complettement les tumeurs de cette nature, & en prévenant les retours mieux qu'aucun autre remède. Malheureusement celui-ci ne peut pas trop s'employer chez les enfans, parce qu'il est difficile de leur en faire prendre une quantité suffisante, & parce qu'il l'est encore davantage d'en mesurer les doses convenablement suivant les règles exposées ci-dessus.

Différens Praticiens ont vanté les effets de la Cigue dans les maladies vénériennes; & M. J. Hunter, dont le témoignage à cet égard mérite toute confiance, en recommande l'usage dans quelques affections de ce genre, ou plutôt dans certaines affections qui accompagnent quelquefois, & sont déterminées par les symptômes vénériens, comme dans les cas de bubons qui suppurent mal, & qui résistent au mercure; dans ceux de chancres qui ne se cicatrisent pas & qui prennent une apparence cancéreuse, dans le gonflement de la prostate, &c.

Relativement à l'usage extérieur de la Cigue, *Voyez* les articles CANCER & CATAPLASME.

CILLEMENT. Νυσταγμὸς. *Nictatio.* C'est un genre d'affection convulsive dans lequel la paupière supérieure s'abaisse & se relève alternativement sur le globe de l'œil, sans que la volonté puisse en rien s'opposer à ce mouvement. On désigne vulgairement cette maladie sous le nom de *souris*, sans qu'on puisse trop en dire la raison. Peu d'Oculistes font mention de ce symptôme, vraisemblablement parce qu'il est fort rare. Maître-Jan dit ne l'avoir observé que sur deux sujets; il ignore, continue-t-il, s'il est guérissable ou non. Il disparoît quelquefois au bout de deux jours de l'application d'une mouche d'opium au-dessus de l'orbite, positivement sur le nerf frontal, à l'endroit de sa sortie par l'échancrure du trou sourcillier. (*M.* PETIT-RADEL.)

CINNABRE. Le Cinnabre n'est autre chose que du mercure intimément uni avec le soufre, & qui par cette combinaison perd absolument toutes ses propriétés médicales. Mais lorsqu'on l'expose à une chaleur capable d'enflammer le soufre, le mercure se dégage, se volatilise, & reprend sa faculté d'agir sur le corps. On a depuis long-tems imaginé d'appliquer à la peau ce métal ainsi réduit en vapeurs, au lieu de l'employer sous la forme d'onguent, & il n'y a pas de doute que cette méthode ne soit très-active, & qu'elle ne puisse facilement exciter la salivation; mais outre qu'elle est plus difficile à conduire, pour ne donner au malade que la quantité de mercure nécessaire, elle a divers autres inconvéniens, tels particulièrement que celui qui résulte de l'impression de l'acide sulphureux sur les poumons & sur les yeux, qu'on ne peut jamais en défendre complettement.

Cependant on a peut-être trop décrié cette manière d'appliquer le mercure, qui peut avoir la plus grande utilité dans certaines circonstances. On rencontre quelquefois des cas où il est absolument nécessaire d'arrêter les progrès d'un ulcère vénérien, où néanmoins on n'ose pas pousser l'usage de l'onction mercurielle, de peur de causer une salivation, & où toute application sur les organes affectés est impraticable, soit à cause de leur situation particulière, soit à cause de la sensibilité extrême des parties ulcérées, qui fait que le malade se refuse à ce qu'on y applique aucun onguent quelconque capable d'y exciter la plus légère irritation. On peut alors se servir avec succès de la fumigation de Cinnabre, & voici comment on l'exécute: On met un gros de Cinnabre en poudre sur une plaque de fer rougie au feu, assez pour exciter une forte fumée, mais pas au point d'enflammer & de consumer trop rapidement le Cinnabre; cette plaque doit être placée sur une brique au fond d'une chaise percée. Le malade s'assied sur la chaise, & reçoit ainsi la vapeur mercurielle sur la partie ulcérée; on l'enveloppe d'une couverture, pour que cette vapeur ne pénètre pas dans la poitrine. Lorsque l'ulcère est dans la gorge, on brûle de la même manière un scrupule de Cinnabre dont on dirige la vapeur sur la partie affectée au moyen d'un entonnoir, mais cette application doit se faire avec beaucoup de prudence, soit à cause du danger qui peut résulter de l'action de l'acide sulphureux sur les poumons, soit parce que le mercure porté ainsi directement sur la bouche produit quelquefois une violente salivation. Ce remède répété quelquefois de suite, a souvent produit les plus heureux effets; cependant on ne doit le considérer que comme palliatif, & il ne faut pas en même-tems qu'on en fait usage, négliger d'avoir recours à un traitement plus méthodique pour déraciner tout-à-fait le mal.

CIRCULAIRE. On nomme Bandage-Circulaire celui qu'on fait avec une bande plus ou moins longue, & plus ou moins large, suivant la grandeur & la grosseur du membre à couvrir, que l'on applique autour de la partie sans renverser ni croiser.

CIRE jaune & blanche. L'on se sert de l'une & de l'autre dans la composition des emplâtres, des onguens & des cérats, soit pour leur donner la consistance convenable, soit en raison de la qualité émolliente de cette substance. Un linge enduit de Cire, contient très-avantageusement les plumaceaux sur les plaies & les ulcères, il les maintient dans un état d'humidité, & ne cause point de rougeur à la peau, comme le font souvent les emplâtres.

CIRSOS. Κιρσός. *Varix*. C'est la même affection qu'on désigne communément sous le nom de *Varice*. *Voyez* VARICE. (*M.* PETIT-RADEL.)

CISEAUX. Instrument destiné à faire des incisions, composé de deux branches d'acier, égales en longueur, ayant chacune un tranchant à l'une de leurs extrémités opposé dans l'une à celui de l'autre, placées en croix, & fixées ensemble par un clou ou une vis, qui leur sert d'axe ou de pivot.

Les Ciseaux sont d'un usage extrêmement fréquent en Chirurgie, quoique l'opinion des Praticiens sur leur utilité ait beaucoup varié. Desirant de fixer leurs idées à cet égard, l'Académie royale de Chirurgie jugea à propos, il y a quelques années, de proposer pour sujet d'un prix la question suivante: « En quels cas les Ciseaux dont » la pratique vulgaire a tant abusé, peuvent-ils » être conservés dans l'exercice de l'Art; quelles » en sont les formes variées relatives à différens » procédés opératoires; quelles sont les raisons de » préférer ces instrumens à d'autres qui peuvent » également diviser la continuité des parties, & » quelles sont les diverses méthodes d'en faire » usage. » Cette question intéressante fut traitée avec beaucoup de succès par M. Percy, dont l'Académie couronna la Dissertation. Nous ne croyons pas pouvoir mieux faire que de donner à nos Lecteurs un extrait de cet ouvrage, où le sujet est traité à fond, & considéré sous toutes ses faces, nous bornant cependant à ce qui nous paroît le plus important pour la pratique.

§. I. *Construction des Ciseaux à incision.*

Les Ciseaux à incision diffèrent des ciseaux ordinaires par une structure plus délicate, & par quelques particularités qu'il est essentiel de faire connoître. Pour cet effet, nous observerons d'abord qu'on peut considérer dans les Ciseaux leur corps, leurs branches & leurs lames.

Le corps qui n'en occupe pas toujours le milieu, est formé de deux plaques symmétriques, opposées l'une à l'autre, égales en-dehors, & entaillées obliquement en-dedans à une profondeur telle, qu'étant réunies, elles ne font que l'épaisseur des branches & des lames qui y aboutissent. Ces plaques sont appellées *écussons*, & l'on a nommé *entablure* leur dépression. C'est par le moyen de celle-ci que s'opère la jonction des deux pièces qui composent l'instrument. Les écussons doivent être parfaitement assortis; il faut que leur surface intérieure soit bien unie, bien de niveau, afin que le frottement en soit doux & uniforme; leur étendue doit être proportionnée à la forme des Ciseaux, dont les lames agiront avec d'autant plus de précision que les plans de l'entablure seront plus grands & plus égaux.

A leur partie supérieure, c'est-à-dire auprès de la lame, les écussons sont percés d'un trou qui dans l'un d'eux est taraudé, tandis que dans l'autre il est simple, mais fraisé, pour noyer la tête d'une vis qui ne fait qu'y passer, & va fixer sa queue dans le premier; autrefois c'étoit un clou qui unissoit les écussons, mais ce clou avoit beaucoup d'inconvéniens dont la vis est exempte.

Les branches des Ciseaux commencent au-dessous des écussons, & après une longueur plus ou moins considérable, se terminent par des anneaux ordinairement ovalaires. M. Percy condamne la divergence qu'on a coutume de leur donner, il conseille de les faire parallèles entr'elles, & de placer les anneaux sur les côtés, comme on le pratique pour les tenettes. Cette construction soulage singulièrement la main, & rend l'instrument beaucoup plus commode dans une multitude de cas, tels que ceux particulièrement où l'on opère dans le fond de la bouche, ou dans celui de quelqu'autre cavité dont l'ouverture extérieure a peu d'étendue; parce que, pour ouvrir les lames à un degré déterminé, on ménage de près d'un tiers l'écartement des branches. Les anneaux & les branches doivent être faits en baguettes à-peu-près cylindriques; cela est sur-tout nécessaire pour les anneaux dont la forme tranchante, pour l'ordinaire, sur les bords, est sujette à blesser les doigts de l'Opérateur, sur tout lorsqu'il est obligé de se servir pendant quelques tems de cet instrument.

Ce qu'il y a de plus intéressant à examiner dans les Ciseaux à incision, ce sont les lames, & ce nom a été donné à toute la partie qui est au-dessous des écussons.

Les lames ont une figure pyramidale, plus marquée dans certaines espèces de Ciseaux que dans d'autres. La face par laquelle elles se touchent s'appelle le *plane*, la face opposée le *talus*, le côté extérieur le *dos*, & l'intérieur le *tranchant*.

Le *plane* doit s'étendre seulement un peu au-dessous du trou de l'écusson, & se trouver parfaitement de niveau avec toute l'entablure; cette dernière circonstance est absolument essentielle, ainsi que la grande perfection des entablures, parce qu'autrement il est impossible de conserver aux tranchans la délicatesse nécessaire; & parce que les lames n'ayant pas une assiete invariable dépendront toujours plus qu'il ne faudroit de l'action des doigts, qui feront de tems en tems passer trop rudement les tranchans l'un sur l'autre, & ne manqueront pas de les altérer. Il faut que l'évidé qui règne dans le plane soit proportionné à la largeur de la lame, & que la meule sur lequel on le fait soit plus ou moins grande suivant la grandeur des Ciseaux; elle doit avoir sept à huit pouces de diamètre pour les Ciseaux à incision de grandeur ordinaire.

Le *talus* doit être absolument proscrit des Ciseaux à incision, dont il rend le tranchant grossier & les lames trop épaisses; il en est de même de la facette, nommée *biseau*, qui se trouve ordinairement au bas du talus, inclinée vers le tranchant, ainsi que de l'arrondissement qu'on donne quelquefois à cette même partie, les lames doivent être faites comme celles de canifs & des scalpels, c'est-à-dire, que leurs tranchans doivent avoir une consistance telle qu'ils ne plient pas sur l'ongle, & qu'ils puissent néanmoins marcher l'un sur l'autre, sans s'ébrècher ni se déjeter.

Le *dos* des Ciseaux à incision est panché vers le talus, dont une ligne saillante, dite vive-arrête, le sépare. Il est aigu du côté du plane, sur lequel il forme une avance qu'il faut arrondir, parce qu'elle peut irriter & blesser les parties sur lesquelles elle appuie. La vive-arrête à besoin de la même correction, ou plutôt elle devroit être tout-à-fait supprimée; il ne faut pourtant pas trop affoiblir le dos des lames, afin qu'elles ne risquent pas de céder à l'effort de la coupe, & qu'elles conservent l'exactitude de leurs mouvemens.

Le *tranchant* doit commencer à la hauteur des écussons, & être sans interruption net, fin & égal jusqu'à la pointe. Il n'a pas une direction droite, mais il est contourné différemment dans chaque lame, & participe à leur envoilure, c'est-à-dire, à la courbure que leur a imprimée l'ouvrier, afin de les séparer dans l'action, & de ne leur permettre de se toucher que par un seul point à-la-fois. Il y a beaucoup d'art à bien envoiler les Ciseaux à incision, & principalement ceux dont les tranchans sont minces & évidés des deux côtés. Ils ne sont d'aucun usage s'ils manquent par cet endroit, & si leurs lames ont besoin du secours des doigts pour les porter l'une contre l'autre; il faut qu'elles y aillent seules, & que le contact progressif de leurs tranchans soit constant & inaltérable. Quand les lames sont trop envoilées, leurs tranchans se croisent & se mordent; quand elles ne le sont pas assez, leurs tranchans ne se rencontrent pas.

Il est nécessaire de faire émousser les pointes des Ciseaux à incision ordinaires, non sur la meule, mais sur la pierre à l'huile qui en rend l'arrondissement plus doux, & ménage mieux les tranchans. Il faut émousser les deux pointes pour n'être pas obligé dans une opération de tourner les Ciseaux, ce qui peut-être incommode & faire perdre un temps précieux.

Pour avoir de bons Ciseaux, il faut les faire avec de l'acier fondu d'Angleterre. Mais une circonstance essentielle dans leur confection, c'est la trempe & le recuit simultanés des lames. Si le même degré de chaleur ne leur a pas donné le même degré de dureté, la plus molle ne résistera pas long-temps à l'autre, & bientôt les Ciseaux ne pourront plus servir.

§. 2. *Ciseaux à incision propres aux cas généraux.*

Dans le nombre des Ciseaux divers dont l'Art abonde, ceux qui servent le plus souvent aux incisions, & dont on fait en général le plus d'usage dans la pratique, sont les droits & les courbes ordinaires ; les concaves sont aussi d'une utilité très-étendue, & ceux à lame coudée méritent pareillement notre attention. Les autres Ciseaux sont beaucoup moins employés, ou ne sont faits que pour des opérations particulières ; nous ferons mention par la suite de leurs principales espèces.

Les Ciseaux droits ont ordinairement cinq pouces de long. M. Percy leur donne cinq pouces sept lignes, dont le tiers appartient aux lames. L'épaisseur totale des écussons n'est que de deux lignes ; les entablures sont plus grandes que dans les Ciseaux communs, la vis est aussi plus élevée ; l'envoilure des lames ne laisse entr'elles qu'un espace à y passer une soie de cochon ; ils sont d'ailleurs conformes à ce que nous avons dit ci-dessus relativement à leur construction.

Les Ciseaux droits sont plus propres aux incisions que les autres, parce qu'on les repasse mieux en travers, & qu'il est plus facile de bien évider les lames. Mais ceux que nous avons décrits possèdent, suivant M. Percy, cette supériorité dans un degré éminent, étants légers & commodes, particulièrement pour les endroits les plus profonds, à cause de la longueur de leurs lames. *Voyez* les Planches.

Les Ciseaux courbes doivent avoir la même longueur que les droits, & sont susceptibles de la même structure jusqu'aux lames. Il faut que celles-ci soient courbées avec beaucoup de précision, que leur courbure commence dès l'entablure, & qu'elle aille en augmentant presqu'insensiblement jusqu'aux pointes qui ne s'éloigneront de la ligne droite que de cinq lignes au plus. *Voyez* les planches.

On a recours aux ciseaux courbes pour opérer dans des endroits creux qui ne seroient pas accessibles aux droits ; pour inciser sur une surface plane, ou les droits, situés trop horizontalement, ne releveroient pas assez la main ; quand on veut employer la sonde cannelée avec les Ciseaux, & qu'on desire soutenir les parties à mesure qu'on les coupe.

Avec ceux dont on vient de lire les formes & les dimensions, on n'a besoin, ni des demi-courbes de M. Petit, ni des Ciseaux en *S* de Brambilla, parce qu'ils peuvent tenir lieu des uns & des autres dans toutes les occasions ; leur courbure n'étant pas assez forte pour qu'ils n'entrent par-tout où les premiers entreront, ou pour obliger le Chirurgien à élever beaucoup la main & à l'éloigner plus qu'il ne convient de la partie sur laquelle il opère, de manière à rendre les derniers plus commodes. *Voyez* les Planches.

Les Ciseaux concaves, ou courbés sur le plat, doivent avoir des lames étroites, minces & évidées des deux côtés. Il ne faut pas que leurs pointes qui seront toujours mousses & bien adoucies, s'éloignent de plus de six lignes, du plan des Ciseaux ; & la courbure doit être douce, égale, & parfaitement symmétrique dans les deux lames. Pour qu'ils coupent bien de la pointe, il faut, outre la perfection de l'entablure, que les lames soient bien envoilées, qu'elles se rencontrent jusqu'au bout avec la même précision, & sans que les doigts les portent l'une sur l'autre, ce qui est un point difficile & qui demande beaucoup de soin de la part de l'ouvrier. Ces Ciseaux lorsqu'ils sont bien faits, rendent inutiles tous les autres de la même espèce de grandeur différente, & plus ou moins courbés, qui se trouvent décrits chez les Auteurs. On s'en sert communément pour opérer dans les lieux enfoncés, comme les jarrets, les aisselles, les aînes, & dans les plaies & ulcères en godets ; ils ont beaucoup d'usages particuliers auxquels nous reviendrons. *Voyez* les Planches.

Au lieu des Ciseaux courbes ordinaires dont on se sert en France, les étrangers, & sur-tout les Anglois, emploient des Ciseaux à lames coudées qui ne sont point à dédaigner. Ils ont la plupart cinq pouces de long ; leurs lames qui en ont un & demi, sont étroites, ont un talus très-arrondi, forment avec la ligne moyenne des Ciseaux un angle de trente degrés, & sont rectilignes, ou curvilignes. Leurs branches sont grêles, cylindriques, plus ou moins cintrées du côté du coude des lames, & se terminent par des anneaux dont l'un est tout-à-fait en dedans & l'autre entièrement en dehors. On s'en sert pour inciser les sinus & les fistules, dans le trajet desquelles leurs lames s'introduisent aisément, à cause de leur peu de largeur, tandis que la tournure de leurs branches & la position singulière de leurs anneaux éloignent, dit-on, la main qui les fait agir de celle qui est chargée de la sonde. *Voyez* les Planches.

Ces Ciseaux, suivant M. Percy, seroient plus utiles & plus commodes, même que les Ciseaux courbes, 1.° si leurs branches & leurs anneaux étoient disposés comme dans les Ciseaux droits, tels qu'il recommande de les construire ; 2.° si l'on en courboit légèrement les lames ; 3.° si au lieu du talus grossier qui règne on pratiquoit à sa place un petit évidé ; l'anneau placé en-dedans remédie mal à l'inconvénient de trop rapprocher la main qui fait agir l'instrument de celle qui tient la sonde, parce que les doigts qui n'entrent pas dans cet anneau se placent nécessairement en-dehors de la branche, & y font une saillie qui nuit plus à la liberté des mains que celle de l'anneau même mis en dehors.

§. 3. *Action mécanique des Ciseaux à incision.*

L'action des Ciseaux s'exerce de deux manières ; ils pressent les parties qu'ils doivent diviser à la manière de la gouge, & ils engagent, à la manière du bistouri, les petites dents de leurs tranchans entre les élémens de ces parties ; ils agissent donc à-la-fois comme pressans & comme scians, ainsi qu'il est aisé de s'en convaincre en examinant la manière dont les lames se meuvent. Or les instrumens pressans opèrent d'autant mieux que le tranchant en est plus mince, & qu'il offre moins de surface aux fibres qu'il doit enfoncer; de même les instrumens scians sont d'autant plus parfaits que les dents de leurs tranchans sont plus déliées; il est donc très-essentiel de donner ces deux qualités à ceux des Ciseaux, en suivant pour cela les règles que nous avons indiquées ci-dessus.

Mais à quelque degré de perfection qu'on puisse les porter les Ciseaux resteront toujours fort au-dessous du bistouri, & ils n'égaleront jamais la netteté ni la prestesse de sa coupe. Ils auront toujours plus ou moins l'inconvénient de comprimer & de meurtrir les parties qu'ils coupent, d'alonger & de déchirer une partie de leurs fibres au lieu de les diviser par une véritable incision, à cause de l'impossibilité qui se trouve à faire tomber exactement leurs tranchans l'un sur l'autre. Ce défaut au reste est compensé, jusqu'à un certain point, par l'avantage du point d'appui que les lames se fournissent mutuellement, qui fait que l'alongement des fibres à couper est très-limité, & qui empêche qu'aucune d'elles puisse échapper à la division, ce qui a lieu assez fréquemment lorsqu'on se sert d'autres instrumens tranchans. Cela est si vrai, que lorsque ce point d'appui vient à manquer aux tranchans, ou à en être trop éloigné, parce que ceux-ci ne se rencontrent pas assez exactement, les parties sont tordues, & se logent de force entre les lames, comme il arrive quand avec des Ciseaux mal montés ou qu'on tient mal, on veut couper des membranes humides ou des corps gras & glissans.

Les Ciseaux agissent comme les leviers, & reconnoissent les mêmes loix de mécanique; par conséquent, plus le corps à diviser sera placé près de l'axe, plus sa division s'opérera facilement, plus les branches seront longues, moins il faudra d'effort pour l'achever. C'est pourquoi, soit que l'on veuille donner de la force aux Ciseaux, ou les rendre capables de couper avec beaucoup de promptitude, il faut en faire les lames courtes & les branches longues; en général, il suffit que les lames ayent le tiers de la longueur de l'instrument, quoi qu'il convienne quelquefois de les faire encore plus courtes.

§. 4. *Manière de se servir des Ciseaux à incision.*

Pour bien couper avec les Ciseaux, il faut passer le pouce dans l'un des anneaux, & le doigt annulaire dans l'autre, & placer sur la branche au-dessus de ce dernier, l'index; & le médius lorsqu'on coupe en long, & le médius seulement, lorsqu'on coupe en travers; l'index devant alors être appuyé sur l'écusson supérieur. Il vaut mieux passer le doigt annulaire dans l'anneau que le médius, parce qu'il y entre moins obliquement, & par-là risque moins en faisant effort pour couper, de déranger la situation des lames. Il faut presser uniformément sur les anneaux, sans jamais pousser les Ciseaux en avant pendant que l'on coupe, ni les retirer en arrière. Lorsqu'on se sert de Ciseaux pour couper quelque chose dans un lieu profond, & que l'on ne veut faire qu'une division limitée, on met le doigt index de la main qui opère, entre les branches; par ce moyen on empêche que les extrémités des lames ne viennent en se joignant à nuire aux parties voisines.

§. 5. *Usages généraux des Ciseaux à incision.*

Les Ciseaux, même les mieux faits, ont toujours plus ou moins l'inconvénient de meurtrir & d'écraser les parties; ils causent ainsi de la douleur au malade, ils enflamment la plaie & en font suppurer les bords plus qu'aucun autre instrument tranchant. Ces désavantages doivent toujours être présens à l'esprit du Chirurgien, & le détourner d'avoir recours à cet instrument, toutes les fois que le bistouri pourra lui rendre le même service. Malheureusement l'on en a beaucoup abusé, il n'y a presque pas d'opération, où divers Auteurs n'en aient conseillé l'usage. Dionis, Garengeot, Heister, Hevermans, les ont mis presque par tout à côté du bistouri, quand ils ne leur ont pas décidément donné la préférence. M. Louis s'est élevé un des premiers contre l'abus qu'il en voyoit faire, & a invité les Chirurgiens à être plus réservés sur leur usage; mais ceux-ci, en reconnoissant la sagesse de cet avis, ont été trop loin en les décriant comme ils l'ont fait, & en voulant les bannir absolument de la Chirurgie opératoire. Nous allons entrer dans quelques détails sur leurs usages généraux, & ensuite sur les cas particuliers auxquels on peut les appliquer.

Pour couper avec le bistouri il faut y mettre les deux mains, dont l'une tenant une sonde, fixe, tend, éloigne ou avance les parties pendant que l'autre est occupée à les diviser. Une seule suffit avec les Ciseaux qui ont plus rarement besoin d'une sonde pour les conduire, & auxquels il n'est pas toujours nécessaire d'apprêter les parties. Ainsi, dans les cas où une des mains sera employée à autre chose, & ne pourra être suppléée que par celle d'un aide, le bistouri cédera la place aux Ciseaux, si d'ailleurs rien ne s'oppose essentiellement à cet arrangement.

En général, les Ciseaux conviennent, & sont préférables au bistouri quand on a à couper des parties flasques, membraneuses, minces & sans ressort.

Quand il sera nécessaire que les bords d'une incision s'enflamment & suppurent; quand on aura lieu de souhaiter qu'ils ne se réunissent pas promptement, on la fera avec les Ciseaux; on s'en servira par conséquent pour détruire les cloisons & les brides des abcès, où ils ont d'ailleurs l'avantage de pouvoir s'introduire bien plus facilement & avec moins de danger que tout autre instrument tranchant. On leur donnera de même la préférence lorsqu'il s'agira d'aller au loin denteler une aponeurose dont la tension excessive forme un étranglement.

Avec les pointes de bons Ciseaux, on détruit facilement & sans secousse les points de suture; ce qu'on ne fait pas avec le bistouri sans causer plus d'ébranlement.

Les Ciseaux sont utiles pour enlever les lambeaux désorganisés d'une partie qui a été moulue, écrasée, & pour débarrasser la plaie des débris qui l'entourent. Ils sont bien supérieurs au bistouri lorsqu'il s'agit d'emporter les escarres gangréneuses, pour détruire les petits filets par lesquels elles tiennent encore aux parties saines, lesquels pourroient donner lieu à des douleurs excessives & à beaucoup d'autres accidens graves, si en les coupant on les tirailloit ou qu'on les irritât, ce qui ne peut manquer d'arriver quand on le fait avec le bistouri: mais on peut préférer ce dernier quand on veut détacher les escarres des cautérisations, parce que celles-ci adhèrent de plus près, & qu'elles demandent moins de ménagemens.

Quand il y aura des ampoules, des phlyctènes, des vessies ou des boutons à ouvrir, soit dans la mortification, soit dans la brûlure, &c. on en chargera les Ciseaux, qui, pour les boutons varioliques en particulier, seront minces & presque sans dos. L'excision des chairs baveuses & mollasses qui remplissent certaines plaies leur est également dévolue; mais en ce cas ils doivent être concaves pour mieux s'accommoder à l'enfoncement du lieu, & pour prendre ces excroissances de plus près. On s'en est servi depuis long-tems pour couper les verrues, & la plupart des excroissances de la même nature; le bistouri cependant seroit souvent plus convenable, parce qu'il peut raser la peau sans la blesser, au lieu que les Ciseaux, même les concaves, ne peuvent bien atteindre à son niveau sans l'entamer plus ou moins.

La barbe, les cheveux & les poils qui se renversent sur les bords d'une plaie, doivent être coupés avec les Ciseaux, plutôt qu'avec le rasoir, qui a la lame trop large; & qui tiraille toujours un peu avant de couper. Les Ciseaux connus sous le nom de Ciseaux des Juifs, qui sont grands, & dont les lames sont minces, plates & pliantes, sont très-commodes pour cet usage. *Voyez* les Planches.

Il ne faut recourir aux Ciseaux que le moins qu'il sera possible, lorsqu'il s'agira de couper la peau, parce qu'elle est d'un sentiment beaucoup trop exquis, & que son tissu dense & épais ne cède que difficilement à leurs tranchans, quelque fins qu'ils soient. On se gardera donc bien de s'en servir pour aggrandir l'ouverture des abcès, & pour en emporter les angles quand cela paroîtra nécessaire. Cette règle néanmoins ne s'étend pas nécessairement aux cas où la peau est amincie & à moitié fondue, comme il arrive dans les abcès chroniques, & dans ceux dont les maturatifs gras ont, pendant long-tems, préparé la suppuration. Insensible alors, & de plus, peu susceptible d'être fixée comme il faudroit qu'elle le fût pour la soumettre au bistouri, on peut en approcher les Ciseaux, qui la couperont facilement & sans exciter de vives douleurs. Mais on ne sauroit trop le répéter, indépendamment de tout autre inconvénient, ces résections ne seront jamais aussi exactes que celles qu'on fait avec le bistouri, auquel on devroit toujours avoir recours dans tous les cas d'abcès & d'ulcères sinueux & fistuleux.

§. 6. *Usages particuliers des Ciseaux à incision.*

Quant aux opérations particulières où l'on peut se servir des Ciseaux, nous allons continuer à suivre M. Percy, sans entrer cependant avec lui dans tous les détails qu'on fera bien de lire dans son ouvrage.

Les fongus qui naissent sur la dure-mère après l'opération du trépan, & sur-tout après les grandes déperditions des os du crâne, sont du domaine des Ciseaux, comme en toute autre partie du Corps. On sait combien il est dangereux en les coupant de secouer les meninges, & aucun instrument n'est moins sujet à cet inconvénient que les Ciseaux; ils n'ont en outre besoin ni de pinces, ni d'érigne, & ils emportent les parties à mesure qu'ils coupent; mais il faut s'en servir légèrement, & bien se garder en coupant, de presser sur le cerveau.

On est quelquefois obligé d'ouvrir la dure-mère pour vider un épanchement; alors, après avoir fait une petite ouverture avec le bistouri, on y passe la lame à dos convexe des Ciseaux courbes, & l'on coupe ensuite en soutenant la membrane avec la concavité de cette lame; cette incision se fait de cette manière beaucoup plus commodément & plus sûrement qu'avec le bistouri.

S'il faut dépecer un corps étranger introduit & grossi dans l'oreille, les Ciseaux peuvent être utiles. M. Brambilla a proposé pour cet objet des Ciseaux à lames étroites, pointues & coudées sur le côté, qui ont l'avantage de ne pas intercepter la lumière à l'Opérateur.

Les Ciseaux sont fréquemment usités dans les opérations qui se font sur les yeux. Ils ont de grands avantages sur le bistouri dans l'agglutination des paupières, lorsqu'il s'agit de les séparer, parce qu'on n'a pas besoin de sonde pour les diriger, & parce que laissant à l'Opérateur une main libre, il peut s'en servir pour étendre les paupières, ce qui lui fera mieux appercevoir la ligne qu'il doit suivre en faisant sa section, pour n'anticiper ni sur l'une ni sur l'autre paupière. La séparation des lèvres, nécessaire quelquefois chez les nouveaux nés, s'exécutera de la même manière. Les Ciseaux qu'on emploie, dans ces sortes de cas,

cas, doivent être petits, fins, à pointes très-mousses, & avec de longues branches, pour éloigner la main de l'Opérateur, & ne pas empêcher le jour.

Pour remédier à un relâchement opiniâtre de la paupière supérieure, tel qu'il a lieu dans les cas de *trichiasis* & de *lagophtalmie*, M. Percy conseille de faire un pli à la peau avec une pince à disséquer, & de l'emporter d'un seul coup avec des Ciseaux à lames très-minces. Et lorsqu'un pareil relâchement affecte la membrane intérieure des paupières, il veut qu'on fasse la même opération sur cette membrane avec des Ciseaux concaves.

Pour emporter les verrues, les tumeurs sarcomateuses & cancéreuses des paupières, l'encanthis, & les autres fongosités, tant de l'œil que de ses angles, les Ciseaux sont d'un usage général & bien supérieur à celui de tout autre instrument.

Il n'y a jamais eu qu'une manière d'opérer l'*ongle*, le *pannus*, & ce réseau de vaisseaux variqueux qui couvrent quelquefois les yeux, elle consiste à passer par-dessous un fil, ou un crin, ou à les accrocher avec une érigne pour les soulever, & à les détacher ensuite en les coupant avec des Ciseaux fins & pointus, le plus près qu'on pourra de leur origine. Le *pterygion*, que Maître-Jan a appellé graisseux, ne peut absolument être enlevé que par les Ciseaux, à cause de sa grande mollesse.

Les Ciseaux servent encore à couper le pédicule du staphylôme, & il est mille cas insolites où le Chirurgien-oculiste en a besoin.

Les Ciseaux dont on se sert le plus ordinairement dans les opérations que nous venons de rapporter sont droits ou concaves. M. Percy substitue aux uns & aux autres, dans ces différens cas, des Ciseaux dont les lames sont coudées sur le plat, & forment avec les branches un angle de 25 degrés. Les branches sont divergentes comme dans les Ciseaux ordinaires, mais les anneaux sont cylindriques. Le principal avantage de ces Ciseaux est d'empêcher que la main de l'Opérateur ne se trouve à son jour, inconvénient qu'ont souvent les Ciseaux droits; ils coupent d'ailleurs mieux de la pointe que les Ciseaux concaves.

Il n'est point d'instrument plus convenable dans l'extirpation de l'œil que les Ciseaux concaves. Quand on aura avec le bistouri débarrassé le globe de ses attaches antérieures, on portera ces Ciseaux au fond de l'orbite pour y couper le nerf optique & les muscles qui l'environnent; après quoi on s'en servira comme d'une curette pour tirer l'œil en avant, & le faire sortir de sa cavité. On y aura recours encore pour emporter les débris & les lambeaux que laisse l'œil après sa sortie de l'orbite, & pour enlever les fongosités qui pourroient y naître dans la suite de la cure. Tous les autres instrumens qu'on a proposés pour cette opération, ont des inconvéniens qui les mettent fort au-dessous de celui-ci.

On se sert quelquefois de Ciseaux pour couper des polypes lorsqu'ils ont une base étroite; mais, en général, ils sont de peu d'usage pour cette opération. Dans certaines occasions où il a fallu saisir un polype placé fort avant dans la gorge, ou fort haut dans le nez, on a été dans le cas de fendre les ailes de celui-ci, ou le voile du palais, & l'on a eu recours aux Ciseaux courbes qui sont le meilleur instrument pour exécuter une pareille opération.

On a été long-temps dans l'usage de donner la préférence aux Ciseaux pour l'opération du bec-de-lièvre, mais aujourd'hui on les a presqu'entièrement abandonnés, & avec beaucoup de raison, pour le bistouri. *Voyez* ce que nous avons dit à ce sujet, à l'article Bec-de-lièvre. M. Percy croit qu'il peut y avoir de l'avantage à opérer avec les Ciseaux sur les petits enfans qui ont la peau molle & facile à couper, & chez qui l'extension de la partie qu'on est obligé de faire pour opérer avec le bistouri peut occasionner une inégalité fâcheuse dans les bords que l'on a à réunir. Lorsque le frein de la lèvre se trouve intéressé dans la fente du bec-de-lièvre, c'est avec les Ciseaux plutôt qu'avec le bistouri, que les Auteurs recommandent de le couper.

Il en est de l'opération du cancer aux lèvres comme de celle du bec-de-lièvre, elle doit toujours se faire avec le bistouri. M. Percy remarque (& nous sommes portés à regarder son observation comme très-fondée) que la renaissance des boutons carcinomateux aux lèvres est bien plus fréquente quand on les a enlevés avec les Ciseaux, que quand on s'est servi du bistouri. *Voyez* Cancer.

Les Ciseaux sont très-utiles pour diverses opérations qu'on pratique dans l'intérieur de la bouche.

Il y a bien long-tems qu'on s'en sert pour couper le filet de la langue aux enfans, & aucun autre instrument qu'on ait inventé pour faire cette section n'en a les avantages; mais il faut que ceux qu'on emploie aient les pointes minces, larges, soigneusement arrondies & bien tranchantes. On placera le doigt index de la main dont on les tiendra entre leurs branches, pour entr'ouvrir tant soit peu les lames; on les portera de la sorte sous la langue que l'on relèvera avec les deux premiers doigts de l'autre main dont la paume sera tournée contre la face, ou qu'on forcera l'enfant à relever lui-même en le faisant pleurer, & quand on aura engagé le filet entre leurs pointes, on retirera prestement le doigt d'entre les branches, ce qui opérera une section nette & prompte. *Voyez* Filet.

MM. Maurain & Sernin se sont servis des Ciseaux avec le plus grand succès pour couper, tantôt des brides membraneuses, tantôt des bandes musculeuses qui lioient latéralement la langue de quelques nouveaux nés, soit au bas-fond de la bouche, soit aux joues. M. Faure y a eu recours pareillement pour enlever les bourrelets charnus qu'il a rencontrés autour du filet de langue de plusieurs nouveaux nés; bourrelets dont Morgagni avoit fait une ample mention avant lui. Ce seroit d'eux qu'il faudroit user si l'on avoit à exciser de ces tubercules qu'Hippocrate avoit déjà vus au palais de certains sujets, & que M. Louis a emportés de dessus la langue d'un jeune-homme; mais, en pareil cas, il faudroit, à l'exemple de cet habile Praticien, employer les concaves, qui prendroient la tumeur de plus près. Ce fut avec des Ciseaux que Wallæus réduisit à ses dimensions naturelles la langue d'une jeune-fille qui étoit si volumineuse que la bouche ne pouvoit la contenir; opération qu'il n'auroit pu exécuter avec aucun autre instrument.

On se sert des Ciseaux pour exciser les épulides & les fongosités scorbutiques qui couvrent quelquefois les gencives. Ceux qu'on emploiera pour cet effet seront droits, & auront des lames fines & minces. La mâchoire étant convexe & les chairs superflues assez saillantes, on peut se passer des concaves, & les angulaires n'auroient sur ces deux espèces que l'avantage de laisser la main qui les tiendroit au-dessus ou au-dessous de la bouche, ce qui n'est ici d'aucune considération, puisque l'on a plus de jour qu'il n'en faut.

Les Ciseaux dont se servoient déja Albucasis, Roland, Ambroise Paré, &c. pour la résection de la luette, sont encore aujourd'hui le seul instrument avec lequel on la fasse, & le plus simple comme le plus commode que l'on puisse employer. *Voyez* l'article Luette.

C'est dans les opérations à la bouche que le parallélisme des branches des Ciseaux, recommandé ci-dessus est le plus évidemment utile. La divergence qu'on leur a toujours donnée est également nuisible à l'Opérateur & au succès de l'opération, parce qu'il faut qu'il les écarte beaucoup pour donner aux lames un certain degré d'ouverture, & qu'en cet état sa main, qui est très-étendue, l'empêche de bien distinguer les parties sur lesquelles il a à opérer, dans un lieu déjà trop obscur par lui-même. Or l'écartement des branches divergentes est à celui qu'il produit dans les lames, comme 28 sont à 12, tandis que, dans les branches, parallèles il n'est à celui des lames que comme 20 à 12; de sorte que, pour ouvrir les lames d'un pouce, il faut écarter les premières de deux pouces quatre lignes, & les autres d'un pouce huit lignes, ce qui fait une différence très-importante.

Quant à l'inconvénient d'avoir la main placée de manière à empêcher de voir l'endroit où se porte l'action des lames, voici comment M. Percy le corrige; au lieu de tenir les Ciseaux comme on fait ordinairement, ayant la main placée au-dessus d'eux, & les extrémités des doigts tournées en bas, il faut renverser la position & avoir la main au-dessous, & le bout des doigts tourné en haut & au niveau des dents de la mâchoire inférieure. Par ce moyen l'entrée de la bouche reste libre, & son fond devient facilement accessible à la lumière. Il est bon aussi d'employer le pouce & l'index pour faire agir l'instrument, afin de ménager davantage la longueur des branches, & d'approcher, le plus qu'il est possible, leurs anneaux de la lèvre d'en-bas, ce qu'on ne pourroit faire en se servant du pouce & de l'annulaire, parce qu'alors le medius & l'index forcés de s'appuyer sur leur branche accoutumée, repousseroient nécessairement en arrière, à proportion de la place qu'ils y occuperoient, & les anneaux & les doigts qui y seroient logés.

Lorsqu'on est obligé d'emporter quelque portion des amygdales, comme cela arrive assez fréquemment (*voyez* Amygdales), les Ciseaux peuvent rendre cet office plus commodément dans bien des occasions, que le bistouri. Les Anciens avoient déjà suivi une méthode pareille pour faire cette opération; il paroît que leur ancylotome, dont ils se servoient pour cet objet, n'étoit autre chose qu'une espèce de Ciseaux, dont les lames recourbées en sens contraires, formoient ensemble un cercle plus ou moins parfait. M. Maurain a appliqué à cette résection les Ciseaux à tranchans curvilignes, inventés par M. Levret pour l'extirpation des polypes. Ces Ciseaux ont cinq pouces de long, & leurs lames, qui ont depuis vingt à vingt-deux lignes, sont échancrées en dedans, de manière que leurs tranchans sont des arcs de cercle, dont le rayon ne sauroit être moindre de neuf lignes, sans qu'ils se montent l'un sur l'autre & se mordent. Cette construction fait qu'ils ne fuient pas la coupe, & qu'ils sont assez commodes pour emporter les parties isolées & fugitives; mais leurs branches sont trop courtes, & pour les rendre propres à la résection des amygdales, il faut, ainsi que l'a fait M. Louis, donner la forme de leurs tranchans aux Ciseaux concaves. M. Percy y fait une autre addition, qui, dans bien des cas, pourroit être d'une grande utilité; c'est une espèce de pincette formée par deux ailes d'acier, placées une sur chaque lame, près du dos, & sur le côté concave, au moyen d'une vis, & que l'on peut ôter & mettre à volonté. Lorsqu'elles sont en place & qu'on emploie ces Ciseaux, les lames en s'écartant les éloignent l'une de l'autre, & les rapprochent en se fermant; en sorte que ce qui a été coupé se trouve saisi & serré comme dans des tenettes, & ne peut tomber dans la gorge, ni dans le larynx. Mais, pour s'en servir à la résection des amygdales, il faudroit que celles-ci ne fussent pas bien grosses, ou qu'on les eût fendues préalablement avec le bistouri en plusieurs portions, afin que les ailes des Ciseaux pussent embrasser la masse glanduleuse, sans nuire à l'effet des lames.

On a recommandé l'usage des Ciseaux pour aggrandir les plaies faites à l'œsophage ou à la trachée-artère avec le bistouri, lorsqu'il s'agit de retirer des corps étrangers tombés dans leurs cavités.

Les Ciseaux sont le seul instrument dont on

se serve depuis long-tems pour couper le cordon ombilical aux enfans nouveaux-nés, & le plus commode qu'on puisse employer pour cet objet.

Le premier usage connu auquel les Ciseaux aient servi en Chirurgie, c'est à couper l'épiploon dans la cure de sa hernie, & Celse en fait déjà mention. Depuis ce tems, les Ciseaux ont presque toujours été choisis par les Praticiens qui se sont trouvés dans le cas de retrancher quelque portion de l'omentum, & c'est à eux qu'il faudroit recourir si l'on se voyoit forcé de faire une pareille opération sur cette membrane si foible & si facile à déchirer. *Voyez* ÉPICLOCELE. C'est également à eux qu'on aura recours pour emporter quelques portions gangrenées des intestins, ou du mésentère. *Voyez* HERNIES ÉTRANGLÉES. C'est encore assez généralement avec les Ciseaux que se fait l'incision du sac herniaire, pour laquelle les courbes sont les plus commodes, parce qu'ils soutiennent le sac à mesure qu'ils le coupent, & qu'ils font l'office d'une sonde sans en causer l'embarras, laissant une main libre pour fixer & disposer les parties.

Quand dans les hernies on rencontre de ces brides fibreuses, qui, partant du sac ou des viscères, lient les intestins entr'eux, ou avec les parties ambiantes, il n'y a pas à balancer entre le bistouri & les Ciseaux; c'est aux pointes émoussées de ceux-ci à les détruire, elles sont plus propres à les aller chercher dans les plis & les anfractuosités des intestins qui les dérobent souvent à la vue, que celles du bistouri, parce qu'elles les coupent sans les tirailler; au lieu qu'en les soulevant avec l'autre on s'exposeroit à déchirer l'intestin, & que d'ailleurs il n'est pas toujours possible d'insinuer, sous ces brides, la pointe du bistouri.

Il peut y avoir des cas de fistules superficielles à la marge de l'anus, où l'on emploieroit les Ciseaux sans inconvénient, comme M. Percy le recommande, il ne paroît pas cependant qu'il y en ait aucun où le bistouri ne soit encore à préférer.

Les Ciseaux peuvent être employés utilement pour diverses opérations aux parties génitales. Ainsi, on les recommande pour faire la circoncision, lorsqu'elle se trouve nécessaire, plutôt que le bistouri, ou tout autre instrument semblable, parce la peau du prépuce étant double, le bistouri ne la coupe pas également dessus & dessous, au lieu que les Ciseaux portant à-la-fois de chaque côté sur des points à-peu-près correspondans, incisent cette double peau en même-tems, & avec le même degré de force de part & d'autre. S'il falloit rafraîchir les bords d'une fente du prépuce pareille à celle que M. Petit a eu deux fois occasion de traiter, & qu'il a comparée au bec-de-lièvre, ce seroit des Ciseaux qu'on se serviroit, à cause du peu d'épaisseur de cette partie, & de l'impossibilité de la fixer pour la soumettre au bistouri. Mais c'est à ce dernier à couper le frein de la verge lorsqu'il est trop court, & à faire l'opération du phymosis & du paraphymosis.

Dans l'hydrocèle, divers Chirurgiens ont conseillé de se servir des Ciseaux courbes pour en inciser le sac & en emporter les lambeaux, plutôt que du bistouri, à cause de la flaccidité & de l'affaissement des parois cystiques après l'évacuation des eaux; on a recommandé aussi les concaves pour inciser les duretés dans les cas où cela paroît nécessaire. *Voyez* HYDROCELE.

M. Louis a conseillé, dans le cas d'un calcul utérin, une espèce particulière de Ciseaux pour fendre en travers le col de la matrice. Ils doivent être beaucoup plus longs que les autres, & il faut que leurs lames, qui n'auront qu'un pouce d'étendue, coupent en-dehors. On tâchera de porter l'instrument fermé jusques dans la matrice, sans blesser les parties environnantes. Là, on en écartera plus ou moins les lames, selon la grandeur que l'on voudra donner à l'incision; ensuite on le retirera en cet état, moyennant quoi on obtiendra une coupe certaine. On sent l'avantage qu'il y auroit à faire les branches de ces Ciseaux parallèles, & à placer entr'elles un ou deux doigts pour rendre plus fixe le degré d'ouverture qu'on donneroit aux lames, comme nous l'avons recommandé pour d'autres circonstances.

Enfin divers accoucheurs, tels que Smellie, Levret & d'autres ont admis l'usage de Ciseaux longs & forts à la place du crochet tranchant dans le cas où le trop gros volume d'un enfant mettant un obstacle insurmontable à sa sortie, obligeoit à le mutiler pour sauver les jours de la mère. *Voyez* EMBRYOTOMIE.

CLAUDICATION, mouvement vicieux d'une jambe par lequel le centre de gravité du tronc se porte en marchant d'un côté plus que de l'autre.

La Claudication est souvent occasionnée par un vice de conformation qui existe depuis la naissance; elle est fréquemment aussi le résultat de quelque ancienne affection d'une des extrémités inférieures qui a été négligée dans le tems ou qui a résisté aux remèdes. Lorsqu'elle dépend de pareilles causes on ne peut ordinairement que la pallier, en alongeant la jambe la plus courte au moyen d'un talon plus haut ou de quelqu'autre manière. L'on a cependant réussi quelque fois à redresser des membres contrefaits chez des enfans, & même chez des jeunes-gens, par une compression lente & graduée, de manière à leur rendre leur longueur naturelle. *Voyez* PIED-BOT.

La Claudication peut dépendre de la luxation plus ou moins complette de certaines parties, de la fracture de quelque os, de la rupture du tendon d'Achille, d'une foulure, d'une contractacture. *Voyez* les articles où il est parlé de ces divers accidens.

CLAVICULE. *Clavicula. Jugulum.* Os placé transversalement à la partie supérieure de la poitrine, & servant à fixer l'épaule & toute l'extrémité supérieure dans les divers mouvemens dont elles sont susceptibles. Ces os, qui ne se trouvent que chez l'homme & chez quelques animaux dont la structure approche de la sienne, sont à raison de leur usage, sujets à des déplacemens ou des fractures d'où s'ensuit une gêne dans les mouvemens qu'ils doivent favoriser. Considérons chacune de ces affections en particulier.

De la fracture de la Clavicule.

La position de la Clavicule, son peu de volume, ses courbures, la manière dont elle est soutenue par ses deux extrémités, qui fait que son milieu porte à faux; les grands efforts qu'elle est obligée de soutenir, lorsqu'en tombant on porte les mains en avant, & plusieurs autres considérations qu'anatomiques tant accidentelles qu'un homme instruit conçoit aisément, expliquent pourquoi la fracture de cet os est si fréquente & beaucoup plus que sa luxation. La Clavicule se rompt plus fréquemment dans son milieu que par-tout ailleurs, elle est plus souvent avec déplacement à raison de la pesanteur du bras & de l'action des muscles pectoraux qui déterminent toujours le chevauchement des pièces. La portion humérale se porte alors sous la sternale; ce qui arrive d'autant plus aisément que cette dernière portion ne se dérange jamais.

La difformité de la consolidation a toujours été pour cette espèce de fracture un inconvénient qu'on a regardé comme insurmontable depuis Hippocrate jusqu'à nos jours, quoique tout récemment on ait cherché tous les moyens d'y remédier. Peut-être que si l'on se fût étayé, dans le choix des moyens curatifs, des notions qu'une méchanique fondée sur une anatomie scrupuleuse suggéroit, l'on eût mieux réussi.

La fracture de la Clavicule peut être comme toutes les autres, simple ou compliquée. Elle sera simple, quand la solution ne sera qu'à un seul endroit, & que les extrémités rompues seront encore en contact. Ce dernier cas est très-rare, le poids du bras qui n'est plus soutenu & l'action des muscles qui sont fixés sur cet os, donnant lieu lieu à un déplacement qu'on observe plus fréquemment dans les fractures obliques que dans les transversales.

La fracture de la Clavicule est une de celles qui en elle-même est plus facile de distinguer, même au premier aspect, sur-tout quand il y a déplacement, qu'il n'est survenu aucun gonflement & que les sujets ne sont point trop gras. L'omoplate est plus déprimée, elle est moins distante du sternum, & est tellement appliquée au thorax qu'il n'y a aucun intervalle entre les deux. Le bras est difficilement porté en haut, en avant ou appliqué sur les côtés. Quand la fracture est simple, que les extrémités de l'os rompu sont encore en contact, ou qu'elles ne sont point trop éloignées, les douleurs ne sont pas bien grandes, elles sont même souvent nulles; mais pour peu qu'on tente de faire quelques mouvemens avec le bras, elles recommencent, elles sont aigues & cessent du moment qu'on a fait la réduction. Lorsque la fracture est avec déplacement, la portion qui répond à l'omoplate entraînée par le poids de cet os, par celui du bras & par l'action du deltoïde, se cache sous celle qui tient au sternum, & le déplacement devient alors d'autant plus grand que les muscles se contracplus fortement; la douleur augmente si l'on porte le bras en avant ou fortement sur le côté.

En quelque région que la Clavicule soit fracturée, si la fracture est simple & tranverse, & que les pièces se répondent encore mutuellement, ce qui est rare, on ne peut qu'annoncer des suites heureuses. Il n'en est pas de même quand elle est oblique, quand les vaisseaux & les nerfs sont blessés par les esquilles, quand celles-ci sont nombreuses, & qu'elles chevauchent les unes sur les autres, car en pareil cas la réduction & la conformation sont toujours difficiles, & ce qu'on appelle la matière du cal en est toujours difforme; cette difformité, a-t-on dit, vient de ce qu'on ne peut porter les jets de bandes alentour de l'os pour en maintenir les extrémités comme dans les autres espèces de fractures. Mais cette opinion me paroît singulièrement fausse; il ne faut que posseder les notions les plus ordinaires de l'Anatomie pour en sentir tout le ridicule. Le plus grand obstacle qu'on ait à vaincre ici, est le poids du bras qui n'étant plus soutenu tend à augmenter le déplacement pour peu qu'il ait commencé; c'est donc vers lui qu'il faut diriger ses vues si l'on veut réussir. Du temps d'Hippocrate on faisoit des tentatives qui n'étoient nullement raisonnées. On appuyoit sur la portion sternale qui à raison de la plus grande saillie paroissoit susceptible d'une plus grande action, & en portant tous ses effors sur elle, on la déprimoit vers celle qui répondoit à l'épaule & on cherchoit à les maintenir en contact par des tours de bandes comme on le faisoit encore il y a une vingtaine d'années. Ce procédé, quelque suivi qu'il fût, parut dès-lors à Hippocrate peu conforme aux indications. *Quin etiam sanè*, dit-il dans son livre *De Articulis*, *hic modus jugulo fracto non est accommodatus, neque enim quod eminet essatu memorabilem aliquam depressionem habere potest.* Il continue plus loin: *Hæc inexperto quidem propè ad id quod secundum naturam est, accedere videntur, verùmsiquis ad usum accomodet, inutilia comperiet.* En considérant l'avis qu'il donne, on ne peut s'empêcher d'admirer la sagacité & le jugement de ce divin vieillard, ce n'est pas, dit-il la portion qui s'élève qu'il faut déprimer, mais au contraire celle qui est déprimée qu'il faut élever. *Verum inferiorem partem ad superiorem adducendam esse cùm ea motionem habeat & à naturali sede recesserit.* En pesant ces paroles, on ne peut s'empêcher d'admirer le jugement de ce sublime Auteur. Il conseille de diriger toutes ses vues vers la portion humérale, & de la rapprocher vers la sternale qui est immobile, & telle est en peu de mots la méthode qu'il suivoit. Il élevoit le bras en haut, en même-tems qu'il l'appliquoit sur le côté avec la main gauche, il portoit de l'autre la tête l'humérus en arrière. Il faisoit coucher le malade sur le dos ayant soin de placer un corps dur entre ses épaules afin de déjetter celles-ci en arrière, ensuite il portoit des jets de bandes alternativement de l'épaule malade à l'autre jusqu'à ce que les extrémités des os fussent bien maintenues, puis il tenoit le bras en écharpe. Suivons cette doctrine d'Hippocrate avec les notions que fournit la structure des parties. Quand il élevoit le bras, l'omoplate revenoit à sa position naturelle; en l'amenant sur le côté, le grand pectoral & le grand dorsal étoient mis dans le plus grand relâchement. Le corps dur ou espèce de coussin sur lequel le malade étoit couché, ne servoit qu'à faciliter le retour des épaules qui n'auroit pu se faire, s'il eût été couché sur un plan uni sur lequel les épaules eussent porté. En poussant la tête de l'humérus en arrière il éloignoit l'une de l'autre les pièces chevauchées; pour peu que ce mouvement fût exécuté d'une manière plus étendue, la base de l'omoplate, retenue fermement par le grand dentelé, s'éloigne du thorax par son bord antérieur, se rétablit de plus en plus dans sa position naturelle. Mais le bandage qu'il employoit en appliquant l'omoplate sur le thorax nuisoit à la véritable indication; aussi Hippocrate dit-il qu'il reste toujours un vice dans la coalition & qu'il est plus considérable quand la fracture est oblique, & moindre quand elle est transversale, ce qui est vrai. Celse, qui a écrit depuis lui, ne propose aucun moyen particulier pour la fracture de la Clavicule. Quand elle est sans déplacement elle se réunit d'elle-même, dit-il, sans l'application d'aucun bandage & par le simple repos, ce qui est plus que prouvé par différentes observations de Gasparetti & de Brown dont il est parlé dans la Bibliothèque de Chirurgie d'Haller, & par celle de M. Flajani insérée dans un ouvrage qui a pour titre: *Nuovo Methodo di trattar alcune malattie cirurgicali*, imprimé il y a quelques années à Rome. Paul qui, dans la plupart des matières qu'il nous a laissées sur sur la Chirurgie, a répandu des lumières dont on se feroit encore honneur aujourd'hui, s'est beaucoup plus étendu que Celse sur les moyens de réduction & de conformation en traitant de la fracture de la Clavicule. Si, dit-il, cet os est fracturé dans toute son épaisseur de quelque manière que ce soit, deux aides dont l'un saisira le bras qui répond à la fracture en le portant en même-temps en-dehors & en haut, pendant que l'autre tiendra celui qui est à l'opposé, feront une extension en sens contraire. L'Opérateur ajustera alors avec ses doigts les parties fracturées, en reposant celles qui sont les plus saillantes & attirant celles qui seront les plus enfoncées. Si une plus grande extension est nécessaire, on porte sous l'aisselle un tampon assez gros, fait de morceaux d'étoffes de laine ou autre substance approchante, & l'on amenera la jointure du coude vers les côtes, & l'on se comportera du reste comme nous l'avons dit. Albucasis, Lanfranc & Gui de Chauliac suivirent exactement ce procédé de Paul avec cette différence cependant qu'Albucasis mettoit un oreiller entre le bras & la poitrine pour les séparer l'un de l'autre. Leurs successeurs, le Clerc & autres employèrent un bandage croisé qui est l'étoilé. Il se fait en conduisant un bande d'une épaule à l'autre parderrière, de manière à lui faire décrire en quelque sorte un huit de chiffre dont les cercles embrassent les épaules, le croisé étant entre les omoplates. Les épaules, par ce bandage, étoient retenues en arrière, & ainsi les vues qu'Hippocratte avoit eu le premier, étoient remplies. Ils firent plus; ils remplirent le dessus & le dessous des Clavicules avec des tampons de charpie ou d'étoupes trempées dans un défensif, & par-dessus ils appliquèrent des compresses longuettes qu'ils assujétirent avec le spica descendant. J. L. Petit, quoiqu'ayant porté de grandes lumières dans tout ce qui a rapport aux maladies des os, est tombé ici dans l'erreur commune en attribuant la difformité du cal à la difficulté de porter des jets de bandes alentour des parties fracturées. Mais les moyens qu'il donne pour la prévenir ne sont pas plus efficaces que ceux qui étoient déjà connus, & la compresse qu'il conseille de mettre en travers sous l'endroit où se croisent les jets de bandes, est absolument sans effet. La croix de fer d'Heister n'est pas plus efficace, & nous croyons en devoir dire autant du corcelet imaginé par M. Brasdor & dont on trouve la description dans le cinquième volume des Mémoires de l'Académie de Chirurgie.

Les difficultés de maintenir les bouts fracturés par les méthodes dont nous venons de faire mention, déterminèrent les Praticiens à de nouveaux efforts. M. de Sault, qui pratique la Chirurgie avec autant de zèle que de distinction dans le plus grand des hôpitaux de Paris, a perfectionné le procédé de Paul, d'après les connoissances que la disposition des parties pouvoit suggérer. Le malade étant assis, un aide placé par-derrière, tire à lui le sommet des épaules & les retient fermement dans cette position. Pendant ce tems, le Chirurgien porte fortement en haut le bras & l'épaule du côté malade au moyen d'une main appliquée sous l'aisselle & dirigée en-dehors, pendant que l'autre main placée sur la partie externe & inférieure du bras la pousse en-dedans. Il place ensuite, dans le creux de l'aisselle, un paquet de petites compresses en forme de coussinet de la longueur du bras & large de quatre à cinq pouces, épais de trois en haut & décroissant insensiblement jusqu'en bas. Il retient en haut ces compresses au moyen de plusieurs tours de bandes longues de trois ou quatre aunes & larges de trois travers de doigts : ces tours de bandes seront d'abord portés sur les compresses, ensuite il les conduira sur la Clavicule du côté opposé, il les fera passer en arrière de la sommité de cette épaule, descendra ensuite au bas de l'aisselle, reviendra vers la même Clavicule & il fera un croisé sur le premier jet de bande, puis reviendra vers les compresses longuettes & par des jets de bandes successifs il ira alternativement d'un côté à l'autre. Alors, l'aide retenant toujours les épaules, le Chirurgien rapproche d'une main vers le paquet de compresses, le bras qu'il retient fortement près du tronc pendant que de l'autre il opère la conformation de la manière que nous le dirons à l'article FRACTURE. Alors un aide le retiendra en cette position, en appliquant un bandage circulaire qui comprenne le tronc & le bras tout ensemble & d'une manière très-ferme. L'humérus ainsi maintenu devient une espèce de levier qui surmonte l'action des muscles dont l'effet est de déranger les bouts fracturés. Si cette position continue à être toujours la même, elle remplit exactement la seule indication. Il ne reste plus alors qu'à remplir le creux qui est au-dessus de la Clavicule avec de la charpie trempée dans un mélange de blanc d'œuf & d'alun pour mieux contenir les fragmens ; on met ensuite dessus une ou deux petites compresses & l'on maintient tout l'appareil avec une bande qui va de la partie antérieure de la poitrine en montant obliquement vers la fracture, & qui descend ensuite en arrière, pour revenir sur le coude vers la partie antérieure de la poitrine. On gagne ensuite la Clavicule saine, puis le derrière de l'épaule du même côté, ensuite l'aisselle, puis on revient vers le milieu de la fracture, & l'on continue ainsi jusqu'à ce que tout soit bien affermi. On laisse la bande en cet état pendant tout le tems qu'on juge nécessaire à la consolidation qui se fait ordinairement en trente jours ; on se contente de la serrer plus ou moins selon les circonstances, prenant bien garde de déranger les bouts de l'os qui ont été bien coaptés. Nous conseillons cette méthode qui a eu un très-grand succès entre les mains de M. de Sault & de M. Dubois, son élève, actuellement Membre de l'Académie & Professeur d'Anatomie.

De la luxation de la Clavicule.

La fracture de la Clavicule est beaucoup plus commune que la luxation par des raisons prises de sa structure, de sa position & de la direction qu'ont les causes qui peuvent agir sur elle ; & que ceux qui réfléchissent conçoivent aisément. La luxation est beaucoup plus fréquente vers l'extrémité sternale que vers l'humérale, à raison du plus grand mouvement qui se passe dans cette jonction, & de la force beaucoup moindre des ligamens qui l'entourent. Quand la luxation a lieu vers le sternum, le déplacement se fait le plus souvent en avant, quelquefois néanmoins il a lieu en arrière, & alors les accidens sont communément fâcheux par la pression que l'os peut faire sur les parties situées au-devant du col. La luxation de l'extrémité humérale est toujours en-dessus, le point d'appui que présente la racine de l'apophyse coracoïde sur laquelle elle repose, ne permettant pas qu'elle puisse s'abaisser au-dessous de l'acromium. Il arrive assez souvent dans cette luxation que la partie antérieure & supérieure du deltoïde s'applatisse & que l'on croye sentir au-dessous du sommet de l'épaule un enfoncement semblable à celui qui a lieu lorsque l'humérus a été luxé. Hippocrate, dans son Traité *De Articulis*, parle de cette méprise, en rapportant les signes de la luxation de l'humérus, & il y revient dans un endroit où il traite de la luxation de la Clavicule. Il dit que plusieurs Médecins, habiles d'ailleurs, sont tombés dans cette erreur & qu'ils n'ont cessé de fatiguer leurs malades par des efforts inutiles que lorsqu'ils ont désespéré du succès. Galien a éprouvé par lui-même combien il est fâcheux de se tromper sur ce point. Un jour qu'il s'exerçoit à la lutte, il lui survient un écartement des os qui forment le sommet de l'épaule. Le maître du lieu l'ayant considéré, & s'appercevant que la partie qui est au-dessous de l'extrémité humérale de la Clavicule étoit déprimée, crut que la tête de l'humérus étoit tombée sous l'aisselle, & dès-lors il chercha à la réduire suivant les préceptes de l'art ; mais ses efforts étant vains & Galien croyant qu'on s'y prenoit mal, fit faire les extensions & contre extensions par d'autres personnes, & lui-même porta sa main qui étoit libre, aussi profondément qu'il put sous le creux de l'aisselle pour reporter en haut la tête de l'os qu'on croyoit déplacé ; mais il fut fort étonné de ne l'y point rencontrer. Il demanda conséquemment qu'on cessât les extensions vu qu'il n'y avoit point de luxation ; mais ceux qui opéroient croyant qu'il perdoit le courage, l'exhortèrent à s'en rapporter à eux, & ne discontinuèrent point de tirer, & peut-être lui eussent-ils arraché le bras, comme il le rapporte, s'il ne fût survenu quelqu'un qui prit plus de pouvoir sur les opérateurs. La maladie mieux connue porta Galien au choix des remèdes qui lui convenoient ; elle fut quarante jours à guérir.

Ambroise Paré a également connu la luxation

dont il s'agit ici, & combien il est aisé de se méprendre sur elle. Il dit, en citant l'histoire de Galien que nous venons de rapporter, « or véritablement cette dislocation est difficile à connoître & plus encore à guérir. Je sais que quelques Chirurgiens s'y sont trompés, estimant que la tête du bras étoit disloquée : car alors la sommité de l'épaule, appellé des Grecs epomis, se voit plus enflée, & le lieu d'où étoit sorti l'os furculaire, cave est enfoncé avec douleur véhémente & grande tumeur, & le malade ne pouvant hausser le bras & ne faire autre mouvement nécessaire de l'épaule, & si l'on ne réduit l'os, le malade demeurera impotent & ne pourra jamais porter la main à la tête ni à la bouche. « Ce prognostic de Paré n'est point si fâcheux dans la réalité, au contraire il est constaté que l'incommodité ne dure que quelque temps & que peu-à-peu les malades reviennent à leur exercice ordinaire sans éprouver aucune gêne ni douleur. La luxation dont il s'agit ici s'est présentée deux fois à M. Sabatier. La Clavicule, dit-il dans son traité d'Anatomie, entraînée sans doute plus fortement par la moitié supérieure du trapèse, qu'elle n'étoit retenue par la portion du deltoïde qui s'attache à son bord antérieur, étoit remontée de plus d'un pouce, & si je m'en fusse tenu aux apparences & que je n'eusse pas cherché la tête de l'humérus sous le creux de l'aisselle, je l'aurois cru luxé. » Les moyens qu'il employa furent simples; « je me me suis contenté, dit-il, d'appuyer fortement avec des compresses longuettes, mises en croix sur l'os déplacé, & de relever le bras avec une écharpe. Les lumières de la raison m'ont suggéré ce procédé qui est en tout conforme à celui qu'Hippocrate indique. » Cet appareil est en effet le plus convenable; mais il faut qu'il soit soutenu par le spica dont les jets seront suffisamment serrés. Si la luxation est à l'articulation sternale, outre le procédé que nous avons recommandé plus haut en parlant de la fracture de la Clavicule, il convient, pour fixer la tête de l'os dans sa cavité, d'y appliquer un paquet de compresses qui porte immédiatement dessus, & qu'on y retient au moyen de la même bande qui sert à fixer le bras près du tronc. (*M. Petit-Radel.*)

CLIQUETIS, *Crepitus*, terme qui désigne le bruit que font les armes blanches en s'entrechoquant ensemble dans une mêlée, & qu'on a transporté en Chirurgie pour désigner la crépitation ou le craquement que font entendre entre eux deux os joints par une diarthrose sensible ou les extrémités d'un os fracturé, lorsqu'on les fait mouvoir alternativement les uns sur les autres. Dans ce dernier cas, le cliquetis devient un signe sensible de fracture d'autant plus certain qu'il est évident, ainsi que nous aurons occasion de le dire à l'article *Fracture*. Mais, quoiqu'il n'ait pas lieu, on ne peut pas toujours en inférer qu'il n'y ait pas fracture; en général, le Cliquetis est un signe dont il ne faut s'assurer qu'avec le plus grand ménagement, crainte de trop déranger les pièces fracturées & par-là rendre une fracture simple, compliquée par des accidens qui ne sont point de son essence. Mais tous ces objets reviendront à leurs articles respectifs. (*M. Petit-Radel.*)

Cloche. *Voyez* Ampoule.

CLOU, *ou* Furoncle. Tumeur phlegmoneuse, dure, circonscrite & très-douloureuse. Sa grosseur varie; mais il est rare qu'elle excède le volume d'un œuf de pigeon. Cette espèce de tumeur dont le siège est dans les tégumens, tend à la suppuration; mais en général elle ne suppure pas aussi complettement que d'autres tumeurs inflammatoires. Elle est ordinairement occasionnée par quelque cause interne. Il est rare qu'elle occupe l'attention du Chirurgien, à moins qu'elle ne soit d'un volume extraordinaire ou extrêmement douloureuse; c'est plutôt une incommodité désagréable, qu'une maladie qu'on puisse regarder comme dangereuse.

Le Furoncle a, pour l'ordinaire, la figure d'un cône, dont la base est fort au-dessous de la surface de la peau; mais dont la pointe ou le sommet s'élève rarement beaucoup au-dessus. On voit à sa partie la plus éminente, un bouton blanchâtre, quelquefois livide, extrêmement sensible au toucher, immédiatement au-dessous duquel est le siège de l'abcès. Le pus en général s'y forme lentement, & rarement en grande quantité. On laisse presque toujours cet abcès s'ouvrir de lui-même; ce qui en sort, est du pus mêlé d'un peu de sang. Il reste dans la cavité une sorte d'escarre filamenteuse qu'on nomme le Bourbillon (*Voyez ce mot.*) Il faut que ce Bourbillon sorte entièrement pour que l'ulcère se guérisse; on en aide la sortie en comprimant les côtés de la tumeur.

Il n'y a aucune partie du corps fournie d'une certaine quantité de tissu cellulaire qui ne puisse devenir le siège de cette maladie. Le clou est quelquefois solitaire, d'autres fois on en voit plusieurs ensemble, sur-tout chez les enfans, ou immédiatement après la terminaison de quelque maladie aigue; très-souvent il s'en forme de nouveaux à l'époque où les autres se cicatrisent, & ceux-là sont suivis par d'autres.

On peut donner le nom d'aiguë à l'espèce de Clou que nous venons de décrire. Il y en a une autre espèce qu'on pourroit nommer chronique; celle-ci se manifeste fréquemment chez les sujets qui ont beaucoup souffert de la petite vérole, de la rougeole, des écrouelles, des maladies vénériennes, ou dont la constitution a été éprouvée par l'usage du mercure. Celle-ci a son siège plus généralement sur les extrémités, qu'en toute autre partie du corps; sa base est large, dure & circonscrite. Elle occasionne moins de douleur que le furoncle aigu; son progrès n'est pas marqué par un changement de couleur aussi considérable jusqu'à ce que la suppuration soit très-avancée; & il se passe ordinairement trois ou quatre semaines avant que la tumeur soit parvenue à sa parfaite maturité.

La matière, qui sort de ces sortes d'abcès, est sans odeur, c'est une sanie moins épaisse que le véritable pus. Lorsque la tumeur est très-volumineuse, & que la suppuration s'est faite lentement, le Bourbillon ou l'escarre formée par le tissu cellulaire est fort considérable; il sort par lambeaux à différentes reprises; il laisse une cavité très-profonde, avant que l'ulcère commence à prendre une apparence favorable.

Quant au traitement, on suit rarement ici l'indication qui se présente dans celui des autres tumeurs phlegmoneuses, qui est de chercher à en obtenir la résolution; & rarement y réussiroit-on quand on voudroit l'entreprendre. L'on cherche au contraire à les amener à maturité, au moyen des cataplasmes émolliens ou maturatifs, & des onguens légèrement irritants, ainsi que nous l'avons indiqué à l'article Abcès. Un moyen qu'on emploie très-utilement dans cette intention, & qui est très-efficace sur-tout pour le furoncle chronique, c'est d'exposer fréquemment, & longtems de suite la partie affectée à la vapeur de l'eau aussi chaude qu'on peut la supporter. Lorsque le pus est sorti, on panse l'ulcère avec l'onguent de la mère, ou avec quelqu'autre digestif très-doux.

Il y a ordinairement quelque affection générale du système qui donne lieu à la formation de ces tumeurs, & le praticien doit s'appliquer à la connoître & à la combattre. L'usage de quelques purgatifs réussit souvent assez bien pour prévenir la formation de nouveaux furoncles, quelquefois les diurétiques salins sont plus efficaces que les purgatifs; d'autres fois il faut avoir recours aux bains, au Kinkina, au Martiaux, aux Eaux minérales.

CLOWES (William). On n'a rien sur la vie de cet Auteur que ce qu'on trouve dans ses ouvrages. Son maître fut George Keble, qui pratiquoit à Londres, & pour qui il témoigna la plus grande reconnoissance. Il servit quelque tems sur un vaisseau de la Reine, en 1570, dans le temps où Philippe, Roi d'Espagne, épousa la fille de l'Empereur. D'après le récit de quelques observations qu'il donna, il paroît qu'il fut résident à Londres en 1573. Il y acquit bientôt une grande réputation, comme on le peut croire d'après sa nomination à l'hôpital Saint-Barthélemi, où il pratiqua pendant plusieurs années en qualité de premier Chirurgien. Il fut ensuite nommé Chirurgien de Sa Majesté Britannique dans les Pays-Bas en 1586. On est incertain sur l'année où il mourut. Le premier ouvrage qu'on ait de Clowes est intitulé: *Traité court, mais nécessaire, sur la cure de la maladie nommée actuellement vénérienne.* Il parut, en 1585, & a eu plusieurs éditions. Il s'y plaint de la fréquence de ce mal en Angleterre; il en donne pour preuve que, pendant cinq ans qu'il a été à S. Barthélemi, il a guéri environ mille vénériens dans cet hôpital. Sa principale méthode étoit les frictions jusqu'à la salivation, selon la plus grande rigueur de la méthode ancienne. Il parle aussi du turbith minéral & du mercure diaphorétique comme d'un remède efficace. L'ouvrage le plus important de cet Auteur est un Traité, intitulé: *Pratique éprouvée pour les jeunes Chirurgiens sur les brûlures occasionnées par la poudre à canon, les plaies d'armes à feu, d'armes blanches, &c.* donné en 1588. Cet ouvrage a eu plusieurs éditions; il y offre plusieurs cas & diverses observations prises de sa pratique & de celle des autres. Dans l'endroit où il parle des brûlures faites par la poudre à canon, il recommande un liniment fait avec le sel commun & le jus d'oignon quand la peau a été enlevée & les émolliens quand le mal s'est porté plus loin. Il s'y montre un Praticien expérimenté dans l'histoire qu'il donne de beaucoup de cas compliqués; il désapprouve, dans le cas où les nerfs & les tendons auroient été piqués, l'usage des topiques irritans & de toutes les substances qu'on regarde comme fortifiantes. Ce qu'on peut reprocher à cet Auteur, c'est d'avoir préféré dans l'amputation des gros membres, une poudre astringente dont il faisoit un secret, à la ligature des artères qu'il savoit être pratiquée en France & avec un grand succès. On peut conclure, d'après toutes les notions qu'on a sur Clowes que c'étoit un grand Chirurgien pour son tems, & qu'il a même contribué à l'avancement de son art. Les citations qu'il fait de Galien & de Celse prises des Auteurs même & de nombre d'autres qui avoient écrit en latin, prouve qu'il avoit beaucoup d'érudition. Son style est clair & correct; il parle avec respect de ses contemporains étrangers ou non, & en cela, différent de bien d'autres, il avoue avec franchise les connoissances dont il leur est redevable. Il se récrie beaucoup sur la confiance qu'on donnoit aux empiriques dont plusieurs servoient sur les vaisseaux du Roi au grand détriment des équipages. Il cite dans une de ses préfaces une histoire qui peut servir à prouver la crédulité de ces temps. Une vieille femme qui étoit accoutumée à traiter toutes sortes de maladies par un enchantement, & qu'on récompensoit en lui donnant un sol & un petit pain, fut citée comme sorcière aux Assises. Les Juges, pas tout-à-fait si crédules qu'elle, lui dirent qu'on l'absoudroit, si elle disoit franchement quel étoit son charme. A quoi elle répondit qu'il consistoit à dire les vers suivans quand elle avoit reçu son paiement.

My loaf in my lap,
My peny in my purse:
Thou art never the better,
Nor iam never the worse.

Heureux seroient les hommes, si l'imposture & la charlatanerie eussent toujours été aussi innocentes que celle-ci! (*M. Petit-Radel.*)

COCHLEARIA. Cette plante est regardée avec raison, comme un des meilleurs anti-scorbutiques connus. On en emploie avec succès le suc récent en gargarisme, dans les cas d'ulcération & de gonflement scorbutique des gencives. On donne aussi ce même suc intérieurement à la dose de deux ou trois onces, & au-de-là, dans tous les cas qui paroissent dépendre du même principe.

COCCIX. *Os caudæ.* C'est un os du bassin, qui termine la colonne épiniaire. Cet os est sujet à différentes affections, notamment à la carie dans les fistules anciennes, & à des dérangemens qu'on désigne communément sous le nom de luxation; mais ces dérangemens sont moins une luxation qu'un renversement, vu que l'os s'unit plutôt par articulation que par symphyse; cependant l'usage a voulu qu'on lui conservât le nom de luxation. Le renversement du Coccix est toujours accompagné d'une distension des ligamens qui le fixent à la pointe du sacrum, & des muscles sacro-coccigiens qui font mouvoir cet os en avant; aussi ces muscles reprenant peu-à-peu leurs forces ramènent-ils souvent l'os dans sa première situation. On distingue le renversement du Coccix en celui qui se fait en-dehors & en celui qui se fait en-dedans; il en est un, dit-on, qui se fait sur les côtés, mais il est très-rare. Le renversement en-dehors est le plus ordinairement occasionné par la pression que la tête de l'enfant exerce sur le Coccix, dans les accouchemens laborieux, soit qu'elle excède le volume qu'elle a ordinairement, ou qu'elle ait été mal dirigée dans le tems du travail. Les femmes qui accouchent pour la première fois à un certain âge, y sont plus exposées que d'autres. On connoît aisément cette espèce à la saillie que la pointe du Coccix fait en arrière ou en dehors, à la difficulté que les malades éprouvent à s'asseoir, aux douleurs sourdes qu'elles ressentent quand elles sont en repos, & qui augmentent quand elles toussent ou éternuent. Le renversement en-dedans est ordinairement occasionné par les coups ou chûtes qu'on fait sur ce petit os; si ces causes agissent sur la totalité, l'enfoncement peut être complet en-dedans; si elles n'agissent qu'à sa pointe, sa base est en-dehors & plus ou moins élevé derrière le sacrum, & sa pointe est en-devant ou derrière le rectum. Cette dernière espèce est toujours accompagnée de quelques marques de contusion; les douleurs sont aigues & tiennent du caractère inflammatoire; elles communiquent quelquefois jusques dans l'intérieur du bassin, & alors elles sont accompagnées de la difficulté d'uriner, & souvent la douleur se termine par la suppuration qui amène quelquefois la carie, & même la mort, ainsi que J. L. Petit en rapporte des exemples. Il convient donc, dans tous les cas où la douleur persiste long-tems après une chûte sur le Coccix, de ne point se laisser entraîner à une fausse honte, & tenir caché un mal qui fait d'autant plus de progrès, qu'on est tranquille & indifférent sur sa cause.

Le traitement des renversemens du Coccix est aisé à suivre. Dans le cas où l'os seroit luxé en-dehors, on introduit l'index graissé d'huile dans l'intérieur de l'anus, & de l'autre on appuie comme pour le repousser en-dedans, en forçant de haut en bas sur sa base; le soulagement prompt annonce que la réduction est complette. On le contient en cet état avec des compresses graduées & le bandage en T, qu'il faut placer de manière que le malade puisse aller à la selle & uriner sans lever l'appareil. Il est rarement impossible de réduire le Coccix, quand il est luxé en-dedans; mais ce qui est difficile, c'est de le maintenir réduit, sur-tout quand les ligamens sont rompus dans une grande étendue. Quand il est totalement enfoncé en-dedans, il se réduit par le même procédé que nous venons d'indiquer en parlant du renversement en-dehors. Si sa base est en arrière & sa pointe en-dedans & en-devant, le malade étant couché sur le dos, les lombes soutenus par un alaise ou un bourrelet, on poussera en arrière la pointe du Coccix avec l'index de la main droite introduit dans le rectum, en appuyant d'abord du côté du périnée jusqu'à ce qu'on soit parvenu au-dessus de l'os, pendant qu'avec la main gauche on baissera & l'on portera sa base en-devant. Si l'on ne réussit point à la première tentative, on fera coucher le malade sur le ventre ou sur le côté, & on les réitérera, ou l'on attendra que les accidens locaux soient un peu diminués pour les recommencer. Le repos & l'extension des cuisses suffisent pour maintenir le Coccix réduit; s'il se déplaçoit de nouveau, on pourroit alors appliquer au bas du sacrum une pelotte ferme de charpie, qu'on fixeroit au milieu d'une bande étroite, attachée par un bout à une ceinture qui entoure le corps, & dont l'autre reviendroit pour être noué en avant. En général, les déplacemens du Coccix demandent plus d'attention qu'on ne leur en donne communément. Les topiques relatifs aux différens cas, les lavemens, les bains de fauteuils, les saignées, l'application des sangsues, & le régime plus ou moins sévère sont indispensables si l'on veut prévenir les suites fâcheuses auxquelles ils donnent souvent lieu. (*M. Petit-Radel.*)

COIFFÉ, naître coiffé, *galeatus nasci.* L'enfant naît ainsi, quand la tête se présentant la première, & tout étant dans le meilleur état du côté de la mère, il pousse & entraîne avec lui une portion de ses membranes qui restent appliquées sur sa tête en manière de coiffe. Tant que l'enfant n'entraîne ainsi avec lui qu'une portion du chorion ou de l'amnios, l'inconvénient n'est pas bien grand; quelques-uns même croyent que l'accouchement n'en sera que plus facile; prévention qui est fondée, je ne sais sur quelle raison. Mais quand c'est une portion du placenta qui se sépare, comme dans le cas où cet organe est implanté immédiatement sur le col de la matrice, le cas est beaucoup plus fâcheux; car il peut s'en suivre une perte, par la raison que nous dirons à l'article DÉLIVRANCE. Le Peuple a, sur le sort des personnes qui naissent coiffées, des idées qui ne se réalisent pas toujours; il croit, en général, qu'elles seront ou doivent être plus heureuses que celles qui sont venues autrement; *credat judæus Appella.* (*M. PETIT-RADEL.*)

COLCOLTAR. C'est le résidu de la distillation du vitriol de Mars, calciné à un feu très-vif jusqu'à ce qu'il prenne une forte couleur rouge. Cette chaux métallique est astringente & & dessicative; c'est pourquoi on la fait entrer dans divers emplâtres & onguens fortifians. Bouillie avec de la myrrhe, de l'eau de chaux & du vin, elle forme une eau vulnéraire peu coûteuse. On diminue la qualité astringente du Colcoltar en le faisant bouillir dans l'eau jusqu'à ce que celle-ci n'en contracte plus aucune saveur, & en faisant sécher le résidu qu'on nomme terre douce de vitriol, & qu'on emploie, ainsi que le Colcoltar, dans la composition de certains emplâtres.

COLLUTOIRE. On donne ce nom à divers liquides destinés à laver la bouche, ou à y être tenus un certain tems pour les affections des gencives, de la langue, ou des dents. On fait des Collutoires antiscorbutiques avec l'infusion, l'eau distillée, ou l'eau spiritueuse des plantes à qui l'on attribue particulièrement cette qualité, telles que le cochléaria, le cresson, &c. On en fait d'anti-putrides pour certains ulcères de la bouche avec le kinkina, l'esprit de vitriol, &c. On en fait de mercuriels avec les préparations salines de mercure, &c.

COLLYRE. κολλύριον *Collyrium.* Remède magistral, spécialement destiné aux maladies des yeux. Autrefois on étendoit cette dénomination à tous remèdes secs que l'on conservoit dans les boutiques, pour s'en servir au besoin dans les différentes maladies qui attaquent l'œil ou les paupières, ainsi qu'il le paroît d'après les écrits de Celse. Les Anciens ont étendu le nom de Collyre à divers médicamens secs qu'ils employoient dans les affections des autres organes; Galien, en parlant de celles des narines, dit qu'on peut donner différentes formes aux Collyres avec certains médicamens écrasés & prophyrisés, qu'on insinue ensuite dans ces cavités. Oribase vouloit qu'ils eussent la figure d'une queue de rat, & assez de fermeté pour qu'on pût les enduire d'huile. Gorrée croit même que leur dénomination vient de cette forme κολοβὴ οὐρα *quia sit instar mutilatæ caudæ*, les Latins ayant changé cette racine en ajoutant un *l* pour faire leur mot *Collyrium.* Cependant à mesure que la science s'est épurée, on a donné de nouveaux noms aux remèdes généraux, & l'on a conservé celui de Collyre pour tous ceux qu'on emploie dans les maladies des yeux. Il en est cependant un auquel l'usage a encore conservé sa dénomination, c'est le Collyre de Lanfranc, qui est un cathérétique qu'on emploie souvent pour réprimer les fongosités des ulcères de la bouche; mais la suite des tems lui en donnera sans doute un autre. Nous n'entrerons point ici dans de grands détails sur l'histoire des Collyres, il nous suffira de dire qu'il y en a de secs & de liquides. Les Collyres liquides ὑγροκολλύρια sont composés d'eaux, de liqueurs salines, du fiel des animaux, de différentes infusions ou solutions, dont les propriétés varient relativement aux affections qu'ils sont destinés à combattre. Les secs ξηροκολλύρια sont les sels, les chaux métalliques, les trochisques de Rhasis, le sucre de saturne, l'iris, la tuthie, & plusieurs autres qu'on peut voir dans les Matières Médicales. Les liquides s'appliquent en les faisant couler par goutte sur l'œil, qu'on tient bien ouvert; les secs se soufflent sur cet organe au moyen d'un chalumeau. On pourroit en former de consistance moyenne, comme sirupeuse; le miel pourroit alors servir d'excipient. J'ai employé quelquefois & avec succès un Collyre fait par trituration avec le miel & une pyrite cuivreuse; c'est un remède fort usité dans les grandes villes de l'Inde, où les ophtalmies sont fréquentes. (*M. PETIT-RADEL.*)

COLOPHONE. C'est la résine qui reste après la distillation de la térébenthine faite sans l'addition de l'eau. On la regarde comme vulnéraire, digestive & résolutive.

On se sert quelquefois de la Colophone en poudre comme d'un digestif sec qu'on répand sur les plaies & les ulcères, ou sur les plumaceaux & les bourdonnets qu'on y applique pour exciter la suppuration. On en loue aussi l'usage dans les cas de plaies pénétrantes dans les articulations & les tendons; dans ceux d'hydrocèle, de loupes, de tumeurs blanches. Dans ces derniers cas, on fait un plumasseau en forme de nid d'oiseau, & épais d'un doigt, un peu plus grand que la tumeur; on l'emplit de Colophone en poudre; on l'humecte ensuite d'esprit-de-vin, & on le pose en l'assurant avec un bandage. Lorsqu'on s'apperçoit qu'il est sec, on l'arrose de nouveau sans l'ôter. On le change tous les trois jours; c'est ainsi, dit-on, que se font guéries des plaies & des tumeurs articulaires. *Pharmacologie chirurgicale de Plenk.*

COL *ou* COU Τράχηλος *Collum Cervix* (maladies du Cou). La plupart des affections qui les manifestent dans les autres parties du corps, paroissent également au Col. Cette partie est le siège des engorgemens inflammatoires, érésipélateux, phlegmoneux; elle est sujette aux tumeurs œdémateuses écrouelleuses, schirreuses, & ces affections sont d'autant plus fâcheuses, qu'elles se portent plus profondément, que les gros vaisseaux, la trachée-artère & l'œsophage en éprouvent une plus ou moins grande compression; qu'ainsi la respiration & la déglutition en sont plus ou moins gênées. La situation des gros vaisseaux qui se portent à la tête, rend également cette partie sujette aux anevrismes, qu'on prend souvent pour des tumeurs d'un tout autre genre.

Des Plaies du Col.

Les plaies du Col, qui ne pénètrent pas profondément, ne présentent aucune indication particulière, soient qu'elles soient faites par un instrument piquant, ou par un tranchant. Il n'en est pas de même de celles qui pénètrent; mais encore celles-ci ne sont-elles pas également dangereuses. Une qui seroit occasionnée par un instrument tranchant, porté à la partie la plus supérieure du Col, & qui auroit passé entre la langue & l'épiglotte jusqu'au pharynx, pourroit, telle grande qu'elle paroisse, n'être pas bien inquiétante, se guérir même par une bonne situation, sans qu'il en résultât aucun accident fâcheux. La meilleure qu'on puisse donner, est celle où la tête seroit portée en avant, & maintenue ainsi par un bandage. On commencera par appliquer sur la plaie, après qu'on l'aura bien nettoyée, un plumasseau sec, ensuite un linge fin humecté d'un mêlange d'eau marinée & d'eau-de-vie. Si la plaie est très-légère, on se contente de longuettes d'emplâtre agglutinatif; ayant recouvert ce léger appareil avec une double compresse qui entoure tout le devant du Col, on le contient avec quelques circulaires à l'entour. La tête étant toujours tenue fléchie, on la maintient dans cette position, avec l'unissant du Col, qui est un bandage qu'on fait de la manière suivante. On prend une bande d'environ deux aunes de long, & large de trois ou quatre travers de doigt, on l'assujettit par le milieu à un bonnet qu'on met avant tout, à-peu-près vers la région de l'occiput, au moyen de quelques points d'aiguille, on descend ensuite croiser les chefs de la bande sur la partie antérieure du sternum, & les assujettir à un bandage de corps. On ne nourrit les malades qu'avec des gelées & du bouillon, jusqu'à ce qu'on soit sûr que la réunion des lèvres de la plaie soit assez solide pour ne point céder aux mouvemens que demande la déglutition des alimens plus solides. Quand les plaies sont à la partie moyenne du Col, & qu'elles pénètrent, elles sont très-dangereuses, tant à cause de la division de la trachée-artère, de l'œsophage, que de l'ouverture des gros vaisseaux veineux & artériels, qui peut avoir lieu sans qu'on puisse rien espérer de la compression, quoique l'on puisse quelquefois hasarder la ligature. Les plaies des artères, celles de la moëlle épiniaire, des gros nerfs, des jugulaires internes, des carotides, sont généralement très-fâcheuses; celles du larynx, de la trachée-artère, & même du pharynx & de l'œsophage le sont infiniment moins. Lorsque la plaie pénètre le larynx ou la trachée-artère, si l'ouverture de ces parties est parallèle à celle des tégumens, la voix devient plus foible, & quelquefois même elle est entièrement éteinte. Des expériences répétées ont prouvé que la section des nerfs récurrens n'entraînoient pas toujours par la suite la perte de la voix. Les plaies faites à la partie antérieure & moyenne du Col, par un instrument piquant, quelques profondes qu'elles soient, ne demandent que des remèdes généraux; celles qui sont faites par des instrumens tranchans, exigent plus. Si la plaie est transversale, on fera fléchir la tête en avant, pour en rapprocher les lèvres, on applique ensuite dessus, de distance en distance, des languettes d'emplâtre agglutinatif, on met ensuite un plumasseau, puis une compresse, on termine par quelques tours de bande & l'unissant du Col. Mais quelquefois la plaie de la trachée-artère, n'est point parallèle avec celle des tégumens, & alors l'air s'insinuant dans les cellules du tissu cellulaire, forme à l'entour de la plaie & plus loin, un emphysème assez considérable. Le meilleur parti qu'on puisse alors prendre, est de rendre parallèle la plaie des tégumens avec celle de la trachée-artère, & ensuite de chercher à en réunir les lèvres. Le simple bandage circulaire pourroit suffire, dans le cas où la plaie seroit longitudinale, quand même elle affecteroit la trachée-artère. Quand l'œsophage est ouvert, & que par d'heureuses circonstances les gros vaisseaux ne sont point intéressés, on procurera également la réunion de la plaie en fléchissant la tête; si la plaie est transversale, & faisant en sorte que le menton reste toujours appliqué sur la poitrine. Il convient en pareil cas, de ne faire avaler aucun aliment solide, pas même le bouillon. On peut nourrir les blessés en leur seringuant les premiers jours ce dernier aliment, au moyen d'une sonde élastique fort longue, qu'on passe dans les narines, & qui vient aboutir au-dessous de la plaie: si ce moyen ne convenoit pas, on y suppléeroit par des lavemens de bouillons ou de lait, qu'on réitère plusieurs fois le jour. S'il y avoit quelques vaisseaux ouverts, il ne faut point l'hésiter à y porter une ligature, & même plusieurs; c'est ordinairement la thyroïdiène inférieure qui fournit en pareil cas, il faut la lier & même toutes les deux, si elles sont ouvertes. Quand les gros vaisseaux sont intéressés, l'hémorrhagie qui survient en emportant le malade dispense de tout soin. Mais dans tout autre cas, où le sang ne couleroit point trop abondamment, on s'en tient à la situation & au bandage; ces moyens simples ayant eu du succès dans les cas les plus graves, ainsi que diverses observations l'ont constaté. M. Bell conseille ici les sutures; il veut même qu'on s'en serve dans les plaies de la trachée-artère; mais il n'appuie ses conseils sur aucun exemple de succès.

Les plaies du Col par armes à feu sont beaucoup plus fâcheuses ici qu'ailleurs, vu que les parties essentielles à ménager empêchent qu'on ne fasse ici les débridemens & ouvertures nécessaires, & que l'engorgement qui survient toujours, nuit beaucoup à la respiration & à la déglutition. En pareil cas on est réduit le plus souvent aux remèdes généraux, en attendant que les escarres se détachent, & souvent ils sont insuffisans. On a encore à craindre que la chûte de quelques escarres n'amène une hémorrhagie funeste surtout quand quelques gros vaisseaux ont été contus & qu'ils forment partie de l'escarre. Aussi convient-il de faire tenir près du malade un élève qui remédie à l'hémorrhagie, soit avec l'agaric, l'eau de Rabel, ou par la compression, en attendant qu'on puisse soi-même employer des moyens plus convenables.

Des fractures & luxations du Col.

Les vertèbres du Col, comme celles qui composent toute la colonne épiniaire, peuvent être fracturées dans les plaies d'armes à feu. Il est infiniment rare qu'elles le soient dans toute autre circonstance; mais ces fractures sont moins fâcheuses par elles-mêmes que par les accidens dont elles sont accompagnées, & par la commotion qui se portant sur la moëlle épiniaire, occasionne des paralysies ou des convulsions qui sont bientôt suivies de la mort. Les esquilles, qui sont déplacés & qui piquent la moëlle épiniaire, produisent des accidens bien fâcheux, & d'autant plus fâcheux que la plupart du temps, il est impossible de s'assurer de leur présence, & qu'on ne les découvre qu'après la mort.

Les luxations de toutes les vertèbres du Col, si l'on en excepte celle de la première avec la seconde, sont impossibles; celles qu'on a crues telles pendant la vie, n'étoient que de simples fractures, ainsi qu'on la constaté après la mort. Nous n'en exceptons point celles des vertèbres lombaires qui jouissent d'une grande mobilité. On pensera ainsi, en réfléchissant sur les moyens de symphyses dont la nature a pourvu l'articulation de chaque vertèbre, la manière intime dont leur corps est joint; néanmoins il peut se faire que l'apophyse articulaire d'une vertèbre se porte au-devant de son inférieure, ce qui rend la tête inclinée & la face tournée vers l'épaule opposée. Quand la chose arrive ainsi, on y remédie en fixant par la contre-extension le bas du Col pendant qu'on étend la tête en la portant sur l'épaule opposée & la face en devant. La luxation de la seconde vertèbre du Col dans la première est la seule réelle qu'on puisse admettre. J. L. Petit en rapporte un exemple, qui prouve combien elle peut arriver facilement dans ce badinage malheureusement trop fréquent, par lequel on souleve les enfans de terre en leur appliquant les deux mains sur les côtés de la tête, pour leur faire voir, comme on dit, leur grand-pere. A l'en croire la mort est toujours la suite de cette luxation; on pense même communément que c'est à elle qu'il faut rapporter la mort des pendus dans le plus grand nombre de cas, quoiqu'il y ait de fortes raisons pour en douter. Il est cependant des observations qui prouvent qu'elle peut avoir lieu sans que la mort subite s'ensuive; j'en rapporterai une qui vint à ma connoissance lorsque je pratiquois la Chirurgie à l'hôpital de la Charité de Paris. On y amena un enfant qui avoit le col de travers, immédiatement après un coup que lui avoit porté un écolier sur le derrière de la tête, pour lui faire voir, à ce qu'il disoit, comment on tuoit les lapins dans son pays. On n'avoit fait depuis trois jours aucune tentative pour redresser la tête, & l'enfant du reste se portoit assez bien. On chercha à remédier à cette difformité sans trop en reconnoître la cause, mais le malade périt à la première tentative. Curieux de connoître la cause d'une mort si inopinée, on ouvrit le cadavre, & l'on trouva une rupture complette des ligamens odonto-occipitaux & du transversal, mais celle de ce dernier parut plus récente. Cet accident indique le parti qu'il faut prendre en pareil cas, c'est celui de ne rien faire & d'attendre que les parties se soient accoutumées à l'état de gêne qu'elles éprouvent, car il vaut encore mieux vivre quelque temps le col de travers que de périr aussitôt pour l'avoir voulu redresser; si cependant les accidens étoient tels qu'on ait tout à craindre voici la chose qu'on pourroit faire. Le malade étant assis sur le plancher & maintenu par un aide, le Chirurgien placé derrière lui élèvera doucement la tête, pendant que l'aide appuyera sur les épaules, puis il tournera cette partie pour la mettre en situation. Ceux qui donnent ce conseil, disent qu'on entend un petit bruit quand la réduction est faite, & que si le malade n'est pas entièrement mort, il recouvre aussi-tôt une partie de ses facultés, & souvent toutes. Je ne connois point d'observations bien constatées d'un pareil succès; je doute même quand la luxation est complette, que les malades puissent en revenir.

Le Col peut encore être affecté de manière que la tête se porte à droite ou à gauche, ce qui caractérise le torticolis. Cet accident peut provenir de plusieurs causes, d'une brûlure, d'une paralysie de l'un des muscles sterno-mastoïdiens d'une affection rhumatismale, & dans tous ces cas il faut employer des remèdes différens; voyez à ce sujet l'article TORTICOLIS. (*M. PETIT-RADEL.*)

COLOT.(Les) Il y a eu plusieurs Praticiens de ce nom qui, originaires de la même famille, cultivèrent la Lithotomie pendant plus de deux cents ans avec le plus grand succès. Le premier dont on fasse mention, est Laurent Colot, Médecin de la petite ville de Tresnel, près de Troyes, qui vivoit dans le 15e siècle, & dont Rolfinckius & Paré parlent avec éloge. Il apprit la méthode du grand appareil d'Octavian Deville, Chirurgien de Rome, & disciple de Marianus, venu en France pour tailler plusieurs calculeux. La réputation que Laurent se fit par ses succès, parvint jusqu'au trône; Henri II l'engagea, en 1556, à s'établir à Paris; il créa en sa faveur une charge de Lithotomiste pour sa maison, qu'il occupa tout le reste de sa vie. Laurent eut trois successeurs qui héritèrent de sa méthode, parmi lesquels Philippe Colot se distingua; mais ce dernier ne pouvant répondre à la confiance de tous ceux qui avoient recours à lui, & étant d'ailleurs obligé de suivre la Cour d'Henri IV, il fit deux élèves, l'un Restitut Girault, auquel il maria sa fille aînée à condition qu'il instruiroit Philippe Colot, son fils, qui éleva peu de tems après Jacques Girault, son propre fils. L'autre fut Séverin Pineau, qui épousa Geneviève Colot, sa cousine, fille de Philippe Colot. Séverin Pineau n'ayant point d'enfans, se détermina à instruire, par l'ordre d'Henri IV, dix élèves; mais la mort ne lui permit point de mettre son projet à exécution. Girault, fils, instruisit François Colot, fils de Philippe, second du nom. Ce dernier, qui vécut dans le commencement de ce siècle, maintint la réputation de ses Ancêtres; il fit un ouvrage, qui parut après sa mort, avec ce titre: *Traité de l'opération de la taille, avec des observations sur la formation de la pierre & la suppression d'urine; ouvrage posthume de M. Fr. Colot, auquel on a joint un discours sur la méthode de Franco & sur celle de M. Raw.* Paris, 1727. C'est dans cet ouvrage qu'on trouve les premières traces de l'opération de la taille à deux tems. L'Editeur l'a orné d'une excellente préface, dans laquelle il prouve combien il est nécessaire que le flambeau de la Médecine éclaire la conduite de l'Opérateur. Il paroît que Colot étoit au-dessus des reproches qu'on fait communément aux Chirurgiens, de savoir plus agir de la main que de la tête, du moins l'on a lieu de le croire d'après le témoignage même du Médecin qui a rédigé son travail: « Sa réputation, dit-il, se répandit bientôt dans toute la France, en Italie, en Angleterre, en Allemagne: on venoit à lui de toute part, il fut recherché de tout le monde; les autres Opérateurs jaloux ne purent lui refuser que leur bienveillance. Ils lui doivent leurs lumières, il étoit souvent le réparateur discret de leurs fautes; mais de tels bienfaits ne sont pas ceux qui attirent le plus de reconnoissance. Un de ceux qui ont obtenu les premiers rangs, a eu besoin de son industrie; il n'a pas été celui qui lui a témoigné plus de bonne volonté. Enfin les maux terribles qui avoient été l'objet de ses longues méditations, M. Colot les connut par lui-même, il sentit les douleurs de la pierre, & se fit tailler par son fils; des esprits soupçonneux ont cru qu'il n'avoit voulu donner qu'un exemple de confiance, mais des témoins oculaires m'ont confirmé qu'il avoit la pierre. » (*M. PETIT-RADEL.*)

COME (Frère), dit Jean Baseilhac, né en 1703, paroisse de Pouejastruc, Diocèse de Tarbes, étoit fils & petit-fils de Thomas & Simon Baseilhac, Maîtres en Chirurgie. Il apprit cet art presque dès l'enfance dans la maison paternelle, & à peine sût-il en apprécier l'importance, que le desir de s'instruire le porta chez son oncle à Lyon qui jouissoit déjà d'une grande réputation, comme Praticien. Celui-ci, étonné de l'ardeur de son élève, le fit recevoir à l'Hôtel-Dieu de Lyon, où il exerca en qualité d'élève; jusqu'en 1724 qu'il se rendit à Paris pour y puiser les connoissances qu'une capitale seule peut offrir. Le jeune Baseilhac partageoit son temps entre l'étude & la pratique, tant chez divers Maîtres où il resta long-tems, qu'en fréquentant les grands hôpitaux où les cas les plus singuliers s'offrent plus souvent que par-tout ailleurs. Il fut admis au nombre des élèves de l'Hôtel-Dieu. Ses Supérieurs admirèrent l'application & l'assiduité qu'il avoit à remplir ses devoirs, qualités relevées par une pureté de mœurs qui est toujours appréciable aux yeux même des personnes les plus déréglées. L'Evêque de Bayeux, Pierre-François-Armand de Lorraine, édifié de la bonne conduite de Baseilhac, le prit chez lui en qualité de son Chirurgien ordinaire, & lui fournit tous les moyens d'augmenter ses connoissances pendant son séjour à Paris. Baseilhac le suivit en Normandie où le zèle qu'il a toujours témoigné pour les pauvres, lui fournit des occasions fréquentes de mettre ses talens en évidence. Il trouva dans le digne Evêque dont il étoit devenu l'ami, un généreux Coopérateur, qui de son côté éleva un hospice où accouroient les malades indigens pour se livrer aux soins de Baseilhac. La mort lui enleva ce Protecteur, qui, dans ses derniers momens, lui donna des preuves de son son estime en lui léguant une somme plus que suffisante pour satisfaire aux frais de la maîtrise, & un assortiment complet d'instrumens de Chirurgie. La vive affliction que lui causa cette perte, & son goût pour la piété le déterminèrent à embrasser la vie monastique; il choisit de préférence l'ordre des RR. PP. Feuillans où il fut reçu, en 1729, en qualité de frere, sous le nom de Jean de S. Côme. Il fut long-tems à se lier par des vœux, dans la crainte qu'on le gênât dans l'exercice d'un état où il trouvoit tant d'occasions de servir les pauvres ; mais l'assurance qu'il eut de conserver sa liberté le détermina à faire profession en 1740.

Dans ce nouvel état, le Frère Côme, car désormais nous ne lui donnerons point d'autre nom, secouroit les pauvres, & ses succès les lui appelloient, non-seulement de la ville, mais encore des campagnes & de toutes les provinces. Parmi les malheureux qu'il eut occasion de voir, il s'en trouva un grand nombre sujets aux infirmités que laisse après elle la taille pratiquée au grand appareil. Des méditations & des observations suivies l'avoient convaincu de l'excellence de la taille latérale, mais les accidens auxquels expose un instrument sans appui ni mesure fixes dans son opération, l'avoient détourné de la mettre en pratique. Enfin, après un espace de tems suffisant pour mûrir son dessein, il imagina le lithotome caché qui devoit mettre à l'abri de tous les inconvéniens. De nombreuses tentatives sur les cadavres lui firent porter cet instrument à la perfection qu'il devoit avoir avant de se déterminer à l'employer sur le vivant. L'essai en fut fait en 1748, & le succès fut le plus heureux. L'instrument fut bientôt connu au moyen de la description qu'il en donna dans le journal de Verdun du mois de Novembre de la même année ; & si dès-lors il eut la réputation que le temps seul lui eût donné en toute autre occasion, les critiques amères des Chirurgiens de la capitale & même des provinces n'y contribuèrent pas pour peu. Le Frere Côme répondit aux objections par les faits, armes d'autant plus irrésistibles qu'elles sont plus certaines ; il profita de quelques-unes pour corriger son instrument & varier son procédé, en sorte que ses ennemis loin de lui nuire comme ils s'y attendoient, ne firent qu'assurer ses succès. Nous reviendrons sur cet objet ainsi que sur quelques procédés qu'il tenta pour extraire la pierre, à l'article TAILLE. La taille étoit l'opération à laquelle le Frere Côme avoit plus particulièrement donné ses soins ; les occasions fréquentes de pratiquer, qui lui avoient fourni l'invention de son instrument, lui donnèrent une telle dextérité qu'il étoit réputé un des premiers Lithotomistes de la France. Les riches, qui admiroient son désintéressement, le récompensoient encore plus généreusement. Ce fut du produit de leur reconnoissance qu'il établit, en 1753, un hospice dans son voisinage où les pauvres étoient admis gratuitement pour être opérés & servis jusqu'à leur convalescence, établissement qui se soutint jusqu'à sa mort. Le Frere Côme avoit le génie vraiment chirurgical ; il a inventé plus de vingt instrumens & perfectionné plusieurs autres. Il s'étoit également voué au traitement des maladies des yeux, & opéroit la cataracte par la méthode de l'extraction bien long-tems avant que M. Daviel n'eût publié sa méthode. Cependant nous devons à la vérité l'aveu de son peu de lumières sur cette partie ; la routine & l'empyrisme le guidoient dans la pratique de cette branche de la Chirurgie où il est si facile d'abuser le public. L'ardeur de posséder tout ce qui pouvoit manifestement tourner au bien de l'humanité le portoit à faire souvent l'acquisition des secrets ou spécifiques qu'on lui disoit avoir de grandes vertus ; & peut-être en cela étoit-il un peu trop crédule. Ses connoissances en général étoient confuses & peu suivies, sa théorie courte, mais sa pratique étendue. Un défaut qu'on pouvoit lui reprocher étoit d'être trop entreprenant, & c'est celui de de tous ceux qui ont beaucoup vu & peu lu ; ils s'imaginent que les succès dont ils ont été favorisés doivent toujours se retrouver sous leurs pas, & ainsi ils vont toujours en avant parce qu'ils ne doutent point assez. Le Frère Côme, au milieu d'une vie fort exercée, ne perdit jamais de vue l'esprit de sa règle. Il fut réellement pieux & fort sévère à lui-même dans les derniers tems de sa vie ; il eut des amis parmi les Savans les plus distingués, même chez les Grands, mais il n'en abusa jamais. Fatigué depuis long-tems des retours d'une affection catharrhale, il y succomba enfin le 8 Juillet 1781, regretté bien sincèrement de tous ceux qui l'avoient particulièrement connu, & des pauvres dont il étoit regardé comme le pere. (*M. PETIT-RADEL*).

COMMOTION. Συγκίνησις *Commotio*. Ebranlement ou secousse que tout le corps ou quelques-unes de ses parties éprouvent à la suite d'une violence extérieure, qui leur est communiquée d'une manière quelconque. Les effets de la Commotion varient, & selon la nature de l'organe qui en est particulièrement le siège, & selon la cause qui la produit. En général, celle du cerveau est toujours très-fâcheuse, comme Hippocrate l'avoit déjà observé de son tems ; elle fait souvent périr dans l'instant même, ou bien si elle n'est pas instantanément funeste, elle donne lieu à des stases dans les petits vaisseaux du cerveau, d'où s'ensuivent des inflammations & des suppurations sourdes, qui minent sans qu'on s'en apperçoive, & amènent la mort lorsqu'on espéroit le plus. Celle de la moëlle épinière & des gros nerfs, si elle est moins fâcheuse, n'est pas moins inquiétante par ses suites, elle occasionne une inertie dans les principaux viscères du bas-ventre, qui est cause de nombre de symptômes anomaux, tels que des météorismes, la jaunisse, la constipation, l'ischurie, la dysurie, la paralysie des extrémités, & une telle difficulté de mouvoir les membres, notamment les extrémités inférieures, que les malades ne sauroient se soutenir. Quelquefois les effets de la

Commotion sont repartis avec une telle égalité dans tout le systême nerveux, que le principe de toutes sensations en devient absolument atone ; & tel étoit le cas de cet Officier dont M. Quesnay fait mention dans son Traité de la gangrène. Cet homme vit avec la plus grande indifférence préparer l'appareil destiné à l'amputation de sa cuisse, il souffrit, sans jeter un cri, cette douloureuse opération, & même pendant qu'on la lui faisoit, il étoit dans la plus grande indifférence sur son état & les suites qu'il avoit à en appréhender. Les Commotions dont le siège s'établit ailleurs que sur le principe de la sensibilité, sont beaucoup moins promptement fâcheuses, mais néanmoins elles ne sont point sans danger; elles donnent lieu à des abcès, à des engorgemens, d'où s'ensuivent nombre de maladies dont le caractère varie selon la nature de l'organe affecté, & l'action dont il jouit pour se délivrer de la cause de la maladie.

La Commotion est d'autant plus forte que la cause externe qui l'occasionne, agit plus violemment, que la partie qui la reçoit est plus dense & plus résistante, & que sa texture est plus nerveuse & a une communication plus directe avec les départemens de la sensibilité & du mouvement. En général, la Commotion qui accompagne les plaies, change entièrement leur nature, rend les engorgemens plus faciles à se former, donne lieu aux métastases ou reflux de matières purulentes, d'où s'ensuivent des épiphénomènes qu'on attribue à toutes autres causes, & auxquels on porte des remèdes relatifs à leur nature, sans souvent se douter de la véritable source d'où dérive la maladie primitive. C'est ici où la discussion des faits devient singulièrement intéressante ; c'est ici où l'esprit de combinaison a, ou doit avoir, son appréciation ; c'est ici où la logique, c'est-à-dire, cette procession du connu vers l'inconnu, au moyen d'un raisonnement intime, & comme spontané, a une valeur qu'on ne sauroit assez apprécier.

En considérant le plus grand nombre des phénomènes qui accompagnent la Commotion, il paroît que les effets se portent d'abord sur le systême des nerfs, & que celui des vaisseaux n'en souffre lésion que consécutivement ; aussi est-ce la raison pourquoi les effets en sont si prompts, le désordre secondaire qui arrive dans les grandes routes de la circulation est plus ou moins long-tems à paroître, selon la plus ou moins grande perméabilité des organes, où les effets se manifestent, leur proximité avec la région du systême des nerfs qui a été la première affectée, & leur degré d'énergie par lequel elles tendent à éloigner les humeurs qui cherchent à stâser.

En général, il faut, dans le traitement des Commotions, porter une égale attention aux désordres généraux & locaux qui dérivent de la cause qui a occasionné la Commotion. Il ne faut point chercher trop, d'une part, à relever de son atonie le systême des nerfs, comme de l'autre, il ne faut point non plus trop abaisser le ton du systême de la circulation, pour parer aux stâses ou inflammations qui pourroient s'ensuivre. Les indications sont ici singulièrement difficiles à bien saisir ; il faut beaucoup d'expérience & de jugement pour appercevoir parmi les symptômes anomaux qui se succèdent, ou se confondent, ceux auxquels il faut réellement satisfaire, ceux auxquels il ne faut accorder qu'une légère attention, & ceux enfin qui demandent à être aussi-tôt réprimés ou combattus. Si les détracteurs de la Médecine taxent cette Science sublime d'incohérence pour élever plus haut, à raison de sa plus grande certitude, celle à laquelle nous donnons actuellement nos veilles, on verra du moins que ce n'est point les faits relatifs à la Commotion, qui peuvent leur servir de preuves. Comme cet article n'est destiné qu'à un apperçu des effets généraux de la Commotion, nous renvoyons, pour tout ce qui regarde ses particularités, à ceux de PLAIES DE TÊTE, PLAIES D'ARMES À FEU, CONTUSION, &c. (*M. PETIT-RADEL.*)

COMPRESSE de *comprimere*, presser. Morceau de linge plié en plusieurs doubles, & posé sous le bandage, pour empêcher l'accès de l'air sur une plaie, pour en diminuer ou en arrêter l'hémorrhagie, pour y tenir les médicamens appliqués, pour remplir certains vuides, ou pour aider à faire une compression sur certaines parties.

Scultet, dans son *Armamentarium chirurgicum*, observe que les Anciens faisoient leurs Compresses de lin cardé, ou de duvet de plume cousus entre deux linges, & les appelloient *coussins* ou *coussinets*.

Les Compresses doivent avoir les mêmes conditions que les bandes, c'est-à-dire, qu'il faut qu'elles soient de linge à demi-usé, sans ourlet ni lisière.

On divise les compresses en simples & en composées ; les simples ne sont faites que d'un seul lé de linge, telles que sont les premières Compresses dont on se sert pour les fractures de la jambe ou du bras.

Les composées sont de deux sortes, unies ou irrégulières. Les composées unies sont pliées également ; elles sont de différentes figures & de diverses grandeurs ; les irrégulières ou graduées sont égales ou inégales.

Les égales sont celles qui, étant de différentes grandeurs & par degrés, s'appliquent les unes sur les autres, en commençant par les plus étroites. Les inégales sont faites d'une seule pièce de linge qui, étant pliée plusieurs fois sur elle-même, se trouve plus épaisse d'un côté que de l'autre. Ces sortes de Compresses s'emploient avec des bandages expulsifs, & sont fort utiles. L'application méthodique des Compresses vuide les sinus, procure le recollement des parties séparées par le pus, & dispense souvent de faire des incisions & des contr'ouvertures.

On donne encore différens noms aux Compresses, suivant leurs formes & suivant leurs usages. Ainsi, l'on parle de Compresses *contentives*, *unissantes*, *divisives*; de Compresses *quarrées*, *oblongues*, *triangulaires*, *en Croix de Malte*, *fendues*, ou à *deux chefs*, &c. Extrait de l'ancienne Encyclopédie.

COMPRESSION. Différentes causes peuvent occasionner, en quelques parties du Corps, une Compression dangereuse; celles qui sont externes se font aisément appercevoir, & peuvent être facilement écartées. Il en est une cependant, dont les Chirurgiens ne se sont pas toujours assez défiés, c'est celle qui tient à l'action des bandages, sur des parties irritées & enflammées. Nous avons vu, à l'article AMPUTATION, de quelle importance il est de ne pas comprimer les parties qui ont subi cette opération, & ce que nous avons dit à cette occasion s'appliquera facilement à tous les cas où il y a quelque engorgement inflammatoire.

Les causes internes, qui peuvent occasionner une Compression morbifique, sont les tumeurs de toute espèce, les déplacemens des parties dures, telles que ceux qui résultent des fractures ou des dislocations des os. Le remède à cette Compression accidentelle est le même que celui qu'on doit rapporter à l'accident dont elle dépend; il faut réduire ce qui est déplacé, enlever ou détruire, si l'on peut, les tumeurs contre nature.

Mais la Compression est souvent un excellent remède entre les mains du Chirurgien; c'est au moyen d'une Compression lente & graduée, qu'on vient à bout de redresser les membres contrefaits; c'est par une Compression exacte & constante, que l'on contient les hernies, c'est en comprimant les ulcères sinueux, que souvent on réussit à les cicatriser sans avoir besoin d'aucune autre opération. Enfin, on a tiré le plus grand avantage d'une Compression douce & soutenue, pour la guérison des ulcères anciens, calleux & scrophuleux, & particulièrement de ceux des jambes pour l'œdème de ces parties, sur-tout lorsqu'il est accompagné d'ulcération, & pour les varices auxquelles elles sont sujettes. *Voyez* les différens articles auxquels ces sujets appartiennent.

CONCRÉTION. Σύμπηξις. *Concretio* de *concrescere*, se prendre. On désigne ainsi toute coagulation qui s'opère hors des voies de la circulation, n'importe la matière qui la forme; ainsi, l'on dit une concrétion sanguine, bilieuse calculeuse, gypseuse, de tout épaississement qui provient du sang, de la bile, &c. & qui offre une certaine solidité & résistance, qu'on détruit néanmoins par le simple froissement. Il y a cette différence entre une concrétion & un calcul, que le moindre frottement détruit l'aggrégation de la concrétion, pendant qu'il en faut souvent une très-considérable pour rompre celle du calcul. L'abus des termes a voulu que ce nom signifiât encore la réunion des parties, qui naturellement doivent être divisées; le mot agglutination me paroîtroit plus convenable pour désigner cette dernière. Les Lexicons sont faits pour fixer la véritable signification des termes, ils sont en quelque sorte les coins qui donnent la valeur aux mots courans. Si l'on ne s'accorde point sur cette première valeur, tout l'édifice des Sciences qui repose sur eux, s'écroule, & après bien des détours pour arriver au sanctuaire de la vérité, on s'en trouve fort éloigné, lorsqu'on croyoit y devoir entrer. Il n'est point d'endroit du corps, où il ne puisse se former des concrétions, nous n'en exceptons pas même ceux où il y a un frottement continuel, les articulations, d'où l'on a retiré des corps de ce genre, qui étoient assez volumineux pour y occasionner des accidens. Les concrétions, car nous renvoyons tout ce qui a rapport aux calculs, à l'article PIERRE, peuvent en produire dont la nature varie, à raison des endroits où elles se forment, & de leur configuration; il en est même quelquefois de si graves, qu'ils menacent de la mort. On trouve, dans les Observateurs, l'histoire de plusieurs épilepsies & autres affections convulsives, dûes à des concrétions formées aux orteils, & qu'on a découvertes après l'amputation de ces parties. On trouve également plusieurs faits relatifs à des paralysies, dont la cause étoit une concrétion qui comprimoit les principaux nerfs à leur passage, pour se rendre aux parties. Mais nous ne devons nous occuper dans cet article, que des concrétions qui sont guérissables par des moyens chirurgicaux; celles qui naissent intérieurement, & qui sont au-delà de la portée du doigt, ou des instrumens, étant absolument du ressort de la Médecine, & conséquemment étrangères à notre objet.

Le canal auditif, les voies lacrymales, les bronches, les environs des conduits salivaires, les canaux biliaires, le rectum, le vagin & les articulations, sont les endroits où les concrétions dont il s'agit, se forment le plus communément. Elles sont presque toujours occasionnées par l'épaississement de l'humeur de ces parties, qui, privées du véhicule qui leur donne de la fluidité, se coagulent & forment masse. Tant que ces concrétions sont molles, on peut espérer encore de les délayer par des injections, & même de les rendre suffisamment fluides, pour les faire couler. La nature de ces injections doit être relative à celle des humeurs, ainsi en stagnation; mais quand ces injections ne peuvent parvenir jusqu'à elle, le moyen le plus sûr & le plus prompt, est l'extraction, comme nous avons déjà eu occasion de le dire en parlant des concrétions qui se forment dans le conduit auditif & les articulations. On rencontre

contre également de ces sortes de concrétions dans les amygdales de ceux qui sont sujets aux maux de gorge chroniques : elles ne sont pas toujours bien apparentes, sur-tout lorsque les vaisseaux voisins gorgés, par l'inflammation, les cachent entièrement, mais on les observe toujours à la vûe comme au tact, lorsqu'elle vient à baisser ; alors une simple incision, avec le pharyngotome, suffit pour les mettre bien à découvert, après quoi, on les extrait facilement au moyen d'une pince à polype. Elles ont souvent le volume d'une olive, & même plus, quelquefois elles sont fort inégales, & imitent assez la forme d'une pierre murale, & en pareil cas, la pression qu'elles éprouvent, lorsqu'on avale, ou qu'on porte le doigt dessus, fait éprouver un sentiment douloureux, & l'on s'apperçoit facilement des inégalités, à travers les parties qui les recouvrent. Les concrétions des amygdales sont quelquefois rejettées par l'expectoration, après que l'inflammation est appaisée, la suppuration survenue ayant détaché les points d'adhérence de manière à les rendre entièrement flottans, dans les sacs où elles se sont formées. Nous parlerons des autres concrétions, en traitant par la suite des maladies qu'elles occasionnent. (*M. Petit-Radel.*)

CONDUCTEURS. *Ductores.* Instrumens usités dans l'opération de la taille, pour faciliter l'introduction des tenettes qui doivent extraire la pierre. Ces instrumens ont singulièrement varié, quant à leur forme ; on s'en est même quelquefois servi dans l'intention de dilater le trajet par où la pierre devoit passer, sur-tout dans l'opération par le grand appareil, ainsi que nous le dirons par la suite. Jean de Romanis, qui le premier imagina d'extraire la pierre par cette méthode, fut aussi celui qui inventa les premiers qui parurent. On les distingua en mâle & en femelle, l'un & l'autre avoient la figure d'une croix, ils étoient d'acier fort poli pour ne point blesser la vessie dans laquelle on les introduisoit, ni les parties molles par où ils passoient. Leur corps est large d'environ trois lignes, arrondi en-dehors, plat en-dedans, la partie qu'on pourroit en regarder comme le manche, comprend trois branches applaties & s'étendant en forme de croix, deux font la traverse & une troisième en est comme la tête ; celle-ci doit être déjettée en-dehors, pour donner plus d'espace aux tenettes qu'on introduit entre les deux, lorsqu'ils sont en place. Tout le long de la face plate du corps de l'un des deux, règne une vive-arrête ou crête, qui commence peu-à-peu au milieu du manche, & qui finit insensiblement vers la fin, dans celui qu'on appelle mâle ; là elle se perd dans une languette longue de six lignes, relevée, recourbée en-dedans & applatie sur les côtés. Au moyen de cette languette on porte l'instrument dans la canelure d'un catheter qu'on a introduit auparavant dans la vessie. Cette crête ne s'étend pas si loin dans les Conducteurs femelles, l'extrêmité ou bec de celui ci se termine par une échancrure qui lui a fait donner le nom qu'il porte. Voyez cette description rendue dans l'une des Planches relatives à l'opération de la taille. La manière de se servir de ces deux instrumens consiste à introduire d'abord le Conducteur mâle dans la vessie, à la faveur d'une sonde cannelée, en dirigeant son bec dans la cannelure, & le portant en en-haut ; ensuite on retire la sonde en même-temps qu'on pousse l'instrument plus profondément. On glisse l'échancrure du Conducteur femelle sur la crête du mâle, le dos ou la convexité tourné en haut. Ces deux instrumens entrés dans la vessie, forment, par leurs crêtes opposées, une coulisse sur laquelle glissent les mors de la tenette, jusqu'à ce qu'elles soient dans la vessie. Quelques-uns ont employé ces premiers Conducteurs comme des dilatateurs, en écartant leurs branches l'une de l'autre ; mais cette méthode a eu peu de partisans. On ne se sert guères aujourd'hui des Conducteurs dont nous venons de parler, si ce n'est dans la taille des femmes. On leur a substitué les gorgerets chez l'homme, & même encore avec plus d'avantage, le bouton; mais, à dire vrai, quand l'incision est bien faite, on peut porter les mors de la tenette sans tous ces moyens, & sans craindre de faire de fausses routes ; si l'on a la moindre inquiétude, on peut se servir du bout du doigt, qui sera toujours, pour un homme instruit, le meilleur guide ou Conducteur qu'il puisse employer. (*M. Petit-Radel.*)

CONDYLOME, κονδυλωμα. Excroissance charnue qui s'élève, chez l'un & l'autre sexe, à l'entour de l'anus, du périnée, & des parties génitales chez la femme ; & qui est toujours fort alongée en manière de crête de coq. Cette dénomination vient, dit-on, de ce que beaucoup de ces excroissances sont articulées comme les os dans leurs jointures ; on voit, en effet, sur quelques-unes des retrécissemens en manière de col, qui imitent assez celle de la presle ou du corail articulé, mais cela n'est pas général. On pourroit faire du Condylome un seul genre, & ranger sous lui plusieurs saillies qui en ont toute l'apparence & même la texture, tels que les verrues, les fics, les mariscas, le thymus, les crêtes & autres élévations qui sont autant de symptômes vénériens. Ces élévations ont pour caractères généraux d'être sans ulcération, & formées par l'extension du corps de la peau, recouverte de son épiderme. Quand les Condylomes sont volumineux, & placés dans des endroits où il y a beaucoup de frottemens, ils sont sujets à s'excorier, & alors ils ne tardent point à s'enflammer, même à suppurer, & ensuite ils tombent entièrement d'eux-mêmes ; mais leurs bases subsistent toujours, il s'y forme un ulcère qui a toute l'apparence d'un chancre. J'ai vu ces sortes de changemens particulièrement lorsque le Condylome étoit placé dans l'entrefesson, chez les gens de peine, & notamment chez les soldats qui avoient beaucoup marché pour se rendre chez eux. Ce changement survient également quand ces excroissances ont été tourmentées inutilement par des ignorans qui ne voyoient en eux qu'un mal local, qu'il faut extirper ou cautériser. Les Condylomes doivent toujours être regardés comme les symptômes les plus certains de la vérole; mais il faut bien prendre garde de les confondre avec d'autres excroissances qui peuvent survenir vers les environs de l'anus, notamment les hémorrhoïdes récentes ou anciennes. Je connois une famille entière qui a subi ainsi inutilement le traitement mercuriel, parce qu'un prétendu guérisseur avoit convaincu le père, que des hémorrhoïdes, qu'il portoit depuis vingt ans, étoient de véritables Condylomes. Le traitement fut suivi; mais il n'y eut que le Chirurgien qui en profita: les symptômes persistèrent, ils ont encore lieu aujourd'hui, & continueront d'être les mêmes, car ce sont de véritables hémorrhoïdes. On ne doit rien faire aux Condylomes, comme ils sont symptomatiques, ils doivent nécessairement suivre le sort de la maladie vénérienne qu'ils caractérisent. Ordinairement, quand ils sont peu volumineux, ils se flétrissent vers le milieu du traitement, & tombent d'eux-mêmes. Quand ils sont plus considérables, ils sont plus tenaces; alors il faut, quand le traitement avance vers sa fin, les couper le plus près possible de la peau, les dessécher avec la charpie sèche, & ensuite cautériser toute l'étendue de la plaie avec la pierre infernale qu'on passe légèrement sur sa surface. Il faut prendre garde de pratiquer trop promptement cette opération., & avant que l'infection ne soit suffisamment combattue; car il pourroit se faire que le procédé que nous recommandons ne donnât lieu à un ulcère de mauvais genre, ou à un chancre secondaire. Quand on voit que le sommet de l'excroissance commence à se flétrir, que la totalité devient flasque; c'est alors le tems d'y avoir recours. Quelques-uns conseillent la ligature; ce procédé seroit excessivement douloureux dans les Condylomes à large base, & généralement dans les excroissances situées sur des parties très-sensibles; il ne convient guères que pour celles qui sont supportées sur un filet, & qui pullulent à-peu-près comme les champignons. On se sert alors d'un crin de préférence à tout autre moyen; mais une attention qu'il faut avoir, c'est de le serrer fortement d'abord; c'est le seul moyen de faire cesser la douleur, & très-promptement. En général, la présence des Condylomes demande qu'on force la dose du mercure dans le traitement par les frictions. J'ai vu de ces excroissances qui étoient stationnaires, & qui inquiétoient beaucoup, tant les malades que ceux qui les traitoient, disparoître en peu de tems, par l'addition d'un gros de plus, à chaque friction de deux gros qu'on donnoit depuis long-tems, de deux jours l'un, & assez inutilement. (*M. Petit-Radel.*)

CONFORMATION. (vices de) On appelle ainsi les différentes courbures contre nature, qui existent souvent dans les jambes, les bras, l'épine du dos, comme aussi l'excès, ou le défaut de certaines parties; les premiers peuvent venir de naissance; ils peuvent aussi être accidentels, Les seconds viennent toujours de naissance. Pour corriger ceux-là, on emploie les bottines, corsets & autres machines propres à former une compression douce & uniforme, qu'on dirige suivant les circonstances. Contre les derniers on emploie l'amputation ou l'extirpation, lorsqu'il y a excès de parties; dans le cas contraire, on peut quelquefois suppléer au moyen d'une machine à la partie qui manque.

CONGESTION. Amas, du mot latin *congerere*, amasser, accumuler. On entend, par Congestion, une collection ou un amas d'humeurs qui se fait lentement dans quelque partie solide du corps, d'où résultent différentes sortes de tumeurs & de gonflemens. *Voyez les articles* Tumeur, Paracentèse, &c.

CONSOLIDANS. Ce sont les médicamens qui favorisent la cicatrisation des plaies & ulcères.

L'on a donné ce nom indifféremment à une multitude de topiques auxquels on a supposé une qualité pareille, quoique l'expérience ait démontré qu'ils étoient plus souvent nuisibles qu'utiles. *Voyez* Plaie, Ulcère.

Les substances particulièrement usitées sous ce point de vue sont, 1.° les balsamiques émolliens, ou les baumes naturels, qu'on a mêlés avec le jaune d'œuf, ou avec les corps gras, de peur qu'ils ne causent de l'irritation. On les recommande dans les cas de plaies trop sèches. Tels sont le baume du Pérou, le baume de la Mecque, le baume d'Arcœus, l'onguent de Styrax, le digestif; 2.° les balsamiques fortifians qu'on prescrit dans les cas de plaies où les chairs sont molles & flasques; tels sont l'eau vulnéraire, le baume du commandeur, les essences de myrrhe, de kinkina, de mastic; 3.° les digestifs ou escarotiques, qui agissent en irritant comme le verd-de-gris, le précipité rouge, &c. 4.° les dessicatifs, tels particulièrement que certains sels, certaines chaux métalliques, comme l'extrait de Saturne, la pierre infernale, les fleurs de zinc, le minium, la céruse.

CONSOLIDATION de *consolidare*, affermir, réunir. C'est proprement l'opération de la nature, par laquelle les parties, qui, dans l'état morbifique se sont amollies, ont été divisées par rupture, ou autrement, se prennent, s'aglutinent, & deviennent propres à opérer leurs actions premières, aussi bien que si elles n'eussent éprouvé précédemment aucune affection. Ainsi, l'on dit d'une plaie avec perte de substance, d'un ulcère, d'une fracture, qu'ils se consolident, quand il survient une bonne cicatrice, qui tient lieu de la peau première qui a été détruite, ou que les extrémités de l'os rompues, se soudent de manière, à être aussi fermes qu'auparavant, *Voyez* les articles CICATRICE, CAL, INCARNATION. (*M. PETIT-RADEL.*)

CONTORSION. L'état d'un membre, ou de quelqu'autre partie qui est de travers. *Voyez* BOSSE, DISTORSION.

CONTRACTURE. Enroidissement des parties molles qui environnent une articulation & qui en empêche le mouvement, en la retenant dans un état de contraction ou de demi-flexion. *Voyez* ANCHYLOSE, DISTORSION.

CONTRAYERVA. La racine de cette plante, qui est aromatique & légèrement amère, est regardée comme anti-septique & résolutive. On l'a recommandée comme très-utile en forme de gargarisme dans les maux de gorge gangréneux.

CONTRE EXTENSION. Action par laquelle on tire un membre du côté du centre du corps, tandis qu'il est tiré du côté opposé pour en faire la réduction, lorsqu'il est fracturé ou luxé. *Voyez* FRACTURE, LUXATION.

CONTRE-OUVERTURE. Incision que l'on fait dans un endroit opposé à celui qui est déjà ouvert, soit pour donner issue à du pus qui ne peut découler par la première ouverture, soit pour extraire le corps étranger qui ne peut sortir par la plaie qu'il a faite. Ces Contre-ouvertures se font presque toujours avec l'instrument tranchant; il est cependant quelques cas où l'on est obligé d'employer le caustique pour cet objet. *Voyez* ABCÈS, PLAIE.

CONTRE-COUP. *Repercussio ictûs.* Terme d'origine moderne qu'on ne trouve conséquemment point chez les Anciens, & par lequel on désigne les dérangemens ou maladies qui surviennent à l'effet d'une cause contondante, ailleurs que là où elle a été portée. Les Contre-coups peuvent avoir lieu indifféremment dans les divers régions du corps, mais il est beaucoup plus ordinaire qu'ils apparoissent à une partie du crâne opposée à celle qui a été frappée, après les coups reçus à cette partie. *Voyez* les articles CONTRE-FISSURES & PLAIES D'ARMES A FEU. Il est beaucoup d'observations à faire sur l'histoire des Contre-coups à la tête; mais, comme nous y reviendrons en parlant des plaies de cette partie, nous différons ce que nous pourrions en dire, pour nous occuper de ceux qui ont lieu ailleurs; savoir, à la poitrine, au bas-ventre ou aux extrémités. Vouloir, comme quelques-uns, expliquer ces sortes de transmissions de la cause contondante, par une disposition donnée de vaisseaux, c'est courir le pays des hypothèses avec risque de s'y égarer; nous nous contenterons donc, pour ne point nous exposer à un tel danger, de l'exposition de quelques faits qui mettent la chose hors de tout doute. Un soldat, dit M. Duvergé, Médecin à Tours, fut culbuté par un cheval en pleine course; il perdit aussi-tôt connoissance; il rendit du sang par le nez, mais il revint bientôt après. Il parut une tumeur à la tête; on l'ouvrit jusqu'à l'os qui fût trouvé sain. Tous les accidens relatifs à la tête se dissipèrent, mais le malade, quelque tems après, fut pris d'une difficulté de respirer & d'un sifflement violent à la poitrine. On le saigna relativement à ces derniers accidens, & il prit l'émétique, les minoratifs & les béchiques sous toutes les formes; mais ils n'en persistèrent pas moins les mêmes, & sembloient même prendre encore plus d'intensité. Les vomissemens survinrent avec la fièvre, une profonde douleur à la poitrine; & il se forma une vomique qui s'ouvrit du dix-sept au au dix-huitième jour de la chûte, il en sortit une si grande quantité de pus que le malade en fut suffoqué. Le crâne fut ouvert; on n'y trouva aucune chose essentiellement remarquable; on passa à la poitrine, les poumons furent trouvés gorgés de sang & de pus mal digéré. Un jeune homme, dit M. Duponteau, eut une plaie contuse au pariétal gauche; il fut conduit à l'Hôtel-Dieu de Lyon, & ayant été saigné plusieurs fois du bras; sa plaie qui étoit légère, quoiqu'il se fût évanoui au moment du coup, & que le sang lui fut sorti par le nez, &c. parut néanmoins guérie quelque temps après. Le seizième jour, il eut un violent accès de fièvre avec un très-grand mal de tête; la cicatrice se rouvrit; le dix-huitième, il tomba dans l'assoupissement, le bas-ventre s'éleva, se tendit & le malade mourut. On examina sa tête après la mort; on trouva que le péricrâne abandonnoit facilement l'os dans l'endroit de la plaie dont l'étendue égaloit celle d'un écu de trois livres; il n'y avoit point de fracture, le cerveau étoit sain; mais on trouva dans le bas-ventre les intestins tendus & météorisés, les viscères étoient en bon état excepté le foie dont la couleur étoit plus foncée & le volume plus considérable qu'à l'ordinaire. Enfin, en ouvrant son grand lobe, on donna issue à quelques cuillerées d'un pus sanieux semblable à la lavure de chair. Le vuide qu'il avoit fait dans ce viscère, auroit pu contenir un gros œuf. MM. Boudou & Bertrandi citent de pareilles observations.

Les Contre-coups ont également lieu sur la poitrine après l'impression des coups reçus directement sur cette partie. Fabrice de Hildan rapporte qu'un paysan voulant empêcher sa charrette de verser, elle lui tomba sur le corps. Il ne paroissoit aucune plaie à la poitrine ni ailleurs; & néanmoins cet homme se plaignoit de douleurs intérieures, & d'avoir le cœur comme serré avec difficulté de respirer; enfin il mourut le onzième jour. On trouva à l'ouverture du cadavre le péricarde plein d'un sang sanieux dans lequel le cœur étoit plongé. Il est assez ordinaire que les Contre-coups à la poitrine se manifestent par des crachemens de sang, à la suite des coups reçus sur cette partie, quoique cependant il n'y ait aucune côte fracturée. Les maladies qui peuvent alors s'ensuivre sont d'autant plus fâcheuses qu'on ne se doute aucunement de leur nature, ce que nous prouverons par une observation extraite d'une thèse sur la fracture des côtes, soutenue l'année dernière sous la présidence de M. Louis. M. de Marcenay, âgé de cinquante ans, Trésorier du Roi, à Nantes, fut frappé à la partie latérale moyenne & antérieure de la poitrine par le museau d'un cheval. Il éprouva d'abord une légère douleur dont il s'inquiéta peu; cette douleur dégénéra en un sentiment obtus qui fut accompagné d'une dyspnée laquelle dégénéra insensiblement en une affection asthmatique avec crachement de sang. Cet homme mourut à Paris dans un accès d'hémoptysie, M. Louis l'ouvrit, & il trouva dans le lobe du poumon, du côté opposé à celui où il avoit été frappé deux ans auparavant, & où il avoit constamment senti une douleur profonde, une masse lymphatique qu'il enleva aisément; elle étoit plus grosse que le poing, d'une couleur & d'une consistance assez semblable à celle des concrétions polypeuses qu'on rencontre assez souvent dans les ventricules & dans les oreillettes du cœur de ceux qui sont morts depuis quelques jours. On y distinguoit différentes couches qui formoient une substance carniforme, comme il arrive dans les anévrismes faux consécutifs, & au-dedans de la plus profonde étoit environ une once de sang tant fluide que concret. *Ruptum in hoc casu*, termine M. Louis, *commotione arteriæ bronchialis ramulum quis neget? exinde consideratio therapeutica maximi momenti.*

On trouve, dans les Observateurs, beaucoup de faits en faveur des Contre-coups sur les viscères du bas-ventre consécutivement à l'impression d'une cause contondante sur cette région; mais, dans un si grand nombre, nous ne nous fixerons qu'à celui que rapporte M. Duvergé. Un Capitaine, dit-il, pendant le siège de Berg-opzoom, étant à la tranchée, le ventre appuyé contre un sac à terre, un boulet vint frapper dessus avec une telle force que l'Officier fut sur-le-champ renversé sans connoissance. Conduit au dépôt, il revint à lui; mené ensuite à Anvers, il se plaignit à son arrivée d'une pesanteur singulière dans tout le bas-ventre avec une douleur vive & profonde. On ne trouva aucune altération à la peau à l'endroit où le malade auroit pu être frappé, & néanmoins il vomissoit tout ce qu'il prenoit, le pouls étoit petit, les urines arrêtées, le ventre sec, malgré les minoratifs qu'il prenoit, le visage étoit jaune, olivâtre, la fièvre continuelle. Le malade fut saigné quatre fois, il prit des bains & continua les minoratifs; les évacuations s'établirent le vingt-huitième jour, elles eurent même lieu dans son bain; il se sépara jusqu'à des portions du velouté des intestins, le malade fut mis à la diète blanche, & il se rétablit.

Enfin les Contre-coups ont lieu aux extrémités dans les coups & les chûtes précipitées sur quelques parties. La plupart des suppurations qui se font sourdement dans les cavités cotyloïdes des os du bassin, sont ainsi la suite des sauts ou des chûtes de fort haut sur les pieds ou sur le grand trochanter. On a vu des luxations internes succéder à une pareille cause; il faut lire les Observateurs pour voir la vérité de tout ce que nous avançons. Bonnet, Morgagni & J. L. Petit rapportent divers faits de ce genre. (*M. Petit-Radel*).

CONTRE-FISSURE. Ἀπήχημα *Contrafissura.* Solution de continuité, ou fracture des os du crâne à un endroit différent de celui qui a été frappé.

Celse est le premier Auteur qui ait clairement parlé des Contre-fissures. *Solet evenire*, dit-il, *ut alterâ parte fuerit ictus & os alterâ fiderit, itaque si graviter aliquis percussus est, si mala indicia subsecuta sunt, neque eâ parte quâ cutis discussa est, rima reperitur, non incommodum est parte alterâ considerare num quis locus mollior sit & tumeat eumque aperire, si quidem ibi fissum os reperietur.* Mais malgré ce témoignage de Celse, confirmé tous les jours par l'expérience, malgré aussi le sentiment de Soranus qui compare avec raison ce qui arrive en pareil cas à ce qui se passe dans la fracture d'un globe de verre, où la portion rompue l'est souvent au loin de celle qui a été primitivement frappée, Paul n'en est pas moins contre cette opinion. Il se fonde sur ce que la tête est composée de plusieurs os, dont les sutures doivent amortir la violence du coup & empêcher qu'elle ne se communique aux environs; sur ce que l'intérieur de la tête étant rempli par un viscère moux & pulpeux qui ne sauroit transmettre la vibration du coup ailleurs que là où elles commencent; enfin sur ce que Galien dit dans son livre *De usu Partium*, que le crâne n'a point été fait d'une seule pièce, pour que l'effet d'un coup sur une partie ne se transmît point à une autre voisine ou éloignée, ce qui seroit nécessairement arrivé s'il eût été sans suture. Ainsi donc, dit cet Auteur, si le crâne se trouve fendu au côté opposé à celui qui a reçu le coup ou en quelqu'autre endroit; c'est que le malade y en aura reçu un dont il ne se sera point ressouvenu, & dont souvent le manque de contusion extérieure ne peut donner aucun indice. Mais ces raisons sont absolument spécieuses & démontrées fausses par l'expérience journalière & le témoignage des Observateurs. *Voyez* les Observations médico-chirurgicales de Job à Meckrel, les Opérations de Dionis & autres. Nous renvoyons, pour ne point morceler une matière si importante, tout ce qui nous reste à en dire à l'article PLAIE DE TÊTE. (*M. PETIT-RADEL.*)

CONTONDANT, de *contundere*, briser, broyer, épithète par laquelle on désigne tout instrument qui occasionne une division ou meurtrissure, dans le tissu des parties molles, ordinairement sans solution de continuité aux tégumens. La contusion est l'effet de l'instrument contondant; effet qui est d'autant plus fâcheux, que l'instrument est plus irrégulier, & a été porté avec une certaine violence, ainsi qu'on le verra dans l'article suivant. (*M. PETIT-RADEL.*)

CONTUSION, *Contusio*, racine *contundere*, broyer. C'est l'effet local de l'instrument contondant, sur quelques parties du corps humain. La Contusion ne peut avoir lieu, qu'il n'y ait rupture dans une infinité de petits vaisseaux, affaissement dans un très-grand nombre & perte d'organisme dans d'autres. Le sang doit donc stâser dans ceux qui sont encore entiers, & croupir dans les espaces où il est épanché. Il est constaté, par nombre d'expériences & d'observations, que la peau est plus souple, plus élastique, que les parties solides & molles qu'elle recouvre, c'est une vérité sur laquelle les expériences du D. Sauvages ne laissent point de réplique. Elle peut donc rester entière, dans les circonstances où la texture des chairs est comme broyée, ainsi qu'il arrive souvent dans les fortes Contusions, & alors il survient nécessairement tumeur, à raison de l'épanchement des sucs qui ne peuvent s'échapper au-dehors; mais quand la peau souffre une solution de continuité, l'accident prend le nom de Plaie contuse, quoiqu'au fond sa nature soit la même que celle de la Contusion. Quand l'action du corps contondant a été moindre, & que les sucs extravasés, au lieu de se rassembler pour former un même foyer, se répandent çà & là sans former tumeur, quoique la couleur de la peau soit autre, l'effet change de nom, & c'est alors un échymose.

L'échymose est souvent la suite d'une Contusion sans rupture des tégumens, car à mesure que la résorption du sang épanché s'opère, à mesure aussi celui qui reste devenant plus fluide trouve moyen de se porter plus loin, en passant de cellules en cellules, jusques dans des endroits souvent fort éloignés du lieu qui a été frappé. Ainsi, l'on voit à la suite des Contusions de l'œil, le sang épanché dans l'intérieur de l'orbite, se porter à la paupière inférieure, quelques jours après le coup, la gonfler considérablement, de-là, descendre sur les joues & y former une véritable échymose. En général, plus les parties sont formées de tissu cellulaire extensible, plus elles sont fournies de vaisseaux veineux, & soutenues par d'autres qui offrent beaucoup de résistance, plus promptement aussi les effets de la Contusion paroissent. De-là, la prompte formation des bosses au crâne après les coups reçus à la tête, la saillie du globe hors de l'orbite à la suite des Contusions de l'œil. Plus aussi leur texture offre de résistance & de solidité, moins elles sont arrosées de vaisseaux, plus ces mêmes effets sont lents à se manifester; l'on a ainsi vu des exostoses ou des caries, ne se former au crâne, que deux ou trois mois après des coups reçus en cette partie; les Observateurs fourmillent en faits de ce genre.

Pour bien juger de la nature des Contusions, il faut bien connoître celle des parties contuses, la forme des instrumens qui les ont occasionnées, la force avec laquelle ils ont été portés, circonstances qu'il est nécessaire d'apprécier, non-seulement pour le pronostic, mais encore pour se déterminer sur le choix des moyens les plus convenables de guérison. Il ne faut pas s'en tenir aux apparences extérieures, car souvent elles sont très-légères d'abord, & cependant leurs suites n'en sont pas moins très-graves. Bohn cite à cet égard le fait suivant, tiré de Paw. Un homme fut frappé sur le bregma; à l'examen on ne trouva aucune fracture ni fissure, il continua de se bien porter dix mois mois après, quand il fut saisi tout-à-coup d'un vertige qui le fit périr, & assez promptement. En ouvrant son crâne, à l'endroit où il avoit autrefois été frappé, on trouva l'os & les membranes du cerveau fétides & putrides. Ainsi, l'on a vu périr subitement après des coups de bâton portés sur le ventre, ou une forte compression de cette partie par l'essieu d'une voiture, sans qu'il y ait eu aucun désordre au-dehors; & à l'ouverture du cadavre, l'on a trouvé une portion du foye déchirée, la veine-cave rompue, & un épanchement dans tout le bas-ventre: souvent aussi le mal paroît très-étendu au-dehors, comme il arrive lorsque l'échymose se répand au loin, & cependant la guérison n'en est que plus facile, & beaucoup plus que quand le sang est rassemblé dans un seul foyer, comme dans l'épanchement. Tant que les effets de la Contusion se bornent à la partie contuse, & qu'ils n'ont lieu que sur les chairs qui amortissent l'effet du coup, l'on n'a point beaucoup à craindre. Mais si le corps contondans rencontrent des os qui puissent communiquer le mouvement à raison de leur résistance, l'ébranlement ou la commotion devient générale, & l'origine du système des nerfs, en en éprouvant les effets, tombe dans une atonie qui souvent est suivie assez promptement de la mort. Ainsi, dans les batailles, on voit périr en quelques heures, ceux dont les membres ont été emportés par un boulet de canon; quoique l'amputation ait été convenablement faite, non-seulement la partie frappée tombe alors dans une stupéfaction complette qui empêche tout engorgement, mais encore les effets de cette stupéfaction, se communiquent jusqu'au foyer de la vitalité, qu'elle éteint en quelque sorte.

On peut distinguer les Contusions relativement au prognostic, en internes & en externes; celle-ci sont généralement peu fâcheuses, si l'on en excepte celles qui sont occasionnées par les plaies d'armes à feu; elles cèdent toujours aux topiques, & aux ouvertures bien ménagées qu'on fait dans l'intention d'évacuer les humeurs qui se sont épanchées. Il n'en est pas de même de celles qui sont internes, elles sont presque toujours mortelles à raison de la déchirure, du broyement des viscères, & des épanchemens qui en est la suite. On peut regarder également comme telles, les fortes Contusions de la tête, & des lombes, dont les effets se communiquent au cerveau, à la moëlle épiniaire, & qui sont toujours accompagnées de commotion, d'épanchement ou de paralysie, & par suite de dépôts intérieurs & de gangrène. Cette dernière terminaison est d'autant plus à craindre dans les Contusions extérieures, que l'atonie dans les vaisseaux est plus grande, que les gros troncs nerveux se sont plus ressentis de la violence du coup, & que les parties contuses sont plus bridées par des gaînes & des capsules aponévrotiques. Elle est plus ordinaire chez les vieillards, les cacochymes, les hydropiques & autres sujets dont les humeurs pèchent par un principe de dissolution.

La Contusion dont les effets ne sont point portés au plus haut point, peut se guérir spontanément dans l'espace d'un certain tems. Le sang à la longue devient plus fluide, il s'étend dans le tissu cellulaire d'alentour, & pris par les nombreuses bouches des absorbans, il est reporté au torrent général de la circulation. Cette résorption est prouvée par plusieurs expériences & observations qui contribuent à confirmer la grande doctrine de l'absorption. Sans doute que le sang lui-même souffre un commencement de dissolution, qui facilite sa rentrée, du moins on peut le penser, d'après les changemens successifs de couleur, par lesquels il passe dans les échymoses, & les contusions qui sont sous la vue. La résolution dans les Contusions, est fondée sur ces deux opérations; mais pour qu'elle ait lieu, il faut que le sang épanché ne soit point en trop grande quantité, il faut que les absorbans des environs jouissent pleinement de leurs facultés, sans quoi cette humeur n'étant point reprise, elle s'accumule, souvent offre une fluctuation manifeste, & les vaisseaux qui ont perdu une partie de leur ressort, se laissant facilement engorger, il survient une stase inflammatoire, qui se confond avec les effets de la Contusion, de manière à former une maladie très-compliquée.

Il n'y a guères que les remèdes généraux, & notamment les saignées, qui puissent remédier aux Contusions internes, & encore souvent sont-elles inefficaces; il n'en est point ainsi à l'égard des externes; elles demandent un traitement varié, & approprié à leur nature. Quand elles sont légères, en quelque sorte superficielles, & sans aucun épanchement, elles se dissipent aisément au moyen des résolutifs spiritueux. On applique dessus des compresses trempées dans l'eau-de-vie camphrée, dans une solution de sel marin, animée d'eau-de-vie, ou dans de l'eau, dans laquelle on a fait dissoudre de la boule de mars, ou bien on la recouvre d'un cataplasme, fait avec du persil, aiguisé d'un peu de sel commun. La tumeur, qui étoit noire & livide, devient successivement d'une couleur brune, rougeâtre, puis jaune, & la peau, par des nuances insensibles, revient à sa première couleur. On conseille, quand la Contusion est sur les parties dures, & qu'elle forme ce qu'on appelle une bosse, de tenir très-serré dessus une pièce de monnoie, non pour en procurer la résolution, car ce moyen, par lui-même, est inefficace, mais pour empêcher les progrès ultérieurs de la tumeur, & la disséminer à l'entour, ce qui rend la résorption plus facile. Si la Contusion est plus considérable, que ses effets se soient portés plus profondément, & qu'on ait tout lieu de craindre l'inflammation, ou quelque suite encore plus fâcheuse, il faut saigner du bras ou du pied, selon que la poitrine ou la tête ont été affectées; on réitère si les circonstances le demandent, on fait observer le régime, & l'on prescrit les infusions chaudes & résolutives, tels que les vulnéraires de suisse, la sanicle, la véronique, & autres plantes de ce genre. Mais si la résolution est lente à s'opérer, quoiqu'il n'y ait aucun épanchement décidé, si la stupeur est toujours la même, on a tout lieu de craindre la gangrène; il faut, en pareil cas, avoir recours aux résolutifs & aux anti-septiques les plus forts. Un cataplasme de farines résolutives, animé de sel ammoniac & d'eau-de-vie, paroît très-convenable, on le réitère souvent, & pour peu qu'il se forme des escarres, il faut les ouvrir, les fomenter avec la décoction d'absynthe & l'eau-de-vie camphrée, & substituer aux cataplasmes l'emplâtre de styrax.

Quand il y a épanchement, il faut alors avoir recours aux incisions pour donner issue au sang épanché; il convient cependant de ne s'y déterminer que quand l'épanchement est rassemblé en un seul foyer, à moins cependant que la fluctuation ne fût bien manifeste: on se déterminera d'autant plus à ces incisions, qu'on présumera l'ouverture de quelque gros vaisseau; car alors il faut se rendre maître du sang, & porter une ligature ou un moyen de compression quelconque sur le vaisseau ouvert. On peut attendre dans les épanchemens qui ne sont pas bien considérables; les ouvrir trop promptement, c'est donner accès à l'air sans nécessité; ce qui ne peut qu'occasionner une fonte putride qui n'a déja que trop de penchant à se développer. Les scarifications ont également leur utilité dans les cas où l'engorgement porté au plus haut point ne pourroit céder aux résolutifs. Elles donnent voie à ces remèdes, & préviennent la fonte putride; mais il faut les porter assez profondément pour atteindre jusqu'au fond de la Contusion; on étuvera la partie avec une éponge trempée dans l'eau marinée, on emportera tous les caillots de sang, & lorsqu'on aura bien nétoyé toutes les plaies, on les recouvrira de plumasseaux enduits de digestifs animés, & l'on appliquera par-dessus un emplâtre de styrax, ou des compresses trempées dans l'eau-de-vie camphrée. Peu-à-peu les chairs reprennent leur ressort, elles s'avivent pour ainsi dire, le dégorgement des sucs arrêtés & infiltrés s'opère, les chairs & le tissu cellulaire qui ne peuvent reprendre la vie, tombent en dissolution, & se séparent par lambeaux, la suppuration s'établit, elle est d'abord putride, mais peu-à-peu elle prend un meilleur caractère, & enfin elle devient très-louable, la plaie n'est plus alors qu'un ulcère benin qu'on conduit à cicatrisation, comme nous le dirons à l'article ULCÈRE. Il arrive quelquefois que le sang reste fluide pendant plusieurs mois dans le foyer de la Contusion, sans qu'il lui arrive le moindre changement, & sans qu'il en survienne de bien grands accidens, particulièrement quand la Contusion a lieu dans les membres, & que le foyer se trouve au milieu des chairs. On pourroit, en pareil cas, se contenter de faire une ponction à la tumeur, si la fluctuation étoit bien évidente, ou simplement y faire une petite incision avec la pointe d'une lancette, & en exprimer ensuite le sang, moyennant une compression sagement ménagée. M. Hévin cite un fait, où ce moyen lui réussit complettement: « Un vieillard, dit-il, portoit depuis quinze mois une tumeur énorme avec fluctuation, qui occupoit toute la région lombaire & les deux tiers des fesses; c'étoit la suite d'une forte contusion, occasionnée par la chûte d'un arbre sur les lombes. Aidé des conseils de M. Andouillé, je fis quatre incisions de deux travers de doigts aux parties latérales, supérieures & inférieures de cette tumeur volumineuse, qui rendit successivement plusieurs pintes d'un fluide de couleur de lie de vin rouge; je parvins, avec beaucoup de tems & de soins, à procurer, au moyen de la compression expulsive assiduement soutenue, le recollement de cette étendue considérable de tégumens dilacérés. » La Contusion des parties ligamenteuses, membraneuses, aponévrotiques & nerveuses, donnent souvent naissance à des accidens fort graves, notamment aux étranglemens qui déterminent la gangrène de tout membre. Aussi, les saignées ici doivent-elles beaucoup être répétées plus fréquemment; on s'opposera à l'irritation & à ses suites par des cataplasmes des & fomentations anodines & relâchantes, on prescrira même intérieurement les opiacés; mais, pour peu que les accidens tardent à céder, il faut en venir au débridemens & sacrifications que l'on fait en différens sens avec les ménagemens que la structure des parties indique. Les articulations demandent plus d'attention que toute autre partie, pour ne point intéresser la capsule; mais, en général, les Contusions de ces parties sont toujours très-fâcheuses, elles sont suivies d'engorgemens profonds qui ne peuvent se résoudre, & qui souvent nécessitent l'amputation. Il faut toujours inciser jusqu'au périoste quand la Contusion a été assez profonde pour l'atteindre, autrement l'étranglement de cette membrane pourroit s'étendre très-loin, & occasionner une dénudation de l'os, à laquelle il seroit difficile de remédier par la suite. (*M. PETIT-RADEL.*)

COQUELOURDE. Cette plante, d'un goût âcre, est regardée comme diurétique & emménagogue. On l'a recommandée comme un remède très-utile dans la goutte-sereine, & on en donne l'extrait, en pareil cas, à la dose de quatre ou cinq grains, deux ou trois fois le jour, que l'on peut augmenter ensuite par degrés. On en a vanté aussi les effets dans les affections des os vénériennes & autres, dans les ulcères avec carie, les éruptions chroniques, &c. Les qualités sensibles de ce remède, donnent lieu de penser qu'il peut-être très-actif; son efficacité cependant a besoin d'être confirmée par de nouvelles expériences.

COQUERET *ou* ALKEKENGI. Les bayes de cette plante sont réputées utiles pour le mal de dents. On pétrit ces bayes avec un peu de cire; on en fait des globules qu'on jette sur un fer rouge, pour en recevoir la fumée dans la bouche, ce qui calme la douleur.

CORDÉE. Racine. *Chorda.* Corde. C'est une épithète qu'on donne à une espèce de gonorrhée, qui est accompagnée d'une forte tension de la verge ou d'un véritable priapisme. *Voyez* tout ce qui a rapport à ce symptôme à l'article GONORRHÉE. (*M. PETIT-RADEL.*)

CORPS ETRANGERS. On donne ce nom à toute espèce de substance qui n'entrant point dans la composition de notre corps, s'y trouve cependant renfermée, soit qu'elle se soit formée & développée dans quelqu'un de nos organes, soit qu'elle soit venue de dehors. Les Corps Étrangers de l'une & de l'autre classe peuvent être animés, ou inanimés.

Ceux de la première classe sont les pierres & autres concrétions analogues, qui se forment dans la vessie, dans les reins, dans les bronches, dans la vésicule du fiel, ou dans toute autre partie; la môle dans la matrice, les vers & autres insectes qui s'engendrent dans les intestins, l'estomac, les sinus frontaux, les sinus maxillaires & ailleurs; les substances organiques privées de vie telle que les esquilles d'os, les escarres, l'enfant mort dans le sein de sa mère; &c.

Les Corps Etrangers venus de dehors sont

entrés dans le corps en faisant une division, ou sans faire de division. Ceux qui entrent en faisant une division, sont tous les Corps portés avec violence, tels qu'une balle de fusil, un éclat de bombe, une flèche, &c. Ceux qui entrent sans faire de division peuvent être de toute espèce de substances; ils s'introduisent dans les ouvertures naturelles, dans les yeux, dans le nés, dans la gorge, dans les oreilles, dans l'anus, dans l'urètre & dans la vessie.

La diversité des Corps Étrangers qui peuvent entrer, ou s'engendrer dans le corps humain, les différens endroits où ils se placent, les moyens singuliers qu'il faut quelquefois imaginer pour en faire l'extraction; enfin les accidens graves & extraordinaires que les Corps Étrangers occasionnent souvent, ne permettent pas de donner des règles bien précises sur les différentes manières d'en faire l'extraction. Toutes ces choses demandent beaucoup plus d'expérience, d'adresse & de génie, que de préceptes. Il y en a cependant quelques-uns que le Chirurgien dans les cas de cette nature ne devroit pas perdre de vue ainsi.

1.° On doit faire l'extraction des Corps Étrangers le plutôt qu'il est possible. Le délai peut exposer le malade à de fâcheux accidens, parce que les Corps Etrangers gênent les fonctions des parties où ils se trouvent. Il peut même, dans bien des cas, augmenter la difficulté de l'opération, comme lorsque ces corps se sont formés au-dedans, & tendent à augmenter en volume; ou lorsqu'ils ont occasionné une violente inflammation & un gonflement considérable de la partie où ils sont logés.

2.° Il y a des Corps Etrangers qu'on peut extraire sans faire aucune ouverture, tels sont ceux qui ont été introduits dans quelqu'une des ouvertures naturelles, dans la gorge par exemple, dans le fondement, dans l'oreille, &c. Il y en a d'autres qui requièrent absolument une division des parties qui les renferment comme la pierre formée dans la vessie; mais toutes les fois qu'un Corps Etranger s'est introduit par violence sans laisser au-dehors quelque portion par laquelle on puisse le saisir, il faut aggrandir, autant que cela sera praticable, l'ouverture qu'il s'est faite, avant que d'en tenter l'extraction.

3.° Pour faire l'extraction d'un Corps Etranger de quelque espèce qu'il soit, il faut bien se rappeller la structure de la partie dans laquelle il a été introduit, ou dans laquelle il s'est engendré; s'informer de sa nature, de sa grosseur, de sa consistance & de la force avec laquelle il a été poussé dans le corps, supposé qu'il soit venu de dehors; enfin tâcher de découvrir sa situation. Il faut ensuite mettre le malade & la partie affectée dans une posture commode, & telle que les muscles soient dans un état de relâchement; choisir les moyens les plus convenables à l'espèce du Corps Etranger pour en faire l'extraction, & faire des injections d'huile d'amandes douces dans les ouvertures naturelles où il est entré, afin d'en faciliter la sortie en lubréfiant le passage.

4.° Quand on ne peut tirer les Corps Etrangers que par le moyen d'une division, ou de l'aggrandissement d'une ouverture déjà faite, il faut en faisant l'incision, éviter les gros vaisseaux, les tendons & les nerfs; la faire, autant qu'il est possible, suivant la direction des fibres des muscles, & la proportionner au volume du Corps Etranger. Il est mieux de la faire plus grande que plus petite, sur-tout lorsque la partie qu'on incise est membraneuse ou aponeurotique; car les petites divisions dans les parties de cette nature sont presque toujours suivies d'accidens.

Quant aux moyens dont on se sert pour faire l'extraction des Corps Etrangers, ils sont différens suivant les différentes espèces de ces corps, & suivant celles des parties dans lesquelles ils sont engagés, ou dans lesquelles ils se sont formés. Il vaut mieux quand on le peut les tirer avec les doigts, ou avec la main qu'avec un instrument.

Pour tirer les balles de fusil, les éclats de bombes, de grenades, &c. on se sert de tire-balles, & de pinces ou de pincettes de différentes espèces. *Voyez*, PLAIES.

On tire les pierres de la vessie avec des tenettes, & celles de l'urètre avec des curettes, &c. *Voyez* LITHOTOMIE.

On a imaginé divers instrumens pour tirer de la matrice l'enfant mort, ou sa tête qui y seroit restée après l'extraction du corps. Tels sont les instrumens appelés tire-têtes, crochets, forceps, &c. *Voyez* ACCOUCHEMENT, EMBRYOTOMIE.

Des Corps Etrangers entrés dans les yeux.

Quand la poussière, ou quelques autres petits corps, tels que de la poudre à canon, quelques grains de plomb, ou quelques autres parcelles de métaux sont entrés dans l'œil, & ne sont point engagés dans les tuniques, on les tire avec l'extrémité d'un petit morceau de papier roulé; quand ils sont engagés dans les tuniques, on les fait sortir avec la pointe d'une aiguille. Comme ces parties sont extrêmement irritables, des particules presque imperceptibles de matières étrangères suffisent quelquefois pour occasionner une inflammation très-fâcheuse; cela est vrai sur-tout des substances métalliques qui sont trop pesantes pour être entraînées par les larmes. Nous avons vu une violente ophtalmie guérie au bout de six mois par l'extraction d'une petite paillette d'acier, dont on avoit, dès le commencement, soupçonné la présence sans pouvoir la découvrir, & qui fut enfin retirée par le moyen d'un aimant.

Des

Des Corps Étrangers introduits dans l'oreille.

On voit souvent des symptômes fâcheux résulter de la présence de Corps Etrangers dans le conduit de l'oreille. Les enfans, en jouant, se mettent quelquefois des pois, des noyaux de cerise, &c. dans cette partie; certains insectes s'y introduisent; d'autres fois des tampons de coton ou même de linge y demeurent logés après y avoir été poussés à dessein, ou par inadvertence.

Il faut se servir de pincettes, dont les extrémités soient minces & étroites pour saisir les insectes & les autres corps qui donnent une prise facile, sur-tout lorsqu'ils ne sont pas très-enfoncés dans le conduit. Une petite curette sera plus commode pour retirer les corps lisses & globulaires, dont on facilitera la sortie en lubréfiant auparavant le passage avec un peu d'huile.

Si des insectes ont pénétré jusqu'au fond du conduit, de manière que l'on ne puisse pas les saisir avec la pince, ce qu'il y a de mieux à faire, est de tâcher de les faire sortir au moyen de quelques injections d'eau tiède; mais comme il n'est pas toujours facile de les entraîner avec le fluide injecté tant qu'ils conservent de la vie, il faudra commencer par les tuer en remplissant le conduit avec de l'huile, ou quelqu'autre liqueur qui agisse sur eux comme un poison, sans nuire cependant au tympan. On pourroit employer dans cette intention l'eau de chaux, l'esprit-de-vin & divers autres fluides; mais l'huile, qui de tous est le plus innocent, suffira dans la plupart des cas.

Les pois & autres corps mous qui se gonflent par l'humidité, augmentent quelquefois tellement de volume lorsqu'ils ont séjourné un certain tems dans l'oreille qu'on a beaucoup de peine à les retirer. Il faut chercher alors à les briser avec les pointes des pincettes, ou avec un petit crochet qu'on introduit avec précaution dans le passage, ou avec les ciseaux courbes, inventés par M. Brambilla, pour cet objet (*Voyez* CISEAUX.); après quoi on les retirera facilement par les moyens indiqués ci-dessus.

Des Corps Etrangers engagés dans l'œsophage.

Il n'y a guères d'endroits où des Corps Etrangers s'engagent plus souvent que dans l'œsophage. L'usage de cet organe en fait sentir la raison, & sa grande sensibilité donne lieu de craindre beaucoup d'accidens qu'ils peuvent occasionner en s'arrêtant dans cette partie.

Les Corps Etrangers, qui peuvent s'engager dans l'œsophage, sont, non-seulement des alimens, tels que des morceaux de croûte de pain ou de viande mal mâchés, mais encore des corps de différentes espèces, que le hasard pour l'ordinaire fait avaler seuls ou avec les alimens, tels que des arrêtes de poisson, des petits os, des noyaux, des épingles, des pièces de monnoie, &c. Ces substances, en séjournant dans le pharynx ou dans l'œsophage peuvent causer de grands accidens; si on les pousse dans l'estomac, elles en peuvent causer d'autres plus considérables; ainsi, il faut tâcher de les retirer au plutôt. On se sert pour cela des doigts, & si les doigts ne peuvent les atteindre, on se sert de pincettes; quelques-uns ont recommandé pour cet objet un crochet en forme d'hameçon, d'autres différens instrumens adaptés aux circonstances particulières. On a souvent tenté de produire le même effet en excitant le vomissement, & ce moyen a réussi quelquefois, mais il n'est pas sans danger, & l'on a vu les accidens les plus graves en être la conséquence.

Quand on ne peut pas faire sortir ces Corps Etrangers, on les pousse dans l'estomac par le moyen d'un poireau, d'une sonde de plomb, d'une grosse bougie, ou d'une éponge fine solidement fixée au bout d'une verge de baleine très-lisse, de quinze à seize pouces de long. On se sert aussi de petits morceaux d'éponge, attachés à des bouts de fil; on fait avaler ces éponges, & l'on donne à boire au malade. Les morceaux d'éponge, gonflés par l'eau dilatent le canal & facilitent la descente des Corps Etrangers dans l'estomac. Mais si ces corps sont très-durs & insolubles par les sucs digestifs, il ne faut pas avoir recours à de pareils moyens qui pourroient entraîner les plus funestes conséquences. On comprend aisément qu'une aiguille, une esquille d'os, ou tout autre corps pointu, percera facilement l'œsophage suivant la position dans laquelle il se trouve engagé, si l'on emploie quelque force pour le faire descendre. Il est possible d'ailleurs que ce déplacement, lors même qu'il peut s'exécuter, laisse le malade dans une condition tout aussi fâcheuse pour le moins que la précédente; car lorsque ces Corps Etrangers sont gros, raboteux, angulaires ou pointus, ils peuvent, en passant par le pylore, par la valvule du cœcum, & même dans tout le trajet du canal intestinal jusqu'à l'anus, causer des douleurs de colique, & des inflammations d'entrailles très-dangereuses.

Pour calmer ces accidens, & pour faciliter le passage de ces corps par les intestins, & leur sortie par l'anus, il faut faire prendre au malade de l'huile d'amandes douces, & l'engager en même-temps à se donner beaucoup de mouvement. On a recommandé aussi de faire avaler du mercure crud, & l'on a vu, dit-on, cette méthode avoir un heureux succès. Mais il arrive souvent que, malgré ces secours, les Corps Etrangers s'arrêtent dans quelque endroit du trajet qu'ils parcourent, & par leur séjour y occasionnent une tumeur phlegmoneuse qui suppure, & qui étant ouverte donne une issue par laquelle le Corps Etranger peut être tiré, ou sortir de lui-même.

Lorsqu'un Corps Etranger est parvenu jusqu'au rectum, & que sa grosseur ou l'irrégularité de sa figure l'empêche de sortir par l'anus, il faut le tirer avec des pinces, ou faire même pour cela une incision à cette ouverture naturelle, si elle est trop petite pour le laisser passer.

Quand les Corps Etrangers résistent aux différens moyens qu'on emploie pour les tirer au-dehors, ou pour les pousser dans l'estomac, si l'on a cru pouvoir tenter ce moyen; si en même-tems la douleur qu'ils occasionnent n'est pas très-considérable, s'ils ne gênent pas trop la respiration, s'ils laissent un passage suffisamment libre aux alimens & à la boisson, il est de la prudence de ne pas faire de nouvelles tentatives pour les déplacer, mais de les abandonner à la nature, en se contentant de faire quelques saignées au malade, de lui donner souvent de l'huile d'amandes douces, & de lui faire prendre des lavemens. Mais si ces corps arrêtés dans l'œsophage par la compression qu'ils exercent sur le larynx se trouvoient gêner considérablement la respiration, il faudroit faire promptement à la trachée-artère une ouverture qui pût suppléer pour quelque tems au passage naturel de l'air (*Voyez* Bronchotomie.). Les parties très-gonflées par la pression du corps étranger, & par le défaut de respiration se dégonflent dès que l'air a un passage libre dans les poulmons, & permettent alors de tenter le déplacement du Corps Etranger.

Dans les cas où l'œsophage est tellement obstrué que les alimens ne peuvent plus pénétrer dans l'estomac, quelques auteurs ayant égard à la structure des parties & à leur situation, relativement à la trachée-artère, prétendent que l'on peut faire sans risque à l'œsophage dans le lieu où le corps est arrêté, & du côté gauche une ouverture pour tirer ce corps en-dehors, ou pour le pousser dans l'estomac. Cette opération pourroit également parer à la gêne de la respiration, & seroit préférable à la bronchotomie si elle étoit également praticable. Nous renvoyons ce que nous avons à dire à ce sujet à l'article Pharyngotomie.

Lorsque ces corps ont été abandonnés à eux-mêmes, on a vu quelquefois la nature les rejetter au bout d'un certain tems. Une petite suppuration formée dans les endroits où ils étoient retenus, a relâché les parties de manière qu'ils ont pu se dégager, & que les malades les ont rendus, soit en toussant, soit en vomissant.

Des Corps Etrangers tombés dans la trachée-artère.

Les Corps Etrangers que l'on avale, au lieu de s'engager dans l'œsophage, passent quelquefois dans la trachée-artère, & dans ce cas ils s'arrêtent le plus ordinairement à l'entrée de ce canal, ou dans les ventricules du larynx; quelquefois, mais plus rarement, ils tombent dans les bronches. Les accidens qu'ils occasionnent dans ces organes sont des plus graves, à cause de l'extrême irritabilité de la partie affectée qui, donnant lieu à une toux convulsive, met le malade dans le plus grand danger de suffocation, & pour l'ordinaire, ne tarde pas à le suffoquer effectivement s'il n'a pas promptement du secours; quelquefois même avant qu'on ait eu le tems de lui en administrer aucun. Nous avons vu un enfant de sept à huit ans périr en peu de minutes pour avoir avalé une fève de haricot qui étoit entrée dans la glotte; & nous croyons devoir observer en passant que ces fèves, en raison du poli de leur surface & de leur forme, sont plus propres qu'aucun autre Corps Etranger à prendre cette route; ce qui est confirmé par le nombre d'exemples qu'on trouve dans les Auteurs de pareils accidens, causés par cette même espèce de corps. *Voyez* particulièrement le Mémoire de M. Louis, *sur les Corps Etrangers tombés dans la trachée-artère*, dans le tom. IV des Mémoires de l'Académie de Chirurgie.

On est souvent tombé dans une erreur funeste, en supposant qu'un Corps Etranger, passé dans la trachée-artère, étoit demeuré dans l'œsophage, & en appliquant, au premier cas, les secours qui ne pouvoient être indiqués que dans le dernier. Il est cependant assez aisé pour l'ordinaire de les distinguer; car si le Corps Etranger est dans dans l'œsophage les malades, ou ne peuvent pas avaler du tout, ou n'avalent qu'avec beaucoup de peine les alimens solides, les fluides même reviennent fréquemment par le nez; une bougie ou une sonde flexible, introduite dans ce canal, ou même la seule inspection du pharynx, fait découvrir le Corps Etranger; au lieu que, s'il est entré dans le larynx, le malade avale avec facilité, mais il ne respire qu'avec peine, sa voix est rauque, il a de tems en tems des quintes violentes de toux qui menacent de le suffoquer; l'on ne peut, en aucune manière, appercevoir le Corps Etranger, & si l'on presse le nœud de la gorge le malade ressent une vive douleur. On a observé quelquefois, à la suite de cet accident, une tumeur emphysémateuse, au-dessus des clavicules, symptôme occasionné (suivant l'explication également juste & ingénieuse qu'en donne M. Louis) par la difficulté de l'expiration, & par le refoulement de l'air qui a eu lieu dans les quintes de toux, vers la surface du poumon, dans le tissu spongieux de ce viscère, d'où ce fluide, passant dans les cellules qui unissent le poumon à sa membrane propre que la pleure lui fournit, & de-là entre les lames du médiastin, parvient enfin au-dessus des clavicules, & pourroit passer beaucoup au-delà si la mort du malade ou les secours de la Chirurgie n'y mettoient obstacle. *Voyez* Emphysème.

Il arrive assez généralement dans les cas de cette nature, que le malade éprouve des intervalles de calme, pendant lesquels la toux est suspendue, il respire plus librement, il peut dormir ou vaquer à ses occupations, mais le Chirurgien ne doit point être la dupe de ces apparences favorables; la plus légère cause capable d'animer la respiration ou d'exciter un peu de toux, certains mouvemens du corps, sur-tout s'ils sont un peu brusques, ramèneront à l'instant les plus violens symptômes. C'est une loi de l'économie animale, que toute action des muscles est au bout de quelque tems suivie du relâchement de ces organes, quoique la cause irritante qui l'excitoit n'ait pas cessé d'agir. Dans le cas qui nous occupe, l'action musculaire qui produit la toux, se calme peu-à-peu malgré la présence du Corps Etranger qui l'excitoit; & celui-ci descend alors dans une portion plus large du canal où il gêne moins le passage de l'air; mais si un mouvement plus rapide de ce fluide le rapporte vers la glotte, il irrite cet organe doué d'une sensibilité exquise, & oppose en cet endroit un obstacle beaucoup plus considérable à la respiration.

Lorsqu'il s'agit de faire sortir un Corps Etranger engagé dans la trachée-artère, les Auteurs ont presque tous conseillé, en se copiant les uns les autres de faire éternuer ou vomir le malade. Mais il faut être bien peu versé dans l'Anatomie pour ne pas sentir combien il est peu probable qu'on réussit par de pareils moyens, & combien il l'est au contraire qu'on poussera l'obstacle contre la glotte, de manière à empêcher le passage de l'air, & que l'on s'exposera au danger de faire périr le malade à l'instant. Les exemples cités pour prouver le succès de cette pratique, ne sont rien moins que concluans; il n'est point démontré que les corps rejettés, après qu'on avoit usé de moyens de cette nature, eussent été réellement logés dans la trachée-artère; on ne conçoit pas trop comment le vomissement ou l'éternuement auroit pu chasser du larynx des Corps que la toux n'avoit pu en faire sortir. D'ailleurs ces faits sont en trop petit nombre pour balancer un instant celui des tentatives du même genre qui ont été infructueuses.

Il n'y a jusqu'à présent qu'un seul moyen sur lequel on puisse compter pour sauver les personnes qui ont eu le malheur de laisser passer un Corps Etranger dans la trachée-artère, c'est de faire promptement une ouverture à ce conduit, opération aussi peu dangereuse que le succès en est certain. L'effet en est de donner à l'instant un libre passage à la respiration, & au Chirurgien un moyen d'autant plus sûr de dégager le Corps Etranger que le courant d'air l'amène naturellement auprès de l'ouverture; & que s'il ne le pousse pas au-dehors, rien ne sera plus aisé que de le saisir. *Voyez*, pour les détails de cette opération, l'article BRONCHOTOMIE.

Des Corps Etrangers dans la vessie.

Les Corps Etrangers qui peuvent se trouver dans la vessie, sont de deux espèces. Les uns se sont formés dans cette cavité, tels sont les pierres, les autres ont été introduits dans la vessie, tels sont une sonde de plomb, une bougie, une aiguille d'ivoire ou de métal, des fèves de haricot, des épis de bled & divers autres Corps qu'on y a trouvé en différentes occasions.

On ne peut trop tôt faire l'extraction de ces Corps Etrangers; des pierres, parce que plus elles séjournent dans la vessie, plus elles augmentent en volume; des autres Corps, parce que s'incrustant plus ou moins promptement, selon la qualité des urines d'une matière terreuse, ils deviennent ainsi le noyau d'une pierre. *Voyez* LITHOTOMIE.

On peut quelquefois, sans faire d'opération, retirer les Corps introduits de l'extérieur dans la vessie des femmes, parce que l'urètre, chez elles, est plus court & plus large que chez les hommes. Ainsi, on essaye, en portant un ou deux doigts dans le vagin & du côté de la vessie, de pousser le Corps Etranger vers le col, pour l'engager dans l'urètre, de manière qu'on puisse le saisir avec une petite pince. Chez les hommes, on ne peut pas se flatter d'y réussir, à moins que le Corps Etranger ne se trouve encore en partie dans le canal. *Voyez* à l'article BOUGIE, ce que nous avons dit relativement à cet objet.

Nous ne finirions pas, si nous voulions nous arrêter sur les différens cas, mentionnés par les Auteurs, de Corps Etrangers introduits, soit dans l'anus, soit dans la vessie, soit dans les autres voies naturelles (1). Nous n'en connoissons point de plus extraordinaire que celui d'une femme qui a subi cinq fois à l'Hôtel-Dieu l'opération de la taille, & qui enfin a été convaincue, l'année dernière, d'avoir introduit elle-même, par l'urètre, toutes les pierres qu'on lui a tirées de la vessie. La misère & la paresse engageoient cette malheureuse à user de ce moyen, pour obtenir à chaque fois, soit dans l'Hôpital, soit de la part des personnes charitables qui la protégeoient, des secours, qu'autrement elle auroit été obligée de se procurer par le travail.

Des Corps Etrangers engagés sous la peau.

Il n'est peut-être aucune des parties molles du corps, où l'on n'ait quelquefois rencontré des Corps Etrangers; il n'est pas très-rare d'en trouver dans les muscles, ou sous la peau; ce sont le plus souvent des aiguilles, quelquefois des épingles, des épis de bled, &c. Ces Corps qui, pour l'ordinaire, ont été avalés, ont, en raison de leur forme & de la pression qu'ils ont éprouvée, pénétré peu-à-peu au travers des membranes & des chairs qui se sont trouvées

(1) Voyez le Mémoire de M. Morand sur les Corps Etrangers, appliqués à différentes parties du Corps. Mémoire de l'Académie de Chirurgie, Tome III.

sur leur passage, & ont glissé principalement le long du tissu cellulaire jusqu'à l'endroit où ils se font appercevoir, quelquefois par une tumeur phlegmoneuse, qui cause une douleur plus ou moins vive, d'autres fois sans causer d'irritation, ni d'autre tumeur que celle qui résulte de leur propre volume. J'ai vu chez un enfant de trois ans une tumeur longue, étroite & mobile, logée sous la peau sur la convexité d'une côte; elle étoit si peu douloureuse, que l'on pouvoit la manier sans que l'enfant se plaignît. Sa forme ne me laissa aucun lieu de douter qu'elle ne fût l'effet d'un Corps Etranger, & une très-petite ouverture faite avec le bistouri sur l'une de ses extrémités, laissa paroître la pointe d'une aiguille, qui avoit environ dix-huit lignes de long, & qui étoit tout-à-fait noire. Les parens de l'enfant ne purent me donner aucun éclaircissement sur la manière dont cette aiguille s'étoit introduite dans son Corps. On trouve, chez les Auteurs, beaucoup de faits de la même nature. M. W. Hunter a retiré du bras d'une Demoiselle une aiguille dont la pointe se présentoit sous la peau, & qui se trouva enfilée d'un long bout de fil. La pratique, dans tous les cas de cette espèce, est fort simple, & ne requiert aucun précepte. Lorsque le Corps Etranger détermine la formation d'une tumeur phlegmoneuse, il faut traiter cette tumeur comme tout autre abcès, & faire l'extraction du Corps irritant dès qu'on peut l'appercevoir.

CORROBORANS. Ce sont les médicamens qui, appliqués extérieurement, ont la propriété de contracter les simples solides, & de rétablir le ton des fibres organiques. Ils sont indiqués dans les maladies qui viennent de l'inertie, ou du défaut d'action des nerfs & des muscles.

Les Corroborans sont, 1.° *Aromatiques*, comme la sauge, la menthe, le romarin, la melisse, les fleurs de bétoine, de camomiles, de lavande, le thim, l'origan. 2.° *Amers*, comme le kinkina, l'absynthe, le marrube, le trèfle d'eau, la rhue, la petite centaurée. 3.° *Spiritueux*, comme le vin rouge ou le blanc, l'eau-de-vie simple ou camphrée, l'esprit-de-vin, l'esprit-de-romarin, &c. 4.° *Aqueux froids*, comme l'eau très-froide, la neige, la glace.

CORROSIFS. *Voyez* CAUSTIQUES.

CORS. Petits tubercules durs & semblables à des verrues plates, que les Auteurs latins appellent *clavi pedum*, soit à cause de leur figure, soit à raison de la douleur qu'ils occasionnent, laquelle peut être comparée à celle que produiroit un clou enfoncé dans une partie. Ils se manifestent sur-tout aux pieds, & particulièrement sur les orteils ou entre les orteils. Ils paroissent en général n'être autre chose qu'une substance inorganique, produite par l'épaississement de l'épiderme; quelquefois cependant ils sont évidemment pourvus de nerfs & de vaisseaux, comme il paroît par la douleur qu'on occasionne, & par le sang qu'on fait couler en les coupant. Pour l'ordinaire ils ont leur siège sur la peau; il y a des cas néanmoins où ils pénètrent sa substance & s'enfoncent jusques aux tendons, & même jusqu'au périoste. Ce sont presque toujours les souliers trop étroits qui font venir des Cors aux pieds; & ceux qui en ont ne souffrent jamais tant que pendant l'été, & lorsqu'ils sont obligés de rester long-tems debout, ou de faire quelque grande marche. Aussi le moyen le plus sûr de s'en garantir est-il de porter de grands souliers, qui ne compriment en aucune façon les orteils; sans cette précaution on ne sauroit s'en débarrasser, quelque moyen qu'on emploie pour cela.

Après avoir écarté toute compression de dessus les parties affectées de Cors, ce qu'il y a de mieux à faire pour s'en délivrer, c'est d'user de bains de pieds fréquens, & long-tems continués, d'enlever ensuite avec le tranchant d'un bistouri, la couche supérieure & inorganique du Cor, & de couvrir la partie avec un emplâtre de savon, ou de diachylon gommé, qu'on aura soin de renouveller chaque jour. En répétant de tems-en-tems le bain de pieds & l'abrasion des lames supérieures du Cor, & en continuant l'usage de l'emplâtre, quoiqu'on ne parvienne pas ordinairement à extirper ces tumeurs jusques dans leurs racines, & qu'elles soient sujettes à repousser au bout d'un certain tems, on ne laisse pas quelquefois de s'en délivrer entièrement, ou du moins on se trouve fort soulagé; les Cors reviennent plus tard & plus rarement, & ils sont toujours moins incommodes.

Il faut prendre garde lorsqu'on enlève un Cor avec un instrument tranchant, de le faire avec beaucoup de prudence, parce que ces tumeurs se trouvent quelquefois si voisines des tendons extenseurs des orteils, ou de leurs gaines, qu'on court le plus grand risque de blesser ces parties, si l'on veut les enlever en entier, & qu'on expose par-là le malade aux accidens les plus graves. Il n'y a pas moins de danger à entreprendre de détruire les Cors avec des caustiques, tels que l'huile de vitriol, l'eau forte, &c. *Voyez* TENDON.

CORSET. On voit des personnes chez qui le ventre grossit beaucoup, & dont les viscères, par leur volume, & par le poids qu'ils exercent sur les parties contenantes, leur occasionnent des tiraillemens & des maladies, qui vont quelquefois au point d'être extrêmement incommodes, de les empêcher même de se tenir debout quelques minutes de suite. C'est ce qui arrive particulièrement aux femmes qui, avec une grande disposition à la corpulence, ont eu des grossesses nombreuses & très-rapprochées, lesquelles ont trop distendu & relâché les muscles du bas-ventre. Cette pression, en se continuant, oblige les parois du ventre à s'étendre de plus en plus, ce qui fatigue toujours le sujet, & l'expose à avoir une exomphale ou une hernie ventrale. L'Art doit alors venir au secours de la nature, & donner du soutien à l'abdomen; c'est dans cette vue que M. Sue a imaginé un Corset propre à soutenir le ventre, & qui, muni d'une pelotte pour ceux qui ont une hernie, la contient parfaitement; il a donné la description de ce Corset dans son Traité des Hernies. — Mais de quelque avantage qu'il puisse être, il n'est point à comparer pour l'utilité, au Corset élastique de M. Van Butchell, dont nous avons parlé à l'article BANDAGE.

COTES. Πλευραί. *Costæ*. Les côtes sont ces arcs osseux dont l'ensemble forme, par son développement successif sur la colonne épiniaire, un espace mobile destiné à contenir & défendre les organes les plus essentiels à la vie. Mais l'Auteur de la nature, en défendant ainsi ces organes, n'a que plus exposé les côtes à l'action des agens extérieurs, ainsi qu'il le paroîtra à quiconque réfléchit sur l'action & la disposition respectives de ces parties. En général, les Auteurs reconnoissent trois états différens dont les côtes peuvent être affectées par une violence extérieure, savoir, leur fracture, leur enfoncement & leur luxation : considérons chacune d'elles en particulier.

De la fracture des Côtes.

Les Côtes éprouvent fracture beaucoup plus souvent qu'on ne le pense; mais cette fracture n'est pas toujours de la même espèce. Il en est une sur laquelle le plus grand nombre des Praticiens ne s'accordent point, c'est la fêlure de la Côte qui a lieu, dit Heister, tantôt au-dehors, & d'autres fois au-dedans, sans qu'il y ait aucun déplacement. Il est difficile d'admettre comme de réfuter cette espèce dont Paré avoit déjà fait mention. Néanmoins si elle peut avoir lieu, ce doit être dans les cas de plaies d'armes à feu plutôt qu'en d'autres circonstances. Toutes les Côtes ne sont point également exposées à être fracturées; la première est tellement cachée par la portion sternale du grand pectoral, & défendue par la clavicule, qu'elle ne peut être rompue sans que ce dernier os ne le soit aussi. Or ce cas est très-rare, car alors la violence du coup qui pourroit rompre la Côte se perd toujours sur la clavicule. L'extrême mobilité dont jouit la dernière Côte, semble également la préserver de la fracture; elle se soustrait en quelque façon par elle des effets de la cause contondante, du moins quand celle-ci n'est point une arme à feu. On en pourroit dire autant de la seconde qui a presqu'autant de mouvement. Mais il n'en est pas de même de celles qui, intermédiaires entr'elles, sont arrêtées & fixées par leurs deux extrémités. A la vérité, la souplesse des cartilages qui tient les vraies au sternum, les met souvent à l'abri de cet accident; mais quelqu'efficacité qu'ils puissent avoir en pareil cas, la fracture n'en arrive pas moins, sur-tout chez les vieillards, où les parties ont beaucoup perdu de leur souplesse. Il est rare, lorsque le corps contondant offre une large surface, qu'il n'y ait qu'une Côte fracturée; il y en a alors ordinairement plusieurs, & quelquefois une même Côte est fracturée en deux endroits différens. La fracture est le plus souvent sans déplacement; mais quelquefois cependant les bouts se dérangent, l'un ou l'autre incline vers la plèvre, & il y a ce que J. L. Petit appelle fracture en-dedans, ou bien le bout rompu se porte du côté des muscles extérieurs; & c'est la fracture en-dehors du même Auteur. Mais quelque soit le lieu où se trouvent les extrémités rompues, le déplacement n'est jamais bien considérable, vu que la Côte est retenue au-dessus & au-dessous par les muscles intercostaux qui bornent son déplacement. La fracture des Côtes peut être compliquée d'esquilles qui, se portant au-dedans, piquent & enflamment la plèvre, l'on a même vu ces esquilles être fichées sur le poumon & donner lieu à un crachement de sang, à un emphysème, ouvrir les vaisseaux intercostaux & occasionner des hémorrhagies très-fâcheuses, mais ces cas arrivent plus fréquemment aux plaies compliquées de la poitrine; nous y reviendrons par la suite.

On reconnoît la fracture en-dehors, par l'élévation que forme la partie déplacée, par la crépitation qu'on sent lorsqu'on appuie le pouce dessus. Ce bruit, pour des doigts exercés, ne peut se confondre avec celui d'un emphysème; d'ailleurs la résistance ici est bien plus grande que dans le cas où ce symptôme paroîtroit. La fracture en-dedans se reconnoîtra à un enfoncement ou creux qui est plus ou moins apparent, aux épiphénomènes relatifs à la respiration, qui peuvent survenir, tels que la douleur, la difficulté de respirer, l'hémoptysie, l'emphysème, mais ces derniers symptômes sont toujours douteux quand ils sont isolés. Il est aisé, d'après ce que nous venons de dire, d'appercevoir que que la fracture des Côtes avec déplacement en-dedans, est toujours plus fâcheuse & plus inquiétante que celle où ce déplacement est en-dehors. Voyons quel traitement il faut suivre dans l'un comme dans l'autre cas. Hippocrate est sans contredit l'Auteur le plus ancien qui nous ait donné des préceptes sensés sur la fracture des Côtes. Lorsqu'il y en avoit une ou plusieurs fracturées sans dénudation & sans esquilles, enfin, lorsque la fracture étoit la plus simple; Hippocrate annonce que la fièvre survient très-rarement, & comme, en pareil cas, il n'arrive aucun crachement de sang, ni aucune suppuration, aussi pensoit-il peu aux topiques, aux bandages & au régime. Un emplâtre de cérat, une compresse

& un simple bandage contentif étoit tout l'appareil qu'il adoptoit, quand quelques circonstances le portoient à en appliquer un. Il pensoit autrement quand la maladie étoit accompagnée de contusion, de la lésion des veines & des nerfs qui rampent dans les interstices, de crachement de sang, de la toux, ou qu'elle survenoit à une personne qui étoit attaquée de tubercule ou de suppuration dans la poitrine. Ce Père de la Médecine se recrioit de son tems de ce qu'on s'inquiétoit moins de la contusion que de la fracture simple. Les préceptes qu'il donne à cet égard sont encore ceux que l'on met en pratique aujourd'hui que l'Art a fait de si grands progrès. Il insiste en pareil cas sur la diète, l'abstinence du coït, le silence, la saignée du bras, les linimens & une compression douce. Tant que le malade étoit au régime, il tenoit le bandage serré, & il ne le lâchoit que quand il commençoit à prendre des alimens plus substantiels. Non-seulement le mal présent l'occupoit, mais encore celui qui pouvoit venir par la suite. Il observe si une contusion négligée laisse après elle un gonflement sensible, que bientôt les chairs se détachent de l'os, qu'il se forme carie, & qu'ainsi le malade traîne en langueur. Ces observations sont de toute vérité; néanmoins quelqu'éloge que semble devoir mériter notre Auteur sur ce point, ses vues ne sont pas toujours saines. Il conseille, par exemple, de défaire tous les jours l'appareil pour un prétexte absolument illusoire; il portoit le feu jusqu'à l'os dans le cas de contusion, sans trop savoir pourquoi; mais telles que soient ses erreurs, sa pratique la plus ordinaire n'en étoit pas moins appréciable & est à-peu-près celle qu'on suit encore aujourd'hui.

Dans les cas les plus ordinaires, il n'y a aucune réduction à tenter par cela même qu'il n'y a aucun déplacement. Une simple compresse trempée dans un mêlange d'eau-de-vie & soutenue par un bandage, le corps bien serré pour diminuer les fortes respirations, est le seul appareil qui soit nécessaire. Si on fait davantage, c'est qu'on veut paroître faire beaucoup, pour intéresser & fixer plus l'attention, dans l'espoir, osons le dire, d'une plus grande récompense; mais quelques soient les topiques, la nature n'en soude pas moins en vingt jours, environ, les deux bouts de la Côte. Quand il y a déplacement, si les deux bouts sont en-dedans, on conseille de presser avec les deux mains la partie antérieure contre la postérieure pour faire ressortir en-dehors les bouts rompus & les mettre de niveau avec les autres Côtes, ayant soin d'appuyer, non pas sur la fracture même, mais sur les deux côtés. On applique ensuite des compresses très-épaisses sur les deux extrémités de la Côte, une du côté du sternum & l'autre du côté de l'épine pour tenir les bouts relevés, comme par un mouvement de bascule, & l'on applique un bandage de corps bien serré. Si l'on ne pouvoit relever par cette méthode la portion d'os, & qu'elle occasionnât quelqu'accident, il ne faudroit point hésiter d'ouvrir l'espace intercostal pour y porter un élévatoire & relever les portions déplacées, & l'on s'y détermineroit d'autant plus promptement que les accidens annonceroient un épanchement, ou une ouverture de l'artère intercostale. Ce cas reviendroit alors à celui de l'empième que nous considérerons par la suite. Les saignées sont ici plus ou moins nécessaires selon l'urgence des cas; si la respiration ne devient pas plus libre, il faudra tenir les malades sur leur séant & leur donner les potions calmantes & adoucissantes que leur état exige. La coalition des pièces fracturées, dans ces cas de complication, est toujours plus tardive; elle a lieu chez les bons sujets, du vingt-cinquième jour au trentième.

On se comporte différemment quand les bouts déplacés se portent en-dehors. On les pousse en-dedans avec les doigts jusqu'au niveau des autres Côtes, ayant soin d'appuyer sur les deux côtés de la fracture; on applique ensuite une compresse d'environ un demi-pied carré trempée dans l'eau-de-vie, puis deux autres d'un doigt environ d'épaisseur sur trois de large & huit de long sur le lieu même de la fracture, près des bouts rompus, & l'on soutient le tout également avec un bandage de corps.

De l'enfoncement des Côtes.

L'enfoncement, tel que nous l'admettons, diffère de celui dont on parle ordinairement, en ce qu'il y a promptement restitution. Il ne faut point le confondre avec la fracture accompagnée de déplacement dont nous venons de parler. Pour que l'enfoncement dont il s'agit, puisse avoir lieu, il faut que l'impression se passe sur plusieurs Côtes à-la-fois; comme ces os sont singulièrement élastiques, sur-tout du côté de leur portion cartilagineuse, ils prêtent & se portent au-dedans, sur les viscères qu'ils blessent plus ou moins. Ainsi l'on a vu le foie, la rate être entièrement coupés, après la violence qu'une voiture avoit fait en passant sur la poitrine, & néanmoins les côtes à l'ouverture du cadavre être dans l'état de la plus grande intégrité; les Historiens fournissent nombre de ces observations. L'on a également vu des crachemens considérables de sang, sans qu'on ait pu découvrir la moindre trace de fracture sur quelques-unes des Côtes. Ces sortes de cas sont toujours très-fâcheux; on peut même les regarder comme étant la plupart du tems mortels. Quant à l'enfonçure sans restitution, c'est une maladie idéale qui ne s'est encore rencontrée que dans le répertoire des charlatans, où vraisemblablement elle restera encore long-tems. Nous en disons autant de la félure de la Côte qu'ils annoncent avec cet air d'assurance que l'impudence & l'ignorance peuvent seules donner. Ce n'est pas que cette fente ne puisse arriver dans certaine fracture, & notamment celles qui sont occasionnées par des armes à feu; mais ce cas n'est point le leur, & conséquemment ne sauroit lui être rapporté.

De la luxation des Côtes.

On ne trouve rien sur la luxation des Côtes, dans les Auteurs les plus anciens. Les Observateurs, qui nous ont donné beaucoup de faits concernant les autres maladies, ne nous ont rien fourni sur celle-ci. M. J. L. Petit, Duverney même, qui a écrit plus récemment, n'en font pas mention. On ne peut concevoir leur silence sur ce point, sur-tout étant venu après Paré, qui en parle d'une manière particulière. Ces Praticiens auroient-ils jugé cette luxation impossible, & croyoient-ils pour cela n'en devoir point parler; mais une telle opinion est démentie par l'expérience. En considérant la jonction des côtes, tant au sternum qu'aux vertèbres, l'on voit que la luxation doit plutôt arriver vers celles-ci, que vers ce dernier os. Ce n'est pas qu'on ait eût lieu de l'observer sur celui-ci; mais c'étoit à la suite d'un désordre dans la symphyse synchondrosiale des Côtes avec lui, tel qu'on le voit quelquefois dans le scorbut porté au plus haut degré. L'espèce d'articulation qui fixe chaque Côte sur les côtés de l'épine, est un genre de gynglime, fortifié en arrière par de forts ligamens, les vertébro-costaux qui des apophyses transverses vont aux tubérosités de chaque Côte, & en devant par un épanouissement ligamenteux, qui de la circonférence de la tête, se porte sur les contours des facettes vertébrales. Les apophyses transverses retiennent chaque Côte en arrière, & empêchent conséquemment que la luxation puisse se faire en dehors; la force des ligamens vertébro-costaux, & la rareté des cas où un corps agiroit d'une manière assez précise, sur le bord inférieur ou supérieur près de son articulation, exclut en quelque sorte la luxation en haut & en bas, que Paré admettoit de son temps, & que quelques personnes peu instruites croient encore aujourd'hui avoir lieu.

De tous les Auteurs qui ont écrit sur cette matière, depuis ce Restaurateur de la Chirurgie Françoise, je ne sais que Platner qui ait eu une opinion plausible touchant les luxations en haut ou en bas. *Costæ* dit-il, dans ses Institutions de Chirurgie, § 1149, *longè frequentius franguntur quàm à suâ sede moventur. Non possunt in exteriorem partem excidere, cùm oppositi processus transversi vertebrarum summam illarum partem contineant, nec facilè sursùm vel deorsùm versus promoveri possunt. Igitur si moventur in interiorem partem propelluntur*, & en homme prévoyant, il va même jusqu'à annoncer les accidens qu'on doit attendre d'un pareil dérangement, *cùm pleura prematur, gravis inflammatio & spirandi difficultas sequitur.* M. Buttet, dans un Mémoire très-instructif, & qu'on trouve parmi ceux de l'Académie Royale de Chirurgie, a de nouveau pris cette matière en considération, il est plus décidé que Platner à cet égard, en admettant la seule luxation en avant, il ne la croit cependant pas également facile pour toutes les Côtes; les supérieures en sont garanties, dit-il, par les omoplates qui leur servent comme de bouclier, & les dernières des fausses semblent ne devoir se luxer que très-difficilement, parce qu'elles sont flottantes; ainsi, il n'y a guères que les quatre ou cinq inférieures de vraies, & les deux ou trois premières des fausses, qui puissent être déplacées, & plus encore ces dernières, par la raison qu'elles n'ont aucun appui sur le sternum.

« Plus les Côtes sont longues, continue M. Buttet, ainsi que leur cartilage, plus elles sont courbées en arrière, & solidement appuyées antérieurement, plus aussi elles sont faciles à luxer. Au contraire, si quoique fort courbées postérieurement & appuyées en devant, elles sont très-courtes, de même que leur cartilage, alors elles se déplacent plus difficilement; mais leur luxation semble être impossible, quand elles sont en même-tems courtes peu courbées, & sans appui antérieurement. Dans le premier cas, leur longueur, leur courbure, & leur appui, concourent avec l'effort de la cause à les courber davantage, pour pousser leur extrémité postérieure vers le dedans de la poitrine, & c'est ce qui doit arriver aux côtes moyennes. Dans le second qui est celui des côtes supérieures, outre que l'assiette de leur tête sur la partie latérale des corps des vertèbres est moins oblique, c'est-à-dire plus directe à la ligne tranversale, ces côtes étant déjà très-courbées & d'ailleurs très-courtes, la cause trouve plus de résistance à augmenter leur courbure pour les enfoncer. Enfin, dans le troisième où se trouvent les dernières fausses Côtes, le défaut de courbure en arrière & d'appui en devant, fait que l'effort extérieur se réduit à porter en-dedans l'extrémité antérieure de la côte. » M. Buttet tire de ces principes une conséquence naturelle, que de toutes les Côtes, les vraies inférieures, sont les plus aisées à luxer que toutes les autres.

Mais, observe notre Auteur, pour que cet effet s'ensuive, il faut que le corps sur lequel on tombe, ou dont on est frappé, ait peu de surface, afin qu'il n'agisse que sur une côte ou sur deux, car s'il s'étendoit à un plus grand nombre, la luxation ne pourroit s'ensuivre du moins sans causer d'autres désordres infiniment graves, & même mortels. Il faut que son action soit en arrière près de l'angle de la Côte, & mieux encore près de leur articulation, car plus loin il ne pourroit que s'ensuivre enfoncement ou fracture.

Il est assez facile de s'assurer de la présence de la luxation dans l'articulation des côtes, les doigts apperçoivent évidemment un vuide à côté de l'apophyse transverse de la vertèbre qui disparoît insensiblement en longeant la côte. Quand on appuie fortement sur le thorax, comme pour repousser la Côte luxée en arrière, on sent sous le doigt qui est sous l'enfoncement, un mouvement évident produit par la tubérosité qui se replace sous l'apophyse, quelquefois même on entend un bruit assez sensible. Les sensations sont les mêmes quand le malade tousse, ou qu'il fait des efforts comme pour se relever, lorsqu'il est couché; elles ne peuvent être confondues avec celles que donneroit une fracture: tout autre signe doit être regardé comme équivoque. La luxation d'une côte ne sauroit par elle-même occasionner de bien grands accidens; cependant, quoique le déplacement paroisse mériter peu de considération, ses suites ne sont pas moins souvent fâcheuses, ainsi que l'expérience l'a constaté. Ils sont quelquefois tels qu'on confond la maladie avec la fracture en-dedans; erreur où sont tombés plusieurs, faute d'un examen fait sérieusement.

Le traitement de la luxation des Côtes est très-simple, il consiste à réduire d'abord la luxation en appuyant sur l'extrémité sternale de la côte déplacée, afin de la faire rentrer dans son articulation; puis l'on applique une compresse large de quatre travers de doigt, longue de huit ou dix, & épaisse d'environ deux, sur l'articulation antérieure de la côte & leurs voisines, on en applique une autre semblable sur les apophyses transverses des vertèbres du dos, & on les soutient toutes deux au moyen du bandage qu'on appelle Quadriga. Du reste s'il y a des accidens, on se comporte selon que leur naturel exige. (*M. Petit-Radel.*)

COTON. On se sert de Coton pour appliquer certains topiques, ceux sur-tout qui s'emploient pour les maux d'oreilles & de dents; & pour maintenir la chaleur dans des parties où cela est nécessaire, comme dans les tumeurs glanduleuses. Les Indiens emploient le Coton au lieu de charpie, pour le pansement des plaies. L'on fait avec du Coton filé les mèches des sétons. Le Coton sert encore pour l'application du Moxa. *Voyez* Cautère actuel.

COVILLARD *ou* Couillard (Joseph) naquit le siècle dernier, de Charles Couillard, Chirurgien de Montelimar en Dauphiné. Il exerça la Chirurgie avec éclat dans cette Ville & dans les voisines; on juge même d'après ses ouvrages qu'il fut fréquemment appellé à Lyon & autres Villes des environs. On a de lui le *Chirurgien opérateur* ou *Traité méthodique des principales opérations de Chirurgie.* Cet ouvrage parut à Lyon en 1633; la seconde édition est de 1640; c'est un abrégé où l'on trouve peu de chose qui lui appartienne. Il s'étend sur la lithotomie, les hernies, la paracenthèse & la cataracte dans autant de chapitres particuliers; tout ce qu'il dit sur l'Anatomie, il en fait hommage à Galien, à Vesale, à Fallope & à Dulaurens. La meilleure production qui soit sortie de sa plume sont ses Observations Iatro-chirurgiques, où l'on trouve beaucoup de faits singuliers & qui sont infiniment intéressans. M. Louis & tous les bons Observateurs en ont fait usage pour établir ou confirmer les grands points de doctrine qu'ils ont établi sur les parties de l'Art auxquels ils ont donné leurs veilles. Comme nous ne pouvons analyser un ouvrage aussi curieux sans le démembrer, nous renvoyons à lui, persuadé qu'on ne peut que beaucoup profiter de sa lecture. (*M. Petit-Radel.*)

COUP, *Ictus*, choc d'un coup qui nous frappe, ou contre lequel nous allons heurter. Il résulte du Coup différens effets, tels que la plaie, la contusion, la fracture, l'entorse, la luxation, &c. *Voyez* tous ces objets à leurs articles respectifs. (*M. Petit-Radel.*)

COUP-DE-MAITRE. Certains tours de main par lesquels le Chirurgien en sondant par-dessous le ventre, c'est-à-dire, en introduisant le bec de la sonde dans l'urètre, de manière que la convexité regarde le pubis, il en ramène la concavité vers le bas ventre en la portant dans la vessie. *Voyez* l'article Sonde. On désigne encore sous ce nom la prolongation de l'incision vers le col de la vessie sans aggrandir pour cela l'incision extérieure, procédé qu'on suit dans certaines méthodes de tailler, notamment dans le grand appareil de latéralité. (*M. Petit-Radel.*)

COUP-DE-SOLEIL, *Insolatio.* C'est l'effet produit par les rayons du soleil sur quelques-unes de nos parties. De toutes les douleurs inflammatoires il n'en est point de plus fréquentes à la campagne que celle qui est occasionnée par l'action du soleil, & à laquelle on donne le nom d'Insolation ou Coup-de-soleil. Quand cet astre borne ses effets sur la peau & sur les parties découvertes comme le visage, & que l'impression n'a point été de longue durée, il occasionne un simple érésipèle qui disparoît quelques jours après, & l'épiderme tombe par écaille avant que la couleur naturelle reparoisse. Quand l'accident est aussi léger, il se dissipe par de fréquentes lotions d'eau virginale ou d'eau simple, dans laquelle on a versé quelques gouttes d'extrait de saturne, ou bien une infusion de fleurs de sureau légèrement acidulée avec le vinaigre. Quelquefois quand l'impression s'est faite sur le visage, les vaisseaux de la membrane pituitaire sont érétisées, d'où s'en suit le coriza ou le rhume, improprement dit, du cerveau, lequel se dissipe par de légers sudorifiques, tels que l'infusion de coquelicot ou de fleurs de sureau. Les suites sont bien plus inquiétantes

tantes quand l'impression s'est faite sur le cerveau même; la douleur de tête est atroce, elle tient du genre des gravatives & des pulsatives; elle se fait sentir jusqu'au fond des orbites, les yeux sont brillans & enflammés, ils refusent la lumière, les paupières gonflées les cachent souvent, la tête semble sauter à quelques-uns; plusieurs sont dans un profond sommeil dont on a peine à les tirer, d'autres sont dans un état continuel de veille; aux uns le délire survient avec fièvre & fureur, pendant que d'autres sans fièvre tiennent des discours qui n'ont aucune suite. Enfin il en est qui sont pris de mouvemens convulsifs & de tremblemens des membres; les tégumens de la tête sont secs & comme rôtis, on voit souvent paroître des gonflemens vers les oreilles & le cou, les forces se perdent de plus en plus, & sur-tout, à mesure que les sueurs sortent, les urines sont enflammées & très-rouges, les anxiétés se répètent, les vomissemens commencent & persistent; enfin il en est qui, comme les enragés, refusent toutes les boissons quelconques; &, dans ces cas, la mort n'est pas lente à venir. La cause, qui fait naître tous ces accidens, agit quelquefois avec tant de violence qu'elle fait périr dans le moment même; ce genre de mort subite n'est pas rare chez les convalescens qui sortent des salles des hôpitaux pour aller se récréer au soleil du printems, aux ivrognes qui tombent aux environs des villages où ils vont boire, aux coureurs & voyageurs de pied qui se mettent en route l'été depuis dix heures du matin jusqu'à quatre du soir: les personnes qui sortent peu de chez elles ne manquent pas d'en être attaquées, quand au printems, à la promenade, elles reçoivent d'une manière subite les rayons du soleil que des nuages cachoient auparavant. Les orientaux sont rarement sujets aux Coups-de-Soleil, leur toque ou bonnet fait d'une longue pièce de toile, roulée plusieurs fois sur elle-même les en garantit. Les nègres n'y sont pas plus exposés, quoique la plupart aient la tête découverte, & que beaucoup vivent dans la zône torride soumis aux influences d'un soleil qui darde ses rayons à pic; l'habitude leur tient lieu de tout préservatif.

Une maladie dont les symptômes sont si graves, & se succèdent si promptement, exige aussi qu'on la combatte par les secours les plus prompts. On commencera par tirer du pied une suffisante quantité de sang pour dégager les vaisseaux de la tête, quand cette partie sera primitivement affectée, sinon l'on s'en tiendra à celle du bras, & l'on y reviendra plus ou moins, selon l'amélioration des symptômes. On laissera les pieds dans l'eau chaude, ou bien l'on fera prendre des demi-bains, & même des bains entiers si l'on en a la facilité; les bains font, en pareil cas, des merveilles, leur efficacité avoit déja été reconnue de Celse, ainsi que les douches dont nous parlerons bientôt. Ils seront tièdes, & les malades y resteront au moins une heure. Quand ils sortiront du bain on leur donnera un lavement fait avec une décoction de graines de lin & une poignée de son, dans laquelle on ajoutera une cuillerée ou deux de vinaigre; on leur donnera abondamment du petit lait de beurre, ou une boisson faite avec quatre cuillerées de vinaigre & une de miel sur une pinte d'eau, ou bien la limonnade ordinaire; toutes ces boissons seront données froides. On répétera les bains de pieds ou ceux de corps plus ou moins, selon que les symptômes seront plus ou moins lents à disparoître; & si le ventre n'a point été évacué assez par les lavemens, on donnera la décoction de tamarin, aiguisée de crême de tartre pour débarrasser les entrailles des matières dont la présence ne pourroit qu'augmenter ou entretenir les accidens. Quand il ne paroît à l'extérieur de la tête aucun gonflement ni aucune inflammation, & que tout le mal occupe l'intérieur on néglige les topiques sans trop en savoir la raison; cependant il est certain qu'un véficatoire, appliqué sur le sommet de la tête, concurremment avec les camphoracés & les nitreux pourroit produire un bien réel. Quand il y a érésipelle sur le cuir chevelu, il faut raser la partie, & y laisser tomber de fort haut un filet d'eau fraîche qu'on reçoit à mesure dans un large bassin placé sous la tête du malade. Quand on ne pourra suivre commodément ce procédé, on se contentera d'appliquer des compresses trempées dans de l'eau froide & du vinaigre, & on les tiendra toujours humectées. (*M.* Petit-Radel.)

COUPEROSE *ou* Vitriol martial. C'est un sel métallique composé d'acide vitriolique & de fer. Comme il est astringent & tonique, on l'ajoute aux liqueurs destinées à faire des fomentations sur les ulcères putrides & gangréneux.

COUPURE. Solution de continuité, faite par un instrument tranchant. *Voyez* Plaie.

COURONNEMENT. Terme usité parmi les Accoucheurs, pour désigner le cas où les eaux étant écoulées, & l'enfant présentant la tête, les bords de l'orifice de la matrice forment sur elle comme une espèce de Couronne, ce qui n'arrive guère que quand l'enfant commence à être engagé. Le Couronnement, en pareil cas, dure ordinairement très-peu de tems, sur-tout quand les efforts qui déterminent l'accouchement sont répétés, & que l'orifice de la matrice offre peu de résistance. Mais il n'en est pas ainsi quand celui-ci est dur & calleux, ce qui est assez le cas dans un premier accouchement, chez les personnes déjà avancées en âge, & qui sont très-vigoureuses; il arrive alors assez souvent que l'orifice se crévasse, & même au-delà de l'endroit qui offre le plus de résistance; ce qui peut avoir son danger en beaucoup de circonstances. Aussi, pour l'éviter, a-t-on conseillé dans ces derniers tems, de faire différentes incisions de côtés & d'autres; & l'on cite sur ce point différens exemples de succès. Mais cette pratique est sujette à de bien grands inconvéniens; si l'on en fait une règle générale, on court risque d'y avoir recours dans nombre de cas, où elle ne sera point nécessaire; aussi, tout bien considéré, suis-je dans l'opinion qu'il vaut mieux soutenir la tête dans le tems des efforts, & baigner la femme, en attendant l'heureux moment où la dilatation de l'orifice sera complette, plutôt que de faire une opération inutile, & qui n'est pas sans inconvénient. Le Couronnement peut également avoir lieu dans d'autres circonstances que celles où la tête se présente, comme, par exemple, quand ce sont les fesses; les bords de l'orifice sont alors tellement appliqués dessus, que celles-ci en imposent au premier abord pour la tête, sur-tout quand elles se présentent un peu de côté. *Voyez* ce qui a rapport à cette position, à l'article ACCOUCHEMENT. (*M. PETIT-RADEL.*)

COURTIN (Germain), Docteur-Régent de la Faculté de Médecine de Paris, qui fleurissoit vers le milieu du seizième siècle. Il professa publiquement la Chirurgie, pendant plus de dix ans, & dicta des cahiers à ses auditeurs. Guillemeau & Binet, tous deux Chirurgiens, publièrent l'un le Traité des Plaies de la tête, & celui de la génération, ouvrage beaucoup plus étendu; & l'autre un qui a pour titre: *Leçons anatomiques & chirurgicales de feu Maître Germain Courtin*, &c. *Paris*, 1612. Cet ouvrage est mal fait; & certainement Courtin ne l'eût point publié avec aussi peu d'ordre & tronqué comme il est. Riolan en fait le reproche aux Chirurgiens; « Vous avez, leur dit-il, les leçons de M. Courtin, excellent Médecin de Paris, remplies de fausses allégations & redites bien qu'elles soient sorties d'un grand esprit, elles ont été dépravées & gâtées, étant tombées entre vos mains; une nouvelle édition des œuvres de M. Courtin rabaissera fort votre caquet. » Binet y cite à tout moment, & sans aucune nécessité, les plus anciens Médecins. Il avance beaucoup de questions, auxquelles il n'apporte aucune solution; il s'étend sur des minuties, & laisse de côté les faits les plus intéressans. Courtin étoit fort renommé dans son tems pour l'enseignement de l'Anatomie; c'est à lui que la Faculté doit l'arrêt qu'elle obtint en 1541, qui lui donnoit le pouvoir de faire seule des Cours d'Anatomie. (*M. PETIT-RADEL*).

COUTEAU. On connoît dans les arsenaux de Chirurgie, trois sortes de Couteaux, savoir, le Couteau courbe, le Couteau droit & le Couteau lenticulaire.

LE COUTEAU COURBE sert aux Chirurgiens pour couper les chairs dans les amputations des membres. La figure de ce Couteau représente un demi-croissant, ou un segment de cercle.

Cet instrument est composé de deux parties, de la lame & du manche. La lame ne doit pas excéder sept pouces sept lignes de long, sans y comprendre le contour, cette mesure se prenant dans la ligne droite tirée d'une extrémité du tranchant jusqu'à l'autre; ou bien, si l'on veut prendre la longueur en suivant la courbure, elle doit être de huit pouces cinq lignes.

Cette étendue est assez grande, même pour les plus grands Couteaux. La largeur de la lame, dans l'endroit où elle en a le plus, est de quinze lignes, allant doucement en diminuant, pour se terminer par une pointe fort aigue.

Cette lame doit avoir du corps & de la force; ainsi l'épaisseur de son dos, près du manche, doit être de deux lignes, allant doucement en diminuant à mesure qu'il approche du tranchant & de la pointe.

La courbure doit être légère, uniforme & commencer depuis le mentonnet, en sorte que le tranchant représente le segment d'un grand cercle. Pour qu'on ait une idée plus parfaite de la courbure que nous demandons, en supposant une corde tirée de la pointe du Couteau au mentonnet, le rayon qui part du milieu de l'arc pour tomber perpendiculairement sur le milieu de la corde, ne doit pas avoir plus d'un pouce de longueur.

L'avantage qu'on tire d'une légère courbure, telle qu'on vient de la décrire, est que le tranchant coupe dans une grande partie de sa longueur, ce qui adoucit son action & par conséquent la douleur; au contraire les Couteaux dont la pointe seule est très-courbée, n'embrassent pas le membre dans une aussi grande partie de sa circonférence, & le grand arc devient très-embarrassant. Enfin la lame du Couteau doit être formée par deux biseaux, un de chaque côté, qui viennent de loin, qui soient adoucis & presque imperceptibles, afin de former un tranchant qui ne soit ni trop fin ni trop gros.

Il faut aussi faire attention à la *base* de la lame du Couteau courbe; c'est une plaque dont la direction est perpendiculaire à la sienne, & dont le contour est octogone pour cadrer aux huit pans du manche. Cette plaque, du milieu de laquelle sort la lame du couteau, est renforcée dans cet endroit par deux éminences, que les Ouvriers appellent *double coquille*; cela sert à orner l'instrument & à lui donner plus de solidité.

La plaque octogone doit avoir dix lignes de diamètre, & la lame doit former, dans cet endroit, une avance arrondie, & qui ne coupe point du tout; les Couteliers nomment cette avance *mentonnet*, il sert d'appui au pouce de l'Opérateur. La surface inférieure de la plaque est limée sans être polie, afin de s'appliquer plus uniment sur le manche; on nomme cette partie *la mitte* du Couteau.

Du milieu de la mitte part une tige exactement quarrée, de quatre pouces sept à huit lignes de long, destinée à entrer dans le manche; on l'appelle *la soie*. Toute la lame doit être d'un bon acier, & d'une trempe dure, afin que le tranchant résiste & coupe bien.

Le manche du Couteau courbe est ordinairement d'ébène; il a quatre pouces huit lignes de long, treize lignes de diamètre à l'endroit de sa tête; sa partie antérieure ne doit pas excéder dix lignes, volume qui peut entièrement remplir la main. Le manche doit être à huit pans, pour être tenu plus fermement; sa partie postérieure est ordinairement terminée par une avance en forme de tête d'aigle, dont le bec est tourné du côté du dos du Couteau, afin de servir de barrière aux doigts de l'Opérateur. *Voyez les Planches. Cet article est extrait de l'ancienne Encyclopédie.*

Quelqu'avantage que l'on ait trouvé au Couteau courbe dont on vient de lire la description, & auquel la plupart des Chirurgiens donnent encore la préférence sur le Couteau droit, l'utilité de cette forme n'est pas très-manifeste, & bien des Praticiens se servent aujourd'hui du Couteau droit, qu'ils trouvent d'autant plus commode, qu'ils n'ont pas besoin de changer d'instrument jusqu'au moment de scier l'os, & qu'avec celui-ci ils peuvent non-seulement inciser la peau & les muscles, mais encore couper les brides du tissu cellulaire qui les attachent ensemble, séparer les muscles de l'os avant que de scier ce dernier, inciser le périoste & même couper le ligament intérosseux lorsque c'est le cas. *Voyez* AMPUTATION. A la courbure près, la forme du Couteau droit à amputations, est la même que celle du Couteau décrit ci-dessus.

Le COUTEAU DROIT mentionné au commencement de cet article, a une lame de quatre pouces deux lignes de long; sa largeur, près du mentonnet, ne doit pas excéder quatre lignes, elle va en diminuant jusqu'à la pointe. Ce Couteau n'a qu'un tranchant; le manche, qu'on fait d'ébène ou d'ivoire, doit être taillé à pans, long de trois pouces quatre lignes, & de six lignes de diamètre dans l'endroit le plus épais. — On a imaginé cet instrument pour couper les chairs & les ligamens interosseux qui sont entre les deux os de l'avant-bras & de la jambe, & même pour achever la section des parties qui auroient échappées à l'action du grand Couteau; on s'en sert encore pour inciser le périoste. On a aussi un Couteau droit a deux tranchans séparés par une vive-arrête. La lame de celui-ci doit avoir six pouces de long, & l'on s'en sert pour les amputations à lambeaux. Il faut observer, en se servant de ce Couteau, de ne pas tourner le tranchant vers les parties qu'on veut conserver, de crainte de fendre des vaisseaux suivant leur longueur, & de maltraiter inutilement la partie. *Voyez les Planches.*

Le COUTEAU LENTICULAIRE est un instrument composé d'une tige d'acier, longue d'environ deux pouces & demi; son extrémité antérieure forme un Couteau d'une trempe douce, plat des deux côtés, long d'un pouce, large de quatre lignes dans son commencement & de trois à sa fin, qui est terminée par un bouton fait en forme de lentille, situé horizontalement, large de quatre lignes, plat du côté qui regarde le manche, un peu arrondi de l'autre; le dos de ce Couteau doit être bien poli, arrondi, large d'une ligne; sa tige est enchassée dans un manche long de deux pouces & demi.

L'usage de cet instrument est de couper sans craindre de blesser la dure-mère, les inégalités que la couronne du trépan a laissées à la face interne du crâne. *Voyez* TRÉPAN. *Voyez les Planches. Extrait de l'ancienne Encyclopédie.*

COUVRE-CHEF. Bandage dont on se sert pour envelopper la tête. Il y en a de deux sortes, le grand & le petit.

Le grand Couvre-chef se fait avec une serviette plus longue que large; on la plie inégalement en travers, en sorte qu'il y ait un bord plus long que l'autre de trois ou quatre travers de doigts. On la plie encore en deux pour marquer précisément le milieu. On applique cette serviette par-dessus la tête, observant que le bord le plus long soit en-dessous; que l'autre qui est externe descende jusqu'au bord des sourcils; que le milieu de la serviette soit vis-à-vis le nez, & que les quatre coins pendent en-devant sur les joues. On fait tenir les deux coins externes sous le menton par un aide, ou par le malade, s'il est en état de le faire. On prend ensuite les deux angles du bord de la serviette qui touche le front; on renverse ce bord sur l'autre, & l'on conduit ces angles jusqu'à la nuque, où on les attache l'un sur l'autre avec une épingle forte posée transversalement. Ensuite on prend les deux bouts qui sont sous le menton, pour y faire un nœud plat, qui s'appelle le *nœud de la cravatte.* On relève les bords de la serviette qui pendent sur les côtés, & on les attache proprement sur les côtés & derrière la tête avec quelques épingles; & ce bandage forme un bonnet qui convient pour contenir l'appareil de l'opération du trépan, & de toutes les grandes plaies de la tête. *Voyez les Planches.*

Le petit Couvre-chef se fait avec un mouchoir quarré plié en triangle. On le prend avec les deux mains, les quatre doigts dessous, les pouces dessus; on le met sur la tête, l'appliquant par le milieu au bas du front; on conduit les deux chefs à la nuque; on les croise, en les passant l'un sur l'autre, par-dessus l'angle du milieu, qui prend derrière le cou, & l'on en vient attacher les bouts en devant. On relève ensuite le derrière du mouchoir, & on l'attache sur la tête. Ce petit Couvre-chef sert pour les plaies simples de la tête. *Extrait de l'ancienne Encyclopédie.*

CRÊME de lait. La Crême, comme adoucissante & émolliente, est un très-bon topique dans les cas de croûte de lait ou de brûlures; on l'applique seule, ou mêlée avec le jaune d'œuf. On en fait aussi un liniment sur les gencives enflammées par la dentition.

CRÊTES, *Mariscæ*. Excroissances charnues qui paroissent vers les environs de l'anus, & qu'on désigne ainsi, parce qu'elles ont assez de ressemblance avec la crête d'un coq. *Voyez* pour de plus grands détails l'article CONDYLOME.

CROCHET, *Hamulus*. Instrument destiné à être introduit dans la matrice ou le vagin pour accrocher quelques parties de l'enfant & les retirer au-dehors, quand la main ou d'autres moyens aussi doux ne peuvent réussir. C'est à Hippocrate à qui l'on doit l'invention de ce genre d'instrument. Ceux dont il se servoit tenoient à deux chaînes qui aboutissoient à un manche. *Voyez les Planches*. Le crochet dont on se servit après lui, est composé d'une tige d'acier de cinq pouces environ de longueur, dont l'extrêmité est faite en crochet, les bords en sont tranchans, mais un peu émoussés; la tige a une figure cylindrique, mais elle s'applatit insensiblement à mesure qu'elle avance vers le crochet, & enfin se termine en une languette aiguë & recourbée, comme on peut le voir dans les Planches relatives aux accouchemens. Le manche est d'ébène & à pans; faisant un petit rouleau ou saillie, s'élève vers la face de la tige qui regarde la languette, de sorte que de quelque manière qu'on tourne l'instrument dans la matrice, on sait toujours de quel côté regarde la languette par la seule inspection du rouleau. Le crochet dont nous venons de faire la description ne s'emploie guère que sur l'enfant mort, soit qu'on veuille l'entraîner en totalité ou en partie; mais cet instrument, quelque utile qu'il soit en pareil cas, a néanmoins de bien grands inconvéniens. En effet, si les parties sur lesquelles on l'implante, n'offrent pas une résistance qui contrebalance l'effort qu'on fait pour tirer dessus, comme il arrive quand il est fiché dans les chairs, ou quand l'enfant est déjà tombé en putréfaction, alors venant à manquer, il peut percer & même déchirer les parties de la mère & y occasionner un grand délabrement.

M. Levret qui a tant perfectionné la pratique des accouchemens, à laquelle il s'étoit spécialement adonné, avoit imaginé une espèce de crochet à gaine composé de deux branches dont les manches glissoient l'un sur l'autre, quand la languette de l'une étoit entrée dans le creux de la tige de l'autre. *Voyez*, pour ce qui a rapport à cet instrument, l'explication qui accompagne les Planches. L'auteur, en introduisant la première branche qui se terminoit par la languette, accrochoit quelques parties de l'enfant, ensuite il faisoit couler la queue d'aronde du manche de la seconde pièce dans la rainure du manche de la première, jusqu'à ce que les deux manches ne parussent plus que d'une seule pièce, alors la pointe de la languette se trouvoit reçue dans la gaine, & l'on pouvoit tirer sur l'instrument sans aucune crainte. Mais un des grands inconvéniens de ce crochet est d'avoir une tige droite; or Mesnard, Accoucheur, en réputation à Rouen, avoit depuis longtems remarqué combien cette direction étoit peu favorable au but qu'on se propose. Cet Accoucheur avoit donné à la tige de ses crochets une courbure qui commençoit depuis la partie moyenne jusqu'au bout où est le crochet proprement dit. Il regardoit cette forme comme pouvant plus que tout autre permettre de porter la pointe du crochet jusque sur la nuque & de le fixer sur la base du crâne, ce qu'on ne sauroit faire avec un crochet à branche droite. Mesnard dit avec raison que, pour que l'extraction se fasse sûrement & commodément, il faut avoir deux crochets qu'on place d'une manière opposée entre eux. Le manche de l'un a une vis assez longue du côté intérieur; & celui de l'autre est percé pour recevoir cette vis qu'on assujettit en-dehors avec un écrou. Les crochets courbes ainsi réunis ont l'avantage de ne pouvoir jamais blesser la mère, puisque leur pointe ne peut porter contre la matrice quand la prise viendroit à manquer. Les crochets parallèles de M. Levret ne sont qu'une copie de ceux de Mesnard, ainsi qu'on peut le voir par la comparaison de ces deux instrumens. M. Solayerés, pour éviter les inconvéniens auxquels Mesnard & M. Levret avoient voulu parer, l'un par la courbure de la tige, l'autre par la gaine qu'il avoit adoptée, imagina un crochet brisé, qui ne differe de celui à tige fixe qu'en ce qu'à un pouce & demi environ de la courbure de la languette, il y a une vis, au moyen de laquelle on peut séparer la tige du crochet, quand celui-ci est implanté. A trois lignes plus haut que la brisure, est un œil qui perce de part en part & par lequel on passe un lacs pour tirer dessus & faire les mêmes efforts qu'on eût fait sur la tige. Si l'on présume qu'un crochet ne suffira pas, on en porte un autre, mais d'un autre sens & dont le tarau réponde à la tige de la vis commune, & on l'implante à un endroit opposé à un autre qu'on juge plus convenable, & ayant de nouveau devissé la tige, on tire sur les deux lacs en suivant la pointe, autant qu'il est possible, avec les doigts introduits dans le vagin.

Quelques soient les crochets dont on fera usage, nous conseillons néanmoins ces derniers; on doit choisir pour faire les efforts le tems d'une des douleurs expulsives de la mère, en supposant qu'il y en ait encore. Il faut bien connoître le cas où il faut nécessairement avoir recours aux crochets, car il en est de ces instrumens comme du forceps; beaucoup en abusent, & malheureusement les inconvéniens qui en accompagnent l'usage sont beaucoup plus fâcheux que ceux qui succèdent à l'emploi du forceps. Mais il ne suffit pas qu'ils soient réputés nécessaires, il faut encore être certain s'ils sont admissibles, pour ne point encourir la disgrace d'avoir martyrisé l'enfant ou la mère, lorsqu'il n'y avoit aucune nécessité; aussi convient-il d'établir un prognostic fâcheux pour peu que les apparences ne soient point favorables.

Il suffit de considérer la forme des crochets & leur manière d'agir pour voir qu'ils ne conviennent qu'autant que les diamètres de la tête & du bassin se correspondent, car ils ne sauroient en rien changer la forme de celle-ci comme le forceps. Quand le rapport dont nous parlons n'a point lieu, le crochet ne peut guère servir qu'à déchirer le crâne, en supposant qu'il soit appliqué sur les endroits les plus mous, & à préparer ainsi une issue au cerveau, d'où s'en suit un affaissement des os du crâne qui facilite leur extraction. L'usage du crochet s'étend à peu de cas; on ne l'applique guère que sur la tête, & dans des circonstances infiniment rares sur le haut du tronc, quand la tête en a été arrachée. On l'applique sur la tête dans le cas où celle-ci est dans le fond du bassin & qu'on a des signes certains de la mort de l'enfant; dans le cas où elle est tellement placée qu'on ne peut aller au-delà prendre l'enfant par les pieds, soit parce qu'elle est retenue dans un état d'immobilité par la contraction de la matrice, qu'on ne sauroit vaincre, comme quand les eaux sont écoulées depuis long-tems, ou enfin lorsqu'elle est si amollie par la putréfaction que le forceps ne peut avoir aucune prise sur elle.

Il n'est pas indifférent d'appliquer le crochet sur telle ou telle région de la tête; si on l'implante au-dessus de l'orbite, ou vers l'apophyse mastoïde, comme on l'a toujours conseillé, la tête n'avance qu'en présentant son plus grand diamètre de front, & en se renversant sur le dos ou sur l'une des épaules, ce qui fait qu'elle ne peut sortir à moins qu'on ne déchire le crâne & qu'on ne donne issue au cerveau. On évitera cet inconvénient en appliquant le crochet sur l'occiput, quand la tête vient la première, & sur la mâchoire supérieure ou sur le front quand elle sort après le tronc. Par ce moyen, on fera descendre la tête en offrant une de ses extrémités, & elle ne présentera, dans tous les tems de sa sortie, que ses plus petits diamètres. Il convient pendant qu'on opère ainsi de se rappeller la direction qu'elle doit suivre dans la position où elle se présente, afin de faciliter sa marche autant qu'il sera possible. Il est une chose à laquelle on ne sauroit trop porter d'attention dans la manœuvre, c'est que l'indicateur suive toujours la pointe de l'instrument, & ne l'abandonne point. On placera le pouce de la même main à côté pour la recevoir au cas qu'elle vienne à se dégager dans les efforts qu'on fera pour entraîner la tête. L'opérateur en agissant prend garde à ne point se blesser, les crochets à gaîne de M. Levret, sauvent bien les inquiétudes sur ce point, mais ils sont plus difficiles à conduire que le crochet simple.

L'application des crochets est toujours très-fâcheuse pour l'enfant, sa mort en est la suite la plus ordinaire, aussi ne convient-il d'y recourir que lorsque le forceps ne peut être d'aucune utilité, & qu'on est assuré de sa mort. Mais il est très-souvent difficile d'avoir cette certitude; & c'est par cela même qu'il ne faut les employer qu'avec la plus grande répugnance; ils ne sont indiqués exclusivement à tout autre moyen que dans les cas où l'enfant peut passer en entier à travers le bassin, & encore ne le sont-ils plus, quand cette cavité est resserrée au point de n'avoir qu'un pouce & demi, même deux pouces de petit diamètre, car alors les tentatives pour l'extraction de l'enfant pourroient être plus dangereuses à la mère, que l'opération césarienne à laquelle on voudroit la soustraire en recourant à ce procédé. (*M. Petit-Radel*).

CROCHET A CURETTE. *Hamulus cochlearis.* Instrument d'acier poli, de figure pyramidale, alongé & évasé par une de ses extrémités en forme de cuiller, dont le dos & les bords sont arrondis & fort polis, & dont une partie de la cavité est garnie de trois rangs de dents en façon de rape, pour mieux accrocher & retenir la pierre. Sa tige est un peu recourbée en manière de crochet, elle est engagée par une soie quarrée dans un manche de bois taillé à pans. Tout l'instrument peut avoir sept pouces de longueur. Il sert pour tirer la pierre dans le petit appareil; on l'emploie dans toutes les autres méthodes, quand une pierre est arrêtée fortement au passage. On porte alors la pointe de l'instrument derrière la pierre en passant par-dessus, & lorsqu'on l'a engagé, on en releve le manche, & l'on tire à soi pour faire l'extraction. *Extrait de l'anc. Encycl.* (*M. Petit-Radel.*)

CROIX (Jean-André De La) Médecin célèbre, & Professeur public à Venise, florissoit dans cette ville vers l'an 1560. Il pratiqua d'abord à Feltri la Chirurgie d'une manière la plus distinguée, jusqu'à ce que sa réputation l'appella à Venise, où il donna son grand ouvrage qui parut, en 1573, sous le titre, *Chirurgia universalis opus absolutum.* Cet ouvrage fut honoré de plusieurs éditions & traductions, & mêmes de Commentaires qui parurent en différens tems en Italie. L'Auteur y donne un extrait des découvertes faites depuis que l'Art avoit été sérieusement étudié. On y voit combien il s'étoit adonné à la lecture des Grecs, des Latins & des Arabes, quoique le style soit un peu diffus, cependant on l'entend & assez facilement. Il entre souvent dans des détails étrangers à son objet, & tellement, dit Heister, *ut de rebus non naturalibus integrum hic penè reperias tractatum.* Il insiste spécialement sur l'histoire des plaies, & traitant son objet avec cette touche que la connoissance de l'Art dans toute son étendue, peut seule donner, il en tire des conséquences qui sont de toute vérité. Il expose toujours d'avance la structure des parties intéressées, & développe les signes qui indiquent ou contre-indiquent une opération aussi bien que les cas où la main du Chirurgien est nécessaire. L'article des plaies de tête est particulièrement bien traité, on y trouve plusieurs faits qui servent de base tant à la théorie qu'à la pratique actuelle. Il cite plusieurs observations curieuses, entre autres une, où, à la suite d'un coup porté sur la région de l'occiput, il survint une hémorrhagie, par les narines, qui fit cesser les accidens très-graves, dont le malade étoit affecté. Il dit avoir guéri plusieurs plaies du cerveau avec perte de substance, simplement en les pansant avec les huiles éthérées, & notamment celle de thérébentine. Il cite, comme témoins de ses succès en ce genre, plusieurs célèbres Médecins, qui vivoient à Rome, & notamment Eloi Bogniol, son neveu. Cet Auteur dit aussi avoir plusieurs fois appliqué le trépan sur les sutures du crâne, sans qu'il en résultât le moindre accident; aussi Guillemeau cite-t-il à ce sujet notre Auteur, dans son Traité des plaies de tête, qui, comme l'on sait, est une compilation des dictées de M. Courtin. « Nous sommes, dit-il, souvent contraints de trépaner en tous les endroits de la tête, ce qu'*Andreas à Cruce*, très-fameux Chirurgien, dit avoir fait par plusieurs fois, sans danger; & vous puis assurer, ès années 1591 & 1592, avoir trépané & vu trépaner, en tels endroits défendus, comme sur les sutures & aux tempes; ce néanmoins je conseille au jeune Chirurgien d'éviter le plus qu'il pourra. » Il rapporte une observation qui lui est propre, & qui mérite d'être connue; elle a rapport à une fistule ancienne de la mâchoire, qu'il guérit en arrachant une dent voisine, quoiqu'à la percussion, elle n'occasionna qu'une très-petite douleur. De La Croix a également traité fort au long les plaies de poitrine, & les remarques qu'il donne sur elles sont la plupart assez bien fondées; Il dit cependant que dans les plaies du péricarde, il s'écoule toujours, par la plaie, une certaine quantité d'eau, ce qui n'est point encore prouvé, dans les cas où il n'y a eu aucune maladie précédente. Une observation qu'il fait assez justement, est que ceux qui ont une plaie de poitrine avec lésion du poumon, n'y éprouvent point une douleur bien considérable, à raison du peu de sensibilité de ces organes, ce qui est assez conforme à ce qui a été observé jusqu'ici, tant dans les cas fortuits de plaies de poitrine, que dans les expériences qu'on a faites sur les animaux vivans. Les plaies de la trachée-artère, que la plupart des contemporains de notre Auteur regardoient comme mortelles, ne sont pas, dit-il, à beaucoup près aussi dangereuses qu'on le pense communément, l'expérience lui ayant appris qu'on pouvoit en guérir de fort compliquées. Il conseille dans les épanchemens considérables d'introduire dans la plaie une canule pour donner issue au sang, dont la présence entre les poumons & la plevre ne peut qu'occasionner des accidens. Quand ce moyen ne peut réussir, il conseille d'en venir à la suction, & enfin à un instrument fait d'après les principes de la seringue, & auquel on donne communément le nom de Pioulque, & qu'il paroît avoir imaginé le premier. Il conseille, quand le sang épanché est trop épais pour monter dans le corps de cet instrument, de le délayer avec une injection détersive, telle que du bon vin vieux avec du miel. On peut reprocher à cet Auteur de s'être laissé entraîner à des espérances vaines & chimériques sur les emplâtres qu'il composoit & appliquoit dans l'intention de tirer au-dehors les corps étrangers introduits dans la poitrine. L'ouvrage de De La Croix est terminé par ce qui regarde le traitement des plaies faites par les flèches & les armes à feu. Il embrasse l'opinion reçue de son tems, que les balles avoient la propriété de brûler les parties qu'elles touchent. Il a également beaucoup augmenté l'arsenal de la Chirurgie, en y ajoutant par les moindres vues des instrumens qui sont actuellement tombés en désuétude. (*M. Petit-Radel.*)

CROUTE. On donne ce nom à la substance dure & écailleuse qui se forme sur les parties ulcérées, lorsqu'elles sont exposées au contact de l'air, & qui est produite par le dessèchement de la matière purulente qui en découle. Dans les petites plaies cutanées, les Croûtes servent de défensif à la partie affectée, que la nature travaille alors plus efficacement à cicatriser, mais lorsqu'elles sont très-épaisses, & qu'elles retiennent le pus dans l'ulcère, sans qu'il puisse, ni s'écouler, ni être repompé par les vaisseaux absorbans, elles nuisent à la guérison, & doivent être détachées, ce qu'on obtient facilement par l'application de quelque topique émollient. *Voyez* Ulcère.

CROUTE DE LAIT. *Voyez* Achores.

CRUCIALE. (Incision.) Section en forme de croix que l'on fait pour mieux mettre à découvert les parties affectées sous les tégumens.

CRURALE. (Hernie.) *Voyez* Hernie.

CUISSES. Μηροί. *Femora.* Les premiers Lexicographes ont dérivé ce dernier mot du latin *ferre*, parce qu'ont-ils dit, les Cuisses supportent tout l'édifice de notre machine. Cette étymologie si l'on trouve qu'elle convient à l'homme, est du moins très-impropre à l'égard des quadrupèdes. Nous n'envisageons ici cette partie, que comme un objet de Pathologie chirurgicale, quant à ce qui a rapport aux maladies qui affectent l'os, à laquelle elle doit sa forme & sa solidité; & encore pour diminuer l'étendue du champ qu'il nous faudroit parcourir, ne nous occuperons nous que de celles qui sont relatives à sa continuité & à sa contiguité, c'est-à-dire, la fracture & la luxation. Commençons par la première.

De la Fracture de la Cuisse.

Le fémur peut être fracturé à sa partie supérieure, à sa diaphyse & à sa partie inférieure, près du genou. On observe dans cette Fracture, les mêmes particularités dont nous ferons mention, à l'article FRACTURE. Elles sont obliques ou transversales, mais le plus souvent de cette dernière espèce; elles sont d'autant sujettes au déplacement, que les muscles de la partie sont très-forts, & que peu sont adhérens dans toute l'étendue de l'os. On reconnoît facilement ces sortes de fractures, au racourcissement du membre & à la facilité que la pièce inférieure a de glisser sur la supérieure. Les fractures des extrémités de l'os sont réputées plus fâcheuses que celles du milieu, à raison des tendons nombreux & des gros vaisseaux qui avoisinent ces régions, notamment au genou.

On fait ici les extensions & contre-extensions comme il est conseillé dans l'histoire générale des fractures, seulement on y emploie plus de force, vu la difficulté qu'il y a de pouvoir vaincre la résistance des muscles, cependant elles doivent être appropriées à la nature des sujets. Voici la manière dont on se comportera en pareil cas. On placera un lacs à la partie inférieure de la cuisse au-dessus du genou, on en appliquera également un autre au-dessus des malléoles, pour aider à l'opération de celui-ci. Ce lacs servira à faire l'extension, la contre-extension sera faite avec une petite nappe dont on appliquera le milieu entre l'aine & les bourses, ou les grandes lèvres chez les femmes. Un des bouts passera sous la fesse, & l'autre sur le ventre & la poitrine; ces deux bouts joints ensemble serviront à retenir le corps. Lorsque, par des procédés connus, on aura fait la conformation, on appliquera sur le lieu de la fracture, une compresse fendue par les deux bouts; on la trempera dans un défensif, & on la soutiendra au moyen de quelques tours de bandes, d'abord sur la fracture même, puis par des doloires on montera jusqu'à l'aine: on commencera d'autres tours à l'endroit de la fracture, & on les conduira jusques vers la partie inférieure, ensuite l'on appliquera quelques compresses graduées en arrière du membre; puis des longuettes sur la partie antérieure & sur les latérales, & on les maintient par les jets d'une troisième bande qui commence par le genou, & qui finit à l'aine. On taille ensuite deux cartons qu'on met de chaque côté, ou mieux encore deux atelles, on les lie avec des lacs, il faut en général que toutes ces pièces d'appareil soient plus fortement serrées dans les fractures obliques que dans celles qui sont transversales. Les choses étant ainsi disposées, on attachera les deux bouts de la nappe au chevet du lit du malade, pour maintenir la contre-extension, & l'on entretient toujours le membre dans cet état au moyen du lacs qui tient aux malléoles, & qu'on fixe aux pieds du lit. On met ensuite les fanons plats dont l'extérieur ira jusqu'à la hanche, on garnira le haut de la cuisse de linge mollet pour que la compression que fait celui qui est en dedans soit plus supportable. On remplit de petites compresses les vuides qui se trouvent entre eux & la cuisse, pour que la compression soit égale de toute part; on met ensuite la tibiale, qui est une longuette qui s'étend antérieurement du bout du pied jusqu'à la partie supérieure, & par-dessus elles passeront les liens des fanons qu'on attache toujours en-dehors, on met ensuite la semelle munie de son double lacs dont on fait des losanges tout le long de la tibiale jusqu'en haut. On termine par mettre une planche en travers au pied du lit, elle sert au malade pour s'appuyer du pied de l'extrémité saine quand il veut se relever; & l'on dispose le pied de manière qu'il ne soit point comprimé.

Telle est la méthode qu'on emploie & celle qu'on a observé la plus convenable, même dans les cas de fracture oblique, où il est si difficile de maintenir réduites les parties déplacées. Mais, en Angleterre, on suit une toute autre méthode, du moins à l'égard de la position du membre: on place la cuisse de manière qu'elle fasse un angle avec le corps, en-même tems qu'on fléchit le genou, en sorte que la jambe revienne sur la cuisse. On est étonné, dit M. Bell, avec quelle facilité on remet dans la plupart des cas les os dans leur position naturelle. La résistance qui s'opposoit à la conformation par toute autre méthode, devient nulle par celle-ci; il ne survient aucun gonflement ni aucune tension, & ainsi les extrémités des os mises en contact, continuent à y rester sans que rien ne puisse les déranger. Si l'on suit cette méthode qui est reçue dans le plus grand nombre des Hôpitaux de Londres, on prévient beaucoup de déplacemens qu'on regarde ici comme insurmontables dans les méthodes ordinaires. C'étoit pour prévenir ces sortes de déplacemens que M. Gooch de Norwich imagina une machine qu'on peut voir dans nos Planches avec la perfection que lui a donné le D. Aitken, & dont on peut prendre une plus grande notion dans l'explication qui les accompagne. On en a inventé beaucoup d'autres pour les corriger, mais elles sont encore aujourd'hui bien loin d'avoir eu le succès qu'on s'en promettoit. On a également cherché à parer à la difficulté de la coalition par le moyen de topiques qui fassent susceptibles d'acquérir une très-grande solidité par la chaleur. Il y a à-peu-près vingt ans que le gouvernement permit des tentatives en ce genre, sur quelques malades à la Charité de Paris; j'ignorois la composition du remède, mais j'ai vu par moi-même que son effet a surpassé toute attente; la partie fut tellement contenue, que la pression donna lieu à la gangrène sans qu'on puisse dire que cet accident fût dû à toute autre cause qu'au topique. On se doute bien que cette méthode n'a point eu de crédit, mais elle n'en a pas moins eu sa victime; sans doute que par la suite les circulateurs auront moins d'accès à la crédulité des ministres, car au moins il nous reste l'espérance dans le nouvel ordre qui va s'organiser dans les diverses branches de notre Constitution.

De la fracture du col du fémur.

Cette espèce de fracture est beaucoup plus ordinaire qu'on ne pense, on l'a souvent confondue avec la luxation de la Cuisse en en haut & en dehors; cependant si l'on se fût bien rappelé l'organisation du col du fémur, le peu de résistance qu'il apporte aux violences extérieures qu'il éprouve, à la direction du col par rapport à l'axe de l'os, les méprises auroient été moins fréquentes. Paré s'en est ainsi laissé imposé dans une fracture de ce genre, ainsi qu'il l'avance avec sa franchise ordinaire. J. L. Petit cite une observation qui offre à-peu-près le même cas. Consulté pour un fait de cette espèce, il sentit le grand trochanter quatre travers de doigt plus haut qu'il ne devoit être, ce qui joint à ce que la pointe du pied & le genou étoient tournés en dedans, lui fit croire que l'os étoit luxé en haut & en dehors; mais ayant pris le pied pour le mouvoir, il s'apperçut aussi-tôt de son erreur. On doit beaucoup à M. Sabatier, qui, dans un Mémoire qu'on trouve dans le IVe tome de ceux de l'Académie, a réuni tout ce qui a rapport à ce point de doctrine: comme tout ce qu'il avance est fondé sur l'expérience, nous extrairons de lui ce qui nous paroîtra convenir à notre objet.

« Toute espèce de chûte sur la Cuisse, observe ce Praticien, peut occasionner la fracture du col du fémur. J. L. Petit a vu un particulier à qui cet accident étoit arrivé, pour être tombé d'en haut sur les deux pieds, de manière que le poids du corps avoit plus porté d'un côté que de l'autre. Une chûte sur le genou pourroit également y donner lieu, mais elle est si communément la suite de celles qui se font sur le grand trochanter, que c'est déja une grande présomption pour l'existence de cette fracture, que de savoir que le blessé est tombé sur cette partie. Les accidens qu'il éprouve la font bientôt connoître d'une manière plus positive; il ressent à la partie supérieure de la Cuisse, & sur-tout au pli de l'aine, une douleur très-vive qui l'empêche de mouvoir l'extrémité blessée; & lorsque la fracture est avec déplacement, ce qui est le plus ordinaire, l'extrémité diminue plus ou moins de longueur, le grand tronchanter se porte en dehors, & remonte sur la face externe de l'os des îles; on sent une crépitation manifeste, lorsqu'après des extensions convenables on est parvenu à rapprocher les deux pièces fracturées que la contraction des muscles destinées à mouvoir la Cuisse, avoit éloignée l'une de l'autre. On peut rendre à la Cuisse sa longueur primitive en tirant le genou & le pied en bas, pendant qu'on fait retenir le bassin par un aide qui appuie de ses deux mains sur la face externe de chacun des os des îles; mais elle se raccourcit de nouveau lorsque les extensions viennent à cesser. M. Louis a observé que la Cuisse malade ne peut être écartée de l'autre sans occasionner des douleurs fort-vives, ce qui vient de ce que dans ce mouvement la partie supérieure du fémur appuie sur les chairs voisines du lieu où elle est remontée, & les froisse par ses aspérités, au lieu qu'on peut aisément rapprocher la cuisse rompue de l'autre sans exciter la sensibilité du malade, parce qu'alors les parties molles ne souffrent aucune compression de la part des pièces fracturées. Mais rien n'indique plus sûrement que le col du fémur est cassé, que la position du genou & de la pointe du pied, qui suivant la remarque de M. Foubert, & les observations de tous ceux qui ont eu depuis lui occasion de voir cette maladie, sont toujours tournés au-dehors pendant que le genou est légèrement fléchi. »

Il est très-aisé, d'après tous ces signes, de reconnoître la fracture du col du fémur, mais c'est quand elle est avec déplacement; car quand elle est sans déplacement, on ne peut guères que la soupçonner, d'après les circonstances concomitantes. Dans ces cas, la Cuisse conserve la même longueur que l'autre; on a même vu des malades marcher quelques pas sans se douter en rien de ce qui leur étoit arrivé. M. Sabatier parle d'un soldat qui continua de marcher un mois après l'accident où il s'étoit rompu le col du fémur. Mais le plus souvent la douleur qu'ils ressentent leur ôte la volonté d'exercer aucun mouvement; on traite la maladie comme une contusion profonde; la grande douleur disparoît, enfin il n'en reste guères plus que quand ils essayent de faire mouvoir le membre. Les malades se livrent d'eux-mêmes au repos, mais insensiblement l'on s'apperçoit d'un raccourcissement de la jambe qu'on attribue à une luxation consécutive du fémur, lequel provient d'un déplacement des pièces antécédemment fracturées; & ainsi en se méprenant sur le caractère de la maladie, l'on s'égare sur les moyens de guérison qui lui conviennent. Les cas où il y a lieu de soupçonner une fracture au col du fémur sans déplacement, sont extrêmement embarrassans; la douleur que les malades éprouvent, & l'impossibilité où ils sont de mouvoir la cuisse sont presque les seuls signes qui d'abord l'annoncent. J'ai sur-tout remarqué, dit M. Sabatier, que le genou & la pointe du pied étoit légèrement inclinés en dehors, ce qu'il faut attribuer en cette occasion comme en celle où il y a déplacement, à l'action des muscles quadrijumeaux, & autres rotateurs de la Cuisse, laquelle n'est plus contrebalancée par la résistance que leur oppose la continuité du col & de la tête du fémur lorsque celle-ci est retenue dans sa cavité. La crépitation, qui, dans toutes les fractures, est un signe constant & d'une évidence reconnue, pourroit bien avoir lieu ici; mais pour le percevoir, il faudroit faire faire à la partie malade des mouvemens qui pourroient occasionner le déplacement des pièces osseuses, & ce déplacement est toujours fâcheux. Aussi, vaut-il mieux, malgré le défaut de signes positifs, s'en tenir à ceux dont il vient d'être fait mention, & traiter le malade comme si l'on étoit sûr de son état. Si donc au bout de vingt-cinq ou trente jours le malade cesse de sentir des douleurs, & qu'il commence à mouvoir aisément la Cuisse, on lui donnera la liberté de se lever & de reprendre peu-à-peu ses exercices ordinaires; mais si au contraire la douleur & l'impuissance continuent fort long-tems, on peut raisonnablement présumer que le col du fémur est fracturé; alors on dirige la cure en conséquence.

La fracture du col du fémur est en général très-fâcheuse, les jeunes sujets en guérissent, quoiqu'il leur reste encore une légère claudication; mais les vieillards sont souvent forcés de rester au lit pendant le reste de leurs jours; & s'ils en relèvent, ils ne peuvent marcher qu'avec des béquilles. Dans ces cas le tissu du col s'altère tellement, qu'il n'en reste plus aucun vestige, ou ce qui en reste n'offre plus qu'un tissu ligamenteux attachés aux surfaces intérieures de la tête & du grand trochanter, & qui sert ainsi de lien aux parties divisées. La tête fait alors un angle droit avec le grand trochanter, & il y a de la mobilité entre la tête & le corps de l'os à l'endroit où étoit le col. On peut voir la disposition ligamenteuse qui a pris la place du col du fémur à la suite d'une pareille fracture dans le neuvième Trésor de Ruisch.

La fracture du col du fémur avec déplacement une fois reconnue, il s'agit d'en faire la réduction; on y procède en appliquant les forces extensives au pied du côté malade, & les contre-extensives au pli de la Cuisse saine. C'est ordinairement un lacs double dont on se sert dans ce dernier cas; on en fait retenir les deux chefs au-dessus de la hanche du même côté, pendant qu'avec une serviette pliée en quatre, suivant sa longueur, appliquée circulairement autour des os des îles, & retenues par les deux bouts, du côté opposé à la fracture, on empêche le bassin d'obéir à l'extension & de descendre avec l'extrémité sur laquelle cette force agit. Les muscles qui, dans ce procédé, ne sont exposés à aucune compression, cèdent à la force qui tend à les alonger, & permettent au fémur de descendre & de reprendre sa longueur naturelle. L'opérateur, qui fait la réduction, doit en même-temps diriger la Cuisse en l'embrassant à la partie supérieure. Il l'éloignera un peu du bassin pour éviter l'impression que feroient les pointes osseuses sur les parties qu'elles ratisseroient, pour ainsi dire, sans cette précaution; & par un petit mouvement de rotation de dehors en dedans, il redonnera à toute l'extrémité, sa rectitude naturelle. Mais lorsque les deux bouts de l'os sont rapprochées l'un de l'autre, il n'est pas facile de les maintenir réduits, l'action des muscles qui entourent la Cuisse tend continuellement à les déplacer avec d'autant plus de force que cette action ne peut être réprimée par l'application d'un bandage circulaire. On se servoit autrefois pour bien contenir la fracture, du spica & de grands cartons, qu'on appliquoit vers le sommet de la Cuisse, on prenoit enfin le mêmes précautions dont nous avons parlé plus haut à l'occasion de la fracture oblique du fémur; mais souvent il survenoit au membre un gonflement qui rendoit ces moyens infructueux & souvent insupportables. D'ailleurs l'application de tours de bande sur la Cuisse donnoit toujours lieu à un nouveau déplacement, les jets s'en salissoient par les urines, & de-là s'ensuivoient des excoriations, des inflammations, souvent accompagnées de fièvres. Ces accidens portèrent les Praticiens à imaginer quelques moyens qui pussent les prévenir; M. Duverney & Bellocq en ont présenté qu'on trouve encore dans le Mémoire de M. Sabatier; mais ils sont tous deux également insuffisans. On s'en tient aujourd'hui à la méthode de M. Foubert; elle consiste à couvrir le lieu de sa fracture avec des compresses imbibées de médicamens convenables; on enferme ensuite toute l'extrémité dans des fanons, ainsi qu'on le faisoit précédemment; & on les tient liés simplement par des nœuds convenables, seulement on s'assujétit pendant les trois premières semaines à faire deux ou trois fois par jour de nouvelles extensions pour replacer & affronter les pièces de la fracture que l'action fortuite des muscles auroit pu déranger: passé ce tems, il est rare qu'on soit obligé d'avoir recours aux extensions, il suffit de laisser le malade en repos, & de maintenir l'extrémité dans une position droite, au moyen des fanons, & l'on persiste ainsi pendant plusieurs mois. Il n'est pas possible de déterminer précisément le tems que la nature emploie pour former le cal dans cette espèce de fracture; quatre, cinq, & même six mois n'ont pu suffire pour la réunion, & souvent même elle ne s'est point faite, comme nous l'avons dit plus haut. S'il survenoit du gonflement & de l'inflammation pendant ces tentatives, on les discontinueroit, & même on en viendroit aux saignées, plus ou moins réitérées, & au régime. Mais quelquefois l'engorgement, au lieu d'être inflammatoire, est séreux & comme purulent, accompagné d'une œdématie qui s'étend sur toute la Cuisse. Quand les sujets sont âgés, il est rare qu'ils ne succombent point à de pareilles suites.

De la luxation de la Cuisse.

En considérant attentivement la profondeur de la cavité cotyloïde qui reçoit la tête du fémur, le ligament triangulaire qui un peu du bas de l'axe de celle-ci, s'attache au fond de cette cavité; la force du ligament ou bourrelet orbiculaire qui maintient & borne les os articulés, la quantité & le volume des muscles qui entourent cette articulation, l'on présume d'avance combien doit être rare la luxation de la Cuisse, & les difficultés qui doivent en accompagner la réduction, sur-tout quand elle n'est occasionnée par aucune cause interne, quelqu'en soit la nature. On peut distinguer différentes luxations, à raison du lieu que la tête occupe hors de sa cavité; & de-là les différentes dénominations de luxations en en haut & en dehors, en en haut & en dedans, en en bas & en dehors, en en bas & en dedans. Celle-ci est la plus commune, à raison de ce que la cavité cotyloïde est moins profonde de ce côté, & que l'insertion du ligament rond est près de l'échancrure qui regarde le trou ovalaire, & qu'il peut s'alonger de ce côté sans se rompre. Il est reconnu que de toutes les luxations, la plus difficile à se former, & conséquemment la plus rare, est celle en en haut & en dehors; l'inspection de l'articulation en donne la raison, la cavité cotyloïde est très-profonde de ce côté, & le ligament triangulaire trop court pour permettre la sortie de l'os, à moins qu'il ne soit rompu comme il arrive quelquefois. Aussi est-il reconnu que la Cuisse se luxe plus fréquemment quand on l'écarte de l'autre, en même tems qu'on s'élève, ou quand on tombe sur les genoux en les écartant, cas où toutes les circonstances favorables à la luxation se rencontrent.

Ces différentes luxations ont des signes évidens relatifs à leurs espèces. Dans la luxation en en bas & en dedans, on observe une tumeur au-dessous de l'aîne, formée par la tête du fémur, qui s'est placée sur le trou ovalaire; la Cuisse est plus longue, le pli de la fesse est plus bas qu'à l'ordinaire, le pied & le genou sont tournés en dehors, le malade peut encore marcher, mais c'est comme en fauchant; & toutes les fois qu'on approche la Cuisse de l'axe du corps, il éprouve de la douleur. Dans la luxation en en haut & en dedans, la tête de l'os est sur le pubis, & y forme une saillie très-apparente; la Cuisse est plus courte, le grand trochanter & le pli de la fesse sont rehaussés; le genou & le pied sont un peu tournés en dehors, la Cuisse un peu étendues ou portée en arrière; il y a gonflemens & engourdissement de toute l'extrémité inférieure, & même tuméfaction au scrotum, à raison de la pression que la tête du fémur fait sur la plupart des vaisseaux cruraux. Dans la luxation en en haut & en dehors, la Cuisse est également plus courte, le pli de la fesse plus haut; la Cuisse, la jambe & le pied sont tournés en-dedans; les malades souffrent beaucoup quand on leur porte la Cuisse en dehors, parce qu'alors on étend trop les fibres des muscles adducteurs, qui sont déja par eux-mêmes dans un état de très-grande tension. La fesse paroît beaucoup plus saillante, à raison de la tête qui lui fait faire saillie; toute la Cuisse est quelquefois engourdie, à raison de la pression du nerf sciatique. La luxation en bas & en dehors, devient bientôt une luxation en en haut, pour peu que les malades marchent ou qu'ils fassent quelques efforts.

Les luxations de la Cuisse sont par elles-mêmes très-fâcheuses, toutes nuisent plus ou moins à la progression; elles sont accompagnées de douleurs de tension & d'inflammation. La réduction s'en fait difficilement, sur-tout quand elles sont supérieures, & en dehors chez les sujets très-vigoureux, comme quand elles sont supérieures, & en dedans, à raison de la pression que la tête de l'os fait sur les vaisseaux cruraux, & de la rupture du ligament triangulaire. La moins fâcheuse de toutes est celle où la tête est placée sur le trou ovalaire: néanmoins quelque soit l'espèce de fracture, quand la pression n'est pas bien inquiétante, on doit encore compter sur les ressources de la nature. On a en effet vu, en pareil cas, la tête se creuser une cavité secondaire, soit sur le trou ovalaire, ou en dehors, & au-dessus de la cavité cotyloïde, ainsi que M. Moreau en cite un exemple dans un de ses Mémoires, qu'on trouve parmi ceux de l'Académie Royale de Chirurgie. Le mouvement se fait alors avec autant de facilité que précédemment, à une légère claudication près.

La luxation de la Cuisse doit, sans contredit, être promptement réduite, & sur-le-champ même s'il est possible, sur-tout quand elle est en haut & en dedans; mais cette réduction est souvent fort difficile, à raison de ce que le col du fémur fait un angle obtus avec le corps, en sorte que quand on a amené la tête vis-à-vis de la cavité, elle glisse souvent à côté ou par-dessous, & alors il faut revenir à de nouvelles tentatives, dont quelques-unes sont toujours fructueuses. En lisant les Auteurs qui ont écrit sur la luxation de la Cuisse, l'on voit que tous se sont accordés à employer les lacs & les machines dans leurs tentatives de réduction. Nous avons dit, en effet, à l'article de la luxation du BRAS, que si ces moyens devoient avoir lieu, c'étoit dans les cas dont il s'agit ici. Néanmoins, si ces moyens ont été quelquefois avantageux, ils ont aussi souvent plus nui qu'ils n'ont été utiles par l'inégale dispensation ou administration des forces dont leur usage est suivi. « On applique les liens, dit M. Louis, dans son édition du Traité des Maladies des os de J. L. Petit, à la partie inférieure du fémur au-dessus des condyles. Tous les muscles qui font mouvoir la jambe sont excités par-là à une contraction convulsive qui s'oppose à l'effet des extensions, & qui les rend toujours laborieuses, souvent inutiles, & quelquefois même dangereuses. Les muscles qui ont des attaches supérieurement à l'os innominé, tels que le grêle antérieur, le couturier, le grêle interne, le demi-nerveux, le demi-membraneux, sont tiraillés douloureusement par le mouvement de l'extension, avant qu'elle agisse sur l'os. La contraction convulsive qui y est excitée, oppose une résistance souvent invincible à la force dont l'effet devroit être de les alonger. M. Petit, continue le même Auteur, dit positivement en parlant des luxations en général, qu'un des signes qui manifeste le bon effet des extensions, est l'alongement des muscles. Comment donc dans la luxation du bras, par exemple, pourroit-on alonger le membre pour dégager la tête de l'os lorsque d'une part on excite par les lacs, appliqués à la partie inférieure du bras; la contraction des muscles biceps & des extenseurs de l'avant-bras qui ont des attaches supérieurement à l'omoplate, & que le lacs destiné à la contre-extension refoule avec violence vers le haut les muscles grand pectoral & grand dorsal, près de leur insertion à l'os du bras, tandis qu'il faudroit permettre à ces muscles de s'alonger & d'obéir aux forces extensives qui doivent les amener en en bas dans une direction contraire. Plus l'extension aura de puissance, plus le grand dorsal & le grand pectoral repoussés par la contre-extension s'opposeront au succès des tentatives portées trop loin, exposeront même leurs attaches à l'humérus à une rupture très-fâcheuse par les accidens qui pourroient s'ensuivre.

La méthode de M. Dupouï semble parer à tous ces inconvéniens & les succès qu'elle a eu entre les mains de MM. Marrigue & Gautier, à Versailles, en sont le plus sûr garant. Voici en quoi elle consiste, d'après l'exposé de l'Auteur, qu'on trouve dans le XXVI tome du Journal de Médecine. « Je n'emploie point de lacs, dit M. Dupouï, je ne fais pas non plus de contre-extension; je me suis contenté jusqu'à présent de la seule résistance du corps. Je place le malade horizontalement sur son dos; j'étends également la partie malade, & je la pose contre la saine; je fais presser fortement sur le genou par la main d'un aide, afin de tenir cette partie dans l'extension la plus exacte, dans laquelle les muscles se trouvent aussi parallélement qu'il est possible, j'embrasse d'une main le coup-de-pied & de l'autre le talon, sans lever la partie en aucune façon, je la tire très-médiocrement, & dans l'instant les muscles obéissent; s'étendent & remettent seuls la tête dans la cavité. C'est par cette pratique toute simple, ajoute ce Praticien, que j'ai réduit quatre de ces luxations en présence de mes confrères, ce qui s'est exécuté dans l'une de ces réductions, avec une promptitude dont j'ai moi-même été surpris. » Hippocrate auroit-il voulu indiquer cette méthode lorsque dans son traité *De Articulis*, il dit: *quibusdam enim femur rursùs incidit nullo adhibito apparatu, sed ex modicâ extensione quantùm manibus direcdio fieri potest ex levi commotione.* Cependant comme ce moyen peut être inefficace; il convient d'ajouter aux procédés que nous venons d'énoncer la méthode vulgairement reçue, celle où l'on emploie les lacs. L'un d'eux sert à faire l'extension, on l'applique à la partie inférieure de la cuisse; nous pensons qu'il vaudroit mieux l'appliquer aux pieds ou à la partie supérieure de la jambe, afin de moins gêner l'action des muscles. Avec l'autre qu'on ne serre point, on retient le corps, & pour produire cet effet, on le placera dans l'aine, de manière qu'un des chefs passe sous la fesse, & l'autre sur le côté du ventre; on réunit ces deux chefs à quatre doigts au-dessous de la crête de l'os des îles, & l'on fait en cet endroit tirer le lacs par quelqu'un de fort; ou bien l'on passe dans l'anse un autre lien capable de résister, & qu'on arrête à un point fixe: on couchera le malade sur le côté opposé à la luxation, la jambe sera fléchie; à mesure que les extensions agiront, le Chirurgien fera attention à ce qu'elles produiront, & donnera la direction qui convient alors pour lui faire regagner sa cavité. Il est ici différens tours de mains qui ne sauroient bien se décrire; mais qui se concevront bien mieux par ceux qui ont de l'expérience, & qui joignent à la connoissance de l'espèce de luxation les notions de l'anatomie, qui sont ici bien nécessaires, & qui détermineront à faire les tractions les plus convenables pour la reposition de l'os. La réduction une fois faite, on applique une compresse assez longue & large pour entourer toute l'articulation; on a soin de la tremper dans une eau marinée aiguisée d'un peu d'eau-de-vie camphrée, & l'on contient ce léger appareil avec le spica dont les jets viennent croiser à l'extérieur de la cuisse. On fait garder le lit au malade, & on lui fait observer un régime plus ou moins sévère, on le saigne, & l'on se comporte en tout selon la nature des accidens. On fait tenir le lit plus long-tems dans le cas où la luxation seroit en en haut.

Les luxations de la cuisse n'arrivent pas toujours immédiatement après que la cause qui les détermine a produit son effet; c'est souvent long-tems après, ainsi qu'il conste d'après les observations. On voit quelquefois de pareilles luxations survenir long-tems après une chûte, la violence de l'effort occasionne alors dans l'articulation un tel désordre, que la suppuration s'ensuit & amène avec elle le relâchement de tous les ligamens, une œdématie qui s'étend sur toute la fesse, & quelquefois même sur-toute l'extrémité. J. L. Petit, dans un mémoire qu'on trouve parmi ceux de l'Académie Royale des Sciences, a spécialement parlé de ces singulières luxations; il dit qu'elles sont assez souvent la suite d'une contusion de l'article, après des coups reçus sur le grand trochanter, en tombant ou autrement. La tête du fémur, en pareil cas, est violemment poussée contre les parois de la cavité cotyloïde, & comme elle remplit exactement cette cavité, les cartilages qui recouvrent l'une & l'autre, les glandes synoviales & le ligament rond doivent nécessairement souffrir une très-forte pression, à laquelle succède les accidens dont nous venons de faire mention. A mesure que les humeurs s'tasent ainsi, à mesure aussi la cuisse diminue en longueur, & d'une manière graduée, selon le chemin que la tête du fémur fait pour sortir hors de sa cavité. J. L. Petit rend raison de cette succession d'après la structure même de la partie, c'est-à-dire, d'après la sphéricité de la tête du fémur. « Elle va, dit-il, en diminuant depuis son col jusqu'à son sommet, ce qui fait que quand la synovie l'a éloigné d'une ligne du fond de la cavité, les muscles tirent d'une ligne la Cuisse en en-haut, & si alors on mesuroit la Cuisse de l'endroit où la tête du fémur touche le bord supérieur de la cavité, on la trouveroit plus courte d'une ligne, de manière que si cette tête est chassée de quatre ou cinq lignes, la Cuisse se trouvera plus courte de quatre ou cinq lignes, pourvu que l'on mesure de l'endroit où elle touche le bord supérieur de la cavité. Ainsi autant de chemin que fera la tête du fémur pour sortir, autant la Cuisse perdra de sa longueur, & quand la tête sera entièrement sortie, son sommet, qui, dans l'état naturel répondoit au centre de la cavité, se trouvera au bord supérieur de cette cavité, & la Cuisse sera plus courte de la moitié du diamètre de la tête; elle auroit même été emportée plus loin, par l'action des muscles, sans le ligament rond qui la retient encore en ce lieu. »

On n'a aucun signe qui indique la contusion de l'intérieur de l'article, si ce n'est les commémoratifs qui ont précédé, notamment les coups, les chûtes sur les genoux ou les pieds. On ne peut également connoître la luxation dans son principe, & quand les signes sont évidens, le plus souvent il n'est plus tems d'y remédier. Quand l'os est une fois hors de sa cavité, alors le membre se raccourcit, & quelquefois en assez peu de tems. Cette maladie est d'autant plus fâcheuse, que souvent les ligamens sont détruits par la suppuration, qu'il y a carie, & souvent même des symptômes hectiques, qui à la fin entraînent le malade. On peut regarder la maladie à cette époque, comme étant absolument incurable; ce à quoi il faut penser en pareil cas, lorsqu'on est appellé à tems, c'est à la suffoquer *ab ovo* par les saignées, les antiphlogistiques, &c. J. L. Petit dit avoir plusieurs fois réussi en pareil cas, en employant les défensifs faits avec le blanc d'œuf, l'alun en poudre & l'eau-de-vie aromatique, dont il mouilloit des compresses en huit ou dix doubles, qu'il appliquoit sur toute l'articulation de la Cuisse, & qu'il retenoit au moyen d'un simple bandage contentif. Il humectoit l'appareil avec la même liqueur quand il étoit sec. (*M. Petit-Radel.*)

CULBUTE. On désigne ainsi le mouvement par lequel l'enfant vers le septième mois de sa naissance fait un demi-tour sur lui-même, de manière que sa tête qui étoit supérieure devient inférieure, & que les pieds se portent en en haut par un mouvement inverse. Le fœtus est tellement placé dans la matrice que sa tête est courbée sur la poitrine, ses bras, ses jambes & ses cuisses pliées, ses genoux sont écartés, en sorte que ses talons rapprochés l'un de l'autre, se trouvent appliqués contre ses fesses. Cette attitude est commune à tous les animaux dans le sein de leur mère. Le fœtus, dans cette situation, a une forme à-peu-près ovoïde dont le grand diamètre est de dix pouces environ, & le plus petit de quatre pouces & demi à six pouces tout au plus; mais ce grand diamètre, dont la tête occupe une des extrémités, mesure-t-il la longueur du corps de la mère, ou lui est-il transversal? Quelques réflexions sur la forme du fœtus, sur la pesanteur de la tête relativement au reste du corps, sur la longueur du cordon ombilical & son insertion vers le bas du tronc, porteroient à croire qu'il est dans ces premiers temps couché sur le dos & appuyé sur la région inférieure de la surface interne de la matrice. « Si l'on se rappelle, dit M. Baudeloque, qui n'est nullement partisan de la culbute, l'extrême petitesse de l'enfant dans les deux premiers mois relativement à la cavité de la matrice, le grand volume d'eau qui l'entoure, la mobilité dont il jouit en conséquence, la manière dont il est recourbé sur la partie antérieure & l'excès de la masse & du poids de la tête sur le reste du corps, on ne pourra concevoir qu'il puisse demeurer pendant des mois entiers accroupis & comme assis sur le bas de la matrice & au-devant de la convexité de la colonne lombaire de la mère. Si l'on se rappelle la forme ovoïde que la matrice conserve, malgré son développement & celle sous laquelle se replie le corps de l'enfant, on demeurera certain encore que la tête doit occuper la partie la plus basse de la cavité de ce viscère; car c'est la tête qui constitue la petite extrémité du corps ovoïde que l'enfant décrit, tandis que les fesses, les cuisses, les jambes & les pieds en même-tems constituent la grosse extrémité, comme le bas de la cavité de la matrice en forme la partie la plus étroite; & le fond la partie la plus large. La position que les partisans de la culbute donnent à la tête de l'enfant après ce mouvement extraordinaire, n'est pas moins contraire au rapport de la forme des parties. Comment concevoir que le front qui répond après cette culbute à la saillie du sacrum, restera contre celle-ci pendant plusieurs mois, tandis que les côtés présentent des espaces bien plus conformes à sa rondeur?... Mais le plus fort argument qu'on puisse faire contre la culbute doit se prendre de l'observation. L'ouverture des cadavres a fait connoître mille fois que la tête de l'enfant occupoit presque toujours la partie inférieure de la cavité de la matrice, & que le plus souvent c'étoit la tête qui se présentoit à l'orifice dans le cas d'accouchement prématuré, quelque soit le terme de la grossesse où il se fasse.... La raison & l'expérience s'accordent donc à prouver qu'il n'y a point de culbute telle qu'on la suppose, que la situation de l'enfant varie à l'infini dans les premiers temps de la grossesse, & qu'elle devient fixe & constante à mesure que celle-ci augmente. L'on ne doit en excepter que les cas où la matrice contient beaucoup d'eau. Car alors, l'enfant conservant toujours la mobilité qu'il avoit dans les premiers temps de la vie, peut se retourner de différentes manières, même pendant le travail de l'accouchement; mais il ne prend cependant pas la position indiquée ci-dessus, parce qu'il lui est d'autant plus difficile de la conserver qu'il est alors environné d'une plus grande quantité de fluide. » (*M. Petit-Radel.*)

CURETTE. Instrument d'acier, de fer ou d'argent, composé d'une tige droite ou légèrement courbée, qui se termine par une de ses extrémités en forme de cuiller. Il est destiné à faire sortir les Corps Etrangers engagés dans certaines parties, & à nétoyer des cavités ouvertes naturellement ou par art.

CYPRIEN, (Abraham) Docteur en Médecine, & Professeur d'Anatomie & de Chirurgie dans l'Université de Franeker, au commencement de ce siècle. Il s'est particulièrement livré à l'étude de l'Anatomie, & la professa long-tems, & d'une manière distinguée, dans un tems où les notions de cette science étoient loin d'être portées au point de perfection où elles sont actuellement. Cyprien ne nous a laissé que quelques dissertations, dont les Biographes font beaucoup de cas, & entre autres, une qui parut au commencement de ce siècle avec le titre suivant. *Epistola exhibens historiam fœtus humani post viginti & unum mensem, ex uteri tubâ, matre salvâ ac superstite, excisi ad D. Millington. Lugd. Bat.* 1700, *in*-8.° Cette dissertation a paru en françois en 1707. L'Auteur entre dans des détails, relativement à cette opération, qui fut on ne peut plus heureuse, car la mère accoucha successivement ensuite de deux enfans, & fort heureusement. Cyprien présume que l'enfant qu'il a ainsi extrait, étoit renfermé dans l'intérieur des trompes, & non dans la matrice. M. Portal se fonde sur sa grosseur, pour croire que la grossesse étoit ventrale; mais il est prouvé, d'après l'observation, que de très-gros enfans se sont formés & accrus dans l'intérieur des trompes, & en sont sortis par une opération pareille à celle que notre Auteur a en vue.

On trouve dans cette dissertation différentes réflexions sur plusieurs points importans de pratique, qui indiquent combien Cyprien s'étoit appliqué à la Chirurgie. Il étoit partisan des grandes incisions, particulièrement dans l'opération du bubonocèle; il dit à ce sujet avoir vu les hernies reparoître quand les Malades avoient été opérés par les coureurs & autres charlatans, par la raison qu'ils avoient trop ménagé l'anneau. Il regardoit la cicatrice qui survenoit, en pareil cas, comme le plus sûr garant d'une guérison complette, & ses raisons me paroissent assez bien posées. Loin de l'opinion qui étoit encore en vogue, il y a une vingtaine d'années, qu'il falloit maintenir ouverte la plaie du bubonocèle, Cyprien recommande au contraire d'en bien rapprocher les bords, il va même jusqu'à recommander un moyen un peu violent, la suture. Mais s'il se trompe sur le choix du moyen, il n'en a pas moins bien saisi l'indication qui le demande. Heister fait encore mention de deux dissertations qu'il fit paroître vers la fin du siècle dernier, dont l'une est intitulée *Disputatio inauguralis de carie ossium. Ultraject.* 1680, *in*-4.°, & l'autre *Oratio encomiastica in Chirurgiam. Franek*, 1693. Ces dissertations n'offrent rien de bien intéressant. (*M. Petit-Radel.*)

CYSTE. *Voyez* Kyste.

CYSTOCÈLE. *Voyez* Hernie de la vessie.

CYSTOCELE BILIAIRE, tumeur enkystée formée par un gonflement extraordinaire de la vésicule du fiel, en conséquence d'une obstruction du canal cystique.

Cette maladie assez fréquente, mais peu connue avant les observations que M. Petit a publiées dans le premier volume des Mémoires de l'Académie de Chirurgie, a été confondue généralement avec les abcès au foie, avec lesquels elle se trouve ordinairement compliquée; & quoique l'ouverture de la tumeur faite en pareil cas ait dû en faire soupçonner la nature, par l'écoulement de bile qui en étoit la conséquence, il étoit réservé à cet illustre Praticien d'en exposer le premier d'une manière claire & précise la diagnostic & le traitement. Nous allons extraire de son mémoire ce qui est relatif particulièrement à ces deux objets.

L'abcès au foie & la rétention de la bile dans la vésicule du fiel sont le plus souvent la suite de l'inflammation de ces parties, caractérisée par tous les symptômes de cette affection. Si ces symptômes subsistent & s'ils augmentent jusqu'au tems où l'inflammation aura parcouru tous ses périodes, alors selon la manière dont celle-ci se terminera, la maladie prendra différentes formes.

Si elle est terminée par suppuration, la douleur & la fièvre seront diminuées; le malade aura des frissons irréguliers; il s'élèvera & se manifestera une tumeur à l'hypcondre droit, quand l'abcès se formera à la partie convexe de ce viscère; cette tumeur deviendra molle & la fluctuation du pus se fera appercevoir en la touchant. *Voyez* FOIE. Toutes ces choses feront connoître que l'abcès est formé, & indiqueront la nécessité d'en faire l'ouverture; cependant, avant que de s'y déterminer, on doit examiner chaque symptôme & se bien rappeller tout ce qui s'est passé pendant le cours de la maladie. Car on peut être trompé par de fausses apparences de suppurations lorsqu'il n'y a réellement point d'abcès, & qu'au contraire l'inflammation du foie s'est terminée par résolution.

Pour comprendre ce qui peut donner lieu à une pareille erreur, il faut remarquer que la bile qui, pendant le fort de l'inflammation, ne se filtroit point dans le foie, commence à se séparer sitôt que la résolution a suffisamment dégagé ce viscère. Mais si la résolution n'est pas assez avancée pour que le canal cholédoque soit débouché, la bile qui entrera dans la vésicule du fiel ne pourra s'écouler, elle remplira cette vésicule & s'y accumulera au point qu'elle la poussera en dehors, & l'on appercevra sous l'hypocondre droit une tumeur dans laquelle il y aura fluctuation manifeste; ce qui, joint à des frissons irréguliers & à la diminution, tant de la fièvre que de la douleur, donnera des signes semblables à ceux de l'abcès.

Dans l'incertitude où l'on peut être alors, risquera-t-on d'ouvrir la vésicule du fiel, croyant ouvrir un abcès, ou se hasardera-t-on à laisser périr un malade de l'abcès dans la crainte d'ouvrir la vésicule du fiel? Si cette ressemblance de symptômes est capable d'en imposer, une comparaison exacte & réfléchie peut y faire remarquer des différences, à la vérité difficiles à saisir d'abord, mais cependant suffisantes pour fonder une distinction utile.

En effet, la diminution de la douleur & celle de la fièvre ne sont pas moins des signes de la résolution commencée que de la suppuration faite; mais on remarquera, 1.° que la douleur qui a dû être égale dans l'un & l'autre cas, lorsque le mal étoit purement inflammatoire & disposé à la suppuration autant qu'à la résolution, a augmenté pendant que l'abcès se formoit, ou qu'elle a diminué au contraire pendant que la résolution se faisoit & que la bile s'accumuloit dans la vésicule du fiel. 2.° La douleur qui accompagne la suppuration est ordinairement pulsative, & ce sentiment de pulsation n'accompagne point les douleurs qui tiennent à la distension de la vésicule, puisque celles-ci n'ont lieu que lorsque l'inflammation du foie se termine par la résolution. 3.° La douleur diminue bien plus promptement lorsque l'engorgement inflammatoire se termine par résolution, que lorsqu'il se termine par suppuration. 4.° La diminution de la douleur en conséquence de la résolution, laisse le malade dans un état de satisfaction & d'espérance, au lieu que celle qui suit la formation de l'abcès, est toujours accompagnée d'abattement & de malaise.

Les frissons irréguliers, qui ont lieu dans l'un & l'autre cas, différent encore, 1.° En ce que ceux qui accompagnent la formation de l'abcès, sont plus longs que ceux qui sont causés par rétention de la bile. 2.° Dans les premiers, le pouls est petit; mais il s'élève d'autant plus à mesure que le frisson cesse. 3.° Le frisson de suppuration est suivi de chaleur & de moiteur; mais la peau est sèche après le frisson causé par la rétention de la bile.

Lorsque l'abcès du foie se forme à sa partie convexe, ou lorsque la bile est retenue dans la vésicule du fiel, les tégumens sont poussés en-dehors, & l'on apperçoit une tumeur à l'hypocondre droit; mais la tumeur causée par l'abcès diffère de l'autre. 1.° En ce qu'elle n'est point circonscrite; elle paroît comprise dans l'enceinte des parties voisines, &, pour ainsi dire, confondue dans les tégumens, qui, pour l'ordinaire, sont œdémateux; au lieu que la tumeur faite par la vésicule du fiel est exactement distincte & sans confusion, parce qu'il est rare qu'elle soit accompagnée d'œdème. 2.° La tumeur formée par la vésicule du fiel est toujours placée au-dessous des fausses côtes, sous le muscle droit; mais la tumeur de l'abcès au foie n'affecte aucune situation particulière, & peut occuper indifféremment tous les points de la région épigastrique.

Enfin, la fluctuation du fluide renfermé dans ces tumeurs, se manifeste différemment. 1.° La fluctuation de la bile retenue dans la vésicule, s'apperçoit presque subitement, au lieu que celle de l'abcès est très-long-tems avant que de paroître. 2.° On soupçonne celle-ci long-tems avant que de la trouver, & l'autre le plus souvent se montre avant qu'on l'ait soupçonnée. 3.° La fluctuation de la tumeur bilieuse dès le premier moment n'est point équivoque, au lieu que celle de l'abcès, sur-tout dans son commencement, est telle que dans le nombre des personnes, qui examinent & touchent l'abcès, les sentimens sont partagés; il s'en trouve souvent qui doutent s'il y a une fluctuation. 4.° La fluctuation de l'abcès n'est d'abord apparente que dans le centre de la tumeur; & chaque jour, à mesure que la suppuration augmente, la fluctuation s'étend à la circonférence; au lieu que la fluctuation de la tumeur de la vésicule est, dès le premier jour, presqu'aussi manifeste dans la circonférence que dans le centre. 5.° A quelque degré que soit portée la suppuration de l'abcès au foie, la circonférence en est toujours dure & gonflée; mais la tumeur de la vésicule du fiel, lorsque l'inflammation a cessé, n'a pour l'ordinaire, aucune dureté ni gonflement à sa circonférence.

L'engorgement du canal cystique & des parties qui l'environnent n'est pas la seule cause qui peut occasionner le gonflement de la vésicule du fiel, il peut dépendre de l'obstruction de ce même canal par des pierres biliaires formées dans la vésicule. La jaunisse & tous les symptômes qui l'accompagnent, sont les conséquences de cette affection qui se dissipent quelquefois assez promptement, comme il arriva dans deux cas où l'on vouloit ouvrir la tumeur, & où cette opération n'ayant pas été faite d'après l'avis de M. Petit, le dégorgement se fit en peu de jours par une évacuation abondante de bile; d'autres fois le gonflement subsiste, la vésicule se dilatant de plus en plus, à moins que l'obstacle qui l'empêche de se vuider, ne cède jusqu'à un certain point à l'impulsion du fluide qui se force un passage, & coule en partie dans l'intestin, comme on voit souvent, dans les cas d'obstruction de l'urètre, l'urine s'écouler, même en assez grande quantité, sans que la vessie cesse d'être remplie bien au-delà de ce qu'elle l'est jamais dans l'état naturel. Ainsi, quoique les excrémens paroissent teints de bile, on ne peut pas toujours en conclure que cette liqueur passe librement dans les intestins; & lorsque d'ailleurs on voit les symptômes que nous avons décrits comme annonçant une distension contre nature de la vésicule, on doit présumer que la bile ne coule que par regorgement, comme il arrive souvent aux urines En pareil cas, il y a peu de chose à faire, si ce n'est d'aider l'écoulement de la bile par des frictions sur la région de l'hypocondre.

Mais, si dans quelques cas de rétention d'urine ou de bile, ces liqueurs peuvent sortir de leur vessie par regorgement, dans d'autres il peut arriver aussi qu'elles soient retenues si exactement qu'aucune goutte n'en pourra sortir, ce qui causera de nouveaux symptômes. Par exemple, si l'urine est retenue, & qu'on ne puisse l'évacuer, parce que le malade se trouve éloigné des secours de la Chirurgie, on voit souvent qu'il se forme des abcès gangréneux au pubis, au périnée, au scrotum, &c. Tout le monde sait que, quand ces abcès s'ouvrent d'eux-mêmes, l'urètre ou la vessie se percent, que l'urine s'écoule avec le pus, que le malade est soulagé & qu'il guérit quelquefois. Les mêmes choses arrivent à la vésicule du fiel, lorsque la bile y est exactement retenue. S'il survient un abcès, il s'étend & il s'ouvre différentes routes dans le voisinage, soit au-dehors, soit dans les intestins; l'inflammation de la vessie & celle de la vésicule en pareil cas, communiquée aux parties voisines, les rend adhérentes à ces parties, & en conséquence de cette adhésion, les ouvertures qui s'y forment laissent échapper les fluides qu'elles contenoient, sans qu'ils puissent s'échapper dans la cavité de l'abdomen.

Ces adhérences expliquent pourquoi dans quelques cas la mort a suivi de près l'ouverture faite à la vésicule du fiel, tandis que d'autres malades l'ont supportée sans qu'il en résultât des accidens graves. Chez les premiers, la bile en sortant de la vésicule a dû couler en partie dans la cavité du bas-ventre & n'a pu qu'occasionner les symptômes les plus funestes; chez les autres, la vésicule étoit adhérente au péritoine, cet accident ne pouvoit pas avoir lieu, & l'opération n'a été suivie d'aucune conséquence fâcheuse. Il en est de même dans tous les cas où l'on entreprend de faire l'ouverture d'un abcès à l'abdomen, il n'y a que l'adhérence du sac du dépôt au péritoine qui puisse donner la certitude que le pus ne s'épanchera pas dans la cavité de ce dernier.

Lorsque l'extrême distension de la vésicule du fiel donne lieu de craindre les accidens dont nous venons de parler, il convient quelquefois de l'ouvrir pour donner issue à la bile & aux pierres qui s'y sont formées. Mais, avant que de l'entreprendre, il importe de s'assurer par tous les moyens possibles si la vésicule est adhérente aux parties voisines. Or on peut être à-peu-près certain que l'adhérence existe lorsqu'il y a eu des coliques hépatiques accompagnées d'une vive inflammation, lorsque ces coliques ont été fréquemment répétées, & surtout lorsque l'inflammation a plusieurs fois attaqué les mêmes endroits; c'est ce que l'ouverture des cadavres confirme pleinement. On peut encore s'en assurer par un examen attentif du malade; car, si après l'avoir fait coucher sur le côté gauche, les cuisses pliées & rapprochées du ventre, on pousse la tumeur de côté & d'autre sans pouvoir l'éloigner du point où elle fait bosse, c'est une marque qu'elle est adhérente; mais si elle obéit à l'impulsion des doigts, on peut être sûr du contraire. Enfin, si à l'extérieur de la tumeur il y a bouffissure, œdème ou rougeur; ou si ces symptômes ont paru dans quelques-unes des attaques précédentes de coliques hépatiques, il y a tout lieu de présumer que les parties sont suffisamment adhérentes.

Lors donc qu'on aura acquis cette certitude, on ne devra pas hésiter à ouvrir la vésicule du fiel, si sa trop grande distension fait craindre pour la vie du malade. On peut faire cette opération de deux manières, ou simplement avec un trocar pour donner issue à la bile. *Voyez* PARACENTESE, ou avec le bistouri lorsqu'on a besoin d'une plus grande incision pour faire l'extraction des pierres formées dans la vésicule.

La plaie faite à la vésicule du fiel est très-sujette à demeurer fistuleuse, parce que la bile ne coulant point par le canal cystique, continue à sortir par l'ouverture qu'on a pratiquée. M. Petit raconte différens cas de cette nature, où la vésicule s'étant ouverte en dehors en conséquence d'une inflammation, on a pu la sonder en portant par cette ouverture un stilet jusqu'au fond de sa cavité, découvrir ainsi des pierres qui bouchoient son conduit naturel, & les retirer avec des tenettes, après avoir ouvert les conduits fistuleux & dilaté leurs orifices dans la vésicule, opération très-simple & pour laquelle il ne donne aucun précepte particulier. On a tiré de cette manière des pierres très-considérables de ces parties, une entr'autres de quatre pouces de long & de trois de circonférence, dont l'extraction a été suivie d'une guérison complette.

CYSTITOME, de κυστις & τομὴ, *sectio vesicæ*. Instrument fait d'après les principes du Pharyngotome & destiné à ouvrir la capsule du cristallin. On devroit réserver ce nom aux instrumens destinés à ouvrir la vessie dans l'opération de la taille; mais M. de la Faye, qui a imaginé cet instrument, l'ayant ainsi caractérisé, quoique peu grammaticalement, nous continuerons de lui conserver ce nom, quoique celui de Kibistome pût mieux lui convenir. La gaine, comme on peut le remarquer dans les Planches relatives à l'article CATARACTE, cache une lancette qui en peut sortir de l'étendue d'une, de deux ou de trois lignes au moyen d'un petit ressort caché dans le corps de l'instrument, & qu'on pousse comme le piston d'une seringue, au moyen d'un petit bouton applati. La manière de se servir de cet instrument est simple; dès que la cornée est divisée, quelque soit l'instrument qu'on ait employé, on en relève le lambeau avec les bouts de la gaine, qui, lorsque la lame est dans son repos, ne peut blesser. On la porte aussi-tôt par l'ouverture de la pupille jusques sur la membrane cristalline, obliquement de bas en haut, on pousse le petit bouton qui fait mouvoir le ressort, & la lame sort suffisamment dans l'intérieur de l'œil pour diviser la membrane cristalline; alors on cesse de comprimer, la lame rentre & l'on retire l'instrument sans courir risque de blesser l'iris. On n'a besoin que d'une main pour s'en servir, & pendant ce tems l'autre peut retenir l'une & l'autre paupière, & assez facilement. M. de la Faye a imaginé cet instrument pour éviter l'emploi de la petite spatule destinée à relever la portion coupée de la cornée & la petite lance moyennant laquelle M. Daviel alloit diviser la membrane cristalline. Le Cystitome n'est d'aucune utilité à ceux qui savent bien manier l'instrument destiné à ouvrir la cornée, il peut néanmoins avoir son utilité pour ceux qui ne sont pas bien exercés, & dans le cas où l'iris est susceptible de très-grands mouvemens. *Voyez* l'article CATARACTE. (*M.* PETIT-RADEL).

DARTRES. On donne ce nom à des amas de petits ulcères cutanés qui forment, sur différentes parties du corps, des plaques plus ou moins étendues, qui occasionnent beaucoup de démangeaison, qui s'étendent en différens sens, & qui en général se cicatrisent difficilement. Cette maladie, qui se présente sous un grand nombre de formes, a été nommée par les Grecs Ερπης, d'où on lui donne encore quelquefois en françois le nom d'Herpe; les Latins l'ont appellée *Serpigo* de *Serpere*, ramper ou s'étendre. On désigne aussi généralement les Dartres par le nom de maladies de la peau, quoique cette dénomination convienne également aux exanthêmes, tels que la petite vérole, la rougeole, &c.

On a beaucoup écrit sur les Dartres, mais les symptômes de ces affections sont tellement variés, & les descriptions des Auteurs sont si confuses & si embrouillées qu'il n'est guères possible d'offrir un résultat satisfaisant de tout ce qu'on a publié à ce sujet. Nous n'entreprendrons pas ce travail, qui d'ailleurs n'est pas du ressort du Dictionnaire de Chirurgie; nous nous contenterons de donner ici quelques observations générales sur les éruptions de ce genre capables de produire des ulcères fâcheux, lorsqu'elles sont négligées ou mal traitées.

Il y a quatre espèces de Dartres auxquelles on peut rapporter toutes les variétés qui ont été décrites; savoir, la Dartre farineuse, la pustuleuse ou Dartre volante, la miliaire & la rongeante.

La première de ces espèces, c'est-à-dire la Dartre farineuse, que l'on nomme aussi Dartre sèche, est la plus simple de toutes, tant par sa nature que pour le traitement qu'elle exige; elle affecte indifféremment diverses parties du corps, mais plus communément le visage, le col, les bras, & les poignets; elle se manifeste sous la forme de taches assez larges formées par la réunion de pustules rouges, extrêmement petites. Ces pustules excitent en général beaucoup de démangeaisons, & n'ont d'ailleurs rien de fâcheux; après avoir subsisté un certain tems, elles tombent enfin sous la forme d'une poudre blanche, semblable à du son très-fin, & laissent la peau qu'elles recouvroient dans un état parfaitement sain; elles reparoissent ensuite sous la forme d'une efflorescence rouge, tombent & se renouvellent comme auparavant.

La seconde espèce, savoir, la Dartre pustuleuse, se manifeste sous la forme de pustules, originairement séparées & distinctes, mais qui se réunissent ensuite par placards. Ces pustules ne paroissent d'abord renfermer qu'une sérosité très-claire, qui jaunit ensuite, & forme sur toute la surface de la partie affectée une espèce de suintement, qui, en se desséchant, laisse une croûte épaisse; lorsque cette dernière tombe, la peau, pour l'ordinaire, paroît saine, & l'on n'observe à sa surface qu'une légère rougeur; dans quelques cas cependant elle est légèrement excoriée. Ce genre d'éruption se manifeste le plus souvent sur le visage, derrière les oreilles & sur d'autres parties du corps; & les enfans, ceux sur-tout qui ont le tempérament scrophuleux, y sont particulièrement sujets. *Voyez* ECROUELLES.

La troisième espèce de Dartre, c'est-à-dire la miliaire, affecte indifféremment toutes les parties du corps; on l'observe néanmoins sur les hanches, la poitrine, le périnée, le scrotum & les aînes plus fréquemment que sur les autres portions de la surface. Elle paroît en général par placards, composés de pustules très-petites, & semblables à la graine de millet; c'est de cette ressemblance qu'elle a tiré sa dénomination. Les pustules sont d'abord parfaitement séparées, & ne contiennent qu'une lymphe claire, qui, dans le cours de la maladie, transude à la surface de la peau, & y forme des petites écailles séparées les unes des autres; ces écailles tombent enfin & laissent un degré considérable d'inflammation sur les parties qu'elles recouvroient, lesquelles continuent à fournir une nouvelle matière qui forme également des croûtes dont elles se dépouillent comme auparavant.

La démangeaison que produit cette espèce de Dartre est toujours fort incommode, & la matière que rendent les pustules est si épaisse & si visqueuse, que tout ce qu'on y applique y adhère fortement, de manière qu'on ne peut plus l'enlever sans peine, & sans causer beaucoup de douleur.

La Dartre rongeante, ainsi appellée parce qu'elle corrode ou détruit les parties qu'elle attaque, se manifeste communément par des petits ulcères douloureux, qui sont tous rassemblés en larges plaques de grandeurs & de formes différentes, & qui ont toujours plus ou moins l'apparence de l'éruption érésypélateuse. Ces ulcères rendent une grande quantité de matière séreuse, très-âcre, laquelle forme quelquefois des petites croûtes, qui tombent au bout de peu de tems; mais le plus souvent l'écoulement a si peu de consistance, & une telle acrimonie, qu'il s'étend le long des parties voisines, où il produit bientôt le même genre d'ulcère.

Ces ulcères, ou ces excoriations ne pénètrent pas, pour l'ordinaire, plus loin que la peau propre-

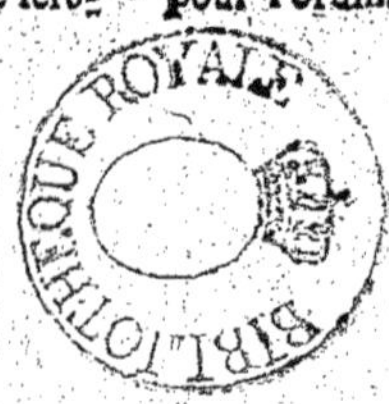

ment dite; néanmoins la matière qu'elles rendent est quelquefois si âcre & si corrosive qu'elle détruit la peau, le tissu cellulaire, & dans quelque cas, attaquent même les muscles; l'on pourroit proprement appeller cette maladie, ulcère rongeant ou phagédénique, à raison de la destruction considérable des parties qu'elle peut occasionner.

Cette espèce se manifeste à des intervalles différens sur toutes les parties du corps; mais plus fréquemment autour des lombes, où elle s'étend souvent au point d'occuper toute la circonférence de la ceinture. Elle paroît se communiquer facilement par la contagion, c'est-à-dire par l'application du virus déposé sur les vêtemens, ou de quelqu'autre manière. Toutes les Dartres sont contagieuses à un certain degré; la Dartre farineuse même n'en est pas exempte, quoiqu'à la première vue on ne puisse pas facilement le présumer.

Il n'y a point de genre de maladie sur lequel les opinions des Praticiens aient plus varié que sur les maladies de la peau. Car tandis que les uns, imbus de l'antique Théorie des âcres, ont cru que l'on ne pouvoit, sans exposer les malades aux plus grands dangers, entreprendre la guérison des Dartres par d'autres moyens que ceux qui tendoient directement à corriger, ou à évacuer l'acrimonie qui les produisoit, d'autres ont employé hardiment différens genres de topiques, & ont borné à leur usage tout le traitement de ces maladies, qu'ils regardoient comme purement locales.

Nous nous sommes toujours abstenu jusqu'ici d'entrer dans aucune discussion de Théorie médicale, non que nous regardions ces Théories comme absolument étrangères aux objets qui sont du ressort de la Chirurgie, mais parce qu'elles doivent trouver leur place dans le Dictionnaire de Médecine. Sans vouloir nous écarter de cette règle, comme le traitement des maladies dartreuses, à raison de leur siège & de leur apparence particulière, est fréquemment dévolu aux Chirurgiens, nous croyons devoir poser ici quelques principes généraux, moins dans la vue de fonder une Théorie de ces maladies, que de montrer la futilité & le danger de celle qui est jusqu'ici le plus généralement adoptée.

Dans toute espèce de Dartre il se fait évidemment, sur les parties de la peau qui sont affectées, une excrétion de matière plus ou moins âcre. On est naturellement conduit à supposer que cette acrimonie existoit dans le sang avec le fluide qui en est le véhicule, & qu'elle a été la cause existante de la Dartre. Ce principe une fois posé, il en résulte nécessairement cette conséquence, que, pour guérir le mal, il faut détruire l'humeur âcre, ou du moins en purger entièrement le corps.

Mais un examen un peu attentif de divers phénomènes de l'économie animale, ne tardera pas à montrer que ce principe est hasardé. Le pus formé dans une plaie, acquerra, en vertu de diverses circonstances, chez la personne la plus saine, une acrimonie dont on ne peut supposer l'existence antérieurement dans le corps; ce pus est le résultat d'une inflammation locale, sans laquelle il ne se seroit point engendré. On voit souvent les plaies & les ulcères des extrémités inférieures, fournir un pus très-âcre & de mauvaise qualité; on attribue cet effet, au mauvais état de la masse du sang. Cependant il ne dépend que de la situation des parties, & il cesse lorsque le malade est en repos, & que ses jambes demeurent dans une position horizontale. L'on voit manifestement, dans divers autres cas, une acrimonie considérable, dont on ne peut pas, avec plus de raison, rapporter la cause à un principe d'âcreté dans la masse générale des fluides. Le mucus, qui se sépare dans différentes parties du corps, peut devenir très-âcre en conséquence d'un changement dans les organes sécrétoires, comme on l'observe dans les rhumes, dans les fleurs blanches, dans la gonorrhée virulente; toutes ces maladies peuvent exister, sans qu'on ait lieu de soupçonner qu'il y ait rien dans le sang d'analogue à leur cause. Nous avons vu des personnes, qui ne buvant que de l'eau, & suivant un régime très-doux, avoient le visage couvert de boutons, qu'on attribuoit à l'âcreté du sang, & dont cependant elles se sont délivrées en prenant des alimens plus substantiels, & en buvant un peu de vin. Ces faits, & bien d'autres de la même nature, que nous pourrions accumuler, prouvent évidemment que des affections purement locales, peuvent engendrer différentes sortes d'acrimonie, sans qu'on puisse en chercher la cause dans l'état général des fluides; & donnent tout au moins une présomption très-forte en faveur de l'opinion, que l'acrimonie dartreuse ne tient à aucune âcreté dans la masse du sang.

L'argument le plus spécieux par lequel on prouve l'existence d'une matière âcre dans les cas de Dartres, est déduit des accidens qu'on observe quelquefois, lorsque, par une cause quelconque, l'éruption se trouve tout-à-coup supprimée; l'humeur, dit-on, qui l'occasionnoit, se portant de la peau sur d'autres organes plus essentiels, peut occasionner les symptômes les plus graves. Mais l'on observe de pareils accidens dans bien des cas où l'on ne peut accuser aucune acrimonie particulière, comme à l'occasion de la suppression soudaine des règles, de celle d'un cautère, &c. On en a vu de très-graves, succéder à la suppression de l'écoulement du mucus des narines, qui avoit été long-tems entretenu par le tabac, & qui avoit cessé, parce qu'on avoit tout-à-coup abandonné l'usage de cette poudre.

D'un autre côté, l'on voit des éruptions cutanées, qui paroissent dépendre de l'affection d'autres organes, & particulièrement de l'estomac. Il y a des personnes qui ne peuvent manger du poisson, des coquillages, des fraises & divers autres alimens, sans avoir bientôt après, sur une portion plus ou moins grande de la peau, des rougeurs, des boutons, &c. On a vu même des enflures érésypélateuses extrêmement considérables, chez des personnes qui avoient avalé des substances vénéneuses, & l'on a observé constamment que ces symptômes se dissipoient presque sur-le-champ, lorsqu'on pouvoit, au moyen d'un émétique, débarrasser l'estomac des substances qui les occasionnoient. On ne peut pas imaginer qu'en pareil cas, l'émétique fasse sortir à l'instant toute l'acrimonie qu'on suppose avoir été repompée dans la masse du sang; & tous ces faits montrent, que dans beaucoup de cas où l'on croit qu'il existe une cause de cette nature, cette supposition est mal fondée.

Quant aux exemples que l'on cite, pour prouver que l'humeur dartreuse peut occasionner les maux les plus funestes, lorsque répercutée de dessus la peau par certaines applications, elle se porte sur les organes intérieurs, nous ne disconvenons pas que la suppression d'une Dartre n'ait quelquefois de pareilles conséquences, quoique les exemples en soient beaucoup moins fréquens qu'on ne l'imagine; mais comme, par les raisons exposées ci-dessus, il n'est pas possible d'attribuer ces effets à une métastase humorale proprement dite, nous croyons qu'il faut les regarder simplement comme des affections sympathiques; affections dont l'économie animale nous offre par-tout des exemples, quoique l'imperfection de nos connoissances en Physiologie, ne nous permette pas d'en rendre raison d'une manière satisfaisante. Il paroît que les accidens dont nous parlons, surviennent particulièrement après la guérison des Dartres anciennes, qui sont devenues comme habituelles au systême animal, sur-tout quand cette guérison a été très-prompte, par quelque cause qu'elle ait été opérée, soit morale ou physique, soit interne ou externe. C'est ainsi que la cessation soudaine d'une hémorrhagie habituelle, d'une évacuation quelconque long-tems continuée, ou même de certains mouvemens nerveux, tels, par exemple, que ceux auxquels tiennent les maux de tête périodiques, est aussi quelquefois l'avant-coureur immédiat d'affections beaucoup plus graves. Les moyens même de guérison, dont l'expérience a le plus constaté l'efficacité dans ces sortes de cas, démontrent, de la manière la plus évidente, que ce n'est point dans l'irritation produite par une humeur âcre, que l'on doit chercher la cause morbifique.

Quoique rien ne prouve que les Dartres soient occasionnées par une âcreté particulière, existante auparavant dans le sang, on ne sauroit nier qu'une portion de la matière formée sur les parties de la peau qu'elles affectent, ne puisse être repompée par les vaisseaux absorbans, & portée dans le cours de la circulation. C'est ainsi que le virus cancéreux & le virus syphilitique, engendrés en quelques organes particuliers, sont portés peu-à-peu dans divers autres, où ils se manifestent par des accidens de la même nature que ceux qui existoient dans les parties primitivement affectées. Mais ce qui arrive dans ces sortes de cas, n'a aucune ressemblance avec ce que l'on observe dans ceux de Dartres. Dans les premiers, les symptômes secondaires s'étendent & se multiplient en proportion de la durée du mal, & de l'étendue des surfaces où il s'est d'abord manifesté, & l'on ne sauroit avoir aucune espérance de les guérir, sans guérir celles-ci. Dans les derniers, au contraire, l'humeur âcre, portée dans le systême de la circulation, ne se manifeste par aucun effet fâcheux, si ce n'est dans les glandes lymphatiques où quelquefois elle produit des gonflemens & des suppurations qui n'ont aucun caractère spécifique, qui se guérissent sans se propager au-delà, & qui paroissent être absolument de la même nature que ceux qu'on voit survenir dans certains cas d'inflammations superficielles, occasionnées par des causes externes. D'ailleurs les accidens qu'on attribue à l'humeur dartreuse, se manifestent d'autant moins, que la Dartre est plus vive & plus étendue, c'est-à-dire, lorsque cette humeur se prépare & se repompe avec le plus d'abondance & d'activité.

Nous sommes donc portés à conclure; 1.° que les maladies dartreuses ne dépendent d'aucune acrimonie particulière, préexistante dans la masse du sang. 2.° Que l'humeur âcre, produite par leur développement, n'est point la cause des symptômes qu'on attribue aux Dartres répercutées; mais que lorsqu'elle est portée dans la circulation, elle en sort par les diverses sécrétions, sans occasionner en général aucun accident.

Bien loin d'être utile à la pratique, la théorie de l'âcreté ne sert qu'à rendre le traitement des Dartres plus difficile & plus incertain. Car en l'adoptant, on est conduit nécessairement à chercher le correcteur propre de cette acrimonie, qui est la cause du mal; or, comment le trouver, si l'on ne connoît pas la nature de celle-ci. Dans les maladies où l'existence d'une âcreté particulière est bien démontrée, telles que la vérole, les affections résultantes de l'absorption du virus cancéreux, celles qui sont produites par l'insertion des matières vénéneuses, & particulièrement des poisons animaux, il est impossible de diriger le traitement, d'après ce que l'on peut connoître de la nature de cette acrimonie; puisque l'on n'a jamais formé aucune conjecture à cet égard, qui eût la moindre apparence de probabilité. Le hasard a fait connoître un antidote spécifique du virus vénérien, mais dont la manière d'agir est tout aussi inconnue que la nature de ce virus. Malgré les recherches faites depuis tant de siècles, on n'a point encore trouvé de spécifiques pour les Dartres, & les nostrums les plus vantés, pour cet objet, n'ont jamais qu'un effet extrêmement précaire.

Il n'est pas étonnant que la théorie dont nous venons de démontrer le peu de fondement, ayant été pendant bien des siècles adoptée par la plupart des Médecins, le traitement des maladies dartreuses ait été regardé comme long & difficile. Presque tous les Auteurs, qui ont écrit à ce sujet, ont en conséquence recommandé un grand nombre de remèdes internes, pour émousser, adoucir, évacuer l'acrimonie. Il paroît cependant, par les Ecrits de quelques Auteurs anciens, qu'ils guérissoient les maladies de ce genre par des applications externes, comme le pratiquent encore tous les Charlatans.

Un grand nombre de Praticiens modernes ont commencé à simplifier le traitement de ces maladies, & leur expérience a prouvé qu'un grand nombre de ces affections se dissipoit plus certainement & plus promptement par l'usage des remèdes locaux, que par la méthode antique, qui, en les rejettant entièrement, assujétissoit les malades à un traitement long & affoiblissant. Ils ont reconnu néanmoins que l'usage des remèdes internes pouvoit être utile & même nécessaire dans cerains cas, quoique sous un autre point de vue que celui dans lequel on les recommandoit auparavant; & que la méthode la plus avantageuse consistoit en une sage combinaison des uns & des autres.

Dans le traitement de toutes les affections cutanées, la première & la principale circonstance à laquelle il faut faire attention, c'est d'entretenir la propreté de la peau & d'en maintenir toute la surface, autant qu'il est possible, dans l'état le plus propre à favoriser une douce transpiration. Rien n'est plus important, pour remplir cette indication, que l'usage fréquent des bains tièdes. Différentes eaux thermales ont acquis en mille endroits la plus grande célébrité pour la guérison de toutes les maladies de ce genre; par-tout on a cru devoir attribuer leurs effets à quelque qualité particulière, dépendante des substances qu'elles tenoient en dissolution; mais il est probable que c'est de leur chaleur principalement que ces eaux tirent leur vertu. *Voyez* l'article BAIN.

A l'usage des bains on joindra de douces frictions & du linge propre. Dans la Dartre sèche, on peut faire les frictions sur la partie même qui est malade; mais dans les autres cas, sur-tout lorsqu'il y a des ulcérations considérables, il est évident qu'on ne doit les faire que sur les parties qui ne sont pas affectées. En faisant une attention convenable à ce qui regarde la propreté, il ne faut que peu ou point de remèdes internes dans l'espèce de Dartre dont nous avons parlé, comme étant la plus légère.

Comme ce sont particulièrement des personnes pléthoriques & disposées aux affections inflammatoires, qui sont sujettes aux maladies dartreuses, le Praticien ne doit pas perdre de vue cette circonstance; & s'il voit une pareille disposition chez le malade, il fera bien de commencer le traitement par la saignée, & même d'y revenir, pour peu que les circonstances indiquent la propriété de cette mesure. Mais, dans tous les cas, le régime le plus doux, & une grande attention à la sobriété, sont nécessaires pour maintenir les vaisseaux de la peau dans l'état convenable de souplesse, & prévenir cette irritation, que les alimens chauds & très-substantiels y excitent facilement.

Quant aux applications externes, que l'on emploie, tant dans les espèces de Dartres les plus légères, que dans les plus fâcheuses, il n'y en a point sur lesquelles on doive plus compter que sur les médicamens astringens & dessicatifs, dont le plus simple est l'eau de chaux: elle suffit souvent dans les cas légers de Dartres sèches; mais elle est rarement efficace dans les autres espèces.

Les différentes solutions de plomb par le vinaigre sont souvent très-efficaces dans les affections de ce genre. La forme sous laquelle on s'en sert le plus communément est l'eau nommée *vegeto-minérale*, ou de Goulard; une solution plus ou moins chargée de sucre de Saturne remplit le même but. *Voyez* PLOMB. On peut mêler ces solutions avec des cataplasmes, ou en imbiber des linges doux, dont on recouvre immédiatement les parties. La dernière méthode est en général la plus convenable, & elle a l'avantage de favoriser plus que l'autre la propreté qu'il importe tant d'entretenir. Dans les cas légers, l'on emploie quelquefois avec avantage la décoction des différentes espèces de terres bolaires; on les applique aussi après les avoir simplement triturées avec le blanc d'œuf. Ces topiques, ainsi que les préparations de zinc, (*Voyez* ZINC.) dissipent le mal, en adoucissant l'irritation, & en calmant la douleur, lorsque ce symptôme existe. Dans bien des cas cependant, & sur-tout dans ceux d'éruptions graves & anciennes, on emploie avec plus de succès des applications irritantes, telles particulièrement que le sublimé corrosif dissous dans l'eau. Dix grains environ de sublimé sur une livre d'eau forment une lotion très-aisée à préparer & très-efficace dans toutes ces affections.

L'on a aussi fait usage avec succès dans ces maladies d'onguens préparés avec le sucre de Saturne, ou avec le sublimé corrosif; mais les substances onctueuses avec lesquelles on combine ces médicamens, pour les employer sous cette forme, en diminuent l'effet, & ont d'ailleurs d'autres inconvéniens, dont la malpropreté, que leur usage entraîne nécessairement, n'est pas le moindre.

Par l'usage bien entendu des moyens dont nous venons de parler, on détruit souvent des affections dartreuses, sur-tout lorsqu'elles ne sont pas anciennes & de mauvaise nature; mais lorsque la maladie est plus grave & subsiste depuis long-tems, lors sur-tout qu'il s'est établi un écoulement habituel d'une grande quantité de matière, comme il arrive fréquemment dans la Dartre rongeante; il est souvent utile & même nécessaire d'assister l'effet des topiques par d'autres remèdes.

Ce sont particulièrement les médicamens capables de diminuer la trop grande irritabilité des vaisseaux de la surface du corps, & d'en rétablir l'action en leur donnant du ton, qui paroissent agir avec le plus d'efficacité dans les maladies qui nous occupent. La transpiration plus ou moins abondante qu'ils excitent, manifeste leur manière d'agir à cet égard. Le plus puissant de tous ces moyens sont les bains d'eaux thermales, toujours supérieurs, pour l'effet, aux bains domestiques, par les raisons que nous avons indiquées ailleurs. (*Voyez* Bain.) Mais comme ce remède n'est pas à la portée de tout le monde, on aura grand soin de ne pas négliger ces derniers, à l'usage desquels on joindra celui des médicamens appellés sudorifiques, tels que les décoctions de Gayac, de salsepareille, de mézéréon, (*Voyez* ces mots.) Les simples boissons délayantes, prises abondamment, sont utiles dans la même intention. Le petit lait récent remplit très-bien la même indication, & peut-être même utile, comme un doux laxatif.

L'on a beaucoup recommandé les remèdes mercuriels & antimoniaux, soit séparément, soit conjointement, & on les emploie fréquemment avec succès dans les cas opiniâtres. L'antimoine crud, réduit en poudre très-fine, est utile, comme doux diaphorétique, soit seul, soit joint à la gomme gayac: uni à une petite portion de cette gomme, il semble non seulement agir plus sûrement comme sudorifique, mais même passer plus facilement, par les selles. Les préparations d'antimoine, données en petites doses, mais suffisantes cependant pour exciter le vomissement, ont souvent les plus heureux effets.

Les sujets pléthoriques, comme nous l'avons dit ci-dessus, sont très-sujets à ces maladies, & les laxatifs leur sont fréquemment utiles, pourvu qu'on n'emploie que les remèdes de ce genre qui sont estimés rafraîchissans, ou qui ont le moins l'inconvénient d'irriter le système sanguin. Dans les pays maritimes, on a observé de très-bons effets de l'eau de mer, donnée tous les jours à la dose nécessaire pour entretenir la liberté du ventre; mais, outre que le goût en est extrêmement désagréable, on ne peut pas s'en procurer par-tout. On y supplée par la crême de tartre, par des petites doses de sel de glauber ou d'epsom, par des eaux minérales laxatives, &c.

C'est peut-être sous le même point de vue qu'on doit envisager l'effet des jus d'herbes, qu'on emploie utilement dans bien des cas contre les éruptions cutanées; tels sont les jus de bourrache, de becabunga, de cresson, de cerfeuil, &c. Ceux de chicorée, de pissenlit, de fumeterre, &c. dont les effets sont beaucoup plus marqués, agissent probablement aussi comme toniques, en raison de leur amertume; & il faut ranger avec ceux-ci la racine de patience & divers autres amers, qui sont en même-tems toniques & laxatifs. Les amers purs, le kinkina & divers autres médicamens, de la manière d'agir desquels ce n'est pas ici le lieu de chercher l'explication, s'emploient aussi dans bien des cas avec le plus grand succès. Tels sont en particulier l'air fixe, l'acide vitriolique, la teinture de cantharides, la teinture d'bellébore blanc, la ciguë, la digitale & d'autres plantes narcotiques, &c.

C'est l'opinion de beaucoup de Praticiens distingués que, dans le traitement des espèces de Dartres les plus rebelles, il est toujours nécessaire de joindre à ces remèdes internes l'ouverture d'un cautère; c'est même en pareil cas, suivant M. Bell, un des premiers remèdes qu'on doive prescrire; car, dit-il, dans ce cas-ci, de même que dans les anciens ulcères, qui ont en quelque sorte tenu lieu de cautères, on rend la guérison plus certaine & plus facile, en établissant des égoûts convenables pour évacuer les fluides superflus, sans quoi les ulcères, quoique cicatrisés, sont très-sujets à reparoître au bout de peu de tems.

Les éruptions de ce genre, sur-tout la Dartre rongeante, sont fréquemment accompagnées d'une inflammation très-considérable. L'on emploie souvent des cataplasmes & des fomentations chaudes pour la dissiper; mais l'on n'en retire que bien rarement aucun avantage, & il n'y a pas d'affection inflammatoire où la supériorité des préparations de plomb sur les simples émolliens soit plus évidente que dans celle-ci; car les derniers favorisent presque constamment la disposition de l'humeur âcre, fournie par la Dartre, à s'étendre, & semblent par-là augmenter l'inflammation, au lieu de la dissiper; les préparations de plomb au contraire diminuent la quantité de cet humeur âcre, l'inflammation des parties qui la cause, & l'irritation qu'elle excite en s'étendant sur les parties voisines.

C'est particulièrement dans le traitement des ulcères dartreux superficiels qu'on observe les bons effets des dissolutions de plomb & de sublimé corrosif, que nous avons recommandées; mais dans les cas où ces ulcères pénètrent profondément dans la substance des muscles & des autres parties, comme cela se voit quelquefois, un onguent préparé avec le zinc calciné réussit mieux; un gros de fleurs de zinc réduites en poudre très-fine, sur six de graisse de porc, semblent être en général une proportion convenable pour former un onguent. Ce remède diminue l'inflammation, souvent même il contribue beaucoup à changer la nature de l'écoulement, & à former d'une sanie ichoreuse & âcre, une matière purulente & épaisse.

L'onguent préparé avec le sucre de saturne, l'huile d'olives & la cire, *Voyez* ONGUENT, est aussi très-convenable dans ce cas; mais il ne faut jamais employer celui qui a été gardé long-tems, parce que l'huile qui entre dans sa composition, est très-disposée à rancir. L'on emploie encore quelquefois, avec beaucoup de succès, un onguent fait avec un gros de précipité blanc & une once & demie de graisse de porc; cet onguent est un stimulant très-actif, & très-propre à établir dans la partie affectée l'espèce d'inflammation nécessaire pour amener la granulation des chairs & la cicatrisation; il faut l'employer avec ménagement, parce qu'il produit souvent une irritation très-douloureuse.

Les remèdes que nous venons d'indiquer, continués un tems convenable, & réunis à beaucoup de propreté, dissipent en général complettement les espèces les plus fâcheuses de Dartres. Quelquefois néanmoins, malgré l'usage de ces remèdes & de tous les autres dont l'expérience a pu reconnoître l'efficacité, les maladies de ce genre persistent toujours, sans que l'on y observe aucune diminution, & semblent même devenir d'une plus mauvaise nature. L'on est fondé, en pareil cas, à soupçonner quelque complication d'autres maladies, telles que la vérole, le scorbut, &c. Le Praticien, en pareil cas, cherchera à s'éclairer là-dessus, en faisant les recherches convenables, & dirigera son traitement en conséquence.

Nous avons fait mention ci-dessus des accidens qu'on voit quelquefois survenir après la guérison des maladies dartreuses, & qu'on attribue à l'usage des remèdes externes. Des observations bien constatées ne permettent pas de douter qu'on n'ait eu lieu d'attribuer à cette cause des maux très-graves, tels que la folie, l'asthme, différentes maladies nerveuses, des affections squirreuses des viscères, &c. Mais, outre que les faits de cette nature, comme nous l'avons déjà dit, ne sont pas à beaucoup près aussi fréquens qu'on le croit communément; il n'est rien moins que prouvé que les maux dont on attribue l'origine à une éruption répercutée, ne se manifestent qu'après les guérisons opérées par des topiques. C'est à la trop grande célérité de ces guérisons, plutôt qu'à la manière d'agir particulière d'aucun médicament, qu'il faut rapporter ces conséquences pernicieuses, qui sont rarement à redouter, lorsqu'une Dartre se dissipe lentement par des applications extérieures, mais qui surviendront plus probablement après qu'une éruption de cette nature aura été supprimée tout-à-coup par une émotion de l'ame, par un purgatif ou par une autre cause quelconque. C'est pourquoi, hors les cas les plus légers, il sera toujours prudent de n'employer aucun médicament très-actif pour le traitement d'une Dartre, sans y avoir préparé le corps par les moyens les plus propres à diminuer l'éréthisme du système nerveux, & celui des vaisseaux de la surface, par tous les moyens que nous avons indiqués.

DAVIEL, (Jacques) Chirurgien ordinaire du Roi, & de l'Académie Royale de Chirurgie, naquit au Bourg de la Basse, en Normandie, Diocèse d'Evreux. Il étudia d'abord à Rouen, & alla ensuite à Marseille, en 1719, pour y secourir les habitans affligés de la peste, & il s'y comporta d'une manière si distinguée que le Roi lui permit de porter une croix avec l'image de Saint-Roch, portant pour inscription *Pro fugatâ peste*. Daviel étoit déjà Maître en Chirurgie de Marseille, lorsqu'il fut nommé Chirurgien major des Galères. Quelque tems après, il fit des cours d'Anatomie & de Chirurgie, qu'il continua plusieurs années, avec beaucoup de succès. Il se livra, en 1728, au traitement des maladies des yeux où il acquit beaucoup de réputation: il s'établit avec ce titre à Paris, en 1746, & devint Oculiste breveté du Roi, en 1749, & bientôt après il fut appellé en cette qualité dans plusieurs Cours de l'Europe. Il mourut à Genève, en 1762, dans la 66e année de son âge. On trouve de plus amples détails sur l'histoire de Daviel, dans un éloge donné par M. Morand. Depuis Burrhus, dit l'Académicien, cet Oculiste du Nord qui prétendoit avoir l'art de recumer l'humeur vitrée & Woulhouse, qui avoit établi quarante & une opérations & quatre-vingt deux instrumens pour les maladies des yeux, je n'en sache point de plus entreprenant que M. Daviel. Une main habile & ferme lui avoit donné la confiance de disposer de l'œil humain, (qu'on nous pardonne la comparaison), comme une jeune personne adroite dispose d'une découpure: la multiplicité des instrumens que Daviel employoit pour ôter la cataracte & celle des coups de ciseaux donnés à la cornée transparente vinrent à lui déplaire: il trouva la cause de plusieurs accidens qui suivent quelquefois cette opération dans la section faite en biseau; sur-le-champ il imagine de faire à cette membrane précisément une fenêtre par deux incisions perpendiculaires & une horizontale, qui se joignent par deux angles égaux. Enfin il ne trouve pas assez d'avantages dans cette méthode, il réduit encore l'opération à deux incisions, l'une avec un petit bistouri courbe fort délié, l'autre avec de petits ciseaux émoussés, & de ces deux incisions résulte un lambeau triangulaire à la cornée dont la base est du côté du grand angle. M. Morand, dit qu'après la mort de Daviel, on a trouvé, dans ses papiers, un Traité complet des maladies des yeux, qui pour peu qu'il soit touché, seroit en état de paroître, & qui, présentant au public tant de recherches pénibles, tant d'opération heureuses, ne pourroit manquer d'être bien reçu. MM. MORAND & PORTAL. (*M. PETIT-RADEL.*)

DAVIER, instrument qui sert à l'extraction des dents; c'est une espèce de pincette dont le corps à jonction passée divise l'instrument en extrémités antérieure & postérieure.

L'extrémité antérieure, qui fait le bec de la pincette, ressemble à un bec de perroquet. Il y a deux mâchoires, la supérieure, qui est la continuité de la branche femelle, est plus grande & beaucoup plus courbée que l'inférieure, puisque l'arc qu'elle forme fait plus du demi-cercle, & qu'à peine l'inférieure forme un segment de cercle. Comme cet instrument doit être très-fort, la largeur de la mâchoire supérieure près de la jonction, est de quatre lignes, sur trois lignes d'épaisseur; elle va ensuite en diminuant un peu de largeur & d'épaisseur, pour se terminer par une extrémité qui est divisée en deux dents, ce qui lui donne plus de prise sur la rondeur de la dent.

La mâchoire inférieure est moins grande que la supérieure; elle a huit lignes de long, la même largeur & épaisseur, diminuant en tout sens jusqu'à son extrémité, où elle est, de même que la précédente, divisée en deux dents; sa courbure est fort petite.

Il faut que les mâchoires du Davier soient d'une trempe très-dure, afin de résister à l'effort qu'elles font sur les dents.

L'extrémité postérieure, ou le manche de l'instrument est composée de deux branches, qui sont plus ou moins contournées, pour rendre la prise plus commode. La branche supérieure, ou branche mâle, a une courbure qui regarde le dedans; mais si légère qu'à peine s'éloigne-t-elle de l'axe de cinq lignes. La branche femelle a une courbure beaucoup plus grande, qui l'éloigne de l'autre, pour donner de la prise & de la force à l'instrument.

La longueur de ces extrémités postérieures est au moins de trois pouces sept lignes, & celle de tout l'instrument n'a pas plus de cinq pouces deux lignes. Chaque branche est plate & va en s'élargissant, ayant à sa fin sept lignes de largeur. *Voyez les Planches.*

Cet instrument qui forme une pincette des plus fortes, parce que la résistance est fort près du point fixe, & que la puissance en est éloignée, sert à pincer & à embrasser exactement une dent qu'on veut arracher. Il faut, pour y réussir, la tirer, tant soit peu obliquement, observant que les deux mâchoires de l'instrument tirent également; car si la supérieure agit sur l'inférieure, on cassera immanquablement la dent, & les racines resteront dans l'alvéole.

Les Dentistes ont différentes sortes de pincettes qu'ils appellent *Daviers*, dont les jonctions & les courbures sont en différens sens, pour arracher les dents du devant, ou pour l'extraction des autres, à des personnes qui ne peuvent point ouvrir convenablement la bouche; mais il faut, pour s'en servir, que la dent soit ébranlée, parce que ces Daviers n'ont pas la force de celui dont on vient de donner la description. *Extrait de l'ancienne Encyclopédie.*

DÉCHAUSSER, c'est détacher les gencives des dents qu'on veut arracher, ou enlever les chairs de dessus un os qu'on est obligé de mettre à découvert.

DÉCHAUSSOIR, instrument qui sert à séparer les gencives d'autour des dents qu'on veut arracher.

C'est une tige d'acier, dont l'extrémité est une petite lame recourbée, pointue, tranchante dans sa cavité, arrondie à sa partie convexe. L'autre extrémité est terminée ordinairement par une sonde, une lime, ou quelqu'autre petit instrument semblable.

Il faut observer que le tranchant du déchaussoir soit fait à la lime, afin qu'il ne coupe presque pas, du moins finement.

On emploie quelquefois un déchaussoir double, ou composé de deux de figure différente, séparés par un manche. Celui de l'extrémité inférieure, peut servir à ratisser un os carié.

DÉCHIREMENT, σπάραγμα, *Dilaceratio.* Les parties du corps éprouvent ce genre de solution de continuité forcée, par l'effet des instrumens piquans & crochus, toutes les fois qu'étant accrochées, elles font en même-tems effort pour s'échapper d'une manière quelconque. Le déchirement est alors plus ou moins grand, & les effets sont aussi plus ou moins fâcheux, à raison de la nature de la partie déchirée & l'étendue de la déchirure. Quand une grande portion est tellement saisie, qu'elle ne peut céder, l'effort se fait quelquefois sur tout le membre, & il y a ce qu'on appelle arrachement. Le déchirement peut être produit par une cause interne, qui offre une trop grande résistance aux organes qui se contractent sur elle; & c'est ce qui a spécialement lieu dans les efforts de l'accouchement, quand l'enfant éprouve quelque difficulté à passer par les voies ordinaires. Les pieds arc-boutant alors contre le fond de la matrice, celle-ci, en les serrant fort étroitement, se déchire souvent à cet endroit ou à la région de son col, & il y a alors ce qu'on appelle Rupture de matrice. L'on a vu, en pareil cas, l'enfant passer en totalité ou en partie dans l'intérieur du bas-ventre, & occasionner des accidens plus ou moins fâcheux. Les membranes, & même les viscères, éprouvent encore des déchiremens dans les fractures des côtes & du crâne. C'est à ces sortes de solutions de continuité, qu'il faut rapporter les convulsions qui accompagnent les plaies de tête avec fracas, & les crachemens de sang qui compliquent si souvent les fractures des côtes. Il survient encore déchirement à la fourchette dans les accouchemens laborieux, où l'on néglige de soutenir convenablement la tête, & de l'empêcher de trop peser par en bas; cette déchirure s'étend quelquefois jusqu'à l'anus, & alors les deux ouvertures n'en font qu'une, ce qui est toujours très-fâcheux, tant par les suites, que par les accidens actuels qui peuvent accompagner cette désagréable circonstance. Nous pourrons y revenir par la suite, en traitant des affections chirurgicales relatives à la vulve.

Les déchiremens comme l'arrachement, tels grands qu'ils soient, peuvent avoir lieu, sans cependant qu'il y ait une hémorrhagie bien grave; les observations en fournissent plusieurs exemples, relativement aux ruptures de la matrice, qui est cependant un organe singulièrement pulpeux & vasculaire; & les Mémoires de l'Académie Royale de Chirurgie en offrent également quelques-uns relatifs à l'arrachement. Il en est entr'autres quelques-uns qui ont rapport à l'arrachement de tout un membre, qui méritent une attention particulière; tel est celui d'une jambe entière séparée du genou, à un petit enfant qui montoit derrière une voiture traînée par six chevaux, & communiquée par M. Benomont. La partie inférieure du fémur étoit dénuée de ses muscles dans l'étendue d'environ trois travers de doigts; les chairs & les tendons étoient déchirés fort inégalement, selon la résistance plus ou moins grande qu'ils avoient opposée à l'arrachement. La jambe avoit entraîné avec elle les principaux vaisseaux de la cuisse, & l'on y voyoit encore un bout de cinq ou six travers de doigt de long de l'artère crurale. Il n'y avoit point d'hémorrhagie, & il n'en survint aucune dans la réfection des chairs & de l'os, qu'on fit pour égaliser la plaie, qui fut conduite sans accident à parfaite cicatrice. A cet exemple, nous en ajouterons un autre encore bien plus singulier; c'est celui d'un bras & de l'omoplate, séparés du tronc par l'aile d'un moulin en marche, à un homme dont il est fait mention dans les Transactions Philosophiques. Le blessé guérit par les soins de Feru, alors Chirurgien en chef dans l'Hôpital de Saint-Thomas, à Londres, sans éprouver une grande hémorrhagie. De la Motte, dit, dans son Traité des Accouchemens, qu'une femme ayant accouché debout au moment où elle s'y attendoit le moins, l'enfant tomba sur le plancher, & que le cordon ombilical fut arraché jusque dans le ventre de l'enfant, de manière qu'on ne trouva pas le plus léger vestige de vaisseaux au nombril, il n'en sortit pas une goutte de sang; le lieu où la séparation s'étoit faite, ressembloit à une excoriation un peu profonde, & l'enfant parut si peu en danger, que l'Accoucheur commença d'abord à donner ses soins à la mère.

Les déchiremens sont plus sujets à occasionner des accidens, que l'arrachement, à raison de la direction inégale qu'ont éprouvée les portions non déchirées, & de l'état convulsif où sont souvent les muscles, dont la division s'est inégalement faite: la moindre déchirure a ainsi quelquefois occasionné des spasmes, le tétanos même; pendant que l'arrachement des membres, très-volumineux, n'a pas seulement déterminé la moindre irritation dans les parties restées au tronc, pas même la moindre hémorrhagie, ainsi qu'il conste d'après les exemples que nous venons de citer. La meilleure manière de remédier aux accidens qui surviennent aux déchiremens, sont les débridemens & les incisions faites à propos, & selon la direction que la nature bien connue des parties suggère. Ce simple moyen dans les plaies contuses de tête, avec déchirement des aponévroses & du péricrâne, a opéré un soulagement très-prompt, & a, pour ainsi dire, dissipé instantanément des accidens fort graves, qu'on rapportoit à des épanchemens ou à des inflammations auxquelles on s'étoit vainement opposé par des saignées multipliées, & autres remèdes généraux. Mais souvent on ne peut avoir recours qu'à ceux-ci, dans le cas où les déchiremens sont intérieurs, & que des viscères pulpeux en éprouvent spécialement les effets. Il faut alors nétoyer la plaie, s'il y en a, de tous corps étrangers, d'esquilles d'os, d'échardes, qui souvent seuls occasionnent tous les accidens, par l'état d'irritation qu'ils entretiennent continuellement; & l'on insiste sur la saignée, les fomentations, les cataplasmes, & même les opiates pris intérieurement, ou appliqués à l'extérieur. L'arrachement demande également une suite de soins appropriés à l'état des circonstances; tantôt il faut débrider la partie du membre qui reste, d'autres fois en faire la réfection complette, pour égaliser les chairs & emporter la portion saillante de l'os, qui nuiroit aux progrès de la cicatrice, & l'empêcheroit même de se faire. Il faut en d'autres circonstances, rapprocher les chairs, diminuer le diamètre de la plaie par des compressions faites sur les environs, & même par des points de sutures, quand le cas l'exige, comme M. Feru l'a pratiqué sur le blessé qui fait le sujet de son observation. Il est constaté, en effet, que les cas où les tendons & les ligamens ont été simplement déchirés ou tiraillés, sont beaucoup plus fâcheux que ceux où ils ont été entièrement emportés; c'est ce dont on peut s'assurer, en parcourant les faits qui ont rapport à l'arrachement des membres, ou de quelques-unes de leurs parties, & qu'on trouve dans le second volume des Mémoires de l'Académie Royale de Chirurgie. (*M. Petit-Radel.*)

DÉFENSIF, du latin *Defendere*; remède topique qu'on applique sur une partie pour empêcher l'inflammation & le gonflement qui pourroit y survenir. Les Défensifs se tirent ordinairement de la classe des astringens & des répercussifs, quelquefois aussi on a recommandé comme tels des médicamens huileux & relâchans, particulièrement dans les cas de plaies qui affectent des parties tendineuses ou aponévrotiques.

Dans les entorses & dans toutes les extensions forcées

forcées des tendons, ligamens, aponévroses, on applique avec succès dans les premiers tems & avant que l'inflammation ait pu se former, un Défensif fait avec le blanc d'œuf, dans lequel on fait fondre de l'alun crud; on y ajoute quelquefois du bol d'Arménie. On incorpore aussi le bol d'Arménie dans de la térébenthine, c'est un Défensif qu'on applique avec succès sur les parties contuses intérieurement par la résistance des os, ou par leur fracture ou leur dislocation.

M. Quesnay reconnoît une troisième classe de Défensifs, qu'il nomme *Défensifs animés*, & qu'il recommande, soit pour rétablir le ton & la vie des parties contuses, soit pour ranimer celles qui sont engourdies par une violente commotion, ou qu'une mauvaise disposition menace de gangrène. Tels sont les décoctions de plantes âcres, comme l'aristoloche, la Bryone, &c. auxquelles on ajoute du sel marin, du sel ammoniac, &c. l'eau-de-vie, l'esprit-de-vin simple ou camphré, les plantes aromatiques bouillies dans le vin.

Les Anciens faisoient usage des Défensifs beaucoup plus souvent que les Modernes, qui, dans la plupart des cas de plaie ou de contusion avec excoriation, en redoutent l'effet irritant; même celui des corps gras, qui, chez bien des personnes, au lieu de produire l'effet qu'on attend, déterminent au contraire une inflammation érésypélateuse.

Le plus innocent, & peut-être le plus utile de tous les remèdes employés comme Défensifs, est l'eau froide. Appliquée sur des contusions, sur les plaies superficielles, sur les brûlures, & renouvellée constamment pendant quelques heures, plus ou moins, suivant la nature & la gravité du mal, de manière à être toujours plus fraîche que la partie sur laquelle on l'applique, elle est de la plus grande efficacité pour prévenir l'inflammation, & procurer une guérison beaucoup plus prompte qu'on ne pourroit l'attendre sans ce secours bien simple, & à la portée de tout le monde. L'eau de Goulard & les autres préparations de plomb peuvent être employées ensuite avec avantage, & contribuer aussi beaucoup à accélérer la réunion des parties & à les consolider.

DÉGLUTITION Lésée. *Voyez* Œsophage.

DÉLIGATION, Nom générique de toutes les opérations dont l'effet tend à comprimer des parties, ou à les maintenir dans une certaine position. Les moyens de Déligation sont de deux sortes; les Bandages & les Sutures. *Voyez* ces mots.

DÉLITESCENCE, *Delitescere*, se cacher. C'est un genre de métastase qui arrive dans les différens tems des apostêmes, & moyennant laquelle l'humeur qui formoit tumeur, ramenée dans les voies de la circulation, est reportée dans l'universalité du systême, pour être ensuite évacuée par un excrétoire quelconque. La Délitescence suppose toujours cette évacuation; car, s'il n'y en a point, & que l'humeur aille engorger quelque viscère ou autre partie, alors il y a ce qu'on appelle métastase, terminaison beaucoup plus fâcheuse, quelquefois même mortelle, quand l'humeur est abondante, acrimonieuse, qu'elle se dépose promptement, & sur des viscères essentiels à la vie. La Délitescence peut non-seulement se faire dans le commencement d'un apostême, mais encore lorsqu'il a passé à l'état d'une suppuration complette. John Hunter fait mention d'un homme dont le bubon étoit en pleine suppuration, on se disposoit à l'ouvrir, lorsque forcé de monter sur un vaisseau qui mettoit à la voile, on différa cette opération. On fut fort étonné, lorsque quelques jours après un séjour en mer, où il avoit beaucoup souffert du gros tems, on ne put découvrir aucun indice de fluctuation; le pus avoit été résorbé, & les tégumens affaissés ne contenoient plus rien. La pratique fournit des exemples semblables à celui-ci dans des circonstances moins turbulentes que celles-ci dans les hôpitaux où les malades sont paisiblement dans leur lit. L'on soupçonne, & avec raison, que les vaisseaux absorbans, jouent un grand rôle dans tout ce qui a rapport à la Délitescence, c'est un point sur lequel nous reviendrons plus particulièrement à l'article Métastase, ainsi que sur les causes & les signes de cette espèce de conversion de maladies. (*M. Petit-Radel.*)

DÉLIVRANCE. *Partus secundarius.* Il ne suffit point, pour la mère, que son enfant sorte à l'époque, où un plus long séjour dans la matrice lui deviendroit nuisible, il faut encore que le placenta & les membranes, qui ne sont plus alors d'aucun usage pour l'un comme pour l'autre, soient également expulsés. On désigne, sous le nom de Délivrance, ce travail secondaire, qui s'opère d'après les mêmes loix que celui qui contribue à l'expulsion de l'enfant. *Voyez* l'article Accouchement. Il arrive quelquefois que les mêmes contractions de la matrice, qui chassent celui-ci, portent également l'arrière-faix au dehors, & alors l'accouchement, au lieu d'offrir deux tems bien distincts, n'en présente réellement qu'un. Mais le plus souvent il est entre ces deux opérations un intervalle que la nature a ménagé, pour que la mère pût se refaire des souffrances qu'elle a éprouvées pendant le vrai travail, & cet intervalle est plus ou moins long, selon que l'accouchement a été plus ou moins laborieux. Il arrive assez fréquemment que la matrice se contracte irrégulièrement dans les différentes régions, que son orifice, par exemple, se resserre fortement, pendant que les contractions du corps sont singulièrement lentes. De cette inégalité dans les contractions, il suit qu'une portion du placenta peut être séparée avant l'autre, d'où l'on voit que les procédés qu'il faut employer pour opérer la Délivrance & le tems où il faut les mettre en pratique ne peuvent être toujours les mêmes. Comme les contractions de la matrice sont le premier agent dans la séparation du placenta ; de-là la raison du plus ou moins grand espace de tems qui s'écoule, selon l'espèce de travail qui a précédé, l'état de la femme immédiatement après, & plusieurs autres causes qui peuvent accélérer ou retarder l'action de la matrice. Dans la plupart des cas, cette séparation s'opère une demi-heure ou trois quarts-d'heure après la sortie de l'enfant. Comme la contraction de la matrice est plus expéditive à une première couche qu'aux suivantes, la Délivrance est aussi beaucoup plus prompte quand toutefois la femme est en bonne santé & que le travail s'est passé convenablement. Elle est beaucoup plus lente dans les accouchemens avant terme, quand d'ailleurs la santé de la femme est mauvaise, que le travail a été long & qu'il est suivi de langueurs & de foiblesse.

On présume que la Délivrance va s'opérer quand les douleurs reviennent, & qu'elles viennent aboutir au bassin. Le ventre devient alors assez dur, une dureté se fait sentir sous la main qu'on tient au-dessus du pubis, cette dureté est produite par la matrice même, qui revient dans l'excavation du bassin ; des caillots de sang sortent de tems à autre. Si alors on touche la femme, on sent une souplesse & une mollesse dans les bords de l'orifice de la matrice ; on sent qu'ils s'écartent, & dans ce moment l'on touche entr'eux un corps mollet, inégal, tuberculeux qui est le placenta. Quand les choses se présentent ainsi, on se contente de faire des frictions avec la main gauche sur l'hypogastre, pour exciter & favoriser les contractions de la matrice ; ensuite on roule à l'entour des doigts de la même main, la portion de cordon qui est au-dehors, de manière à la retenir fortement. On portera les doigts de la main droite, au-dedans du vagin, pour saisir le cordon le plus haut possible, ensuite, saisissant l'occasion d'une douleur, on tirera à droite & à gauche, en avant & en arrière la portion du cordon qu'on tient dans le vagin, & en s'efforçant de tirer, dans une direction telle que le centre du placenta suive l'axe du bassin. Ce procédé est quelquefois difficile à mettre à exécution, soit à raison de la courbure du sacrum ou de la situation de la femme. On réussit quelquefois dans des cas de ce genre, en formant, avec le bout de plusieurs doigts, qu'on tient le plus profondément qu'on peut dans le vagin, une espèce de poulie de renvoi au cordon ombilical ; & tel est en pareil cas le procédé qu'il faut suivre. On saisit d'une main le cordon, enveloppé d'un linge fin, on le tend horizontalement en tirant dessus, tandis qu'on porte trois doigts de l'autre main, réunis, & formant une espèce de gouttière derrière les os pubis, jusqu'à l'entrée du col de la matrice, pour repousser en arrière la base du cordon, & lui faire décrire, dans le même sens, un coude semblable à celui qu'il décriroit sur la gorge d'une poulie. En opérant ainsi, les efforts, quoique faits dans une direction horizontale, attirent le placenta, qui répond à l'axe du détroit supérieur. Cette méthode est particulièrement nécessaire, dans les cas où le cordon naîtroit du bas du placenta ; car, l'on auroit beau tirer selon la longueur du cordon, l'on ne réussiroit à détacher aucun point du bord de cette masse, plutôt qu'un autre, & les efforts seroient inutilement perdus sur la totalité. M. Levret recommande d'agir ainsi, dans la persuasion où il étoit que le cordon ne pouvoit implanter ailleurs sur les bords qu'à la partie inférieure ; mais c'est une erreur qui a été réfutée par les Accoucheurs qui ont écrit depuis lui. Quand le placenta est déjà détaché en quelqu'endroit, on cherche à continuer le décollement de ce point, en insinuant le bout des doigts par-dessous, & en avançant la main insensiblement, s'il est collé partout, & que son milieu ait commencé à se détacher & s'avance convenablement ; on tire à soi sur le cordon, où l'on perce la partie qui s'avance pour y insinuer les doigts & le détacher comme si l'on eût commencé par les bords. Il y a des cas où loin d'extraire la totalité du placenta, la prudence exige qu'on en laisse une portion. Smellie cite un cas de ce genre, où il préféra de suivre ce parti, plutôt que de courir le risque de déchirer la matrice, pour vouloir enlever une portion du placenta qui lui parut schirreuse. La portion qu'on laisse ainsi, est ordinairement rejettée cinq ou six semaines après. Quand la masse du placenta est arrivée à l'orifice, & qu'il trouve de la difficulté à le dépasser, on conduit un doigt ou deux, en suivant le cordon, pour parvenir à un de ses bords qu'on amène ; alors, en tirant le cordon, en saisit plus haut la portion qu'on tient déjà, & ordinairement on entraîne le tout avec beaucoup de facilité. Mais si le placenta n'avançoit pas, & que les douleurs fussent considérables, au milieu de toutes ces tentatives, que la matrice ne se contractât pas, il faudroit différer, car tout en voulant opérer malgré les circonstances, on pourroit donner lieu à des pertes, à la rupture du cordon ou à un renversement de matrice. Il faut alors mettre une serviette pliée en plusieurs doubles sur les parties, & attendre cinq ou six minutes & même douze ; pendant ce tems, on rappelle les contractions de la matrice par de douces frictions qu'on fait sur le bas du ventre. Il est rarement nécessaire de porter la main dans la matrice pour décoler ou entraîner le placenta ; cependant il faudroit prendre ce parti, si le cordon venoit à se rompre, ou que quelques autres circonstances fâcheuses vinssent à compliquer cette fin du travail : considérons chacune de ces circonstances en particulier.

Manière d'extraire le placenta dans le cas de rupture du cordon.

Le cordon peut se rompre par la faute de l'Accoucheur, parce qu'il sera trop foible, comme dans le cas d'accouchement prématuré, qu'il sera pourri, comme lorsque l'enfant est mort depuis long-tems. Il faut, dans ce dernier cas, attendre que le placenta soit engagé & suffisamment poussé en avant ; on ne se servira du cordon que pour guider les doigts qui iront prendre le placenta, de la manière que nous l'avons indiqué plus haut, quand il est suffisamment avancé au-delà de l'orifice de la matrice. Mais, quand il n'y a point de cordon, & que les accidens urgens nécessitent l'extraction du placenta, on portera doucement la main dans la matrice, on cherchera les bords du placenta pour l'attirer ; si l'on ne peut dégager ce bord, on portera la main plus loin, jusque vers la portion la plus épaisse qui se présente, on la saisira en étendant les doigts, & l'attirant à soi en ouvrant la main à mesure pour la recevoir, & par de doux mouvemens répétés alternativement & qui tendent à solliciter la matrice, on entraîne toute la masse, qui ayant dépassé l'orifice, sort comme d'elle-même du vagin.

Méthode à suivre dans le cas de perte.

Une hémorrhagie, qui survient après la sortie de l'enfant, est par elle-même un symptôme très-alarmant & très-dangereux ; si elle persiste quelques-tems, la syncope ne tarde point à s'ensuivre. Quoiqu'elle s'appaise, si la femme continue à être très-foible, le calme ne peut être que trompeur & peut provenir d'une partie du placenta qui ferme l'orifice & empêche ainsi tout écoulement au-dehors. Les accidens ne peuvent être prévenus qu'autant qu'on extrait cette masse, car tant qu'une portion est adhérente, & que l'autre est détachée, il n'y a pas lieu de croire que le sang puisse s'arrêter, à moins que la matrice ne se contractât fortement. En pareil cas, on portera doucement la main dans la matrice, en prenant le cordon pour guide, & rassemblant les doigts ensemble, comme pour en former un cône. Si le placenta paroît être adhérent au côté opposé à la main déjà introduite, on la retourne ou on la retire pour porter l'autre. Il est rare que l'adhérence soit au-delà de la portée du doigt ; cependant, si l'on en croit le Professeur Hamilton, cela arrive quelquefois ; aussi conseille-t-il, en pareil cas, de changer la position de la femme, de la faire tourner d'un côté sur l'autre, de la faire appuyer sur les genoux & sur les coudes, & de varier ainsi les positions selon les circonstances. Le placenta paroît alors & se distingue bientôt des caillots de sang & de la matrice même, par une apparence qui lui est particulière. On le dégage en insinuant les doigts entre l'orifice de la matrice & lui, de la manière que nous l'avons dit plus haut. Si l'on ne trouvoit point le placenta sur l'orifice, il faudroit porter plus loin la main & la diriger de côté & d'autre. On trouve toujours un endroit où la séparation a commencé à se faire ; on y insinue les doigts parderrière, & l'on achève de détruire le reste de ces adhérences en agissant comme si l'on vouloit séparer deux feuillets d'un carton. Pendant tout ce tems on assujétit la matrice en appuyant l'autre main sur l'hypogastre, de manière à fixer cet organe.

Méthode dans le cas de spasme dans la matrice.

C'est toujours le resserrement du col qui apporte en pareil cas le plus grand obstacle. Quand il n'est que momentané & sujet à retour, il faut attendre & saisir les intervalles de rémission, afin de tirer sur le cordon, & se comporter en tout, comme nous l'avons dit précédemment. On y est en quelque façon forcé, quand le cordon est très-court & qu'il est rompu près de son insertion au placenta ; il est ordinairement expulsé un jour ou deux après la sortie de l'enfant, pendant le sommeil, ou quelquefois dans les efforts que les femmes font pour rendre leurs urines ; mais, en pareil cas, il est prudent de ne point quitter la femme ; car il peut survenir des accidens dont on seroit responsable, si l'on étoit négligent sur ce point. Mais une méthode qui me paroît préférable, est d'engourdir le principe de la vie, en donnant une bonne dose d'opium, comme deux à trois grains, ou une quarantaine de gouttes de laudanum ; & quand la femme est endormie, de tirer alors sur le cordon. Si l'on éprouve de la difficulté, on porte la main doucement dans la matrice, comme nous l'avons déjà dit, on y parvient ordinairement assez aisément, à raison de la diminution du spasme ; on saisit le placenta, comme nous l'avons dit ; & on l'attire à soi en suivant le procédé que nous avons indiqué plus haut. Le resserrement du col a assez ordinairement lieu dans les accouchemens prématurés, par les raisons que nous avons produites à l'article ACCOUCHEMENT. En pareil cas, il est quelquefois prudent d'attendre ; car, pour vouloir trop précipiter avec la main, on fait quelquefois tomber les femmes dans des convulsions affreuses.

Méthode dans le cas de dégénérescence du placenta.

Le placenta, pendant le cours de la grossesse, est sujet, comme les autres produits de la conception, à des dégénérescences morbifiques, qui compliquent beaucoup le travail de la Délivrance. Il dégénère en partie ou en totalité en hydatides; il devient schirreux, cartilagineux & même osseux: la plupart de ces changemens viennent d'une inflammation précédente, qui endurcit & altère la texture des membranes. Ces circonstances rendent le cas extrêmement grave; car, si le placenta reste, & qu'il ne soit point expulsé par les efforts de la matrice, tels foibles qu'ils soient, la femme meurt à la suite d'une gangrène ou d'une inflammation de la matrice; d'une autre part, elle peut être la victime des tentatives infructueuses de l'Accoucheur. Si l'on attend, elle peut périr au moment où l'on s'y attend le moins, par une hémorrhagie qui proviendra d'un décollement imparfait du placenta. Si l'on cherche à produire la séparation, on n'est pas plus assuré que l'hémorrhagie n'arrivera point, sur-tout si la matrice est par elle-même dans un état d'atonie. Le mieux, toute compensation faite, est encore d'attendre, vu qu'on a moins d'accidens à redouter; mais, dès qu'on a des signes évidens de putridité, il faut aussi-tôt porter la main dans la matrice pour examiner l'état du placenta, en tâtant de côté & d'autre sa substance. On évitera de tirer avec force sur les endroits où il y aura quelque dureté, & dès qu'on sentira une portion molle & lâche, on tirera dessus; le reste sera confié aux soins de la nature, qui l'expulsera par la suppuration. Il convient néanmoins de chercher à entraîner le reste par des injections détersives, qu'on réitérera trois ou quatre fois par jour. On pourra même rendre ces injections un peu antiseptiques, en y ajoutant le kinkina, & le camphre pour peu que les écoulemens aient une mauvaise odeur & qu'ils donnent des marques de putridité. Les remèdes qu'on donnera intérieurement seront des boissons aigrelettes antiputrides, & non de nature chaude & emménagogue, que l'on croit faussement propres à entraîner le placenta au-dehors. Ordinairement les injections en entraînent quelques portions; en pareil cas, pour peu qu'il y ait une augmentation dans les accidens, il est prudent de porter de tems à autre le doigt dans l'intérieur du vagin pour s'assurer s'il n'y auroit point quelques caillots ou morceaux de placenta, afin de les extraire.

Méthode dans le cas de chatonnement.

On dit que le placenta est chatonné, quand il est renfermé dans une poche faisant partie de la cavité de la matrice, & néanmoins séparée par un rétrecissement particulier. Quoique peu soit l'Auteur qui ait parlé le premier de ce genre de chatonnement, il n'en a cependant point connu la véritable cause; il ne provient point d'un vice de conformation, ainsi qu'il le rapporte, mais d'un resserrement circulaire en forme de bride, qui étrangle le corps de la matrice lorsque le placenta adhère vers le fond ou la partie supérieure de cet organe. D'où il suit que, quand l'enfant est sorti, les contractions de la matrice, se faisant vivement sentir, & plus vers le rétrecissement que par-tout ailleurs, le placenta se trouve saisi de toutes parts, & est retenu par une bride circulaire comme un brillant dans un chaton. Ces cas sont en général très-rares; M. Levret n'en cite qu'un exemple; c'est celui d'une femme qu'on tenta vainement de délivrer. L'Accoucheuse, après plusieurs tentatives qui aboutirent à rompre le cordon, porta la main dans la matrice, & trouvant, vers le côté droit, une espèce d'ouverture, elle crut que ce viscère étoit dechiré, & que le placenta étoit sorti dans le bas-ventre. M. Levret, qui fut appelé, reconnut cette même ouverture; elle étoit ronde, avoit deux pouces en diamètre, c'étoit l'entrée d'une poche qui renfermoit le placenta, & qui s'étoit formé accidentellement après la sortie de l'enfant, & qui disparut après qu'on eut extrait le placenta. M. Roux parle, dans ses Observations sur les Pertes de sang, d'une autre sorte d'adhérence du placenta dans laquelle son bord étoit en quelque façon comme encadré dans l'épaisseur des parois de la matrice.

Quelque soit la manière dont le placenta est chatonné, la délivrance s'opère toujours tôt ou tard, plus difficilement, il est vrai, car ici le placenta doit vaincre non-seulement le rétrecissement du col de la matrice, mais encore l'orifice du chaton, qui ne laisse pas que de lui offrir une certaine résistance. Néanmoins, pour peu qu'il y ait du retardement, & que le placenta ne cède point aux efforts qu'on fait sur le cordon, il faut avancer à l'entrée du chaton pour le dilater & détacher le placenta; & quand il est sorti, il faut aussi reporter la main dans la matrice, & aller jusqu'au fond du chaton, soit pour vuider les caillots qui pourroient y être restés, soit pour faire contracter également les deux poches. Mais encore une fois, ces cas sont si rares, qu'il est difficile de donner des règles fondées sur une expérience bien certaine; aussi le Praticien doit-il moins compter sur celles que nous établissons, que sur ce que lui prescrit un jugement fondé sur les circonstances.

Méthode dans les cas où le placenta seroit implanté sur le col de la matrice.

L'implantation du placenta sur le col de la matrice, est toujours très-fâcheuse à raison des hémorrhagies fréquentes auxquelles elle donne lieu vers les derniers tems de la grossesse. On reconnoît cette circonstance, lorsqu'en touchant la femme vers le tems de l'accouchement, au lieu de membranes très-lisses, comme dans les cas ordinaires, on trouve une substance molle & fongueuse, qui a tous les caractères du placenta,

Quand les accidens ne sont point urgens, qu'ils cèdent au repos, aux tempérans, aux saignées mêmes, il faut laisser la femme tranquille, & ne lui rien faire; mais, s'ils sont graves, il faut alors chercher à procurer l'accouchement. La simple ouverture des membranes, telle que Puzos la conseille, ne peut être d'une bien grande utilité, par la raison que la contraction de la matrice à laquelle elle donne lieu, n'a point un effet direct sur les vaisseaux du col, qui fournissent ici. Il est reconnu au contraire que, dans le plus grand nombre de cas, ce seroit un moyen assuré pour augmenter la perte. Le parti le plus prompt, & celui qui doit avoir un succès plus certain, est d'amener l'enfant, après avoir rompu les membranes. Voici comment il faut alors se conduire. Quand l'orifice de la matrice est disposé convenablement à l'accouchement, on en détache le placenta d'un côté, & toujours, autant qu'on peut le reconnoître, vers celui où son disque se rapproche le plus de l'orifice, on déchire les membranes au bord de cette masse pour aller prendre les pieds de l'enfant, & l'extraire comme dans les cas ordinaires. Cette méthode est préférable à celle que donnent quelques Accoucheurs, de percer le placenta & de passer la main à travers l'ouverture pour aller retourner l'enfant & l'amener par les pieds; ce procédé étant toujours plus difficile & moins sûr que celui que nous venons de rapporter, & d'ailleurs sujet à accident. Il arrive quelquefois ici que l'accouchement s'opère très-heureusement, sur-tout quand le milieu du placenta répond exactement à l'orifice de la matrice; car celui-ci se dilatant, & le placenta cédant de toutes parts également, la tête de l'enfant le pousse en avant, de manière qu'alors il précède toujours sa sortie. Il arrive ordinairement en pareil cas que les membranes restent en partie dans la matrice, & deviennent cause, si l'on n'y prend garde, d'accidens très-fâcheux; aussi convient-il, après que l'enfant est sorti, de reporter la main dans ce viscère pour les extraire en même-tems qu'on fera de légères frictions sur le bas-ventre.

Méthode dans le cas d'Avortement.

Il est constaté que la Délivrance est toujours très-difficile dans les avortemens, à raison du volume considérable du placenta & du peu de développement de l'orifice & du col de la matrice. Ces difficultés sont en raison inverse du terme de la grossesse, en sorte que plus celle-ci est avancée, moins la Délivrance est laborieuse, *& vice versâ*. La Délivrance peut néanmoins avoir lieu assez facilement, si, dans le moment où l'avortement est décidé, on porte immédiatement après la rupture des membranes, un ou plusieurs doigts dans l'orifice de la matrice pour empêcher qu'il ne se contracte sur lui-même; en tenant ainsi l'orifice ouvert pendant quelque tems, le placenta suit & assez facilement; mais, quand on est appelé long-tems après l'ouverture des membranes, les obstacles sont d'autant plus considérables, que la grande délicatesse du cordon empêche qu'on ne tire dessus, & que le col de la matrice étant contracté, il ne sauroit souffrir l'introduction d'aucun moyen sans faire éprouver de très-grandes douleurs. En pareil cas, tout ce qu'on peut faire, si la perte est considérable, c'est de solliciter la matrice à se contracter, pour que le placenta puisse se détacher & sortir. Des frictions continuées long-tems sur le bas du ventre, suffisent ordinairement pour remplir ces vues; elles ont leur effet au bout d'une heure, & même d'un quart d'heure, ainsi qu'on l'expérimente tous les jours. Il faut de tems à autre porter les doigts dans le vagin pour s'assurer de l'état du col & de l'orifice de la matrice; & si l'on trouve qu'une portion du placenta s'y soit engagé au point de faire une saillie suffisante, on la saisira avec les deux doigts pour l'ébranler & l'extraire en même-tems qu'on frottera l'hypogastre. La pince à faux germe de M. Levret pourroit ici servir à dilater le col de la matrice, & préparer la voie au placenta; mais ces moyens qui paroissent si convenables, quand la perte est médiocre, ne sont pas ceux qui conviennent dans le cas d'une violente hémorrhagie. Si l'on ne voit aucun moyen d'extraire le placenta sur-le-champ, il faut laisser de côté tous les procédés relatifs à cette extraction, & opposer une digue au sang qui inonde la femme, au moyen du tamponement, & se conduire en tout comme dans le cas d'une perte à la suite d'un avortement qui menace. *Voyez* l'article AVORTEMENT. En agissant ainsi, il se forme un caillot; le sang s'arrête; & la matrice, irritée par la présence du fluide épanché, en se contractant pour le chasser, ferme les orifices qui le fournissoient; & lorsqu'on s'apperçoit que les forces se maintiennent, que les accidens se dissipent, on ôte les tampons, & le sang retenu sort peu-à-peu par la continuation d'action de la matrice, & après lui vient le placenta en totalité ou en partie. Le placenta sort alors plus ou moins flétri, quelquefois pétrifié; il convient alors de porter de tems à autre les doigts dans l'orifice de la matrice pour entraîner ce qui pourroit se présenter; comme dans tous ces cas on a toujours à craindre les effets de la putréfaction, il faut mettre la femme à l'usage des antiseptiques, & notamment du kinkina.

Méthode dans les cas où il y auroit plusieurs enfans.

Si l'on pouvoit assurer que les placentas, dans les cas que nous considérons ici, sont bien séparés, ou qu'il n'y eût qu'un simple adossement, on pourroit, sans rien craindre, après que le premier enfant seroit sorti, extraire son placenta,

& procéder de la même manière à l'égard des autres. Mais malheureusement on n'a aucune notion bien certaine sur ce point; en sorte que souvent on pourroit opérer dans la croyance où l'on seroit que le cas est tel que nous le rapportons, lorsqu'il n'y a qu'un seul placenta, ou qu'ils seroient intimement unis, s'il y en avoit plusieurs; de sorte qu'on ne pourroit en extraire un sans les extraire tous; ce qui seroit on ne peut plus fâcheux pour la mère comme pour les enfans qui resteroient encore dans la matrice. On peut cependant excepter le cas où le placenta du premier enfant viendroit se présenter comme de lui-même au-dehors. Les circonstances étant telles, il vaut donc mieux ne chercher à délivrer les femmes q'après la sortie de leur dernier enfant, toutes les fois que le placenta ne se présente point de lui-même au-dehors. Dans le cas de jumeaux, on tirera d'abord sur les deux cordons, se conduisant d'ailleurs comme s'il n'y avoit eu qu'un seul enfant. Si le placenta, à raison de son trop grand volume, ne pouvoit céder à ces efforts, on ne tireroit que sur un cordon, afin de faire passer les deux masses l'une après l'autre, & si l'on rencontroit encore de la difficulté, l'on iroit saisir les bords de la masse, en introduisant deux doigts dans le col de la matrice pour le faire présenter moins de volume; & du reste l'on se comportera comme nous l'avons recommandé dans les cas précédens. (*M. Petit-Radel*).

DENTELAIRE, (*Plumbago Europæa.*) L'on a recommandé les feuilles & les racines de cette plante, comme anti-cancéreuses. On dit que ces feuilles infusées & macérées dans l'huile d'olive, & étendues sur des ulcères cancéreux, les ont guéris; on attribue aussi les mêmes bons effets à l'huile où l'on a fait l'infusion.

DENTS. La formation des Dents, leur arrangement, leur organisation particulière, leur connexion avec les parties qui leur servent de base, sont les sources d'un grand nombre d'affections plus ou moins douloureuses, qui demandent les secours du Chirurgien; & qui formant en quelque sorte une classe de maladies à part, sont aussi l'objet d'une branche particulière de la Chirurgie, qu'on a nommée l'Art du Dentiste.

Avant que d'entrer en matière sur cet objet, nous croyons qu'il convient de donner une description succincte des Dents, & des parties qui leur sont immédiatement contiguës.

De la Structure des Dents, & de leurs rapports avec les parties qui les environnent.

On distingue trois parties dans une Dent, la couronne ou le corps, le col & les racines. La couronne est la partie la plus épaisse de la Dent, c'est celle qui se présente à nud hors des gencives; les racines sont logées dans les alvéoles, & entièrement recouvertes par les gencives dans l'état de santé. Le col de la Dent est la partie intermédiaire, entre la couronne & les racines, qu'embrasse le bord de la gencive, & où se trouve un petit enfoncement circulaire, plus ou moins apparent. Les Dents diffèrent beaucoup entr'elles, soit par le volume, soit par la forme de leur corps & de leurs racines.

L'intérieur de la couronne & les racines sont composés d'une substance osseuse, différente de celle qui forme les autres os, en ce qu'elle est beaucoup plus dure & plus compacte, & en ce qu'elle n'est susceptible d'aucune espèce d'injection par laquelle on puisse démontrer qu'il y existe des vaisseaux. Mais, quoique douée d'une certaine dureté, elle ne résisteroit pas long-tems à la fatigue de la mastication, & ne tarderoit pas à se détruire. La nature, afin de pourvoir à cet inconvénient, a recouvert tout le corps de la Dent d'une espèce de croûte ou enveloppe qu'on nomme *l'émail*. Cet émail est la substance la plus dure qui existe dans le corps animal; il l'est au point qu'on ne peut l'entamer qu'avec des limes de la meilleure trempe. On n'y découvre aucune apparence de vaisseaux, ni rien qui annonce qu'il s'y fasse aucune circulation. Il est plus épais à l'extrémité des Dents, sur-tout à celle des molaires, où se fait le plus grand frottement, & il s'amincit peu-à-peu en s'approchant du col de la Dent où il se termine. Ici commence le périoste, qui couvre toutes les racines avec lesquelles il est étroitement uni, ainsi qu'avec la surface interne des alvéoles.

Dans chaque Dent on trouve un creux, ou une cavité correspondante à son volume & à sa figure. Elle commence par une très-petite ouverture à l'extrémité de la racine, qui donne passage aux vaisseaux sanguins & aux nerfs de la Dent. Ce canal s'élargit en s'avançant vers le corps de la Dent, où il est rempli d'une substance pulpeuse, formée probablement par une expansion des vaisseaux & des nerfs. Les Dents, qui ont plusieurs racines ont autant de pareils canaux, fournis de différentes branches de vaisseaux, & probablement aussi de nerfs distincts, quoique les Anatomistes ne les aient jamais démontrés d'une manière évidente.

Les Dents sont fixées dans l'apophyse alvéolaire qui forme le bord de chaque mâchoire, & qui est divisée en cavités ou cellules, pour recevoir les racines des Dents. *Voyez* Alvéoles. Comme celles des molaires postérieures sont plus grosses & plus divergentes que celles des autres dents, la partie de la mâchoire qui les reçoit est aussi plus épaisse & plus large que sa partie antérieure. Cette différence est sur-tout remarquable à la mâchoire supérieure, où l'épaisseur de l'os est augmentée par l'antre d'Higmor, cavité considérable qui se trouve dans chaque os maxillaire, immédiatement au-dessus des grosses Dents molaires. *Voyez* Antre maxillaire. L'apophyse alvéolaire se trouve séparée de cette cavité par une lame osseuse assez mince, près de laquelle, pour l'ordinaire, se terminent les racines des molaires postérieures; quelquefois cependant ces racines passent au travers & pénètrent jusques dans la cavité de l'antre maxillaire.

Dans l'enfance, la mâchoire inférieure est composée de deux os, unis au menton par ce qu'on appelle la symphise de la mâchoire; cette union est si solide, que le tout paroît n'être formé que d'une seule pièce. Outre l'apophyse alvéolaire, la mâchoire en a deux autres qu'il importe aux Praticiens de bien connoître. La première, qui paroît destinée particulièrement à l'insertion du muscle temporal, s'appelle l'*Apophyse coronoïde*. Elle prend naissance à la partie extérieure de la mâchoire, vis-à-vis des dernières molaires, où elle paroît comme une arête qui s'élève en s'avançant vers la partie postérieure de l'os, & se termine par une extrémité mince & aiguë. L'autre apophyse, dont nous avons fait mention, est située derrière celle-ci: elle est plus courte, plus épaisse & plus forte, & elle se termine en une tête ou condyle oblong, au moyen duquel s'exécute l'articulation de la mâchoire inférieure avec la tête. On donne à cette partie le nom d'apophyse condyloïde.

L'apophyse coronoïde donne à la table extérieure de l'apophyse alvéolaire une épaisseur & un degré de force qu'elle n'a en aucune autre partie. Par-tout ailleurs l'alvéole est plus foible à sa partie extérieure qu'à l'intérieure, quoique la différence, à cet égard, soit peu considérable. Dans la mâchoire supérieure, les alvéoles sont à l'intérieur comme à l'extérieur, plus foibles que dans la mâchoire inférieure.

Le nombre complet des Dents chez un adulte est de trente-deux; on leur donne différens noms en raison de leurs différentes formes & de leurs différens usages. Les quatre Dents antérieures dans chaque mâchoire, s'appellent incisives; on donne le nom de Canines à celles qui les suivent immédiatement de chaque côté, & celui de molaires aux cinq Dents postérieures, à droite & à gauche. Les deux premières de celles-ci sont distinguées par le nom de petites molaires, & les trois dernières par celui de grosses molaires.

Les enfans n'ont que vingt ou vingt-quatre Dents, qu'ils gardent jusqu'à l'âge de six à huit ans. A cette époque, leurs Dents tombent & sont remplacées par d'autres qu'on appelle Dents adultes, ou permanentes. Les premières ou les Dents de lait, nom par lequel on a coutume de les désigner, ainsi que quelques-unes de celles qui doivent venir ensuite, sont toutes formées dans l'os de la mâchoire, avant la naissance, quoi qu'en général elles ne paroissent pas hors des gencives, avant que l'enfant ait quelques mois. Quelquefois au bout de quatre ou cinq mois, mais plus ordinairement vers le huitième ou le neuvième, deux incisives paroissent à la mâchoire inférieure; elles sont pour l'ordinaire bientôt suivies de deux autres à la mâchoire supérieure; les autres incisives poussent ensuite à des époques peu déterminées, mais généralement entre le dixième & le douzième mois. Vers le seizième ou dix-septième mois, on voit percer quatre molaires, une de chaque côté dans chaque mâchoire, entre laquelle & les Dents incisives demeure un espace vuide, qui doit être rempli par les canines; celles-ci percent rarement avant le vingtieme mois; mais, pour l'ordinaire, elles sortent avant la fin de la seconde année; il en est souvent de même des quatre autres molaires.

Telles sont en général les époques de la pousse des Dents chez les petits enfans; on observe cependant beaucoup d'irrégularités à cet égard. On voit souvent les Dents canines percer avant les premières molaires; on les a vu paroître même avant les incisives. Quelquefois celles-ci percent déjà au second ou troisième mois, quelquefois même avant la naissance, comme on l'a remarqué de Louis XIV; tandis que chez d'autres individus, aucune Dent ne se montre avant l'âge de quatorze ou quinze mois.

Ces Dents demeurent fermes & solides jusqu'à la cinquième ou sixième année. A cette époque, elles commencent à s'ébranler, & pour l'ordinaire avant l'âge de douze ans, elles sont toutes tombées & remplacées par d'autres. Les mâchoires, pendant ce période, s'alongent postérieurement, de manière à pouvoir admettre quatre nouvelles molaires, & continuant à croître dans le même sens, elles donnent de la place à huit autres molaires, dont quatre paroissent avant l'âge de seize ans, les quatre autres qui complettent les trente-deux Dents que doit avoir un adulte, quand il n'en a point perdu par maladie ou par d'autres causes, ne paroissent souvent qu'à vingt ans & même plus tard. On désigne ordinairement celles-ci par le nom de Dents de sagesse.

Les Dents de lait diffèrent, par leur apparence extérieure, des Dents permanentes, en sorte qu'il est facile de distinguer les unes des autres à la simple inspection; &, comme quelquefois cela devient nécessaire, il importe au Dentiste de s'étudier à les reconnoître, afin de ne pas s'y tromper dans l'occasion. Ainsi, lorsqu'à l'époque où tombent les premières Dents, on en trouve quelques-unes de gâtées, ou qui menacent de le devenir, on n'hésitera pas à les arracher si elles appartiennent à la classe des Dents de lait, au lieu qu'on sera beaucoup plus réservé à cet égard, si elles appartiennent à la classe des Dents permanentes.

Les alvéoles, & une petite portion des Dents, sont recouvertes par une substance ferme, rouge & charnue, qu'on appelle les gencives. Cette substance paroît être presque entièrement vasculaire; car on ne sauroit la blesser, même de la manière la plus légère, sans en faire sortir du fang. Dans l'état naturel les gencives font tellement adhérentes au col de chaque Dent, qu'elles contribuent à les fixer dans leurs alvéoles; mais dans certaines maladies, & particulièrement dans le fcorbut, elles fe féparent fouvent & des Dents & de l'apophyfe alvéolaire même.

Des maladies des Dents, & en particulier de leur carie, & de la douleur qui en eft la conféquence.

Les Dents font par elles-mêmes des organes affez importans pour qu'on doive s'occuper de leur confervation pendant qu'elles font faines, & des moyens de les guérir lorfqu'elles font malades; elles requièrent encore des foins à caufe de l'influence qu'elles ont fur les parties avec lefquelles elles ont quelque connexion; car les maladies des Dents en occafionnent fouvent dans leur voifinage, qui font de la plus férieufe conféquence.

On feroit d'abord porté à croire que les maladies des Dents font fort fimples, & femblables à celles qui affectent la fubftance offeufe en d'autres parties; mais l'expérience nous fait voir le contraire. Les Dents ont une ftructure qui leur eft tout-à-fait particulière, & leurs maladies font auffi d'une nature particulière; elles font fimples, il eft vrai, confidérées en elles-mêmes; mais elles deviennent quelquefois très-compliquées par les rapports qu'il y a entre les Dents & les parties qui les environnent, dans lefquelles elles occafionnent fréquemment des abcès plus ou moins difficiles à traiter, des caries, des fongus, &c. Nous avons parlé, ou nous parlerons en leur lieu de ces diverfes affections fecondaires, ici nous nous bornerons à traiter de celles des Dents uniquement.

De toutes les maladies des Dents la plus fréquente eft une deftruction graduelle de leur fubftance qu'on nomme vulgairement carie, & que l'on pourroit appeller plutôt gangrène ou mortification (*a*), fi ces dénominations n'avoient pas été particulièrement affectées à la deftruction des parties molles, par pourriture. Ici, cependant il paroît y avoir quelque chofe de plus; car la mort pure & fimple de la partie ne produiroit pas l'effet que nous obfervons, puifque les Dents privées de vie ne font point fufceptibles de putréfaction. Il fe paffe donc quelque chofe dans la Dent vivante qui opère le changement que nous y voyons arriver.

Cette maladie commence prefque toujours à l'extérieur, & affecte d'abord une très-petite portion de la furface du corps de la Dent, où elle fe manifefte par une tache d'un blanc opaque qui annonce que les particules de l'émail ont perdu leur cohérence, & qu'elles commencent à être fous la forme d'une poudre. Lorfque l'émail, ainfi dénaturé, s'eft détaché, la partie offeufe de la Dent fe trouve à découvert, elle ne tarde pas à s'affecter, & l'on y apperçoit une tache d'un brun tirant fur le noir. Quelquefois cependant ce changement de couleur ne paroît pas, & la maladie ne fe manifefte que lorfqu'elle a déjà formé une cavité affez confidérable dans la Dent. Dans les molaires, c'eft ordinairement au fond de quelqu'une des petites cavités de leur furface qu'on commence à l'appercevoir. Dans les incifives, elle commence le plus fouvent fur le côté de la Dent, près de fon col, & fes progrès fe font en travers de fon corps, jufqu'à ce que, divifé prefque en entier, il fe rompe par le moindre effort. Quelquefois, mais beaucoup plus rarement, elle attaque d'abord l'intérieur de la Dent, qui prend alors une couleur noirâtre & brillante en même-tems, parce qu'elle n'a pas perdu le poli de fa furface; & dans ce cas on ne voit pas de trou qui conduife dans fa cavité.

Cette couleur noire tient à la carie d'une petite portion de la fubftance offeufe, près de la furface interne de l'émail, laquelle carie creufe peu-à-peu cette fubftance, jufqu'à ce qu'elle arrive à la cavité naturelle de la dent. Alors, de quelque manière qu'elle ait commencé, elle fe communique à toute la furface interne de cette cavité, & fes progrès deviennent beaucoup plus rapides; l'intérieur du corps de la Dent étant creufé & détruit de plus en plus, il ne refte qu'une écaille ou coque fort mince, qui fe brifant tôt ou tard par la maftication, forme une ouverture plus ou moins grande, & expofe à la vue tout l'intérieur de la cavité.

La carie n'affecte pas les racines des Dents auffi facilement que leur corps; parvenue jufqu'à elles, on la voit s'arrêter; il eft bien rare du moins qu'elle creufe bien avant dans leur fubftance, & fouvent on les trouve parfaitement entières, quoique tout le refte des Dents auxquelles elles appartiennent ait été détruit, & quoiqu'ayant perdu tout principe de vie elles ne foient plus que des corps étrangers dans leurs alvéoles. Elles peuvent demeurer bien des années en cet état, & fervir à la maftication, fur-tout s'il fe trouve des Dents à la partie correfpondante de l'autre mâchoire, pour leur donner un point d'appui. Cependant, à la longue, les alvéoles commencent à fe remplir par le fond d'une fubftance offeufe, & pouffent au-dehors ces racines ou chicots, qui fe détachent enfin de la gencive, ou qu'on arrache avec la plus grande facilité, s'ils deviennent incommodes.

Quoique le mal paroiffe avoir fon principe dans la Dent même, & ne pas beaucoup dépendre de l'influence des caufes extérieures, on voit manifeftement dans bien des cas, que la carie d'une partie de la Dent détermine celle de tout

(a) *Voyez* Hunter. On the difeafes of the teeth. *pag.* 1.

tout le reste. Car si l'on enlève complettement avec une lime la portion affectée, avant que la carie ait gagné la cavité de la Dent, on réussit souvent à en arrêter les progrès au moins pour quelque tems.

Quoiqu'on soit dans l'usage d'attribuer la carie des Dents à des causes accidentelles & extérieures, elle n'en dépend pas aussi généralement qu'on l'imagine. Souvent on la voit se manifester en même-tems dans deux Dents correspondantes, ce qui feroit présumer qu'en pareil cas elle dépend d'une cause qui tient à la formation de ces Dents, & que le tems où elle doit se développer est déterminé par la nature même de leur organisation. D'ailleurs, toutes les Dents ne sont pas également sujettes à se carier, les Dents incisives de la mâchoire inférieure le sont beaucoup moins que celles de la mâchoire supérieure, où les molaires, quoiqu'également exposées à tous les accidens produits par des causes extérieures qui pourroient leur nuire.

Cette maladie & toutes ses conséquences paroissent être particulières à la jeunesse & à l'âge moyen; les Dents de lait y sont tout aussi sujettes & même davantage que les Dents permanentes, & l'on voit rarement des Dents qui commencent à se carier, passé l'âge de cinquante ans.

On n'a pas encore pu rendre raison de cette affection d'une manière satisfaisante. Si elle commençoit toujours dans l'intérieur de la cavité, on pourroit supposer qu'elle dépend de quelque vice dans le systême vasculaire de la Dent, qui l'empêche de se nourrir. Mais, comme elle commence ordinairement à l'extérieur, dans une partie où les Dents même les plus saines ne reçoivent que peu ou point de nourriture, on ne sauroit l'attribuer à aucune cause pareille.

Elle ne dépend point de l'action d'aucune cause extérieure, de celle, par exemple, de quelque dissolvant; car un agent de cette espèce ne borneroit pas son influence à une place aussi petite & aussi circonscrite. Et lorsque l'intérieur d'une Dent a été mis à découvert par la carie, si le mal fait alors des progrès beaucoup plus rapides, ce n'est pas uniquement, comme on est en général porté à le croire, en vertu de l'action de l'air sur cette partie; car lorsque, par quelque accident, une Dent saine vient à se rompre, de manière que sa cavité soit mise à découvert, il n'en résulte pas toujours que cette Dent se carie. Cependant on voit quelquefois qu'elle se gâte, en conséquence d'un pareil accident, & qu'elle occasionne de la douleur, comme dans les cas ordinaires de carie. Dans ceux-ci, le mal fait évidemment des progrès beaucoup plus rapides, lorsque la cavité de la Dent est à découvert; car si l'on peut en boucher l'ouverture de manière à empêcher tout-à-fait l'accès de l'air, l'on est sûr de retarder considérablement la destruction de sa partie osseuse. D'où il résulte que si l'accès de l'air ne suffit pas pour produire la carie, il contribue au moins à en accélérer les progrès.

On n'a pas encore bien déterminé jusqu'à quel point la carie d'une Dent peut contribuer à gâter celles qui l'avoisinent; il y a des faits qui semblent attester cette influence, tandis que d'autres la feroient révoquer en doute. On voit souvent deux Dents cariées l'une & l'autre dans les points exactement opposés, & par lesquels elles se touchent; & comme l'une a commencé à se gâter avant l'autre, on est porté à croire que la dernière n'est devenue malade qu'en raison de l'infection communiquée par la première. D'un autre côté on voit souvent une Dent saine, en contact avec la partie cariée d'une Dent malade, sans qu'elle éprouve la moindre atteinte en conséquence de ce voisinage.

Jusqu'à ce que la carie soit parvenue à la cavité de la Dent, il n'en résulte pas de symptômes fâcheux, si ce n'est une sensibilité plus ou moins grande de la Dent affectée à tout attouchement, ou à d'autres impressions extérieures. Mais, dès que la cavité se trouve à découvert, il survient, pour l'ordinaire, beaucoup de douleur & d'autres symptômes très-désagréables. Cela n'arrive pourtant pas toujours, & l'on voit des Dents que la carie détruit en entier, sans qu'il en résulte aucune douleur.

Souvent le mal de Dents produit par cette cause, après s'être fait sentir très-vivement pendant quelque tems, s'appaise tout-à-fait, sans traîner aucun autre symptôme à sa suite, pour recommencer au bout d'un intervalle plus ou moins long, & s'appaiser de même: mais il arrive fréquemment aussi qu'il est le premier symptôme d'une inflammation très-vive & très-douloureuse. Les parties voisines, savoir les gencives, les tégumens qui les recouvrent, les glandes parotides & maxillaires, les os mêmes des mâchoires participent à cette inflammation; les parties molles s'enflent au point d'affecter tout ce côté de la tête où est la Dent cariée; la bouche ne peut presque plus s'ouvrir; la sécrétion de la salive est augmentée, & l'œil est presqu'entièrement fermé.

Cette inflammation de la Dent dure quelquefois assez long-tems, & s'appaise peu-à-peu. L'organisation des Dents ne permet point que cet état inflammatoire amène la supuration, ni la granulation qui se fait en d'autres organes, & qui tend à les recouvrir, mais qui détruiroit absolument l'usage des Dents, si elle avoit lieu dans les affections de celles-ci. L'inflammation se dissipe par degrés, mais sans jamais produire une guérison radicale; elle laisse la dent aussi malade qu'elle l'étoit auparavant, & tout aussi susceptible de s'enflammer de nouveau, jusqu'à ce que sa partie molle ou pulpeuse, étant détruite en entier, elle devient insensible & se trouve enfin à l'abri de nouvelles attaques.

La carie des Dents diffère encore essentiellement de celle des autres os, en ce qu'elle n'est jamais accompagnée d'exfoliation. La partie saine n'a pas le pouvoir d'agir sur celle qui est cariée pour la détacher, elle n'est pas organisée de manière à former une nouvelle surface qui la mette à l'abri des impressions extérieures, comme cela s'observe ailleurs dans les os; mais cette faculté ne lui est pas aussi nécessaire qu'à ceux-ci, parce qu'une Dent, devenue absolument insensible par la carie, peut servir encore, & souvent même demeurer presqu'aussi utile qu'une Dent saine.

Le mal de Dents est une douleur beaucoup plus vive que celle qui résulteroit d'une inflammation semblable en toute autre partie du corps, au moins dans la plupart des cas; ce qui vient probablement de ce que les parties affectées ne sont pas de nature à pouvoir aisément céder, & à faire place aux vaisseaux distendus par l'inflammation.

Le malade rapporte ordinairement sa douleur à la partie originairement affectée, savoir, au centre de la Dent. Quelquefois cependant il se trompe sur son véritable siège; il ne la rapporte pas à la Dent d'où elle provient, mais à quelque autre qui même peut être parfaitement saine; ce qui a souvent induit en erreur des Chirurgiens peu circonspects, & les a engagés à arracher des Dents auxquelles ils n'auroient pas dû toucher.

Dans tous les cas de maux de Dents, la douleur, pour l'ordinaire, est ramenée par des circonstances tout-à-fait étrangères à la maladie. L'impression du froid, celle sur-tout d'un courant d'air froid & humide, est une des causes qui produisent le plus souvent cet effet; aussi les maux de Dents sont-ils bien plus fréquens en Hiver qu'en Été. Les liqueurs chaudes & toutes les particules d'alimens, celles particulièrement qui renferment quelque principe salin, lorsqu'elles viennent en contact avec l'intérieur de la Dent, ont aussi la plus grande aptitude à ranimer ce symptôme.

Cette douleur revient souvent d'une manière périodique; quelquefois elle s'appaise complettement; d'autres fois elle ne fait que diminuer dans les intervalles; le redoublement a lieu toutes les vingt-quatre heures, ordinairement vers le soir. Cette périodicité a, dans bien des cas, engagé les Praticiens à administrer le kinkina, & souvent ils l'ont fait avec succès.

La carie des Dents, sur-tout quand elle a mis leur cavité à découvert, rend souvent l'haleine fétide, soit que cela vienne de la putridité de la partie affectée, ou de celle des particules d'alimens mêlés de salive qui séjournent dans cette cavité, & qui sont exposés au degré de chaleur de la bouche, bien suffisant pour leur faire contracter un degré considérable de putréfaction.

Du Traitement des maux de Dents.

Quant au Traitement de la maladie que nous venons de décrire, nous considérerons, 1.° celui de la carie superficielle, ou les moyens d'en prévenir les progrès. 2.° Celui qu'exigent la douleur lorsque la carie a pénétré dans la cavité, & l'inflammation qui en est la conséquence. Nous renverrons aux articles ANTRE MAXILLAIRE, GENCIVE, MACHOIRE, &c., celui des différentes affections des parties voisines des Dents qui sont déterminées par la maladie de celles-ci.

§ Ier. *De la Destruction de la partie cariée d'une Dent.*

Quelque léger que paroisse le mal dans ses commencemens, il est très-difficile, & même dans la plupart des cas, il est impossible d'en empêcher les progrès. Quelquefois cependant on a réussi en emportant avec la lime la portion cariée, & l'on a conservé la Dent, qui a duré aussi long-tems ensuite que si jamais elle n'eût souffert. Mais ce moyen, qu'on ne devroit pas négliger, lorsqu'on peut l'employer à tems, n'est pas fréquemment admissible; car, outre que la situation de la partie affectée n'est que rarement favorable, toutes les fois que la carie a pénétré dans l'intérieur de la Dent, il seroit parfaitement inutile d'y avoir recours; on ne feroit qu'accélérer les progrès du mal, & se priver des autres moyens de soulagement qui restent encore. Il n'y a que les Dents de devant & les premières molaires sur lesquelles on puisse appliquer la lime avec facilité; mais, pour le faire avec succès, il ne faut pas limer de manière que la surface nouvelle de la Dent se trouve tournée vers le dehors, il faut au contraire faire en sorte qu'elle regarde le plus qu'il sera possible l'intérieur de la bouche, afin d'empêcher que l'air extérieur ne la frappe directement. Ainsi, lorsqu'une Dent commence à se carier sur le côté, comme c'est l'ordinaire, si l'on se détermine à enlever la partie affectée, il faut limer la Dent le plus obliquement que l'on peut, vers le dedans de la bouche, jusqu'à ce qu'il ne reste plus de trace de carie; cette opération réussira plus sûrement encore si la carie est plutôt sur l'intérieur que sur le côté. Mais si elle attaque la partie antérieure de la Dent, elle ne tardera pas à reparoître, lors même que tout ce qui étoit carié auroit été emporté par la lime. Le succès d'ailleurs de cette opération sera toujours d'autant plus certain que la carie sera moins profonde, & que l'on se sera plus hâté d'y avoir recours.

§. 2. *De l'Obturation des Dents cariées.*

Si la carie est trop avancée pour que l'on puisse l'emporter avec la lime, il faut tâcher d'en arrêter les progrès. On emploie, pour cet effet, différens moyens dont nous allons détailler les principaux.

Le premier & celui dont on fait usage le plus ordinairement, c'est d'empêcher tout accès de l'air à la surface interne de la cavité, en la remplissant & en bouchant exactement son ouverture. On se sert dans cette intention de cire, de mastic & d'autres substances analogues, mais surtout de feuilles d'or, d'étain ou de plomb. Lorsque l'ouverture extérieure formée par la carie est plus large que le reste de la cavité, il n'est pas aisé de la boucher efficacement; en pareil cas, cependant on pourra quelquefois le faire avec un peu de cire, de mastic ou de gomme laque qui demeureront en place plus solidement que ne feroient des substances plus dures; mais, comme elles s'usent bientôt par la mastication, on est obligé de les renouveller fréquemment.

Mais, lorsque la cavité formée par la carie n'est pas très-grande, & sur-tout lorsque son ouverture extérieure est plus étroite que le reste, on la remplit exactement avec quelqu'un des métaux indiqués ci-dessus; lorsqu'on fait cette opération, cela s'appelle *plomber* une Dent, quoiqu'en général l'on préfère, pour cet usage, l'étain fin battu en feuilles très-minces, tel qu'on l'emploie pour étamer les glaces. L'or & le plomb doivent également être mis en feuilles très-minces, si l'on veut s'en servir préférablement à l'étain.

Pour plomber une Dent, on coupe la feuille de métal en lames plus ou moins longues & plus ou moins larges, selon l'étendue de la cavité qu'on doit remplir. On évite, autant que l'on peut, d'en employer plusieurs, parce qu'elles tiennent mieux, & durent davantage, lorsqu'elles sont continues, & d'une seule pièce. On pose une des extrémités de la lame de plomb entre le doigt indicateur de la main gauche & la cavité cariée. On insinue ce plomb dans la cavité, avec un instrument adapté à cet usage. On tient cet instrument de la main droite, & à mesure que le plomb s'introduit, on en laisse quelque peu sur le bord extérieur de la cavité. On appuie sur celui qui a pénétré dans la Dent, avec l'instrument, pour le presser autant qu'il est possible; cependant, si la cavité est trop sensible, il ne faut appuyer que légèrement, se contenter de l'introduire dans la cavité, seulement pour le faire tenir un peu, le fouler un ou deux jours après, & continuer ainsi jusqu'à ce qu'il soit suffisamment foulé & arrangé, supposé que la douleur n'ait point augmenté. Par ce moyen, on accoutume mieux à la pression du plomb les parties sensibles de la Dent, & l'on en élude la douleur. Pour serrer davantage le plomb, on le perce de plusieurs petits trous le plus profondément que l'on peut avec un instrument pointu, puis on le foule de nouveau avec un fouloir mousse, & l'on rabat en même-tems vers le milieu tout le plomb qui étoit demeuré à la circonférence de la carie; après quoi on polit la surface extérieure du plomb avec un instrument convenable, & l'on observe que le plomb ne déborde pas le niveau de la circonférence du trou qu'on a rempli. *Voyez* les planches, pour les instrumens nécessaires à cette opération.

Il arrive souvent que la Dent cariée est trop sensible pour qu'on puisse la plomber, & qu'on est obligé avant de l'entreprendre, ou de lui laisser perdre sa sensibilité, comme elle la perd quelquefois naturellement, ou de l'amortir en introduisant tous les jours dans sa cavité de l'essence de menthe poivrée, de girofle ou quelqu'autre huile essentielle, ce qui peu-à-peu diminue la sensibilité du nerf, & le met en état de supporter facilement une pression qui, auparavant, n'eût pas manqué d'exciter la plus vive douleur.

Lorsqu'une Dent a été plombée avec soin, on voit assez fréquemment que la carie n'y fait plus de progrès, & qu'elle se conserve dans le même état pendant nombre d'années; mais il faut pour cela qu'on ait eu recours à ce moyen de bonne heure, & avant que la Dent ait perdu une portion considérable de sa substance; car si elle a été creusée profondément, & de manière à affoiblir beaucoup ses parois, l'on ne peut pas presser le plomb suffisamment sans courir le risque de la casser, ou bien elle ne tarde pas à céder aux efforts de la mastication, à moins que le malade ne soit très-attentif à ne pas s'en servir trop librement. Dans les cas où la cavité est trop évasée pour que le plomb puisse y tenir, mais où cependant les côtés de la Dent subsistent encore, on a recommandé de les percer & d'y introduire une goupille qui le fixeroit; mais il est aisé de voir que ce moyen ne seroit jamais d'une grande ressource, puisqu'il ne manqueroit pas d'augmenter la fragilité de la Dent, sur-tout dans le cas dont il s'agit, où la cavité étant déjà fort grande, les côtés de la Dent sont trop amincis pour pouvoir supporter un grand effort.

Les personnes, qui ont de mauvaises Dents & qui en ont beaucoup souffert, doivent être très-attentives à éviter les impressions de l'air froid; elles se trouveront bien d'avoir la tête passablement couverte la nuit, & d'habiter un lieu dont l'air soit aussi sec que possible. En général, nous voyons que l'air humide est pernicieux pour les Dents, & que, dans les pays où il l'est habituellement, très-peu de gens conservent les leurs. Quelquefois on se délivre tout-à-fait des maux de Dents en sortant d'un pays humide pour aller demeurer dans un lieu plus sec; mais ce moyen n'est pas à la portée de tout le monde, & l'on ne sauroit apporter trop d'attention à ceux qui peuvent être d'un usage plus général.

§. 3. *Du Traitement des maux de Dents par des affections sympathiques.*

On peut, dans certains cas, faire cesser le mal de Dents par l'action de quelque stimulant sur une autre partie du corps. C'est ainsi qu'on l'arrête quelquefois par l'application d'un fer chaud sur le bout de l'oreille, ou en faisant tirer par le nez quelque eau spiritueuse, telle que l'esprit de lavande, ou en faisant tenir dans la bouche de l'eau-de-vie, du vin chaud, du vinaigre, &c. On a vu plus d'une fois l'exhibition d'un émétique, ou l'application d'un vésicatoire à la nuque ou derrière l'oreille produire le même effet. Mais tous ces moyens, ainsi que l'électricité, & un grand nombre de spécifiques dont on rencontre par-tout les prôneurs, n'altèrent point l'état de la Dent, & ne peuvent être considérés tout au plus que comme des palliatifs dont l'effet est très-passager. Pour en obtenir un plus durable, il faut avoir recours à des moyens qui agissent directement sur la partie affectée; telles sont l'application des anodins, celle des cautères potentiel ou actuel, & enfin l'extraction de la Dent.

§. 4. *Des Applications propres à diminuer la sensibilité de la Dent.*

Dans les maux de Dents, qui ne sont pas très-violents, on soulage quelquefois la douleur, & même on la fait cesser entièrement, en introduisant dans la cavité formée par la carie un peu de coton imbibé de laudanum liquide, ou un peu d'opium solide; le camphre seul, ou mêlé avec l'opium, peut aussi être d'un grand secours; on emploie encore avec succès le camphre dissout dans l'esprit-de-vin, dans des cas où il n'a pas réussi sous la forme solide. L'éther & les diverses huiles essentielles procurent aussi souvent un grand soulagement, en détruisant peu-à-peu la sensibilité du nerf dans la dent cariée.

§. 5. *De la Cautérisation des Dents.*

Quelque efficacité que puissent avoir ces divers moyens, elle est rarement assez grande pour mettre complettement à l'abri des retours de la douleur. On en vient plus sûrement à bout par des applications d'une autre espèce, comme celle de l'alkali caustique, de l'esprit de vitriol, ou de quelqu'autre acide minéral, qu'on fait pénétrer dans les racines des Dents, & qui ont le pouvoir de dissoudre & de détruire la partie la plus molle de leur substance osseuse, dans laquelle probablement est le siège de la douleur. Mais ce n'est pas une chose facile que d'introduire quelqu'une de ces substances corrosives jusqu'au fond des racines, à moins que le corps de la Dent ne soit en grande partie détruit, sur-tout s'il s'agit d'une Dent de la mâchoire supérieure; car on ne peut guères faire avancer un fluide dans une direction contraire à celle que lui imprime sa pesanteur. En pareil cas, on peut substituer à ces liqueurs corrosives un peu de pierre à cautère qu'on introduit au moyen de quelques brins de charpie; mais encore il est difficile de la porter assez loin. Au reste, lorsqu'on se sert de quelqu'une de ces substances, il faut être circonspect dans la manière de les appliquer, autrement elles pourroient s'étendre plus loin qu'il n'est nécessaire, & faire beaucoup de mal. Les malades d'ailleurs se soumettent difficilement à cette opération qui est très-douloureuse, & à laquelle il faut revenir à plusieurs reprises.

L'application du cautère actuel n'a pas autant d'inconvéniens que celle des caustiques, elle est plus sûre dans ses effets, plus prompte & plus facile. Mais, pour en tirer tout l'avantage dont elle est susceptible, il faut pousser le cautère très-avant dans les racines afin de détruire le nerf dans toute son étendue, & c'est à quoi les malades ont ordinairement de la peine à se résoudre. Une aiguille de fer, telle que celles dont on se sert pour tricoter, plus ou moins grosse, pointue ou mousse, & un peu courbée à son extrémité, est le meilleur instrument qu'on puisse employer pour cet objet. Lorsque la Dent a été cautérisée, on enlève ce que le cautère a brûlé, on remplit la cavité avec du coton imbibé de quelque essence, & ensuite on plombe la Dent de la manière indiquée ci-dessus.

§. 6. *De l'Extraction des Dents.*

Mais, soit que les malades se refusent à l'usage de ces moyens, soit que l'opératenr n'en tire pas tout le parti possible, il arrive souvent qu'on est dans le cas de recourir à d'autres pour détruire la sensibilité du nerf. Le seul qui reste est d'arracher la Dent, ensuite, si elle n'est pas trop endommagée par la carie, après l'avoir laissée quelques momens dans l'eau bouillante pour détruire le peu de vie qu'elle conserve encore, & pour la nétoyer parfaitement, on peut la replacer dans l'alvéole, suivant la méthode que nous indiquerons ci-après en parlant de la transplantation des Dents. Cette Dent morte & incapable de douleur comme de carie, ne laisse pas de s'affermir souvent dans l'alvéole, de manière à pouvoir servir encore à la mastication; mais cela ne réussit pas toujours, & très-fréquemment on est obligé de faire le sacrifice entier de la Dent pour se délivrer de la douleur dont elle est le siège. Nous allons parler de cette opération, qui est elle-même très-douloureuse, quoiqu'elle s'exécute aujourd'hui d'une manière plus sûre & plus facile qu'on ne pouvoit le faire autrefois, que les instrumens employés pour cet objet étoient moins perfectionnés.

Lorsqu'on arrache une Dent, on peut lui donner

différentes directions ; on peut la tirer perpendiculairement, eu égard à la position de ses racines, ou bien on peut la faire tourner sur son axe transverse, en abaissant la couronne en même-tems qu'on en relève proportionnément les racines ; ou enfin, si l'on emploie un degré de force suffisant, on peut la chasser latéralement hors de son alvéole.

Si toutes ces méthodes étoient également faciles à mettre en exécution, il n'y auroit pas de doute sur celle qui mériteroit la préférence ; on comprend aisément qu'en tirant une dent suivant la direction de ses racines, on risque bien moins de nuire aux parties voisines, qu'en la faisant sortir de côté, ce qui ne peut avoir lieu qu'à l'aide d'une force suffisante pour rompre une portion de l'apophyse alvéolaire où elle se trouve fixée. Or, comme cela ne peut se faire non plus sans causer un déchirement, & une contusion violente des parties molles contigues à l'alvéole, il en résulte nécessairement beaucoup de douleur. Cependant, lorsqu'il s'agit d'arracher une des grosses molaires, la bouche ne peut jamais s'ouvrir assez pour permettre de la tirer perpendiculairement ; & l'on est obligé, malgré les inconvéniens dont nous venons de parler, de la renverser pour l'extraire. Il n'en est pas de même des incisives, des canines, & même des premières molaires que l'on peut tirer dans la direction perpendiculaire.

Presque tous les instrumens dont se servoient les Anciens pour l'extraction des Dents, étoient des espèces de forceps de différentes formes ; ils avoient aussi différentes espèces de leviers droits & courbes qu'ils employoient au même usage. La plupart de ces machines étoient très-imparfaites ; & ce n'étoit jamais sans difficulté qu'on venoit à bout, par leur moyen, d'arracher des Dents fortement enracinées. On peut en voir la description dans les Ouvrages de Scultet de Garengeot, & d'autres Ecrivains, soit de notre siècle, soit du siècle passé. Nous nous contenterons d'indiquer les instrumens qui sont aujourd'hui le plus généralement employés, ainsi que la manière de s'en servir.

Celui qui est le plus en usage pour arracher les molaires, & sur-tout les grosses, est le pélican, qu'on a varié de beaucoup de manières. Il consiste en un crochet ou branche d'acier, plus ou moins longue & plus ou moins courbée, terminée en forme de griffe & fixée par une charnière à un levier dont l'extrémité, diversement configurée, sert de point d'appui à la sienne, en même-tems qu'à tout l'instrument ; en sorte que la Dent, étant placée entre les extrémités de ces deux parties, un mouvement très-simple de la main suffit pour la serrer fortement, & en même-tems pour la tirer de son alvéole, en la faisant tourner sur son axe transversal. L'espèce de Pélican à laquelle on a donné le nom de clef, est la plus commode & la plus généralement adoptée. *Voyez* Pélican. *Voyez* aussi les Planches.

Pour opérer avec cet instrument, si la Dent qu'on veut arracher est à la mâchoire inférieure, on place le malade sur une chaise en face du jour ; mais, si elle tient à la mâchoire supérieure, on le fait asseoir à terre sur un coussin, la tête renversée en arrière sur les genoux de l'opérateur, qui est debout derrière lui. Quelques Praticiens recommandent de détacher la gencive de la Dent avec un déchaussoir, *Voyez* ce mot, pour ne pas la déchirer, & afin d'avoir plus de prise sur la Dent ; cette précaution cependant n'est pas d'une grande utilité. Le Chirurgien ensuite applique l'extrémité du crochet du pélican, aussi loin qu'il le peut, entre la gencive & la dent ; il la fixe avec l'index la main gauche, tandis que de l'autre il ajuste l'extrémité du levier sur la gencive du côté opposé. Alors, faisant de la main droite l'effort qu'il juge nécessaire, sans y mettre trop de précipitation, il tire la Dent de son alvéole pour l'ordinaire du premier coup ; néanmoins, lorsqu'il s'agit d'une Dent fortement enracinée, & sur-tout d'une grosse molaire, dont les racines pour l'ordinaire sont très-divergentes, il vaut mieux, après l'avoir un peu déplacée, ôter l'instrument pour la saisir de nouveau en sens contraire ; de cette manière on la détachera complettement de l'alvéole, & on la tirera tout-à-fait en dehors, ou bien l'on achevera facilement l'opération avec une pincette ordinaire. On peut se servir du même instrument pour arracher les petites molaires, les canines & les incisives ; mais il vaut mieux y procéder d'une autre manière, comme nous le dirons bientôt.

Quelques Praticiens ont cru observer que les racines des molaires s'étendoient plutôt vers l'extérieur de la mâchoire, & en conséquence ils ont conseillé de tourner ces Dents vers l'intérieur de la bouche pour les arracher, plutôt qu'en dehors, comme on a coutume de le faire ; mais les racines des grosses molaires divergent assez également de côté & d'autre, & cette considération ne doit influer en rien sur la manière de les extraire.

Il y en a une autre qu'il importe davantage de ne pas négliger, & qui est relative aux deux dernières molaires de la mâchoire inférieure ; ces Dents sont situées de manière qu'il est toujours plus convenable de les renverser vers le dedans de la bouche. La base ou l'origine de l'apophyse coronoïde, forme sur la partie extérieure de la mâchoire, vis-à-vis des racines de ces dents, une arête forte & aiguë ; en sorte que, si on les renverse en dehors, la partie de l'instrument qui forme le point d'appui reposant sur cette arête, les gencives qui la recouvrent ne pourront qu'en souffrir beaucoup. Lorsqu'une Dent est fort endommagée d'un côté par la carie, on est généralement dans l'usage, pour l'arracher, de fixer l'extrémité du crochet sur son côté le plus sain ; & cette considération peut être regardée comme une raison de renverser les dernières molaires en dehors de la mâchoire ; mais, en pareil cas, il vaut mieux déchausser la Dent à l'extérieur ; de cette manière, on pourra se procurer toute la prise nécessaire pour fixer le crochet & pour tourner la Dent vers l'intérieur de la bouche.

Il n'est guères possible d'arracher certaines Dents, les grosses molaires en particulier, sans briser leur alvéole. Cet accident en général n'est pas d'une grande conséquence, puisque, par la nature même de l'union de ces organes ensemble, l'alvéole ne peut pas être rompu au-delà de l'extrémité de la racine, & qu'il n'y a même que très-peu de cas où la fracture s'étende aussi loin; de sorte qu'il n'y a que cette partie de l'alvéole qui doit se détruire après que la Dent aura été arrachée qui puisse en souffrir, le fond devant se remplir d'une matière osseuse, pour soutenir la gencive. *Voyez* ALVÉOLES. On a supposé que les esquilles de l'alvéole pouvoient faire du mal ; mais cette crainte ne paroît pas fondée, car si ces esquilles sont encore adhérentes à la mâchoire, elles s'arrondissent peu-à-peu, en vertu de la tendance qu'ont ces parties à se détruire, lorsqu'elles ne sont plus nécessaires pour soutenir les Dents, & si elles sont tout-à-fait détachées, elles sortent avant que la gencive soit complettement resserrée, ou bien elles ne tardent pas à agir comme un corps étranger, & à former un petit abcès qui leur ouvre une issue. Mais si l'os même de la mâchoire se trouve fracturé en quelque partie, comme cela n'arrive que trop souvent, entre les mains d'opérateurs imprudens & mal-adroits, les conséquences en sont plus fâcheuses ; il en résulte des inflammations & des suppurations longues & difficiles à guérir, sur-tout tant qu'il reste des esquilles détachées. Lorsqu'on s'apperçoit de la présence de celles-ci, il faut toujours tâcher de les extraire, sans user cependant de beaucoup de force. Si elles ne cèdent pas facilement, la suppuration les détachera dans la suite.

Quelquefois il arrive qu'en faisant l'effort nécessaire pour arracher une Dent, on la casse, & qu'il reste une partie de sa racine dans l'alvéole, laquelle continue à causer les mêmes accidens & les mêmes douleurs qui avoient lieu auparavant. Il faut, en pareil cas, faire son possible pour extraire cette portion de racine de la manière que nous expliquerons ci-après. Si l'on ne peut pas venir à bout de l'arracher, la gencive bientôt la recouvrira plus ou moins, & peu-à-peu l'alvéole se détruisant à sa partie supérieure, & se remplissant en même-tems par le fond, le chicot sortira & l'on pourra enfin le détacher facilement.

Il est rare que ces sortes d'accidens arrivent à des Chirurgiens prudens & éclairés ; ils sont ordinairement la conséquence d'une trop grande précipitation, & de l'opinion erronée où sont la plupart de ceux qui font cette opération, que l'on ne sauroit l'exécuter avec trop de promptitude. Il est au contraire de la plus grande importance de leur bien inculquer qu'il ne faut point précipiter le mouvement de la main en arrachant une Dent, & que l'on est bien plus sûr d'en venir à bout sans qu'il en résulte aucune conséquence fâcheuse, si l'on procède doucement & avec circonspection, que si l'on fait l'extraction brusquement. Cette précaution est sur-tout nécessaire lorsqu'on opère sur les adultes, car chez les enfans, qui n'ont que des Dents de lait, la mâchoire n'ayant pas encore acquis toute sa solidité, il y a beaucoup moins à craindre que la Dent ne casse.

Un autre accident, qui peut arriver à la suite de cette opération, malgré la prudence de l'opérateur, c'est une hémorrhagie, difficile à supprimer. Il est vrai qu'on ne voit pas fréquemment, en pareil cas, d'hémorrhagie de quelque importance, car les vaisseaux, qui fournissent des branches aux Dents, sont trop petits pour pouvoir donner beaucoup de sang. Mais lorsque les racines d'une Dent sont profondément fixées dans la mâchoire, & qu'on a été obligé d'employer beaucoup de force pour l'arracher, on comprend que quelque branche artérielle plus considérable, appartenante aux parties voisines, peut en avoir souffert, & occasionner une perte de sang plus abondante que celle qui a lieu pour l'ordinaire. En pareil cas, on recommande au malade de tenir de l'eau froide dans sa bouche, de la renouveller fréquemment ou d'y substituer du vin rouge, de l'eau-de-vie, du vinaigre, & même de l'esprit-de-vin. On réussit, pour l'ordinaire, au moyen de quelqu'une de ces applications, sinon il faut avoir recours à d'autres moyens. La compression est le plus simple & le plus usité, quoiqu'ici l'on ne puisse pas l'appliquer aussi commodément, ni avec le même avantage qu'on le fait en d'autres parties. En général cependant il suffira de remplir l'alvéole avec de la charpie, que quelques personnes recommandent d'imbiber auparavant d'huile de térébenthine, & de mettre pardessus un bourdonnet de charpie, ou un morceau de liège plus épais que les corps des Dents voisines, afin que les Dents de la mâchoire opposée puissent s'appuyer dessus, & faire ainsi la compression nécessaire. On a conseillé aussi de remplir l'alvéole avec de la cire ramollie par la chaleur, dans la supposition qu'en se moulant exactement dans la cavité, elle pourroit arrêter l'hémorragie. Peut-être ce moyen réussiroit-il mieux dans certains cas que le précédent, & l'on pourroit le tenter, lorsque celui-là auroit manqué. Si, malgré tous ces secours, l'hémorrhagie ne s'arrêtoit pas, ce que l'on peut à peine supposer, on devroit recourir au cautère actuel, qui détruiroit la portion de vaisseau qui fournit le sang & en resserreroit l'orifice.

Lorsqu'il s'agit d'arracher quelqu'une des Dents incisives, des canines ou des petites molaires, on peut le faire avec des instrumens qui n'ont pas, comme le pélican, l'inconvénient de froisser les gencives. Toutes ces Dents, excepté les petites molaires n'ont qu'une racine; celles-ci, pour l'ordinaire, en ont deux; toutes cependant s'arrachent avec beaucoup plus de facilité que les grosses molaires. Le davier, instrument que nous avons décrit ailleurs, *Voyez* ce mot, suffit généralement pour en faire l'extraction. Lorsqu'on s'en sert, il faut faire avancer les mâchoires de l'instrument aussi loin qu'il est possible sur la Dent, & avoir soin de les faire agir également; autrement on risque de casser la Dent, & d'en laisser la racine dans l'alvéole. Au lieu de tirer la Dent tout-de-suite suivant la direction de ses racines, ou un peu obliquement, comme c'est l'usage, quelques Praticiens recommandent de commencer par la tourner un peu d'un côté, puis de l'autre sur son axe longitudinal, afin de la détacher de son alvéole, après quoi on l'en tire sans aucun inconvénient.

Jusqu'à présent nous avons supposé que la Dent qu'on vouloit arracher, n'étoit cariée qu'en partie; mais quelquefois elle l'est au point, que toute la couronne est détruite; & qu'il ne reste rien hors des gencives, qui puisse donner prise à l'instrument. Lorsque les Dents sont réduites à cet état, on leur donne le nom de chicots. La connexion de celles qui ont plusieurs racines, avec leurs alvéoles, subit alors un changement important. La couronne n'existant plus, les racines se trouvent toutes séparées les unes des autres, puisque c'étoit par la couronne qu'elles faisoient corps ensemble; elles sont, par-là même, moins fixes dans leurs alvéoles, puisqu'étant divergentes, leur réunion au sommet, faisoit qu'elles se soutenoient réciproquement dans leurs cavités respectives. Mais alors elles tendent encore davantage à s'ébranler, en conséquence d'un nouveau genre de dépérissement dont elles deviennent susceptibles. Une grande partie de la couronne d'une Dent peut être détruite par la carie, sans que les racines paroissent en souffrir; mais, lorsqu'elle est consumée en entier, celles-ci ne tardent pas à péricliter, elles s'usent peu-à-peu; & même il n'est pas rare de voir les racines des plus fortes molaires presqu'entièrement détruites, ou du moins réduites à des petites pointes qui vacillent dans la gencive, & que l'on arrache avec la plus grande facilité. Aussi les chicots, même ceux qui paroissent encore fixement attachés à la mâchoire, sont-ils en général plus faciles à arracher que les grosses molaires avec toutes leurs racines.

La meilleure manière d'arracher un chicot, est de le saisir avec le davier ou la pincette, s'il donne assez de prise pour cela; mais lorsqu'il est tout-à-fait rabaissé au niveau des gencives, ou que ses bords en sont recouverts, comme il arrive souvent, on est obligé, pour le faire sortir, de se servir d'un simple levier, auquel on donne différentes formes. On commence par séparer exactement avec le déchaussoir, la gencive du chicot; ensuite on applique l'extrêmité du levier contre celui-ci, & en poussant avec un certain degré de force, on le fait sortir de son alvéole. Lorsqu'il y en a plusieurs, on procède successivement de la même manière pour arracher les autres. Pour faire cette opération avec facilité, il ne faut pas pousser l'extrêmité du levier trop loin vers la pointe de la racine, comme sont portés à le faire les opérateurs qui n'ont pas une grande expérience à cet égard, parce que, de cette manière, il se perd une grande partie de la force qu'on emploie contre le côté opposé de l'alvéole, qui étant plus fort vers le fond que vers les bords, oppose une plus grande résistance que lorsque l'effort de la main se porte davantage vers la partie supérieure du chicot. *Voyez* les Planches, pour la forme qu'on doit donner aux leviers.

De l'Inflammation du Périoste des Dents, & du Gonflement des racines.

Quoique l'extraction des Dents soit le moyen le plus sûr que nous connoissions pour calmer les douleurs que cause la carie, il n'est pas toujours convenable d'y avoir recours. Souvent ces douleurs sont accompagnées d'une inflammation violente des parties qui environnent la Dent, soit en conséquence de l'état inflammatoire de sa partie pulpeuse, soit par d'autres causes. Quelquefois la Dent ne paroît point endommagée à l'extérieur, quoique la douleur soit très-aigue; mais il y a inflammation de la membrane qui recouvre sa racine, ou de la racine même. On juge que le mal tient à une cause de cette nature, lorsqu'on n'apperçoit point de carie; lorsqu'on peut en tracer l'origine à quelque cause évidente d'inflammation, telle qu'un coup de froid; lorsqu'il y a manifestement une inflammation considérable des parties voisines. L'état de grossesse, qui est souvent accompagné de symptômes de disposition inflammatoire, expose souvent les femmes à des maux de Dents, qui, dans bien des cas, ne paroissent pas dépendre de carie. La maladie, avons-nous dit, peut aussi dépendre d'une affection de la racine même de la Dent; c'est un gonflement, une sorte d'exostose qui a lieu dans cette partie, & qui paroît être de la même nature que ce qu'on appelle Epine venteuse en d'autres parties du corps. Cette affection occasionne une douleur très-vive, qui d'abord a son siège dans la Dent même, ou dans l'alvéole, en conséquence de la pression extraordinaire que le gonflement de la racine fait éprouver à ses parois, mais qui augmentant en intensité, ne manque pas, pour l'ordinaire, d'affecter les parties voisines. L'inflammation de ces organes, quelle qu'en soit la cause, est toujours accompagnée d'une douleur plus forte que celle qui résulte généralement d'une affection du même genre en d'autres parties du corps, à cause de l'adhérence intime des parties molles aux os, qui ne leur permet pas de se prêter à la distension des vaisseaux qu'occasionne nécessairement l'état inflammatoire.

Les remèdes, qui en général réussissent le mieux pour combattre l'inflammation, sont aussi ceux qu'on emploie avec le plus de succès contre la maladie dont nous parlons, quelle qu'en soit l'origine. Les saignées locales qu'on fait en scarifiant les gencives avec une lancette, ou en appliquant des sangsues à l'extérieur, donnent quelquefois un soulagement marqué; quelquefois une saignée du bras produit le même effet, comme on le voit fréquemment chez les femmes enceintes; quelquefois on applique avec avantage un vésicatoire à la nuque, ou derrière l'oreille. L'opium est encore ici un remède très-utile; il faut le donner en dose suffisante pour appaiser la douleur; un calme de quelques heures, procuré par son moyen, diminue l'irritation, & par-là même l'inflammation, qui en est la conséquence. Les cataplasmes émolliens, les fomentations, les bains de vapeurs, sont aussi très-utiles dans bien des cas. En persévérant dans l'usage de ces divers moyens, on appaise enfin l'état inflammatoire, celui du moins des parties extérieures, ou bien il se forme un abcès à la gencive, qui le termine. (*Voyez* GENCIVE.) Mais quoique le malade éprouve du soulagement, il arrive souvent qu'il ressent encore une douleur plus ou moins vive, qui l'expose à de nouvelles attaques d'inflammation. En pareil cas, on doit conseiller l'extraction de la Dent, qui est alors le seul remède sur lequel on puisse compter.

Lorsqu'on arrache une Dent, nous avons conseillé de procéder à cette opération d'une manière lente & graduelle; cette précaution est particulièrement nécessaire dans les circonstances dont nous parlons; car si la douleur & l'inflammation sont occasionnées par le gonflement des racines, (ce dont on ne peut jamais être instruit qu'après l'extraction), on court plus que jamais le danger de les rompre par un mouvement trop brusque; & leur portion viciée demeurant dans l'alvéole en conséquence de cet accident, laisse le malade exposé à tous les fâcheux symptômes dont on cherchoit à le délivrer.

L'expérience a fait voir qu'une Dent, qu'on venoit d'arracher, pouvoit se fixer de nouveau dans l'alvéole, & les Praticiens en conséquence recommandent, particulièrement lorsqu'on a arraché une Dent qui n'a point été endommagée par la carie, de la replacer & de la lier aux Dents voisines jusqu'à ce qu'elle soit suffisamment affermie; mais il est bon de faire observer que cette pratique manque souvent de succès lorsque la Dent qu'on replace se trouve dans un état d'inflammation à sa surface extérieure, & qu'on ne doit y avoir recours que lorsque les racines sont parfaitement saines, & que leur périoste, ni leurs alvéoles n'ont pas souffert.

Des douleurs nerveuses des Mâchoires.

Il y a une maladie qu'on a souvent confondue avec les maux de Dents, ou qu'on a attribuée à quelque affection de ces organes, quoique dans le fait elle paroisse tenir à une cause toute différente; c'est une douleur dans quelque partie des mâchoires qu'on pourroit appeller nerveuse. Nous croyons devoir en parler ici, parce que les opérateurs y sont souvent trompés, & qu'il leur est fréquemment arrivé d'arracher des Dents saines pour n'en avoir pas connu la nature.

Cette douleur attaque indifféremment diverses parties des mâchoires; & comme une simple douleur ne peut donner aucune idée de la nature du mal, on soupçonne une Dent, & l'on se détermine peut-être à l'arracher; mais la douleur continue, avec cette différence qu'elle paroît fixée sur la racine de la Dent voisine. On se persuade alors qu'on s'est trompé sur la Dent qu'il falloit arracher, & l'on arrache celle qu'on croit avoir plus de raison de suspecter; mais cette opération n'a pas plus de succès que la première. On a vu des cas de cette nature, où l'on a arraché successivement toutes les Dents d'un côté de la mâchoire affectée, sans faire cesser le mal; d'autres fois le siège de la douleur a paru s'étendre davantage, & se fixer enfin sur le côté de la langue. On a tenté quelquefois lorsqu'elle affectoit la mâchoire, de faire des incisions profondes sur cette partie, & même de perforer l'os & de le cautériser; mais toutes ces tentatives ont été également infructueuses.

Tous ces faits semblent prouver que la douleur dont il s'agit, n'est point l'effet d'une maladie organique de la partie, mais qu'elle dépend d'une affection purement nerveuse. Ce qui confirme cette opinion, c'est que le mal est souvent excité ou entretenu par quelque affection de l'ame; phénomène dont M. Hunter a vu un exemple frappant chez une jeune personne. Le retour périodique des symptômes, qui reviennent quelquefois de la manière la plus régulière à des époques déterminées, tend à prouver la même chose.

Cette périodicité du mal a fait présumer qu'on l'attaqueroit avec avantage par le Kinkina, & nous avons en pareil cas employé ce remède en hautes doses avec le succès le plus complet; mais on n'est pas toujours aussi heureux. On a vu des cas où cette maladie, après avoir duré plusieurs années &

& avoir résisté au Kinkina, a cédé à l'usage de la Ciguë; on en a vu d'autres où le bain froid, & particulièrement le bain de mer, a été de la plus grande utilité; mais il y en a, & heureusement ils ne sont pas en grand nombre, où tous ces moyens sont absolument inutiles.

Après avoir parlé des maux de Dents & de leurs principales causes, il nous reste à considérer encore quelques affections de ces organes qui demandent les soins du Dentiste. Telles sont particulièrement l'ébranlement des Dents & leur mauvais arrangement.

De l'ébranlement des Dents.

Les Dents devroient naturellement demeurer fermes dans leurs alvéoles jusques à la vieillesse; mais elles sont sujettes à s'ébranler par différentes causes qui tendent même quelquefois à les faire tomber de très-bonne-heure, d'où résultent beaucoup de désagrémens & de souffrances, qui méritent l'attention du Praticien.

Les Dents sont souvent ébranlées par l'action de quelque force extérieure, ordinairement en conséquence d'accidens, tels que des chûtes, des coups; quelquefois par l'effort qu'on a fait pour arracher une Dent voisine. On raffermit ces Dents en les enfonçant autant qu'il est possible dans leurs alvéoles, en les liant aux Dents voisines, & en ne permettant au malade que des alimens qui ne rendent pas la mastication nécessaire.

Chez les jeunes gens, lorsqu'une Dent se trouve ébranlée par une cause de la nature de celles dont nous venons de parler, elle se raffermit aisément si l'on a soin de la fixer dans sa place par une ligature convenable; & c'est ce qui a lieu, même quoiqu'elle ait été complettement arrachée de son alvéole, pourvu qu'elle ait été replacée de bonne heure. Mais chez les personnes plus âgées, cette opération ne réussit pas toujours aussi bien, par des raisons faciles à comprendre.

Les Dents s'ébranlent fréquemment en conséquence de diverses affections des gencives qui deviennent molles & spongieuses, & se séparent ensuite, non-seulement du col de la Dent, mais aussi de leurs racines. C'est ce qu'on voit arriver quelquefois à ceux qui ont fait un long usage de mercure, ou qui sont affectés du scorbut. Les abcès des gencives, particulièrement ceux qui affectent les alvéoles, tendent aussi à diminuer la solidité des Dents. *Voyez* GENCIVES. *Voyez* à l'article ALVÉOLES, ce que nous avons dit des maladies propres de ces organes qui causent l'ébranlement & la chûte des Dents.

Du Tartre des Dents.

Une autre cause qui contribue fréquemment à ôter aux Dents leur solidité, c'est l'accumulation d'une substance terreuse à leur surface, qui s'étend souvent jusques sur leurs racines, en détache les gencives, & même s'insinue quelquefois jusques dans les alvéoles. Cette substance, qu'on appelle vulgairement le tartre des Dents, est une matière calcaire qui paroît être déposée par la salive, de la même manière que celle qui forme la pierre dans la vessie se sépare de l'urine. Peu de gens ont les Dents parfaitement exemptes d'un pareil sédiment, mais les uns y sont beaucoup plus sujets que les autres, & il n'est pas rare de voir des Dents qui en sont totalement recouvertes peu de semaines après avoir été soigneusement nétoyées.

Il y a certaines parties des Dents qui sont moins que d'autres exposées au frottement, telles sont celles qui forment les angles rentrans entre deux Dents voisines, & la partie du col de la Dent, où se trouve un petit enfoncement circulaire. La salive, ou d'autres fluides stagnans dans ces cavités, commencent à y former un dépôt, qui d'abord fait paroître ces Dents comme sales ou tachées, mais, qui venant à augmenter, forme une incrustation qui les recouvre de plus en plus. La mastication, pour l'ordinaire, l'empêche de s'étendre sur la partie où s'exerce le frottement; & comme le mouvement des lèvres en retarde jusqu'à un certain point l'accumulation à la surface extérieure, la couche de tartre s'épaissit peu-à-peu sur les parties seulement dont nous avons parlé, jusqu'à ce que s'élevant presque au niveau des gencives, elle continue à s'accroître de leur côté, de la manière à les recouvrir plus ou moins; elle y occasionne bientôt des ulcérations; les alvéoles ne tardent pas à s'affecter, les Dents perdent leur soutien, s'ébranlent & finissent par tomber.

Cette disposition des sucs de la bouche à déposer une grande quantité de matière terreuse, paroît être particulière à certaines personnes, & peut-être à certains tempéramens, quoiqu'on ne puisse pas dire à quelle espèce de tempérament elle appartient. Elle est si forte chez quelques individus, en qui d'ailleurs on n'observe rien de particulier, que, malgré tous les soins possibles, ils ne peuvent en empêcher les effets; que, chez d'autres, la concrétion se forme sur tout le corps de la Dent, & même sur son sommet, formant quelquefois une sorte de ciment qui lie deux ou plusieurs Dents ensemble; ceci ne peut arriver cependant qu'à des personnes qui font peu d'usage de leurs Dents; ou, comme il arrive fréquemment, qui ont contracté l'habitude de ne se servir que d'un côté des mâchoires à cause du mauvais état des Dents de l'autre côté, ou de ce qu'elles y manquent d'antagonistes.

Il arrive souvent que ces sortes d'incrustations commencent pendant une maladie, où le manque d'usage d'alimens solides permet aux fluides de la bouche de séjourner plus long-tems à la surface des Dents; peut-être aussi ces fluides sont, ils alors plus disposés à former cette sorte de dépôt.

Les pernicieuses conséquences de l'accumulation du tartre sur les Dents montrent suffisamment la nécessité de la prévenir, & d'enlever cette matière étrangère lorsqu'elle a commencé à se former. Mais c'est une opération qui ne doit pas se faire d'une manière inconsidérée, comme cela n'arrive que trop souvent; il faut que le Dentiste soit assez exercé pour être parfaitement sûr de distinguer la substance de la Dent de la matière terreuse qui la recouvre; il faut qu'il soit instruit, & de l'importance de conserver l'émail de la Dent, & de celle de ne rien laisser à sa surface qui soit étranger à sa substance. On a vu, plus d'une fois, des Dents entièrement perdues par l'impéritie d'un Dentiste qui avoit prétendu les nétoyer.

Comme la cause de cette incrustation ne tient point à une maladie connue de la constitution, ou des parties qu'elle affecte; comme elle paroît dépendre plutôt d'une propriété de la matière organique qui la forme, on ne peut l'attaquer que par des moyens extérieurs, qui seront ou mécaniques ou chymiques.

Les moyens mécaniques sont le frottement, & l'action de divers instrumens adaptés à cet usage. Le frottement suffit lorsque les Dents commencent à se salir, ou lorsqu'après les avoir nétoyées on veut prévenir une nouvelle incrustation. On a proposé pour cela différens moyens; les uns ont cru qu'il suffisoit de frotter les Dents avec le bout des doigts, garni d'un morceau de drap, ou avec une petite brosse, ou un morceau d'éponge, en même-tems qu'on les lavoit avec de l'eau froide; d'autres ont recommandé de le faire avec un morceau de liège, ou une croûte de pain brûlée. Pour l'ordinaire, afin de rendre ces frictions plus actives, on emploie en même-tems différentes sortes de poudres préparées avec des substances plus ou moins dures, telles que la terre sigillée, la pierre ponce, le corail, la crême de tartre. Cette dernière substance, en même-tems qu'elle agit mécaniquement, exerce aussi une action chymique, & dissout la matière tartareuse.

Les autres moyens mécaniques sont divers instrumens d'acier, faits en forme de ciseau, de burin, de crochet, &c., avec lesquels on détache & on enlève la croûte terreuse; ils deviennent nécessaires lorsque l'incrustation a pris une certaine épaisseur; car il seroit impossible alors de l'enlever par les moyens que nous venons d'indiquer. *Voyez* les Planches pour ces instrumens, dont le tranchant doit être bon, sans être cependant trop fin, de peur qu'il ne se renverse, ou qu'il ne casse, par l'effort qu'on fera pour enlever le tartre.

Pour nétoyer les Dents, le Chirurgien passera dans la bouche l'index de sa main gauche, enveloppé d'un linge mouillé, & s'en servira pour soutenir chaque Dent à mesure qu'il la dépouillera de son incrustation; tandis qu'avec le pouce, de la même main, il s'appuiera sur le dos de l'instrument; il évitera, de cette manière, de donner à la Dent aucune secousse capable de l'ébranler; cette précaution est particulièrement nécessaire pour les Dents qui ont perdu de leur solidité. Alors, insinuant le tranchant de son instrument auprès de la gencive, par-dessous l'incrustation, il le poussera avec un certain degré de force vers le sommet de la Dent, répétant ainsi ce mouvement, aussi long-tems qu'il appercevra encore quelque portion de tartre sur la surface des Dents, tant à l'intérieur qu'à l'extérieur; après quoi il les frottera avec un morceau d'éponge, & un peu de crême de tartre & de kinkina réduits en poudre très-fine. En les frottant de tems à autre de la même manière, on réussira, pour l'ordinaire, à les maintenir dans un état convenable de propreté; mais s'il arrivoit que, malgré cette précaution, le tartre recommençât à s'accumuler, il faudroit recourir de nouveau à l'instrument pour le faire disparoître. Lorsqu'on est obligé d'enlever beaucoup de tartre, les Dents sont, après l'opération, plus sensibles qu'elles n'étoient auparavant, surtout à l'impression de l'air froid; mais cette sensibilité ne tarde pas à s'émousser.

Beaucoup de gens ont prétendu, & sont encore portés à croire, que cette manière de nétoyer les Dents est dangereuse; qu'en enlevant le tartre, l'instrument nuit à leur émail, & contribue par conséquent à déterminer la carie. Il n'est pas douteux qu'on ne puisse citer divers exemples en preuve de cette opinion; mais c'est à la faute de l'opérateur qu'on doit les attribuer, & non à celle de la méthode; car on peut entamer l'émail avec les instrumens dont on se sert pour cette opération, sur-tout si l'on emploie la lime, comme le font quelques Dentistes; mais il n'en est pas moins vrai, qu'on peut, sans aucun risque de nuire aux Dents, les dépouiller de tout le tartre qui les recouvre.

Quant aux moyens chymiques, on entend par-là les substances capables de dissoudre la matière tartareuse. Lorsque la concrétion est encore récente & peu considérable, les sels alkalis peuvent être employés avantageusement comme tels, parce qu'ils dissolvent la mucosité, qui, à cette époque, forme une grande partie du tartre; mais si l'on en fait trop d'usage, ils ont l'inconvénient de nuire aux gencives, qui, en conséquence, s'ulcèrent facilement. Les acides agissent plus directement sur le tartre, mais ils agissent tout aussi fortement sur la substance même des Dents; c'est pourquoi il faut s'abstenir d'en faire usage, surtout des acides concentrés, & particulièrement des acides minéraux. Chacun sait que ces substances occasionnent dans ces organes une sensation très-désagréable, qu'on nomme l'agacement des dents; & bien des gens ont perdu les leurs, pour avoir abusé de ces sortes de dentifriques. Cependant l'application modérée d'acides très-foibles peut être utile. On observe que les personnes qui mangent beaucoup de salade ou de fruits, ont les Dents plus propres que celles qui ne font pas usage de ces sortes d'alimens; c'est par la même raison, que, dans les pays où il y a beaucoup de fruits, on a généralement les Dents plus propres en Été qu'en Hiver.

Pour appliquer aux Dents les poudres dentifriques, on se sert de petites brosses de différentes formes, ou de différentes racines préparées pour cet usage; on recommande particulièrement les racines de guimauve ou de luserne, séchées & battues par le bout, de manière à former une sorte de brosse; & l'on peut s'en servir utilement pour nétoyer le corps & les interstices des Dents, mais il ne faut point appliquer ces instrumens au col d'une Dent, ni au bord de la gencive, parce que leurs pointes s'insinuent aisément entre ces parties, les séparent, & peuvent ainsi faire beaucoup de mal; c'est pourquoi il vaut mieux employer un morceau d'éponge fixé sur un manche, qui n'a pas les mêmes inconvéniens.

De l'Irrégularité des Dents.

Il arrive assez souvent que les secondes Dents se placent d'une manière irrégulière, ou que tandis que les unes occupent la place la plus convenable, les autres se trouvent, ou trop en-dedans, ou trop en-dehors de la mâchoire. Lorsque cette irrégularité n'est pas trop marquée, on n'y fait, pour l'ordinaire, pas beaucoup d'attention; mais quelquefois il en résulte une difformité assez grande pour faire desirer d'y porter remède.

La partie de la mâchoire où se placent les dix Dents de devant, c'est-à-dire, les quatre incisives, les deux canines & les quatre petites molaires, conserve exactement la même étendue qu'elle avoit en portant les Dents de lait; & comme les secondes, pour l'ordinaire, sont plus larges, & occupent plus de place que les premières, il en résulte que souvent elles n'en ont pas assez pour s'arranger régulièrement. C'est ce qui a lieu sur-tout dans la mâchoire supérieure, où la différence des premières Dents aux secondes, est plus grande que dans la mâchoire inférieure; & comme cette différence n'a lieu qu'à l'égard des canines & des incisives, il n'y a que celles-ci qui soient sujettes à ces dérangemens. Les canines le sont encore plus que les incisives, parce que ne paroissant, pour l'ordinaire, qu'après les premières molaires, il leur arrive souvent de ne pas trouver de place pour se loger, ce qui les oblige à se jetter en-dehors & en avant. Les incisives aussi, sont fréquemment hors de leur place naturelle, mais rarement autant que les canines. Une cause assez fréquente du déplacement de celles-ci, est la permanence de la première Dent de lait molaire, qui reste en place au-delà de l'époque où elle devroit tomber naturellement.

Les premières molaires de la seconde dentition, trouvent presque toujours assez de place pour se loger, parce qu'elles sont moins larges que celles qu'elles remplacent. Quelquefois cependant, lorsqu'elles tardent trop à paroître, on voit qu'elles s'écartent un peu du cercle, & qu'elles se jettent en-dehors, mais cela est rare.

C'est généralement le défaut d'espace qui occasionne l'irrégularité des Dents, & qui les force à se jetter en-dehors, ou en-dedans pour se placer; & comme la présence des Dents de lait contribue souvent à rendre cet espace plus étroit, le Dentiste doit y faire attention pour arracher celles-ci à mesure que les nouvelles Dents paroissent, si elles ne tombent pas assez tôt d'elles-mêmes.

Dans les cas de très-grande irrégularité, le soin du Dentiste doit être d'ôter les Dents qui sont le plus mal placées, afin de donner plus de place aux autres. Car le principe même qui est la cause du dérangement des Dents, les redressera s'il est dirigé d'une manière convenable. Ce principe est la pression mécanique que les Dents exercent les unes sur les autres. Celles qui se sont fixées les premières, offrant une résistance à celles qui paroissent ensuite, leur donnent une direction oblique à mesure qu'elles sortent; & de même si l'on exerce une forte pression sur une Dent qui a pris tout son accroissement, on peut considérablement en altérer la position. Cependant on y réussit plus facilement dans la jeunesse, car passé un certain âge, les mâchoires se prêtent moins aux efforts qu'on fait dans ce but. On peut aisément se faire une idée de la différence que l'âge occasionne à cet égard, si l'on compare ce qui se passe après qu'on a perdu une Dent à l'âge de quinze ans, ou à celui de trente ou quarante. Dans le premier cas, nous voyons que les deux Dents de chaque côté de l'espace vuide se rapprochent jusqu'à venir en contact, tandis que dans le second leur distance demeure à-peu-près la même, seulement elles s'inclinent un peu l'une vers l'autre par le sommet.

Comme ce n'est que par une pression latérale sur le corps d'une Dent qu'on peut en altérer la position, ce n'est que lorsqu'il est entièrement sorti de la gencive qu'on peut avoir sur lui une prise suffisante pour exercer la pression nécessaire. L'époque la plus favorable pour une opération de ce genre, est celle où les petites molaires sont tombées, à cause du changement qui se fait alors naturellement dans cette partie de la mâchoire.

La manière de faire cette compression varie beaucoup suivant les cas; en général, on se sert de ligatures simples, ou combinées avec des plaques d'or ou d'argent. La ligature se fait avec un fil d'or, ou de soye, que l'on passe autour de la Dent qu'on veut redresser ; on en lie fortement les deux extrémités aux Dents voisines, & l'on resserre cette ligature tous les huit jours ou à-peu-près. Ou bien, on fixe, par des ligatures, une lame de métal sur les Dents voisines de celle qui est de travers, en la faisant passer par-dessus celle-ci, de manière que l'action de la mâchoire opposée tende à les rapprocher les unes des autres. Cette dernière méthode est pénible pour la personne qui en fait usage, la précédente est plus simple & plus facile ; mais comme nous l'avons dit, c'est au Dentiste à les varier suivant les circonstances.

On doit aussi laisser au jugement de l'opérateur le choix des Dents qu'il convient d'arracher pour donner aux autres l'espace nécessaire. On peut cependant avec M. Hunter, indiquer les règles suivantes.

1.° Lorsqu'une seule Dent se trouve fort écartée du cercle dont elle devroit faire partie, & que toutes les autres sont placées régulièrement, ou à-peu-près, il faut arracher celle-là, & faire le nécessaire pour rapprocher l'une de l'autre les deux plus voisines.

2.° S'il y a deux ou plusieurs Dents d'un même côté, qui soient placées très-irrégulièrement, (la seconde incisive, par exemple, & la canine), & s'il paroît assez indifférent, quant à la régularité qu'on arrache l'une ou l'autre, on doit toujours ôter celle qui est placée le plus en arrière, (la canine, par exemple, dans le cas que nous venons d'indiquer ;) parce que si l'espace qu'elle laissera ne se trouve pas rempli quand l'autre sera redressée, il sera moins choquant que si l'on eût arraché l'incisive.

3.° Si, dans le cas dont nous venons de parler, les deux Dents, quoique hors du cercle, n'en sont pas très-éloignées, sans qu'il y ait cependant assez d'espace pour les loger, plutôt que d'arracher l'une ou l'autre, il convient mieux d'ôter la première molaire, lors même qu'elle seroit parfaitement bien placée, parce que l'on ramenera facilement les deux autres, & que l'espace vuide sera trop en arrière pour qu'on puisse l'appercevoir.

On voit assez souvent que l'espace d'un côté à l'autre de la mâchoire supérieure se trouve trop petit antérieurement, ce qui fait avancer les Dents de devant beaucoup au-delà de celles de la mâchoire inférieure, quoiqu'elles ne laissent pas d'être rangées régulièrement en arc de cercle. Si l'on veut remédier à ce défaut, il faut arracher de chaque côté une petite molaire, ce qui permettra à la partie antérieure du cercle de s'abaisser. On peut aider ce replacement au moyen d'une petite barre qu'on place en travers du palais, entre les Dents canines, & à laquelle on lie les incisives pour les redresser ; mais ce moyen, qui a été mis en pratique avec succès, est très-incommode comme on peut aisément l'imaginer.

Comme, ni les racines, ni les corps des Dents ne sont parfaitement ronds, il arrive souvent qu'en vertu de cette circonstance, elles tournent plus ou moins sur leur axe, en sortant de leurs alvéoles, si elles viennent à rencontrer, par quelqu'un de leurs angles, une Dent complettement formée. Il est plus difficile de remédier à cette espèce de dérangement, qu'à toute autre ; car il est presque impossible d'appliquer assez long-tems de suite une compression capable de faire tourner la Dent sur son axe. Quelquefois, cependant on en vient à bout pour les Dents incisives, par une méthode analogue à celles qu'on emploie lorsqu'il ne s'agit que de les redresser ; mais lorsqu'on n'y réussit pas, comme c'est le plus ordinaire, on peut, ou arracher la Dent, & la replacer immédiatement dans une position plus convenable, ou simplement la tourner avec l'instrument autant qu'il est nécessaire, & la lier aux Dents voisines, jusqu'à ce qu'elle soit fixée d'une manière solide.

Il arrive assez fréquemment que la troisième molaire, que la nature a destinée à être permanente, se carie de bonne heure, & même avant que les premières, ou petites molaires soient tombées, ou du moins avant que la quatrième molaire ait percé la gencive. En pareil cas, on ne devroit jamais hésiter à l'arracher, lors même qu'elle ne causeroit aucune douleur ; car les Dents permanentes de côté & d'autre venant à croître, elles rempliront tout l'espace que celle-ci aura laissé vuide, & se soutiendront réciproquement. Il en résultera aussi l'avantage, dans les cas où la mâchoire se trouve trop étroite par-devant, de faciliter singulièrement l'arrangement des Dents incisives & canines.

Chez quelques sujets, le corps de la mâchoire inférieure se trouve trop court pour loger toutes les molaires ; il arrive alors que la dernière de ces Dents, qu'on nomme la Dent de sagesse, ne sort jamais complettement de la base de l'apophyse coronoïde, & qu'il n'y a que sa partie antérieure qui puisse paroître à découvert. La gencive qui recouvre sa partie postérieure, irritée par ses pointes, qui n'ont pu la percer, & fréquemment comprimée par la Dent correspondante de la mâchoire supérieure, occasionne quelquefois beaucoup de douleur. En pareil cas, on doit fendre cette gencive profondément, & en plusieurs sens, afin qu'elle puisse se retirer, & laisser toute la couronne de la Dent à découvert. Mais quelquefois cette opération ne suffit pas ; & alors, si le malade souffre, il n'y a rien de mieux à faire pour le soulager, que d'arracher la Dent.

Une autre irrégularité qui peut aussi devenir très-incommode, mais qui ne s'observe que rarement, c'est lorsque les Dents de sagesse ne viennent qu'à la mâchoire supérieure, & manquent totalement à la mâchoire inférieure ; car alors, toutes les fois que la bouche se ferme, ces Dents compriment la partie antérieure de la base de l'apophyse coronoïde, qui, en pareil cas, se trouve ordinairement plus avancée que lorsque les Dents de sagesse existent dans les deux mâchoires. On ne peut remédier à cette incommodité, qu'en arrachant les Dents qui l'occasionnent.

Lorsqu'il y a quelque Dent surnuméraire, ce qui est plus rare qu'on ne pense communément, elle est fort incommode, ou bien elle occasionne une difformité, & conséquemment il convient de l'arrache.

De la Transplantation des Dents.

Jusqu'ici nous n'avons indiqué comme remèdes aux maux de Dents, que des moyens qui tendent à détruire ces organes, en tout ou en partie, ou qui, dans les cas les plus favorables, vont tout au plus à conserver une Dent plus ou moins gâtée, dans son état d'imperfection. L'on a de tout tems desiré de pouvoir remplacer de quelque manière, celles qu'on étoit obligé de sacrifier; mais quoique l'on ait connu déjà chez les Anciens, l'art de placer des Dents artificielles, & même d'en faire des rateliers complets, tout ce qu'on a pu obtenir à cet égard, n'a été que de remédier à la difformité occasionnée par l'absence des Dents naturelles ; car d'ailleurs, les artificielles sont fréquemment incommodes, & il est bien rare qu'elles puissent être d'aucune utilité, si ce n'est cependant celle de parer aux inconvéniens qui résultent pour la voix, de la perte des Dents, & sur-tout des Dents de devant.

La Chirurgie moderne a imaginé un autre moyen bien plus utile, & plus efficace, de suppléer à cette perte, c'est la transplantation des Dents saines d'un individu à l'autre, chez qui elles s'affermissent en conservant leur état de vie, & en faisant partie de son corps aussi parfaitement que ses Dents naturelles. Cette opération tout-à-fait simple en apparence, est cependant très-délicate, & suppose plus de connoissances physiologiques & chirurgicales, qu'aucune autre qui soit du ressort du Dentiste. Elle n'est pas praticable dans tous les cas, comme on n'aura pas de peine à le concevoir ; & son succès requiert toujours le concours de diverses circonstances, que le Dentiste ne doit pas perdre de vue. Nous allons les indiquer, afin de faire connoître tout ce qui a rapport à cette opération curieuse & intéressante, mettant à part la considération de ce qu'il peut y avoir d'immoral à l'exécuter, & à faire le bien d'un individu aux dépens d'un autre, qui ne sauroit être dédommagé du sacrifice qu'on lui fait faire, & dont il n'est jamais en état d'apprécier la juste valeur.

1.° L'on ne doit pas entreprendre de transplanter aucune des grosses molaires ; car, comme les racines de ces Dents sont souvent très-divergentes, & comme on ne peut en déterminer d'avance ni le nombre, ni la longueur, ni la direction, il seroit presque impossible de se procurer des Dents qui pussent s'adapter exactement au vuide qu'on voudroit remplir. Aussi cette pratique n'a-t-elle lieu que pour les Dents incisives & canines, quoique l'on pût l'appliquer également aux petites molaires, dont les deux racines sont droites, & le plus souvent réunies en une seule.

2.° Pour que l'opération réussisse, il faut que les alvéoles & les gencives soient parfaitement saines ; non-seulement il faut que la personne soit entièrement exempte de toute affection scorbutique ou vénérienne, mais il ne faut pas qu'elle ait fait aucun usage de mercure depuis longtems, car la plus petite quantité de ce médicament, laisse souvent les gencives dans un état de gonflement qui peut faire manquer l'opération, quoiqu'en apparence très-peu considérable. Et même, si l'on en fait usage trop tôt après la transplantation d'une Dent, cela peut l'empêcher de réussir. On ne peut pas trop non plus se flatter du succès, lorsque la Dent qu'on veut remplacer, a occasionné des abscès à la gencive, parce qu'en pareil cas l'alvéole est rarement en bon état.

3.° Il ne faut pas tenter cette opération, lorsque la Dent qu'il s'agit de remplacer, se trouve réduite depuis quelque tems à l'état de chicot ; car alors les racines se consument dans leurs alvéoles, de manière à diminuer beaucoup, soit en longueur, soit en grosseur ; les alvéoles se remplissent dans la même proportion, & il n'y reste pas assez de place pour fixer les racines d'une Dent saine. Cependant elle pourra réussir généralement lorsqu'il y aura encore une partie de la couronne de la Dent ; car alors, comme nous l'avons observé ci-dessus, les racines pour l'ordinaire sont encore complettes, quelques progrès qu'ait d'ailleurs fait la carie. Au reste, on est toujours à tems de porter un jugement à cet égard, lorsqu'on vient d'arracher la Dent cariée, & que l'on voit l'état de sa racine & celui de l'alvéole.

4.° L'on ne doit pas entreprendre de transplanter une Dent que l'alvéole n'ait acquis toute la grandeur qu'elle doit avoir. Il convient aussi qu'il y ait une ou deux grosses molaires de chaque côté à l'une & à l'autre mâchoire, afin de tenir les mâchoires suffisamment séparées, & que la Dent transplantée ne risque pas de se déranger par le frottement de celles qui sont vis-à-vis. La nécessité de ces précautions ne permet pas de transplanter une Dent avant l'âge de dix-huit ou vingt ans.

5.° L'on sera d'autant plus sûr du succès de l'opération, que la racine de la Dent transplantée s'adaptera plus exactement à l'alvéole. Pour cela, on comprend aisément qu'il faut choisir une Dent de la même espèce que celle qu'on arrache; une canine, par exemple, si elle doit remplacer une canine; une première incisive, si l'on doit la mettre à la place d'une première incisive, &c. Il faut aussi qu'elle ressemble, autant qu'il sera possible, par la couronne; & si celle de la mauvaise dent se trouve trop cariée pour qu'on puisse juger de sa forme, on fera la comparaison avec sa pareille de l'autre côté de la mâchoire. Il ne faut jamais user de force pour introduire la nouvelle Dent; car, si elle excède le moins du monde la longueur ou la grosseur convenable, elle causera beaucoup de douleur, elle occasionnera de l'inflammation, & peut être une supuration qui ne manquera pas de rendre l'opération inutile. Si l'on ne peut pas se procurer une Dent précisément de la grosseur requise, on peut en employer une un peu plus grosse, que l'on diminue avec la lime de manière à l'adapter au vuide qu'elle doit remplir; car on ne voit pas que de retrancher de cette manière une petite partie de la racine nuise au succès de l'opération. On aura soin de tenir la surface de la Dent transplantée un peu plus basse que le niveau des Dents voisines, pour qu'elle coure moins le risque d'être dérangée par la rencontre de celles de la mâchoire opposée. La plus petite différence à cet égard suffira; elle doit être presque imperceptible à l'œil; plus grande, elle occasionneroit plus ou moins de difformité.

Mais quoique nous ayons dit qu'on pouvoit, sans inconvénient, retrancher avec la lime une partie de la racine de la Dent, il n'en est pas de même de la couronne que l'action de la lime sur son émail pourroit disposer à se carier. D'ailleurs, avec un peu d'attention, on sera bien rarement dans le cas d'avoir à la diminuer, puisqu'avant de l'arracher, il est aisé de voir si elle aura les dimensions convenables.

6.° Lorsqu'on arrache la Dent que l'on veut transplanter, ou celle qu'on se propose de remplacer, il faut le faire avec beaucoup de prudence; car si la première est endommagée par l'extraction, ou si l'alvéole qu'elle doit remplir a beaucoup souffert, il est probable que l'opération ne réussira pas. C'est pourquoi il faut employer, pour arracher ces Dents, les instrumens les plus propres à ménager les parties.

7.° Lorsqu'après avoir nétoyé l'alvéole du sang qui pouvoit s'y être épanché, on y a placé la nouvelle Dent, il faut la fixer de manière qu'elle ne puisse pas être facilement dérangée, jusqu'à ce qu'elle soit bien affermie par l'adhérence qu'elle aura contractée avec les parties voisines. C'est ce que l'on fait en la liant aux Dents contigues avec un fil de soie bien ciré; il faut prendre garde, en faisant cette ligature, à ne pas la faire tirer d'un côté plus que de l'autre, car le manque de soin, à cet égard, suffit pour faire manquer tout-à-fait l'opération. Il ne sera pas nécessaire de renouveller cette ligature, à moins qu'elle ne vienne à se relâcher; mais, en ce cas, il faudra le faire sur-le-champ. L'on aura grand soin de ne rien faire qui puisse tendre en aucune façon à l'ébranler, soit en prenant des alimens trop solides, soit de toute autre manière, & l'on continuera ces précautions jusqu'à ce que la Dent soit tout-à-fait affermie. Le tems nécessaire pour cette opération de la nature est fort incertain; il dépend des circonstances particulières à chaque cas, de l'état des alvéoles, de l'âge & du tempérament du sujet, & du plus ou moins de soin qu'on a mis à faire l'opération. Quelquefois la Dent est très-solidement fixée au bout de huit ou dix jours, quelquefois elle ne l'est qu'au bout de deux ou trois mois. L'on doit, pendant tout cet intervalle, être très-attentif à se préserver du froid & de l'humidité, dont l'impression, plus que toute autre chose, peut nuire au succès de l'opération, en occasionnant dans les parties un engorgement inflammatoire.

Des maux qui peuvent résulter de la Transplantation des Dents.

On a cru que la transplantation d'une Dent pouvoit être un moyen de communiquer l'infection de quelque maladie, d'un individu à l'autre; l'on ne peut pas nier la possibilité d'une pareille communication, & même elle pourra paroître très-probable à bien des personnes. Il y a plus; c'est que l'on a vu des cas où la Dent transplantée a évidemment été la cause d'une maladie très-fâcheuse, que diverses circonstances ont fait regarder comme tenant au virus vénérien.

Cette maladie, qui paroît avoir eu les mêmes caractères, quoique plus ou moins marqués chez tous les sujets où elle s'est manifestée, a toujours commencé par une ulcération de la gencive, quelques semaines après la transplantation, & lorsque la Dent étoit parfaitement affermie. Cette ulcération, qui met à découvert la racine de la Dent & l'alvéole, ne tarde pas à s'étendre sur les parties voisines, les Dents tombent, les alvéoles se carient, il se forme des ulcères dans la gorge; il se fait sur la peau une éruption de taches assez semblables à celles qui ont lieu dans la vérole; on voit quelquefois une sorte d'exostose se former en différentes parties; quelquefois il se joint à ces symptômes un degré de fièvre lente, qui se manifeste par de l'agitation, de l'insomnie, des maux de tête, le manque d'appétit, &c. Le mercure a contribué évidemment, dans quelques cas, à guérir cette maladie; d'autres fois elle s'est guérie sans qu'on ait employé aucun remède mercuriel. On ne l'a jamais observée chez les personnes dont on avoit pris les Dents, pour les transplanter chez celles qui en ont été atteintes.

Quoi qu'il en soit de sa nature, sur laquelle

ce n'est pas ici le lieu d'entrer dans aucune recherche, il est certain qu'il a existé chez différens individus une maladie causée par la transplantation d'une Dent, & c'est un fait qui mérite une attention sérieuse de la part de ceux qui pourroient être dans le cas de recourir à cette opération. La première précaution à prendre, lorsque cette maladie dont nous parlons a commencé à se manifester, c'est d'arracher la Dent qui en est la cause; le kinkina, le bain froid & d'autres toniques ont été employés avec succès; le mercure, comme nous l'avons dit, a guéri dans quelques cas; il y en a cependant où son effet a été moins marqué, ou du moins beaucoup plus lent que dans les maladies vénériennes les plus rebelles. (1)

Du remplacement des Dents arrachées, par des Dents mortes.

Au lieu de Dents récemment arrachées, il y a des Dentistes qui conseillent d'employer des Dents mortes pour remplacer celles qu'on est obligé d'ôter; &, quoique cette opération ne réussisse pas aussi fréquemment que celle dont nous venons de parler, elle a souvent tout le succès qu'on peut desirer. On a même ici un grand avantage, c'est de pouvoir choisir sur un beaucoup plus grand nombre de Dents pour assortir celle qu'on veut placer, & pour trouver des racines qui s'adaptent exactement à l'alvéole. Il est vrai que ces Dents ne conservent pas toujours leur couleur, & qu'elles sont très-sujettes à se tacher; on en voit cependant qui se conservent nombre d'années sans altération, & qui contractent même une sorte de transparence que n'ont jamais les Dents artificielles proprement dites.

Du rétablissement des Dents arrachées mal-à-propos ou par accident.

Quelquefois on arrache une Dent parce qu'elle donne de la douleur & qu'on a lieu de croire qu'elle est cariée, & cependant on voit ensuite qu'elle est parfaitement saine. En pareil cas, ce qu'on a de mieux à faire, c'est de la replacer sur-le-champ, & de la fixer dans son alvéole au moyen d'une ligature. On fera la même chose lorsqu'une Dent aura été arrachée accidentellement par quelque coup. Plus on se hâtera de remettre la Dent, plus on aura lieu d'espérer qu'elle reprendra; cependant il conviendra toujours de le faire, lors même qu'il se seroit déjà écoulé quelque tems depuis l'accident, pourvu que l'alvéole soit encore en état de recevoir la racine. Si l'on replace la Dent avant qu'elle ait perdu sa vie, elle s'unira de nouveau à l'alvéole, & redeviendra parfaitement solide.

On peut faire usage de cette méthode pour toutes les Dents indifféremment; car, quoique les grosses molaires aient plusieurs racines, chacune de ces racines rentrera dans son alvéole aussi facilement qu'une seule; & cela se fera d'autant plus aisément, que les alvéoles ne peuvent que s'élargir lorque la Dent est chassée de sa place avec violence. Mais on ne sera pas souvent dans le cas d'appliquer cette méthode aux grosses molaires, qui, par leur situation, & par la manière dont elles sont enracinées, sont infiniment moins sujettes que les Dents de devant à ces déplacemens accidentels.

M. Hunter raconte le fait suivant pour montrer l'avantage de replacer les Dents arrachées ou ébranlées, lorsque d'ailleurs elles sont saines.

Un homme reçut un coup qui lui arracha une première Dent molaire & ébranla la seconde. La première fut séparée si complettement, qu'elle tomba dans sa bouche, & qu'il la rejetta en crachant, mais sur-le-champ il la releva & la mit dans sa poche. Quelques heures après, il vit M. Hunter, & lui présenta sa Dent, qui n'étoit pas encore sèche, mais fort sale. M. Hunter, après avoir introduit un filet dans l'alvéole pour en faire sortir le sang caillé, & avoir lavé cette Dent avec soin dans de l'eau chaude, la remit en place; il la fixa ainsi que la seconde qui n'étoit pas trop dérangée, en les liant l'une & l'autre, d'un côté, à la troisième molaire, & de l'autre, à la Dent canine. Au bout de quelques jours, ces Dents furent assez raffermies pour qu'on pût ôter la ligature; au bout d'un mois, elles tenoient aussi solidement qu'aucune autre Dent, & ne s'ébranlèrent point par la suite. (2)

Des Dents artificielles.

Tout ce que nous avons dit jusqu'à présent du remplacement des Dents, suppose qu'on est appelé à le faire au moment où l'on vient d'arracher une dent cariée, que la cavité de l'alvéole est encore entière, & qu'elle n'a point été altérée par la maladie de la Dent. Mais on rencontre souvent des personnes qui, ayant depuis longtems perdu des Dents dont les alvéoles sont entièrement effacées & recouvertes par les gencives, desirent d'en remplir les vuides par des Dents artificielles, ou qui ayant des Dents consumées par la carie, voudroient les remplacer, sans cependant adopter la méthode de la transplantation. Ces cas se présentent souvent, & les Dentistes sont parvenus à placer des Dents artificielles assez parfairement pour en imposer à l'œil, quoique bien rarement de manière qu'elles

(1) Voyez, à ce sujet, le Traité des maladies vénériennes de M. Hunter.

(2) A practical Treatise on the diseases of the teeth. *Pag.* 104.

puissent rendre aucun service pour la mastication. Cependant elles ne sont pas toujours absolument inutiles à cet égard, & il y a des cas où il peut être très-important de réparer la perte des Dents de cette manière, toute imparfaite qu'elle est.

Lorsqu'on veut mettre une Dent artificielle, il faut qu'elle ait le plus exactement qu'il sera possible les dimensions de la Dent naturelle dont elle doit occuper la place. Il faut aussi que la partie qui en est comme la racine ou le talon, soit ajustée de manière qu'elle pose très-également sur la gencive qui recouvre l'alvéole.

Pour faire des Dents artificielles, on emploie ordinairement des Dents humaines, des Dents d'hippopotame ou cheval marin, des Dents de bœuf, de l'ivoire, &c. Les Dents humaines & celles de cheval marin sont à préférer à toute autre matière, parce qu'elles ont leur émail, & qu'elles résistent davantage à l'action des corps qui les touchent, ce qui fait qu'elles durent plus long-tems & conservent une plus belle couleur que toute autre substance dont on pourroit se servir.

Quand on veut mettre une Dent humaine à la place d'une autre Dent, il faut la choisir telle que son corps soit bien proportionné à l'espace dans lequel on veut le mettre, & que sa couleur soit bien assortie à celle des Dents voisines. Cela fait, on scie de sa racine ce qu'elle a de trop, & avec la lime on lui donne la forme qu'elle doit avoir pour s'adapter à la gencive; on remplit ensuite exactement avec du plomb sa cavité, qu'on a mise à découvert en coupant la racine. On perce la Dent d'un ou deux trous à la hauteur qui doit se trouver au niveau des gencives des Dents naturelles voisines; on passe dans ces trous un fil de lin ou de soie suffisamment fort & bien ciré, ou un fil d'or, & l'on s'en sert pour lier la Dent artificielle aux Dents voisines.

Si au lieu d'une seule Dent, il en manque deux ou plusieurs de suite, qu'il s'agisse de remplacer, on peut le faire de la même manière, pourvu qu'on se serve de Dents pareilles à celles qui manquent, & qu'on les ajuste exactement entr'elles & la gencive. On perce ces Dents d'un ou de deux trous un peu larges, l'un au-dessus de l'autre, & d'une des parties latérales à l'autre, de manière que les trous de chaque Dent correspondent exactement entr'eux. On passe dans ces trous deux fils d'or, qui enfilent toutes ces Dents; on les rive par les deux bouts, puis on finit d'ajuster les racines des Dents ainsi assemblées, si elles en ont besoin, afin qu'elles s'arrangent également sur la gencive. On perce ensuite chacune de ces Dents, comme nous l'avons dit d'une seule, pour y passer des ligatures au moyen desquelles on les assujettit aux Dents naturelles & solides les plus voisines.

Cette méthode ne peut guères s'appliquer à plus de trois Dents à-la-fois; lorsqu'il y en a un plus grand nombre, on doit ajuster sur la face intérieure de cet assemblage une petite lame d'or ou d'argent d'environ une ligne & demie de largeur, & de l'épaisseur à-peu près d'une demi-ligne. Cette lame doit être percée vis-à-vis de chaque Dent le plus près de la gencive qu'il est possible, pour y être fixée, au moyen d'une goupille rivée de chaque bout. On prépare aussi avec de la Dent de cheval marin, de l'ivoire ou quelqu'autre substance de cette nature, une pièce bien adaptée à la surface de la gencive, pour servir de base aux Dents qu'on y fixe d'une manière solide au moyen de goupilles soigneusement rivées. Toute la pièce est ensuite arrêtée par des ligatures aux Dents voisines. On fait encore des pièces pareilles avec de l'ivoire, ou de la Dent de cheval marin, qui est de beaucoup préférable, en formant les Dents mêmes avec cette substance, de manière qu'elles ne fassent qu'un corps avec la base, ce qui rend ces pièces bien plus solides que lorsqu'il faut en assembler les diverses parties.

Mais s'il reste une racine, ou des racines dans les alvéoles des Dents qu'on veut remplacer, on s'en sert quelquefois très-utilement pour en faire la base des Dents artificielles. Pour cet effet, on commence par limer la partie de la racine qui excède la gencive, & même plus si on le peut, & l'on ôte tout ce qu'elle peut avoir de carie avec des instrumens convenables. Ensuite on ajuste le talon ou la base de la Dent qu'on rapporte sur la racine, de manière qu'elle s'y adapte parfaitement, on la perce par sa base d'un trou qui se termine à sa surface interne. Ce dernier trou sert à recevoir un tenon ou pivot d'or, pour l'ordinaire, que l'on rive à sa partie supérieure, & dont la portion inférieure qui excède la dent de quelques lignes, est destiné à entrer dans la racine qu'on a préalablement percée jusques à une petite distance de sa pointe. Le Dentiste alors tenant la Dent avec des pincettes droites, la poussera de force, & en la tournant à droite & à gauche, jusqu'à ce que le tenon soit entièrement introduit dans le canal de la racine, & que le talon de la Dent porte en plein sur celle-ci, & ne fasse en apparence qu'un même corps avec elle.

Si malgré toutes les précautions que l'on aura prises pour faire entrer bien juste la partie du tenon qui doit être placée dans le canal de la racine, il arrive que le tenon se trouve trop petit pour y être ferme & stable, il faudra entourer celui-ci avec un peu de lin ou de fil très-fin pour le faire entrer avec force dans le canal de la racine. Si les vaisseaux qui abreuvent la racine ne sont pas détruits, si l'on perce au-delà de sa partie interne & spongieuse, ou seulement si le tenon étant introduit excède tant soit peu la longueur la longueur du canal, il ne manque pas de survenir en cet endroit une douleur qui est quelquefois suivie de fluxion & d'abcès. Pour lors, on est obligé d'ôter la Dent, si la douleur & la fluxion sont violentes; afin de laisser les parties en repos, & de faciliter la résolution de l'inflammation; à moins que le malade ne veuille bien s'assujettir à souffrir la fluxion pendant quelque tems, après quoi il n'y a ordinairement aucun retour de douleur; mais nous ne saurions leur conseiller de prendre ce parti, qui n'est pas sans danger. Nous avons vu un tétanos mortel, occasionné par une irritation de ce genre, chez une jeune femme, qui s'étant trop long-tems obstinée à cacher la cause de son mal, ne fut plus à tems de recevoir le soulagement que lui auroit procuré l'extraction du pivot, si l'on y avoit eu recours de bonne heure. Si l'on vouloit mettre une Dent à tenon sur une racine qui fût sensible, on pourroit appliquer le cautère actuel dans le canal naturel de la racine, & y introduire, pendant quelques jours, un peu de coton imbibé de quelque huile essentielle, ce qui ne manqueroit pas d'en détruire la sensibilité.

Lorsque les racines sont détruites, ou qu'elles se trouvent naturellement trop courtes, & qu'il n'est pas possible d'y faire entrer un tenon suffisamment long pour affermir une Dent, on fait à celle-ci deux petits trous qui traversent d'un côté à l'autre, & doivent se trouver à fleur de la gencive. On passe, dans ces deux trous, les bouts d'un fil d'or dont l'anse se trouve engagée autour de la Dent naturelle la plus voisine de l'espace qu'on veut remplir; on introduit le tenon de la Dent postiche dans le canal de la racine; enfin l'on serre le fil & l'on en tord les deux extrémités pour les arrêter.

Il est facile de voir qu'on ne peut pas placer facilement des Dents à tenon ailleurs que sur les racines des Dents incisives & canines, parce que les molaires ont plusieurs racines dont la position varie tellement qu'on ne pourroit s'assurer de les percer dans la direction convenable, au lieu que les Dents de devant n'ayant qu'une racine, l'opération en est plus facile. Elle est encore plus aisée à pratiquer aux Dents de la mâchoire supérieure qu'à celles de l'inférieure, parce que leurs racines sont plus grosses. D'ailleurs il est plus ordinaire d'avoir occasion d'en placer à la mâchoire supérieure qu'à l'inférieure, parce que les Dents de la première sont beaucoup plus sujettes à se carier que celles de la seconde.

Nous ne nous étendrons pas davantage sur ce qui regarde la construction des Dents artificielles & la manière de les assujettir. On fera bien de consulter là-dessus l'ouvrage de M. Fauchard, intitulé: *le Chirurgien-Dentiste*, dont nous avons tiré une grande partie de ce que nous avons dit à ce sujet.

DENTIFRIQUES. Médicamens dont on se sert pour frotter les Dents, & les dépouiller du sédiment tartareux dont elles sont sujettes à se recouvrir. *Voyez* ce que nous en avons dit à l'article DENTS.

DENTISTE. Nom que l'on donne au Chirurgien qui s'applique particulièrement au traitement des Dents & de leurs maladies, & à pratiquer toutes les opérations dont ces parties sont susceptibles. *Voyez* à l'article DENTS, tout ce qui concerne l'art du Dentiste.

DENTITION. C'est le nom que l'on donne à la sortie naturelle des Dents, hors des alvéoles & des gencives.

Les Dents à l'époque de leur première formation, & encore pendant quelque-tems après, sont complettement renfermées dans leurs alvéoles. A mesure qu'elles croissent, elles agissent en quelque sorte comme des corps étrangers sur les organes qui les renferment, elles les compriment, & la portion de ceux-ci qui recouvre leur sommet, étant celle qui offre le moins de résistance, se détruit peu-à-peu pour leur donner passage. Mais ce travail ne s'exécute pas sans qu'il en résulte plus ou moins d'irritation, qui est la source de divers symptômes fâcheux qu'on observe à cette époque chez un grand nombre de sujets.

Comme les maux qu'occasionne la Dentition commencent dès l'âge le plus tendre, & pour ainsi dire avec la vie, leurs symptômes sont moins déterminés; ils sont plus généraux & plus sujets à affecter toute l'économie animale que ceux d'aucune maladie qui attaque les adultes; ils se manifestent sous mille formes différentes. Mais à mesure que l'enfant avance en âge, ces symptômes sont moins variés & moins dangereux, au point que la sortie des Dents molaires est bien moins orageuse que celle des petites Dents, & que les secondes Dents sortent pour l'ordinaire sans occasionner aucune incommodité.

Les maux qu'occasionne la Dentition peuvent être distingués en locaux, & en généraux ou qui affectent tout le système.

Les symptômes locaux sont le gonflement des gencives, leur inflammation, & la douleur qui se fait sentir dans ces parties, & que l'enfant manifeste par son inquiétude, ses cris, son agitation, par le mouvement qu'il fait pour porter à la bouche ses mains & tous les corps qu'il peut saisir. La bouche devient plus chaude & la salive coule plus abondamment qu'à l'ordinaire.

Les symptômes généraux sont la fièvre, & les convulsions universelles. La fièvre est quelquefois très-légère & quelquefois violente; elle s'élève & augmente souvent avec une grande rapidité, & elle tombe de même; l'on observe les plus grandes variations, à cet égard, dans l'espace de deux ou trois heures.

On peut former une troisième classe de symptômes qui affectent certaines parties du corps par sympathie; ceux-ci sont les plus variés & les plus compliqués, parce que leurs caractères & leurs apparences étant jusqu'à un certain point déterminées par la nature des parties qu'ils affectent, ils imitent un grand nombre de maladies. Les principaux & les plus fréquens de ces symptômes sont la diarrhée & différentes sortes d'éruptions, particulièrement celle qui porte le nom de croûte de lait; ceux-ci sont en général regardés comme étant plutôt favorables à l'enfant, & ils le sont en effet jusqu'à un certain point, car on voit rarement les enfans qui en sont atteints, être sujets à d'autres affections graves pendant le tems de la Dentition. D'autres au contraire sont resserrés, ils perdent l'appétit, ils ont de l'oppression & quelquefois une sorte de respiration convulsive qui ressemble à celle qu'on observe dans la coqueluche; ils sont sujets à des convulsions partielles qui fréquemment dégénèrent en convulsions générales; leurs urines sont quelquefois très-abondantes & d'autres fois en trop petite quantité; on a vu un écoulement semblable en apparence à celui qui a lieu dans la gonorrhée virulente avoir lieu par les parties naturelles. La Dentition occasionne souvent un gonflement des glandes lymphatiques du cou, & si l'enfant a une forte disposition aux écrouelles, cette irritation pourra déterminer le développement de cette maladie, comme on le voit sur-tout à l'époque de la pousse des secondes Dents.

Le travail des Dents peut être accompagné de beaucoup d'autres symptômes qui nous sont inconnus, à cause de l'impossibilité où sont en général les malades, de rendre compte de leurs sensations. Plusieurs des symptômes de la Dentition sont dangereux; tels sont en particulier ceux qui attaquent la constitution, & ceux qui affectent quelque partie essentielle à la vie, le cerveau, par exemple. La fièvre, il est vrai, dure rarement assez long-tems pour tuer le malade; mais les convulsions, celles sur-tout qui affectent tout le corps deviennent souvent funestes. Les convulsions locales qui n'affectent pas une partie essentielle, ne tuent pas quoique violentes; il en est de même de divers autres symptômes dont la présence dans certaines parties, met le malade hors de danger, en prévenant l'affection d'organes plus importans. C'est ainsi que la diarrhée & les éruptions à la peau annoncent en général une Dentition peu orageuse.

La disposition aux affections sympathiques, en conséquence de quelque irritation locale, paroît être universelle dans tout le système chez les enfans en très-bas âge; c'est par cette raison qu'une cause particulière d'irritation occasionne facilement chez eux des convulsions générales. A mesure que leur corps se développe & que chacun de leurs organes s'isole davantage des autres par l'exercice des fonctions qui lui sont propres, la disposition aux sympathies particulières se manifeste davantage. Mais cette disposition même s'affoiblit peu-à-peu avec le tems, tellement qu'à l'époque de la seconde Dentition on voit rarement que la sortie des Dents occasionne aucuns symptômes, ailleurs que dans les parties immédiatement affectées; & cela s'observe d'une manière encore plus marquée chez les Adultes. Mais les symptômes locaux chez ces derniers sont souvent beaucoup plus violens que chez les enfans; on voit, par exemple, que la sortie d'une Dent de sagesse est accompagnée chez bien des gens d'une douleur excessive & d'une inflammation considérable, ce qui n'arrive point aux enfans; l'inflammation locale n'est jamais bien grande chez eux, jamais on ne voit qu'elle s'étende sur une partie quelconque du visage.

On ne peut pas dire cependant que les symptômes de la Dentition soient toujours limités chez les Adultes, aux organes où s'en fait le travail; car l'on voit des cas de Dentition chez des grandes personnes où les symptômes de sympathie générale sont extrêmement marqués; mais ces cas sont peu fréquens, & ils annoncent chez ces personnes une disposition particulière & constitutionnelle aux affections sympathiques, ou ce qu'on appelle ordinairement, une irritabilité excessive du système nerveux.

Les douleurs qu'occasionne la sortie des Dents chez les Adultes, sont souvent périodiques, revenant à des époques réglées, ce qui les a fait prendre pour des symptômes fébriles. On les a aussi fréquemment confondues avec des affections rheumatismales; & ces fausses notions ont conduit les Praticiens à appliquer ici les remèdes appropriés à ces différentes maladies, mais inutilement; la Dent commençant alors à se faire appercevoir, a montré la vraie cause de ces symptômes, qu'on auroit probablement fait cesser, si l'on eût fendu la gencive qui la recouvroit. Comme ces Dents, & particulièrement celles dont la sortie a été fort retardée, croissent beaucoup plus lentement que les autres, on voit les symptômes qu'occasionne leur sortie se renouveller à plusieurs reprises. Il n'est pas aisé de déterminer jusques à quel point les enfans sont sujets à éprouver différens paroxysmes des douleurs causées par la Dentition; mais la cessation & le retour alternatif des symptômes sympathiques, semblent montrer au moins qu'elles sont sujettes à des exacerbations & des rémissions alternatives.

Le traitement des maladies occasionnées par la Dentition ne peut être, par la nature même de ces affections, que local & momentané, lors même qu'il est dirigé vers la cause du mal, seule méthode de le rendre efficace. Les calmans &

les anodins pourront quelquefois dissiper l'irritation en diminuant la sensibilité des parties; mais si l'on peut détruire la cause du mal, cela vaut mieux que d'employer des palliatifs dont l'effet sera généralement beaucoup trop passager. Lorsque l'affection sympathique est partielle & limitée à quelque organe qui n'est pas essentiel à la vie, il vaut mieux la laisser subsister que d'entreprendre de la guérir, de peur qu'elle ne soit remplacée par de plus fâcheux symptômes. Ainsi, lorsque la Dentition occasionne la diarrhée, le mieux est de laisser continuer cette évacuation; seulement on peut la modérer quand elle devient trop violente, comme cela se voit quelquefois. Il y a des cas où l'estomac & les intestins sont tellement affectés que les enfans peuvent en périr d'épuisement, l'estomac ne recevant qu'une très-petite quantité de nourriture qui se précipite rapidement le long du canal intestinal. Mais, dans le cas contraire, c'est-à-dire lorsque les enfans sont resserrés, l'on ne peut mieux faire que d'exciter jusqu'à un certain point l'action des intestins, & d'entretenir un peu de diarrhée artificielle avec de la magnésie, des petites doses de rhubarbe ou d'autres légers laxatifs. C'est sur le même principe que les vésicatoires réussissent souvent pour dissiper ou prévenir des symptômes dangereux, dans les cas sur-tout où il s'est manifesté quelque disposition aux éruptions cutanées. Lorsque la fièvre est forte, au point de faire craindre pour les conséquences, on est quelquefois obligé de tirer du sang. Une ou deux sangsues, suivant l'âge & la force de l'enfant, peuvent remplir cette indication; on peut les appliquer à la jambe ou derrière les oreilles; lorsque la diarrhée est trop considérable, on la combat avantageusement par des petites doses d'yeux d'écrevisses, & par une goutte de laudanum liquide, donnée de tems à autre, suivant le besoin.

Toutes les fois que la Dentition occasione des accidens dont les conséquences peuvent être alarmantes, & que les moyens ordinaires, tels que les calmans, les antispasmodiques, les bains, &c., ne parviennent pas à les calmer, il faut avoir incessamment recours à un autre moyen plus sûr & plus efficace; savoir, l'incision de la gencive jusques sur la Dent. Cette opération met fin à la tension produite par la pression de la Dent, qui tend à sortir, & par conséquent à l'irritation qui en résultoit.

Il arrive souvent, & sur-tout lorsqu'on a eu recours de bonne heure à cette incision, que les gencives se referment sur les Dents; en pareil cas, on voit renaître les mêmes symptômes qui se dissipent de nouveau par le même moyen. M. Hunter (1) a ouvert jusqu'à dix fois les gencives sur les mêmes Dents, en mettant fin par-là chaque fois aux accidents qui rendoient cette opération nécessaire. On a objecté, à cette méthode, qu'en ouvrant la gencive d'assez bonne heure pour qu'elle puisse se réunir, la portion cicatrisée sera plus dure qu'elle ne l'eût été dans son état naturel, que les Dents auront plus de peine à la percer, & qu'elles en occasionneront d'autant plus de douleur. Mais ce raisonnement est contraire aux faits, car nous voyons que les parties qui ont été le siége de plaies ou d'ulcères sont toujours plus disposées à céder à la compression, qu'aux maladies qui peuvent les attaquer; d'où il résulte que chaque opération, quoique suivie d'une nouvelle cicatrice, tendra plutôt à faciliter le passage de la Dent qu'à le rendre plus difficile. On a donc tort de négliger ce moyen de soulagement, ou d'attendre, comme font trop souvent les Chirurgiens mêmes qui en reconnoissent les salutaires effets, jusqu'à ce que la dent ait considérablement élevé la gencive; car, pour l'ordinaire, c'est avant que les Dents aient fait autant de progrès qu'elles occasionnent le plus de symptômes fâcheux, & lorsqu'elles ont percé presque jusqu'à la surface des gencives, celles-ci sont devenues à-peu-près insensibles.

Lorsque les Dents commencent à causer de la douleur par leur accroissement, elles sont déjà formées au point qu'on peut aisément les appercevoir, au travers de la gencive. On apperçoit d'abord les Dents de devant, non au bord des gencives, mais à leur partie antérieure; les gencives sont alors plus larges qu'à l'ordinaire. A cette époque, on est obligé de faire les incisions très-profondes, pour parvenir jusqu'à la dent; il faut, pour que l'opération ait le succès desiré, la toucher avec l'instrument, à quelque profondeur qu'elle soit.

Lorsque les Dents molaires s'élèvent dans la gencive, elles en font paroître le bord plus plat & plus large. Il est plus aisé de les atteindre avec l'instrument que les incisives ou les canines.

Il ne faut pas faire cette opération avec un instrument dont la pointe soit très-fine, comme celle d'une lancette, de peur que cette pointe ne vienne à se casser contre l'émail de la Dent. Un instrument de la forme du phlème ou de la lamette allemande, est plus convenable & plus commode que tout autre pour cette incision. *Voyez* les planches. L'opération n'est ni délicate ni difficile à exécuter. La tête de l'enfant étant fixée par un aide, le Chirurgien lui ouvrira la bouche d'une main, tandis qu'avec les premiers doigts de l'autre main il conduira le tranchant de son instrument le long des gencives, & fera une incision cruciale sur chacune des Dents qui paroissent s'élever. Il faut appuyer avec assez de force sur les gencives, pour les inciser jusqu'à la Dent, lorsque celle-ci est très-profonde; mais

(1) A Practical treatise on the diseases of the teeth, pag. 121.

cela n'est pas bien douloureux pour l'enfant, les gencives étant des organes très-peu sensibles. L'incision fournit quelques gouttes de sang ; mais jamais elle n'en donne assez pour causer la moindre inquiétude. Il n'est pas nécessaire de faire aucune application sur la plaie, qui ne tarde pas à se réunir à sa partie la plus éloignée de la Dent, si la gencive a une certaine épaisseur ; mais, lorsque celle-ci est déjà fort amincie, elle se retire de dessus la Dent dont elle laisse la couronne à découvert.

La sortie des Dents de sagesse est souvent accompagnée d'une circonstance qui n'a pas lieu pour les autres Dents, & qui contribue à la rendre plus difficile, c'est que ces Dents ne trouvent pas, dans les mâchoires, la place nécessaire pour se loger. Lorsque cela se rencontre ainsi dans la mâchoire supérieure, la Dent est souvent repoussée en arrière, ce qui fait qu'elle vient comprimer le bord antérieur de l'apophyse coronoïde, chaque fois que l'on ferme la bouche, & qu'elle occasionne ainsi beaucoup de douleur. Si c'est à la mâchoire inférieure, la Dent demeure en partie cachée dans la base de cette apophyse, & recouverte de la gencive, qui se trouve comprimée entre cette Dent & la Dent opposée, à chaque mouvement des mâchoires. En pareil cas, il faut diviser entièrement la gencive, & souvent cette précaution n'est pas suffisante. Le seul moyen qui reste, pour remédier à cette incommodité, est d'arracher la Dent ou les Dents qui l'occasionnent.

Il n'y a point de Praticien qui n'ait été appellé à voir des cas de maladies occasionnées par la Dentition ; ils sont si fréquens, qu'il pourra paroître inutile d'en citer aucun en particulier ; & l'on ne finiroit pas, si l'on vouloit donner des exemples de tous les maux produits par cette cause. Nous croyons cependant faire plaisir à nos Lecteurs, en rapportant quelques faits assez singuliers, & qui montrent, tout extraordinaires qu'ils sont, ce que l'on peut attendre de la méthode que nous avons proposée. Ces cas sont racontés par M. Hunter, dans son excellent Ouvrage sur les maladies des dents, dont nous avons extrait une grande partie de cet article.

Cas I. Un petit enfant fut attaqué de contractions spasmodiques des muscles fléchisseurs des doigts, & de ceux des orteils. Ces spasmes allèrent au point de tenir les doigts & le pouce constamment fermés & comme tordus. On avoit employé pendant plusieurs mois tous les anti-spasmodiques ordinaires, sans aucun succès. M. Hunter incisa les gencives jusqu'aux dents, & en moins de demi-heure, tous les symptômes fâcheux furent calmés. La guérison, cependant, ne fut pas permanente. Les gencives se cicatrisèrent, & les dents continuant à croître, elles eurent bientôt rempli l'espace que leur avoient procuré les scarifications, ce qui fit reparoître tous les accidens ; mais on répéta l'opération, qui fut de nouveau accompagnée du plus entier succès.

Cas II. Un petit garçon de deux ans, ou environ, éprouva de la difficulté & de la douleur en urinant, & il lui sortoit de l'urètre une matière purulente. On fut d'abord porté à soupçonner que cet enfant avoit reçu de manière ou d'autre, l'infection du virus vénérien, & les soupçons tombèrent naturellement sur la nourrice. Mais ces symptômes parurent admettre des intermissions, ils s'appaisoient jusqu'à un certain point, cessoient même totalement pendant quelque-tems, & reparoissoient ensuite. Enfin, l'on s'apperçut qu'ils revenoient chaque fois que l'enfant étoit prêt à mettre une nouvelle dent ; & cela se renouvella si souvent, si constamment & si régulièrement, qu'il n'y eût plus aucun lieu de douter qu'ils ne fussent occasionnés par la Dentition.

Cas III. Une femme d'environ vingt-six ans, fut attaquée, à la campagne, de douleurs violentes dans la mâchoire supérieure, qui s'étendirent enfin sur tout le côté de la tête, semblables à celles qui résultent d'un mal de dents occasionné par un coup de froid ; il s'y joignit de la fièvre, & la maladie fut traitée comme une simple fluxion. Elle ne céda point aux moyens indiqués sous ce point de vue ; on crut qu'elle étoit nerveuse, & les remèdes employés dans cette supposition ne réussirent pas mieux. Quelques mois après, elle se rendit à Londres, toujours souffrante des mêmes maux. M. Hunter, en examinant sa bouche, vit la pointe d'une dent de sagesse qui paroissoit prête à sortir ; il incisa la gencive, & la maladie cessa immédiatement.

Cas IV. Une femme du même âge que cette dernière, éprouva de violentes douleurs du côté gauche du visage. Ces douleurs étoient périodiques, revenant régulièrement tous les soirs à six heures. Elle prit du kinkina, des remèdes antimoniaux, des anodins, sans aucun succès. Enfin une des pointes de la dent de sagesse de la mâchoire supérieure, venant à se montrer du côté affecté, on soupçonna la vraie cause de ses souffrances, on incisa la gencive, & la douleur ne se fit plus ressentir.

M. Tissot a vu une femme de vingt-huit ans, qui, après avoir beaucoup souffert à l'occasion de la sortie des deux premières dents de sagesse, de douleurs très-vives dans la tête & dans les mâchoires accompagnées de convulsions fortes & fréquentes, fut débarrassée de ces symptômes, presque sans aucun secours. Mais au bout de six mois, l'éruption de la troisième de ces dents, ramena les mêmes accidens. Des remèdes violens auxquels elle eut recours, déterminèrent une fièvre très-fâcheuse ; enfin les convulsions cesferent comme les précédentes fois, quand la dent fut sortie, mais la malade demeura attaquée d'une phtisie pulmonaire, dont elle périt peu après.

DÉNUDATION, *Denudatio*, état où un os paroît à découvert. Cet accident est assez ordinaire dans les fractures compliquées avec plaies, dans les blessures de tête, &c. On croyoit assez généralement que tout os qui étoit à découvert, devoit nécessairement s'exfolier; cette opinion, qu'on a cru fausse, a cependant été confirmée par les expériences de M. Tenon, ainsi qu'on le verra à l'article Exfoliation. Elle a donné lieu à ce qu'on conservât, pendant un très-long tems à découvert, les os dans les plaies avec Dénudation, toujours dans l'expectative que la portion d'os dénudée alloit se séparer; mais des observations modernes ont fait voir que la Dénudation de l'os n'étoit point un obstacle à la réunion des plaies. L'expérience a appris que des lambeaux de chairs se sont recolés aussi aisément à la surface d'un os découvert, qu'avec les parties molles. Lorsqu'il n'est pas possible de recouvrir les os des parties dont ils ont été dépouillés par quelqu'accident, la guérison ne peut se faire que par une exfoliation de la lame extérieure de l'os; mais la lame qui s'exfolie est quelquefois si mince, que cette séparation est insensible; c'étoit pour l'empêcher, que Belloste avoit imaginé de trouer la surface des os découverts avec le trépan perforatif. On voit croître à travers ces trous, des bourgeons charnus qui paroissent recouvrir effectivement la surface de l'os, mais elle n'est pas conservée par ce moyen; l'exfoliation insensible s'en trouve seulement accélérée, parce que la résistance que la lame de l'os qui doit souffrir exfoliation, oppose à l'action des vaisseaux qui font effort pour la séparer, devient beaucoup moindre. La Dénudation de l'os est un accident qu'on voit quelquefois après les amputations des gros membres, où peu de muscles font adhérens dans toute l'étendue de l'os. Elle n'arrive jamais lorsque la résection des chairs a été bien faite, & que l'os a été scié bien exactement au niveau des chairs retractées. Mais lorsque l'os est saillant, les chairs qui le recouvrent se détruisent assez facilement par la suppuration, surtout dans les sujets mal constitués, ou par le desséchement, & alors l'os reste à découvert. La Dénudation commence toujours par l'extrémité de l'os saillant, & se borne ordinairement à une certaine étendue de cette extrémité, parce que les chairs qui sont vers la base de la portion d'os qu'excède la surface du moignon, fournissent des vaisseaux pour entretenir des mammelons charnus sur une grande portion de cette saillie. Le tems procureroit la chûte de la partie découverte, mais l'exfoliation qui s'en feroit, n'empêcheroit pas le moignon d'être conique par la saillie de l'os, ce qui est un bien grand inconvénient dans le traitement de la plaie après une amputation. *Voyez* les articles Saillie & Amputation. *Ancienne Encycloped.* (*M. Petit-Radel.*)

DÉPILATOIRES. On donne ce nom à certains remèdes caustiques, qui font tomber les poils de la peau. Il sont indiqués dans le cas où une partie est couverte de poils contre l'ordre de la nature. On se sert, dans cette intention, de chaux vive et d'orpiment, et pour cet effet on réduit ces substances en pâte avec du savon, en proportion plus ou moins forte.

DÉPLACEMENT. Nom générique qu'on donne à toutes les maladies occasionnées par un changement contre nature, dans la situation respective de certains organes. On distingue trois genres principaux de déplacemens, savoir, les Hernies, les Chutes & les Luxations.

DÉPOT, (de *deponere*). D'après la signification propre de ce mot, on devroit entendre par dépôt tout amas d'humeurs formé lentement dans quelque partie. L'usage a voulu qu'il fut limité aux collections de matières purulentes que la théorie a jugées se former dans la masse du sang, pour être déposées ensuite dans une partie quelconque; & l'on a cru pouvoir l'opposer à la dénomination d'abcès par laquelle on désigne des tumeurs formées par du pus produit dans la partie même où il se trouve, en conséquence d'une inflammation de cette même partie. Les Chirurgiens cependant ne sont pas toujours fidèles à cette distinction, puisqu'on les entend fréquemment parler de dépôts de lait, dénomination qui s'applique ordinairement à des engorgemens inflammatoires, survenus à la suite des couches, & suivis d'un épanchement de pus, ou de sérosité purulente. Nous n'entrerons ici dans aucune discussion sur la distinction à faire entre le dépôt & l'abcès; si l'on est fondé à les regarder en théorie sous différens points de vue, la Chirurgie pratique n'y met aucune différence. *Voyez* Abcès & Suppuration.

DÉPRESSION, θλάσις. *Depressio*, *introcessio cranii*. C'est ainsi qu'on appelle la rentrée des tables du crâne à l'endroit qui a été primitivement frappé, de même qu'on voit l'extérieur d'un pot d'étain être enfoncé après un coup porté avec une certaine violence. Il peut se faire que les os se dépriment ou s'enfoncent chez les enfans dont les os du crâne n'ont point encore acquis toute la solidité qu'ils auront par la suite; quoique cependant le rétablissement qui s'ensuit aussi-tôt, rende cette Dépression assez rare; mais souvent aussi l'on s'est mépris sur le véritable caractère de cette Dépression, en croyant qu'elle avoit lieu lorsqu'il n'y avoit qu'une simple affection des tégumens, sans aucun vice quelconque au crâne. Les Anciens, qui admettoient communément ce genre de Dépression, reconnoissoient aussi divers moyens d'y remédier; ils avoient recours à une ventouse sèche, qu'ils appliquoient sur le lieu déprimé, & qu'ils enlevoient avec une certaine force, quand elle avoit bien prise. Si ce moyen ne leur réussissoit point, ils avoient recours à un emplâtre très-tenace, au milieu duquel ils passoient une anse de fil pour tirer dessus avec une certaine violence; & si la Dépression persistoit à être toujours la même, ils recouroient au tire-fond dont l'effet le plus indubitable devoit être de l'augmenter. On peut voir, dans la Centurie première de Fabrice de Hildan, Observation V, ce qui concerne ces moyens & leur application. Passons à un autre genre de Dépression qui arrive plus communément; celui-ci est toujours accompagné de fracture. Les Grecs lui ont donné le nom d'Εγφλασις ou ενθλασις. Les pièces du crâne ne conservant plus leur niveau dans celle-ci, se portent souvent audedans, se glissent entre la dure-mère, & le crâne, & occasionnent des accidens relatifs à la compression; accidens qu'on est loin de rapporter à une pareille cause. L'enthlasis comprend sous lui l'ecpiesma, l'engisoma & le camarosis. Dans l'ecpiesma, il y a plusieurs fragmens qui se sont déplacés, & qui piquent & irritent les méninges & le cerveau: dans l'engisoma le bout détaché d'une pièce est tourné vers le cerveau & les membranes, pendant que l'autre tient encore au péricrâne; enfin, dans le camarosis la pièce fait voûte vers le cerveau, qu'elle comprime. Il est assez difficile de concevoir ce genre de Dépression, sans admettre une solution à la partie la plus saillante de la voûte. Job van Meckern dit cependant l'avoir observé une fois; mais c'étoit chez un enfant, où la chose est beaucoup plus facile à concevoir. Quoiqu'il en soit, certains Auteurs admettent encore une espèce de Dépression beaucoup plus difficile à comprendre, c'est celle où la table extérieure de l'os est enfoncée, sans que l'interne ait souffert le moindre changement. Scultet parle d'un pareil enfoncement qu'il a eu occasion d'observer chez une personne de trente ans, qui étoit tombée depuis quelques jours sur un escalier. Ce Praticien avoit déjà annoncé la nécessité du trépan dans le cas où la table interne auroit été fracturée; mais les accidens ne survenant point, & tout paroissant dans l'état le plus naturel du côté de la vie, on différa l'opération, & enfin le malade guérit sans elle. Nous renvoyons les procédés qu'on doit suivre dans les différens cas de Dépression que nous venons de décrire à l'article TRÉPAN. (*M. PETIT-RADEL.*)

DÉPURATIFS DE L'AIR. Ce sont les différens moyens que l'on emploie pour purifier l'air putride des hôpitaux, des prisons, des appartemens de malades, & des autres lieux renfermés, où l'on a lieu de craindre des exhalaisons dangereuses. Ces moyens consistent, 1.° à renouveller l'air, en ouvrant des fenêtres, des portes, des cheminées qui se correspondent, ou en faisant usage de ventilateur: 2.° à allumer des feux, ou de la poudre à canon: 3.° à faire des fumigations aromatiques; 4.° à faire évaporer du vinaigre, de l'acide muriatique; à introduire de l'air déphlogistiqué.

DESCENTE. *Voyez* HERNIE.

DESSICCATIFS. L'on donne ce nom aux topiques qui absorbent la trop grande humidité d'un ulcère, ou qui en donnant du ton aux parties, & en diminuant leur irritation, préviennent l'écoulement trop abondant du pus, ou de sérosité ichoreuse. L'on emploie comme Dessiccatifs, les plumaceaux secs, le bol d'Arménie, la pierre calaminaire, la tutie, les fleurs de zinc, la céruse, la litharge, le sucre de saturne, le camphre, l'encens, le mastic, l'eau de chaux, &c. *Voyez* ULCÈRE.

DÉTERSIFS. Nom que l'on donne aux topiques dont on se sert pour déterger ou pour nétoyer les ulcères. Ces remèdes sont indiqués dans les cas de plaies & d'ulcères sordides. L'intention est de faire séparer des chairs vives, les extrêmités à demi-mortifiées des vaisseaux qui constituent la surface de l'ulcère. On distingue les Détersifs en

AMERS, comme le chardon bénit, la petite centaurée, l'aristoloche, le trèfle d'eau, la gentiane.

BALSAMIQUES, comme la myrrhe, l'aloës, le baume de Copahu.

ACRES, comme l'iris, la racine d'arum, la sabine, la clématite, le verd de gris, l'onguent égyptiac.

DOUX, comme le miel, le sucre.

SALINS, comme le sel ammoniac, l'eau de chaux.

MERCURIELS, comme le mercure doux, le précipité rouge, la solution aqueuse de sublimé corrosif, l'eau phagédénique. *Voyez* ULCÈRE. *Pharmacologie chirurgicale de Plenck.*

DEVENTER, (Henri de) Flamand. Il fut Orfèvre dans sa jeunesse, & imagina plusieurs instrumens propres à corriger la défectuosité des membres. Il fit même plusieurs voyages en Danemarck, & fut récompensé de Christian V, pour plusieurs pièces de mécaniques qu'il lui présenta. Il pratiqua ensuite, comme Médecin gradué, à la Haye, & s'y adonna à la pratique des accouchemens. Il réussit beaucoup dans cette partie, & peut-être dut-il ses succès, aussi-bien aux Elèves qu'il forma, qu'à l'Ouvrage qu'il fit paroître sous ce titre: *Observationes Chirurgicæ novum lumen exhibentes obstetricibus, Leidæ*, 1701, *in*-4.° Cet Ouvrage est le résultat d'une pratique longue & réfléchie; car si l'on en croit ce que l'Auteur en dit dans sa Préface, ce n'est qu'après douze ans d'un travail continu, qu'il l'a fait paroître. On trouve quelques endroits où l'Auteur s'écarte de son sujet; ainsi, tout en décrivant le bassin, il parle des luxations des vertèbres, qu'il admet bonnement. « J'ai trouvé, dit Deventer, quelques personnes qui avoient les vertèbres de l'épine luxées, de manière que les extrémités inférieures étoient paralytiques, & sans aucun mouvement. A mesure que je rendois aux vertèbres leur situation naturelle, le mouvement des extrémités revenoit; & lorsqu'elles furent réduites, elles se tinrent debout & marchèrent, quoiqu'avec moins de forces qu'auparavant, la réduction n'ayant pu être si parfaite, qu'il ne restât quelque défaut dans l'articulation. » Deventer est un des Accoucheurs qui ait mieux parlé de la position respective de l'utérus, & qui ait touché la différence qui est dans la direction du vagin, comparée à celle de la matrice. Bruhier d'Ablaincour, Docteur-Régent de la Faculté de Médecine de Paris, est Editeur d'une traduction de Deventer; il y a ajouté une savante Préface, où l'on trouve quelques remarques sur les faits les plus intéressans. Haller parle d'un Ouvrage posthume, qui parut en Hollandois, à Leyde, en 1739. Il y traite de la carie, du spina-ventosa, & de quelques fractures, & fait des remarques sur plusieurs cas particuliers. (*M. Petit-Radel.*)

DIABOTANUM. Emplâtre auquel on a donné ce nom, à cause de la grande quantité de plantes qui entrent dans sa composition, conjointement avec différentes gommes-résines. On l'emploie comme résolutif, pour les loupes, pour les glandes engorgées & squirreuses, pour différentes autres espèces de tumeurs. Quoiqu'il soit encore en usage dans notre pays, les Etrangers l'ont retranché depuis long-tems de leurs pharmacopées; & il n'est pas douteux qu'on ne pût le remplacer utilement par quelqu'autre, dont la composition seroit beaucoup plus simple, tel que l'emplâtre de ciguë. *Voyez* Emplatre.

DIACHYLON SIMPLE. Emplâtre composé d'huile & de litharge. On l'emploie comme une application très-douce sur des parties excoriées, sur des plaies superficielles, &c. où il ne remplit d'autre objet, que de maintenir la souplesse & la chaleur dans les parties affectées, & de les garantir de l'air; ce qui est tout ce que l'on peut attendre d'aucun emplâtre en pareil cas. Le Diachylon simple, sert de base à d'autres emplâtres, & particulièrement au Diachylon gommé.

DIACHYLON GOMMÉ. C'est le Diachylon simple combiné avec une certaine proportion de résines ou gommes-résines. Cet emplâtre est d'un grand usage, & on l'emploie avec succès pour résoudre des tumeurs, ou pour les amener à suppuration; on s'en sert particulièrement pour fondre les duretés qui restent dans certains abcès, après une suppuration imparfaite.

DIACOPE. Διακοπη. *Incisio.* Tous les passages d'Hippocrate, où il est fait mention du Diacopé, indiquent que cet Auteur désignoit par lui une division réelle de quelques-unes de nos parties, & telle que celle que nous l'indiquons aujourd'hui sous le nom d'Incision. Galien est le premier qui ait détourné le sens de ce mot, & qui ait désigné par lui une solution du crâne, faite par un instrument tranchant, ce qui revient à la plaie des os des Modernes. Il a indifféremment employé le mot Eccopé, Diacopé, & Edra, pour indiquer cette affection. (*M. Petit-Radel.*)

DIAGNOSTICS. Διαγνωστικα σημεια. *Signa Diagnostica.* On désigne ainsi les phénomènes ou apparences xtraordinaires qui, paroissant dans l'organisme, eannoncent un dérangement quelconque dans l'ordre de ses fonctions. Les Diagnostics, dans la partie de l'Art de guérir, que nous traitons ici, sont d'une nécessité indispensable à tous ceux qui desirent mettre ses préceptes à exécution. Ils sont l'aimant qui dirige de la manière la plus certaine le navigateur au milieu d'une mer remplie d'écueils, &, comme l'observe Baglivi, *sicut juris peritis ex facto jus oritur, ità nobis à rectâ morbi cognitione universa curationum argumenta manifestantur ..... igitur si verum fateri decet prima basis curandorum (morborum) est recta eorumdem cognitio atque debitum unius ab alio discrimen.*

On peut dire qu'après Hippocrate, Celse est celui des Auteurs qui se soit le plus étendu sur les Diagnostics des maladies chirurgicales; tous les tableaux qu'il nous en a laissé sont calqués en maître, on y voit par-tout la touche d'un esprit observateur, qu'il devoit sans doute aux connoissances profondes qu'il avoit puisées de l'oracle de Cos. Ætius & Paul ont marché sur ses traces, & successivement tous ceux qui ont pris à sa source; en sorte qu'on peut dire que le Diagnostic de ce genre de maladies est aujourd'hui porté au plus haut point de certitude où il puisse parvenir. Mais est-il arrivé là où il le sera, ou pourra être par la suite? Telle certaine que soit la Chirurgie, dans ses différentes branches, tel rapport qu'on trouve entre une suite de phénomènes, & la cause qu'on présume la faire naître, & tel bien jugé que soit ce rapport par un esprit susceptible de combiner une chaîne d'idées, il est cependant nombre de côtés qui s'ouvrent encore à l'erreur, soit par rapport au siége des maladies, ou à leurs causes, soit relativement aux dégénérescences ou terminaisons par lesquelles elles passent du domaine de la Médecine dans celui de la Chirurgie. Un épanchement s'est-il formé à la suite d'un coup reçu à la tête, une affection carotique, la paralysie, la fièvre le délire, sont sans contredit des signes certains qui l'annoncent, quand ils paroissent long-tems après que le coup a été porté, & qu'ils se succèdent d'une manière assez régulière. Mais aussi, quand l'épanchement arrive, les effets de la commotion persistant encore, ces derniers se confondent avec ceux qui dérivent de la présence des matières épanchées, & de cette coalition naît une complication de phénomènes sur la cause desquels l'esprit reste de toute part incertain.

Les Auteurs ont établi un très-grand nombre de Diagnostics, & ils leur ont donné à chacun des noms différens; mais plusieurs sont, dans le fond, absolument les mêmes; tels sont les propres, les positifs, les univoques & pathognomiques qui annoncent si clairement le caractère d'une maladie, qu'il est impossible, quand on les a bien saisis, de ne point connoître sa nature. Ainsi, l'issue de l'urine, des matières stercorales ou chymeuses, dans une plaie du bas-ventre, indiquent que la vessie, les uretères ou les intestins sont lésés. Les exclusifs sont ceux qu'on déduit par l'analyse ou la réduction, & qui en faisant connoître qu'une maladie n'est point de telle ou telle espèce, donnent enfin à connoître celle à laquelle elle pourroit appartenir. Ainsi, supposant qu'un homme ait un hoquet avec un vomissement bilieux, ou de matières stercorales, s'il ne paroît à l'aine ou autre endroit du bas-ventre aucune tumeur, cette absence devient un signe exclusif, qui, rassurant sur la présence de la hernie, fait connoître que le vomissement pourroit provenir d'un volvulus ou de toute autre cause intérieure. Les rationels sont ceux qu'on déduit, par une suite de raisonnemens, des apparences extérieures relatives à la lésion des fonctions, l'organisation des parties affectées, la suppression des évacuations naturelles ou l'apparition de celles qui sont contre nature, & enfin de l'espèce de douleurs & des remèdes qui la soulagent. Les sensibles sont ceux qui s'offrent spontanément aux sens, & dont la perception est en quelque sorte forcée, tant ils sont évidens; tels sont l'érosion dans l'ulcère, l'hémorrhagie dans une plaie, la fluctuation dans une hydropisie par épanchement, &c. On ne peut compter sur la certitude du Diagnostic, qu'autant qu'on connoîtra d'avance la vraie nature des maladies, & qu'on en aura comparé réciproquement tous les symptômes. Nous renvoyons pour les détails, aux différens articles de cet Ouvrage. (*M. Petit-Radel.*)

DIAPALME. Emplâtre composé à-peu-près comme le Diachylon simple, avec l'addition d'un peu de cire & de vitriol blanc. On l'emploie comme détersif, dessiccatif & cicatrisant.

DIASTASE, διαστασις. ou διαστημα. *Subluxatio.* Les Auteurs, à commencer par Hippocrate, ne sont pas bien d'accord sur la signification de ces deux mots qu'ils emploient assez indifféremment; tantôt ils leur font signifier une séparation ou disjonction des os réunis par synathrose, & tantôt un simple écartement de ceux qui sont articulés par arthrodie. Souvent même ils s'en servent pour exprimer l'espèce d'épanouissement convulsif des doigts si ordinaires dans les affections spasmodiques. διαστασις χειρων. Aretée ne fait nulle difficulté de l'employer pour désigner tout état pléthorique des veines φλεβων διαστασις. Aujourd'hui ce terme n'est plus d'usage que pour désigner un mouvement forcé des os articulés par un ginglime latéral, & notamment celui du péroné & du cubitus à leur articulation inférieure ou la plus mobile, car on n'a point encore fait mention de Diastasis ailleurs.

J. L. Petit, dans son Traité des maladies des os, croit le Diastasis des os de l'avant-bras impossible, de quelque façon que l'avant-bras ou le poignet puisse se luxer; il prouve son sentiment par la structure des parties; il dit cependant que si des raisons ne démontrent point l'impossibilité absolue du Diastasis, dans ces articulations, elles autorisent au moins à juger qu'il doit être infiniment rare. En supposant, en effet, qu'un effort pût être tellement combiné qu'il tendît à fixer un des os, pendant qu'il écarteroit l'autre & le feroit sortir de sa place, il est certain qu'un pareil écartement ne sera jamais la suite d'une cause ordinaire, & qu'il suppose même l'assemblage de circonstances si singulières que J. L. Petit est bien fondé à le regarder comme impossible. Ce grand Praticien a cependant trouvé une espèce de Diastasis qui n'étoit pas l'effet immédiat d'une chûte ou d'un effort, mais bien causé par la relaxation des ligamens, à la suite des luxations du poignet. L'écartement n'avoit commencé à paroître que plusieurs jours après l'accident; on sentoit, dans l'intervalle, que les os laissoient entr'eux, un bruit de matières glaireuses qui dénotoit un amas de synovie. Les luxations du pied, en dedans ou en dehors, sont souvent accompagnées de Diastasis. L'écartement du péroné vient de l'alongement forcé des ligamens qui s'attachent au tibia, par l'effort que l'astragal a fait pour s'échapper sur les côtés. *Ancienne Encyclopédie.*

Il arrive quelquefois, dans les efforts propres à produire le Diastasis, que les ligamens du péroné offrant trop de résistance pour permettre le déplacement, le péroné se rompt à son articulation avec le pied. Ce cas, en général, est moins souvent accompagné d'accidens que celui où il y a simplement Diastase, vu que, dans ce dernier, le désordre s'étend toujours fort au loin, & quelquefois très-profondément dans l'article. Il est aisé de distinguer le Diastasis, quand on est appellé dans le moment même de l'accident, la plus grande mobilité des os, souvent même le changement de forme, survenu dans la partie, l'indique suffisamment. Il n'en est pas de même

même quelque tems après, l'engorgement qui survient alors fait qu'on le confond souvent avec l'entorse, & avec d'autant plus de raison que ce dernier accident complique souvent la maladie. En général, la première indication, qui s'offre dès le principe de la maladie, est la réduction des os dérangés; quand elle est faite, on prévient les accidens par un bandage convenable & les moyens généraux que les circonstances exigent. Si la maladie date de quelques jours, on prescrit les topiques que la nature des accidens présens indiquent, & l'on attend que le gonflement soit un peu dissipé pour faire la réduction des os qui ont été écartés. Comme ces topiques sont à-peu-près les mêmes que ceux qui conviennent aux entorses, nous renvoyons à cet article ce que nous aurions pu en dire ici. (*M. Petit-Radel.*)

DIÉRESE, de διαίρεσις. Division. Opération par laquelle on divise, ou sépare les parties dont l'union est contre l'ordre naturel, ou forme obstacle à la guérison. Cette opération se fait en coupant, en séparant, en piquant, en arrachant, par des instrumens convenables, ou en brûlant, par des cautères actuels ou potentiels. Ce mot Diérèse est générique & convient à toutes les opérations par lesquelles on divise la continuité des parties. *Extrait de l'ancienne Encyclopédie.*

DIFFORMITÉ. Mauvaise conformation de quelqu'organe ou de quelque partie du corps, soit de naissance, soit en conséquence de quelque accident ou de quelque maladie.

DIGESTIFS. Remèdes qui sollicitent l'écoulement du pus dans les plaies & dans les ulcères; ils amollissent & causent en même-tems une légère irritation. On met, dans cette classe, le baume d'Arcéus, la térébenthine dissoute dans le jaune d'œuf, le basilicum, les baumes naturels, dissous ou étendus avec du suif, le miel, &c. On recommande l'usage de ces topiques dans les cas de plaies par contusion, & d'autres, qu'il faut faire suppurer pour les guérir. Nous verrons, aux articles Plaie & Ulcere, ce qu'on doit penser de toutes ces sortes d'applications.

DIGESTION. Formation du pus dans une plaie ou dans une tumeur. *Voyez* Abcès.

DIGITALE, *Digitalis purpurea*, Lin. Les feuilles de cette plante, employées extérieurement, sont regardées comme résolutives, & ont été recommandées comme un excellent topique dans les cas d'ulcères scrophuleux.

DILATANS. *Dilatantia.* Substances poreuses, spongieuses, singulièrement susceptibles de se gonfler par l'humidité, & employées à raison de cette dernière propriété dans tous les cas où l'on a intention d'augmenter l'étendue de quelques orifices ou ouvertures pour remplir quelques indications chirurgicales. Les ulcères fistuleux avec carie, les maladies qui sont occasionnées par le retrécissement des conduits par où doivent s'écouler au-dehors les humeurs superflues; celles où il faut une pression limitée, & dont les effets ne s'étendent pas trop loin pour que leur guérison s'opère, sont spécialement celles où les Dilatans conviennent le plus. Mais si ces remèdes sont nécessaires, envisagés sous ce point, ils sont aussi souvent très-nuisibles, quand on n'est point scrupuleux sur les circonstances qui les exigent, ils nuisent par leur compression aux granulations charnues qui cherchent à se développer, & qui sont les précurseurs d'une bonne cicatrice. Ils enflamment les bords de l'ulcère avec lesquels ils sont en contact, & empêchent le pus de s'écouler tranquillement au-dehors, le forcent à fuir de côté & d'autre, & à former des clapiers; &, selon qu'ils agissent plus ou moins sur quelque tronc de vaisseaux lymphatiques voisins, ils donnent souvent lieu à un gonflement considérable du membre ou des environs. Cependant la plupart de ces effets, tels fâcheux qu'ils soient en apparence, sont souvent nécessaires, & entrent même dans les vues du Chirurgien comme moyen de guérison. La suppuration, qui en est la suite, amollit & fond les callosités d'un sinus, tourne en liquéfaction les mauvaises chairs qui en font les parois, macère & ronge celles qui empêchoient une exfoliation nécessaire, & ouvre une voie aux injections déterfives, ou aux instrumens destinés à saisir un corps étranger, ou une esquille dont la présence occasionnoit des accidens. La pusillanimité des malades a fait étendre beaucoup plus loin l'usage des Dilatans; & en cela les Chirurgiens sont tombés dans des erreurs impardonnables, d'où s'en sont suivis de bien grands maux. Il ne faut que saisir les divers effets qui peuvent résulter de l'emploi de ces substances dans les différentes régions du corps dont on connoît déjà la structure, pour en bien apprécier la nature. Mais, comme ici il s'agit moins de détails que de généralités, nous remettons à en parler en traitant des différens cas qui exigent les Dilatans. La charpie sèche, l'éponge préparée, les cordes faites de substances animales, destinées aux instrumens de musique, les racines poreuses de certaines plantes, telle que la gentiane, sont les substances dilatantes que l'on emploie le plus volontiers. Il convient, avant de les appliquer, de les tailler du volume & de la longueur que l'on présume nécessaire; & si l'ouverture qui doit les admettre est trop petite, il faut l'agrandir un peu, ce qui est très-aisé avec la pointe d'un bistouri bien afilée. On les laisse suffisamment jusqu'à ce qu'ils aient rempli le but qu'on se proposoit; & l'on y revient une seconde fois, & même davantage, s'il est nécessaire. (*M. Petit-Radel.*)

DILATATION, de *dilatare.* C'est proprement l'effet qui résulte de l'emploi des Dilatans. On confond assez souvent la Dilatation avec l'incision que la nature d'une plaie nécessite; même encore aujourd'hui qu'il y a tant de Dictionnaires où l'on peut puiser la véritable signification des termes. Ainsi, l'on dit, dans le langage familier, qu'on a dilaté une plaie ou un ulcere, quand on en a aggrandi l'ouverture à l'aide du bistouri, ou qu'on a incisé l'orifice d'un sinus; mais c'est par un abus du terme dans lequel ne tombent que trop souvent ceux qui se mêlent d'écrire sans connoître les racines des mots dont ils se servent, défaut si commun dans les Auteurs de Chirurgie qui ont paru en notre langue, & auquel les bonnes Humanités peuvent seules remédier. On doit entendre précisément par Dilatation, dit M. Louis, qui s'est fort récrié contre cet abus, l'écartement des lèvres d'une plaie ou d'un orifice qui se fait sans instrument tranchant. C'est ainsi qu'on dilate la plaie qu'on a faite par l'opération de la taille, en écartant les branches de la tenette. On dilate également une plaie avec de la charpie sèche, & l'on en ferme ainsi l'ouverture, pour que le pus, ne trouvant aucune issue, puisse prononcer ou faire éminence à la partie opposée, où l'on se propose de faire une contre-ouverture. (*M. Petit-Radel.*)

DILATATOIRES. *Dilatatoria.* Instrumens dont les Lithotomistes se servoient au commencement de ce siècle dans l'opération de la taille au haut appareil, & chez les femmes en quelques circonstances. La coutume d'ouvrir le bulbe de l'urètre, l'impossibilité qu'il y avoit à prolonger par en bas l'incision sans blesser le rectum, devoient nécessairement faire recourir alors aux Dilatatoires beaucoup plus fréquemment qu'actuellement, sur-tout lorsque la pierre étoit un peu volumineuse, ou qu'elle se présentoit mal pour sortir. Alors, au moyen de ces instrumens dont on écartoit les branches, lorsqu'on les avoit introduit dans le trajet de la plaie, on agrandissoit toute son étendue, mais d'une manière le plus souvent forcée, d'où s'ensuivoient toujours des accidens, ainsi que nous le verrons en traitant de la Taille. Les premiers Dilatatoires, qu'on a imaginés, étoient composés de deux branches, unies par un tenon fait en forme de charnières, à-peu-près vers leur milieu, ainsi qu'on le peut voir dans les Planches relatives à la taille. Quelques Opérateurs, voyant la manière inégale dont s'opère la dilatation avec cet instrument, lui ont substitué le Dilatatoire à branches brisées, dont on trouve le modèle dans Dionis, Tolet & dans les Planches de cet Ouvrage qui ont rapport à la taille. On n'a point tardé à s'appercevoir que tous ces instrumens ne pouvoient remédier aux inconvéniens qui résultoient de la manière dont on faisoit la première incision; aussi, du moment qu'on l'a latéralisé, a-t-on rejeté les Dilatatoires; & quand il y avoit nécessité de dilater, on se contentoit de produire cet effet, en écartant plus ou moins les branches extérieures de la tenette, du moment qu'on s'apperçoit de la difficulté de charger la pierre. Puis l'on en est venu à l'usage du gorgeret, qui, en même-tems qu'il servoit à l'introduction des tenettes, contribuoit aussi à la dilatation de la plaie, par la pression qu'on faisoit sur son angle inférieur. M. Le Blanc a disposé le gorgeret dont nous parlons, pour en faire un instrument Dilatatoire, composé de deux branches mobiles, qui peuvent s'écarter l'une de l'autre, & par-là acquérir plus de surface, il l'a adapté à l'opération de la hernie pour agrandir l'anneau, & ainsi faciliter la rentrée d'une hernie, sans en venir à l'incision de cette ouverture, on introduit par l'anneau le bouton olivaire qui le termine: lorsqu'on lui a ouvert un passage suffisant entre les parties étranglées & le rebord de l'anneau, on commence alors à faire agir les deux pièces pour faire la dilatation.

On appelle encore Dilatatoires les espèces de speculum ou dioptre, dont les pièces rassemblées vers l'axe, peuvent s'en écarter de manière à former un cylindre d'un plus grand diamètre; tels sont ceux qu'on porte dans l'anus, dans la matrice ou le vagin, après les avoir préliminairement enduit d'huile pour qu'ils glissent plus aisément. En général, ces instrumens étoient plus en usage chez les Anciens qu'ils ne le sont aujourd'hui parmi nous; on les a, pour ainsi dire, entièrement abandonnés, tant à cause de leur volume, que de leur insuffisance & cherté. On s'en tient au doigt, qui, pour le Chirurgien instruit, est le meilleur speculum qu'on puisse connoître; car quelle notion pourroit ici fournir la vue, elle qui trompe si souvent dans les maladies qui ont lieu au-dehors? Le doigt sera toujours le meilleur juge pour un homme expérimenté, & conséquemment aussi le meilleur speculum dans tous les cas où on le pourra porter sur le siège de la maladie. On a également imaginé des Dilatatoires pour les maladies dont la bouche, le canal auditif, les narines peuvent être affectés. *Voyez* ce que nous avons dit de chacun de ces différens articles. (*Petit-Radel.*)

DIONIS, (Pierre) naquit à Paris, où il acquit une très-grande réputation. Il fut appellé en 1673, à la place de Démonstrateur Royal d'Anatomie & de Chirurgie du Jardin du Roi; il en remplit les fonctions jusqu'en 1680, qu'il fut nommé Chirurgien de Marie-Thérèse d'Autriche, Reine de France. Il a été successivement Chirurgien de Marie-Anne-Victoire de Bavière, & de Marie-Adélaïde de Savoie, Dauphine; & en dernier, premier Chirurgien des Enfans de France. Il mourut, dit M. Portal, le 11 Décembre 1718, & fut enterré à Paris, dans l'Eglise de Saint-Roch. Le premier Ouvrage que Dionis ait donné, est son Anatomie de l'Homme, qui a eu beaucoup d'éditions, tant à Paris qu'à Genève & à Londres; il a même été traduit en Chinois, & en vérité, il n'en méritoit guère la peine. Ce n'est que long-tems après que parut le suivant, intitulé : *Cours d'Opérations de Chirurgie, démontrées au Jardin du Roi*, qui, également, a eu beaucoup d'éditions & de traductions. C'est, dit Haller, en parlant de cet Ouvrage, dans sa Bibliothèque chirurgicale, *senis opus rotundi & sinceri hominis, non quidem inventoris, sani tamen judicii viri.* Il y entre dans tous les détails relatifs aux différentes branches de l'Art, avec beaucoup d'ordre; il y fait beaucoup de réflexions judicieuses, tant sur le caractère des maladies, que sur le manuel des opérations qu'elles exigent; on y trouve cependant de tems à autres, quelques sorties sur les Médecins, qui ne sont point à sa louange, & qu'on ne devroit jamais se permettre dans un Ouvrage didactique, où le ressentiment & autres passions ne devroient jamais se trouver. Il y réprime & tance les audacieuses entreprises des Charlatans & Empyriques, qui se chargent de tous les malades, & ne voient dans leurs maladies, qu'un fond qui doit leur rapporter. L'histoire de chaque opération est accompagnée d'une planche, où se trouve rangé par ordre, non-seulement les instrumens destinés à la faire, mais encore les pièces d'appareils propres aux pansemens. Cette manière de fixer l'attention par tous les moyens connus, est d'une appréciation dont on ne peut se faire idée, lorsqu'il s'agit d'instruire des personnes qui n'ont, & ne peuvent avoir l'éducation nécessaire, pour étudier une science aussi compliquée que la Chirurgie. L'Ouvrage de Dionis sur les accouchemens, est celui qui lui a fait le moins d'honneur. Il a beaucoup pris de Mauriceau, son parent, qu'il ménage fort peu; il dit, dans sa Préface, qu'il ne feroit point de figures, comme lui, pour représenter les différentes positions de l'enfant dans la matrice, par la raison qu'on ne peut voir ce qui se passe en-dedans. Les observations qui lui sont propres, & qui sont en petit nombre, n'éclairent en rien le manuel des accouchemens; aussi n'a-t-il jamais passé comme un grand Accoucheur. Le style de Dionis est quelquefois élevé, & d'autres fois fort bas & même badin; il est méchant envers ses Confrères, il s'extasie sur ses succès & ses liaisons avec les Grands, il va même jusqu'à rapporter scrupuleusement les conversations indifférentes qu'il a eu avec eux sur les moindres objets; ce qui fait voir qu'il étoit un grand Courtisan. (*M. Petit-Radel.*)

DIOPTRE. Διοπθρα. Instrument propre à la vulve, le vagin ou l'anus, pour mettre à découvert les maladies qui pourroient siéger dans ces parties. *Voyez* l'article SPECULUM.

DIORTHOSE, de Διορθόω, je corrige. Rétablissement des parties dans leur état naturel.

DISCRIMEN. Bandage de tête dont on se sert dans la saignée du front. Ce nom, qui signifie division ou séparation, lui vient de ce que la bande dans son application, semble partager la tête en deux hémisphères, suivant le trajet de la suture sagittale.

DISCUSSIFS ou RÉSOLUTIFS. Remèdes réputés propres à atténuer, dissoudre & dissiper les humeurs. On les distingue, quant à leurs usages chirurgicaux, en Discussifs des tumeurs froides, & en Discussifs des tumeurs inflammatoires. La pratique ancienne a beaucoup multiplié ce genre de remèdes, & les Pharmacopées modernes en conservent encore un trop grand nombre. On en peut juger par la liste suivante, des Discussifs de la première espèce qui se trouve dans la Pharmacologie chirurgicale de M. Plenck.

Ces remèdes, dit-il, sont indiqués dans les cas de tumeurs dures, enkystées, aqueuses. Ils sont,

1.° Amers, comme l'absynthe, le marrube, le trèfle d'eau, la petite centaurée, la germandrée, l'ive musquée, le chardon bénit.

2.° Aromatiques, comme la menthe, la mélisse, la sauge, le romarin, la rue, l'arnique, la camomille, les fleurs de sureau, le mélilot, la bétoine, la lavande, l'hyssope.

3.° Légèrement amers, comme l'alliaire, le scordium, la millefeuille, l'aurone, le houblon, le quinquina, la matricaire, l'aristoloche.

4.° Savoneux, comme le savon de Venise, le savon de Starkey, la saponaire.

5.° Empyreumatiques, comme l'huile de tartre fétide, l'huile des Philosophes, la suie, l'huile animale de Dippel.

6.° Gommo-résineux, comme la gomme ammoniaque, l'assa-fœtida, l'opopanax, le bdellium, le galbanum, le camphre, l'aloès.

7.° Mercuriels, comme la solution aqueuse de sublimé, l'onguent gris, l'emplâtre mercuriel, celui de grenouilles avec le mercure.

8.° Acres, comme la teinture & l'emplâtre de cantharides, la couleuvrée ou bryone.

9.° Aériens, comme l'air fixe, l'air inflammable.

10.° Narcotiques, comme l'opium, le saffran, la mandragore, la belladone, la ciguë, le tabac.

11.° Aqueux, comme la vapeur de l'eau chaude, les douches froides, les bains de vapeurs.

12.° Acides, comme le vinaigre.

13.° Alkalins, comme le sel de tartre ou de soude, l'esprit de sel ammoniac très-étendu, l'onguent volatil.

14.° Salins, comme l'esprit de Mindererus, le sel ammoniac, le nitre, le borax.

15.° Sulphureux, comme le soufre, l'huile de pétrole, les thermes sulphureux, le foie d'antimoine.

Tous ces médicamens ne peuvent pas être considérés comme possédant également la propriété résolutive. Nous parlerons des principaux, à leurs articles respectifs.

Pour les Discussifs des tumeurs inflammatoires, nous renvoyons à l'article ANTIPHLOGISTIQUE.

DISLOCATION, *Luxatio*. C'est un terme qui nous a été transmis dans le tems où notre Langue étoit encore dans la barbarie, & dont on ne trouve aucune racine dans la Latine. Il désigne ce que nous appellons proprement aujourd'hui une luxation ou déboitement. Il seroit à souhaiter que ces termes insignifians tombassent tellement, qu'on ne les retrouvât plus dans les Lexiques; mais comme le langage du peuple sera encore distinct de celui des Lettrés, pendant une longue suite d'années, nous plaçons ici ce terme, en recommandant bien de ne point l'employer. (*M. Petit-Radel.*)

DISTICHIASIS. de Διστιχίασις. *Ordo duplex*. Gorthée, Heister & Saint-Yves s'accordent à donner ce nom à une affection des paupières, dans laquelle une double rangée de cils garnit chacun des tarses, & se portant au-dedans, irritent l'œil, & y entretiennent une inflammation. Les larmes coulent toujours alors avec plus d'abondance, & par leur acrimonie augmentent encore les accidens. Les Auteurs parlent de cette affection comme étant assez fréquente; je n'ai point eu occasion de la voir; mais j'ai quelquefois observé un certain nombre de cils dans les ulcérations des paupières, se porter en dedans & fatiguer beaucoup l'œil qui étoit déjà très-enflammé. Cet accident ne peut ni ne doit constituer le vrai Distichiasis. Quoi qu'il en soit, tous conseillent d'arracher les cils qui sont ainsi hors de la direction ordinaire, en les tirant à différentes reprises, successivement les uns après les autres, en mettant plusieurs jours d'intervalle entre chacune de ces petites opérations; & pour que l'on soit sûr d'en détruire jusqu'à la racine, & qu'il n'en revienne point d'autres, ils conseillent de toucher le lieu d'où ils naissent avec la pierre infernale, en faisant attention à ce que l'effet de celle-ci ne se porte point sur l'œil. Quelques-uns vont même jusqu'à conseiller d'emporter le bord de chaque paupière avec l'instrument tranchant; méthode cruelle qu'heureusement on est rarement dans le cas de mettre en pratique. *Voyez*, pour de plus grands détails, l'article TRICHIASIS. (*M. Petit-Radel.*)

DISTORSION. Toutes les parties osseuses du corps peuvent être courbées & tordues de différentes manières, & par différentes causes. Tantôt ces dérangemens tiennent à un état dépravé de la substance même des os; tantôt ils sont occasionnés par une contraction long-tems continuée, & contre nature, des fibres musculaires; tantôt ils dépendent de ces deux causes réunies. Dans quelques sujets la Distorsion paroît être l'effet d'un vice de conformation; chez le plus grand nombre, elle se manifeste dans l'enfance; chez quelques autres, elle résulte d'accidens ou de maladies survenues dans un âge plus avancé.

Pendant les premières années de la vie, les os ont un certain degré de souplesse & de flexibilité, & sont en conséquence facilement affectés par les diverses postures du corps; c'est ainsi que les os des jambes sont sujets à se courber lorsqu'on fait marcher les enfans trop de bonne heure. Quelques maladies, & particulièrement le rachitis, ont l'effet de rammollir les os au point qu'ils cèdent avec beaucoup trop de facilité à l'action des muscles, & aux diverses sortes de pressions occasionnées par les différentes postures du corps. Une cause fréquente de Distorsion, est cette espèce de contraction des muscles fléchisseurs du coude & du genou, qu'on observe ordinairement à la suite de l'inflammation de ces jointures, & sur-tout dans les cas de tumeurs blanches, maladie à laquelle ces deux articulations sont particulièrement sujettes. Comme le malade souffre moins lorsque les muscles sont relâchés, il est toujours porté à tenir le membre dans un état de flexion; &, s'il demeure long-tems dans cette position, il en résulte presque toujours une telle contraction des tendons fléchisseurs que la partie inférieure du membre se trouve former un angle avec la partie supérieure; c'est ce qu'on voit tous les jours chez des personnes qui sont totalement privées de l'usage d'une jambe par cette cause. Les Auteurs ont donné à cette maladie le nom de contracture, ou d'anchylose fausse. *Voyez* ANCHYLOSE.

Comme c'est une opinion assez généralement répandue parmi les Praticiens, qu'il y a peu de secours à attendre de tous les moyens qu'on a recommandés pour redresser les membres contrefaits, ils tentent rarement ces sortes de guérisons, qu'on abandonne pour l'ordinaire à des Charlatans nommés Rhabilleurs. C'est cependant en quoi ils ont tort; car, par des soins bien entendus, & suivis avec patience, on viendroit souvent à bout de redresser des membres qui, à la première vue, paroissent tellement affectés qu'il semble impossible d'y produire aucun changement. M. Bell nous assure qu'il a réussi, non-seulement à améliorer l'état de personnes ainsi incommodées, mais quelquefois à les guérir complettement, quoique leur mal fût déjà ancien, & qu'on les eût jugées incurables. Il n'y a rien à faire sans doute dans le cas d'une anchylose complette, si ce n'est d'amputer le membre affecté, comme on l'a quelquefois jugé nécessaire, ou d'enlever les extrémités des os qui forment la jointure, suivant le procédé de M. Park, que nous avons décrit à l'article AMPUTATION. Mais il n'en est pas de même quand la roideur d'une jointure dépend de la contraction des muscles & des tendons qui servent à la mouvoir, ou quand les os se sont courbés dans l'enfance par quelque maladie, ou par une autre cause.

On se sert avec avantage dans les cas de contractures d'applications émollientes, telles que des huiles & d'autres corps gras dont on frotte les parties qu'on veut relâcher. On doit continuer ces frictions long-tems, demi-heure au moins chaque fois, & les répéter plusieurs fois par jour; il faut aussi, pendant les intervalles, tenir le membre enveloppé dans de flanelles imbibées de ces mêmes substances. Il faut, après s'en être servi un certain tems, faire quelques tentatives pour étendre la jointure, sans cependant y employer trop de force; on peut se servir pour cet effet de quelque machine propre à la maintenir dans cette extension. On verra dans les planches la figure d'une machine propre à remplir ce but. Il est bon cependant de faire observer que l'on ne doit pas procéder trop rapidement en faisant cette extension, de peur de faire du mal en excitant de la douleur & de l'inflammation, ce qui n'arrivera point si l'on procède lentement & avec circonspection; il vaut mieux consacrer plus de tems au traitement, que de risquer de le manquer en augmentant le mal.

Quelquefois la contraction n'est autre chose que l'effet d'un spasme permanent des muscles fléchisseurs; mais alors elle est accompagnée de plus ou moins de douleur, sur-tout lorsqu'on fait des tentatives pour redresser la jointure. Nous avons vu un cas de cette nature chez une jeune personne qui, à la suite d'une saignée, éprouva une contraction des muscles fléchisseurs des doigts, avec impossibilité absolue de s'en servir, & des douleurs très-vives lorsqu'on essayoit de les redresser. Cette incommodité ne céda qu'au bout de six semaines aux applications émollientes de toute espèce dont on fit usage pour la combattre. L'année suivante, la piquure de sa saignée s'étant un peu enflammée, sans qu'on pût en assigner la cause, les mêmes accidens se renouvellèrent, & les doigts demeurèrent complettement fermés pendant deux mois; on employa, sans aucun succès, les moyens qui avoient paru réussir, la première fois; enfin l'on tenta de soumettre les parties affectées à des chocs électriques. Ce moyen peu-à-peu relâcha les muscles, & l'on parvint en les répétant fréquemment, pendant quinze jours, à faire cesser tout-à-fait la contraction. On lit dans le 5e vol. des *Medical commentaries*, un cas de la même nature, où les doigts d'une main, après avoir été fermés & rendus complettement inutiles pendant dix mois, reprirent leur mouvement & leur jeu à la suite d'un choc électrique très-fort, appliqué le long de l'avant-bras.

Lorsque la Distorsion d'un membre tient à la courbure de l'os, si le mal n'est pas ancien, & sur-tout s'il se manifeste dans l'enfance, on peut souvent le redresser au moyen d'une pression constamment appliquée sur le côté convexe, & augmentée graduellement jusqu'à ce qu'il ait repris sa forme naturelle.

Cette espèce de difformité se rencontre fréquemment chez les rachitiques; mais on l'observe aussi chez des enfans nouveaux-nés, soit qu'elle tienne à un vice de conformation, soit qu'elle dépende de quelque singularité de la position de l'enfant dans le ventre de sa mère. Elle a lieu le plus souvent dans les jambes, & alors la courbure affecte aussi les pieds & les chevilles. Comme, en pareil cas, c'est la Distorsion du pied qui paroît le plus, on a toujours été porté à regarder cette difformité comme tenant à un vice de conformation de la cheville, & les moyens qu'on a proposés pour y remédier, ont été dirigés d'après cette vue; cependant, si l'on y fait attention, l'on verra qu'elle tient originairement à la courbure des os de la jambe. Lorsque ces os sont courbés en dehors, les orteils sont tournés en dedans, & le côté du pied l'est en bas; on voit même quelquefois la plante du pied tournée presque entièrement en haut, tandis que le dessus du pied repose sur la terre, lorsque la courbure des os est très-considérable. Si au contraire leur courbure est en-dedans, les orteils & la plante du pied se tournent en-dehors & en-dessus. Il paroît que c'est la courbure particulière de la jambe, qui détermine l'espèce de Distorsion qui affecte le pied & sa jointure; par conséquent, il ne faut pas perdre cette cause de vue, car si l'on parvient à redresser les os, le pied reprendra peu-à-peu sa situation naturelle; tandis qu'on ne fera que de vains efforts pour la rétablir, si l'on n'a d'autre but que de redresser la jointure.

Le meilleur & le plus sûr moyen de redresser les os de la jambe, lorsqu'ils sont courbés, c'est de placer une barre, ou forte éclisse de fer sur le côté concave de la courbure, de manière qu'une de ses extrémités fixée dans le soulier, s'appuie contre le pied, & l'autre contre le condyle correspondant du fémur. Ensuite, au moyen d'une ou deux larges courroies, qui embrassent la jambe & l'éclisse, on est le maître de faire une compression telle qu'on la juge convenable sur le côté convexe, & de la mesurer à volonté en serrant un peu la ligature de tems en tems. Il faut que les extrémités de l'éclisse soient bien garnies & recouvertes de peau, afin de ne point blesser les parties.

Lorsque la position du pied est extrêmement altérée, on est obligé d'ajouter à l'appareil que nous venons de décrire une espèce de forme, ou de chassis en fer, sur lequel on fixe le soulier, afin de rapprocher le pied autant qu'il est possible de la position qu'il doit avoir naturellement. *Voyez* les planches.

L'épine du dos, ainsi que les membres, peut se déranger & se contourner de différentes manières, en dedans, en dehors ou latéralement; quelquefois on trouve toutes ces différentes courbures dans le même sujet. Les mêmes causes qui occasionnent la Distorsion des membres, produisent aussi celle de l'épine. *Voyez* BOSSE & GIBBOSITÉ.

DIVISIF. Bandage dont on se sert dans les grandes brûlures de la gorge, de dessous le menton, & de la partie supérieure de la poitrine. Il se fait avec une bande longue de quatre aunes, large de trois doigts, roulée à deux chefs égaux. On l'applique d'abord par le milieu sur le front, & autour de la tête, l'attachant au bonnet avec des épingles. On la croise à la nuque en changeant les globes de main; on descend par-dessous chaque aisselle, pour revenir pardevant remonter sur chaque épaule, aller parderrière croiser entre les omoplates, repasser sous les aisselles & terminer par des circulaires autour du corps.

Ce bandage fait tenir la tête droite, & empêche que le menton ne contracte adhérence avec le cou comme on l'a vu arriver, lorsqu'on a manqué d'attention dans les pansemens des brûlures de cette partie. Ce bandage qui est divisif de la partie antérieure de la gorge, est unissant pour les plaies transversales de la partie postérieure. *Voyez les planches.*

Dans tous les cas où il faut diviser les lèvres, ou les parois des plaies & des ulcères, les Chirurgiens doivent imaginer des bandages appropriés à la partie pour remplir cette indication. *Extrait de l'ancienne Encyclopédie.*

DIVISION. Solution de continuité, ou destruction de quelque partie solide. On en distingue trois genres suivant la nature des parties, & les autres circonstances qui accompagnent cette classe d'affections, savoir; les PLAIES, LES FRACTURES ET LES ULCERES.

On donne aussi le nom de division, ou d'exérèse, à la séparation des parties qui a lieu dans les opérations Chirurgicales.

DOIGTS. Les doigts sont sujets à une inflammation plus ou moins douloureuse, qui se termine ordinairement par un abcès, & qui est connue sous le nom de PANARIS. *Voyez* ce mot.

Les os, ou phalanges des doigts peuvent, ainsi que les autres os du corps, être luxés ou fracturés. Leurs luxations cependant ne sont pas, à beaucoup près, aussi fréquentes que celles des grandes articulations; & lorsqu'elles arrivent, elles sont si évidentes que l'on ne peut pas s'y méprendre.

Lorsque la première phalange d'un doigt est sortie de son articulation avec l'os correspondant du métacarpe, on réduit aisément cette luxation en tirant le doigt disloqué, pendant qu'un aide retient la main. Pour cet effet, on saisit la phalange luxée seulement, pour ne pas s'exposer au danger de nuire aux articulations des autres phalanges. Mais, avant de tirer le doigt longitudinalement, il faut toujours avoir soin de relever la phalange déplacée de dessus l'os avec lequel elle doit s'articuler, de peur que ces os, toujours plus gros à leurs extrémités qu'au milieu, ne demeurent accrochés latéralement, & qu'il n'en résulte un obstacle au rétablissement de leur articulation.

Les os des doigts sont aussi sujets à être fracturés; mais, lorsque ces fractures sont traitées convenablement, elles se réunissent fort bien, & le doigt n'en éprouve ensuite aucun dommage. Il faut, après avoir remis les parties en place, mettre le doigt dans une petite éclisse faite de carton, que l'on commence par ramollir dans l'eau pour qu'elle s'adapte exactement à la forme du doigt; on l'entoure ensuite d'une petite bande. Et, pour mettre les parties à l'abri de tout dérangement, on place dessous la main une autre éclisse de carton fort, ou de bois très-mince & garni de peau, sur laquelle on étend les doigts; on enveloppe ensuite le tout de quelques tours de bande, pour que les doigts ni la main ne puissent faire aucun mouvement.

Pour conserver, dans son entier, le jeu des articulations des doigts, on ôtera les bandes & les éclisses au bout de dix ou douze jours; on fléchira & l'on étendra plusieurs fois alternativement toutes les jointures, & l'on replacera tout l'appareil. Tous les jours on fera la même chose, en usant cependant de beaucoup de prudence; &, au bout de trois semaines, on pourra se dispenser de remettre aucun bandage. Les doigts, moyennant ces précautions, auront conservé tout leur mouvement, à moins qu'il n'y ait eu plusieurs os rompus, & tellement endommagés qu'il ait été impossible d'en fléchir les jointures.

Ce que nous avons dit des doigts s'applique également aux orteils.

Quant à l'amputation de ces parties. *Voyez* l'article AMPUTATION.

DOLOIRE, Bandage en Doloire. C'est celui que l'on fait au moyen d'une bande autour d'un membre, de manière qu'un tour succédant à un autre, le laisse en partie à découvert en formant une sorte de spirale.

DOUCHE. *Voyez* BAIN.

DOULEUR. De tous les inconvéniens que peuvent avoir les opérations chirurgicales, la Douleur est celui que l'on redoute le plus. Les travaux & les recherches des Chirurgiens modernes ont certainement contribué à les rendre, pour la plupart, beaucoup plus supportables qu'elles ne l'étoient autrefois; mais la division & l'extension des parties sensibles, inséparables de toute opération, sont toujours extrêmement douloureuses, quelle que soit la délicatesse & la légèreté de la main qui les exécute. On a depuis long-tems essayé de donner des narcotiques au malade prêt à subir une opération; mais quoique l'on ait trouvé cette méthode très-utile pour procurer du calme après qu'elle étoit achevée, jamais l'opium n'a paru diminuer en rien les souffrances qu'elle occasionnoit pendant l'exécution.

Nous devons à M. Moore, Chirurgien de Londres (1), des recherches intéressantes sur les moyens de diminuer la douleur dans les opérations; & une découverte, qui, si elle n'est pas d'une utilité aussi générale que l'Auteur s'en est flatté, mérite cependant l'attention des Chirurgiens, & peut, dans bien des cas, être d'un grand secours. Réfléchissant sur une sensation qu'il avoit souvent éprouvée, & qui est connue de tout le monde, celle d'un engourdissement plus ou moins grand dans la jambe & dans la cuisse, après avoir été, pendant un certain tems, dans une posture propre à comprimer le nerf sciatique, il voulut savoir jusqu'à quel point la simple compression pourroit porter cet engourdissement; &, au moyen d'un bandage convenable, il comprima d'un côté le nerf sciatique, & de l'autre, le nerf crural & l'obturateur. Il fut bien surpris d'abord, de ce qu'exerçant sur ces nerfs une compression plus forte que celle qui peut résulter d'une posture quelconque, il n'éprouvoit aucun engourdissement; mais il découvrit ensuite que, pour obtenir cet effet, il falloit avoir continué la compression pendant un certain tems, & qu'au bout de demi-heure, le membre étoit insensible dans presque toute son étendue, au point qu'il pouvoit le piquer & irriter la peau de toutes manières, sans en éprouver la plus légère Douleur.

M. Moore comprit dès-lors l'avantage qu'il pouvoit tirer de cette expérience pour diminuer la Douleur des opérations qui se font sur les extrémités inférieures, & notamment des amputations. Mais il se présentoit une objection, tendante à jetter des doutes sur la convenance qu'il pouvoit y avoir à continuer la compression nécessaire, assez long-tems pour en tirer ce parti. L'on ne peut comprimer les nerfs à la partie antérieure de la cuisse, sans comprimer en même-tems l'artère & la veine crurale, & empêcher par conséquent la circulation dans tout le membre. De plus, le sang artériel passant dans les veines, celles-ci se gonflent au point qu'il y a lieu de craindre qu'il ne se fasse quelque rupture. Cependant, M. Moore imagina un instrument, (qu'on verra dans les planches) au moyen duquel il pût comprimer le nerf & l'artère crurale, sans être obligé de comprimer tout-à-fait la veine, qui se trouve placée un peu plus intérieurement; il suffit, en l'employant, d'exercer la pression sur le nerf, à l'endroit où se fait sentir la pulsation de l'artère crurale, sans la porter en-dedans de la cuisse, plus qu'il n'est exactement nécessaire. Son instrument consiste en une barre de fer, courbée de manière à pouvoir embrasser la cuisse, à l'une des extrémités de laquelle est une pelotte garnie de peau, qui doit s'appliquer sur le nerf sciatique. L'autre extrémité est percée, pour donner passage à une vis terminée par une plaque ovale, recouverte aussi de peau, & destinée à comprimer le nerf crural. Pour trouver le point où il est le plus facile de comprimer le nerf sciatique, on prend la ligne droite entre la tubérosité de l'ischium & le grand trochanter; & à la distance à-peu-près d'un pouce au-dessus du milieu de cette ligne, est le point convenable. Par ce moyen, la compression ne s'exerce que sur deux points, & tout le reste du membre n'éprouve aucune gêne. On est même obligé, en se servant de cet instrument, de faire usage aussi du tourniquet, lorsqu'il s'agit de procéder à une amputation, à cause du grand nombre de vaisseaux collatéraux qui demeurent libres.

M. Moore, après s'être assuré de l'effet de son instrument sur lui-même, en fit l'essai sur un homme à qui l'on devoit couper la jambe. L'ayant appliqué de la manière que nous venons d'indiquer, l'amputation fut faite au-dessous du genou par M. Hunter, environ une heure & demie après; M. Moore juge qu'il faut continuer la compression tout ce tems, pour que les nerfs perdent absolument leur sensibilité. Le malade n'éprouva aucune Douleur pendant qu'on incisoit la peau & les muscles, mais il se plaignit un peu pendant qu'on scioit l'os. En relâchant le tourniquet, on vit jaillir le sang de plusieurs artères, quoique le tronc de l'artère crurale demeurât comprimé; on fit la ligature de ces vaisseaux, & l'on ôta la machine qui comprimoit les nerfs. Le sang ayant jailli en ce moment d'une nouvelle artériole, on crut devoir la lier, mais le malade se plaignit beaucoup de la Douleur qu'il en ressentoit, & affirma qu'il n'avoit pas autant souffert dans tout le reste de l'opération. Ainsi, cette expérience eut tout le succès que son Auteur s'en étoit promis; il paroît que la douleur qu'éprouvoit le malade pendant que l'on scioit l'os, (ce qui est en général la partie la moins douloureuse de l'opération) dépendoit de quelques filets des nerfs lombaires, qui descendent jusqu'au-dessous du genou. Il y a plusieurs branches, soit de ces nerfs, soit de l'obturateur, soit du crural même,

(1) *Voyez* A Method of preventing or diminishing pain in several operations, By James Moore.

qui se répandent dans la cuisse; ce qui fait qu'au-dessus du genou, plusieurs parties conservent encore de la sensibilité, malgré la compression qu'on exerce plus haut, & qui ne peut affecter ces branches. M. Moore présume, que lorsqu'il s'agit de couper la jambe au-dessus du genou, on pourroit, au moyen du tourniquet, comprimer ces nerfs assez efficacement pour suspendre tout-à-fait leur sensibilité; il faudra, pour cet effet, l'appliquer un peu au-dessus de l'endroit où l'on doit amputer, & le laisser jusqu'à ce que les parties au-dessous soient tout-à-fait insensibles.

On pourroit croire, qu'en continuant à comprimer les gros troncs des nerfs aussi long-tems que cela paroît nécessaire pour obtenir l'effet desiré, on court le risque d'occasionner un degré permanent d'engourdissement, ou même de paralysie dans la partie du membre qui reste après l'amputation. M. Moore regarde cette crainte comme absolument destituée de fondement, ayant souvent fait usage sur lui-même de la machine décrite ci-dessus, en la laissant en place assez long-tems après qu'elle avoit suspendu toute sensibilité, & tout mouvement dans le membre sur lequel il l'avoit appliquée, & ayant constamment observé que ces deux facultés se rétablissoient dans toute leur perfection, peu de minutes après qu'il avoit écarté la cause comprimante.

Le même instrument, en lui donnant les dimensions convenables, peut également servir pour l'amputation du bras; il aura même ici le double avantage de s'appliquer avec plus de facilité, & de prévenir, plus complettement encore que dans la cuisse, la douleur des opérations; parce que tous les nerfs qui se distribuent au bras & à la main, sont rassemblés sous l'aisselle, & peuvent être facilement comprimés tous-à-la-fois.

Ce n'est pas seulement dans les amputations, que l'on pourra tirer avantage de cette méthode. Car s'il peut amortir la sensibilité des parties, le Chirurgien aura bien plus de facilité à examiner les os soupçonnés de carie, à appliquer les moyens propres à déterminer l'exfoliation, à ouvrir les abcès & les sinus, à retirer des plaies les esquilles d'os & les corps étrangers, &c. L'on peut se flatter aussi de tirer parti de ce moyen, pour la réduction des fractures & des luxations; car, quoique les muscles privés de l'influence nerveuse, pourront encore se contracter jusqu'à un certain point, lorsqu'ils seront irrités par l'extension ou autrement, la compression des nerfs ôtant au malade toute sensibilité, ne lui laissera, ni le pouvoir, ni la volonté de résister aux efforts de l'opérateur, pour ramener les parties dans leur position naturelle.

Tel est le moyen que M. Moore a imaginé, comme propre à diminuer la Douleur dans certaines opérations. Nous ne savons jusqu'à quel point une expérience ultérieure a confirmé, ou pourra confirmer encore la bonne opinion qu'il avoit conçue de ses avantages, mais nous avons regardé sa découverte comme trop intéressante & trop ingénieuse pour ne pas mériter une place dans cet ouvrage. Le tems & les travaux des Praticiens détermineront le degré d'utilité qu'on peut en attendre.

DRAGONEAU, Δρακόντιον, *Dracunculus*. Maladie endémique à Médine, dans l'Inde, & dans quelques endroits de la Zone torride. Albuchasis, considérant les phénomènes qui l'accompagnent, ne crut pouvoir mieux la caractériser, qu'en l'appellant, *Passio venæ exeuntis* ou *vena exiens*. Cette maladie avoit déjà été observée par Galien, & par les Grecs qui ont écrit depuis lui, tels que Paul d'Egine, Ætius & autres; ils lui donnèrent le nom de Δρακόντιον, d'après l'apparence d'un petit serpent, qu'avoit le corps qui s'échappoit au-dehors, à la suite d'une inflammation locale, qui a toujours lieu en pareil cas. Cette dénomination est toujours restée parmi nous, parce qu'en effet elle lui est la plus convenable. *Voyez* les *Definitiones Medicæ*, de Gorrée, Médecin de notre Faculté.

Cette maladie est-elle occasionnée par les efforts d'une veine qui tend à sortir au-dehors, comme le pensoient les Arabes? Les détails où l'on entreroit, pour donner à cette opinion un air de vérité, seroient absolument superflus, l'Anatomie ne pouvant en aucune manière les admettre. Les Grecs ont été plus soigneux à nous transmettre les moyens curatifs de cette affection, que de nous en développer la cause. Plusieurs, cependant, reconnoissant une organisation dans le corps vermiforme qui sort ainsi de la peau, le regardèrent comme un véritable animal, malgré le sentiment contraire de quelques Arabes, & notamment de Rhasès & d'Avicenne. Kœmpfer, dans ses voyages de l'Inde, & Hans-Sloane, en Amérique, qui avoient eu de fréquentes occasions d'observer le Dragoneau, disent positivement que c'est un être vivant & organisé. Cette assertion est absolument contraire à celle de J. L. Petit, qui, dans les Mémoires de l'Académie Royale des Sciences, 1726, prétend que ce corps n'est qu'une concrétion lymphatique séjournant dans une veine, & susceptible de résolution, comme toutes les coagulations sanguines. Cette opinion ne sauroit être mieux réfutée, que par l'exposé que j'ai eu occasion d'observer moi-même à ce sujet.

Après avoir doublé le Cap de Bonne-Espérance, pour revenir en Europe, je fus appellé, par les 15 degrés de latitude méridionale, pour voir un Dragoneau qui venoit de sortir spontanément de la jambe d'un Matelot. Il étoit à-peu-près du volume d'une moyenne plume à écrire, & avoit environ

environ quatre pouces d'étendue; il étoit d'un blanc de perle, & ne présentoit aucune distinction de parties, si ce n'est quelques fibres circulaires séparées d'autres, qui étoient plus transparentes. En le considérant à la loupe, j'apperçus intérieurement un mouvement comme celui d'un tourbillon, qui alloit d'une extrémité à l'autre, & qui revenoit ensuite sur lui-même: ce mouvement imitoit en tout l'impulsion qui détermine les molécules organiques du sperme, à fluer, tantôt vers un lieu déterminé, tantôt vers un autre. Ce tube organisé se contournoit, & formoit des ondes d'une manière sensible; ces ondes augmentoient par la seule impression de l'haleine, ou en versant dessus quelques gouttes d'eau froide. Peu-à-peu ces mouvemens ondulatoires commencèrent à disparoître à mes yeux, & j'avois déjà tenté de les rappeller avec la pointe d'une épingle, lorsque celle-ci, poussée trop avant, fit sortir une humeur exactement semblable à l'humeur séminale qui n'a point séjourné dans les vésicules. Les parois, qui contenoient ce fluide, s'affaissèrent aussi-tôt, & le tout devint semblable à une veine vuide. Cet affaissement doit, en quelque façon, disculper les Arabes de leur erreur sur la cause première de la maladie.

Le Dragoneau n'est point une affection tellement annexée à l'homme, qu'on ne puisse la rencontrer quelquefois chez les animaux. Les Auteurs en rapportent divers exemples, & Bartholin dit en avoir vu deux dans le rein droit d'un chien fort maigre: ceux que Bidloo observa dans le foie des moutons & des autres animaux, & ceux que Volcherus Coiter trouva dans le foie & les poumons des brebis, ne paroissent point différens de ceux que les Aruspices trouvoient à Rome dans les entrailles des victimes, & dont ils tiroient un heureux présage; à moins qu'ils n'eussent su en imposer au peuple, en les substituant lorsqu'ils ne les y rencontroient point. Bernardinus Gallegauris en a trouvé dans le faucon; & il ajoute, que quand ce ver manque d'aliment, il se porte de la peau en-dedans, & qu'il le fait mourir en lui perçant le cœur. Velschius, qui a beaucoup écrit sur cette maladie, dit qu'il en a vu de fort longs dans les reins & le foie des alouettes. Doit-on regarder comme tels, ceux qu'on observe dans les écrevisses & les huîtres, particulièrement l'hiver? C'est ce que nous laissons à décider aux Naturalistes.

Si le Dragoneau peut ainsi rester long-tems intérieurement, sans manifester au-dehors le moindre signe de son existence; les observations de ceux qui disent avoir trouvé des vers dans des cavités, qui naturellement ne peuvent en admettre, pourroient ne point être entièrement destituées de vérité. Telle est celle de Duverney, qui dit en avoir vu un dans le sinus longitudinal supérieur de la dure-mère; de Guy-Patin, qui en a trouvé dans le cerveau d'une jeune fille; observation rapportée par Th. Bartholin, & nombre d'autres, éparses dans les ouvrages des Observateurs.

Le Dragoneau n'est pas toujours en totalité dans le lieu où il a paru d'abord. Guénot rapporte à ce sujet, l'histoire d'un malade, dont le vers se rompit au pied par l'impéritie d'un Chirurgien. La douleur, l'inflammation & les convulsions ne tardèrent point à paroître, & la mort suivit vingt-quatre heures après. Le cadavre ouvert, on trouva la plante du pied enflammée: le ver y étoit attaché; & de-là il se contournoit cinq ou six fois comme une corde, à l'entour de la cheville; & ensuite il se portoit droit au genou, où il faisoit de nouveaux contours, & alloit enfin finir vers le coccix. On trouve dans Velschius, une gravure qui exprime ces circonvolutions variées.

Il n'est point étonnant qu'une maladie aussi singulière que celle-ci, ait excité les Pathologistes à en chercher les causes. Les Médecins du pays où elle règne, l'attribuent généralement aux eaux; cette opinion, qui n'est fondée sur aucune raison, n'en a pas moins été celle des Médecins, & des Chirurgiens Européens qui ont eu occasion de voir cette maladie. Il est d'observation qu'elle n'affecte point indistinctement toutes sortes de personnes; que les riches, qui font de la propreté un objet de luxe, n'y sont point sujets, mais bien les pauvres, & particulièrement ceux qui vont pieds nuds. Or une cause si universelle que l'eau, ne devroit-elle pas produire son effet indistinctement sur tous les sujets? La dissertation du D. Linnée, qui a pour titre, l'*Exanthemata viva*, feroit soupçonner que la cause première de cette organisation animale, est cachée sur le sol même, comme il en est à l'égard des chiques. Nous devons aux Naturalistes de nous avoir fait connoître les peuplades microscopiques qui vivent dans la farine, dans la poussière du lycopodium; d'avoir soumis à nos yeux celles qui établissent leurs républiques dans les eaux stagnantes, dans les diverses excrétions ou éruptions du corps humain; mais aucun n'a encore parcouru d'un œil avide, la poussière foulée aux pieds, qui dans les pays où cette maladie est endémique, peut servir de matrice à une cause purement microscopique, laquelle n'attend pour se développer, qu'un foyer plus convenable. Peut-être est-ce elle qui se fixe aux pieds suans des malheureux, à qui l'indigence refuse le vêtement qui les en préserveroit. De quelque manière que le Dragoneau parvienne dans le corps, dès le moment qu'il y est entré, il se développe facilement; & en le parcourant d'une région à l'autre, il chemine dans le tissu cellulaire, de même qu'une taupe se fraie voie dans la terre, non sans cependant exciter quelques douleurs, qu'on rapporte à toute autre cause, quand il approche de quelques parties sensibles.

Le ver une fois bien développé, en s'approchant des tégumens pour sortir, ne manque pas d'exciter quelques symptômes généraux & locaux qui préludent à son issue. La fièvre est plus ou moins grande, selon la sensibilité des sujets; quelquefois elle n'est qu'éphémère. Les malades sentent à la partie une chaleur, une rougeur, & une démangeaison, caractères d'une inflammation qui s'étend plus ou moins loin. Il paroît bientôt au centre de la rougeur un point blanc, & quelquefois une vésicule remplie d'une sérosité transparente, dans laquelle nage une des extrémités du ver. Cette vésicule ou ce point blanc se rompt, & il en sort un peu d'eau ou de pus, avec ce qu'on croit être la tête de l'animal. L'étendue du ver, qui paroît ainsi au-dehors, du jour au lendemain, est souvent d'un pouce, & quelquefois de deux. Cette issue n'est pas toujours accompagnée de symptômes si benins. Quand le ver est fort étendu, ou qu'il y en a plusieurs qui ont établi leur demeure dans quelques régions du corps, éloignées du domaine de la sensibilité, ils y vivent paisiblement sans donner lieu à aucun symptôme grave: on observe seulement que les malades ont une avidité insatiable pour les alimens, & qu'ils maigrissent à vue d'œil. Mais quand ils approchent des parties susceptibles d'éréthisme, les douleurs qu'ils excitent sont alors des plus violentes. Unzérus dit qu'elles sont quelquefois telles qu'elles excitent le délire, & que les malades ne peuvent s'asseoir, se tenir debout, marcher ni rester couchés; ce qui rend leur situation on ne peut plus critique. Mais ces derniers accidens ne seroient-ils point occasionnés par une fièvre maligne ou ardente, qui compliqueroit la cause primitive? Du moins je n'ai jamais eu occasion de voir l'assertion d'Unzérus, confirmée par mon expérience, quoique j'aie habité quelques années la ville la plus commerçante de l'Inde, où abordent fréquemment les Musulmans qui arrivent du pélérinage de la Mecque & de Médine.

Pour aller au-devant de cette maladie & de ses suites fâcheuses, il n'est point de moyens plus convenables que d'éviter de marcher nuds-pieds. L'observation de ceux qui, ayant soin d'eux-mêmes, & allant rarement sans chaussure, en sont moins affectés que ceux qui ne peuvent prendre ces précautions, portent naturellement à donner ce conseil. Mais si les gens aisés peuvent le mettre en usage, les nègres, les esclaves, & tous ceux que la mendicité ou la routine forcent à se refuser toute commodité, pourront-ils l'adopter? On ne peut donc, d'après cela, établir une cure préservative avec assurance de succès; car l'on auroit tort de regarder comme telle celle des Arabes, qui ne présente qu'un fatras de remèdes purgatifs, & peu d'altérans particuliers.

Quand le ver est paisible, qu'il n'excite aucun symptôme urgent, il est très-difficile d'opérer une cure radicale; on se contente de prescrire des analeptiques, qui ne remédient ni au marasme ni à sa cause. Mais quand l'éréthisme donne lieu à des phénomènes inflammatoires, on y obvie par des remèdes généraux, & par l'application des topiques, là où la vésicule paroît, & dès-lors on substitue aux cataplasmes simples & émolliens, un petit emplâtre d'onguent de la mère pour macérer les tégumens, & faciliter l'issue de l'animalcule qu'on soupçonne. Les Arabes & les Indostans, qui se procurent des jouissances toujours nouvelles, par la variété d'aromates dont ils recréent continuellement leur odorat, croient qu'il n'y a point de meilleur moyen d'attirer au-dehors ce genre d'insecte, que d'oindre l'endroit où il paroît avec des huiles odoriférentes. D'autres, persuadés qu'il sera plus docile à un sens différent, préfèrent le lait, le miel, le sucre, dont ils font différens mélanges. Quelque variés que soient les topiques, le ver n'en est pas moins expulsé par le travail de la nature. Dès qu'il paroît, la méthode la plus simple est de comprendre la partie saillante dans le nœud coulant d'un fil, & d'entourer les deux bouts sur un petit bâton qu'on roule à mesure que le ver peut se développer de l'intérieur. Les Auteurs ont singulièrement varié sur les moyens d'extraction dans ces cas. Les instrumens qu'ils ont le plus recommandé, étoient deux moitiés de cylindre, qui s'adaptoient l'une à l'autre, de manière à soutenir la partie saillante du ver entr'elles, & à rester unies, par le moyen de deux viroles qu'on faisoit entrer par les deux bouts. Albucasis conseilloit une plaque de plomb fendue, de manière à recevoir la saillie du ver, & en attirer la totalité par son propre poids: un tuyau de plume fendu peut produire le même effet; mais la méthode ancienne est préférable à toutes les autres. En roulant ainsi le ver, il faut aller avec la plus grande douceur, crainte de le rompre. Quoique tous les Auteurs s'accordent sur les accidens qui suivent cette rupture, je ne les ai cependant pas toujours observés en pareil cas: que ces accidens proviennent de l'attraction violente du ver, qui donne lieu à la divulsion des parties sensibles, ou qu'ils soient la suite de l'effusion de l'humeur qu'il contient, il est toujours prudent d'en éviter la rupture. Ætius conseille de lier la partie au-dessus du ver, pour l'empêcher de se soustraire aux moyens extractifs, & de renrrer en-dedans, *Ut Dracunculus paulatim progrediens constrictione quidem intercludatur.* Une pareille méthode seroit très-dangereuse dans tous les cas, & notamment lorsque la partie est déjà très-enflammée. On continue, tous les jours, de rouler la portion du ver qui cède, sur le bâton, l'on exprime le pus qui suinte de l'ouverture, & l'on applique, pour tout appareil, un petit emplâtre d'onguent de la mère. On est étonné de voir s'écouler quelquefois, plusieurs jours avant de voir la fin de ce ver, on a lieu alors d'en soupçonner une longueur démesurée. On trouve, dans l'Histoire d'une fièvre contagieuse, qui régna au Sénégal, en 1778, l'exemple d'un fait bien extraordinaire; il parut à la plante du pied d'une négresse, ayant été précédé d'un petit abcès: un autre abcès se manifesta pareillement peu de tems après sur le même pied; & de cet abcès sortit un second ver; on lia l'un & l'autre séparément, sur un petit morceau de bois; trois semaines s'étoient écoulées pendant ce traitement; il ne sortoit plus rien de part ni d'autre: mais en tirant l'un des morceaux de bois, l'on appercevoit sensiblement l'autre suivre, & s'approcher de la plaie, à mesure que celui du côté opposé s'en éloignoit. Ce phénomène donna lieu de croire que les vers qui avoient été ainsi roulés séparément n'étoient que les extrémités d'un même ver. On en déroula donc un, qui rentra dans le pied, à mesure qu'on roula l'autre: la totalité étoit de l'étendue de six pieds, & le volume en étoit deux fois gros comme une chanterelle. Le ver une fois sorti, l'inflammation s'appaise, & tous les accidens disparoissent, à moins qu'il n'y en ait encore d'autres. (*M. Petit-Radel.*)

DRAN. (Henri-François Le) Il étoit fils de Le Dran, Chirurgien de Paris, qui s'étoit distingué par le traitement des maladies cancéreuses. Il avoit passé par les principales dignités de sa Compagnie, quand il fut nommé Chirurgien consultant des Armées du Roi. Il a été Chirurgien-Major de la Charité, avant M. Morand. C'est un Praticien à qui la Chirurgie Françoise doit le plus, ainsi qu'on le peut croire, d'après les divers Ouvrages qu'il a donnés, lesquels lui ont valu une approbation générale. Le premier qu'il ait fait paroître fut imprimé à Paris, en 1730, avec ce titre, *Parallèle des différentes manières de tirer la Pierre hors de la Vessie.* Cet Ouvrage a été traduit en Anglois & en Allemand, & il méritoit bien cet honneur. Il est accompagné de Planches qui représentent le bassin scié verticalement, pour donner une notion la plus précise des parties que l'on coupe dans l'opération de la taille. Un an après cet Ouvrage, qui faisoit déjà époque, parurent deux volumes *in-12*, sous le titre suivant. *Observations de Chirurgie, auxquelles on a joint plusieurs Réflexions en faveur des Etudians*; elles roulent sur les cas plus ou moins épineux de la Chirurgie, celles qui ont rapport aux plaies de tête, méritent spécialement d'être connues. Il est un des premiers qui ait tenté de faire l'amputation du bras dans l'article; ses observations sont écrites d'un style simple & pur, tant l'Auteur s'y montre sans prétention, & avec beaucoup de savoir. Haller estime singulièrement cet ouvrage, ainsi que tous les Observateurs qui vont y puiser des faits confirmatifs de leur doctrine. En 1737, M. Le Dran fit paroître son *Traité ou Réflexions tirées de la Pratique, sur les Plaies d'Armes à feu.* C'est le fruit des campagnes qu'il avoit faites dans les Armées Françoises. Il y réunit les grands faits de politique qui étoient épars dans divers Ouvrages, & n'admet aucune opinion d'après les conjectures; il est un des premiers qui ait parlé fortement sur la nécessité des incisions dans le traitement des plaies d'armes à feu, & qui, suivant les traces de Beloste, ait rejetté de sa Pratique, les tentes & les pansemens réitérés. Il traite avec beaucoup de sagacité les plaies de ce genre, faites aux différentes régions du corps. Mais un des meilleurs Ouvrages qui soit sorti de la plume de M. Le Dran, est son Traité d'Opérations, qui parut à Paris en 1743, & dont il y a eu plusieurs éditions & traductions, une angloise, entr'autres, à laquelle Chefelden a ajouté des notes, & qui parut à Londres en 1749. Haller dit de cet Ouvrage, *bonus liber viri nunc multa experti, qui ferè ubiquè simplicissimam curationem feliciter adhibuit.* Le Dran parle d'après lui, dans cet Ouvrage; ses points de doctrine étoient absolument neufs, quand il a entrepris de les développer; il simplifie par-tout la Pratique, non pas comme le plus grand nombre, parce qu'il en ignoroit une plus composée, mais par l'intime persuasion que les cas où il y avoit recours, seroient beaucoup plus prompts à guérir, par cette simplicité, que par toute autre méthode. L'histoire des plaies de tête est singulièrement intéressante; il insiste sur l'utilité du trépan, dans tous les cas de fissure, & dit même qu'on peut l'appliquer sur les sutures. Enfin il fit paroître le suivant avec ce titre: *Consultations sur la plupart des maladies qui sont du ressort de la Chirurgie.* Celui-ci n'est point inférieur aux autres, tant par rapport aux remarques importantes que notre Auteur fait sur les maladies de la vessie, que relativement à d'autres cas qui ne sont pas moins intéressans. On trouve encore différens Mémoires de Le Dran, parmi ceux de l'Académie Royale de Chirurgie, & entr'autres celui sur le cancer, qui marque combien ce Praticien donnoit le sceau de la vérité aux matières qu'il traitoit par lui-même. (*M. Petit-Radel.*)

DRAPEAU. *Panniculus.* Troisième espèce de pterygium ou ongle qu'on distingue à une excroissance, qui naît à quelques points de la surface de l'œil, & dont la substance paroît être comme variqueuse. Ce Drapeau est quelquefois accompagné de démangeaison, d'inflammation & d'ulcération; c'est proprement alors l'affection que les Arabes désignoient sous le nom de Sabet, & qui est le plus fâcheux des Pterygiums. *Voyez* Pterygium. (*M. Petit-Radel.*)

DURE-MERE. Μηνιγξ, *Meninx.* Nous renvoyons aux ouvrages d'Anatomie, & Physiologie, pour tout ce qui a rapport à l'histoire, tant de la structure, que des fonctions de cette membrane qu'on fait entourer intérieurement le crâne de toute part & préserver le cerveau des agens qui pourroient l'offenser. L'on trouvera également dans les traités de Pathologie médicale, tout ce qui concerne les épaississemens ou ossifications auxquels elle est sujette, les inflammations, suppurations, & autres affections chroniques qui sont causes ou effets de plusieurs maladies du ressort de la Médecine, & qui ne se manifestent au dehors par aucun symptôme évident auquel un traitement chirurgical puisse convenir. Nous nous bornerons à deux affections qui, méconnues à leur première apparence, ont jetté dans de grands écarts ceux qui ne se doutoient point de leur nature, ainsi qu'il le constera de plus en plus par ce que nous dirons par la suite. La première, qui est d'un caractère chronique, paroît peu-à-peu par une tumeur qui mine les os du crâne, s'élève & se confond insensiblement avec les tégumens, dont elle semble en quelque façon faire partie, ce sont les tumeurs fongeuses de la dure-mère. La seconde constitue les fongosités de cette même membrane; elle n'a lieu qu'à la suite des plaies ou caries du crâne, ou consécutivement à une exfoliation très-étendue de cette partie, n'importe la manière dont elle s'est opérée. Nous allons nous étendre plus particulièrement sur chacune d'elle en commençant par les tumeurs fongeuses proprement dites.

Des tumeurs fongeuses de la Dure-mère.

Les tumeurs fongeuses naissent spontanément sur tous les points de la Dure-mère; mais spécialement sur la surface qui adhère au sommet du crâne, ou à sa base; elles sont fermes, indolentes, froides, & paroissent être le résultat d'un engorgement lent dans les vaisseaux qui la nourrissent, & établissent entre elle & le diploé une communication que l'Anatomie démontre de la manière la plus évidente. Il est assez difficile, l'on pourroit même dire impossible, de décider si, dans une affection de ce genre, le vice a commencé dans la dure-mère, ou dans le tissu même de l'os. Le malade qui fait le sujet de la première observation rapportée dans le Mémoire de M. Louis, qui a traité cette matière si savamment, n'avoit reçu aucun coup à la tête, & ne pouvoit rapporter son mal qu'à une chûte qu'il avoit faite quatre ou cinq mois auparavant, & dans laquelle la tête n'avoit point porté; mais, dès ce moment, il avoit éprouvé un étonnement qui a persisté jusqu'à la mort, où le désordre paroissoit égal sur la dure mère, comme sur le crâne. Que cette observation puisse prouver en faveur de la formation spontanée des tumeurs fongeuses de la dure mère, il n'en est pas moins constaté, d'après l'examen du plus grand nombre des cas, que cette affection succède plus souvent aux coups reçus à la tête, qu'à toute autre cause. Le commercé de vie établi entre la Dure-mère, & le crâne, dit à ceux qui savent l'apprécier, que de même qu'il se forme stase dans le diploé, & dans le cerveau même, à la suite des coups reçus à la tête, il peut également s'en faire une sur cette membrane, après une percussion même très-légère. « Les maux de tête, observe M. Louis, qui ont été la suite des coups négligés, parce qu'on les croyoit de peu de conséquence, venoient probablement de cette cause. La diminution successive de ces douleurs, a été l'effet de la résolution lente, & leur cessation, celui de la dissipation tardive de cet engorgement, dont la saignée répétée autant que les circonstances peuvent le permettre, est le remède le plus assuré. » Mais, il est quelquefois impossible d'attribuer d'autre origine à cet engorgement, qu'à une cause purement interne, au virus vénérien, par exemple, dont les effets se sont fixés sur une portion de cette membrane; les observateurs fournissent beaucoup de faits en faveur de l'affinité qu'a ce genre de virus avec les parties blanches, ou exsanguines du corps. C'est à raison de cette affinité, qu'à l'occasion des causes déterminantes qui ne seront peut-être jamais connues, que les sucs abondent, les vaisseaux se déploient, & que cette membrane dont la ténuité égale celle du papier, s'épaissit, s'endurcit, & se convertit en une végétation sarcomateuse, dont la formation précède toujours la destruction de l'os. L'os qui éprouve un dérangement dans l'abord & la résorption des sucs qui lui arrivent, souffre un genre d'affaissement & de liquéfaction qu'on rapporteroit à tort à la carie, où il y a manifestement érosion & ulcération. L'on trouve dans le mémoire de M. Louis, inséré dans le cinquième volume de ceux de l'Académie Royale de Chirurgie, un fait intéressant, qui est bien en faveur de tout ce que nous avançons ici. Nous le rapporterons exactement, en y ajoutant le dessein qui représente toutes les apparences qu'on a trouvées à l'extérieur, & celles qu'a offert le crâne après la mort; on le doit à M. Grima, Chirurgien à Malthe. Le sujet est un jeune homme de vingt & un ans, qui avoit une tumeur considérable au côté gauche de la tête, laquelle fût prise pour une hernie du cerveau. Cette tumeur avoit commencé à la région temporale, & étoit parvenue par degrés au volume d'une seconde tête, ainsi qu'on le peut voir dans la Planche qui a rapport à cet article; l'oreille extérieure en étoit déplacée, & portée au niveau de l'angle de la mâchoire inférieure. On sentoit très-distinctement, à la circonférence supérieure de la base de la tumeur, les inégalités de l'os perforé, & les pulsations du cerveau. Il y avoit, dans l'étendue de la masse tuméfiée, des endroits rénitens

& squirreux, d'autres qui étoient mous avec fluctuation. Un emplâtre qu'on appliqua sur la tumeur, pour favoriser le succès qu'en espéroit défunt le Grand-maître Emmanuel Pinto, détermina quelques points de suppuration, d'où sortoit une matière ichoreuse. Il survint une petite fièvre & des frissons irréguliers, & le malade mourut en moins de quatre mois en 1764. La dissection découvrit une tumeur sarcomateuse de la Dure-mère, avec destruction de toute la portion du crâne qui lui correspondoit, ainsi qu'on le peut voir dans la même Planche. On ne voit rien dans les bords que l'on puisse comparer au genre d'érosion qui a lieu dans la carie.

Quelque soit la cause qui ait donné lieu à la congestion première dans le tissu de la Dure-mère, (& sur elle un grand champ s'ouvre à l'imagination. *Voyez* la Dissert. inaugurale de M. Desgranges soutenue à Lyon en 1779); dès qu'elle est décidément formée, elle tend à pousser hors d'elle toutes les parties environnantes qui lui résistent, molles ou dures, n'importe leur degré de solidité. La tumeur, en se circonscrivant, se confond en partie avec la dure-mère; elle presse & use en quelque sorte les parties du crâne qui s'opposent à sa croissance, & bientôt se confondant avec les tégumens, elle s'élève inopinément, & se distingue au-dehors par une saillie contre nature, molle, souple, offrant même quelquefois l'apparence d'une fluctuation décidée, ou une pulsation qui la fait regarder par quelques-uns comme une tumeur anévrismatique. La tumeur une fois sortie de l'intérieur du crâne, s'étend de côté & d'autre sous les tégumens, qui cèdent facilement. Ceux-ci se distendent, deviennent lisses, s'œdématient dans leur contour, & enfin ils s'ulcèrent soit spontanément, ou à la suite de l'application de quelques emplâtres suppuratifs ou de quelques caustiques. La matière que ces ulcérations fournissent est ichoreuse, sanieuse, le contour de la tumeur reste confondu avec les tégumens, & avec les bords du crâne sur lesquels il repose, en sorte qu'à cette époque il est très-facile de se méprendre, & de regarder comme extérieure une tumeur qui a pris naissance intérieurement. La tumeur, en prenant ainsi ses accroissemens extérieurement, en prend également à l'intérieur; mais ceux-ci ont particulièrement lieu, tant que le crâne n'a point éprouvé une érosion suffisante pour admettre tout le volume de la tumeur, celle-ci alors déprime le cerveau, & se loge dans un enforcement qu'elle se forme, & qui est proportionné à sa grosseur, lequel diminue, & réduit, pour ainsi dire à rien, du moment que la tumeur s'est fait jour au-dehors. L'os, en se détruisant pour admettre ainsi la tumeur, éprouve une véritable usure ou érosion de parties; sa table interne commence à éprouver l'altération, & successivement l'extérieure qui offre beaucoup plus de résistance. Mais une chose à observer, & qui dérive naturellement de la manière dont croît la tumeur, c'est que la table vitrée est détruite dans une beaucoup plus grande étendue de sa surface, que la table extérieure, ainsi que la dissection l'a plus souvent démontré. Quelquefois une nouvelle matière calcaire se dépose dans les environs de l'ouverture, & pénétrant le parenchime amolli de l'os, lui donne une solidité & une irrégularité, qui a toute l'apparence d'une végétation éburnée, en sorte qu'ici l'os, par une compensation singulière, semble acquérir d'une part ce qu'il perd de l'autre, ce qui arrive fréquemment dans les endroits du crâne, où la substance diploique est plus abondante. Ces sortes d'altérations n'ont guères lieu quand la maladie n'est accompagnée d'aucun vice des humeurs qui puisse la compliquer; car, en pareil cas, l'usure n'est point le résul d'une simple absorption, mais bien d'une érosion ou altération putride qui offre tous les phénomènes de la carie.

On ne peut rien décider sur la présence de la tumeur fongeuse de la Dure-mère, tant qu'elle ne se manifeste point au-dehors; en effet, les phénomènes qu'elle fait naître peuvent provenir d'un si grande nombre de causes, que ce ne seroit qu'avec le risque de se tromper grossièrement, si l'on ne s'en rapportoit qu'à quelques-uns. Il n'en est point de même quand le crâne est ouvert l'on découvre, dès le commencement, une dureté à l'entour qui indique que la tumeur provient du dedans. Lorsqu'on la touche avec attention, on sent un craquement, ou une crépitation qui a beaucoup de rapport à ce que feroit éprouver le froissement d'un parchemin sec qui feroit tendu sous la peau. Si l'on appuie un peu fortement, l'on fait éprouver de la douleur, & quelquefois même un engourdissement dans tous les membres, des étourdissemens & autres symptômes plus ou moins fâcheux. La tumeur rentre en quelque façon en-dedans, sur-tout quand elle n'est pas bien volumineuse, & reparoît peu-à-peu, quand on a cessé la compression. Quelquefois il y a douleur, & d'autres fois point; ce qui provient souvent de la manière dont la tumeur est affectée par l'inégalité de l'os qu'elle traverse: cette douleur disparoît souvent par la compression, & reparoît dès qu'on l'a cessée. La tumeur a un mouvement alternatif, qu'elle emprunte du cerveau, ou des artères volumineuses qui sont à sa base; mouvement qui en a imposé à plusieurs, & qui leur a quelquefois fait croire qu'elle étoit un véritable anévrisme, comme il est arrivé chez le malade qui fait le sujet de la seconde observation du Mémoire de M. Louis. En repoussant de côté la tumeur, & portant le doigt entr'elle & le contour de l'os par où elle sort, on sent le bord qui touche en quelque sorte le pédicule de la tumeur, qui en est plus ou moins étranglé. Ce signe, quand on peut l'obtenir, réuni à une certaine dureté & rénitence, & quelquefois à la facilité de la réduction, forme un signe pathognomonique qui ne peut tromper. En réunissant tous ces signes, & apportant dans leur comparaison & dans l'examen de tout ce qui a précédé, l'esprit de combinaison, si nécessaire dans les cas épineux, l'on distinguera ainsi les tumeurs fongeuses de la Dure-mère, des hernies du cerveau, des lipomes, abscès, exostoses & autres affections qui en imposent pour elles à la première vue.

Les tumeurs fongeuses de la Dure-mère sont, généralement parlant, très-fâcheuses, tant à raison de leur nature, qu'à raison de la difficulté d'y remédier d'une manière certaine, & du désordre intérieur & extérieur qu'elles ont pu occasionner. Celles qui sont à pédicule, & dont la base est peu étendue, qui ont une texture dense, sans une grande désorganisation de l'os à l'entour, qui sont mobiles, peu douloureuses, & qui paroissent chez des sujets assez sains d'ailleurs, sont en général réputées les moins fâcheuses, ce sont celles qu'on peut attaquer, & même avec espérance de succès, quoique le cas soit toujours douteux. On en peut d'autant mieux augurer, qu'elles seront situées sur un endroit où il y a peu de vaisseaux importans, recouverts par des muscles peu volumineux, & où les moyens de guérison peuvent avoir accès facilement. Si le contraire de tout ce que nous venons d'annoncer a lieu, que la maladie date de fort long-tems, que le cerveau soit déjà affecté, il n'y a rien de bon à espérer.

La compression est le moyen curatif le plus simple, & celui qui s'est comme spontanément présenté à ceux qui ont pris la tumeur pour anévrismale, ou pour une hernie du cerveau. On s'est d'autant plus mépris sur l'efficacité de ce moyen, que, quand la tumeur n'étoit point volumineuse, on la faisoit rentrer en partie, ou même en totalité, sans qu'il s'ensuivît aucun accident; ce qui ne contribuoit pas peu à décevoir sur le véritable caractère de la maladie. Mais cette réduction, comme on le conçoit, n'ayant qu'un succès momentané, & ne portant aucune atteinte à la cause première du mal, les accidens revenoient, & la tumeur ressortoit du moment où on la cessoit. On trouve, dans une observation insérée dans le Mémoire de M. Louis, un fait qui pourroit convaincre des bons effets que pourroit quelquefois avoir la compression bien ménagée. C'est celui d'une femme, mise à deux doigts de la mort par les accidens qu'entraînoit la tumeur. Ayant resté quelque tems la tête appuyée sur le côté opposé à la tumeur, elle en éprouva sans accidens la rentrée si subite, qu'elle se crut guérie comme par miracle. Une compression artistement faite au moyen d'une plaque d'étain cousue à son bonnet, prévint le retour de la tumeur; mais néanmoins la compression, n'étant pas toujours exacte, les accidens revenoient de tems à autre, toutes les fois que la tumeur disparoissoit; & ils cessoient par une position convenable qu'elle prenoit aussi-tôt. Sans doute qu'ils étoient occasionnés par les picottemens que la tumeur éprouvoit en passant par les inégalités qui bordoient la circonférence du trou par où elle sortoit. La malade se soutint ainsi pendant neuf ans, au milieu des transes qui l'assailloient de tems à autre, il périt au milieu d'une, qui fut accompagnée de hoquets & de vomissemens.

Comme on ne peut compter sur la compression, il convient de tenter la méthode suivante, qui est la plus sûre. Elle consiste à découvrir la tumeur au moyen de l'instrument tranchant, qui, sans contredit, est préférable aux caustiques dont l'effet ne peut jamais être borné comme l'on desire, ni s'étendre là où l'on voudroit. Quand il y a fluctuation, on vuide la tumeur en plongeant dedans la pointe du bistouri, & l'on prolonge crucialement les incisions assez loin, pour qu'en relevant & coupant les angles, tout le contour de l'os soit à découvert. Alors on appliquera des couronnes de trépan à l'entour, & on les réitérera autant qu'il sera nécessaire pour enlever toute la portion émincée de l'os; on les disposera de manière qu'avec le secours de l'élévatoire, de la scie, des tenailles incisives, de la rugine & autres instrumens covenables, on puisse enlever tout le contour. Il faut, dans ce procédé, aller fort doucement, & saisir tous les moyens qui peuvent se présenter pour détacher & enlever le cercle de l'os de la base de la tumeur, & mettre celle-ci à découvert, afin que sa nature bien connue, on puisse la détruire par les remèdes qui conviennent le plus, & procurer ensuite l'exfoliation de la Dure mère qui lui sert de base. Quand la tumeur répond au sinus longitudinal, il faut ménager les applications de couronnes du trépan, crainte d'intéresser le sinus qui est au-dessous de l'os; mais il n'en faut pas moins attaquer la tumeur par le fer, si elle est de nature à le demander; l'on sait que l'ouverture de ce genre de vaisseaux n'est point aussi redoutable qu'on l'a cru; & les Observations que M. Lassus a rassemblées dans son Mémoire sur les plaies du sinus longitudinal, indiquent que l'on peut espérer beaucoup des ressources de l'Art en pareil cas. En général, ceux qui ont écrit sur les tumeurs fongeuses de la dure-mère, ne disent rien sur la complication qu'amène dans le caractère de la maladie, leur situation sur les sinus.

La tumeur, ainsi dégagée de toutes parts, si elle paroît fongeuse, on coupe avec le scalpel ce qui excède au-dehors, & on applique en premier appareil l'onguent brun, auquel on a mêlé un peu de précipité rouge. La suppuration qui survient, détache des lambeaux, il se fait une fonte putride qui les entraine au dehors; il faut, en pareil cas, favoriser leur chûte, au moyen de lotions faites avec la décoction d'absynthe, & aiguisées d'eau-de-vie camphrée & de sel ammoniac. Si la fonte est trop abondante, & qu'il y ait beaucoup d'ichorosité, on les absorbe avec les poudre de kinkina & de colophone, qu'on répand de côté & d'autre. Si la tumeur est sarcomateuse, que son pédicule soit petit, étroit, comme cela arrive quelquefois, il ne faut point hésiter de le couper, soit avec le bistouri ou le ciseau; on absorbe le sang qui en sort avec de l'agaric & des poudres siccatives. Cette méthode est préférable à la ligature, qu'on ne peut faire sans tirailler, froncer & irriter la Dure-mère, ce qui occasionne toujours des accidens plus ou moins fâcheux; elle l'est également à l'incision, ou ouverture, laquelle pourroit faire prendre à la tumeur un caractère cancéreux; elle l'est encore à la méthode des caustiques, qui occasionne toujours beaucoup de douleurs, & souvent même des mouvemens convulsifs. Il faut, dans cette extirpation, emporter toute l'étendue de la tumeur, & toutes les racines, s'il est possible; quand même elle s'étendroit jusqu'à la lame interne de la Dure-mère. L'on ne sauroit trop se hâter de prendre ce parti; car, pour vouloir trop différer, la maladie prend des accroissemens jusques sur le cerveau, & devient non-seulement incurable, mais même mortelle, par les tentatives qu'on fait pour la combattre. C'est à une résolution aussi courageuse que l'on doit rapporter le succès du traitement de l'Espagnol Avalos, dont Marc-Aurèle Severin fait mention. Ce Seigneur souffroit à la tête des douleurs insupportables, qu'aucun remède quelconque n'avoit pu soulager. On lui parla de se faire ruginer le crâne, il s'y soumit. Cette opération fit découvrir sous l'os une excroissance fongeuse dont la destruction le préserva pour toujours des violentes douleurs dont elle étoit la cause. Il n'est point dit dans cette observation si la lame interne de la Dure-mère étoit saine ou non; mais il y a tout à présumer que, si l'on s'y prenoit toujours de bonne heure dans le traitement de ces sortes de tumeurs, & qu'on se déterminât à un parti violent, comme dans le sujet de l'observation que nous venons de citer, l'on réussiroit dans beaucoup de cas, & la raison le persuade assez. En effet, l'on ne seroit point forcé à détruire une aussi grande étendue d'os, l'on mettroit une bien moins grande partie du cerveau à découvert, & l'on courroit moins de risque des suites de la suppuration.

Des fungosités de la Dure-mère.

Ces sortes d'excroissances, au lieu de précéder l'érosion ou destruction du crâne, sont toujours consécutives à celles-ci. Elles tiennent du caractère inflammatoire; aussi sont-elles plus ou moins accompagnées de suppuration, elles sont beaucoup plus douloureuses que les autres, & paroissent souvent après l'opération du trépan, où l'on en a enlevé une portion assez étendue. Les fungosités de la Dure-mère sont quelquefois portées sur un pédicule, & d'autres fois elles reposent sur la Dure-mère par une base assez large, comme les tumeurs fongeuses dont nous venons de parler. De La Motte fait ainsi mention d'une chair fongeuse qui remplissoit le trou du trépan, & se portoit à un demi-travers de doigt au-delà de l'ouverture du crâne qui la laissoit passer. Mais le plus communément elles s'élèvent de la Dure-mère, comme les hypersarcoses ou chairs baveuses, pullulent de toute la surface d'un ulcère, & en offrent les mêmes caractères; observation qui avoit déjà été faite par Langius. Ces fongosités sont assez souvent pâles, molles, flasques, ne fournissent qu'un pus, séreux, ichoreux, qui, par son acrimonie, entretient l'inflammation tout à l'entour; d'autres fois elles sont d'un tissu plus plus ferme, plus denses; mais en même-tems, elles sont d'un blanc pâle, blafard, saignent peu, & ont assez l'apparence d'un chou-fleur. Fabrice de Hilden fait mention d'un pareil fungus, qui, en vingt-quatre heures, s'éleva de la Dure-mère à la grosseur d'un œuf de poule chez un enfant de quatorze ans, à la suite d'une plaie avec perte de substance au crâne. Cette singulière conversion des lames de la Dure-mère, toute surprenante qu'elle soit, n'a rien qui étonne ceux qui connoissent la faculté qu'a la peau sur le gland, le nez, l'intérieur des grandes lèvres, le contour de l'anus, de bourgeonner ainsi, & de former ces sortes de tumeurs qu'on nomme chousleurs, condylômes, &c.

Il est assez difficile de dire quelles sont précisément les causes qui font naître les fongosités de la Dure-mère dans certaines circonstances, & point dans d'autres. L'on a vu de larges plaies du crâne, où la Dure-mère étoit découverte dans une très-grande étendue de sa superficie, & néanmoins guérir sans cette complication, pendant que d'autres très-petites fournissent successivement ces sortes de végétations, malgré tous les remèdes qu'on leur oppose. Il est dans la Pathologie Chirurgicale, comme dans la Médicale, des faits sur lesquels l'imagination des hommes s'exercera longtems, & tel est celui dont il s'agit ici; aussi laissons-nous à ceux qui ont tout le loisir nécessaire un aussi beau champ que celui que nous leur offrons à présent. Il paroît cependant que la compression des parties environnantes du crâne sur les vaisseaux de la Dure-mère plus ou moins engorgés, & dans un état du plus grand éréthisme, entre pour beaucoup dans la formation de ces sortes de tumeurs; car il est rare qu'elles paroissent, quand on a fait sur la surface découverte une compression convenable, & qui remplace en quelque sorte les parois du crâne dans leur état d'intégrité. Belloste avoit imaginé à cet effet une plaque de plomb, arrondie de manière à répondre à l'ouverture du crâne, percée & garnie de deux anses pour appuyer sur les bords du crâne.

Les Auteurs, qui les premiers ont parlé des fongosités de la Dure-mère, les regardant comme une dégénérescence accidentelle de cette membrane, les ont combattus par des lotions, & des sachets astringens & aromatiques. Celui que Fabrice de Hilden eut à traiter, disparut ainsi en quatorze jours au moyen d'une fomentation de feuilles & de fleurs de bétoine, de sauge, de camomille, de mélilot, de roses, de marjolaine, de romarin, de graines d'anis & de fenu-grec. Du marc on en formoit un sachet en y ajoutant un peu de vin, après l'avoir saupoudré avec la poudre de la racine de benoite, d'angélique, de calamus aromaticus, d'aristoloche ronde, d'iris, de bois de gayac, &c. Paré est le premier qui, ayant bien apprécié le caractère de la maladie, ait conseillé d'y appliquer les cathérétiques & les dessicatifs. Il indique une poudre préparée avec deux parties de sabine & une d'ochre, ou de la poudre d'Hermodate brûlée. Cet Auteur va encore plus loin, & dit que, si la tumeur est plus considérable, il faut la lier le plus près possible de sa racine, & recourir aux cathérétiques susdits, quand elle est tombée. Mais la ligature ne convient guères ici, qu'autant que la fongosité est à pédicule, que sa base est fort étroite, & que la tumeur est par elle-même assez insensible; & encore ici, comme dans les tumeurs fongueuses que nous venons de décrire, le bistouri lui est-il préférable, en ce qu'il débarrasse promptement de la tumeur, & qu'ensuite on peut en attaquer la base d'une manière beaucoup plus directe avec les cathérétiques & dessicatifs qu'on juge les plus convenables.

Mais si la fongosité n'est point à pédicule, que sa surface soit étendue, que sa substance soit molle, peu élevée, comme granuleuse, & saignant facilement, il faut s'en tenir aux lotions toniques, animées avec le sel ammoniac & l'alkool, pour donner une nouvelle vie aux chairs, & s'opposer à leur trop prompt développement. Les détersifs stimulans sous forme de poudres, doivent être employés de préférence aux digestifs & onguens qui sont trop relâchans. Si la fongosité est plus molasse, & s'élève fort haut au-dessus du niveau de l'os, il faut la toucher avec de l'eau céleste, le collyre de Lanfranc, l'eau mercurielle affoiblie par beaucoup d'eau, le vitriol bleu, & même la pierre infernale. Cesar Magati propose la poudre de sabine, ou celle de mirobolan citrin & l'alun brûlé. Mais, quelque soit le caractère de la tumeur qu'on se propose ainsi d'attaquer, il convient toujours d'employer d'abord les remèdes les plus doux, comme les dessicatifs, les astringens, & les toniques. Ici les poudres d'iris, d'os de sèche, d'antimoine calciné, de tuthie, ou de pierre calaminaire pourront suffire, & déprimeront assez les bourgeons pour les réduire à ce qu'ils doivent être, avant qu'ils contribuent à former la cicatrice; là il faudra recourir à de plus puissans, à la pierre infernale, au vitriol, à l'alun calciné. Bidloo conseille le beurre d'antimoine, adouci avec la teinture de safran ou d'opium, dont on touche la fongosité avec un pinceau. Une attention bien essentielle, dans le traitement de ces fungosités, c'est d'aller avec beaucoup de discrétion, & d'adoucir le cathérétique autant qu'il convient, sur-tout quand la tumeur qu'on a à traiter est sensible, qu'elle approche du niveau de la Dure-mère; car alors on auroit à craindre que l'ulcération ne dégénérât en cancer, ou que le cerveau, qui est proche, n'éprouvât quelque atteinte. Mais souvent, malgré tous les remèdes qu'on emploie, les consomptifs, la ligature, le bistouri, &c. la tumeur reparoît toujours, &, si l'on persiste à s'en tenir aux irritans, l'ulcération prend le caractère chancreux. Il faut alors revenir aux topiques les plus doux, & donner intérieurement les fondans; on leur fait succéder de tems à autres les purgatifs, & l'on suit ce traitement pendant long-tems. Les fastes de l'Art renferment plusieurs observations, où cette méthode a eu de grands avantages dans le traitement des tumeurs fongeuses de l'œil, d'où l'on peut inférer que le même succès pourroit s'ensuivre du traitement des tumeurs dont nous parlons, suivi d'après le même plan. On trouve, entr'autres, un fait de ce genre dans l'Histoire de l'Académie Royale des Sciences, année 1703, auquel nous renvoyons. (*M. Petit-Radel*).

DURILLON. Dureté calleuse aux pieds ou aux mains, occasionnée par l'exercice fréquent de ces parties; ce n'est autre chose qu'un épaississement & un endurcissement de l'épiderme. Lorsque les durillons deviennent incommodes, on les fait tremper dans l'eau chaude pour les détacher. *Voyez* l'article Cor.

DYSURIE, Difficulté d'uriner. *Voy.* Ischurie.

DYSTOCHIE, de δυς & τοκος. *Partus difficilis, laboriosus.* C'est le nom que les Nomenclateurs modernes donnent aux accouchemens qui demandent, pour être terminés, la main ou le secours de quelques instrumens. Sauvage divise les accouchemens de cette espèce en ceux qui sont difficiles par une cause inhérente à la mère, & en ceux qui le deviennent par une dépendante de l'enfant. *Voyez* le *Synopsis*, *Nosologiæ methodicæ* de cet Auteur, & ce que nous avons dit aux articles Accouchement, Crochet, Forceps & Lévier. (*M. Petit-Radel.*)

EAU COMMUNE. L'eau commune, chaude ou froide, est d'un grand usage en applications extérieures dans beaucoup de maladies chirurgicales. *Voyez* Bain.

EAU D'ALUN. C'est le nom que donne la Pharmacopée de Londres, à une eau composée d'alun & de vitriol blanc, à la dose de demi-once de chacun, dissous dans deux livres d'eau. Cette solution filtrée s'emploie pour déterger & cicatriser les ulcères & les playes, & pour dissiper des éruptions dartreuses, on en humecte trois ou quatre fois par jour la partie affectée.

EAU D'ARQUEBUSADE ou Vulnéraire. C'est une liqueur préparée par infusion d'un grand nombre de plantes aromatiques, narcotiques & autres dans du vin ou de l'esprit-de-vin. On distille ensuite, & l'on garde le produit de la distillation pour l'usage.

On prépare aussi l'eau d'arquebusade par simple infusion dans le vin, que l'on filtre ensuite; cette liqueur est beaucoup plus chargée que la précédente des qualités des plantes qu'on a employées.

Cette eau a été long-tems estimée, & l'est encore chez bien des gens, comme un excellent remède pour guérir les contusions, dissoudre le sang coagulé, dissiper les tumeurs qui surviennent aux fractures & aux dislocations, prévenir les progrès de la gangrène, déterger & cicatriser les ulcères & les playes, celles sur-tout qui sont causées par des armes à feu. La pratique moderne en fait peu d'usage.

EAU BLEUE ou Sapphirine. C'est une solution de deux scrupules de sel ammoniac, & de quatre grains de verd-de-gris, dans huit onces d'eau de chaux, que l'on filtre, après avoir laissé les ingrédiens ensemble, pendant vingt-quatre heures. On s'en sert pour nettoyer les ulcères anciens & sordides; on l'emploie aussi pour enlever les taches de la cornée. Le cuivre contribue plus à sa couleur qu'à ses propriétés médicamenteuses, car elle ne tient en dissolution qu'une bien petite quantité de ce métal.

EAU DE CHAUX. C'est l'eau commune imprégnée d'une terre calcaire privée d'air fixe. Elle est détersive & dessiccative; on l'emploie avec succès en lotions sur les éruptions dartreuses. (*Voyez* Dartres), & sur les ulcères de mauvaise apparence, particulièrement sur ceux des jambes; un liniment fait avec parties égales d'eau de chaux & d'huile de lin, est un excellent topique dans les cas de brûlure. On a recommandé aussi son usage extérieur dans les commencemens de de l'hydrocèle, & contre la teigne. On s'en sert utilement en injections dans le vagin & dans d'autres parties affectées de relâchement, pour remédier aux pertes blanches & aux autres écoulemens qui tiennent à cette cause.

EAU DE MER. On a recommandé l'usage extérieur & intérieur de l'eau de Mer, contre les maladies cutanées chroniques, les ulcères invétérés, les écrouelles. *Voyez* Sel Marin.

EAU DE RABEL. C'est un mélange d'huile de vitriol & d'esprit-de-vin rectifié, à la dose d'une partie de la première, & de trois du second. On en recommande l'usage extérieur dans les cas d'hémorrhagie. On la mêle, pour cet effet, en proportion plus ou moins considérable, avec de l'eau commune, & l'on en imbibe des compresses que l'on applique sur les parties blessées, où elle arrête l'écoulement du sang, s'il n'est pas fourni par des vaisseaux trop considérables.

EAU PHAGÉDÉNIQUE. Solution de sublimé corrosif, dans l'eau de chaux, à la dose d'un demi-gros, sur une livre. On s'en sert pour laver & déterger les vieux ulcères, & réprimer les chairs fongueuses. Cette eau, dans la plupart des cas, doit être plus ou moins affoiblie pour l'usage. *Voyez* Caustiques.

EAU DE ROSES. Cette eau est légèrement astringente. On l'emploie comme véhicule d'autres médicamens qui ont la même propriété dans un plus haut degré, & particulièrement dans la composition des collyres.

EAUX THERMALES. *Voyez* Bain.

EAU VÉGÉTO-MINÉRALE. On compose cette eau en mêlant deux gros d'extrait de saturne, & deux gros de bonne eau-de-vie dans deux livres d'eau commune. On l'emploie extérieurement contre l'inflammation, & contre les éruptions cutanées; elle appaise la douleur dans les parties enflammées, & tend à résoudre l'engorgement. *Voyez* Plomb.

EAU VITRIOLIQUE. On la prépare en faisant dissoudre seize grains de vitriol blanc dans huit onces d'eau, on ajoute au mélange quelques gouttes d'esprit de vitriol foible. C'est un excellent collyre dans les cas d'ophtalmie humide, lorsque l'inflammation n'est pas très-considérable, ou qu'elle a été modérée par les moyens appropriés. On la prépare aussi avec une proportion double ou triple de vitriol, & quelquefois on y ajoute un peu de camphre dissous dans l'esprit-de-vin; elle sert alors à laver certains ulcères, ceux particulièrement qui fournissent une trop grande quantité de pus.

EAU-DE-VIE. *Voyez* Esprit-de-Vin.

ÉCARTEMENT. Διαστασμὸς. *Ossium recessus.* Nous consacrons spécialement ce terme pour exprimer toute séparation, qui ayant lieu dans les symphyses & articulations par synarthrose, y occasionne un mouvement contre nature, d'où s'ensuivent différens accidens. Ces sortes d'Écartemens peuvent provenir d'une cause interne qui opère d'une manière fort lente, tel qu'un polype dans les narines, la sérosité, la suppuration à la suite de coups reçus dans les symphyses, ou être occasionnées par une violence extérieure, qui sépare les os d'une manière prompte, & toujours avec rupture des ligamens qui servent à fortifier leur union. Les exemples de la première espèce d'Ecartement ne sont point rares dans les différentes parties du corps ; ils sont fréquens dans l'hydrocéphale des enfans, où l'on voit souvent les sutures être séparées de l'intervalle de plusieurs travers de doigts ; dans le cas d'excroissances qui prennant racine dans l'intérieur des narines, occasionnent une séparation non-seulement de presque tous les os de la face, mais encore des cartilages du nez, qui alors deviennent entièrement mobiles. Les exemples de la seconde espèce sont aussi communs ; ainsi l'on observe quelquefois, après de violens coups, une simple séparation des os du nez, une désunion du cartilage xiphoïde d'avec le sternum, du coccix d'avec le sacrum ; affections qu'on peut rapporter aux Ecartemens de ce genre. Mais un que nous nous proposons spécialement de traiter ici, est celui qui survient aux os qui constituent le bassin, soit que cet Ecartement ait lieu chez l'homme ou la femme long-tems après un mouvement forcé, ou soit qu'il soit la suite d'un changement lent dans la distribution des humeurs, comme il arrive pendant tout le tems de la grossesse de la femme qui a conçu. Nous ne considérerons point ici l'Ecartement sous ce dernier point de vue ; ce que nous avons dit à l'article BASSIN, étant plus que suffisant pour en donner une notion plus exacte ; mais nous l'envisagerons relativement au premier, & d'autant plus qu'on s'est souvent mépris sur sa nature & sur les moyens de guérison qu'il pouvoit présenter. L'Ecartement dont il s'agit a été inconnu aux Anciens, du moins celui qui arrive à toute autre époque que celle de la gestation. Quelques Modernes en ont parlé obscurément ; mais le plus grand nombre ne l'a pas cru possible, c'est du moins ce qu'on veut croire d'après le silence de J. L. Petit & de Duverney, qui ont traité spécialement des maladies des os. On doit distinguer l'Ecartement qui survient peu-à-peu d'avec celui qui est occasionné par une violence extérieure. Le premier semble spécialement être propre aux enfans cacochymes & rachytiques ; encore le plus souvent est-il déterminé par un effort quelconque, comme il est constaté d'après une observation du Docteur Bassius, qui se trouve dans la Décade première de celles qu'il publia en 1731. Il y est dit qu'un Etudiant en Droit, d'une constitution molle, délicate & lâche, fut serré de près, en tirant des armes, par son adversaire. Au moment où le jeune homme reculoit de côté, son tronc sur les cuisses, comme pour se garer, il se fit une déduction des os innominés d'avec l'os sacrum, & dès ce moment le malade sentit une vive douleur dans la partie, & la jambe se retira tellement, qu'il ne put marcher. Il souffroit même, étant assis, & ne pouvoit pas se relever. Le D. Bassius ne fut appelé que le troisième jour, & ayant reconnu le véritable caractère de la maladie, il fit les tentatives qu'il jugea convenables pour procurer le replacement des parties ; mais ne pouvant y réussir, il s'en tint à l'indication de discuter & corroborer. Dans cette intention, il fit frotter l'endroit douloureux avec l'esprit matrical de Blankius, & l'on appliqua ensuite l'emplâtre de diachylon gommé malaxé, avec suffisante quantité d'huile fétide de corne de cerf. La douleur se dissipa en quatre ou cinq jours de l'usage de ces topiques ; les ligamens se raffermirent, & le malade marcha aussi bien que précédemment. « Ce cas, dit M. Louis, a été pour Bassius, un objet de méditation ; il a examiné depuis avec attention des enfans boiteux, & il a reconnu que la cause en étoit fréquemment dans le vice de la connexion de l'os innominé avec l'os sacrum. Il donne à ce sujet trois Observations faites sur des enfans âgés de trois, de quatre & de sept ans. La protubérance de l'os sacrum étoit manifeste ; en faisant marcher ces enfans, on ne pouvoit pas méconnoître que la foiblesse de la partie ne fût l'effet de la mobilité des deux os, dont l'union auroit dû être ferme & serrée. L'Ecartement dont il s'agit ici arrive plus fréquemment qu'on ne pense, & n'est que trop souvent cause de la démarche peu assurée des enfans qu'on force trop tôt à se tenir sur leurs jambes.

Mais cet Ecartement n'est pas toujours consécutif à un relâchement des symphyses ; il arrive quelquefois presqu'instantanément, & d'autres fois plusieurs jours après une chûte violente, ou un coup reçu dans la région de l'une des symphises sacro-iliaque, & alors surviennent plusieurs symptômes, dont les uns proviennent de la commotion, & les autres du désordre qui s'est établi dans le lieu même de l'Ecartement ; le bas-ventre se météorise, & même souvent il est dans un état inflammatoire ; les urines & les excrémens sont retenus, le pouls est petit & concentré ; il y a vomissement & hoquet ; d'une autre part, la mobilité, le craquement des os du bassin, le raccourcissement de la jambe, l'impossibilité de l'étendre & de marcher, sont autant de signes locaux & sensibles, qui ne permettent pas de confondre cet accident avec la fracture du col, ou la luxation du fémur. Tous les signes se manifestèrent successivement chez un homme qui fait le sujet de l'Observation de M. Philippe, Chirurgien à Chartres ; mais on en connut la véritable cause trop tard & le malade en fut la victime. Les seules ressources de l'Art, en pareil cas, sont les remèdes généraux, le repos, les saignées répétées plus ou moins, selon la constitution des malades, les lavemens, les laxatifs aiguisés, les embrocations & fomentations résolutives, & un appareil qui contienne fermement les os ; tels sont les secours qu'on peut porter pour prévenir les fâcheux symptômes de cet Ecartement, & ceux qui furent suivis dans le traitement de Jouglas, dont M. Thomassin, Chirurgien-major à Neuf-Brissac, rapporte l'Observation. Le malade dut le succès de son traitement non-seulement aux remèdes généraux, mais encore à l'application d'un bandage, qui maintint fermement les parties dans un état d'approximation.

Tous les faits dont nous venons de parler, offroient une cause de la claudication, qu'on avoit jusqu'à présent peu développée. Une observation intéressante, présentée par M. Lhéritier, & lue, l'année dernière, à la séance publique de l'Académie de Chirurgie, prouve que cet Ecartement provient quelquefois d'une cause à laquelle on avoit peu pensé, je veux dire, l'anchylose de la tête du fémur avec la cavité cotyloïde. Comme le cas est assez intéressant par lui-même, nous lui donnerons ici toute l'extension qu'il peut avoir, en attendant qu'il paroisse développé dans un des volumes de l'Académie. Un jeune homme, dont la mère & la sœur étoient incommodées depuis leur jeunesse de difformité dans les os, fut affecté lui-même, à l'âge de dix-sept ans, d'une claudication légère au côté gauche, qu'il ne put rapporter à aucune cause. Insensiblement il parut tantôt une rétraction de la cuisse, & tantôt un allongement bien apparent, sur-tout lorsque le malade avoit monté à cheval. Il ne pouvoit marcher sur un pavé inégal, sans éprouver des douleurs considérables. L'examen de la partie donna lieu au Chirurgien de sa Province, de penser que son mal provenoit d'une exostose au grand trochanter. Un traitement infructueux l'ayant déterminé à venir à Paris, en 1789, M. Lhéritier reconnut que la crête de l'os des îles du côté gauche s'élevoit beaucoup au-dessus du niveau de l'os sacrum, que la tête du fémur étoit immobile dans sa cavité, & que la marche ne s'opéroit que par la désunion de la synchondrose sacro-iliaque. Le malade, en effet, ne pouvoit fléchir la cuisse, ni porter le talon en-dedans. Il ne parvenoit à se chausser qu'en fléchissant la jambe, le talon étant élevé & porté en arrière. L'on voit qu'ici l'anchylose a dû nécessairement être antécédente à l'Ecartement de l'os des îles d'avec l'os sacrum, & que le besoin de marcher, secondé du tems, a formé consécutivement à cette anchylose une véritable articulation dans un lieu où la nature, chez les autres, a voulu qu'il y eût symphyse. Ce travail, où la nature a profité des circonstances, est dû en grande partie à une cause éloignée, le relâchement des symphyses, qu'on sait être particulier aux rachitiques. L'état des choses bien connu, porta M. Lhéritier & les Consultans, qu'il appela, à statuer sagement que cet Ecartement présentoit des indications d'une toute autre nature que les Ecartemens ordinaires. Que, si l'on cherchoit à réunir les parties séparées, on exposeroit le malade à ne pouvoir désormais marcher qu'avec des béquilles; ce qui étoit un très-grand inconvénient. Il fut donc statué qu'on appliqueroit un bandage qui pût s'opposer à l'allongement & au racourcissement alternatif de l'extrémité inférieure, & par-là prévenir le tiraillement des ligamens, & la récidive des douleurs auxquelles le malade étoit continuellement exposé. Le bandage a été conçu & exécuté en peu de jours par M. Traisnel; & son application fut bientôt suivie d'un heureux succès.

On peut les considérer suivant le dessein que nous avons rendu dans les Planches, comme étant composé de trois parties; d'une première plaque matelassée & appliquée à la partie postérieure sur le milieu & sous la crête de l'os des îles; d'une seconde plaque servant de point d'appui à la première, placée à la partie antérieure & latérale du corps sur le grand trochanter, & d'une ceinture en maroquin, bouclée sur les os pubis. Cette ceinture, en affermissant le bassin sert à fixer l'une & l'autre plaque. Il convient que la première soit surmontée d'un ressort recourbé, dont les deux extrémités, étant alongées & fixées sur la ceinture, augmenteroient la pression du ressort qui doit s'opposer à l'Ecartement des pièces séparées. Les points d'appui sont prolongés par des courroies dont l'une s'élève obliquement du bord supérieur de la première plaque sur l'épaule droite, & peut être ensuite bouclée antérieurement. La deuxième courroie, fixée à la partie antérieure de la seconde plaque, prolonge ce point jusque sous la plante du pied gauche, en forme d'étrier. Le racourcissement gradué de ces soutiens au moyen des boucles, a procuré au malade la liberté de suivre son commerce, & de faire toute sorte d'exercice; ce qui étoit le seul but qu'on dut se proposer. (*M. Petit-Radel.*)

ECCHYMOSE. *Ecchymoma* d'ἐκχύω, je répans. Tumeur superficielle, molle, qui rend la peau livide ou bleue, & qui est produite par du sang épanché dans le tissu cellulaire.

« Les causes des Ecchymoses sont les chûtes, les coups, les extensions violentes, les fortes compressions, les ligatures trop long-tems serrées, &c. Ces différentes causes extérieures occasionnent la rupture des petits vaisseaux de la surface, & produisent l'Ecchymose par l'extravasation du sang, même sans déchirure extérieure. L'Ecchymose est un accident de la contusion, *Voyez* Contusion. Il peut se faire une Ecchymose considérable à la suite d'une contusion légère; il suffit, pour cela, qu'une veine rompue fournisse assez de sang pour remplir au loin les mailles du tissu cellulaire. L'Ecchymose ne paroît ordinairement que plusieurs heures après l'action de la cause qui l'occasionne.

« Si l'on est appellé avant qu'il y ait eu beaucoup de sang extravasé, ou si celui-ci conserve encore sa fluidité, de manière qu'il puisse aisément rentrer dans la circulation, on doit, pour prévenir une plus grande extravasation, appliquer des topiques astringens & répercussifs, tels que l'eau froide, *Voyez* Bain, le bol d'Arménie avec l'oxycrat, ou de l'alun dissous dans le blanc-d'œuf, ou de l'eau saturée de sel marin. J'ai souvent éprouvé, avec le plus grand succès, l'application de la raclure de racine de bryone, ou couleuvrée, fraîche, dans ces Ecchymoses des paupières & de la conjonctive, connue du peuple sous le nom d'œil poché.

« Pour peu que les extravasations soient considérables, on doit commencer la cure par la saignée. Si l'on n'est appellé que quelques heures après l'accident, il faut employer des discussifs avec les astringens; ceux-ci fortifieront les parties, & les premiers disposeront les humeurs à la résolution. On remplira ces deux indications en fomentant la partie avec une décoction de sommités de petite centaurée & d'absynthe, de fleur de sureau, de camomille & de mélilot, cuites dans parties égales de vin & d'eau. On peut appliquer en sachets les plantes qui ont servi à la décoction. La résolution des Ecchymoses est annoncée par le changement de couleur; la partie qui étoit noire devient d'un rouge brun; le rouge s'éclaircit insensiblement, & la partie paroît ensuite d'un jaune foncé, qui prend successivement diverses nuances plus claires, jusqu'à ce que la peau soit dans son état naturel.

« Il arrive quelquefois que la violence de la chûte ou du coup détruit la chaleur de la partie blessée, en y éteignant le principe de la vie; alors les topiques froids & répercussifs seroient très-nuisibles dans les commencemens, ils produiroient la mortification. Dans ce cas, on a recours aux scarifications, qu'on fait plus ou moins profondes, selon le besoin; c'est l'étendue & la profondeur de l'extravasation du sang, & la considération de la nature de la partie lésée qui doivent régler sur cet objet la conduite d'un Chirurgien éclairé. Si la quantité du sang extravasé est considérable, & s'il paroît impossible de le rappeller dans les voies de la circulation, on doit ouvrir la tumeur pour lui donner issue, c'est le seul moyen d'en prévenir la putréfaction, & peut-être la gangrène de la partie. Mais cette ouverture ne doit point se faire imprudemment ni trop à la hâte; quoique la partie paroisse noire, on ne doit pas toujours craindre la mortification, ni croire à l'impossibilité de la résolution, puisqu'il est naturel, dans ces cas, que la peau soit noire ou bleuâtre à la vue. Il faut considérer attentivement, si cette noirceur se dissipe pour un moment par l'impression du doigt, si elle est sans dureté, sans douleur & sans tuméfaction considérable, & s'il reste encore une douce chaleur dans les parties affectées. Ces signes feront distinguer l'Ecchymose de la gangrène, & de cette connoissance on tirera des inductions pour la certitude du pronostic, & pour asseoir les indications curatives. Fabrice de Hildan, ayant été appellé le quatrième jour pour voir un homme, qui par une chûte de cheval, s'étoit fait une contusion considérable au scrotum & à la verge, trouva ces parties un peu enflées & noires comme du charbon, sans cependant beaucoup de douleur ni aucune dureté. Il fit d'abord des embrocations avec de l'huile rosat, il saigna le malade & appliqua le cataplasme suivant. Prenez des farines d'orge & de fèves, de chacune, deux onces; de roses rouges en poudre, une once; faites les cuire dans du vin rouge avec un peu de vinaigre, jusqu'à la consistance de cataplasme, auquel on ajoutera un peu d'huile rosat & un œuf. On se servit de ce topique pendant quatre ou cinq jours; ensuite on fit des fomentations avec une décoction de racines de guimauve, de sommités d'absynthe, d'origan, d'aigremoine, de fleurs de roses, de sureau, de mélilot & de camomille, de semences d'anis, de cumin & de fenugrec dans parties égales de vin & d'eau. On en bassinoit chaudement les parties affectées, trois ou quatre fois par jour, après quoi on les oignoit avec le liniment qui suit. Prenez des huiles d'anet, de camomille & de vers de chacune une once, du sel en poudre très-fine, deux gros, mêlés : avec ces secours, les parties contuses se rétablirent dans leur premier état, malgré la noirceur dont elles étoient couvertes. *Voyez* GANGRÈNE.

« L'esprit-de-vin, ou l'eau-de-vie simple ou camphrée, qu'on applique sans inconvénient sur des Ecchymoses légères, sont capables d'irriter beaucoup celles qui seroient menacées d'une inflammation prochaine; le Docteur Turner en a vu souvent les mauvais effets. Il rapporte à ce sujet l'histoire d'un homme de sa connoissance, grand amateur de Chymie, & partisan très-zélé de l'esprit-de-vin. Cet homme s'étant meurtri les deux jambes, en sortant d'un bateau, confia l'une de ses jambes à Turner, & livra l'autre à un Chymiste, qui devoit prouver la grande efficacité de l'esprit-de-vin dans la cure des contusions avec extravasation de sang. La violence des accidens qui survinrent fit rejetter ce traitement au bout de quelques jours, & l'autre jambe qui fut pansée avec un liniment, composé de bol d'Arménie, d'huile rosat & de vinaigre, étoit presque guérie.

« Il y a des personnes si délicates qu'on ne peut les toucher un peu fort sans leur causer une Ecchymose; on le remarque en saignant celles qui sont grasses. Peut-être la compression ne fait-elle, dans ce cas, qu'affoiblir le ressort des vaisseaux, & y procurer un engorgement variqueux, sans extravasation.

« On voit sur les bras & les jambes des scorbutiques des grandes taches livides, qui sont des Ecchymoses de cause interne.

« Il se fait sous les ongles, à l'occasion de quelque violence extérieure, un épanchement de sang qu'on peut mettre au rang des Ecchymoses. Les topiques ne sont d'aucune utilité pour la résolution de ce sang; le plus sûr est de lui procurer une issue en ouvrant l'ongle. Pour cet effet on le ratisse avec un verre jusqu'à ce qu'il soit tellement éminçé qu'il cède sous le doigt; on en fait alors l'ouverture avec la pointe d'un petit bistouri; le sang sort par cette ouverture; sans cette précaution, il pourroit se putréfier & causer la chûte de l'ongle. Cette petite opération n'exige aucun pansement, il suffit, au plus, d'envelopper l'extrémité du doigt avec une bandelette de linge fin, pendant quelques jours. » *Extrait de l'ancienne Encyclopédie.*

ECCOPÉ d'Εκκοπὴ, *excisio.* Fracture ou solution de continuité du crâne faite par un instrument tranchant, qui a frappé perpendiculairement. Il est rare que la division de l'os ne s'étende pas par une fracture prolongée plus loin que la partie frappée par l'instrument. Son poids ou l'action de celui qui a donné le coup, fait que l'instrument agit souvent comme contondant. *Voyez* pour le traitement l'article TRÉPAN. *Extrait de l'ancienne Encyclopédie.* (*M.* PETIT-RADEL.)

ÉCHARPE. Espèce de bandage avec lequel on soutient la main, l'avant-bras & le bras blessé.

Pour bien faire l'Echarpe on prendra une serviette fine, qui aura au moins deux tiers d'aune en quarré; on la pliera en diagonale; on la passera, ainsi pliée, entre le bras & la poitrine du malade, de manière que l'angle droit se trouve sous le coude, & le grand côté du triangle sous la main. Des deux angles aigus, l'un sera passé sur l'épaule saine, & l'autre en remontant, & recouvrant l'avant-bras & l'épaule malade, passera derrière le cou, pour venir joindre l'autre angle de l'Echarpe sur l'épaule du côté opposé, où ces deux angles seront cousus ensemble & arrêtés à une hauteur convenable, pour tenir l'avant-bras plié presqu'à angle droit. On prendra ensuite à l'endroit du coude, les deux angles droits de la serviette; on les repliera proprement, pour en envelopper la partie inférieure du bras, puis on les attachera ensemble.

Cette écharpe soutient exactement l'avant-bras & le coude; tout le membre se trouve enveloppé depuis l'épaule jusqu'au bout des doigts; & l'on ne risque point que le malade, en agissant imprudemment, dérange son appareil. *Cet article est tiré de l'ancienne Encyclopédie.*

M. Bell décrit une autre espèce d'Echarpe, composée d'une caisse de carton, bien garnie, & doublée intérieurement, étroite & assez longue pour recevoir tout l'avant-bras, jusqu'au bout des doigts, & de courroies disposées de manière à la soutenir uniformément. L'Echarpe que l'on fait avec une serviette a par-dessus celle-ci le grand avantage de pouvoir se préparer par-tout & en tout tems; mais la dernière est préférable en ce qu'elle soutient plus également tout l'avant-bras depuis le coude jusqu'au bout des doigts; ce qui, dans bien des cas, est une circonstance très-essentielle. *Voyez en la figure dans les Planches.*

ECLISSES, Ναρθηκες, *ferulæ* Atelles: ce sont de petits morceaux de bois de l'épaisseur d'environ une ligne, & de différentes longueur & largeur, dont on se sert pour maintenir dans une bonne situation les membres fracturés après la réduction. Les éclisses ou atelles dont les Anciens faisoient usage, n'étoient nullement comparables à celles que nous employons aujourd'hui. Hippocrate se servoit de la tige d'une plante ombellifere, qui, dans la Grèce, s'élevoit jusqu'à la hauteur de trois coudées, c'est le Ναρθηξ, ou la férule de nos climats. Il y trouvoit plusieurs avantages, qui lui avoient fait donner la préférence sur les atelles de bois que ses Contemporains employoient. Ces éclisses étoient plus légères, se mouloient mieux à la partie, & ne pouvoient à raison de leur molesse contondre ni blesser les parties. On ne trouve point toutes ces qualités dans la férule qui nous est connue; sa tige est cassante, trop poreuse, & conséquemment point assez résistante pour fixer les parties fracturées, aussi s'en est-on tenu aux éclisses de bois mince, qui souples par elles-mêmes, peuvent être garnies de linge pour leur donner de la molesse. Les lames de bois, telles que les fourbisseurs les emploient pour faire les fourreaux d'épée, sont les plus convenables, on les taille comme on veut, & selon que la forme des membres les demande, & ensuite on leur donne un fourreau. Quelques-uns préfèrent le carton pour la matière de l'éclisse, on le couvre d'un linge fin, & l'on mouille l'éclisse ainsi garnie dans de l'eau de vie camphrée avant de l'appliquer. Ces sortes d'éclisses me paroissent réunir tous les avantages qu'Hippocrate trouvoit dans les siennes. On les emploie communément dans les fractures de l'avant-bras, & généralement dans celles des membres peu volumineux où il y a peu à craindre pour le déplacement.

En lisant attentivement le Traité *de Fractis* d'Hippocrate, l'on voit que cet Auteur n'employoit pas les éclisses dès les premiers jours de la maladie. Il les remplaçoit par des compresses suffisament épaisses, pendant tout le tems qu'il avoit à craindre l'inflammation. Il ne les employoit guères que vers le septième jour; il en fait même une loi, en disant, *septimo aut nono die ferulæ circumdandæ sunt.* La lecture de Celse donne à croire que c'étoit aussi sa méthode, car en parlant de l'appareil & de la manière de l'appliquer, on voit qu'il n'y est fait mention d'éclisses que secondairement, & lorsque les os s'étant dérangés forcent à un traitement plus assuré. *Rursùs ergò*, dit-il, *si parùm commissa sunt, committi debent; si qua fragmenta eminent, in suas sedes reponenda sunt, deindè eodem modo membrum deligandum, feru-*

Iæque super accomodandæ sunt quæ fissæ circumpositæque ossa in suâ sede continent & in quam partem fractura inclinat, ab ea latior valentiorque ferula imponenda est. Cette dernière observation est intéressante & mérite beaucoup d'attention dans la pratique. Il faut ajouter à ce que dit Celse au sujet de cette éclisse qu'elle doit être aussi beaucoup plus longue. Si l'os est fracturé vers son milieu, on en met trois ou quatre pour entourer la circonférence du membre. On doit en les plaçant ne point perdre de vue les notions d'anatomie; en général, on n'en appliquera point sur le trajet des gros vaisseaux, crainte de nuire à la circulation du sang, & de faire naître des accidens qui pourroient devenir funestes; mais on les appliquera sur les côtés, & ainsi elles garentiront les vaisseaux de toute compression. Dans les fractures compliquées de plaie, on a l'attention de n'en point mettre dessus; & si la disposition du membre l'exigeoit comme, par exemple, dit M. Louis, dans les fractures de la jambe, si la plaie étoit sur la surface interne du tibia, il faudroit poser une compresse longuette & épaisse le long de cette surface interne au-dessus de la plaie, & une autre au-dessous, l'éclisse qu'on poseroit ensuite porteroit à faux à l'endroit de la plaie. (*M.* Petit-Radel.)

ECORCHURE. *Voyez* Excoriation.

ECPIESMA. Ἐκπίεσμα. *Depressio.* Espèce de fracture du crâne, où plusieurs esquilles d'os compriment & blessent les meninges du cerveau. Les Auteurs emploient encore ce mot sous d'autres significations, ainsi qu'on le peut voir dans Gorrée. *Voyez* l'article Trépan, relativement à la manière dont il faut se conduire en pareil cas. (*M.* Petit-Radel.)

ECROUELLES, du latin *Scrophula.* Maladie dont le principal symptôme, ou du moins le plus manifeste, est un gonflement des glandes conglobées en différentes parties du corps, qui cheminent lentement vers une suppuration presque toujours imparfaite.

Cette maladie se déclare généralement dans l'enfance, depuis l'âge de trois ans jusqu'à sept, quelquefois un peu plutôt, assez souvent plus tard, jusqu'à l'âge de puberté; & dans quelque cas, à des époques beaucoup plus reculées; mais alors il est bien rare qu'elle soit aussi complette & aussi caractérisée que dans l'enfance. Elle est héréditaire autant qu'une maladie puisse l'être, c'est-à-dire, autant que l'espèce particulière de tempérament ou de constitution dont jouit chaque individu, & qui se transmet plus ou moins complettement de père en fils.

Lorsqu'elle ne se manifeste pas de très-bonne heure, on peut, jusqu'à un certain point distinguer le tempérament particulier auquel tient cette disposition. On observe chez les individus, ainsi disposés, une certaine mollesse & une flaccidité marquée dans la fibre; ils ont les cheveux blonds & les yeux bleus, plutôt que d'une autre couleur; leur peau en général est très-fine, & a souvent les caractères de la plus grande beauté, soit en raison de son tissu extérieur, soit par ses couleurs, quoique celles-ci varient beaucoup. Ils ont fréquemment la lèvre supérieure un peu enflée, quelquefois ce gonflement est très-considérable, & s'étend jusqu'à la partie intérieure des narines. La maladie dont nous parlons est souvent compliquée avec le rachitis, ou se manifeste après celle-ci; & quoiqu'il ne soit pas rare de la voir chez des enfans qui ne sont pas décidément rachitiques, on observera presque toujours chez eux les caractères qui annoncent quelque disposition à le devenir, tels qu'un front trop relevé, des jointures un peu grosses, le ventre gonflé. Et même les personnes qui, sans avoir jamais été scrophuleuses, ont mis au jour des enfans qui le sont devenus, ont presque toujours eu les caractères du tempérament que nous venons de décrire.

Quoique les Ecrouelles ne se manifestent pas toujours spontanément chez les personnes qui en apportent la disposition en naissant, diverses causes occasionnelles peuvent les exciter. C'est ainsi que la petite vérole, la rougeole, la coqueluche & plusieurs autres maladies auxquelles l'enfance est sujette, & dans un âge plus avancé, des affections vénériennes, des plaies, en occasionnent souvent le développement.

Le siège des Ecrouelles est dans le système des glandes lymphatiques. Le mésentère, organe où la nature a placé un très-grand nombre de glandes de cette espèce, est souvent celui où l'on peut observer les premières apparences de la maladie, qui se manifeste au-dehors par différens symptômes, plus ou moins marqués, suivant que ces parties sont plus ou moins affectées. C'est cette affection qui, lorsqu'elle est portée à un certain point, forme la maladie appelée *Phtisie mésentérique*, connue vulgairement sous le nom de *Carreau.* Nous ne nous occuperons pas à la considérer sous cette forme, non plus que sous celle de plusieurs autres maladies internes, qui ont lieu, lorsqu'elle attaque les poumons, le foie, ou d'autres viscères, (*a*) & nous nous en tiendrons aux symptômes extérieurs qu'on a particuliérement désignés sous le nom d'Ecrouelles.

Dans bien des cas, le premier de ces symptômes est le gonflement de la lèvre supérieure, dont nous avons parlé plus haut. Dans d'autres ce sont des petites tumeurs rondes ou ovales,

---

(1) Voyez à ce sujet la Dissertation de M. White, Chirurgien de Londres. *On the struma, or Scrophula commonly called the king's evil.*

mobiles sous la peau, fermes sans être très-dures, & qui ont une sorte d'élasticité. Ces tumeurs sont indolentes; elles subsistent long-tems sans changement de couleur à la peau, quelquefois même pendant un an ou deux, ou plus long-tems encore. Ordinairement elles commencent à se faire appercevoir sur les côtés du cou, au-dessous des oreilles, quelquefois aussi elles se montrent d'abord sous le menton. Dans l'un & l'autre cas, il paroît qu'elles n'affectent que les glandes lymphatiques ou conglobées, sans s'étendre aux glandes salivaires, jusqu'à ce que le mal ait fait de grands progrès.

Il arrive souvent qu'il se forme aussi des tumeurs sur les doigts, sur la main, sur l'avant-bras à la partie extérieure du coude, au-dessus du coude à la partie interne du bras, & sous l'aisselle, & il n'est pas rare de les voir se manifester dans ces parties dans l'ordre même que nous venons d'indiquer. Les mêmes symptômes ont lieu sur les extrémités inférieures depuis les les orteils jusqu'à l'aîne. Mais ces tumeurs, pour l'ordinaire, ne sont pas comme celles du cou, mobiles & circonscrites, elles environnent plus ou moins la jointure sur laquelle elles reposent, & gênent ou interrompent même son mouvement.

On donne le nom de scrophuleuses à ces maladies des yeux & des paupières, qui sont accompagnées d'affections des glandes lymphatiques. *Voyez* OPHTALMIE. On attribue aussi, non sans raison dans bien des cas à la même cause, certaines éruptions qui se font sur la partie postérieure de la tête, une apparence écailleuse de la peau, surtout au visage, des petites ulcérations dans le nez, & des éruptions cutanées en différentes parties du corps; symptômes qui se rencontrent fréquemment chez les enfans qui ont d'autres symptômes d'affections des glandes lymphatiques. La teigne même peut être regardée comme ayant quelque connexion avec le tempérament scrophuleux, puisqu'elle est presque toujours accompagnée de quelque gonflement des glandes du cou.

Les environs de la bouche sont particulièrement sujets à des éruptions très-opiniâtres, & qui, dans certains cas, forment des ulcères profonds & douloureux. Le nez grossit fréquemment, les ulcérations s'étendent dans l'intérieur des narines, & il s'établit un écoulement abondant de mucosité qui devient très-incommode. Les côtés du visage, près des oreilles & des yeux, se couvrent d'éruptions qui incommodent & défigurent beaucoup le malade.

Les tumeurs dont nous avons parlé, demeurent quelque tems sans subir de changement bien marqué; peu-à-peu cependant elles viennent à grossir, elles perdent leur mobilité, elles commencent à rougir dans le milieu, & la rougeur s'étend par degrés, en tirant sur le pourpre; la dureté se ramollit, & l'on apperçoit de la fluctuation. Le malade éprouve quelque douleur pendant ces progrès du mal; cependant elle n'est jamais bien considérable. Enfin la peau devient plus pâle en quelques points, & il s'y fait une très-petite ouverture, quelquefois deux ou trois, par où il sort un peu de matière purulente, mais plus fluide que le pus d'un abcès phlegmoneux. Cette matière, qui continue à couler, prend tous les jours plus l'apparence d'une sérosité visqueuse, mêlée de petites particules blanchâtres, qui ont l'apparence de lait caillé. La tumeur se vuide & s'efface presqu'entièrement, mais l'ulcère s'ouvre de plus en plus, & s'étend, quoiqu'inégalement de différens côtés, & ses bords qui demeurent plats & unis en-dedans & en dehors, prennent rarement une apparence calleuse. Ces sortes d'ulcères en général ne creusent, ni ne s'étendent beaucoup; mais leurs bords n'avancent point & n'ont aucune apparence de disposition à se cicatriser.

On voit souvent ces ulcères demeurer long-tems dans cet état, tandis que de nouvelles tumeurs & de nouveaux ulcères se manifestent en différentes parties du corps; quelques-uns cependant des premiers qui ont paru, se cicatrisent enfin, pendant qu'il en paroît d'autres dans leur voisinage ou ailleurs; & la maladie chemine de cette manière pendant plusieurs années.

Il arrive assez fréquemment chez des tempéramens scrophuleux, lors même que le mal ne s'est pas encore manifesté par d'autres symptômes, que les vaisseaux lymphatiques, situés le plus profondément, soit sur le dos, soit au haut de la cuisse, soit auprès des autres jointures, se trouvent affectés, quelquefois en conséquence d'un coup ou d'une inflammation accidentelle, d'autrefois sans aucune cause occasionnelle apparente. En pareil cas, on est long-tems pour l'ordinaire sans pouvoir déterminer la nature, ni le siége du mal avec précision; ces symptômes s'observent sur-tout chez les enfans, dont pour l'ordinaire on ne peut tirer rien de précis sur les sensations qu'ils éprouvent. Tantôt ils se plaignent d'une douleur dans l'articulation, ou dans le voisinage de l'articulation de la cuisse; tantôt ils la rapportent à l'aine ou au bas des reins, tantôt au genou. Lorsqu'ils se plaignent de la hanche, il faut examiner avec soin les mouvemens de la jointure qui peut être essentiellement affectée; on voit des cas où le premier siége du mal paroît être évidemment dans le ligament capsulaire; il y en a d'autres où il est dans les muscles. Dans les premiers, le mal va quelquefois jusqu'à opérer un déboitement de l'articulation, qu'il ne faut pas chercher à réduire, comme ont tenté de le faire des Chirurgiens inattentifs ou mal instruits.

Le premier symptôme extérieur de cette maladie, est un gonflement de la partie supérieure de la cuisse, qui se fait appercevoir lorsque l'on place l'enfant sur son ventre, & que l'on compare le volume des deux fesses. Ce gonflement augmente peu-à-peu; la douleur devient de plus en plus aigue, sur-tout pendant la nuit : il se joint quelquefois à ces symptômes des frissons irréguliers & une fièvre lente. Tout le membre s'affoiblit & perd son embonpoint. On est longtems sans découvrir de fluctuation à cause de la profondeur des parties affectées, mais enfin elle commence à se faire appercevoir. La peau alors paroît tendue & luisante, sans aucune apparence d'inflammation extérieure, & sans que l'attouchement de la tumeur cause beaucoup de douleur au malade, si l'on ne fait pas mouvoir le membre. Le gonflement continue à augmenter quelquefois pendant un an ou deux, le malade devenant toujours plus foible & plus exténué; la tumeur vient quelquefois à s'étendre depuis la hanche jusqu'au genou; la peau s'amincit, devient plus sensible, & paroît souvent prête à s'ouvrir en différens endroits, plusieurs semaines avant que cela arrive. Enfin elle se rompt & laisse échapper une grande quantité de sérosité, mêlée de pus, ou chariant de ces petits corps blanchâtres dont nous avons parlé. L'écoulement continue, & la plaie fournit journellement une immense quantité de liqueur séreuse qui épuise de plus en plus le malade, & finit souvent par le faire périr.

Lorsque le mal est situé au bas du dos, il est encore plus difficile d'en reconnoître la nature; on ne peut rien voir ni sentir pendant long-tems dans la partie affectée, mais le malade se plaint de douleurs quelquefois plus, quelquefois moins aigues; il ne peut pencher le corps en avant, & s'agenouille s'il veut relever quelque chose de terre. On observe la même chose lorsque la tumeur se dirige vers l'aine; & dans ce dernier cas, il se penche de côté. L'habitude qu'il en contracte par la longueur de la maladie, occasionne souvent une distorsion des os qu'il conserve toute sa vie. Les symptômes d'ailleurs sont le mêmes que dans le cas dont nous venons de parler.

Lorsque le mal attaque les autres principales jointures, il occasionne aussi des accidens très-graves. Les glandes lymphatiques sont les premières parties qui sont affectées dans ces organes; leur gonflement est d'abord peu douloureux, mais il cause de la roideur & de la difficulté à mouvoir l'articulation, sur-tout à l'étendre complettement. En examinant avec soin la partie à cette époque, on apperçoit une ou plusieurs petites tumeurs; ces tumeurs grossissent peu-à-peu & deviennent plus douloureuses, le mouvement de la jointure devient de plus en plus difficile, le membre s'atrophie, & la fluctuation annonce un amas de fluides. La peau devient rouge, luisante, & s'ouvre après avoir demeuré long-tems dans cet état. La matière qui en sort est ordinairement un fluide blanchâtre qui a la consistance du blanc d'œuf; d'autres fois il ressemble davantage à celui que fournissent les tumeurs du même genre dont nous avons parlé, les autres symptômes concomitans sont aussi les mêmes qui accompagnent la formation & les progrès de celles-ci. Cette affection est l'espèce la plus dangereuse de la maladie que les Anglois ont nommée tumeur blanche, & que nous avons décrite au mot ARTICULATION. Elle est fâcheuse principalement lorsqu'elle attaque les grosses jointures, telles que le genou ou le coude, & particulièrement lorsqu'elle en affecte les ligamens & le périoste. Car c'est sur-tout lorsque cette membrane s'affecte que l'os participe à la maladie. M. White est porté à croire que les affections des os, & sur-tout celles des petits os des doigts & des orteils des enfans, sont occasionnées le plus fréquemment par une rupture de quelque vaisseau lymphatique entre l'os & le périoste d'où résulte un épanchement de fluide entre ces parties.

Enfin, lorsque le mal se porte sur les doigts, ou sur les orteils, il n'est d'abord accompagné comme dans les autres cas que de peu ou point de douleur; & le gonflement de la partie affectée est le premier symptôme par lequel il se fait appercevoir. Cette partie est dure, & peut supporter un certain degré de pression sans qu'il en résulte une douleur bien vive; le mouvement de la jointure n'est pas même gêné à cette époque, mais à mesure que la tumeur augmente elle devient douloureuse. La peau rougit peu-à-peu & devient plus sensible; lorsqu'elle s'ouvre il n'en sort que peu de matière, & souvent il reste tout autour du doigt ou de l'orteil une tumeur dure & assez étendue. L'ulcère fournit pendant longtems un fluide séreux, & la maladie entraîne généralement une exfoliation de l'os.

Nous ferons observer, avant de terminer cette histoire de la maladie, que les seins des femmes en sont souvent le siège. Des coups sur ces organes, & d'autres accidens en sont ordinairement la cause occasionnelle, sur-tout vers l'époque où les jeunes personnes deviennent réglées. Les femmes qui nourrissent sont aussi sujettes à des affections de la même nature, en conséquence de quelque cause qui produit un engorgement laiteux dans les seins, telle qu'un coup de froid, ou quelque négligence lorsqu'elles sèvrent leurs enfans.

Il n'est pas rare aussi de voir les testicules affectés de quelque gonflement de la même nature; c'est ce que l'on observe particulièrement chez des jeunes gens de quatorze à dix-huit ans; on en voit aussi des exemples, quoique plus rarement, chez des personnes plus âgées. On a souvent, par inadvertance, pris des tumeurs de cette nature, soit dans ces organes, soit dans les seins, pour des tumeurs squirreuses; & cette méprise a pu a pu, dans bien des occasions, donner la réputation de remèdes anti-cancéreux à différens médicamens qui ne la méritoient pas, comme elle a, dans bien des cas, déterminé des Chirurgiens à extirper des tumeurs réputées squirreuses, qu'on auroit pu se dispenser d'opérer. Mais il est facile, avec un peu d'attention de se mettre à l'abri d'une pareille erreur; car la tumeur scrophuleuse la plus rénitente n'a jamais la dureté du squirre; elle paroît toujours compressible jusqu'à un certain point, lorsqu'on la compare avec celui-ci; elle a toujours une surface égale & unie; elle n'est jamais accompagnée de douleur, sur-tout dans ses premiers périodes; au lieu que le squirre est toujours plus ou moins inégal, & raboteux à sa surface, & que, pour l'ordinaire, les malades y ressentent, même assez de bonne heure, de tems à autre, quelques douleurs lancinantes.

Le pronostic, dans les maladies scrophuleuses, se déduit du tempérament du malade, & des caractères qui peuvent les faire regarder comme locales, ou comme des affections générales du systême. Lorsque le mal paroît être confiné à une seule partie, comme il arrive ordinairement, lorsqu'il a été déterminé par quelque autre maladie qui a précédé, son importance est proportionnée à celle de la partie affectée. Le pronostic, dans la plupart des cas, sera plus favorable, si le mal est tout-à-fait local; mais, lorsqu'il s'est manifesté dans plusieurs parties, l'opinion qu'on en doit former se réglera sur les progrès qu'il a déjà faits, sur son ancienneté & sur le degré de force du malade.

Quant au traitement des Ecrouelles, nous suivrons la même marche que pour l'histoire de la maladie, & nous nous en tiendrons à exposer les moyens que l'expérience a reconnus comme les plus propres à combattre les symptômes extérieurs, renvoyant au Dictionnaire de Médecine tout ce qui regarde la conduite des maladies causées par le principe scrophuleux, lorsqu'il affecte le mésentère, les poumons & les autres viscères, ainsi que les autres moyens qu'on doit employer pour soutenir la constitution contre ses attaques, pour la rétablir & la fortifier quand elle est affoiblie & épuisée, & pour prévenir la formation de la maladie chez les sujets qui y sont disposés: nous observerons seulement en peu de mots que, pour mettre les enfans à l'abri de ses attaques, un régime convenable, soit pour la qualité, soit pour la quantité des alimens, un bon air, une attention soutenue à la propreté, l'exercice dont leur âge est susceptible, & l'usage journalier du bain froid pendant les six ou sept premières années de leur vie, sont de tous les moyens connus ceux sur l'efficacité desquels on doit le plus compter.

On a conseillé l'usage intérieur de différens remèdes pour attaquer la maladie dans sa cause; on en a employé plusieurs avec quelque succès, tels en particulier que l'eau de mer, & différentes eaux minérales, le kinkina, la ciguë, &c.; mais leurs effets ne sont pas assez constans, pour justifier les éloges qu'on leur a prodigués. On n'a même jusqu'à présent point trouvé de méthode curative sur laquelle en général on puisse compter. Le mercure est peut-être de tous les remèdes que l'on a conseillé comme spécifiques, celui qui réussit le plus souvent, particulièrement sous la forme de calomel. Nous avons fréquemment employé cette préparation dans les cas où les glandes du mésentère étoient affectées, & nous pouvons dire qu'elle nous a presque toujours réussi, en la donnant tous les jours à la dose d'un grain, plus ou moins, avec de légers purgatifs de tems en tems, suivant le besoin. Nous ne sommes point étonnés, par conséquent, de voir que M. White soit porté à regarder ce remède *presque comme un spécifique* dans ce cas particulier; nous ne pouvons cependant pas souscrire à tous les éloges qu'il donne à son efficacité pour la guérison des autres symptômes des Ecrouelles; quoique nous le regardions comme un des plus utiles qu'on puisse employer, lorsque la maladie n'est pas très-avancée, qu'elle peut encore être regardée comme locale, & que les forces du malade ne sont pas épuisées.

Lorsque les premiers symptômes extérieurs se manifestent, tels que le gonflement de la lèvre supérieure, celui des glandes du cou, des maux d'yeux, des éruptions sur la tête & ailleurs, il y a ordinairement chez le malade un peu de disposition inflammatoire, que l'on combat avec succès par des saignées topiques, au moyen des sangsues, dont on peut renouveller l'application, même plus d'une fois, suivant les circonstances. En les mettant le plus près possible des parties affectées, on y opère un changement salutaire, & souvent on les rétablit dans leur état naturel, ou du moins on arrête les progrès du mal. Après ces évacuations, on doit recourir au calomel, que l'on donnera tous les jours en petites doses, comme nous l'avons indiqué tout-à-l'heure, ou en doses un peu plus considérables, avec de plus longs intervalles; mais il faut prendre garde à ne pas les pousser trop loin, de peur que le mercure ne se porte sur les glandes salivaires, ou ne vienne à irriter trop fortement les intestins. La première dose, quoique foible, & même la seconde, pourront agir comme purgatives; mais cet effet ne se soutiendra pas; &, pour l'ordinaire, il faudra tous les trois ou quatre jours donner à l'enfant un petit laxatif, tel qu'une dose convenable de magnésie. Si, malgré l'usage de ces remèdes, on voit des glandes qui demeurent dures & gonflées comme auparavant, on pourra aider leur effet par la vapeur de l'eau bouillante, appliquée sur la partie affectée aussi long-tems & aussi fréquemment que le malade pourra le supporter. On peut encore aider la résolution de ces tumeurs en y faisant passer un courant de matière électrique; on les recouvre ensuite d'un emplâtre mercuriel, ou ce qui vaut mieux encore, on les enduit tous les jours d'un peu d'onguent mercuriel, & on les recouvre d'une compresse de linge très-doux. Enfin, si tous ces moyens n'empêchent pas les glandes tuméfiées de venir à suppuration, il faut peu s'en inquiéter dans ces cas où la maladie ne paroît pas avoir affecté toute la constitution; cette suppuration, pour l'ordinaire, ne sera pas très-longue, & l'ulcère se cicatrisera facilement. On pansera les éruptions, s'il y en a, sur la tête ou ailleurs, avec du cérat simple, ou du cérat de Goulard, ou de l'eau de chaux; ou ce qui vaut encore mieux, avec une solution de sublimé corrosif dans de l'eau. *Voyez* DARTRES. Dans les cas opiniâtres, on aidera quelquefois avantageusement l'effet du mercure par les remèdes appelés sudorifiques, tels que les antimoniaux, la décoction des bois, &c.

Les maux d'yeux, pour l'ordinaire, se dissiperont facilement, si l'on y fait attention de bonne heure. Pour cet effet, après avoir appliqué des sangsues aux tempes, pour peu que ce remède paroisse indiqué, on bassine les yeux avec quelque collyre astringent, tel qu'une solution de sucre de saturne ou de vitriol blanc, particulièrement lorsqu'il se fait un écoulement de matière séreuse ou purulente du bord des paupières; & pour empêcher celles-ci de se coller l'une à l'autre pendant le sommeil, on les enduit intérieurement chaque soir d'un peu d'onguent mercuriel affoibli avec partie égale de graisse de porc, ou avec une pommade où il entre du précipité rouge. *Voyez* POMADES. Ces remèdes, employés à tems, suffiront, pour l'ordinaire, pour mettre fin à ces symptômes; mais, lorsque ceux-ci ont déjà duré un certain tems, ou lorsqu'ils se rencontrent, comme cela se voit quelquefois chez des personnes déjà avancées en âge, ils sont très-difficiles à déraciner. En pareil cas, les sangsues, les vésicatoires à la nuque & derrière les oreilles, les applications anodynes, particulièrement le laudanum liquide, dont on fait couler de tems en tems une goutte ou deux dans l'œil, sont les moyens auxquels on a recours avec le plus de succès. Quelquefois aussi l'on aide l'effet de ces topiques par l'usage intérieur de la ciguë & du kinkina. Nous avons vu un effet étonnant de l'électricité dans un cas de cette nature, où une inflammation de la cornée résistant depuis six mois à tous les remèdes, faisoit craindre que la vue n'en fût altérée pour toujours. Des petites étincelles tirées du globe même de l'œil pendant un quart-d'heure soir & matin, rétablirent l'œil en peu de jours dans son état naturel.

Lorsque la maladie se porte sur les testicules, il faut donner une attention particulière à les bien soutenir au moyen d'un suspensoir; autrement, leur poids venant à fatiguer le cordon, pourroit y occasionner une inflammation douloureuse. En pareil cas, on fera tenir le malade dans une position horizontale; on mettra des sangsues sur la partie affectée; on répétera cette application plusieurs fois, s'il est en état de la supporter; on pourra même, s'il est sanguin, commencer par lui faire une saignée au bras; on lui fera prendre des bains, & l'on fera de légères onctions sur le scrotum avec l'onguent mercuriel. Lorsque le gonflement aura commencé à diminuer, on continuera les mêmes précautions avec soin, sans quoi il pourroit ne se guérir qu'imparfaitement, & laisser au moins une dureté dans l'épididyme, comme il arrive dans les autres cas d'inflammation de ces parties.

Dans les affections du sein, qui tiennent à une cause de cette nature, deux circonstances méritent une attention particulière, savoir, l'âge de la malade & la cause occasionnelle de l'engorgement.

Chez les jeunes personnes, à l'âge de puberté, les remèdes indiqués ci-dessus auront tout le succès qu'on peut espérer. Après les couches, lorsqu'en conséquence de l'irritation du mammelon, ou par quelqu'autre cause, le lait a séjourné trop long-tems, & que les glandes se sont gonflées & durcies, les applications émollientes suffisent quelquefois pour opérer un dégorgement; mais il y a des cas, où ces moyens ne réussissant pas, il se fait une suppuration dans quelqu'une de ces glandes. Le pus étant évacué naturellement, ou par une ouverture artificielle, il reste des tumeurs considérables en diverses parties du sein, qui tendent aussi à la suppuration d'une manière plus ou moins lente, suivant que le tempérament de la malade se rapproche plus ou moins du tempérament scrophuleux. Les applications de vapeurs d'eau chaude sont le meilleur moyen qu'on puisse employer pour favoriser la résolution de ces tumeurs, il faut les répéter deux ou trois fois par jour, & recouvrir la partie chaque fois avec une flanelle ou une peau de cigne, &c. Le calomel est très-utile dans le même but; mais il ne faut le donner aux nourrices qu'avec beaucoup de prudence, de peur de nuire à leur nourrisson.

On voit fréquemment aussi dans ces organes des tumeurs tout-à-fait chroniques, qui ne tendent que très-lentement à la suppuration, & qui sont néanmoins très-distinctes des tumeurs squirreuses, comme nous l'avons dit ci-dessus. C'est dans des cas de cette nature, que l'on a vu quelquefois d'excellens effets de la ciguë, qui ont pu induire en erreur sur ses propriétés anticancéreuses. *Voyez* CIGUE. Le calomel, l'onguent mercuriel appliqué légèrement & en petite quantité sur la partie, les douches chaudes, les fomentations avec la vapeur de l'eau bouillante, réussissent souvent à dissiper les tumeurs de ce genre, si on emploie ces remèdes avant qu'elles aient fait beaucoup de progrès.

Ces sortes de tumeurs, en quelque partie du système des glandes lymphatiques qu'elles se forment, ne tendent, comme nous l'avons dit, que très-lentement à la suppuration. C'est pourquoi bien des Chirurgiens sont dans l'usage de chercher à accélérer la formation du pus par l'application des cataplasmes & des autres topiques maturatifs. Mais ce moyen, qu'on emploie avec tant d'avantage pour les tumeurs de nature phlegmoneuse, ne réussit pas de même dans les cas de gonflemens scrophuleux. Les glandes, ainsi affectées, renferment dans différens kystes une matière caséeuse, mêlée de sérosité, laquelle n'a aucune disposition à se changer en pus. D'ailleurs le long usage des cataplasmes & des autres applications qu'on emploie dans ce but, relâche & affoiblit la peau, en sorte que les ulcères qui résultent de l'ouverture de ces tumeurs, ont plus de peine à se cicatriser, que lorsqu'on n'a point cherché à en avancer la suppuration.

Ces applications, en particulier, n'ont aucune utilité, & sont plutôt nuisibles dans les cas où le mal attaque la hanche ou les autres jointures. Il vaut mieux, lorsqu'ils commencent à se manifester, faire usage de quelques topiques stimulans, tels que le liniment volatil, l'huile camphrée, les vésicatoires, sans négliger celui des autres remèdes que nous avons indiqués. Mais si l'on ne parvient pas à dissiper le mal par ces applications, il faut, dès que la fluctuation est manifeste, donner issue au fluide par une ouverture artificielle, faite avec la lancette; ou, ce qui vaut encore mieux dans les cas de cette nature, au moyen d'un séton. *Voyez* ce que nous avons dit du séton à l'article Abcès. Si l'on se sert de la lancette, il ne faut jamais faire qu'une petite incision, qui suffira pour donner issue au fluide, après quoi on pourra faire des injections de quelque liqueur détersive, telle que l'eau de chaux, les eaux minérales de Balaruc, de Seltzer, &c. une solution de myrrhe, &c. Dans tous les cas, un bandage propre à former une douce compression sur la cavité que l'on a vuidée, favorisera la réunion de ses parois, & la cicatrisation de l'ulcère. On doit pratiquer ces ouvertures, non-seulement dans les cas de gonflement autour de la hanche, mais aussi dans ceux où d'autres jointures sont affectées. *Voyez* Articulation. Mais nous ne croyons pas, avec M. White, qu'il faille suivre la même méthode pour tous les cas de tumeurs scrophuleuses; car souvent ces tumeurs sont situées de manière qu'il n'y a aucun danger à y laisser séjourner le pus; il vaut bien mieux alors les laisser ouvrir d'elles-mêmes, & elles se cicatriseront en général bien plus facilement que lorsqu'on les aura ouvertes avec la lancette.

Il arrive souvent que les petits os de la main & des pieds sont affectés. Lorsqu'ils le sont au point de s'exfolier; le cas, pour l'ordinaire, est très-long & difficile à guérir. Il faut alors particulièrement s'attacher à fortifier la constitution par des remèdes toniques, tels que le kinkina, les martiaux, &c. par un régime convenable, par l'exercice, par un bon air. Il faut aussi faire quelques applications stimulantes sur les parties affectées, & les comprimer doucement au moyen d'un bandage: on préviendra ainsi la formation de ces tumeurs considérables que l'on rencontre quelquefois chez des malades dont le traitement a été négligé.

ECTROPIUM. Εκτρόπιον, d'ἐκτρέπω, *deflector.* Eraillement. C'est une affection, dit Gorrée, dans laquelle la paupière inférieure est tellement renversée en bas, qu'elle a peine à recouvrir l'œil comme dans l'état ordinaire. Quand l'Ectropium attaque la paupière supérieure, il y a ce qu'on appelle Lagophthalmie. Néanmoins celle-ci peut arriver naturellement, continue le même Auteur; mais jamais l'Ectropium, qui a toujours pour cause une cicatrice, une excroissance de chair, un relâchement ou une érosion par un médicament, une brûlure, ou un desséchement, comme il arrive dans la vieillesse. Les Auteurs les plus exacts, tels qu'Heister, & ceux qui ont écrit d'après lui, ont distingué l'Ectropium du lagophtalmos, en ce que, dans le premier, il y a éversion ou renversement de la paupière, & que, dans l'autre, il y a rétraction sans renversement; ce qui est un caractère très-distinctif. *Voyez* l'article Lagophtalmie. L'Ectropium d'ailleurs est le plus souvent accidentel, au lieu que le lagophtalmos est toujours naturel & provient d'un vice de première conformation.

La cause la plus ordinaire de l'Ectropium est la tuméfaction de la conjonctive des paupières, laquelle est toujours produite par l'engorgement lent des vaisseaux qui la parcourent, ainsi qu'il arrive chez les vieillards. L'érosion ou brûlure de la peau peut aussi lui donner lieu, à raison de la cicatrice qui resserre & diminue l'étendue de l'épiderme; mais quelque reconnue que soit cette cause, j'ai peine à l'admettre seule. Une plus réelle est la formation d'une tumeur enkystée entre le muscle orbiculaire & la conjonctive. Quelquefois la tumeur tourne à la suppuration, & alors le pus, une fois écoulé, la paupière, qui étoit renversée par accident, se remet en son premier état. Mais souvent aussi la tumeur reste indolente, dure, & l'Ectropium continue toujours le même.

L'Ectropium qui est récent, n'offre point une maladie bien fâcheuse, quoiqu'il y ait de la douleur, & même souvent de l'inflammation; les topiques adouciſſans l'appaiſent le plus ſouvent. Le larmoiement accompagne aſſez fréquemment cette affection, à raiſon de ce que les points lacrymaux, qui doivent abſorber la matière des larmes, éprouvent un changement conſidérable dans leur direction. L'œil eſt ſec & dans l'état le plus propre à contracter inflammation, ſouvent même il eſt rouge & douloureux, & dans un état de phlogoſe bien caractériſée. L'Ectropium qui arrive chez les vieillards, & qui eſt la ſuite des ophtalmies humides & anciennes, eſt d'autant plus fâcheux; qu'il eſt rebelle à tout remède; mais pour bien connoître ceux qui conviennent le mieux, conſidérons la maladie ſous ſes différens aſpects.

Lorſque tout indique qu'elle eſt récente, & qu'elle tient du caractère inflammatoire, les déplétions ſanguines ſont les plus favorables; mais il faut qu'elles ſoient faites, autant qu'il eſt poſſible, près du mal; auſſi l'application des ſangſues vers la paupière affectée eſt-elle préférable à tout autre moyen. Quand elles ſont tombées, on baſſine la paupière avec une eau ophtalmique ſimple, comme l'eau diſtillée d'euphraiſe ou de roſe, & l'on applique de légères compreſſes, ſuffiſamment humectées, pour entretenir le dégorgement. On réitère cette application, ſelon que les circonſtances le demandent, & l'on a recours au même panſement que nous venons d'indiquer. Quand les ſujets ſont pléthoriques, & à la fleur de leur âge, on peut aider ces topiques par la ſaignée du pied, qui ſera plus ou moins copieuſe, à raiſon des forces.

Mais ſi l'engorgement eſt ancien, qu'il ne tienne que peu & même point du caractère inflammatoire, loin d'avoir recours aux moyens que nous venons de rapporter, il faut s'en tenir aux topiques réſolutifs, aromatiques & ſtimulans, donnés ſous forme de fumigation, ou autrement. On peut faire uſage des poudres ophtalmiques ſèches, dont on trouve différentes formules dans les Auteurs de matière médicale. Mais, en ſuppoſant qu'elles ſoient inefficaces, il faut alors ſe décider à en venir aux cathérétiques. Saint-Yves & Heiſter conſeillent, en pareil cas, de toucher avec la pierre infernale l'endroit tuméfié, & de laver immédiatement après, pour éviter que l'œil n'éprouve les effets du cauſtique. Cette méthode, telle vantée qu'elle ſoit par les Auteurs, me paroît néanmoins être moins préférable que les légères ſcarifications qu'on feroit ſur le lieu engorgé avec la pointe d'une lancette bien fine, fixée ſur ſa chaſſe, où l'exciſion de tout ce qui ſe forjette en avant dans toute l'étendue de la paupière. Cette dernière méthode non-ſeulement enlève tout le principe de l'engorgement, mais encore donne lieu au reſſerrement de la paupière dans un ſens contraire à celui où elle étoit auparavant déjettée.

L'Ectropium qui eſt occaſionné par la préſence d'une tumeur enkyſtée, demande un tout autre procédé. Si la tumeur n'eſt point trop volumineuſe, & qu'elle ſoit placée immédiatement entre le muſcle orbiculaire & la conjonctive, on fait abaiſſer la paupière par un aide, ſi c'eſt l'inférieure qui eſt affectée, puis on ſaiſit la tumeur avec une érigne qu'on fixe deſſus; on l'élève, & en même-tems on fait une inciſion ovale au-deſſus & au-deſſous, en longeant du côté de la caroncule, quand elle eſt affectée, & allant profondément pour gagner la racine de la tumeur, & l'on enlève le tout, prenant bien garde de trop couper, crainte d'intéreſſer le muſcle orbiculaire & la peau qui le recouvre. On lave la petite plaie avec de l'eau tiède & une éponge, & l'on panſe enſuite à ſec; on a recours aux lotions faites avec l'eau de couperoſe & autres deſſicatifs, ſi l'ulcère prend un mauvais aſpect. Mais ſi l'enchantis paroiſſoit être la cauſe de l'Ectropium, il ne faudroit rien faire à celui-ci, & diriger ſes vues vers l'autre. *Voyez* l'article ENCHANTIS.

La ſimple réſection de la tumeur ne guérit pas toujours l'Ectropium, ſur-tout quand il y a déſunion des paupières vers le grand angle, comme il arrive quelquefois à la ſuite de l'opération de la fiſtule lachrymale mal faite. Dans ces cas, il convient d'aviver le bord de chaque paupière, depuis les points lachrymaux juſqu'au lieu où les deux paupières ſont unies. M. Le Dran, dans un cas de ce genre, ſe comporta de la manière ſuivante. Il prit & fixa, avec une pince, le bord renverſé de la paupière, c'étoit l'inférieure; & commençant ſon inciſion tout près le point lachrymal, il la continua juſques ſur les côtés du nez, ne prenant tout au plus qu'une ligne ou deux de l'épaiſſeur des parties; il en fit de même à la ſupérieure, en terminant l'inciſion ſur les côtés du nez, à l'endroit où finiſſoit la première. Il enleva de même toute la ſurface de l'eſpace qui étoit entre les deux inciſions, & fit par ce moyen une plaie triangulaire, dont chaque face avoit ſept à huit lignes depuis un angle juſqu'à l'autre. L'opération finie, il rapprocha les lèvres de la plaie l'une de l'autre, & les aſſujettit avec deux points de ſuture; il en fit une à deux lignes, ou environ, des points lachrymaux, & l'autre entre ce premier point & l'angle de la plaie. Il plaça au-deſſus & au-deſſous des points de ſuture, pour ſoutenir la peau, deux petits rouleaux de linge garnis d'emplâtre, qui les attachoit à la peau. Ces rouleaux furent maintenus en place par pluſieurs languettes de linge, couvertes auſſi d'emplâtre, & qui faiſoient fonction de ſutures ſèches. Il fit coucher le malade ſur le même côté, pour que les larmes ne coulaſſent pas par le petit angle, & ne mouillaſſent pas la plaie; mais, malgré toutes ces précautions, il n'y eut que le fond de la plaie qui ſe réunit en partie; les lèvres extérieures restèrent séparées. Comme il y avoit suppuration, & que les languettes d'emplâtre ne tenoient que fort peu, il en mit d'autres, & continua ainsi ce genre de suture sèche, & pansa de même pendant trois semaines. Les lèvres, par ce simple moyen, étant ainsi dans un contact continuel, la cicatrice se fit complettement; en sorte qu'après la guérison, il ne restoit qu'une simple raie qu'on pouvoit à peine appercevoir.

L'Ectropium qui provient d'une cicatrice, doit être réputé incurable; à bien plus forte raison quand il provient d'une brûlure ou de toute autre cause ulcérante. Cependant les Anciens n'ont point été à court ici; ils ont proposé une opération que l'ignorance nous a transmise, même dans les ouvrages didactiques, dont la doctrine n'est pas toujours pure. Elle consiste à faire près du tarse une incision en forme de croissant, dont les extrémités soient vers le bas à la paupière supérieure, & vers le haut, dans le cas où l'on opéreroit sur celle-ci, dans l'intention de débrider la peau du dehors, qu'on regardoit toujours comme d'une moindre étendue que celle du dedans. Dionis, Junker & Heister disent même que, si la première incision ne produit pas un débridement complet, il en faudroit faire une seconde dans le même sens & près de la première. Ces incisions faites, ils en remplissoient les intervalles avec de la charpie, & ils contenoient le tout avec des compresses & un bandage convenable, tel que l'œil simple ou le monoculus. L'intention qu'on se proposoit dans ce procédé, étoit de procurer de nouvelles chairs qui remplaçassent l'espace que laissoient entre elles les lèvres de la plaie. Celse donnoit, au sujet de l'incision, un avis qui mérite d'être connu. Il dit: *Ubi cutis incidenda est lunatâ figurâ cornibus ejus deorsùm spectantibus. Altitudo esse plagæ usque ad cartilaginem debet, ipsâ nihil læsâ; nam si ea incisa est, palpebra concidit, neque attolli posteà potest.* Mais, pour remplir l'intention de Celse, il suffit d'intéresser la peau & le tissu celluleux qui la fixe au muscle orbiculaire, & rien de plus. Fabrice d'Aquapendente nous paroît le seul Auteur qui ait raisonné conséquemment sur cette incision; il la regarde à-peu-près comme inutile; car, dit-il, si l'incision est trop profonde, on doit craindre que la paupière ne puisse plus se relever; & si au contraire elle est trop superficielle, les parties resteront dans le même état, comme si l'on n'avoit rien fait. Aussi conseille-t-il un procédé plus doux, qui consiste à mettre sur chaque paupière un emplâtre agglutinatif qui ait à un de ses bords deux ou trois petits liens, au moyen desquels on pourra, en serrant, distendre les paupières, les ramener l'une vers l'autre, & couvrir ainsi l'œil. Il ajoute qu'on pourroit encore appliquer deux autres emplâtres agglutinatifs, à peu de distance, l'un au-dessus du sourcil, & l'autre à la paupière inférieure, près de la joue, lesquels, à raison des liens, aideroient la distension, en agissant de plus loin sur les tégumens. Quand la cicatrice n'est point trop ancienne, que le renversement n'est point trop considérable, on peut tenter cette méthode de Fabrice; mais, pour qu'elle eût plus de succès, il conviendroit d'y disposer les parties par des fumigations & de illinitions émollientes. Mais telle appréciée que soit cette méthode par son Auteur, il faut le dire, elle n'en sera pas moins toujours incertaine.

Maitre-Jan, qui sans doute avoit lu le passage de Fabrice, n'en est pas moins resté dans son opinion première, que la Chirurgie étoit inefficace dans le traitement de l'Ectropium. Si l'on s'en rapporte au témoignage de ceux qui ont écrit d'après leur propre expérience, on ne doit cependant pas toujours s'en tenir à cette opinion. M. Bordenave, dans un Mémoire inséré parmi ceux de l'Académie Royale de Chirurgie, dit expressément que l'incision conseillée par les Anciens ne lui a point été favorable en deux occasions où il l'a tentée. En lisant les observations qui accompagnent ce Mémoire, l'on voit que les moyens ne lui ont pas néanmoins manqué. En effet, il se détermina à emporter tout ce qui prominoit au-dedans de la paupière, & à mesure que la cicatrice avançoit, il vit avec plaisir celle-ci se redresser & prendre sa situation première. Mais, dit-il, cette opération ne peut être vraiment utile qu'autant que la paupière n'est pas trop raccourcie par la perte de substance, & qu'elle peut avoir assez d'étendue pour devenir contiguë à l'œil. Cette opinion quadre avec celle de Celse, qui avoit dit avant lui: *Si nimium palpebræ deest, nulla id restituere curatio potest; si verò exiguum, mederi licet.* Ce procédé, qui paroît si naturel, & auquel n'ont point pensé ceux qui ont écrit sur cet objet, est cependant celui dont Marc-Aurèle fait mention dans sa Médecine Efficace. Tout en parlant des incisions de Celse, il termine par une observation, où cependant il n'y eut point recours. Un Capucin de Pouzzol fut attaqué d'un charbon à la paupière inférieure, dont la guérison laissoit le globe à découvert avec une si grande difformité, que tous les Chirurgiens de Naples regardoient le mal comme incurable. Marc-Aurèle y remédia cependant, en emportant le cercle tuméfié de la membrane interne de la paupière; & il parvint, par cette opération, à remettre les choses à-peu-près dans leur état naturel.

Mais si les Auteurs sont restés dans le silence au sujet de l'excision de la membrane interne des paupières dans les cas ordinaires d'Ectropium, il n'en est pas de même dans ceux où cette membrane est boursoufflée, & où ce boursoufflement est la cause idiopathique de la maladie. Paul prescrit expressément de traverser l'excroissance avec une aiguille armée d'un fil, de laisser l'aiguille en place, & de faire, avec l'extrémité du fil, une anse au moyen de laquelle on soulève la pointe & la tête de cet instrument, pour favoriser la dissection de la membrane excédente. Gui de Chauliac propose les corrosifs, le fer rouge ou la résection. Ces moyens ne sont pas sans inconvéniens, & vraisemblablement cet Auteur ne les ignoroit pas; car, en parlant du fer rouge, il prescrit le moyen de le mettre en usage pour les prévenir. Néanmoins les procédés aujourd'hui sont beaucoup plus doux; celui de tous qui paroît devoir le mieux réussir est la saignée locale, selon la méthode de Woulhouse. Elle consiste à promener sur le lieu gorgé un faisceau de huit à dix des filets qui terminent les bâles du seigle; ces filets dont les bords sont comme autant de scies, ouvrent les vaisseaux, & donnent lieu à un très-prompt dégorgement. On lave l'œil ensuite avec une eau ophthalmique, & l'on réitère ce procédé, qui, quelquefois, & même le plus souvent, guérit seul, & sans aucune déplétion générale. Cette méthode est très-usitée en Allemagne; on dit même qu'il y a des gens qui vont de ville en ville, exercer sur ceux qui en ont besoin, leur dextérité, qui ne leur est pas toujours favorable. Platner, autrefois Professeur à Leipsick, soutient même que ce procédé n'étoit point inconnu à Hippocrate, & que ce Père de la Médecine faisoit la même opération avec les feuilles d'un Attractilis ou chardon; ce qui est certain, c'est que Celse en parle pour le désapprouver. Paul recommande la pierre ponce, les feuilles de figuier, & une aiguille à trois tranchans, qui, sortant d'une canule, formoient un vrai scarificateur. (*M.* Petit-Radel.)

ECUSSON, Partie du Brayer destinée à soutenir immédiatement la hernie. *Voyez* Brayer.

ÉJACULATION EMPÊCHÉE. Le libre cours de la liqueur séminale, comme celui des urines, peut être gêné, & même tout-à-fait empêché par les diverses causes de retrécissement du canal de l'urètre. *Voyez* les articles Bougie & Uretre.

M. de la Peyronie a donné, dans le premier volume des Mémoires de l'Académie des Sciences, quelques observations sur les maladies de ce genre. Il décrit un cas où, à la suite de quelques accidens vénériens, un homme éprouvoit une difficulté dans l'émission de la semence, qui ne sortoit plus par jets comme dans l'état naturel, mais qui demeuroit, pour la plus grande partie, dans l'urètre, dont elle découloit lentement après la cessation de l'érection, sans qu'il y eût chez cette personne aucune difficulté dans l'excrétion des urines. Le malade, étant mort de quelqu'autre maladie, M. de la Peyronie fit l'ouverture de son cadavre, & trouva, qu'en conséquence d'une cicatrice dans la portion de l'urètre où sont les orifices des vaisseaux déférens, les extrémités de ces vaisseaux avoient pris une direction contraire à celle qu'ils devoient avoir naturellement. Mais ce fait unique ne sauroit être l'objet de la Chirurgie, non plus que celui que raconte M. Deidier d'un homme qui, ayant un ulcère fistuleux entre les vésicules séminales & le rectum, en conséquence d'une pierre de la vessie, ne pouvoit point éjaculer, la liqueur séminale passant, pour la plus grande partie, avec l'urine par l'ouverture fistuleuse dans l'intestin.

M. de la Peyronie parle, dans le Mémoire que nous avons cité, d'une maladie qui s'observe plus fréquemment que les précédentes, & qui, par conséquent, mérite davantage l'attention des Chirurgiens. Les corps caverneux, à la suite des maladies inflammatoires de ces organes, occasionnées le plus souvent par des gonorrhées, sont sujets à des tumeurs dures, qui s'étendent quelquefois en forme de chapelets d'un bout à l'autre de ces deux corps. Lorsque cela arrive, la verge n'est point droite dans l'érection, elle est au contraire pleine de bosses, qui la courbent & la défigurent. Si l'érection est très-forte, elle est quelquefois accompagnée de douleur; & quoiqu'il se fasse par les vaisseaux éjaculatoires une émission de semence aussi vive & peut-être aussi sensible que dans l'état naturel, cette liqueur n'est point éjaculée par la verge, & n'en sort que lentement & assez long-tems après. Ces duretés cependant ne s'opposent point au libre cours de l'urine. Dans l'érection, la verge se courbe, & la courbure est toujours du côté où sont les tumeurs, & cela par une raison bien simple; car ces tumeurs, ou plutôt ces nœuds, n'étant autre chose, à ce qu'il paroît, que l'effet d'une inflammation qui a pénétré jusqu'à la membrane interne des cellules du corps caverneux, & qui a occasionné un épaississement & une adhérence des parois de ces cellules, la dilatation des corps caverneux ne peut plus se faire également, & il s'y fera un enfoncement par-tout où les cellules auront été ainsi effacées. La courbure de la verge qui a lieu dans les chaude-pisses qu'on appelle cordées, & qui subsiste quelquefois assez long-tems après la guérison de la maladie principale, doit être considérée comme étant de même nature. Ces duretés cependant ne sont pas toujours la conséquence d'une maladie vénérienne, & elles se rencontrent assez souvent chez des personnes qui n'ont jamais eu de maux de cette nature.

La guérison de ces tumeurs est souvent très-difficile. Lorsque le mal est récent, & particulièrement lorsqu'il est l'effet d'une inflammation occasionnée par un vice vénérien, quoiqu'il n'ait rien dans sa nature de commun avec ce virus, on parvient quelquefois à le dissiper par l'usage long-tems continué de petites frictions avec de l'onguent mercuriel sur la partie affectée; mais, lorsqu'elles sont anciennes, elles résistent à ce remède comme à beaucoup d'autres. M. de la Peyronie raconte cependant plusieurs cas d'affections de ce genre, qu'il a guéries par la douche des eaux de Barège, dont quelques-unes même avoient résisté à l'usage de divers autres remèdes.

ELECTRICITÉ. Le fluide électrique est un agent si puissant, il a des effets si marqués sur le corps humain, qu'il étoit naturel de penser qu'on pourroit en tirer de grands avantages pour la guérison de différens maux. Aussi, dès que les Physiciens ont été au fait des moyens de l'appliquer & de le diriger, les Médecins ont cherché à en faire usage, & leurs tentatives, à cet égard, n'ont pas été inutiles, quoique les succès n'en aient pas été aussi grands à beaucoup près qu'on avoit cru pouvoir s'y attendre.

L'application de l'électricité a été utile contre la goutte sereine, l'odontalgie, les tumeurs & les ophtalmies scrophuleuses, les contractures des membres, & d'autres maladies qui ne sont point du ressort de la Chirurgie. *Voy.* AMAUROSE, DENTS, ÉCROUELLES, DISTORSION.

On a vu des tumeurs squirreuses, ou qui du moins paroissoient être de cette nature, être radicalement guéries par la foudre. On lit un semblable trait dans le quatrième volume des *Medical Commentaries*. Une femme avoit dans le sein une tumeur très-dure, qui menaçoit de devenir cancéreuse, & elle avoit consulté plusieurs Praticiens, qui tous avoient cru qu'elle seroit obligée de recourir à l'extirpation de la tumeur. Un jour qu'elle étoit debout devant sa fenêtre, occupée à regarder un orage, un coup de tonnerre frappa le toit de sa maison, pénétra dans son appartement, & la renversa par terre : elle perdit l'usage de ses membres, qu'elle ne recouvra qu'au bout de quelques heures. Deux jours après, on s'apperçut, non sans une grande surprise, que sa tumeur étoit considérablement diminuée & ramollie ; peu de tems après, elle fut totalement dissipée.

Nous pouvons ajouter, sur le témoignage d'un Praticien très-digne de foi, de qui nous tenons le fait, qu'un accident, & une guérison exactement semblables arrivèrent à une femme qui alloit d'une ville de Suisse à Montpellier, pour y être opérée d'une tumeur au sein, qu'on avoit jugée cancéreuse. Etant dans une auberge de la route, elle fut renversée par un coup de tonnerre, qui ne laissa d'autre trace de son action sur elle, que le ramollissement de sa tumeur, dont elle fut complettement débarrassée quelque tems après.

ÉLÉVATOIRE. *Vectis elevatorius*. Instrument dont on se sert pour relever les os du crâne, qui, déprimés ou enfoncés par quelques coups ou chûtes, compriment la dure-mère ou le cerveau. On trouve dans les Anciens la description & la figure des Élévatoires dont on faisoit usage de leur tems, & que la Chirurgie moderne a proscrits, parce qu'on courroit un risque évident d'enfoncer les os qui devoient soutenir l'effort de ces instrumens. Ceux qui sont actuellement le plus en usage, sont des léviers de la première espèce dont le point d'appui est au milieu, la résistance à une extrémité & la puissance à l'autre. La longueur d'un Élévatoire est d'un demi-pied. Sa composition est de fer très-poli, relevée de pomettes dans le milieu ; les deux extrémités forment chacune une branche courbée à sens opposé, ce qui fait un instrument double. Les branches sont différemment courbées, les unes étant presque droites, les autres un peu courbes, & quelques-unes fort coudées, parce que le coude sert quelquefois de point d'appui. Le bout de chaque branche est arrondi ou oval aux uns, quarré aux autres. Le dedans de l'extrémité de chaque branche est garni de petites canelures transversales, qui sont faites comme de petits biseaux, couchés les uns sur les autres.

La main doit être la force mouvante & le point d'appui de l'Élévatoire dont on vient de faire la description, parce qu'en appuyant le lévier sur la partie de l'os opposée à celle qu'on veut relever, on l'écraseroit, si elle résistoit beaucoup, & on l'enfonceroit sur la dure-mère, si elle offroit peu de résistance. Pour se servir de cet instrument, on l'empoigne avec les quatre doigts de la main droite par le milieu de son corps, le pouce placé à l'opposite ; on passe ensuite l'extrémité antérieure sous la pièce d'os qu'on veut relever, observant d'appliquer les petits biseaux contre sa partie intérieure ; le doigt index sert de point d'appui dans l'action de relever l'os enfoncé ; il faut soutenir extérieurement avec les doigts de la main gauche la portion d'os sous laquelle l'Élévatoire agit. J. L. Petit, sachant que la main qui a assez de force pour cette opération, peut n'avoir pas assez de fermeté & de précision pour empêcher que le bout de l'Élévatoire ne s'échappe ; ce qui pourroit occasionner des accidens, a fait construire un nouvel Élévatoire, dont la main n'est point l'appui. Il s'agissoit de trouver sur le crâne un appui pour le lévier, le plus près qu'il est possible de l'os qu'il faut relever, & il falloit que cet appui fût un plan solide pour soutenir, sans se rompre, l'effort qu'on fait pour relever l'enfonçure. Dans ces vues, il fit fabriquer un chevalet, dont les jambes appuient sur le crâne ; on leur donne le plus de surface qu'il est possible pour rendre l'appui plus stable, afin que l'effort que l'os doit soutenir, soit partagé sur une plus grande étendue de sa surface. Ces extrémités sont garnies de chamois, tant pour les empêcher de glisser, que pour qu'elles ne fassent aucune impression sur l'os. A la sommité du chevalet se trouve une entaille qui reçoit une petite pièce de fer, terminée en vis. Cette vis est destinée à entrer dans des trous taraudés, qui sont à la surface de dessous le lévier. Par ce moyen le lévier est fixé sur le chevalet par une charnière qui permet le mouvement de bascule. Si, à raison d'un grand fracas d'os, ou du peu d'étendue de la plaie, il étoit impossible de placer le point d'appui sur les os découverts, on a un plus grand chevalet, dont les branches peuvent s'appuyer au-delà des bords de la plaie. *Voyez* cet instrument dans les Planches qui ont rapport au trépan, & les corrections qu'y a ajoutées M. Louis (*M. Petit-Radel.*)

ELÈVES, *Alumni*. Jeunes Gens qui étudient les différentes parties de la Chirurgie, & qui même pratiquent les opérations les plus ordinaires sous les yeux des Maîtres qui les surveillent, ou qui devroient les surveiller. En lisant les Anciens, on trouve plusieurs passages d'après lesquels on peut croire qu'ils prenoient à demeure chez eux ceux de leurs Élèves qui desiroient faire des progrès rapides dans le grand Art de guérir, & saisir toutes les occasions qu'une commensalité pouvoit leur procurer. Il seroit à souhaiter que la chose eût encore lieu ainsi, & que les Étudians ne fussent point abandonnés à eux-mêmes dans l'étude d'une Science aussi profonde que celle dont nous nous occupons ici. Ils contracteroient le goût de l'étude, &, d'une autre part, leurs Maîtres, qui connoissent les routes tortueuses où ils pourroient se fourvoyer, les rameneroient dans le chemin le plus droit, quand ils se seroient écartés : leurs progrès seroient plus certains, & leurs pas plus assurés dans la carrière de la Pratique. C'étoit sans doute à cette liaison & à cette intimité, qui s'établissoit ainsi entre le Disciple & le Maître, & dont la base étoit le respect qu'on a naturellement pour une personne qui nous apprend une chose essentielle à notre bonheur, qu'on doit rapporter la vénération qu'Hippocrate avoit pour ceux qui lui avoient enseigné les grands principes de son Art. Oui, dit-il dans le serment qui est à la tête de ses ouvrages, *Per Apollinem jurejurando, Deos Deasque omnes testor me, quantum viribus & judicio valuero, quod nunc juro & ex scripto spondeo, planè observaturum, Præceptorem quidem qui me hanc Artem edocuit, parentum loco habiturum, eique, cùm ad victum tùm etiam ad usum necessaria, grato animo communicaturum & suppeditaturum ; ejusque posteros apud me eodem loco quo germanos, fratres fore ; eosque, si hanc Artem addiscere volent, absquè mercede & syngraphâ edocturum.*

L'éducation des Élèves devroit toujours commencer dès leurs premières années, & autant que faire se pourroit, en alliant la pratique, ou au moins l'observation des faits qu'elle fournit, avec la théorie. Ainsi, en même-tems qu'ils se livreroient aux études sérieuses & successives de l'Art, ils se familiariseroient avec l'exercice, & par-là ils ne seroient point si souvent embarrassés, quand ils sont livrés à eux-mêmes. L'Élève devant un jour remplacer le Maître, doit en tout lui être subordonné, relativement à ce qui regarde son instruction. Il doit, lorsqu'il est un peu avancé dans la théorie, se rendre raison de sa conduite, & ne point mettre en œuvre ce qui lui est dicté, sans au moins revenir sur son travail, digérer, pour ainsi dire, sa pratique, d'après ses études & ses propres observations. Il s'en faut de beaucoup que la plupart des Élèves se conduisent d'après de pareils principes. Le plus grand nombre, dénués des premières connoissances que donne une bonne éducation, & ne sachant que saigner & faire quelques pansemens, deviennent des instrumens à l'aide desquels les Maîtres satisfont à leur cupidité. Ceux-ci les reçoivent, non pour les instruire, ils leur en ôtent souvent tous les moyens, tant par l'occupation continuelle où ils les tiennent, que par l'impossibilité, souvent réelle, où ils sont de leur rien enseigner ; mais pour répondre à leur besoin, & par-là moins perdre les occasions de se procurer le lucre qu'une Pratique plus étendue doit nécessairement leur attirer. Ayant moins en vue l'avancement de ceux qui se confient à eux, que leur fortune propre, ils préfèrent souvent les moins instruits, les moins capables de l'être, & ceux que l'adversité rend les plus dociles & conséquemment les plus bas. C'est avec ces émissaires, qui se répandent de côté & d'autre dans les grandes Villes, que les Maîtres vont lever contribution sur la crédulité du peuple qui les regarde comme d'autant plus capables, qu'ils paroissent plus employés ; comme si la pratique d'un Art aussi épineux que celui de guérir, ne devoit consister que dans une répétition d'action, sans l'intervention de quelques réflexions. Aussi les Élèves de nos jours sont-ils loin d'avoir pour leurs Maîtres le respect & la déférence qu'avoient ceux d'autrefois, où l'on se laissoit moins guider par l'intérêt ; & dès qu'ils se sont fait, comme ils le disent, un arrondissement, c'est-à-dire, un cercle de pratiques qui deviennent leurs prôneurs, ils quittent le Maître pour voler de leurs propres ailes, & se rendre indépendans. J'ai eu occasion de connoître beaucoup d'Élèves ; mais j'en ai peu vu qui aient soutenu la gloire de leurs Maîtres, quand ils avoient eu l'inestimable bonheur d'en avoir un bon. Il est d'observation que tous les grands Chirurgiens se sont faits par eux-mêmes, qu'ils ont moins dû à leur Instituteur, qu'à leur propre fond. On naît Chirurgien comme on naît Poëte ou Sculpteur ; on donne bien, dans les premières institutions, les moyen d'acquérir la chose, mais on ne donne point le génie ; comme il naît naturellement, l'éducation ne fait que le perfectionner.

Il est une classe d'Élèves plus favorisés, en ce que jouissant plus de leur tems, ils ont plus d'occasions de voir, & de voir plus avantageusement ; ce sont ce sont ceux qui, placés dans les hôpitaux, ont à leur disposition les cadavres & les malades, qui sont pour eux des livres où ils voient à découvert tout ce qu'une étude approfondie leur apprend. Quant à ces avantages se trouve réuni celui d'un bon maître dont ils sont aimés & appréciés, leurs progrès sont rapides, certains, & leurs connoissances germent en fruits qui mûrissent pour le bonheur de l'humanité; mais il manque encore dans ces lieux une émulation qu'une plus grande communication, des interrogations faites en public, à des époques fixées, pourroient seules leur donner. On a voulu établir ces moyens bien raisonnés, dans un des premiers hôpitaux de cette Ville, malgré tous les obstacles qui se sont présentés; mais quels n'ont point été les reproches qu'il a fallu essuyer? Ce que les devanciers ont fait a toujours été pour les réformateurs en tout genre un obstacle aux innovations sensées qu'ils ont tentées. Il est beaucoup de réformes à faire sur l'enseignement dans l'Art de guérir. Nous devons attendre de ceux qui s'en occupent dans ce nouvel ordre de choses où nous allons entrer, une base plus assurée, & qui soit plus profitable au disciple. Le cours des études, dans les Ecoles de Chirurgie de Paris, est de trois années pleines. Deux années suivies de pratique dans quelques hôpitaux de cette Ville, ou chez un Maître équivalent aux études faites dans les Ecoles publiques, elles donnent droit à la maîtrise dans les Villes de Province; mais il faut que les attestations soient visées par le Lieutenant du premier Chirurgien du Roi. (*M. Petit-Radel.*)

EMBAUMEMENT. Préparation des cadavres au moyen de substances résineuses & aromatiques, faite dans l'intention de les préserver de la putréfaction.

L'Embaumement des corps étoit beaucoup plus général chez différens peuples de l'Antiquité, & se faisoit avec beaucoup plus de cérémonies & de soin que parmi nous. Cette pratique étoit chez eux la conséquence de certaines opinions religieuses, qui leur faisoient desirer de conserver les corps morts dans leur entier pendant une longue suite de siècles. Aujourd'hui l'on pense rarement à embaumer un corps, si ce n'est dans les cas où l'on est obligé de le garder avant de l'enterrer, plus long-tems que l'on n'est généralement dans l'usage de le faire.

Les momies que l'on trouve encore de nos jours, en Egypte, attestent la perfection à laquelle les habitans de ce pays avoient autrefois porté l'Art des embaumemens. Ceux qui le pratiquoient jouissoient de la plus grande considération; on leur rendoit les mêmes honneurs qu'aux prêtres, & ils entroient comme eux dans le sanctuaire des Temples, où le vulgaire ne pouvoit pénétrer. Cette profession, qui s'apprenoit dans l'enfance, étoit héréditaire, ainsi que les loix le prescrivoient pour toutes les autres. L'embaumement varioit suivant les fortunes, & sa perfection étoit proportionnée à la somme que l'on vouloit y consacrer.

La première préparation de l'embaumement se faisoit à la tête. Hérodote prétend qu'après avoir tiré, au moyen d'un fer courbé, la cervelle par les narines, les Embaumeurs introduisoient à sa place des drogues dans la cavité du crâne. Il est difficile de comprendre comment ils pouvoient vuider le crâne de cette manière; ils en feroient venu à bout plus aisément par le grand trou de l'occipital; mais il ne faut que jetter les yeux sur les momies pour se convaincre qu'ils ne le faisoient point par cette ouverture.

De la tête on passoit à l'Embaumement du ventre. Il y avoit un officier dont la fonction étoit de désigner l'endroit que l'on devoit inciser, & c'étoit toujours du côté gauche. L'Inciseur faisoit la section au lieu marqué, & s'enfuyoit aussitôt de toutes ses forces, parce que les assistans le poursuivoient à coups de pierre, comme un homme chargé de la malédiction publique. Ensuite on tiroit par l'incision les intestins qu'on passoit dans le vin de palmier & dans quelques liqueurs odoriférantes. Le corps étoit couvert de natrum pendant soixante-&-dix jours, terme prescrit par la loi pour pleurer le mort, & il n'étoit pas permis de le laisser plus long-tems; ensuite on le lavoit & on lui recousoit le ventre, après l'avoir rempli de myrrhe, d'aloès, de nard des Indes, de bitume de Judée & d'autres aromates qui leur étoient apportés du pays de Galaad par des marchands Ismaëlites. De tous les parfums on n'exceptoit que l'encens. On ne laissoit dans tout le tronc que le cœur & les reins, le reste des entrailles étoit enfermé dans une caisse tournée du côté du soleil, & que l'on jettoit dans le Nil après une courte prière adressée à cet astre. On terminoit l'Embaumement en enveloppant le corps avec des bandelettes de lin, enduites de résines, dont on employoit, dit-on, quelquefois jusqu'à mille aunes, & l'on peignoit les ongles en rouge avec des feuilles d'alcana. Le corps, ainsi préparé, étoit remis aux parens qui l'enfermoient dans un étui de bois fait exprès, & le plaçoient debout contre la muraille dans une chambre destinée à cet usage. Les fameuses pyramides d'Egypte n'étoient autre chose que des tombeaux destinés à recevoir les corps embaumés des Rois qui les avoient fait bâtir.

Telle étoit, autant que nous pouvons en juger d'après le récit des Historiens, la manière dont se faisoient chez les Egyptiens les Embaumemens les plus recherchés; mais, comme ils étoient extrêmement dispendieux, ils n'étoient point à la portée des classes inférieures du peuple, dont on se contentoit de préparer les corps au moyen du natrum & d'une très-petite quantité de substances aromatiques. D'autres nations ont aussi été dans l'usage d'embaumer les cadavres; mais nous savons fort peu de chose de la manière dont ils y procédoient. (1)

Aujourd'hui, lorsque l'on se détermine à embaumer un corps, voici à-peu-près de quelle manière cela se fait. On ouvre la tête, la poitrine & le bas-ventre de la manière que nous l'expliquerons à l'article OUVERTURE; on ôte la cervelle & tous les autres viscères contenus dans ces cavités; on les met tous, à l'exception du cœur, dans une boîte de plomb, avec une quantité considérable de poudre antiseptique, composée d'aromatiques, tels que la myrrhe, l'encens, le girofle, les feuilles de lavande, de romarin, de menthe & autres semblables, & une certaine proportion d'huile essentielle. On enlève avec une éponge le sang de toutes les cavités; on les remplit de la même sorte de poudre mêlée d'esprits aromatiques ou d'huiles essentielles, & on les referme comme il convient. Lorsque l'on desire que le corps puisse se conserver long-tems, on fait des grandes & profondes incisions dans toutes les parties charnues du corps, on les remplit, ainsi que la bouche & les narines, des mêmes substances; on recoud les tégumens ainsi divisés, & l'on serre fortement le tronc & tous les membres avec des bandes que l'on enduit ensuite de vernis.

Le corps étant préparé de cette manière, on le place sur une toile cirée, assez grande pour l'envelopper en entier; on applique ensuite cette toile le plus proprement qu'il est possible sur la tête & sur toutes les parties du corps, & on la fixe par des coutures. Cette toile se prépare avec du linge, que l'on trempe dans un mélange de cire, d'huile & de résine, fondus ensemble en proportion convenable, auquel on ajoute du vert-de-gris, du minium, ou quelqu'autre substance propre à la colorer. On applique quelquefois deux de ces toiles l'une sur l'autre.

EMBARRURE. *Voyez* l'article ENGISSOMA. (*PETIT-RADEL.*)

EMBOITEMENT. Les Auteurs, dit M. Louis, qui ont conseillé, depuis Celse, l'incision sémi-lunaire à la peau des paupières n'ont pas indiqué comment il faudroit s'y prendre pour la faire. Néanmoins cela n'est pas facile, à moins qu'on ne place sous la paupière une lame de plomb ou de corne qui serve à couvrir l'œil & à tendre la paupière; faute de ce point d'appui, il n'auroit guère été possible de faire l'incision dans la forme précise qui étoit prescrite. C'est à Woolhouse qu'on doit ce moyen auquel il a donné le nom d'Emboîtement. Platner en parle dans les Instituts de Chirurgie, à l'article LAGOPHTHALMIE. Il demande que cette lame soit garnie d'une peau fine, telle qu'on la trouve chez les Batteurs d'or. Cette plaque concave, tenue par un Aide, peut servir à garantir l'œil dans le cas où l'on auroit à employer le cautère actuel, ou à passer le pierre infernale sur la membrane interne des paupières. (*PETIT-RADEL.*)

EMBRYOTOMIE. d'ἔμβρυον, *fœtus*, & de τέμνειν, *secare.* Chambert dit que ce mot désigne l'opération par laquelle on coupe le cordon ombilical à un enfant qui vient de naître pour le lui lier ensuite. Mais ce terme est un de ceux qu'on peut prendre sous diverses acceptions. La plus naturelle est celle qui désigneroit la dissection anatomique d'un enfant, pour examiner le genre de mort dont il auroit été la victime, quoique l'on puisse encore s'en servir pour exprimer les tentatives qu'on fait sur un fœtus mort dans la matrice, pour le retirer par pièces. *Voyez*, pour cette dernière acception, les articles ACCOUCHEMENT, CROCHET, ENCLAVEMENT; & pour la première, l'article RAPPORT. (*M. PETIT-RADEL.*)

EMBRIULKIE. d'ἔμβρυον, *fœtus*, & d'ἕλκειν, *trahere.* Ce mot, que quelques Lexicographes emploient pour désigner l'opération césarienne, nous paroît plus propre à désigner les procédés laborieux qu'on met en pratique pour retirer l'enfant dans les accouchemens difficiles, soit qu'on emploie les instrumens ou la main. Mais ce terme a plus été employé par les Théologiens, que par les personnes de l'Art; & de-là le peu de certitude où l'on est sur sa véritable signification. (*M. PETIT-RADEL.*)

EMBROCATION. Espèce d'onction ou d'arrosement qu'on fait avec des huiles, des baumes, des onguens, sur une partie blessée ou contuse, &c. Embrocation se prend aussi pour le remède destiné à être appliqué de cette manière.

ÉMOLLIENS, du latin *emollire*, amollir. Nom que l'on donne aux médicamens qui paroissent avoir la propriété de diminuer la force de cohésion des élémens des fibres dans le corps animal, & de les rendre ainsi plus lâches & plus flexibles.

Ces remèdes sont indiqués dans les maladies qui viennent de la trop grande roideur des fibres, de l'excès de leur tension ou de spasme. Ainsi, ils conviennent dans les cas d'endurcissement, de de contraction, de douleur, d'ulcères calleux, de plaies par contusion, &c.

Les Émolliens sont, 1.° *Aqueux*, comme l'eau tiède, la vapeur de l'eau chaude. 2.° *Huileux*, comme les huiles de lin, d'amandes, d'olives. 3.° *Gras*, comme le suif, l'axonge de porc, le beurre de lait de vache, le beurre de cacao. 4.° *Laiteux*, comme le lait de vache, la crême de lait. 5.° *Mucilagineux*, comme la mauve, la guimauve, la graine de lin. 6.° *Amylacés*, comme

(1) Histoire de la Chirurgie, tom. 2.

les farines de froment, d'orge, d'avoine, &c. *Pharmacologie Chirurgicale de Plenck.*

De toutes les substances qu'on a rangées dans cette classe, l'eau est celle qui a le plus évidemment la propriété de ramollir les corps dont la structure lui permet de s'insinuer entre leurs élémens. Mais ce phénomène, qui est si manifeste dans un grand nombre de corps inanimés, n'a pas également lieu, comme on est généralement porté à le croire, dans le corps vivant. *Voyez* ce que nous avons dit là-dessus à l'article BAIN.

L'huile, dont la propriété relâchante est aussi très-remarquable, ne sauroit, bien moins encore que l'eau, pénétrer au-delà de l'épiderme. Mais, comme cette membrane se trouve souvent dans un état de sécheresse & de constriction, ces fluides pénètrent facilement entre les petites écailles qui la composent, & en rendant celles-ci plus mobiles les unes sur les autres, ils en augmentent la flexibilité.

On ne peut cependant pas disconvenir que l'eau & les huiles ne relâchent jusqu'à un certain point le tissu du solide vivant, & que leurs effets ne s'étendent même fort au-delà des parties sur lesquelles on les applique; mais ces effets paroissent dépendre bien moins de ce que les particules de ces fluides pénètrent dans le corps, que de leur impression sur les extrémités des nerfs, qui, en s'étendant & se ramifiant presque à l'infini sur la peau, constituent dans cet organe un sens particulier. C'est ce qui explique pourquoi l'eau n'agit comme émolliente sur le corps vivant, que lorsqu'elle est chauffée à un certain point; pourquoi les substances mucilagineuses augmentent évidemment cette propriété, qu'elles ne pourroient que diminuer relativement à un corps inanimé; pourquoi un frottement doux, long-tems continué, aide l'effet émollient de ces fluides. L'eau froide resserre les fibres organiques, bien loin de les ramollir; elle n'a pas même ce dernier effet, lorsque, chauffée à un certain degré, elle occasionne encore une sensation de froid. Elle paroît agir plutôt comme stimulante, & comme tonique, lorsque sa chaleur est portée aussi loin que le corps peut le supporter, sans en souffrir dans son organisation. *Voyez* BAIN.

Une chaleur douce favorise aussi l'effet émollient des corps gras & huileux; mais cet effet est particulièrement aidé par les frictions; peut-être même est-ce à faciliter celles-ci que consiste leur principal usage. Nous sommes portés à croire que c'est de-là que dérive sur-tout leur utilité dans les cas de roideur & de contraction des jointures. *Voyez* DISTORSION, ainsi que dans les engorgemens des viscères abdominaux, pour lesquels on emploie quelquefois, avec le plus grand succès, les frictions huileuses sur le ventre, de même que les douches d'eaux thermales & les bains.

EMPHYSÈME, de ἐμφυσάω, j'enfle. Gonflement de la peau, occasionné par un épanchement d'air dans le tissu cellulaire.

La cause la plus ordinaire de l'emphysème est la rupture d'une côte, dont les extrémités fracturées, se portant sur le poumon, déchirent quelqu'une des vésicules destinées à recevoir l'air, & ouvrent ainsi un passage à ce fluide dans la cavité du thorax. La pleuvre, qui tapisse intérieurement les côtes & les muscles pectoraux, se trouve blessée par-là même; &, pour l'ordinaire, l'ouverture faite dans ces parties, laisse passer de la cavité de la poitrine, une partie de cet air dans le tissu cellulaire, qui est sous la peau, à la surface extérieure des muscles, & de-là dans celui de toutes les autres parties du corps, où il occasionne quelquefois un gonflement prodigieux. Le tissu cellulaire des poumons s'enfle aussi dans bien des cas, & comprime les vésicules bronchiques, qui ne peuvent plus s'étendre, comme il faut, pour entretenir la respiration.

Les accidens de cette nature sont généralement accompagnés des symptômes les plus alarmans. Le malade se plaint d'abord d'un serrement considérable de la poitrine, avec douleur de la partie principalement affectée, & une grande difficulté à respirer. Cette gêne de la respiration augmente par degré, & devient de plus en plus insupportable: le malade bientôt ne peut plus demeurer couché; il est obligé, pour respirer, de se tenir debout ou assis, le corps penché un peu en avant. Le visage est rouge & gonflé. Le pouls, d'abord foible & gêné, devient ensuite irrégulier. Le froid s'empare des extrémités; &, si l'on ne donne promptement du secours au malade, il ne tarde pas à périr avec toutes les apparences de suffocation. L'on est généralement porté à regarder la plaie du poumon & le gonflement extérieur, qui affecte sur-tout la poitrine, & tout le haut du corps, comme la cause de ces symptômes; mais nous verrons bientôt que ce n'est pas de-là que vient le plus grand danger.

Ce gonflement emphysémateux, partout où il se trouve, se distingue facilement de l'œdème & de l'anasarque par le bruit qu'il excite en le maniant, lequel ressemble à celui d'une vessie sèche à moitié pleine d'air, lorsqu'on la comprime. Pour le dissiper, on fait, avec une lancette, sur les parties les plus enflées, une ou plusieurs petites incisions dans la peau, qui doivent pénétrer jusqu'au tissu cellulaire; on presse ensuite fréquemment la tumeur, de manière que l'air trouve son issue par ces ouvertures. Et comme la plaie continue à fournir de l'air au tissu cellulaire, il faut répéter fréquemment cette pression pour le faire sortir. Peu-à-peu la plaie en laisse moins échapper à mesure que l'inflammation s'établit; & au bout de quelques jours, pour l'ordinaire, l'Emphysème disparoît entièrement.

Mais quoique ces incisions suffisent quelquefois pour la guérison de la maladie, il y a bien des cas où elles sont insuffisantes, & où le malade périroit si l'on ne faisoit rien de plus.

Il est naturel de présumer que l'ouverture faite à la pleuvre & aux muscles intercostaux peut quelquefois être trop petite, ou disposée peu favorablement pour permettre à l'air de passer facilement dans le tissu cellulaire; en conséquence de quoi une partie au moins de ce fluide demeure renfermée dans le thorax, comprime le poumon, l'empêche de s'étendre, & cause ainsi le même serrement de poitrine, la même difficulté de respirer & le même sentiment de suffocation qu'occasione l'eau dans l'hydropisie de poitrine, & le pus dans l'Empyême. Une observation attentive des faits montre que c'est-là ce qui arrive réellement, & que les symptômes les plus graves de l'Emphysème tiennent à cette cause. Les Histoires qu'on a publiées de quelques cas de cette nature ne permettent pas d'en douter; nous en citerons particulièrement quatre, dont une par M. Littre, (1) une par M. Méry (2), une troisième par M. Hunter (3), & une quatrième par M. Cheston (4).

Dans le cas raconté par M. Littre, l'Auteur entre dans peu de détails sur les symptômes; il donne seulement à entendre que le malade, qui avoit reçu un coup d'épée dans le côté, ne pouvoit respirer qu'en faisant les plus grands efforts, sur tout vers la fin de sa maladie, & qu'il mourut le cinquième jour.

Nous apprenons de même que le malade qui fait le sujet du second cas, avoit eu la quatrième & la cinquième côte cassées par une roue de carosse qui avoit passé sur sa poitrine; que sa respiration avoit été extrêmement gênée dès le commencement; que ce symptôme avoit été toujours en augmentant, & qu'il s'étoit terminé le quatrième jour par la mort.

Dans les cas dont parle M. Hunter (5), les symptômes sont détaillés avec beaucoup plus de soin & d'exactitude. Le malade dont il est ici question, avoit reçu un coup violent sur le côté, en tombant de cheval; il avoit beaucoup de peine à respirer; & cette difficulté augmentoit à mesure que le gonflement extérieur faisoit des progrès & que la peau devenoit plus tendue. L'inspiration étoit courte & presqu'instantanée, & se terminoit chaque fois par ce mouvement de la gorge, qui a lieu lorsque la glotte se ferme brusquement; le malade tâchoit ensuite de soutenir l'expiration sans faire de bruit; mais bientôt il étoit obligé de la précipiter en l'accompagnant d'une sorte de sanglot, pour renouveller à l'instant l'inspiration; il paroissoit faire tous ses efforts pour que les poumons demeurassent toujours remplis d'air, l'inspiration succédant aussi rapidement que possible à l'expiration. Il disoit que la difficulté qu'il éprouvoit à respirer, dépendoit d'un serrement en travers de la poitrine, près du creux de l'estomac. Il avoit une petite toux qui augmentoit ses souffrances, & par laquelle il expectoroit du sang & des mucosités. On fit des scarifications qui le soulagèrent: l'Emphysème diminua, sa respiration devint de plus en plus facile, & il se guérit.

Dans le cas de M. Cheston, le malade avoit reçu un coup sur la poitrine. Il étoit fatigué par une toux constante, qui, après des efforts violens & redoublés, amenoit un peu de mucosité écumeuse, légèrement teinte de sang; il paroissoit angoissé au dernier point, toujours prêt à suffoquer. Son pouls étoit irrégulier, & quelquefois on avoit peine à l'appercevoir; il avoit le visage livide; il étoit presque toujours sans connoissance, & dans les momens où il la reprenoit, il se plaignoit de mal de tête. Il parut violemment affecté de la pression d'un bandage qu'on avoit passé autour de sa poitrine, avec des compresses destinées à empêcher le passage de l'air dans le tissu cellulaire, & à modérer les mouvemens du thorax; il ne put pas même supporter la pression qu'on tâchoit de faire avec la main. On scarifia les tégumens pour dissiper l'Emphysème; & à mesure que ces premières incisions se fermoient, on en faisoit d'autres. Mais, malgré les saignées, le scarifications & tous les autres moyens auxquels on eut recours, les symptômes de suffocation allèrent toujours en empirant, & il mourut le quatrième jour.

Les corps des trois sujets qui avoient succombé à la maladie, furent ouverts. Dans le premier, outre une côte fracturée qui avoit blessé le poumon, on trouva du sang épanché dans la cavité du thorax; & l'on apperçut, en ouvrant la pleuvre, qu'il en sortoit de l'air. Le lobe du poumon, blessé, étoit dur & noirâtre, & les autres lobes du même côté étoient enflammés.

Dans le second, on ne vit autre chose que les deux côtes cassées, la blessure de la pleuvre & celle du poumon; il n'y avoit point de sang extravasé.

M. Cheston trouva dans son malade une fracture de la dixième & de la onzième côtes, & une plaie au poumon, vis-à-vis de ces fractures.

---

(1) Mémoires de l'Académie Royale des Sciences pour l'année 1713.

(2) Ibid.

(3) *Medical Observations and Inquiries, vol. II.*

(4) Pathological Inquiries.

(5) On lit dans le troisième volume des *Médical Observations and Inquiries* deux autres cas semblables à celui de M. Hunter, qui furent parfaitement guéris par la méthode qu'il employa pour son malade.

Ces viscères au-dessous de la plaie étoient livides, & leur substance étoit plus compacte qu'à l'ordinaire; mais, à cela près, tout le reste étoit dans un état naturel, sans extravasation, sans inflammation, sans Emphysème interne.

D'après ces Observations, M. Hewson (1), de qui nous empruntons ces remarques, a pensé que c'étoit à l'air renfermé dans la cavité du thorax que l'on devoit principalement attribuer les symptômes qui avoient précédé la mort, tels que le serrement de la poitrine & le sentiment de suffocation, qui étoient augmentés par la compression extérieure. Et comme ces caractères ressembloient beaucoup à ceux de l'hydropisie de poitrine & de l'empyème, il a cru que l'on pouvoit, dans le cas dont il s'agit, recourir avec succès à la paracentèse de la poitrine, que l'on emploie si utilement dans ces dernières maladies. Il fut pleinement confirmé dans son idée par un cas du même genre qu'il eut occasion d'observer.

Un jeune-homme étoit tombé d'un second étage, & s'étoit fracturé le crâne. Le soir du même jour il eut de la peine à respirer, & l'on apperçut chez lui un commencement d'Emphysème. Il mourut dans la nuit, & le lendemain on fit l'ouverture de son corps. On trouva beaucoup de sang extravasé entre le cerveau & la dure-mère. En examinant la poitrine à l'extérieur, on vit un commencement d'Emphysème sur le côté droit. En ouvrant l'abdomen, on vit le diaphragme abaissé du côté droit, & ayant cette apparence de relâchement qu'on observe lorsqu'on a déjà ouvert la cavité du thorax. Une piqûre dans les parois de celle-ci donna issue à de l'air; en l'ouvrant tout-à-fait, on vit que les poumons étoient très-affaissés; mais il n'y avoit aucune trace de sang, ni de sérosité épanchée, en sorte qu'il parut évident qu'il y avoit eu beaucoup d'air renfermé entre le poumon & la plevre. La première côte, qui se trouva fracturée dans son milieu, avoit ouvert la plevre, sans cependant avoir blessé le poumon. Mais, en retournant ce viscère, on vit à sa partie concave deux ou trois petites extravasations de sang, & autant de vésicules formées par de l'air extravasé qui dilatoit sa tunique membraneuse. Une légère déchirure de cette membrane, dans ce même endroit, donnoit un libre passage à l'air, lorsqu'on souffloit dans la trachée-artère; cette déchirure, qui se trouvoit à une distance considérable de la côte cassée, & même de toutes les autres, n'avoit pu être occasionnée que par la violence de la secousse. Ces diverses apparences, jointes aux considérations exposées ci-dessus, ne laissèrent aucun doute à M. Hewson qu'on ne dût, dans les cas de la nature de ceux dont nous parlons, attribuer la mort à l'air enfermé dans la cavité du thorax, plutôt qu'au gonflement du tissu cellulaire, ou à toute autre cause. C'est pourquoi, dans tous les cas où l'on a lieu de supposer une plaie du poumon, s'il survient des symptômes qui annoncent une grande gêne de la respiration, il conseille de ne point s'alarmer du gonflement emphysémateux de la membrane cellulaire, de ne point chercher à comprimer la plaie pour empêcher l'air de passer dans cette membrane, mais plutôt de favoriser ce passage, en dilatant l'ouverture, si elle n'est pas assez grande, ou de faire la paracentèse du thorax, opération qui, depuis, au rapport de M. Bell, a été faite plusieurs fois avec succès dans des cas semblables. *Voyez* PARACENTÈSE. Lorsque l'air passe facilement de la cavité de la poitrine dans le tissu cellulaire, comme dans le cas rapporté par M. Hunter, on n'a pas besoin de recourir à aucune opération pareille; car alors on n'a autre chose à faire qu'à scarifier les tégumens pour donner issue à ce fluide. Les vésicules du poumon, qui ont été lacérées, ont le tems de se cicatriser après s'être fermées par l'effet de l'inflammation que détermine la plaie à la surface de ce viscère; &, au bout de quelques jours, la difficulté de respirer, & les autres symptômes les plus alarmans se dissipent avec l'Emphysème. Mais, lorsque les scarifications ne suffisent pas pour les soulager, quoiqu'elles dissipent le gonflement, comme il arriva dans le cas de M. Cheston, il y a de l'air enfermé dans la cavité de la poitrine; & si on ne lui ouvre une issue, le malade ne tardera pas à périr. Les plaies du poumon sont rarement mortelles par elles-mêmes, lorsqu'elles ne pénètrent pas beaucoup, & qu'elles ne sont accompagnées d'aucun épanchement de fluides.

Nous ne nous sommes occupés jusqu'à présent que de l'Emphysème causé par une plaie à la surface du poumon par l'extrémité fracturée d'une côte; on voit cependant quelquefois le même accident occasionné par d'autres causes. Une plaie faite par quelque instrument pointu peut donner lieu aux mêmes accidens; cela se voit pourtant assez rarement, & n'a lieu que lorsque cet instrument a pénétré très-obliquement. M. Hewson a inutilement tenté de produire un Emphysème chez des animaux, en enfonçant un stilet dans la poitrine, de manière à atteindre le poumon; il paroît que l'air qui s'échappe des vésicules blessés, sort directement par la plaie, sans pénétrer dans le tissu cellulaire. Dans le cas de M. Littre cependant la maladie avoit été produite par une cause de ce genre.

L'érosion de la surface des poumons en conséquence d'une vomique ou d'une ulcération, peut donner lieu à un Emphysème; mais l'air qui s'échappe en pareil cas ne peut pas s'épancher dans la cavité du thorax, à cause que l'inflammation qui précède la formation du pus & l'éro-

(1) Medical Observations and Inquiries, *vol. III.*

tion des vésicules, condense les vésicules adjacentes, & fait adhérer les bords de la vomique ou de l'ulcère à la surface intérieure des parois du thorax, de manière à séparer entièrement les deux cavités. Il n'est venu à notre connoissance aucun fait qui annonce que cette cause ait jamais donné lieu aux symptômes que nous avons attribués à l'air renfermé dans la cavité du thorax; mais il y a des exemples d'emphysème produit par des abcès au poumon avec adhésion à la plevre, & ulcération des membranes dans l'endroit où elles sont adhérentes. Palfyn raconte un cas de cette nature. Le D. Hunter en a vu un autre; & nous avons eu nous-mêmes occasion d'en observer un semblable. Ici le pus ayant fait une ouverture à la pleuvre & aux muscles intercostaux, l'air a passé au travers, a pénétré dans le tissu cellulaire & a gonflé les tégumens.

Un violent effort de la respiration a dans quelques cas produit un certain degré d'emphysème, qui se manifestant d'abord auprès des clavicules, s'est étendu plus ou moins sur le cou, & sur les parties adjacentes. On a vu un pareil gonflement avoir lieu en conséquence du travail de l'accouchement; mais, lorsqu'on a été à portée de l'observer, il n'a pas eu des suites fâcheuses (1). M. Louis a décrit un Emphysème de la même nature que celui-ci, qui par sa cause, & par l'indication qu'il fournit au Praticien, est d'une bien plus grande importance (2). Il l'a observé chez une jeune fille qui mourut suffoquée par une féve tombé dans la trachée-artère; & il le regarde, avec raison, comme un symptôme pathognomonique de cet accident, sur l'existence duquel il est si essentiel de ne pas commettre d'erreur. (*Voyez* BRONCHOTOMIE & CORPS ÉTRANGERS.) Cet Emphysème paroissoit aux deux côtés du cou, au-dessus de chaque clavicule; il s'étoit manifesté tout-à-coup au troisième jour de la maladie. L'ouverture du corps fit voir que la surface du poumon & le médiastin étoient aussi dans un état emphysémateux. « La rétention de l'air gêné » par le corps étranger dans chaque mouvement » d'expiration, & sur-tout dans les quintes de » toux qui étoient très-fortes, produisit, dit M. » Louis, un refoulement violent de ce fluide » vers la surface du poumon, dans le tissu spon- » gieux de ce viscère. De-là l'air passa dans les » cellules qui unissent le poumon à sa mem- » brane propre que la pleuvre lui fournit; & par » communication de cellules en cellules, il gon- » fla prodigieusement le tissu folliculeux qui sé- » pare les deux lames du médiastin; l'emphy- » sème dans ses progrès se montra enfin au-dessus » des clavicules. Ce gonflement du poumon & » des parties circonvoisines, par l'air qui s'étoit » insinué dans les tissus spongieux & cellulaires, » est une cause bien manifeste de suffocation; » & ce gonflement paroît un effet si naturel de » la présence d'un corps étranger dans la trachée- » artère, qu'on a peine à croire qu'il n'en soit » pas un symptôme essentiel, quoiqu'aucun » Auteur n'y ait fait attention. »

Enfin l'on a quelquefois observé un Emphysème spontané dans certaines maladies putrides. Le D. Huxham (1) a décrit un cas de cette nature qu'il avoit observé chez un matelot attaqué de fièvre putride avec mal de gorge. Il y avoit huit jours environ que cet homme étoit malade, lorsqu'il se manifesta un gonflement emphysémateux sur son visage, son cou & toute sa poitrine, particulièrement du côté droit. Ce symptôme l'incommodoit extrêmement, en occasionnant beaucoup de roideur dans les parties affectées. On fomenta celles-ci avec du bon vinaigre, & de l'esprit-de-vin camphré; &, au bout de trois jours, l'Emphysème fut dissipé sans qu'on eût besoin de recourir aux scarifications. La maladie principale se guérit aussi, mais le malade demeura longtems très-foible, & conserva une disposition scorbutique qu'il avoit avant sa fièvre, ayant les gencives spongieuses, & si molles qu'elles saignoient au moindre attouchement. On lit, dans les Auteurs, d'autres cas analogues à celui-là.

La putréfaction occasionne un Emphysème dans le corps mort; c'est par cette raison que les chairs d'un animal, quoique spécifiquement plus pesantes que l'eau, viennent à flotter à sa surface lorsqu'elles ont commencé à se putréfier, & que les corps des noyés surnagent au bout de quelques jours à l'eau qui les couvroit.

Les Chirurgiens observent souvent un Emphysème partiel dans les cas de gangrène. M. Hunter raconte un fait de cette nature. Une gangrène s'étoit manifestée sans cause extérieure auprès de la cheville du pied & s'étendoit graduellement vers le haut de la jambe. Le tissu cellulaire sous la peau étoit enflé dans toute la partie affectée, & jusqu'à une certaine distance au-delà, en sorte que l'on pouvoit juger des progrès du mal par ce symptôme aussi certainement que par le changement de couleur des tégumens. Le traitement, dans tous les cas de cette nature, dépend de celui de la maladie originelle; l'Emphysème ne peut se dissiper que par la cessation de la disposition putride. *Voyez* GANGRENE.

EMPIESE. Εμπυησις. *Empiesis.* Collection de pus, qui se fait indistinctement dans les chambres de l'œil. C'est le genre dont l'hypopion & l'onix sont les espèces. *Voyez* ces articles. (*M.* PETIT-RADEL.)

(1) Medical Communications, *Pag.* 176.

(2) Mémoires de l'Académie de Chirurgie, *Tom. IV. Des Corps étrangers tombés dans la trachée-artère.*

(1) Medical Observations and Inquiries, *Vol.* 3, *art. IV.*

EMPLATRE, de ἐμπλάττω, j'enduis, ou je bouche. Remède topique, d'une consistance solide, capable d'être ramolli par une très-légère chaleur, & qui, dans cet état, peut s'étendre aisément sur une peau ou sur une toile, s'appliquer exactement à la peau, & y adhérer plus ou moins.

La base de presque tous les Emplâtres est les substances huileuses & onctueuses, combinées avec quelque matière solide, réduite en poudre, en une proportion convenable. On varie ces proportions, & par conséquent la consistance des Emplâtres, suivant le but qu'on se propose dans leur usage, & suivant la partie du corps sur laquelle on doit les appliquer. Ainsi, l'on prescrit de donner plus de mollesse & de flexibilité à ceux qui doivent s'appliquer sur la poitrine ou sur l'estomac, & de rendre plus fermes & plus adhésifs ceux qui sont destinés plus particulièrement à s'appliquer sur les membres. Une once d'huile, une once de cire jaune & une demi-once de quelque poudre appropriée à cet usage font un Emplâtre de la première espèce: pour en faire un de la seconde, on ajoutera encore une once de cire & une demi-once de poudre. On prépare aussi des Emplâtres avec des résines & des gommes-résines, sans cire; mais ils ont l'inconvénient de ne pas conserver long-tems leur solidité, sur-tout dans un air un peu chaud.

Les différentes chaux de plomb bouillies dans les huiles, forment, en s'unissant avec elles, un composé de ce genre, d'une excellente consistance, & qui sert de base à différens Emplâtres. Diverses autres substances métalliques, telles que le mercure, les chaux de zinc, le safran de mars, les vitriols, &c. entrent souvent dans leur composition; on y joint aussi occasionnellement certaines substances végétales, réduites en poudre, telles que les feuilles de ciguë, de belladona, &c.; quelquefois aussi des substances animales, telles que les cantharides.

Les Chirurgiens donnent particulièrement le nom d'Emplâtre à la composition pharmaceutique que nous venons de décrire, lorsqu'elle est étendue sur de la peau, de la toile ou du taffetas, suivant les différentes vues qu'on peut avoir dans son application. Les topiques de ce genre sont fort employés dans la pratique de la Chirurgie, quoique les Anciens s'en servissent beaucoup plus qu'on ne fait aujourd'hui; probablement on pourroit encore en limiter beaucoup l'usage, si l'on vouloit n'y avoir recours que dans les cas où ils n'ont pas d'inconvénient, & où leur utilité est bien démontrée.

Ce n'est pas toujours la vertu des médicamens dont sont composés les Emplâtres, qui en détermine l'application. La seule qualité adhésive les fait employer dans plusieurs cas, comme dans la suture sèche pour la réunion des plaies. *Voyez* Suture. Les Emplâtres, purement contentifs, ne servent aussi que par la qualité glutineuse du médicament: on les applique sur les plumaceaux qui recouvrent les plaies ou les ulcères, afin de les maintenir, & quelqufois leur secours peut être utile sous ce point de vue. Mais on a étrangement abusé de ce moyen; on a attribué aux Emplâtres beaucoup de vertus qu'ils n'avoient pas, & en les employant comme mondifians & cicatrisans, on a rendu les plaies sur lesquelles on les appliquoit beaucoup plus fâcheuses qu'elles n'eussent été sans leur secours. L'adhérence de l'Emplâtre aux environs de l'ulcère bouche les pores, occasionne quelquefois un gonflement érésypélateux, rend la suppuration plus abondante par l'irritation qu'elle produit, retient les matières purulentes dans l'ulcère ou aux environs, en même-tems qu'elle augmente leur acrimonie; & ce qu'il y a de plus fâcheux, elle favorise par-là l'absorption, & donne lieu à la fièvre lente & aux conséquences funestes qu'elle traîne à sa suite. Les ulcères deviennent sales, leur guérison de plus en plus difficile, & même à la longue tout-à-fait impossible, quoique, par des soins mieux entendus, & employés de bonne heure, on les eût aisément amenés à une bonne cicatrisation. L'Emplâtre diapalme est celui dont on se sert le plus communément comme contentif.

On peut couvrir d'un médicament emplastique le côté d'une compresse expulsive qui touche la partie, afin de la fixer invariablement sur le fond du sinus dont on veut faire sortir la matière. Il peut encore y avoir des indications qui exigent que la compresse expulsive soit enduite d'un médicament approprié au cas. Ainsi, M. Louis s'est servi avec succès d'une compresse expulsive, maintenue par un mélange d'Emplâtre de ciguë & de vigo, sur un sinus accompagné de dureté & de callosité dans un ulcère scrophuleux.

Les Emplâtres les plus efficaces contre la teigne, n'agissent que par leur qualité agglutinative, & l'on a la précaution de les étendre sur de la toile neuve, pour qu'ils adhèrent plus fortement, afin d'arracher les cheveux jusqu'à la racine. *Voyez* Teigne.

Quant à la vertu des médicamens dont les Emplâtres sont composés, il y en a qui sont réputés émolliens, comme ceux de mucilages & de mélilot. D'autres sont regardés comme résolutifs & fondans, tels sont les Emplâtres de savon, de ciguë, de vigo; d'autres sont employés comme maturatifs, sur-tout dans les abcès où la suppuration ne s'est faite qu'imparfaitement, pour fondre les duretés qu'elle n'a pas encore détruites, tels sont ceux où l'on fait entrer des résines ou des gommes résines, & particulièrement le diachylon composé, qui est le plus usité dans cette intention. On a recommandé, comme détersif & mondificatif l'Emplâtre, appelé *divin*, dans la composition duquel il entre du verd-de-gris; d'autres enfin passent pour avoir la vertu de dessécher & de cicatriser les plaies; tels sont ceux de céruse, de minium, de pierre calaminaire, &c.

Il y a des préparations emplastiques destinées particulièrement à certaines maladies & à certaines parties. L'Emplâtre de bétoine est réputé céphalique, & il est consacré à la guérison des plaies de la tête. On prépare avec le blanc de baleine & la gomme ammoniac un Emplâtre qui s'applique sur les mammelles des femmes qui n'allaitent pas leurs enfans; on dit qu'il dissipe le lait, appaise les douleurs qui en proviennent, & résout les duretés qui en résultent. D'autres Emplâtres sont regardés comme toniques & fortifians, d'autres comme anodins, &c. Tous ces topiques possèdent plus ou moins les qualités qu'on leur attribue; en général, cependant, c'est dans un degré bien inférieur à leur réputation. Nous entrerons bientôt dans quelques détails sur ceux d'entr'eux qui sont le plus en usage.

On donne différentes figures aux Emplâtres, suivant les parties sur lesquelles on doit les appliquer; il y en a de ronds, de quarrés, d'ovales; on les taille en croissant ou en demi-lune pour la fistule à l'anus: on en fait de très-petits, de la même figure, pour les paupières; ceux qu'on applique dans le pli de l'aine sont triangulaires; on les coupe en croix de Malthe pour l'extrémité des doigts; & on les fend plus ou moins profondément dans leur circonférence, afin de pouvoir les appliquer également sur les parties inégales. On roule des langue[tte]s d'Emplâtre en forme de baguettes ou de verges, connues sous le nom de bougies, pour le traitement des maladies du canal de l'urètre. *Voyez* BOUGIE.

COMPOSITION ET USAGE DE QUELQUES EMPLATRES LES PLUS USITÉS.

Emplâtre d'André de la Croix.

Prenez de poix résine une livre;
de résine élémi quatre onces;
de Térébenthine,
d'huile de laurier, de chacune deux onc.

Faites liquéfier ensemble ces matières sur un feu doux, & passez le mélange au travers d'un linge.

Cet Emplâtre est d'une ténacité considérable, lorsqu'il est appliqué sur la peau; on l'emploie comme agglutinatif, & pour circonscrire l'action de la pierre à cautère. L'Emplâtre suivant remplit également ces indications, & se manie plus facilement.

Emplâtre adhésif.

Prenez d'Emplâtre commun trois livres;
de résine jaune demi-livre.

Faites fondre l'Emplâtre sur un feu très-doux; ajoutez-y la résine réduite en poudre, & mêlez le tout avec soin.

Emplâtre de Belladona.

Prenez du jus récent des feuilles de Belladona;
d'huile de lin, de chacun neuf onces;
de cire jaune six onces;
de térébenthine de Venise six gros;
de feuilles sèches de Belladona, réduites en poudre, deux onces.

Faites un Emplâtre suivant les règles de la Pharmacie.

Cet Emplâtre est fort recommandé comme anodin & discussif, sur-tout dans les affections des seins & des testicules, & comme propre à favoriser une bonne suppuration. Il a été peu employé jusqu'à présent dans ce pays; cependant il promet de grands avantages, & paroît devoir être préféré à celui de ciguë dont on se sert tous les jours.

Emplâtre céphalique ou *de poix de Bourgogne.*

Prenez de poix de Bourgogne deux livres,
de labdanum une livre;
de résine jaune,
de cire jaune, de chacune quatre onces.
d'huile exprimée de muscade une once.

Faites fondre la poix, la résine & la cire; ajoutez le labdanum, & ensuite l'huile de muscade.

Cet Emplâtre s'applique particulièrement au front, aux tempes ou sur la nuque, dans les douleurs de tête, sur-tout lorsqu'elles sont rhumatismales. On y ajoute quelquefois un dixième de son poids, ou environ, d'opium, quelquefois aussi du camphre. Cet Emplâtre, quoique beaucoup plus simple que celui de bétoine des anciennes Pharmacopées, ne lui est pas inférieur en vertus, & s'emploie dans les mêmes intentions.

Emplâtre de ciguë.

Prenez de cire jaune une livre;
d'huile d'olive quatre onces.

Mêlez-les ensemble, sur le feu; laissez un peu refroidir, & ajoutez:
de suc de ciguë épaissi, six onces;
de gomme ammoniac, fondue dans une quantité suffisante de vinaigre, 8 onc.

Faites épaissir, & mêlez-y, sur un feu doux,
de poudre de ciguë huit onces.

On fait usage de cet Emplâtre pour résoudre les tumeurs endurcies, & sur-tout celles qui sont de nature scrophuleuses.

Emplâtre commun, ou de Litharge.

Prenez d'huile d'olives deux parties,
de litharge une partie.

Faites cuire ensemble, en ajoutant de tems en tems un peu d'eau, & en remuant constamment jusqu'à jusqu'à ce que l'huile & la litharge soient intimement unis.

Cet Emplâtre, qui est la base de beaucoup d'autres, est essentiellement le même que celui qui porte dans les Pharmacies le nom de *diachylon simple*. *Voyez* DIACHYLON.

Au lieu de litharge, on emploie quelquefois de la céruse; on y ajoute un peu de cire, & l'emplâtre porte le nom d'Emplâtre de *céruse*.

Emplâtre commun, gommé.

Prenez d'Emplâtre commun huit onces,
de gomme ammoniac purifiée,
de galbanum purifié,
de cire jaune, chacun une once.

Mêlez suivant les règles de la Pharmacie.

EMPYEME, de la particule ἐν, dedans, & de πύον, pus, matière. Tumeur enkystée, formée par du pus, ou collection de pus dans quelqu'une des cavités naturelles du corps. Ainsi, l'on a donné le nom d'Empyème du cerveau, aux abcès renfermés dans la cavité du crâne, & ceux d'Empyème de l'œil, de l'antre maxillaire, de la poitrine, de l'abdomen, des articulations, aux suppurations formées dans ces différentes parties. Les Auteurs cependant sont dans l'usage de réserver cette dénomination aux amas de pus qui se trouvent dans la cavité de la poitrine.

On juge de l'existence de l'Empyème par les symptômes d'inflammation qui ont précédé dans la partie actuellement affectée, ou dans son voisinage. 2.° Par la présence de la fièvre hectique. 3.° Par une tumeur manifeste en bien des cas. 4.° Par une enflure œdémateuse des tégumens, qui s'observe souvent près de la partie affectée. 5.° Par le dérangement des fonctions des organes où se trouve le pus.

Il est extrêmement essentiel de pouvoir reconnoître ces collections de pus, quand elles ont lieu, & le Chirurgien ne sauroit donner trop d'attention aux signes qui les caractérisent. Il n'y a point de cas particulièrement où il importe plus de ne point se tromper que dans ceux où ce fluide est amassé dans la cavité du thorax. On a lieu de croire qu'il en existe un amas dans cette cavité, lorsqu'à la suite d'une pleurésie, ou d'une inflammation de poitrine, le malade a de la peine à respirer, sur-tout lorsqu'il se couche du côté opposé à celui qui a été affecté; lorsqu'il est en fièvre lente, & lorsqu'on apperçoit extérieurement un gonflement œdémateux. Lorsque la présence du pus est indiquée par ces divers symptômes, il faut lui donner une issue, ainsi que nous l'expliquerons à l'article PARACENTÈSE DE LA POITRINE. Pour ce qui regarde l'Empyème de la tête, de l'œil, de l'antre maxillaire, de l'abdomen, &c. *Voyez* ces différens mots.

ENCANTHIS. d'ἐγκανθὶς, qui signifie proprement le grand angle de l'œil. Les Grecs ont donné ce nom par un abus de terme qui n'est que trop ordinaire dans toutes les langues, à une petite tumeur un peu arrondie, inégale, plus ou moins grosse, tantôt rouge & d'autres fois blanchâtre & dont le siége est dans la caroncule lacrymale qu'on sait être vers cet endroit. Cette affection est assez fréquente chez les chiens, les chevaux, elle est beaucoup moins ordinaire chez l'homme, elle l'est plus cependant chez les marins si l'on s'en rapporte au témoignage de Gorrée, que mon expérience cependant ne confirme point. Cet Auteur établit deux espèces d'Encanthis, l'un benin, qui semble être formée de chairs tendres, lâches & peu ou point douloureuses; & l'autre malin qui est dur, inégal, accompagné d'une douleur comme pongitive. L'Encanthis provient souvent d'une cause inflammatoire, qui s'est jettée sur l'œil, comme on l'observe dans la rougole & la petite vérole; mais souvent aussi il est entretenu par un vice dans les sucs blancs du sang, aussi le voit-on plus souvent survenir chez les enfans scrophuleux que chez ceux qui se portent bien. L'Encanthis bien formé, offre les apparences que nous venons d'indiquer; il ressemble assez alors à une verrue molle, mais quelquefois il dégénère en une couleur brune, bleuâtre ou noirâtre, la tumeur s'ouvre; & alors il en sort une matière sanieuse, puante, le fond de l'ulcère, loin de se nétoyer, prend le caractère du cancer; dans cet état, pour peu que le mal soit étendu, il nuit à l'action des parties voisines; le sac lacrymal & les conduits lacrymaux gênés, ne peuvent plus admettre les larmes, celles-ci tombent sur les joues & donnent lieu à un larmoiement continuel.

L'Encanthis benin cède assez facilement aux remèdes, du moins celui qui tient du caractère inflammatoire. La pulpe de pommes, les fomentations émollientes suffisent pour le résoudre; mais il n'en est pas de même de celui qui est chronique, comme il tient à un vice caché, il faut recourir aux remèdes qui lui sont opposés; & leur efficacité n'est pas toujours très-prompte. Il convient, pour les rendre plus actifs, de tenter les principaux moyens de dérivation; savoir, les sétons, les cautères & les purgatifs. On prescrit en même-temps les dépuratifs les plus connus, les bouillons altérans, les eaux minérales, les sucs épurés des plantes & notamment le calomel. Si la tumeur ne diminue point, que même elle devienne douloureuse & qu'elle offre les caractères de malignité dont nous venons de parler, il faut se déterminer à en faire l'extirpation, ce qui demande beaucoup de dextérité pour ne point intéresser le sac lacrymal qui est tout proche.

Cette opération consiste à percer la tumeur par son milieu avec une aiguille munie d'un fil. L'aiguille retirée, on soulève la tumeur au moyen de l'anse du fil qui reste, & pendant qu'un aide tient les deux paupières ouvertes, on dissèque la tumeur avec un bistouri tel que celui dont on se sert dans l'opération de la fistule lacrymale. Si les racines de la tumeur s'étendoient trop au loin, ce qui est rare quand le malade est dans le cas d'être opéré, il vaudroit mieux en laisser quelque chose, plutôt que de courir les risques d'endommager le sac ou les conduits lacrymaux. On se réserve à emporter le reste dans la suite des pansemens au moyen des légers cathérétiques, tels que le vitriol blanc & l'alun calciné, avec un peu de sucre candi dont on fait une poudre propre à ronger l'endroit qu'on se propose de faire tomber par la suppuration. Mais ici je ne sais trop pourquoi l'on n'emploieroit pas la pierre infernale dont l'effet est plus soumis à la volonté de celui qui opère. (*M. Petit-Radel.*)

ENCEPHALOCELE, de ἐν, dans, κεφαλὴ, la tête, & κήλη, une tumeur. Tumeur formée par les parties contenues dans la tête, ou hernie du cerveau; maladie très-rare, mais avec laquelle on a confondu différens genres de tumeurs que l'on observe souvent sur la tête des enfans nouveaux-nés.

Le caractère propre de l'Encéphalocèle doit être une tumeur molle, d'une rondeur égale avec pulsation correspondante à celle du pouls, laquelle cède & disparoît par la compression, sans aucun changement de couleur à la peau, formée à l'endroit des fontanelles & des sutures, & dont la circonscription est relative au défaut d'ossification. C'est la définition qu'en donne M. Ferrand dans le cinquième volume des Mémoires de l'Académie de Chirurgie, où il décrit un cas de cette nature. Un enfant avoit en naissant une tumeur assez considérable à la partie postérieure & un peu latérale de la tête. Son volume approchoit de celui d'un petit œuf de poule; elle étoit molle & disparoissoit par la compression; elle occupoit l'endroit où les os occipital, pariétal & temporal se rencontrent & forment une fontanelle latérale. On sentoit l'arrondissement que formoient les bords du pariétal & de l'occipital, dont le défaut de substance à chacun étoit d'environ neuf lignes. Par conséquent l'ouverture qui permettoit le déplacement du cerveau, avoit un pouce & demi de diamètre, on sentoit distinctement le mouvement de ce viscère. Malgré l'avis de quelques Chirurgiens, qui vouloient qu'on fît l'ouverture de la tumeur, l'absence de tous les symptômes qui caractérisent un abcès, ou toute autre tumeur humorale, empêcha que l'on ne prît ce parti; on se contenta de faire une plaque de plomb d'un diamètre un peu plus étendu que celui de la tumeur; cette plaque garnie & percée à ses bords pour être cousue au bonnet de l'enfant, faisoit une compression plus ou moins légère, suivant que l'on serroit plus ou moins le bonnet. La tumeur soumise à une pression constante & graduée, diminua peu-à-peu de volume; elle cessa de s'opposer au progrès de l'ossification; la suture lambdoïde se solidifia sans obstacle, & l'os pariétal & l'occipital se réunirent aussi étroitement que les autres os du crâne.

La hernie du cerveau, telle que nous venons de la décrire, est particulière aux enfans, elle précède l'ossification des os du crâne; mais une déperdition de substance dans quelque partie de ces os peut donner lieu à une maladie analogue. On lit, dans le deuxième volume des *Médical transactions*, art. XVIII, un cas de cette nature. Un homme d'ailleurs bien portant, & qui n'avoit jamais eu de maladie vénérienne, ni éprouvé aucun accident, auquel on pût rapporter ce dont il se plaignoit actuellement, avoit depuis plusieurs mois au-dessus du sourcil gauche une tumeur d'environ deux pouces de diamètre, & d'un-demi pouce plus élevée que la surface du front. On y observoit une pulsation très-marquée, & si on la comprimoit, le malade éprouvoit à l'instant de la douleur & un vertige; les mêmes symptômes avoient lieu lorsqu'il faisoit quelque mouvement brusque. En maniant la tumeur, on sentoit que l'os étoit percé au-dessous, & que les bords de cette ouverture étoient élevés, inégaux & cariés. On ne tenta que quelques remèdes généraux de la classe des tempérans & rafraîchissans. La tumeur augmenta encore pendant quelques mois, & fit enfin périr le malade. L'ouverture du cadavre fit voir une tumeur grosse comme une orange à la partie antérieure du lobe gauche du cerveau, dont la substance ressembloit à la partie médullaire de celui-ci; c'étoit cette tumeur qui avoit passé par l'ouverture du crâne, laquelle étoit assez large pour qu'on pût y introduire le doigt; elle étoit recouverte d'une membrane qui paroissoit être une prolongation de la dure-mère.

M. Quesnai, Ambroise Paré & d'autres Praticiens ont observé des hernies accidentelles du cerveau plus ou moins considérables à la suite d'une exfoliation des os du crâne; mais, où ce viscère n'étant point affecté, il a suffi de le contenir dans ses bornes naturelles par des bandages & des plaques, ou calottes convenablement adaptées à la solution de continuité. *Voyez* Calotte.

Nous avons dit que l'on étoit sujet à confondre avec les hernies de cerveau certaines tumeurs molles qu'on observe quelquefois au sommet de la tête des petits enfans, & qui communiquent avec l'intérieur du crâne; cette erreur n'est pas importante dans la pratique, si, comme c'est l'opinion des Praticiens les plus célèbres, on ne doit jamais ouvrir les unes ni les autres. On lit, dans les Auteurs, diverses observations de pareilles tumeurs contenant des fluides, dont l'ouverture arrivée naturellement, ou faite à dessein, a été promptement suivie de la mort du malade, tandis qu'il y a quelques exemples de semblables affections qui ont été guéries par des applications astringentes & aromatiques (1).

Il faut pourtant prendre garde à ne pas étendre cette règle aux cas de loupes qu'on peut & qu'on doit extirper avant qu'elles aient acquis un trop grand volume, ni à des amas de fluides, lorsqu'on peut s'assurer qu'ils sont logés entre le crâne & la peau. Un enfant avoit apporté en naissant une tumeur superficielle au haut du pariétal gauche, si petite qu'on l'appercevoit à peine, au bout de huit jours elle étoit fort augmentée, & circonscrite, avec fluctuation au centre, sans aucun battement; les tégumens tout-au-tour étoient durs & tendus. Sa couleur annonçoit que le fluide épanché étoit du sang. M. Louis, qui fut consulté, en fit l'ouverture; il en sortit un peu de sang comme il l'avoit prévu; une compresse trempée dans du vin chaud fut le seul topique qu'on appliqua sur la plaie, qui se cicatrisa bientôt. L'on favorisa la résolution du sang infiltré au-delà du foyer de l'épanchement, avec des compresses trempées dans de l'eau marinée.

Nous ferons observer, avant de quitter ce sujet, que toutes les fois qu'il y a sur le crâne quelque élévation contre nature formée par des fluides, les tégumens tout autour de cette tumeur sont durs & tendus, tandis que le centre en est mou, comme dans le cas qui fait le sujet de l'observation de M. Louis, & comme cela se voit dans tous ceux de bosses à la tête formées subitement par l'action de quelque corps contondant. Ces apparences ont pu tromper des Praticiens peu en garde sur les erreurs du tact, & leur faire voir dans des tumeurs purement sanguines, ou humorales, une dépression ou un enfoncement du crâne. Il est cependant de la plus grande importance, comme nous venons de le faire voir, de bien distinguer ces différens cas, puisque si, dans les uns, la mort est la suite certaine de toute opération chirurgicale, dans les autres ce moyen est indispensablement nécessaire.

ENCLAVEMENT. Παραγομφωσις, *Incuneatio.* L'Enclavement est l'état où la tête de l'enfant, engagée dans le bassin, y est tellement serrée, qu'elle est absolument immobile, & ne peut être mûe que par des forces étrangères à celles de la mère. On a donné cette dénomination à cet état, par la comparaison qu'on a faite de la partie enclavée avec une cheville fermement fichée dans un morceau de bois: cette comparaison seroit juste, si, dans ce dernier cas, la cheville n'étoit en contact que par deux points de sa circonférence, & qu'il y eût du jour par les points opposés. La tête est la partie qui s'enclave le plus souvent; on a cependant vu les épaules, & plus souvent encore les fesses, être enclavées; & tellement qu'il a fallu recourir au forceps; mais, en général, ces cas sont très-rares. Les Auteurs distinguent communément deux espèces d'Enclavement: dans la première, la tête est fortement pressée par deux endroits de sa surface diamétralement opposés, soit au pubis & au sacrum, soit aux parties latérales du bassin; &, dans la seconde, elle l'est également de toutes parts. « Dans la Paragomphose complette, dit M. Roëderer, qui admet cette dernière espèce, la tête de l'enfant est tellement serrée de toute part dans le bassin, qu'on ne sauroit y passer l'aiguille la plus fine dans quelqu'endroit qu'on tente de le faire. » Cette opinion de Roëderer est loin d'être celle du plus grand nombre des Accoucheurs; il n'y a pas d'exemple, dit M. Levret, de tête enclavée sur laquelle on ne puisse conduire le forceps avec plus ou moins d'aisance, soit d'un côté ou de l'autre, parce qu'elle n'est pas également par-tout en contact avec le bassin.

L'Enclavement ne peut avoir lieu que quand la tête traverse le détroit supérieur, & non lorsqu'elle est arrêtée dans la cavité du petit bassin, ou vers le détroit inférieur; car, quelque comprimée qu'elle semble dans ces derniers cas, elle est toujours plus ou moins mobile, conséquemment susceptible de changement. Il ne faut point confondre l'Enclavement, tel que nous le définissons, avec le retard que la tête éprouve au passage; car ces deux choses sont absolument différentes, comme on le verra plus amplement au mot PASSAGE. La tête, dans l'Enclavement, offre différentes situations, qu'il importe beaucoup de bien connoître, afin de recourir aux moyens qui seuls peuvent la dégager. Tantôt elle est prise selon sa longueur entre le pubis & le sacrum, & tantôt selon son épaisseur: dans le premier cas, le front & l'occiput sont en contact avec deux des points du détroit; dans le second, ce sont les bosses pariétales. Cette dernière espèce est beaucoup plus rare que la première, & n'a guère lieu que dans des bassins dont le petit diamètre va jusqu'à trois pouces & quelques lignes; l'autre peut arriver dans un bassin de trois pouces & demi, même plus. La tête ne s'enclave réellement qu'autant que son sommet s'avance le premier; on a cependant prétendu qu'elle pouvoit l'être, quand l'occiput, la face ou l'une des tempes se présentoient; mais c'est une erreur dont on reviendra bientôt, si l'on s'en rapporte à la définition que nous avons donnée de l'Enclavement: l'on verra, en considérant attentivement la chose, qu'il n'y a, en pareil cas, qu'un simple arrêt au passage, & non Enclavement. Et en effet, la tête alors est toujours plus ou moins mobile dans le petit bassin, souvent même lorsque son sommet paroît.

(1) *Voyez* le Mémoire de M. Ferrand, que nous avons cité.

M. Levret a sur le mécanisme de l'Enclavement, une opinion qu'il développe de manière à lui donner l'apparence de la vérité. « Si les eaux s'écoulent promptement, dit cet Auteur dans ses Observations sur l'accouchement laborieux, soit en totalité, soit en partie, dès le premier tems du travail de l'accouchement, & que le bregma de l'enfant se trouve vis-à-vis le milieu de la saillie qui résulte de l'union du corps de la dernière vertèbre lombaire & du sacrum; cette saillie pourra se loger dans le bregma, en le déprimant à chaque contraction utérine; ce qui empêchera la tête de tourner dans le second tems, pour que le front se place de côté; il se fixera dans cet endroit, & ce sera alors l'occiput qui tendra à descendre le premier jusqu'au col. Celui-ci se logera derrière l'arcade du pubis; les épaules s'appuyeront au-dessus des branches supérieures de ces os, en les débordant plus ou moins; & si la tête reste long-tems en cet état, elle s'enclavera. » On ne conçoit guère comment la chose pourroit arriver; car il est certain qu'elle ne peut mieux continuer sa route, c'est la meilleure manière dont elle puisse avancer; & sa position, sous quelqu'aspect qu'on la considère, est la plus avantageuse; c'est celle qu'elle prend le plus souvent à l'égard du détroit inférieur, quelque soit celle qu'elle a suivie en traversant le supérieur, & celle qu'on doit chercher à lui donner dans le plus grand nombre de circonstances, ainsi qu'on le peut voir à l'article ACCOUCHEMENT. Si la tête paroît alors s'arrêter, c'est moins par un véritable Enclavement, que par la manière dont les épaules sont retenues au-dessus du pubis, ou par toute autre cause. « Pour que la tête s'enclave réellement, dit M. Baudelocque, il faut qu'elle suive une marche bien différente dans les premiers tems du travail; car elle ne peut se fixer selon sa longueur entre le sacrum & le pubis, que l'occiput ne soit appuyé derrière celui-ci supérieurement, & n'y reste en quelque sorte immobile, pendant que le front est forcé de descendre postérieurement vis-à-vis l'angle sacro-vertébral. En suivant cette marche, c'est le plus grand diamètre de la tête, qui tend à s'engager dans toute son étendue; c'est la fontanelle antérieure qui se présente de plus en plus à mesure que la tête se porte en avant; c'est sur cette fontanelle que les tégumens s'engorgent & se tuméfient, & c'est ce même point qui constitue le sommet de la forme conique qu'aquiert la tête, en s'enclavant, loin de se déprimer & de s'enfoncer sur la saillie du sacrum, comme M. Levret l'a dit. » L'Enclavement peut également avoir lieu, quand l'occiput s'appuie sur le rebord saillant du sacrum; & que le front cherche à descendre derrière le pubis; dans cette dernière circonstance, comme dans la précédente, la tête, en passant horizontalement entre ces deux os, éprouve de très-grands frottemens, même dans les cas où il ne s'en faut que de quelques lignes que le bassin n'ait sa grandeur naturelle en ce sens.

La tête, en s'enclavant, prend de plus en plus la forme d'un coin, dont la base est au-dessus du point où elle est arrêtée; & comme l'avoit déjà observé La Motte, en la comparant à la pierre qui fait la clef d'une voûte; remarque importante à faire, & qui indique que, dans un tel état des choses, s'il est un moyen d'en parer les accidens, c'est de pousser la tête au-dessus des points où elle est arrêtée, pour lui donner une toute autre position. Mais nous reviendrons dans peu sur cet objet.

L'Enclavement ne sauroit avoir lieu dans le cas où le bassin est bien conformé, le volume de la tête naturel, & les efforts de la matrice bien dirigés. Si, en pareil cas, la tête s'arrête dans sa marche, elle prendra peu-à-peu la direction qui lui est naturelle, & se moulera en quelque sorte, au lieu de s'enclaver. Il n'en est pas ainsi dans les cas opposés: la tête est arrêtée, & ne sauroit avancer, quelqu'effort qu'on fasse pour la faire cheminer dans sa première direction. Quand il y a quelque tems que la tête est ainsi arrêtée, le cuir chevelu bientôt se tuméfie, l'orifice de la matrice forme un bourrelet d'une certaine épaisseur, au dessous de la tête, les parois du vagin, & successivement les parties extérieures de la génération s'engorgent. Ces derniers accidens ont souvent lieu, même dans les cas où la tête n'est point encore engagée dans le détroit supérieur: aussi ne doit on point les regarder comme signes pathognomoniques de l'Enclavement. Mais non-seulement les tégumens se prolongent ainsi dans les cas d'Enclavement, mais encore les os chevauchent les uns sur les autres, & il se forme de plis longitudinaux selon la direction des sutures, lesquelles ont une sorte d'élasticité qui fait connoître à l'Accoucheur si l'enfant est encore vivant ou non. Quand la tête n'est que simplement arrêtée au passage, souvent au moment où l'on s'y attend le moins, & où on la croit réellement enclavée, elle avance plus en quinze minutes, qu'elle n'avoit fait vingt-quatre heures auparavant. On se rend facilement raison de ce singulier effet, pour peu qu'on fasse attention à la forme du bassin. Nous avons dit, en parlant de cette cavité, *Voyez* l'article BASSIN, que toutes les fois que le détroit supérieur étoit resserré, l'excavation & le détroit inférieur étoient proportionnément plus spacieux. D'où il s'ensuit que, quand le plus grand diamètre de la tête avoit franchi l'obstacle, la marche de celle-ci devenoit inopinément plus facile: aussi les accidens que nous avons énoncés disparoissent-ils alors, à raison de la restitution des os dans leur situation première, & du rétablissement de la circulation dans les parties où elle étoit précédemment interceptée.

De quelque manière que l'on considère l'Enclavement, il est également fâcheux pour la mère & pour l'enfant: les os du crâne ne peuvent se déprimer chez celui-ci, sans que souvent ils n'éprouvent fracture, ou qu'il ne se forme des épanchemens sous le péricrâne, la dure-mère, & même dans les ventricules du cerveau; ou des échymoses sous les muscles occipitaux, ainsi qu'il est constaté par nombre d'observations. D'une autre part, les parties molles de la mère ne sont pas sans en éprouver des tiraillemens plus ou moins fâcheux: le col de la vessie, le canal de l'urètre, l'orifice de la matrice, les membranes du vagin, le rectum même souvent s'enflamment; & les urines ne pouvant couler, il faut recourir à la sonde. Les efforts sont vains, & n'aboutissent à rien; la matrice comprimée entre la tête & les points du bassin, qui résistent souvent, se déchire à l'un de ces deux endroits, ou souvent ailleurs. *Voyez* l'art. MATRICE (rupture de); ou, si le mal n'est point porté jusqu'à ce point, les contusions qui s'ensuivent amènent à leur suite une suppuration, & conséquemment une chûte d'escarres, accompagnée de l'issue des urines ou des matières fécales, quand la vessie ou le rectum ont violemment souffert.

L'Enclavement une fois formé, requiert des moyens dont la nature & l'application varie selon l'état de l'enfant & celui des parties de la mère. La méthode des Anciens, en pareil cas, étoit très-cruelle; c'étoit des instrumens tranchans qu'ils portoient sur le crâne, pour l'ouvrir & le vuider; des crochets qu'ils fichoient sur les parties membraneuse pour attirer la tête. Ils se soucioient fort peu de conserver l'enfant, pourvu que la mère vécût. La Motte, en cela moins cruel que Mauriceau, attendoit, pour se conduire ainsi, que l'enfant fût mort. Tels furent les procédés qu'on suivit jusqu'à ce que Chapman imagina le forceps, qui, s'il ne pare pas à tous les inconvéniens, du moins en diminue beaucoup la somme. Néanmoins, malgré l'efficacite reconnue de cet instrument, quand il est bien dirigé, on est étonné de rencontrer dans Roederer, l'opération césarienne conseillée en pareil cas; & on l'est bien plus encore, en lisant des observations qui attestent qu'on y a eu recours d'une manière autant cruelle que peu raisonnée. L'opération nouvellement inventée, la section du pubis, paroîtroit, sous tous les rapports, lui être de beaucoup préférable par les raisons que nous développerons à l'article PUBIS. Mais quand les signes annoncent d'une manière assez certaine la mort de l'enfant, il ne faut plus hésiter, il faut ouvrir le crâne, le vuider, & attirer la tête avec les crochets. *Voyez* les articles FORCEPS, CROCHET & LEVIER, pour savoir la manœuvre qu'on doit pratiquer alors.

Non-seulement la tête peut s'enclaver dans les cas où elle se présente la première; mais encore dans ceux où le tronc est déja sorti. Il est très-ordinaire alors, pour peu qu'on dirige mal les efforts, & qu'on les réitère sur le tronc, que la tête se sépare de celui-ci; ce qui est toujours très-fâcheux. Ce seroit à tort qu'on s'en prendroit alors à la mauvaise conformation du bassin d'un accident qui souvent est dû à l'impéritie de celui qui opère. Mais, quand il a lieu, quelle conduite faut-il alors tenir? Laisser la tête, sur-tout quand elle est arrêtée selon sa longueur, au détroit supérieur, seroit exposer la femme à nombre de dangers, sur-tout quand elle a été épuisée par les efforts qui ont prédédé la détroncation. La putréfaction de la tête, qui offre tant d'espérance, est toujours à redouter, quelque favorables que lui soient les observations qu'on en rapporte; tout au plus pourroit-on prendre ce parti dans les cas où les dimensions de la tête seroient inférieures à celle du bassin qu'elle doit traverser. Le plus sûr parti & en même-tems le plus court, est de se servir du forceps, quand la tête est suffisamment descendue pour lui donner prise, qu'elle est engagée selon sa longueur, & que ses dimensions surpassent de peu celle des détroits. Mais ce moyen devient insuffisant, quand la tête est au-dessus du détroit; la seule chose qui reste à faire, c'est d'ouvrir le crâne pour le vuider, & donner lieu à son affaissement; car tous les autres instrumens, que l'on désigne sous le nom de Tire-tête, sont toujours inférieurs, quelle que soit la manière dont on les applique, & la forme qu'on leur donne. *Voyez* TIRE-TÊTE. Voici la manière la plus convenable d'opérer. On commencera d'abord par amener le sommet de la tête dans une situation transversale, en supposant qu'elle fût flottante au-dessus du détroit supérieur, & on la fixera dans cet état, en recourbant les doigts au-dessus de la base du crâne; on dirigera ensuite sur le trajet des sutures, & le long du pouce, l'instrument dont on se servira, qui est une lame courbe & courte, & dont la pointe sera garnie d'une petite boule de cire, & l'on incisera, après l'avoir plongée, en poussant alternativement, comme si l'on scioit. On retire l'instrument, & l'on porte dans le crâne plusieurs doigts pour en extraire le cerveau, en même-tems on saisira une portion d'os pour attirer à soi, & si l'on sent quelque résistance, on portera le crochet, qu'on fixera sur la face, ou l'occiput, & l'on tirera dessus.

Mais la séparation de la tête, qui a lieu dans le cas que nous venons de considérer, peut également survenir, lorsqu'elle sort la première. Quand le tronc & les épaules sont assez volumineuses, ou mal disposées pour pouvoir sortir aisément, le tronc reste alors dans la matrice; mais ce cas est infiniment plus rare que le précédent; & quand il a lieu, il est toujours plus facile de délivrer la mère, soit en changeant la direction des épaules, ou en portant des lacs qu'on passe sous les aisselles, ou des crochets qu'on implante sur le haut de la poitrine ou sur le dos. Le crochet à gaîne de M. Levret semble singulièrement propre pour ce cas. Si ce sont les épaules qui sont arrêtées au-dessus du détroit supérieur, il faudra chercher à dégager un des bras de l'enfant; on lui appliquera des lacs sur le poignet, puis on tirera dessus pour attirer le tronc, pendant que de l'autre main, introduite dans le vagin, on maintiendra le reflant du col dans la direction de l'extrémité qu'on tire. Si l'on trouve quelque difficulté à mettre ce procédé en pratique, on retournera le tronc pour extraire l'enfant par les pieds. Quand l'obstacle provient d'un épanchement dans la poitrine ou le bas-ventre, la seule chose qu'il y ait à faire, est d'évacuer les eaux, soit en portant un instrument tranchant, ou un trois-cart fort alongé; mais, en général, ces cas sont excessivement rares. Le pharyngotome me paroîtroit singulièrement convenable en pareil cas: on pourroit, à son défaut, se servir d'un couteau bien affilé par la pointe; mais je préférerois encore les ciseaux de Denneman. M. Levret conseille ici de déchirer avec les doigts les tégumens qui avoisinent l'anneau ombilical; mais ce procédé n'est pas toujours facile, & il est plus long que la méthode que nous conseillons. Dès qu'on a fait l'incision, les eaux s'écoulent souvent abondamment; mais une précaution qu'il faut avoir pour faciliter leur sortie, c'est de porter aussi-tôt deux doigts dans l'ouverture qu'on a faite, pour en écarter les bords. Si une conformation monstrueuse de l'enfant en est la cause, on cherche à démembrer le tronc, ce dont on ne peut venir à bout que par un long tems, & avec beaucoup de patience, encore souvent ne réussit-on point. (*M. Petit-Radel.*)

ENFANT *Fetus*. Dans les détails où nous sommes entrés relativement à l'accouchement & dans lesquels nous entrerons encore dans les autres Articles, qui ont rapport à cette fonction interressante, nous n'avons rien dit sur le volume & le diamètre de l'enfant par la simple raison que des détails eussent alors trop compliqué la matière; & que leur exposé n'eût point répondu à l'ordre Lexique que comporte le plan de cet Ouvrage. Mais, comme ces détails sont essentiels à connoître, & que sans eux on ne peut concevoir tout ce qui a été dit tant sur la grande fonction de l'accouchement naturel, que sur l'emploi des moyens nécessaires dans celui qui est contre nature, nous reviendrons ici plus particulièrement sur eux. Laissant au Physiologiste tout ce qui a trait au développement de l'enfant, à sa position dans la matrice pendant les différens tems de la gestation, aux accroissemens monstrueux de quelques-unes de ces parties & aux dépérissemens des autres, nous nous bornerons aux divisions que les Accoucheurs ont établies sur sa superficie, afin d'avoir des renseignemens exacts sur les points qui peuvent se présenter à l'orifice de la matrice lors de l'accouchement.

Le volume comme la pesanteur du fœtus doivent toujours, dans l'accouchement, être considérés relativement; car, par eux-mêmes, ils ne peuvent rien dans cette fonction, ainsi qu'il est suffisamment prouvé d'après tout ce que nous avons déjà dit en différens Articles de cet Ouvrage. Le volume des Enfans varie beaucoup au tems de leur viabilité; on doit en dire autant de leur longueur & de leur pesanteur; mais, en prenant des termes moyens, il conste qu'à l'époque de neuf mois il est de dix-huit à vingt pouces, & les deux extrêmes de seize à vingt-deux ou vingt-trois pouces; leur pesanteur ordinaire est de six à sept livres & demie & même huit, il est excessivement rare qu'elle aille à douze; M. Baudelocque dit cependant l'avoir vu de treize. Quelquefois néanmoins le poids des enfans à terme va au-dessous de six livres, souvent aussi ce poids va jusqu'à huit & neuf livres & même plus chez les avortons; mais on distingue toujours, en pareil cas, ces sortes d'Enfans quoique volumineux, de ceux à terme par les caractères que présente une ossification plus avancée dans les os du crâne, & par l'augmentation contre nature de quelque parties qui sont cause de l'excès de poids. Les Accoucheurs sur ce point se trompent très-rarement.

La tête de l'Enfant, considérée à l'époque de sa naissance, offre la pièce de mécanique la plus merveilleusement faite que l'on puisse concevoir. Les pièces qui, par la suite, doivent s'agencer & s'entresoutenir de toute part, pour résister à ces énormes fardeaux que l'homme est exposé à porter sur sa tête, sont liées entr'elles & tiennent foiblement aux moyens de membranes qui s'étendent de l'une à l'autre, & permettent ainsi à la tête une très-grande réduction. Cette réduction, en se faisant en tous sens, excepté là où sont l'orifice de la matrice & la voie par laquelle l'Enfant doit venir au jour, fait que la tête se prolonge en manière de fuseau, & conserve cette forme longtems même après l'accouchement. Mais, par la manière dont chaque os chevauche sur son voisin, & dont ceux qui sont au-devant, & qui tendent à paroître les premiers, se prolongent au-dehors, ce que la tête perd en diamètre transversal, elle le gagne dans le perpendiculaire; & ainsi par une compensation justement établie, le cerveau se trouve à l'abri de toute compression. Que, si par une de ces causes inhérente à une spécificité d'organisme, l'ossification se fait plus promptement qu'elle ne devoit se faire, la suture se formant beaucoup trop tôt, la tête offre plus de résistance, ses diamètres deviennent disproportionnés avec ceux du bassin, & l'accouchement devient plus difficile & souvent même laborieux & quelquefois l'Enfant en est la victime. Mais les difficultés, qui dérivent de cette disposition, ne sont point les mêmes dans tous les cas. Le crâne, chez certains Enfans, peut s'alonger de six à huit lignes, & plus, selon son plus grand diamètre, se réduire autant selon le diamètre transversal, non-seulement avec facilité, mais encore sans que le cerveau en souffre, pendant que chez d'autres, de moindres changemens seront très-difficiles à obtenir; ou si on les obtient, c'est toujours au risque de l'Enfant.

La tête, au moment de la naissance, n'a point la figure, ni la forme qu'elle aura par la suite; elle est ovoïde, & ses régions sont peu séparées les unes des autres; mais néanmoins, pour établir de l'exactitude dans les procédés, nous distinguerons cinq régions, dont deux en forment le sommet & la base, & les trois autres les côtés & la face; deux extrémités, dont l'une est supérieure & postérieure, c'est l'occipital; l'autre inférieure & antérieure, c'est le menton. Le plus grand des diamètres de la tête a cinq pouces & un quart pour l'ordinaire: il passe obliquement de la symphise du menton à l'extrémité postérieure de la suture sagittale. Le moyen, qui est d'environ un pouce plus court, s'étend du milieu du front au haut de l'occipital. Le troisième traverse la tête du sommet à la base du crâne; & le quatrième, d'une protubérance pariétale à l'autre. La longueur de ce dernier est assez constamment de trois pouces & quatre à six lignes. On peut donner au premier de ces diamètres le nom d'Oblique; celui de Longitudinal au deuxième; celui de Perpendiculaire au troisième, en réservant celui de Transversal au quatrième. La circonférence de la tête donne dans son développement, à-peu-près treize pouces & demi à quatorze pouces, & même quelquefois quinze; la moindre est de dix à onze. Celle-ci passe transversalement sur le milieu du sommet & de la base du crâne, ainsi que sur les bosses pariétales, & la première sur les deux fontanelles, la face, le menton, le trou occipital & le tubercule du même os; en un mot, sur les extrémités du diamètre oblique, & sur celles de l'un des deux plus petits diamètres. *Voyez* les Planches.

La tête, chez l'enfant, outre les commencemens de sutures qui s'y remarquent, & qui ont les mêmes dénominations que chez l'adulte, offrent encore des espaces membraneux, qui sont très-essentiels à connoître aux Accoucheurs; ils sont pour lui des signes certains de la position de la tête, & en même-tems des voies par où il portera des instrumens tranchans pour vuider le crâne & diminuer son volume, quand il est besoin. On en distingue quatre; savoir, un antérieur qui est à l'union de la suture coronale avec la sagittale, c'est le bregma, ou fontanelle antérieure: un autre postérieur, qui est à l'endroit où les sutures sagittales & lamdoïdes se joignent; celui-ci est distingué du premier par trois angles qui le terminent, & qui sont loin d'être aussi distincts que les quatre qui limitent l'antérieure. Les latéraux s'observent à chaque extrémité de la suture coronale & de la lamdoïde; ces dernières sont plus apparentes, plus sensibles au tact, & conséquemment ceux où il faut appliquer les instrumens piquans ou tranchans dans les cas d'accouchemens laborieux.

L'articulation de la tête avec la première vertèbre, & les mouvemens que cette articulation permet, sont encore un autre point de vue sous lequel il faut examiner la tête. Les Anatomistes rangent parmi les ginglymes l'articulation de cette partie avec le tronc; & l'on voit, d'après ce genre de jonction, que les mouvemens doivent être bornés à deux sens différens. Les mouvemens compliqués proviennent des petits mouvemens combinés de toutes les vertèbres du col. Mais ces mouvemens tels libres qu'ils soient chez le fœtus, ont cependant des bornes qui méritent d'être connues, afin d'éviter, dans la pratique des torsions qui pourroient être funestes, & c'est malheureusement ce à quoi la plupart des Sages-Femmes & même des Accoucheurs, font le moins d'attention, lorsqu'il s'agit de retourner l'Enfant ou de l'extraire de toute autre manière. La flexibilité de toutes les parties du col est telle, qu'elle permet une torsion d'un quart de cercle; une plus grande tiraille les ligamens, & est sujette à occasionner des accidens.

Toutes ces notions, qui paroissent de pure théorie, éclairent singulièrement dans la pratique, & suggèrent des procédés qui seront d'autant meilleurs, qu'ils approcheront de ceux que suit la Nature dans le plus grand nombre des cas; soit que l'Enfant se présente par la tête, ou qu'il offre les pieds. Dans le premier cas, lorsque tout est bien bien disposé, la tête se présente diagonalement à l'entrée du bassin, l'occiput derrière l'une ou l'autre cavité cotyloïde, & le front devant l'une des symphises sacro-iliaque. Elle doit descendre, en offrant de plus en plus la fontanelle postérieure, de manière que l'occiput vienne s'engager sous l'arcade du pubis, pendant que le front se portera du côté du sacrum. Les épaules doivent subir le même déplacement, en passant du détroit supérieur à l'inférieur, parce que leur largeur est plus grande que leur petit diamètre de ces détroits n'a d'étendue. Dans les accouchemens où l'Enfant présente les pieds, les épaules & la tête doivent encore se présenter de même aux ouvertures du bassin; c'est-à-dire, de manière que leurs plus grands diamètres soient toujours dans le même rapport avec ceux de cette cavité. Si la tête, dans le premier cas, doit s'engager par son extrémité postérieure, dans ce dernier, elle s'engagera par le menton. Car cette marche, nécessitée par la disposition des parties du bassin rapporté aux parties que l'Enfant présente, est la plus naturelle & celle qui conséquemment est la plus suivie.

Envisageons actuellement l'enfant relativement aux soins qu'on doit lui donner immédiatement après sa naissance quand il est né sans accident, & nous considérons ensuite comment il faut se comporter dans les cas contraires.

Comme tous les Enfans sont couverts d'un enduit gras qui s'oppose à la transpiration notamment vers la tête, les aisselles, le pli des aines & les parties naturelles, & que cet enduit en séjournant, pourroit enflammer la peau, & l'excorier; pour prévenir cet accident, on frottera légèrement les parties qui en sont couvertes, avec une éponge fine imbibée d'huile, ou un linge couvert de beurre frais; on lave ensuite l'Enfant avec de l'eau tiède & un peu de vin, on le baigne même, si on le juge à propos & qu'on en eût la facilité. On pense ensuite à l'emmailloter; c'est-à-dire, pour parler le langage des Philosophes à mettre tous ses membres à la torture, & lui faire déjà sentir combien il pourra être malheureux pour lui d'exister. Le maillot est une pratique imaginée par des femmes destituées de raison, propagée par la routine, & continuée par l'ignorance qui n'en est que plus obstinée à conserver ses préjuges. Nous renvoyons aux Philosophes de ces derniers tems & même à ceux qui nous ont précédé de plusieurs siècles, pour les argumens contr'elle, notre objet ici étant tout ce qui a rapport à l'opération manuelle, & non les discussions fondées sur la Morale & la Physique.

De toutes les parties qui composent ce qu'on appelle vulgairement le Maillot, la plus essentielle est le petit bandage qu'on met autour du ventre; son effet étant de soutenir le bout du cordon jusqu'au moment de sa chûte, & de prévenir que les intestins ne s'échappent par l'ombilic dans les premiers instans où la ligature leur offrent peu de résistance. Il consiste en trois petites compresses dont deux de la largeur de plusieurs pouces quarrés, & d'une autre assez longue pour faire le tour du corps: on fait au milieu de l'une des deux premières une échancrure de manière qu'elle soit à deux chefs, ou enduit, dit l'Auteur de l'Art des Accouchemens, cette compresse d'un peu de beurre aux environs de l'échancrure sur l'une & l'autre de ses faces, pour qu'elle ne s'attache pas à l'ombilic ni au cordon, & qu'on puisse la changer au besoin sans tirailler & déchirer les vaisseaux, avant le moment marqué pour leur parfaite oblitération. Cette compresse étant placée sur le ventre, où passe le cordon dans l'échancrure en le renversant sur le haut & vers le côté gauche, & l'on croise les deux chefs au-dessous, de sorte que la peau du ventre qui s'avance sur le cordon, ne paroisse pas, & que l'ombilic ne soit pas tiraillé. On place la seconde compresse par-dessus, & l'on soutient le tout avec la troisième dont on fait un circulaire, médiocrement serré autour du corps. On continue cette application pendant quelques semaines, quoique le cordon soit tombé bien avant & que l'ombilic soit entièrement cicatrisé le huitième au plutard. C'est le meilleur moyen de prévenir la hernie ombilicale à laquelle les enfans sont si disposés. On vêtit ensuite l'enfant le plus simplement possible & plus ou moins chaudement selon la saison actuellement régnante. On lui met un petit béguin sur la tête & un bonnet, un fichu au col, une petite chemise, puis une camisole ou brassière, & sur le reste du corps depuis le dessous des asseilles jusqu'aux pieds, un lange de toile & une autre de futaine ou de laine; on relève ce qui dépasse les pieds au-devant des jambes, & l'on assujettit le tout avec des épingles & non avec des bandes. On change les langes toutes les fois qu'ils sont gâtés, & avant d'en remettre d'autres, on lave les fesses & les parties naturelles avec de l'eau tiède pour remédier aux rougeurs & excoriations que le séjour des urines ou des matières fécales auroit pu occasionner, & qui sont si souvent cause des cris qui troublent le sommeil de la mère ou des nourrices. On couche ensuite l'enfant dans un petit berceau ou à côté de la mère, en mettant dans ce dernier cas un coussin entr'elle & lui, crainte que pendant le sommeil elle ne tombe sur lui. Quand on préfère le berceau, ce qui est le meilleur parti, il faut l'y disposer de manière qu'il soit couché en face de la lumière, pour lui éviter le strabisme. Quoique l'enfant puisse se passer de nourriture le premier jour, il convient néanmoins de lui faire avaler de tems en tems quelques cuillerées d'eau sucrée ou miellée pour détremper le méconium qui séjourne dans les gros intestins & faciliter sa sortie. S'il ne rend rien, qu'il ait quelques coliques annoncées par ses cris, on lui donne une once de syrop de chicorée avec égale quantité d'huile d'amandes douces, pour exciter une évacuation si nécessaire. Si l'apparence de l'enfant étoit jaunâtre & qu'on crût devoir attribuer cette couleur à une réfusion de la bile, après cette première purgation, on continueroit l'usage du sirop, mais à plus petite dose & délayé avec beaucoup de petit-lait.

La nourriture la plus saine & la plus convenable au nouveau né est sans contredit le lait de sa mère, voyez ce que j'ai dit, à ce sujet, dans mon *Essai sur le lait considéré médicinalement sous ses differens aspects*. Le colostrum ou le premier lait qui sort du mamelon étant beaucoup plus séreux & conséquemment plus laxatif que celui qui viendra par la suite, dispense de l'emploi des purgatifs que nous venons de recommander; mais il faut que l'Enfant le prenne en suffisante quantité pour qu'il en retire quelqu'avantage. Quand le lait ne vient

vient point aux mammelles, on est obligé de recourir à une nourrice étrangère ; en attendant, on nourrit l'Enfant avec le lait de vache affoiblie d'un tiers d'eau d'orge ou d'eau commune. On lui donne le lait quand ses cris indiquent le besoin qu'il en a. Nous renvoyons pour de plus grands détails à l'Ouvrage que nous venons de citer.

Quand l'Enfant naît dans un état morbifique, il faut se comporter tout autrement que nous venons de le dire. S'il paroît être dans un état d'apoplexie, on coupe promptement le cordon & on laisse dégorger suffisamment de sang pour rétablir l'équilibre dans les vaisseaux du cerveau. Mais quelquefois les forces vitales sont dans un tel état de prostration, qu'à peine la section fournit quelques gouttes de sang; ce qui ne sauroit suffire pour assurer les jours de l'Enfant. Il faut alors en exprimer davantage en pressant mollement & alternativement le ventre; on plonge le corps à la hauteur des aisselles dans un bain plus que tiède. On réveille, par ce moyen, l'action du cœur, & tellement que les pulsations du cordon ne tardent point à se faire sentir, & alors le sang commence à sortir par jet. « Nous avons observé tous ces effets, dit M. Baudelocque, sur des Enfans qui étoient nés dans l'asphyxie la plus complette & qu'on avoit déjà abandonnés comme morts, après quelques instans de soins infructueux; l'un d'eux ne donnoit encore une demi-heure après sa naissance, que des signes de vie très-incertains & n'en manifesta de positifs qu'après plus d'une heure. » Pendant que l'Enfant est dans le bain on retire de sa bouche les glaires qui la remplissent, & on y souffle de l'air pris de l'atmosphère & non celui déjà respiré. Pour réussir dans cette opération, on se sert d'une longue canule de gomme élastique ou un tuyau quelconque flexible qu'on pousse jusque dans l'arrière-bouche, & l'on introduit dans son pavillon, la tuyère d'un soufflet ordinaire dont on fait, à différentes reprises, agir les panneaux, en même-tems qu'on presse les narines entre les doigts. On agira différement si l'asphyxie est dûe au trop long séjour de la tête au passage, & que celle-ci y ait éprouvé une forte & longue compression. La sensibilité dans ces cas est entièrement anéantie, & tout le systême des nerfs est dans un état de stupeur dont il est difficile de le débarrasser. On aura ici recours aux stimulans comme nous l'avons dit dans un Ouvrage publié en 1789 (1), tels que l'alkali volatil ou le vinaigre radical. On portera dans les narines un papier roulé & imbibé de l'une de ces liqueurs, on lui frottera les tempes avec l'eau de mélisse spiritueuse, on évitera de lui laisser couler du sang par le cordon. On lui soufflera de l'air chaud dans l'anus moyennant un tuyau de plume, on lui frottera le corps & la plante des pieds avec une brosse légère, & si l'on est assez heureux pour voir s'établir la respiration, on lui fera avaler une cuillerée de vin sucré ou un peu d'eau de canelle spiritueuse. On tentera tous ces procédés près d'un feu clair, afin que sa chaleur puisse en seconder l'efficacité : voyez pour de plus grands détails l'Ouvrage que nous venons de citer.

Il est une erreur sur laquelle nous devons insister ici; on pense que, dans la foiblesse dont il s'agit, il convient de ne point couper le cordon à l'enfant, afin que le sang de la mère passant à lui, puisse le revivifier. Cette erreur peut devenir mortelle à bien des Enfans si elle étoit propagée, car en le privant des soins plus efficaces qu'on pourroit lui donner dans l'attente d'une rédintégration de la circulation que sa communication prétendue avec la mère ne sauroit lui procurer, les sucs se congèlent, & deviennent inhabiles à circuler.

Il est assez ordinaire dans les cas de ce dernier genre, soit à cause du peu de largeur des détroits ou de la résistance que les parties molles ont offertes, que les Enfans apportent au sommet de la tête, & le plus souvent un peu en arrière, une tumeur plus ou moins volumineuse & comme pâteuse, le crâne même semble être plus alongé, ou bien a éprouvé d'autres changemens qui lui donne de la difformité, les os sont déprimés en certains endroits, souvent même fracturés avec enfoncement. « Quand la tumeur du cuir chevelu n'est simplement qu'œdémateuse, observe M. Baudelocque, elle se dissipe très-aisément, &, en peu de tems, il suffit de l'étuver plusieurs fois avec du vin, de l'eau marinée, ou une infusion vulnéraire. Cette tumeur se résout plus difficilement lorsqu'elle est sanguine, & sur-tout quand le sang est épanché sous le péricrâne ou sous les tégumens, & qu'il s'y est coagulé; on est obligé d'ouvrir cette espèce de tumeur. Si les suites en sont simples quand le sang n'est épanché que sous les tégumens communs, il n'en est pas toujours de même lorsque ces tumeurs ont leur siége sur le crâne même, & que les os se trouvent à nud après l'incision; ce cas est le plus ordinaire. » Quand les os sont fracturés avec dépression, il faut relever les os avec le bout d'un élévatoire; on est quelquefois obligé à faire des incisions. Nous renvoyons à leur article respectif tout ce qui a trait aux vices de conformation dont l'Enfant peut être attaqué, pour abréger sur un article peut-être un peu trop long. (*Petit-Radel.*)

ENFONCEMENT, ENFONÇURE. Termes qui répondent à l'engisoma & à l'ecpiesma. *Voyez* les articles Engisoma, & Depression. (*M. Petit-Radel.*)

ENGELURE. Gonflement douloureux, souvent accompagné d'ulcération, qui survient dans

(1) Nouvel Avis au Peuple, ou Instruction sur certaines maladies qui demandent les prompts secours, &c. A Paris, chez Bryant.

quelqu'une des extrémités du corps, en conséquence du froid, ou peut-être qui est déterminé par l'influence successive d'une température de l'atmosphère alternativement chaude & froide. Dans les pays très-froids, l'intempérie de l'air cause souvent la congélation & la mort des parties qui y sont le plus exposées; les engelures proprement dites sont plus fréquentes dans les climats tempérés. Les enfans délicats, les personnes âgées sont plus sujettes à cette incommodité que les adultes & les sujets robustes. On observe que les engelures sont particulièrement fâcheuses chez les individus d'un tempérament scrophuleux. *Voyez* ECROUELLES.

Quoique cette maladie, qui est très-commune, soit rarement regardée comme assez importante pour être l'objet d'un traitement chirurgical, on a tort de ne pas y apporter plus d'attention qu'on ne fait ordinairement, puisque, dans bien des cas, elle fait un tort réel aux parties qui en sont le siège; d'ailleurs elle ne se guérit que très-lentement, & les personnes, qui en ont une fois été atteintes, sont plus que d'autres, sujettes à en éprouver des retours les hivers suivans. Nous croyons en conséquence qu'il ne sera pas hors de propos d'entrer dans quelques détails sur sa nature, & sur les effets que produit le froid dans le corps humain.

En recherchant quels sont les effets du froid lorsqu'il cause quelque dérangement dans le corps vivant, nous ne pouvons point raisonner d'après sa manière d'agir sur les substances inanimées. Le principal changement qui résulte de son influence sur ces dernières est le gel; mais une partie vivante ne sauroit se geler sans avoir auparavant perdu sa vitalité, & alors elle cesse par-là même de pouvoir être le siège d'aucune maladie.

Les effets du froid sur le corps sont d'autant plus grands & plus sensibles, qu'il se fait une transition plus soudaine d'un certain degré de chaleur à un grand froid. Et même, dans les pays septentrionaux où l'on peut supporter, sans inconvénient, un degré considérable de froid soutenu, une soudaine augmentation de son intensité, sur-tout lorsqu'elle est accompagnée de vent, occasionne fréquemment des affections gangreneuses & des morts subites.

La chaleur naturelle du corps humain est d'environ trente degrés du thermomètre de Réaumur, & elle se maintient au même point par les seules forces de l'économie animale, malgré tous les changemens de la température de l'air; & tant que le principe vital conserve sa vigueur & son activité, elle n'éprouve aucune diminution, quel que soit le froid de l'atmosphère; mais si ce froid étant excessif, l'on demeure trop long-tems exposé à son influence, les parties qui y sont soumises le plus immédiatement commenceront à éprouver une altération dans leurs fonctions vitales, les facultés sensitive & motrice s'affoibliront, & dès-lors il y aura une diminution contre nature de la chaleur animale.

Voici comment se présentent en général les effets du froid sur le corps vivant. L'épiderme se dessèche, se ride & se gerce, les gerçures s'étendent même quelquefois jusqu'à la peau. La sensibilité est plus ou moins diminuée, la circulation du sang languit particulièrement dans les petits vaisseaux; la transpiration insensible devient moins abondante; la chaleur diminue beaucoup à la surface du corps: la respiration devient souvent difficile ou laborieuse; le ton des fibres motrices diminue, & l'on éprouve une foiblesse qui n'est pas naturelle. Et lorsque les parties ont perdu, jusqu'à un certain point, leur ton & leur sensibilité, si elles demeurent encore quelque tems exposées à un grand degré de froid, elles perdent tout-à-fait leur souplesse, deviennent livides, & le principe vital s'y éteint entièrement.

La rigidité que produit le froid dans les parties qui en sont affectées n'a rien de commun avec cette contractilité des fibres musculaires qu'on appelle Ton, ou force tonique, qualité que le froid peut augmenter par une action indirecte, mais qu'il tend réellement à affoiblir & à détruire dans les parties long-tems soumises à son influence. L'on peut dire que le froid de l'atmosphère augmente la force du systême, & le ton des fibres, dans les tempéramens robustes & athlétiques qui peuvent facilement en soutenir l'impression, même pendant long-tems, sans en souffrir dans leurs fonctions, soit en conséquence de l'habitude qu'ils en ont contractée, soit en vertu d'un exercice soutenu. Une application passagère du même agent, répétée dans certaines limites, comme dans l'usage du bain froid, tendra pareillement à fortifier le corps des personnes naturellement foibles, ou dont les forces ont été épuisées par des maladies; mais ce ne sont là que des effets secondaires, opérés par la réaction du principe vital.

La température de l'air la plus agréable se trouve dans un degré moyen entre la chaleur naturelle du corps & la congélation. Mais, lorsqu'une partie vivante a été extrêmement refroidie, si elle se trouve tout-à-coup exposée à ce degré de chaleur, qui ne paroîtroit qu'agréable dans l'état de santé, il pourra en résulter un effet aussi funeste que celui de la congélation absolue. Dans ce dernier cas, la mort de la partie affectée sera la conséquence d'une cessation complette d'action dans ses organes; dans l'autre au contraire elle sera occasionnée par une exertion du mouvement dont cette partie est encore susceptible, trop vive pour l'état de foiblesse auquel le froid l'a réduite.

Quant à la production des Engelures, voici

quelle est à-peu-près la marche des symptômes. La peau de la partie affectée contracte d'abord de la pâleur, à laquelle succède assez promptement une rougeur plus ou moins vive, accompagnée d'une démangeaison désagréable, & quelquefois de douleur; cette rougeur tire ensuite sur le pourpre; au bout de quelque tems l'épiderme se sépare après s'être élevée en petites cloches pleine de sérosité. Lorsque l'épiderme s'est détachée, il se forme un ulcère douloureux, de mauvaise apparence, d'une figure irrégulière & difficile à guérir. Tels sont en général les symptômes de cette maladie; mais, comme elle varie quant à son apparence extérieure & à ses progrès chez différens individus, nous en distinguerons deux espèces que nous désignerons par les noms d'Engelure simple & d'Engelure ulcérée.

L'Engelure simple est caractérisée par la rougeur de la partie, la démangeaison & le picotement qui se font appercevoir, sur-tout lorsqu'on s'expose tout-à-coup à un certain degré de chaleur, les environs de l'Engelure deviennent plus ou moins œdémateux, & souvent livides à une grande distance. Cette espèce peut demeurer à-peu-près dans le même état pendant tout l'hiver; elle se dissipe ensuite peu-à-peu, à mesure qu'on avance vers l'Eté.

L'Engelure ulcérée est précédée ordinairement par l'Engelure simple, sur laquelle se forment des cloches, ou dont l'épiderme se détache purement & simplement. Dans les parties qui s'en trouvent ainsi dépouillées, il se manifeste un ulcère douloureux, sale, de forme irrégulière, qui s'étend beaucoup lorsqu'on le néglige, quelquefois même il creuse jusques aux tendons, ou met à découvert la surface des os. Cette espèce d'ulcère ressemble beaucoup à ceux qu'on observe sur les extrémités inférieures des sujets cachectiques & de ceux chez qui la circulation du sang dans les vaisseaux de la surface est extrêmement lente. Dans les hivers rigoureux, il n'est pas rare de voir une mortification complette de quelqu'une des extrémités ou de plusieurs, en conséquence du froid, & déterminée le plus souvent par une application imprudente de chaleur sur les membres qui n'étoient encore qu'engourdis. Quelquefois, chez des individus particulièrement où le principe vital n'a pas beaucoup d'énergie, l'application long-temps continuée d'un froid même peu inférieur à celui de la glace, sur quelque partie suffit pour y occasionner la gangrène.

Il est plus aisé de prévenir la formation des Engelures que de les guérir, & l'on doit en conséquence ne négliger aucune des précautions qui peuvent tendre à ce but, chez les personnes surtout qui en ont déja souffert. Ces moyens sont, 1.° de garantir du froid les extrémités par des gants, des chaussons, &c. 2.° D'éviter avec soin toute transition soudaine du froid à la chaleur, particulièrement à celle du feu. 3.° De donner du ton & de l'activité aux vaisseaux de la surface du corps par un exercice soutenu, par des frictions & par l'usage du bain froid aux approches de l'hiver.

Lorsque les Engelures commencent à se manifester on peut, en général, les dissiper par les moyens que nous avons indiqués pour les prévenir. On se trouve bien d'enduire les parties affectées d'esprit de térébenthine, ou d'esprit-de-vin camphré, & de les tenir constamment couvertes de compresses imbibées de quelqu'une de ces liqueurs. On emploie aussi de la même manière le vinaigre concentré, l'esprit de sel affoibli avec de l'eau, & d'autres stimulans; les applications de ce genre réussissent souvent à dissiper ces gonflemens, en assez peu de tems, si l'on en fait usage de bonne heure. On a recommandé aussi comme un remède très-efficace, l'exposition de la partie à une chaleur aussi forte qu'il est possible de la soutenir; mais, quoique ce moyen puisse être employé avec succès, il est trop douloureux pour pouvoir être généralement adopté.

Lorsque les Engelures viennent à s'ulcérer, on est assez généralement dans l'usage d'y mettre des cataplasmes & des onguens émolliens. Les cataplasmes peuvent le premier jour avoir l'avantage de nettoyer les ulcères, & de déterminer la formation d'un bon pus; mais il ne faut pas les continuer long-tems. Il ne faut pas non plus se servir beaucoup d'onguens émolliens, parce que toutes les applications relâchantes sont sujettes à favoriser la formation d'excroissances fongueuses qu'on a quelquefois bien de la peine à détruire. L'application de la pierre infernale sur les bords de la plaie, & celle du précipité rouge mêlé en proportion considérable avec un simple digestif sur la surface de l'ulcère, sont les plus sûrs moyens de prévenir cet accident. L'emplâtre diachylon simple étendu sur de la peau, est ce que l'on peut employer de plus convenable pour garantir ces sortes de plaies de l'impression de l'air.

Lorsque quelque partie se trouve affectée par le froid, de manière à faire craindre la formation de la gangrène, le plus sûr moyen de la prévenir est de rappeller la chaleur dans les membres engourdis, de la manière la plus lente; pour cet effet, bien loin d'amener le malade auprès du feu, comme on ne le fait que trop souvent, il faut au contraire le tenir dans un endroit froid, même au degré de la congélation; il faut couvrir ses mains & ses pieds de neige, ou si l'on ne peut pas s'en procurer, il faut les tremper dans l'eau la plus froide qu'on puisse trouver. Au bout de quelque tems, on y substituera de l'eau un peu moins froide, & ainsi par degrés on l'aménera à une chaleur qui se rapproche davantage de celle du corps dans l'état de santé. Lorsque les membres gelés commenceront à se rapprocher de l'état naturel, des frictions faites avec du sel pourront être utiles ; on fera bien aussi de les fomenter avec du vin chaud.

Il faut, lorsqu'il se présente un cas de cette nature, se défier des cordiaux, & ne les administrer d'abord qu'avec beaucoup de circonspection ; leur exhibition trop précipitée pourroit nuire autant que la trop prompte application de la chaleur actuelle ; mais ils seront utiles si on les administre lorsque les parties affectées auront commencé à reprendre un peu de chaleur & de mouvement.

Lorsqu'un membre, ou une portion d'un membre se trouve actuellement dans un état de gangrène, en conséquence de l'action du froid, le traitement ne diffère point de celui qui convient dans les autres cas de la même nature. *Voyez* GANGRÈNE.

ENGISOMA. Εγγίσωμα. *Engisoma*. Genre de fracture du crâne, dans laquelle une grande portion d'os s'avance intérieurement sur la dure-mère, pendant que l'autre extrémité s'élève au-dehors avec une obliquité plus ou moins grande. L'Engisoma diffère de l'ecpiesma, en ce qu'ici il y a comminution, au lieu que dans l'Engisoma, il n'y a qu'une ou deux pièces de détachées. *Voyez* l'article DÉPRESSION. Dans tous les cas de ce genre, il faut tirer adroitement la pièce d'os qui s'est fourrée sous le crâne ; & si l'on sent une très-grande résistance, qu'il y ait même du risque de déchirer la dure-mère, il faut recourir au trépan, & le multiplier, si le besoin le demande, & chercher ensuite à enlever la portion d'os qui fait l'embarrure. (*M. PETIT-RADEL.*)

ENGORGEMENT. Obstruction, gène dans la circulation des petits vaisseaux, vulgairement attribuée à des fluides trop épais pour y passer librement. On appelle en Chirurgie engorgement inflammatoire, le gonflement qui a lieu dans une partie enflammée. *Voyez* INFLAMMATION.

ENKYSTE. De ἐν, dedans, & de κυστις, un sac, une vessie), ce qui est renfermé dans un kyste, c'est-à-dire, dans une membrane en forme de poche. On appelle tumeurs enkystées, abcès enkystés, des tumeurs & des abcès qui sont enveloppés d'une membrane tels que l'athérome, le méliceris, l'empyème.

La membrane, qui fait cette poche, n'est pas nouvellement formée dans la partie, elle est produite généralement par une portion du tissu cellulaire qui sépare les unes des autres toutes les parties du corps, & qui en est le lien. S'il se fait un amas contre nature d'une humeur quelconque dans une de ces cellules, par son accroissement, il en étendra les parois, & les collera aux parois des cellules circonvoisines qu'il oblitérera. C'est ainsi que commence le Kyste ; toujours formé par la cohérence de plusieurs feuillets de la membrane cellulaire, il s'épaissit par la réunion d'un plus grand nombre de feuillets, à mesure que la tumeur augmente. *Voyez* TUMEURS ENKYSTÉES.

On donne aussi le nom d'Enkystées à des collections de pus, ou d'autres fluides, dans des cavités naturelles formées par des membranes telles sont l'aneurisme vrai, la cystocèle biliaire, l'empyème. *Voyez* ces différens mots.

On a parlé de pierres enkystées dans la vessie. *Voyez* à l'article PIERRE ce que l'on doit penser de ces apparences.

ENTAMURE. Αποτομή. *Resectio*. Solution de continuité qu'on fait de dessein prémédité avec un instrument tranchant tant sur les parties molles que sur les parties dures. Les Auteurs classiques ont distingué cinq manières de faire une entamure sur ces dernières ; savoir, en les trouant, les trépanant, les raclant, les sciant & les coupant. On troue avec le perforatif, l'on trépane avec une espèce de scie ronde qui est la tréphine ou le trépan. On racle avec la rugine pour emporter une carie superficielle & rendre les remèdes qu'on applique, plus faciles à pénétrer. On scie les os des membres qu'on veut emporter. On lime les dents pour les séparer, les rendre égales & en emporter la carie. On coupe avec les tenailles incisives les saillies des os qui pourroient piquer les parties voisines. On coupe les os même dans leur continuité, lorsqu'on ne peut les scier ou les séparer dans leur contiguité. *Voyez* les articles TRÉPAN, RUGINE, SCIES, LIMES & TENAILLES. On trouve également dans les livres douze manières de faire une Entamure aux parties molles, savoir, l'Aplotomie, la Phlébotomie, l'Artériotomie, l'Oncotomie, le Catachasmos, la Périérèse l'Hypospatisme, le Periscitisme, l'Eccopé, l'Acrotériasme, l'Angéiotomie & la Lithotomie. La définition de tous ces mots que nous allons donner ici évitera l'embarras des renvois. L'Aplotomie, d'απλος & τομη, *simplex sectio*, est une simple ouverture faite à une partie molle ; la Phlébotomie, de φλεβς, *vena*, est l'ouverture d'une veine, comme l'Artériotomie, d'αρτηρια, est l'ouverture d'une artère, & l'Oncotomie, d'όγκος, *abcessus*, l'est d'un abcès. Le Catachasmos, de κατὰ χασμὸς, *vulnusculus*, est ce qu'on appelle la scarification. On en distingue trois sortes, savoir, la Moucheture, qui ne dépasse point la peau ; l'Incision, qui pénètre jusqu'aux muscles, & la Taillade qui va jusqu'aux os ; la Périérèse, de περιμεσσειω, *circum impellere*, étoit une espèce de d'incision qu'on faisoit anciennement autour des grands abcès ; l'Hypospatisme, d'αποπαττω, *infigo*, en étoit un autre qu'on pratiquoit au-devant de la tête, & qui pénétroit jusqu'à l'os. On a abandonné ces opérations, tant à raison de leur cruauté, que de leur inutilité. L'Eccopé, d'εκκοπη, *resectio*, est l'amputation d'une petite partie, telle qu'un doigt, par exemple ; & l'Acrotériasme, d'ακρωτηρια, *membra*, est celle des grandes extrémités, comme de la jambe ou du bras. L'Angéiotomie, d'ἀγγεῖ, *vas quodlibet*, est l'ouverture d'un vaisseau quelconque. La Lithothomie, de λίθος, *calculus*, est une ouverture faite à la vessie, pour retirer la pierre. Cette dernière dénomination est vicieuse, en ce que ce n'est point la pierre qu'on coupe; mais la vessie où elle est renfermée; aussi vaudroit-il mieux substituer celle de Cystotomie, qui est plus exacte. (*M. Petit-Radel*.)

ENTÉROCELE, Hernie intestinale, d'ἔντερον, intestin, & de κήλη, tumeur, hernie. On l'appelle complette, si elle tombe jusques dans le scrotum, & incomplette, si elle ne descend que jusqu'à l'aine. Celle-ci s'appelle encore bubonocèle. *Voyez* Hernie.

ENTÉROCYSTOCELE, d'ἔντερον, intestin, de κύστις, la vessie, & de κήλη, hernie. Hernie de la vessie & de l'intestin. *Voyez* Hernie.

ENTERO-ÉPIPLOCELE, d'ἔντερον, intestin, d'ἐπίπλοον, l'épiploon, & de κήλη, hernie. Hernie dans laquelle l'intestin & l'épiploon sont tombés ensemble dans l'aine ou le scrotum. *Voy.* Hernie.

ENTERO-EPIPLOMPHALE, Hernie où l'intestin & l'épiploon sortent ensemble par le nombril.

ENTERO-HYDROMPHALE, d'ἔντερον, intestin, de ὕδωρ, eau, & de ὀμφαλός, nombril. Hernie de l'intestin par le nombril, compliquée d'épanchement d'eau dans le sac herniaire.

ENTEROMPHALE. Hernie simple de l'intestin par le nombril.

ENTEROSCHEOCELE. d'ἔντερον, intestin, de ὄσχεον, le scrotum, & de κήλη, hernie. Hernie dans laquelle l'intestin tombe dans le scrotum.

ENTONNOIR. *Infundibulum*. Instrument dont on se sert pour conduire le cautère actuel sur l'os unguis dans l'opértion de la fistule lachrymale, & en détruire la carie. *Voyez* celui qui se trouve représenté dans les Planches relatives à la fistule lacrymale. Cet Entonnoir est d'acier, son pavillon a sept lignes de diamètre; son extrémité est taillée en talus, pour s'accommoder au plan incliné de l'os. Sa longueur est d'environ un pouce & demi; on le tient avec un manche plat, de la même matière, soudé sur le côté du pavillon. On ne se sert plus de cautère actuel, ni par conséquent de l'Entonnoir dans le traitement de cette maladie, si ce n'est dans certains cas rares. *Voy.* l'article Fistule lacrymale. *Anc. Encyclop.* (*M. Petit-Radel*.)

ENTORSE. Διαστροφὴ. *Distorsio*. Affections des articulations par charnière, dans laquelle, à la suite des mouvemens forcés, les os ne peuvent plus se mouvoir comme précédemment, quoiqu'il n'y ait aucun déplacement sensible. Ce dernier caractère distingue l'Entorse de l'écartement, du diastasis & de la luxation. Les Entorses les plus communes, ont lieu dans l'articulation des os du pied avec les jambes: quand le pied est porté en dedans, c'est ce qu'on désigne ordinairement sous le nom d'Entorse; la détorse a lieu, si le pied est porté en dehors. Les mêmes causes, qui occasionnent le diastasis, donnent lieu à la détorse. Les accidens sont les mêmes; cependant ils ont quelquefois plus d'intensité. On se méprend souvent sur le vrai caractère de l'Entorse, & il n'est point rare alors que, par des manœuvres mal dirigées, l'on ne fasse naître de grands accidens. Comme l'Entorse ne peut arriver sans que les ligamens de l'article n'aient beaucoup souffert, que souvent même il y a infiltration ou ecchymose, il s'ensuit qu'on doit toujours être sur ses gardes relativement aux événemens, & ne point établir légèrement son prognostic. On a vu en effet la douleur, l'inflammation & la suppuration survenir à celles qui d'abord paroissoient fort légères; & le pus, fusant dans tout l'article, donner lieu à des dépôts ou des caries, qui, après, ont nécessité l'amputation.

Pour éviter que la stase ne se fasse, & parer conséquemment à toutes ses suites, il faut, si l'on est assez heureux pour être appelé dans le moment même où l'accident est arrivé, plonger la partie affectée dans un sceau d'eau très-froide, comme l'eau de puits qu'on a toujours sous la main. Il convient néanmoins, en prescrivant ce remède, de faire attention que les règles ne fluent point chez les femmes; car il pourroit les supprimer, ce qui seroit un très-grand inconvénient, sur-tout chez celles qui ne sont pas bien portantes. Ce simple répercussif donne du ton aux parties, empêche l'épanchement des sucs, prévient l'inflammation, & appaise la douleur. Si l'on a été appelé trop tard, pour qu'on puisse avoir recours à ce moyen, on se fixe à la méthode antiphlogistique. On saigne le malade pour arrêter les progrès de l'inflammation, on prescrit une diète sévère, & un repos continuel; on fait sur la partie des fomentations émollientes & anodines; & quand les premières douleurs sont passées, on en vient aux embrocations de vin & d'huile de roses ou de milpertuis, ou aux cataplasmes de mie de pain & de vin. Les premiers accidens de l'Entorse se dissipent toujours au moyen de ces topiques; mais il reste souvent une infiltration, ou empâtement qui gêne singulièrement les mouvemens. On y remédie par l'usage du vin aromatique, les douches de lessives de cendres de sarment, un chausson, ou des bottines de peau de chien, qui serrent exactement, & en exerçant convenablement la partie, suivant que les circonstances l'indiqueront. Si, au lieu de ces accidens, il n'y avoit que de la tension & de la gêne dans l'exécution des mouvemens, il faudroit insister sur les linimens faits avec les huiles végétales, tirées par expression, la moëlle de bœuf, l'onguent d'Althéa, de laurier, ou le martiatum. Les bains de vapeurs à l'esprit-de-vin peuvent avoir leur avantage, ainsi que l'immersion du membre dans la gorge d'un bœuf qu'on vient de tuer. Enfin, l'on prescrit en dernier ressort les boues & eaux minérales sulphureuses, comme celles de Bourbon, de Bourbonne, de Barège & d'Aix-la-Chapelle. En général, il ne faut point prescrire un repos absolu dans le traitement des Entorses; car, s'il convient lorsque l'éréthisme dans les ligamens & membranes qui entourent l'articulation, est porté au plus haut point, comme dans le période inflammatoire, il ne peut que nuire lorsqu'il est cessé, & que l'articulation s'abreuve de sucs blancs; mais, d'un autre côté, il ne faut point laisser le mouvement à la disposition du malade, qui pourroit en abuser; il faut l'opérer soi-même, ou le faire exécuter par des personnes qui soient bien au fait de l'articulation & des mouvemens dont elle est susceptible : il n'est que trop ordinaire de voir ainsi des malades abuser de leurs forces, & être forcés de rester des mois entiers au lit pour avoir fatigué une articulation dans un tems où elle étoit encore trop foible pour supporter les efforts seuls que demandoit la marche. Les parties se relâchent alors de plus en plus; & les sucs blancs, stasans dans les ligamens & autres parties, il survient par la suite une luxation de cause interne, dont il est bien difficile de venir à bout. (*M. Petit-Radel.*)

ENVIE, *Nævus.* On donne ce nom à certaines taches, ou marques, qu'on trouve souvent sur différentes parties du corps des enfans au moment de leur naissance. Les unes sont plates, les autres sont relevées en bosses. L'on se plaît, chez le peuple, à leur trouver des ressemblances avec des fraises, des mûres, des cerises, des poissons, &c. On prétend qu'elles sont occasionnées par quelque desir de la mère qu'elle n'a pu satisfaire, qu'elles ressemblent à ce qui a fait l'objet de cette fantaisie, & qu'elles sont imprimées sur l'enfant au même endroit où la mère s'est touchée au moment de son envie. Leur couleur varie, en général cependant elles sont d'un rouge foncé, & ressemblent à des taches de vin.

La plupart de ces marques sont tout-à-fait plates; & comme elles ne sont pas douloureuses, & n'ont d'ailleurs aucun inconvénient relatif à la santé, il est rare que, dans cet état, elles deviennent l'objet de la Chirurgie. Mais quelquefois elles se manifestent sous la forme de petites tumeurs qui augmentent par degrés, & font même des progrès rapides, au point d'acquérir, au bout de quelques mois un volume considérable. On n'apperçoit aucune fluctuation dans ces sortes de tumeurs; elles paroissent au contraire fermes & charnues. Quelquefois elles sont détachées de la peau, & ne tiennent que par un pédicule assez étroit; le plus souvent elles sont fixées à la peau par une très-grande base.

On a proposé différens moyens pour faire disparoître ces excroissances; & autrefois on employoit des charmes & des sortilèges pour les dissiper : le mystère qu'on mettoit à l'usage de ces moyens, est peut-être la source de l'espèce d'aversion qu'on a encore contre toutes les tentatives pour les dissiper par des moyens Chirurgicaux. Cependant il n'y a pas plus de danger à extirper les tumeurs de ce genre, que toute autre sorte de tumeur sarcomateuse. Il est vrai qu'elles reçoivent généralement plus de sang que celles-ci; car elles paroissent quelquefois entièrement formées de vaisseaux sanguins; mais l'on se rend aisément maître des artères un peu considérables qui s'y rendent, au moyen de ligatures. Il est bon d'observer néanmoins, qu'il vaut toujours mieux faire l'opération de bonne heure que de la trop renvoyer; car, comme le diamètre des vaisseaux augmente en proportion du volume de la tumeur, il est possible qu'ils deviennent assez considérables pour donner beaucoup de sang, avant qu'il soit possible de les lier.

Cette opération est extrêmement simple : elle consiste à disséquer la tumeur avec toute la peau dont la couleur n'est pas naturelle; on lie ensuite les artères qui donnent du sang, & l'on rapproche les bords de la peau, que l'on maintient dans cette position au moyen de petites bandes d'emplâtre agglutinatif. S'il n'est pas possible de les mettre en contact, il faut du moins les ramener sur la plaie, de manière qu'ils en couvrent une grande partie; ce qui contribuera beaucoup à hâter la guérison, & à diminuer l'étendue de la cicatrice. La partie qui demeurera à découvert sera traitée comme toute autre plaie.

Il est à peine nécessaire de dire que, lorsqu'une tumeur de cette espèce est très-détachée, & ne tient que par un pédicule étroit, il faut la faire tomber au moyen d'un fil qu'on passe autour de ce pédicule, & que l'on serre autant qu'il est nécessaire pour détruire toute circulation dans cette partie.

EPANCHEMENT. Ce terme est employé à-peu-près dans le même sens qu'effusion, extravasation; il semble cependant plus particulièrement affecté à désigner l'écoulement considérable d'un fluide dans quelque cavité du corps humain, qui n'est pas destinée à en contenir; soit que ce fluide s'échappe des vaisseaux qui le contenoient, en conséquence de quelque solution de continuité dans leurs parois, d'un relâchement de leur tissu, ou d'une diminution de leur force tonique; soit que, formé dans quelque cavité particulière, il se verse tout-à-coup dans une autre par une rupture des membranes qui formoient la première. Ainsi, l'on voit le sang sortir de ses vaisseaux en conséquence d'une blessure, & s'épancher dans la tête, dans la poitrine ou ailleurs; sa partie séreuse s'amasser dans l'abdomen, & dans d'autres endroits, & le pus formé dans un abcès se répandre dans différentes cavités, lorsqu'il n'a pas pu se faire jour au dehors.

L'Epanchement d'un fluide dans certaines cavités, & particulièrement dans celles du crâne & de la poitrine, ne manque jamais de donner lieu aux accidens les plus funestes, si l'Art ne peut y porter remède. *Voy.* PLAIES & PARACENTESE.

EPERVIER, espèce de bandage qui tire son nom de ce que ses bandes imitent, par leurs circonvolutions, les tours que font les liens du bonnet de l'Epervier. Ce bandage inventé pour la fracture ou la luxation des os du nez, étant plus embarrassant que la fronde, on lui préfère ce dernier. *Voyez* FRONDE.

EPHELIDES. Ἐφηλίδες. Rousseurs. Ce sont des taches répandues çà & là au visage & autres parties du corps qui ne sont point couvertes & qui en rendent la peau dure, inégale, & d'une couleur comme jaunâtre. Elles paroissent plus souvent au visage qu'ailleurs, à raison de son exposition au soleil; on leur a même donné le nom qu'elles ont, ἐξ τοῦ ἡλίου, *à sole*; par ce que cet astre contribue singulièrement à leur production; aussi Pline appelle-t-il *solatos* ceux qui ont ce vice, de quelque manière qu'ils l'aient contracté. Nous rendons ici le terme de cet Auteur par celui de *hâlé*. On peut prévenir cette affection en portant des gants, un chapeau ou un parasol. Les parties ainsi frappées du soleil, tombent insensiblement, & la couleur reparoît quelques jours après le séjour dans la ville. On conseille cependant comme spécifique, en pareil cas, les onctions d'huile d'amandes douces, ou la décoction de feuilles de cerisiers, qu'on rend un peu visqueuse, en y ajoutant un tant soit peu de gomme. Les femmes grosses sont sujettes aux Ephélides; elles paroissent particulièrement au front, & sont souvent de l'étendue de la paume de la main: elles ont quelquefois lieu aussi chez les filles chlorotiques, & dont les règles ne coulent point facilement; mais souvent aussi elles disparoissent, lorsque celles-ci reviennent. Baillou observe que tous ceux qui sont sujets à cette affection, sont d'une nature cacochyme, & que les ulcères dont ils sont quelquefois affectés, sont d'un plus ou moins mauvais caractère. Sauvages range les Ephélides dans le premier ordre de la première classe, auquel il donne le nom de *macula*. (*M.* PETIT-RADEL.)

EPI, ou SPICA. Bandage qui tire son nom de ce que les tours de bande en doloire qu'il forme, semblent imiter les rangs ou étages d'un épi de bled. On s'en sert pour différens cas de fractures & de luxations.

EPICARPES. C'est ainsi qu'on appelle certains emplâtres, cataplasmes & autres topiques qu'on appliquoit autrefois, & que le peuple applique encore au poignet sur l'artère radiale, comme fébrifuges, ou comme talismans pour différens maux. On les compose d'ingrédiens âcres & aromatiques, comme l'ail, l'hellébore, le camphre, le poivre, la thériaque.

EPICAUMA. d'Ἐπίκαυμα, *adustio*. Galien, dans son Isagoge, désigne, par ce nom, toute espèce d'ulcères qui vient à la suite d'une légère brûlure, & même d'une plus profonde. Scribonius Largus a traduit ce mot par celui d'*ustio*; Paul & Aëtius le réservent pour signifier tout ulcère d'un vilain aspect qui paroît sur la cornée, dont il ronge plus ou moins l'épaisseur. Il est souvent la suite d'une phlictène varioleuse qui s'est formée sur la cornée & qui a passé à la suppuration. La méthode détersive & adoucissante est celle qui convient dans le plus grand nombre de cas de l'Epicauma. *Voy.* ce que nous en avons dit à l'article ARGEMA. (*M.* PETIT-RADEL.)

EPIPHORA. ἐπιφορα d'ἐπιφέρομαι. *irruo*. C'est un raptus ou fluxion d'humeur d'une partie vers une autre. C'est d'après cette définition, observe Gorrée, qu'on a coutume d'ajouter le nom de la partie vers laquelle la fluxion se fait: aussi Pline admet-il des Epiphoras de l'utérus, des intestins, des testicules & des yeux, ainsi qu'il conste d'après un très-grand nombre de passages de cet Auteur & même de Galien, qui emploie ce terme pour désigner ce que nous entendons aujourd'hui sous le nom d'Ophthalmie. Paul, en traitant de l'Epiphora, paroît spécialement désigner l'état lacrymoyant des yeux, car il ne dit pas seulement ἐπιφορα, mais encore τὰ τῶν ῥευμάτων ἐπιφορά; ce en quoi il a été devancé par Galien. Ce mot Epiphora est reçu aujourd'hui dans l'acception de Paul, pour désigner le flux habituel des larmes, soit qu'il provienne du relâchement des canaux excrétoires de la glande lacrymale, ou de l'obstruction des points lacrymaux qui doivent resorber la matière des larmes, ou enfin de ce que celles-ci ne peuvent parcourir les branches du sciphon qui doit les transmettre dans l'intérieur des narines. On peut voir ce qui a rapport à ce dernier objet à l'article LACRYMALE (Fistule). Quant au premier cas, les larmes abordent vers la glande, comme les humeurs arrivent aux reins dans le cas de diabètes; l'humeur, qui est filtrée en plus grande partie qu'à l'ordinaire, se répand sur la surface de l'œil & sur le bord de la paupière inférieure; plus abondamment que les points lacrymaux n'en peuvent recevoir, & se ramassant dans le grand angle de l'œil, elle s'écoule hors de la gouttière sur la paupière inférieure & sur les joues, & rend les yeux toujours mouillés & pleurans. Maître-Jan observe que ceux qui sont sujets à l'Epiphora, ont ordinairement la tête grosse & large, sont d'un tempérament phlegmatique, & travaillés souvent de fluxions sur les yeux. Les collyres astringens sont les seuls topiques qui puissent réussir en pareilles circonstances. Il convient également de recourir aux dérivatifs, notamment aux vésicatoires appliquées derrière les oreilles ou à la nuque, au cautère qu'on applique au bras, & aux purgatifs rhubarbarins, & aloétiques. Les purgatifs sont sans contredit d'une efficacité reconnue pour détourner toute fluxion humorale de dessus les yeux & les parties adjacentes; Hippocrate en étoit persuadé, si l'on s'en rapporte à l'Aphorisme suivant : *lippienti profluvio alvi corripi, bonum.*

Mais l'Epiphora, qui provient de l'obstruction des points lacrymaux, demande un tout autre traitement. Si cette obstruction provient d'un engorgement des conduits lacrymaux, le mal n'est point sans remèdes : les injections, l'usage de la sonde d'Anel sont les moyens les plus convenables pour désobstruer les voies engorgées, & rendre aux canaux leur perméabilité. On commence par se servir de la sonde dont nous parlons, représentée dans la Planche qui a rapport à cet article. Elle est d'argent ou d'or; sa grosseur, dans toute son étendue, ne surpasse point celle d'une soie de sanglier; son extrémité est terminée par un petit bouton en forme d'olive, pour qu'elle ne s'arrête point dans son passage, comme elle eût fait, si elle eût été pointue; sa longueur est d'environ trois pouces. Le malade assis au grand jour, & sa tête fixée par un aide sur le dossier d'une chaise, comme dans tous les cas il faut opérer sur les yeux; on abbaisse du pouce la paupière inférieure, pendant que de l'indicateur on relève la supérieure. En supposant qu'on veuille sonder le point lacrymal supérieur, après avoir avoir mis l'orifice à découvert, on porte de l'autre main, qui est appuyée sur la joue, la sonde qu'on a trempé dans un peu d'huile, & qu'on insinue obliquement de bas en haut, & de dehors en dedans. Si l'on éprouve un peu de résistance, on retire l'instrument, & par de petits coups redoublés, l'on parvient dans le sac, en tournant à différens sens l'instrument entre les doigts. On voit quelquefois à travers les parois des conduits, les progrès que fait le bout de la sonde. Quand on présume en avoir suffisamment fait entrer pour être parvenue jusque dans le sac, alors on redresse l'instrument pour faire perpendiculairement des efforts au moyen desquels on puisse dégager le commencement du canal nasal, quand on présume qu'il est obstrué. On portera la sonde de bas en haut, & toujours obliquement de dehors en dedans, en cas qu'on eût à opérer sur le point lacrymal inférieur. Lorsqu'on aura suffisamment ouvert les canaux, on passera aux injections; on les fait avec une petite seringue, dont l'extrémité de la canule est presque capillaire; on met le point lacrymal qu'on veut injecter, bien à découvert; on y porte l'extrémité de la canule, & lorsqu'elle y est entrée de quelques lignes, on pousse le piston. La matière de l'injection est un mélange d'eau & d'esprit-de-vin phlegmatique; on réitère deux ou trois fois le jour ces injections; &, lorsqu'elles passent bien des points lacrymaux dans le nez, on peut présumer qu'il n'y a plus d'obstruction. Si l'on peut, encore espérer dans le cas de simple obstruction des conduits lacrymaux, il n'en est pas de même dans ceux où il y a coalition, comme dans les cas de cicatrices à la suite de brûlure, de plaies ou après la petite vérole : on ne peut rien faire ici pour rétablir le cours naturel des larmes. La seule ressource qu'on ait, est de former aux larmes une nouvelle issue, en ouvrant le côté externe du sac, entre le globe de l'œil & la paupière inférieure. Voici comment on se comportera en pareil cas. Le malade situé convenablement, un aide relevera la paupière supérieure, en la tirant en-dehors, pendant que celui qui opère, renversant l'inférieure, enfoncera la pointe d'un bistouri étroit depuis le côté externe de la caroncule lacrymale jusque dans le sac, il continuera ensuite l'incision, dans une forme demi-circulaire. Il introduira ensuite dans l'ouverture une petite bougie fixée par un fil qu'il relève sur le devant du front avec une mouche, & sur l'œil dont les paupières seront rapprochées, plusieurs petites compresses imbibées d'un mélange d'eau de fleurs de sureau & d'eau spiritueuse de lavande. On réitère l'usage de la bougie, & ainsi il se forme à l'entour d'elle une callosité, & enfin une ouverture propre à donner passage aux larmes. S'il survient quelques accidens inflammatoires, on a recours aux saignées & au régime antiphlogistique. (*M. Petit-Radel.*)

EPIPHYSES. Ἐπίφυσις, *accretio, appendix.* Ce sont des portions d'os que la Nature a ajouté à la diaphyse, dans les os longs, comme prévoyant que celle-ci ne pourroit remplir ses vues dans le développement de l'os, qu'elle médite. Les Epiphyses n'ont point une ample cavité comme les os longs, elles terminent la cavité médullaire de l'os principal; aussi Galien les considéroit-il comme en en étant les opuscules.

Hippocrate, en parlant dans son livre *de Articulis*, de la luxation de la main, dit : *Est ubi accrementum amovetur*; ou comme d'autres l'ont traduit : *quandoque autem appendix emota est.* Voici donc une preuve, dans le texte grec, que l'Epiphyse peut quelquefois se séparer. On sait que ces parties, chez les jeunes sujets, n'ont qu'une foible adhérence avec le reste de l'os; & c'est ce dont Ruisch avoit déjà fait mention, tant dans sa Centurie d'Observations Anatomico-Chirurgicales, que dans ses Adversaires Anatomiques, lorsqu'il dit qu'en séparant le périoste, les Epiphyses suivent facilement. Colombo remarque également que les Epiphyses des jeunes animaux, se séparent de l'os, pour peu qu'on fasse cuire ceux-ci, il avertit que si l'on tire les os des jeunes enfans avec violence, leurs ligamens peuvent tellement se distendre, *ut secum unà appendices divellant.* Non-seulement une semblable séparation, dans l'état de maladie, a été citée, mais elle a encore été prouvée à l'aide du raisonnement

ment & des faits, par Severino, dans son Livre *de Varis & Valgis*. Il attribue à une pareille séparation la difformité des jambes des enfans ; il dit, vers la fin du chapitre, avoir vu chez un homme l'Epiphyse du tibia tellement déplacée, que le genou faisoit un angle en dedans, sans aucune autre cause de ce dérangement. Sans faire mention des Observations de Paré, Liv. XIV, Chap. 10, d'Eysson, dans son Traité des os des enfans, nous dirons que c'est par une bien grande négligence qu'on ne trouve seulement pas la plus petite histoire de cette maladie dans les Auteurs modernes, si l'on en excepte Reichel, qui en a donné une Dissertation particulière à Leipsick, en 1759, intitulé : *De Epiphysium ab ossium diaphysibus diductione*.

Cet Auteur distingue la séparation des Epiphyses en spontanée & en forcée. L'une & l'autre arrivent communément chez les jeunes sujets chez qui l'agglutination des Epiphyses au corps de l'os n'est point encore parfaite. Or, comme chez eux, les sucs trop abondans & grossiers peuvent obstruer les glandes & le tissu celluleux, de même aussi ils peuvent trop remplir les cellulosités des Epiphyses ; & s'épanchant entre celles-ci & la partie voisine du corps de l'os, en dilater la commissure jusqu'à ce que la séparation arrive ; & cela d'autant plus aisément, que les humeurs auront acquis un caractère d'acrimonie corrosive ; mais, dans ce dernier cas, il y a toujours spina ventosa, ou gonflement dans l'Epiphyse. Qu'une matière acrimonieuse puisse occasionner une telle séparation, c'est ce qui n'est point seulement fondé sur des conjectures, mais encore sur des faits bien singuliers. Poupart, dans les Mémoires de l'Académie Royale des Sciences, année *1699*, dit avoir observé chez les jeunes gens morts du scorbut, les articulations remplies d'une humeur corrompue, leurs os gonflés, & les Epiphyses séparées, le cartilage & le perioste qui les unissoient, ayant été détruits. Cette observation a été confirmée depuis par J. L. Petit, & Lind dans son Ouvrage, intitulé : *Treatise of the scurvy*. Les malades, qui font le sujet de ces observations, se traînoient avant de mourir ; &, quand ils essayoient de marcher, ils n'y réussissoient qu'avec la plus grande difficulté ; & leurs os faisoient un tel bruit, que ceux qui étoient près d'eux, l'entendoient. La séparation des Epiphyses peut encore arriver par la métastase d'une humeur septique & corrosive.

Duverney, dans le premier volume de son Traité, cite une femme qui avoit perdu la faculté de mouvoir les articles inférieurs jusqu'à ce qu'elle mourût d'un ulcère fistuleux. On l'ouvrit, & l'on trouva les os des îles cariés, & une séparation de la tête des deux fémurs. Morgagni parle également d'un enfant mort de la petite vérole, chez qui l'on trouva les Epiphyses du cubitus & du radius, vers la main, entièrement séparées : ces observations avoient déjà été faites par Weiss, & publiées dans un programme d'Anatomie en 1745.

La séparation forcée a lieu, quand elle est dûe à une cause externe qui agit violemment sur les Epiphyses. Ingrassias, dans son Commentaire sur le Livre des os de Galien, parle d'un jeune homme à qui le grand trochanter se sépara par l'action des muscles fessiers, en faisant des armes avec une hallebarde. J'ai vu un enfant à qui les Epiphyses du radius & du cubitus furent séparées pour l'avoir violemment élevé de terre en le tirant par la main. Eysson donne à croire qu'une des principales causes de la séparation des Epiphyses, chez les enfans qui viennent de naître, est la dureté & l'impéritie des Accoucheuses à tirer l'enfant dans les accouchemens difficiles. J'ai eu occasion d'ouvrir le cadavre d'un enfant mort dans la matrice, par l'ignorance de la Sage-Femme, qui l'avoit tiré par le bras, qui étoit encore dans le vagin. Je trouvai la tête de l'humérus séparé du corps de l'os ; & j'ai vu, chez un autre qui, après sa naissance, avoit une jambe plus courte que l'autre, le fémur séparé d'avec sa tête, qui étoit restée dans la cavité cotyloïde. On peut voir, dans Morgagni, plusieurs exemples de pareils déplacemens, tous produits par une cause externe ; mais nous ferons remarquer avec Reichel, que, chez les sujets qui approchent de l'état adulte, ils pourroient plutôt être dûs à une fracture du col du fémur, qu'à une simple séparation de l'Epiphyse. Cet Auteur donne le dessin de deux humérus, dont les têtes sont placées antérieurement au corps du fémur plutôt que supérieurement, & d'un fémur dont les deux condyles sont déplacés. Ces deux exemples, pris d'un cabinet d'Anatomie, & d'hommes adultes montrent certainement que ces Epiphyses avoient été deux fois séparées du corps de l'os dans l'enfance ; mais on ne peut dire si la séparation a été dûe à une cause forcée ou spontanée. Van-Swieten observe, dans ses Commentaires sur Boërrhaave, que les Epiphyses des fémurs peuvent facilement se séparer, si, pendant qu'on tient les enfans dans les bras, ils se jettent soudain & violemment en arrière. La difficulté de mouvoir le membre, & la douleur qui s'y fait sentir après des efforts violens, ne sont que des signes équivoques de la maladie actuelle ; il faut, pour s'en assurer d'une manière plus certaine, chercher si l'on ne découvre point quelque vuide qui distingue l'Epiphyse du corps de l'os, ou s'il n'y auroit point quelqu'éminence qui démontre l'état maladif de l'os ou de l'Epiphyse. Mais, parce que souvent les parties divisées restent en contact par la contraction des muscles, ou qu'elles sont cachées par le gonflement des parties molles, il faut alors examiner le mouvement contre nature qu'on peut faire exécuter à l'articulation, & s'assurer de la crépitation, qui est toujours obſture à raiſon de la molleſſe des cartilages qui a lieu. Si les Epiphyſes des os de l'avant-bras ſont ſéparées vers la main, on ne pourra ſerrer celle-ci ſans occaſionner de la douleur vers le lieu de la ſéparation de l'Epiphyſe, & les malades ne pourront rien porter de peſant. On ne pourra élever les bras que difficilement, ſi l'Epiphyſe de la tête de l'humérus eſt ſéparée d'avec ſon corps. Si l'on porte deux doigts ſous l'aiſſelle, qu'on pouſſe la tête de l'humérus vers les apophyſes de l'omoplatte, & qu'on mette le bras en adduction ou en abduction, on ne ſentira point mouvoir la tête. La ſéparation de la tête du fémur, offrira tous les ſignes de la fracture de ſon col. Enfin, dans la ſéparation de ſes deux condyles vers le tibia, de l'Epiphyſe de celui-ci ou des malléoles, le ſujet ne pourra marcher qu'en vacillant, les genoux, les jambes & les pieds ſeront comme chez les *Vari*. Quand le mal eſt récent, & qu'il eſt la ſuite de quelque violence, il paroît dans les environs une noirceur ou une véritable échymoſe. La cacochymie, qui a occaſionné ou qui accompagne la ſéparation dans celles qui ſont ſpontanées, donne lieu de craindre le ſpina ventoſa, la carie, les abcès, les ſinus, les fiſtules & même la métaſtaſe, & ſi encore l'on parvient à vaincre tous ces dangers, il ſurvient une anchyloſe qui gêne ou pervertit le mouvement du membre. Quand la ſéparation a été forcée, ſi l'on eſt parvenu à bien faire la réduction, l'on trouve plus de difficulté à contenir les parties, d'où s'enſuit une difformité dans l'articulation & une gêne dans les mouvemens, ſoit à raiſon de la déſunion qui perſiſte dans l'Epiphyſe, ou à cauſe de l'anchyloſe complette qui ſurvient.

Quand la ſéparation des Epiphyſes eſt dûe à une cauſe interne, il faudra combattre la cacochymie particulière qui l'aura occaſionnée; on traitera la carie, le ſpina ventoſa, les abcès, les ſinus & les fiſtules, ſelon les indications que ces maladies offriront. Il n'eſt point d'appareil contentif qui puiſſe ſervir ici. Dans le cas de ſéparation occaſionnée par un effort, il faudra ſuivre les mêmes procédés que s'il y avoit fracture, c'eſt-à-dire, qu'il faut faire l'extenſion & la contre-extenſion pour replacer les parties, en modérant les efforts ſelon l'étendue du déplacement & la force du malade: il faut éviter que les parties ne ſe froiſſent; car le catilage étant contus, le moindre mal qui pourroit en réſulter, ſeroit l'anchyloſe ou une difformité dans le cal. Nous avons dit ailleurs comment on devoit contenir le fémur, quand ſon col étoit rompu, il faut avoir recours à ces mêmes moyens, quand il y a ſéparation de l'Epiphyſe. Dans tout autre endroit, le traitement de la ſéparation de l'Epiphyſe eſt le même que celui qui convient à une luxation. J'ai vu contenir la tête de l'humérus dans une ſéparation d'Epiphyſe avec un paquet d'étoupe trempé dans une légère eau de colle & de blanc d'œuf, battu & ſaupoudré enſuite d'une poudre très-fine de maſtic. Cette étoupe, en ſe deſſéchant, faiſoit autour de l'article, un ciment aſſez fort pour contenir les parties (1). *Trad. de l'Ouvrage de Bertrandi*, *intitulé*: Opere Anatomiche e cerusiche, *Tom. V.* (*M. Petit-Radel.*)

EPINGLES. Petites verges métalliques pointues par un bout, dont on ſe ſert pour faire la ſuture entortillée dans l'opération du bec-de-liévre. *Voyez* Bec-de-liévre.

EPIPLOCELE, d'ἐπιπλοον, l'épiploon, & de κήλη, hernie; eſpèce de hernie cauſée par la chûte de l'épiploon, dans l'aîne ou dans le ſcrotum. *Voyez* Hernie.

EPIPLOMPHALE, d'ἐπιπλοον, & de ομφαλος, le nombril. Hernie ombilicale de l'épiploon.

EPISPASTIQUE, qui a la vertu d'attirer, d'ἐπισπάω, j'attire; épithète que l'on donne aux médicamens topiques qui ont la propriété de déterminer un écoulement de ſéroſité ou de pus ſur la peau. Tels ſont le bois de garou, la renoncule, la clématite, l'euphorbe, & ſur-tout les cantharides, qui ſont la baſe de l'emplâtre épiſpaſtique, ou véſicatoire, qui eſt la même choſe.

EPITHEME d'ἐπιτίθημι, j'applique, je mets deſſus; remède topique qu'on applique ſur la région du cœur, de l'eſtomac & ailleurs, pour fortifier les viſcères, ranimer les eſprits, réſiſter à la malignité, &c. On diſtingue les Epithèmes en liquides & en ſolides; les liquides ſont des eſpèces de fomentations ſpiritueuſes dans leſquelles on trempe un morceau de drap, des linges, du coton, &c. qu'on applique ſur les parties malades: les ſolides ſont des eſpèces de cataplaſmes chauds & ſtomachiques, composés de thériaque, d'huiles eſſentielles, de poudres aromatiques, qu'on étend ordinairement ſur un morceau de peau, & qu'on applique ſur la région de l'eſtomac. On fait auſſi des Epithèmes ſecs pour les inflammations éréſypélateuſes; telle eſt la farine d'avoine dont on enduit du linge ou du papier, ou un mélange de parties égales de farines de fèves, de fleurs de ſureau, & de fleurs de camomille réduites en poudre, qu'on emploie de la même manière. *Voyez* Erésypele.

EPONGES, *ſpongia*, ſubſtance molle, légère, extrêmement poreuſe & compreſſible, qui imbibe l'eau avec une grande facilité, & qui ſe dilate en ſe rempliſſant de ce fluide, ſur-tout ſi elle a été auparavant dans un état de preſſion. Ces propriétés rendent l'éponge très-utile pour différens objets chirurgicaux; ainſi, dans les cas de corps étrangers arrêtés dans l'œſophage, on ſe

(1) C'eſt le même procédé qu'employa M. Moſcati dans la fracture du col du fémur. *Voyez* l'article Bras (Rupture du)

sert d'un morceau d'Eponge lié au bout d'une verge de baleine, pour les retirer, ou plutôt pour les pousser dans l'estomac. *Voyez* CORPS ÉTRANGERS.

On fait avec l'éponge des tentes très-propres à dilater les playes & les ulcères dont l'ouverture n'est pas assez large ; & pour la rendre particulièrement propre à cet usage, on la trempe dans de la cire fondue, ensuite on la comprime fortement, on la laisse dans cet état de compression jusqu'à ce qu'elle se soit refroidie, & alors on la coupe de manière à lui donner la forme convenable. La cire venant à se fondre par la chaleur du corps, lorsque la tente est en place, l'Eponge imbibe l'humidité & se gonfle. On fait sur le même principe des pessaires, qu'on emploie avec avantage. *Voyez* PESSAIRE.

L'Eponge appliqué sur une playe récente s'attache fortement aux embouchures des vaisseaux qui se trouvent ouverts, sur-tout si cette application est aidée par un certain degré de compression. On a réussi par ce moyen à arrêter des hémorrhagies considérables; on préfère même cette substance au champignon, ou agaric, qui a été si fort vanté pour sa vertu styptique. *Voyez* CHAMPIGNON. Ce peut être une très-bonne ressource dans les cas où l'on ne pourroit pas faire la ligature des vaisseaux.

Enfin l'on se sert avec un succès assez marqué d'Eponge brûlée que l'on donne intérieurement dans certains cas de gonflement glanduleux, & particulièrement dans ceux de goître. *Voyez* BRONCHOCELE.

EPULIS, tumeur charnue située sur la gencive. *Voyez* GENCIVE.

ERAILLEMENT, *Eversio palpebræ*. Renversement de la paupière inférieure avec une rougeur qui rend le visage singulièrement désagréable à voir. *Voyez*, pour tout ce qui concerne cette maladie, l'art. ECTROPIUM. (*M. PETIT-RADEL*).

ERESYPELE. *Erysipelas*, de ἐρύω, j'attire, & de πέλας, proche; parce que cette maladie s'étend facilement sur les parties voisines. Tumeur inflammatoire, cutanée, peu élevée, dont nous développerons ci-après les autres caractères.

Nous adoptons, dans cette définition, l'opinion des Auteurs de Médecine & de Chirurgie qui se sont accordés généralement à ranger l'Erésypèle dans la classe des maladies inflammatoires (1). Cependant, quoiqu'il ait avec ces maladies des rapports qui ne permettent pas d'en constituer un genre absolument séparé, si l'on en observe avec soin les symptômes, on verra que ces rapports sont assez éloignés, pour que l'on doive regarder l'Erésypèle & le phlegmon comme deux espèces d'inflammations très-distinctes. On a cru que la principale différence qui existoit entre ces deux maladies, venoit du siège propre à l'une & à l'autre; l'Erésypèle affectant ordinairement la surface de la peau, qui est très-irritable, au lieu que le phlegmon est situé plus profondément dans la substance même des parties. Nous verrons ci-après que cette explication ne suffit pas pour rendre raison des symptômes très-différens que ces affections nous présentent.

Comme les symptômes de l'Erésypèle se ressemblent beaucoup, en quelques parties du corps qu'il se manifeste, nous commencerons par en décrire les divers phénomènes & les progrès, lorsqu'il affecte le visage; nous exposerons ensuite les circonstances particulières qui sont propres à cette maladie dans les autres cas.

L'invasion se fait souvent d'une manière soudaine, avec fièvre ou sans fièvre; mais fréquemment aussi elle est précédée de frissons, de maux de cœur, & d'autres symptômes assez semblables à ceux qui annoncent un accès de fièvre intermittente. La chaleur est fréquemment accompagnée d'un peu de délire, & presque toujours d'un assoupissement plus ou moins marqué. Ensuite il se manifeste de l'enflure, qui attaque le front, les joues, le nez ou les paupières: cette enflure est lisse & unie, mais elle n'est pas distinctement circonscrite; elle s'étend par degrés sur les parties du visage qu'elle n'a pas d'abord attaquées. La peau, dans l'endroit affecté, devient d'un rouge vif, quelquefois sa couleur tend au livide, d'autres fois elle est mêlée de jaune: ces couleurs s'effacent lorsque l'on comprime la partie affectée; mais bientôt elles reparoissent, lorsqu'on la laisse à elle-même. Le malade y sent une chaleur ardente & un picotement incommode, plutôt qu'une douleur aiguë; quelquefois il se plaint d'une démangeaison fatigante. La surface de la tumeur est luisante & comme à demi transparente, mais sans dureté, tension, ni aucune sensation de battement. Souvent les paupières sont tellement enflées, qu'elles empêchent de voir, & tout le visage est extrêmement défiguré. Il s'élève, sur une étendue plus ou moins grande de la tumeur érésypélateuse, des petites vessies ou ampoules, pleines d'une sérosité transparente, & qui ressemblent beaucoup à celles qu'occasionne l'eau bouillante. Lorsque ces ampoules s'ouvrent, le fluide qui en sort excorie quelquefois les parties voisines. Il y a même assez fréquemment une légère ulcération à leur base, qui, dans les cas les plus fâcheux, prend une apparence gangréneuse, & tend rapidement à une mortification complette. Lorsque la maladie prend une tournure favorable, la fièvre, qui, jusques-là, s'est soutenue, commence à baisser; les ampoules se dessèchent, &

(1) M. Pearson, Chirurgien de Londres, a publié, dans ses *Elements of Surgery*, un excellent Traité sur l'Erésypèle, dont nous avons fait usage pour cet article; mais, où il tranche la question, si l'Erésypèle est une maladie essentiellement différente des maladies inflammatoires, en se décidant pour l'affirmative.

il se fait une desquamation de l'épiderme au bout d'un intervalle de huit à douze jours. Le degré de danger qui l'accompagne est marqué par celui du délire & des autres symptômes qui annoncent l'affection du cerveau.

Le siège propre de l'Erésypèle paroît être sous l'épiderme dans le réseau muqueux; il n'est cependant pas limité à cette partie, puisque le tissu cellulaire est toujours affecté, même dans un degré considérable, comme il paroît par le gonflement dont il est le principal siège; mais l'affection de cette membrane est ici bien différente de celle qui a lieu dans le phlegmon. On la voit rarement, dans un véritable Erésypèle, renfermer, dans une cavité circonscrite, du pus de bonne qualité; &, lorsqu'il s'y fait quelqu'épanchement de matière purulente, on éprouve, en comprimant la partie, une sensation à-peu-près semblable à celle que produiroit une éponge. Dans les cas de cette nature, le tissu cellulaire est fort endommagé, & fréquemment la partie est attaquée de gangrène. *Voyez* Œdeme.

Il n'est pas aisé de déterminer les causes qui peuvent donner lieu à cette maladie; il y en a un grand nombre qui, suivant qu'elles sont aidées par les circonstances concomitantes, contribuent évidemment, dans bien des cas, à en déterminer la formation. Telles sont en particulier:

1.° Des passions violentes, telles que la colère, un vif chagrin, &c.

2.° Une exposition trop long-tems soutenue à la chaleur du soleil, ou à celle du feu.

3.° L'impression d'un vent froid & humide.

4.° L'action de différens poisons végétaux, minéraux ou animaux.

5.° Des plaies, ou des contusions du périoste, du péricrâne, de quelque aponévrose ou d'un filet nerveux.

6.° Des fractures des os.

L'Erésypèle se manifeste souvent sans qu'on puisse lui assigner aucune cause palpable; il tient quelquefois à une disposition héréditaire, & toujours l'état, ou la disposition particulière du corps, influe plus ou moins sur l'efficacité de ces différentes causes que nous venons d'énumérer. Les personnes qui ont une fois éprouvé cette maladie sont particulièrement sujettes à en être attaquées de nouveau.

D'après ce que nous venons de dire, on peut voir quels sont les caractères qui distinguent l'Erésypèle du phlegmon.

1.° Le gonflement inflammatoire, qui a lieu dans le premier, est moins élevé que dans le second, & n'est jamais évidemment circonscrit.

2.° La peau paroît le plus souvent comme brûlée à sa surface.

3.° Sa rougeur, quoique vive, disparoît lorsqu'on la comprime.

4.° On n'observe point ici le sentiment de pulsation, ni les élancemens qui accompagnent la formation du phlegmon.

5.° La partie enflammée n'est point tendue; elle paroît comme affectée d'œdème, ou plutôt d'emphysème, seulement on n'y apperçoit point de crépitation. *Voyez* Emphysème.

On ne peut cependant pas, comme nous l'avons déjà dit ci-dessus, inférer de ces différences que l'Erésypèle doive être considéré comme une maladie essentiellement distincte de celles qu'on nomme inflammatoires, puisqu'il y a des caractères qui l'en rapprochent manifestement. Comme les inflammations phlegmoneuses, il peut être excité par quelqu'irritation locale: on le voit souvent alterner avec d'autres inflammations, particulièrement avec des douleurs rhumatismales ou des affections inflammatoires chroniques du poumon, dont il a, dans bien des cas, opéré la résolution. L'efficacité des vésicatoires pour la guérison des maux de cette nature, n'est jamais si marquée que lorsqu'ils déterminent la formation d'un Erésypèle. Comme les autres inflammations, il produit souvent une suppuration, quoique moins parfaite que celle qui termine le phlegmon, & quoiqu'elle se trouve rarement dans une cavité circonscrite. Le pouls, dans cette maladie, ainsi que dans les autres de la même classe, est généralement plein & souvent dur; & lorsque l'on saigne les malades, leur sang a la même apparence, il se couvre de la même couenne que dans les autres espèces d'inflammations.

Il convient cependant de faire observer que tous les Praticiens ne sont pas d'accord sur la nature du pouls dans l'Erésypèle; il est, suivant quelques-uns, & en particulier suivant M. Pearson, mol, fréquent, & souvent irrégulier. Mais, si l'on y fait attention, on verra que cette différence tient à des circonstances particulières. Dans l'air impur des hôpitaux, dans tous les endroits où l'air est imprégné de vapeurs méphitiques, *Voyez* Air, l'on voit que différentes affections décidément inflammatoires, celles sur-tout qui accompagnent les plaies, affectent le corps, & l'état de la circulation en particulier, d'une manière bien différente de ce que l'on observe, lorsque les malades sont placés dans un air plus sain. Toutes les inflammations prennent plus ou moins un caractère plus fâcheux, en conséquence d'une pareille influence; elle est sur-tout manifeste dans l'Erésypèle; elle augmente singulièrement chez les malades qui en sont atteints, un sentiment de foiblesse ou d'abattement général, qu'ils éprouvent toujours dans un certain degré; & elle peut aller chez eux au point d'altérer complettement l'état du pouls. Mais, si l'on observe cette maladie dans un endroit dont l'atmosphère ne soit point surchargée de miasmes putrides, on lui voit prendre une forme bien différente; les symptômes d'abattement, d'irritation nerveuse, d'affection d'un cerveau sont beaucoup moins marqués ; & l'état du pouls, sur-tout chez des sujets qui n'ont pas été précédemment affoiblis par d'autres maladies, ressemble beaucoup à celui qui a lieu dans une inflammation de poitrine. C'est ainsi que cette inflammation érésypélateuse des viscères du bas-ventre, à laquelle les femmes en couche sont sujettes, & dans laquelle des Praticiens distingués, qui ne l'avoient observés que dans des grandes Villes, & sur-tout dans de grands hôpitaux, avoient constamment trouvé le pouls foible & petit, comme dans les fièvres putrides & malignes, se montre dans la campagne & dans tous les endroits où l'air n'est point infecté d'aucune exhalaison pernicieuse, avec un pouls fort & plein, sur-tout dans ses premiers périodes.

Nous remarquerons encore, qu'indépendamment du mauvais air, beaucoup d'autres circonstances qui ne tiennent point à la nature même de l'Erésypèle, peuvent contribuer à en altérer les symptômes. Ainsi, tandis que des inflammations d'un autre genre, telles que la pleurésie, le rhumatisme aigu, surviennent particulièrement à des personnes robustes, & chez lesquelles le principe vital a beaucoup d'énergie, l'Erésypèle attaque également des personnes délicates, âgées ou cacochymes; on le voit aussi se manifester comme symptôme, dans des parties affoiblies, & qui ont, jusqu'à un certain point, perdu leur ton, comme cela arrive aux parties devenues œdémateuses. Il n'est pas étonnant que, dans ces différens cas où le ton général du systême a déjà souffert, l'état du pouls, chez des personnes attaquées d'Erésypèle, paroisse différent de ce qu'il seroit dans des individus plus sains & plu robustes.

Ces observations sur la nature de l'Erésypèle nous conduisent à remarquer que cette maladie n'est pas simple & uniforme dans sa marche & dans ses symptômes, & que la manière de la traiter doit varier suivant la forme qu'elle paroît affecter. Nous en distinguerons trois espèces ; savoir, l'Erésypèle aigu, l'Erésypèle œdémateux, & l'Erésypèle malin ou gangréneux. Ces trois espèces, qui ne sont proprement que des degrés d'une même maladie, ou des variétés produites par les circonstances particulières où se trouve le malade peuvent être symptômatiques ou idiopathiques.

L'Erésypèle aigu se manifeste particulièrement chez les personnes d'un tempérament sanguin ou cholérique : il attaque subitement, & affecte sur-tout le visage. Le pouls est toujours fréquent, & le plus souvent plein & dur; on observe tous les symptômes généraux d'inflammation qui diminuent un peu, lorsque l'Erésypèle est complettement formé, quoique souvent ils augmentent pendant les premiers périodes de l'enflure ; la chaleur est très-grande dans la partie affectée ; la peau est d'un rouge plus vif que dans les autres espèces d'Erésypèle ; il se forme des ampoules à la surface de la tumeur, mais elles sont moins abondantes & plus distinctes que dans les autres espèces. Rarement dans celle-ci l'inflammation est-elle suivie d'aucune suppuration, si ce n'est quelquefois au bord des paupières ; la maladie se termine promptement, quelquefois en trois ou quatre jours. La partie affectée change de couleur, & devient jaunâtre ; l'épiderme se détache en petites écailles. Il y a souvent une sensibilité douloureuse de tout le cuir chevelu, qui subsiste même assez long-tems après que la maladie est entièrement terminée.

L'Erésypèle aigu est souvent idiopathique; on le voit quelquefois attaquer la même personne périodiquement à certaines époques de l'année. Il survient aussi fréquemment comme symptôme de plaies, &c.

L'invasion de l'Erésypèle œdémateux n'est ni aussi soudaine, ni aussi violente que celle de la première espèce; l'enflure augmente plus graduellement, elle s'étend davantage, la chaleur y est moins ardente, les symptômes inflammatoires sont moins marqués, le pouls est moins tendu, & les forces sont plus abattues. Les symptômes d'affection du cerveau sont plus graves. La couleur de la peau est ici beaucoup plus foncée, & mêlée de jaune & de brun ; les ampoules sont petites & nombreuses ; & lorsque la partie affectée a été exposée quelques jours à l'air, elle se couvre d'une croûte d'un brun foncé, qui ressemble un peu à celle qui se forme dans la petite vérole confluente.

Cette espèce d'Erésypèle, beaucoup plus rare que la précédente, est aussi beaucoup plus dangereuse ; les malades meurent souvent dans un état de délire, ou plutôt de léthargie, au septième, neuvième ou onzième jour, quelquefois un peu plus tard. C'est particulièrement dans les hôpitaux qu'elle se manifeste ; elle y est souvent comme épidémique, quoique l'on ne puisse affirmer qu'elle soit jamais contagieuse. Elle attaque sur-tout les personnes affoiblies par l'âge ou par l'intempérance, les enfans, les hydropiques. Lorsque l'Erésypèle œdémateux se manifeste comme symptôme de quelqu'autre affection, il n'est pas aussi dangereux à beaucoup près que lorsqu'il est idiopathique ; cependant il doit toujours être regardé comme une maladie sérieuse, quelle qu'en soit la cause occasionnelle. Il est sujet, plus que l'Erésypèle aigu, à des métastases subites & fâcheuses, de la surface du corps aux parties internes ; on le voit passer alternativement d'une jambe à l'autre, plusieurs fois dans le cours d'une même maladie. Lorsqu'il se porte sur le cerveau, il produit tout-à-coup du délire & d'autres symptômes des plus alarmans.

L'Erésypèle gangreneux ressemble beaucoup, par les symptômes de son invasion, à l'espèce précédente ; mais il est beaucoup plus rapide dans ses progrès. L'enflure se couvre très-promptement de phlyctènes, dont la base est livide; & l'on ne tarde pas à voir paroître des symptômes de gangrène, accompagnés d'un état du pouls semblable à celui qui a lieu dans les fièvres malignes. Cette espèce se manifeste sur-tout au visage, sur les épaules ou sur la poitrine. Le danger qui l'accompagne est proportionné à l'état plus ou moins vigoureux du systême; elle est souvent mortelle, sur-tout quand elle attaque des personnes déjà affoiblies par d'autres causes. *Voy.* GANGRENE. Lorsqu'elle se termine favorablement, on trouve souvent dans le tissu cellulaire des petites cavités & des sinus qui s'étendent de côté & d'autre, & qui contiennent du pus d'une mauvaise qualité. En pareil cas, il se forme à l'extérieur un ou plusieurs ulcères, par où sortent des escarres considérables, formées par des portions de la membrane cellulaire.

L'Erésypèle termine souvent d'autres affections fâcheuses; nous avons déjà fait mention de son utilité dans divers cas d'inflammation; on l'a vu aussi mettre fin à des fièvres intermittentes, à des maladies spasmodiques, & à diverses autres affections.

Lorsque l'Erésypèle aux jambes s'est terminé favorablement, il laisse généralement dans ces parties plus ou moins d'enflure œdémateuse, qui, pour l'ordinaire, a beaucoup de peine à se dissiper.

Les considérations que nous venons de présenter sur les différentes espèces d'Erésypèle, montrent que le traitement de cette maladie ne sauroit être le même dans tous les cas. Nous parlerons séparément de celui qui convient à chacune de ces espèces.

La première indication, qui se présente dans le traitement de l'Erésypèle aigu, c'est de diminuer l'inflammation par la saignée, plus ou moins répétée, suivant les symptômes, & par les divers moyens qu'on emploie dans d'autres cas, pour diminuer le mouvement de la circulation. *Voyez* ANTIPHLOGISTIQUE.

Il n'est pas nécessaire, en général, de répéter la saignée, dans aucun cas d'Erésypèle, aussi fréquemment que dans d'autres maladies inflammatoires; cependant il faut se régler, à cet égard, sur l'état du pouls, & sur les autres symptômes, en ne perdant jamais de vue l'âge du malade, l'état de ses forces avant la maladie, le lieu où il se trouve. Toutes choses d'ailleurs égales en apparence, le malade supportera mieux cette évacuation à la campagne, dans un air vif & pur, que dans une grande ville, & sur-tout dans un hôpital.

On doit d'ailleurs favoriser la circulation dans les vaisseaux de la surface par des boissons délayantes, par des doses convenables de nitre, par la mixture saline de Riverius, &c. Il faut tenir le ventre libre par des lavemens & par de légers laxatifs, & lorsque le malade est fort incommodé par l'irritation & la grande chaleur de la partie affectée, on peut lui donner occasionnellement de petites doses d'opium.

Un léger émétique a souvent un très-bon effet pour calmer la fièvre & abréger l'Erésipèle, sur-tout après qu'on a fait usage de la saignée. Mais on doit prendre garde à ne pas insister sur l'usage de ce remède, lorsqu'il agit comme purgatif.

Dans cette maladie, comme dans toutes les autres, où la tête est affectée, on doit engager le malade à tenir son corps dans une position relevée, autant que cela lui est possible.

Dans l'Erésipèle œdémateux la saignée n'est peut-être jamais admissible; la perte même d'une petite quantité de sang peut avoir les conséquences les plus funestes. L'on doit aussi être extrêmement réservé sur les autres genres d'évacuations. Il faut sur-tout entretenir la détermination à la peau par les moyens indiqués ci-dessus, & calmer l'irritation & les angoisses au moyen de la liqueur d'Hoffmann, de l'éther, du camphre, de l'opium, &c.

Lorsqu'il se fait un transport de la maladie sur quelque partie interne, & particulièrement sur le cerveau, il faut avoir promptement recours aux vésicatoires appliqués entre les épaules, sur la tête ou aux jambes.

Pour empêcher que le mal ne se termine par la gangrène, il faut soutenir les forces du malade par des remèdes toniques, tels que le vin & le quinquina.

Quant au traitement de l'ERÉSIPELE GANGRÉNEUX, il ne diffère pas de celui que nous exposerons à l'article GANGRENE.

On a proposé différens topiques pour combattre directement l'affection extérieure qui a toujours lieu dans l'Erésypèle, & qui, dans bien des cas, n'est accompagnée d'aucun autre symptôme; mais, parmi le grand nombre d'applications de ce genre que l'on a recommandées, il y en a bien peu dont l'usage ne puisse être regardé comme dangereux. Toutes celles qui sont tirées de la classe des médicamens narcotiques, repellens & astringens, doivent être suspectes comme pouvant disposer à la gangrène; celles qui sont spiritueuses paroissent augmenter l'inflammation, & tous les émolliens aqueux ou huileux prolongent le mal, & disposent l'enflure à s'étendre. Le topique le plus convenable, & qui a le moins d'inconvéniens, est la farine d'avoine, ou d'autres poudres du même genre, que l'on répand légèrement, & à diverses reprises, sur la partie enflammée; ce remède diminue la chaleur & absorbe l'humidité de la partie; ou, plutôt, il empêche l'épanchement de sérosité en diminuant l'éréthisme des vaisseaux. Cependant, lorsqu'il y a déjà un épanchement un peu considérable de fluide sous l'épiderme, & que les vésicules commencent à s'ouvrir, il peut arriver que les poudres étant trop humectées forment des croûtes qui se durcissent ensuite sur la tumeur, s'y attachent, & contribuent à l'irriter.

Quant aux cataplasmes émolliens, que beaucoup de praticiens sont dans l'usage d'employer, ils paroissent en général plus nuisibles qu'utiles. Lorsqu'à la suite de l'érésypèle il se forme un épanchement dans quelque partie du tissu cellulaire, on recommande ordinairement de favoriser cette supuration par des cataplasmes, mais cette pratique réussit mal; la matière épanchée dans ces sortes de cas n'est pas de nature à former de bon pus; elle est âcre & corrosive, & il faut se hâter de lui donner issue par une ouverture faite à l'endroit le plus favorable à son écoulement. On pansera ensuite la plaie avec du cérat de Goulard, ou avec quelqu'onguent analogue.

L'Erésypèle qui est occasionné par la piquure d'un nerf, d'une aponévrose, ou de quelqu'autre membrane, demande souvent que l'on commence le traitement par une grande & profonde incision dans les parties affectées. *Voyez* PLAIE.

ERIGNE ou AIRIGNE, petit instrument terminé par un crochet, dont on se sert pour élever & soutenir des parties qu'on veut disséquer, afin de le faire plus facilement.

Il y a des Erignes simples qui n'ont qu'un crochet, & des doubles qui en ont deux.

Cet instrument est composé de deux parties, de la tige & du manche: la tige est une verge d'acier, exactement cylindrique, qui a environ trois pouces de long; son extrémité postérieure est une mitte qui est appuyée sur un manche; du milieu de la mitte, & du côté postérieur qui est plane & limé grossièrement, il s'élève une soie quarrée, d'un pouce & demi de haut, qui s'ajuste dans le manche, & y est fixée avec du mastic.

L'extrémité antérieure est une espèce d'aiguille recourbée, crochue & fort pointue; dans l'Erigne double, c'est une fourche ou double crochet.

Cet instrument est monté sur un manche d'ébène ou d'yvoire, qui peut avoir six lignes de diamètre dans l'endroit le plus large, & trois pouces de longueur; il est fait à pans pour présenter plus de surface, & pour être tenu avec plus de fermeté.

Cet instrument donne la facilité de disséquer & d'emporter des petites glandes gonflées qui ont échappé à l'extirpation d'une grosse tumeur; on s'en sert pour faire la résection des amygdales tuméfiées; il est aussi d'usage quelquefois dans l'opération de l'anevrisme pour soulever l'artère, afin d'en faire la ligature sans y comprendre le nerf & la veine. On peut se servir d'une Erigne d'argent, à pointe mousse, dans l'opération de la hernie, pour faire l'incision du sac herniaire. Cet instrument sert plus en Anatomie qu'en Chirurgie; il convient sur-tout pour soulever les filets nerveux dans l'opération de ces parties. *Voyez les Planches. Extrait de l'ancienne Encyclopédie.*

EROSION, solution de continuité qui se fait imperceptiblement, & en détail, dans les parties solides du corps humain, & que l'on a coutume d'attribuer à quelque substance âcre & corrosive, telle que les poisons, & les humeurs même de notre corps qui ont dégénéré. C'est ainsi que le pus acquiert quelquefois la propriété de ronger & de détruire les parties avec lesquelles il est en contact. *Voyez* ULCERE & CARIE.

On donne le nom d'Erosion à cette affection de l'émail des dents, qui altère sa dureté dans quelque point, le détruit peu-à-peu, & enfin donne lieu à la carie du corps même de la dent. *Voyez* DENTS.

ESCARRE. Εσχαρα, de εσχαρόω, je forme une croûte. On donne ce nom à une croûte sèche, formée par quelque portion des parties solides du corps, privée de vie. Lorsqu'une partie vivante du corps a été brûlée par le cautère actuel ou potentiel, tout ce qui a été soumis directement à l'action de cet agent perd le sentiment & la vie, devient dur, prend une surface rude, d'une couleur noire ou grise, & forme ce que l'on nomme proprement une Escarre. On étend cette dénomination aux parties charnues ou membraneuses qui contractent la même apparence dans les ulcères gangréneux, dans la petite vérole maligne, & dans d'autres maladies de la peau.

La séparation ou la chûte naturelle de l'Escarre, est toujours un symptôme favorable, parce qu'elle montre que la gangrène se circonscrit & qu'on n'a plus à en craindre les progrès; on doit par conséquent favoriser cette séparation. *Voyez* GANGRENE.

ESCAROTIQUES. *Voyez* CAUSTIQUES.

ESPECES. On donne, dans les pharmacies, le nom d'espèces à des assortimens de médicamens simples, de nature à-peu-près semblable, & qui étoient tenus prêts d'avance pour l'usage. Les Anciens avoient beaucoup multiplié ces sortes de compositions, ou plutôt d'agrégations, soit pour la pratique de la Médecine, soit pour celle de la Chirurgie. Les Chirurgiens en conservent encore quelques-unes; telles sont les

Espèces Emollientes.

Prenez de feuilles de mauve,
d'althéa,
de bouillon blanc, de chacune une poignée,
de graine de lin,
de graine de fenu-grec, de chacune demi-poignée,
de fleur de sureau, deux poignées.

Hachez & mêlez le tout.

On s'en sert pour les cataplasmes & les fomentations émollientes. *Voyez* EMOLLIENS.

Espèces résolutives.

Prenez de feuilles de marrube,
de pariétaire,
de mercuriale, de chacune une poignée;
de fleur de sureau,
de camomille,
d'arnique, de chacune demi-poignée;
Hachez & mêlez.

On s'en sert pour les fomentations & les cataplasmes résolutifs.

Espèces anodynes.

Prenez de feuilles de jusquiame,
de fleurs de sureau, de chacune demi-once.
de safran, deux gros,
de têtes de pavots blancs, deux onces.
Hachez & mêlez.

On en fait des fomentations Anodynes.

Espèces Vulnéraires.

Prenez d'alchimille ou pied-de-lion,
de rhue,
de fleurs de millepertuis, de chacune une poignée.
Hachez & mêlez.

On en fait des décoctions vulnéraires pour injecter dans les plaies & les ulcères, & les déterger. *Voyez* PLAYE.

Espèces Aromatiques.

Prenez de girofle,
de macis, de chacun une once.
Hachez & mêlez ensemble.

On les met dans du vin rouge qu'on fait chauffer pour faire des fomentations fortifiantes.

ESPRIT-DE-VIN. L'Esprit-de-vin foible, ou l'eau-de-vie, & l'Esprit-de-vin rectifié, s'emploient souvent à l'extérieur, mais rarement sans mélange. On ajoute souvent un peu d'eau-de-vie aux fomentations aromatiques & résolutives; on l'emploie pour les contusions & les foulures, comme fortifiante & tonique. L'Esprit-de-vin pur coagule presque tous les fluides du corps; il durcit les parties solides; il fortifie les vaisseaux & peut ainsi arrêter des hémorrhagies passives; il affecte puissamment les extrémités des nerfs qu'il touche, les privant à l'instant de sentiment & de mouvement; il soulage ainsi la douleur, mais l'engourdissement qu'il produit n'est pas sans danger; & l'abus de ce topique, malgré les épithètes pompeuses qu'on lui a données, de vivifiant, réchauffant, résolvant. &c., peut avoir de fâcheuses conséquences. *Voyez* GANGRENE.

L'Esprit-de-vin est cependant un bon topique pour les engelures récentes qu'il dissipe quelquefois assez promptement. *Voyez* ENGELURE. On l'emploie aussi avec succès contre la brûlure superficielle récente, avant que les ampoules soient levées; nous croyons cependant que ce n'est pas le remède qu'on doit préférer en pareil cas. *Voyez* BRULURE.

ESQUILLES, *fragmenta, schidiæ*, petites pièces détachées de la totalité d'un os fracturé, & qui, à raison de leur forme & de leur volume, occasionnent en se portant d'un côté ou d'autre des accidens qui souvent sont fort graves. Quand les fractures sont accompagnées d'un très-grand nombre de ces petites pièces, on dit qu'elles sont avec fracas ou comminution. *Voyez* l'article FRACTURE. (*M. PETIT-RADEL*).

ESQUINANCIE, κυνάγχη. *Angina*. L'Esquinancie est une affection de la gorge accompagnée de l'un ou de l'autre des deux symptômes évidens & caractéristiques, savoir, une difficulté dans la respiration & une gêne dans la déglutition, & quelquefois de tous les deux; occasionnées par une cause humorale quelconque. Les Auteurs, notamment Paul & Aëtius, ont établi différentes espèces d'Esquinancies, tant par rapport à leur siège qu'à raison de leurs causes particulières; mais ces distinctions étant plus du ressort de la Médecine que de la Chirurgie, nous les passerons sous silence pour nous fixer à celles où la main peut porter quelques secours, & qui, d'après une observation constamment répétée, sont reconnues être les plus fréquentes, telles sont l'inflammatoire & la gangréneuse ou maligne.

De l'Esquinancie Inflammatoire.

Cette Esquinancie siège dans l'un ou l'autre des amygdales, & même s'étend jusque sur le voile du palais, les pilliers & la luëtte qui en sont plus ou moins affectés. Le grand nombre d'artères qui se portent aux amygdales, la nature spongieuse de ces glandes qui permet la stase du sang dans leur intérieur, l'exposition où sont ces organes aux agens extérieurs, qui, passant dans les voies aériennes ou alimentaires, ralentissent le cours du sang en le figeant en quelque sorte dans les capillaires, ou en accélérant plus qu'il ne convient sa marche par un principe d'irritation, peuvent être regardées comme autant de causes prédisposantes de cette affection. En considérant le grand nombre de celles qui la déterminent, & les appréciant avec l'esprit de discussion qui convient dans une pareille analyse, on les rapporte toujours à ces deux modes de direction. Tant que l'inflammation est bornée aux parties que nous venons d'indiquer, elle n'occasionne guère qu'une douleur sourde qui occupe le fond de la gorge, & qui augmente quand on comprime l'extérieur du col, en longeant depuis l'angle de la mâchoire inférieure jusque vers la partie supérieure de sa branche; c'est proprement cette espèce que Paul désignoit sous le nom de παρασυνάγχη. Mais souvent aussi l'inflammation gagne l'extérieur;

l'extérieur, les côtés du col deviennent rouges, tendus, douloureux & pâteux. Quoique le mal paroisse augmenter, que même la déglutition soit plus difficile, néanmoins la suffocation est en pareil cas moins à craindre; c'est ce dont on peut être assuré par l'expérience, & ce que la pratique journalière confirme suffisamment. D'autres fois, elle se porte plus profondément vers le pharinx ou le larinx, & même quitte entièrement les amygdales & les pilliers du voile, mais le cas n'est alors que plus fâcheux, l'inflammation pouvant occuper les lèvres de la glotte, & boucher cette ouverture de manière à menacer de la suffocation; quelquefois même l'inflammation commence par cette partie; mais, dans l'un comme dans l'autre cas, elle doit être réputée de la plus mauvaise espèce, c'est l'*Angina strangulans* de Boërrhaave, laquelle demande qu'on ait promptement recours à la bronchotomie si l'on veut sauver la vie.

L'Esquinancie inflammatoire est une maladie, qui, chez les sujets forts & sanguins, parcourt promptement ses temps, & qui, conséquemment, demande une grande célérité dans l'emploi des moyens de guérison. Il est facile de la reconnoître quand elle siège au fond de la gorge, à la rougeur extraordinaire des parties qu'elle attaque, & particulièrement au volume augmenté des glandes amygdales, quand celles-ci en sont le siège, à la déglutition & à la respiration difficile. Le pouls est accéléré, quoique le plus souvent il soit très-petit; la salive flue à raison de la difficulté que les malades éprouvent à l'avaler; la langue quelquefois se gonfle, mais ce n'est guère que dans les cas les plus graves; & qui heureusement sont les moins fréquens. Les alimens & la boisson que les malades avalent, souvent leur reviennent par les narines, où quelques portions se fourvoyant dans l'intérieur de la glotte, donnent lieu à la toux, & souvent à des mouvemens comme convulsifs dans les membres, chez les sujets très-sensibles. Ces symptômes persistent tant que la maladie est dans son période inflammatoire, car du moment où elle a passé à la suppuration, l'irritation étant devenue moindre, ils s'appaisent, & même souvent se dissipent entièrement du moment que le pus s'est fait issue au-dehors. Mais comme souvent les parties se gonflent excessivement, & que la suffocation menace avant que l'on sache si la suppuration s'opérera ou non, il convient de tenter tous les moyens pour amener la résolution.

C'est dans cette vue que les Auteurs s'accordent tous à prescrire la saignée; si l'on parcourt ce qu'ils nous ont transmis sur cette maladie, l'on voit qu'ils étoient moins appréciateurs des saignées générales que de celles dont l'effet se bornoit à la partie affectée. Ils ouvroient les narines, appliquoient les ventouses scarifiées sur les côtés du col, & ne pensoient guères à d'autres évacuations, & quand celles-ci manquoient leur effet, ainsi que les scarifications sur le voile du palais, la luette & la langue, ils regardoient le malade comme désespéré. *Quibus si non fuerit adjutus æger, scire licet à malo victum esse, si vero his morbus levatus est, jamque fauces & cibum & potum capiunt, facilis ad bonam valetudinem recursus est. Cels. lib. IV, chap. 1.* La pratique des Modernes a été sur ce point assez uniforme; ils ont eu recours indistinctement aux saignées du pied, & les ont conseillé jusqu'à la disparition des symptômes; quelque cas où la maladie provenoit de la suppression du flux menstruel ou hémorrhoïdal, ont été, il est vrai, favorables à cette méthode; mais, en d'autres, elle a eu des suites funestes à raison de la métaptose qui s'en est suivie sur le poumon. On est donc revenu aux saignées du bras & avec d'autant plus de raison que l'observation journalière prouve qu'elles sont plus efficaces que toutes les autres, sur-tout dans le cas d'Esquinancie, où l'engorgement tend naturellement à se faire dans les poumons. Si, après qu'on en aura fait plusieurs rapprochées, les accidens persistent, on peut en venir à l'ouverture des jugulaires, à l'application des ventouses vers le derrière de l'angle & de la branche de la machoire inférieure, ou aux sangsues qu'on place sur le même endroit. Les Anciens dont la conduite étoit moins fondée sur l'opinion publique, scarifioient profondément l'endroit où ils avoient appliqué la ventouse, & en faisant ainsi ruisseler le sang au-dehors, ils amenoient une déplétion d'autant plus prompte au-dedans. Cette méthode est tombée en désuétude, & l'on ne sait trop pourquoi; sans doute, à raison des incisions qui seront toujours mal reçues chez les pusillanimes & chez le sexe qui est curieux de la régularité de ses traits. On a conseillé ces sortes de mouchetures, même sur les parties enflammées au moyen du pharyngotôme; mais il est d'observation qu'elles ont toujours eu de mauvais effets. Il n'en est point ainsi des véficatoires qu'on applique sur les côtés du col; l'acrimonie des cantharides attire alors au-dehors le principe de la maladie, & souvent en si peu de tems, que le soulagement qu'en éprouvent les malades, tient, pour ainsi dire, du prodige. Les bons effets de ce topique commencent à être connus dans les cas inflammatoires, qui siègent dans l'intérieur, & l'on n'a point encore vu, quand on les fait marcher de pair avec les déplétions, qu'ils augmentent aucunement les symptômes.

Quand on a fait le nombre de saignées qu'on juge convenable, & en cela il faut s'en rapporter à l'état du pouls & à l'aveu des malades, il faut incontinent prescrire les purgatifs tamarindacés, qu'on aiguise avec les sels cathartiques un peu forts; & lorsqu'on a ainsi nétoyé les premières voies, on les maintient libres au moyen des prisannes aigrelettes, dans lesquelles entrent le tamarin & la crême de tartre à haute dose. Si le ventre est suffisamment ouvert, on s'en tient aux boiſſons émulſionnées, au petit lait nitré, ou à l'eau de veau & de poulet. Il arrive quelquefois que l'engorgement eſt porté à un tel point, que les malades ne peuvent nullement avaler; ce cas n'eſt pas ordinairement de longue durée; mais comme il n'en faut pas moins ſoutenir les malades par les moyens que l'Art a imaginé, l'on a conſeillé de faire prendre des bouillons en lavement pendant tout le tems que duroit l'accident. Cette méthode de nourrir les malades, quoique beaucoup vantée depuis long-tems, eſt néanmoins peu efficace; & il eſt prouvé qu'elle eſt abſolument inſuffiſante dans les cas de longue durée: auſſi vaut-il mieux lui ſubſtituer celle par laquelle on verſe du bouillon dans l'arrière-bouche au moyen d'un ſcyphon de gomme élaſtique qu'on introduit par le nez; le gonflement, qui alors a lieu preſqu'en totalité dans la bouche, laiſſe libre le paſſage en arrière, & plus profondément. Les gargariſmes ſeront légèrement répercuſſifs & rafraîchiſſans, à cette époque de la maladie où l'on eſt encore incertain ſur la terminaiſon qu'elle doit prendre. Une décoction d'orge, qu'on aiguiſe avec le cryſtal minéral & le vinaigre roſat, eſt celui dont je me ſers ordinairement; je lui ſubſtitue le ſuivant, quand les ſignes donnent tout à eſpérer d'une réſolution prochaine. ♃ écorces de chêne & de grenade, ana, deux gros; roſes rouges une demi-once: faites bouillir dans une chopine d'eau pendant ſix minutes, & faites infuſer pendant deux heures; paſſez & ajoutez à la colature de l'acide vitriolique *uſque ad gratam aciditatem*. On peut même, en certains cas, employer le ſucre de Saturne, ſans craindre ſes mauvais effets; car il n'agit pas plus loin que ſur la gorge.

Malgré le bon emploi des moyens que nous venons de rapporter, malgré que le pouls devienne plus plein & les forces meilleures, néanmoins la douleur & les accidens locaux augmentent ſouvent. L'on doit, en pareil cas, s'attendre à une ſuppuration d'autant plus prompte, que les accidens ſe maintiendront dans une plus grande intenſité. Il faut alors ne point héſiter à porter le doigt dans l'intérieur de la gorge pour toucher les amygdales, & s'aſſurer par ſoi-même ſi elles ſont dures ou non. En les parcourant du bout du doigt, & appuyant convenablement, on ſent toujours un point moins réſiſtant; c'eſt en cet endroit qu'on doit préſumer que le pus ſe fera jour, car ici il n'eſt aucune autre terminaiſon à eſpérer avec de telles apparences. Dès que le cas eſt bien reconnu, il faut ceſſer les ſaignées, & ſubſtituer aux gargariſmes que nous avons rapportés, la décoction de racines de guimauve & de régliſſe, qu'on édulcore avec du ſyrop de violettes ou d'althéa, ou la décoction d'une ou de deux figues graſſes dans un demi-ſeptier de lait. Si l'on n'a point appliqué de véſicatoires extérieurement, on entoure tout le côté du col avec un cataplaſme de mie de pain & de lait; &, comme la douleur eſt ſouvent conſidérable, on cherche à l'appaiſer avec le ſyrop de diacode, qu'on donne ſpécialement la nuit. La ſuppuration eſt quelquefois entièrement faite, & néanmoins il n'en paroît aucun indice au-dedans de la bouche; ce qui provient ſouvent de ce que le pus ſe porte vers l'arrière-bouche, au lieu de pointer au devant. Quand cela eſt ainſi, on a recours à un pharyngotome, dont on fait ſortir la lame ſur le lieu où l'on a obſervé de la fluctuation; & le pus qui ſort alors amène un prompt ſoulagement. Les parties prodigieuſement gonflées, s'affaiſſent en très-peu de tems, le dégorgement s'opère, & tout ſe rétablit dans l'état primitif chez les ſujets qui d'ailleurs ſont d'une bonne conſtitution. Mais il reſte toujours chez ceux qui ont les parties de l'arrière-bouche ſingulièrement relâchées, & les glandes faciles à engorger, un noyau qui a peine à ſe réſoudre, & qui ſouvent même perſiſte opiniâtrément contre tous les remèdes. Ce noyau ſert de baſe à une nouvelle inflammation, qui ſe guériſſant également incomplettement, devient l'origine de ces ſchirroſités, qui bouchent & obſtruent en partie l'arrière-bouche, & auxquels on ne peut remédier que par des procédés particuliers. *Voyez* l'article AMYGDALES. Ces ſortes de terminaiſons proviennent le plus ſouvent de l'idioſyncraſie des malades; quelquefois auſſi elles dérivent du trop prompt uſage des aſtringens ou des réſolutifs trop ſpiritueux. Quelquefois, au lieu de ces duretés, ce ſont des ulcères qui ſuccèdent à l'ouverture des amygdales; il faut alors travailler à leur déterſion au moyen des lotions fréquentes faites avec l'eau d'orge ou la décoction de véronique avec le miel ou le ſyrop violat: on en vient, vers la fin, au vin miellé; &, pendant tout ce tems, on tient le malade au régime; on leur défend les alimens âcres & ſalés, qui pourroient rappeller l'inflammation éteinte. Il n'y a guère que l'inflammation des amygdales qui paſſe à l'abcès; celle des autres parties, que nous avons dit être auſſi le ſiège de l'Eſquinancie, ſe termine toujours, quand elle ſuppure, par une ſimple exſudation purulente, comme il arrive à toutes les membranes qui s'enflamment. Il eſt auſſi rare que la terminaiſon ſe faſſe par gangrène; quand ce cas arrive, il faut ſe comporter comme nous l'allons dire dans l'article ſuivant.

De l'Eſquinancie gangréneuſe.

Il eſt rare que l'Eſquinancie gangréneuſe ſoit la terminaiſon de l'inflammatoire; elle paroît beaucoup plus ſouvent d'une manière ſpontanée, n'étant précédée d'aucun autre ſymptôme, & court épidémiquement en Automne d'une manière très-déſaſtreuſe Elle ſévit alors tout-à-coup lorſqu'on s'y attend le moins, ſous la forme d'aphtes blanches qui bientôt passent à une couleur grisâtre, & enfin forment des escharres noires qui sont cernés par un contour inflammatoire, & qui en tombant, laissent un ulcère d'un vilain aspect. Cette maladie paroît plus fréquemment à la campagne qu'à la ville, elle court communément vers le midi de la France & de l'Angleterre, & attaque plus souvent les jeunes personnes que les vieillards. Il est rare que les malades en reviennent quand elle est la terminaison de l'Esquinancie inflammatoire, sur-tout quand celle-ci s'étend profondément dans le larinx & le pharinx. On a plus à espérer quand la cause est épidémique, & que d'ailleurs les forces se maintiennent bien. L'Esquinancie gangréneuse n'est point une de ces maladies qu'on doit aux observations des Modernes; Aretée en fait une description autant exacte qu'on puisse l'avoir, en parlant des ulcères benins des amygdales. *Pestifera sunt*, dit-il, *lata, parva, pinguia, quodam concretō humore, albo aut livido, aut nigro sordentia. Id genus ulcera* ἀφθαὶ *nuncupantur. Quod si concreta illa sordes altiùs descenderit, affectus ille* ἐσχαραὶ *& est & vocatur latinè crusta. Crustam autem circonveniunt rubor excellens & inflammatio & venarum dolor quemadmodùm.*

Les symptômes qui accompagnent l'Esquinancie gangréneuse sont comme ceux des maladies qui ont une malignité cachée pour principe; ils sont petits en apparence, mais très-graves dans leurs suites: la douleur ainsi que la fièvre sont peu inquiétantes, & cependant la prostration de forces est extrême; le visage est décoloré, & la difficulté d'avaler portée au plus haut point; le mal de tête survient, une gêne dans la respiration l'accompagne, & bientôt paroît le coma auquel succède promptement le délire, les convulsions & la plupart des symptômes de la fièvre maligne. Il est certaines épidémies où ces symptômes ont été moins graves & dans lesquelles les enfans seuls se ressentoient du mal; les aphtes s'étendoient très-promptement, rongeoient tout l'intérieur de la gorge & gagnoient quelquefois jusqu'aux poumons & à l'estomac, il n'y avoit que très-peu ou point de gonflement; aussi la déglutition n'étoit-elle point lésée, mais l'odeur fade qui s'exhaloit de la bouche devenoit bientôt putride & insupportable. Les escarres gangréneuses en se détachant, en laissoient voir d'autres dont le progrès étoit rapide & les malades périssoient le cinquième, le septième ou le neuvième jour de l'invasion de la maladie. Mais quand elle traînoit, que l'accablement étoit peu considérable, qu'il survenoit un petit dévoiement dans le commencement, que la respiration étoit peu gênée, le pouls régulier, l'assoupissement carotique plutôt que comateux, les suites étoient moins fâcheuses & donnoient beaucoup à espérer.

Le traitement de l'Esquinancie gangréneuse doit être établi sur la nature de sa cause. Si elle est la suite de l'inflammatoire, & qu'on puisse la regarder comme sa terminaison, il faut simplement se contenter de toucher plusieurs fois le jour les escharres avec un pinceau de charpie trempé dans le collyre de Lanfranc. Si les escharres ont peine à se détacher, il ne faut point hésiter à les scarifier pour donner lieu au dégorgement des sucs putrides. Pendant ce tems, on recommande au malade de cracher pour éviter toute résorption de sucs putrides qui pourroient entretenir la fièvre. On fera gargariser fréquemment la gorge avec une décoction d'aristoloche, de scordium, & de tanésie aiguisée d'un peu de sel ammoniac, & lorsque les escarres seront tombés & que les chairs paroîtront vives, on les remplacera par des décoctions d'orge édulcorées avec le miel rosat. Mais si le caractère gangréneux se manifestoit dès la première apparition de la maladie, il faudroit alors éviter les saignées & insister sur l'émétique qu'on donnera d'abord seul comme vomitif dès le commencement & qu'on joindra ensuite aux potions cordiales & antiseptiques. On appliquera les vésicatoires aux jambes pour peu qu'il paroisse de la disposition au coma ou au délire; les boissons seront aigrelettes, on y fera entrer le kinkina à bonne dose; on donnera le camphre à la dose de huit ou dix grains mêlé avec le nitre & l'on prendra l'huile d'amande douce pour excipient. Comme il n'est pas possible de donner le kinkina en assez haute dose par la bouche, on le prescrira en lavement, & l'on y mêlera également trente ou trente-cinq grains de camphre qu'on unira d'abord avec un jaune d'œuf. On purgera de tems à autre vers le milieu avec la manne & le tamarin pour emporter les sucs putrides qui pourroient tomber dans l'estomac, & l'on soutiendra avec les bouillons qu'on rend un peu aigrelet, soit avec le suc de citron ou avec un peu de vin vieux. Il convient de faire gargariser souvent la bouche avec une décoction de scordium & de kinkina à laquelle on ajoute le miel rosat & un peu d'esprit de sel ou de vitriol. Van-Swiéten vante beaucoup les grandes vertus du premier; il devroit aux yeux d'un Chimiste avoir les mêmes propriétés que tous les autres acides minéraux; mais, en pratique, il est nombre de faits qui prouvent que les assertions de théorie sur l'action médicamenteuse ne doivent pas toujours être prises dans leur plus exacte rigueur. Quand les malades éprouvent de la difficulté à se gargariser, il faut leur seringuer le gargarisme à différentes fois dans la journée & leur faire garder dans la bouche le plus long-tems qu'il est possible. En se comportant ainsi, peu-à-peu les forces prennent le dessus, les escarres se détachent par lambeaux; si les chairs qu'ils recouvrent sont encore d'un vilain aspect, on les touche avec le collyre de Lanfranc ou avec l'esprit de sel pur, & ainsi l'on parvient à les empêcher de trop s'étendre. Quand les escarres sont tombés, on substitue aux gargarismes antiseptiques que nous venons de rapporter, d'autres d'une nature détersive, & par des soins assidus, on ramène la maladie à l'état de la plus grande bénignité qui est celui où la cicatrisation doit commencer. Nous renvoyons pour le traitement intérieur aux Auteurs qui ont spécialement parlé de cette maladie & notamment à Huxam. (*M. Petit-Radel.*)

ESTHIOMENE d'ἐσθίω, je mange, je ronge, épithète que l'on donne à certains ulcères qui rongent & consument les chairs. Tels sont les dartres rongeantes, certains ulcères cancéreux, véroliques & scorbutiques. *Voyez* Ulcere.

ESTIENNE, (Charles) né à Paris, en 1503. La Faculté de Paris, dit M. Portal, se félicitera toujours de compter parmi ses membres Charles Etienne, un des plus fameux Anatomistes qu'il y eut au commencement du seizième siècle. Il eut pour frères François & Robert, les premiers qui se sont rendus célèbres dans l'Imprimerie. Cet art étoit au berceau lorsque cette famille se faisoit un honneur de le cultiver; & elle y étoit d'autant plus intéressée qu'elle s'étoit toujours occupée des Belles-Lettres. Les Estienne étoient bien différens de ces ouvriers qui n'ont pour tout mérite qu'une manœuvre purement méchanique & mercénaire; ils trouvèrent leurs instructions dans les livres qu'ils imprimèrent, & ceux-ci, à leur tour, étoient enrichis de remarques que ces savans Imprimeurs leur ajoutoient. La science ne s'associe pas toujours avec la fortune; la famille d'Estienne, quoique savante, n'acquit point de grandes richesses. L'amour de la vérité nous éloigne ordinairement de cette ambition sordide de gagner du bien qui nous est toujours étranger, au lieu que les sciences font partie de nous-mêmes. Les troubles qui arrivent dans les Religions influent sur l'ordre & l'harmonie de la société; la famille d'Estienne éprouva plus que toute autre combien il est dur d'en avoir une différente de celle du Prince qui nous gouverne. Ils étoient de la Religion Prétendue Réformée, &, par conséquent, exclus de toutes les récompenses auxquelles ils auroient pu prétendre d'ailleurs. Leur ferveur les exposa aux plus rudes souffrances; les uns furent chassés du Royaume, les autres périrent dans les prisons. C'est parmi ces troubles qu'Estienne vécut & fleurit à Paris; son zèle pour la Médecine ne fut point ralenti, il l'exerça avec distinction, ainsi que l'apprennent les vers suivant de Buchanam;

Sæpè mihi medicas Grosçollius explicat herbas,
Et spe languentem consilioque juvat;
Sæpè mihi Stephani solertia provida Carli
Ad mala præsentem tristia portat opem.

Estienne, malgré ses travaux recommandables ne fit pas une fin heureuse; après avoir pratiqué long-tems la Médecine, & s'être acquis une gloire immortelle parmi les Anatomistes & les Gens Lettrés, après avoir formé à l'Etat nombre de savans Médecins & de Littérateurs, il eut le malheur de voir son frère poursuivi par la Justice; il fut obligé de prendre soin de son Imprimerie à laquelle il s'occupa pendant plusieurs années dans la maison paternelle; il fut nommé Imprimeur du Roi, & se distingua dans son art par de magnifiques éditions. Il ne fut pas trop largement récompensé de ses peines; il mourut dans un cachot à l'âge d'environ soixante ans, laissant après lui une fille nommée Nicole Estienne qui se distingua par sa science & son esprit. *Histoire de l'Anatomie & de la Chirurgie.* On trouve dans l'ouvrage qu'Estienne nous a laissé sur la dissection des parties du corps humain, beaucoup de choses intéressantes sur la Chirurgie, & notamment sur l'opération césarienne & les accouchemens; il défend sur ce dernier point qu'on aille chercher l'enfant par les pieds; ces raisons ne seroient point écoutées actuellement qu'on sait que cette manière d'accoucher les femmes est dans nombre de cas préférable à toute autre. (*M. Petit-Radel*).

ETOILÉ, Bandage ainsi appellé parce qu'étant exécuté il décrit une espèce d'étoile ou plutôt de croix; on le divise en simple & en double; le simple convient à la fracture du sternum, & le double à la fracture ou à la luxation des deux clavicules à-la-fois. *Voyez* Fracture.

ETRANGLEMENT, terme générique dont on se sert pour exprimer l'affection de toute partie dont l'action est gênée, ou même tout-à-fait suspendue par une compression extérieure. Il s'applique plus particulièrement à l'état de l'intestin dans une hernie incarcérée. *Voyez* Hernie.

ETRIER, bandage que l'on applique après la saignée du pied. *Voyez* Saignée.

EVENTRATION. On donne ce nom à la sortie accidentelle d'une grande partie des viscères du bas-ventre, en conséquence d'une blessure.

EUPHORBE, *Euphorbium*, gomme résine extrêmement âcre & irritante, qui, par cette raison, a été bannie du nombre des médicamens internes. Différens Praticiens ont recommandé son usage extérieur, sur-tout contre la carie des os où elle sert à favoriser l'exfoliation; on l'applique en poudre, seule, ou mêlée de quelqu'autre substance pour en modérer l'activité.

L'Euphorbe entre, ainsi que le garou, dans la composition de quelques pommades épispastiques vantées, mais dans des proportions qui ne sont pas bien connues; la difficulté de réduire en poudre cette substance sans en être violemment incommodé, empêche généralement les Pharmaciens de la préparer; lorsqu'on la pile, la poussière la plus légère qui s'élève du mortier, malgré toutes les précautions qu'on peut prendre pour s'en garantir, affecte le nez, les yeux & la gorge de manière quelquefois à y occasionner une inflammation très-fâcheuse.

On a, dit-on, dissipé des tumeurs très-dures, & même squirreuses par l'application de l'Euphorbe dissoute dans de l'huile.

EXANTHEME, ou Efflorescence, de ἐξανθέω, je fleuris. Ce mot signifie toutes sortes d'éruptions à la peau, soit avec solution de continuité, comme les pustules de la petite vérole, de la rougeole, &c. soit sans solution de continuité, comme les taches cutanées, rougeurs, pétéchies, &c. Les Praticiens d'aujourd'hui ont restreint le sens de cette expression, en ne l'admettant que pour désigner les éruptions cutanées, accompagnées de fièvre.

EXCISION, du latin *excidere*, couper. On emploie ce mot pour exprimer la séparation faite avec l'instrument tranchant de quelque partie molle, comme du prépuce dans la circoncision, d'une portion d'amygdale tuméfiée, &c.

EXCORIATION, de *ex*, & de *corium*, la peau. Plaie qui n'offense que la surface de la peau. *Voyez* PLAIE.

EXCROISSANCE, *Excrescentia*, du latin *excrescere*, croître en dehors. On donne ce nom à tout ce qui croît contre nature sur quelque partie du corps que ce soit. Ainsi les loupes, les polypes, les verrues, les condylômes, les tumeurs sarcomateuses, les chairs qui s'élèvent dans les ulcères, &c. &c. portent toutes indifféremment le nom d'Excroissance.

EXÉRESE, de ἐξ & de αἱρέω, j'ôte, je retranche. C'est un mot générique qui exprime les diverses opérations par lesquelles on retranche & on tire hors du corps les choses nuisibles, ou simplement superflues & étrangères. Ces opérations se font en deux manières, ou par *extraction*, comme lorsqu'on est obligé de tirer des choses engendrées naturellement dans le corps, & qui pourtant lui sont devenues étrangères, comme un enfant mort, ou de l'urine retenue; ou par *détraction*, quand on ôte du corps des substances qui y ont été introduites du dehors. On vient à bout de celle-ci, soit en faisant plaie, soit sans faire de plaie, comme lorsque ces matières se sont introduites dans des cavités qui ont des orifices assez larges, telles que celles du nez, des oreilles, &c.

EXFOLIATION, *Exfoliatio*. Dénomination prise de l'économie végétale, & qui indique la séparation des parties d'un os privé de son périoste, sous la forme de lamines ou de petites feuilles. Les parties qui se séparent sont quelquefois plus volumineuses, & comprennent toute l'épaisseur de l'os quand il est plat; ou une partie de son cylindre quand il est long: on dit, dans ce dernier cas, qu'il y a séquestration, & l'on appelle Séquestre la portion détachée. L'Exfoliation est apparente, ou non apparente. Celle-ci a lieu dans les caries avec vermoulure, lesquelles sont accompagnées d'une suppuration ichoreuse plus ou moins putride, les autres surviennent dans les caries sèches, à la suite des contusions, ou des plaies des os avec perte de substance. La pièce qui se sépare alors est quelquefois unique, d'autres fois il y en a plusieurs qui ne se détachent que successivement les unes après les autres. Il est d'observation, que tout os qui a été laissé quelque tems à découvert, s'exfolie toujours, ou du moins qu'il survient une décomposition dans sa surface, & que l'Exfoliation qui a lieu alors, est plus ou moins profonde à raison du plus ou moins de tems qu'il est resté à découvert. Il est encore d'observation, que telle nature qu'aient les substances qu'on applique sur l'os pour empêcher son Exfoliation, celle-ci s'opère toujours ainsi qu'il est constaté d'après les nombreuses expériences que M. Tenon a faites, & qui sont consignées dans les Mémoires de l'Académie Royale des Sciences de Paris, année 1758.

L'Exfoliation se fait différemment selon l'espèce; dans celles qui sont insensibles, la surface de l'os s'amollit sans qu'on s'en apperçoive, il s'en détache des petites portions, & quelquefois sa substance se convertit en une espèce de gelée qu'on peut enlever en assez grande quantité. Ce sont des espèces d'exfoliations molles & comme membraneuses, qui lorsqu'elles ont été séparées, se sèchent, se récoquillent, & prennent la couleur & la consistance d'un parchemin; quelquefois cette substance se dissout, & tombant en putrilage, se confond avec la matière ichoreuse & purulente, comme dans le cas de carie; mais souvent aussi l'Exfoliation se fait par un mécanisme plus simple, & qui a beaucoup de rapport à ce qui se passe dans la séparation d'une escarre dans les parties molles. La portion qui doit être exfoliée, n'ayant aucune communication avec les parties d'alentour, dont le tissu vasculeux est dans un état de plus grande turgescence, est séparée d'elle par une légère suppuration, qui rompt peu-à-peu tous ses liens, ce qui ne peut se faire sans un état inflammatoire des parties encore saines. Mais lorsque la suppuration commence à se faire, les vaisseaux se rassemblent pour former les bourgeons charnus qui poussent au-dehors la pièce séparée, laquelle devient de plus en plus vacillante, à mesure qu'elle est plus libre. Les Chirurgiens, pour exprimer ce travail de la Nature, disent communément que le vif pousse le mort. Quelquefois les chairs pullulent tellement à la circonférence de la pièce qui se détache, qu'elle se trouve en quelque sorte encadrée de manière à ne pouvoir sortir; d'autres fois elles poussent par-dessous, & minent, pour ainsi dire, la pièce d'os, & paroissent au-dessus comme autant de petites granulations qui la retiennent également; alors la pièce, divisée en un très-grand nombre de petites portions, s'exfolie insensiblement, & sans que rien de cet admirable travail ne paroisse à la vue. Dans tous ces cas, lorsque l'Exfoliation est faite, les granulations s'affaissent, la substance de l'os se déprime, & devient beaucoup plus mince que par-tout ailleurs; c'est ce qu'on voit évidemment dans les Exfoliations du crâne. Comme le diploë est une espèce de tissu cellulaire, fourni de beaucoup de vaisseaux, la suppuration qui l'anéantit jusqu'à une certaine profondeur, permet aux deux tables de se rapprocher l'une de l'autre; & ainsi l'os devient beaucoup plus mince dans l'étendue où l'exfoliation s'est faite. M. Tenon, dans une des expériences qu'il a tentées pour connoître le mécanisme de l'Exfoliation, dit que toute la circonférence de la dénudation avoit paru sous la forme d'un cercle rouge, que ce cercle sembloit formé par une substance comme charnue, qui se développoit sous une lame osseuse; que cette lame plioit sous la sonde, qu'elle diminuoit de jour en jour, étant rongée par les bords, à mesure que les chairs s'avançoient sous elle; en sorte qu'au moment où elle se détacha, elle se trouvoit réduite à un feuillet beaucoup moins étendu que la dénudation. Il dit que le reste de cette lame avoit tellement disparu pendant le traitement, qu'il n'avoit pas même pu en découvrir le moindre vestige avec le secours de la loupe. Cette observation est plus intéressante qu'on ne l'avoit d'abord cru; elle explique comment l'Exfoliation, ou, si l'on aime mieux, la décomposition de l'os peut être fort considérable dans la réalité, sans cependant qu'on l'apperçoive pendant tout le tems du traitement. D'autres fois les chairs recouvrent si promptement la pièce, que l'ulcère tend à la guérison avant que l'Exfoliation ait eu le tems de se faire; mais alors, si la cicatrice se forme, elle n'est point durable, elle se rouvre bientôt; & avec le pus qui en sort, s'échappe une portion d'os, de volume & de forme différente. Il est donc très-essentiel de bien distinguer la nature des chairs qui couvrent un os sain, de celles qui cachent un os altéré. Dans le premier cas, dit Duverney, dans son Traité des maladies des os, la chair est ferme, grenue, vermeille, sensible & adhérente à toute la surface de l'os qui vient de s'exfolier; dans l'autre, au contraire, la chair n'est qu'un alongement des fibres charnues qui sont au voisinage de l'os altéré; elle est molle, fongeuse, blanchâtre, insensible; elle cède aux doigts qui la pressent sur l'os qui est au-dessous, parce qu'elle n'a aucune liaison avec son tissu. Il n'en est pas de même des bourgeons qui poussent toute la partie des l'os qui s'exfolie, & qui, s'unissant avec ceux des chairs & de la peau voisine, ne font qu'une seule & même cicatrice, ferme & adhérente à l'os. La couleur de la peau, dans le cas où la cicatrice seroit déjà faite, donne également des indices d'une Exfoliation quii voudroit se faire; elle est toujours d'un blanc tranſsur le violet, & comme plombée: du moment où il s'y est fait une érosion, le pus qui s'en écoule est fluide, clair, grisâtre, par fois fort puant, & ayant une odeur comme urineuse; il noircit le linge, & en sort en plus grande quantité que ne le comporte l'étendue de l'ulcération.

Comme l'Exfoliation est le produit de la force vasculaire, & qu'elle se fait souvent attendre long-tems, soit à raison de l'inertie de cette force, ou à raison du volume de la pièce qui se détache, les Auteurs ont proposé différens moyens de subvenir à la Nature en lui abrégeant son travail. Les remèdes dont on puisse le plus attendre en pareil cas, sont moins les exsicatifs, les spiritueux, que les aqueux, les graisses, & toutes les substances qui tendent à ramollir le tissu de l'os. La méthode la plus ancienne consistoit à appliquer sur l'os à découvert le cautère actuel pour brûler disoit-on, & faire périr la portion sydérée de l'os; on regardoit l'os ainsi à découvert comme attaqué de carie sèche, & l'on se comportoit à son égard comme s'il eût été réellement carié. On peut voir dans Fab. de Hilden, & Fab. d'Aquapendente, l'exposé de la doctrine alors régnante, aux articles où ils ont traité de la carie, & des ulcères avec dénudation. Souvent aussi l'on attendoit patiemment que la Nature fît tout par elle-même, ce qui étoit souvent très-long. Aussi tenta-t-on divers procédés pour amincir, disoit-on, la pièce d'os qui devoit se détacher, & qui, par son épaisseur, opposoit une trop longue résistance aux parties saines qui étoient dessous. On trouve, dans les Auteurs, & notamment dans Paré & Scultet, différentes formes d'instrumens propres à cette opération, & auxquels on a donné les noms de rugines. Mais cette méthode efficace dans certains cas, étoit néanmoins insuffisante dans beaucoup d'autres. Belloste, Chirurgien des Armées d'Italie, que son genre de pratique, vers le commencement du siècle dernier, mettoit souvent dans le cas de voir la lenteur avec laquelle les os à nud se recouvroient de chairs, imagina pour empêcher l'Exfoliation, & faciliter ce recouvrement, un procédé qui lui réussit dans le plus grand nombre de cas. Ce fut de perforer la pièce d'os qui devoit être détachée, avec une pointe conduite sur différens endroits au moyen de l'arbre du trépan. Son intention dans cette pratique étoit de donner jour aux bourgeons charnus, qui affaissés & gênés par l'épaisseur de la pièce, ne pouvoient se développer assez pour la restreindre. Cette méthode devint dès-lors celle de tous les Chirurgiens, ainsi qu'on le peut voir en lisant les Observateurs de ces tems, & elle se soutint dans des siècles plus éclairés, précisément parce qu'elle aboutissoit à une toute autre fin, que celle que Belloste avoit eu en vue en la pratiquant, c'est-à-dire, qu'elle facilitoit le travail de l'Exfoliation de la manière la plus évidente. Ces bourgeons qui viennent du développement des vaisseaux propres de l'os paroissent souvent même sur les os qui n'ont éprouvé aucune érosion, ni perforation quelconques. Fabrice de Hilden rapporte que, dans une plaie où les tégumens furent détachés du crâne, il releva le lambeau, & en recouvrit l'os autant qu'il lui fut possible; il mit promptement de la charpie séche sur ce qui restoit de l'os découvert, & pansoit cette plaie les jours suivans avec beaucoup de précaution & de promptitude. Néanmoins il apperçut au bout de quelques jours de petites taches rouges qui paroissoient comme autant de petites gouttes de sang. Ces taches augmentèrent à vue d'œil, & fournirent une chair qui paroissoit spongieuse, & qui couvrit l'os en peu de tems. Pour raffermir un peu cette chair, Fabrice mit une poudre dessicative dessus; par ce procédé, la plaie qui étoit fort considérable, fut guérie dans l'espace d'un mois, sans que l'os découvert se soit exfolié. Le procédé de ce Praticien est sans contredit le plus raisonné qu'on puisse suivre, & me paroît de beaucoup préférable à celui que j'ai vu suivre dans les Hôpitaux, où la pratique des Elèves est calquée sur les préjugés & la routine du maître. On y pansoit les dénudations d'os avec les plumaceaux imbibés d'esprit-de-vin, le baume de Fioraventi, ou d'eau vulnéraire qui n'avoit pour toute propriété que celle de dessécher les vaisseaux, & d'empêcher leur développement; aussi les Exfoliations étoient-elles infiniment tardives. La méthode de Belloste pare à cet inconvénient; mais, par un procédé bien merveilleux, & que M. Tenon a le premier développé, les bourgeons au développement desquels elle aide, s'élèvent peu-à-peu du fond de chaque trou, & paroissent plus volumineux par leur sommet, que par leur base, qui sort du trou comme par un pédicule. Mais comme à mesure, chaque trou s'aggrandit par une érosion de son bord, le pédicule s'élargit & se joint aux autres bourgeons qui croissent entre chaque trou, & ceux-ci aux autres d'alentour, en sorte que de la réunion de tous naît une espèce de couverte, molle, rouge, fournie d'aigrettes vasculaires, grainue à la surface qui s'étend sur toute la dénudation. Cette substance naît de l'intime substance de l'os, elle a paru à notre Observateur un véritable produit de son tissu; il a remarqué que plus on la suivoit vers l'os, moins elle étoit rouge, molle, spongieuse, & qu'enfin elle dégénéroit en une nature blanchâtre qui approchoit beaucoup de la cartilagineuse. Mais tous ces phénomènes ne s'apperçoivent guère que vers le milieu du travail de l'Exfoliation, car à une époque plus tardive, ou moins, la décomposition n'est point encore assez avancée, ou la récomposition l'est trop. Mais si la méthode de Belloste facilite une Exfoliation nécessaire, & qui a lieu dans tous les cas, on doit donc en faire une pratique, & c'est effectivement la conséquence qu'il faut en tirer d'après les expériences de M. Tenon, qui confirment son utilité dans les dénudations chez les sujets avancés en âge, & même chez les plus jeunes. Nous renvoyons pour de plus grands détails aux Mémoires que cet Auteur a donnés, & qu'on trouve parmi ceux de l'Académie Royale des Sciences, années 1758 & 1760.

Mais lorsque la portion d'os qui doit tomber est d'une épaisseur considérable, qu'elle se détache d'un endroit où il y a peu ou point de substance diploïque, le perforatif offre peu d'espérance, & la rugine lui devient alors préférable. Néanmoins, dans ces cas même, il ne faut y avoir recours qu'autant que l'os paroît obscur, ou jaunâtre, & qu'il y a par-tout une égale renitence sans aucun mouvement sensible dans la pièce qui doit se séparer. On s'exposeroit, si on la pratiquoit dans cette dernière circonstance à froisser les chairs qui cherchent à expulser la partie avec laquelle ils ne peuvent avoir aucune communication. Mais souvent ce moyen est encore insuffisant, notamment chez les vieillards, où la substance compacte, a une dureté qui approche de celle de l'ivoire. On ne doit point hésiter en pareil cas, de recourir au trépan exfoliatif & même d'appliquer plusieurs couronnes de trépan qui prennent les unes sur les autres, & qui pénètrent à proportion de l'épaisseur qu'on soupçonne que la pièce altérée peut avoir, & on enlève ce que la couronne a scié, avec un cizeau & un maillet de plomb. On est quelquefois obligé de recourir d'abord à ce dernier moyen, pour enlever par parties, la pièce d'os qui doit s'exfolier. « Une femme qui avoit été trépanée, dit M. Quesnai dans un Précis d'Observations sur les Exfoliations du crâne, inséré dans le premier volume des Mémoires de l'Académie Royale de Chirurgie, vint consulter J. L. Petit plus d'un an après l'opération; l'Exfoliation ne s'étoit faite que d'un côté du trou du trépan. Plusieurs Chirurgiens avoient traité successivement cette femme, & s'étoient appliqués sans succès à procurer le reste de l'Exfoliation. J. L. Petit trouva le côté de l'os qui ne s'étoit pas exfolié, fort noir, mais il n'y avoit pas encore de disposition à l'Exfoliation. Il se détermina à enlever à plusieurs reprises cette partie noire de l'os; avec le cizeau, & le maillet de plomb; mais en procédant, il reconnut la cause du retard de cette Exfoliation. La partie de l'os qui devoit se détacher, avoit du côté de l'os sain une rainure dans laquelle le bord de cet os étoit engréné, & la pièce d'os étoit retenue en devant par le bord de la circonférence de l'os qui s'étoit exfolié, & en partie produit. Ainsi, cette pièce d'os étoit trop fortement enclavée de toute part pour pouvoir se séparer d'elle-même, & l'opération que fit L. J. Petit étoit absolument nécessaire. »

Toute portion d'os qui a été sciée, ruginée, ou limée doit se séparer du reste; nous n'en exceptons pas même les dents qui sont les os les plus durs. Il est vrai que, dans ce dernier cas, le travail se fait toujours d'une manière insensible, mais il n'en a pas moins lieu. A la suite des amputations une portion de cylindre en forme d'anneau mince, se détache quelquefois en totalité de la portion supérieure, laquelle se ferre, & s'arrondit pour fermer entièrement le canal médullaire; quand il y a rétraction des chairs, & dénudation de l'os, comme il arrive quelquefois à la suite de l'amputation de la cuisse, la portion d'os ainsi mise à nud se sépare de celle que les chairs vives environnent encore, & avec laquelle elles sont en communauté de vie. J'ai vû des portions d'os de deux, & même de trois pouces de long, être ainsi séparées après deux, & même trois mois d'attente, quoiqu'on eût employé les caustiques sous forme sèche ou fluide pour aider cette séquestration, & encore dans quelques cas est-on obligé d'en venir à une nouvelle résection des chairs, & de l'os, ce qui peut avoir des suites fâcheuses, *voyez l'article* AMPUTATION. Une portion d'os très-étendue se séquestre ainsi quelquefois du reste, & flotte en tous sens dans un Cilyndre nouveau & irrégulier, qui est d'une formation récente. On peut voir, à l'article CAL, comment la chose se passe. Les expériences de M. Troja, que nous avons citées, jettent sur ce point un très-grand jour; elles prouvent d'une manière constante la régénération d'une substance singulière, qui présente les mêmes apparences que la propre substance des os, qui est organisée comme eux, & qui semble se faire dans le parenchime du périoste qui lui sert de matrice. On trouve dans le deuxième Volume des *Medical Observations and Inquiries*, deux cas qui ont rapport à celui-ci, l'un du D. Mackensie; c'est celui d'une portion de cylindre du fémur, longue environ de six pouces, & extraite avec succès à la suite d'une suppuration à la cuisse; & l'autre du D. Hunter; c'est celui d'un tibia séparé de toute part, & renfermé dans un de nouvelle formation, comme on le peut voir dans nos Planches, relativement à cet article, & à celui du cal. Ces moyens singuliers dont la Nature se sert pour remplacer des parties aussi nécessaires à notre économie, que les os de nos membres, atteste de plus en plus sa vigilance, & combien ses soins tournent à notre avantage, quand on ne contrarie point ses démarches. Aussi est-il à observer que ces faits singuliers ne se sont jamais fait voir chez les personnes aisées qui peuvent appeler du secours, mais chez les pauvres gens qui, pour avoir été dénués de tous moyens, n'en ont été que plus heureux.

Les os ne sont point les seules parties qui s'exfolient; selon l'opinion commune, les cartilages, les membranes aponévrotiques & les tendons éprouvent quelque chose qui a beaucoup de rapport à ce travail dans les os, mais qui en diffère cependant en ce que les portions qui se détachent, ont toujours perdu beaucoup de leur apparence première, & sont converties en une substance qui semble être comme une espèce de putrilage. Quand ces parties sont tombées, les chairs de dessous sont rouges, brillantes & dans l'état le plus propre à la consolidation. il est cependant des cartilages où le sequestre conserve l'apparence de sa nature premiere; tels sont ceux du larinx, qu'une Anatomie scrupuleuse démontre avoir beaucoup de rapport avec la substance des os: vraisemblablement la séquestration se fait ici d'après les principes que nous avons posés l'égard de de l'Exfoliation ordinaire. (*M. PETIT-RADEL.*)

EXOMPHALE, de ἐξ, dehors, & de ὀμφαλος, le nombril. Hernie ombilicale. *Voyez* HERNIE.

EXOPHTALMIE. d'ἐξ & d'ὀφθαλμος. *Ophtalmoptoses*, *Prolapsus oculi*. Ophtalmoptose, chûte de l'œil. On désigne sous ces différens noms l'extrusion ou sortie du globe de l'œil hors de sa cavité naturelle, quelques soient les causes qui le forcent ainsi de se porter au-dehors. Les Anciens employoient ce mot dans une acception différente, pour exprimer la grosseur des yeux de certaines personnes, sans cependant qu'il y eût le moindre vice; Gorrée désigne cette affection, sous le nom d'ἐκπιεσμος. On ne doit point confondre l'Exophtalmie avec l'hydrophtalmie, l'œil est malade dans cette dernière affection, au lieu qu'il est très-sain dans l'autre.

Différentes causes intérieures peuvent donner lieu à l'Exophtalmie & notamment la dégénérescence du tissu graisseux qui sert comme de soutien au globe de l'œil. La surface de celui-ci paroît dans ce cas plus humectée de larmes que précédemment, & le tissu, en s'épaississant, s'endurcissant & devenant fongeux, force l'œil de s'avancer hors de l'orbite, & les paupières ne pouvant plus le couvrir & le mettre à l'abri comme avant, il s'enflamme, suppure superficiellement, & les douleurs se font sentir même très-profondément. Ce genre de cause est aussi difficile à détruire, quand les progrès sont portés à un certain point, qu'à reconnoître dès le principe: Saint-Yves prétend cependant avoir quelquefois réussi à résoudre ces sortes d'engorgemens par l'usage continué du mercure doux & des purgatifs. Il assure avoir fait prendre avec succès de l'æthiops minéral pendant trois mois à une personne scrophuleuse qui avoit le globe saillant de trois lignes, par l'engorgement des graisses & le gonflement

gonflement de la glande lacrymale. Lorsque la maladie ne cède point aux remèdes généraux & particuliers, aux dérivatifs, &c., les accidens peuvent exiger l'extirpation de l'œil ainsi qu'il est prouvé par l'observation suivante de Saint-Yves. Une femme avoit le globe de l'œil saillant par un amas d'humeurs qui gonfloient les graisses du fond de l'orbite; cette maladie étoit accompagnée de douleurs insupportables & d'insomnie. On étoit parvenu à calmer les accidens par l'usage des remèdes généraux; les progrès de la tumeur en furent retardés pour un tems. Trois ans après, ce traitement qui avoit laissé l'œil protubérant, Saint-Yves fut appelé pour voir cette femme. Elle avoit une fièvre violente avec de grandes douleurs de tête; le globe de l'œil étoit d'une couleur plombée, extrêmement poussé au-dehors; ses membranes étoient tuméfiées & dans une disposition gangréneuse. Le Médecin & le Chirurgien ordinaires de la malade adopterent l'avis de procéder à l'extirpation du globe de l'œil. La nécessité de cette opération parut si pressante, qu'elle fut faite dans le moment même, la fièvre & tous les accidens cesserent du quatrième au cinquième jour, & au bout de vingt, la guérison fut parfaite.

L'Exophtalmie peut également être occasionnée par quelque tumeur des parties environnantes, situées au-dedans de l'orbite ou dehors. M. Louis a vu ainsi un homme de quarante ans à qui un fongus carcinomateux dans le sinus maxillaire avoit détruit la lame osseuse qui fait le plancher de l'orbite, le globe de l'œil étoit presqu'entièrement sur la joue, ce qui défiguroit singulièrement le visage. Il y avoit carie à l'os maxillaire du côté des fosses palatines & nasales. Le malade mourut par la gravité des accidens qu'entraînoit l'ulcération cancéreuse de toutes ces parties. L'Exophtalmie étoit l'effet du volume excessif de la tumeur à laquelle les os n'avoient pu opposer assez de résistance. On l'auroit prévenu, dit cet Auteur, en attaquant à propos la maladie première du côté de la bouche. La végétation carcinomateuse étoit un accident de la maladie de l'os, causée elle-même par un principe vénérien qui n'avoit été combattu que par des traitemens peu méthodiques. Paw parle d'un enfant dont l'œil gauche entièrement sorti de sa cavité, avoit acquis le volume de deux poings; il mourut des suites de cette maladie, qui n'avoit commencé à se manifester que quelques mois auparavant. A l'ouverture du crâne, on découvrit une tumeur fongeuse dont la base tenoit à la dure-mère au-dessus de l'orbite, sans aucune altération au cerveau. Cependant l'Exophtalmie vient plus souvent encore par l'accroissement d'une exostose, qui née dans l'intérieur de l'orbite, chasse l'œil à mesure qu'il fait des progrès. Quand cette cause est près du bord de l'orbite, on peut l'attaquer avec avantage, sans toucher à l'œil, comme le prouve l'observation suivante. Une femme de trente ans, attaquée d'une fistule lacrymale, avoit souffert infructueusement une opération qu'on croyoit propre à cette fistule; les os se gonflerent, & quinze ans après, l'exostose de l'os planum & de l'apophyse angulaire interne du coronal, avoient acquis le volume d'un œuf. Le globe de l'œil comprimé latéralement, avoit été jetté hors de l'orbite, & il pendoit en quelque sorte sur la joue du côté du petit angle. M. Brassant attaqua cette exostose avec un caustique; elle suppura, & il obtint, dans un traitement de trois à quatre mois, l'exfoliation d'une portion considérable des os tuméfiés, l'œil se rétablit dans sa place naturelle, & la guérison fut parfaite quelques tems après.

L'Exophtalmie est quelquefois produite par une humeur stéatomateuse ou schirreuse qui naît dans le fond ou sur les côtés de l'orbite. Trincavelli, Bonnet & St.-Yves en fournissent plusieurs exemples. L'opération est ici nécessaire; mais elle demande beaucoup de patience & une bien grande dextérité. Comme le récit des faits ne peut qu'éclaircir non-seulement la doctrine, mais encore la pratique, nous abrégerons une observation curieuse prise des Transactions Philosophiques, où tout ce qui a rapport au procédé curatoire se trouve exposé dans le plus grand jour; elle est du D. Hope. Une fille de dix-huit ans éprouva à douze, une torsion de l'œil gauche vers la tempe; cet accident vint insensiblement par une tumeur qui s'étoit formée entre le globe & l'orbite. En peu d'années, elle parut au dehors sous l'apparence d'une tumeur dure qui s'étendoit du grand angle presque jusqu'au petit, sous la paupière inférieure, & qui se prolongeoit près d'un demi-pouce sur la joue; elle avoit repoussé le globe de l'œil presqu'entièrement hors de l'orbite, de sorte que la prunelle en étoit éloignée de plus de trois pouces que celle de l'œil sain. Cet œil en outre étoit beaucoup plus saillant que l'autre; il étoit rejetté sur la tempe & entièrement immobile, ce qui joint à la tumeur, offroit un spectacle affreux; la vue néanmoins n'étoit pas perdue; M. Hope, quoique dissuadé par M. Monro entreprit la guérison du malade en 1744. L'ayant placé convenablement, il tendit les tégumens & fit une incision d'environ un pouce de long, depuis le grand angle jusqu'au petit, en suivant la direction des fibres du muscle orbiculaire; les lèvres en étant écartées, il passa au milieu de la tumeur une aiguille courbe garnie d'une soie, il coupa toutes les adhérences au moyen d'un bistouri, en tirant à mesure au-dehors toute la masse. Il eut recours à des ciseaux pour détacher les plus profondes, la partie séparée parut fournie d'une substance membraneuse épaisse, indépendante du corps de la tumeur, laquelle étoit régulière, sphérique, lisse, & de la grosseur environ d'un petit œuf de pigeon; l'intérieur étoit d'une nature charnue, en détachant la tumeur de ses adhérences, il en trouva plusieurs comme calleuses, qui tenoient au globe de l'œil. La tumeur extirpée, il porta le doigt dans le fond de l'orbite, & il y sentit plusieurs duretés & callosités qui restoient encore; il y tint le doigt, & y ayant conduit par son moyen une aiguille armée d'un fil, il saisit avec lui les racines calleuses, & ayant fait soulever le fil par un aide, il porta la pointe d'une paire de ciseaux sur le bout de son doigt & en donna deux ou trois coups aux endroits où il sentoit ces racines, les coupa entièrement, & laissa ainsi le fond uni & libre de toute callosité, autant qu'il lui fut possible d'en juger. Pendant toute cette opération, il ne survint aucune hémorrhagie considérable; mais il sortit seulement une assez grande quantité d'un sang noir & grumelé, que les vaisseaux variqueux fournirent. La plaie fut pansée avec la charpie sèche qu'on n'ôta que le troisième jour. Il y avoit un gonflement molasse dans les paupières & à la conjonctive, accompagnée d'une légère inflammation & de douleur à la partie antérieure de la tête, le pansement fut simplement fait avec le digestif & les résolutifs. La douleur de tête & le gonflement continuèrent pendant trois jours, sans qu'il se formât aucune matière. M. Hope toucha alors le fond de la plaie avec la pierre infernale, & quelques heures après, il sortit une assez grande quantité de sang noir, & dès-lors le mal de tête & le gonflement disparurent; il sortit encore pendant les deux jours suivans une sanie sanguinolente, ce qui le détermina à faire des injections avec de l'eau chaude mêlée d'un peu d'eau-de-vie & de miel-rosat, après quoi la suppuration devint plus louable; les excroissances molles & fongeuses qui survinrent dans le cours du traitement, furent réprimées avec la pierre infernale; la plaie ne tarda pas ensuite à se fermer. L'œil cependant étoit toujours immobile; les muscles abducteurs ayant été si long-tems contractés, & les adducteurs si distendus & si alongés qu'ils avoient perdu leur ressort. Néanmoins comme en pressant un peu fortement le globe de l'œil, il pouvoit le faire rentrer en grande partie dans son orbite quoiqu'il en sortît dès que la pression cessoit, il crut qu'un bandage qui feroit constamment une pression graduée, pourroit, en portant l'œil dans son lieu naturel, avoir quelqu'avantage, & déterminer les muscles à reprendre plus promptement leur ton. Conformément à cette idée, il fit faire un bandage d'acier avec une platine concave proportionée à la convexité du globe, qui, par le moyen d'une vis, portoit sur la partie latérale de l'œil du côté de la tempe. Ce bandage fut appliqué après avoir d'abord repoussé doucement le globe avec la main dans son lieu naturel; & ayant mis ensuite une compresse molle entre l'œil & la platine de cuivre, il l'appliqua sur le globe par le moyen de la vis, de manière qu'il n'étoit pas possible qu'il fût repoussé au dehors comme il avoit coutume de faire auparavant. Par le moyen de ce bandage, que le malade porta constamment nuit & jour, & qui fut serré par degré de plus-en-plus, l'œil reprit sa situation première dans l'espace d'environ vingt jours, & il y resta depuis. Il se mouvoit en tout sens lorsque cette observation fut publiée, & la malade en voyoit tout aussi-bien que de l'autre; la plaie avoit été entièrement guérie dans l'espace d'environ un mois, & toute la cure n'a duré que sept semaines. Cette cure, dit M. Louis, fait certainement honneur à l'habileté & aux lumières de celui qui l'a entreprise. M. le Dran a traité avec un égal succès une même maladie moins considérable, il est vrai, avec le fer rouge & à l'aide des altérans; le sujet étoit une demoiselle de dix huit ans, qui, dès son enfance, avoit été sujette à des fluxions sur les lèvres, les yeux & les oreilles. Elle eut une fistule lacrymale, & à la suite de l'opération que cette maladie exigea, il s'éleva au petit angle de l'œil une excroissance fongeuse qui sortoit de l'orbite; elle fut successivement coupée & touchée avec la pierre infernale, mais vainement, car la tumeur reparoissoit toujours. Ce traitement ne fut pas plus heureux entre les mains de M. le Dran, aussi se décida-t-il promptement à attaquer l'excroissance, en portant un cautère actuel dans son centre. Il choisit donc une aiguille à coudre, longue & grosse, qu'il fit monter fermement sur un manche; il plongea cette aiguille qu'il avoit fait rougir à la flamme d'une bougie, dans le centre de l'excroissance à cinq lignes de profondeur. En réitérant cette cautérisation trois ou quatre fois à quelques jours d'intervalle, il parvint à la détruire jusqu'à la racine, l'effet de la brûlure s'étant tellement étendu au-delà des points cautérisés, que l'excroissance n'a plus reparu. Pour assurer cette guérison, M. le Dran a conservé le cautère que la malade portoit depuis long-tems; il a fait prendre pendant six mois, tous les matins, un bol fait avec quinze grains d'ethiops minéral, quatre grains d'aquila alba & de diagrède, dans une suffisante quantité de syrop de chicorée composé. Ces deux observations font voir jusqu'où s'étendent les ressources de l'art quand la maladie est prise à tems; mais quand on a attendu trop tard, le désordre survenu dans l'œil est quelquefois tel qu'on ne peut y remédier; il ne reste plus alors qu'à extirper non-seulement la masse, mais encore la totalité du globe, encore souvent cette opération est-elle impraticable surtout quand les parois de l'orbite sont déjà elles-mêmes altérées. En effet, les os, à force d'être pressés par la tumeur, se carient, se ramollissent, forment des ulcères sordides, & se convertissent en une sorte de gelée qui s'échappe continuellement au-dehors; or lorsque le mal est parvenu à ce point, il n'y a plus rien à espérer, tel parti qu'on puisse prendre.

Un genre d'Exophtalmie, rare à la vérité, mais qui ne mérite pas moins d'être connu, est celui qui est occasionné par une tumeur enkistée qu'on pourroit regarder comme appartenante à la classe des hydatides; les *Médical Observations and Inquiries*, IV vol. en fournissent un exemple rapporté par le D. Broclesby. Un homme de journée, de la Paroisse d'Haselmère en Surry, étoit attaqué depuis plusieurs années, d'une douleur & d'une obscurité dans un œil, qui continua sans qu'il y fit grande attention, jusqu'à ce que deux ou trois ans après, il devint entièrement aveugle de ce côté. Le globe étoit alors tellement poussé en avant, que presque toute la surface intérieure de la paupière inférieure étoit tournée en-dehors & tomboit en bas sur la joue, de manière à former un véritable ectropium. Plusieurs Chirurgiens auxquels ce malade eut recours, lui conseillerent de ne s'exposer à aucune opération, crainte que la maladie ne dégénérât en cancer. Cet homme, malgré leurs avis, n'alla pas moins demander conseil de côté & d'autre, à ceux dont il attendoit quelque soulagement. Enfin il fut adressé à M. Dale Ingram, qui ayant soigneusement examiné le mal, crut sentir en comprimant divers endroits, une fluctuation décidée au-dessous du globe de l'œil, & dès ce moment il pensa que le fluide étoit contenu dans un kyste, & que conséquemment on pourroit soulager le malade par une opération. Cependant il ne voulut rien entreprendre sans l'avis de M. Bromfield; celui-ci, après un examen attentif, ne fut point contre la probabilité de son succès, & il la pratiqua de la manière suivante. Après avoir couvert l'œil sain avec un mouchoir lié à l'entour de la tête, les paupières de l'œil malade ayant été rapprochées aussi près l'une de l'autre qu'elles pouvoient l'être, & maintenues ainsi, il incisa la paupière inférieure jusqu'à la conjonctive, & fit une ouverture suffisante pour introduire son doigt derrière le globe de l'œil; par ce moyen il dirigea un bistouri très-étroit & bien pointu pour percer la substance qu'il croyoit être le kyste. Il ne fut point trompé dans son attente; il sortit à-peu-près plein un verre d'une humeur pellucide. M. Bromfield s'arrêta alors, tant pour donner le tems au malade de nétoyer sa bouche du sang qui y avoit coulé, que pour réfléchir sur les moyens d'extirper le kyste qui contenoit l'humeur. Enfin il se fixa à celui-ci; il porta par la plaie une paire de pince à crochet pour le saisir, & ensuite il disséqua tout-à-l'entour & l'emporta entièrement. La plaie fut remplie de linge fin; on les maintint par un bandage convenable; mais, en moins de vingt-quatre heures, il survint au même côté du visage un gonflement considérable qui disparut bientôt par la dilatation de la première incision, des pansemens plus légers, & par quelques purgations; en sorte qu'en moins d'un mois cet homme fut guéri & renvoyé chez lui à sa grande satisfaction. « M. Ingram, continue le D. Broclesby, étoit persuadé avant l'opération, que les muscles & les ligamens tendus de l'œil rameneroient après le globe dans l'orbite, & que même la vue pourroit revenir en partie; j'eus peine à le croire jusqu'à ce que cinq mois après, ayant vu cet homme chez lui, à Haselmère, j'eus peine à le reconnoître. Les paupières avoient repris leur état primitif, & se mouvoient comme celles de l'autre œil, & il me dit qu'il y avoit un mois environ qu'il avoit commencé à distinguer de ce côté, le jour d'avec les ténèbres, & que depuis sa vue se renforcissoit tous les jours. Le D. Broclesby dit qu'il n'a trouvé aucune observation de ce genre parmi les Auteurs, excepté dans le Traité des Maladies des Yeux de Saint-Yves, où il est fait mention d'un cas qui y a beaucoup de rapport.

Enfin un dernier genre d'Exophtalmie est celui que Sauvages nomme Traumatique. L'œil, dans celui-ci, est tellement hors de l'orbite, qu'on s'est souvent déterminé à l'emporter, & quelquefois trop promptement pour les blessés. Covillard dit, dans ses Observations Iatro Chirurgicales, qu'il fut appelé pour un homme sur l'œil duquel une balle de raquette avoit été si violemment portée, que toute la circonférence du globe étoit séparée de l'orbite. Un parent du blessé, ajoute l'Observateur, tenoit déjà des ciseaux pour couper les parties auxquelles l'œil tenoit encore. Il entra à tems & fort heureusement pour s'opposer à ce dessein; il remit l'œil à sa place le plus proprement & le plus promptement qu'il lui fut possible, & il suivit la cure. Ses soins réussirent si bien, que la guérison s'ensuivit, sans que la vue en éprouvât aucune altération ou diminution. Un fait pareil, mais provenant d'une toute autre cause, se présenta à M. Bell; l'œil étoit presqu'entièrement sorti de l'orbite par la violence avec laquelle un coin aigu étoit entré entr'elle & l'œil. Le fer avoit passé à travers une portion de l'orbite, & y étoit resté fermement fixé pendant environ un quart d'heure; & durant tout ce tems le malade éprouvoit des douleurs insupportables; il avoit entièrement perdu l'usage de la vue & le globe étoit tellement sorti qu'il y avoit toute sorte de raisons de soupçonner la rupture du nerf optique, & conséquemment toute incertitude si on le replaceroit ou non. Cependant, comme on ne peut courir aucun risque en attendant, il résolut de différer; mais ce fut avec un plaisir mêlé d'un bien grand étonnement; car, à la levée du premier appareil, ayant fait des tentatives fructueuses pour enlever le coin, ce à quoi l'on parvint avec peine, vu qu'il étoit enfoncé profondément jusqu'à la tête, la vue revint aussi-tôt, avant même que l'œil eût été réduit, l'inflammation qui survint, s'appaisa par les soins qu'on donna au blessé, & la vue resta comme précédemment. M. White fait mention d'un cas pareil dans ses Cas de Chirurgie, avec néanmoins cette différence que l'œil étoit encore plus sorti. Ces deux cas sont confirmatifs de celui de Covillard, & contre ce qu'en dit Maître-Jan, qui regarde l'observation de ce Praticien comme apocryphe. Il suffit, pour concevoir la vérité de ces observations, de se rappeller la manière dont l'œil est contenu dans l'orbite, & son rapport avec cette cavité. En effet, le plan du bord de chaque orbite, dit M. Louis, pour défendre le fait de Covillard, est oblique, & se trouve reculé plus en arrière vers la tempe que vers le nez. Le globe de l'œil est fixé du côté du nez, & déborde antérieurement le plan de l'orbite; il est donc manifeste, par la seule inspection, que le globe de l'œil, dans l'état naturel, est en partie hors de l'orbite. Si l'on considère ensuite que le nerf optique est fort lâche, pour suivre avec aisance, & sans tiraillement, tous les mouvemens que le globe de l'œil fait autour de son centre par l'action de ses différens muscles, on n'aura pas de peine à concevoir qu'au moindre gonflement, l'œil ne puisse saillir d'une manière extraordinaire, & qu'il ne fait pas un aussi grand désordre qu'on pourroit se l'imaginer, pour le faire paroître tout-à-fait hors de l'orbite, sans que le nerf optique, & ses muscles soient rompus ni déchirés. (*M. Petit-Radel.*)

EXOSTOSE, Ἐξόστωσις, *Exostosis*, tumeur qui survient à une région quelconque d'un os ou dans toute son étendue & qui offre différens caractères relativement à son espèce. On doit distinguer l'Exost du périoste, la substance de l'os est affecté dans la première de ces maladies, & c'est le périostose qui souffre dans la seconde. *Voyez* PÉRIOSTOSE. Les Exostoses varient beaucoup entr'elles, soit par rapport à leur nature, soit à raison de l'étendue qu'elles occupent, ou de la cause qui les entretient. Il en est qui n'affectent qu'une petite partie d'un os tels que les nœuds ou tophus pendant que d'autres se répandent sur sa totalité, telle longueur qu'il ait. Nous avons fait représenter dans les Planches qui ont rapport à cet article une Exostose de ce genre, qui comprend ainsi tout le fémur. En pareil cas, la forme & la solidité de l'os sont entièrement changées, & sa conformation tant interne qu'externe est à peine reconnoissable. Les régions dont la densité étoit la plus grande ont pris une texture spongieuse, comme en d'autres circonstances, celles qui se distinguoient par leurs spongiosités sont devenues très-denses, & si denses que les os ont l'apparence de l'ivoire; les Exostoses de ce genre sont appellées communément Eburnées. Les Exostoses de la première espèce auxquelles on pourroit donner le nom de spongieuses, forment souvent comme une voûte, de la surface de laquelle se détachent différens filets qui se portant en différens sens, font un treillis fort diversifié, dans les espaces duquel séjourne une matière comme purulente ou charnue. Ces Exostoses sont souvent accompagnées de carie, dont les progrès n'ont lieu que lorsque la maladie est portée au plus haut point. On peut voir différens exemples de ces sortes d'Exostoses dans le 3e & 5e vol. des Mémoires de l'Académie de Chirurgie, & la manière dont quelquefois elles se compliquent avec les Exostoses éburnées. La nature des accidens qui accompagnent les Exostoses, les a fait distinguer en bénignes & en malignes. Les bénignes sont simples, elles viennent de cause externe, & se dissipent aisément, ou bien elles restent long-tems sans menacer la vie, à moins que par leur position, elles ne nuisent à l'action de quelques organes; elles proviennent le plus souvent d'une cause extérieure, comme une plaie, une contusion, un ulcère, telles sont les éburnées peu volumineuses & convenablement situées. Les malignes sont fomentées par une cause interne qui agit sourdement, elles ont fréquemment lieu dans les affections vénériennes, scrophuleuses & cancéreuses, & sont accompagnées de douleurs plus ou moins vives, d'inflammation, de suppuration & d'une fièvre souvent opiniâtre. Ce genre d'Exostose est très-fâcheux, quelquefois incurable, & ne laisse que l'amputation pour toute espérance, quand elle occupe quelque partie où ce dernier moyen peut être de quelque valeur.

Les Auteurs les plus récens & notamment M. Hévin, reconnoissent des Exostoses par infiltration, & d'autres par épanchement. Il n'y a qu'une théorie fondée sur le préjugé de l'existence du suc osseux qui puisse donner lieu à une pareille distinction: aussi la rejettons-nous absolument.

Si l'on ne considéroit les os que tels qu'ils s'offrent après la mort & dans l'état de sécheresse où ils se trouvent chez le squelette, on auroit peine à concevoir comment leur parenchyme pourroit se gonfler & parvenir au volume qu'il acquiert dans certaines Exostoses; telle par exemple que celle dont M. Cremoux a envoyé l'observation à M. Morand, & dont on trouve le dessin dans le 5e volume des Mémoires de l'Académie de Chirurgie. Mais en se représentant leur substance vasculaire, telle qu'Albinus l'a constatée par ses nombreuses injections, la difficulté devient plus facile à saisir & à expliquer. En effet, les os, dans l'état de vie, sont comme les chairs entièrement fournis de vaisseaux de tout genre, perméables à leurs humeurs respectives, & jouissant des facultés de la vie à un degré aussi éminent que les organes les plus vitaux. Ils doivent donc être soumis aux mêmes influences morbifiques, aux stases & aux dégénerescences humorales, aux indurations & solidifications qui dérivent d'un plus grand abord des sucs concrescibles. Toute Exostose est précédée dans son apparition par un travail différent de celui par lequel elle se forme, & qu'on doit tous deux regarder comme morbifiques. Dans le premier, l'os s'amollit, son parenchyme fibreux acquiert la texture d'un tendre, il devient souple & ployant comme lui, vraisemblablement par l'absorption plus répétée du principe qui lui donne la solidité. Dans le second, il s'endurcit, prend plus de volume par un travail subséquent contraire au premier, & pendant lequel il exsude des porosités vasculaires une plus grande quantité de principes terreux. La vie concentre ici ses actions & les modifie sous nombre de formes d'où dérive la variété des Exostoses. L'intervalle qu'il y a de ce travail à l'autre est court, il arrive même quelquefois de surprendre la Nature lorsqu'elle l'opère. Je me rappelle d'avoir ainsi rencontré dans mes dissections, de ces sortes de gonflemens en partie moux & durs, dont je ne pouvois me rendre raison aux premières époques de mes études, & qui, par la suite, ne m'ont paru devoir se rapporter qu'à des Exostoses commencées. Les opérations de la Nature, quoique faites ici d'après un plan contraire à notre organisme, n'en sont pas moins merveilleuses. Qu'on se rappelle la texture d'un fémur dans l'état ordinaire, & qu'on la compare avec celle où il est exostosé dans toute son étendue, tel que celui scié dans toute sa longueur, que nous avons fait représenter dans nos Planches, & l'on verra combien elle s'est écartée de son plan pour augmenter l'épaisseur de ses parois, au point de rendre nulle la cavité médullaire. Mais tel compliqué qu'ait été ce travail, l'on voit encore les traces de ses parois qui indiquent ce qui s'est porté au-dedans pour abolir sa cavité, & ce qui s'est forjetté au-dehors. Quand ce travail est sans inflammation, & qu'il se passe paisiblement, l'individu chez qui il s'opère, peut parvenir à un très-grand âge, & souvent sans se douter de rien. Il n'en est pas ainsi, quand il y a un principe d'acrimonie développé, les accidens qui surviennent alors & souvent d'une manière violente menent bientôt le malade au tombeau.

Une Exostose, qui se forme lentement, ne donne souvent aucune indice d'elle sur-tout quand elle est placée sous les chairs & au-delà de la portée du doigt. Il n'en est pas ainsi, quand elle est près des parties dont elle peut gêner l'action. Si c'est intérieurement, elle fait naître différentes affections dont on ne connoît bien la cause qu'après la mort. Si c'est à l'extérieur, elle pousse les parties qui sont susceptibles de l'être, & nuisent à leur action. Ainsi, l'on a vu l'œil sorti tout-à-fait de l'orbite, & le larynx être déjetté par une Exostose. Les Exostoses qui se forment promptement, sont toujours douloureuses, sur-tout quand elles sont d'un certain volume; le périoste qui alors acquiert une sensibilité qu'il n'avoit point, continuellement tiraillé dans toutes ses fibres, s'engorge lui-même & participe au gonflement ainsi que les parties molles d'alentour; les muscles eux-mêmes éprouvent du dérangement dans leurs actions, ils s'endurcissent même quelquefois, & acquièrent une nature qui imite assez celle de l'os. D'autres fois les sucs aqueux s'infiltrent dans leur substance, les relâchent, & tout le membre devient œdémateux. Les Exostoses qui surviennent aux épiphyses, prennent généralement des accroissemens beaucoup plus prompts que celles de toute autre partie à raison de leur plus grande spongiosité, & elles ont aussi des suites beaucoup plus promptement fâcheuses à raison de ce qu'elles tournent plus facilement à la suppuration. Quand cette terminaison a lieu, elle est ordinairement accompagnée d'un gonflement blanc & de clapiers. La sonde qu'on introduit par une des ouvertures, fait toujours découvrir une carie plus ou moins étendue; quelquefois cependant on la porte assez loin sans qu'on puisse rien découvrir; ce qui a lieu quand tout l'intérieur de l'os est tombé en dissolution; la sanie s'étant écoulée, il ne reste plus alors qu'une enveloppe formée des parois amincies de l'os qui forment comme une vessie.

L'on voit par les détails où nous venons d'entrer, en les rapportant aux notions relatives aux généralités des os, quels sont les signes qui peuvent caractériser une Exostose, & les suites plus ou moins fâcheuses qu'elle peut avoir. Toutes celles qui sont de causes externes, sont généralement moins fâcheuses que celles qui viennent de causes internes; & celles de ce dernier genre, qui attaquent les os spongieux, plus que celles qui naissent sur la diaphyse. Les Exostoses vénériennes sont plus curables que celles qui sont compliquées d'une cause scorbutique, scrophuleuse & cancéreuse. Les deux dernières surtout sont ordinairement accompagnées d'une telle dégénérescence, qu'encore même que l'amputation offre de grandes espérances, quand elles sont convenablement situées, cependant l'on auroit encore tort de compter sur ce moyen extrême, le mal ayant souvent jetté de plus profondes racines que ce qu'il en paroît au-dehors.

Quant au traitement des Exostoses, la première chose est d'examiner si elles sont entretenues par une infection générale, n'importe qu'elle en soit l'espèce, afin de la comb ttre par les spécifiques que sa nature exige. Si on la soupçonne scorbutique, on prescrit les remèdes opposés à cette cachexie, & l'on en continue l'usage pendant long-tems. L'on aura également recours aux mercuriaux, en supposant que la cause fût vénérienne, ainsi qu'aux anti-scrophuleux & autres remèdes que l'expérience a manifesté être convenables dans les cas où un principe d'écrouelles, ou autre infection donneroit des signes manifestes de sa présence; car, dans tous ces cas, la première chose à faire, c'est de remédier à la cause première de la maladie; l'Exostose ne devant en être regardé que comme l'effet.

Mais nous supposons que le vice soit purement local, qu'il n'y ait aucun principe d'infection, ou que celui qui existoit, ait été convenablement détruit. Dans le cas où la tumeur proviendroit d'une contusion, ou de toute autre cause extérieure, si elle étoit peu volumineuse, située à un endroit peu inquiétant, qu'elle fût fort ancienne, qu'elle ne prît aucun accroissement, on doit l'abandonner à elle-même, & n'y faire aucun remède. Mais, si la circonstance est absolument autre, que la tumeur soit douloureuse, & qu'elle travaille, pour nous servir du terme communément reçu, il faut nécessairement la découvrir au moyen du caustique ou de l'instrument tranchant. Dans le premier cas, on applique une pierre à cautère, d'une grandeur convenable, pour former une escarre, & l'on y revient jusqu'à ce que la tumeur soit parfaitement à découvert. Quand on se détermine pour l'instrument tranchant, & ce parti est le plus expéditif, voici alors comment il faut se conduire. Le malade, étant convenablement placé dans son lit, la partie sur laquelle on se propose d'opérer fermement contenue, on fera sur les tégumens une incision cruciale, dont les branches seront suffisamment prolongées pour dépasser près d'un demi-pouce & plus la base de la tumeur, quand la situation de l'Exostose peut le permettre; on continuera d'inciser jusqu'à l'os, évitant les parties dont la section seroit inutile & même nuisible. La tumeur étant ainsi bien mise à découvert, & le sang qui pourroit la cacher, bien absorbé au moyen d'une éponge, on se déterminera d'après sa nature, sur la meilleure manière de l'emporter. Si elle ne forme qu'un nœud peu volumineux, qui puisse être enlevé par une couronne de trépan, on se détermine à employer cet instrument; si elle est beaucoup plus grosse, on se décide pour la scie, ou l'on en emporte les inégalités avec la gouge, & l'on traite la plaie selon les méthodes les plus reçues; c'est-à-dire, qu'on en rapproche les lambeaux, & l'on cherche à les réunir d'après la première intention. Mais quelquefois l'Exostose est trop étendue & trop profonde pour qu'on puisse réussir par ce procédé; il faut alors préférer le trépan exfoliatif: on perce l'Exostose de côté & d'autre par plusieurs petits trous, & assez profondément, pour donner lieu au dégagement des vaisseaux qui pourroient faire tourner l'Exostose à la suppuration. Cette méthode n'est guère admissible que dans les Exostoses éburnées, & dans celles qui occupent les os plats. On l'a vue dans celles qui sont sur les os longs ou spongieux, donner lieu à des fusées de matières dans l'intérieur de l'os d'où sont suivies la fièvre, la résorption de matières & la mort.

Mais quand l'Exostose est spongieuse, douloureuse, que la peau qui la recouvre, devient rouge, brillante, & comme érésypélateuse, que les malades y éprouvent profondément un sentiment de pulsation, il y a tout à craindre que l'Exostose ne soit compliquée de carie. Quand celle-ci a lieu, la matière purulente, qui est d'un très-mauvais caractère, a détruit les chairs & le périoste qui confine l'os; en sorte que, quand on se détermine à ouvrir la tumeur, on est tout étonné de se trouver, dès la première incision, dans le foyer même de l'os, & d'en sentir avec le doigt toutes les inégalités à l'entour. Il faut, en pareil cas, en imbiber toute la matière avec de petits tampons de charpie, qu'on porte de côté & d'autre, au moyen d'une pince; & lorsqu'on a bien desséché, on en trempe d'autres dans un mélange de parties égales de décoction de petite aristoloche & d'esprit de térébenthine; on tamponne par-dessus, & l'on termine par un emplâtre de styrax & un bandage approprié. Ordinairement les saillies & éminences qui formoient partie de la tumeur, tombent ou s'exfolient par la suite de ce pansement. Si cette séparation est longue à se faire attendre, on l'accélère en coupant les saillies avec le ciseau, le maillet de plomb, ou la scie. On va doucement en faisant ces opérations, pour ne point trop secouer le membre, & par-là donner lieu à des accidens. Mais quand la carie complique tellement la maladie, qu'elle demande par elle-même un traitement, comme elle est du genre de celle qu'on appelle humide, il faut la traiter comme celle-ci, avec les cautères potentiels ou actuels; ceux-ci sont plus efficaces; on les met en usage de la manière que nous l'avons conseillé à l'article CARIE.

Les Exostoses, qui sont situées sur les os cylindriques, l'entourent quelquefois entièrement. En supposant que le cas soit de ce genre, & que les circonstances déterminent à l'opération, le traitement que nous venons d'indiquer, ne seroit pas celui qui conviendroit. Il vaudroit mieux alors si l'Exostose étoit sur le corps de l'os, emporter entièrement la portion exostosée. On a des exemples, dans les cas de fracture où l'on avoit enlevé de longues pièces de cylindre, où, après la guérison, les malades ont encore joui de tous leurs mouvemens, à raison d'un nouveau travail d'ossification opéré dans le périoste. *Voyez* l'article CAL & FRACTURE. « Dans un cas de cette nature, dit M. Bell, qui eut lieu sur un os du métatarse, & où l'Exostose environnoit toute la circonférence de l'os, je crus qu'il convenoit mieux d'enlever entièrement l'os plutôt que d'en laisser seulement les deux bouts. Cette opération fut faite avec facilité. L'autre parti auroit été plus pénible & les suites plus longues, & n'auroit pas mieux réussi; car, quoiqu'il ne se fit point une nouvelle ossification, néanmoins les parties prirent assez de fermeté pour permettre au malade de marcher comme auparavant. » Dans les cas où l'on se détermineroit à en venir à une résection du cylindre de l'os, il faudroit faire usage d'une petite scie à main, dont la forme seroit appropriée aux circonstauces où l'on se trouveroit. Quand on aura enlevé la pièce, on remplira le vuide avec des bandelettes trempées dans de l'huile rosat. On recouvrira le tout d'un gâteau de charpie, & l'on tamponera légèrement. Il est inutile de rien appliquer sur la surface de l'os qu'on a scié; car elle s'exfoliera d'elle-même, comme il arrive après les grandes amputations. Une chose essentielle ici, c'est de placer la partie dans la position la plus favorable à l'issue des matières; ce à quoi l'on doit toujours songer dès le commencement, pour prolonger plus ou moins les incisions du côté où il convient le plus. Quand on fait cette opération sur une partie où il y a deux os, celui qui reste conserve au membre sa longueur première après la guérison. Il n'en est point ainsi sur celles où il n'y en a qu'un, quelque précaution qu'on prenne, quelque machine qu'on emploie, la force rétractile des muscles qui ne se trouve plus contrebalancée par l'os, approche l'une de l'autre les deux extrémités, & raccourcit ainsi nécessairement le membre. La Nature fait ici beaucoup, après qu'on l'a mise à même d'opérer; mais il faut encore l'aider, en donnant les écoulemens convenables au pus, en facilitant la granulation des chairs par l'emploi des topiques les plus efficaces, évitant tous les spiritueux, les teintures aloétiques & autres, qui ne feroient que crisper les chairs; le simple miel rosat & l'huile de milpertuis sont ceux qu'on doit préférer à tout autre. Les Exostoses, qui attaquent certains os, demandent des considérations particulières, relativement aux parties qui les avoisinent, & aux moyens curatifs qui leur conviennent; nous en dirons quelque chose, en traitant des affections des os, relatives à leur continuité & contiguité. C'est pourquoi nous y renvoyons, ainsi qu'aux Mémoires de l'Académie Royale de Chirurgie, où l'on trouve des Observations intéressantes sur cet article. (*M. PETIT-RADEL.*)

EXPÉRIENCE. Πεῖρα. *Experientia.* Connoissance qu'on acquiert sur un objet par l'examen répété de ses propriétés physiques, les plus propres à frapper nos sens, & comparées entr'elles pour remonter à leurs causes. Cette définition distingue suffisamment l'Expérience de celle dont parle le vulgaire, qui n'est que l'intuition répétée d'un effet sans nul égard à l'enchaînement de causes qui peuvent le produire. Elle établit également une ligne de démarcation entre l'Empirique & le vrai Praticien, qui des effets passe spontanément aux causes, par une opération si naturelle, qu'elle lui est, pour ainsi dire, involontaire. Il est une Expérience qui, n'étant point appuyée sur une considération suffisante de tout ce qui a rapport à son objet, ne peut que mener à l'erreur en la prenant pour guide; & telle est celle qu'on peut avoir dans la jeunesse, où la vivacité des sens ne pouvant être réprimée, les premiers phénomènes qui les ont frappés le plus, se représentent continuellement, & paroissent être les mêmes, quoiqu'ils soient bien différens à des yeux moins préoccupés. Cette Expérience, qui souvent a pour base un vice dans le raisonnement, ne persiste que trop souvent la même; & alors, quel que soit l'âge où l'on parvient, l'on ne voit jamais les objets dans leur nature; & loin d'arriver à la vérité, on s'enfonce de plus en plus dans l'erreur. C'est cette Expérience qu'on entend vanter tous les jours par ceux qui ont la prétention de vouloir donner le ton aux choses mêmes sur la nature desquelles ils n'ont aucune connoissance: cette Expérience de quelques vieillards, que les circonstances ont favorisés, & qui, *inter clades & funera*, se sont frayés un chemin à une réputation & à une fortune d'autant plus assurée, qu'elles sont maintenues par des ignorans nombreux, qui sont loin de pouvoir faire ces distinctions; celle enfin de ces impudens, qui ne doutant de rien, parce qu'ils ignorent tout, fascinent de leurs prétendus succès les yeux de ceux qui, trop crédules, trouvent fort doux de pouvoir penser non par eux, mais par les autres.

L'Expérience, acquise par une longue suite de travaux, les plus propres à la perfectionner, & mûrie par le tems, est inappréciable aux yeux de la raison. Si elle n'est pas toujours un fruit tardif de la vieillesse, elle ne sauroit être non plus la propriété d'une jeunesse précoce qui ne peut avoir assez vu pour tirer des inductions sur lesquelles on doive réellement compter. Elle ne peut donc être que le partage de la maturité, où le jugement formé donne aux choses le degré de certitude qu'elles peuvent avoir, où les organes, doués du degré convenable de vibratilité, sont soumis aux moindres émotions, & où l'ame répond aux sensations de la manière la plus propre aux fonctions de l'organisme. L'Expérience est quelquefois d'une application difficile, lorsque les signes sensibles viennent à manquer, & que les seuls rationels restent pour éclairer sur la cause de la maladie;

on est alors forcé de recourir à l'analogie, qui, fournissant un certain nombre de probabilités, met à portée de deviner assez juste, & de prognostiquer des effets tellement liés aux causes qui actuellement subsistent, qu'ils peuvent en être regardés comme le complément. Il n'y a qu'un homme d'un bon jugement, qui puisse sur-le-champ déterminer le degré de probabilité que les signes rationels fournissent. Il sait douter, dès qu'il n'apperçoit que des raisons peu valables pour croire que telle chose est; mais aussi, il sait agir du moment que les faits sont en faveur de la certitude. L'analogie, fondée sur l'Expérience & le jugement, offre ici des avantages réels; elle établit une liaison entre les phénomènes qui ont précédé, ceux qui existent actuellement, & ceux qui pourront survenir par la suite; elle en manifeste la cause, & ainsi donne des notions d'autant plus certaines, qu'elles ont été mûries par la réflexion. Aussi le Chancelier Bacon avoit-il raison de la regarder comme la base de toutes les sciences, & le lien le plus propre à réunir ensemble toutes les opérations de la Nature.

Mais telle nécessaire que soit l'analogie, les décisions qu'on établiroit d'après elle seroient toutes récusables, si elles ne partoient pas de l'observation la plus exacte des ressemblances. Aussi convient-il, avant d'établir une comparaison, de connoître les propriétés des objets & toutes les circonstances qui s'y rapportent; car il faut procéder avec ordre, si l'on veut raisonner juste. L'Expérience suppose donc toujours le raisonnement & une suite d'inductions tirées des faits bien observés & réduits à leur juste valeur. Un Praticien, qui, dans le cours d'une maladie, en considère scrupuleusement tous les phénomènes, & qui, pour la caractériser, les range dans le meilleur ordre à mesure qu'ils se présentent, fait donc des observations. Mais celui qui, d'après cette considération, tente un médicament quelconque dans le tems le plus opportun; qui en combine la propriété & la dose aux symptômes actuellement existans, & qui, par une répétition fréquente de la même conduite est parvenu à se faire un tableau où l'effet des remèdes se trouve distinctement en opposition avec les causes des maladies; ce Praticien, dis-je, est celui-là seul qui doit passer pour avoir de l'Expérience; en un mot, le Praticien observateur écoute la Nature, pendant que celui qui expérimente, l'interroge. De-là l'on voit combien étoit grande l'erreur de Cicéron qui croyoit qu'on faisoit des progrès dans les sciences *magis experiendo quam discendo*; l'étude & l'Expérience doivent aller de pair pour statuer sur le mérite de l'observation qui fait la base de l'expérience.

« L'Expérience, dit Zimmerman, suppose pour principe la connoissance historique de son objet; car, sans cette connoissance, il est impossible de se fixer un but; elle suppose encore la capacité de distinguer & de différencier toutes les parties de cet objet, enfin un esprit en état de réfléchir sur ce qu'il a observé, de passer des phénomènes à leurs causes, du connu à l'inconnu, de tout approfondir & de saisir les mystères de la Nature dans ce qu'elle peut laisser appercevoir. L'érudition nous fournit la connoissance historique; l'esprit d'observation nous apprend à voir, & le génie à conclure. Ce n'est donc point l'occasion de voir beaucoup qui fait l'Expérience, car la simple intuition d'une chose n'apprend rien, mais c'est l'action de la bien voir, ce qui n'est pas donné à tous. Pour acquérir cette Expérience, il faut non-seulement savoir lire dans les ouvrages de ceux qui ont ouvert le sein de la Nature, mais il faut encore être soi-même en état de pénétrer ces mêmes *mystères*. Comme les génies mêmes les plus libres n'ont pas toujours sçu se garantir de conclure précipitamment des phénomènes à la réalité; on sent combien il faut de prudence & de pénétration pour ne pas être induit en erreur par les assertions & les découvertes des plus grands hommes. Ce n'est donc qu'avec l'organisation la plus heureuse & l'esprit le plus réfléchi qu'on saura chercher cette Expérience dans les ouvrages des Savans ou dans la Nature même. Mais il faut sur-tout être prêt en toutes circonstances à renoncer aux principes de sa première éducation, dès qu'on en connoît l'insuffisance, ou même la fausseté, & savoir dire hardiment à son maître, *tu t'es trompé* & non pas *tu l'as dit.* »

Nous laissons à juger d'après tout ce que nous venons de dire sur l'Expérience, si jamais l'Art de guérir, nous ne disons pas, a pu faire quelques progrès, mais a jamais pu être de quelqu'utilité, exercé par les ignorans qui n'ont aucune idée réelle ni sur elle ni sur ce qui en constitue le fond. La routine, quelques succès inattendus portés fort haut par des bouches qui ne prônent que trop souvent l'ignorance au détriment de l'humanité, l'impudence que donne nécessairement un petit cercle d'idées, & le besoin de parvenir, leur tiennent lieu d'une capacité réelle; & ainsi comme Bacon l'observe avec beaucoup de raison, l'imposteur triomphe souvent au lit des malades pendant que le vrai mérite y est méprisé & même déshonoré par les gens qui ne savent point le distinguer; ses doutes sont taxés d'ignorance, & perdent tous leur prix comparés avec l'arrogance de l'empyrisme. En effet, les Empyriques n'ayant pas besoin d'expérience pour savoir ce qu'ils ont à faire, ils sont toujours en état de se rendre compte de leur conduite quand ils savent combiner leur probité à raison de leurs intérêts. Ils ont

ont donc fait ce qu'ils devroient faire ; quand ils ont abusé des sots qui les autorisoient à être frippons, & c'est à quoi se réduit leur Expérience. (*M. PETIT-RADEL.*)

EXPULSIF. C'est le nom qu'on donne à une espèce de bandage dont on se sert pour chasser en dehors le pus du fond d'un ulcère fistuleux ou caverneux, & favoriser ainsi le recollement de ses parois. Ce bandage n'est que contentif des compresses graduées, nommées expulsives. *Voyez* COMPRESSE.

On observe, dans l'application de ce bandage, que les circonvolutions de la bande s'appliquent de façon, qu'elles compriment du fond de l'ulcère vers son ouverture.

EXTINCTION, d'*extinguere*, éteindre. On dit que l'on traite une maladie vénérienne par extinction, lorsqu'on emploie le mercure en trop petites doses pour avoir aucun effet sensible comme évacuant, mais de manière cependant à détruire le virus.

EXTIRPATION, du latin *extirpare*, arracher, enlever jusqu'à la racine. Opération de Chirurgie, par laquelle on ôte du corps quelque partie, principalement en l'arrachant, comme une dent, un polype &c. Cependant on a aussi donné ce nom à l'excision d'une glande engorgée, d'un cancer, d'une loupe, &c.

EXTRACTION, du latin *extrahere*, arracher, tirer dehors. Opération par laquelle on tire de quelque partie du corps, avec les mains ou avec des instrumens convenables, les corps étrangers qui y sont entrés, ou qui s'y trouvent engagés contre nature; comme les balles dans les plaies, l'enfant dans la matrice, le calcul dans la vessie.

EXTRAVASATION, du latin *extra*, hors, & de *vas* vaisseau. Action, mouvement par lequel le sang sort des vaisseaux, & se répand dans les interstices des parties molles occupées par le tissu cellulaire.

F

FABRICIO, d'Aquapendente, (Jérôme) né en 1537, à Aquapendente, Bourg de la Romagne, dans la pauvreté, pépinière commune des Hommes de Génie. Il lui suffisoit d'avoir été le disciple chéri de l'immmortel Falloppe, mais il a lui-même égalé la haute réputation de son Maître; Boërrhave a jugé qu'il surpassoit les Chirurgiens les plus célèbres qui l'ont devancé, sans que personne lui disputât cette gloire. Il prit le degré de Docteur en Médecine à l'Université de Padoue, & bientôt après, il fut jugé digne de suppléer Falloppe, quand ses occupations l'obligeoient de lui confier le soin de ses leçons publiques. Après avoir long-tems consommé ses travaux & son expérience sous les yeux d'un tel Maître, Falloppe venant à mourir, la République de Venise choisit Fabricio pour lui succéder dans la place de Professeur. Il fit construire à ses propres frais un amphitéatre, sa modestie en avoit tracé l'enceinte; mais bientôt après, cette école ne put contenir le grand nombre d'Elèves que sa réputation lui attiroit; alors la République en fit construire un plus spacieux, & elle joignit le nom du Professeur à ceux qu'elle fit graver sur le frontispice, pour fixer l'époque de l'érection de ce monument consacré à la Chirurgie. On assigna à Fabricio un revenu de dix mille écus d'or, & successivement il fut fait Chevalier de Saint-Marc, Antécesseur du Collège & de la Ville, & pour comble d'honneur, dit-on, Chevalier de la Toison-d'or. Enfin, après 50 ans d'une gloire justement acquise, il mourut en, 1619, âgé de 82 ans, laissant pour monument de sa reconnoissance & de son désintéressement, un cabinet contenant les présens de ses amis avec cette inscription sur la porte, *lucri neglecti lucrum*. Fabricio a donné beaucoup d'Ouvrages sur divers sujets de Philosophie & d'Anatomie. Il doit une grande partie de sa réputation à son Pentateuque Chirurgical, qui parut d'abord seul, & qui ensuite fut réuni avec son Traité d'Opérations, dont il y a eu un très-grand nombre d'Editions en différens pays. Il ne prenoit dans celui-ci d'autre ordre que celui de la position des parties du corps humain. Ainsi, il commence par les opérations de la tête, & finit par celles des pieds. Il propose, pour le trépan, un instrument alors nouveau. Il admettoit, avec les Anciens, l'existence de la cataracte membraneuse; mais il supposoit en même-tems que le cristallin éprouvoit quelque altération. Il propose un nouvel instrument propre à extraire les polipes du nez, qui ne laisse rien à desirer aux meilleurs Praticiens. Pour introduire les alimens liquides ou les remèdes à la suite des convulsions ou de toute autre cause qui en empêche l'intromission par la bouche, notre Auteur propose un instrument, renouvellé, & non inventé par M. Littre. Cet instrument consiste en une canule d'argent, assez prolongée par la partie recourbée, pour que l'extrémité descende dans l'œsophage, au-dessous du larynx, & que le liquide ne tombe pas dans la trachée-artère. Il le recouvroit d'une peau d'intestin d'agneau, pour ne pas offenser les parties voisines. Cet instrument s'introduit par les narines. Depuis, l'on a préféré d'en faire de gomme élastique, pour se dispenser de le recouvrir, selon la méthode de Fabricio; on y trouve l'avantage de la flexibilité, qui est inappréciable dans les cas où les parties sont enflammées & fort sujettes à s'irriter. Fabricio croyoit qu'il étoit absolument nécessaire de percer le rectum dans le cas d'abscès où le foyer du pus approchoit de cet intestin; cette opinion a été mise dans son plus grand jour dans un Mémoire que M. Faget a donné, & qu'on trouve parmi ceux de l'Académie Royale de Chirurgie. Fabricio a donné encore nombre d'Ouvrages d'Anatomie, qui indiquent, dans leur Auteur, des connoissances sans bornes. Aussi Boërrhaave, dans un de ses discours, où il parle des grands Chirurgiens, dit-il de lui : *Superavit omnes & nemo illi disputat hanc gloriam.* Les quatre vers suivans ont été faits à sa louange, & se trouvent dans la Bibliothèque Iatrique de Schenkius.

Martia Fabricio se jactat nomine Roma,
Pendula Fabricium tu quoque gignis, Aqua,
Nobile Fabricio genus, inclyta Roma dedisti
Pendentem hic contrà nobilitavit aquam.

FABRICE, (Guillaume) né en 1560, à Hildan, petit Bourg près de Cologne, quelques-uns disent en Suisse. Fabrice, plus connu sous le nom de Hildan, étudia d'abord la Chirurgie sous Griffon, Praticien très-renommé de Lausanne. Il prit ensuite ses degrés en Médecine, & pratiqua à Payerne avec une si grande distinction, qu'il ne tarda pas à être appellé à Berne où le Sénat le fixa. Il y pratiqua la Médecine & la Chirurgie avec le plus grand succès, jusqu'à un âge fort avancé où des attaques de goutte qui se répétoient souvent, le forcèrent de rester chez lui. Le repos ne lui fut pas plus salutaire; son mal empira, & la goutte dégénérant en un asthme convulsif, mit fin à sa carrière. Fabrice mourut en 1634, à l'âge de soixante-& quatorze ans, regretté de tous ceux qui l'avoient connu. Il étoit pieux, dit Haller, & Auteur de plusieurs Cantiques, *cui aliquas ex sæculi sui sapore superstitiones condones.* Il regarda, comme Fabrice d'Aquapendente, l'Anatomie comme l'œil de la Chirurgie, & la cultiva beaucoup ainsi que lui. Louis Dufour, Libraire, a fait imprimer à Francfort, en un gros volume *in-folio* tout ce que cet Auteur a donné. Voici le titre de cet ouvrage; *Guillielmi Fabricii Hildani opera, partim antehàc excussa, partim nunc recèns in lucem edita, quæ extant omnia* 1682. Ses Centuries, au nombre de six, offrent six cents observations dont le plus grand nombre sont infiniment intéressantes; elles présentent des grands points de l'Art appuyés & confirmés par une pratique réfléchie. On y trouve de plus beaucoup de prétendues découvertes que font journellemunt ceux qui ne lisent point & dont ils sont d'autant plus infatués, qu'ils s'en croyent les Auteurs. Nous ne pouvons entrer ici dans les détails de ces observations qui nous meneroient trop loin; nous renvoyons à la source même & à ce que nous avons dit dans le corps de cet ouvrage. Fabrice mérite, parmi les Chirurgiens, un rang très-distingué; nonrri des lectures multipliées, & doué d'un esprit droit, il avoit tout ce qu'il faut pour bien observer, & aussi ses observations peuvent-elles passer pour un modèle en ce genre. Les Chirurgiens, qui ne veulent point suivre le chemin battu des routiniers, ne peuvent que profiter infiniment de la lecture de cet Auteur. Mais tel est & tel sera toujours le sort de la pauvre humanité, tant qu'elle ne saura point évaluer ses propres intérêts, qu'elle trouvera toujours ceux-ci sur sa route & rarement les autres; que les progrès & l'amour de leur Art retient plus souvent chez eux. (*M. Petit-Radel.*)

FAGET, Maître en Chirurgie du Collège de Paris, & Chirurgien-Major de la Charité vers le milieu de ce siècle. Il est Auteur de plusieurs observations qu'on trouve dans les Mémoires de l'Académie Royale de Chirurgie & de plusieurs Mémoires, un entr'autres qui a pour titre : *Remarques sur les abcès qui arrivent au fondement*, & qu'on trouve dans le premier volume de cette Collection. Ce Praticien conseille, dans les abcès de cette partie, d'inciser ou fendre le rectum, pour procurer une réunion plus facile avec les parties environnantes, & éviter ainsi toute crainte de fistule. L'avis de M. Faget est une preuve ici de ce que nous avancions dans l'article de Fabrice de Hildan. Si ce Chirurgien eût lu, il auroit vu que Saviard fait la même remarque. « L'on ne peut jamais, dit ce dernier, établir une bonne cicatrice dans le fond de l'ulcère, quand la matière a touché le corps de l'intestin, ce qui occasionne la récidive. » Si l'on sent l'intestin bien mince, il faut nécessairement le percer & couper la fistule, pour guérir l'abcès sans retour. »

FALLOPE, (Gabriel) né à Modène, en 1523. Il fut le disciple du grand Vesale: la nature le doua de toutes les facultés du corps & de l'esprit, nécessaires pour faire des progrès dans les Sciences. Après l'étude des Belles-Lettres & de la Philosophie, Fallope passa à celle de l'Anatomie, qu'il cultiva avec une ardeur toute particulière; il découvrit un très-grand nombre de choses curieuses qui portent encore aujourd'hui son nom. Il parcourut diverses contrées de l'Europe, & lia amitié avec Colombo, Cananus, Ingrassias. Il fut successivement Professeur à Pise en 1548, & à Padoue en 1551. Fallope jouit très-peu de sa haute réputation; il mourut à trente-neuf ans & fut enterré dans l'église Saint-Antoine, où l'on voit encore son tombeau avec cette inscription :

Falloppi, hic tumulo solus non conderis : una
Est pariter tecum nostra sepulta domus.

On dit que la ville de Padoue, pour réparer la perte de Falloppe, avoit de nouveau nommé Vesale, quoique fort âgé, lorsqu'il revenoit de Jérusalem. Le sort en décida autrement; sans cela, on auroit vu le Maître succéder au Disciple. L'Anatomie & la Chirurgie perdirent à la mort de Falloppe, un Observateur judicieux qui ne proposoit ses découvertes qu'avec modestie, & ne combattoit les erreurs des autres qu'avec modération ; & ses amis un homme affable, d'un caractère doux, & nullement présomptueux. Ce grand Praticien a écrit sur les ulcères & les tumeurs contre nature ; il a également traité des plaies en général, & des plaies de la tête, du nez, des yeux, du col, &c. Il a laissé quelques traités sur les cautères, les luxations, les fractures, & sur la maladie vénérienne; mais aucun ne parut de son vivant; en sorte qu'on ne peut pas plus compter sur la validité de sa propre doctrine, que sur celles de ces Ouvrages posthumes où l'on dit qu'on fait paroître l'Auteur tel qu'il est, lorsqu'on l'a étrangement dénaturé. Ces traités, ainsi que tous ceux qui ont rapport à l'Anatomie, ont paru *in-folio*, à Venise, en 1584. Il y en a eu depuis d'autres éditions à Venise & à Francfort. Cette dernière est la meilleure, elle a paru sous le titre suivant : *Gabrielis Falloppii Mutinensis Physici ac Chirurgi præclarissimi in felicissimo Gymnasio olim rem anatomicam admirabili cum laude profitentis opera omnia in unum congesta & in Medicinæ studiosorum gratiam excussa &c. Francofurti*, 1600.

FANONS, *ferulæ stramineæ*. Pièces d'appareil destinées au traitement des fractures qui ont lieu aux extrémités inférieures, & qu'on fait avec deux baguettes ou petits bâtons de la grosseur du doigt. Chaque baguette est garnie de paille, qu'on maintient autour du bâton avec une ficelle qui l'entoure d'un bout à l'autre. La longueur des Fanons est différente suivant la grandeur des sujets & celle de la partie fracturée. Les Fanons qui servent pour la jambe, doivent être d'égale longueur & s'étendre depuis le dessus du genou jusqu'à quatre travers de doigts au-delà du pied. Ceux qui doivent maintenir la cuisse sont inégaux; l'externe doit aller depuis le dessus du pied jusqu'au-delà de la crête de l'os des iles; l'interne est plus court, & doit se terminer supérieurement au pli de la cuisse & ne point blesser les parties naturelles. Pour s'en servir, on les roule un de chaque côté dans les parties latérales d'une pièce de linge d'une longueur & largeur suffisantes, sur le milieu de laquelle la partie puisse être placée entre les deux Fanons avec tout l'appareil qui lui est appliqué. *Voyez* les Planches. On serre les Fanons de chaque côté du membre ; mais, avant de les attacher par le moyen de trois ou quatre liens ou rubans de fil qu'on a eu soin de passer par-dessous, on a l'attention de mettre des compresses assez épaisses pour remplir les vuides, comme au-dessous du genou, au-dessus des malléoles ou chevilles, afin que les Fanons fassent une pression égale dans toute la longueur du membre, & qu'ils ne blessent point les parties sur lesquelles ils porteroient, s'ils n'étoient pas garnis. Dans quelques Hôpitaux, on a pour cet usage de petits sachets remplis de paille d'avoine. On noue extérieurement les rubans qui serrent les Fanons contre le membre, & l'on met ordinairement une petite compresse quarrée au milieu de la partie antérieure de la partie sous chacun de ces rubans pour les soutenir, & remplir le vuide qu'il y auroit entre le ruban & l'appareil. On voit assez, par cette description, quel est l'usage des Fanons, ils maintiennent la partie fracturée dans la direction qu'on lui a donnée, & s'opposent à tous les mouvemens volontaires & involontaires plus que toute autre partie de l'appareil ; ils empêchent aussi le dérangement dans le transport qu'on est quelquefois obligé de faire d'un blessé d'un lit dans un autre. Lorsque les Fanons sont appliqués, on doit poser le membre sur un coussin, ou un oreiller dans une situation un peu oblique, en sorte que le pied soit plus élevé que le genou, & le genou plus que la cuisse : cette position favorise le retour du sang des extrêmités vers le centre. Dans les hôpitaux militaires, où l'on n'a point d'oreillers, on met la partie dans de faux Fanons. On désigne par ce nom un drap plié de façon qu'il n'ait de largeur que la hauteur des fanons On le roule par les deux extrémités, & l'on place le membre entre deux rouleaux qui servent ainsi à soutenir les Fanons & même à soulever la partie & à donner un peu d'air par-dessous quand on le juge à propos, *voyez* l'art. FLABELLATION. On met quelquefois les faux Fanons pour élever le membre davantage. Quand au lieu de drap, on n'a que des alaises ou des nappes, il faut s'accommoder aux circonstances, alors on roule séparément les pièces de linge qu'on a, & l'on met les unes d'un côté, & les autres de l'autre, pour remplir son but. Les Anciens mettoient tout simplement le membre dans une espèce de caisse qui contenoit fort bien tout l'appareil. Mais J. L. Petit a perfectioné cette pratique, la boîte qu'il a imaginée contient avantageusement une jambe fracturée, & elle est sur-tout très-utile dans les fractures compliquées de plaie qui exige des pansemens fréquens. On en peut voir la forme dans nos Planches, & dans le Traité des maladies des os de cet Auteur. Ses avantages sont, 1.° qu'au moyen du double chassis, on peut changer l'attitude du malade, en lui baissant & relevant la jambe à son gré, sans qu'on ait à craindre que les os rompus se déplacent, parce que ce changement ne dépend que de la flexion ou de l'extension du genou; mouvemens qui peuvent se faire par le moyen du chassis supérieur dont la machine est composée, sans courir le risque de déplacer les os. 2.° La palette ayant des degrés de repos sur les jumelles du chassis inférieur, peut mettre la jambe en sûreté à tous les degrés de hauteur qui conviendront au malade dans les pansemens ou dans les intervalles. 3.° Au moyen de cette machine, on évite les mouvemens irréguliers auxquels le membre est exposé, lorsqu'on est obligé de lever les appareils, & d'en appliquer de nouveaux, & cela en mettant la partie au dernier degré d'élévation, on la fera soutenir par deux Aides pendant qu'un troisième garnira d'un nouveau bandage le chassis qu'on aura retiré de dessous la jambe, & qu'on y remettra, lorsque le pansement sera fait. 4.° Le coutil dont le chassis supérieur est garni, fait une espèce de lit de sangle sur lequel la jambe se moule, & est bien plus commodément que sur le plancher de la caisse dont les Anciens se servoient. 5.° Le cintre des jumelles du chassis supérieur tient la jambe pliée, & relâche par conséquent le tendon d'Achille, dont la tension cause des douleurs insupportables au talon par l'extension de la jambe dans l'usage de la caisse ordinaire. 6.° Le chassis inférieur reçoit dans son quarré la saillie du matelas pressé par le poids de la jambe, & l'empêche de glisser vers le pied du lit, comme il arrive dans l'usage de la caisse ordinaire.

M. de la Faye a aussi inventé une machine pour contenir les fractures tant simples que compliquées; elle est composée de plusieurs lames de fer blanc unies par des charnières. Il suffit de garnir la partie de compresses, & l'on roule cette machine par-dessus comme une bande. Cette machine qui peut être de grande utilité à l'armée, dans le transport des blessés, pour empêcher les accidens fâcheux qui résultent du froissement des pièces fracturées, est décrite dans le second volume des Mémoires de l'Académie Royale de Chirurgie. Feu M. Coutavoz, le Chirurgien, a fait à cette machine des additions très-importantes pour un cas particulier, dont l'Observation se trouve dans le même volume. Dans une campagne, dit M. Louis, qui nous fournit en grande partie cet article, où l'on n'auroit aucun de ces secours, où l'on manqueroit même de linge, un Chirurgien intelligent ne seroit pas excusable, si son esprit ne lui suggéroit quelque moyen pour maintenir les pièces d'os fracturés dans l'état convenable. On peut faire une boîte ou caisse avec de l'écorce d'arbre, & remplir les inégalités de la partie avec quelque matière molle comme seroit de la mousse. *Extrait de l'ancienne Encyclopédie.* (*M. Petit-Radel.*)

FARINES RÉSOLUTIVES. On a donné ce nom à des Farines tirées de différens végétaux, que l'on a cru posséder une qualité propre à résoudre & à dissiper les engorgemens, ceux en particulier qui sont de nature inflammatoire. Il y en a quatre qu'on a principalement distinguées par ce nom; ce sont celles d'orge, de lupins, d'orobes & de fèves, quoiqu'elles n'aient aucun avantage sur un grand nombre d'autres. Leur principal usage est pour les cataplasmes émolliens.

FAUCHARD (Pierre), Chirurgien-Dentiste à Paris, Élève de Poteler & Chirurgien-major des Vaisseaux du Roi. Il s'adonna à la pratique des affections qui concernent la bouche, & notamment des dents, & l'exerça pendant plus de quarante ans avec la plus grande distinction. L'Ouvrage qu'il a composé, & qui a pour titre : *Le Chirurgien Dentiste*, imprimé en 1728, & dont il y a eu plusieurs éditions, prouve le profond savoir de cet Auteur dans la partie qu'il avoit choisie. Il a sans contredit surpassé tous ses prédécesseurs, & ceux qui sont venus après lui ont beaucoup puisé dans cet Ouvrage. Hémard est l'Auteur qu'il a le plus consulté sur les maladies des dents, & Eustache sur leur structure; mais tout en prenant d'eux, on voit qu'il est loin d'être leur servile copiste. Fauchard avoit un génie naturel pour les pièces artificielles. Il a imaginé plusieurs sortes d'obturateurs, qu'il a fait représenter dans son Ouvrage; il a mis la méthode de plomber les dents en vogue, & a insisté sur la nécessité de les bien lier, lorsque les circonstances le demandent. En général, on peut regarder l'Ouvrage de Fauchard comme un des meilleurs qui aient paru en ce genre vers le milieu de ce siècle, & celui où beaucoup de Dentistes, qui ont la vaine ostentation d'écrire même de petites feuilles, ont été puiser sans rien dire. Nous pensons cependant différemment de M. John Hunter, qui a donné, il y a une dixaine d'années, son Traité des dents & des maladies dont elles sont attaquées; Ouvrage vraiment original & très-intéressant, comme sont tous ceux qui sortent de la plume de cet Auteur. (*M. Petit-Radel.*)

FAUX-FANONS, drap ployé en quatre selon sa largeur, roulé à deux chefs, & destiné à servir de soutien aux Fanons. *Voyez* l'article Fanons. (*M. Petit-Radel.*)

FAUX-GERME, *Germen spurium*. Il n'y a point de Faux-Germes proprement dits; l'ordre & la régularité de la Nature ne les comportent point; mais il peut y avoir un dérangement dans l'évolution des Germes, qui amène une telle désorganisation de leurs parties, qu'ils ne soient plus reconnoissables. C'est vraisemblablement cet état maladif qui dénature l'embrion dès sa première formation, & l'empêche de parvenir à la vitalité, que l'on a désignée sous le nom de Faux-Germe. Les Faux-Germes sont ordinairement expulsés de la matrice du troisième au quatrième mois, par un mécanisme dont nous nous sommes occupés ailleurs, & qui souvent demande à être aidé par différens moyens, que nous rapporterons à l'article Avortement. Le Faux-Germe, en continuant de prendre des accroissemens dans la matrice, dégénère en ce qu'on appelle Môle. *Voyez*, pour de plus grands détails, l'article Mole. (*M. Petit-Radel.*)

FAUSSES-COUCHES. *Abortus.* Dénomination impropre qui signifie un accouchement prématuré, avant que l'enfant soit viable. Il s'est glissé dans la Pratique des Accouchemens beaucoup de mauvais termes, tels que celui-ci, parce que cet Art a été le plus souvent exercé par des ignorans qui se sont occupés de leur besogne comme d'un métier qui devoit les faire vivre, sans se soucier de le perfectionner; que ceux qui tendent à cette perfection sont en petit nombre, & conséquemment point assez répandus pour donner vogue aux meilleures dénominations; que les routiniers, qui quelquefois écrivent moins pour avancer l'Art que pour prôner leurs succès, se servent des termes communs comme d'une marchandise courante, pour être entendus du plus grand nombre; ainsi la Science continuellement perd dans de pareilles mains, & perdroit vraisemblablement encore, si quelques Savans ne résistoient point au torrent, en l'appuyant sur une meilleure base, qui est une exacte définition des termes. *Voyez* l'article AVORTEMENT. (*M. PETIT-RADEL.*)

FAUSSE-GROSSESSE. *Graviditas spuria.* Développement de la matrice par un corps autre que celui qui la dilate dans la grossesse occasionnée par un enfant bien portant. On en distingue deux espèces générales, l'une qui est la suite d'une vraie grossesse dont le produit a dégénéré, & l'autre, qui est formée par de l'eau, de l'air, du sang, des glaires, &c. Les signes des Fausses-grossesses ne sont rien moins que certains, on a bien quelques indices; mais en général il faut peu compter sur eux; car l'expérience a plus d'une fois démenti ce qu'une théorie hazardée avoit fait avancer. Ainsi, lorsque la matrice est singulièrement pesante, qu'on sent, à travers ses parois, une fluctuation profonde, on présume alors que la grossesse est formée par de l'eau; si, en palpant la vulve, on sent une rénitence, & que la femme éprouve en même-tems une très-grande légèreté, on peut croire à ce que les Auteurs appellent Physométra. Le col de la matrice ne peut offrir aucun indice dans ces cas, comme dans ceux de môle ou de faux-germe; car les changemens qu'il éprouve sont les mêmes, que le produit de la conception, soit doué de vie ou non. L'on peut confondre différentes affections des ovaires, & même du bas-ventre, avec la Fausse & même la vraie grossesse; ces erreurs arrivent souvent dans la pratique, soit par la faute des femmes, qui rendent mal les symptômes de leur maladie, soit par l'ignorance de ceux auxquels elles ont recours. Mais il faut dire vrai, l'erreur est souvent dans le manque de signes caractéristiques. *Voy.* MÔLE. (*M. PETIT-RADEL.*)

FAYE (George De La), Professeur & Démonstrateur Royal en Chirurgie à Paris, ancien Chirurgien des Camps & Armées du Roi, Directeur de l'Académie Royale de Chirurgie, & Associé de celles de Madrid, Rouen, &c. Ce Professeur, s'est acquis une très-grande réputation, tant par les Ouvrages qu'il a publiés, que par l'enseignement & les succès qu'il a eu dans sa pratique. Le Cours des Opérations de Chirurgie de Dionis étoit le seul que les Elèves pussent consulter, lorsque M De La Faye fut promu à la chaire des Opérations, aux Ecoles de Chirurgie. L'Art avoit fait beaucoup de progrès depuis la publication de cet Ouvrage; & rien n'en annonçoit les richesses, quand ce Professeur se détermina à les ajouter à celui-ci, qui avoit toujours la vogue parmi les Élèves. Les notes dont il l'a augmenté, & qu'il a prises tant des Auteurs les plus connus, que de sa pratique, rendent ce Livre infiniment intéressant. Il est fâcheux cependant que ces notes ne fassent point un corps d'Ouvrage, & que l'Éditeur ne les ait point fondu avec, pour en faire un tout plus uniforme; car il est toujours désagréable d'apprendre des faits pour les voir démentis quelques pages après, défauts qu'auront toujours ces sortes de travaux imparfaits. M. de la Faye étoit, plus qu'aucun autre, dans le cas de paroître par lui-même, & non sous l'ombre d'un Auteur qui vivoit une quarantaine d'années avant lui. Mais, ce qu'il projettoit, il n'a pu l'exécuter, quoiqu'il ait laissé les matériaux tout prêts. Il les a laissés fort en ordre, néanmoins le tems où ils paroîtront n'est pas plus certain que celui où l'on publiera un traité complet d'Opérations de Chirurgie que de grands-Maîtres annoncent depuis longtems sans réaliser leur promesse. Quatre ans après la publication de cette édition des Opérations de Dionis, en 1744, M. De La Faye donna ses Principes de Chirurgie, dont il y a eu depuis un très-grand nombre d'éditions & de traductions, qui sont sans contredit le plus grand éloge de cet Ouvrage. L'Auteur présente en peu de mots, avec beaucoup de clarté & de méthode, les dogmes fondamentaux de son Art, d'après les principes les plus reçus. Il manque en Médecine un ouvrage en ce genre: nous avons osé l'entreprendre, & il pourra paroître dans des circonstances plus favorables; fasse le ciel qu'un pareil succès puisse récompenser nos peines, la satisfaction d'être utile nous dédommagera suffisamment de nos veilles. M. De La Faye est encore Auteur de plusieurs Mémoires qu'on trouve parmi ceux de l'Académie Royale de Chirurgie; il a aussi inventé plusieurs instrumens qui indiquent que ce Praticien avoit véritablement le génie de son Art. (*M. PETIT-RADEL.*)

FELURE. ῥαγμή. *Rima.* *Voyez* l'article FISSURE. (*M. PETIT-RADEL.*)

FÉMUR. *Voyez* l'article CUISSE.

FENTE. ῥαγμή. *Fissura.* *Voyez* l'article FISSURE. (*M. PETIT-RADEL.*)

FERRI (Alphonse), Médecin célèbre d'Italie, qui florissoit au commencement du seizième siècle. Il fut élevé à une chaire publique de Chirurgie, & élu premier Médecin du Pape Paul III. Il s'acquit une très-grande réputation dans toute l'Italie, tant par ses hautes connoissances en Chirurgie, que par les Elèves qu'il forma en Anatomie; Science qu'il a cultivé avec un goût particulier, & dont il a su inspirer l'amour à nombre de jeunes Médecins qui le suivirent, lesquels ont répandu son nom par toute l'Europe. Le principal Ouvrage que Ferri ait donné, est un Traité sur les plaies d'armes à feu. Il parut *in-folio*, à Lyon, en 1553. On peut le regarder, pour le tems où il fut écrit, comme un Ouvrage excellent. Il est divisé en trois parties; dans la première, il annonce les signes qui caractérisent ces sortes de plaies, les symptômes qui les accompagnent, & les principales causes qui les produisent. Dans la seconde, il indique les topiques & remèdes extérieurs qui conviennent le plus; & dans la troisième, il passe en revue les remèdes internes que le Médecin doit prescrire en pareil cas. Nous n'analyserons point ici cet Ouvrage; les grands points de doctrine qu'il renferme devant trouver leur place dans l'histoire des plaies d'armes à feu. Il a encore publié un Traité sur les maladies vénériennes; mais il n'est point comparable au premier. Ferri est l'Auteur d'une espèce de pinces pour extraire les balles qui séjourneroient dans le tissu de nos parties. *Voyez* cet instrument décrit à l'article ALPHONSIN. (*M. PETIT-RADEL.*)

FEU. *Voyez* CAUTERE & CHALEUR.

FEU SACRÉ. On a donné ce nom à différentes espèces d'éruptions, & notamment à un érésypèle qui s'est montré quelquefois comme épidémique, & qui étoit accompagné des symptômes les plus graves. *Voy.* ERÉSYPELE *Voy.* aussi *Eresypelas pestilens* de Sauvage.

On donne assez généralement aujourd'hui le nom de Feu sacré à une maladie que les Nosologistes ont regardée comme une espèce d'érésypèle, quoique très-différente de celle-ci par ses symptômes; c'est l'*Ignis sacer* de Celse, le *Zoster* de Pline, la *Zona* de Hoffmann & d'autres Auteurs. Les Anglois lui donnent le nom de *Shingles.*

Cette maladie se manifeste par des ampoules assez égales entr'elles, quelquefois jaunâtres, souvent livides, remplies d'un fluide à-peu-près transparent: lorsque ces ampoules sont larges & distinctes, on n'observe pas beaucoup de rougeur à la peau dans leurs interstices; mais, lorsquelles sont confluentes, la couleur de la peau est beaucoup plus altérée. L'éruption est généralement précédée & accompagnée de symptômes fébriles, tels que des frissons, des maux de cœur, & même des vomissemens; cela néanmoins n'a pas lieu universellement dans tous les cas. Les pustules se manifestent ordinairement sur la poitrine, sur le dos, sur le bas-ventre ou sur les reins; quelquefois elles forment autour du corps une espèce de ceinture plus ou moins complette; d'autres fois on les voit occuper différens petits espaces sur diverses parties du tronc. Les symptômes fébriles ne disparoissent pas aussi-tôt que l'éruption est complettement formée; mais ils se dissipent peu-à-peu, à mesure que le fluide contenu dans les pustules s'épaissit; celles-ci commencent alors à se détacher sous la forme de croûtes d'un brun foncé; & la maladie se termine ordinairement au bout d'un période de huit à douze jours.

Quoique le Feu sacré soit une maladie qui a son principe dans une cause interne, & quoique l'éruption en soit accompagnée de symptômes qui affectent d'une manière plus ou moins violente toute l'économie animale, on ne doit pas le regarder comme une maladie dangereuse. C'est un préjugé qui règne parmi le Peuple, que, si l'éruption forme un cercle complet autour du corps, le malade ne se rétablira point; il est rare qu'elle environne le tronc aussi régulièrement; mais il est plus que probable que ce pronostic n'est pas mieux fondé que tant d'autres opinions vulgaires, de la fausseté desquelles on peut tous les jours avoir des preuves.

Le traitement de cette maladie est fort simple; il consiste à favoriser une douce transpiration par des boissons délayantes, par quelques diaphorétiques salins, & par les précautions nécessaires pour que le malade n'éprouve aucune influence du froid. Comme l'éruption est quelquefois accompagnée d'une irritation pénible & de beaucoup d'angoisse, on peut donner quelques petites doses d'opium qu'on rendra propre à favoriser la transpiration, en le mêlant avec le double de son poids d'ipécacuanha, comme dans la célèbre poudre sudorifique de Dover.

Lorsque les pustules seront sèches, on terminera la cure par un ou deux laxatifs très-doux.

L'on n'est pas dans l'usage d'appliquer aucun topique sur les parties affectées; on regarde même en général toute application extérieure comme dangereuse; dans des cas cependant où l'irritation étoit très-grande, nous avons vu appliquer avec avantage des feuilles fraîches de chou, & d'autres végétaux émolliens; les malades se sentoient rafraîchis & calmés, & il n'en résultoit aucun inconvénient.

FEU VOLAGE, *ignis volaticus*. Espèce de dartre vive qui attaque sur-tout le visage, particulièrement aux enfans, & qui en occupe tantôt une partie, tantôt l'autre. *Voyez* DARTRE.

FEUILLE DE MYRTHE. Espèce de spatule dont l'extrémité, terminée en pointe, la fait ressembler à la feuille de l'arbrisseau dont elle porte le nom. L'usage de cet instrument est de nétoyer le bord des plaies & des ulcères, & d'en ôter les ordures que le pus, les onguens ou les autres topiques peuvent y laisser. Cet instrument est ordinairement double, parce qu'on fait de l'extrémité qui sert de manche, une pince propre à disséquer & à panser les plaies, ou une petite cuillere pour tirer les balles & autres petits corps étrangers; ou bien elle est creusée en gouttière, & forme une sonde cannelée. Comme la feuille de myrte, dont le manche est terminé par une pincette, est la plus difficile à construire & la plus recherchée, c'est celle dont nous allons donner la description d'après M. Garengeot, dans son Traité des instrumens de Chirurgie.

Pour fabriquer cet instrument, les Ouvriers prennent deux morceaux de fer plat, long d'environ dix pouces, & large d'un travers de doigt; ils les façonnent un peu, & les ayant ajustés l'un sur l'autre, ils en mettent un bout dans le feu, afin de les souder de la longueur de deux pouces & quelques lignes; cet endroit soudé, reçoit sous le marteau la figure d'une feuille de myrte, en le rendant, comme elle, large par son milieu, & le diminuant par ses deux extrémités. Il est plat d'un côté, & de l'autre il a une vive arête faite à la lime, qui, de sa base, continue jusqu'à la pointe. Les côtés de la vive arête vont en arrondissant se terminer à deux tranchans fort mousses, qui font les parties latérales de la feuille de myrte. On observe que la longueur de cette première partie de l'instrument n'excède pas deux pouces, ni sa largeur cinq lignes; & on lui donne une douce courbure, dont la convexité regarde le côté plane, & la cavité, qui est presqu'insensible, le côté de la vive arête.

La seconde partie de la Feuille de myrte, & qui lui sert de manche, est une pincette formée par les deux morceaux de fer appliqués l'un contre l'autre, & qui ne sont soudés qu'à l'endroit qui caractérise la feuille de myrte. Ces deux morceaux de fer vont en diminuant jusqu'à leur extrémité, & sont limés d'une manière à les rendre élastiques; ils s'écartent l'un de l'autre par leur propre ressort, qui est encore augmenté par une courbure qu'on donne à chaque branche de la pincette, à l'extrémité intérieure desquelles on a fait des rainures transversales, pour que l'instrument serre plus exactement. Cet instrument doit avoir cinq pouces quatre ou cinq lignes de long, & les branches deux à trois lignes de large. *Voyez* les Planches.

FIC. Συκωσις. *Ficus.* Tumeur assez souvent circonscrite, reposant communément sur une base retrécie, ayant une apparence assez semblable à celle des excroissances, ordinairement molle, quelquefois cependant dure, indolente, & comme schirreuse. Les Fics sont des symptômes que Sauvages range dans l'ordre des condylômes, & avec assez de raison, car ils en ont les mêmes apparences. Comme eux, ils sont sans ulcération; la différence est qu'ils sont à pédicule, & se terminent par un renflement qui a l'apparence d'une figue d'où leur vient leur dénomination. On dit que Martial les a particulièrement eu en vue dans une de ses Epigrammes; si le fait étoit bien prouvé, il reculeroit fort loin l'époque de la naissance assignée à la maladie vénérienne. Les Fics, comme les condylômes, sont sujets à s'excorier, à devenir douloureux, & même cancéreux, quand ils sont situés à des endroits où il y a beaucoup de frottement, notamment à la marge de l'anus. Les Fics demandent les mêmes moyens curatifs que les condylômes, & à l'époque du traitement général que nous avons conseillé pour ce genre de maladie, *Voyez* CONDYLOMES, quand ils ne se sont point flétris, comme il arrive ordinairement. On peut les faire périr avec plus de succès par la ligature, que les condylômes dont la base est beaucoup plus large. (*M. PETIT-RADEL.*)

FILET (Opération du), *Sectio Linguæ frænuli.* La langue est non-seulement fixée dans la bouche par ses propres muscles, mais encore par différentes productions ligamenteuses, & entr'autres par une qui, naissant de l'intérieur de l'arc de la mâchoire, s'étend inférieurement sous la langue jusqu'au voisinage de sa pointe. Cette production, qui n'est autre chose qu'une continuation de la membrane propre de la bouche, est ce que les Auteurs & le vulgaire même nomment communément le Frein ou Filet de la langue. Or il arrive assez souvent chez les enfans qui viennent de naître, que cette partie est trop courte, ou qu'elle se continue trop près la pointe de la langue. Quand la chose a lieu ainsi, l'enfant ne peut porter convenablement la pointe de la langue vers le palais pour saisir & presser le mamelon de sa mère; & manquant ainsi d'une nourriture qui lui est nécessaire, il sèche & dépérit insensiblement. Il est facile de reconnoître cette circonstance; il ne s'agit que de mettre le petit doigt dans la bouche de l'enfant; s'il le saisit bien & le lâche difficilement, l'on peut présumer que la difficulté qu'il éprouve à teter, vient moins d'un vice du Filet, que d'un défaut dans le volume ou la longueur du mamelon, & dans ce dernier cas, il faut lui donner une autre nourrice. Mais, comme l'observe M. Sabbatier, il peut se faire que cette difficulté vienne de la mauvaise habitude que l'enfant a contractée depuis le moment de sa naissance, d'appliquer sa langue au palais, au lieu de la porter au-dessous du mamelon, & de le saisir avec l'extrémité de cette partie. On a vu, continue le même Auteur, des enfans prêts à mourir, faute de prendre de la nourriture, parce que cette cause les empêchoit de teter; & ils ont été guéris sur-le-champ par la simple précaution de leur abbaisser la langue avec une spatule, pendant qu'on leur présentoit le mamelon; car lorsqu'ils connoissent une fois l'espèce de mouvement qu'ils doivent exercer, ils ne s'y méprennent plus.

Non-seulement l'on pratique l'opération du Filet, pour faciliter à l'enfant la suction, mais encore pour lui rendre la parole plus aisée, quand on présume que le bégayement ou la mutité dont il est affecté, proviennent d'une trop petite étendue du Filet. L'opération, dans le premier de ces cas, doit être faite sur-le-champ, mais l'on peut différer pour le dernier. Elle consiste à couper le filet, soit avec des cizeaux, ou avec un scalpel. Dans chacun de ces cas, il est bon de soutenir la langue, pour qu'elle ne soit point blessée par l'instrument. Les Anciens avoient imaginé une spatule fort large & fendue par l'extrémité qui doit soutenir la langue de manière à recevoir le Filet. On peut en voir la forme dans la Planche qui est relative à cet article. J. L. Petit, qui a donné, en 1742, à l'Académie Royale des Sciences, un Mémoire relatif à cette opération, a imaginé une paire de cizeaux dont les pointes renfermées dans une châsse fendue, rendent nul par leur jeu, l'emploi de cet instrument; il se trouve dans nos Planches. L'enfant étant donc assis sur les genoux de sa mère, l'Opérateur lui ouvrira la bouche & élevera la langue avec l'index & le doigt du milieu de sa main gauche, pendant que de l'autre il introduira les cizeaux dont nous parlons sur le plat de leur lame, en sorte que la fente de la châsse reçoive le milieu du Filet; il fera ensuite agir les anneaux, & de cette maniere le Filet se trouvera coupé sûrement & à la profondeur convenable.

Il arrive quelquefois, quand on a porté l'incision trop au-delà de ce qu'il faut, ou quand on s'est servi de cizeaux pointus, au lieu d'émoussés, qu'on blesse les artères ranines qui ne sont que des ramifications de l'artère sublinguale, qui se portent dans l'intérieur du filet. Si l'on s'apperçoit de cet accident au moment même de l'opération, il faut toucher les vaisseaux qui fournissent, avec un petit morceau de vitriol, de glace, ou avec le bout d'une sonde rougie au feu. Mais souvent on ne s'en doute point, parce que les enfans avalent leur sang, à mesure qu'il coule, & alors s'affoiblissant de plus en plus, sans qu'on puisse en savoir la cause, ils meurent bientôt, & l'on est étonné à l'ouverture de leur corps, de trouver l'estomac rempli de sang. Ce malheur est arrivé plus d'une fois, & les Praticiens n'y sauroient donner trop d'attention. J. L. Petit, dans le Mémoire dont nous avons parlé plus haut, fait mention d'un moyen de compression qui lui a réussi souvent. C'est une fourche de bouleau dont le manche a quatre lignes de long, & chaque fourchon huit. On enveloppe cette fourche avec une bandelette de linge fin, puis on la pose sous la langue de manière que le manche de la fourche soit appuyé sur la partie moyenne & interne de la mâchoire inférieure, & que les fourchons s'étendent latéralement sous la langue. On arrête ensuite la langue avec une bande de linge dont le milieu s'applique sur son dos, & les chefs viennent croiser sous le menton; on fait ensuite plusieurs circulaires à l'entour du col.

L'Opération du Filet, observe l'Auteur que nous venons de citer, n'est point une des moins importantes, telle facile qu'elle paroisse à pratiquer, tant à raison de l'hémorrhagie, dont elle est quelquefois accompagnée, qu'à cause de la trop grande mobilité qui donne souvent lieu à sa propre déglutition. En facilitant ainsi cette fonction que l'enfant cherche continuellement à exécuter, & que sollicite encore le sang qui se porte vers le gosier, il va enfin jusqu'à avaler sa langue, c'est-à-dire, à l'engager si avant dans l'arrière-bouche, qu'il en est bientôt étouffé. Il faut donc au moins pendant les premiers vingt-quatre heures qui suivent l'opération, ne point abandonner les enfants à qui on l'a faite. Instruit par l'expérience, J. L. Petit a sauvé la vie à plusieurs enfans, en leur dégageant promptement la langue, qui avoit été ainsi avalée par le mécanisme ordinaire de la déglutition. Les nourrices feront donc bien de donner immédiatement après l'opération, le mamelon à l'enfant, pour accoutumer sa langue à la suction qu'il doit en faire, & le faire téter souvent; & pour peu qu'elles s'apperçoivent d'un commencement de suffocation, elles porteront le doigt dans la bouche, pour s'assurer si la langue n'auroit point été avalée, & la rameneront en cas qu'elle l'eût été. Mais quelquefois l'enfant réitère machinalement & à différentes reprises, cette déglutition qu'il ignore pouvoir lui être si funeste. Notre Auteur fut appellé dans un cas de ce genre, & il fut assez heureux pour lui sauver la vie, en lui portant le doigt dans la bouche à dessein de ramener la langue, qui étoit à demi-renversée; & il la contint par les moyens que nous venons d'indiquer; mais un jour, la nourrice ayant oublié leur application, la langue se renversa de nouveau, & l'enfant mourut.

Dans le cas où l'on seroit dépourvu des ciseaux de J. L. Petit, ou de la spatule fendue dont nous avons fait mention, on pourroit assujettir la langue avec le pouce, & l'indicateur de la main gauche introduit dans la bouche, observant de tourner la paume de la main du côté du nez de l'enfant. Ces deux doigts conduisent & gouvernent les branches des ciseaux, & règlent ainsi l'opération. Cette méthode est celle que préfère M. Faure, à toutes celles qui ont été rapportés ci-dessus. *Voy.* l'art. Ciseaux.

Nous ne quitterons point cette matière, sans faire mention d'une affection qui avoisine le Filet, & qui, quand elle a lieu chez les nouveaux nés, nuit singulièrement à la déglutition. L'Auteur, que nous venons de citer, est le premier qui en ait fait mention. Elle consiste, en un bourlet charnu, quelquefois si gros & si étendu, qu'il semble former une

une double langue : ce bourlet empêche l'action de cet organe sur le mamelon, & nuit conséquemment à la suction. M. Faure l'a emporté & avec succès avec des ciseaux, & d'autres fois il s'est contenté de le faire dégorger en le scarifiant de tems en tems, & par ce moyen, il a été souvent dispensé d'en venir à l'extirpation. (*M. Petit-Radel.*)

FIORAVENTI (Léonard). Il fut Médecin & Chirurgien à Bologne, & mourut en 1588. Il donna beaucoup dans les rêveries de l'Alchymie ; il composa un baume qui est encore d'un grand usage sous son nom. Il reconnoît avoir appris la Chirurgie de Matthieu Guaruccio, moine d'Italie, ainsi que la manière de guérir toutes les plaies avec trois remèdes. Il vint à Palerme, en 1548, y exerça la Chirurgie, & dit y avoir extirpé la rate. De cette ville il passa à Naples, où il guérit une femme d'une chûte de matrice & de vessie, après l'opération césarienne. Il alla en Afrique avec la flotte Espagnole, en 1550, y traita plusieurs plaies de tête avec succès ; il dit avoir remis un nez coupé, lequel reprit. Il revint à Naples en 1555 ; puis à Rome en 1558 ; ensuite à Venise ; enfin il se fixa à Bologne, où il prit ses grades en Médecine, & y fut fait Chevalier. Ce fut pendant sa résidence à Venise qu'il fit paroître son grand Ouvrage, intitulé : *La Cirurgia distinta in tre Libri*, in-8.° C'est un Ouvrage écrit dans un style fort emphatique ; & pour emprunter les termes de Haller, *informis & confusus labor, qui vix quidquam habet chirurgici præter titulos & medicamenta sua, quibus immensos effectus tribuit.* L'Auteur, en effet, y tient le langage d'un véritable charlatan ; il avoit la sotte prétention de connoître beaucoup d'herbes avec lesquelles il assuroit pouvoir guérir toutes les maladies externes ou internes. Voici ce qu'il dit à ce sujet : *molte sono le herbe con le quali sicuriamo e saniamo tutte le sorti di infermità così interiori come esteriori.* On voit, par ce passage, à quel point il portoit l'esprit de charlatanisme ou de tromperie. Il a encore fait paroître l'Ouvrage intitulé : *Compendio di secreti rationali*, *Venet.* 1571, in-8. Il n'y traite que des plaies & des ulcères, & il s'y annonce possesseur de remèdes particuliers. Il a enfin successivement publié les Ouvrages suivans : *Caprici Medicinali*. Venet. 1568. *Piccolo Discorso di Cirurgia*. Ces Ouvrages offrent, comme les autres, les traits les plus évidens du charlatanisme. (*M. Petit-Radel.*)

FISTULE. *Fistula*, en grec σύριγξ, un tube, un tuyau. Ulcère plus ou moins profond, avec un orifice étroit & souvent calleux. Cet ulcère communique ordinairement avec une ou plusieurs autres cavités de différentes grandeurs, & de différentes dimensions, situées en général dans le tissu cellulaire, entre les tégumens communs & les muscles, ou entre les interstices des muscles mêmes.

Ces différentes cavités, qu'on désigne généralement par les noms de sinus, ou de clapiers, servent en quelque sorte, de réservoirs, tant à la matière qui se forme dans le corps de l'ulcère, qu'à celle que fournissent leurs propres parois ; c'est pourquoi quand on détermine, par la compression, la matière contenue dans les clapiers à se porter dans ces sortes d'ulcères, ces derniers en rendent une quantité beaucoup plus considérable qu'on n'auroit lieu de l'attendre, en ne considérant que l'étendue de leur surface.

Cette description de l'ulcère fistuleux indique l'état le plus simple de la maladie ; mais lorsque cet ulcère a subsisté long-tems, ou que l'on a fait usage de topiques astringens & dessicatifs, sa surface interne devient fréquemment dure & calleuse ; il est alors dans l'état auquel la plupart des Auteurs ont assigné particulièrement le nom de Fistule.

La cause la plus fréquente des Sinus qui se forment dans les ulcères, & dans les abcès, est le séjour de la matière purulente, qui étant renfermée, se porte naturellement vers la partie la plus déclive ; si l'on ne lui ouvre pas alors une issue pour qu'elle puisse s'évacuer promptement & librement, elle s'introduit avec beaucoup de facilité entre les lames du tissu cellulaire, qui en raison de sa mollesse, n'oppose aucune résistance ; elle s'avance peu-à-peu le long des interstices des organes plus solides qui ne sont liés ensemble que par cette substance, & se fait jour enfin à la surface du corps, ou pénètre dans quelque cavité voisine.

Les bandages trop serrés produisent fréquemment le même effet lorsqu'on les applique directement sur les ulcères, & qu'ils ne sont pas placés de manière à agir également sur les parties voisines au-dessus & au-dessous des ulcères, c'est à quoi le Chirurgien doit faire la plus grande attention.

Il est rare que l'on ne puisse pas donner un pronostic favorable dans un cas d'ulcère fistuleux récent, ou même ancien, pourvu que l'ulcère soit situé de manière que l'on puisse y porter les remèdes convenables, & que la constitution soit d'ailleurs en bon état. Mais lorsque la maladie est ancienne, & sur-tout lorsque les clapiers s'ouvrent dans une articulation, ou sont placés de manière que l'on ne peut y pratiquer aucune opération, la guérison en devient fort difficile & fort douteuse. Aucune maladie ne résiste plus fréquemment à toutes les ressources de l'art que certaines espèces de celle-ci, & particulièrement que certains cas de fistule à l'anus.

Tous les anciens Auteurs, & plusieurs même parmi les modernes, recommandent dans les affections récentes de ce genre, de faire usage d'injections qu'ils appellent vulnéraires, ou cicas tisantes. Lorsque la maladie est plus avancée, & que, par la longueur du tems, les parois des sinus sont devenues calleuses, l'on prescrit des injections & des poudres escarotiques. Mais aucun de ces remèdes n'a jamais produit de bons effets permanens, & leur usage trop fréquent a souvent rendu durs & calleux des sinus qui étoient de nature très-bénigne.

D'autres ont conseillé dans tous les cas de ce genre, c'est-à-dire toutes les fois que les parois des sinus paroissent dures & calleuses, d'ouvrir leurs cavités d'un bout à l'autre, & d'en enlever toutes les parties qui ont contracté quelque dureté, afin de convertir le tout en un seul ulcère, & de le traiter ensuite suivant la méthode ordinaire.

Il n'est pas douteux, que l'on ne puisse très-fréquemment obtenir la guérison par cette méthode; mais indépendamment de la douleur considérable & de la cicatrice extrêmement large & désagréable qui en résulte toujours, cette pratique n'est pas dans tous les cas sans danger.

Elle ne peut jamais, par exemple, convenir pour les fistules qui s'étendent fort avant dans le rectum. Aucun Praticien certainement ne conseillera de recourir à un pareil moyen dans les cas de fistules qui pénètrent fort profondément, & s'étendent comme il arrive quelquefois, au-dessous des vaisseaux sanguins, des tendons ou des nerfs; & lors même que cette pratique seroit sans danger, on ne devroit peut-être l'adopter dans aucun cas; car on peut par une opération beaucoup plus simple, & moins douloureuse, obtenir toujours la guérison avec autant de certitude que par la destruction totale des parties.

L'on doit se proposer dans le traitement de tout ulcère fistuleux, de procurer l'agglutination de ses parois, de manière à détruire tout le vuide qui existe.

Les moyens les plus efficaces pour remplir cette indication consistent premièrement à faire une ouverture dans la partie la plus déclive du sinus, pour donner un passage libre à la matière; secondement, à exciter par une irritation légère un certain degré d'inflammation sur la surface interne de la cavité; (car il est prouvé que cet état inflammatoire est le plus propre à produire une adhérence entre deux parties quelconques,) de manière à obtenir au bout d'un tems convenable, une union solide des parois des sinus entr'elles.

L'on remplira complettement ces deux indications, & dans la plupart des cas, on le fera de la manière la plus convenable, en introduisant par l'orifice de l'ulcère, un séton qui suivra tout le cours du sinus jusqu'à son extrémité opposée, sur laquelle on pratiquera de la manière que nous l'avons prescrit pour les abcès, une ouverture assez large pour que la matière puisse sortir facilement. *Voyez* Abcès.

L'on choisira un Séton de coton, ou de soie, plus ou moins épais, suivant la largeur du sinus; on le diminuera peu-à-peu à mesure que la guérison avancera, en ôtant un ou deux fils tous les deux ou trois jours. Enfin, lorsque le vuide du sinus sera presque rempli, & qu'en conséquence l'écoulement sera considérablement modéré, on supprimera entièrement le séton. L'on appliquera alors sur la partie un bandage un peu serré, qu'il suffira de continuer un tems convenable, pour obtenir en général une guérison complette.

Dans tous les cas de ce genre, l'on doit donc s'occuper d'abord de découvrir la direction du sinus, ce que l'on peut communément faire avec facilité, en y introduisant la sonde; ou bien en observant l'endroit dans lequel la matière forme une pointe, lorsqu'on lui a donné le tems de s'accumuler, & en s'assurant d'où elle vient par la compression des parties affectées. Il faut ensuite introduire un séton, dans chaque clapier.

Un autre moyen de procurer cet état inflammatoire des parois du sinus, nécessaire à leur réunion, c'est l'incision longitudinale de toute la cavité. Dans les cas où la Fistule n'intéresse pas des parties qu'il puisse être dangereux de couper, & où le séton a des inconvéniens qui le rendent inadmissible, on ne doit pas hésiter de recourir à ce moyen qu'on emploie particulièrement pour les cas de Fistule à l'anus. *Voyez* Anus. On doit toujours le préférer, lorsque les parois des sinus sont devenues très-dures & calleuses, quoique même, dans ce dernier cas, le séton ait quelquefois un entier succès.

Lorsque l'on est parvenu, par ces moyens, à détruire les clapiers, il faut traiter les ulcères dont ils dépendoient, suivant la méthode ordinaire. *Voyez* Playe, Ulcère.

Nous observerons ici que cette partie de la Chirurgie doit beaucoup au célèbre M. Pott, pour avoir simplifié le traitement des Fistules à l'anus, & au périnée. L'on avoit coutume autrefois dans ces cas, & l'on continue même encore, comme nous l'avons remarqué, d'enlever entièrement les parties affectées, qu'elles soient calleuses ou non; ce qui non-seulement occasionne une grande douleur sans nécessité, mais encore produit très-rarement une guérison aussi facile & aussi prompte que celle que l'on obtient en se contentant de mettre les parties à découvert par une simple incision; ce qui est l'unique moyen que l'on doive tenter dans les cas même les plus fâcheux. Si l'on ne guérit pas par cette opération seule, ou par le séton, l'on n'y parviendra jamais en emportant les parties malades, à moins qu'elles ne soient toutes évidemment calleuses, & extrêmement dures; car il n'est pas douteux qu'en pareil cas, leur extirpation totale ou partielle, ne puisse quelquefois être nécessaire. Cependant, lors même que la dureté est extrême, on retire souvent beaucoup d'avantage, de mettre uniquement les clapiers à découvert, par une simple incision dans toute leur longeur; l'issue libre que l'on donne par ce moyen à la matière, & la nouvelle suppuration que l'on procure, suffisent souvent pour détruire les callosités, & lorsque l'on y est parvenu, on obtient communément une guérison complette.

Voyez pour le complément de cet article, les mots ABCÈS, ANUS, LACRIMALE, PÉRINÉE, SALIVAIRE.

FISSURE. ῥωγμὴ. *Fissura*, *Rima*. Félure, Fente. Les Praticiens, ainsi que les Auteurs les plus anciens ont désigné, par ces différens noms, une solution de continuité d'un os qui a l'apparence d'un cheveu : *Rima capillaris*. Les Anciens admettoient ce genre de fracture sur les os plats comme sur les os longs, & l'on a toujours continué de tenir à leur opinion quant à ces derniers, jusqu'au temps où J. L. Petit fit paroître son Traité des Maladies des Os. Ce Praticien croit imaginaire la fracture qu'on dit se faire exactement selon la longueur des os. La raison qu'il en donne, est qu'il n'y a point de coup capable de fracturer ainsi l'os qui ne puisse le rompre en travers avec bien plus de facilité. Les signes que Fabrice d'Aquapendente donne de la Fissure ne sont rien moins que concluans. Il dit : *quod si os secundum longitudinem fractum sit, primò adest membri crassities ultrà naturalem statum, deindè dolor, tum membri inæqualitas.* Mais tous ces symptômes, quand ils paroissent, doivent plutôt se rapporter aux effets de la contusion qu'à toute autre cause: d'ailleurs en lisant le texte de Fabrice, l'on voit qu'il entendoit par fracture en long ce qu'aujourd'hui l'on désigne sous le nom de fracture oblique. En effet, observe J. L. Petit, pour la fracture qui seroit précisément selon la longueur de l'os, il ne proposeroit point de faire l'extension, puisqu'il est clair qu'elle ne conviendroit point pour une fracture de cette espèce, & il ne recommanderoit point de gêner les os, puisqu'il n'y a point de déplacement, en supposant qu'elle eût lieu. En analysant les observations que Duverney nous a laissées en faveur des fractures en long, dans son Traité des Maladies des Os, on n'y trouve pas plus de preuves réelles. Nous renvoyons, pour ces détails, à l'excellent Discours qui se trouve à la tête de l'ouvrage de J. L. Petit, où l'Éditeur combat cette opinion avec les armes de la discussion la plus sévère. Il conste, d'après les faits & argumens qu'il déduit, que la fissure ne peut avoir lieu que dans les cas de plaies d'armes à feu, où les fracas & les esquilles se prolongent souvent jusqu'à l'articulation la plus voisine. Ces sortes de fractures sont très-difficiles à reconnoître; le plus souvent elles sont accompagnées d'accidens qui dérivent moins de leur nature, que de la commotion ou secousse dont sont toujours accompagnées les plaies d'armes à feu, & des dérangemens qui s'ensuivent, soit dans la moëlle, soit dans la propre substance de l'os.

Mais si les Auteurs ne sont pas tous d'accord sur l'existence de la Fissure, dans les os longs, ils ne se réunissent pas moins tous pour l'admettre sur les os du crâne, à la suite des coups reçus à la tête. On lui donne ici le nom de *Scissura*; elle est sensiblement apparente ou très-peu : dans ce dernier cas, on la désigne sous le nom de Fente capillaire, & dans l'un comme dans l'autre, elle a lieu, ou sur l'endroit même qui a éprouvé la violence du coup, ou ailleurs. *Voyez* pour ce qui a rapport à tous ces cas, & aux opérations qu'ils nécessitent, l'article TRÉPAN. (*M.* PETIT-RADEL.)

FLABELLATION, terme dont s'est servi Ambroise Paré, pour exprimer le renouvellement de l'air sur un membre fracturé, ou son rafraîchissement, que l'on procure en changeant la partie de place, ou en la soulevant quelquefois, dans la crainte qu'elle ne s'échauffe, & qu'il ne survienne inflammation. Ce mot vient de *Flabellum*, qui signifie Eventail. La cure universelle des fractures comprend trois intentions principales; la première, de réduire les pièces d'os dans leur état naturel; la seconde de les maintenir dans cet état, & la troisième consiste à prévenir les accidens, & à y remédier s'ils surviennent. *Voyez* l'art. FRACTURE.

Le plus commun de ces accidens, même dans les fractures les plus simples, est le prurit, ou démangeaison; il est quelquefois insupportable, par la douleur qu'il cause, laquelle est bientôt suivie d'inflammation & d'ulcération, si l'on n'y remédie. On préviendroit cet accident, si l'on avoit soin de bien laver la partie avec de l'eau ou du vin tiède, avant l'application du premier appareil. J'ai remarqué, dit M. Louis, que le prurit & les accidens qui en résultent, étoient plus fréquens dans les hôpitaux qu'ailleurs, & qu'ils étoient presque toujours causés par la malpropreté antécédente. La compression des membres, les matières transpirables retenues & échauffées forment avec la crasse une acrimonie qui enflamme & ulcère la partie; c'est pourquoi Paré dit qu'il faut, dans ce cas, lever l'appareil de trois en trois jours, pour donner de l'air à la partie, & faciliter la transpiration. Il prescrit la fomentation faite avec une décoction de sauge, de camomille, de roses bouillies dans de l'eau & dans du vin. S'il s'étoit formé des vésicules, ou phlyctènes, il faudroit les couper, & appliquer dessus quelque onguent rafraîchissant & dessicatif, comme l'onguent blanc de Rhasis camphré. « Le Chirurgien doit pareillement prendre garde, dit Ambroise Paré, que la partie blessée ait souvent une Flabellation, afin qu'elle n'acquière inflammation. La Flabellation se fera en la changeant de place & en la soulevant par fois. Tel précepte n'est seulement à noter pour les fractures, mais aussi pour toutes parties blessées & ulcérées. » *Extrait de l'anc. Encyclopédie.*

FLUCTUATION, mouvement qu'on imprime au fluide épanché dans une tumeur, en appliquant dessus un ou deux doigts de chaque main à quelque distance les uns des autres, & les appuyant alternativement, de manière que les uns pressent un peu, tandis que les autres sont posés légèrement, cette pression oblige la colonne de matière liquide sur laquelle elle se fait, de frapper les doigts qui sont posés de l'autre côté; & la sensation, qui en résulte, annonce la présence d'un fluide épanché.

Lorsque le foyer d'un abcès est très-profond, la Fluctuation est souvent très-obscure, ou ne se fait point sentir du tout. Les signes rationels qui annoncent la formation du pus, & ceux qui indiquent qu'il est formé, peuvent déterminer dans ce cas. *Voyez* ABCÈS & SUPPURATION.

Il survient assez communément un œdème aux parties extérieures qui recouvrent une suppuration profonde. Lorsque la matière est sous quelque aponeurose, on sent difficilement la Fluctuation, cependant la douleur continue par la tension de cette partie; mais elle change de caractère, elle n'est plus pulsatile; ce sont alors les signes rationels qui doivent indiquer à un habile Chirurgien le parti qu'il doit prendre; l'expérience est d'un grand secours en pareille circonstance. *Extrait de l'ancienne Encyclopédie.*

FLUXION. *Fluxio.* Les Auteurs désignent ainsi le mouvement par lequel les humeurs se portent spontanément & avec une certaine vélocité, vers une partie, pour y former ce qu'on appelle des Tumeurs chaudes. Quand les humeurs, sans avoir cette rapidité, se déposent d'une manière beaucoup plus lente, & comme insensible, on dit que la tumeur se forme par congestion; manières de s'exprimer qui ne cadrent point avec les notions jusqu'à présent reçues de notre organisme. Il ne faut point confondre la Fluxion avec la délitescence & la métastase, qui sont des terminaisons de maladies, bonnes ou mauvaises, selon les circonstances, encore moins avec la stase de la lymphe dans ses propres vaisseaux, ou son séjour dans les cellules du tissu cellulaire, quand une cause particulière s'oppose à sa libre circulation. Actuellement on se réunit pour désigner sous le nom de Fluxion, tout gonflement blanc ou séreux, qui survient sur quelque partie, à la suite d'une irritation nerveuse, & dont la douleur est communément la compagne. Les nerfs paroissent entrer pour beaucoup dans la formation des tumeurs par Fluxion; du moins il est prouvé, à l'égard de celles qui paroissent à la face, que la cause gît plus communément dans une dent cariée, qui est un point d'irritation vers lequel les humeurs semblent se porter avec plus d'abondance. On en pourroit dire autant de tous les gonflemens blancs qui accompagnent diverses affections locales, qu'on peut regarder comme symptômes vénériens; les piquures dans le cas de panaris, de morsures d'animaux vénimeux, &c. Nous renvoyons, pour la confirmation de ces faits, aux divers articles de cet Ouvrage, qui ont rapport à ce sujet. (*M.* PETIT-RADEL.)

FOMENTATION, *Fomentatio, Fotus*, de *fovere*, étuver, réchauffer. Médicament qu'on applique ordinairement en forme liquide sur quelque partie du corps, pour ramollir & détendre, quelquefois pour réchauffer & fortifier. On fait des fomentations avec l'eau, le lait, l'huile, le vinaigre, le vin, l'eau-de-vie, suivant les indications. *Voyez* BAIN. Il y a des Fomentations sèches, qui sont des sachets de différentes drogues, qu'on arrose de tems à autre de vin, d'eau-de-vie, de vinaigre ou d'autres liqueurs.

FONDANT. *Voyez* DISCUSSIF.

FONGUEUX. On appelle chairs fongueuses, ou baveuses, des chairs mollasses, superflues, qui s'élèvent en manière de champignons dans les parties ulcérées. *Voyez* ULCERE FONGUEUX.

FONGUS, ou FUNGUS, excroissance en forme de champignon qui vient dans toutes les parties du corps, mais plus particulièrement au fondement. *Voyez* CHAMPIGNON. On donne aussi le nom de Fic à cette maladie. Le Fongus devient souvent squirreux, & quelquefois carcinomateux.

La cure des Fongus consiste à en faire l'extirpation avec l'instrument tranchant, ou les caustiques, ou par la ligature. *Voyez* CONDYLOME.

FONTICULE. *Voyez* CAUTERES.

FONSECA (Roderic à), Docteur en Médecine. Lisbonne fut sa patrie. Il eut une réputation d'autant plus durable, qu'elle étoit fondée sur un vrai savoir. Ce fut à elle qu'il dut la place de Professeur en Médecine à Pise, où il enseigna fort long-tems; de cette Université il passa à celle de Padoue, où il professa avec un égal succès. Fonseca étoit de ces hommes qui emploient tous leurs momens; ceux que l'enseignement & la pratique lui laissoient de reste, étoient réservés à l'étude. C'est à ces veilles si bien ménagées, que nous devons l'Ouvrage intitulé: *Consultationes Medicæ*, où l'on trouve plusieurs détails intéressans sur l'opération de la bronchotomie dans le cas d'esquinancie, & dont nous avons fait usage dans son article. Il a encore fait paroître à Rome, en 1586, un autre sous le titre de *Calculorum remediis.* Celui-ci offre des détails intéressans sur les symptômes de la pierre, & sur l'usage des diurétiques incisifs dans cette affection. (*M.* PETIT-RADEL.)

FORCEPS. Instrument usité dans la pratique des accouchemens, & dont la dénomination signifie proprement en latin, une paire de tenailles

Il convient généralement à toutes les espèces de pinces, ciseaux, cisoires, tenettes, & autres instrumens avec lesquels on saisit & l'on tire les corps étrangers; cependant l'usage a voulu qu'on l'ait réservé à une espèce de tenette destinée à extraire un enfant, dont la tête est enclavée. On lui a d'abord donné le nom de tire-tête de Palfin; nom qu'on a abandonné pour lui rendre celui de Forceps. On doit la connoissance du Forceps aux Anglois, & notamment à Chapman; depuis il a été perfectionné par Palfin, Levret, & Smellie. C'est une espèce de pince ou double levier, composé de deux branches parfaitement semblables, vuides dans leur milieu, & jointes ensemble au moyen d'un pivot mobile, qui en passant par l'ouverture de l'une d'elles, sert à réunir, & à faciliter le jeu des deux pièces de l'instrument. Cette disposition a fait distinguer les branches, en mâle, & en femelle. *Voyez* les Planches relatives à cet article. On distingue à chaque branche, une cuillere, un corps, & un crochet; celui-ci, sert à retenir la main, & à lui donner plus de force lorsqu'on fait usage de l'instrument. On a beaucoup varié sur la courbure & l'excavation des cuillers du Forceps; mais en France, l'on en est toujours revenu à la forme que leur a donné M. Levret. Aussi regardons-nous celui-ci comme préférable à tous les autres, même à celui de Smellie, qui est représenté dans nos Planches. Sa longueur n'est point un désavantage dans un grand nombre de cas. On peut voir dans l'ouvrage de cet Auteur, intitulé: *Observations sur les causes & accidens de plusieurs accouchemens laborieux*, tout ce qui a rapport à cet instrument intéressant, & les détails dans lesquels nous ne pouvons entrer actuellement. Le Forceps dont Smellie se servoit, & qui est encore d'usage à Londres, est également composé de deux pièces qui se joignent par une encochure. On les fixe par un lac ou lien qu'on noue sur les manches. M. Levret dit que cette jonction par deux coches profondes qui se reçoivent mutuellement, est plus commode dans l'usage que la jonction par entablement à mi-fer, mais il ne la croit pas si stable, non-seulement par le défaut d'opposition exacte des parties supérieures de l'instrument, mais encore par le vacillement des branches que le lien ne peut empêcher.

Le Forceps fut d'abord proposé pour extraire la tête arrêtée au passage, & dans le cas seul où on la croyoit enclavée. Depuis l'on a un peu plus étendu son usage, on l'a recommandé pour aller saisir la tête au dessus du bassin, lorsqu'elle ne pouvoit passer par le détroit supérieur; on l'a recommandé pour dégager les fesses & les amener à soi, quand elles sont si serrées, qu'on ne peut repousser l'enfant pour l'aller prendre par les pieds. On a plusieurs exemples de succès de l'application du Forceps en pareilles circonstances; mais tels concluans qu'ils semblent être, ils ne nous paroissent nullement décisifs, d'après la manière d'agir de cet instrument, & les accidens auxquels il expose dans le plus grand nombre de cas où il est employé inconsidérément. Aussi pensons-nous, dit M. Baudelocque, dans son Ouvrage sur l'Art des Accouchemens, qu'on ne doit jamais y avoir recours, que dans les cas où il s'agit d'extraire la tête; & alors ses avantages comme ses inconvéniens, sont en raison du rapport qui existe entre les dimensions de cette partie, & celle du bassin. Quand ce rapport est dans l'ordre naturel, le Forceps bien dirigé, ne porte aucune atteinte défavorable à la mere ni à l'enfant, mais l'un & l'autre en reçoivent des impressions plus ou moins fâcheuses, lorsque ce rapport n'existe pas, & que la tête ne peut traverser le bassin, sans éprouver une très grande réduction.

On a sur la manière d'agir du Forceps, une opinion qui n'est rien moins que prouvée, savoir, qu'il ne sauroit comprimer la tête, dans un sens qu'il ne la contraigne de s'alonger dans un autre, en sorte que, quelque soit la compression, le cerveau n'en peut être que foiblement affectée. Mais telle légère qu'on suppose celle-ci, ce que la tête gagne du côté opposé, ne peut jamais compenser ce qu'elle perd là où les branches du Forceps la compriment; & pour mieux le prouver, supposons avec l'Auteur que nous venons de citer, une tête enclavée & fixée selon sa longueur, entre le pubis & le sacrum de la mère. Si l'on applique alors le Forceps sur les côtés de la tête, en la comprimant d'une protubérance pariétale à l'autre, l'instrument ne la forcera pas certainement de s'alonger, de l'occiput au front, puisque ces deux parties sont dans un contact très-serré avec le bassin. D'ailleurs la tête ainsi fixée, ne sauroit s'alonger de la base à son sommet, si ce n'est de bien peu de chose. Si donc le Forceps appliqué de cette manière, diminue l'épaisseur transversale du crâne, ce ne peut-être qu'en déprimant les pariétaux, les applatissant & les faisant passer l'un sur l'autre supérieurement, ce qui ne peut arriver, sans que la capacité du crâne ne diminue, & que le cerveau n'en soit comprimée. Il n'en est point ainsi dans le cas où la tête passe par un détroit retréci de toute part: la tête s'alonge alors dans toutes ses dimensions, & si la forme du crâne paroît changer, sa capacité n'en reste pas moins la même, & à peine le cerveau se ressent-il de l'état de gêne où il étoit précédemment. Aussi quand elle est sortie, se rétablit-elle avec la plus grande aisance, & souvent en très-peu de tems, comme la pratique le prouve journellement. La chose arrive ainsi, dans tous les cas où les détroits sont au-dessus de trois pouces & un quart, car dans les cas contraires, il est assez ordinaire qu'il y ait fracas du crâne, & même enfoncement des pièces fracturées & séparation du péricrâne, où de la dure-mere, aux environs des sutures, accidens qui dénotent un chevauchement considérable. Ceux qui sont persuadés qu'on peut diminuer, sans danger, le volume de la tête, de six lignes, & plus avec le Forceps, n'en jugent que d'après les cas fâcheux que nous venons de citer. M. Baudelocque, qui a porté l'examen au scrupule sur ce sujet, a fait pour le mettre dans tout son jour, beaucoup d'expériences, d'où il conclut, 1.° que la réduction éprouvée par la tête entre les cuillers de Forceps, est différente à quelque égard, selon que les os du crâne présentent plus ou moins de solidité au terme de la naissance, & que les sutures, ainsi que les fontanelles, sont plus ou moins serrées. 2.° Que cette réduction, en aucun cas, ne sauroit être aussi grande, que certains Accoucheurs l'ont annoncée, & qu'elle ira bien difficilement & rarement, au-de-là de quatre à cinq lignes; lorsque l'instrument agira sur les côtés de la tête. 3.° Qu'on ne doit jamais évaluer son étendue d'après l'écartement des branches de l'instrument, à l'extrémité opposée à celle des cuillers, & le dégré de rapprochement qu'on leur fait éprouver avant d'extraire la tête, ni d'après les forces qu'on emploie pour les rapprocher ainsi. 4.° Enfin que les diamètres qui croisent celui suivant lequel on comprime la tête, loin d'augmenter dans les mêmes proportions que celui-ci diminue, n'augmentent pas même d'un quart de ligne, & en deviennent quelquefois plus petits.

Quand le bassin de la mère n'a que trois pouces, moins quelques lignes de diamètre, il ne faut point s'attendre à extraire l'enfant vivant, avec le Forceps, son usage est même dangereux lorsqu'il n'a que trois pouces justes; mais alors il faut moins compter sur la réduction de la tête, que sur la facilité que l'instrument offre d'attirer cette partie, sur laquelle se portent déjà les efforts expulsifs de la matrice. Ceux qui ont conseillé le Forceps en pareil cas, ont toujours prescrit d'attendre que la tête fût descendue dans l'excavation du bassin, ou au moins qu'elle fût engagée d'un tiers, & même de la moitié de sa longueur. Smellie est le premier qui se soit écarté de cette règle, il prescrit formellement de le porter jusqu'au-dessus du détroit supérieur; il a même fait alonger les branches de celui dont il se servoit, & leur a donné une courbure assez semblable à celle du Forceps de Levret. Il va même plus loin, en recommandant de pousser en en haut la tête qui seroit engagée dans le détroit supérieur, pour conduire ensuite plus facilement les branches de l'instrument sur les oreilles. Depuis Smellie, Roëderer, & plusieurs autres Accoucheurs Français, portèrent, avec succès, le Forceps aussi loin que lui; c'est donc avec raison, qu'on ne peut concevoir pourquoi certains Modernes veulent ici s'en faire un mérite particulier. Mais non-seulement le Foreps convient quand c'est le crâne qui se présente, mais encore dans les cas où c'est la face qui s'engage la première, & où la tête est retenue après la sortie du corps. On trouve dans les Planches de Smellie, qui ont paru à Edimbourg, en 1785, plusieurs applications du Forceps en pareil cas, on en peut également voir quelques-unes dans les nôtres, auxquelles nous renvoyons.

Ces généralités données sur l'usage du Forceps, voyons quelles sont les régles qu'il faut suivre dans son application. On mettra la femme dans la même position que dans l'accouchement contre nature, ensorte que les fesses débordent un peu son lit, & on l'y retiendra convenablement. On chauffera chaque branche de l'instrument, & on les enduira de beurre ou de pomade; on les insinuera ensuite séparément & d'une manière différente, selon la position de la tête de l'enfant, & le lieu du bassin qu'elle occupe. Il convient, dans le plus grand nombre de cas, de les appliquer sur les côtés de la tête, quelques fois il est à propos de commencer par la branche-mâle, & d'autres fois par la branche femelle. On insinue ces branches vers les côtés du bassin; néanmoins on en dirige assez souvent une sous le pubis, & l'autre au-devant du sacrum, souvent aussi on les place aux points intermédiaires, entre ces quatre principaux. M. Levret ajoute de ne jamais appliquer le Forceps sur la face, & de ne l'introduire nulle part ailleurs que par les côtés du bassin, à raison du plus grand vuide qu'il y a vers cet endroit. On ne doit jamais recourir au Forceps, tant que l'orifice de la matrice n'est point suffisamment souple ni assez dilaté, & tant que les parties extérieures offrent encore quelque résistance. Il convient, à mesure qu'on fait avancer la cuiller du Forceps, de la diriger d'un doigt de l'autre main, pour la faire passer plus sûrement par l'orifice de la matrice. On doit, en portant les branches de l'instrument, les faire avancer avec beaucoup de ménagement jusqu'à la hauteur où il faut; & pour peu qu'on trouve quelque résistance, on les retire à soi, pour les porter dans une autre direction, soit en élevant ou abaissant davantage leur extrémité qui est au-dehors, soit en l'inclinant vers l'une ou l'autre cuisse, selon que les circonstances le demandent. Il faut dans l'emploi de cet instrument se rappeller les différentes courbures qu'il forme, les contours du corps sur lequel on l'applique, les différens diamètres, ainsi que la direction de leur ligne axuelle. Dans tous les cas où l'on saisit ainsi la tête avec le Forceps, il faut tâcher de la prendre dans sa plus grande largeur, en sorte qu'une ligne qui partageroit en deux parties égales le sinus du Forceps, en partant du centre de la jonction des deux branches, ou l'intervalle que les cuillers laissent entr'elles, à leur extrémité, traversât la tête obliquement, du sommet de l'occiput au menton, comme on le voit sur la première Planche relative à cet article. On doit régler la pression du Forceps sur la tête, d'après les dimensions de cette partie comparée à celles du bassin. Quand celui-ci est assez bien conformé, la pression des branthes sera modérée : elle sera au contraire très-forte, s'il est vicié. Souvent même il est nécessaire, dans ce dernier cas, de rapprocher les crochets l'un contre l'autre, & de les fixer par un lien, pour que la pression soit toujours la même. Une fois la tête ainsi saisie, il faut l'entraîner au-dehors, & ne point la laisser dans l'excavation du bassin, pour être repoussée ensuite par les forces de la mère. On lui fera suivre autant qu'il sera possible, la marche qu'elle tient dans le travail naturel ; & que nous avons rapportée à l'article ACCOUCHEMENT. En tirant à soi, il faut éviter de suivre une ligne droite, non en tournant, mais en portant alternativement le manche vers l'une ou vers l'autre cuisse de la femme, en même-temps qu'on attire à soi. On relevera peu-à-peu les crochets vers le ventre, à mesure que la tête s'engagera dans le détroit inférieur, & pendant qu'elle traverse la vulve ; en même-temps qu'on tient l'instrument d'une main, on applique l'autre contre le périnée, pour le soutenir & en prévenir la rupture. Dès que les bosses pariétales ont franchi l'ouverture des grandes lèvres, on dégage les branches du Forceps & l'on abandonne le reste de l'accouchement à la Nature. Actuellement que nous avons fait connoître tout ce qui est relatif à l'application générale du Forceps, considérons ce que les cas particuliers peuvent demander.

Comment on doit employer le Forceps, quand la tête occupe le fond du bassin, & qu'elle présente son sommet.

Supposons que l'occiput réponde à l'arcade du pubis, & le front au sacrum, ou la position inverse ; on insinuera la branche mâle du Forceps vers le côté gauche du bassin, & l'autre sur le côté droit. On introduira d'abord deux doigts de la main droite, ou un seul sur le côté gauche, si on les y peut porter, & le plus haut possible sur la tête de l'enfant, l'autre main tenant la branche mâle par son milieu, comme une plume à écrire présente l'extrémité de la cuiller à la vulve, & sa courbure sur le champ, où la nouvelle courbure tournée vers le pubis, & son extrémité en forme de crochet, inclinée au-dessus de l'aîne droite. On plonge cette cuiller dans le vagin à la faveur des doigts qui lui en préparent le chemin. Quand son extrémité a dépassé ceux-ci, on commence à changer la direction du bout extérieur, & à l'éloigner un peu du pli de l'aîne au-dessous duquel, on le tenoit incliné. On l'abaisse insensiblement, en le portant vers la cuisse gauche, proportionnément à ce que la cuiller panche plus avant. On continue jusqu'à ce qu'elle soit entrée à-peu-près de quatre à cinq pouces, & que le corps de l'instrument, au-dehors, soit à-peu-près selon la même ligne que l'axe du tronc de la femme. L'instrument ainsi dirigé, l'extrémité se trouve appliquée aux environs de l'angle de la mâchoire inférieure, ou près des joues, comme on le peut voir dans la Planche première relative à cet article. L'on est sûr qu'elles sont ainsi appliquées, lorsqu'elles ne vacillent point, que le point répond à la symphyse du pubis, quoiqu'éloignée d'elle, comme on peut le voir dans la Planche à laquelle nous venons de renvoyer ; & si enfin, en tirant l'instrument en ligne droite, l'on sent une sorte de résistance à l'extrémité qui est cachée, les choses ainsi disposées, on tiendra l'instrument dans le plus grand nombre de ces cas ; (car il est difficile de donner ici des régles très-précises) de manière que toute la portion apparente décrive avec une ligne conduite horizontalement du bas du ventre, un angle dont la base soit de trente à quarante degrés, comme on le voit dans la Planche que nous venons de citer. Cette première pièce ainsi introduite, & tenue par un aide dans la direction que nous venons de rapporter, on passera la seconde avec la même précaution ; on la tiendra de la main droite, en sorte que son extrémité, en forme de crochet, soit d'abord inclinée au-dessus de l'aîne gauche ; un ou deux doigts introduits dans le vagin, guideront la marche de la cuiller ; & à mesure qu'elle avancera, on abaissera l'extrémité qui est au-dehors, en l'écartant de la cuisse gauche, en sorte que l'ouverture destinée à recevoir le pivot, puisse facilement l'admettre, lorsqu'elle passera vis-à-vis ; on réunit alors les deux branches, & on les fixe ainsi, en faisant faire un demi-tour au pivot. On saisit ensuite le Forceps avec la main gauche placée au-dessus de la jonction de ces branches, près le pubis, pendant qu'on applique la droite vers les crochets, comme on le voit représenté dans la Planche que nous venons de citer. On tire alors à soi, en portant cette dernière partie de l'instrument alternativement à droite & à gauche, de manière qu'elle ne parcourre pas un espace au-delà de sept à huit pouces, crainte de contondre & déchirer les parties molles qui entourent les branches du Forceps, & qui successivement lui servent d'appui. A mesure qu'on sent la tête s'engager dans le détroit inférieur, on relève peu-à-peu l'extrémité extérieure vers le ventre, & quand elle est descendue très-bas, & qu'elle commence à distendre le périnée, on soutient celui-ci d'une main, pendant qu'on tire de l'autre sur l'instrument par des mouvemens gradués, pour donner lieu aux parties de se développer & de prêter.

Mais lorsque la tête est placée de manière que le front est derrière le bord inférieur de la symphyse, & l'occiput dans l'excavation du sacrum, l'introduction des branches du Forceps sera la même. On les fera pancher à-peu-près de l'étendue de quatre à cinq pouces; mais on en tiendra l'extrémité externe un tant soit peu plus élevée que dans le premier cas, lorsqu'on commence à entraîner la tête; afin que le bout des cuillers se rapproche davantage du côté de l'occiput, & puisse agir plus efficacement sur cette partie. Le Forceps alors se trouve appliqué de manière que sa nouvelle courbure, placée au-dessous du pubis de la mère, regarde alors la face de l'enfant, & non l'occiput, ainsi qu'on le peut voir dans la seconde Planche relative à cet article. Du reste on extrait la tête de la même manière; on va plus lentement néanmoins, parce que les difficultés sont en général plus grandes, & que le pudendum doit beaucoup plus s'étendre. Il faut dans ce cas, comme dans tous les autres, faire suivre à la tête la marche qu'elle tient quand l'accouchement est naturel. Aussi doit-on diriger les efforts le plus près possible de l'extrémité postérieure de la tête, & empêcher la face de se dégager de dessous le pubis.

Lorsque l'occiput répond au trou ovalaire gauche, & le front à la symphyse sacro-iliaque droite, on placera la branche mâle vers l'échancrure sciatique gauche, & la branche femelle sous le trou ovalaire droit, pour qu'elles embrassent exactement les côtés de la tête. On conduira la première de la main gauche en tenant son extrémité externe d'abord très-élevée, & un peu moins inclinée vers l'aîne droite, que dans les positions précédentes. On dirigera le bout de la cuiller avec les doigts de la main droite introduits dans le vagin jusqu'au-dessous du ligament sacro-ischiatique gauche, & on l'insinuera dans cette direction, à la profondeur d'environ quatre pouces, en lui faisant croiser un peu le devant du sacrum, pour gagner la joue de l'enfant, dont la face regarde la symphyse sacro-iliaque droite. Il faut porter la plus grande attention en pareil cas, à baisser l'extrémité extérieure du Forceps, & à l'incliner proportionnément vers la cuisse gauche, de manière cependant que la pointe du pivot, destinée à la jonction des deux branches, soit toujours supérieure dans tous les tems, & légèrement tournée vers l'aine gauche, pour que la plus grande largeur de la cuiller puisse embrasser exactement la convexité des pariétaux. On insinue la branche femelle avec la même attention, vers le côté droit du bassin, mais un peu plus en devant, de sorte qu'elle passe obliquement derrière le trou ovalaire & sous la cavité cotyloïde, & on la dirige du reste, de manière qu'elle joigne facilement la première. On tient l'extrémité de l'instrument à une hauteur moyenne au-dessus du plan horizontal, & inclinée en même-tems vers la cuisse gauche, la pointe du pivot regardant obliquement l'aîne de ce côté, ainsi qu'on le peut voir dans la seconde Planche relative à cet article. On empoigne alors l'instrument avec la main gauche, qu'on place au-dessus & contre le pubis, pendant que l'autre s'applique vers ses crochets. On serre la tête convenablement, & on la fait rouler dans le bassin, de manière à ramener l'occiput sous l'arcade du pubis; & pendant qu'on agit ainsi, on releve l'extrémité des branches, en lui faisant décrire un arc dont la convexité regarde la cuisse gauche jusqu'à ce que la pointe du pivot soit exactement en dessus, ce qui se fait souvent assez aisément. La tête se trouvant rendue à sa position naturelle après ce mouvement de rotation, on acheve de l'extraire comme dans celle-ci.

On placera le Forceps comme ci-dessus, dans le cas où l'occiput répondroit à la jonction sacro-iliaque droite, & le front à la cavité cotyloïde gauche, car, dans l'un comme dans l'autre cas, la plus grande longueur du crâne répond aux mêmes diamètres obliques du bassin, une oreille au trou ovalaire droit, & l'autre à l'échancrure sciatique gauche. C'est donc au-devant de celle-ci & derrière celui-là qu'il faut porter les cuillers pour saisir convenablement la tête. On placera donc la branche mâle sur le côté gauche du bassin, & un peu en arrière, & la branche femelle du côté droit & en devant, faisant attention à tenir après la jonction, l'extrémité extérieure inclinée vers la cuisse gauche. Avant de commencer à extraire la tête, on ramenera le front sous le pubis, en lui faisant décrire environ un sixième de cercle, comme l'occiput le fait dans la position précédente, & après ce mouvement de rotation, on agit comme dans le cas dont nous venons de parler ci-dessus. Il faut bien se garder alors de conduire la face vers le sacrum, car il lui faudroit faire parcourir un grand tiers de la circonférence intérieure du bassin, ce qui ne pourroit se faire sans que le col n'éprouvât une torsion dangereuse & peut-être mortelle. Quand les circonstances demandent l'application du Forceps dans les cas où l'occiput répond au trou ovalaire droit, on en placera la branche mâle obliquement derrière le trou ovalaire gauche, en la tenant de la main gauche, & en la dirigeant avec quelques doigts de la main droite, introduits vers cet endroit. A mesure qu'elle pénètre, on abaisse son extrémité extérieure, qu'on tenoit d'abord fort élevée & inclinée vers la cuisse droite, mais de manière que la pointe du pivot qui sert à sa jonction avec l'autre branche, regarde toujours le plis de l'aine de ce côté. On dirige ensuite l'autre branche qu'on saisit de la main droite, entre la tête & le ligament sacro-sciatique droit, en la conduisant aussi au moyen d'un ou de plusieurs doigts de la main gauche, on la fait avancer dans la direction de la symphyse sacro-iliaque de ce côté, en croisant un peu le sacrum; on baisse à proportion de ce qu'elle pénètre, l'extrémité du dehors jusqu'à ce que l'ouverture destinée à recevoir le pivot de la première branche, le rencontre & le reçoive librement. On les réunit alors, & les ayant assujetties, on saisit l'extrémité de cet instrument de la main

main gauche, on place la droite vers son milieu, près du pudendum, & l'on fait rouler la tête dans le bassin, de manière à ramener l'occiput sous l'arcade du pubis, pour la retirer comme dans le cas où la tête seroit dans la première position. *Voyez*, sur ce dernier objet, le commencement de l'article ACCOUCHEMENT. Le rapport des dimensions de la tête avec celles du bassin, dans le cas où le front répond au trou ovalaire droit, & l'occiput à l'échancrure sciatique gauche, étant absolument les mêmes que dans le précédent, l'application du Forceps doit être faite d'après les mêmes principes, toute la différence consiste à rouler la tête non comme pour amener l'occiput sous l'arcade du pubis, comme on le fait dans celui-ci, mais bien le front. Il est très-rare que la tête présente sa plus grande longueur exactement en travers sur le détroit supérieur, en sorte qu'une oreille réponde directement à la symphyse du pubis, & l'autre au milieu du sacrum. La meilleure manière d'appliquer alors le Forceps, diffère peu de celle que nous venons de désigner. Si donc l'occiput répond au côté gauche, on introduira la branche femelle directement sous le pubis, & l'autre au-devant du sacrum, en tenant toujours les extrémités de l'instrument de la main droite, & sa partie moyenne de la gauche. On fait rouler la tête de manière à ramener l'occiput sous le pubis, & on l'entraîne ensuite comme nous l'avons dit à l'égard de la position la plus favorable. Si l'occiput répond au côté droit du bassin, on introduit la branche mâle directement sous le pubis, & la femelle au-devant du sacrum, en inclinant l'extrémité de l'une & de l'autre vers la cuisse droite; tenant ensuite l'instrument de la main droite vers son milieu, & son extrémité de l'autre, on tourne l'occiput sous l'arcade des os pubis, comme dans le cas précédent, & on termine de la même manière.

Comment il faut se servir du Forceps, dans le cas où la tête seroit encore au-dessus du détroit supérieur.

Nous supposons la tête placée de manière que l'occiput est appuyé sur le haut de la symphyse du pubis, & le front contre l'angle sacro-vertébral; cette position se rencontre très-rarement, au commencement du travail. L'impossibilité où est alors la femme de pouvoir se délivrer, vient souvent moins de la mauvaise conformation du bassin, que de la manière dont la tête s'y présente. Si la mauvaise conformation du détroit dont nous parlons, n'étoit que médiocre, & qu'elle lui laissât encore trois pouces & un quart, ou trois pouces & demi de petit diamètre, il suffiroit de changer la direction de la tête, pour que l'accouchement eût lieu naturellement. Quand donc on juge l'usage du Forceps préférable à toute autre méthode, on en appliquera les branches sur les côtés de la tête, en les portant en haut, jusqu'à sept à huit pouces, pour qu'elles puissent bien saisir les parties sur lesquelles elles seront appliquées. On peut, en pareil cas, les pousser en avant, jusqu'à ce que le lieu destiné à leur jonction, touche le bord de la vulve. On appliquera d'abord la branche mâle & on la tiendra de la main gauche, puis on introduira les doigts de la main droite, sur le bord de l'orifice de la matrice, au-devant de la symphyse sacro-iliaque gauche, pour y diriger le bout de l'instrument. Quand elle sera parvenue au-de-là des doigts, on la ramenera sur les côtés de la tête & du bassin, en forçant doucement à mesure qu'elle pénètre. La concavité de la cuiller embrassera le côté du front dans le premier moment, & la convexité pariétale dans le second. On baissera l'extrémité en dehors à proportion de ce que l'autre montera davantage sur la tête. *Voyez* cette application du Forceps dans la troisième Planche, relative à cet article. [illegible] placera la branche femelle avec les mêmes précautions sur le côté opposé, en la conduisant de la main droite, pendant qu'avec quelques doigts de la gauche, porté à l'entrée de la matrice, on en dirigera l'extrémité au-dessous de son col, vis-à-vis la symphyse sacro-iliaque droite, d'où on la ramenera insensiblement à l'opposé de la première, en sorte qu'elle couvre d'abord le côté du front, & ensuite la convexité des pariétaux. Les deux branches étant réunies, on les assujettira en liant leurs extrémités avec une serviette, on détournera ensuite la longueur du crâne, de la direction du petit diamètre du détroit supérieur, en inclinant l'occiput, vers l'un des côtés du bassin, & seulement vers le fond de la cavité cotyloïde, si le détroit n'est que médiocrement serré, mais on le dirigera du côté gauche de préférence. Pour cela on tiendra l'instrument des deux mains, savoir de la droite placée à son extrémité, & de la gauche près de la vulve, de sorte que l'index de celui-ci, introduit dans le vagin, puisse toujours toucher le haut de la tête, entre ses deux oreilles. On aura soin à mesure qu'on roulera la tête sur le détroit supérieur, de baisser l'extrémité du Forceps autant que les parties extérieures le permettront, & de la porter insensiblement en même-tems vers la cuisse gauche. Il faut tirer sur l'instrument, en en bas, & vers la cuisse gauche, pour entraîner la tête dans le fond du bassin; sans cela l'on ne réussiroit, ni à la déplacer, ni à la faire descendre, & l'on confondroit fortement les parties molles du bassin; quand la tête est parvenue dans l'excavation du bassin, on relève un peu l'extrémité du Forceps, en la tenant toujours inclinée vers la cuisse gauche; ensuite on change de nouveau la direction de la tête; & l'on amène l'occiput sous l'arcade du pubis, au-dessus de laquelle il se présentoit d'abord, & l'on termine comme nous l'avons conseillé précédemment.

Il est encore plus rare que le front soit appuyé contre le haut de la symphyse du pubis, & l'occiput sur l'angle sacro-vertébral. Cette position est moins favorable, parce que la face se trouvant en dessus, on ne peut se dispenser, après l'avoir tournée de côté pour faciliter le passage de la tête, à travers le détroit supérieur, de la ramener sous le pubis. On doit ici opérer de la même manière que dans le cas précédent, en n'ayant égard qu'à la seule application du Forceps seulement. Lorsqu'il s'agit de déplacer la tête, on lui fait suivre une autre marche; c'est le front alors qu'on détourne de dessus la symphyse du pubis, & qu'on porte vers le côté gauche du bassin, pour le ramener ensuite sous l'arcade. Si l'on portoit la face vers le sacrum, avant ou après que la tête est passée par le détroit supérieur, comme Smellie le recommande, l'enfant sortiroit mort par la torsion extraordinaire que le col éprouveroit alors, car le tronc ne pourroit jamais suivre le mouvement que l'instrument imprimeroit à la tête.

On ne voit pas fréquemment encore, la plus grande longueur de la tête, être diagonale à l'entrée du bassin resserré de devant en arrière; il est également rare qu'elle soit dans une position exactement transversale. Mais, en supposant que son grand diamètre coupe aussi obliquement le détroit supérieur dans ce cas, que dans celui où le détroit est bien conformé, elle ne pourroit rester dans cette situation diagonale pendant l'application du Forceps, parce qu'étant mobile, elle cède à la pression qu'on exerce sur les côtés, en introduisant la première branche de l'instrument, & se place assez exactement en travers, pour qu'on doive la considérer dans cette situation, quant à l'application du Forceps. Pour opérer convenablement en pareil cas, il faut placer les branches du Forceps sur les oreilles, l'une en devant du sacrum, & l'autre sous le pubis. *Voyez* la septième Planche, relative à cet article. On introduit la première assez facilement; mais la seconde demande plus d'attention, une connoissance de la manœuvre & de la façon d'agir de l'instrument. Il n'est point alors indifférent de placer la branche mâle, ou la femelle derrière le pubis, parce que leur rapport avec la tête, doit être tel que leur nouvelle courbure soit tournée vers l'occiput, de manière à le ramener sous l'arcade du pubis, dès que la tête aura franchi le détroit supérieur, ce qu'on ne pourroit faire, si cette courbure ne regardoit pas l'occiput. On placera donc la branche femelle sous le pubis, & la mâle au-devant du sacrum, toutes les fois que l'occiput regardera le côté gauche du bassin. Il faut commencer par introduire celle qui doit être sous le pubis, car les difficultés qui s'opposent à sa progression vers ce lieu, deviendroient plus grandes par la présence de l'autre branche, si on l'avoit introduite d'abord en arrière, ou au-devant du sacrum. Pour placer la première, on la dirigera moyennant quelques doigts de la main gauche, introduits dans le vagin sur le bord de l'orifice de la matrice, au-devant de la symphyse sacro-iliaque droite, on la fera avancer dans cette direction, jusqu'à ce que la cuiller embrasse exactement un des côtés du front. Ce n'est que dans ce moment, qu'on doit commencer à la ramener vers le pubis, pour la placer au-dessous de la symphyse en la faisant passer sur la face & la tempe de l'enfant. Mais pour parvenir à lui faire décrire plus sûrement & plus facilement ce trajet, il faut placer les doigts introduits dans le vagin sous le bord convexe de cette cuiller, & la pousser de derrière en devant à l'égard du bassin, pendant que de l'autre main, on abaisse l'extrémité de cet instrument, en tournant insensiblement en en bas la pointe du crochet qui la termine. On insinue la seconde branche le long du sacrum, & on la dirige de manière que la jonction puisse s'en faire, quand elle sera introduite à une profondeur convenable. On la tient également de la main droite, de manière que son extrémité soit très-haute & inclinée vers le pubis gauche, le bout de la cuiller en bas, & sa nouvelle courbure regardant obliquement la cuisse gauche. On l'insinue ainsi à plat, au-dessous de la tête, & en montant le long du sacrum. *Voyez* la quatrième Planche relative à cet article; & du reste on se conduit comme il convient. Le cas où l'occiput répond au côté droit du détroit supérieur, étant le même que les précédens, relativement au rapport des dimensions de la tête, avec celle du détroit, il faudra employer le Forceps, conformément aux principes établis pour lui; seulement il faut placer la branche mâle sous le pubis, & la femelle au devant du sacrum, autrement leur nouvelle courbure ne sauroit répondre à l'occiput, qu'on doit également ramener sous l'arcade du pubis, quand la tête sera parvenue, dans l'excavation du bassin.

Comment il faut employer le Forceps, quand la tête est enclavée dans le détroit supérieur, en présentant son sommet.

La tête, comme nous l'avons dit à l'article ENCLAVEMENT, peut être prise, selon sa longueur, ou selon son épaisseur; dans le premier cas, elle présente tantôt l'occiput, & tantôt le front contre le pubis; positions différentes, mais au fond, les mêmes par rapport aux dimensions de la tête avec celles du bassin, & au manuel qu'elles requièrent. Pour que la tête s'enclave dans cette direction, le petit diamètre du détroit supérieur, doit avoir une étendue telle qu'elles puisse le traverser sans de grandes difficultés dans une position transversale, ce qui indique la direction qu'on doit lui faire tenir avec l'instrument. On placera les branches du Forceps sur les côtés de la tête & du bassin, & lorsqu'elles seront unies avec les précautions que nous avons recommandées précédemment, on entraînera la tête, non en avant, ou en arrière, car son étendue en ce sens, augmentent par la pression, elle ne pourroit descendre, mais on lui donnera une situation oblique, pour que son plus grand diamètre réponde au plus grand du détroit supérieur. Pour la déplacer avec moins de difficulté on désenclavera la tête, en la faisant remonter au-dessus du point où elle étoit arrêtée, non en la repoussant directement avec le Forceps, mais en l'ébranlant un peu, & en portant alternativement plusieurs fois de suite l'extrémité de l'instrument, vers l'une & l'autre cuisse. Ce qui se fait d'autant plus aisément, que la tête en s'enclavant, prend toujours une forme conoïde, & qu'on fait effort sur une partie qui va toujours en décroissant. La tête dégagée, on détourne l'occiput, ou le front de dessus la symphyse du pubis, & on les dirige vers le côté gauche de préférence. On l'entraîne dans cette position jusqu'au fond du bassin, & dès qu'elle y est parvenue, on ramène sous l'arcade du pubis, la même partie qui se présentoit d'abord au-dessus de la symphyse, puis on termine l'accouchement comme à l'ordinaire.

Quand la tête est enclavée selon son épaisseur, ce qui ne peut avoir lieu qu'autant que le détroit supérieur n'a que trois pouces & demi de petit diamètre, en supposant une tête d'un volume ordinaire, il faut essayer de la repousser avec la main, comme Smellie le conseilloit, afin de conduire les branches du Foreps sur les côtés du bassin, en plaçant une branche sur la face, & l'autre sur l'occiput, avec la précaution de les insinuer à la même hauteur, car autrement la jonction ne sauroit s'en faire.

Comment on doit employer le Forceps, quand la face se présente.

On peut voir à l'article ACCOUCHEMENT, le genre de difficulté qu'amène cette position de la tête. Le Forceps dans le plus grand nombre de cas, ne peut être utile, qu'autant qu'on a déjà employé le lévier, soit qu'on ait eu recours à un particulier, ou à l'une des branches du Forceps. En supposant donc que le front réponde au pubis, & le menton au sacrum, position très-rare, & qui ne permet point à la tête de descendre & de s'engager jusqu'au fond du bassin, en supposant celui-ci d'une étendue ordinaire, si la tête est entièrement engagée au moment où l'on est obligé d'opérer, on cherchera à en corriger la mauvaise position avec la main. Lorsque la chose n'est point possible, on cherchera à insinuer le lévier derrière la symphyse du pubis en montant le long du sommet de la tête, jusqu'au-dessus de la fontanelle postérieure, pour accrocher en quelque façon l'occiput du bout de cet instrument. On tirera alors d'une main sur le lévier, & presque directement en-bas, en s'efforçant de faire descendre le derrière de la tête pendant que de l'extrémité de plusieurs doigts de l'autre main, convenablement appliquée sur les côtés de la face, on tâchera de repousser le menton vers le haut du sacrum. Ce procédé, tout difficile qu'il est, est néanmoins conforme aux principes, & encore plus certains que ceux qu'on trouve décrits dans les Auteurs; mais si la tête est très-haute, qu'elle soit fixée entre le pubis & le sacrum, qu'on ne puisse la redresser avec la main, ou la déplacer, pour aller prendre l'enfant par les pieds, on introduira les branches du Forceps sur les côtés, comme si le sommet se présentoit, l'occiput derrière le pubis. On la placera ensuite transversalement, & on l'entraînera dans l'excavation du bassin, où étant moins serrée, on parviendra plus facilement à repousser la face, & à faire baisser l'occiput. Si l'on ne réussit point dans ce premier moment à fléchir la tête sur la poitrine, suffisamment pour qu'elle franchisse librement le détroit inférieur, on continuera de repousser la face, dès qu'elle occupera le fond du bassin, observant de la moins serrer encore entre les branches du Forceps, afin qu'elle puisse s'y mouvoir plus aisément. Si l'on ne pouvoit réussir de cette manière, il faudroit dégager l'une des branches du Forceps, & se servir de l'autre comme d'un lévier propre à abaisser l'occiput. En agissant ainsi, on aura égard aux côtés du bassin vers lequel on a tourné le front, pour prendre la cuiller qui conviendroit le plus. Quand on aura tourné le front vers le côté gauche du bassin, on dégagera la branche femelle, & l'on dirigera l'autre sur le sommet de la tête, & le haut de l'occiput, pour entraîner celui-ci. Si l'on avoit dirigé le front vers le côté droit du bassin, en déplaçant la tête au détroit supérieur, il faudroit retirer la branche mâle du Forceps, & se servir de la femelle comme d'un lévier. Quand le derrière de la tête a été suffisamment abaissé, & que celle-ci a pris une de ces positions naturelles, si l'on juge à-propos de l'extraire, aussi-tôt on replacera les branches du Forceps sur les oreilles, l'une au-devant du sacrum, & l'autre derrière le pubis; mais toujours de manière que leur nouvelle courbure regarde l'occiput. On ramènera celui-ci sous l'arcade antérieure du bassin, pour achever l'accouchement, comme dans les cas où le vertex se présente dans une position transversale: alors, si l'on voit que l'accouchement pourra se faire de lui-même, on retirera la branche restée, & l'on attendra patiemment le travail.

Quand au contraire le front est appuyé contre le sacrum, & le menton sur le pubis, position encore plus rare que la précédente, il est très-difficile que la tête s'engage au fond du bassin. Si elle l'étoit au moment où l'on est appellé, il faudroit tâcher de faire remonter la face derrière la symphyse du pubis, jusqu'à ce que la fontanelle postérieure réponde en quelque sorte à la pointe du sacrum, & au cas que la main seule ne puisse opérer ce mouvement de bascule, on se servira du lévier; on l'insinuera le long du sacrum, & du sommet de la tête, jusqu'au-dessus de la fontanelle postérieure, ce qui est plus facile que dans la position précédente, & l'on s'efforcera d'entraîner l'occiput, tandis qu'on fera remonter la face dans la direction prescrite, en la poussant avec quelques doigts. Si la face se présentoit ainsi au détroit inférieur, l'on ne devroit plus alors chercher à la faire remonter derrière la symphyse, comme précédemment; seulement on entraîneroit l'occiput avec le lévier, jusqu'à ce qu'il ait franchi la vulve; mais tel utile que soit le lévier, dans le cas que nous citons, la difficulté de le porter assez loin pour embrasser l'occiput, dans la circonstance où la tête seroit engagée au détroit supérieur, l'impossibilité de le faire pancher, quand elle se trouve fortement serrée entre le pubis & le sacrum, forcent souvent à recourir au Forceps, pour la déplacer & l'entraîner dans le fond du bassin, où les obstacles sont moindres.

Quand la face se présente en travers, ensorte que le front réponde au côté gauche du bassin, & le menton au côté droit, la tête pouvant s'engager bien plus facilement & plus avant que dans les positions précédentes, on la trouve communément dans le fond du bassin, lorsqu'on est appellé en second, & quelquefois on ne peut plus la redresser avec la main seule, ni la déplacer, pour aller prendre les pieds. Smellie recommandoit alors d'appliquer une branche de Forceps sous le pubis, & l'autre au devant du sacrum, pour faire descendre la tête entièrement, & tourner ensuite le menton sous l'arcade antérieure du bassin, afin de l'extraire dans cette position. Mais le Forceps ne peut être salutaire dans ce cas, que la tête n'ait été auparavant redressée, c'est-à-dire, qu'on ait repoussé le menton sur le haut de la poitrine de l'enfant, & abaissé l'occiput. Si l'on peut se servir d'une branche de Forceps en guise de levier, il faudra préférer la branche mâle, la femelle convenant plus dans le cas que nous verrons après. On introduit la première sur le côté gauche du bassin, en montant le long du sommet de la tête, jusqu'à ce que son extrêmité soit parvenue au-delà de la fontanelle postérieure, & que sa courbure embrasse exactement la convexité de l'occiput. On saisit alors l'instrument des deux mains, on tire à soi; mais parallélement à la cuisse gauche, jusqu'à ce que l'occiput soit assez descendu, en observant de placer l'instrument convenablement, quand il manque prise. Pour favoriser le mouvement de bascule de la tête, il faut quelquefois repousser la face avec plusieurs doigts de la main gauche, tandis qu'on tire de l'autre sur l'occiput, au moyen du lévier, ce qui ne peut se faire sans qu'on prête un point d'appui à cet instrument, à la faveur du pouce de la première main, disposé comme on le voit dans la cinquième Planche relative à cet article. Quand l'occiput est suffisamment descendu, & que le menton a été repoussé jusque sur la poitrine, on abandonne l'accouchement à lui-même, ou bien on applique les deux branches du Forceps sur les côtés de la tête, si les circonstances exigent qu'on n'attende point; & l'on se conduit comme dans la position du sommet de la tête, où l'occiput répond au côté gauche du bassin.

La conduite doit être la même, quand le front répond au côté droit du bassin, & le menton au côté gauche. Comme la tête est souvent tellement renversée sur le dos de l'enfant, que la main seule ne peut la redresser, on lui substituera le lévier, ou la branche femelle du Forceps. On conduira l'un ou l'autre de ces instrumens sur le côté droit du bassin, jusqu'au haut de l'occiput, qu'on abaissera ou qu'on entraînera comme dans le cas précédent. Lorsqu'on aura convenablement redressé la tête, on l'extraira avec le Forceps, si l'on juge à-propos de ne point abandonner l'expulsion de l'enfant aux efforts de la femme; mais ce sera la branche mâle de cet instrument qu'on placera sous le pubis, & la branche femelle au-devant du sacrum, afin de pouvoir ramener l'occiput sous l'arcade antérieure du bassin, comme dans la position transversale de la tête, où il répond au côté droit.

Comment on doit employer le Forceps dans les cas où l'occiput se présente.

Les accouchemens où l'occiput est placé sur l'entrée du bassin au commencement du travail, sont toujours bien moins fâcheux que ceux où la face se présente; car la tête ne peut s'engager qu'elle ne revienne à sa position naturelle, & ne se fléchisse de plus en plus sur la poitrine; ce qui est le contraire, quand elle offre la face, puisqu'alors elle se renverse entièrement sur le dos. Lors donc qu'on est obligé d'opérer l'accouchement au moment où l'occiput se présente, si l'on juge plus à propos de terminer avec le Forceps, plutôt que de retourner l'enfant pour l'amener par les pieds, il faut d'abord, d'une main introduite dans le vagin, redresser la tête de l'endroit sur lequel elle est appuyée, & la ramener au centre du détroit, pour placer ensuite les branches de l'instrument sur les oreilles de l'enfant, ainsi qu'il a été dit à l'égard des différentes positions du sommet. Ainsi donc pour éclaircir ce précepte, si l'occiput se présente au détroit supérieur, de manière que le derrière du col soit appuyé sur le rebord des os pubis, & le sommet de la tête contre la saillie du sacrum, on introduira la main vers la partie postérieure du bassin jusqu'à ce que les doigts soient parvenus assez loin pour embrasser le vertex, & l'entraîner sur le détroit, pendant qu'on exercera une pression plus ou moins forte sur le ventre de la femme, au moyen de l'autre main, & cela pour diminuer un peu l'obliquité antérieure de la matrice. On appliquera ensuite le Forceps sur les côtés du bassin, & à une hauteur convenable sur ceux de la tête. On détournera l'occiput de dessus la symphyse du pubis, en le dirigeant vers la partie latérale gauche du détroit, afin de faire correspondre les plus grands diamètres, & l'on entraînera la tête dans cette direction jusqu'au fond du bassin, où on lui fera éprouver un autre mouvement de rotation, pour ramener l'occiput sous l'arcade du pubis, & terminer l'accouchement comme à l'ordinaire.

Comment on doit se servir du Forceps dans les cas où l'un des côtés de la tête se présenteroit.

La tête ne peut présenter un de ses côtés, qu'elle ne soit plus ou moins inclinée sur l'épaule opposée, comme elle ne peut offrir la face qu'elle ne soit renversée sur le dos. Si les causes qui déterminent ces régions à se présenter, sont à-peu-près les mêmes, les suites de ces mauvaises positions sont bien différentes. En effet, la tête, dans le premier cas, ne peut s'engager qu'elle ne se redresse, & qu'elle ne revienne comme d'elle-même, à sa situation naturelle; au lieu qu'elle s'en éloigne de plus en plus, en s'engageant lorsqu'elle présente la face. Ainsi, c'est moins la crainte de l'enclavement, qui doit faire recourir en pareil cas au Forceps, que le danger qu'il y auroit de retourner l'enfant & de l'amener par les pieds. Mais, en pareil cas, il faudroit commencer par redresser la tête au moyen de la main qu'on introduit dans la matrice. Si donc, pour mettre cette théorie en évidence, c'est la partie latérale droite qui se trouve à l'entrée du bassin, de manière que le sommet soit appuyé contre la saillie du sacrum, & le bas de l'oreille sur le rebord des os pubis; si l'on jugeoit convenable d'employer le Forceps, plutôt que de retourner l'enfant pour l'amener par les pieds, on introduiroit la main gauche jusque sur le sommet de la tête, & ensuite on rameneroit celui-ci en en-bas du bassin, de même qu'on le feroit, si l'on ne se proposoit que de rappeller la tête à sa position ordinaire, dans l'intention d'abandonner ensuite l'accouchement à lui-même. Ce changement opéré, le sommet de la tête se trouvant placé transversalement au détroit, de manière que l'occiput regarde le côté gauche, on introduira la branche femelle du Forceps sous la symphyse du pubis, & la mâle au devant du sacrum, & on saisira la tête pour l'extraire.

Comment on emploiera le Forceps pour extraire la tête, dans le cas où le tronc de l'enfant seroit entièrement sorti.

Nous avons dit, à l'article Accouchement, qu'avec un bassin bien conformé, l'enfant pouvoit venir très-aisément, en présentant les pieds, & sans qu'on soit même obligé d'y porter la main. Nous avons rapporté, à l'article Bassin, les accidens qui arrivoient nécessairement, lorsque cette partie étoit déformée, & que la mort étoit certaine pour l'enfant, toutes les fois que cette difformité étoit portée à un certain point; quelqu'efforts qu'on fasse alors sur le tronc. La tête ne pouvant sortir, il convient donc, pour éviter les fâcheuses suites, de recourir au Forceps, ainsi que Smellie le pratiquoit de son tems. Non-seulement on doit préférer cette méthode dans le cas où l'enfant vit, mais on doit encore y avoir recours après la mort, crainte que les efforts qu'il faudroit faire, ne séparassent le tronc d'avec la tête, accident toujours fâcheux, ainsi qu'on le peut voir à l'article Enclavement. Mais, en pareil cas, la tête n'est pas toujours arrêtée au détroit supérieur, elle l'est souvent à l'inférieur, circonstance qui est d'autant plus favorable à l'application du Forceps.

Supposant donc que la position de la tête soit telle que l'occiput réponde au pubis, & la face au sacrum, alors après avoir dégagé les bras, & les avoir enveloppés du même linge qui entoure le tronc, on fait tenir celui-ci vers le ventre de la femme par un aide; on insinue ensuite les branches de l'instrument sur les côtés du bassin, ainsi qu'il est représenté dans la sixième Planche. On a ici les mêmes attentions que dans la première position du sommet de la tête, ayant seulement égard à la hauteur à laquelle la base du crâne est arrêtée, pour les enfoncer plus ou moins, & en abaisser de même l'extrémité externe. Lorsque les deux branches sont réunies & fixées, on opère l'extraction de la tête, en lui faisant décrire une marche différente, selon le point du bassin qu'elle occupe & les détroits qu'elle doit franchir. Quand elle n'est arrêtée qu'au détroit inférieur, on tire de la main droite sur l'extrémité du Forceps, en la relevant insensiblement à mesure que la face se dégage vers le bas de la vulve, jusqu'à ce que le front soit au-dehors; &, pendant ce tems, on soutient le périnée pour en prévenir la rupture. Si la tête est encore au-dessus du bassin, on porte les branches du Forceps plus avant que dans le cas précédent, & l'on en tient l'extrémité beaucoup plus basse. On saisit ensuite celle-ci de la main droite, & le milieu de l'instrument de la gauche; on déplace la tête, & on lui donne une situation presque transversale, relativement au détroit supérieur; ou, tournant de préférence l'occiput vers le côté gauche du bassin, comme on le voit dans la Planche septième, relative à cet article. Si la tête étoit engagée & serrée dans le détroit, il faudroit, avant de la rouler ainsi, l'ébranler un peu & la repousser de quelques lignes en portant alternativement l'extrémité du Forceps vers l'une & l'autre cuisses de la femme. En roulant la tête, & lui donnant une position transversale, il faut baisser de plus en plus le bout de l'instrument, & le porter un peu vers la cuisse gauche. On tirera ainsi pour l'entraîner dans l'excavation du bassin; & quand elle y sera parvenue, on la fera rouler de nouveau pour ramener l'occiput derrière la symphyse du pubis, & l'on continuera de l'extraire, comme nous l'avons prescrit précédemment, c'est-à-dire, en relevant peu-à-peu l'extrémité du Forceps, & en tirant à soi. Pendant qu'on agit ainsi sur la tête, la personne qui tient le corps, suivra tous les mouvemens, pour que le col n'éprouve aucune torsion.

Si la tête est arrêtée par sa base, de manière que l'occiput touche le sacrum, & la face le pubis, au lieu de relever le tronc de l'enfant vers le ventre de sa mère, il faudra le porter un peu en arrière. On introduira les branches du Forceps comme dans le cas précédent; mais au-dessus du corps de l'enfant, en les conduisant du bout de quelques doigts jusqu'au-delà des côtés de la mâchoire inférieure. On en tiendra l'extrémité un peu plus haut que dans le premier cas, si la tête occupe le fond du bassin; & le plus haut possible, sans nuire à l'enfant, lorsqu'elle est arrêtée au détroit supérieur. L'instrument placé comme il conviendra, on procédera à extraire la tête de la manière suivante. Quand elle est au détroit supérieur, on l'ébranle un peu pour d'abord la faire remonter & détourner ensuite la face plus aisément de derrière le pubis, ce qui se fait aisément, quand on a l'attention de baisser davantage l'extrémité de l'instrument, & de l'incliner un peu vers la cuisse, du côté où l'on dirige la face. Ayant placé le plus grand diamètre de la base du crâne, selon le plus grand du détroit supérieur, on doit tirer sur l'instrument dans une direction qui tendroit à passer obliquement sous la cuisse gauche, si l'on veut entraîner la tête dans l'excavation du bassin, où on lui fait exécuter aussi-tôt un autre mouvement de rotation, par lequel on ramène la face sous le pubis. Pour achever d'extraire la tête, dès qu'on l'a mise à l'endroit que nous venons d'indiquer relativement au détroit inférieur, on tient le Forceps de la main droite, seulement placée à son extrémité, & l'on aplique la gauche contre le périnée, au-dessous du col de l'enfant qu'on soutient alors du bord radial de l'indicateur, en sorte que ce soit sur ce doigt que se passe le centre du mouvement que la tête doit décrire, en se dégageant, & non sur la fourchette. On tire à soi de la première main, en relevant peu-à-peu les branches de l'instrument, & en les portant alternativement vers l'une & l'autre cuisses, jusqu'à ce que toutes les parties de la face & du vertex se soient dégagées successivement de dessous le pubis. Si la tête n'étoit retenue que par le détroit inférieur, on n'auroit que plus d'avantage, tant pour ce qui regarde l'introduction des branches du Forceps, que pour l'extraction de la tête.

Comment il faut employer le Forceps, dans le cas où la tête est retenue dans une situation transversale, après la sortie du tronc.

La base de la tête s'arrête ordinairement de cette manière, au détroit supérieur, quand l'enfant vient par les pieds. On doit s'attendre à cet accident, quand la distance du pubis à l'angle sacro-vertébral, est au-dessous de trois pouces & demi d'étendue. Dans ce cas l'occiput répond quelquefois au côté gauche du bassin, & d'autres fois au côté droit; ce qu'il convient de remarquer pour l'application du Forceps. Quand l'occiput est au côté gauche, on incline d'abord le tronc, & les bras de l'enfant vers la cuisse de ce côté, & on les fait tenir comme nous l'avons dit plus haut. On introduit ensuite la branche femelle vers le côté droit du bassin, en dirigeant son extrémité au moyen de quelques doigts de la main gauche, jusqu'au de-là du menton de l'enfant, & un peu plus sur la joue droite, pour qu'elle ne s'arrête pas dans la mâchoire, qu'elle ne s'engage pas dans la bouche, & ne rencontre pas le nez dans son trajet. On plonge cet instrument dans la même direction à la hauteur du front de l'enfant, ensuite en le poussant du bout des doigts qui lui ont servi de guide, & qu'on place alors sous son bord postérieur, ou convexe; on le fait passer sur le milieu de la face, & sur la tempe gauche, pour le conduire sous le pubis pendant qu'on baisse de l'autre main, mais insensiblement, son extrémité externe, & qu'on tourne directement à l'horizon, le bout du crochet qui la termine. On insinue l'autre branche au devant du sacrum, & à la même hauteur que la première, ainsi qu'on le voit dans la septième Planche, relative à cet article. On les réunit ensuite, & on les assujettis convenablement; on tire d'abord le plus en bas possible, jusqu'à ce que la tête ait franchi les détroits, en observant à mesure qu'elle descend, d'incliner un peu l'extrémité du Forceps, vers la cuisse gauche. Mais aussi-tôt qu'elle est parvenue dans le fond du bassin, on ramène l'occiput sous le pubis, en relevant le bout de l'instrument, & en le portant vis-à-vis de la symphyse, pour procéder comme dans la première position.

On placera le Forceps de la même manière, dans le cas où le derrière de la tête répondroit au côté droit du bassin, avec cette différence néanmoins que la branche mâle soit sous la symphyse du pubis, & la femelle au-devant du sacrum. On insinuera d'abord la première vers le côté gauche du bassin, où est la face, après l'avoir portée à une hauteur convenable, pour que son extrémité embrasse le front; on la conduit sous la symphyse, en la poussant du bout de plusieurs doigts de la main droite, qui lui ont servi de guide, & qu'on applique alors sur son bord convexe, pendant qu'on baisse insensiblement & autant qu'on peut, son extrémité, en tournant la pointe du crochet en bas. On introduit ensuite l'autre branche, en suivant le sacrum; lorsqu'elles sont réunies, on saisit l'instrument des deux mains, la gauche étant placée à son extrémité, & la droite au milieu. On tire d'abord en bas, & en portant un peu la première main vers la cuisse droite de la femme, où est le corps de l'enfant. Quand la tête a traversé le détroit supérieur, on la roule dans la cavité du bassin pour ramener l'occiput sous le pubis, & on achève de l'extraire comme à l'ordinaire. Toutes ces manœuvres du Forceps sont l'abrégé de celles qu'on trouve dans la nouvelle édition de *l'Art des Accouchemens*, qui a paru à Paris, l'année dernière; les Planches sont prises du même Ouvrage. (*M.* PETIT-RADEL.)

FOREST (Pierre) plus connu sous le nom de *Petrus Forestus*, naquit en 1522, à Alcmaër, dans les Pays-bas. L'éducation de Forestus fut très-soignée: aussi les progrès qu'il fit dans les divers genres d'étude auxquels il se livra, furent-ils rapides. La Jurisprudence fut l'état qu'il choisit d'abord; mais son esprit avide de connoissances dont l'objet fut fixe, abandonna bientôt ce champ aride, pour celui de la Médecine, où les Sciences qui s'y rapportent font germer & fleurir tant de connoissances si satisfaisantes. Louvain fut l'Université où il étudia d'abord; de-là il passa en Italie, & s'établit à Padoue, où il devint l'élève du célèbre Vésale; & ensuite il parcourut les écoles les plus renommées; & notamment celle de Bologne, & autres où il s'attacha aux plus grands Professeurs. Muni de toutes les connoissances que les voyages lui avoient procurées, il entreprit celui de Paris, & vint augmenter le nombre des élèves de Sylvius, qui enseignoit l'Anatomie avec tant de distinction. Le Professeur assuré du grand fonds de connoissances de Forestus, le plaça à Pluviers, petite ville de la Beauce, pour y pratiquer la Médecine. Il y passa un an, d'où il alla en sa patrie, pour y prendre un établissement. A peine y fut-il connu, que la ville de Delft le nomma Professeur en Médecine. Une maladie contagieuse où le grand savoir de ce Praticien eut occasion de se développer, le fit connoître au loin. La ville de Leyde l'appella pour former son Université, & lui donna une place de Professeur en Médecine. Ce fut lui qui fit le discours d'inauguration de cette école d'où est sortie cette pépinière de grands Hommes, qui, par leurs hautes connoissances, ont tant contribué au bonheur de l'humanité. Forestus étoit honoré & aimé dans sa place; il jouissoit de tout ce qui peut contribuer à la satisfaction de l'homme ici-bas; mais ce sentiment qui rappelle tout individu expatrié dans ses propres foyers, vint le tourmenter sur la fin de ses jours. Il céda, & vint à Alcmaër; mais à peine eut-il reçu les embrassemens des siens, qu'il termina sa carrière. Il mourut en 1597, dans la soixante-quinzième année de son âge. Il sembleroit, d'après le tableau que nous venons d'esquisser de la vie de Forestus, que cet Auteur ait peu fourni à la Chirurgie; mais il ne faut que lire les ouvrages qu'il nous a laissés pour être détrompé. On les trouve sous ce titre, *Observationum & curationum medicinalium ac chirurgicarum opera omnia. Francofurti*, 1623. *In-fol.* Il en est paru une édition à Venise, en 1611; mais elle est inférieure à la première. Les Observations médicinales en contiennent un grand nombre qui ont rapport à la Chirurgie; mais celles qui paroissent sous ce titre sont infiniment plus détaillées. Il rapporte d'abord les faits, raisonne dessus ce qu'ils offrent d'intéressant, y en ajoute d'autres semblables, ou à-peu-près, pour en faire le parallèle, méthode qu'on ne sauroit trop apprécier, sur-tout quand elle a pour base un bon jugement. Tout ce que Forestus rapporte, annonce ses hautes connoissances en Chirurgie, & est une preuve que cette branche de l'Art de guérir est capable de bien s'étendre & fournir, lorsque les rameaux sont laissés à un Médecin prudent qui les dirige convenablement. (*M.* PETIT-RADEL.)

FOUBERT (Pierre,) Maître en Chirurgie de Paris, Lieutenant du premier Chirurgien du Roi, Trésorier de l'Académie de Chirurgie, Chirurgien de la Cour du Parlement, & en chef de l'Hôpital de la Charité, mort en 1766. M. Foubert a joui d'une très-grande célébrité comme Praticien. On n'a d'autres ouvrages de lui que différens Mémoires & Observations qui indiquent combien cet homme avoit le génie observateur. Nous n'en rapporterons seulement que les titres.

Nouvelle méthode de tirer la pierre de la vessie.
Observation sur une conformation particulière de la vessie.
Observation sur une pierre utérine.
Quelques Remarques sur la fistule lacrymale.
Mémoire sur différentes espèces d'anévrisme faux.
Mémoire sur les grands abcès du fondement.
Observation sur une carie du sinus maxillaire, guérie par l'usage du séton.
Procédé dans le traitement des fractures du col du fémur.

On trouve tous ces objets insérés dans les

quatre premiers volumes de l'Académie Royale de Chirurgie. (*M. Petit-Radel.*)

FOULURE. Distension violente des tendons & des ligamens de quelque articulation; accident qui donne lieu quelquefois à un gonflement inflammatoire très-douloureux, mais auquel on ne fait pas en général beaucoup d'attention, lorsqu'il n'est pas porté à un point considérable. La négligence à cet égard donne souvent lieu à des affections très-incommodes, & difficiles à guérir.

L'inflammation occasionnée par une violente Foulure est ordinairement accompagnée d'une enflure considérable, quoique dans la plupart des cas il n'y ait pas de rougeur à la peau. Probablement cette enflure est occasionnée par quelque épanchement séreux dans le tissu des parties affectées, & particulièrement dans celui des tendons & des ligamens. Elle est souvent très-opiniâtre, & résiste même quelquefois à tout ce qu'on peut faire pour la dissiper, occasionnant beaucoup de roideur & de difficulté dans les mouvemens de la jointure. Ce symptôme secondaire est en général proportionné à la violence des premiers accidens, c'est-à-dire au degré d'inflammation & de gonflement qui ont eu lieu d'abord après la Foulure; c'est pourquoi il est toujours très-essentiel en pareil cas de prévenir, autant qu'il est possible, le développement des premiers symptômes.

Dans cette vue, on compte beaucoup sur les applications astringentes; telles que les fomentations spiritueuses, le vinaigre, la lie de vin, & si on a recours à ces moyens, dès le moment où l'accident a eu lieu, on empêchera certainement l'enflure de parvenir au point où elle auroit pu atteindre, si l'on n'avoit pris aucune précaution semblable. Mais on y réussira plus sûrement encore par l'application de l'eau froide; soit en y plongeant la partie affectée, soit en la couvrant de compresses qu'on tiendra constamment humectées de l'eau la plus fraîche. En continuant pendant quelques heures cette application, dont on a presque toujours les moyens à sa portée, on préviendra l'inflammation & le gonflement, du moins en grande partie; & l'on abrègera considérablement le traitement subséquent. Après avoir persisté un certain temps dans l'usage de l'eau froide, on pourra employer quelqu'un des autres topiques mentionnés ci-dessus.

Lorsque dans les premiers momens, on a négligé l'usage de ces moyens, ou qu'ils n'ont pas réussi, & que l'inflammation est devenue considérable, il faut se hâter de recourir à d'autres remèdes. Les saignées topiques, faites par le moyen des ventouses scarifiées, ou des sangsues, sont le premier secours qu'on doit employer, & il faut la proportionner aux forces du malade, ainsi qu'à la violence du mal. Il ne faut même pas se contenter d'y avoir recours, pendant que les symptômes inflammatoires sont à leur plus haut période; mais il convient d'y revenir de tems-en-tems, pendant qu'il reste des douleurs un peu vives dans la partie affectée, ce qui a lieu quelquefois assez long-tems, après que l'inflammation & l'enflure des tégumens sont entièrement dissipés. Ce symptôme est occasionné par le gonflement des parties tendineuses & ligamenteuses, qui probablement sont encore dans un état d'inflammation; & l'on ne sauroit le combattre plus efficacement qu'en tirant du sang de la partie même, au moyen des sang-sues.

La douleur d'une Foulure, & l'inflammation qui en est la conséquence, sont telles, dans quelques cas, qu'elles donnent lieu à l'accélération du pouls, & à d'autres symptômes de fièvre. En pareil cas, il ne faut pas se borner aux saignées topiques; mais il faudra, si aucune circonstance particulière ne s'y oppose, y joindre une ou deux saignées générales; & faire usage des remèdes anti-phlogistiques. On fera bien aussi de calmer le malade par quelques petites doses d'opium.

Après l'usage des saignées, il faut appliquer sur les Foulures des compresses trempées dans l'eau végéto-minérale; & au bout de quelques jours, s'il reste du gonflement dans les tendons, comme il arrive quelquefois, malgré toutes les précautions qu'on a pu prendre, des bains chauds ou des douches chaudes, répétées deux ou trois fois par jour, pendant un quart d'heure, plus ou moins, sont un des meilleurs remèdes qu'on puisse employer. On les regarde comme plus actives, lorsque l'eau est imprégnée de sel marin, ou de sel de tartre. Peut-être les douches d'eaux-minérales le sont-elles un peu plus que celles d'eau commune, en raison des substances salines qu'elles contiennent. On aidera beaucoup à l'effet des douches, en y joignant des frictions fréquentes, & long-tems continuées, qu'on pourra faire avec un peu d'huile, ou quelqu'autre substance onctueuse.

Pendant tout le traitement, on aura soin de tenir la partie affectée dans la situation la plus commode. Cette précaution est sur-tout essentielle, lorsque la douleur est très-vive; la fatigue d'une position où les muscles ne sont pas dans un parfait relâchement, & celle qui résulte de ce que les mouvemens ne sont pas assez ménagés, contribuent souvent à retarder beaucoup la guérison.

Vers la fin de la cure, l'eau froide peut encore être une application très-utile; c'est lorsque la douleur & le gonflement étant presque dissipés, la partie demeure dans un état de relâchement & de foiblesse. Rien ne réussit mieux alors pour la fortifier, & la rétablir dans son état naturel, que de l'arroser une ou deux fois par jour, pendant quelques momens, avec de l'eau l'eau froide versée d'une certaine hauteur. Mais, à cette époque de la maladie, on ne doit employer ce remède que comme un simple fortifiant: car si l'on y a recours trop-tôt, & pendant que le gonflement des tendons & des ligamens subsiste, il fera plus de mal que de bien; il prolongera le gonflement, & augmentera la rigidité de l'articulation, au lieu que l'application de l'eau chaude produira en général l'effet opposé.

Il convient aussi, lorsque les principaux symptômes d'une Foulure sont calmés, d'envelopper le membre qui en a souffert, d'un bandage aussi serré que le malade pourra le supporter aisément. En soutenant ainsi les parties relâchées, on prévient, non-seulement la douleur que la fatigue pourroit y occasionner; mais aussi l'enflure œdémateuse, à laquelle sont sujets les membres qui ont éprouvé de pareils accidens. Il faut préférer une bande de flanelle à une bande de toile, à cause de son élasticité, & parce qu'elle garantira mieux la partie des douleurs du rhumatisme, qui surviennent souvent à la suite des Foulures. On fera les tours de bande en spirale, depuis l'extrémité inférieure du membre, jusques à sa partie supérieure; & l'on aura soin de les ménager, de manière à former une compression égale sur toute son étendue, afin de prévenir l'enflure œdémateuse, qui assurément pourroit s'y former.

FOURCHETTE, (Rupture de la) *Furculæ ruptura.* Il est assez ordinaire, dans les accouchements laborieux, que cette partie se rompe, quand on ne prend point assez le soin de soutenir la tête, lorsqu'elle est au passage; & qu'on excite trop la femme à faire valoir ses douleurs. Cet accident est beaucoup plus fréquent chez les femmes fortes & vigoureuses, & qui accouchent pour la première fois dans un âge avancé, que chez les jeunes personnes d'un tempérament phlegmatique & délicat. La rupture alors, non-seulement comprend la totalité de la fourchette, mais encore se porte jusqu'au périnée, & même jusqu'à l'anus. Alors les deux ouvertures n'en font qu'une, & les femmes rendent indifféremment leurs matières par la vulve comme par le fondement. En pareil cas, une partie du vagin éprouve toujours une solution de continuité plus ou moins grande, & d'autant plus difficile à guérir, qu'elle s'étend vers le museau de tanche. Si alors on parvient à réunir la partie extérieure de la déchirure, il reste plus profondément une crevasse par où les matières fécales continuent à passer, ou à se filer, quand l'ouverture dégénère en une fistule; circonstance qui a assez fréquemment lieu.

On prescrit communément dans le cas de rupture de la Fourchette, de rapprocher aussi-tôt les cuisses l'une de l'autre, pour mettre les lèvres de la déchirure dans un contact immédiat, afin de procurer leur coalition. Ce précepte pourroit être efficace, si le plus souvent il n'y avoit point de contusion, & que les écoulemens qui continuellement sortent du vagin, n'entretenoient les parties dans un état de continuelle irritation. Aussi le plus communément se forme-t-il des escharres gangréneuses, & ce n'est qu'à leur chûte, tems où les écoulemens commencent à tarir, que les parties étant dans un état plus propre à la coalition, le conseil dont nous parlons, peut être de quelque utilité. L'on a même été jusqu'à conseiller un point de suture, dans le cas de rupture complette du périnée. Mais ce point de suture nous paroît bien inutile pour tous les cas; car, où la rupture n'est qu'extérieure, & s'étend peu dans le vagin, & alors le simple rapprochement des cuisses pourra opérer la réunion, ou elle pénètre profondément, & dans ce cas la suture ne réunissant que la plaie extérieure, celle du vagin, & du rectum qui lui est adossé, reste; & alors il y a fistule dans ces deux parties, que l'écoulement des humidités stercorales entretient continuellement. J'ai eu a traiter, il y a une dixaine d'années, un accident de ce genre, & j'ai réussi en ne faisant rien dans le commencement, qu'attendre que les escarres fussent tombés, & je ne pensai au récollement de la plaie, que quand je vis que l'incarnation étoit en bon train, & j'eus tout lieu d'être satisfait de ce délai. (*M. Petit-Radel.*)

FOYE. Ce viscère, qui ne paroît pas doué d'une grande sensibilité, est sujet cependant à s'enflammer par différentes causes; & cette inflammation se termine souvent par des abcès qu'il importe au Chirurgien de pouvoir reconnoître, puisque dans bien des cas de cette nature, la vie du malade dépend d'une application prudente de son Art.

L'Inflammation du Foye se présente, tantôt comme une maladie aigüe, tantôt comme une affection chronique.

Les symptômes de la première, sont une douleur vive dans l'hypochondre droit, qu'on augmente en comprimant la partie, une fièvre forte marquée par un pouls dur, fréquent & élevé, & des urines extrêmement colorées. La maladie d'ailleurs ressemble à beaucoup d'égards à la pleurésie.

L'Inflammation chronique du Foye n'est pas toujours facile à reconnoître; ce n'est quelquefois qu'au bout de plusieurs mois, qu'on peut en avoir quelque certitude; quelquefois même lorsqu'on a lieu de présumer qu'il existe un foyer de pus, si l'on veut remonter aux premières époques, où l'on a pu soupçonner une affection de ce viscère, on trouve qu'elle date de beaucoup plus loin. Les caractères en sont généralement très-obscurs, le malade se plaint seulement d'une douleur sourde, & d'une pesanteur dans la région du Foye, souvent de douleurs de colique, quelquefois de maux de cœur, & de hoquet; son urine est plus ou moins ardente; quelqufois il a de la jaunisse, mais tous ces symptômes éprouvent plus ou moins d'intermission. Dans l'une & l'autre espèce d'inflammation du Foye, le malade éprouve souvent une douleur qui s'étend à la clavicule, & au sommet de l'épaule du côté droit; ce symptôme est plus ordinaire lorsque la suppuration est déjà formée. Probablement il est occasionné par l'augmentation du poids de l'organe affecté, d'où résulte un tiraillement du diaphragme, & de la pleure, qui se fait appercevoir sur-tout à la partie supérieure du thorax.

Il paroît que l'inflammation aigue du Foye a toujours son siège dans la membrane qui le recouvre, & que l'inflammation chronique affecte plutôt quelque partie de sa substance. La première peut attaquer sa surface convexe, ou sa surface concave. Dans le premier cas, la douleur est plus vive, la respiration plus gênée, & il y a plus souvent du hoquet. Dans le second, la douleur est plus obtuse, & le vomissement est un symptôme plus ordinaire; l'inflammation ici se communique facilement à la vésicule du fiel, & aux canaux biliaires, ce qui peut, dans quelques cas, déterminer la formation de la jaunisse.

Différentes causes peuvent donner lieu à cette maladie; elle est souvent occasionnée par le froid, comme la pleurésie, avec laquelle on la confond souvent; elle l'est aussi fréquemment par de grandes chaleurs, comme cela se voit dans les pays situés entre les tropiques; les fièvres intermittentes ou rémittentes, certaines affections tristes de l'ame, quelquefois un violent exercice, peuvent lui donner naissance; une autre cause enfin, à laquelle les Chirurgiens doivent être particulièrement attentifs, ce sont les chûtes & les coups sur la région du Foye, ou à la tête.

Le traitement de cette maladie doit être le même que celui des autres maladies inflammatoires. Les saignées générales, ou topiques, répétées plus ou moins, suivant la vivacité de la fièvre & la violence des autres symptômes, les véficatoires appliqués sur le côté affecté, les fomentations, les laxatifs doux, les boissons délayantes & rafraîchissantes, sont les moyens sur lesquels on doit le plus compter au commencement; & lorsqu'ils auront été employés convenablement & à propos, ils réussiront, pour l'ordinaire, à dissiper le mal.

Mais si l'on voit que les symptômes ne cèdent pas promptement, & si l'on a lieu de craindre qu'il n'y ait une tendance à la suppuration, il faut avoir recours aux remèdes mercuriels; car le mercure est un des médicamens dont on a obtenu les plus heureux effets dans ces sortes de cas. *Voyez* LIND, sur les Maladies des Pays chauds. *Voyez* aussi *Medical Commentaries*, *vol.* II & V. On peut le donner intérieurement ou en frictions; il faut le pousser assez rapidement pour affecter légèrement les glandes salivaires, & en soutenir l'effet, même pendant quelques semaines, si le mal résiste aussi long-tems. Si le malade, pendant ce traitement, ne va pas librement à la selle, il faudra tous les trois ou quatre jours lui donner un léger laxatif.

Lorsqu'en conséquence de l'inflammation, il s'est formé un abcès dans le Foye, le pus peut en sortir par différentes voyes; il peut passer par les canaux biliaires dans les intestins; ou si la portion du Foye, qui est en suppuration, n'est point adhérente aux parties voisines, il se verse dans la cavité de l'abdomen. Mais si, pendant les premiers périodes de l'inflammation, il s'est formé des adhérences entre la partie affectée & quelqu'un des organes qui l'avoisinent, le pus pourra se faire jour au-dehors de différentes manières, suivant l'endroit où l'abcès se trouvera situé.

Ainsi lorsque l'abcès est situé sur la partie convexe du Foye, si ce viscère est adhérent à la portion du péritoine, qui revêt intérieurement les parois de l'abdomen, le pus pourra se faire jour au travers des parties qui forment ce parois, & s'épancher, soit au-dehors, soit dans la cavité de la poitrine, ou dans les cellules bronchiques. Lorsque l'abcès est situé dans la partie concave du Foye, le pus en conséquence des adhérences formées antérieurement entre les parties, pourra passer dans l'estomac ou dans les intestins, & être rejetté par le vomissement, ou par les selles.

Dans le premier de ces cas, qui est de tous le plus favorable, & le seul qui puisse être directement l'objet d'une opération Chirurgicale, c'est-à-dire, lorsque l'abcès se forme à la partie convexe, inférieure & mince du Foye, la matière amassée, peut former au-dehors & dans un point quelconque de l'hypocondre droit, ou de l'épigastre, une tumeur plus ou moins saillante; assez ordinairement celles qui donnent le plus de facilité pour l'ouverture, & à l'égard desquelles on peut former un pronostic plus favorable pour le succès de l'opération, affectent le milieu de l'épigastre, où le poids de la matière porte le Foye un peu plus bas, que dans l'état naturel. Ces abcès, quand ils paroissent vers la région de la vésicule du fiel, peuvent en imposer pour un gonflement de cette vésicule, comme celle-ci, quand elle est bien remplie de fluide, peut offrir quelques apparences d'un abcès. Mais, en général, on ne tombera dans aucune erreur sur ce point, si l'on fait attention que la fluctuation est égale par tout dans les cas où la tumeur est formée par la vésicule du fiel, au lieu que dans les cas d'abcès, elle commence à être sensible dans le centre, & se manifeste peu-à-peu dans le reste de la tumeur; que l'abcès est accompagné d'un gonflement œdémateux à l'extérieur; qu'il est ordinairement indiqué par des frissons, & qu'il a toujours été précédé par des symptômes fébriles plus ou moins marqués; ce qui n'a pas toujours lieu dans le cas de rétention de la bile dans la vésicule; qu'enfin le ventre est toujours libre, & que les selles sont bien colorées dans le premier cas, ce qui n'est pas dans le second. *Voyez* l'article CYSTOCELE BILIAIRE.

Lorsque ces abcès sont la conséquence d'une inflammation chronique du Foye, ils sont généralement beaucoup plus difficiles à distinguer que lorsqu'ils se forment à la suite d'une inflammation aigue. On voit des cas de cette nature chez des malades qui font assez bien toutes leurs fonctions, qui ne sentent que peu ou point de douleur dans la partie affectée, & où l'on a beaucoup de peine à reconnoître aucune fluctuation. La matière de ces abcès est pour l'ordinaire très-épaisse, & par conséquent n'est pas susceptible de la même ondulation, qu'on peut imprimer à une matière plus fluide; elle ressemble par sa consistance & sa couleur à une lie de vin épaissie; c'est du pus mêlé avec la substance même du Foye corrompue, & réduite en pulpe; en la laissant reposer quelques heures dans un verre, on voit le pus blanc surnager & la matière parenchymateuse, rougeâtre & plus pesante, former un sédiment épais au fond du vaisseau; mais quoiqu'on ait établi comme une règle générale que la matière des abcès hépatiques étoit toujours de cette nature, lorsqu'ils s'étoient formés lentement, cette règle n'est pas sans exception, & nous avons trouvé dans la partie supérieure du Foye, attenante au diaphragme, un abcès contenant une quantité considérable de pus blanc & semblable en tout à celui qu'on trouve en d'autres parties du corps à la suite d'un phlegmon, chez une personne attaquée depuis long-tems de divers symptômes, qui annonçoient une affection du Foye, & chez qui la suppuration s'étoit annoncée déjà depuis trois mois, par divers caractères.

Lorsqu'on a suffisamment reconnu la présence d'un abcès dans la partie convexe du Foie, au-dessous des fausses côtes, & que l'ouverture en paroît praticable, il faut la faire sans attendre la rémission des symptômes. L'on a eu assez de peine à se détacher de l'ancien usage d'ouvrir ces abcès par l'application de la pierre à cautère; l'on ne voit point quel avantage l'on pouvoit se promettre de cette manière d'opérer; envain supposeroit-on qu'elle devoit procurer une plus grande ouverture: l'escarre produite par le caustique n'intéresse que la peau dont une trop grande perte de substance ne fait qu'alonger la cure.

On ouvre ces abcès avec le bistouri, d'abord par une incision perpendiculaire, qui doit être extrêmement ménagée par en-bas, sans quoi l'on courroit risque d'ouvrir le péritoine dans l'endroit où l'adhérence inflammatoire l'a collé à la circonférence des parties contenantes; & l'on pourroit donner lieu à l'épanchement du pus dans la cavité du bas-ventre. On fait ensuite une seconde incision, par laquelle la ligne blanche, avec une très-petite portion des muscles droits, (si l'abcès est à l'épigastre) soient coupés en travers, sans quoi l'abcès s'étant vidé à l'instant de la première ouverture, & le tissu aponeurotique de la ligne blanche s'enfonçant vers le Foye, parce qu'il n'est plus soulevé par la matière, les deux lèvres de la plaie longitudinale se rapprochent, & la matière cesse de couler, ou coule difficilement; quand le pus est évacué on place une simple mèche enduite de quelque onguent émollient, ou simplement trempée dans l'huile, entre les lèvres de la plaie, & on l'introduit assez profondément pour les empêcher de se réunir, jusqu'à ce que les parois de l'abcès s'affaissent, & que la cavité se remplisse par le fond; on applique par-dessus des compresses & un bandage contentif approprié. Une compression douce, faite au moyen d'une bande de flanelle, que l'on passe deux ou trois fois autour du corps, aide beaucoup à accélérer la réunion des parois de la cavité. Lorsque cette cavité tarde à se remplir, il peut être à propos d'y introduire une canule pour conserver au pus une libre sortie; mais on ne sera que bien rarement dans le cas d'user d'aucune précaution pareille; car les abcès au Foye, lorsqu'on a pu les ouvrir extérieurement, se cicatrisent plus vite, & avec bien moins d'inconvéniens peut-être, que ceux qui se forment dans bien d'autres parties du corps.

Lorsque l'abcès est situé vers le sommet de la partie convexe du Foye, il ne paroît au-dehors aucune tumeur quelconque, le pus gagne du côté du diaphragme, ronge le tissu cellulaire qui en lie les faisceaux charnus, & parvient bientôt dans la poitrine, où il s'épanche quand il n'y a aucune adhérence entre le poumon & le diaphragme, ou pénètre dans les vésicules des poumons quand l'inflammation précédente a lié ces parties les unes aux autres; & dans ce cas, on voit le pus rejetté au-dehors par l'expectoration. Stalpart-Vanderwiel cite une personne qui avoit ainsi rendu par les crachats une vomique du Foye, parce que ce viscère & les poumons communiquoient ensemble par un ulcère commun, qui perçoit le diaphragme auquel ils étoient adhérens; nous avons nous-mêmes observé ce phénomène dans deux cas, qui se sont terminés l'un & l'autre par la mort du malade. Dans l'un, que nous avons déjà mentionné ci-dessus, le pus expectoré, ainsi que celui que la dissection fit voir dans le foyer même de l'abcès, étoit d'un blanc jaunâtre & sans odeur, il passoit dans les bronches au moyen d'une large & forte adhérence du Foye & du poumon droit à une même partie du diaphragme. Dans l'autre, où l'examen du cadavre ne nous fut pas accordé, le malade expectoroit tous les jours, pendant plus d'un mois, une grande quantité de matière très-fétide, rougeâtre & telle que nous l'avons décrite plus haut. On lit dans les *Medical commentaries*, vol. I, p. 94, l'histoire d'un cas, où à la suite d'une douleur dans l'hypocondre droit, occasionnée par un coup, & accompagnée de toux; il se fit, pendant un mois, une expectoration journalière d'une quantité prodigieuse de bile pure; on en lit deux autres dans le même Ouvrage, vol. II, p. 303, d'une expectoration très-abondante d'hydatides, qui venoient manifestement du Foye; ces trois maladies se terminèrent par une guérison complette.

Quelquefois le pus, après avoir percé le diaphragme, s'épanche dans la cavité du thorax. En pareil cas, il ne reste au malade aucune ressource que dans le paracentèse de la poitrine. On lit, dans un Mémoire de M. Petit le fils, (Mémoires de l'Académie de Chirurgie, t. II) un exemple heureux du succès de cette opération, dans une affection de cette nature, où le Chirurgien, dirigé par une apparence de fluctuation, fit une ouverture dans la partie antérieure & un peu latérale de la poitrine, entre la quatrième & la cinquième côte, en comptant de bas en haut. Après en avoir évacué trois demi-septiers de pus couleur de lie de vin, il introduisit son doigt dans la poitrine, & il le porta, par un trou qu'il trouva au diaphragme, jusques dans la partie convexe du Foie où étoit le foyer de l'abcès. Le malade pansé méthodiquement, fut guéri au bout de six semaines.

Quand l'abcès occupe la partie concave du Foye, il est une terminaison spontanée qui, quelquefois est heureuse, sur-tout lorsqu'il s'est formé des adhérences pendant le période inflammatoire entre la concavité du Foye & l'arc du colon, qui est l'intestin le plus proche de ce viscère, & celui qui contracte le plus facilement des adhérences avec lui. L'abcès se forme en cet endroit, sur-tout lorsque l'inflammation a occupé le voisinage de la vésicule du fiel, & il présente quelquefois, les mêmes apparences que la distension de cette vésicule par la bile. *Voyez* CYSTOCÈLE BILIAIRE. Quand ces abcès sont plus profonds, ils ont souvent un kyste qui leur est commun avec le Foie, l'épiploon & le colon. Les adhérences entre toutes ces parties sont souvent très-serrées; mais la moindre secousse, la simple érosion formée par le pus les rompt, & la matière s'échappant entre les anfractuosités des intestins, s'épanche dans la cavité de l'abdomen, & laisse le malade à-peu-près sans ressource; mais si le pus perce le colon, le cas est plus favorable, la matière se vide alors par les selles. Quand une fois la communication est ainsi établie entre le Foye & les intestins, le pus qui continue à se former dans le kyste, s'évacue à mesure, & les malades continuent à vivre ainsi plus ou moins long-tems, quelquefois ils guérissent complettement, le plus souvent cependant ils meurent dans le marasme. « J'ai eu occasion, dit M. Petit dans le Mémoire que nous avons déjà cité, d'ouvrir un malade qui avoit eu, à l'âge de cinquante ans, un apostême à l'hypocondre droit, dont la matière s'étoit vidée & se vidoit encore depuis cinq ans, par une ouverture qu'elle s'étoit faite dans la partie droite du colon; après avoir langui jusqu'à cinquante ans il mourut: je trouvai dans la cavité de l'arc du colon une ouverture ronde, & assez grande pour y passer le doigt; les bords de cette ouverture & tout le foyer de l'abcès étoient extrêmement durs; la poitrine, l'extérieur de la vésicule du fiel, une partie de l'épiploon & les bords de la partie cave du Foye, adhérens & confondus, pour ainsi dire ensemble, formoient le foyer de cette fistule.

» Pendant les cinq années que le malade vécut avec cette fistule, il fut presque continuellement tourmenté par des tranchées qui cessoient lorsqu'il avoit été à la selle, & qu'il avoit rendu une palette de matières purulentes & sanieuses, qui quelquefois étoient mêlées avec les excrémens, & d'autres fois en étoient fort distinctes. Il avoit souvent de la fièvre, tantôt plus, tantôt moins forte. »

Nous avons mis au nombre des causes de l'inflammation & de la suppuration du Foye les coups à la tête. Il est difficile d'expliquer comment une cause de cette nature peut produire cet effet, & pourquoi le Foye en est affecté plus particulièrement que d'autres viscères; mais le fait n'en est pas moins certain, & il a lieu plus souvent qu'on ne l'imagine ordinairement. M. Bertrandi, qui a fait beaucoup d'observations à cet égard, s'est convaincu qu'il se faisoit très-fréquemment des abcès au Foye lorsqu'on s'en doutoit le moins. Il a vu dans les hôpitaux des personnes parfaitement guéries des blessures qu'elles avoient eues à la tête, éprouver des dérangemens dans les fonctions animales, devenir jaunes, avoir une difficulté de respirer, avec ou sans douleur, des urines briquetées, des déjections purulentes, mourir enfin au bout de quelques mois dans l'épuisement & le marasme; & lorsqu'on faisoit l'ouverture de leurs corps, on n'y trouvoit d'autre vice que la pourriture du Foye. Nous finirons cet article par une observation de ce genre qu'il rapporte.

Un homme robuste avoit été trépané pour une plaie assez large, faite au crâne par un instrument tranchant, & accompagnée d'une félure qui s'étendoit au loin. La fièvre, la soif & la chaleur augmentoient; il devint jaune, l'hypocondre droit étoit considérablement tendu & douloureux; il parut une tumeur qui soulevoit les dernières fausses côtes, & même qui les écartoit un peu sans cependant s'étendre au-delà. Les remèdes qu'on appliqua n'ayant presque pas produit d'autre effet que de procurer un gonflement œdémateux des tégumens, on jugea qu'il falloit ouvrir la tumeur près du bord des deux dernières fausses côtes. L'incision fut faite obliquement, il en sortit beaucoup de pus qui venoit de loin, & il continua d'en couler beaucoup pendant les six jours que le malade survécut. L'ouverture du cadavre fit voir que le foyer de la matière purulente étoit situé profondément à côté du ligament large, le long de la partie convexe du lobe droit, & qu'il s'étendoit presque jusqu'à sa partie supérieure. Le pus s'étoit épanché dans le repli du ligament latéral droit, qu'il avoit détaché du diaphragme, & dont il avoit fait une grande poche. Dans tout ce côté, le lobe du Foie étoit adhérent au diaphragme, comme nous voyons les poumons se coller à la plèvre, à la suite de l'inflammation de ces parties.

L'affection du Foie n'est pas toujours aussi considérable qu'elle le fut dans ce cas rapporté par M. Bertrandi, quoique les exemples n'en soient pas très-rares ; mais on rencontre fréquemment dans les cadavres des personnes mortes à la suite des plaies de la tête, des petites inflammations partielles de ce viscère, & des points de suppuration en divers endroits de sa surface, qui annoncent un *consensus* manifeste entre cet organe & le cerveau, consensus qu'on a vainement tenté d'expliquer par des dérangemens dans l'équilibre de la circulation du sang, & qui probablement ne peut s'expliquer que par une sympathie nerveuse.

FRACTURE. Κάταγμα. *Fractura*. Solution de continuité, faite dans la propre substance d'un os par la violence d'une cause extérieure, & qui n'offre pour indication, que la coalition des parties divisées. La Fracture diffère de la plaie de l'os, par la contusion qui toujours l'accompagne. Hippocrate désigne communément les Fractures sous le nom d'ἄγμα ; cependant il leur donne aussi dans l'histoire qu'il nous a laissée de celle du crâne, le nom de κάταγμα ; Celse & Paul d'Egine sont très-courts sur les généralités de cet ordre de maladies, ils ne rapportent que les divisions déjà établies par Hippocrate ; mais tout en suivant la doctrine de cet Auteur, Galien offre un champ plus vaste & plus satisfaisant. Ce que nous dirons dans cet Article, n'est que l'exposé de tout ce que ces premiers Pères de l'Art nous ont laissé, enrichi des découvertes que des connoissances plus amples ont fait naître.

Différences des Fractures.

Les Fractures des os, & ici nous entendons spécialement parler des os longs, sont simples, composées ou compliquées. La Fracture simple est celle où un seul os est rompu, sans qu'il y ait aucun accident contraire à l'indication générale qui est la coalition. Les Auteurs ont donné différentes dénominations à cette espèce, selon la manière dont l'os étoit rompu : quand il l'étoit transversalement, de la manière dont se rompt une rave, ils l'apellent ῥαφανηδὸν, ou καυληδὸν, l'étoit-il selon sa longueur, c'étoit le καλαμηδὸν, ou σχιδακηδὸν, dénomination commune aux Fractures obliques. Enfin, quand l'os étoit rompu en plusieurs pièces, ils désignoient cette espèce sous le nom de ἀλφιτηδὸν, *in modum farinæ*, ce qui revient au mot comminution, que les Modernes ont admis. Toutes ces espèces de Fractures n'ont point été également reconnues par les Praticiens ; le plus grand nombre a rejetté la Fracture en long, par la raison qu'il n'est aucune cause capable de fendre l'os ainsi, qui ne puisse le rompre de travers avec beaucoup plus de facilité. On trouve néanmoins à la suite des plaies d'armes à-feu, les os fendus suivant leur longueur, jusque dans les articulations ; mais ces exemples ne disent rien pour les cas de Fractures longitudinales simples, quoiqu'en ait pensé feu M. Ruffel, Professeur de Pathologie aux Ecoles Royales de Chirurgie, qui admettoit ces sortes de Fractures. (1) En général, il y a beaucoup plus de variétés dans la Fracture des os, que les Anciens n'en ont admises : aussi leurs dénominations sont elles, la plupart du tems, insuffisantes pour les caractériser. Les Fractures en travers sont ordinairement avec des inégalités, quelquefois un des bouts de l'os cassé est seulement éclaté, & forme une espèce de bec qui ressemble à celui d'une flûte de berger, & alors on dit communément que la Fracture est en flûte. Il n'est rien moins que prouvé, que l'os puisse être transversalement rompu dans une portion de son cylindre, tandis que l'autre reste entière. Les Fractures obliques le sont dans toute leur étendue ; elles sont ou en partie obliques & en partie transversales ; peut-être a-t-on donné à tous ces objets une plus grande attention qu'ils ne méritent, du moins si l'on a égard au traitement qu'ils nécessitent.

Les différens genres de Fractures dont nous venons de faire mention, sont avec déplacement ou sans déplacement. On dit que la Fracture est avec déplacement, quand les surfaces rompues sortent de leur niveau, & n'ont plus un axe qui leur soit commun. Il est rare que les os soient déplacés suivant leur longueur, sans qu'ils le soient suivant leur épaisseur ; quand cela arrive, on dit qu'il y a chevauchement. Le membre dans ce dernier cas, est toujours beaucoup plus court, & de plus, difforme à l'endroit de la Fracture. Cette diminution de longueur du membre, provient de l'action retractile des muscles qui attirent à eux la portion la plus mobile du membre, qui est communément l'inférieure ; elle demande des efforts d'autant plus grands dans la réduction, qu'elle est plus grande.

(1) Voyez les remarques judicieuses de MM. Penchienati & Brugnone, dans le tome V des Œuvres de Bertrandi.

Les Fractures simples sont encore distinguées en complettes & en incomplettes ; la complette est celle où il y a division dans toute l'étendue de l'os, elle a spécialement lieu dans les os longs ; l'incomplette est celle où il reste encore quelque chose à l'os, pour qu'on ne puisse pas dire qu'il est entièrement rompu. Ce genre de Fractures ne s'observe guères qu'aux os du crâne, des hanches & aux omoplattes.

On dit que la Fracture est composée, quand un os est rompu à différens endroits, ou que les deux os qui composent une partie, comme l'avant-bras, la jambe, éprouvent une solution de continuité ; cette distinction n'a guères de valeur que dans les livres de théorie.

Enfin, une Fracture est compliquée, quand elle présente une indication aussi urgente, & même plus que la coalition : telle est celle qui seroit accompagnée de fièvre, d'une violente douleur, d'une plaie, d'une hémorrhagie ou d'une gangrène. Si l'on ne remédie promptement à ces accidens, leur gravité l'emporte sur la maladie première, & la mort souvent termine toute la catastrophe.

Causes des Fractures.

Les coups, les chûtes, enfin tout effort violent sont, & avec raison, regardés comme des causes ordinaires de Fractures, & désignés sous le nom d'externes par les Auteurs : cependant il peut arriver rupture dans la substance d'un os sans que ces causes aient précédé, ainsi qu'il est prouvé par nombre d'exemples. L'observation a constaté la propriété singulièrement corrosive du virus vénérien & cancéreux, non-seulement à l'égard des chairs, comme personne ne le conteste, mais même sur les os, qui sont des parties aussi bien douées de vie & d'organisme que les viscères les plus pulpeux. Si donc les effets de ce virus se bornent à la diaphyse d'un os long, par exemple, tant que la substance de l'os conserve assez d'épaisseur pour soutenir les efforts des muscles, l'os n'éprouve aucune rupture, mais elle survient bientôt, du moment que la résistance de l'os leur est inférieure. Le virus vénérien a la singulière propriété de dessécher les os & de les convertir en une substance comme éburnée, qui semble ne tenir rien des actions de la vie, cette substance alors est singulièrement fragile. C'est une observation qu'avoit déjà faite Job à Meeckren, comme il le conste d'après le passage suivant, tiré du deuxième chapitre de ses Observations Medico-Chirurgicales. *Observare nobis licuit in aliquo, morbo gallico quasi tabefacto*, dit-il, *ossa adeò fuisse exsiccata, imò arefacta, ut ad quemvis attactum frangerentur; sic enim claviculam in varias partes confractam vidimus in eo, dum thorace pectus vestire conabatur.* Mais que les os puissent acquérir cette singulière apparence, sans qu'on doive en chercher la cause dans aucun virus connu, c'est ce qui est prouvé par une observation bien curieuse de Janus Debourgo, insérée dans la seconde Centurie de Hilden. Il est rare que les Fractures de cause interne se consolident par les seules forces de la Nature, ordinairement les deux bouts de l'os se dissolvent, & restent sous l'apparence d'une chair qui n'a ou ne semble avoir aucune organisation. C'est ce qui a également lieu dans la Fracture du col du femur chez les vieillards, dont le corps desséché manque en quelque sorte de sucs.

Diagnostic des Fractures.

Un Chirurgien qui connoît bien l'exacte conformation que doit avoir un membre dans l'état naturel, notion que peut seule donner l'étude de l'Anatomie, a de grandes présomptions sur l'existence d'une Fracture qui seroit avec déplacement, quand il apperçoit une disposition ou défaut qui n'est point ordinaire dans la configuration d'un membre : mais ce ne sont que des présomptions, tant que le tact n'y est pour rien. Pour mettre ce dernier moyen à profit, il faut commencer par fixer le malade, crainte qu'abandonné à lui-même, la douleur qu'il pourra ressentir dans les tentatives qu'on va faire pour s'assurer de la Fracture, ne lui fasse faire des mouvemens qui pourroient ne lui être que désavantageux. Puis on portera le doigt tout le long de la portion la plus à nud de l'os, en appuyant suffisamment pour sentir les inégalités qui accompagnent toujours la Fracture. Si ces inégalités sont des esquilles déplacées, on ménagera la pression, pour ne point occasionner une douleur qui deviendroit alors inutile : mais si le lieu de la Fracture est recouvert de forts muscles, & que la pression que nous recommandons, ici ne puisse avoir lieu, il faut avoir recours à ce qu'on appelle la Crépitation : c'est ainsi qu'on désigne le bruit que font les bouts d'un os cassé en les froissant l'un contre l'autre, quand on remue le membre. Pour en venir à cette épreuve avec le moins de douleur qu'il est possible, il faut faire fixer fortement la partie supérieure dans la Fracture d'un gros membre, puis remuer doucement la partie inférieure, les os, en sortant de leur niveau & s'opposant une résistance mutuelle, font sentir à la main qui tient le membre mis en mouvement, un cliquetis, qu'on distingue très-aisément & qu'il ne faut point confondre avec l'emphysème, ou la sécheresse des articulations. On peut faire seul cette recherche dans les Fractures des petits os, comme ceux de l'avant-bras, des doigts, en fixant une partie d'une main, & faisant mouvoir l'autre avec l'autre qui est libre.

Il est des cas où l'on n'est point nécessité de recourir à ces tentatives, comme lorsque l'un des bouts de l'os sort à travers les chairs, & perce même les tégumens, ainsi qu'il arrive dans le cas de Fracture avec déplacement. Ces cas sont toujours très-fâcheux, vu le déchirement qu'a occasionné la partie déplacée & la sensibilité plus ou moins grande des sujets, d'où souvent s'ensuivent d'énormes convulsions. Mais il en est d'autres aussi, où la Fracture étant réelle, est néanmoins cachée par le gonflement & l'extravasation qui ont lieu à la suite de la contusion. Le plus prudent, en pareil cas, est d'attendre, pour caractériser la maladie dont les signes sont si équivoques; mais en attendant, on a égard aux symptômes qu'on combat par les moyens que leur nature exige. C'est ainsi qu'on se comporte dans la Fracture du col du fémur, de l'humérus, de l'olécrâne & autres de ce genre.

Prognostic de Fractures.

Une Fracture, généralement parlant, a des suites d'autant moins funestes, que l'os qui l'éprouve est éloigné des organes essentiels à la vie, que les parties qui l'entourent sont moins susceptibles d'irritation, & que les vaisseaux voisins sont hors de crainte de toute lésion. Il est reconnu que la simple est plus facile à guérir que la compliquée, qui offre toujours, en sus de la première indication, d'autres auxquelles il n'est pas si faciles de satisfaire; que les Fractures obliques sont plus difficiles à contenir que celles où l'os est rompu en travers; que plus une Fracture approche des articulations, plus aussi elles deviennent inquiétantes tant par leurs suites, que par les accidens actuels dont elles peuvent être accompagnées, & c'est ce que Celse avoit déja observé, ainsi qu'il le conste d'après le passage suivant: *earum maximè tolerabilis est simplex, eaque transversa, pejor ubi fragmenta multa sunt atque obliqua: pessima, ubi eadem acuta sunt. Quò propior Fractura capiti, vel superiori vel inferiori est, eò pejor est; nam & majores dolores affert, & difficilius curatur.* Les Fractures les plus fâcheuses sont celles qui sont avec comminution ou fracas, à raison de la difficulté qu'il y a de remettre toutes les esquilles dans leur place, de les y maintenir, & de subvenir aux effets de la contusion, qui en pareil cas, est toujours très-grande. Quand elles sont la suite d'un coup d'armes à feu, il n'est pas rare qu'on soit nécessité d'en venir à l'amputation, par les raisons que nous déduirons à l'article PLAIES d'armes à feu.

L'observation a constaté, & le raisonnement vient à l'appui du fait, que les Fractures sont plus facilement curables chez les jeunes sujets, où il y a surabondance de sucs, & où la force de la vie est à son plus haut point, que chez les vieillards, où tout est sec, & chez qui les humeurs sont dans un état d'appauvrissement qui ne peut rétrograder; que les Fractures se consolidoient plus difficilement chez ceux dont les sucs péchoient par une acrimonie virulente, & que même les os qui avoient été précédemment réunis, éprouvoient une nouvelle solution de continuité à l'endroit de leur cal, c'est ce dont les Observateurs apportent nombre de preuves, & entr'autres le D. Lind, dans son excellent Ouvrage, intitulé: *Treatise of the scurvy.* J'ai vu aussi, dans les hôpitaux, nombre de malades ne pouvoir guérir de leurs Fractures, après plusieurs mois de séjour, à raison du virus vénérien dont ils cachoient les symptômes, crainte d'être renvoyés. M. Bell observe cependant qu'il a vu quelques Fractures guérir dans un période avancé de la maladie vénérienne; mais ce n'est point le cas ordinaire, & quand la Fracture est la suite d'une affection locale de l'os, *no callus*, dit-il, *will form, till the virus be eradicated.* On dit que chez les femmes grosses la coalition se fait encore difficilement, à raison de l'absorption que fait l'enfant, auquel la mère fournit pendant tout le tems de la gestation; je n'ai aucune preuve à donner ni pour ni contre cette opinion. Nous renvoyons, pour tous les détails que nous passons ici, aux Auteurs classiques, notamment au Traité des Maladies des Os de J. L. Petit, & aux Instituts de Chirurgie d'Heister; & nous passerons au traitement.

Traitement des Fractures.

Les Auteurs s'accordent tous à établir trois principaux points dans le traitement des Fractures. 1.° Réduire l'os fracturé dans sa situation naturelle. 2.° L'y maintenir au moyen des pièces d'appareil les plus convenables. 3.° Corriger les accidens & prévenir ceux qui pourroient arriver par la suite.

La première indication n'a lieu que dans les Fractures avec déplacement, car dans celles où les parties rompues sont encore en plein contact, il faut bien se garder de faire aucune tentative pour la réduction; l'on doit alors s'en tenir aux deux dernières. La difficulté de la réduction est d'autant plus grande, que les pièces chevauchent dans une plus grande étendue, que les muscles dont on a la force à vaincre, sont plus volumineux, ont plus de tendance à passer à l'action convulsive, & aussi de ce qu'on gêne plus qu'il ne convient, le jeu des muscles qui doivent s'étendre pour le déplacer. On réduit à trois, les moyens qu'on emploie pour réduire les os rompus, savoir l'extension, la contre-extension, & la conformation ou réposition. Mais, avant de mettre ces moyens en pratique, il faut placer le malade convenablement dans son lit, c'est-à-dire, ni trop mollement, ni trop durement, ensuite on s'assure du genre de fracture, & du lieu où elle est, & si le déplacement peu ou point considérable, exige par lui-même de grands efforts pour la réduction. Nous supposons que la fracture occupe un os assez volumineux pour donner des motifs suffisans de crainte par rapport aux sujets. On se sert communément des mains, pour faire les extensions & contre-extension nécessaires, mais souvent la force des muscles est tellement augmentée, & elle approche tellement de la convulsion, que ce n'est qu'avec la plus grande peine qu'on peut la vaincre, il faut alors avoir recours aux lacs & machines destinées à la surmonter. Tel est du moins l'opinion commune; mais cette difficulté à la réposition, souvent est moins due à la cause dont il s'agit, qu'à la manière dont sont inégalement tiraillés les muscles, en mettant le membre dans une extension forcée, plutôt que dans une demi-flexion. La chose se présente ainsi avec une telle apparence de vérité, qu'il y a lieu d'être surpris que les Anciens n'en aient point été frappés; on doit à M. Pott les premières notions de cette erreur. Il y a des cas où une seule personne peut faire à-la-fois l'extension & la contre-extension; on en a un exemple dans la Fracture de la clavicule. Le blessé, assis sur un tabouret d'une moyenne hauteur, un Aide se place derrière lui, & appuyant son genou entre ses deux épaules, il les tire chacune en arrière, pendant que le Chirurgien, placé au devant, s'occupe de la réduction des deux pièces de l'os. La manière la plus favorable de réduire une Fracture, sera donc de mettre le membre dans une flexion convenable; puis on tirera sur la partie inférieure du membre suffisamment pour mettre les deux bouts de l'os complettement de niveau. Si l'on ne réussit pas à cette première tentative, on pourra employer des forces modérées, en faisant tenir le haut du membre fermement par un Aide, qui appliquera ses mains entre la Fracture & la jointure voisine, pendant qu'un autre étend doucement la partie inférieure, ayant soin que les muscles soient toujours dans le plus grand état possible de relâchement. M. Dupoui a observé des cas où la réduction, qui avoit été impossible, parce que l'action des muscles étoit gênée par l'application des lacs sur le membre, a été la plus facile, en transportant ces lacs sur les extrémités de ces membres, là où aucun muscle ne peut porter obstacle. *Voyez* ce que nous avons dit de cette méthode à l'article CUISSE (luxation de la). Les extension & contre-extension ne se font que dans les Fractures des extrémités; il n'en est pas de même de la réposition qui a lieu, tant pour la Fracture des os longs, que pour celle des os plats. *Voyez* les articles OMOPLATES & ILIUM. On doit s'appliquer à faire la réposition la plus exacte qu'il est possible; car c'est de l'observation de ce précepte que dépend la régularité du cal. On y parvient en appliquant les deux paumes de la main à l'opposite l'une de l'autre, & les rapprochant avec une certaine force, dans les cas où la Fracture est cachée sous de gros muscles, comme à la cuisse, ou en appuyant suffisamment du bout des doigts, quand la Fracture est sur des parties à découvert, comme au tibia, au cubitus, aux côtes, aux os du tarse & aux doigts. On connoîtra que la conformation est bien faite, quand on ne verra plus sur le membre aucune inégalité, que sa forme & sa figure seront exactement celle du membre opposé, & que la douleur précédente sera, pour ainsi dire, cessée, & que le membre, laissé à lui-même, persistera dans le même état où on l'a mis. Quand il y a plaie, notamment dans dans les cas de Fractures du crâne & des côtes, on a recours aux instrumens pour faire la conformation, aux élévatoires, aux tire-fonds, aux spatules, pinces & autres, que les circonstances suggèrent; on est même quelquefois dans le cas d'enlever en totalité de très-grandes pièces d'os; nous reviendrons sur tous ces détails, en parlant des Fractures du crâne, à l'article TÊTE (Plaie de).

La seconde indication consiste à maintenir la Fracture dans l'état de réduction où on l'a mise, on y parvient par l'appareil & la situation. L'appareil varie selon l'espèce de Fractures, & l'os qui en est affecté, ainsi qu'on le verra à chacun de leurs articles. Dans les cas les plus ordinaires des Fractures aux extrémités, on applique d'abord sur le lieu fracturé, une simple compresse fendue en deux ou quatre chefs, après l'avoir trempée dans de l'eau-de-vie camphrée, ou d'autres liqueurs résolutives, précaution qui non-seulement en rend l'application plus facile, mais encore contribue pour beaucoup à la discussion des sucs qui pourroient s'FFFser. On fait ensuite avec une bande roulée à un chef & trempée dans la même liqueur, deux ou trois tours égaux sur le lieu de la Fracture, & l'on continue par des doloires, en remontant le long du membre jusqu'à l'attache des muscles qui la font mouvoir. On recommence par deux circulaires avec une nouvelle qu'on applique sur l'endroit où l'on a commencé, & l'on continue également par des doloires jusque vers l'articulation, & l'on remonte, si la bande est assez longue, jusque sur la Fracture, en serrant suffisamment. Le premier bandage est destiné à restreindre l'action des muscles & à maintenir les deux bouts de l'os dans la position où la conformation les a mis; il faut avoir soin en l'appliquant, que les jets de bandes ne laissent à découvert que la quatrième partie du tour précédent, pour que la Fracture soit plus exactement maintenue. « Le bandage trop lâche, observe M. Louis, dans cet article de l'ancienne Encyclopédie, laisse aux muscles la dangereuse facilité de se contracter, le calus est difforme, & le membre peut se consolider dans une direction qui ne seroit pas naturelle. D'un autre côté, le bandage trop serré, lorsqu'il l'est avec excès, attire la gangrène, &, sans l'être au point de causer cet accident formidable, il peut l'être encore trop, & mettre obstacle à la libre circulation des liqueurs, d'où résultera le manque de nourriture & l'atrophie. » Telle est la manière d'appliquer les premières bandes sur les membres dont le volume est égal ou à peu-près tel dans leur longueur, comme à la cuisse, au bras : à la jambe, à l'avant-bras, on se comporte différemment, pour éviter les godets qui résulteroient de l'application simple d'une bande sur des membres aussi inégaux; on fait ce qu'on appelle des renversés. *Voyez*, à ce sujet, les Planches relatives aux Bandages. Par cette manière de plier la bande, on fait une pression plus égale, & l'on ne laisse aucune inégalité capable de blesser la partie par la compression que feroient dessus les autres pièces d'appareil. Ces deux premières bandes appliquées, on met des compresses longuettes le long du membre, une de chaque côté, & quelquefois une au-devant. Dans le cas de Fractures à la jambe, quelques-uns remplissent le bas depuis le défaut du mollet jusqu'aux malléoles, avec une compresse inégale; d'autres préfèrent de donner plus d'épaisseur à l'extrémité des longuettes, ce qui se fait en repliant de la longueur convenable le linge simple, avant de faire les plis suivant la largeur. On maintient les longuettes par une troisième bande dont les circonvolutions peuvent être faites en doloires plus larges, pour ménager la longueur de la bande. On contient tout cet appareil entre deux gouttières de fer blanc, ou avec des cartons qu'on lie avec des rubans de fil. On applique ensuite l'écharpe pour l'extrémité supérieure, & des fanons pour les Fractures de l'extrémité inférieure. On est assuré que le bandage est bien fait, qu'il est suffisamment serré, quand on apperçoit au-dessus & au-dessous, une légère tuméfaction sans douleur ni rougeur.

Le malade, dans les Fractures des extrémités supérieures & du tronc, est forcé de garder le lit; même dans le cas de Fractures du bras, il peut s'en dispenser dans celles de l'avant-bras, de la clavicule, des doigts. Il faut, quand la nécessité le contraint au lit, le placer de manière qu'il n'éprouve aucune gêne, & que la partie lésée soit tellement posée sur un oreiller mollet, que ses muscles soient très-relâchés. « Ainsi la jambe, est-il dit dans cet article de l'ancienne Encyclopédie, sera un peu élevée du côté du pied, pour favoriser le retour du sang; elle sera appuyée sûrement & mollement : on la posera sur un oreiller égal, appuyé sur un matelas qui, lui-même, doit être fort égal. Pour cet effet, le lit doit être garni de matelas seulement, sans lit de plume, & même il est bon de mettre entre le premier & le second matelas, une planche qui occupe depuis le pied jusque par-delà les hanches : comme la nécessité d'être couché deviendroit à la longue insupportable, si l'on ne prenoit des précautions pour en diminuer la gêne, autant qu'il est possible, on fait attacher au plancher, une corde qui passe à travers le ciel du lit, & qui descend à la portée de la main du malade. Cette corde lui est très-utile pour se remuer facilement & satisfaire ses différens besoins. On attache au pied du lit, une planche qui doit être stable, & sur laquelle on fait clouer un billot garni d'un matelas ou coussin. Ce billot est un des plus grands soulagemens qu'on puisse procurer au malade; il lui sert à appuyer le pied sain pour se soulever avec l'aide de la corde dans ses besoins, & pour se relever de tems en tems, lorsqu'il vient à glisser vers le bas de son lit. Le Chirurgien peut prévenir cet inconvénient en donnant ses soins à la construction du lit, il doit même aider à le faire convenablement pour le bien de son malade. Pour éviter que le croupion ne s'écorche, J. L. Petit conseille de percer le premier matelas, afin de pouvoir passer commodément un bassin entre le second & lui, lorsque le blessé veut aller à la selle. Dans ce cas, le drap de dessous doit être fendu ou composé de deux pièces qu'on puisse écarter au besoin à l'endroit du siège; faute de cette précaution, le croupion s'écorche, & alors il faut l'examiner souvent, & bassiner cette partie avec l'eau vulnéraire ou de l'eau-de-vie camphrée, pour prévenir la mortification; on remédiera à ce dernier accident, par l'application de l'onguent de stirax.

Enfin, une dernière indication est de mitiger les symptômes actuellement existans, & de prévenir ceux qui pourroient survenir. Le plus commun de tous est le prurit ou la démangeaison qui quelquefois occupe tout le membre, & dégénère souvent en une douleur qui est bientôt suivie d'inflammation. Cet accident est plus fréquent dans les hôpitaux qu'ailleurs; il est presque toujours occasionné par la malpropreté du linge dont on se sert. Paré dit qu'il faut en pareil cas, lever l'appareil, de trois en trois jours, pour donner de l'air à la partie, & faciliter la transpiration. Il prescrit la fomentation faite avec une décoction de sauge, de camomille & de mélilot bouillis dans de l'eau & du vin, & d'éventer souvent la partie. *Voyez* l'article FLABELLATION. La douleur est un symptôme qui n'est pas moins fréquent, & conséquemment dont nous devons nous occuper ici. Elle est quelquefois telle, que les muscles mis en convulsion, font tressaillir spontanément le membre, & particulièrement dans le tems du sommeil. Quand la reposition des esquilles a été bien faite, & que rien ne s'est dérangé dans les pièces d'appareil, il faut combattre ce symptôme par les saignées plus ou moins répétées, la diète, les boissons tempérantes, & même quelquefois on est obligé d'en venir aux opiacés. Le régime sera approprié aux circonstances de l'âge, du tempérament & du caractère de la Fracture. Quand ces moyens ne calment point la douleur, & que même elle augmente, il faut changer l'appareil, & pour peu qu'on voye d'inflammation à la partie, il faut employer le bandage à dix-huit chefs, & ne revenir au bandage roulé, que quand la disparition des accidens annonce toute sécurité. M. Bell vante en pareil cas, l'application des sangsues; elle est alors si avantageuse, *that always advise it*, dit-il, *whenever the tension is in any degree considerable*, *or whenever the pain continues severe after the bones have been replaced.* Rien d'ailleurs, continue-t-il, ne prévient plus les fâcheuses suites de la contusion qui souvent accompagne une Fracture, que ce simple moyen. Quelques Praticiens, en pareil cas, ont continué le bandage à dix-huit chefs jusqu'à la guérison complette, & avec tout le succès possible; aussi sont-ils partis d'après lui, pour assurer que le bandage roulé pouvoit être supprimé de l'appareil des Fractures simples; assertion que je regarde comme hasardée & sujette à beaucoup d'inconvéniens, si elle étoit indistinctement admise.

Quand une fois l'on a rempli les trois indications générales dont nous venons de faire mention, l'on peut laisser un assez long-tems l'appareil, sans le déranger. Il est cependant des cas où il est nécessaire de le lever, soit parce qu'on s'apperçoit qu'il est trop lâche ou trop serré; pour prévenir un érésypèle, des démangeaisons qu'occasionneroit une transpiration interceptée, ou pour remédier à la difformité du cal, quand la Fracture est avec esquilles: il faut, dans tous ces cas, faire soutenir le membre par des aides intelligens, & ne lever les pièces d'appareil qu'avec la plus grande précaution. On rappliquera le bandage dans le dernier, en le serrant un peu plus qu'avant, sur l'endroit de la Fracture, & l'on continuera jusqu'à ce que la consolidation soit suffisante, pour qu'on abandonne le malade à lui-même. L'expérience a prouvé qu'il falloit vingt à vingt-cinq jours, pour une Fracture du bras & de l'avant-bras, trente pour une de la jambe, & quarante ou cinquante pour celle de la cuisse. Ce terme est le moyen. Les premiers mouvemens du membre sont ordinairement difficiles, ce qui provient moins, comme on le croit communément, de l'épaississement de la sinovie dans les articulations, que de la roideur des ligamens, des muscles qui ont été gênés par les bandes, & long-tems tenus dans l'inaction; aussi est-il d'observation que les frictions & les linimens gras & spiritueux sont beaucoup plus utiles pour remédier à cet accident, que tout autre remède, dont l'effet porteroit sur l'article. D'autres accidens qui ne sont pas d'une plus grande conséquence, sont l'enflure comme œdémateuse & l'atrophie ou desséchement. Ces accidens, notamment le premier, se dissipent par des frictions sèches, des fomentations avec l'eau de chaux, & le vin aromatique; les douches avec l'eau de savon, ou la lessive de cendres de sarment, & autres remèdes qu'on emploie communément dans le traitement de l'œdème. On remédie à l'atrophie par des bains d'eaux minérales chaudes, factices ou naturelles, telles que celles de Barrèges, de Bath, & autres. Il est prudent, quand la Fracture occupe les extrémités inférieures, de ne point faire marcher trop-tôt les malades; car le cal n'étant point assez solide pour soutenir les efforts de la marche, l'os pourroit se courber. Pour peu qu'on s'apperçoive de cet accident, il faut faire tenir le lit au malade, & même remettre un autre appareil, si la courbure étoit assez difforme. Il est des Praticiens, dit-on, qui n'hésitent point, en pareille occurrence, de recasser le membre, pour parvenir à une meilleure conformation: c'est un mauvais parti, qui peut entraîner après lui beaucoup d'accidens, & qu'il faut abandonner aux mains des empyriques qui ne doutent de rien. Nous en dirons de même du précepte de Paul, suivi par M. A. Severin, & Gui de Chauliac, d'inciser les chairs, & de ruginer le cal, jusqu'à ce que les os se séparent: *quod si solidus ac lapideus jam evasit callus, apertâ ibi cute, deradendus est, parsque ejus eminens scalpris & terebris, etiam si opus sit, admotis exscidenda.*

Quoiqu'il soit entré dans les vues de la Nature, quand un os a été fracturé, de le consolider de nouveau, pour que le membre pût servir aux usages auxquels elle l'a asservi, quelquefois néanmoins, soit à raison d'un vice dans les humeurs, ou d'un mouvement trop répété entre les parties rompues, la consolidation ne se fait point, & il se forme comme une nouvelle articulation qui persiste toute la vie. M. Hevin a vu ainsi un homme chez qui cette singularité avoit lieu depuis douze ans qu'il s'étoit cassé le bras. La Fracture n'avoit été ni réduite ni maintenue, en sorte qu'il n'avoit pu s'y faire aucune réunion. J'ai vu des pièces confirmatives de ce fait, dans le cabinet de M. Morand. La réunion, dans les os, se fait par un méchanisme que nous avons développé à l'article Cal. Différentes expériences que nous avons tentées depuis sur les animaux vivans, confirment les assertions que nous y avons établies, au sujet du ramollissement des bouts de l'os rompu. Nous avons observé chez tous, que ce ramollissement commençoit à la surface de l'os qui avoisine le perioste, & qu'il se continuoit insensiblement jusqu'à sa cavité, en sorte que, dans les huit premiers jours, chez un jeune chat, il y avoit la moitié de l'épaisseur de l'os fémur converti en cartilage, pendant que le reste conservoit encore sa densité première: la conversion étoit parfaite au bout de seize, & les bouts assez compris entre eux, pour que l'animal pût se servir de son membre comme précédemment. Le perioste, à cette époque, étoit rendu à sa ténuité ordinaire, & ne servoit en rien à la coalition des pièces fracturées; fait qui n'est nullement en faveur du sentiment de M. Duhamel, relativement à la manière dont les os rompus se soudent, ainsi que tous ceux que nous avons rapporté à l'article Cal, auquel nous renvoyons.

Des Fractures compliquées.

Les complications que nous avons principalement en vue, sont tous les accidens graves qui dérivent immédiatement de la Fracture ou de l'instrument qui l'a occasionnée, comme la plaie, la contusion, le déchirement des muscles, du périoste, la piqûure des tendons des nerfs, la présence d'un corps étranger, & tous les accidens subséquens, tels que les engorgemens inflammatoires & gangréneux, les dépôts, &c. La plaie ne doit être considérée comme compliquant la Fracture, qu'autant qu'elle est sur le lieu même, & qu'elle communique avec la Fracture; elle est souvent occasionnée par le bout de l'os même qui, en se déplaçant, passe à travers les chairs, & paroît au-dehors, ce qui n'arrive guères que dans les Fractures obliques. Quand après l'accident les malades ont encore fait usage de leurs membres, ou quand celui-ci a succédé à une chûte de fort haut; la complication en pareil cas paroît plutôt provenir de l'accès de l'air sur les surfaces séparées de l'os. « La plus mauvaise espèce de Fracture simple, dit M. Bell pour le prouver, celle où l'os est rompu obliquement, & qu'il est difficile, & même impossible de maintenir en situation, pourra continuer à bien aller, & même à n'être accompagnée d'aucun mauvais symptôme, tant que la peau restera entière; mais, si par quelque accident, le bout de l'os est passé à travers les tégumens, & qu'il y ait une grande division à ceux-ci, la douleur devient intolérable, la fièvre survient, le membre est agité de mouvemens spasmodiques, & tous ces accidens sont remplacés par des fontes de suppuration, & enfin la gangrène. » *Voyez*, à ce sujet, ce qui a été dit à l'article Air.

Les Fractures compliquées, outre les indications communes aux Fractures simples, en offrent encore d'autres très-variées, qui ne peuvent être saisies que par celui qui a le génie vraiment chirurgical, le vulgaire conçoit ce qu'il faut faire dans les cas ordinaires; mais il n'y a que l'homme vraiment de l'Art qui sache démêler ici ce à quoi il doit d'abord porter ses premiers soins. De tous les cas qui compliquent une Fracture, il n'en est point qui exigent de plus prompt secours que l'hémorrhagie; le premier point doit donc être de l'arrêter au moyen du tourniquet, de la ligature ou autres moyens connus pour la réprimer. *Voyez* l'article Hémorrhagie. Si le délabrement & l'attrition sont tels qu'ils ne laissent de ressource que dans l'amputation, il ne faut point la différer, ce à quoi il faut d'autant se décider, que l'accident est arrivé dans un champ de bataille, dans un combat en mer, & autres circonstances, où le malade ne peut recevoir des secours aussi bien suivis que s'il étoit chez lui ou dans un hôpital fixe. *Voyez* ce qui a été dit à ce sujet à l'article Amputation dans les cas des Fractures compliquées. Mais, dans des cas contraires, il est bon d'attendre; on aggrandira cependant la plaie, si elle est trop petite pour qu'on puisse parvenir au vaisseau ouvert, & si le cas l'admet, on emploiera l'agaric ou bien l'on en viendra à la ligature. Mais, en général, il vaut mieux s'en tenir à la compression sur le trajet des vaisseaux, quand elle est admissible, surtout lorsque l'hémorragie est secondaire, & qu'elle vient à la suite de la suppuration; car le membre est souvent gonflé, enflammé, & si l'on dilate la plaie dans l'intention de mettre le vaisseau à découvert, l'on trouve une telle confusion à raison du sang épanché dans les interstices des muscles & du tissu cellulaire, qu'on ne peut appercevoir le vaisseau; & si l'on prolonge les incisions, on ouvrira un tel accès à l'air, que le membre ne tardera point à tomber en gangrène. Mais dans les cas où le membre seroit si gonflé, qu'il ne pourroit admettre aucune compression, le mieux seroit de recourir à l'amputation.

Quand l'attrition, sans être portée au point que nous venons de le dire, est néanmoins considérable; que la présence de quelques corps étrangers donne lieu de redouter des accidens, que des esquilles ou pièces d'os détachés se font sentir sous le doigt, comme il est peu probable que celles-ci pourront se réunir au corps de l'os, il faut, dans l'un & l'autre cas, en opérer l'extraction. On fera donc des incisions proportionnées au volume & à l'étendue des corps qu'on se propose d'extraire, en cas que celles qui existent déja ne puissent suffire, & l'on cherchera à les extraire soit avec les doigts ou les pinces, ayant eu la précaution de situer le membre de manière que les muscles soient dans le plus grand relâchement. Quand une esquille tient fortement à l'os, & que son autre bout s'élève, pique & irrite les chairs, il ne faut point hésiter à la couper en employant la scie ou les tenailles incisives. Toute esquille qui est fort large, qui tient encore au périoste ou aux membranes, qui n'est point aigue, doit être conservée, on l'appliquera, aussi exactement qu'il sera possible, sur le reste de l'os, & on l'y maintiendra au moyen de tampon de charpie, pour faire sur elle une plus grande compression. Celles qui sont entièrement libres doivent être enlevées doucement, pour ne point blesser les parties qui l'entourent, car il n'y a point à espérer qu'elles puissent se réunir, & leur présence ne feroit que continuer les accidens. Il faut, dans toutes ces opérations, que la main soit guidée par des notions précises de l'Anatomie, pour ne blesser aucun vaisseau, & par-là augmenter la somme des accidens, & pour inciser les brides & aponévroses qui pourroient gêner les parties qui nécessairement doivent éprouver de l'engorgement.

Les caillots de sang, les corps étrangers & esquilles ayant été enlevées, les vaisseaux ouverts dont on a à craindre, convenablement liés, & les bouts des os replacés, autant que faire se peut, dans leur position première, par les procédés dont nous avons fait mention dans l'Histoire des Fractures simples; on mettra des bourdonnets de charpie dans les vides, en tamponnant fermement sur les vaisseaux ouverts sur lesquels on aura auparavant mis un peu d'agaric, & pansant plus mollement ailleurs. On recouvre le tout d'une compresse simple, fendue à quatre chefs & n'ayant de longueur que ce qu'il en faut pour faire le tour du membre. On arrose le tout avec l'eau marinée, & l'on termine par le bandage à dix-huit chefs. Les Anciens, dit M. Louis dans cet article de l'ancienne Encyclopédie, se servoient dans ces sortes de cas, d'un bandage fenêtré qui leur permettoit de panser la plaie, sans toucher au reste de l'appareil. Suivant Paul d'Égine, & Guy de Chauliac, on peut se servir des bandes roulées dans le traitement des fractures compliquées de plaie, avec le soin de ne couvrir des circonvolutions de la bande, que les parties circonvoisines de la plaie, celle-ci demeurant à nud & à découvert, afin de pouvoir la panser tous les jours, & d'y appliquer les médicamens convenables, sans lever les bandes ni toucher la fracture. Paré désaprouve fort ce bandage. Si la plaie n'est pas comprimée convenablement, les humeurs y seront envoyées, dit-il, des parties circonvoisines pressées, & il y surviendra bientôt inflammation & gangrène. Jacques de Marque, célèbre Chirurgien de Paris, mort en 1622, & qui nous a laissé un excellent Traité de Bandages, qu'aucun Écrivain sur la même matière n'a pu rendre inutile, a disserté très-exactement sur les inconvéniens reconnus dans l'usage de ce bandage fenêtré; il rappelle le précepte de Paré, qui veut qu'on se serve d'une bande en deux ou trois doubles en façon de compresse, qui ne fasse qu'une seule révolution. C'est cette compresse en trois doubles, fendue pour en faire trois chefs de chaque côté, qui forme notre bandage à dix-huit chefs, si recommandé dans la pratique. *Voyez* les Planches relatives à cet article. Il comprime également toute la partie, en sorte qu'on peut sans la remuer, réitérer les pansemens autant qu'il est nécessaire. Guillemeau en est l'inventeur; mais Jacques de Marque, qui a écrit depuis ce savant Chirurgien, a encore perfectionné ce bandage. Chaque compresse donne six chefs, ce qui ne convient, dit-il, qu'aux fractures qui sont au milieu d'un membre, & dans ce cas, on peut arrêter les chefs supérieurs & inférieurs, se contentant de lever à chaque pansement, les chefs du milieu pour découvrir la plaie. » Quand le bandage est appliqué, on le soutient ou avec la boîte de fer blanc à charnière, liée avec trois lacets, ou ruban de fil, ou avec deux fanons, comme dans les Fractures simples de la cuisse. J. L. Petit recommande beaucoup, dans ces sortes de Fractures à la cuisse, un matelas fait de plusieurs pièces, pour faciliter les pansemens, mais l'embarras de son application l'a fait tomber en désuétude. Le même Auteur a imaginé une boîte particulière pour les Fractures compliquées de la jambe; cette boîte a une planchette qui soutient la plante du pied, & qui empêche le poids des couvertures de porter sur la partie fracturée. M. Rae, Chirurgien d'Edimbourg, en a imaginé une autre qui me paroît singulièrement avantageuse dans les mêmes cas, en ce qu'on peut tenir la jambe droite ou inclinée, & qu'à tel endroit que soit située la plaie, on peut la panser sans changer la position du membre, ainsi qu'on le concevra aisément, d'après le dessin qu'on en trouve dans les Planches qui ont rapport à cet article. Enfin la partie convenablement placée sur des coussins mollets, on soutient les couvertures au moyen de l'archet ou arceau qui est une espèce de demi-cercle, ou de demi-caisse de tambour; & l'on entretient la chaleur au moyen de serviettes, qu'on fait chauffer & qu'on rechange de tems à autre.

S'il est nécessaire, dans le traitement général des Fractures, de prévenir l'inflammation & ses suites, c'est sans contredit dans celles qui nous occupent, & l'on en sent facilement la nécessité, si l'on se représente l'état des parties affectées. Il ne faut donc point ici ménager les saignées, sur-tout quand la disposition plétorique des sujets les indique. M. Bell conseille encore ici les saignées locales avec les sangsues, quand l'inflammation devient grave, les Praticiens ont communément recours aux opiacés, aux laxatifs rafraîchissans, & au régime antiphlogistique. On panse deux ou trois fois par jour selon l'abondance des matières, & l'on emploie les fomentations légèrement résolutives & animées d'un peu d'eau-de-vie camphrée & de sel marin. Le pus se forme par la suite, & on lui donne convenablement issue, soit par des pressions bien ménagées, des débridemens, ou des contre-ouvertures. Dans les cas de Fractures, à la suite de plaies d'armes à feu, il est souvent nécessaire d'en venir au séton; nous considérerons toutes ces circonstances à l'article des PLAIES. Tant que la suppuration est louable, on peut s'en tenir aux tempérans & adoucissans pris intérieurement; mais pour peu que le pus se détériore, devienne ichoreux, que les chairs deviennent blafardes, il faut prescrire le kinkina & l'élixir de vitriol. On insistera sur les mêmes remèdes, dans le cas où la plaie prendroit une apparence gangréneuse, & l'on panseroit avec le digestif animé & le storax. La suppuration continue à être ichoreuse & putride, à raison de clapiers ou foyers, dans lesquels le pus séjourne; & la cause en est souvent une ou plusieurs esquilles détachées, qui entretiennent une continuelle irritation dans la plaie; il faut alors chercher à les extraire, soit en dilatant la plaie, si elle n'est point suffisamment grande, ou en faisant une contre-ouverture, quand le cas le requiert. Le doigt seul doit faire ces sortes de recherches; il indique avec plus de certitude l'état des choses, que la sonde qui souvent est infidèle. Enfin quand toutes les indications secondaires dont nous venons de faire mention, ont été convenablement remplies, que la consolidation est en bon train, que la plaie tend à la cicatrisation, il est bon d'avoir recours au bandage roulé, qu'on substitue à celui à dix-huit chefs, il contient mieux la partie, & contribue plus à la régularité du cal. Il est rare, quand la suppuration a duré long-tems, & que plusieurs esquilles très-étendues se sont séparées de l'os, que le membre ne soit pas plus court, c'est un petit inconvénient auquel on remédie dans les Fractures des extrémités inférieures au moyen d'un talon de bois plus ou moins haut. Il arrive souvent, même long-tems après la réunion de ces sortes de Fractures, un gonflement douloureux, auquel succède un abcès, lequel souvent laisse échapper une esquille, après quoi la cicatrice se fait, mais l'accident se renouvelle une autre fois, & souvent il reste une fistule, jusqu'à ce qu'une autre esquille sorte; cet accident est assez ordinaire à la suite des Fractures, occasionnées par un coup d'armes à feu. (*M. Petit-Radel.*)

FRANCO (Pierre,) natif de Turrières, en Provence. Il s'appliqua avec succès à la Chirurgie, & l'exerça long-tems à Lausanne, à Berne. Il fut exact Observateur des devoirs de sa religion, & enseigna à Fribourg, & à Lausane, avec succès. Il a donné un livre, intitulé: *Traité contenant une des parties principales de la Chirurgie, laquelle les Chirurgiens herniaires exercent.* Cet ouvrage parut à Lyon, en 1556, *in*-8.°; mais celui qui l'a plus fait connoître, est le suivant: *Traité des Hernies, contenant une ample déclaration de toutes leurs espèces, & autres excellentes parties de la Chirurgie: à savoir: de la Pierre, des Cataractes des yeux, & autres Maladies, avec leurs causes, signes, accidens; Anatomie des parties affectées, & leur entière guérison. A Lyon*, 1561, *in*-8.°. Haller dit de lui: *candidus homo, perindè paratus malos suos eventus narrare, bonosque.* Il décrit, dans cet Ouvrage, jusqu'aux moindres particularités de ses procédés; il avoit l'esprit de la chose, & inventoit des méthodes & des instrumens, selon que le cas fortuit les lui suggéroit. C'est à une circonstance de ce genre, que nous devons l'opération de la taille, par le haut appareil, ainsi qu'on le verra, article Taille. (*M. Petit-Radel.*)

FREIN. *Frenulum*, ligament formé par la peau du prépuce, & destinée à attacher cette partie au-dessous du gland. Il est certaines personnes chez qui ce ligament est tellement court, qu'il donne lieu à l'hypospadisme; c'est une remarque de Galien confirmé par le passage suivant de Riolan, *hoc enim vinculum si brevius fuerit, hypospadicos facit, dum præputii depressionem impedit.* Les personnes qui sont douées d'une semblable conformation, souffrent beaucoup dans le coït, & même il arrive quelquefois que le frein se rompt, non sans qu'il ne s'ensuive une assez forte hémorrhagie. Je me rappelle d'une personne à qui cet accident arriva, & qui tomba dans une grande foiblesse, par la quantité de sang qu'elle perdit. On peut éviter cet accident, en pinçant fortement la portion du Frein rompu qui fournit le sang, pour en contondre les vaisseaux; ce moyen est supérieur aux astringens, & autres moyens propres à arrêter l'hémorrhagie. Quand le Frein est tellement court que la verge, au lieu de se porter vers le nombril pendant l'érection, se dirige au contraire vers le bas, en faisant une espèce d'arc, la coïtion devient non-seulement difficile, même quelquefois impossible. Il faut alors recourir à l'opération qui est une des plus simples. Elle consiste à bien tendre le Frein, en tirant la peau de la verge vers la racine, puis à couper avec une paire de ciseaux bien pointus, toute l'étendue qui fait bride. Quelquefois cette simple section est accompagnée d'une hémorrhagie assez forte pour demander attention, elle cesse ordinairement en faisant baigner la verge dans de l'eau très-froide, ou en froissant avec les doigts le lieu qui fournit du sang. Il est prudent en pareil cas, de placer sur la petite plaie, un peu d'agaric qu'on soutient avec une croix de malte, & une petite bande. Il faut avoir soin dans la suite du traitement, de tenir le gland toujours découvert pour éviter que le Frein ne reprenne, ce qui rameneroit nécessairement l'accident. On doit avoir la même précaution dans le cas de chancres vénériens qui rongent cette partie, & dont la cicatrisation est communément accompagnée d'une coalition qui n'est point entrée dans les vues de la Nature. (*M. Petit-Radel.*)

FRICTION. L'action de frotter quelque partie du corps humain. Les Anciens faisoient le plus grand cas des Frictions; ils les regardoient comme un excellent moyen d'entretenir la santé, & comme un très-bon remède dans beaucoup de maladies: ils leur attribuoient la propriété de resserrer, de fortifier, de résoudre & d'atténuer, d'augmenter l'embonpoint des parties qu'on y soumettoit, & de le diminuer. « Les Frictions fortes, dit » Hippocrate, augmentent la tension; celles qui » sont très-douces relâchent; fréquemment ré» pétées elles dissipent, elles condensent lors» qu'elles sont modérées. »

Les Frictions ont un effet manifeste sur la circulation; elles accélèrent le mouvement du sang veneux à la surface du corps, & le font arriver plus rapidement vers le cœur; les pulsations de celui-ci en deviennent plus fortes, & il en résulte plus d'activité dans toute la circulation. Elles ont le même effet sur le mouvement des fluides contenus dans les vaisseaux lymphatiques, ces vaisseaux étant, ainsi que les veines, garnis de valvules qui ne permettent point aux liqueurs de mouvement rétrograde : elles n'agissent pas moins sur les extrémités des artères, dont elles réveillent l'activité en vertu de l'irritabilité dont cette classe de vaisseaux est douée: elles rendent leurs oscillations plus fortes & plus fréquentes, au point d'augmenter la chaleur de la peau, & d'y causer de la rougeur, &, par conséquent, de rendre la transpiration plus facile & plus abondante.

Ces effets des Frictions sur tout le système des vaisseaux, sont bien propres à faire comprendre comment elles peuvent avoir sur la santé cette influence reconnue par les Médecins de tous les lieux & de tous les âges. Il paroît cependant que leur action sur le corps humain, ne se borne pas à modifier les mouvemens des fluides. La peau est un organe doué, non-seulement d'un nombre presqu'infini de vaisseaux sanguins, qui forment entr'eux comme un système particulier, elle est en outre pourvue, dans tous les points de sa surface, de nerfs dont les expansions la rendent susceptible de tous les genres de sensations qu'on a coutume de rapporter au toucher, & en font, dans toute son étendue, un organe extrêmement sensible.

C'est un fait reconnu en Physiologie, que les parties du corps qui reçoivent le plus grand nombre de nerfs, sont les plus susceptibles de recevoir & de communiquer des affections sympathiques ; aussi voyons-nous l'état de la peau toujours prêt à s'altérer en conséquence des affections des différens viscères, & les fonctions de ceux-ci éprouver à leur tour des modifications considérables en vertu de celles qu'éprouve la peau. C'est ce qui paroît par une multitude de faits qu'on observe, soit dans l'état de santé, soit dans celui de maladie, mais dans l'énumération desquels ce n'est pas ici le lieu d'entrer ; les phénomènes des maladies éruptives & les effets des bains sur toute l'économie animale, suffiront à quiconque voudra y réfléchir, pour prouver l'influence réciproque de l'intérieur du corps & de sa surface.

Les Frictions, indépendamment de leurs effets sur la circulation en général, en ont en particulier sur la peau considérée comme organe sensible: elles agissent sur ses nerfs comme un stimulant très-actif, & elles en maintiennent l'énergie, soit par cette action directe, soit par l'état de tension qu'elles entretiennent dans le système des vaisseaux cutanés, & qui est si essentielle pour la conservation de cette énergie. Et s'il est vrai que l'état de la peau influe puissamment sur celui du reste du corps, on comprendra aisément comment les Frictions employées dans une certaine latitude, en maintenant cet organe dans les dispositions les plus favorables, peuvent contribuer à entretenir dans les autres, l'état d'action nécessaire au plein & entier exercice de leurs fonctions.

L'expérience de tous les siècles a constaté les salutaires effets des Frictions sur le corps humain. Les Anciens, comme nous l'avons déjà dit, en faisoient très-grand usage: ils les divisoient en gymnastiques & en médicales. Les gymnastiques étoient distinguées en *paracevastiques* ou préparatives, & *apothérapeutiques* ou restaurantes : celles-ci dissipoient la lassitude produite par le travail, les exercices ou les voyages ; & les autres la prévenoient, en rendant les corps plus souples & plus agiles (1).

Les Frictions gymnastiques s'exécutoient d'abord avec des linges secs, ensuite avec les mains huilées. Destinées à échauffer & à ramollir le corps, elles avoient pour terme la couleur animée de la peau, jointe à une légère tuméfaction. C'est encore aux Frictions gymnastiques que doit se rapporter leur division en celles du matin & celles de l'après-midi.

Les Frictions désignées chez les Anciens, par le nom de Friction *propre*, & qu'on peut appeller aussi *médicale* ou *thérapeutique*, devoit remplir selon eux, quatre indications; savoir, de relâcher les solides & de les resserrer, d'augmenter la nutrition & de la diminuer : c'étoit de la manière de l'exécuter, que dépendoit la différence de ces effets en quelque sorte opposés, c'est-à-dire, de la force, de la durée, & de quelques autres circonstances du frottement. Ils distinguoient les Frictions de ce genre, en dure, molle & médiocre, ce qui constituoit trois espèces principales, qui se subdivisoient en trois autres à raison de leur durée, chacune d'elles pouvant être continuée peu, médiocrement & beaucoup. De-là résultent les neuf espèces de Frictions établies par les anciens Auteurs de Gymnastique médicale. Ces diverses espèces de Frictions s'employoient avec choix, & conformément aux rapports de leurs effets avec les indications à remplir. Or il passoit pour constant, que la Friction dure resserre les solides, que la molle les relâche, que la Friction long-tems continuée exténue, & que la médiocre nourrit. Les nuances entre tant d'espèces de Frictions, sont plus faciles à exprimer dans le discours, qu'il ne l'est d'en suivre toutes les distinctions dans la pratique; & quoiqu'il y eût très-probablement beaucoup d'arbitraire dans l'application de ces règles, elles servent toujours à montrer l'importance qu'ils attachoient à ce moyen de rétablir & d'entretenir la santé.

Suivant Celse, la Friction différoit en raison de l'indication qu'on se proposoit de remplir : on la faisoit tantôt sur toute l'habitude du corps, comme lorsque l'on vouloit donner de l'embonpoint à une personne maigre ; tantôt sur une partie, lorsque la foiblesse de cette partie ou de quelque partie voisine l'exigeoit ; tantôt sur les membres

(1) Voy. l'Histoire de la Chirurgie, *Tom. II*, *pag.* 314.

paralysés, pour y rappeller la vie: mais l'usage le plus ordinaire, étoit sur les parties qui n'étoient point malades; par exemple, on faisoit des Frictions sur les parties inférieures, lorsqu'on avoit intention de dégager les parties moyennes ou supérieures. Le nombre des Frictions dépendoit des forces du malade, car cinquante Frictions, suivant la remarque de Celse, suffiront à une personne foible, tandis qu'une plus forte pourra en supporter deux cens: aussi en faisoit-on moins à une femme qu'à un homme, moins à un enfant & à un vieilllard qu'à un jeune homme. Lorsqu'on ne frottoit que certaines parties, la Friction étoit plus forte & plus long-tems continuée, sans quoi on n'auroit pu espérer d'affoiblir par-là tout le corps, ni d'atténuer une grande quantité d'humeurs, comme on se le proposoit. Si l'inertie de la peau demandoit des Frictions par tout le corps, on les faisoit plus douces & moins longues, parce qu'on visoit seulement à la rendre perméable aux nouveaux sucs qui devoient s'y porter.

Toutes ces espèces de Frictions pouvant s'exécuter également avec des corps secs, & avec des corps imbibés de liqueurs aqueuses ou de substances onctueuses, on les a divisées en séches & humides. Les Frictions séches étoient celles qu'on exécutoit avec des linges secs, ou bien avec de larges bandes ou courroyes qu'on faisoit glisser rapidement d'un bout à l'autre sur tout le corps, sur un membre ou sur quelque endroit déterminé, ou bien enfin avec la main nue, ou couverte d'un gant de peau, de toile ou d'étoffe.

Le manuel des Frictions humides étoit le même que celui des Frictions séches, mais on étendoit d'avance quelque corps gras sur la partie, ou bien on enduisoit ou l'on imbiboit de ces mêmes corps, les linges ou la main qui exécutoit le frottement: quelquefois aussi on frictionnoit d'abord à sec, & l'on oignoit ensuite, en étendant avec la main la matière des onctions.

On trouve tant d'exemples chez les Anciens, particulièrement chez Galien, des bons effets des Frictions, dans un grand nombre de maladies chirurgicales, telles que l'œdématie, l'atrophie, la foiblesse des membres, les ulcères rebelles, qu'on ne conçoit pas que la Chirurgie moderne ait pu les abandonner presqu'entièrement. On auroit tort de supposer que les Frictions ne montreroient pas parmi nous la même efficacité qu'elles déployoient chez les Grecs & les Romains. Paré fit une application si heureuse du précepte de frictionner, dans la personne de Philippe de Croy, Duc de Havret, qu'on trouveroit difficilement dans les monumens de l'ancienne Chirurgie, un exemple plus brillant de leur efficacité. Ce malade étoit à la dernière extrémité, des suites d'un coup de feu reçu plus de sept mois auparavant, « qui lui avoit fracturé & éclaté le fémur, en long & en travers, avec esquilles, trois doigts au-dessus du genou. « Paré envoyé à son secours par Charles IX, réunit pour opérer cette cure, à toutes les autres ressources de la Chirurgie, les Frictions locales, « avec des couvre-chefs chauds, en toutes manières, de haut en bas, & de bas en haut, à dextre, à senestre, & en rond, & fort longuement; & au matin, les Frictions universelles de tout le corps, qui étoit grandement exténué & maigri, par les douleurs & autres accidens, & aussi par faute d'exercice. »

Tout le monde sait que les Frictions sont utiles à ceux qui sont attaqués de douleurs de rhumatisme; mais on auroit une bien plus haute opinion de leurs grands effets dans cette maladie, si l'on donnoit à leur usage tout le tems nécessaire. « J'ai vu, dit M. Louis, des rhumatismes & autres maladies fixes qu'aucun remède n'avoit soulagées, céder à celui-ci. » Nous l'avons nous-mêmes employé avec le plus grand succès dans des cas pareils; nous avons vu entr'autres, une sciatique qui duroit depuis plusieurs mois, & qui avoit réduit le malade à ne pouvoir plus se soutenir qu'avec des béquilles, céder de la manière la plus marquée, aux Frictions douces long-temps continuées & fréquemment répétées, au point qu'en peu de jours, le malade put marcher facilement sans aucun secours. Elles sont aussi très-efficaces pour prévenir les retours de ces douleurs; elles sont particulièrement utiles aux goutteux, & doivent être pratiquées chez ces derniers, non-seulement sur les membres qui sont le siège ordinaire de la maladie, mais encore sur tout le reste du corps. Le Chevalier Temple avoit une si grande opinion des Frictions dans cette maladie, qu'il avoit coutume de dire qu'on ne devoit jamais craindre la goutte lorsqu'on étoit assez riche pour avoir à ses gages des gens pour se faire frotter. Le même moyen est aussi d'une grande ressource contre la paralysie, & Hoffman le met dans ce cas, au-dessus de tous les remèdes nervins. Suivant M. Bell, elles sont un remède très-utile dans le traitement des tumeurs blanches; & dans les cas de contracture, leur usage joint à celui des applications émollientes & onctueuses, est peut-être le plus efficace de tous les moyens de guérison qu'on peut employer. *Voyez* DISTORSION. Peut-être doit-on encore les considérer sous le même point de vue, dans les engorgemens chroniques des viscères du bas-ventre, qui ne sont accompagnés d'aucune disposition inflammatoire; on les a vu même guérir radicalement l'hydropisie ascite.

Quelques personnes sont dans l'usage de se faire frotter légèrement, le matin & le soir, avec une brosse douce, pour faciliter la transpiration, & elles se trouvent bien de ce genre d'exercice. Il devroit être employé sous le même point de vue, par toutes les personnes qui, à raison de quelques circonstances particulières, ne peuvent ni marcher, ni monter à cheval, ni faire aucun des exercices nécessaires à la santé. Les effets bien connus des Frictions sur le corps des chevaux, sont singulièrement propres à en montrer l'importance. Lorsque ces animaux demeurent un certain tems sans être pansés ni étrillés, ils deviennent bientôt pesans & incapables de travail, au lieu que le pansement fait avec soin, contribue plus que toute autre chose à les rendre agiles.

Il y a des fièvres continues où les malades ont presque toujours les extrémités froides ; dans ce cas, outre les linges chauds qu'on renouvelle souvent, on fait des Frictions douces qui sont très-utiles pour rappeller la chaleur. Dans les sueurs qui arrivent spontanément, ou par l'action des remèdes sudorifiques, aussi bien que dans celles que procure un exercice violent, tel que le jeu de la paume, &c. il est convenable en changeant de linge, de se faire essuyer & frotter modérément avec des linges chauds. Cette Friction non seulement nettoye le corps en absorbant l'humidité, mais elle fait sortir & exprime des pores de la peau, des restes de sueurs & de sucs excrémentiels qui y ont été portés, & donne du ressort aux parties; aussi remarque-t-on que ces Frictions contribuent beaucoup à dissiper la lassitude.

Les Frictions, pour être administrées sagement, exigent les mêmes précautions que les autres exercices. Il faut être attentif à la durée, à la force & à la réitération convenables. Toutes ces choses doivent être soumises à des indications raisonnées sur l'état de la personne & sur l'effet qu'on se propose d'obtenir. En général, les Frictions les plus utiles, sont les Frictions douces & légères long-tems continuées : on ne peut pas en attendre un grand effet, si l'on se borne à y donner seulement quelques instans chaque jour; nous avons vu des malades y consacrer journellement plusieurs heures, & en obtenir les plus heureux effets pour leur santé; mais il y en a peu qui aient assez de constance pour s'astreindre à une pareille gêne. Une brosse très-souple, ou une flanelle bien douce, sont les meilleures intermédiaires qu'on puisse employer pour les faire. On a coutume d'imprégner les frottoirs de la fumée d'encens, ou d'autres substances résineuses; mais il ne paroît pas que cette précaution soit d'un grand avantage.

FRONDE. Bandage à quatre chefs, ainsi appellé, parce qu'il représente une fronde. On l'emploie à contenir les médicamens, les plumaceaux, & les compresses sur différentes parties du corps, comme à la tête, au nez, aux lèvres, au menton, aux aisselles, & ailleurs. Il se fait avec une bande, ou morceau de linge, d'une largeur & d'une longueur convenables à la partie sur laquelle on veut l'appliquer. Aux lèvres, par exemple, la bande ne doit pas avoir plus d'un bon pouce de large; & pour le menton, on lui donne la largeur de quatre travers de doigts. Une Fronde est une bande fendue en deux par chaque bout, suivant sa longueur, jusqu'à trois ou quatre travers de doigts du milieu. Le plein de la Fronde s'applique sur les compresses, dont on recouvre la partie malade, & les chefs de chaque côté se croisent & vont s'attacher à la partie opposée. *Article de l'ancienne Encyclopédie.*

FRONTAUX (SINUS.) Les Sinus-Frontaux, ou Sourciliers, sont deux cavités situées entre les deux tables de l'os frontal, immédiatement au-dessus du nez & des sourcils, qui s'ouvrent par deux trous dans les narines, & communiquent ensemble, pour l'ordinaire.

On a dit qu'il falloit bien se garder d'appliquer le trépan sur les Sinus-Frontaux, parce qu'il en résulte un ulcère qui demeure toujours fistuleux. On a même prétendu que les fractures pénétrantes dans ces cavités ne se consolident point. Mais comme les cas de cette nature sont rares, cette opinion de quelques Auteurs n'est probablement fondée que sur un préjugé. Nous nous contenterons de citer à ce sujet, une observation de M. Maréchal, rapportée par M. Quesnay, dans le premier volume des Mémoires de l'Académie de Chirurgie.

« Un homme reçut un coup à la partie inférieure du front, qui lui fit une plaie pénétrante dans le Sinus sourcilier. Cette plaie fournit dès le second pansement, des floccons de matière muqueuse blanchâtre, qu'un Chirurgien prit pour des portions de la substance du cerveau. M. Maréchal reconnut que la plaie ne passoit pas le Sinus, & que ce Chirurgien avoit pris pour substance du cerveau les matières qui filtrent dans ce Sinus. Ce sont sans doute de pareilles méprises qui ont fait dire à Muys & à Nuck, que les plaies des Sinus sourciliers en imposent tellement, qu'on croit souvent que le cerveau est considérablement blessé, lorsqu'il n'y a que la table extérieure du Sinus qui soit fracturée. La membrane qui tapisse le Sinus peut recevoir, par la respiration, un mouvement qui imite celui des membranes du cerveau; ce qui peut encore aider à faire penser que ces plaies pénètrent toute l'épaisseur du crâne, lorsqu'elles ne pénètrent que jusqu'à la membrane de ce Sinus. La plaie dont parle M. Maréchal fut très-promptement guérie. Cette prompte guérison prouve évidemment que les plaies des Sinus sourciliers ne sont pas elles-mêmes si rebelles, ni si difficiles à refermer que le disent plusieurs Auteurs, qui, en partie pour cette raison, défendent de trépaner sur ces Sinus; d'ailleurs il faut convenir que le lieu n'est pas convenable par lui-même, pour cette opération. Cependant, si quelque maladie de ces Sinus mêmes, des insectes logés dans leurs cavités, comme on en a vu des exemples, ou

quelques

quelques autres circonstances l'exigeoient, la difficulté de refermer la plaie, ne devroit point empêcher de trépaner sur cette partie. »

FUMIGATION. *Fumigatio.* Médicament externe, appliqué sous la forme de vapeur, ou de fumée, à diverses parties du corps humain. On distingue deux sortes de Fumigations, les unes humides, & les autres sèches.

Les Fumigations humides se font, en exposant toute la surface du corps, ou seulement la partie malade, aux vapeurs d'un médicament qu'on fait bouillir sur le feu; telle est la vapeur des décoctions émollientes & résolutives, que les Médecins conseillent de recevoir sur une chaise percée, pour appaiser les douleurs hémorroïdales. Telles sont encore les vapeurs du vinaigre que l'on tient sur le feu, & auxquelles on expose certaines tumeurs, afin d'en procurer la résolution, ou qu'on laisse répandre dans l'air, pour le purifier, autour des personnes affectées de maladies contagieuses. On comprend aisément qu'il ne faut employer pour ces sortes de Fumigations, que les substances composées de principes capables de s'élever en vapeurs, à la chaleur de l'eau bouillante. En général, de toutes celles dont on fait usage dans cette intention, il y en a bien peu qui ajoutent quelque chose à l'efficacité de la vapeur aqueuse pure & simple, qui seule paroît avoir tous les effets des Fumigations humides les plus recherchées. *Voyez* BAIN.

S'il faut appliquer de fort près la vapeur humide sur le corps, on a inventé, pour y parvenir, des loges, des sièges, des coffres, des machines voûtées, où le malade debout, assis ou couché, ayant la tête en dehors, étant nud, ou simplement couvert d'un linge fin, reçoit la vapeur qui s'élève de la liqueur bouillante. S'il s'agit de diriger les vapeurs dans quelques cavités du corps, comme dans l'oreille, les narines, le pharinx, les bronches, le vagin, le fondement, on se sert d'entonnoirs faits exprès.

Les Fumigations sèches, auxquelles on donne aussi quelquefois le nom de parfums, se pratiquent, en exposant la partie malade à la fumée de quelque drogue sèche & inflammable, qu'on brûle sur des charbons ardens. C'est ainsi qu'on emploie les Fumigations de l'ambre, de l'encens du castoreum du jayet, &c., dans les cas d'affections hystériques, ou pour rétablir le ton des parties sujettes à l'œdème; celles de soufre dans les maladies cutanées, celles de mercure dans les maladies vénériennes; (*Voyez* CINNABRE,) & les Fumigations de certaines substances résineuses dans la phthisie pulmonaire.

Ce dernier genre de Fumigations a été extrêmement recommandé par quelques Auteurs, contre les maladies de poitrine; entr'autres par Bennet, Rivière, Willis, &c. Ces Praticiens même ne craignoient pas d'employer, dans cette vue, des substances dont la vapeur devoit être très-irritante, comme on peut en juger par cette formule de Fuller. Prenez d'écorces de pistaches, de myrrhe, de succin, de chacun deux gros; de soufre vif & d'orpiment, de chacun un gros; faites du tout une poudre grossière à jetter sur des charbons ardens, dont la fumée sera inspirée dans les poumons, au moyen d'un entonnoir. Les Fumigations de ce genre ont été long-tems très-renommées dans les affections des poumons; le danger cependant qui accompagnoit leur usage, beaucoup plus manifeste dans la plupart des cas que leurs effets salutaires, les a fait tomber en discrédit. Il y a une vingtaine d'années que M. Billard, Chirurgien de Brest, les a tirées de l'oubli où elles étoient depuis long-tems, en les proposant sous une nouvelle forme; il prend un mélange de parties égales de cire jaune & de térébenthine, auquel il ajoute un peu de baume du Canada ou du Pérou; il fait simplement liquéfier ce mêlange sur un feu doux, tel que celui d'une lampe, pendant quelques heures chaque jour, dans la chambre du malade qui en respire la vapeur dont se charge l'atmosphère. Cette Fumigation, beaucoup moins dangereuse sans doute que la précédente, & qui peut avoir eu de bons effets, n'a pas toujours été néanmoins sans inconvéniens; & dans bien des cas, elle a été employée sans aucun succès. Peut-être cependant qu'on auroit tort de négliger absolument ce secours, dans une maladie aussi rébelle que l'ulcère du poumon, &, que dans quelques cas, on s'en serviroit avec avantage; en procédant avec prudence dans son administration, on pourroit toujours le tenter sans danger.

G.

GADESDEN (Jean de) Prébendier, dit Haller, de l'Eglise de Saint-Paul d'Ealdland, en Angleterre, & si connu par l'Ouvrage, intitulé: *Rosa Anglica*. Il vivoit vers le commencement du treizième siècle, & fut le premier Médecin fixé à la Cour. Il eut une pratique très-étendue: l'ignorance, la superstition & l'adulation étoient la base sur laquelle il l'avoit fondée, ce qui lui donna une très-grande réputation. Il tiroit, de toutes les manières, le fruit de son charlatanisme; il vendit aux Barbiers, à un prix fou, l'emplâtre de grenouilles, à qui il attribuoit de grandes propriétés. Il avoit la manie de vouloir passer pour Médecin, Chirurgien, Apothicaire, Littérateur, & sur-tout bon Poëte. Il se mêloit des opérations chirurgicales, & vantoit beaucoup sa dextérité à remettre des luxations, & à traiter les maladies des yeux. Plus les cas étoient désespérés, plus grande paroissoit être son assurance. Il est des gens qui vantent encore Gadesden, je ne sais sous quel côté ils le considerent. Les principaux points chirurgicaux qu'il a traités, sont les maladies des yeux, des oreilles, du nez, de la bouche, de la langue, de la verge, les luxations & les contusions. Ces objets & généralement tous ceux dont il a parlé, sont écrits dans un style si ampoulé & si singulier, qu'à peine y peut-on comprendre quelque chose: Gui de Chauliac, qui vivoit dans un tems beaucoup plus rapproché de son siècle que nous, & qui conséquemment pouvoit mieux avoir la clef de son Livre, en parlant de ceux qui avoient nouvellement paru, dit: « finalement s'est élevée une fade Rose angloise, qui m'a été envoyée, & je l'ai vue; j'avois cru trouver en elle suavité d'odeur, j'ai trouvé les fables de l'Espagnol, de Gilbert & Théodore. » (1). (*M. Petit-Radel.*)

GALE (Thomas,) né en 1507 en Angleterre, l'Histoire ne dit point où. Il étudia sous Richard Ferris, & devint Chirurgien de la Reine Elisabeth. Il servit, en cette qualité, dans l'armée d'Henri VIII, en 1544, & ensuite il s'établit à Londres, & acquit une très-grande réputation dans la pratique. Il donna, en 1563, les deux Ouvrages suivans: *The institution of a surgeon or Enchiridion of surgery*, en quatre Livres. *On Gunshot Wound, Antidotary*, en deux Livres. Le premier est un dialogue dans lequel Gale & Field, avec qui il avoit reçu sa première éducation sous Ferris, sont représentés répondans aux questions d'Yates, jeune Etudiant. C'est une Introduction à la Chirurgie, dans laquelle on trouve la définition de cet Art & de ses différentes branches; un exposé succinct des instrumens & appareils, l'histoire des maladies les plus ordinaires, &c. Il offre dans l'*Enchiridion*, une Méthode analytique de pratique prise des meilleurs Auteurs: on n'y trouve rien de lui, sinon une poudre qu'il dit arrêter le sang, sans qu'on soit obligé d'avoir recours au cautère. Elle se fait de la manière suivante. ℞. Alun, encens & arsenic, ana, ℥ II; chaux vive, ℥ VI; pulvérisez le tout, & faites bouillir dans une pinte de fort vinaigre jusqu'à siccité. Prenez du résidu ℥ III, bol d'Arménie ℥ ß, poudre Alkamisticus ℥ I. Réduisez en une poudre fine pour l'usage. Pour s'en servir, on la mêle avec un blanc d'œuf, qu'on étend sur de l'étoupe; on en saupoudre un peu le moignon, & on le recouvre avec l'étoupe. Gale composa son Traité de plaies d'armes à feu, pour réfuter l'erreur de Brunswick, de Vigo, de Ferri & autres, qui regardoient ces sortes de plaies comme approchant du caractère des venimeuses. Il fait voir, d'après les qualités que Galien & Dioscoride attribuent aux ingrédiens de la poudre à canon, & qu'on emploie journellement en Médecine, que cette poudre ne peut communiquer aucune vénénosité aux plaies. Il prouve judicieusement aussi, que le boulet dans son cours, n'a aucune chaleur quelconque qui puisse faire comparer l'escarre à celui que produiroit un fer chaud: opinion néanmoins qu'on avoit de son temps. Il regarde ces sortes de plaies comme se rapportant aux plaies contuses; aussi les remèdes qu'il conseille, sont-ils tous de la classe des remèdes discussifs, excepté que quelques-uns sont d'une nature plus irritante que ceux auxquels peut-être on eût eu recours dans le tems actuel; telles que les illinitions avec le précipité & l'onguent Ægyptiac. Gale donna encore un Traité, intitulé: *A Compendious Method of curing præternatural tumors. On the several kinds of ulcers and their cure, a commentary on Guido de Cauliaco.* Il a de plus fait paroître: *A Brief Declaration of the Art of Medecine and the office of a Chirurgeon. An Epitome of Galen, de natural facult.* Ces deux derniers Ouvrages ont été imprimés avec une Traduction Angloise du livre *de Methodo medendi* de Galien: son intention, en donnant le premier de ces Ouvrages, a été d'offrir une vue générale de l'Art de guérir, & de faire voir la nécessité d'une méthode dans l'étude de ses différentes branches. Il s'y plaint de ce qu'un grand nombre de personnes se mêlent de la pratique, n'ayant pas même les premières notions d'un Homme-de-Lettres. On ne s'accorde point sur le temps où cet homme mourut. (*M. Petit-Radel.*)

GALE, maladie de la peau, formée par des ulcères qui succèdent à des petits boutons phlegmoneux, souvent recouverts d'une croûte, accompagnés de beaucoup de démangeaison, & qui se communiquent par contact d'un individu à l'autre. C'est particulièrement sur le dos de la main, autour des poignets, auprès des jarrets & sur le ventre que cette éruption se manifeste.

Les Auteurs distinguent plusieurs espèces de Gale, suivant qu'elle est plus sèche ou plus humide, suivant que les pustules en sont plus ou moins grosses, que la peau est plus ou moins rude ou gercée, &c. Mais ces espèces semblent plutôt devoir être considérées comme des variétés d'une seule & même affection, dépendantes de la disposition particulière de la peau & d'autres circonstances étrangères à l'essence de la maladie. Elle est très-contagieuse, se communiquant par le contact médiat ou immédiat des individus, & ne paroît pas avoir jamais d'autre origine, malgré tout ce qu'on a dit des Gales occasionnées par la cacochymie du sang & des humeurs, des Gales symptômatiques, critiques, &c.

Linnæus, & d'autres Médecins & Naturalistes ont regardé cette maladie comme l'effet de l'irritation produite par une espèce particulière d'in-

(1) Chapitre Singulier.

fectes. En examinant au microscope la sérosité sortie des pustules d'un Galeux, on y découvrit des petits animaux vivans, de la forme à-peu-près d'une tortue, quoique fort agiles. Cette découverte fit attribuer la cause de cette maladie contagieuse aux morsures continuelles que ces animaux font à la peau, & qui donnant passage à un peu de sérosité, occasionnent des petites vessies dans lesquelles ces insectes, continuant à travailler, obligent le malade à se gratter & à augmenter par-là le mal, en déchirant non-seulement les petites pustules, mais encore la peau & quelques petits vaisseaux sanguins; ce qui occasionne les croûtes & les autres symptômes désagréables dont cette maladie est accompagnée.

Cette théorie explique parfaitement d'où vient que la Gale se communique avec tant de facilité; car ces animaux peuvent passer très-aisément d'un corps à un autre par le simple attouchement; comme leur mouvement est extrêmement rapide & comme ils se glissent aussi bien sur la surface du corps que sous l'épiderme, ils sont très-propres à s'attacher à tout ce qui les touche; & il suffit qu'il y en ait un petit nombre de logés, pour multiplier en peu temps.

On a cru voir aussi par-là d'où vient que les bains & les onguens faits avec les sels, le soufre, le mercure, &c. ont la vertu de guérir cette maladie; car ils ne peuvent que tuer la vermine qui s'est logée dans les cavités de la peau. Que s'il arrive quelquefois dans la pratique que cette maladie revienne, lorsqu'on la croit tout-à-fait guérie par les onctions, on n'en doit pas être surpris; car, quoique les onguens puissent avoir tué tous ces animaux, il n'est cependant pas probable qu'ils aient détruit tous leurs œufs qui sont demeurés dans les cavités de la peau, comme dans des nids où ils éclosent de nouveau pour renouveller la maladie (1).

Quoi qu'il en soit de cette théorie, il est très-certain que la Gale se propage avec la plus grande facilité par le contact, & qu'on la guérit, dans la plupart des cas, sans aucun inconvénient, par des topiques. Il est vrai que, lorsqu'elle a duré long-tems, & que le corps a contracté l'habitude de l'irritation cutanée qui en résulte, il faut prendre garde à ne pas l'arrêter trop brusquement, & que l'on a vu quelquefois, quoique bien plus rarement qu'on ne le pense communément, des accidens très-graves résulter d'une pratique à cet égard trop peu circonspecte; mais c'est ce qui n'arrivera point, lorsque l'on conduira ce traitement avec prudence & ménagement. *Voy.* à l'article DARTRES, ce que nous avons dit au sujet du danger de la répercussion dans les maladies cutanées.

(1) Ancienne Encyclopédie.

La Gale est rarement dangereuse, à moins que, par une négligence extrême, ou par un traitement mal entendu, elle n'ait duré trop long-tems, car alors elle épuise le malade par la fatigue des démangeaisons, par l'insomnie qui en résulte, par la fièvre qui en est quelquefois la conséquence.

Le médicament, dont l'effet est le plus certain pour la guérison de la Gale, c'est le soufre, qu'on doit employer extérieurement & intérieurement. On peut frotter les parties les plus affectées avec un onguent composé de deux onces de soufre vif, deux gros de sel ammoniac réduit en poudre fine, quatre onces d'axonge & un scrupule ou demi-gros d'essence de citron, qui sert à corriger l'odeur. On prend de cet onguent la grosseur d'une noix muscade ou environ, que l'on frotte sur les extrémités, tous les jours ou tous les deux jours, le soir en se couchant. Il est rarement nécessaire de frotter d'autres parties que les extrémités, & même il vaut mieux ne pas frotter à-la-fois toutes celles qui sont affectées, mais seulement tour-à-tour.

Avant de commencer l'usage du soufre, si le malade est sanguin & pléthorique, on fera bien de lui tirer un peu de sang, & de le purger une ou deux fois; il conviendra même, si la maladie est déjà ancienne, de lui faire prendre quelques bains tièdes. Pendant qu'il se servira de l'onguent, il prendra soir & matin un demi-gros de fleurs de soufre délayé dans un peu de lait, ou de quelqu'autre manière; ce qui contribuera à tenir le ventre libre. Il aura soin de se garantir du froid, & s'habillera un peu plus qu'à l'ordinaire. A l'exception du linge, il gardera les mêmes habits pendant tout le traitement, & ne se servira plus de ceux-ci après sa guérison, sans les avoir nétoyés & purifiés par des fumigations de soufre, &c. de peur qu'ils ne viennent à l'infecter de nouveau.

Il est rare que le soufre, lorsqu'on l'emploie de la manière que nous venons d'indiquer, manque de guérir cette maladie; la quantité d'onguent que nous avons prescrite ci-dessus, suffira en général pour achever un traitement; mais, si au bout de quelque tems, la maladie reparoît, il faudra incessamment y revenir. C'est cependant ce qui n'arrivera que bien rarement, lorsque l'on sera très-attentif à la propreté, qui, dans tous les cas, est le préservatif le plus sûr contre cette maladie, & par laquelle on peut non-seulement s'en garantir, mais même s'en guérir, lorsqu'elle commence à se manifester.

Lorsque, par quelque raison particulière, on répugne à faire usage du soufre, on peut y substituer quelque application mercurielle. L'onguent citrin, composé de mercure dissous dans l'esprit-de-nitre, & incorporé avec l'axonge, (*Voyez* ONGUENT) a été souvent employé avec succès; mais il est sujet à enflammer la peau, & peut aussi occasionner la salivation, ainsi que tout autre remède mercuriel. On s'est servi avec avantage de la racine de dentelaire. On prend deux ou trois poignées de cette racine, que l'on pile, & sur lesquelles on verse une chopine d'huile bouillante; on passe l'huile, & on l'exprime fortement au travers d'un linge; on oint le corps avec cette huile deux fois dans vingt-quatre heures. On dit qu'au bout de trois ou quatre jours de ce traitement les malades sont guéris. (1)

Quoique la Gale soit une maladie très-désagréable, elle a été, dans bien des cas, très-utile, en faisant cesser des affections beaucoup plus graves & plus dangereuses. On a vu souvent des malades qui en avoient été atteints, éprouver plus ou moins long-tems après leur guérison, d'autres maux qu'on a cru devoir attribuer à la répercussion de l'éruption cutanée, & comme, dans bien des cas, on a vu ceux-ci disparoître, lorsqu'on a excité une nouvelle Gale, on n'a pas douté que cette supposition ne fût bien fondée. On a conseillé en conséquence, dans tous les cas où il arriveroit des accidens d'une certaine importance, à la suite d'une éruption de ce genre, de la rappeller en donnant au malade du linge porté par un galeux; & nous sommes bien éloignés de condamner ce conseil, que nous regardons comme très-salutaire. Nous croyons même qu'on pourroit très-utilement l'étendre à beaucoup d'autres cas où il n'a jamais existé de Gale, & où, par conséquent, on ne peut regarder sa répercussion comme la cause morbifique. Nous avons vu une jeune personne de dix-huit à vingt ans, dont l'esprit étoit tout-à-fait aliéné depuis trois ou quatre mois, chez qui l'inoculation de la Gale opéra en peu de jours une guérison complette. On cite une observation de la même nature dans le Journal de Médecine, vol. XV, page 198. L'on trouve dans les Auteurs beaucoup d'exemples de guérisons opérées dans différens cas de fièvres, d'obstructions des viscères, de maladies nerveuses, &c. par une éruption de Gale accidentelle, & qu'on a regardée comme critique, à cause de ses heureux effets. *Voyez* ce que nous avons dit aux art. DARTRES & FRICTION, sur la sympathie qui existe entre les affections de la peau & celles des autres organes.

GALIEN, (Claude,) né à Pergame, vers la quinzième année du règne d'Adrien, l'an 131 de notre ère, ainsi qu'il le reconnoit lui-même en différens endroits de ses Ouvrages, notamment dans son premier livre *De compositione medicamentorum secundum partes.* Pergame étoit une des plus belles Villes de l'Asie Mineure, qui appartenoient aux Rois de la famille Attalienne, avant qu'elle fût soumise aux Romains; aussi Galien se glorifioit-il beaucoup d'y avoir pris naissance. Elle étoit célèbre, par un Temple dédié, à Esculape; où les Prêtres recevoient les dons que venoient offrir les malades guéris par l'intercession du Dieu qu'ils y avoient imploré; ceux-ci, y laissoient le récit de leurs maux, qu'ils terminoient par les remèdes qui leur avoient réussi.

A l'époque où parut Galien, les Sciences & les Arts, étoient tombés dans le plus grand avilissement, ainsi qu'il l'avoue au commencement de son livre, *De Methodo medendi.* Personne ne s'occupoit de la recherche de la vérité, tous fuyoient l'instruction, ne visoient qu'aux richesses, aux honneurs & à la volupté, & l'on regardoit comme dépourvu de bon sens, le petit nombre de ceux qui se livroient à l'étude. Nicon, son père, citoyen sage, riche, & entièrement livré aux Sciences, aux Lettres & à la Philosophie, ne se laissa point aller à cette opinion commune. Ce fut dans cette source féconde & pure que le fils puisa des notions profondes sur la Grammaire, l'Arithmétique, la Géométrie, la Chronologie, & la Dialectique. Ses premiers pas dans ces diverses Sciences, annonçoient ce qu'il seroit dans la carrière qu'il devoit un jour parcourir. Son père insista particulièrement sur la Doctrine des Stoïciens, & notamment sur celle de Chrisippe qui étoit fort en vogue de son tems. Les progrès de l'élève furent tels dans cette dernière étude, qu'étant encore dans l'adolescence, il fit un commentaire sur la Syllogistique de ce Philosophe. Le jeune Galien ainsi disposé, entra dans l'école d'un Sectateur de Philopator, où il apprit à composer les mouvemens déréglés de son imagination trop ardente, d'après les principes d'apathie de son maître. Ce fut vers sa dix-septième année qu'il commença l'étude de la Médecine. Les richesses que lui avoit laissées son père mort depuis peu, & la disposition de son esprit convenablement développé par toutes les Sciences, auxquelles il s'étoit livré, le firent surpasser bientôt ses collègues, auxquels même il devint redoutable par la perspicacité de son esprit, & la finesse de sa syllogistique. Il étudia d'abord l'Anatomie sous Satyrus, puis sous Pelops à Smyrne, tous deux disciples de Quintus; il alla ensuite à Corynthe, où il fréquenta l'école de Numilianus. Revenu à Smyrne, il fut Auditeur d'Albinus le Platonicien, & ensuite il passa à Rome; & dans tous ces voyages, non-seulement il se fixoit aux maîtres de la secte Rationelle, mais encore à ceux de l'Empirique. Quoiqu'il eût pour ses maîtres, toute la déférence qui leur étoit due, il ne voulut cependant être lié aux opinions d'aucun, afin, dit-il, ne pas se mettre dans la nécessité de mentir, pour défendre en tout la secte qu'il auroit adoptée. Aussi disoit-il comme les Philosophes de nos jours, qu'il valoit souvent mieux s'en rapporter au jugement d'un paisan, dont l'esprit n'est imbu d'aucune opinion, qu'à un Philosophe dont les idées

(1) Voyez Histoire de la Société Royale de Médecine, tom. III, pag. 102.

sont moins saines, & moins libres de tout préjugé. Galien eut des amis dans ceux qui lui enseignerent, il fit même différens voyages pour les revoir, lorsqu'il eut quitté leurs écoles. Il revint en sa patrie, à l'âge de vingt-huit-ans, & communiqua à ses amis les drogues qu'il avoit apportées, afin que leur expérience confirmât l'efficacité qu'on lui en avoit vantée. Comme il s'étoit beaucoup adonné au traitement des plaies des nerfs, & qu'il possédoit pour les guérir, une méthode bien différente de celle reçue de son tems; il en fit l'expérience sur les Gladiateurs que le Pontife de Pergame lui avoit fait remettre, & il fut si heureux dans son essai, qu'aucun ne mourut entre ses mains. Ces succès ne purent le retenir dans sa patrie; une sédition qui s'y éleva, le fit revenir à Rome où il lia une amitié intime avec Eudême le Péripatéticien, Alexandre Damascenus, & Sergius Paul le Consul.

Cette ville si célèbre de l'Empire Romain, offroit encore une grande partie de sa splendeur; des esprits souples & adroits, tels que les intriguans de nos jours, occupoient les avenues qui mènent à la considération, & aux richesses. Cette Ville enfin, offroit ce que n'a-guère présentoit cette Capitale, avant qu'une heureuse révolution ramenât chaque chose à sa place. On se contentoit des apparences du savoir, & le vrai Savant restoit ignoré; & c'est ce dont Galien se plaint d'une manière expresse. « Ce n'est pas dans la Médecine seule, dit-il, que les hommes aiment mieux paroître savans, que de l'être en effet. On néglige, mon cher Epigène, ce que les Sciences ont de plus utile & de meilleur, pour s'attacher à ce qu'on croit le plus propre à donner de la considération. Les Gens-de-Lettres, tant dans leur discours que dans leurs actions, ne cherchent qu'à plaire à ceux qui ne cultivent point les Arts. A leur exemple, les Médecins flattent les riches, vont le matin faire leur cour aux Grands, les accompagnent par la Ville, & les reconduisent chez eux; ils assistent à leur souper, ils entourent leurs tables comme des gens en faction, ou les servent comme des valets, & s'avilissent au point de les amuser par des facéties & des bouffonneries. D'autres joignant à la bassesse du courtisan le faste du charlatan, se couvrent de riches habits, chargent leurs doigts d'anneaux précieux, portent toujours avec eux d'énormes trousses de sondes, de filets & d'autres instrumens d'argent, & n'oublient pas sur-tout de se procurer un nombreux cortège de disciples, qui, comme autant de crieurs publics, vont en les quittant, faire retentir la Ville du nom, & des prétendus succès de ces fastueux maîtres. Il n'est point étonnant qu'avec une pareille conduite, les Médecins se fussent attirés le mépris de ceux qui conservoient encore des principes de vertus. « L'Art, dit Galien, pour le prouver, en continuant de se plaindre, est tellement déchu de la considération dont il jouissoit autrefois, que si quelqu'homme instruit s'avisoit de prédire une crise, un assoupissement, un frisson, une hémorrhagie, & un abcès à la parotide ou ailleurs, le vulgaire regardoit sa prédiction comme une sorte de prodige, & la taxoit d'imposture. Il devenoit dès-lors un objet de jalousie pour ses Confrères, qui, s'ils ne pouvoient l'empoisonner, parvenoient au moins à faire récompenser de l'exil sa rare érudition.... Voilà pourquoi beaucoup d'hommes vertueux connoissant la dépravation de notre âge, fuient la multitude & le tourbillon des sociétés, avec autant de soin qu'ils en apporteroient à se mettre à couvert d'une tempête, & se retirent dans le port de la solitude. Mais ces Sages auront beau se cacher à la foule des pervers, ils seront connus & chéris des Dieux, & des hommes, qui aiment la vertu; & de cet honorable exil, où ils vivent au sein de la paix, ils verront sans envie l'admiration que le vulgaire accorde aux fourbes qui le séduisent. A dire vrai, continue Galien, cette chaîne de maux, a sa source dans la molesse des riches & des grands qui préfèrent la sale volupté à la solide vertu, & qui ne font aucun cas des hommes qui connoissant ce qui est utile, pourroient l'enseigner aux autres. On les voit se livrer aux ministres de leurs plaisirs, les admirer, les enrichir, les porter aux dignités, & placer à côté des simulacres des Dieux le portrait des fauteurs, tandis qu'ils ont pour les Savans un mépris constant, qu'ils dissimulent à peine dans ces occasions trop rares, où leur ignorance les force de recourir au savoir. »

Galien dont le cœur n'avoit pu se laisser entraîner à cette perversion commune, se plaisoit à croire que celle de ses Confrères n'étoit que l'effet de la contagion; mais le Philosophe Eudême prit soin de le détromper. « Gardez-vous de croire, lui disoit celui-ci, que les hommes qui arrivent vertueux à Rome, s'y corrompent en aucune manière. Les Praticiens que vous voyez souvent arriver ici, persuadés que l'occupation ne leur manquera point, & que leurs peines seront mieux récompensées qu'ailleurs, portent avec eux le germe de la corruption, & de l'improbité. L'exemple les entraîne; ils voient que les hommes, qui ne voient pas mieux qu'eux, ne laissent pas que de s'enrichir, ils les imitent, & parviennent bientôt à l'excès de dépravation, qui fait le sujet de votre étonnement. Arrive-t'il que leur improbité perce aux yeux de quelqu'homme honnête, la Ville est vaste, on ignore ailleurs la corruption de leurs mœurs, & ils pourront encore y trouver des dupes; car il est bon de savoir qu'ils ne se décrient point entre eux; je dirai même qu'ils ne diffèrent des voleurs, qu'en ce qu'au lieu de montagnes, ils habitent des cités. »

Une ville comme Rome, où le vrai mérite avoit tant de peine à percer, & où il étoit si mal récompensé, ne pouvoit fixer long-tems Galien. Il partit bientôt pour la Syrie, dans l'intention d'y recueillir l'opobalsamum dont on vantoit les merveilles & de voir la manière dont on retiroit le bitume de Judée; de-là, il passa à Lemnos, pour observer comment on y préparoit la terre, qui porte le nom de cette isle; il alla ensuite en Lycie, puis il revint encore à Rome, alors âgé de trente-trois ans. Il y pratiquoit, depuis quelque tems, lorsque fatigué des embûches que lui dressoient continuellement ses Collègues, il revint dans sa patrie: mais à peine y fût-il arrivé, que l'Empereur de Rome lui envoya des lettres, pour le rappeller à lui. Il se mit en route à pied par la Thrace & la Macédoine; mais il resta peu dans cette Ville, & il revint en sa patrie, où il termina sa carrière à soixante-&-dix-ans. Mundinus dit qu'il mourut sur le rivage de la mer, qui borde les côtes de la Palestine, où il étoit allé pour voir les miracles qu'opéroient les Disciples de Jesus-Christ.

Galien a beaucoup écrit sur l'Anatomie; il a même composé un livre, intitulé: *De Administrationibus Anatomicis*, en faveur de Bœthus, Consul Romain, qui aimoit beaucoup cette science. Il a aussi fait différens Traités sur la Médecine & sur la Chirurgie. Ceux qui ont rapport à cette dernière partie sont les suivans. 1.° *De Venæ sectione adversus Erasistratum.* 2.° *De Venæ sectione, adversus Erasistrateos Romæ degentes.* 3.° *De curandi ratione per venæ sectionem.* 4.° *De hirudinibus, revulsione cucurbitulâ & scarificatione vel concisione.* 5.° *De oculis, de curâ lapidis.* 6.° *De fasciis.* Galien a encore donné beaucoup d'autres choses sur la Chirurgie, mais qu'on trouve éparses dans d'autres Traités, & notamment dans ses Commentaires d'Hippocrate. Il établissoit deux opérations générales de la Chirurgie, comme base de tout cet Art; la synthèse & la diérèse, ou la réunion & la division. Il a recommandé le trépan dans les fractures complettes du crâne à la suite des coups violens reçus à la tête, & quoiqu'il dise n'avoir jamais pratiqué cette opération, il avance cependant qu'elle est salutaire, pourvu toutefois qu'on ne touche point à la dure meninge, ce qui la rendroit mortelle; assertion qui néanmoins est contraire à l'observation qu'il fit à Smyrne, sur une plaie avec déperdition du cerveau, à laquelle le malade survécut, quoiqu'elle eût pénétré jusqu'aux ventricules. Il parle d'un ulcère du péricarde, qu'il guérit, en trépanant le sternum. Il reconnut sur lui-même une luxation de l'extrémité sternale de la clavicule, & fit revenir de leur erreur, ceux qui, dans la persuasion que l'humérus étoit déplacé, lui tiroient inutilement le bras. Il employoit le cautère actuel dans l'œgilops, dont il donne une assez bonne description; il observe cependant qu'on peut quelquefois guérir, en se servant d'un préservatif. Galien s'est beaucoup occupé des maladies qui attaquent les yeux; il a traité du pterigium, de l'ectropium, du trichiasis, du chémosis, du glaucome, du staphylome, de la chûte de l'œil, du strabisme, & de la suffusion ou cataracte. Il connoissoit la plupart des hernies qu'on admet aujourd'hui, & employoit la paracenthèse, pour extraire les eaux épanchées dans l'hydropisie des grandes cavités. Il s'étoit aussi beaucoup adonné au traitement des plaies & ulcères; il observe que l'hémorrhagie dans les premières se guérit toujours par un thrombus, & il réfute prolixement Thessalus qui soutenoit que tous les ulcères offroient indistinctement la même indication, c'est-à-dire, qu'il falloit les remplir de bonnes chairs. Il observe qu'on doit allier dans le traitement de ces maladies, les remèdes internes aux topiques; en quoi il diffère beaucoup des routiniers d'aujourd'hui, qui ne voient dans tout ulcère, qu'une érosion qu'il faut dessécher. Galien avoit de grandes notions sur la Matière Médicale, ainsi qu'on peut s'en convaincre, en lisant son Traité *De compositione medicamentorum secundùm genera*; Ouvrage qu'il composa après qu'un incendie en eut dévoré deux autres qu'il avoit fait sur le même sujet. Il a beaucoup parlé des emplâtres, des sang-sues & des ventouses. La célébrité de Galien eût été infiniment plus grande en Chirurgie, s'il n'eût point écrit d'une manière diffuse, comme tous les orientaux, & si tout ce qu'il a donné sur cette Science, eut formé un ensemble plus propre à être consulté. Il y a eu dix éditions de Galien, chez les Juntes à Venise; elles sont toutes *in-folio*, la neuvième est la plus complette, quoique la huitième soit plus élégante. (*M. Petit-Radel.*)

GANGLION. Tumeur enkystée, circonscrite, mobile, communément sans douleur, & sans changement de couleur à la peau, qui se forme sur les tendons en différentes parties du corps, mais le plus souvent sur le dos de la main, & sur l'articulation du poignet.

Ces Tumeurs, lorsqu'on les comprime, paroissent douées d'une élasticité considérable qui en fait le caractère distinctif. Elles se forment souvent sans qu'il ait précédé aucun accident; souvent aussi elles sont occasionnées par des contusions ou des distensions violentes. Elles acquièrent rarement un volume très-considérable, &, pour l'ordinaire, elles ne causent point de douleur, quoique l'on voye quelquefois des exemples du contraire: lorsqu'on les ouvre, on les trouve remplies d'un fluide visqueux & transparent assez semblable au blanc d'œuf. Si elles ne se dissipent pas d'elles-mêmes, ou si on ne les détruit pas lorsqu'elles sont encore récentes, elles parviennent, dans quelques cas, à une grosseur telle qu'elles en deviennent très-incommodes, en gênant le mouvement de la partie, & en le rendant pénible & douloureux.

Les remèdes discussifs ne sont pas d'une grande

utilité dans le cours de cette maladie, quoique l'on ait cru en avoir éprouvé de bons effets dans les Ganglions récemment formés. La compression a communément plus de succès pour les dissiper. On recommande aux personnes qui en ont, de les frotter fortement avec le pouce plusieurs fois par jour. Ces attritions répétées affoiblissent le kyste, & il est assez ordinaire de sentir enfin la tumeur se dissiper absolument sous l'action du doigt qui la frottoit. On est aussi dans l'usage d'entretenir, sur le Ganglion, une pression constante, au moyen d'une plaque de plomb. On a vu des exemples de guérisons subites de Ganglions, par une forte compression qui faisoit crever le kyste. Quelques-uns ont recommandé de poser la main affectée sur une table, & de frapper plusieurs fois le Ganglion avec le poing, ou même avec un marteau de bois. Tous ces moyens peuvent être bons, & réussissent dans la plupart des cas : il faut prendre garde cependant à ne pas en user avec trop peu de ménagement, de peur de causer des inflammations & des abscès difficiles à guérir.

Lorsqu'on n'a pu réussir à dissiper un Ganglion, & qu'il devient incommode par la gêne qu'il cause dans l'articulation, ou par la douleur qu'il excite, (nous avons vu une tumeur de ce genre occasionner des douleurs extrêmement aigues, au point d'influer considérablement sur la santé générale, chez une personne délicate & mobile) il faut l'extirper, en faisant d'abord une incision longitudinale des tégumens sur toute l'étendue de la tumeur, & en le disséquant ensuite latéralement de part & d'autre, pour le détacher du tendon ou de la membrane sur laquelle il repose, ou s'il y adhère trop fortement pour qu'on puisse l'en séparer, on incisera le kyste même, pour en faire sortir le fluide, & l'on terminera la cure par des pansemens propres à maintenir l'ouverture de la plaie, jusqu'à ce qu'elle se soit remplie par le fond. On lit, dans les Observations de Chirurgie de M. Warner, le détail de deux cures de Ganglions très-considérables qu'il avoit jugé à propos d'extirper. Ils étoient devenus adhérens aux tendons des doigts. Il fut obligé, dans son opération, de couper le ligament transversal du carpe; les malades qui auparavant ne pouvoient plus fermer la main ni mouvoir les doigts, recouvrèrent parfaitement l'usage de ces parties, après la guérison, qui fut accomplie en quarante jours. M. Gooch raconte un cas de la même nature : son malade avoit une tumeur de ce genre, occasionnée par une violente foulure, trois ou quatre ans auparavant, qui s'étendoit depuis le carpe jusques sur le milieu de la main, & qui occasionnoit beaucoup de douleur. La main étoit devenue immobile sur l'avant-bras, avec lequel elle faisoit un angle droit. M. Gooch ouvrit cette tumeur, & traita la plaie suivant la Méthode que nous avons indiquée. Il rétablit ensuite la position de la main & le jeu de l'articulation, par des applications émollientes & une compression convenable, au moyen d'une machine adaptée à cette indication. *Voyez* DISTORSION.

GANGRÈNE. Γάγγραινα, de γράω, je mange. On donne ce nom à l'abolition du sentiment & de toute action organique dans une partie du corps. La Gangrène est généralement précédée par l'inflammation, ou par un état d'action contre nature des vaisseaux, tel qu'il tend à détruire en eux l'énergie du principe vital. On la voit souvent survenir dans des parties où l'inflammation a été portée à un point extrême ; d'autres fois les vaisseaux de la partie affectée trop affoiblis par des causes antécédentes, ou privés, en partie, de leur force vitale, par la cause même qui les irrite, succombent promptement à une exertion trop vive pour leur état actuel, & tombent en pourriture avec les fluides qu'ils contenoient, ou qu'ils avoient déjà laissé échapper dans le tissu cellulaire. C'est ainsi que chez des personnes affoiblies par une fièvre maligne, par la vieillesse, ou par d'autres causes, une simple irritation de la peau, qui, dans d'autres cas, causeroit à peine l'inflammation la plus légère, est fréquemment une cause déterminante de Gangrène. L'on désigne par le nom de SPHACELE, la mortification complette, ou le dernier période de la Gangrène. Ici, la partie affectée est totalement noire, & incapable d'aucune espèce de sensation ; elle devient molle & flasque : elle exhale une fétidité quelquefois insupportable. Enfin tout annonce la dissolution entière de l'organe. C'est un fait assez remarquable que les caractères de la putréfaction sont souvent beaucoup plus marqués dans les parties gangrénées, qu'ils ne le sont dans le cadavre, même assez long-tems après la mort. Cela vient, (comme on le comprendra mieux ci-après,) de ce que très-fréquemment, l'énergie du principe vital se maintient encore, jusques à un certain point, dans les organes particuliers, après la mort de l'individu, & les préserve de la corruption ; au lieu que la Gangrène dépendant de son extinction totale, donne lieu à une putréfaction plus complette & plus rapide.

La Gangrène & le sphacèle sont, d'après les définitions que nous avons données, une seule & même maladie ; ils ne diffèrent l'un de l'autre, que par le degré; cependant il y a une telle différence entre une partie simplement gangrénée, & celle qui est dans un état de simple mortification, qu'on ne sauroit employer ces deux termes comme synonymes. Mais la distinction entre ces deux états, proposée par Boërhave & par son Commentateur, qu'ils dérivent du plus ou du moins de profondeur à laquelle le mal a pénétré, de ce que l'une n'affecte que le tissu cellulaire, & que l'autre affecte les muscles mêmes & toutes les parties solides, jusqu'aux os; cette distinction, disons-nous, est vaine & inutile dans la pratique, puisqu'il est impossible pour l'ordinaire, de juger, avec quelque exactitude, par l'apparence extérieure des parties, jusqu'où le mal peut avoir pénétré.

Le corps humain est une machine dont la durée est limitée par sa structure même; non-seulement il porte, dans la manière dont il est organisé, les principes de sa destruction, mais l'activité même du principe vital modifiée de diverses manières, en devient souvent la cause immédiate. Ce que nous disons du tout, est également vrai de ses parties; chacune a sa vie particulière, & par-là même, est susceptible de différentes modifications qui tendent à la détruire; en sorte que tout organe doué de force vitale, & d'une faculté d'agir qui lui est propre, peut la perdre, en vertu de l'action de diverses causes qui altèrent ou dirigent d'une autre manière son énergie naturelle. Lorsqu'une fois il en est privé, tout rapport se trouve perdu entre la partie morte, & celles où la vie subsiste encore, & il n'est pas au pouvoir de l'art de le rétablir.

Des Causes éloignées de la Gangrène.

Les phénomènes qui accompagnent la mortification, ne sont pas toujours les mêmes; ils diffèrent, suivant l'organisation des parties affectées, suivant la disposition antérieure du système, & suivant la nature des causes qui ont déterminé la maladie.

Comme la connoissance de ces causes est d'une grande importance, pour le diagnostic & le traitement de la Gangrène, nous commencerons par en faire l'énumération; nous exposerons ensuite l'histoire & le traitement de la maladie.

§. I. *L'Inflammation.*

La plus manifeste & la plus fréquente de toutes les causes de Gangrène, c'est l'inflammation. Telle étoit l'opinion des Anciens, & telle est celle de presque tous les Modernes; quelques-uns de ces derniers cependant, en convenant que la Gangrène tient quelquefois à cette cause, nient qu'il y ait une connexion nécessaire entre l'une & l'autre, & prétendent au contraire qu'elle dépend très-souvent de causes qui supposent un état du système absolument opposé à l'état inflammatoire. Mais cette difficulté ne gît que dans les expressions. Si l'on n'entend par le mot inflammation, que cette affection spontanée du corps, marquée par une douleur vive & pulsatile, avec tension & gonflement de quelque partie, accompagnée d'un pouls plein, ferme & élevé, chez une personne d'ailleurs forte & bien constituée, on exclut par cette définition même presque tous les cas où la Gangrène pourra devenir la conséquence d'une affection de ce genre. Non-seulement on sépare ainsi de la classe des maladies inflammatoires, proprement dites, l'érésypèle spontané, & celui qui est si souvent occasionné par des plaies, l'irritation produite par l'action du feu, par diverses substances vénéneuses &c., mais encore on oublie que l'état de pure inflammation, qui ne se termine jamais que par résolution ou par suppuration, chez des sujets naturellement sains & robustes, pourra traîner à sa suite la Gangrène, chez des personnes mal disposées par leur constitution naturelle, par des maladies antécédentes, par l'âge, par le climat, &c. *Voyez* INFLAMMATION.

Nous disons donc que l'inflammation, (en attribuant à la signification de ce mot, toute l'étendue que lui ont donnée la plupart des Auteurs,) est, de toutes les causes de Gangrène, la plus fréquente. C'est en déterminant un état inflammatoire, que divers stimulans, plus ou moins actifs, appliqués sur des plaies plus ou moins irritables, y détruisent la vie, & le font quelquefois avec une promptitude, telle, qu'à peine a-t-on le tems d'appercevoir l'état intermédiaire entre l'application de la cause irritante, & l'extinction du principe vital. Chez les personnes frappées de la foudre, mais qui ont survécu à cet accident, on voit souvent les parties qui ont reçu le choc le plus directement, affectées presqu'aussi-tôt après d'une mortification complette, tandis que celles qui ont été atteintes d'une manière plus légère, sont enflammées, & doivent être traitées comme telles. L'état d'action auquel tient le principe vital, ne peut admettre qu'une certaine latitude. Si l'irritation d'un stimulant le porte fort au-delà des bornes naturelles, il en résulte bientôt la perte de la sensibilité & du mouvement dans l'organe affecté. Si, sans outre-passer les limites dans lesquelles la vie peut encore exister, l'activité du stimulant soutient l'énergie du principe vital, dans un degré supérieur à l'état naturel, pendant trop long-tems, il en résultera pareillement l'atonie des fibres motrices, & même la cessation totale de la vie dans l'organe affecté; nous avons un exemple du premier cas dans les effets du tonnerre; les phénomènes des plaies, ceux qui suivent l'application de certaines substances âcres & irritantes, nous en fournissent souvent du second.

Toutes les parties sujettes à l'inflammation ne sont pas également susceptibles de se gangrener. La disposition à la Gangrène est beaucoup plus marquée dans les parties très-irritables, telles que l'estomac, les intestins, la vessie. Les coliques inflammatoires abandonnées à elles-mêmes, tuent quelquefois en peu d'heures, & dans ces cas on trouve toujours quelque portion

tion des intestins gangrenée. Une tension, ou compression extraordinaire de la partie enflammée, augmentant l'irritabilité dans les organes qui en sont naturellement moins pourvus, peut aussi en très-peu de tems causer la Gangrène dans ces organes.

De toutes les maladies inflammatoires, celle qui tend le plus facilement à la Gangrène, est l'érésypèle. Le phlegmon qui se trouve compliqué, même légèrement, avec une affection érésypélateuse, paroît avoir la même tendance; la cause de ce phénomène tient probablement à ce que l'érésypèle affecte des parties plus irritables que celles qui sont le siége du phlegmon, (*Voyez* ÉRÉSYPÈLE.) Elle dépend aussi fréquemment de l'état où se trouvent les personnes qui en sont atteintes. Car tandis que des inflammations d'un autre genre, telles que la pleurésie, le phlegmon de toute espèce, &c. surviennent particulièrement à des personnes robustes, & chez lesquelles le principe vital a beaucoup d'énergie, l'érésypèle attaque sur-tout des personnes d'un tempérament très-irritable, âgées ou cacochymes; on le voit aussi se manifester comme symptôme, dans des parties qui ont jusqu'à un certain point, perdu leur ton, lorsque la peau est irritée par une distension excessive, ou par quelqu'autre cause. Dans ces derniers cas sur-tout, il tend très-facilement à la Gangrène. Il en est de même de l'inflammation érésypélateuse, qui survient fréquemment dans les cas de fracture compliquée, & qui fait périr tant de blessés, sur-tout dans les hôpitaux.

Les inflammations spécifiques, c'est-à-dire, celles qui sont occasionnées par l'application de certaines matières d'une nature déterminée, telles que différens poisons animaux & végétaux, le virus variolique, le virus vénérien, &c. sont suivies de Gangrène plus ou moins fréquemment suivant le degré d'activité de la cause qui les a produites, & suivant la disposition des sujets, qui en sont attaqués. L'épanchement qui se fait alors dans le tissu cellulaire d'une sérosité infectée du venin particulier qui a causé la maladie, peut, dans bien des cas, accélérer le progrès du mal, en agissant directement sur le principe vital, & en contribuant à détruire son énergie. C'est peut-être à une inflammation spécifique qu'il faut attribuer cette mortification des pieds & des orteils sur laquelle Pott a écrit d'une manière si intéressante, celle qui est occasionnée par le bled ergotté, & bien d'autres, dont la cause paroît être interne, & ne se manifester que secondairement sur des organes particuliers.

§. 2. *De la suppression de la circulation.*

La seconde des causes de Gangrène dont nous ferons mention, est l'obstruction au cours du sang. Telle est l'obstruction occasionnée dans des vaisseaux considérables, par la compression trop forte d'un bandage, par celle d'une tumeur, par la tension d'une membrane enflammée. Telle est encore celle qui a lieu dans une hernie étranglée. Il paroît que, dans ces différens cas, c'est dans les veines particulièrement qu'est l'obstacle, & que le sang accumulé dans la partie, occasionne une réaction impuissante des vaisseaux artériels, qui les conduit à la mortification, suivant les principes exposés ci-dessus, à moins que la liberté de la circulation ne soit promptement rétablie. Van-Swiéten rapporte, d'après Boërhaave, le cas d'un jeune homme qui s'endormit les coudes appuyés sur une fenêtre, étant ivre. Ses jarretières étoient si étroitement serrées, que le sang retenu avoit enflé les jambes, le mouvement vital des humeurs, ayant été entièrement arrêté, la Gangrène survint; elle gagna promptement les deux cuisses, & causa la mort.

Dans les cas de plaie, & particulièrement dans ceux de plaies faites par des armes à feu, l'irritation des parties membraneuses, qui ont été blessées, occasionne souvent une gêne de la circulation dans les organes affectés, laquelle accélère les progrès du mal, & la tendance à la Gangrène, en même-temps qu'elle donne lieu, dans bien des cas, à un gonflement très-considérable, accompagné d'épanchement séreux dans le tissu cellulaire. On voit aussi le sang épanché dans ces mêmes cellules, à l'occasion surtout de la plaie d'une artère, ou d'une veine considérable, produire souvent par sa masse, une compression sur les vaisseaux, qui intéresse la circulation dans le membre affecté. C'est ce que l'on voit arriver dans les cas d'aneurisme faux, si l'on n'a pas recours assez promptement aux moyens que l'art indique.

Dans quelques cas, la circulation du sang est supprimée par la compression, ou par la section d'un tronc artériel, quelquefois elle est l'effet de l'ossification des artères. Si la suppression de la circulation est complette, ou à-peu-près dans la partie affectée, la vie s'y éteint, & elle tombe dans l'état qu'on appelle de Gangrène sèche, dont nous parlerons ensuite, & qui peut aussi être produite par des causes d'une autre nature.

§. III. *Les contusions & commotions violentes.*

Les contusions violentes qui détruisent l'organisation des parties, y déterminent souvent la formation de la Gangrène, soit en altérant le ton des vaisseaux, & en les rendant par-là incapables de soutenir l'inflammation qui va s'y établir, soit en occasionnant par leur rupture, un épanchement de sang dans le tissu cellulaire. Ce fluide ne pouvant plus être réabsorbé, à cause du mauvais état des organes, & n'étant pas susceptible par sa nature de se changer en pus, tend rapidement à la putridité, & occasionne la mortification des solides qui le contiennent; ce qui n'arriveroit pas néanmoins dans la plupart des cas, si les solides n'étoient pas eux-mêmes affectés.

La contusion est souvent accompagnée de commotion, c'est-à-dire, d'un ébranlement interne & violent, qui s'étend quelquefois fort loin dans les nerfs, & qui en diminue l'énergie. La stupeur que produit cette commotion, suspend l'action des vaisseaux, & affoiblit la circulation dans toute la partie affectée. Son effet même ne se borne pas toujours à celle-ci; il se communique quelquefois jusqu'au cerveau, & en dérange les fonctions. Cet accident est d'une grande importance dans les plaies d'armes à feu, & il est d'autant plus à redouter, que les sujets chez qui il se présente, sont déjà plus affoiblis par l'âge, ou par d'autres causes. *Voyez* CONTRECOUP.

§. IV. *Les répercussifs & le froid.*

La Gangrène est souvent occasionnée par différentes causes, dont l'effet direct paroît être de diminuer la sensibilité, & l'irritabilité. Telles sont les applications, appellées répercussives, lorsqu'on en fait un usage imprudent dans certaines inflammations, & particulièrement dans l'érésypèle. Telle est encore l'action d'un froid vif, & long-tems continué, qui peut aller au point de détruire la vie, & qui souvent cause la mortification des extrémités du corps, qui en ont le plus souffert. *Voyez* ENGELURE.

Dispositions du corps, favorables à la Gangrène.

L'Etat du corps, a la plus grande influence sur l'action des causes dont nous venons de parler; cela va même au point que, dans le plus grand nombre des cas, où l'on voit se manifester la Gangrène, elle n'auroit point lieu s'il n'existoit déjà chez les individus qui en sont atteints, une disposition particulière, qui concourt avec la cause de cette maladie, & qui en facilite la production; tandis que, chez d'autres, telle est l'heureuse disposition des organes, que les accidens & les plaies les plus graves se terminent toujours de la manière la plus favorable. C'est chez ces derniers, plus particulièrement, qu'on observe l'inflammation exquise, cette inflammation, qui est le remède que la nature oppose à la Gangrène, dans le cas où elle peut la surmonter, & par laquelle elle sépare les parties déjà privées de vie, mais qui prend aisément un autre caractère, & ne sert alors qu'à propager le mal.

La disposition Gangréneuse peut être constitutionnelle, ou accidentelle. On peut croire qu'elle tient à quelque particularité dans la constitution, lorsqu'on voit la Gangrène se former très-promptement à la suite de symptômes peu graves en apparence, & desquels pour l'ordinaire on n'auroit pas lieu de redouter de semblables conséquences, lors sur-tout que cette disposition paroît héréditaire, comme elle l'est souvent en effet. C'est une disposition de cette nature, qui contribue à rendre la petite vérole si terrible pour les uns, tandis qu'à peine elle est un mal pour les autres, & qui rend dangereuses chez tous les individus d'une même famille, des plaies qui chez la plupart des hommes seroient regardées à juste titre, comme n'étant d'aucune conséquence.

Diverses causes peuvent accidentellement occasionner une disposition de la même nature; telles sont la vieillesse, les maladies antécédentes, l'état de l'ame, le régime, le climat, le lieu que l'on habite, dont l'athmosphère peut varier beaucoup relativement à la salubrité.

Chez les vieillards, le principe vital perd de son énergie, & le ton des vaisseaux s'affoiblit, sur-tout à leurs extrémités. Ils sont beaucoup plus sujets que les jeunes gens aux maladies Gangréneuses, & toutes espèces d'inflammations, celle des plaies entr'autres, prend beaucoup plus aisément cette tournure chez eux, que chez des personnes d'un âge moins avancé.

La même disposition est souvent la conséquence de certaines maladies qui ont diminué l'activité du systême nerveux, ou le ton des fibres dans quelques organes particuliers. A la fin des fièvres malignes, il n'est pas rare de voir se former, dans quelques parties du corps, une tumeur inflammatoire que les Médecins sont accoutumés à regarder comme un dépôt critique. Si, le malade a encore des forces, si l'on a soin de le soutenir par des toniques ou des cordiaux, cette tumeur se résout ou vient en suppuration, & se termine heureusement. Mais si les forces sont épuisées, si le malade est dans un mauvais air, s'il est mal soigné, on voit souvent cette inflammation se terminer par la Gangrène. Chez les hydropiques, toute cause d'irritation, dans quelqu'une des parties de la peau qui, par une grande extension, ont perdu leur ressort, peut produire une inflammation, & cette espèce d'inflammation a pareillement une disposition des plus marquées à devenir gangréneuse. Peut-être devons-nous rapporter à cette même classe de causes, celles de certaines inflammations spécifiques qui abattent l'énergie du principe vital & le ton des vaisseaux, en même-tems qu'elles excitent dans ces derniers, une irritation inflammatoire. Tel est, dans bien des cas, le venin de la petite vérole; tel est toujours celui de la peste; tels sont encore divers autres poisons qui manifestent plus ou moins évidemment cette double manière d'agir.

L'état de l'ame a aussi un grand pouvoir à cet

égard; les passions tristes diminuent l'énergie du sensorium, & cette atonie s'étend sur toutes les parties du système. Si, dans ces circonstances, il survient une maladie inflammatoire, si elle occupe quelque organe irritable & plus particulièrement soumis à l'influence du cerveau, elle est beaucoup plus sujette à se terminer d'une manière fâcheuse. Les coliques inflammatoires qui tendent le plus rapidement à la Gangrène, sont celles qu'excite quelquefois un chagrin violent, ou qui prennent naissance tandis que l'ame est en proie à quelque affection de ce genre.

Le régime peut beaucoup pour favoriser cette disposition dont nous parlons. Les alimens très-succulens, ceux qui piquent le plus l'organe du goût, le vin, les liqueurs spiritueuses, augmentent beaucoup chez ceux qui en font un grand usage l'irritabilité des vaisseaux sanguins; ils les disposent au spasme inflammatoire & diminuent en même-tems cette force tonique qui maintient leur action dans l'état de santé. Ils augmentent, par cette raison, la tendance à la putridité dans les affections générales du système, & à la Gangrène dans les inflammations locales proprement dites: aussi voyons-nous généralement que les personnes livrées à l'intempérance, & les ivrognes sur-tout, supportent difficilement les maladies inflammatoires, & que divers genres d'inflammation, celle en particulier qui accompagne les plaies, se terminent fréquemment chez elles par la Gangrène.

Le climat a encore une grande influence à cet égard; il paroît même, jusqu'à un certain point, déterminer la constitution originelle. Dans les pays froids, les fibres motrices des vaisseaux sanguins sont doués d'une grande force tonique & d'une irritabilité peu considérable, si on la compare à ce qu'elle est dans d'autres parties du globe. Les hommes y sont plus sujets aux maladies inflammatoires proprement dites; mais ces maladies qui, chez eux, se terminent souvent par suppuration, ne donnent lieu que rarement à la Gangrène, comparativement à ce que l'on observe dans d'autres climats. Dans les pays chauds, au contraire, où la force tonique est peu considérable & l'irritabilité très-grande, on voit moins de maladies inflammatoires, mais lorsqu'elles ont lieu, la violence des symptômes étant proportionnée à l'extrême irritabilité des vaisseaux, il en résulte promptement la Gangrène & la destruction des organes qui étoient le siège du mal.

Ces effets de la chaleur peuvent être considérablement augmentés par les exhalaisons méphitiques dont l'atmosphère est chargée dans bien des endroits; & dans tous les climats, cette dernière cause peut avoir les plus pernicieuses influences sur l'énergie du principe vital. Les Chirurgiens savent tous combien il est plus difficile de guérir les blessés accumulés dans les grands hôpitaux, que ceux qu'ils sont appellés à voir dans leur pratique particulière; & combien, chez les premiers, les plaies naturellement accompagnées de beaucoup d'irritation, telles que les fractures composées, sont plus sujettes à se terminer par la Gangrène, que lorsqu'elles se rencontrent chez des malades isolés qui vivent dans un air pur, & particulièrement à la campagne. *Voyez* AIR & AMPUTATION.

Marche & Symptômes de la Gangrène.

Lorsque la Gangrène se déclare dans quelques parties, voici quelle est la marche la plus ordinaire des symptômes par lesquels elle se manifeste.

L'on observe dans la partie affectée, les marques d'une extrême irritation, telles qu'une rougeur vive & une tension considérables; le malade y éprouve une douleur aigue & une chaleur brûlante. Bientôt la rougeur de la peau devient plus foncée, elle se change en une couleur livide, le gonflement inflammatoire commence à s'affaisser, la partie affectée se charge de sérosité qui demeure stagnante dans le tissu cellulaire, elle devient flasque; on apperçoit en même-tems çà & là sur sa surface, de petites vessies environnées à leur base, d'un cercle livide, & qui renferment une sérosité âcre; & lorsqu'il y a quelque ulcère existant antérieurement en cet endroit, sa surface paroît sèche & décolorée.

Tels sont les symptômes qui annoncent la Gangrène proprement dite. Ceux qui présagent le sphacèle ou la mortification complette, sont d'abord un épanchement de sang rouge sous l'épiderme, qui prend la forme d'ecchymoses ou de pétéchies. La partie affectée devient œdémateuse, & quelquefois emphysémateuse. (*Voyez* ŒDEME & EMPHYSEME) le malade n'y éprouve plus aucune douleur, elle prend une couleur noire, & elle exhale une odeur cadavéreuse.

Gangrène sèche.

Dans la Gangrène sèche, la marche des phénomènes est un peu différente de celle que nous venons de tracer. Les symptômes inflammatoires qui la précèdent, sont ordinairement peu marqués, si ce n'est par la douleur qui, dans certains cas, est extrêmement vive; d'autres fois elle est très-légère, ou même à peu-près nulle, le malade ne se plaignant que d'un froid très-grand, ou seulement d'un sentiment d'extrême pesanteur dans la partie affectée. Le gonflement est peu considérable, souvent il n'y en a point. Les progrès du mal sont généralement très-lents, quoiqu'il y ait à cela des exceptions, & qu'on le voye cheminer quelquefois très-rapidement. Dans ce dernier cas, il est toujours précédé d'une douleur & d'une chaleur considérables. On voit fréquemment le dernier état de mortification subsister long-tems dans les parties affectées; sans qu'elles deviennent fort flasques ou qu'elles tombent en dissolution. Les chairs mortifiées deviennent, au contraire, plus fermes, plus coriaces & plus difficiles à couper que les chairs vives; quelquefois elles contractent une sécheresse qui les rend presque incorruptibles.

Les Auteurs décrivent une autre variété de cette maladie, qu'ils apppellent Gangrène blanche, dans laquelle les parties que l'on suppose mortifiées, ne deviennent pas noires, mais conservent presque leur couleur naturelle. (1) Il ne paroît pas qu'elle diffère essentiellement par d'autres caractères, de celle que nous avons décrite, ni qu'elle exige rien de particulier dans la cure.

Distinction de la Gangrene en locale et en générale.

§. 1. *Gangrène locale.*

Dans bien des cas la Gangrène est une affection purement locale, occasionnée pour l'ordinaire par une cause extérieure, & dont les effets ne s'étendent pas au-delà des parties qui en ont d'abord été le siège. Mais elle est bien plus ordinairement accompagnée d'une affection générale & très-dangereuse de tout le systême. Cet état est marqué par une altération remarquable dans le regard & la physionomie du malade, il a les yeux égarés, beaucoup d'angoisses, des vomissemens, une grande prostration de forces, un pouls petit, fréquent, & quelquefois intermittent, & plus ou moins de délire. Lorsqu'une violente inflammation de quelque partie, où il y a une tension considérable, a cheminé rapidement vers la mortification, le cerveau est affecté de bonne heure, & il y a souvent un délire furieux; mais dans les parties où il y a moins de tension, & chez les sujets phlegmatiques, où les progrès du mal ont été plus graduels, le délire peut être plus modéré, interrompu par des intervalles lucides, & même ne point se manifester du tout jusques vers les derniers momens; quelquefois la tête ne paroît affectée, avant la mort, que d'un état comateux. Au reste, ces symptômes ne sont pas absolument particuliers aux cas où la Gangrène tend à devenir générale; on les voit paroître quelquefois dans des cas de Gangrène locale, chez des sujets qui ont les nerfs particulièrement irritables; mais alors ils disparoissent à mesure que l'irritation gangréneuse se dissipe.

Nous avons dit que les Gangrènes locales étoient pour l'ordinaire la conséquence d'affections produites par des causes extérieures; elles surviennent quelquefois cependant à la suite de maladies spontanées, & particulièrement dans des cas d'érésypèle; mais, quelle qu'en soit la cause déterminante, elles ne diffèrent pas essentiellement des Gangrènes générales. La disposition naturelle du corps, souvent aussi les moyens employés pour combattre le mal, en resserrent les limites.

De toutes les parties du corps, le scrotum est peut-être celle où l'on observe le plus souvent une mortification locale; l'urine épanchée dans le tissu cellulaire par des ouvertures dans les parois de l'urètre, formées à la suite des resserremens de ce canal, en est la cause la plus fréquente. On voit aussi la même affection survenir à la suite de quelque inflammation spontanée de cette partie, qui paroît être, plus que d'autres, sujette à la putréfaction, si l'on en juge par l'emphysème gangréneux qui se manifeste promptement dans le cadavre, sur-tout lorsque la mort a été occasionnée par une maladie putride, ou par l'action de quelque substance vénéneuse. La Gangrène du scrotum, lorsque le sujet n'est pas mal disposé d'ailleurs, & que l'on attaque le mal par des remèdes convenables, *Voyez* Périnée, se circonscrit facilement, sans nuire au reste du systême; il n'en est pas de même lorsqu'elle survient chez des personnes affoiblies par des maladies antécédentes, comme on l'observe souvent chez les hydropiques.

M. Kirkland (1) rapporte qu'un homme, après une violente contusion à la jambe, eut un gonflement prodigieux des muscles gastronemiens, & qu'au bout de quelques jours le pied devint tout-à-fait insensible. Bientôt les orteils & ensuite tout le pied parurent complettement sphacelés; les parties mortes se séparèrent des parties saines à la jointure de la cheville, & le malade se rétablit; il ne paroît pas qu'on eût employé pour son traitement d'autres remèdes que quelques applications fort simples. La bonne disposition du malade empêcha la Gangrène de s'étendre au-delà des parties qui avoient été d'abord le plus violemment affectées. Le même Ecrivain parle d'un homme de cinquante ans, qui, étant malade d'une fièvre continue, eut l'extrémité du pied droit gangrénée jusqu'aux os dans l'espace d'une nuit. On appliqua des topiques antiseptiques, & les parties mortes s'étant séparées, le malade se rétablit. On trouve chez les Auteurs beaucoup d'exemples de ces séparations spontanées de parties affectées de Gangrène.

C'est à la classe des Gangrènes locales qu'appartient celle qui est occasionnée par l'usage du pain de seigle ergotté. Cette maladie, qui se manifeste sans fièvre ni gonflement des parties qu'elle attaque, affecte le plus souvent les pieds, quelquefois les mains, mais plus rarement; elle occasionne des douleurs atroces dans ces parties, qui

(1) Quesnay, Traité de la Gangrène.

(1) An Inquiry into the present state of medical Surgery. Vol. II, pag. 380.

deviennent noires, se dessèchent, & se séparent enfin naturellement des parties saines. Les individus, privés ainsi de leurs membres, peuvent vivre encore long-tems après cet accident. On a vu en Angleterre une famille, composée d'une femme & de six enfans, (l'aîné âgé de quinze ans, le plus jeune de quatre mois), dont tous les individus, après avoir été exposés apparemment à l'action de quelque cause de la nature de celle dont nous parlons, furent attaqués à-peu-près dans le même tems de douleurs violentes, les uns dans une jambe, les autres dans toutes les deux. En moins de cinq jours, les parties affectées parurent livides & couvertes de taches noires. Peu-à-peu la mortification devint complette, & la nature commença à séparer les parties mortes de celles que le mal avoit épargnées. Trois mois après, quatre de ces malades se trouvèrent avoir perdu les deux jambes; chez un autre, les deux pieds seulement s'étoient détachés à la cheville, le sixième en fut quitte pour un seul pied. Le septième, qui étoit le plus jeune des enfans, avoit perdu la vie. (1)

Le charbon ou anthrax (*Voyez* ce mot), les vieux ulcères, les anciens cautères, la compression violente de quelque partie, le froid, (*Voy.* ENGELURES) sont autant de causes de Gangrène, qui dans la plupart de ces cas, ne s'étend pas au-delà des parties où le mal s'étoit d'abord manifesté.

§. 2. *Gangrène générale.*

Mais il n'arrive que trop souvent que la Gangrène, au lieu de borner ses effets aux organes qui avoient été originairement affectés, s'étend plus ou moins rapidement de proche en proche, suivant la disposition particulière des sujets; c'est ainsi que des inflammations ou des plaies, qui d'abord n'avoient point paru dangereuses, ni même d'aucune importance, deviennent fréquemment mortelles en peu de tems. Les progrès du mal, dans les cas de cette nature, sont assez souvent marqués par un emphysème qui a son siège, non-seulement dans le tissu cellulaire, immédiatement sous la peau, mais dans tous les interstices des fibres musculaires, au point que les muscles, gonflés par cette cause, sortent au travers des incisions qu'on est dans l'usage de faire au travers des tégumens des parties ainsi affectées. Il est difficile, dans la plupart des cas, de discerner dès le commencement cette Gangrène qui tend fortement à devenir générale, de celle qui n'est que locale; le tems & l'observation seulement les feront distinguer l'une de l'autre dans chaque cas particulier; mais, pour l'ordinaire, lorsque la première a fait assez de progrès pour que l'on ne puisse plus douter de sa nature, sa guérison est au-dessus du pouvoir de l'Art.

Divers Auteurs anciens & modernes ont voulu établir différentes espèces de Gangrène, d'après les causes éloignées de cette maladie, & comme les progrès de la mortification peuvent dépendre en grande partie de la permanence de ces causes, une pareille distinction n'est pas sans avantages dans la pratique. Cependant il paroît que quelle que soit la nature des causes déterminantes, celle de la maladie est toujours essentiellement la même, & que les principes que nous avons posés à cet égard s'appliquent également à toutes ses espèces.

De la séparation des parties gangrénées, opérée par la Nature.

Comme une partie, qui est dans un état de mortification complette, a perdu tous ses rapports avec le système animal, elle n'est plus qu'une substance étrangère, dont la séparation sera avantageuse & même nécessaire au bien être des parties saines. La Nature, pour l'ordinaire, fait cette séparation, lorsque les forces vitales ont assez d'énergie pour résister aux progrès du mal, & limiter ses pernicieuses influences. L'on voit alors une légère inflammation se manifester au bord des parties saines qui s'abaissent au-dessous du niveau de celles qui sont gangrénées; la suppuration ne tarde pas à commencer; la ligne qui sépare le mort du vif, fournit un peu de matière, dont la quantité augmente à mesure que l'escarre se détache, & qui prend de plus en plus l'apparence d'un pus de bonne qualité. La distance entre les parties gangrénées & les parties saines augmente peu-à-peu, jusqu'à ce que toute cohérence entr'elles soit détruite.

L'inflammation qui précède immédiatement la séparation des parties molles, & qui paroît être essentielle à ce procédé de la Nature, est probablement occasionnée par la présence de l'escarre, qui irrite les parties saines de la même manière que pourroit le faire tout autre corps étranger. Mais pour que ce travail salutaire puisse avoir lieu, il faut que les parties saines soient disposées de manière à n'être pas elles-mêmes susceptibles de Gangrène. Les médicamens toniques, qui ont assez souvent l'effet de les maintenir dans cet état, comme nous le verrons bientôt, paroissent aussi avoir celui d'exciter l'inflammation dont nous parlons, laquelle, d'un autre côté, change facilement de nature, & fait bientôt place à la Gangrène, lorsque, par un traitement mal entendu, ou seulement par la suspension des moyens propres à maintenir l'énergie du du principe vital, ou par quelqu'autre cause, les parties, ainsi affectées perdent leur ton, & deviennent plus irritables.

Les os sont susceptibles d'inflammation & de

(1) A Tractise on Gangrene and sphacelus, by M. O'Halloran, pag. 33.

suppuration, ainsi que les parties molles; comme ces dernières, ils peuvent être privés de vie en conséquence de quelque maladie locale. Lorsqu'un os, ou une portion d'os, est dans cet état, on dit que cet os est carié. *Voyez* CARIE.

Quoique diverses circonstances ne permettent pas d'établir une analogie rigoureuse entre les phénomènes des maladies des os & celles des parties molles, on ne peut cependant se refuser à croire que l'exfoliation des premiers s'opère par un mécanisme très-semblable à celui duquel dépend la séparation des parties molles dans un état de mortification. *Voyez* EXFOLIATION.

On a imaginé différentes théories pour expliquer de quelle manière les parties mortes du corps se séparent des parties vivantes. Nous nous contenterons d'indiquer les trois suivantes, comme étant les principales de celles qui ont été proposées.

1.° Quelques personnes ont cru que la cause efficiente de cette séparation étoit la force avec laquelle les granulations qui se forment à la surface des parties saines poussent les parties privées de vie. Mais cette opinion n'est rien moins que satisfaisante; & si, à toute rigueur, on accorde que la force dont il s'agit peut achever la séparation d'une escarre déjà ébranlée, on ne comprend pas comment un pareil mécanisme peut opérer une séparation dans le milieu d'une fibre solide.

2.° D'autres ont attribué le phénomène dont il est ici question, à la dissolution de cette portion de l'escarre ou de l'os carié, qui se trouve immédiatement en contact avec les parties saines. La putréfaction des parties mortes est évidente; elle l'est particulièrement dans leurs points de contact avec celles qui sont demeurées saines, en conséquence de la chaleur & de l'humidité que le voisinage de celle-ci leur communique; & le pouvoir de la putridité pour détruire la cohésion des fibres animales, est trop connu, & ses effets sont trop manifestes pour que l'on puisse douter que cette cause ne contribue beaucoup à la séparation qu'il s'agit s'expliquer. Il ne paroît pas cependant qu'elle suffise pour en rendre raison complettement; les parties les plus dures des os, lorsqu'elles sont mortes, se détachent de celles où la vie subsiste, quoique leurs élémens solides ne soient susceptibles d'aucune putridité, ni par conséquent de la dissolution qui en est la suite. Et quoiqu'il n'en soit pas de même des parties molles, on voit souvent celles-ci se séparer sans être sensiblement affectées par la dissolution putride, on a été conduit par conséquent à admettre l'opération d'un autre agent.

3.° Cette opération est l'abstraction des élémens de la substance morte, qui se trouvent immédiatement en contact avec les parties vivantes, par les extrémités des vaisseaux absorbans. Un grand nombre de phénomènes de l'économie animale, mettent hors de doute l'action de ces vaisseaux, non-seulement sur les fluides, mais encore sur les parties les plus solides du corps; & il est probable tout au moins que cette action concourt à la séparation dont nous parlons, laquelle peut encore être accélérée par la formation du pus.

Diagnostic & Pronostic de la Gangrène.

Le diagnostic de la Gangrène est facile, d'après les caractères de cette maladie, que nous avons décrits. On a pu la confondre quelquefois avec l'ecchymose, & les épanchemens considérables de sang dans le tissu cellulaire; mais avec un peu d'attention, il ne sera pas difficile de la distinguer de ces accidens, lorsque ceux-ci n'en seront pas compliqués. *Voyez* ECCHYMOSE ET ANEURISME.

Quant au pronostic, il doit toujours être fort douteux, sur-tout au commencement; car, dans les plus légères affections de ce genre, le principe vital est quelquefois tellement altéré par la contagion de la matière putride, il est tellement disposé à recevoir l'impression morbifique, à laquelle tient la propagation du mal, que les malades périssent tout-à-coup, avant qu'on ait pu s'appercevoir d'aucun danger imminent.

Néanmoins lorsque à la suite d'une inflammation produite par une cause externe, la Gangrène n'est ni fort profonde, ni fort étendue, & ne paroît pas faire de progrès, lors sur-tout que le malade paroît être d'ailleurs sain & bien disposé, le pronostic doit être beaucoup plus favorable que dans les cas où, attaquant des sujets affoiblis par l'âge, ou par des maladies antécédentes, elle s'étend profondément, & paroît faire des progrès; dans ces circonstances, le danger est toujours extrême.

Les parties du corps affectées de Gangrène, ne perdent pas immédiatement toute leur sensibilité; la circulation s'y maintient jusqu'à un certain point, & lorsque les progrès du mal n'ont pas été au-delà de certaines limites, elles peuvent encore se rétablir dans toutes leurs fonctions. La Gangrène, à proprement parler, n'est pas une mortification décidée; mais elle en est l'avant-coureur; elle peut être regardée comme un intermédiaire entre l'inflammation portée à son plus haut degré, & le sphacèle. La présence de celui-ci implique la perte totale de la vie, dans la partie affectée, la destruction de son organisation, l'abolition de toutes les fonctions, & une incapacité absolue de les reprendre. Cependant, lorsqu'on voit le sphacèle se manifester sur quelque partie, on ne doit pas toujours en conclure que la destruction entière de celle-ci est certaine; car, dans bien des cas, il n'affecte que la peau, & le tissu cellulaire; il arrive souvent que les tégumens viciés se séparent, & l'on a le plaisir de voir que les tendons, les muscles, & les autres organes qu'ils recouvroient, demeurent parfaitement sains, & qu'ils permettent d'espérer une guérison.

On comprend aisément que ce n'est que dans les affections extérieures du corps, que l'on peut marquer, avec quelque précision, les progrès de l'inflammation vers la Gangrène & le sphacèle. Mais les approches de ce dernier ne sont pas toujours annoncées par les symptômes distincts & manifestes de la Gangrène, même lorsque le mal est tout-à-fait superficiel; il y a des cas qui feroient présumer qu'une petite partie du corps peut être frappée de mort subite, ainsi que tout le système. Souvent on voit le sphacèle se déclarer dans une partie, saine en apparence, sans avoir été précédé d'aucun autre symptôme que d'une douleur vive & soudaine de cette même partie. Quelquefois on découvre, dès les premiers momens, sur la peau, une tache noire qui s'étend rapidement de côté & d'autre.

Il faut être attentif à toutes ces circonstances lorsqu'il s'agit de former un pronostic, & surtout il ne faut jamais le former, sans avoir bien examiné la marche de la maladie; car, si on le donne favorablement sur les apparences qui peuvent le mieux le justifier, on court toujours un grand risque de se voir démenti par l'événement. Dans tous les cas de Gangrène considérable, occasionnée même par une cause externe, on ne peut pas regarder le malade comme à l'abri du danger, non-seulement, tant que la séparation des parties mortifiées n'a pas commencé à se marquer; mais même tant qu'elles ne sont pas entièrement détachées des parties saines. On a vu des malades périr très-promptement, après que les progrès de la Gangrène avoient cessé, sans que l'on pût soupçonner d'autres causes de cette catastrophe, que l'action des miasmes putrides, émanés des parties gangrénées, sur le système nerveux. Mais, de quelque manière que la partie gangrénée soit censée agir dans ces cas, sur l'œconomie animale, les exemples assez fréquens de son influence pernicieuse, confirment ce que nous avons avancé, & en particulier que quiconque est affecté d'une véritable Gangrène, ne peut être regardé comme à l'abri du danger, tant que les parties malades ne sont pas totalement détachées de celles qui sont saines.

Traitement de la Gangrène.

Nous rangerons sous deux articles ce que nous avons à dire du traitement de la Gangrène. Dans le premier, nous renfermerons tout ce qui regarde les remèdes internes, & les autres moyens généraux indiqués par l'état général du système. Dans le second, nous parlerons des remèdes topiques, & du traitement local des parties affectées.

Moyens généraux.

§. 1. *Remèdes évacuans & anti-phlogistiques.*

La première indication est de modérer la trop grande activité du système sanguin, par un usage prudent des remèdes propres à combattre l'inflammation. (*Voyez* INFLAMMATION & ANTI-PHLOGISTIQUE,) lorsque le mal paroît tenir spécialement à la violence de cette affection. Ainsi, quand on n'a pas fait un usage suffisant de la saignée, pendant l'état inflammatoire qui a précédé la Gangrène, & quand les symptômes généraux qui manifestent la présence de cet état, continuent à être violens, particulièrement, si le pouls demeure vif, dur ou plein, il est absolument nécessaire de vuider un peu les vaisseaux, par une saignée générale, lors même que la Gangrène auroit commencé à se manifester, sur-tout lorsque le malade est jeune & pléthorique. La saignée, en diminuant la fièvre, & en modérant la chaleur universelle, est fréquemment le meilleur de tous les moyens. Pour prévenir les progrès de la maladie, l'on peut la considérer alors comme préférable à tous les antiseptiques. Mais, comme nous l'avons déjà dit, il faut en user avec beaucoup de circonspection; car si l'on y a recours mal-à-propos, & pour s'être trompé sur l'état général du système, cette erreur peut avoir les conséquences les plus funestes. Il faut bien se souvenir aussi que quelqu'indiquée qu'ait paru la saignée, le moment, pour l'ordinaire, ne tarde pas à arriver, où elle devient inadmissible, sur-tout lorsque la Gangrène fait des progrès.

Ce que nous disons de la saignée, doit s'entendre également des autres évacuations, & particulièrement de celles qu'on excite au moyen des purgatifs, qui deviennent dangereuses, dès qu'elles abattent à un certain point les forces du malade, ou lorsqu'elles dépendent d'une irritation trop forte du canal intestinal, qui agit sympathiquement sur tout le système. Les vomitifs, dont on est toujours porté à confondre, ou du moins à assimiler l'effet avec celui des purgatifs, agissent d'une manière bien différente & bien plus avantageuse dans les cas de Gangrène, de celle sur-tout qui vient à la suite d'une inflammation érésypélateuse. Telle est, par exemple, cette inflammation qu'on observe si souvent dans les hôpitaux, en conséquence de fractures compliquées, ou de plaies d'une autre nature. Lorsqu'on la voit paroître, & même, lorsque les symptômes de Gangrène commencent à se manifester, l'émétique donné à plusieurs reprises, de manière à provoquer le vomissement, est un des meilleurs secours qu'on puisse opposer à ses progrès; mais si, au lieu de faire vomir, ce remède opère seulement par les selles, comme il arrive quelquefois, il ne faut pas insister sur son usage, de peur qu'il ne nuise au malade, ainsi que toute autre espèce de purgatifs. Un régime sévère qui a pu être utile & même nécessaire, pendant la durée de l'état inflammatoire, peut aussi avoir de fâcheux effets, s'il étoit trop long-tems continué, en abattant les forces du malade, qu'on doit au contraire tâcher de soutenir, par une nourriture plus substantielle.

§. 2. *Remèdes toniques & antiseptiques.*

Ceci nous conduit à une seconde indication bien essentielle & bien importante à remplir, dès que les symptômes qui annonçoient la présence de l'état inflammatoire, paroissent s'appaiser, & que le malade commence à perdre ses forces. Cette indication est de prévenir l'excès de foiblesse, par l'usage convenable des cordiaux, & en particulier des toniques. Ces mêmes moyens contribuent en outre à mettre le systême en état de se débarrasser des parties mortifiées, ou de les détacher: car, comme nous l'avons déjà observé, l'inflammation est le moyen par lequel la Nature prépare la séparation des parties gangrénées de celles qui sont saines; or cette inflammation salutaire ne sauroit avoir lieu, si le principe vital perd de son énergie dans le reste du systême.

Il est nécessaire, pour remplir cette indication, de prescrire un régime nourrissant, avec une certaine quantité de bon vin, proportionnée aux forces du malade, & aux symptômes de la maladie. Ce régime procure généralement un avantage plus réel que toute la classe des médicamens cordiaux & stimulans. Néanmoins, lorsque le malade est fort affoibli, que la mortification est complette dans la partie affectée, & qu'elle paroît s'étendre au-delà, on peut prescrire quelques-uns de ces remèdes; tels que l'alkali volatil, la confection cordiale de Londres, la thériaque, &c., dont on réglera la dose, suivant la situation du malade. En général cependant le vin est le meilleur, comme le plus agréable de tous les cordiaux; & l'on doit employer, dans cette intention, les vins les plus parfaits, tels que ceux d'Espagne, de Madère, & autres de la même nature.

De tous les médicamens recommandés jusqu'à présent contre la Gangrène, il n'y en a certainement aucun, dont l'efficacité égale celle du quinquina; souvent ce remède arrête, d'une manière très-sensible & très-active, le cours de la maladie. Comme tonique très-puissant, il agit probablement en fortifiant le systême, & en maintenant par-là même, dans chaque partie, le ton nécessaire pour résister aux progrès de la Gangrène. Mais, quelle que soit sa manière d'agir, c'est un fait aujourd'hui suffisamment reconnu, que l'on doit l'employer dans presque tous les cas de Gangrène, dès que la violence des symptômes inflammatoires est appaisée.

C'est M. Rusworth, Chirurgien à Northampton, qui fit cette découverte, en 1715. MM. Amyand & Douglas, Chirurgiens de Londres, confirmèrent bientôt après la vertu de ce remède. M. Shipton, aussi Chirurgien Anglois, a parlé, dans les Transactions philosophiques, des bons effets qu'il lui a vu produire. On lit, dans les Essais de Médecine d'Edimbourg, plusieurs observations sur l'efficacité du quinquina dans la Gangrène. L'on y voit l'interruption de son usage, marquée par un ralentissement de séparation des escarres, & cette séparation se rétablir, lorsqu'on revenoit au quinquina. Tous les Praticiens, depuis cette époque, soit en Angleterre, soit ailleurs, ont eu recours à ce remède, & par-tout on les a vu lui donner les plus grands éloges; malheureusement ces éloges induisirent les Chirurgiens à l'employer inconsidérément, & avec la même confiance, dans toutes sortes de cas; & il en résulta des non-succès qui le décrièrent presque généralement; jusqu'à ce que des expériences, faites avec plus de soin & de circonspection, aient enfin rétabli son crédit, en montrant les limites au-delà desquelles on ne sauroit compter sur son efficacité.

On ne peut douter effectivement que le quinquina n'ait eu fréquemment les effets les plus salutaires, dans des cas de Gangrène, quoique probablement on lui ait plus d'une fois attribué ce que la Nature seule avoit opéré; mais dans bien des cas, il nuit évidemment, si l'on y a recours trop tôt; il y en a d'autres où il ne paroît déployer aucune efficacité; d'autres où il est impossible de l'employer en quantité suffisante, l'estomac ne pouvant le supporter sous aucune forme. En général, on ne doit jamais l'administrer, tant que le pouls est élevé, & que les autres symptômes inflammatoires subsistent; mais, lorsque la tension des parties diminue, que le pouls baisse, que les symptômes de foiblesse & d'affaissement commencent à se manifester, & sur-tout, quand avec ces apparences, on voit un commencement de séparation entre le mort & le vif, il ne manque presque jamais de soutenir les forces vitales, & d'aider puissamment à la chûte des parties gangréneuses. « Dans les cas de Gangrène, dit Pringle, où les vaisseaux sont relâchés, & le sang dissous, ou disposé à la putréfaction, soit en vertu d'une disposition naturelle, soit en conséquence de l'absorption d'une matière putride, le quinquina est un vrai spécifique. »

On s'apperçoit qu'on ne l'administre pas inutilement, lorsqu'on voit le délire s'appaiser, le pouls se relever, & un cercle se former autour des parties mortes; souvent son usage détermine la formation de quelqu'abcès, dans le voisinage

voisinage de ces dernières ; ces abcès ont toujours été regardés comme d'un bon augure, dans les cas de cette espèce ; & quand on les voit paroître, on peut toujours se flatter, que s'ils viennent complettement à suppuration, le malade se guérira ; pourvu que la quantité de pus ne soit pas trop abondante.

Quant à la dose de ce médicament, on ne ne peut établir de règle plus convenable que d'en donner toujours, autant & aussi fréquemment que l'estomac peut le supporter. On ne doit guères compter sur son efficacité, chez un adulte, si l'on ne peut en faire prendre au malade une once dans vingt-quatre heures ; on le donne fréquemment en dose deux ou trois fois plus forte, avec le plus grand succès. Mais son usage est sujet à un grand inconvénient, que l'on rencontre plus fréquemment peut-être, dans les cas de Gangrène, que dans tout autre ; c'est que souvent l'estomac a de la peine à le supporter en substance ; cependant on ne sauroit le donner sous une forme plus avantageuse, surtout dans cette maladie, où l'on ne devroit jamais se confier à aucune de ses préparations. Un peu de vin, ou quelqu'eau spiritueuse, sont le meilleur véhicule pour aider l'estomac à le supporter ; on peut aussi joindre à chaque dose un peu d'opium, ce qui convient d'autant mieux, que l'usage de ce médicament est aussi indiqué dans un grand nombre de cas, comme nous le verrons bientôt.

L'on donne souvent, avec avantage, l'acide vitriolique, en même-tems que le quinquina ; & la meilleure manière de l'employer, est de s'en servir pour aciduler toutes les boissons du malade. On se sert aussi, dans la même intention, des autres acides minéraux.

L'air fixe est encore un médicament très-utile dans tous les cas de Gangrène ; on l'a vu opérer les plus grands effets, même dans des cas où l'on avoit administré sans succès le quinquina. *Voyez* AIR FIXE.

Tels sont les remèdes qui ont mérité le plus la confiance des Praticiens, lorsqu'il s'agit de soutenir l'énergie du principe vital, afin de s'opposer aux progrès de la mortification. L'on en a recommandé un beaucoup plus grand nombre ; mais il n'y en a aucun qui, pour l'efficacité, puisse être comparé à ceux dont nous venons de parler.

§. 3. *Remèdes anodins.*

Une troisième indication, qui doit marcher de front avec la seconde, ou même dans bien des cas la précéder ; c'est de diminuer l'irritabilité, & les souffrances du malade, par l'usage de l'opium. Cette précaution contribue souvent, plus que toute autre chose, à arrêter les progrès du mal ; souvent elle est indispensable pour favoriser l'effet des autres remèdes. Dans tous les cas de Gangrène, tout ce qui échauffe, irrite, ou fait souffrir le malade, paroît plus généralement ajouter au mal, & augmenter la rapidité de ses progrès, tandis que tout ce qui tend à calmer, à adoucir & à relâcher, retarde presque toujours ces progrès, s'il n'en résulte un plus grand bien. Or la douleur, qui est constamment l'indice d'une irritation trop violente, contribue par elle-même à augmenter l'irritation ; &, sous ce double point de vue, on ne sauroit mieux faire, dans la plupart des cas, que de chercher à l'appaiser par un usage plus ou moins abondant d'opium. On peut le joindre, lorsque l'état inflammatoire est encore très-marqué, à des médicamens antiphlogistiques, tels que des sels neutres, & particulièrement au nitre ; ou au quinquina & aux cordiaux, lorsqu'il s'agit de soutenir les forces, & de combattre la putridité.

M. Pott a décrit une espèce particulière de Gangrène, dans laquelle il a trouvé que l'opium étoit le remède essentiel, & le seul, suivant lui, sur lequel on peut fonder des espérances de guérison.

Cette maladie, qui commence à l'extrémité d'un ou de plusieurs orteils, passe, dans un espace de tems plus ou moins long, au pied & à la cheville, & quelquefois plus haut ; & malgré tous les secours, se termine souvent par la mort. Dans quelques cas, elle se manifeste sans aucune douleur, ou avec une douleur très-légère ; mais le plus souvent, le malade éprouve un grand malaise, dans toute l'étendue du pied, & de l'articulation de la cheville, sur-tout la nuit, même avant que ces parties manifestent aucune apparence de maladie. Pour l'ordinaire, le premier symptôme extérieur est une petite tache noire ou bleuâtre, qui paroît à la partie interne, ou à l'extrémité d'un des petits orteils. A l'endroit de cette tache, on trouve toujours l'épiderme un peu détachée, & la peau qui est au-dessous, a une couleur rouge foncée.

Son progrès est différent dans les différens sujets, & dans les circonstances différentes. Chez quelques-uns, il est très-lent & peu douloureux ; chez d'autres, il est très-rapide, accompagné de douleurs cruelles. Elle commence ordinairement à la surface interne de chaque petit orteil, avant d'être visible à sa face supérieure ou inférieure ; & lorsqu'elle attaque le pied, c'est sa partie supérieure qui est la première affectée par la tuméfaction, & le changement de couleur à la peau. Elle se rencontre chez les hommes, plus souvent que chez les femmes ; chez les riches voluptueux & intempérans, plutôt que chez les pauvres & chez ceux qui mènent une vie laborieuse ; elle attaque souvent les personnes avancées en âge ; mais elle n'est point particulière à la vieillesse ; elle paroît sur-tout avoir lieu chez ceux qui ont eu des douleurs vagues aux pieds, qu'ils appelloient goutteuses, & plus rarement chez ceux qui ont eu la goutte décidée & régulière.

M. Pott, après avoir, sans succès, attaqué cette maladie, suivant la méthode ordinaire, par des fomentations spiritueuses, des cataplasmes actuellement & potentiellement chauds, des digestifs animés avec des huiles & des baumes stimulans; & par l'usage intérieur du quinquina, fut conduit accidentellement à la combattre par le moyen de l'opium. Il voyoit un homme qui en étoit atteint, & qui souffroit des douleurs, telles qu'elles le privoient absolument du sommeil. Il lui donna, le soir, deux grains d'opium, qui, n'ayant pas produit l'effet desiré, furent répétés le lendemain matin. Comme il parut en résulter quelque bien, on répéta la même dose soir & matin, pendant trois jours, au bout desquels, le malade qui ne prenoit pas d'autres remèdes, se trouva sensiblement mieux. Encouragé par ce succès, M. Pott augmenta la dose du remède, c'est-à-dire, qu'il en donna un grain toutes les trois ou quatre heures, en veillant cependant sur ses effets narcotiques, & en ayant soin de prévenir la constipation. Au bout de neuf jours, à compter depuis la première dose d'opium, toute l'enflure du pied & de la cheville disparut; la peau recouvra sa couleur naturelle, & les parties mortifiées commencèrent à se séparer; au bout d'une autre semaine, elles tombèrent toutes; l'ulcère prit la meilleure apparence, & se cicatrisa parfaitement. L'usage de l'opium fut continué jusqu'au moment où toutes les parties putréfiées furent séparées, après quoi, on l'abandonna par degrés.

M. Pott a depuis employé l'opium dans différens cas de la même nature, & s'est convaincu de plus en plus que ce remède possède des vertus & des avantages considérables, relativement à la maladie dont il est question, sans affirmer cependant qu'il lui ait toujours également réussi; parce qu'il y a des cas qui sont absolument hors du pouvoir de l'Art. D'autres Praticiens ont confirmé, par leur expérience, l'efficacité de ce remède, dans les cas où le mal est accompagné de beaucoup d'irritation; quoiqu'il n'ait pas eu le même succès entre leurs mains, dans ceux où le défaut d'énergie du principe vital, & l'épuisement des forces paroissent être la principale cause de la Gangrène. M. Kirkland observe qu'il faut éviter de forcer les doses, sur-tout dans les commencemens, & qu'il fait plutôt du mal que du bien, lorsque ses effets soporifiques vont au point d'occasionner du délire, d'ôter l'appétit, ou de causer des maux de cœur.

Quelques Auteurs ont aussi recommandé l'usage du camphre, qui, en vertu de sa qualité narcotique, a pu quelquefois produire de bons effets. M. Pouteau lui attribue une grande efficacité, sur-tout contre l'érésypèle gangréneux des plaies; il veut qu'en pareil cas on le donne à la dose de cinq grains, avec une double portion de nitre, toutes les quatre heures. *Voyez* CAMPHRE.

MOYENS LOCAUX.

§. I. *Suppression des causes irritantes.*

Quant au traitement extérieur ou local de la Gangrène, la première indication consiste à écarter, s'il est possible, les causes externes qui peuvent l'avoir occasionnée, ou l'entretenir. Telles sont toutes les causes de compression, comme des ligatures, des tumeurs, &c. Telles sont encore toutes les substances âcres ou vénimeuses, qui, par leur présence, irritent les parties d'une manière plus ou moins vive, suivant leur nature particulière. *Voyez* à ce sujet les articles ANEURISME, HERNIE, TUMEUR, MORSURE, &c.

§. II. *Applications, propres à maintenir une circulation libre & facile.*

La seconde indication est d'entretenir une circulation libre & égale dans la partie affectée, en prévenant les dangereux effets de la distention, par des applications douces & émollientes fréquemment répétées, ou en combattant la tendance à la putridité, par des topiques propres à maintenir le ton des vaisseaux.

Les cataplasmes émolliens, & les fomentations, sont de la plus grande utilité, lorsque les parties malades sont très-enflammées, tendues, & irritées. Mais il ne faut pas en continuer l'usage, lorsque cet état inflammatoire fait place au relâchement & à la putréfaction, ni les employer dans les cas où la Gangrène paroît dépendre de l'atonie des parties. Toutes les applications de cette espèce, lors même qu'on y joint des ingrédiens antiseptiques, paroissent plutôt favoriser les progrès du mal, à moins qu'elles ne soient indiquées par les symptômes d'inflammation. En n'appliquant que des antiseptiques dessiccatifs, Boerhaave contint, pendant six mois, une Gangrène au pied, qui, en trois jours, s'étendit jusques à la cuisse lorsqu'on voulut substituer à ces topiques des cataplasmes maturatifs, & fit périr le malade. Dans la Gangrène des pieds & des orteils, dont nous avons parlé tout-à-l'heure, M Kirkland regarde les fomentations & les cataplasmes émolliens comme dangereux, & comme capables d'empêcher absolument les bons effets des autres remèdes. M. Pott cependant recommande dans le même cas de tremper de tems en tems les pieds dans du lait chaud, & il préfère cette pratique à celle qui prescrit l'usage des fomentations faites avec des substances spiritueuses & aromatiques. Dans le cas où les forces vitales sont languissantes, & où le gonflement, la tension, & les autres symptômes inflammatoires sont considérables, on doit se contenter d'entretenir la chaleur des parties affectées, par des linges chauds, des vessies pleines d'eau chaude, & d'autres moyens semblables, plutôt que par ceux qui joignant l'humidité à la chaleur, pourroient avoir l'inconvénient, de trop relâcher des organes, dont il importe de maintenir le ton.

Les cataplasmes faits avec des farines, du vinaigre, & quelque sel neutre, sont souvent préférable, aux cataplasmes simplement émolliens. M Bell, en considérant la chose sous le même point de vue, conseille des embrocations faites avec un mélange de sel ammoniac & de vinaigre dans de l'eau; un gros de ce sel, sur deux onces de vinaigre, & dix onces d'eau, forment suivant lui, un mélange suffisamment actif, pour remplir toutes les indications de ce genre. On peut augmenter ou diminuer le degré de stimulus, suivant les circonstances, en ajoutant une plus ou moins grande quantité de sel. Le cataplasme fait de matières en fermentation, que nous avons décrit à l'article AIR FIXE, est peut-être le plus utile de tous les topiques de cette classe.

Lorsque la Gangrène a été occasionnée par le froid, il faut éviter toute espèce d'applications chaudes & émollientes, & leur substituer celle d'eau froide, & même de neige ou de glace. *Voyez* ENGELURES.

Quant aux applications chaudes & spiritueuses telles que l'eau-de-vie, l'esprit-de-vin, les baumes, les résines, les substances aromatiques, qui ont été recommandées par un grand nombre d'Auteurs, elles sont aujourd'hui presque entièrement abandonnées par les Praticiens. En effet, quoique ces médicamens soient effectivement très-utiles pour préserver de la corruption les substances animales mortes, il ne faut pas avoir une grande connoissance de l'économie animale, pour comprendre qu'ils ne sauroient agir de la même manière sur le corps dans son état de vie, & qu'au contraire, en raison de l'irritation violente qu'ils occasionnent toujours, lorsqu'on les applique sur la fibre vivante, ils doivent produire un mauvais effet dans des cas tels que la maladie qui nous occupe, où il convient de soutenir le ton des parties, & non de les irriter, ni de les enflammer. Quelquefois cependant, lorsque les parties affectées de Gangrène deviennent livides & flasques, & qu'elles perdent leur sensibilité, on peut tirer quelque avantage des applications de ce genre, & surtout des fomentations spiritueuses, pourvu qu'on évite de les mettre en contact avec les parties, qui ont conservé toute leur irritabilité.

§. III. *Scarification & resection des parties Gangréneuses.*

La troisième indication est de donner issue aux matières putrides épanchées dans le tissu cellulaire, en faisant de profondes scarifications au travers des tégumens; la plupart des Auteurs qui ont écrit sur la Gangrène, ont fort insisté sur ce moyen qu'ils recommandent dans toutes sortes de cas; ils veulent même qu'on fasse toujours pénétrer les incisions jusqu'aux parties saines, afin de favoriser l'application des topiques irritans & supposés antiseptiques sur ces dernières. Mais, à l'exception des cas où l'inflammation Gangréneuse affecte quelque membrane aponeurotique, & de ceux où les tégumens déjà dans un état de putréfaction, sont extrêmement gonflés par des fluides corrompus & amassés dans le tissu cellulaire, soit en conséquence de l'inflammation qui a précédé, soit par quelqu'autre cause comme lorsque l'urine a passé dans le scrotum, les scarifications qui pénètrent jusqu'au vif, bien loin d'être avantageuses, font souvent beaucoup de mal; elles ne peuvent se faire sans exciter de la douleur, & sans occasionner de l'inflammation, qui elle-même, contribue puissamment à propager la Gangrène. Mais, comme les parties qui sont dans un état de mortification complette, sont par-là devenues absolument étrangères à celles où la vie subsiste, elles ne requièrent plus aucun ménagement, & lorsque leur masse est considérable, il convient non-seulement de les scarifier, mais même d'en enlever une portion, parce qu'en diminuant le volume de cette matière infecte, on diminue la fétidité qui, dans ce cas, est toujours considérable, on ouvre une issue à la sérosité putride qui tend à s'infiltrer dans les parties saines, & à les corrompre, & l'on donne à celles-ci plus de facilité pour se débarrasser de ce qui reste de Gangrène.

Il importe donc extrêmement de n'user de scarifications qu'avec beaucoup de prudence, de peur d'augmenter par leur usage le mal même que l'on cherche à guérir. Nous en dirons autant de la pratique beaucoup trop généralement admise, de hâter avec l'instrument tranchant la séparation des parties mortes, que la nature tend à achever. Il est toujours dangereux d'irriter celles qui ont été affectées par l'inflammation Gangréneuse, avant qu'elles soient revenues entièrement à leur état naturel, & il est impossible de ne pas y causer plus ou moins d'irritation, lorsque l'on procède à l'opération dont nous parlons, tandis qu'il reste encore une adhérence marquée entre l'escarre & les parties saines. Ainsi, dans la Gangrène qui affecte les orteils, quelque lâche que puisse paroître leur articulation avec les os du métatarse, il ne faut point se presser de couper les ligamens par lesquels ils y restent encore attachés, car cela ne peut se faire sans un degré considérable de douleur, qu'il convient d'éviter. M. Pott a vu la résection de ces parties renouveller le mal, & propager la Gangrène qui auparavant paroissoit arrêtée. Ce que nous disons des orteils, doit s'entendre à plus forte raison des jointures plus considérables. Si la maladie se termine favorablement, ces parties tomberont certainement d'elles-mêmes; si elle ne paroît pas tendre à la guérison, on ne peut produire aucun bien en les extirpant.

Il n'en est pas de même des cas où la Gangrène, après avoir affecté les parties molles dans une certaine étendue, s'arrête dans un endroit où leur séparation laissera nécessairement des os à découvert, l'exfoliation de ceux-ci ne pouvant se faire que difficilement, & au bout d'un très-long-tems, on est obligé de recourir à l'amputation. Mais lorsque cela peut se faire sans trop d'inconvéniens, le mieux est, après que les chairs Gangrénées se sont séparées des parties saines, de faire la section de l'os, entre les unes & les autres, en retirant celle-ci vers le haut, & en les détachant de l'os, afin de pouvoir appliquer la scie plus haut que leur extrémité, suivant le procédé que nous avons décrit à l'article AMPUTATION. M. Kirkland, qui recommande avec raison cette pratique comme la plus propre à épargner des douleurs au malade, & à la préserver des accidens auxquels on l'expose quelquefois en suivant une autre méthode, nous apprend qu'il s'en est tenu à celle-ci dans tous les cas, où il a pu le faire convenablement. Nous rapporterons un exemple qu'il en donne, afin de mieux la faire connoître.

Une femme eut la main & le poignet gangrénés, en conséquence d'une violente inflammation, & le mal s'étendit rapidement jusqu'à trois ou quatre travers de doigt au-dessous du coude, heureusement il n'alla pas au-de-là. Les parens de la malade, d'après l'avis du Chirurgien ordinaire, desiroient qu'on amputât le bras au-dessus du coude; mais M. Kirkland s'y opposa en peignant le danger qu'on avoit à redouter de la section faite au travers des parties qui avoient si récemment été affectées d'inflammation, & en représentant qu'on pouvoit se flatter de procurer à la malade une guérison aussi complete & aussi heureuse, en sciant l'os dans la partie morte, qu'en recourant à une opération douloureuse & dangereuse, & que rien ne rendoit nécessaire. En conséquence on attendit que la séparation naturelle des chairs permît d'appliquer la scie; alors on amputa l'os sans causer de douleur, ni aucune autre incommodité à la malade. Une partie des chairs & des tégumens de la partie postérieure du bras que la maladie avoit épargnée, & qui descendoit au-dessous de l'endroit où l'os avoit été scié, servit comme de lambeau pour recouvrir la plaie, & la malade obtint la guérison la plus favorable.

Mais il n'est pas toujours possible de s'en tenir à cette simple opération; on est souvent obligé d'amputer au-dessus des parties affectées, & alors on doit choisir pour cela l'endroit le plus convenable, d'après les règles que nous avons exposées ailleurs. Mais on doit regarder comme une maxime constante, de ne jamais amputer un membre pour cause de Gangrène, jusqu'à ce que la maladie soit entièrement arrêtée, & qu'il se soit fait une séparation complette des parties mortifiées de celles qui sont saines, car tant que l'état inflammatoire n'est pas entièrement calmé, (& il ne l'est jamais, aussi long-tems que l'escarre n'est pas détachée des parties saines.) On peut être sûr que la section qui doit nécessairement l'augmenter, ne manquera pas d'étendre les progrès de la mortification.

Lorsqu'après la chûte d'une escarre gangréneuse, la suppuration est bien établie, il faut considérer la plaie comme un simple ulcère purulent, & la traiter en conséquence, (*Voyez* ULCÈRE,) c'est-à-dire, par des pansemens très-simples & très-légers; l'on s'occupera en même-tems de soutenir les forces par un régime suffisamment nourrissant & fortifiant, & par l'usage du kinkina, que l'on donnera en aussi grande quantité, que l'état & les forces du malade paroîtront le requérir.

§. IV. *Application de substances caustiques, & du Cautère actuel.*

Après avoir exposé les principales indications qui se présentent dans le traitement de la Gangrène, nous ferons mention de quelques moyens particuliers que des Praticiens de réputation ont recommandés comme étant d'une grande efficacité dans certains cas, quoique l'on ne puisse pas rapporter tous leurs effets à aucune des classes de remèdes dont nous venons de nous occuper. Nous voulons parler de l'application de certaines substances caustiques, & même de celle du cautère actuel, dont on a quelquefois fait usage avec succès dans cette maladie.

L'un de ces médicamens est l'esprit de sel marin étendu dans une quantité d'eau plus ou moins grande. C'est Van-Swiéten qui a particulièrement recommandé ce remède; il le mêloit avec six fois autant d'eau commune, & en faisoit des fomentations sur les parties gangrenées, après les avoir scarifiées profondément. C'est par ce moyen qu'il arrêta, ou parut arrêter une Gangrène survenue à la suite d'une violente inflammation du scrotum & de la verge, & qui s'étendoit sur toutes ces parties. Le même Auteur recommande beaucoup ce même topique contre la Gangrène scorbutique des gencives; il mêloit, en pareil cas, l'esprit de sel avec du miel, en plus ou moins grande proportion, quelquefois même il l'employoit tout pur pour en toucher les parties qui tendoient à la mortification. *Voyez* GENCIVES. On comprend que l'esprit de sel, ainsi que les autres acides minéraux affoiblis dans une quantité d'eau suffisante, & ainsi que le vinaigre, peut agir à-la-fois comme antiphlogistique & anti-septique; mais lorsqu'il est concentré, sa manière d'agir est bien différente, il est alors un véritable caustique, & ses effets salutaires ne peuvent s'expliquer que par le changement qu'il opère dans la nature de l'inflammation, qui prend alors le caractère favorable à la formation d'un bon pus. *Voyez* INFLAMMATION.

Ce n'est que de la même manière, qu'on peut rendre raison des bons effets attribués à un autre caustique bien plus actif que l'esprit de sel, savoir une solution de mercure dans l'esprit de nitre, dont on a conseillé d'humecter les bords de la partie gangrenée, & qui arrête, dit-on, le progrès de la Gangrène; mais nous ne connoissons pas un assez grand nombre de faits, qui tendent à appuyer cette pratique. Nous croyons cependant devoir en rapporter un exemple d'après un Auteur très-judicieux, M. Kirkland que nous avons déjà cité quelquefois.

Un homme eut une fracture des os de l'avant-bras, dont les extrémités sortoient au travers des tégumens. La fracture fut réduite très-promptement; mais, au bout de cinq à six jours, tout le bras parut complettement Gangrené jusqu'à l'épaule. On en fit l'amputation aussi près de la jointure qu'il fut possible, & l'on cautérisa le moignon qui étoit mortifié jusqu'à l'acromion. Le jour suivant, la mortification avoit gagné l'extrémité inférieure de l'omoplate. L'on mit alors avec l'extrémité d'un stilet, un peu de solution de mercure dans l'eau forte, le long des bords des parties affectées, & dès ce moment le mal ne fit plus de progrès. On répéta tous les jours cette cautérisation, pendant dix-sept ou dix-huit jours: les parties gangrenées, & notamment l'omoplate, se détachèrent, & le malade se guérit.

Quant au cautère actuel, Celse a recommandé de l'appliquer sur la ligne qui sépare les parties mortes de celles qui sont encore vives, toutes les fois que les médicamens & les topiques émolliens en particulier, n'en arrêtent pas les progrès. M. Pouteau a osé ressusciter cette pratique, que la Chirurgie moderne avoit entièrement proscrite, & il a cru qu'elle pouvoit avoir les plus heureux effets dans les cas d'érésypèle gangreneux qu'on voit si souvent dans les hôpitaux, à la suite des plaies. Il veut, pour cet effet, que l'on cautérise principalement les bords des parties dont la couleur est d'un rouge foncé, & dont la vie est prête à s'éteindre; il conseille de le faire, avec le fer, ou avec l'huile bouillante, & de renouveller à chaque pansement, la cautérisation des parties mortes, jusqu'à ce que le sentiment de la chaleur se fasse appercevoir même avec une certaine force, dans les parties saines. On doit ensuite recouvrir toute la partie affectée d'un grand cataplasme émollient.

Le même Auteur raconte un cas très-intéressant d'un anthrax survenu à la joue d'une femme, qu'il guérit par le même moyen. La tumeur qui, au troisième jour, étoit tout-à-fait noire, & avoit acquis le volume d'une noix, étoit accompagnée d'un œdème érésypélateux qui occupoit toute la joue, les paupières & le devant du cou. M. Pouteau, après avoir fait ouvrir la tumeur en différens sens, avec une lancette, y plongea le cautère qui étoit d'un rouge vif, & le reporta plusieurs fois, jusqu'à ce que la chaleur se fit sentir dans les chairs saines. Aussi-tôt après l'application de ce remède, la malade se sentit fort soulagée; un embarras de tête & un sentiment très-pénible de strangulation qu'elle éprouvoit auparavant, se dissipèrent, & dix jours après, l'escarre se détacha par la suppuration.

Nos Lecteurs pourront être supris de ce qu'après avoir blâmé l'appplication des substances spiritueuses & résineuses sur les parties affectées de Gangrène, ainsi que toute espèce d'incision & de scarification, ailleurs que sur les chairs qui sont déjà mortifiées, nous paroissons donner un assentiment à l'usage du cautère. Nous croyons effectivement que la manière d'agir de ce dernier moyen, diffère essentiellement de celle des premiers, & que tandis que ceux-là, en irritant les organes affectés par la maladie, tendent à augmenter & à propager l'inflammation gangreneuse, la vive action du cautère en change la nature, & rétablit cet état des vaisseaux qui est propre à favoriser une bonne suppuration. Quelque théorie que l'on admette à cet égard, c'est un fait incontestable que le feu donne du ton aux vaisseaux, dans le voisinage des parties auxquelles on l'applique; ses effets sur divers ulcères de mauvaise nature, & particulièrement sur les os cariés, ne laissent aucun doute à cet égard. Il est fâcheux que l'idée effrayante qu'on s'est faite de toute méthode curative qui a pour base l'opération du cautère, ait révolté aussi généralement les Chirurgiens contre toute pratique de ce genre, dont probablement ils auroient tiré de grands avantages, si, à l'exemple des Anciens, ils en eussent étendu l'usage.

GANTELET. Espèce de bandage qui enveloppe la main & les doigts comme un gant, d'où vient son nom; il est de deux sortes, le Gantelet entier & le demi-Gantelet.

Le Gantelet entier se fait avec une bande large d'un pouce, longue de quatre à cinq aunes, roulée à un chef. On arrête d'abord la bande par deux circulaires autour du poignet; on la passe obliquement sur le métacarpe, & l'on enveloppe les doigs successivement l'un après l'autre, par des doloires, depuis le bout jusqu'au haut, en faisant des croisées sur les articulations des premières phalanges avec le métacarpe, & des renversés où il est nécessaire pour éviter les godets ; ensuite on arrête la bande autour du poignet.

Ce bandage a été en usage dans les luxations & les fractures des doigts, pour les maintenir réduits ; & dans les brûlures, pour les empêcher de s'unir & de se cicatiser ensemble.

Le demi-Gantelet ne diffère du précédent, qu'en ce qu'il n'enveloppe que les premières phalanges des doigts.

Ces bandages font un assez bel effet sur une main saine, par les circonvolutions symmétriques de la bande ; mais ils sont fort embarrassans à faire sur une main malade & douloureuse. C'est principalement à l'occasion du Gantelet, qu'on peut rapporter le précepte général qu'Hippocrate nous a donné dans son Traité *de Officinâ Medici*.

« Le bandage le plus propre & le plus convenable, est celui qui donne beaucoup de soulagement au malade, & qui aide beaucoup le Chirurgien ; toute sa science consiste principalement à savoir serrer où il faut, & lâcher où il faut ; mais on doit sur-tout avoir égard à la saison, pour voir s'il faut couvrir ou non, c'est-à-dire, mettre des linges & des compresses sous les bandes, & faire un bandage serré ou lâche, afin qu'on ne pèche point en couvrant & en serrant une partie foible trop ou trop peu. Il faut mépriser les bandages ajustés, & qui ne sont faits que pour l'ostentation & pour la pompe ; car ils sont ridicules & sentent le charlatan, souvent même ils font beaucoup de tort aux malades ; & il faut se souvenir que les malades cherchent du secours, & non pas de l'ornement. » Article de l'*ancienne Encyclopédie*.

GARENGEOT (Jacques-René Croissant), né à Vitré, en Bretagne, en 1688, *in paupertate*, dit Haller, *qui posterioribus vitæ suæ annis nomen suum reservavit ut esset* DE GARENGEOT. Il vint étudier à Paris, & après avoir été successivement l'Elève de Winslow & de Meri, Arnaud Thibaut, Petit, &c. il fut reçu Maître en Chirurgie, à Paris, en 1725, & nommé Démonstrateur Royal en 1728, il mourut à Paris, en 1759, à l'âge de 71 ans. Garengeot a donné plusieurs Ouvrages qui ont été beaucoup critiqués, & , à dire vrai, ils ne méritoient pas cet honneur : celui qui lui a attiré le plus d'ennemis, est son Traité d'opérations de Chirurgie, qui parut à Paris en 1720, & qui a eu ensuite plusieurs éditions. C'est un précis des travaux des Chirurgiens célèbres avec lesquels Garengeot étoit lié : ce qu'il y dit sur l'usage des tentes, est pris de Belloste. Il n'a aucun procédé fixé sur l'incision ou la dilatation de l'anneau, en prenant le mot dilatation dans son acception la plus naturelle. Il y a néanmoins beaucoup de choses intéressantes dans ce Traité, notamment sur l'amputation du bras à l'article de l'épaule ; mais on ne doit pas compter sur les Observations qui y sont rapportées, la bonne-foi de cet Auteur n'étant point hors de toute atteinte du côté de la vérité ; &, pour prouver ce que nous avançons, nous citerons le bout de ce nez que l'Auteur dit avoir repris après avoir été arraché avec les dents & jetté dans la boue. Garengeot a décoré son Ouvrage de plusieurs Planches qui n'ont pas peu servi à le faire valoir dans un tems où les Elèves avoient le seul ouvrage de Dionis entre les mains. A cet Ouvrage succéda son Traité des Instrumens de Chirurgie, qui est assez bon, & celui intitulé : *Miotomie humaine & canine*. A la tête de celui-ci, est son portrait avec les quatre vers suivans, qui sont trop à sa louange & pas assez à celle de ses Confrères.

Corporis humani tristes reparare ruinas,
Chirurgos docui imbellesque salubribus armis
Lustrari. Hic videant ut totos infusa per actus
Mens agitat corpus cultroque inquirere discant.

Garengeot est encore Auteur de plusieurs Mémoires & Observations qu'on trouve parmi ceux de l'Académie de Chirurgie.

GARGARISER. C'est l'action de se laver la bouche & l'entrée du gosier avec quelque liqueur. On se gargarise ordinairemant avec de l'eau simple par propreté ; cette ablution enlève les matières limoneuses qui, pendant la nuit, s'attachent à la langue, au voile du palais, & dans le fond de l'arrière-bouche. Lorsqu'on fait usage de gargarismes dans des maladies du fond de la bouche, on a coutume de porter la tête en arrière, on retient la liqueur, & on l'agite, en lui faisant faire un gargouillement par l'expiration de l'air. Quelquefois aussi on injecte simplement la liqueur au moyen d'une petite seringue ; on panche alors la tête en avant, de peur qu'il ne s'en introduise quelque parcelle dans la glotte ; accident qui n'est pas à redouter pendant que l'air sort du poumon dans la manière ordinaire de se gargariser.

GARGARISME, médicament topique destiné à laver la bouche dans les différentes affections de cette partie.

On compose différemment les Gargarismes, suivant les diverses intentions qu'on a à remplir. La décoction des racines, feuilles, fleurs, fruits, ou semences, se fait dans de l'eau, dans du vin blanc ou rouge, dans du lait, &c. On ajoute à la liqueur des syrops, des mucilages, des élixirs. En général, la composition d'un Gargarisme doit être telle qu'elle n'ôte pas à la liqueur la fluidité qu'elle doit avoir. On a l'attention de ne point faire entrer dans les Gargarismes de drogue qu'il seroit dangereux d'avaler. Le collyre de Lanfranc, par exemple, est un excellent détersif dans les ulcères putrides de la bouche ; mais quand on s'en sert, ainsi que de différens esprits acidés & caustiques dans un état de concentration, tels que l'esprit de sel qui arrête puissamment le progrès des escarres gangreneuses, on touche avec précaution les parties avec un pinceau chargé du médicament irritant ; & l'on fait ensuite laver la bouche & gargariser avec un liquide convenable, avant de permettre au malade d'avaler sa salive. On fera bien, par la même raison, de ne mêler à ces médicamens aucune préparation de plomb, ni de cuivre, ni du sublimé corrosif, ni d'autres substances vénéneuses, à moins d'une nécessité évidente ; & si l'on est obligé de le faire, on prendra toutes les précautions possibles pour s'assurer qu'il n'en passera point dans l'œsophage ; on préférera, pour cet effet, l'injection de la liqueur avec une seringue. *Voyez* GARGARISER. Les drogues fort amères, telles que l'agaric blanc & la coloquinte sont communément proscrites de la formule des gargarismes, comme étant trop désagréables ; l'on en excepte cependant quelques-unes, telle que l'absynthe dont on fait de très-bons Gargarismes dans les aphtes putrides. La décoction de quinquina & de sommités de sapin avec de l'esprit de vitriol jusqu'à une agréable acidité, donne une liqueur antiseptique fort convenable dans les esquinancies gangreneuses.

Les Gargarismes émolliens & anodins se font avec les racines d'althéa, les feuilles de mauve, les semences de lin & de fenugrec cuites dans de l'eau ou dans du lait. La décoction de figues grasses est adoucissante & maturative. La décoction des plantes vulnéraires avec du miel-rosat est un Gargarisme détersif pour les ulcères de la bouche, qui n'ont aucune malignité. Lorsqu'il est question de resserrer & de fortifier, on fait bouillir ces plantes dans du vin. L'on fait des Gargarismes plus astringens avec l'écorce de grenades, les balaustes, la tormentille, l'alun. Les Gargarismes rafraîchissans se font avec la décoction d'orge & du syrop de mûres, en y ajoutant quelques gouttes d'esprit de vitriol. *Article extrait de l'ancienne Encyclopédie.*

FORMULES DE GARGARISMES POUR LES PRINCIPALES INDICATIONS.

Gargarisme commun.

Prenez d'espèces résolutives, une once.
Faites cuire avec,
eau de fontaine, une livre.
Passez, ajoutez à la colature,
de nitre purifié un gros ;
Miel rosat, une once. Mêlez.

Il est utile pour résoudre l'esquinancie inflammatoire.

Gargarisme acéteux.

Prenez de vinaigre rosat deux gros ;
Eau de fontaine une livre ;
Miel rosat, une once.

Il est antiphlogistique, & s'emploie dans les mêmes cas à-peu-près que le précédent.

Gargarisme émollient.

Prenez de Racine de guimauve,
Figues grasses, de chacune une once ;
Lait de vaches, deux livres.
Réduisez, par la coction à une livre & demie, & passez.

C'est un bon Gargarisme pour les cas d'abcès dans la gorge.

Gargarisme volatil.

Pernez de Gargarisme émollient, deux livres.
Esprit de sel ammoniac, une demi-once.
Mêlez.

On a recommandé ce Gargarisme comme préférable aux Gargarismes acides, dans certains maux de gorge inflammatoires ; il dissout & détache le mucus, dont l'accumulation est quelquefois incommode. Il faut l'injecter fréquemment dans la gorge avec une seringue.

Gargarisme adoucissant.

Prenez d'eau de fleurs de sureau, une livre,
Gelée d'amidon, une once ;
Syrop de diacode, une once & demie.
Mêlez.

C'est un bon topique pour l'ardeur de la gorge, causée par des aphtes, ou dans les cas de salivation abondante & acrimonieuse.

Gargarisme vulnéraire.

Prenez d'espèces vulnéraires, une once ;
Eau de fontaine, une livre.
Faites cuire, passez & ajoutez à la colature,
de teinture de myrrhe, un gros ;
Eau vulnéraire,
Miel rosat, de chacun une once. Mêlez.

On s'en sert pour cicatriser les ulcères de la gorge & de la bouche.

Gargarisme antiseptique.

Prenez de quinquina, deux onces ;
de feuilles de rhue, deux pincées ;
d'eau de fontaine, deux livres.
Faites cuire, & ajoutez à la colature,
de camphre dissous dans le mucilage de gomme arabique, deux gros. Mêlez.

On l'emploie dans l'esquinancie maligne, & où la gangrène commence à se manifester.

Gargarisme astringent.

Prenez de racine de tormentille;
d'écorce de grenade, de chacune demi-once;
d'eau de fontaine, une livre.
Faites cuire, & ajoutez à la colature,
d'alun crud, un gros;
de miel rosat, une once. Mêlez.

On le recommande pour le relâchement de la gorge & de la luette, & pour le gonflement des amygdales avec peu d'inflammation.

Gargarisme mercuriel.

Prenez de mercure purifié, un demi-gros;
Gomme arabique, trois gros;
Syrop diacode, une once;
Mercure doux, six grains.
Broyez, réduisez en masse muqueuse, & ajoutez,
de décoction d'orge, deux livres;
essence de myrrhe, un gros. Mêlez.
Ou bien,
Prenez de sublimé corrosif, deux grains;
de décoction de feuilles de ciguë une liv.
de syrop diacode, une once. Mêlez.

On s'en sert dans les cas d'ulcères vénériens de la gorge & du palais, qui n'ont pas cédé au traitement mercuriel, & même contre les ulcères de ces parties qui subsistent quelquefois après la guérison de la vérole. Nous avons vu le dernier réussir parfaitement dans des cas de cette nature.

GARGOUILLEMENT. On se sert de ce terme pour exprimer le bruit qu'on entend quand l'intestin rentre d'une tumeur herniaire dans sa place naturelle. Ce bruit est formé par l'air que contient la portion du canal intestinal déplacée. On doit être fort attentif à ce bruit, car il est un signe pathognomonique de la hernie intestinale. L'épiploon ne rentre qu'avec lenteur & sans bruit. On connoît que la hernie est composée, c'est-à-dire, qu'elle est formée par l'intestin & par l'épiploon, quand, après la réduction de l'intestin annoncée par le Gargouillement, la tumeur n'est que diminuée, & ne disparoît pas entièrement. *Voyez* HERNIE. Article *de l'ancienne Encyclopédie.*

GARIO PONTUS, né en Afrique; il florissoit vers le milieu du onzième siècle; il étoit du nombre de ceux qui composèrent l'Ecole de Salerne. Gario Pontus n'a donné que l'Ouvrage suivant: *De morborum causis, accidentibus & curationibus. Lib. octo. Basileæ*, 1531, *in*-4°. Il a traité des maladies des corps urinaires; il s'est fixé aux remèdes généraux, aux délayans, aux relâchans, aux bains, & autres moyens auxquels on a encore recours dans le cas où le calcul ne pouvant être tiré par les méthodes connues, il faut s'en tenir à la méthode palliative. Gario pense que le premier rudiment du calcul est toujours dans le rein, il est entraîné par les urines dans la vessie, & quelquefois par l'urètre: quand il s'arrête dans la vessie, il y prend de nouveaux accroissemens, & alors on dit faussement qu'il s'y est forcé. Il parle d'une desquamation de la membrane interne de la vessie, qui a beaucoup de rapport aux affections psoriques, & que, par cette raison, il appelle *scabie vesin*: M. Lieutaud, qui a cru être le premier Auteur qui en ait fait mention, l'a désigné sous le nom de *Catharra vesin.* Gario distingue encore la gangrène du sphacèle, & il donne des signes qui caractérisent chacun de ces deux états. Il regarde l'amputation comme le seul remède dans le cas de sphacèle, quand il y a encore de la sensibilité, il recommande les scarifications profondes, & l'application d'un cataplasme qui sembleroit être prescrit d'après les notions de la Chimie actuelle. Il est composé de la semence d'orobe, de vinaigre & de miel, auquel on ajoute quelques grains de sel. Si l'on en croit Pierre Damien, Gario Pontus mourut en 1072, ce qui recule beaucoup sa naissance. (PETIT-RADEL).

GAROU. *Daphne Mezereon* de Linnæus. On n'emploie comme médicament, que l'écorce de la racine de cet arbrisseau, qui contient un principe extrêmement âcre & irritant. Cette écorce appliquée sur la peau, y produit des ampoules & un écoulement assez abondant de sérosité; & comme, en continuant cette application, on entretient le même effet, sans causer d'érosion à la peau; on s'en sert fréquemment pour établir un exutoire qui tient la place d'un vésicatoire ou d'un cautère.

Dans cette intention, on choisit, dit Baumé, des racines de la grosseur d'une plume à écrire, & qui ont l'écorce bien lisse; on en coupe un morceau d'environ six lignes de long; on le fait tremper dans de l'eau tiède ou dans du vinaigre pendant une demi-heure, afin de ramollir l'écorce; on la fend avec un canif; on sépare le bois qui est dans l'intérieur, & on le jette comme inutile; on applique l'écorce ainsi séparée, sur la partie où l'on veut produire l'effet d'un vésicatoire, après l'avoir frottée avec un peu de vinaigre; au bout de vingt-quatre heures, elle a fait son effet; on leve l'appareil, on applique sur les ampoules un peu de beurre frais; on réitère le vésicatoire sur les mêmes endroits, autant qu'on le croit nécessaire, & à mesure que les ampoules se guérissent.

Mais quelques éloges qu'on ait donné à cet effet du Garou, & quelque avantageux qu'ils puissent être pour les personnes chez qui l'application des cantarides affecte facilement la vessie, il ne peut point, dans la plupart des cas, remplacer ces dernières dont l'action est beaucoup plus

plus uniforme & plus sûre, le Garou occasionnant fréquemment une inflammation très-incommode, & même des érésypèles très-graves, sans produire aucun écoulement de sérosité.

On emploie aussi le Garou intérieurement & avec succès en différens cas. On fait bouillir, pour cet effet, deux gros de la racine dans trois chopines d'eau, qu'on réduit à une pinte, & l'on fait prendre toute cette quantité, dans l'espace de vingt-quatre heures, en plusieurs doses. Dans cette proportion, ce remède occasionne un peu de chaleur dans l'estomac, &, en dose plus forte, il excite, avec cette chaleur, un sentiment de douleur, des nausées, & même du vomissement; quelquefois il augmente la fréquence du pouls, & produit une chaleur générale par tout le corps. Il a la réputation de guérir les nœuds & les exostoses vénériennes qui ont résisté au mercure. *Voyez*, à ce sujet, *les Observations de Médecine de Londres*; vol. 3, art. 22.

On s'en est servi avec autant de succès pour guérir d'autres accidens produits par le virus vénérien, & contre lesquels on avoit inutilement employé le mercure. Le D. Cullen l'a vu réussir après un usage de deux ou trois semaines, dans un cas d'ulcérations en différentes parties du corps, qui subsistoient après un long & abondant usage de mercure: il le recommande aussi comme ayant réussi dans quelques cas d'éruptions cutanées. D'autres vantent ses effets contre les tumeurs squirreuses qui subsistent après les maladies vénériennes, & même contre celles qui reconnoissent une autre origine.

GASTRORAPHIE. Suture qu'on fait pour réunir les plaies du bas-ventre qui pénètrent dans sa capacité. Ce mot est grec; il est composé de γαςὴρ, le ventre, & de ῥαφὴ, couture.

La réduction des plaies pénétrantes du bas-ventre n'est praticable qu'après qu'on a fait la réduction des parties contenues, si elles étoient sorties. *Voyez* PLAIES DU BAS-VENTRE.

On fait autant de points qu'on le juge nécessaire, suivant l'étendue de la plaie. Il faut préparer, pour chaque point, deux aiguilles courbes, enfilées d'un même cordonnet, composé de plusieurs brins de fil cirés, unis & applatis, en sorte qu'ils forment un ruban d'un pied & demi ou de deux pieds de long. Une aiguille sera placée au milieu de ce fil, & les deux bouts seront passés à travers l'œil de l'autre aiguille; c'est celle-ci qu'il faut tenir dans la main, & c'est avec elle qu'il faut commencer chaque point.

Pour pratiquer la Gastroraphie, l'opérateur met le doigt index de la main gauche dans la plaie, sous la lèvre la plus éloignée de son corps. Ce doigt est contre le péritoine, pour pincer & soulever toutes les parties contenantes, conjointement avec le pouce qui appuie extérieurement sur la peau. De l'autre main, on introduit une des aiguilles dans le ventre, en conduisant sa pointe sur le doigt index, pour éviter de piquer l'épiploon ou les intestins. On perce de dedans en dehors, la lèvre de la plaie, environ à un pouce de distance de son bord, plus ou moins, selon l'épaisseur des parties, en poussant le talon de l'aiguille avec les doigts de la main droite, pendant que le pouce de la main gauche qui appuie extérieurement, facilite le passage de la pointe. Dès qu'elle est suffisamment sortie, on achève de la tirer avec la main droite qui, à cet effet, abandonne le talon de l'aiguille, pour en aller prendre la pointe. Sans ôter du ventre le doigt index de la main gauche, on le retourne vers l'autre lèvre de la plaie; on prend de la main droite, l'aiguille qui contient l'anse du fil; on conduit cette aiguille le long du doigt index; on perce du dedans au-dehors, comme on a fait à l'autre lèvre, & à pareille distance, à la faveur du pouce qui appuie extérieurement la peau contre la pointe de l'aiguille. Lorsque le fil est passé à travers les deux lèvres de la plaie, on ôte les aiguilles; il faut couper l'anse pour retirer celle qui a servi la dernière.

On fait alors rapprocher les lèvres de la plaie par un Aide, & l'on se dispose à nouer les fils. On ne doit point les arrêter à un des côtés de la plaie par un nœud simple soutenu d'une rosette, ce qui formeroit un point de suture entrecoupée, parce que l'action continuelle des muscles du bas-ventre, pourroit causer le déchirement des parties comprises dans le trajet du fil, & sur-tout dans la lèvre opposée au côté où se feroit fait le nœud, en réunissant les deux extrémités du cordonnet. On préfère de diviser en deux chaque bout du lien, pour mettre, dans cet écartement, un petit rouleau de taffetas ciré ou de toile gommée, qu'on assujettit par un double nœud de chaque côté de la plaie. On ne craint point que cette suture manque, parce que l'action des muscles ne peut pas la fatiguer, l'effort du fil portant entièrement sur les rouleaux. Cette suture se nomme enchevillée, à cause des chevilles de bois qu'employoient les Anciens pour la faire, auxquelles on a substitué des tuyaux de plumes, & ensuite des rouleaux faits de matières plus souples, de peur des contusions & des autres accidens qu'elles pourroient occasionner par leur dureté & leur défaut de souplesse.

Le pansement consiste dans l'application de l'appareil; on met sur la plaie un plumaceau enduit de quelque onguent émollient, & l'on fait une embrocation avec de l'huile rosat tiède sur tout le ventre. On a trois petites compresses de la longueur de la plaie, aussi larges que la distance qu'il y a entre les deux chevilles; deux doivent être un peu plus épaisses que les chevilles, pour se mettre extérieurement à chaque côté, & la troisième un peu moins épaisse, pour mettre entre deux. On applique une ou deux compresses d'un pied en quarré sur la plaie, &

une plus longue & aussi large qu'on nomme ventrière, le tout soutenu du bandage de corps & du scapulaire. *Voyez* BANDAGE.

La cure demande des attentions différentes, suivant les diverses complications de la plaie. *Voyez* PLAIES DU BAS-VENTRE.

S'il est permis au malade de se tenir dans la situation qui lui paroîtra la plus commode, & qu'il ait à se retourner dans le lit, il est bon qu'il ne s'aide en aucune manière, & qu'il se fasse remuer par des gens assez forts & adroits. Lorsque la réunion est faite, on ôte les points de suture en coupant avec des ciseaux, les fils qui embrassent une des chevilles, & on retire l'anse soutenue par la cheville opposée. Il se forme quelquefois une hernie ventrale à la suite de ces plaies pénétrantes, parce que les parties contenantes ne sont pas capables d'une aussi grande résistance en cet endroit qu'ailleurs. *Voyez* ce que nous avons dit à ce sujet, à l'article ABDOMEN.

On fait ordinairement la Gastroraphie à la suite de l'opération Césarienne. *Voyez* CÉSARIENNE.

On convient, en général, que les sutures sont des moyens violens auxquels on ne doit avoir recours que dans les cas où il ne seroit pas possible de maintenir les lèvres de la plaie rapprochées par la situation, & à l'aide d'un bandage méthodique. M. Pibrac croit ces circonstances extrêmement rares; il est entré dans un grand détail sur cette matière, dans un Mémoire sur l'abus des sutures, inséré dans le troisième volume des Mémoires de l'Académie Royale de Chirurgie. Nous en parlerons plus amplement au mot SUTURE. Article *de l'ancienne Encyclopédie.*

Nous ajouterons ici une Observation curieuse, communiquée par M. Bordier, Médecin à Pondichery, (1).

Un Soldat Indien eut quelque sujet de mécontentement de sa femme; dans sa colère, il la tua, & voulut se détruire lui-même; il se donna un coup de cataric dans le bas-ventre. Cette arme, qui est une espèce de large poignard produisit la sortie des intestins. Un Médecin du pays les fit rentrer, &, pour les contenir, il se servit d'un stratagême assez ingénieux. Il disséqua entre les tégumens & les muscles, & y introduisit une plaque de plomb, ensuite fit des points de suture aux lèvres de la plaie, ce qui contint suffisamment les intestins; les bandages ne furent d'aucun usage. La plaie fut guérie en peu de tems; la plaque de plomb n'étoit point incommode. Quelque tems après, la Justice s'empara de l'homicide qui fut pendu. A l'ouverture du cadavre, M. Bourdier s'assura du fait plus particulièrement, il trouva la plaque de plomb comme scellée entre les muscles & les tégumens.

(1) Journal de Médecine, vol. XXVI, 538.

Des Observations très-multipliées ont fait voir que le plomb pouvoit séjourner dans le corps vivant, sans occasionner les accidens qui sont la suite ordinaire de l'introduction de presque toute autre espèce de corps étrangers. Nous laissons aux Chirurgiens Praticiens, le soin de déterminer jusqu'à quel point on pourroit tirer parti du fait ci-dessus, qu'on a publié depuis long-tems, mais qui probablement est tout-à-fait oublié.

GASTROTOMIE. Ouverture qu'on fait au ventre par une incision qui pénètre dans sa capacité, soit pour y faire rentrer quelque partie qui en est sortie, soit pour en extraire quelques corps. Ce mot est grec, *Γαςροτομία*, composé de *γαςρὴρ*, le ventre, & de *τομη*, incision, du verbe *τέμνώ*, je coupe.

On a pratiqué avec succès la Gastrotomie, pour donner issue au sang épanché dans le bas-ventre, à la suite des plaies pénétrantes de cette partie. On en peut lire plusieurs Observations très-détaillées dans un Mémoire de M. Petit le fils, sur les épanchemens, inséré dans le premier volume de ceux de l'Académie Royale de Chirurgie.

L'opération césarienne & la lithotomie par le haut appareil, sont des espèces de Gastrotomie. Dans le premier cas, on fait ouverture au bas-ventre, pour pouvoir inciser la matrice, afin d'en tirer un fœtus qui n'a pu passer par les voies naturelles. *Voyez* CÉSARIENNE. Dans le second cas, on pénètre dans la vessie au-dessus de l'os pubis pour en tirer la pierre. *Voyez* LITHOTOMIE.

La Gastrotomie a été mise en usage pour tirer, au moyen d'une incision à l'estomac, des corps étrangers arrêtés dans ce viscère. L'Histoire de Prusse, & plusieurs Auteurs rapportent qu'un Paysan Prussien, qui sentoit quelques douleurs dans l'estomac, s'enfonça fort avant dans le gosier un manche de couteau, pour s'exciter à vomir; que ce couteau lui échappa des doigts, & glissa dans l'estomac. Tous les Médecins & Chirurgiens de Kœnigsberg, jugèrent que, pour prévenir les accidens fâcheux auxquels cet homme étoit exposé, il falloit faire une incision aux parties contenantes du bas-ventre, & à l'estomac, pour retirer le corps étranger. Cette opération fut faite par Daniel Schwaben, Chirurgien Lithotomiste, & le malade fut guéri en peu de tems. On conserve le couteau dans la Bibliothèque Electorale de Kœnigsberg, où l'on voit aussi le portrait du Paysan à qui l'accident est arrivé. *Voyez* PLAIES DE L'ESTOMAC. *Extrait de l'anc. Encyclopédie.*

Il y a d'autres exemples de cas pareils, où la Gastrotomie a été pratiquée avec succès. M. Hévin, qui en raconte plusieurs dans son savant Mémoire sur les corps étrangers arrêtés dans l'œsophage, (*Voyez le Tome premier des Mémoires de l'Aca-*

démie Royale de Chirurgie) après avoir établi la possibilité & la nécessité de cette ouverture sur plusieurs faits, donne des règles fondées sur le mécanisme de l'estomac, pour assurer le succès de l'opération, lequel a dû dépendre, en grande partie, dans les cas où elle a réussi, de la région de l'estomac où on l'a pratiquée. Car il n'est pas douteux qu'il seroit fort dangereux d'ouvrir l'estomac à sa partie supérieure, ou à son fond, à cause des vaisseaux qui règnent le long de la grande & de la petite courbure de ce viscère. Il faut encore faire attention aux différentes situations que prennent ces courbures, lorsque l'estomac est plein ou vuide. Dans le premier cas, sa grande courbure se présente en devant, & sa petite se porte en arrière; dans le second, ce viscère se ramasse, & les vaisseaux des deux courbures se trouvent peu éloignés les uns des autres; c'est pourquoi il vaut mieux ne tenter cette opération que lorsque l'estomac est médiocrement rempli; ce qui est à la disposition du Chirurgien, qui pourra donner au malade une quantité de boisson suffisante pour cet effet, lorsqu'il aura lieu de présumer que l'estomac ne contient point d'alimens. Après avoir découvert ce viscère par l'incision des tégumens, faite à la partie antérieure & postérieure de l'hypochondre gauche, on pourroit commencer à le percer avec un trocar cannelé, pour donner issue à la liqueur; & à la faveur de la cannelure du trocar, on dilateroit la plaie d'un côté ou de l'autre; c'est-à-dire, qu'on éviteroit de porter l'instrument vers la partie supérieure de l'estomac, ou vers son fond, dans la crainte de toucher aux vaisseaux.

L'attention du Chirurgien dans la cure de ces opérations, & des plaies de l'estomac, doit presqu'entièrement se tourner du côté de la diète, parce que l'écoulement des alimens par la plaie, & le travail de la digestion sont de grands obstacles à la réunion de ces plaies. M. Hévin conseille même, en pareil cas, de retrancher entièrement tout aliment pendant un ou deux jours; ce qui est à-peu-près le tems que la Nature emploie à la cicatrisation des plaies qui se ferment par la simple réunion de leurs bords, & de se contenter de soutenir le malade par des lavemens émolliens & humectans, & propres, par-là même, à s'opposer à l'inflammation, qui est l'accident le plus à craindre, & que l'on doit prévenir & combattre principalement par la saignée.

L'incision du bas-ventre peut aussi être pratiquée pour tirer des corps étrangers arrêtés dans les intestins, lors sur-tout qu'une tumeur formée à l'extérieur, tendante à suppuration, donne lieu de supposer que le corps avalé en est la cause, & détermine précisément l'endroit où l'on doit faire l'ouverture.

Différens Auteurs ont encore parlé de Gastrotomie, comme d'un moyen auquel on pouvoit avoir recours dans les cas de passion iliaque, occasionnée par un volvulus, ou intussusception de l'intestin. Ils ont conseillé, en pareille circonstance, d'inciser les parois de l'abdomen, de chercher la portion d'intestin affectée, de retirer celle qui se trouve engagée dans la partie supérieure ou inférieure de ce même canal, & de réunir les bords de la plaie, après avoir replacé les intestins dans la cavité du bas-ventre. M. Hévin qui examine dans un autre Mémoire (*Voy.* tom. 4, de ceux de l'Académie de Chirurgie) les raisons qu'on a données, & les faits qu'on a cités en faveur de cette opération, démontre la futilité des premières, & le peu de crédit que méritent les derniers, dont les mieux constatés paroissent, pour la plupart, n'avoir rien été de plus que des réductions de hernies étranglées, mal décrites par des personnes qui, n'étant pas de l'Art, en avoient conçu elles-mêmes une très-fausse idée. C'est à quoi il réduit une Observation rapportée par Bonnet, d'après laquelle nombre d'Écrivains, même du plus grand nom, ont conclu que l'opération n'étoit pas impraticable, & que, dans certains cas, il pouvoit convenir de l'entreprendre. Il ne rejette pourtant pas absolument tous les faits de cette nature; & nous croyons faire plaisir à nos Lecteurs, en en rapportant un qui paroît être le seul qu'il regarde comme authentique. « Une femme de cinquante ans, épuisée par les accidens cruels de la passion iliaque, n'ayant reçu aucun soulagement des remèdes qu'on lui avoit administrés, tels que lavemens, fomentations, cataplasmes, applications réitérées de grandes ventouses sur le bas-ventre par les conseils de Nuck, ce Praticien des plus heureux soupçonna enfin que la maladie venoit d'une intussusception d'intestin. Il engagea un Chirurgien très-habile à faire une ouverture au côté gauche du ventre, à quatre travers de doigt de l'ombilic, en descendant obliquement vers la partie postérieure & inférieure, pour tirer les intestins qu'on auroit grand soin de fomenter avec du lait tiède, afin de chercher le siège du volvulus, qu'on dégageroit doucement l'intestin, & qu'après l'avoir replacé, on feroit la suture de la plaie. On suivit le conseil de Nuck, & il eut tout le succès qu'on s'en étoit promis. Car à peine le Chirurgien eut-il tiré les intestins, que, par le plus heureux hasard, il rencontra la partie où étoit la cause de tous les symptômes que souffroit la malade; il n'y avoit encore ni inflammation, ni adhérence; il dégagea les parties, après les avoir graissées de beaucoup d'huile; & enfin, après avoir fait convenablement la réduction, il pratiqua la gastroraphie, suivant le plan qui avoit été arrêté. On donna d'abord à la malade des lavemens émolliens, qui rétablirent les évacuations du ventre; la restauration des forces en entretint bientôt naturellement la liberté. La malade, tirée par cette opération des bras de la mort, jouit, peu de tems après, d'une santé parfaite, & a survécu plus de vingt ans. (1)

Cet exemple seroit-il suffisant, pour faire adopter une opération nouvelle, aussi extraordinaire qu'elle paroît dangereuse, tant dans son exécution que dans ses suites? Non, sans doute. Les Auteurs même qui ont le moins douté de la vérité des faits allégués en preuve de sa réussite & qui sont le plus persuadés des avantages qu'elle pourroit avoir, n'ont pu se dissimuler les grands inconvéniens qui en résulteroient. Van-Swieten, qui étoit du nombre de ces Praticiens, insiste cependant sur le danger auquel on s'expose, en faisant cette opération, d'avoir à parcourir & à développer toutes les circonvolutions des intestins, pour découvrir le foyer de la maladie dans un sujet vivant; d'autant plus, ajoute-t-il, qu'il seroit très-difficile de décider, en pareil cas, s'il y a un volvulus ou non; & en supposant même son existence, de déterminer le lieu qu'il occupe dans la capacité du ventre; car, lorsque la maladie tourne mal, toute la circonférence de l'abdomen est ordinairement tendue, & par-tout également douloureuse.

L'inflammation des intestins est une maladie assez fréquente, qui peut être occasionnée par différentes causes; mais qui se manifeste, dans tous les cas, par des symptômes à-peu-près semblables. Le volvulus est une de ces causes; mais il faut avouer, ou qu'elle est une des moins fréquentes, &, par conséquent, que la probabilité d'obtenir une guérison par la Gastrotomie, qui ne peut s'appliquer qu'à ce seul cas, est bien petite, ou que ce moyen de guérison ne sauroit jamais être indiqué, puisque la méthode antiphlogistique convenablement administrée, chez des sujets d'ailleurs bien constitués, a généralement un plein succès. *Voyez* ANTIPHLOGISTIQUE. Il est même probable que, dans la plupart des cas où il y a intussusception de l'intestin, elle doit son origine à quelqu'affection spasmodique de ce canal, que, pour l'ordinaire, c'est le spasme qui donne lieu à l'inflammation subséquente, & que, lorsqu'on aura employé assez promptement les moyens les plus propres à combattre ce symptôme, ainsi que le spasme qui l'a occasionné, la Nature même fera la réduction du volvulus, aussi-tôt que le relâchement sera complet; mais, lorsque l'inflammation est portée à un certain point, la réduction devient impossible, à cause des adhérences que ne manquent pas de contracter entr'elles, les parties enflammées, mises en contact par l'intussusception, & qui pourroient même rendre la Gastrotomie inutile. Quelquefois, en pareil cas, la Nature opère la guérison d'une autre manière; c'est en détachant toute la portion d'intestin invaginée & corrompue par la gangrène, & en cicatrisant ensemble les deux extrémités de ce canal, au-dessus & au-dessous de la partie affectée, qui sort par les selles. On a des exemples de guérisons semblables, qui ont eu lieu, après que les malades avoient rendu de cette manière, des portions d'intestin de plus de vingt pouces de long.

Le volvulus peut par lui-même, & sans être accompagné d'aucune inflammation, occasionner les douleurs de la passion iliaque; le cas que nous avons rapporté ci-dessus, en est une preuve. Mais les cas de cette nature sont rares; car, lorsqu'on ouvre les cadavres de personnes mortes de volvulus, on trouve toujours une inflammation considérable dans la partie affectée. M. Simson (1) a trouvé dans un de ces cadavres plus d'un pied de l'iléon, d'un rouge vif, & poussé dans le cœcum & le colon; toutes ces parties étoient collées ensemble, & formoient une tumeur dure qui égaloit la grosseur du poing: de sorte qu'il fut obligé d'user de force pour les dégager.

Dans un autre sujet, il trouva le cœcum, & une grande partie du colon engagés l'un dans l'autre, mais la grosseur qu'ils formoient n'étoit pas aussi dure que la précédente.

Dans un troisième, il trouva l'iléon rentré dans lui-même, en quatre endroits différens; celui où il étoit le plus replié, n'excédoit pas quatre pouces, & l'inflammation étoit très-grande par-tout.

D'un autre côté, le volvulus peut exister sans causer d'inflammation, ni aucun des accidens qui caractérisent la passion iliaque. M. Louis a rapporté qu'à l'hôpital de la Salpêtrière, il a vu dans son école anatomique, au moins trois cents enfans morts, ou d'affections vermineuses, ou dans le travail de la dentition, qui avoient la plupart deux, trois, quatre, & même un plus grand nombre de volvulus sans inflammation, & que ces enfans n'en avoient souffert en aucune façon. Nous avons vu dans un enfant de deux ans, mort de marasme, à la suite d'une diarrhée qui duroit depuis plusieurs mois, plus de douze invaginations du canal intestinal, dont quelques-unes avoient deux ou trois pouces d'étendue, & qui n'offroient aucune marque d'inflammation.

On ne peut que conclure de ce que nous venons de dire, 1.° que le volvulus n'a aucun caractère distinctif par lequel on puisse le reconnoître dans le corps vivant; 2.° qu'il n'est point nécessairement la cause de la passion iliaque; 3.° que l'inflammation qui l'accompagne en cause

(1) Disputationes Anatomicæ selectæ Halleri. Tom. VII, pag. 126.

(1) Essais de Médecine d'Edimbourg. Tom. VI.

généralement tout le danger, & que c'est à combattre ce symptôme par les moyens appropriés, que doit s'attacher le Praticien, plutôt que de recourir à la Gastrotomie, opération tout au moins incertaine, & qui, dans la plupart des cas, ne peut avoir que les conséquences les plus funestes.

GATEAU, petit matelas fait avec de la charpie, dont on se servoit ci-devant après l'amputation d'un membre, ou après l'extirpation d'une mammelle, pour couvrir la plaie dans les pansemens. On étoit dans l'usage d'étendre sur le Gâteau les médicamens digestifs, mondifians, &c. que l'on regardoit comme indiqués par l'état des chairs & la nature de la suppuration. *Voyez* AMPUTATION, MAMMELLE.

GENCIVES. Substance charnue, rouge, qui couvre les alvéoles & les racines des dents, & qui contribue à fixer celles-ci dans leurs places. Dans l'état de santé, elles adhèrent fortement à leur col & à la partie supérieure de leurs racines, leur substance est ferme, élastique & très-vasculeuse, quoique douée de peu de sensibilité.

Les Gencives sont sujettes à diverses maladies occasionnées la plupart par celles des dents; les plus communes sont des inflammations suivies d'abcès qui souvent dégénèrent en ulcères fistuleux. Il s'y forme des tumeurs plus ou moins dures, qui ne peuvent se guérir que par les secours de la Chirurgie; on les voit aussi quelquefois affectées dans toute leur substance d'un gonflement accompagné de plus ou moins de putridité, & quelquefois de tendance à la gangrène. Nous considérerons séparément ces différentes sortes d'affections.

Nous avons observé, à l'article DENTS, que quoique la structure de ces organes ne permît pas que l'inflammation de leur cavité, dans les cas où elle est mise à découvert par la carie, y déterminât aucune suppuration, il arrivoit fréquemment néanmoins que cette inflammation s'étendoit aux parties qui les environnoient, & qu'elle alloit au point de causer un abcès dans l'alvéole de la dent cariée.

Lorsqu'une dent a fait souffrir pendant quelque tems, le malade commence à se plaindre d'une douleur d'une nature un peu différente, & qu'il rapporte à la Gencive où l'on apperçoit du gonflement. Ce Gonflement augmente par degrés, ainsi que la douleur; en général, tous les symptômes inflammatoires deviennent ici beaucoup plus considérables que dans les cas d'inflammation locale qui attaque d'autres parties; le gonflement s'étend au loin & affecte quelquefois tout le visage.

Le pus, ainsi que dans toute autre espèce d'abcès, tend à se frayer une route au-dehors; & comme il ne peut se faire jour au travers de la dent, il s'ouvre un passage au travers des parois de l'alvéole, & pointe à la surface extérieure de la Gencive, directement vis-à-vis de la racine de la dent affectée; ou bien il fuse le long de la dent qu'il sépare de la Gencive, & s'évacue par l'une ou l'autre de ces deux voies; quelquefois, mais très-rarement, l'abcès s'ouvre en dedans de la bouche par la face interne de la Gencive.

Ces abcès, qui sont très-fréquens, proviennent rarement d'une autre cause que celle que nous venons d'indiquer; cependant on les voit quelquefois se former en conséquence de quelque affection particulière à la machoire, ou à l'avéole qui n'a rien de commun avec la dent, ou qui ne l'affecte que secondairement; car si l'on arrache cette dent, on la trouve souvent parfaitement saine, si ce n'est que l'extrémité de sa racine paroît rude & irrégulière, comme ayant été attaquée extérieurement par le pus.

Quelle qu'ait été la cause de ces abcès, ils endommagent toujours plus ou moins les alvéoles du côté où ils s'ouvrent, comme on peut le voir dans un grand nombre de squelettes, & il en résulte un ébranlement plus ou moins considérable des dents logées dans ces alvéoles, lequel devient souvent très-manifeste lorsqu'on cherche à les faire mouvoir.

Quelquefois ces abcès se referment après que le pus a percé la Gencive; ceux où il s'est glissé entre les Gencives & les dents ne peuvent jamais se cicatriser, parce que la Gencive ne sauroit plus se réunir à la dent; cependant l'écoulement du pus diminue de tems à autre. Mais un coup de froid, ou quelqu'autre cause accidentelle venant à occasionner une nouvelle inflammation, il en résulte un renouvellement de suppuration, qui r'ouvre l'orifice formé précédemment à la Gencive, ou augmente l'écoulement de pus le long de la dent. On voit ainsi un abcès à la Gencive s'ouvrir & se fermer alternativement pendant des années, jusqu'à ce que l'alvéole, étant presqu'entièrement détruite, & la dent tout-à-fait ébranlée, celle-ci tombe enfin, si elle n'a pas été arrachée auparavant.

Il est probable que, dans ces différens cas, toute communication est détruite entre la machoire & la cavité de la dent; (*Voyez* DENT.) ces organes cependant conservent leur connexion latérale, dans les cas sur-tout où la Gencive continue à embrasser la dent; mais dans ceux où le pus s'échappe entre la dent & la Gencive, cette union est moindre, & n'a plus lieu que du côté opposé à celui où passe le pus.

Les abcès aux Gencives sont faciles à distinguer. Ceux qui se sont fait jour au travers de la Gencive, se reconnoissent à une petite tumeur ou éminence entre le bord de la Gencive & l'endroit où celle-ci s'unit à la lèvre. Si l'on comprime la Gencive à côté de ce point, on voit ordinairement un peu de pus sortir du sommet de la petite tumeur. Il est rare que cette tumeur s'efface entièrement; car, lors même qu'il ne sort point de pus, & que l'ouverture est cicatrisée, on voit toujours une petite élévation qui montre que cet endroit a été le siège d'un abcès.

Les abcès qui s'évacuent le long de la dent, peuvent toujours se reconnoître par le pus qui sort lorsque l'on comprime la Gencive, & qui se montre dans l'angle formé par la dent & le bord de la Gencive.

Ces abcès sont beaucoup plus fréquens à la mâchoire supérieure qu'à l'inférieure, & se trouvent beaucoup plus souvent auprès des dents de devant & des petites molaires, qu'auprès des grosses molaires; on les observe seulement sur les dents incisives de la mâchoire inférieure.

Comme ces affections des Gencives sont généralement occasionnées par la présence de quelques dents cariées, on les rencontre plus souvent chez les jeunes gens & chez les personnes d'un moyen âge, que chez des personnes âgées; les dents de lait y donnent lieu plus fréquemment que les dents permanentes, comme étant plus sujettes à se carier.

On voit quelquefois se former à l'orifice de ces sortes d'abcès, des tumeurs fongueuses, produites par une disposition trop active à la granulation des chairs dans l'intérieur de la cavité, tandis que la peau n'a pas la liberté de se cicatriser; on observe souvent le même phénomène dans les cautères, dont le fond est disposé à se remplir, mais qui ne peuvent se fermer à cause du corps étranger qu'on laisse dans leur cavité. Dans le cas qui nous occupe, la dent agit comme un corps étranger; & la formation continuelle du pus, que sa présence détermine, empêche la cicatrisation de l'ulcère.

Quant au traitement de cette maladie, il doit être le même, soit qu'elle ait été occasionnée par une dent cariée, ou par une affection de l'alvéole.

Les dents, comme nous l'avons dit ailleurs, sont, par leur structure particulière, dans des circonstances qui ne leur permettent point de participer aux avantages d'une guérison, de la même manière que tout autre organe. Ainsi, lorsqu'il se forme quelque abcès autour des racines d'une dent, il en résulte nécessairement qu'elle cesse d'être unie aux parties qui l'environnoient; & comme sa substance n'est pas susceptible de granulation, il est impossible qu'elle contracte avec ces parties de nouvelles adhérences; elle devient par-là un corps étranger, ou du moins elle agit comme tel; elle est même un corps étranger de la plus fâcheuse espèce, puisque aucune opération naturelle de l'économie animale ne sauroit s'en débarrasser, si ce n'est d'une manière extrêmement lente. Or, l'on ne voit rien de semblable dans aucune autre partie du corps; car, dès que quelqu'une se trouve privée de vie, la machine a le pouvoir de la séparer du reste, & d'opérer ainsi une guérison; mais, dans le cas qui nous occupe, la partie morte ne se sépare point, & l'on ne peut être sûr de procurer au malade une guérison complette qu'en arrachant la dent. Ce doit être là néanmoins la dernière ressource, & l'on doit renvoyer l'opération aussi long-tems que le malade n'est pas trop incommodé par ce délai, en usant d'ailleurs des moyens les plus propres à le lui rendre supportable.

Lorsque l'abcès a percé la Gencive, ce qu'il y a de mieux à faire pour prévenir une nouvelle accumulation de pus, c'est d'empêcher que son ouverture extérieure ne vienne à se fermer. Pour cet effet, il faut dilater cette ouverture, & la maintenir dans cet état jusqu'à ce que toute la surface interne de la cavité fistuleuse soit dans un état de cicatrisation, ou du moins jusqu'à ce que l'ouverture extérieure ait tout-à-fait perdu la faculté de se refermer; car, de cette manière, ou l'on diminuera de beaucoup la disposition des parties à former du pus, ou s'il s'en forme, il trouvera toujours un passage libre pour s'écouler au-dehors. La racine de la dent demeurera, il est vrai, exposée à l'air; mais il ne sauroit en résulter plus d'inconvéniens que de la laisser constamment baignée dans le pus.

Pour cet effet, on fera sur la Gencive une incision cruciale, assez grande pour mettre à découvert toute la cavité de l'abcès; on remplira cette cavité de charpie trempée dans de l'eau de chaux, ou dans une foible solution de pierre infernale, & l'on renouvellera très-souvent le pansement, à cause de la difficulté de contenir la charpie dans la plaie. On pourra toucher celle-ci avec la pierre infernale, si cela paroît nécessaire, pour l'empêcher de se fermer.

Cette opération qui réussit fort bien pour les dents molaires, n'est pas trop praticable, lorsque le mal affecte les gencives antérieures, à cause de la difformité qui en résulte. Dans ce dernier cas, on peut se contenter de toucher la surface de l'abcès avec la pierre infernale, pendant une minute, en ayant soin d'en tenir la lèvre bien écartée pendant tout ce tems, qui suffira pour que le caustique pénètre au fond de la cavité. On aura soin, avant de l'appliquer, d'essuyer la Gencive, de manière à en ôter, autant qu'il sera possible, toute l'humidité, afin qu'il ne s'étende pas plus qu'il ne faut.

On a recommandé, dans le cas dont nous parlons, d'arracher la dent, d'en ôter avec la lime, ce qui étoit carié, & de la replacer à l'instant; quelquefois cette pratique a réussi; mais le plus souvent elle a manqué de succès, à cause du mauvais état de l'alvéole.

Nous avons supposé jusqu'à présent que l'abcès a son siège dans les Gencives, ou dans les alvéoles; mais on en voit souvent qui sont situés beaucoup plus profondément, & qui, non-seulement causent de très-vives douleurs, mais exposent encore par la suite le malade à des accidens désagréables & fâcheux. Ces abcès, ainsi que ceux dont nous avons parlé, sont occasionnés le plus souvent par des dents cariées, & sur-tout par la carie des dents canines, parce que celles-ci pénètrent plus avant dans l'os de la mâchoire que les autres. Par cette même raison, s'il se forme un abcès près de la pointe de leurs racines, il arrive souvent qu'il se fait jour au travers de la peau, plutôt qu'entre la Gencive & la lèvre; ce qui cause une difformité, & laisse des marques qui peuvent être prises pour des traces d'ulcères scrophuleux, lorsqu'elles se trouvent à la mâchoire inférieure. Lorsque le mal est à la mâchoire supérieure, il en résulte une cicatrice fort désagréable à une petite distance du nez. Quelquefois l'abcès est situé plus profondément même que la racine de la dent, & cela se voit dans l'une & l'autre mâchoire; mais plus souvent à la mâchoire inférieure.

Pour prévenir les accidens dont nous venons de parler, il faut bien se garder de solliciter la suppuration par des applications extérieures; il vaut mieux se contenter de fomenter l'intérieur de la bouche avec des liqueurs chaudes, ou d'y tenir quelque substance propre à favoriser de ce côté la formation de l'abcès, telles que des figues grasses, cuites dans du lait, des oignons cuits sous la cendre &c. Dès qu'on apperçoit le pus à l'intérieur, il faut se hâter de lui donner issue par une profonde incision; cela est sur-tout nécessaire, lorsque l'abcès affecte la mâchoire inférieure, à cause de la tendance qu'a toujours le pus à s'ouvrir un passage dans les parties les plus déclives. Cette pratique est d'autant plus convenable, que, non-seulement on évite ainsi la difformité qui résulteroit de l'ouverture qui pourroit se faire naturellement au-dehors, mais encore parce que l'on n'a point de pansemens à faire, & que l'ulcère se cicatrise bien plus promptement, même dans les cas où il y a beaucoup de chairs à couper, & où la matière est prête à se faire jour au travers des tégumens.

Pour prévenir un retour de la maladie, il sera souvent nécessaire d'arracher la dent qui a été la première cause du mal, ou qui a pu souffrir en conséquence de l'abcès, & qui, dans l'un & l'autre cas, peut en occasionner le renouvellement.

Après l'ouverture de l'abcès, le traitement doit être fort simple, & consister sur-tout à tenir la bouche aussi propre qu'il sera possible, à l'aide de fréquens gargarismes, le malade ayant soin, en même-tems qu'il en fait usage, de comprimer extérieurement la partie affectée, pour en faire sortir le pus. Si l'os se trouve attaqué, la portion cariée s'exfoliera, & probablement entraînera avec elle une ou plusieurs dents. *Voyez* Machoire.

Les Gencives sont sujettes à des excroissances de différente nature, & qui ont différens degrés de consistance. Ces excroissances sont toutes à-peu-près de la même couleur que les Gencives, mais quelques-unes sont molles & fongueuses, tandis que d'autres sont plus fermes; on en voit qui ont la dureté des verrues. Quelquefois elles sont accompagnées de douleur; le plus souvent cependant elles n'ont d'autre inconvénient que de gêner la parole & la mastication. On en voit qui ne sont fixées à la Gencive que par un pédicule étroit; mais ordinairement elles y adhèrent par une large base, & même dans toute leur étendue.

Ces excroissances sont souvent occasionnées par des dents cariées, ou par la carie des alvéoles, ou par celle de l'os même de la mâchoire; & lorsqu'elles sont considérables, elles deviennent souvent elles-mêmes la cause de la carie de cet os. C'est pourquoi il faut les extirper, avant qu'elles aient acquis un grand volume, ce qui, en général, est une opération facile à exécuter. Lorsqu'elles ne tiennent que par un pédicule étroit, on les sépare aisément au moyen d'une ligature serrée au point d'y arrêter toute circulation; mais lorsqu'elles sont adhérentes par une grande base, il faut les attaquer avec l'instrument tranchant.

Pour procéder à cette opération, après avoir mis le malade sur un siège en face du jour, & fixé sa tête par les mains d'un aide placé derrière lui, on saisit la tumeur avec des pincettes, ou avec un érigne à deux branches, & on la sépare avec un bistouri, ou avec des ciseaux de différentes formes, suivant l'endroit de la bouche sur lequel on opère. On tâchera, autant qu'il sera possible, d'emporter toute la tumeur, en ménageant cependant les parties sur lesquelles elle repose, de peur de nuire aux dents, en mettant leurs racines à découvert. Néanmoins on est quelquefois obligé de pénétrer jusqu'à l'os, pour enlever toutes les parties dénaturées par la maladie.

Après l'opération, il y a toujours plus ou moins d'hémorrhagie, qu'on doit tâcher d'arrêter lorsqu'elle est trop forte, comme il arrive quelquefois, en raison de ce que les artères qui se rendent à des parties gonflées contre nature, sont elles-mêmes dilatées au-delà de leur état naturel, & privées en même-tems par la maladie, d'une grande partie de leur force contractile. Si les astringens ordinaires, tels que l'esprit-de-vitriol, l'esprit-de-vin, l'alun ne suffisent pas pour arrêter le sang, on est quelquefois obligé d'avoir recours à l'application du cautère actuel.

Il n'est pas rare de voir ces excroissances repulluler très-rapidement après l'opération, & paroître au bout de deux ou trois jours aussi volumineuses qu'auparavant; mais, en général, lorsque l'os subjacent est sain, cette nouvelle substance s'affaisse bientôt d'elle-même, & la maladie se termine favorablement. Souvent on leur voit prendre une apparence cancereuse qui effraie le Chirurgien, & le détourne de les attaquer par aucune opération ; mais, pour l'ordinaire, ces craintes sont mal fondées, sur-tout lorsque le mal n'affecte que la Gencive. Lorsqu'il tient à une affection de l'os, on voit fréquemment renaître la tumeur, qu'on ne peut détruire efficacement qu'en l'attaquant avec le cautère actuel. On trouve, dans les Auteurs, beaucoup d'exemples des bons effets de cette pratique ; nous nous contenterons d'en rapporter un ; c'est une Observation de M. Brouillard, Membre de l'Académie de Chirurgie. (1)

« Pendant que ce Praticien exerçoit à Avignon, on lui amena d'Apt, en Provence, en 1753, une jeune demoiselle de dix-sept à dix-huit ans, d'un tempérament délicat, anciennement rachitique, qui avoit une excroissance charnue, laquelle, de la face interne de la partie gauche du corps de la mâchoire inférieure, où elle prenoit racine, au-dessous de la première & de la seconde dent molaire, s'étendoit jusques vers la face interne de la partie droite. Cette tumeur, en occupant presque tout l'intervalle du ceintre intérieur de la mâchoire, en avoit déplacé la langue, & la tenoit appliquée contre le palais ; de façon que la malade ne parloit, ne mangeoit, & n'avaloit qu'avec beaucoup de difficulté. La surface supérieure de cette fongosité, assez ressemblante à un gros marron d'Inde applati, étoit entr'ouverte par une crévasse irrégulière & profonde, d'où sortoit une sanie sanguinolente. Le pédicule de cette tumeur n'avoit pas plus d'étendue qu'une pièce de vingt-quatre sols ; mais il étoit moins rond, & un peu alongé en ovale. Sa masse étoit libre & flottante dans la bouche ; des douleurs lancinantes presque continuelles, se faisoient sentir, & elles augmentoient souvent pendant la nuit ; l'intérieur de l'os sembloit alors en être le siège principal. M. Brouillard jugea que la tumeur étoit cancereuse, & qu'il falloit absolument l'extirper. Son pronostic fut avantageux ; la forme de la tumeur étoit des plus favorable, & sa cause ne pouvoit rien faire présumer de fâcheux ; on en rapportoit l'origine au déchirement que les Gencives avoient souffert par un fragment de coquille de noix, écrasée entre les dents, trois ans auparavant. Il étoit survenu un fongus dont les progrès successifs formoient la tumeur qu'il convenoit d'emporter. M. Brouillard auroit pu facilement en faire la ligature ; mais, après avoir préparé la malade par les remèdes généraux, & arraché les deux premières dents molaires fort vacillantes, il crut devoir préférer le bistouri. Un morceau de bois en forme de coin, mis entre les dents, empêcha la malade de fermer la bouche. La tumeur saisie par le pouce & le doigt index de la main gauche, fut emportée avec l'instrument tranchant, conduit par la main droite ; cette section eut l'avantage de pouvoir laisser couler une certaine quantité de sang, que les astringens ordinaires, aidés de la compression, arrêtèrent sans peine. »

« La malade dormit peu pendant la nuit qui suivit l'opération ; il y eut encore quelques douleurs lancinantes à la plaie. Le lendemain, sa surface parut dure, inégale, & un peu protubérante. M. Brouillard y appliqua la pierre infernale très-fortement, après avoir garni les environs avec de la charpie, pour les garantir de l'impression de ce caustique. Immédiatement après l'application de la pierre, on garnissoit la surface de la plaie avec de la charpie sèche, qu'on changeoit, dès qu'elle étoit imbibée de salive. Six heures après l'application du caustique, on touchoit l'escarre de tems à autre avec de l'huile de myrrhe, mêlée de miel rosat. On répéta, pendant huit jours, l'application de ce caustique, & les deux derniers jours, il fut appliqué matin & soir ; l'état de la plaie cependant n'éprouvoit aucun changement favorable ; il se faisoit une repullulation si subite, qu'on ne s'appercevoit pas au soir que le caustique appliqué le matin eût en rien diminué l'élévation des chairs ; elles étoient toujours dures, douloureuses, inégales & saignantes au moindre attouchement. M. Brouillard ne vit plus de ressource contre un mal si rebelle, que dans le cautère actuel, il en fit en conséquence construire un d'argent, dont la plaque étoit de la figure & de la grandeur de la plaie, avec une surface légèrement convexe. »

« On préserva la langue, en l'enveloppant d'un linge double trempé dans de l'eau froide, & en la tenant éloignée avec une cuiller à café. On mit de pareils défensifs sur les parties voisines, & M. Brouillard attendit, pour appliquer le cautère, qu'il ne fût plus rouge. Il l'appuya assez fort pendant deux ou trois secondes ; on ne put pas le laisser plus long-tems, parce que la malade incommodée par la fumée, fit le signe dont elle étoit convenue avec l'opérateur, pour l'avertir de se retirer. Un mélange d'eau froide & de lait, tenu fréquemment dans la bouche, calma les accidens de la cautérisation ; ils consistoient en quelques douleurs qui se faisoient sentir jusques dans l'oreille, & assez vivement. Un peu de tension & d'inflammation déterminèrent à saigner la malade le soir. On continua les ablutions émollientes jusqu'à la chûte de l'escarre, qui eut lieu le huitième jour. Elle fit voir une surface creuse, sans végétation renaissante, comme auparavant ; cependant l'aspect de la plaie n'étoit pas encore satisfaisant ;

(1) Mémoires de l'Académie Royale de Chirurgie, Tome V.

nisfaisant, le fond étoit dur & saignant ; de petits élancemens s'y faisoient ressentir, & la repullulation fongueuse paroissoit prête à se former. La malade ne refusa point une seconde application du cautère, qui lui fut proposée; elle devenoit d'autant plus nécessaire, qu'il étoit visible que les racines du mal étoient implantées dans l'os, & qu'il falloit le cautériser & attendre l'exfoliation de sa surface, pour être assuré de sa guérison. »

« Cette seconde application faite avec les mêmes précautions que la première, eut les mêmes effets; on saigna la malade pour les gonflemens accidentels; l'escarre ne tomba que le douzième jour; mais le vice local se trouva totalement détruit; la plaie fournit des chairs louables, l'exfoliation de l'os se fit presqu'insensiblement, & la guérison fut parfaite deux mois après la seconde application du feu. » On peut voir, sur l'énergie de ce moyen, les Mémoires que l'Académie de Chirurgie couronna, en 1755.

Il nous reste à parler d'une maladie des Gencives, qu'on rencontre assez fréquemment, à laquelle, pour l'ordinaire, les malades n'attachent pas beaucoup d'importance ; quoique, lorsqu'elle est trop négligée, elle puisse avoir les conséquences les plus funestes.

Elle se manifeste par un gonflement des Gencives, qui deviennent molles & saignantes au moindre attouchement. Comme ces symptômes ressemblent à ce que l'on observe dans ces organes, chez les malades attaqués du scorbut de mer, on a nommé cette affection, scorbut des Gencives, quoique, dans son principe, elle soit une maladie purement locale; tandis que dans le vrai scorbut, le gonflement des Gencives n'est qu'un symptôme de la maladie générale du système.

Les premiers symptômes de cette maladie se manifestent sur le bord des Gencives, qui, en quelques endroits, s'épaissit & devient rude. La Gencive se gonfle sur les intervalles des dents, & s'élève en formant des fongosités considérables, dont la surface est extrêmement facile à excorier. L'inflammation, qui survient alors, va souvent au point d'occasionner une ulcération telle, que les racines des dents sont mises à découvert. Souvent le mal n'affecte qu'une petite portion des Gencives; d'autres fois, il s'étend sur toutes les Gencives de l'une ou de l'autre mâchoire, & quelquefois de toutes deux. Dans ce dernier cas, pour l'ordinaire, les alvéoles participent à la maladie, & se détruisent peu-à-peu ; il se forme alors une suppuration entr'eux & les Gencives, & il se fait un écoulement considérable d'un pus fétide le long des dents.

A mesure que les Gencives s'ulcèrent dans quelqu'endroit, on les voit souvent s'enfler & devenir spongieuses dans un autre, où jusques-là, elles étoient demeurées saines; on voit aussi cette enflure gagner peu-à-peu différentes portions des Gencives, quoiqu'il n'y ait encore d'ulcération nulle part.

Le traitement ordinaire pour la guérison de ces sortes de gonflemens, consiste à retrancher avec le bistouri, ou avec les ciseaux, toutes les portions des Gencives qui se trouvent au-dessus de leur niveau naturel. Cette pratique réussit; mais on obtiendroit en général les mêmes effets de scarifications nombreuses & profondes; car le but essentiel qu'on doit se proposer, ne peut être que de dégorger les vaisseaux des parties affectées, dont le gonflement ne tient qu'à une accumulation excessive de sang, sans aucune excroissance contre nature des parties solides.

Quoique cette maladie se rencontre souvent chez des personnes, d'ailleurs parfaitement saines, souvent aussi l'on a lieu de soupçonner quelque vice particulier dans la constitution de celles qui en sont atteintes; il faut, en pareil cas, aider le traitement local, par les moyens propres à combattre l'affection générale. Ainsi, lorsqu'on a lieu de présumer l'existence d'un principe de scorbut, il faut avoir recours aux antiscorbutiques; s'il y a des marques d'une disposition scrophuleuse, il faut employer les antiscrophuleux, qui ne sont pas contre indiqués par les circonstances particulières du cas, &c.

Cette maladie, lorsqu'elle est portée à son plus haut degré de malignité, est souvent accompagnée de gangrène, dont les progrès rapides affectent toutes les parties voisines, & qui ne tardent pas à faire périr les malades, s'ils ne sont pas à portée de recevoir promptement les secours les plus efficaces. C'est particulièrement chez les enfans des pauvres gens, négligés & tenus dans un mauvais air, qu'on observe cette affection qu'on a nommée gangrène scorbutique des Gencives; & c'est dans les Hôpitaux où un grand nombre d'enfans se trouvent rassemblés, qu'elle exerce le plus ses ravages. Nous joindrons ici la description d'une autre espèce de gangrène scorbutique des Gencives, que donne M. Van-Swiéten, qui paroît la confondre avec celle dont nous venons de parler; nous exposerons aussi la méthode qu'il prescrit pour le traitement.

« Il naît d'abord, dit ce célèbre Praticien, (2) dans la partie intérieure de la bouche, aux Gencives, aux lèvres, à la langue, aux amygdales, &c., une légère rougeur, peu douloureuse, & une chaleur assez considérable. Peu après, l'on voit au milieu de la partie

(1) Voyez, dans le cinquième volume des Mémoires de l'Académie de Chirurgie, une Observation de M. Berthe sur un cas de cette nature.

(2) Commentaria in H. Boerhaavii Aphorismos, §. 432.

affectée une tache blanche qui semble annoncer une suppuration. Cependant la douleur augmente, sur-tout à l'endroit où est la tache, & à ses bords, qui sont alors fort rouges; enfin la partie est rongée plus profondément, & toute la tache blanche, qui n'est autre chose qu'une véritable escarre gangréneuse, tombe, si le mal n'est pas bien considérable, & qu'il affecte des adultes; mais, s'il a une grande malignité, & s'il attaque des jeunes gens dont toutes les parties sont plus molles, le mal fait des progrès, & cette tache blanche s'étend & se communique de tous les côtés, dans tout son contour; il sort en même-tems de la bouche une exhalaison très-infecte, & une salive d'une puanteur insupportable en découle continuellement; & si l'on n'emploie des remèdes prompts & efficaces, le mal s'étend très-promptement & ronge toutes les parties voisines. »

« J'ai vu des cas semblables, & dont je ne peux me ressouvenir sans horreur, chez des enfans de pauvres gens, dont le mal avoit été négligé dans le commencement, ou traité par de mauvaises méthodes; la gangrène des Gencives ayant fait des progrès, avoit détruit, non-seulement les dents qui étoient déjà venues, mais encore les rudimens de celles qui devoient pousser par la suite. Après la corruption des Gencives, j'ai vu tomber presque toute la partie osseuse de la mâchoire inférieure; la langue, les lèvres, les joues, le menton entièrement rongés, jusqu'à ce que la mort mît fin à tant de maux. Lorsque le mal est parvenu à son plus haut point de malignité, il est souvent accompagné d'une si grande puanteur, qu'il est impossible de la supporter. J'ai été appelé une fois pour un homme gras & replet, attaqué d'un scorbut putride, très-dangereux, dont la mâchoire inférieure étoit presque toute rongée par ce mal; comme j'ignorois quelle étoit sa maladie, je m'assis fort près de lui, & je fus infecté d'une odeur si horrible, lorsqu'il voulut me parler, que je pensai tomber en défaillance. L'esprit de cochléaria, l'esprit thériacal, dont les malades ont coutume de se laver la bouche en pareil cas, sont presque toujours nuisibles. Si le mal est léger, & ne fait que commencer, ce que l'on connoît s'il y a rougeur, chaleur & douleur, sans aucune puanteur, le sel ammoniac, ou le nitre, délayés dans une grande quantité d'eau, en y ajoutant un peu de vinaigre, ou de suc de citron, seront très-convenables, si on en lave la bouche, ou si l'on applique légèrement sur les parties affectées des linges qu'on y aura trempés. Si le mal commence à s'étendre, & s'il est accompagné de puanteur, le remède dont on vient de parler, ne suffisant pas, il faut dompter cette pourriture par le moyen de l'esprit de sel marin. On mêle vingt gouttes de cet esprit avec demi-once de miel rosat; ensuite on touche souvent dans le jour la partie affectée, avec un pinceau de charpie trempé dans ce mélange. On augmente la quantité d'esprit de sel marin, si la pourriture est plus considérable; j'ai même appliqué, & toujours avec un très-heureux succès, l'esprit de sel marin, sans aucun mélange, dans les cas les plus dangereux; le progrès de cette gangrène s'arrêtoit à l'instant même, & l'escarre gangréneuse se séparoit des parties vives peu de tems après. Ma confiance en ce seul secours n'a jamais été trompée; il m'a toujours réussi, si ce n'est quand les Gencives, étant tout-à-fait corrompues, l'os de la mâchoire s'est trouvé affecté; pour lors je n'ai pu empêcher la carie. »

Il paroît cependant, malgré la confiance que M. Van-Swiéten paroît avoir en sa méthode, qu'elle n'est pas toujours suffisante pour guérir cette affection putride des Gencives. M. Chopart étant Élève en Chirurgie, à l'hôpital de la Pitié, a communiqué à l'Académie, que depuis le mois de Novembre 1763, jusqu'en Mars 1766, il étoit mort, sous ses yeux, environ douze enfans, de la maladie décrite par Van-Swiéten. On touchoit les ulcères des Gencives avec le miel rosat, & l'esprit de vitriol. Lorsque la fluxion affectoit les joues, on faisoit extérieurement usage de cataplasmes émolliens & résolutifs; le mal cependant faisoit des progrès, les paupières devenoient oedémateuses. Il paroissoit dans la bouche une escarre noire & sèche; on faisoit prendre intérieurement une décoction de quinquina; mais, malgré tous ces secours, la gangrène gagnoit l'arrière-bouche, & les enfans périssoient misérablement en peu de jours. On comprend aisément que l'air infect d'un hôpital n'est rien moins que propre à favoriser la guérison d'une maladie qui tend aussi puissamment que celle-ci à la putridité. Les adultes, sur-tout lorsqu'ils sont malades, sont toujours affectés plus ou moins par l'impression fâcheuse d'une atmosphère impure; les enfans le sont d'une manière encore plus marquée; ils ont besoin d'un air libre & pur pour vivre, & pour se développer; aussi, dans tous les endroits où ils sont entassés en grand nombre, les voit-on en proie à la plus affreuse mortalité.

GENTIANE, *Gentiana lutea.* Lin. La racine de cette plante est très-amère & employée en conséquence par les Médecins comme un excellent tonique. On en fait usage aussi quelquefois en Chirurgie comme d'un bon antiseptique, intérieurement & extérieurement, dans les mêmes cas où l'on emploie le quinquina, auquel cependant elle est bien inférieure. La nature spongieuse de cette racine la rend propre à former des tentes pour dilater les plaies & les ulcères fistuleux; car elle se gonfle en absorbant l'humeur qui en découle.

GERÇURE On entend par Gerçures, des fentes ou crevasses qui arrivent quelquefois aux lèvres, à l'anus & à d'autres parties du corps. Le froid occasionne souvent des Gerçures aux lèvres ainsi qu'à la peau des mains. En pareil cas, on se sert avec avantage de substances onctueuses pour rendre à l'épiderme sa souplesse. Les mammelons des nourrices sont sujets aussi aux Gerçures qui deviennent souvent très-incommodes. *Voyez* MAMMELON. Quant aux Gerçures de l'anus & des parties naturelles, elles tiennent souvent à une cause vénérienne & doivent être traitées en conséquence. *Voyez* RHAGADES.

GESTATION, *Gestatio*, de *gestare*, porter. Dénomination qui répond à celle de grossesse. *Voyez* l'art. GROSSESSE. (*M. PETIT-RADEL.*)

GIBBOSITÉ, *Gibba*, Bosse, Inflexion contre nature de l'épine du dos, dans laquelle les différens os qui composent cette partie, font une plus ou moins grande saillie en-dehors, en-dedans, ou sur les côtés. Les Auteurs nomment Enfoncement l'inflexion qui a lieu en-dedans, & ils désignent sous le nom de Tortuosité, celle où l'épine se porte en-dedans & en-dehors tout ensemble. L'épine alors ne représente pas mal une S. Ils distinguent encore la Gibbosité en accidentelle, & en celle qui est de naissance; celle-ci est très-rare; plusieurs même ne l'admettent point. La Gibbosité accidentelle arrive, le plus communément, vers la troisième ou quatrième année. Elle paroît être due au développement d'un virus dont la nature n'est pas encore bien connue, & qu'on admet plutôt pour l'explication des faits, que d'après une certitude réelle de son existence, je veux dire, le virus rachitique. Il est certain que les os ont une singulière tendance à se ramollir à cet âge, sinon dans toute leur substance, du moins souvent dans une certaine étendue de leurs parties. Quelle qu'en soit la cause, sur laquelle nous reviendrons à l'article RACHITIS, quand ce ramollissement a lieu dans une ou plusieurs vertèbres, le poids de la tête & des extrémités supérieures, celui même du tronc, étant soutenu avec peine par leurs corps, qui sont dans un commencement de ramollissement, celles-ci cèdent insensiblement, & l'épine se déjette peu-à-peu du côté opposé au ramollissement. Les muscles peuvent entrer pour beaucoup dans cette difformité, en se contractant & tirant à eux l'épine dans leur sens, ils la courbent du côté où leur action est moindre. En général, la courbure de l'épine a plus fréquemment lieu vers la région du dos, & en-dehors, qu'en tout autre sens; l'on en sentira la raison, si l'on décompose l'action des forces qui font *nisus* sur la ligne axuelle, ou le centre de gravité de chacune des vertèbres, & le peu de résistance qu'elles offrent à être déprimées à leur partie antérieure.

Il est un genre de Gibbosité qu'il ne faut point confondre avec celles dont nous venons de parler; c'est celle des vieillards, & celle qui est le produit d'une carie aux vertèbres. La première provient du desséchement, & même de l'usure de la propre substance des spondyles, l'autre est souvent dûe à une cause vénérienne, ou succède à une petite vérole mal jugée, ainsi que les Observateurs en fournissent beaucoup d'exemples; celle-ci est généralement mortelle. Enfin, il est une Gibbosité qu'on pourroit nommer Scapulaire, à raison de ce qu'elle provient de la mauvaise disposition de l'une des omoplattes, qui s'élève & saille plus que l'autre; celle-ci est ordinaire aux porte-faix, & à toutes les personnes qui soutiennent fréquemment de lourds fardeaux sur leurs épaules. Elle a quelquefois lieu chez les adolescens; c'est une remarque qu'il fait, dans le septième chapitre de son livre *de causis morborum*, où, après avoir dit quelque chose sur les procédés des nourrices qui ceignent, sans précaution & connoissance, les reins & la poitrine de leurs nourrissons, il continue, en disant: *accidit autem non nunquam velutì præfractum in obliquum se ducit dorsum, ità ut altera scapula & non acuta, & parva, & valdè compressa, altera vero prominens, tumida, & omnium major appareat.* Les effets qui peuvent résulter des diverses courbures de l'épine, se manifestent sensiblement à ceux qui ont bien présente à l'esprit la structure naturelle, & contre nature des parties affectées, & les viscères qui peuvent éprouver une pression par la saillie des vertèbres déjettées. En général, on conçoit que la direction du canal vertébral ne peut être changée, comme il arrive dans la Gibbosité, sans que la moëlle épinière ne souffre une pression relative au déjettement, & de-là l'état d'atrophie des extrémités inférieures, qui est si ordinaire chez les bossus. On conçoit pareillement que le déplacement, qui a lieu dans la poitrine, ne peut pas exister, sans que les organes vitaux, le cœur & les poumons, n'éprouvent de la gêne qui ne peut que nuire à l'exercice de leurs fonctions. La plupart des bossus chez qui un pareil déplacement arrive, périssent de phthisie pulmonaire, ou d'une hydropisie de poitrine. Il en est cependant quelques-uns qui échappent à ces maux; mais alors, par une heureuse disposition, ce que la poitrine perd d'un côté, elle le gagne de l'autre, & ainsi la vie subsiste par cette compensation.

La Gibbosité, qui occasionne tous ces accidens, n'est pas toujours connue à son principe, souvent elle est fort avancée, lors même qu'on est loin de s'en douter. En général, elle est ordinairement accompagnée d'une foiblesse & d'un engourdissement des extrémités inférieures, qui chez les enfans, les empêchent de reposer dessus. L'insensibilité augmente de plus en plus, ils tremblent quand ils veulent marcher, & ne peuvent se tenir long-tems debout; enfin leurs jambes perdent totalement la faculté de se mouvoir, & alors le mal est suffisamment avancé, pour paroître sensiblement à la vue; mais, en pareil cas, les affections des viscères de la poitrine & du bas-ventre qui le compliquent, le rendent absolument incurable. Quelquefois il n'y a d'abord qu'une vertèbre de dérangée; mais plus souvent encore il y en a deux, ou plus. On observe que les accidens sont communément plus graves, & se succèdent plus promptement, dans le premier cas que dans l'autre, ce qui vient probablement de l'angle plus aigu que forme le déplacement de la vertèbre, & qui comporte avec lui une pression plus grande de la moëlle épiniaire. Est-ce à une pareille cause qu'il faut rapporter les symptômes de paralysies, plus apparens au commencement de la déviation, & insensiblement plus modérés, à une époque plus avancée? En effet, quoiqu'il n'y ait qu'une seule vertèbre qui se déplace d'abord, l'une ou l'autre des vertèbres voisines cède toujours par la suite, & conséquemment donne lieu à un angle plus ouvert, & par-là moins propre à favoriser la compression. Les effets, qui suivent de cette différence, sont tels que les malades traînent & meurent ordinairement dans l'année, même en moins de tems, quand il n'y a qu'une vertèbre de dérangée; au lieu qu'ils vivent souvent long-tems, & quelquefois même aussi long-tems que les autres sujets, dans les cas où plusieurs sont déplacées.

La Gibbosité qui a eu lieu dans l'enfance, est la seule à laquelle on puisse porter remède avec espérance de succès. Comme souvent elle dépend d'une mauvaise posture chez les enfans foibles, il convient en pareils cas, de porter une attention particulière aux premières apparences de la maladie. Si on l'a trop abandonné à une mauvaise position, il faut lui en faire observer une contraire. On le fera coucher la nuit sur un matelas de crin, & durement, au lieu de lits mollets, qui ne feroient qu'augmenter le mal. En faisant attention à tous ces points, en insistant sur le régime corroborant, les bains froids, le kinkina & autres toniques, on a quelquefois empêché la maladie de faire des progrès, que probablement elle eût fait sans eux. Mais quand le déplacement est bien confirmé, il est infiniment rare de réussir complettement. M. Pott, à qui l'on doit beaucoup, pour les observations importantes qu'il a laissées sur cette maladie, parle avec beaucoup de confiance de l'effet des cautères, placés le plus près qu'il est possible de la Gibbosité. Il recommande que l'ouverture en soit suffisamment grande pour recevoir une féve d'haricot, & que de tems à autre, on saupoudre le fonds de l'ulcère avec de la poudre de cantharides. M. Bell dit avoir mis ce conseil à exécution, & qu'il s'en est suivi quelquefois d'heureux succès; mais, dans ce cas, observe-t-il, sans doute le siège de la maladie n'étoit que dans les ligamens, & non point dans la substance même des vertèbres; & si, dans quelques cas, continue-t-il, les malades ont éprouvé du soulagement, lorsque les os même étoient affectés, l'on ne doit point en chercher d'autres causes, sinon l'augmentation de l'angle formé par le déplacement successif de plusieurs vertèbres, qui amène toujours avec elle une moindre compression de la moëlle épiniaire, ainsi que nous l'avons dit plus haut.

Les Auteurs qui ont écrit vers le milieu de ce siècle, même avant, ont peut-être donné une attention trop scrupuleuse au mal local, sans se soucier de chercher à éloigner les causes qui pouvoient l'entraîner. Ils ont pensé à comprimer de toutes les manières la proéminence, & n'ont point vu que provenant d'un excès de pesanteur des parties supérieures, il falloit diriger les efforts entièrement sur celles-ci, & non sur la saillie qui n'étoit qu'occasionnelle. On peut voir dans Rivière, une observation de Ranchin, qui prouve jusqu'à quel point on peut errer dans le choix des moyens relatifs à un cas de ce genre où l'on s'étoit ainsi mépris sur la cause. Les procédés propres aux luxations des vertèbres lui ayant manqué, ce Praticien eut recours à une presse à linge, dont une jumelle portoit sur la Gibbosité, & l'autre sur le devant de la poitrine; la pression faite alors, au moyen d'une vis, ne pouvant pas mieux réussir, on eut recours à un cric, dont on garnit le sommet qui devoit appuyer sur les vertèbres, tandis qu'on maintenoit la poitrine appuyée sur une muraille. On se doute que ce moyen n'eut pas plus de succès que les premiers. En considérant attentivement les effets d'une pareille pression, l'on voit que l'efficacité qu'on a droit d'en attendre, ne peut s'étendre qu'aux cas où l'épine est courbée de devant en arrière; mais l'on apperçoit en même-tems combien doit être gênante, douloureuse, & souvent même fâcheuse son application. Les apophyses épineuses sont si saillantes, dans la Gibbosité dont il s'agit, que pour peu qu'on les comprime, même en garnissant bien les parties, l'on occasionne des douleurs insupportables.

Glisson, Médecin du Collège de Londres, est le premier qui ait découvert des moyens vraiment indiqués par la Nature, dans son Traité *De Rachitide, seu morbo puerili*, imprimé à Londres, en 1660. Il parle de l'extension de l'épine, au moyen de l'escarpolette. Ce moyen consiste à suspendre le malade avec des laqs, de manière que son corps soit soutenu par la tête & les bras; quelquefois il faisoit ajouter un poids aux pieds, pour augmenter l'extension. On balance l'enfant de tems en tems, & pendant ce tems, on cherche à l'amuser, pour le distraire des douleurs que ce genre de moyen pourroit lui occasionner; mais tel simple que soit ce moyen, tel immédiatement qu'il paroisse agir sur toute l'étendue des vertèbres; comme son application ne peut être continuée long-tems, les parties fatiguées par cette alternative de tension & de relâchement qui se succèdent, s'affaissent encore davantage, & la Gibbosité augmente, au lieu de diminuer.

Trente-trois ans environ après la publication du Traité de Glisson, parut la Chirurgie de Nuck, dans laquelle on trouve la description d'une machine recommandée par cet Auteur, pour redresser le col tors par la rétraction des muscles. C'est une espèce de collier attaché des deux côtés, à un demi-cercle de fer, au milieu duquel est un anneau, où l'on attache une corde. Le collier appliqué, & le demi-cercle élevé par-dessus la tête, on passe une corde dans une poulie fixée au plancher, & l'on tire jusqu'à ce que le malade soit suspendu. On réitère cette manœuvre trois ou quatre fois le jour, & toutes les fois on laisse le malade suspendu pendant un quart d'heure. *Quibus tamdiu*, ajoute notre Auteur, *continuandum, donec ejus caput pristino iterum statui fuerit restitutum.* On peut dire de ces moyens de Nuck, ce que nous avons déjà dit de ceux de Glisson, que l'extension n'étant ni graduée, ni constante, ni même susceptible de l'être, elle ne peut être que très-périlleuse. En effet, l'effort se passant toujours sur le col, & ne pouvant se perdre dans les bras, comme dans le procédé de Glisson, il y a tout à craindre que la pesanteur du corps n'agissant que sur les premières vertèbres cervicales, & les ligamens qui les unissent ensemble, ne donne lieu à une luxation consécutive de la seconde vertèbre d'avec la première, & par-là n'occasionne une mort subite.

M. Roux, dans une Thèse soutenue aux Écoles de Médecine de Paris, sur le Rachitis, donne également la description d'une machine de son invention, au moyen de laquelle il se flattoit d'étendre à son gré la colonne épiniaire, & la maintenir dans cet état, autant qu'il le faudroit, pour la redresser. Cette machine (*voyez* les Planches relatives à cet article,) est composée de trois pièces; savoir, d'une ceinture AA, d'une colonne B, & d'une fourche L. La ceinture est formée par une lame de fer, dont les deux extrémités s'avancent jusqu'à l'épine supérieure de chacun des os des îles, & sont courbés, de manière à embrasser la crête de ces os, & appuyer dessus; des courroies complettent cette ceinture sur le devant. En arrière, à l'endroit qui répond au sacrum, est une autre lame *bb* un peu plus large, à laquelle la colonne B est unie, moyennant une vis. A chaque côté de la colonne est un ressort *cc*, dont l'action tend à rappeler la colonne à une direction perpendiculaire.

La colonne B, ou la seconde pièce égale en longueur la colonne épiniaire; on y distingue trois portions, une lombaire C, une dorsale D, & une troisième, qui est la cervicale E. La portion lombaire, forme un canal large de deux doigts, & fait de deux lames de fer; ce canal cache une autre lame d'acier, & est fendue dans toute sa longueur. Le bord de cette fente est dentée, l'autre bord fait comme une crémaillère, dont les crans sont distans l'un de l'autre, de deux lignes. Une petite roue dentée, *g*, ou pignon répond au bord denté, & un cliquet *h*, à ressort, s'ajuste aux crans de la crémaillère, en sorte qu'au moyen de ce cliquet, la lame peut s'élever & se soutenir à différentes hauteurs. La portion dorsale D, est une petite verge de fer un peu courbée, pour se mouler à la courbure naturelle de l'épine. Sa portion supérieure, *i* s'élargit un peu, & fait le commencement de la portion cervicale E.

Celle-ci est formée par quatre lames d'acier, *lll*, placées l'une au-dessus de l'autre, unies entre elles par leurs axes *m m m*. Chacune a deux petits ressorts, *n n* qui compriment leur bord inférieur. Ces ressorts servent à maintenir chaque lame dans la situation perpendiculaire, & à l'y rappeller, au cas qu'elle tendît à pencher de l'un ou l'autre côté. La dernière *o*, porte un gond, sur lequel se meut la fourche F, qui fait la troisième pièce de la machine. Cette fourche est composée de manière qu'elle peut embrasser la partie inférieure & postérieure de l'occipital, vers les racines des apophyses mastoïdes, & par-là soutenir, ou plutôt suspendre la tête. Il suit de cette description, que cette machine élevera la tête, toutes fois qu'on fera monter la lame dentée, par le moyen du pignon, & que la lame demeurera dans cette position, tant que le cliquet restera engrénée dans les crans de la crémaillère. Elle produira cet effet sans causer aucune violence, car elle étend l'épine par degrés presqu'insensibles, & au moyen des différens ressorts, elle permet à la tête l'exercice de ses mouvemens. Cependant, observe M. Le Vacher, dans son Traité du Rachitis, cette machine a un inconvénient essentiel, qui s'ensuit nécessairement de son application à la tête; c'est de la pousser en devant. En effet, continue cet Auteur, l'axe de l'articulation de la tête, avec la première vertèbre cervicale, répondant au bord antérieur des apophyses mastoïdes, & la machine ne pouvant la saisir que par-derrière, ou tout au plus vers le milieu de apophyses, son action se passe nécessairement à l'extrémité d'un levier qui, quoique fort court, suffit cependant pour la faire baisser de façon qu'il est impossible d'étendre l'épine par ce moyen, sans procurer la flexion de la tête.

De tout ce que nous avons dit, il conste qu'il

n'y a qu'une extension graduée & constante de l'épine, qui puisse en prévenir ou guérir la courbure. Mais quelque variés que soient les moyens que l'Art a offert jusqu'ici, aucun n'a pu encore produire complettement son effet, sinon celui donné par M. Le Vacher. Comme les détails sont entrés dans nos vues, en composant le plus grand nombre des articles de cet Ouvrage, nous extrayerons des Mémoires de l'Académie Royale de Chirurgie, ce qui complette celui-ci, relativement à la matière présente. Les moyens de M. Le Vacher consistent essentiellement en un corset baleiné, & en une machine assez compliquée, quoique son effet soit très-simple. Le corset baleiné ne diffère des corsets ordinaires, que parce qu'il doit être lacé pardevant, & s'ajuster sur les deux hanches, par deux petits sacs bien moulés à la figure des parties, afin qu'il puisse appuyer dans cet endroit sans gêner. La machine dont il est ici question, (*Voyez* la Planche relative à cet article,) peut être divisée en trois parties; la première, est une plaque de cuivre, longue de trois pouces & demi, large de vingt lignes, épaisse d'une ligne & demie. Elle a la figure d'un rectangle, dont on auroit émoussé les angles; à chacun de ces angles est un trou taraudé, d'une ligne de diamètre, pour recevoir chacun une vis à tête plate, après qu'elle a passé par un trou correspondant, pratiqué à travers l'épaisseur du corset baleiné. Il y a sur cette plaque, deux douilles quarrées, dont l'une est rivée près du côté supérieur; & l'autre à deux doigts du bord inférieur. Ces deux douilles sont destinées à loger & à retenir le pied de la deuxième pièce, qu'on peut appeller Arbre suspensoir, lequel peut se glisser dans ces douilles, de haut ou bas, & *vice versâ*. Au-dessous de la douille du côté gauche est fixé un cliquet qui tourne autour de la vis même, & qui l'unit à la plaque: on borne les mouvemens de ce cliquet, à l'étendue nécessaire pour le dégager des crans de l'arbre suspensoir qu'il soutient, & pour pousser le cliquet dans les crans qu'il doit remplir; il y a un ressort d'acier, long d'un pouce & demi, dont la queue pousse continuellement le cliquet, & le presse contre le côté gauche du pied de l'arbre.

La seconde pièce, ou l'arbre suspensoir, est une tige d'acier bien battue à froid, dont le pied & le corps sont d'égale épaisseur, sa largeur est partout de deux lignes & demie. Le pied & le corps de l'arbre sont droits & continus, & doivent s'étendre depuis la première vertèbre lombaire, jusqu'au milieu du col. A cet endroit, la largeur & l'épaisseur se trouvent en sens inverse avec celle du corps. Cette partie se courbe sur la tête, en se moulant à la convexité de cette partie, & vient finir vers le bord supérieur du coronal. A cet endroit, on a creusé sur le bord supérieur, cinq à six hoches, à une ligne de distance l'une de l'autre, pour engager un petit anneau dont il sera parlé ci-après. Au pied de l'arbre, du côté gauche, on a pratiqué vingt-quatre crans, semblables à ceux d'une crémaillère. Les crans éloignés l'un de l'autre d'une ligne, sont destinées à recevoir le cliquet qui doit soutenir l'arbre, à une hauteur convenable.

La coëffure est la partie la plus compliquée de la machine. La première pièce, est un bonnet fait d'une étoffe molette, il doit être assez profond pour que les bords puissent être relevées, & former un repli de quatre travers de doigt; il doit y avoir deux boutonnières longues d'un pouce placées dans le corps du bonnet, aux endroits qui répondent un peu au-dessus des bosses frontales. La seconde pièce est une bande faite d'une double toile ouettée avec du coton, sa largeur est de trois travers de doigts; la circonférence de la tête détermine sa longueur. Chacune de ses extrémités, est terminée comme la patte d'un col ordinaire. On place cette bande de façon que son milieu répond à l'occipital, ses deux branches ceignent la tête en passant par-derrière les oreilles, & les deux extrémités viennent passer par les boutonnières du bonnet. La troisième pièce est une boucle à deux anses, chacune d'elles est garnie d'un double ardillon: la longueur de cette boucle est d'un pouce & demi, sa longueur aux extrémités est de quinze lignes. Son corps est plus étroit, & n'a que huit lignes. Au milieu, est un trou d'une ligne de diamètre, dans lequel s'engage la pièce suivante. Les deux anses de cette boucle reçoivent les deux chefs de la bande ci-dessous décrite, & ces deux chefs sont serrés autant qu'il convient, pour ne pas échapper; & les fixer au moyen des ardillons. La quatrième pièce est une bande de cuivre comme la boucle, longue de huit pouces, large d'un dans sa partie antérieure, & d'un demi dans sa partie postérieure. Son épaisseur va en diminuant depuis la partie antérieure jusqu'à son extrémité opposée, sa plus grande épaisseur est d'une ligne, & sa plus petite est d'un quart de ligne, cette bande est courbée sur son plat; & la nature de cette courbure est déterminée par la convexité du sommet de la tête. A son extrémité antérieure est un petit pivot, qui doit entrer dans le trou de la boucle. A la racine de ce pivot commence une fente, large d'une ligne & demie, laquelle se continue dans le milieu de cette bande, selon sa longueur, jusqu'à deux pouces & demi de la racine du pivot. Le long de chaque bord extérieur, parallèle à la fente, sont huit hoches, qui doivent correspondre exactement entr'elles. Enfin l'extrémité de cette bande, qui répond à l'occipital, est percée de plusieurs petits trous, pour y fixer par le moyen d'une aiguille & du fil ordinaire, un bout de ruban de fil d'un doigt de large, & de dix pouces de long. La cinquième pièce est une petite traverse de cuivre, longue de quatorze lignes, large de trois, & épaisse d'une seulement. Ses deux extrémités sont arrondies, & elles portent chacune une petite épine, qui fait au-dessus de leur surface, une ligne & demie de saillie. Au milieu de cette pièce, est un trou d'une ligne & demie de diamètre, par ce trou sont passées les deux branches d'un bout de fil de laiton, replié de manière qu'il forme un anneau assez grand, pour laisser passer l'extrémité supérieure de l'arbre suspensoir. Les deux extrémités du fil de laiton sont renversées sur la face inférieure, de façon qu'elles donnent un soutien à cette traverse, l'anneau doit tourner librement dans son trou.

Pour poser toutes ces pièces en place, on commence par mettre le corset baleiné; on ne doit le serrer, en le laçant, qu'autant qu'il est possible de le faire, sans causer de gêne. De-là, on passe à la coëffure; on met le bonnet bien droit, on l'enfonce sur la tête, & on laisse ses bords rabattus sur les yeux & autour de la tête; on place ensuite le bandeau de toile, & on l'arrange au-dessus des oreilles, de façon qu'il ne puisse pas blesser; on le fixe par le moyen de la boucle. La bande de cuivre, & la petite traverse doivent être jointes ensemble, avant de les unir au reste de la coëffure. Pour cet effet, on passe l'anse de la petite traverse dans la fente de la bande; on engage les deux petites épines dans deux hoches correspondantes, ensuite l'on passe l'extrémité antérieure de la bande de cuivre par-dessous la boucle, jusqu'à ce que le pivot de la bande entre dans le trou de la boucle. On entoure ensuite la tête par-dessus le bonnet, d'un ruban de padoue de soie mollet, lequel doit faire deux fois le tour de la tête, en l'étendant horizontalement depuis les sourcils jusqu'à l'occipital; & revenant sur ses pas par le même chemin, on fixe ce ruban par le moyen d'une épingle. On doit avoir soin, pendant qu'on entoure la tête de ce ruban, d'engager par-dessous le bord de l'autre ruban qui est attaché à l'extrémité de la bande de cuivre; on relève ensuite ce bout de ruban, & on le fixe au bonnet par le moyen d'une épingle. On retrousse ensuite les bords du bonnet, en prenant garde de ne point trop découvrir le front, on fixe ces bords par des épingles, puis l'on place l'arbre suspensoir dans les douilles de la plaque, on le laisse descendre dans ces douilles, en écartant le cliquet, jusqu'à ce qu'il touche le sommet de la tête. Après, on pousse l'extrémité supérieure de l'arbre dans l'anneau de la traverse; on choisit pour le fixer, la hoche qui met la tête dans une meilleure situation. On lève ensuite l'arbre suspensoir, & par conséquent la tête, jusqu'à ce qu'on juge que l'extension de l'épine est suffisante. Le cliquet, qui s'applique successivement dans plusieurs crans, fait un petit bruit qui annonce de combien de degrés on a élevé la tête. Si l'on veut diminuer l'extension, il suffit d'appuyer latéralement sur la queue du cliquet, aussi-tôt l'arbre suspensoir retombe de lui-même, & la tête descend en proportion.

Les avantages de cette machine sont manifestes, par elle on étend l'épine autant & aussi longtems qu'on le veut; le malade peut marcher, il peut même s'occuper aux divers exercices relatifs à l'éducation; il y a plus, beaucoup d'enfans obligés par leur mauvais état de porter cette machine pendant la nuit, n'en ont pas eu leur sommeil troublé. On peut espérer la guérison de tous les enfans dont l'épine sera courbée, pourvu que leur âge ne passe pas douze à treize ans; mais alors il faut qu'on leur fasse porter constamment la machine dont nous venons de donner la description. Quand l'âge trop avancé ne permet plus d'espérer la guérison, parce que l'épine n'a plus assez de souplesse pour obéir à l'action de la machine, alors ce moyen ne peut servir qu'à empêcher les progrès ultérieurs, & l'on doit encore en faire usage jusqu'à ce que l'âge ait tellement affermi l'épine qu'il n'y ait plus rien à craindre. (*M. Petit-Radel.*)

GLACE. On fait des applications de Glace sur les parties où il importe de diminuer la trop grande action vitale, & particulièrement celle du système sanguin. On s'en sert, par exemple, avec succès dans les cas de violentes hémorrhagies; on a arrêté, par l'application de la Glace sur le front, des saignemens de nez, qui avoient résisté à tout autre moyen. Appliquée sur le sommet de la tête, elle est un excellent remède dans les cas de commotion du cerveau, en conséquence de chûtes, & dans ceux d'inflammation de ce viscère par d'autres causes. On a recommandé le même topique sur les hernies incarcérées, pour en favoriser la réduction; mais les Praticiens les plus expérimentés condamnent aujourd'hui cette méthode.

Pour faire ces sortes d'applications, on pile la Glace & on l'enferme dans une vessie, qu'on remplit ainsi au tiers, ou à la moitié. On s'en sert aussi pour rafraîchir l'eau dont on veut faire des fomentations froides. *Voyez* Eau commune.

GLANDORP (Matthias Louis) né à Cologne en 1695: il eut pour père un Chirurgien distingué de cette Ville, qui étoit originaire de Brême en Italie. Après ses Humanités, qu'il fit avec distinction, il étudia la Médecine dans l'Université de cette ville, sous Holtzemus; de-là il passa à Padoue où il étudia sous Fabrice d'Aquapendente, Spigelius & Sanctorius. Il reçut ses degrés dans cette même Université, & ensuite il parcourut toute l'Italie pour mettre le complément à ses études. Il vint s'établir à Brême, patrie de ses ancêtres, où, selon la méthode reçue dans ce tems, les Médecins ne dédaignoient point la pratique de la Chirurgie: sa réputation & ses succès lui attirèrent la confiance de l'Archevêque de la ville, qui le choisit pour son Médecin. Il fut fait Physicien de la République, honneur qu'on n'accordoit qu'aux plus grands Hommes. On ignore l'année où il mourut. Glandorp nous a laissé plusieurs Ouvrages de Médecine, qu'il a successivement fait paroître : le premier est le *Speculum Chirurgicum*. Cet Ouvrage traite particulièrement des plaies : on y trouve des Observations très-intéressantes ; il s'échappe dans la préface, contre les Chirurgiens de son tems, qu'il taxe d'ignorance & d'impéritie, même sur la partie qu'ils devoient la plus cultiver, l'Anatomie. Il trouve fort mauvais que la plupart, qui ne savent seulement pas lire, osent critiquer les Maîtres les plus célèbres : *imò vix litteram à litterâ, neque legere neque scribere valeant, & tamen Doctorum methodicas curas, libros, scripta ac monumenta posteritati relicta, contemnunt, vituperant, increpant.* Le malheur veut que par-tout le reproche de Glandorp soit fondé ; mais pourquoi le transmettre à la postérité, si on ne peut y remédier ? Notre Auteur a encore donné un traité sur le polype, une méthode particulière de guérir le panaris, & quelque chose sur le séton & les cautères. Tous ces objets se trouvent dans une Edition qui parut *in-4°* à Londres, en 1729. (*M. Petit-Radel.*)

GLAUCOME. Γλαυκώμα, Γλαύκωσις. *Glaucoma*, affection des yeux sur laquelle les Anciens ne s'accordent point ; les uns pensent qu'elle occupe le cristallin, & d'autres l'humeur vitrée. Galien, dans son Livre *De usu partium*, l'attribue à une trop grande sécheresse du cristallin, en quoi il a été suivi d'Ætius & de Maître-Jan, au commencement de ce siècle. Depuis que cette dernière affection a été reconnue produire la cataracte, l'on a réservé la dénomination de Glaucome à l'opacité de l'humeur vitrée, ainsi qu'on le peut voir dans Heister, Platner, & tous les Oculistes qui ont écrit vers le milieu de ce siècle. Cette maladie est très-rare, mais elle n'en est pas moins prouvée par l'expérience. Lancisi dit avoir trouvé une fois le corps vitré cartilagineux, M. Morand l'a vu pierreux ; ces exemples & quelqu'autres prouvent en faveur de l'opacité de l'humeur vitrée comme cause du Glaucome. Il n'est pas toujours aisé de distinguer le Glaucome, même celui qui est confirmé, de la cataracte, notamment quand celle-ci commence ; on peut cependant le soupçonner, dit-on, en ce que la couleur contre nature qui le caractérise, est réfléchie d'une surface profonde, derrière la pupille, au lieu que celles qui annoncent une cataracte, sont superficielles & voisines des bords de l'uvée.

Les moyens chirurgicaux relatifs au traitement du Glaucome, se réduisent aux véficans & autres topiques dérivatifs, qu'on emploie dans le plus grand nombre des maladies des yeux. L'on prescrit également l'extrait de ciguë, le savon, les mercuriaux, notamment l'aquila alba, dont l'usage a été jusqu'ici si efficace dans le traitement de la cataracte : mais il faut l'avouer, souvent ces remèdes manquent leur effet, comme dans les cas de cataracte, sur-tout chez les vieillards, où tout tend à l'exsiccation. *Voyez*, pour de plus grands détails, l'Article Cataracte relativement au traitement intérieur, & le Chapitre de l'Ouvrage de Maître-Jan, où il est question du Glaucome. (*M. Petit-Radel.*)

GLOSSOCOME, de γλωσση & κομέω, *curam gero*. Les Anciens désignoient par ce mot composé, un petit coffre, dans lequel ils mettoient les hanches des hautbois, pour les conserver. C'est un instrument dont on se servoit autrefois pour réduire les fractures & les luxations des cuisses & des jambes, & pour faire en même-tems l'extension & la contr'extension. Il consiste en un coffre où l'on étend la jambe ou la cuisse, au bas duquel il y a un tour, & à côté, vers le haut, deux parties, une de chaque côté. On attache des courroies à plusieurs chefs, au-dessus & au-dessous de l'endroit où est la fracture ; les courroies d'en bas sont attachées à l'essieu dont elles sont près, celles d'en haut, après avoir passé par les poulies, reviennent à l'essieu auquel elles sont aussi attachées, de sorte que par le même mouvement, en faisant agir le tour, on tiroit en haut la partie de la jambe avec la cuisse qui est au-dessus de la fracture, & en bas la partie qui est au-dessous. Voyez la figure de cet instrument dans Paré, *Ancienne Encyclopédie*. (*M. Petit-Radel.*)

GLOSSOCATOCHE. Γλωσσοκατοχος, mot composé qui signifie *linguæ detentor*. C'est un genre de *speculum* de la bouche, fait en manière de pince dont on se sert pour abaisser la langue & la coller, pour ainsi dire, contre la partie inférieure de la bouche & du gosier, afin de découvrir jusque dans son fond, les maladies qui peuvent y survenir, y appliquer les remèdes, & pouvoir y opérer. Des deux branches antérieures de cet instrument, celle qui se met dans la bouche, est une espèce de palette alongée, mince, polie, arrondie par son extrémité, inclinée pour s'accommoder à la pente de la langue, d'environ quatre pouces sur dix lignes de large ; l'autre branche, qui s'applique sous le menton, est faite en fourchette platte ou en forme de fer-à-cheval. Les fourcherons sont éloignés l'un de l'autre d'environ quinze lignes, ils ont une pouce & demi de long, & se terminent par un bouton aussi applati en forme de mamelon. Le corps de cet instrument, est l'endroit de l'union des deux branches, qui se fait par jonction passée ; ainsi l'une de ces branches est mâle, & l'autre est femelle. Les extrémités postérieures de ces branches, doivent être un peu applaties, légèrement convexes du côté du dehors, & planes en dedans ; leur longueur est d'environ cinq pouces & demi. *Voyez*, pour une notion plus exacte, l'une des Planches relatives aux instrumens nécessaires aux maladies de la bouche, *Anc. Encyclop.*, (*M. Petit-Radel.*)

GLUTINATIF

GLUTINATIF. Epithète qu'on donne aux remèdes qui procurent la réunion des parties divisées. *Voyez* CONSOLIDANS. On emploie aussi ce terme dans le même sens qu'ADHÉSIFS.

GOITRE. *Voyez* BRONCHOCELE.

GOMME. On donne ce nom à des substances de nature bien différente. Les unes, telles que la Gomme arabique & la Gomme adragant mêlées avec l'eau, fournissent un mélange très-doux, qu'on insinue dans l'urètre, le vagin, l'anus, les paupières, &c., pour défendre ces parties contre l'acrimonie des humeurs, lorsque celles-ci en ont contracté, ou pour émousser celle de certains médicamens. Un gargarisme de Gomme arabique tempère l'ardeur de la gorge causée par la salivation. Cette même substance réduite en poudre, & mêlée avec du sucre, fait un excellent topique dont on saupoudre les mammelons des nourrices, lorsqu'ils sont excoriés.

D'autres substances qui portent le nom de Gommes, & dont la nature se rapproche de celle des baumes ou Gomme résines, sont employées en Chirurgie, pour résoudre les tumeurs, accélérer la suppuration de certains abcès, déterger les plaies & les ulcères, & fortifier les parties foibles & relâchées; telles sont particulièrement la Gomme ammoniac, le galbanum, le gayac, le styrax, la myrrhe, le mastic, l'aloès, la poix, la colophone, &c. On forme en conséquence avec ces diverses drogues, des emplâtres, des onguens, des teintures; on les emploie aussi en fumigations. *Voyez* BAUMES, EMPLATRES, ONGUENS.

GONORRHÉE. Ecoulement contenu d'une humeur muqueuse par les parties sexuelles, qui n'est accompagné d'aucun sentiment de plaisir. Ce mot est dérivé de γονη, semence, & de ρεω, je coule, d'après l'opinion des Anciens qui attribuoient cette maladie à un écoulement de semence plus ou moins altérée. On verra par la suite de cet article, le peu de fondement de cette opinion.

On distingue deux sortes de Gonorrhée, la virulente, & la bénigne ou la simple.

La Gonorrhée virulente dont nous allons principalement nous occuper, est une inflammation locale de l'urètre, & de quelques-unes des parties voisines, accompagnée d'un écoulement d'une matière puriforme, produite à la surface interne de ce canal, sur-tout chez les hommes.

Lorsqu'une matière irritante quelconque est appliquée à une surface sécrétoire, (1) elle en augmente la sécrétion, & fait passer la liqueur qu'elle prépare, de son état naturel à un autre, qui, dans la maladie dont nous traitons, est du pus. Or, comme ce changement provient de ce que la matière morbifique est appliquée à une surface qui naturellement sépare quelque fluide, il importe peu dans quelle partie du corps se trouve cette surface; car si c'est à l'anus, à l'intérieur de la bouche, du nez, des yeux, ou des parties naturelles, l'effet de cette irritation sera toujours à-peu-près le même.

(1) On entend par surface sécrétoire la surface interne de tous les conduits destinés à donner passage à des matières étrangères, ou à celles qui sont le produit de quelque sécrétion. Ainsi, l'intérieur de la bouche, du nez, des yeux, de l'anus, de l'urètre sont des surfaces sécrétoires, où se prépare un fluide muqueux, destiné à les lubréfier.

Du siège de la Gonorrhée.

On a cru, pendant bien long-tems, que la matière qui coule de l'urètre dans une Gonorrhée, venoit d'un ou de plusieurs ulcères formés dans ce canal; mais l'observation a enfin démontré la fausseté de cette opinion. C'est M. William Hunter qui, en 1750, enseigna le premier dans ses leçons, qu'il n'y a point d'ulcère dans la Gonorrhée. Il avoit été conduit à cette opinion, par quelques observations qui lui avoient fait voir du pus formé en grande abondance, à la surface des viscères, sans aucune érosion de ces organes. En 1753, son frère, M. Jean Hunter, eut occasion de disséquer les corps de deux hommes exécutés tandis qu'ils étoient affectés de Gonorrhées très-graves, & les ayant examinés avec la plus grande attention, il ne trouva point d'ulcération; les deux urètres seulement étoient un peu rouges, sur-tout près du gland. Depuis cette époque, il a ouvert l'urètre de beaucoup de sujets, morts pareillement avec la Gonorrhée, & n'a jamais trouvé d'ulcère; mais il a constamment observé que la surface interne du canal, près du gland, étoit plus rouge qu'à l'ordinaire, & que les lacunes étoient souvent remplies de pus. Le même fait a été observé par Morgagni. (1) Quelquefois, il est vrai, on trouve un ulcère occasionné par un abcès formé dans quelqu'une des glandes du canal, & qui s'ouvre dans sa cavité; mais cette ulcération n'a rien de commun avec celle qu'on suppose être la cause de la Gonorrhée; nous y reviendrons ci-après.

De l'identité du virus de la Gonorrhée, & de celui de la vérole.

Cette affection des surfaces sécrétoires, qui est la cause prochaine de la Gonorrhée, est aussi ce qui constitue la différence essentielle entre cette maladie & la vérole. Bien des Praticiens frappés de la dissemblance de ces deux maladies, & de celle du traitement que l'une &

(1) De sedibus & causis Morborum. *Epist.* XLIV, S. 7.

l'autre exigent, ont cru qu'elles étoient l'effet de deux virus différens; mais il n'est pas difficile de faire voir le peu de fondement de cette opinion.

Ceux qui ont cherché à la maintenir, en déduisent les preuves, 1.° de l'histoire de ces maladies, & de leurs progrès en différens pays. 2.° Des phénomènes particuliers de l'une & de l'autre. 3.° Des remèdes nécessaires à leur guérison.

Il paroît que la vérole & la Gonorrhée ne se sont pas manifestées en Europe dans le même tems; mais que la première s'est montrée bien des années avant qu'on observât la seconde. Il en a été de même dans les autres parties du monde, où les Européens ont porté le virus vénérien. A la Chine, par exemple, on connut la vérole assez-tôt après qu'elle se fut répandue en Europe; mais Astruc nous assure que, dans le tems où il écrivoit, la Gonorrhée étoit une maladie très-récente dans ce pays-là; & dans les îles nouvellement découvertes de la mer du Sud, où ces maux étoient inconnus, avant qu'elles eussent été visitées par nos Navigateurs, mais où ils ne tardèrent pas de se répandre après cette époque, la Gonorrhée a été inconnue pendant plusieurs années; elle l'étoit encore, lors du second voyage de Cook, suivant le rapport d'un homme très-digne de foi, qui étoit de ce voyage; (1) d'où il résulte, dit-on, que le virus qui produit la vérole, n'est pas le même que celui qui produit la Gonorrhée.

Mais si l'on fait attention aux circonstances qui doivent avoir accompagné la naissance des affections vénériennes, dans ces régions éloignées, on en tirera une conclusion diamétralement opposée à celle-là; car il est presqu'impossible de porter un chancre pendant un si long voyage, sans qu'il en résulte la destruction de la verge; au lieu que nous savons, par expérience, qu'une Gonorrhée peut durer un très-long tems, sans cesser d'être virulente. On lit, dans le voyage de Cook, que les habitans d'Otahity, qui furent infectés de cette maladie, allèrent à la campagne & s'en guérirent; mais qu'elle devint incurable, lorsqu'elle se changea en vérole; ce qui démontre que la maladie dont ils étoient attaqués, étoit une Gonorrhée, puisqu'il n'y a que la Gonorrhée qui puisse être guérie par des moyens aussi simples. De plus, si c'eût été des chancres, & si les Naturels du pays avoient connu les moyens de guérir ces sortes d'ulcères, ils auroient pu également guérir les autres symptômes de la vérole. On voit d'ailleurs, dans le dernier voyage du Capitaine Cook, que la maladie sévit maintenant à Otahity, sous toutes ses formes; & comme aucune autre relation ne nous a appris que la Gonorrhée y eût été introduite depuis le second voyage, nous devons croire que chaque forme de la maladie vénérienne s'y est développée d'après une seule racine, qui étoit vraisemblablement une Gonorrhée.

Quant à ce qu'on dit, que les deux maladies se sont montrées, à des époques différentes, en Europe & ailleurs; c'est un fait assez généralement reconnu, que toute espèce de maladie contagieuse se manifeste avec plus de violence, dans les pays où elle commence à se répandre, que dans ceux où elle est depuis long-tems endémique; & peut-être sera-t-il permis d'expliquer de cette manière pourquoi, en général, la Gonorrhée ne s'est manifestée que long-tems après que la maladie vénérienne s'étoit montrée sous des formes beaucoup plus fâcheuses; mais il est bon de remarquer que, malgré les éclaircissemens que des Savans ont jetté sur cette matière, il est encore bien difficile de déterminer l'époque précise où ces maladies ont commencé à se montrer, &, par conséquent, de s'assurer si l'une de d'elles a réellement existé long-tems avant l'autre.

2.° On argumente contre l'identité du virus, de la différence qu'on observe entre la marche & les symptômes de ces deux maladies. La vérole négligée tend toujours à devenir plus fâcheuse, & finit tôt ou tard par tuer le malade. La Gonorrhée au contraire tend naturellement à se guérir; &, quoiqu'abandonnée à elle-même, elle se termine favorablement, pour l'ordinaire, sans aucun secours. Mais, pour expliquer ce fait, qui n'est pas absolument sans exception, il n'est point nécessaire de supposer un virus différent; il suffit de se rappeller ce que nous avons dit ci-dessus: que la Gonorrhée dépendoit de l'inflammation superficielle du canal de l'urètre, & non d'aucune ulcération. Or il paroît que l'absorption du virus vénérien se fait en général beaucoup plus facilement par les surfaces ulcérées, que par celles qui sont simplement dans un état d'inflammation; c'est ce qui explique pourquoi, dans la plupart des cas, la Gonorrhée demeure une maladie tout-à-fait locale, & se guérit sans aucun remède, tandis que la vérole tend toujours à s'étendre, & à se porter d'une partie du corps à l'autre.

Un autre argument qu'on déduit des phénomènes des maladies vénériennes, est que le virus de la vérole ne communique autre chose que la vérole, & que celui de la Gonorrhée n'occasionne jamais que la Gonorrhée. Il n'est pas douteux que des choses ne se passent souvent de cette manière; mais il ne l'est pas moins que l'on observe fréquemment le contraire. On s'en convaincra aisément, par ce fait, très-simple, & très-connu des Praticiens, que, lorsque les personnes atteintes de Gonorrhée ne sont

(1) Duncan's Medical cases and Observations.

pas très-attentives à maintenir la propreté du prépuce & du gland, elles sont fort sujettes à avoir des chancres dans ces parties, même lorsque l'écoulement a déjà beaucoup diminué. Or il suffit qu'il se forme un seul ulcère de cette nature, pour infecter tout le système.

Indépendamment de la formation d'aucun chancre, il y a des observations qui prouvent que la vérole peut avoir lieu en conséquence d'une Gonorrhée, & tous les Chirurgiens qui ont une pratique un peu étendue, à cet égard, en pourroient fournir des exemples. Nous nous contenterons d'en citer un, d'après M. Hunter; on en trouvera plusieurs autres chez les Auteurs.

Un homme fut deux fois attaqué de Gonorrhée virulente, & en fut guéri, chaque fois, sans mercure. Mais, après l'une & l'autre maladie, il eut des symptômes de vérole, environ deux mois après avoir reçu l'infection. La première fois, il eut des ulcères à la gorge, dont il se guérit, par l'application extérieure du mercure; à la seconde, il eut des taches sur la peau, pour lesquelles il fut encore obligé de recourir aux frictions mercurielles.

Mais, si le virus est le même, dans les deux cas, pourquoi ces deux effets ne se rencontrent-ils pas toujours ensemble chez la même personne? Car on devroit naturellement supposer que la Gonorrhée une fois déclarée ne peut pas manquer de devenir la cause d'un chancre, & que celui-ci, à son tour, s'il paroît le premier, peut produire une Gonorrhée. Quoique cela se passe rarement ainsi, on l'observe cependant quelquefois. On peut soupçonner, avec M. Hunter, qu'en général, l'irritation de l'une des parties qui sont le siège de ces diverses affections, devient le préservatif de l'autre; que lorsque l'urètre s'enflamme & fournit un écoulement de matière purulente, les parties extérieures voisines sont par-là même exemptes de la maladie qu'elles n'auroient pas manqué de contracter, en vertu de l'action du même virus qui a excité la Gonorrhée; & de même, que lorsqu'un chancre se manifeste sur ces parties, l'urètre cesse d'être susceptible de l'irritation qui, sans cette affection extérieure, n'auroit pas manqué d'avoir lieu. L'identité de la matière morbifique, & la multitude de phénomènes sympathiques qu'on observe dans tant d'autres maladies, autorisent suffisamment à admettre cette explication.

3.° Enfin, dit-on, le traitement nécessaire à la guérison de ces deux maladies n'est pas le même, & l'on guérit la Gonorrhée sans mercure, tandis qu'il est le spécifique de la vérole. Mais, pour expliquer ce fait, il suffit de savoir, comme nous l'avons dit ci-dessus, que les deux maladies affectent d'une manière très-différente les parties qui en sont le siège; & jusqu'à ce qu'on ait rendu raison, d'une manière claire & précise, de l'espèce d'action que le mercure exerce sur les organes affectés par le virus vénérien, on ne sauroit tirer aucune conclusion légitime de l'effet qu'il produit dans un cas, à celui qu'il doit produire dans un autre. Mais il y a plus, & quoique le mercure n'ait aucun effet dans la Gonorrhée, lorsqu'on l'emploie de la même manière que pour les autres affections vénériennes, il réussit manifestement, dans la plupart des cas, à adoucir les symptômes, & à abréger la maladie, lorsqu'on l'applique directement sur la partie affectée, comme nous le verrons ci-après.

De l'intervalle entre l'application du venin, & son effet.

Dans la plupart des maladies, il se passe toujours un certain tems entre l'application de la cause, & le moment où elle produit son effet. On observe que, dans les maladies vénériennes, ce tems varie considérablement, ce qui est dû probablement à l'état du corps, au moment où l'infection a été communiquée. Chaque forme de ces maladies varie aussi à cet égard; la Gonorrhée & le chancre se manifestant plutôt que la vérole après l'infection, & la Gonorrhée plutôt que le chancre, ce qui n'est cependant pas sans quelques exceptions. Les époques où la Gonorrhée paroît, varient; dans quelques cas, le poison fait son effet en peu d'heures, ainsi que M. Hunter l'a observé deux ou trois fois, tandis que dans d'autres, la maladie ne se manifeste qu'au bout de cinq ou six semaines; on voit d'ailleurs des exemples de son développement dans tous les périodes intermédiaires. Il paroît que les périodes les plus ordinaires sont entre le sixième & le douzième jour. M. Hunter raconte que dans un cas, où la Gonorrhée ne se manifesta qu'au bout de six semaines, elle fut précédée par divers symptômes d'irritation, tels entr'autres qu'une sensation extraordinaire dans les parties; d'où il conclut que le virus reste rarement, ou même jamais aussi-long-tems en repos; & que l'état inflammatoire peut avoir lieu long-tems avant que la suppuration commence. Mais nous sommes portés à croire que les symptômes dont nous venons de parler tenoient à la constitution de l'individu chez qui il les avoit observés; puisqu'ils se manifestèrent chez le même sujet, dans une autre occasion, où la Gonorrhée ne parut qu'un mois après l'infection. Nous avons vu un cas où l'écoulement qui ne survint qu'au bout de cinq semaines, ne fut certainement précédé d'aucun symptôme quelconque.

Difficulté de distinguer la Gonorrhée virulente de la simple.

Indépendamment du virus vénérien, il est une infinité d'autres causes qui rendent la surface de l'urètre sujette à l'inflammation & à la suppuration; plusieurs écoulemens spontanés pouvant survenir, sans qu'on en puisse déterminer la cause immédiate. On donne à ces écoulemens le nom de Gonorrhée simple ou bénigne; ils ne tiennent rien de l'infection vénérienne; cependant on observe que ceux qui ont eu des Gonorrhées virulentes, y sont plus sujets que d'autres. On a cru trouver une marque distinctive entre la Gonorrhée virulente & la bénigne, en ce que celle-ci paroît immédiatement après le coït, & qu'elle est d'abord violente; tandis que la première ne se déclare que quelques jours après, & augmente graduellement. Mais la Gonorrhée simple n'est pas toujours une conséquence du commerce avec les femmes; elle ne vient pas toujours tout-à-coup, & n'est pas toujours exempte de douleur.

D'un autre côté, on voit des Gonorrhées causées par infection, qui commencent sans aucune inflammation, & dont on est très-embarrassé à déterminer la nature. Il y a une certaine classe de symptômes communs à presque toutes les maladies de l'urètre, entre lesquels il est difficile de distinguer le petit nombre de ceux qui dérivent uniquement de l'affection spécifique. M. Hunter a vu l'urètre sympatiser avec les gencives dans le tems de la dentition, & tous les symptômes de la Gonorrhée revenir plusieurs fois par la même cause chez le même enfant. (*Voyez* DENTITION.) Nous avons vu aussi deux petites filles sujettes, pendant le tems de la dentition, à un écoulement accompagné de plus ou moins de douleur en urinant, & d'inflammation dans les parties naturelles. Mais, en général, chez les personnes qui ont eu plusieurs fois des maladies vénériennes, l'urètre est plus disposé à manifester des symptômes semblables à ceux de la Gonorrhée, qu'il ne l'est chez ceux qui n'ont jamais eu d'affection de ce genre, c'est parce que ces parties ont souffert par l'action du virus, que la Gonorrhée simple se déclare avec tant de facilité; & c'est-là peut-être aussi une raison pour laquelle ces affections se ressemblent à plusieurs égards. Dans celle-ci, l'urètre est attaqué d'un écoulement accompagné de douleur, & l'on y sent de tems à autre des sensations extraordinaires; symptômes qui peuvent être tout-à-fait spontanés, ou la conséquence d'anciennes Gonorrhées, ou l'effet de quelqu'autre maladie. Lorsqu'ils dépendent de l'altération produite dans l'urètre par d'anciennes Gonorrhées, ils sont pour l'ordinaire très-passagers, paroissant & disparoissant alternativement; ils sont rarement accompagnés d'aucun gonflement, ni de rougeur considérable du gland. On est fondé à les regarder comme spontanés, lorsque la personne qui en est atteinte n'a jamais eu de maladies vénériennes, & ne s'est point exposée en dernier lieu au danger d'en contracter. Quoi qu'il en soit, il est souvent difficile de distinguer cette affection d'une Gonorrhée virulente; aussi arrive-t-il souvent qu'on prend pour telle un écoulement qui n'est point produit par infection, ou qu'on regarde comme Gonorrhée simple celle qui est réellement virulente; mais une pareille erreur n'a peut-être pas toute l'importance qu'on pourroit imaginer. On peut considérer ces écoulemens non virulens comme une incommodité à laquelle sont assujettis ceux qui ont eu des Gonorrhées vénériennes; on n'a pas encore de méthode certaine pour les guérir; ils ont de l'analogie avec les pertes blanches des femmes.

De l'effet de la matière de l'écoulement sur les parties qui la fournissent.

On a cru généralement que l'écoulement d'une Gonorrhée étoit un moyen employé par la Nature pour entraîner le virus qui avoit occasionné la maladie, & en procurer ainsi la guérison, comme on voit dans beaucoup d'autres occasions, que l'augmentation de la sécrétion naturelle de quelque surface, ou la suppuration qui s'établit dans une plaie, tend à entraîner les corps étrangers qui sont la cause de l'irritation; mais, dans les cas où l'inflammation dépend de quelque poison particulier, on ne peut attendre un semblable effet de la suppuration qui en résulte; car quoique celle-ci entraîne les particules du virus qui ont causé la première irritation, comme tout le pus qui coule ensuite est également virulent, on pourroit croire au contraire qu'il perpétuera l'irritation, & par conséquent l'écoulement.

Cette dernière opinion néanmoins n'est pas mieux fondée que la première; l'affection de l'urètre dans la Gonorrhée n'est pas entretenue par le pus, mais par la qualité spécifique de l'inflammation même; inflammation qui probablement ne peut jamais se prolonger que pendant un période de tems limité, puisque les symptômes qui en annoncent la présence, se dissipent enfin spontanément; d'où il suit que la matière virulente qui se forme, pendant la maladie, n'a pas le pouvoir d'entretenir l'irritation primitive; car autrement la maladie n'auroit point de fin.

Dans la Gonorrhée, ainsi que dans bien d'autres maladies, l'action morbifique des parties affectées ne peut se maintenir long-tems la même; après avoir augmenté en vivacité jusqu'à un certain point, elle tend naturellement à s'affoiblir; & ses effets, c'est-à-dire les symptômes de la maladie qui en résulte, cessent enfin d'avoir lieu. Le moment de cette cessation variera suivant diverses circonstances; car si les parties irritées sont très-susceptibles de cette espèce particulière d'irritation, leur action mortifique en sera d'autant plus violente, & d'autant plus durable; mais, dans tous les cas, cette différence proviendra toujours de celle qui existe dans la constitution, & non d'aucune qualité particulière du virus.

La maladie, ainsi que nous avons déjà eu occasion de l'observer, ne cesse naturellement que lorsqu'elle occupe une surface sécrétoire, & qu'il s'y forme de la matière; car lorsqu'elle se fixe sur une surface non sécrétoire, & qu'elle y produit un ulcère, les parties ainsi affectées sont capables de perpétuer pour toujours la maladie. Au reste, cette différence entre une guérison spontanée & celle qui ne l'est pas, paroît consister plutôt dans la différence des deux modes d'action, que dans celle des surfaces affectées; car lorsque le virus vénérien produit un ulcère sur une surface sécrétoire, comme il arrive quelquefois sur les amygdales, ou même dans l'urètre, ces ulcères n'ont pas plus de disposition à se guérir que s'ils avoient leur siège en toute autre partie du corps.

On observe quelquefois que les parties qui ont été les premières irritées se rétablissent, tandis que l'irritation se propage à une autre partie de la même surface, comme il arrive, lorsqu'elle passe du gland aux parties supérieures de l'urètre.

En admettant que toutes les Gonorrhées se guérissent sans le secours de la Médecine, on peut se permettre de douter qu'une personne puisse gagner une Gonorrhée tant que la première n'est pas guérie, ou que la même maladie puisse s'augmenter par l'addition d'une nouvelle matière de la même espèce; & cette observation s'applique à toutes les autres formes de la maladie; car il a été prouvé que le pus d'une Gonorrhée, ou celui d'un chancre, appliqué sur un bubon ulcéré, n'en retarde en aucune manière la guérison, quoique, si l'on applique du pus vénérien sur un ulcère ordinaire, il y excite souvent l'irritation vénérienne. Tous ces effets nous déterminent à penser que le pus d'une Gonorrhée ne sauroit contribuer à l'entretenir; car ce n'est qu'une application de matière dont le virus & les effets sont exactement semblables, aux effets déjà produits sur les solides. Or rien ne peut augmenter ou continuer ces effets, si ce n'est une substance capable d'augmenter la disposition des parties à une pareille inflammation, ou de les en rendre plus susceptibles. On observe d'ailleurs qu'on peut guérir une Gonorrhée, pendant qu'il existe un chancre, & réciproquement. D'après ces faits, on est fondé à supposer qu'une pareille surface du corps n'est pas susceptible d'être irritée par la matière qu'elle sépare, ni de l'être au-delà d'un certain tems. C'est pourquoi, si on continuoit d'appliquer une nouvelle matière vénérienne à l'urètre d'un homme qui a une Gonorrhée, elle se dissiperoit aussi vite que si l'on n'y avoit point fait cette application.

On peut même, en donnant une plus grande extension à cette idée, conclure de ce que nous venons de dire, qu'un homme ne sauroit gagner une nouvelle Gonorrhée ou un chancre, s'il donne lieu à un nouveau contact de matière vénérienne sur les parties déjà malades, quand la guérison est près de sa fin. On conçoit en effet que les parties peuvent avec le tems, tellement s'habituer à l'impression du poison qu'elles y deviennent insensibles; ainsi donc, l'application d'une nouvelle quantité de matière virulente ne pourra pas les affecter au point de renouveller la maladie, jusqu'à ce qu'elles aient repris leur état naturel & primitif.

Cette opinion n'est pas fondée seulement sur la théorie, elle l'est encore sur l'expérience & sur l'observation. On voit en effet des hommes, immédiatement après avoir eu une Gonorrhée, s'exposer fréquemment à être infectés de nouveau, sans contracter une nouvelle maladie, tandis qu'une personne saine la contractera immédiatement, en fréquentant les mêmes femmes. Lorsque la disposition du corps n'est pas assez puissante pour empêcher tout-à-fait les parties d'être infectées, elle y portera cependant obstacle en partie. De-là vient qu'une première Gonorrhée est en général plus violente que les autres, & que, pour l'ordinaire, ceux qui en ont plusieurs, les ont de plus en plus légères, sur-tout lorsqu'elles sont très-rapprochées.

M. Hunter de qui nous empruntons cette doctrine, l'appuie de plusieurs observations. Nous nous contenterons d'en rapporter une des plus remarquables.

Un homme marié, qui, pendant plusieurs années n'avoit vu d'autre femme que la sienne, retrouva une de ses anciennes connoissances qui lui donna une violente Gonorrhée, tout en lui déclarant qu'elle n'avoit aucune raison de se croire malade. Tous les deux se firent traiter, & continuèrent pendant le traitement à habiter ensemble. L'homme guérit, & l'on avoit lieu de présumer que la femme étoit aussi guérie; ils continuèrent à vivre ensemble pendant plusieurs mois, sans que le pemier ressentît le moindre mal, & sans qu'il y eût lieu de soupçonner le plus petit reste de maladie chez la dernière. A la fin, ils se séparèrent, & la femme forma un nouvel attachement; elle n'eut pas plutôt contracté cette liaison, qu'elle donna une Gonorrhée à son nouvel amant. Elle eut recours une seconde fois à M. Hunter pour se faire guérir, en lui assurant qu'elle n'avoit eu commerce qu'avec ces deux personnes; que par conséquent, cette maladie ne pouvoit être que la même pour laquelle il l'avoit déjà traitée. Elle négligea cependant de faire aucun remède, & l'amant continua son commerce avec elle, pendant plusieurs mois encore après sa guérison, sans recevoir aucune nouvelle infection. Mais le premier étant revenu après un an d'absence, & ne croyant pas courir aucun danger, puisqu'elle vivoit tranquillement avec le second, ne laissa pas de prendre d'elle une nouvelle Gonorrhée.

Des symptômes de la Gonorrhée.

§. 1. *Du siège de la maladie.*

Le siège ordinaire de la Gonorrhée, chez les deux sexes, est dans les parties de la génération; chez les hommes, c'est l'urètre qui en est le plus fréquemment affecté; chez les femmes, ce sont le vagin, l'urètre, les grandes lèvres, le clitoris, les nymphes.

La manière dont se propage cette maladie, indique assez pourquoi ce sont ces parties qui en sont le siège; mais si nous ne considérions dans l'homme que la surface des parties exposées au contact, nous devrions naturellement supposer que le gland, l'intérieur du prépuce, ou l'orifice de l'urètre, seroient les premières, ou les seules parties affectées; c'est cependant ce qui n'arrive que rarement; peut-être même que la maladie n'attaque jamais l'orifice de l'urètre, sans passer plus avant dans le canal. L'on voit quelquefois un écoulement qui vient de la surface du gland; quant au prépuce, on voit aussi dans quelques cas, soit qu'il y ait écoulement par l'urètre ou non, sa surface interne affectée d'une inflammation érésypélateuse, d'où résulte une sorte de phymosis. Lorsque l'inflammation vénérienne attaque le gland ou le prépuce, ou ces deux parties à-la-fois, elle s'y fixe souvent, & ne s'étend pas plus loin, n'étant accompagnée ni d'écoulement par l'urètre, ni de douleur dans cette partie.

L'inflammation qui accompagne la Gonorrhée présente plusieurs des phénomènes de l'inflammation ordinaire; on peut voir cependant qu'elle diffère de celle-ci à bien des égards; elle n'est point accompagnée de sensation pulsative, elle occasionne peu de douleur, excepté celle qui provient de l'irritation de l'urine, & de la distension des parties; & l'irritation inflammatoire pénètre rarement au-delà des surfaces affectées. La sécrétion abondante de pus, qui est la conséquence d'une inflammation aussi légère, provient peut-être de ce que les parties affectées sont naturellement dans un état de sécrétion, ce qui fait qu'elles passent facilement de cette sécrétion naturelle à une sécrétion morbifique.

Mais, quelque légère que soit cette inflammation, dans la plupart des cas, il arrive quelquefois qu'elle est beaucoup plus grave, & qu'elle pénètre bien avant dans la membrane cellulaire, ou plutôt réticulaire du corps spongieux de l'urètre, sur-tout près du gland. Quelquefois elle s'étend plus avant le long du corps spongieux de l'urètre, en produisant une tuméfaction, c'est-à-dire une extravasation de lymphe coagulable, qui est la cause ordinaire de la cordée. Quelquefois elle donne lieu à des suppurations, sur-tout lorsqu'elle se porte au périnée; il paroît que le siège de ces suppurations est dans les glandes, comme nous le verrons ci-après.

§. 2. *Des symptômes les plus ordinaires, & de l'ordre dans lequel ils se manifestent.*

Le premier symptôme de la Gonorrhée qui se fasse appercevoir, est généralement une démangeaison à l'orifice de l'urètre, accompagnée d'une légère tuméfaction de ses bords, & qui s'étend quelquefois sur tout le gland. Bientôt après, l'écoulement paroît; la démangeaison se change en douleur, sur-tout lorsqu'on urine; mais quelquefois on ne sent aucune douleur, qu'assez long-tems après que l'écoulement & les autres symptômes se sont manifestés. Il y a des Gonorrhées qui ne sont jamais accompagnées d'aucune douleur; il y en a d'autres où les malades en éprouvent beaucoup, même bien avant que l'écoulement paroisse.

Lorsque les symptômes inflammatoires sont déclarés, la verge paroît plus grosse, & comme dans un état de demi-érection, le gland est gonflé, lisse & rouge, avec une sorte de transparence; quelquefois il s'y manifeste une légère excoriation qui le rend très-sensible, & d'où il suinte un peu de matière. Le canal de l'urètre devient plus étroit qu'à l'ordinaire, ainsi qu'on peut en juger par le jet de l'urine qui est plus petit que de coutume, & qui souvent s'éparpille en sortant, ce qui provient d'une irrégularité dans l'intérieur du canal: cet accident s'observe, non-seulement dans la Gonorrhée, mais encore dans toutes les autres affections de l'urètre, qui en altèrent la figure. *Voyez* Ischurie.

On observe souvent le long de la surface inférieure de la verge, dans le trajet de l'urètre, des petites tumeurs qu'on regarde comme les glandes mêmes de ce canal tuméfiées & enflammées; on en voit quelquefois qui acquièrent un volume assez considérable, & qui viennent enfin à suppuration, en formant des abcès qui s'ouvrent, tantôt à l'extérieur, tantôt à l'intérieur du canal. Dans ce dernier cas, la tumeur s'affaisse tout-à-coup, après la sortie d'un flot de matière purulente; quelquefois on la voit reparoître au bout d'un certain tems, lorsque l'orifice par lequel elle s'est vuidée, se cicatrise trop tôt. On observe souvent de pareils abcès dans l'endroit où se trouvent les glandes de Cowper; ces tumeurs s'ouvrent en-dedans ou en-dehors, & quelquefois des deux manières; elles fournissent alors à l'urine un nouveau passage, auquel on a donné le nom de fistule au périnée. *Voyez* PÉRINÉE.

L'on éprouve souvent le long de la partie inférieure de la verge, une sensation douloureuse qui s'étend jusqu'à l'anus, & qui provient de l'état inflammatoire de l'urètre. Les érections qui, dans la plupart des Gonorrhées, sont très-fréquentes, deviennent extrêmement pénibles, lorsque cette sensation dont nous venons de parler existe, ou lorsque la Gonorrhée est cordée.

§. 3. *De l'Écoulement.*

Le fluide visqueux & transparent, qui coule naturellement des glandes de l'urètre, se change en une liqueur blanchâtre & aqueuse; celui qui s'exhale de la surface de l'urètre qu'il est destiné à lubréfier, devient aussi moins transparent, & ces deux sécrétions, en s'épaississant peu-à-peu, prennent de plus en plus les qualités du pus. Cette matière change souvent de couleur & de consistance, suivant la disposition des parties qui la forment; elle est tantôt blanche, tantôt jaune, & tantôt d'un verd plus ou moins foncé, comme cela s'observe principalement sur les linges. Ces changemens dépendent de la diminution ou de l'accroissement de l'inflammation, & non des qualités vénéneuses de la matière; car toutes les fois que ces parties sont irritées à un certain point, par une cause quelconque, il en résulte les mêmes apparences.

C'est ce qui se trouve confirmé, sur-tout par une expérience de M. Swediauer, faite sur lui-même; ce Praticien s'étant injecté dans l'urètre un peu d'alkali-volatil caustique, étendu dans de l'eau, eut tous les symptômes ordinaires de la Gonorrhée, & un écoulement qui avoit les mêmes apparences & les mêmes variations de couleur qu'on observe dans celui qui est virulent. (1) L'effet des bougies est aussi accompagné, le plus souvent, des mêmes phénomènes. *Voyez* BOUGIE.

Il paroît que, dans les cas les plus ordinaires de Gonorrhée, l'écoulement ne vient guères de plus loin que l'endroit où l'on sent la douleur; quoique l'on croie communément qu'il vient de tout le canal, & même des glandes de Cowper, de la prostate, & des vésicules séminales; mais cette opinion devient tout-à-fait improbable, si l'on examine avec soin les symptômes.

Si, par exemple, toutes les parties de l'urètre au-delà du bulbe, ou dans le bulbe même, étoient affectées au point de fournir du pus, ce pus seroit poussé hors de l'urètre, de la même manière que la semence, & en sortiroit comme elle, par jets interrompus; car on sait qu'il ne peut rien y avoir dans cette partie de l'urètre, qu'elle ne soit à l'instant mise en action, surtout lorsqu'elle est dans un état d'irritation & d'inflammation. On observe, en pareil cas, que même une seule goutte d'urine ne peut y séjourner, & qu'une simple injection d'eau tiède, si elle est poussée jusques-là, est bientôt après rejettée par l'action des muscles accélérateurs. De-là, on peut naturellement conjecturer que, si les parties membraneuse & bulbeuse de l'urètre, les vésicules séminales, les glandes de Cowper & la prostate concouroient à former le pus, toutes les fois qu'il seroit ramassé vers le bulbe, les muscles accélérateurs le pousseroient aussi-tôt au-dehors. Mais on voit rarement un pareil symptôme; quelquefois cependant ces muscles sont affectés d'une contraction spasmodique, qui ne peut probablement provenir de cette cause, quoique ces mouvemens se manifestent sur-tout immédiatement après qu'on a uriné & ne paroissent pas influer sur l'écoulement.

Lorsque l'inflammation est violente, il arrive souvent que quelques vaisseaux de l'urètre se rompent, d'où résulte un écoulement de sang, qui augmente au moment où l'on achève d'uriner, mais qui a lieu aussi en d'autres momens. Quelquefois ce sang est en petite quantité, & ne fait que colorer le pus. Les érections fréquentes occasionnent une extravasation de sang, qui augmente toujours la douleur causée par le passage de l'urine; mais la sortie de ce sang diminue l'inflammation, & souvent soulage le malade.

§. 4. *De la Cordée.*

La cordée est, pour l'ordinaire, un effet de l'inflammation; dans quelques cas cependant elle paroît être tout-à-fait spasmodique.

Lorsque l'inflammation ne se borne pas à affecter la surface de l'urètre & des glandes, mais que pénétrant plus avant, elle attaque la membrane réticulaire, elle produit une extravasation de lymphe coagulable qui, en unissant les cellules ensemble, ôte à l'urètre la faculté de se distendre, & lui fait perdre ses rapports avec les corps caverneux; c'est pourquoi, au moment de l'érection, la verge reste courbée de ce côté là, & l'on dit alors que la Gonorrhée est cordée. L'adhésion des parois des cellules de l'urètre qui donne lieu à cette courbure, vient, pour l'ordinaire, spontanément, & en conséquence d'une simple inflammation du canal; quelquefois cependant elle est l'effet de l'inflammation qui accompagne certains chancres d'un mauvais caractère. Ce symptôme subsiste souvent après que tous les autres sont absolument dissipés.

(1) Practical Observations on venereal complaints. page 38.

La cordée, comme nous l'avons dit, est quelquefois tout-à-fait spasmodique; on la voit alors paroître & disparoître alternativement, mais à des époques qui ne sont point déterminées; quelquefois l'érection aura lieu sans être accompagnée d'aucune apparence de ce genre; d'autres fois la cordée aura lieu d'une manière très-violente, & ces variations ne seront séparées que par de très-courts intervalles de tems.

§. 5. *De la manière dont l'inflammation attaque l'urètre.*

L'on n'a point encore déterminé de quelle manière la maladie se propage le long de l'urètre; il y a lieu de soupçonner cependant que l'inflammation gagne peu-à-peu des bords de l'orifice du méat urinaire, jusques à sa surface intérieure. Il est impossible en effet de concevoir, malgré que ce soit l'opinion commune, qu'aucune partie de la matière virulente puisse pénétrer dans le canal, lors du coït; du moins elle ne peut aller aussi loin que le siège ordinaire de la maladie, encore moins dans les parties plus éloignées, où la maladie se fixe quelquefois. Il y a des faits qui semblent prouver que le simple contact du pus vénérien sur l'extrémité de la verge a quelquefois occasionné une Gonorrhée; on en lit un dans l'ouvrage de M. Hunter qui paroît mettre la chose hors de doute.

La maladie s'étend rarement plus loin d'un pouce & demi, ou deux pouces au-delà de l'orifice de l'urètre, cette partie du canal étant apparemment la plus susceptible de l'espèce particulière d'inflammation qu'occasionne le virus vénérien, & limitant ce qu'on peut appeller sa distance spécifique. Cependant, ni les sensations dont se plaint le malade, ni l'irritation même des parties, ne sont limitées au siège réel de la maladie; les parties voisines sont souvent affectées d'une variété de symptômes plus ou moins pénibles, tels que du mal-aise, & même de la douleur par-tout aux environs du pubis, dans le scrotum, le périnée, l'anus, les hanches; souvent même il faut suspendre les testicules qui deviennent tellement irritables que le moindre accident, ou un exercice qui, dans d'autres circonstances, ne sauroient avoir de mauvaises suites, déterminent leur gonflement. Souvent les glandes des aines sont affectées sympathiquement; elles se tuméfient même un peu, mais rarement au point de venir à suppuration. On voit des cas où l'irritation s'étend jusques aux fesses, aux cuisses & aux muscles abdominaux, occasionnant des douleurs aiguës, de l'enflure & une extrême sensibilité des parties au toucher, au point que les malades sont obligés de demeurer dans une position tout-à-fait horizontale. Ces symptômes cependant ne sont pas proprement inflammatoires, le sang qu'on tire au malade en pareilles circonstances n'est pas couenneux, la constitution n'est que peu ou point affectée.

Lorsque la Gonorrhée (abstraction faite des affections qui proviennent de la sympathie) n'est pas plus violente que celle que nous venons de décrire, on peut l'appeller *Gonorrhée vénérienne commune*; mais plus le malade sera susceptible de ces symptômes d'irritation qui peuvent accompagner l'inflammation vénérienne, plus les symptômes essentiels de la maladie seront violens. Aussi voit-on souvent, en pareil cas, que l'inflammation ne garde point sa distance spécifique, & qu'elle s'étend tout le long de l'urètre. Souvent aussi l'on éprouve des douleurs considérables dans le périnée, & quelquefois la contraction spasmodique des muscles accélérateurs dont nous avons déjà parlé; contraction qui se manifeste particulièrement lorsqu'on finit d'uriner, par la manière dont sont expulsées les dernières gouttes d'urine; elle est généralement accompagnée de l'action des muscles érecteurs. L'inflammation va au point quelquefois d'occasionner une tuméfaction dans la membrane cellulaire, & même des suppurations, dont le siège, comme nous l'avons dit ci-dessus, paroît être le plus souvent dans les glandes de Cowper. Les petites glandes de la partie bulbeuse de l'urètre peuvent aussi être affectées de la même manière, & dans quelques cas l'irritation passe même jusqu'à la vessie.

Ce dernier organe une fois affecté devient plus susceptible de toute sorte d'irritation, au point qu'il en résulte souvent de fâcheux symptômes. Il n'est plus susceptible du même degré d'extension qu'auparavant, ce qui fait que le malade ne peut plus retenir son urine comme à l'ordinaire, & qu'au moment où le besoin d'uriner le prend, il est aussi-tôt obligé d'y satisfaire, malgré les douleurs qui, au moment de l'évacuation, se font sentir dans cet organe, & sur-tout dans le gland, & qui ressemblent beaucoup à celles qui résultent de la présence d'une pierre dans la vessie; ces douleurs subsistent encore jusqu'à un certain point, quelque tems après la sortie de l'urine.

Les uretères, & quelquefois même les reins, sympathisent lorsque la vessie est très-enflammée, ou considérablement irritée; cela n'arrive cependant que très-rarement. Nous avons pourtant vu une violente inflammation des reins, & M. Hunter une inflammation du péritoine, produites l'une & l'autre par cette cause.

§. 6. *Du gonflement des Testicules.*

Le gonflement des testicules est un symptôme fréquent de la Gonorrhée. On le voit paroître à toutes les époques de la maladie; mais plus souvent peut-être lorsqu'elle est sur son déclin. On peut le regarder le regarder comme sympathique plutôt que comme un accident réellement vénérien. En effet, on le voit accompagner toute espèce d'irritation de l'urètre, soit qu'elle ait été occasionnée par des injections, par des bougies, ou par d'autres causes; dans bien des cas, cette inflammation paroît & disparoît tout-à-coup, ou passe en peu de minutes d'un testicule à l'autre.

Le gonflement du testicule se manifeste en général par une tuméfaction molle & comme pulpeuse de son corps, qui devient un peu douloureux quand on le touche; la tumeur augmente ensuite en volume & en consistance, & fait éprouver au malade des douleurs considérables. Il est rare que cette inflammation se termine par suppuration; on en voit pourtant des exemples. L'épididyme est en général la partie la plus dure, & sur-tout son extrémité inférieure; cependant la dureté & le gonflement s'étendent souvent dans toute la longueur de ce corps, & forment une saillie à sa partie supérieure. Le cordon spermatique se trouve aussi souvent affecté, & plus particulièrement le conduit déférent, qui est épaissi & sensible au toucher. Quelquefois les veines du testicule deviennent variqueuses.

L'inflammation du testicule, ainsi que celle de l'urètre, est souvent accompagnée de symptômes sympathiques d'irritation dans les organes voisins; tels sont une douleur à la partie inférieure de l'épine du dos, un sentiment de foiblesse dans les lombes, des douleurs de colique, des nausées, des flatuosités, des dérangemens dans les pouvoirs de la digestion.

On voit souvent que c'est au moment où la douleur de l'urètre s'appaise, & où l'écoulement vient à se supprimer, que le gonflement du testicule se manifeste, ou bien que cet organe venant à s'affecter, il en résulte la cessation des symptômes d'irritation de l'urètre; car il est difficile de déterminer ce qui est ici cause ou effet. Mais il n'est pas rare aussi de voir le testicule se gonfler au moment où l'inflammation du canal & l'écoulement deviennent plus violens. Quelquefois l'épididyme seul est affecté; d'autres fois c'est le conduit déférent, & souvent ce n'est que le cordon spermatique; on ne peut assigner aucune raison pourquoi l'une de ces parties est affectée plutôt que l'autre. L'inflammation de ces organes est fréquemment accompagnée de strangurie, sur-tout lorsque l'écoulement s'arrête; &, en général, la suppression de l'écoulement établit une disposition à ce symptôme.

Du gonflement des glandes & des vaisseaux lymphatiques.

Un autre accident, qui paroît être de la même nature que celui dont nous venons de parler, mais beaucoup plus fréquent, c'est le gonflement des glandes lymphatiques de l'aine. On est porté à croire, en général, que ce symptôme dépend de l'absorption du virus par les vaisseaux lymphatiques; mais si l'on se rappelle ce que nous avons dit ci-dessus, qu'il se fait bien rarement aucune absorption de virus dans la Gonorrhée, puisqu'il est très-rare que cette maladie donne lieu à la vérole; si l'on observe en outre que la simple irritation mécanique des organes irritables occasionne fréquemment une inflammation des vaisseaux lymphatiques qui s'y trouvent, & des glandes auxquelles ces vaisseaux vont aboutir, & que cette inflammation qui, pour l'ordinaire, se manifeste avant qu'il y ait de suppuration dans la partie originairement affectée, s'appaise en général, & se dissipe aussi-tôt que le pus commence à s'y former, on ne sauroit se refuser à regarder l'engorgement des glandes dans la Gonorrhée comme un simple effet de l'irritation de l'urètre. D'ailleurs ces engorgemens se dissipent presque toujours par simple résolution, tandis que ceux qui se manifestent à la suite de chancres, (& l'on ne sauroit douter qu'ils ne dépendent d'une absorption de virus) tendent constamment à former des ulcères vénériens. Nous avons vu cependant, à la suite d'une Gonorrhée qui n'étoit accompagnée d'aucune espèce d'ulcères, deux bubons, qui, étant venus l'un & l'autre à suppuration, malgré l'usage de quelques frictions mercurielles sur les jambes & les cuisses, & après avoir demeuré très-long-tems à se fermer, se cicatrisèrent enfin parfaitement, sans que le malade fit aucun usage de mercure, dès le moment où l'on commença à s'appercevoir qu'il se formoit du pus dans l'une des tumeurs; mais ce fait même prouve que ces bubons n'étoient pas vénériens, puisqu'ils vinrent à suppuration, malgré les frictions mercurielles, & puisqu'ils ne furent suivis d'aucun symptôme de vérole, quoiqu'on ne fit rien pour les prévenir.

Nous regardons aussi comme une affection sympathique le gonflement des vaisseaux absorbans eux-mêmes, qui, dans quelques cas, accompagne celui des glandes, & qui se manifeste par une corde dure & douloureuse, laquelle partant du prépuce, s'étend le long du dos de la verge, & se prolonge quelquefois jusqu'aux aines. Cet accident n'est point l'effet d'une absorption de virus; on le voit survenir également dans d'autres cas d'irritation de l'urètre, tout-à-fait indépendans du virus vénérien. Il est quelquefois occasionné par l'action des bougies qu'on emploie pour dilater le canal, dans les cas d'étranglement. *Voyez* Bougies.

De la Gonorrhée chez les femmes.

La Gonorrhée est une maladie moins grave chez les femmes que chez les hommes, parce qu'en général, elle attaque des parties plus simples & moins importantes. Mais il est plus diffacile de la reconnoître chez elles, parce que les parties qui en sont communément le siège, sont très-sujettes à un écoulement qui ressemble plus ou moins à la Gonorrhée, & qu'on connoît sous le nom de pertes blanches. L'espèce de matière, qui sort dans les deux cas, ne porte avec elle aucun caractère distinctif qui puisse nous faire juger si elle est vénérienne ou non; car souvent l'écoulement d'une perte blanche aura toutes les apparences du pus vénérien; & l'augmentation de la perte ne devient pas un moyen plus sûr de les distinguer, puisqu'une femme affectée de perte blanche peut contracter une Gonorrhée, sans que l'écoulement auquel elle étoit sujette en devienne plus considérable. L'examen même des parties qui sont le siège du mal, laisse souvent des doutes sur sa nature; car une Gonorrhée peut exister, même avec des douleurs que les malades ressentent en marchant, en urinant, &c., sans qu'à l'œil on apperçoive aucune différence entre les parties affectées, & celles qui ne le sont pas; & il n'est pas sans exemple qu'un écoulement, qui n'est point de nature vénérienne, soit accompagné d'inflammation & d'excoriation des organes qui les fournissent. Il n'y a donc rien dans l'apparence des symptômes sur quoi l'on puisse, dans un grand nombre de cas, établir d'une manière bien positive l'existence d'une Gonorrhée chez une femme; la seule chose sur laquelle on puisse compter, c'est le témoignage des personnes dont la véracité est au-dessus de tous les soupçons; quand elles assurent avoir été infectées par telle ou telle femme, & qu'elles n'ont eu de commerce depuis quelques mois avec aucune autre. Il n'y aura plus de doute sur cela, si la même femme donne à d'autres hommes la même maladie.

En considérant la manière dont les femmes contractent la Gonorrhée, il paroît qu'elle doit sur-tout attaquer le vagin, qui est une partie peu susceptible de sensation ou d'irritation. Dans plusieurs cas cependant, elle pénètre beaucoup plus loin, & cause des sensations très-désagréables, en occasionnant de vives douleurs dans toutes les parties voisines, auxquelles la Nature a donné beaucoup de sensibilité, telles que l'intérieur des grandes lèvres, les nymphes, le clitoris, les caroncules myrtiformes, l'orifice du méat urinaire, & même en affectant ce canal dans toute sa longueur. Ces parties, dans quelques cas, sont si douloureuses, qu'elles ne peuvent souffrir le moindre attouchement; la malade a de la peine à marcher; l'urine cause beaucoup de douleur, en passant par l'urètre, & lorsqu'elle touche les parties ci-dessus mentionnées. Ces symptômes ne sont pas pires dans un tems que dans l'autre, excepté dans le moment de la sortie des urines, & principalement chez les femmes qui ont l'urètre affecté; car ces parties étant moins exposées à un changement d'état que celles qui sont le siège de la maladie chez les hommes, l'accroissement d'irritation qui provient d'un pareil changement doit nécessairement être moins considérable dans ce sexe.

Quelquefois la vessie est affectée sympathiquement, & donne lieu aux mêmes symptômes que chez les hommes; & il est probable que l'irritation peut se communiquer, même jusqu'aux reins. On a prétendu que les ovaires étoient souvent affectés de la même manière que les testicules chez les hommes; mais ce sentiment ne paroît point être fondé sur l'observation.

L'inflammation pénètre fréquemment au-delà de la surface des parties; souvent elle s'étend le long des conduits des glandes, & affecte les glandes mêmes, au point de causer des tumeurs dures, sur la surface intérieure des grandes lèvres; tumeurs qui viennent quelquefois à suppuration, & forment de petits abcès qui s'ouvrent près de l'orifice du vagin. Ces tumeurs ne diffèrent point des inflammations & des suppurations des glandes de l'urètre chez les hommes. Souvent la matière vénérienne passe du vagin au périnée, & va jusqu'à l'anus, où elle produit tantôt un écoulement de la même nature, & tantôt des chancres.

Il ne paroît pas douteux que la guérison spontanée de la Gonorrhée n'ait lieu chez les femmes comme chez les hommes; mais c'est une circonstance qui mérite bien d'être observée, que cette maladie peut se perpétuer dans le vagin pendant très-long-tems, même pendant des années. Le cas que nous avons cité ci-dessus, d'une femme qui donna la maladie à deux hommes alternativement, à un an d'intervalle entre chaque infection, (ce qui suppose qu'elle l'avoit gardée au moins deux ans,) prouve que la communication du virus est presque la seule marque positive de sa présence. On peut tirer la même conclusion d'un autre fait, rapporté par M. Hunter; il parle d'une femme publique qui, après avoir passé deux ans dans une maison de correction, en sortit à cette époque, suivant l'usage, & donna une Gonorrhée au premier homme qui eut commerce avec elle, & qui l'avoit attendue au moment où elle sortoit de cette maison, pour l'emmener.

Du traitement de la Gonorrhée.

De toutes les formes sous lesquelles se manifestent les maladies vénériennes, la Gonorrhée est celle qui varie le plus dans ses symptômes, & qui souffre le plus d'irrégularité, quant au tems nécessaire pour sa guérison. Le traitement aussi en est très-incertain; divers Praticiens l'ont fondé sur différentes méthodes, qui toutes ont paru avoir du succès. Le fait est que nous ne connoissons aucun spécifique pour cette maladie; que comme nous l'avons déjà observé, elle ne peut se perpétuer au-delà d'un certain tems, dans aucune constitution, & que, dans les cas où elle est très-violente, ou dure très-long-tems, cela provient de ce que les parties sont plus qu'à l'ordinaire susceptibles de cette espèce d'irritation.

Quoique la Nature seule en opère la guérison, il importe cependant de considérer s'il peut y avoir quelqu'utilité à l'attaquer par des médicamens. La réponse à cette question ne sauroit demeurer long-tems douteuse, pour tout Praticien versé dans cette partie de l'art de guérir; car il est évident que, par une méthode curative bien entendue, on abrège plus ou moins dans la plupart des cas, la durée de la maladie, on en adoucit les symptômes, & ce qu'il y a de plus important, on prévient fréquemment la formation des symptômes inflammatoires accidentels, qui peuvent survenir, & dont les conséquences sont souvent très-fâcheuses.

La seule chose qui soit ici indiquée, c'est de détruire la disposition & le mode spécifique d'action, dans les parties solides; car, dès le moment que ce changement sera établi, la qualité vénéneuse de la matière sera détruite. Les moyens que beaucoup de Praticiens emploient, dans la vue de favoriser l'écoulement, & d'entraîner le virus au-dehors, ne peuvent avoir d'utilité, qu'autant qu'ils relâchent les parties enflammées, & qu'ils tendent à calmer l'irritation.

Des remèdes généraux, dans le traitement de la Gonorrhée.

Les méthodes curatives qui ont été recommandées jusqu'à présent, sont de deux sortes, & consistent, ou dans l'application des remèdes généraux destinés à agir sur tout le système, ou dans l'usage de ceux dont l'effet doit être borné aux parties affectées.

Les remèdes généraux, quoique particulièrement recommandés par la plupart des Praticiens, ne sont pas très-utiles, quant au traitement direct de la Gonorrhée; mais ils sont quelquefois d'une grande importance, pour modérer certains symptômes, & principalement les symptômes inflammatoires, dont la violence ne manque jamais de rendre la maladie plus longue & plus fâcheuse.

§. 1. *De la saignée, & du régime antiphlogistique.*

L'inflammation mérite donc toute l'attention du Praticien; il doit en observer les caractères, & s'assurer si elle est vive ou modérée, si elle est phlegmoneuse, ou d'une autre nature. (*Voy.* INFLAMMATION.) Chez des sujets forts & pléthoriques, où les pouvoirs vitaux & les actions organiques qui en dépendent ont beaucoup de vigueur, les symptômes de la Gonorrhée se manifestent quelquefois avec beaucoup de violence, & sont même accompagnés de fièvre, quoique l'inflammation du canal ne s'étende point au-delà de ce que nous avons nommé la distance spécifique. Différens remèdes qu'on emploie avec succès dans d'autres tempéramens, pour adoucir les symptômes, tels que les balsamiques, ou même l'opium, ne font souvent ici que les irriter.

Le traitement qui convient en pareil cas, doit être fondé sur la méthode antiphlogistique, (*Voyez* ce mot) & particulièrement sur la saignée, les laxatifs doux, les bains tièdes, &c.

Le malade doit s'astreindre à un régime doux & rafraîchissant; il doit, sur toutes choses, éviter toute espèce d'exercice, & notamment l'exercice à pied, dont on n'a pas assez remarqué les inconvéniens dans toute espèce de cas. Une nourriture trop abondante & trop substantielle, un usage trop libre de vin & de liqueurs, même celui qui pourroit passer pour modéré, dans d'autres circonstances, manquent rarement d'aggraver les symptômes; certaines substances, telles que les aromates & les liqueurs spiritueuses influent particulièrement sur les parties qui sont le siège de la maladie, & rendent les symptômes beaucoup plus fâcheux. Les ménagemens, à ces divers égards, ne tendent pas directement à diminuer l'irritation vénérienne; mais ils empêchent l'inflammation de s'élever au même point où une conduite différente pourroit l'amener, & laissent aux parties la facilité de se rétablir d'elles-mêmes.

§. 2. *De l'usage des toniques.*

Chez les individus d'un tempérament foible & irritable, les symptômes sont souvent très-violens; on les voit fréquemment s'étendre au-delà de la distance spécifique, l'inflammation se propageant tout le long de l'urètre, & même affectant quelquefois la vessie. Au lieu de recourir aux évacuations qui aggraveroient les symptômes, plutôt que de les alléger, on tentera de fortifier la constitution, pour la rendre moins susceptible d'irritation. Le quinquina, en pareilles circonstances, a quelquefois les meilleurs effets, en diminuant l'irritabilité générale, en limitant l'inflammation vénérienne à sa distance spécifique, & en la rétablissant dans l'état où elle doit être chez un sujet bien constitué, en sorte que les parties se trouvent disposées à se guérir d'elles-mêmes.

§. 3. *De l'usage des purgatifs.*

Les Praticiens ont souvent abusé des remèdes évacuans, dans le traitement de la Gonorrhée, quoiqu'ils aient beaucoup varié dans le choix des médicamens qu'ils ont recommandés sous ce point de vue. Quelques-uns font un grand usage des purgatifs résineux & drastiques; d'autres insistent particulièrement sur les remèdes mercuriels, employés comme évacuans; d'autres recommandent les sels neutres, dans l'idée qu'ils sont rafraîchissans. Quelques-uns se sont fixés principalement aux diurétiques, en les considérant ou comme des évacuans qui, par leur action méchanique sur les voies urinaires, emportent la matière vénérienne, ou comme des remèdes qui tendent à l'entraîner par une vertu spécifique. Le nitre a été donné, non-seulement dans cette vue, mais encore parce qu'on a supposé qu'il diminuoit l'inflammation. Les malades guérissent toujours, quoique plus ou moins promptement, en suivant ces différentes méthodes, & chaque Praticien, en conséquence, a pu vanter les succès de celle qu'il avoit adoptée.

Il n'est pas douteux qu'il ne convienne, dans bien des cas, d'entretenir la liberté du ventre; mais il ne paroît pas raisonnable, d'irriter tout le canal intestinal, pour guérir une inflammation spécifique de l'urètre. Nous regardons au contraire cette méthode comme très-pernicieuse; car pour peu que l'on connoisse la disposition & l'usage des vaisseaux absorbans, on comprend qu'il est souverainement absurde de vouloir entraîner le virus de la Gonorrhée par les selles, puisqu'il faudroit auparavant que le pus fût absorbé dans l'urètre, par les vaisseaux lymphatiques, & porté dans la circulation. Aussi, comme c'est une chose bien reconnue, que les purgatifs très-forts & long-tems continués, ont l'effet d'augmenter l'action des vaisseaux absorbans, on a vu plus d'une fois la vérole être la conséquence de cette sorte de traitement; ou si le malade échappoit à ce danger, sa santé se trouvoit délabrée; il devenoit sujet à l'hypochondrie, ou conservoit d'autres restes non moins désagréables du traitement par lequel on avoit combattu une maladie qui se fût guérie plus promptement d'elle-même.

Il est vrai cependant qu'on a vu des cas où un purgatif a été très-utile, & a même opéré la guérison; mais on peut soupçonner que la maladie alors n'étoit entretenue que par l'habitude, & qu'en conséquence, la même pratique n'auroit pas eu un pareil succès dans le commencement. Un homme avoit une Gonorrhée dont tous les symptômes duroient depuis deux mois, il prit tout-à-la fois dix grains de calomel, qui le purgèrent violemment, & il fut presque immédiatement guéri. On ne peut pas supposer qu'ici le calomel ait agi spécifiquement, on doit plutôt attribuer son action à une espèce de dérivation, c'est-à-dire, que la guérison qu'il a opérée dans une partie, a dépendu de l'irritation qu'il a produite dans une autre. Mais des exemples de cette nature ne sont pas fréquens; & dans le plus grand nombre de cas, sur-tout lorsque la maladie est encore récente, un pareil traitement feroit beaucoup de mal.

§. 4. *De l'utilité du mercure.*

D'après les effets bien démontrés du mercure sur toutes les autres formes des maladies vénériennes, il étoit naturel de supposer que le même remède pouvoit réussir également dans la Gonorrhée; mais il est aujourd'hui suffisamment constaté par l'observation, non-seulement que les personnes affectées de cette maladie ne guérissent pas plutôt en prenant du mercure qu'en s'en abstenant; mais que souvent le mal se prolonge chez ceux qui en font usage au delà du tems où probablement il auroit cessé, si l'on se fût borné à le combattre par la méthode rafraîchissante. Les remèdes mercuriels qu'emploient si témérairement tant de charlatans, occasionnent fréquemment les accidens les plus fâcheux. M. Desault a vu le prépuce & le gland complettement gangrénés à la suite de leur usage dans un cas simple de Gonorrhée vénérienne. Le mercure d'ailleurs a si peu de prise sur la Gonorrhée, qu'on voit des gens contracter cette maladie dans le tems même qu'ils sont dans un cours de remèdes pour d'autres symptômes vénériens, sans qu'elle soit plus facile à guérir en pareil cas que dans les cas ordinaires.

§. 5. *De l'usage des diurétiques.*

On peut faire les mêmes observations générales à l'égard des remèdes diurétiques. Il est possible que certains remèdes, pris intérieurement, & passant par les urines, agissent sur l'urètre, en sortant par ce canal. Les baumes & les térébenthines, par exemple, exercent souvent un effet très-salutaire dans certaines affections des voies urinaires; mais de ce qu'ils ont alors cet effet, on ne peut pas conclure qu'ils le produiront également dans d'autres affections de ces mêmes organes, sur-tout lorsque celles-ci seront occasionnées par une irritation spécifique; & l'expérience ne prouve pas qu'ils soient d'un grand avantage dans l'état inflammatoire de la Gonorrhée. Il est néanmoins très-avantageux de procurer au malade des urines abondantes; mais au lieu d'employer pour cet effet les diurétiques proprement dits, on remplira la même intention d'une manière plus utile par une abondance de boissons délayantes, telles que de l'orgeat, des syrops rafraîchissans mêlés avec de l'eau, du thé, de l'eau d'orge, &c. Les bains tièdes généraux & locaux, joints à l'usage de ces boissons sont souvent d'un grand secours pour calmer les symptômes inflammatoires.

§. 6. *De l'usage des astringens.*

Bien des gens ont recommandé, dans cette maladie, l'usage des médicamens astringens; mais quoiqu'on y ait eu souvent recours, ils ont toujours été condamnés par ceux qu'on a regardés comme des Praticiens sages & méthodiques, parce que, selon eux, il y a quelque chose qui doit être évacué, & que si cette évacuation n'a pas lieu, il s'ensuivra la vérole. Ce raisonnement n'est cependant pas juste; il s'agit de savoir si ces médicamens peuvent être utiles ou non dans le traitement de la Gonorrhée. Il ne paroît pas, que dans aucun cas, ils tendent à diminuer l'inflammation vénérienne; à coup sûr, cependant, ils diminuent souvent l'écoulement; mais comme cet effet ne suffit pas pour établir la guérison, on ne doit point chercher à le produire, à moins que l'inflammation, étant déjà abattue, ou considérablement diminuée, l'écoulement n'ait pas diminué dans la même proportion. En pareil cas, on peut avoir recours aux astringens balsamiques, parmi lesquels le baume de copahu paroît avoir acquis une juste célébrité. On le donne à la dose de douze à vingt ou trente gouttes trois ou quatre fois par jour, en le mêlant avec de l'eau & quelque syrop au moyen d'un mucilage.

Des remèdes locaux.

Les remèdes locaux les plus usités consistent principalement en diverses sortes d'injections. On donne ce nom aux topiques fluides qu'on introduit dans l'urètre; elles sont, ainsi que les remèdes internes, en très grand nombre, chacune ayant ses prôneurs, qui cherchent à persuader au Public qu'elle est préférable à toute autre; & comme tous ont des succès à alléguer en faveur de celles qu'ils recommandent, il en résulte une nouvelle preuve qu'aucune n'est vraiment un spécifique, & que la maladie pourroit se guérir sans leur secours. Cependant, comme on ne peut pas nier que diverses injections n'aient souvent un effet presque immédiat sur les symptômes, il suit de-là qu'elles ont réellement quelque vertu; mais qu'on ne connoît pas encore l'espèce d'injection qui pourroit en avoir le plus. Beaucoup de Praticiens sont dans l'idée que les injections, lorsqu'elles arrêtent la maladie, l'obligent à rentrer dans le systême, & occasionnent ainsi la vérole; mais cette opinion n'est point justifiée par l'observation. Le virus n'est contenu que dans la matière purulente; il ne s'en forme point lorsqu'il n'y a pas d'écoulement; il ne sauroit alors, par conséquent être absorbé & porté dans la circulation. Mais, si l'injection ne calme pas l'inflammation en même-tems qu'elle supprime l'écoulement, elle n'est d'aucune utilité; au contraire on voit souvent que la cessation de celui-ci donne lieu à l'augmentation de la première, qui se porte sur les testicules, occasionne des abcès au périnée, quelquefois donne lieu à une violente ischurie, &c.

Nous diviserons les injections selon leurs effets particuliers sur l'urètre, en irritantes, sédatives, émollientes & astringentes.

§. 1. *Des injections irritantes.*

Les injections irritantes de quelque nature qu'elles soient, agissent toutes d'après le même principe dans cette maladie, c'est-à-dire, en produisant une irritation d'une espèce différente de celle qui est occasionnée par la présence du virus, d'où résulte la destruction de celle-ci. Ainsi, quoique la douleur & l'écoulement puissent encore être entretenus par l'injection, ces effets cependant se dissiperont bientôt, dès qu'on cessera d'en faire usage. On peut supposer que les bougies que quelques personnes ont employées pour le traitement de la Gonorrhée virulente, agissent de cette manière lorsqu'elles abrègent la maladie; & quoiqu'elles augmentent les symptômes pour un tems, elles ne peuvent jamais augmenter l'affection vénérienne proprement dite; non plus que le même topique, qui produiroit de semblables symptômes sur l'urètre d'un homme sain, ne pourroit lui communiquer la maladie.

Mais, quelqu'avantageuses que puissent être les injections irritantes, dans certains cas de Gonorrhée virulente, il s'en faut de beaucoup qu'on puisse se permettre de les employer indifféremment dans tous. On ne doit jamais s'en servir dans les cas où il y a déjà beaucoup d'inflammation, particulièrement chez les sujets très-irritables. On doit également les éviter dans les cas où l'irritation s'est portée au-delà de la distance spécifique, & lorsque les testicules sont sensibles, lorsque le périnée est très-susceptible d'inflammation, lors enfin qu'il y a dans la vessie une tendance à l'irritation, laquelle se fera manifestée par de fréquentes envies d'uriner. Mais dans les cas légers, & dans les constitutions peu irritables, les injections irritantes ont souvent du succès, & emportent presque immédiatement la maladie. C'est ce qu'on observe sur-tout lorsqu'on en fait usage dans les premiers momens de son apparition. Nous avons, de cette manière, fréquemment employé avec le succès le plus complet, une légère solution de pierre à cautère dans de l'eau, & nous pouvons dire que cette injection n'a presque jamais manqué son effet, lorsqu'on s'en est servi dans les premières vingt-quatre heures de l'écoulement.

La manière d'employer cette injection est celle-ci. On fait dissoudre deux grains de pierre à cautère bien préparée, dans trois onces d'eau distillée. On remplit de cette solution une petite seringue dont on adapte le bec à l'orifice de l'urètre, de manière qu'il ne pénètre que de quelques lignes dans sa cavité; on fait l'injection lentement, & l'on retient la liqueur dans le canal pendant quelques momens, en comprimant l'extrémité de celui-ci; lorsqu'elle en sort, elle entraine ordinairement un peu de mucosité transparente. On répète deux ou trois fois l'injection, à quelques minutes de distance l'une de l'autre; elle occasionne, en général, une douleur assez vive; mais qui ne tarde pas à s'effacer, ainsi que l'écoulement qui disparoît pour l'ordinaire, complétement au bout de quelques-heures. Mais nous ne saurions trop insister sur cette circonstance, que ce remède n'est admissible que lorsque l'écoulement commence à se manifester, & qu'il n'y a encore que peu ou point d'inflammation dans le canal.

Lorsque la maladie est un peu plus avancée, quoique l'inflammation ne soit pas encore considérable, on peut avoir recours à d'autres injections, dont la manière d'agir est analogue à celle dont nous venons de parler. Un grain de sublimé-corrosif, dissous dans quatre à huit onces d'eau distillée, fait alors une injection très-utile; on peut la délayer encore davantage, si elle paroissoit augmenter beaucoup la douleur.

§. 2. *Des Injections sédatives.*

Les injections sédatives seront toujours utiles, dans les cas où l'inflammation est considérable, pour diminuer l'action morbifique des parties, & calmer les sensations douloureuses.

L'opium est peut-être le meilleur sédatif que nous ayons, soit qu'on le donne intérieurement, ou en lavemens, soit qu'on l'applique sur la partie malade, en forme d'injection. Cependant cette substance, considérée comme sédative, ne convient pas à toutes les constitutions, ni à toutes les maladies auxquelles on l'applique; souvent même elle produit des effets opposés, en déterminant une grande irritabilité. On peut regarder le plomb comme un remède sédatif, en ce qu'il abat l'inflammation, & qu'en même-tems il agit comme un doux astringent. Un ou deux grains de sucre de saturne, dissous dans une once d'eau distillée, forment une très-bonne injection sédative.

§. 3. *Des Injections émollientes.*

Les topiques qui conviennent le plus dans les cas où l'inflammation est très-violente, sont les injections émollientes; elles sont probablement utiles, d'abord en emportant simplement la matière, & en laissant ensuite à sa place un mucilage qui sert de défensif aux parties affectées, & diminue l'irritation de l'urine. Aussi observe-t-on souvent qu'une solution de gomme-arabique, un mélange d'eau & de lait, ou de l'huile d'olives ou d'amandes douces, modèrent la douleur & les autres symptômes, lorsque les injections plus actives n'ont eu aucun bon effet, & ont même paru faire du mal. L'on ajoute quelquefois, avec beaucoup d'avantage, le mercure aux injections de cette espèce. Ainsi, un gros de mercure crud, trituré avec deux gros de gomme-arabique réduits en mucilage, & mêlé avec trois onces de quelqu'eau distillée, forme un excellent topique, qui a l'effet d'appaiser la douleur, & de modérer l'inflammation. Mais quelquefois l'irritation est si grande à l'orifice de l'urètre, que le malade ne peut pas souffrir l'introduction du bout de la seringue. Lorsque la sensibilité est à ce point, on ne peut tenter aucune injection quelconque, jusqu'à ce que l'inflammation soit diminuée. L'on peut alors appliquer les émolliens extérieurement, en forme de fomentations, ou de bain des parties affectées.

§. 4. *Des Injections astringentes.*

Les injections astringentes ne peuvent agir, qu'en diminuant l'écoulement, & ne sauroient avoir comme telles aucun effet spécifique sur l'inflammation. On n'y aura recours, en général, que vers la fin, lorsque les parties commencent à démanger. Cependant le Praticien se conduira suivant les circonstances, & dans le cas où la maladie aura commencé avec des symptômes fort doux, on pourra employer ces injections beaucoup plutôt; on abrègera, par leur moyen, la durée du mal, dans bien des cas, & l'on préviendra la continuation de l'écoulement, à laquelle on a donné le nom de Gonorrhée habituelle. Mais comme leur usage devient dangereux, si l'inflammation ne diminue pas en même-tems que l'écoulement, elles ne devroient jamais être employées que par des Praticiens sages & expérimentés. Lorsque ces injections sont très-fortes, elles peuvent agir à la manière des injections irritantes, & opérer les mêmes effets. Les médicamens qu'on emploie sous ce point de vue, sont la racine de tormentille, le quinquina, les vitriols, l'alun; tous paroissent agir de la même manière, quoique tous n'agissent pas également bien dans toutes les Gonorrhées, car telle ou telle injection réussira quelquefois, après qu'on en aura inutilement essayé plusieurs autres.

§. 5. *Des autres remèdes topiques.*

Quant aux autres remèdes externes, ils se réduisent à-peu-près aux bains locaux, aux cataplasmes & aux fomentations émollientes; ils sont sur-tout indiqués, lorsqu'il y a beaucoup d'inflammation à l'orifice de l'urètre, au gland & au prépuce. Lorsque les glandes de l'urètre font tuméfiées, au point de se faire sentir à l'extérieur, on applique un cataplasme émollient sur toute la surface de ces parties. On peut aussi les enduire d'onguent mercuriel; mais ce remède agira plus sûrement, lorsque l'inflammation sera diminuée.

De l'utilité du mercure, pour prévenir la formation de nouveaux symptômes vénériens.

Quelles que soient les méthodes employées pour la guérison, soit qu'on ait insisté sur le traitement général, ou qu'on se soit borné au traitement local, ou qu'on les ait combinés l'un avec l'autre, il ne faut pas perdre de vue la possibilité de l'absorption du virus, & du danger auquel elle peut exposer le malade. Presque tous les Praticiens, ceux mêmes qui sont bien persuadés que le mercure n'est d'aucun avantage pour le traitement de la Gonorrhée, en conseillent néanmoins l'usage intérieur ou extérieur, pour prévenir les conséquences de cette absorption. Cependant, si l'on considère le petit nombre de cas où la Gonorrhée devient par elle-même le principe d'une vérole, & le grand nombre de ceux où cette maladie se guérit sans mercure, si l'on pense aux inconvéniens réels que ce remède a pour bien des personnes qui ne sauroient en faire usage pendant quelque tems, sans que leur santé en soit plus ou moins altérée, & à ceux qu'il peut avoir relativement à la Gonorrhée même, dont il augmente ou ranime, & prolonge souvent les symptômes; enfin si l'on fait attention au peu de danger que l'on fait courir au malade, en s'en abstenant tout-à-fait, jusqu'à ce qu'il se manifeste quelque symptôme de vérole, que l'on guérira presque aussi facilement qu'on auroit pu le prévenir, pourvu qu'on ait soin de l'attaquer dès qu'il commencera à se faire appercevoir, on trouvera peut-être qu'il vaut mieux, en général, ne point recourir à cette méthode préservative, à moins de circonstances particulières, qui rendent cette précaution convenable à l'individu. Peut-être aussi serat-elle jugée plus nécessaire, lorsque l'écoulement a duré long-tems, lorsque la violence de l'inflammation & des autres symptômes a été considérable, lorsque le siége du mal s'est porté plus haut dans l'urètre qu'à l'ordinaire, ou lorsque la maladie a été traitée par la méthode des évacuans, dont l'effet, comme nous l'avons vu, est d'augmenter l'action des vaisseaux absorbans, dans toutes les parties du corps.

Du Traitement de la Gonorrhée chez les femmes.

Le traitement de la Gonorrhée chez les femmes, est à-peu-près le même que chez hommes; mais il est plus simple dans les premières, parce que la maladie est plus bénigne, & que les symptômes secondaires sont moins multipliés; ce qui vient de ce que les parties affectées sont moins nombreuses, moins étendues, & moins sujettes à l'inflammation.

Lorsque cette maladie n'est que dans le vagin, il est aisé de la guérir. Les injections sont le meilleur moyen qu'on puisse employer d'abord; il peut être utile ensuite d'oindre les parties d'onguent mercuriel, aussi profondément qu'il est possible, & de laver souvent les parties externes avec la même injection. On fera ces injections plus fortes que pour les hommes, à cause de la moins grande irritabilité des parties.

Si l'inflammation attaque l'urètre, on ne peut pas trop employer les injections dans ce canal, à cause de la difficulté, ou plutôt de l'impossibilité qu'il y a pour les femmes, de les faire elles-mêmes.

Lorsque l'inflammation s'étend le long des conduits des glandes, soit de l'entrée du vagin, soit du canal de l'urètre, ou qu'elle affecte les glandes mêmes, on doit suivre le même traitement, & sur-tout se servir hardiment de l'onguent mercuriel pour ces parties. Si l'inflammation aux orifices des conduits est assez grande pour les fermer, les conduits & les glandes suppureront; dans ces cas, il faudra ouvrir les abcès, & les panser comme des bubons; il conviendra ensuite de faire un cours de mercure, pour prévenir de nouveaux accidens vénériens.

Du Traitement des symptômes accidentels de la Gonorrhée.

Les symptômes accidentels de la Gonorrhée provenant de l'irritation de l'urètre, qui n'a aucun rapport avec l'affection vénérienne, on doit les traiter de la même manière que s'ils provenoient de toute autre cause.

§. 1. *Des Hémorrhagies de l'urètre.*

Nous avons déjà dit que lorsque l'inflammation est violente, ou qu'elle s'étend le long de l'urètre, les vaisseaux de cette partie rendent très-souvent du sang; & nous avons observé que cette hémorrhagie étoit plutôt utile que nuisible, en ce qu'elle tend à diminuer l'inflammation; aussi ce symptôme ne demande-t-il pas de traitement particulier, d'autant plus qu'il se dissipe toujours au tems ordinaire de la guérison de la Gonorrhée.

§. 2. *Des Erections douloureuses.*

L'opium donné intérieurement paroît, dans quelques cas, avoir de grands effets pour prévenir les érections douloureuses; douze à vingt gouttes de laudanum données le soir, suffisent, en général, pour procurer un calme parfait pendant la nuit.

§. 3. *Du traitement de la cordée.*

Lorsque la cordée est violente, on soulage souvent le malade par la saignée du bras; mais on lui procure un soulagement plus immédiat, lorsqu'on tire le sang de la partie même par le moyen des sang-sues. Les cataplasmes & les fomentations sur la verge, sont aussi beaucoup de bien. L'opium donné intérieurement est un remède précieux, dans les cas où la cordée est très-forte, il n'influe pas directement sur l'inflammation, mais il calme la douleur, & peut-être qu'en prévenant l'érection, il agit aussi sur ce symptôme.

Lorsque la cordée continue, après que tous les autres symptômes sont dissipés, les évacuations de tout genre deviennent inutiles. Les frictions mercurielles sur la partie malade sont alors d'un grand secours, pour faciliter le repompement de la lymphe coagulable extravasée. On a aussi employé quelquefois, dans la même intention, la ciguë & l'électricité avec avantage. Le quinquina réussit fort bien, lorsque la cordée est spasmodique.

Souvent ce symptôme tarde plus long-tems à se dissiper que l'écoulement ou la douleur; mais il n'a pas de mauvaises suites; sa diminution est lente & uniforme, comme il arrive dans la plupart des suites de l'inflammation.

§. 4. *Du Traitement de la suppuration des glandes de l'urètre.*

Les suppurations des glandes de l'urètre doivent être traitées de la même manière que les chancres, c'est-à-dire, en donnant du mercure. S'il se forme une suppuration dans les glandes de Cowper, on doit y faire beaucoup d'attention; il faut ouvrir l'abcès de bonne heure, de peur que le pus ne se fasse jour dans le scrotum ou dans l'urètre, & ne produise des accidens fâcheux. On se conduira ensuite comme dans le cas d'un bubon ou d'un ulcère vénérien.

§. 5. *Du Traitement de l'affection de la vessie.*

Lorsque l'irritation se porte jusqu'à la vessie, elle donne lieu à des symptômes extrêmement pénibles, quoiqu'en général ils se guérissent d'eux-mêmes, & n'ont pas de suites fâcheuses.

Les lavemens où entre l'opium, lorsque rien n'en empêche l'usage, procurent, pour le moment, le soulagement le plus marqué. Les bains tièdes sont quelquefois utiles; les saignées générales & locales font souvent beaucoup de bien; il y a des cas cependant où elles sont plus nuisibles qu'utiles; c'est lorsque les accidens dont nous parlons sont plus nerveux qu'inflammatoires. On a recommandé l'application d'un emplâtre d'opium sur le sacrum, ou d'un vésicatoire sur le périnée. Mais, malgré tous ces moyens, l'affection de la vessie continue quelquefois pendant un tems considérable, & produit d'autres effets sympathiques dans les parties voisines. Souvent elle dépend d'un obstacle dans quelque partie du canal, qui ne peut être détruit que par des moyens méchaniques. *Voyez* Bougie & Urètre.

§. 6. *Du gonflement des testicules.*

Lorsque les testicules sont enflammés, le repos du corps est le premier remède sur lequel le Praticien doit insister; la position horizontale est la meilleure; mais si le malade ne veut pas s'y soumettre, il faut lui recommander de tenir ses testicules bien suspendus.

On doit traiter cette maladie comme toute autre inflammation, par les saignées, les laxatifs doux, les bains, les cataplasmes. Les saignées locales sont souvent très-avantageuses. Lorsque l'inflammation est dissipée, l'on emploie le mercure, pour fondre la dureté, s'il en reste dans le testicule.

Il s'écoule, pour l'ordinaire, beaucoup de tems avant que le gonflement du testicule se dissipe entièrement, quoiqu'il commence à diminuer plutôt que dans les cas où il dépend de quelqu'autre cause qu'une irritation vénérienne. Ce gonflement, avant de diminuer, devient en général plus mou, communément à la surface antérieure, ce qui continue d'avoir lieu jusqu'à ce qu'il soit devenu, pour la plus grande partie, plus mou même que dans l'état naturel.

Il se passe encore un plus long-tems avant que l'épididyme reprenne son état naturel; souvent ce n'est qu'au bout de plusieurs années, quelquefois même il n'y revient jamais. Cet inconvénient néanmoins n'est pas de grande conséquence pour l'ordinaire, quoiqu'il y ait des cas où le conduit déférent étant oblitéré, le testicule, ainsi affecté devient tout-à-fait inutile; mais il est infiniment rare que cela se rencontre à-la-fois dans l'un & l'autre de ces organes.

Dans ce période de la maladie les frictions mercurielles avec le camphre sont quelquefois utiles pourvu qu'on en continue long-tems l'usage. On peut aussi se servir avec succès des fumigations faites avec les plantes aromatiques, qui en excitant l'action des vaisseaux absorbans tendront à dissiper l'engorgement. L'électricité a eu, dans quelque cas, le succès le plus marqué.

De la cessation des symptômes de la Gonorrhée.

On connoît que la Gonorrhée diminue par la cessation de quelques-uns, ou même de tous les symptômes dont nous avons fait mention. La douleur devient moindre, elle se change en démangeaison, & se dissipe enfin tout-à-fait; la couleur vermeille

vermeille & transparente du gland disparoît peu-à-peu; l'écoulement diminue, sa couleur devient plus blanche, & sa consistance plus épaisse & plus visqueuse, jusqu'à ce qu'enfin il cesse entièrement.

Il arrive souvent que, lorsque tous ces symptômes sont dissipés, on les voit reparoître tout-à-coup, quelquefois avec autant & même plus de violence qu'auparavant; le plus souvent pourtant avec moins de vivacité; &, pour l'ordinaire, ils ne subsistent pas long-tems. Il n'est pas démontré qu'en pareil cas l'écoulement ne soit pas vénérien, sur-tout lorsqu'il ne s'est pas écoulé un long intervalle de tems entre la guérison apparente & le retour des symptômes. Ces accidens sont presque toujours l'effet de quelque erreur de régime, d'un exercice violent, &c.

Les rechûtes de cette espèce sont plus fréquentes chez les femmes que chez les hommes; mais chez elles l'écoulement se confond souvent avec les pertes blanches, quoiqu'il ne soit pas exempt de virus.

De la Gonorrhée habituelle.

Quelle que soit la méthode employée pour le traitement de l'inflammation vénérienne, soit qu'on ait fait usage des remèdes internes ou des topiques, des évacuans ou des astringens, &c. il arrive souvent que la matière purulente continue à se former, & que l'écoulement devient plus opiniâtre & plus difficile à guérir que la maladie première, quoiqu'il ait cessé d'être virulent. En général cependant on observe plutôt cette dégénération de la maladie lorsque la Gonorrhée a été négligée, & que le malade a suivi un régime propre à l'échauffer; lorsqu'il a employé des remèdes irritans, des mercuriels, des purgatifs drastiques. Une disposition scrophuleuse du sujet y contribue peut-être aussi dans bien des cas.

On est dans l'usage d'attribuer la Gonorrhée habituelle à une foiblesse des organes ou de la constitution; mais une pareille explication ne donne point une idée satisfaisante de la nature de la maladie & paroît absolument contraire aux faits. Car l'écoulement purulent suppose une action des parties affectées, entretenue par l'habitude; il se calme souvent par le repos & par l'usage des antiphlogistiques; & cette maladie ne se rencontre pas moins souvent chez les personnes robustes que chez celles qui sont foibles & délicates.

La Gonorrhée habituelle n'est pas toujours la conséquence d'une Gonorrhée virulente. Elle survient quelquefois sans avoir été précédée par celle-ci, & dans tous ces cas, comme peut-être dans la plupart des autres, elle est accompagnée de quelque retrécissement de l'urètre, ou d'un gonflement de la glande prostate. On connoît qu'elle dépend d'une cause de cette nature, lorsque les urines sortent avec difficulté, lorsque le jet en est plus petit qu'à l'ordinaire, lorsqu'il ne sort pas en ligne droite, mais paroît former quelque angle avec le canal, & lorsque le malade a de fréquentes envies d'uriner. *Voyez* pour le traitement des cas de cette espèce, les articles BOUGIE & URÈTRE.

Quant aux autres cas, il y a deux méthodes de les traiter, l'une est générale, & l'autre est locale.

La méthode générale est fondée sur l'usage de remèdes spécifiques, corroborans & astringens.

Les remèdes, qui agissent comme spécifiques, sont les baumes, les térébenthines, les cantharides. Ces médicamens sont souvent utiles dans les cas ordinaires; mais alors leur efficacité se manifeste très-promptement; aussi ne doit-on pas insister long-tems sur leur usage, si l'on n'en observe pas bien-tôt les effets. Si, au contraire, ils réussissent, il faut les continuer pendant quelque tems encore après que les symptômes ont disparu, car ils sont très-sujets à revenir lorsqu'on abandonne le remède.

Les toniques généraux, tels que les bains froids, les bains de mer, le quinquina, les préparations martiales réussissent quelquefois, lorsque l'affection locale paroît avoir quelque connexion avec une disposition générale pour laquelle ces remèdes seroient d'ailleurs indiqués.

Les astringens, pris intérieurement, sont rarement utiles; ils le sont d'autant moins, qu'on ne pourroit les employer de manière à avoir quelque probabilité de succès sans danger pour d'autres fonctions de l'économie animale.

Quant aux remèdes locaux, on peut aussi les distinguer en spécifiques, astringens, irritans & dérivatifs.

Les spécifiques sont de la même nature que ceux qu'on employe intérieurement; ils ont souvent de bons effets, appliqués en injections; mais ils demandent à être maniés avec prudence.

Les astringens qu'on emploie communément sont la décoction de quinquina, les solutions de vitriol blanc, d'alun, de sucre de saturne.

Les irritans, tels que la solution d'alkali caustique, ou celle de sublimé corrosif dont nous avons parlé ci-dessus, sont peut-être les topiques les plus utiles dans la maladie qui nous occupe. Mais tous ces remèdes doivent être employés avec précaution; & en général, s'ils sont efficaces, ils manifestent assez promptement leurs effets; sinon on peut toujours se défier de quelque affection organique du canal. Les bougies sont un très-bon topique irritant, & sont quelquefois employées comme telles avec succès. *Voy.* BOUGIE.

Les topiques que nous avons nommés dérivatifs sont ceux qui agissent en produisant une irritation dans une autre partie du corps. Ainsi, l'on a vu des chancres sur le gland mettre fin à une Gonorrhée habituelle. Un vésicatoire placé au-dessous de l'urètre, ou au périnée, a eu quelquefois le même effet. M. Hunter a vu l'électricité guérir plusieurs Gonorrhées habituelles qui duroient depuis long-tems, malgré tous les remèdes.

Quelle que soit la méthode à laquelle on s'est astreint, le repos, dans la plupart des cas, est de la plus grande importance. Ceci pourtant n'est pas généralement vrai; car on a vu des personnes qui, après avoir été traitées sans succès, se sont guéries en montant à cheval, ou en prenant quelqu'autre violent exercice.

Il faut particulièrement faire attention à être réglé & modéré dans le boire & le manger; car les irrégularités de cette espèce, ou empêchent la guérison, ou causent le retour de la maladie.

Nos Lecteurs trouveront peut-être que nous nous sommes beaucoup étendus dans nos considérations sur une maladie qui se réduit souvent à une simple incommodité dont on peut abandonner le traitement à la nature. Nous convenons que, dans la plupart des cas, la Gonorrhée n'est point comparable pour la gravité à beaucoup de maladies sur lesquelles nous nous serons peut-être moins arrêtés; mais si l'on considère l'extrême fréquence de celle-ci, le danger des symptômes accidentels qu'elle détermine, & qu'elle traîne souvent à sa suite, & le danger plus grand encore des mauvaises méthodes par lesquelles tant de Chirurgiens en entreprennent le traitement, on ne peut disconvenir qu'elle ne mérite toute l'attention du Praticien. Une multitude de Charlatans vivent, pour ainsi dire, de cette maladie; & sans vouloir inculper leurs intentions, il est de toute évidence que la plupart la traitent de la manière la plus propre à augmenter la gravité des symptômes & à les prolonger.

Nous avons extrait la plus grande partie de cet article de l'excellent Traité de M. J. Hunter, sur les maladies vénériennes; ouvrage qui manifeste par-tout l'homme de génie en même-tems que le Praticien consommé, & auquel nous ne pouvons qu'engager les Lecteurs à recourir, soit pour les vues de théorie, soit pour les détails auxquels nous n'avons pu donner place ici. (1)

GORGERET. *Ductor canaliculatus.* Instrument destiné à introduire, dans l'opération de la taille, les tenettes, pour charger la pierre, & éviter toutes les fausses routes qu'on pourroit faire sans ce moyen. Son corps est un canal en forme de gouttière, longue de cinq pouces; son commencement, ou sa partie la plus large a environ huit lignes de diamètre, & trois lignes & demie de profondeur; il va ensuite en diminuant insensiblement de largeur & de profondeur, se terminer par une coupe ronde. La cavité de cette gouttière est exactement ceintrée & polie, & les ailes ou parois le sont aussi, afin de ne causer aucune irritation aux parties. L'entrée du canal est coupée en talus, de l'étendue d'un travers de doigt. A l'extrémité antérieure, est une petite crête qui s'élève doucement du fonds & du milieu de la terminaison de la gouttière dont nous venons de parler. Elle a environ seize lignes de longueur sur deux lignes & demie de largeur, recourbée de dehors en dedans; platte sur les côtés, arrondie par son extrémité. L'extrémité postérieure de cet instrument est arbitraire; elle est communément en croix, comme le manche des conducteurs. M. Le Dran en a inventé un fort étroit, & dont le manche est en forme de cœur; il préfère ce petit Gorgeret, parce qu'il le tourne aisément dans la vessie, comme il le juge à propos, pour distinguer, autant qu'il est possible, les surfaces & le volume de la pierre; il tourne ensuite la cannelure du côté de la tubérosité de l'ischion, & y fait couler son petit couteau, pour inciser la prostate & le col de la vessie. M. Foubert a imaginé pour sa méthode de tailler, un Gorgeret formé de deux pièces ou branches qui peuvent s'écarter & servir de dilatatoires; on en peut faire usage pour le grand appareil. *Extrait de l'anc. Encyclop.* (*M. Petit-Radel.*)

GOUTTE-ROSE. On donne ce nom à une maladie de la peau qui se manifeste au visage par des boutons, ou petits furoncles plus ou moins chroniques, & rarement solitaires, & qu'on observe fréquemment chez les jeunes gens pléthoriques, à l'âge de puberté ou un peu plus tard; elle demande rarement aucun remède.

On donne aussi ce nom à des taches rouges, rassemblées par plaques, élevées, qui se manifestent sur-tout au visage, & affectent principalement le nez chez les ivrognes. Cette affection cède rarement aux remèdes généraux ou locaux qu'on peut employer. *Voyez* Dartres.

GOUTTE-SEREINE. *Gutta serena.* Dénomination donnée par Actuarius à l'amaurose. *Voyez*, pour les détails, l'article Amaurose. (*M. Petit-Radel.*)

GRAISSE. *Voyez* Axonge.

GRATELLE. Espèce de gale dont les pustules sont très-serrées & ressemblent à une éruption miliaire; elles sont recouvertes de petites écailles, dures, & accompagneés de rhagades. *Voyez* Gale.

GRAVELLE, *Ischuria calcularis.* C'est une affection dont sont quelquefois tourmentés les calculeux, & dans laquelle ils rendent avec leurs urines, de petits graviers, qui les font plus ou moins souffrir, à raison de leur volume, & de leurs

(1) Nous sommes obligés d'avertir que la Traduction françoise qu'on a donnée de ce Livre est tellement défigurée par les fautes grossières & les contre-sens dont elle fourmille, qu'on ne peut s'étonner que bien des personnes qui ne le connoissent que par cette traduction, aient jugé du mérite de l'Ouvrage autrement que nous.

irrégularité. La Gravelle est une maladie du ressort de la Médecine, & dont l'histoire seroit conséquemment déplacée ici, nous renvoyous à l'article PIERRE, ce que nous pourrons en dire, envisagée sous l'aspect Chirurgical qu'elle présente. (*M. PETIT-RADEL.*)

GRÊLE, *Grando.* Petite tumeur ronde, mobile, dure, blanche, assez semblable à un grain de Grêle, d'où lui vient son nom. La matière qui forme ces sortes de tumeurs, est si épaisse, qu'on ne doit rien espérer des remèdes qu'on proposeroit pour la ramollir. Cette petite tumeur est peu dangereuse, mais elle est très-incommode, quand elle est sous la membrane interne des paupières. L'opération est l'unique ressource, elle doit se pratiquer différemment, suivant le siège de la tumeur. Quand elle est à la superficie extérieure de l'une ou l'autre paupière, on étend, avec les doigts, la peau de la paupière d'un angle à l'autre, afin d'affermir la Grêle sur laquelle on fait une incision suffisante selon la longueur de la paupière. On fait sauter le grain avec une aiguille, ou une petite curette. Si l'on trouve quelque difficulté on l'enlève en totalité avec les pointes bien effilées d'une paire de ciseaux. Le pansement doit être simple, c'est une playe qui se réunira d'elle-même, & qui seroit indifférente au bon ou au mauvais traitement. Lorsque la Grêle est en-dedans, après avoir situé commodément le malade, on renverse la paupière, pour découvrir le mal. On incise jusqu'au grain, mais à la paupière inférieure, la direction de l'incision doit être d'un angle à l'autre, comme pour l'extérieur: au contraire, à la paupière supérieure, l'incision doit être longitudinale. Ce sont les connoissances anatomiques qui prescrivent ces différences. Par une incision transversale, on pourroit couper les fibres du releveur de la paupière supérieure, en opérant inconsidérément sur cette partie. Le pansement consiste à défendre l'œil de l'inflammation, ce qu'on obtient aisément par le régime, & par l'application de collyres convenables. *Extrait de l'ancienne Encyclopédie.* (*M. PETIT-RADEL.*)

GRENOUILLETTE. Βατραχος. *Ranula.* Dénomination barbare, par laquelle on désigne une tumeur formée sous la langue, par l'amas de la salive dans ses propres réservoirs. Ceux qui ont parlé de cette maladie, avant qu'on ait sçu que les organes qu'elle affecte étoient destinés à la sécrétion de la salive, n'ont eu aucune idée précise sur son véritable caractère. On a pensé que Celse l'avoit eu en vue dans la cinquième section de son septième livre, où, après avoir parlé des diverses affections de la langue, il continue par le passage suivant, *sub linguâ quoque interdum aliquid abcedit, quod ferè consistit in tunicâ, doloresque magnos movet.* Cette dernière circonstance sembleroit néanmoins indiquer une toute autre affection que la Grenouillette qui est plutôt accompagnée d'un sentiment de gêne que de douleur. En parcourant les Auteurs qui ont écrit depuis Celse, on trouve une diversité d'opinions qui étonne. Paré dit que la Grenouillette est formée de matière pituiteuse, froide, humide, grasse & visqueuse, qui tombe peu-à-peu du cerveau sous la langue. Fabrice d'Aquapendente met cette tumeur au nombre des enkystées; & ajoute qu'elle est de la nature du melicéris. Dionis est aussi de ce sentiment, & il avouoit que la Grenouillette tient un peu de la nature des loupes. Munick, instruit par les découvertes de l'Anatomie moderne, ne s'est point mépris sur la nature de cette maladie; il dit positivement qu'elle provient d'une salive trop âcre & trop épaisse, laquelle ne pouvant sortir par les canaux salivaires, s'amasse sous la langue, & y produit une tumeur. Heister, loin de suivre l'opinion de Munick, est retombé dans celle de Fabrice, en sorte que tout ce qu'il dit est entièrement emprunté de cet Auteur. Enfin de La Faye, dans ses Notes sur Dionis, a embrassé le sentiment de Munick; « on reconnoît, dit-il, deux espèces de Grenouillettes, les unes rondes, placées sous la langue, semblent n'être produites que par la dilatation du canal excrétoire de la glande sublinguale; les autres sont plus longues que rondes, placées à la partie latérale de la langue, & formées par la dilatation du canal excrétoire de la glande maxillaire inférieure. La liqueur, qui remplit ces tumeurs, est la salive qui séjourne & s'y amasse peu-à-peu, à cause de son épaississement & de l'atonie du canal. »

La Grenouillette est une maladie assez commune chez ceux qui font un grand exercice de la langue; je l'ai vu plusieurs fois chez les chanteurs; elle est ordinairement du volume d'une noisette; la liqueur qu'elle contient ressemble exactement, tant par sa couleur que par sa consistance, à du blanc d'œuf dans l'état de liquidité; elle est plus épaisse, quand elle a séjourné long-tems, elle l'est au point de paroître comme plâtreuse, on l'a vue même avoir la dureté de la pierre. Tout porte à croire que la cause de ce genre de tumeur provient moins de l'épaississement de l'humeur salivaire, qui est toujours un effet secondaire, que de l'oblitération du canal excréteur ou de son orifice. La salive qui s'amasse ainsi, forme souvent une tumeur très-volumineuse; mais, en général, cette tumeur se rompt, quand elle a acquis le volume d'une grosse noix, & laisse ensuite un ulcère qui ne peut être amené à cicatrice, tant qu'on ignore la vraie cause de la maladie. » J'ai vu, dit M. Bell, un ulcère de ce genre traité avec la plus grande attention pendant plusieurs mois, on avoit employé différens détersifs, & même des corrosifs; on a même été dans un cas, jusqu'à faire subir un traitement mercuriel,

& le tout sans aucun succès. Enfin, ayant découvert la véritable cause de la maladie, on la guérit dans l'espace de peu de jours, en enlevant une portion de matière calcaire, qui, en obstruant les couloirs, avoit d'abord occasionné la tumeur, puis l'ulcère qui s'en étoit suivi. »

Assez souvent cependant les lèvres de la division se réunissent, ce qui arrive communément, quand, sans attendre la rupture spontanée de la tumeur, on l'a ouverte avec le bistouri, sans donner à l'incision une assez grande étendue, alors la tumeur se reproduit quelque tems après. Les Anciens, observe M. Louis, ont fait la même remarque : c'est la raison pour laquelle Paré préfère le cautère actuel à la lancette, dans ces sortes de cas. Dionis dit aussi, continue le même Auteur dans un Mémoire inséré dans le troisième tome de ceux de l'Académie, qu'il a vu des Grenouillettes qui revenoient, parce qu'on s'étoit contenté d'une simple ouverture avec la lancette. Pour prévenir cet inconvénient, il prescrit de tremper dans un mélange de miel rosat & d'esprit de vitriol, un petit linge attaché au bout d'un brin de balai, avec lequel on frottera, dit-il, rudement le dedans du kiste, pour le faire exfolier ou consumer. Il n'y a point d'Auteur, poursuit toujours M. Louis, de qui nous empruntons presque tout cet article, qui ne semble regretter que la situation de la tumeur, ne permette pas la dissection totale du kiste. Le succès que Fabrice d'Aquapendente a eu, en incisant seulement la tumeur dans toute son étendue, ne lui ont point ôté cette prévention, & Heister conseilleroit l'extirpation, si la nature des parties voisines qu'on pourroit blesser, n'y apportoit, dit-il, le plus grand obstacle. Mais si ce prétendu kiste, si cette poche n'est autre chose que la glande même, ou son canal excréteur, dilaté par la rétention de l'humeur salivaire, on conviendra qu'il seroit dangereux d'irriter le fond de la tumeur, pour en détruire les parois, au défaut de l'extirpation qu'on juge nécessaire. Toutes les fois qu'on a fait une assez grande incision, pour permettre l'affaissement des lèvres de la plaie, il n'y a point eu de récidive. Munick recommande expressément cette incision, & Rossius met la petite ouverture qu'on fait dans ce cas, au nombre des fautes qu'on peut commettre dans la méthode de traiter cette maladie, & d'où dépend le renouvellement de la tumeur. Il ne faut pas dissimuler qu'il recommande aussi la destruction du kiste; mais, pour parvenir à ce but, il ne propose que des remèdes astringens & dessicatifs, dont l'effet est borné à donner du ressort aux parties qui ont souffert une trop grande extension, & à les réduire, autant qu'il est possible, à leur état naturel. C'est donc par une pure prévention que cet Auteur croyoit dissoudre & consumer insensiblement le kiste, avec des remèdes de cette espèce. Il n'y a point de kiste dans la Grenouillette, ou du moins la poche qu'on caractérise sous ce nom, n'est point de celles qu'on doit détruire ou extirper. Il suffit de l'ouvrir, de retrancher les lèvres de l'incision, dans le cas où les bords seroient tuméfiés durs ou incapables de se rétablir dans l'état naturel, à raison de la grande extension que ces parties auroient souffertes par le volume considérable de la tumeur. J'ai observé, dit toujours M. Louis, que la guérison radicale dépendoit d'un trou fistuleux, qui restoit pour l'excrétion de la salive, & que, lorsqu'il se trouve inférieurement derrière les dents incisives, il y a dans certains mouvemens de la langue, une éjaculation de salive très-incommode, & qu'on peut prévenir, pour que la guérison soit parfaite. Il suffit pour cela, de procurer à l'humeur salivaire retenue, une issue qui ne puisse se consolider. Il semble que la perforation de la tumeur avec le cautère actuel, comme Paré l'avoit proposé, seroit un moyen aussi efficace, mais moins douloureux, & préférable en ce que l'on seroit assuré de former à la tumeur une ouverture durable pour l'excrétion de la salive, dans la partie la plus éloignée du devant de la bouche, & de mettre les malades à l'abri de l'incommodité de baver continuellement, ou d'éjaculer la salive sur les personnes à qui ils parlent.

La tumeur, qui forme la Grenouillette, est quelquefois si volumineuse, qu'elle empêche absolument l'usage de la parole, ainsi qu'il a lieu dans les cas où la maladie date de fort loin. Dans une Observation rapportée par M. le Clerc, Chirurgien-Major de Berg-Saint Vinox, la racine de la tumeur étoit sous la langue; elle remplissoit toute la bouche par son volume; sa saillie extérieure étoit de la grosseur d'un œuf de canne; & dans ses progrès, elle avoit poussé les dents de l'une & l'autre machoire en-dehors; on sentoit quelques points de fluctuation à sa surface; d'autres endroits offroient une grande dureté. Le malade, qui pouvoit à peine respirer, demandoit du soulagement; on lui fit la ponction, à l'endroit de la tumeur qui paroissoit le plus mollet, du côté extérieur. Il sortit, par la canule, une liqueur jaunâtre & épaisse. On aggrandit l'ouverture avec le bistouri, & l'on tira du foyer de la tumeur, environ une livre de matière sablonneuse, de couleur cendrée, & sans mauvaise odeur. L'incision ne donna point de sang; & à peine les corps étrangers eurent-ils été tirés, que le malade commença à articuler, ce qu'elle n'avoit fait depuis long-tems. Une si grande extension des parois de la tumeur devant s'opposer à la restitution des parties, M. le Clerc crut devoir en corroder l'intérieur avec une fausse tente de linge, trempée dans une dissolution de mercure. La guérison fut parfaite en un mois, & la langue reprit peu-à-peu les dimensions qu'elle avoit perdue, & revint à son premier volume.

Mais, quelqu'heureux qu'ait été le succès obtenu sur le malade qui fait le sujet de cette observation, on ne doit pas, remarque M. Louis, donner indistinctement pour précepte, de consumer le kiste, ni même de faire une incision à la tumeur; on peut quelquefois réussir par un procédé plus simple. Dans un cas particulier dont parle ce Praticien, une sinuosité qui partageoit la tumeur en partie droite & gauche, lui fit soupçonner qu'elle étoit formée par deux sacs adossés. Il y avoit à la partie antérieure de chaque côté, & sur la même ligne, une espèce d'aphte; c'étoit l'orifice salivaire un peu dilaté, & bouché par une matière visqueuse; car ayant introduit sans peine, dans ces points, un petit stilet boutonné, il pénétra dans le double foyer de la tumeur, & il en sortit une matière salivaire, épaissie en forme de glaire d'œuf. Il mit un petit stilet de plomb dans chaque orifice, & au bout de deux jours, celui qui étoit affecté de cette incommodité, l'étant revenu voir, il vuida de nouveau les sacs tuméfiés, & replaça dans chaque orifice, un fil de plomb, plus gros que le premier. Il recommanda à cet homme de vuider les tumeurs tous les matins, après avoir ôté le plomb, & de le remettre ensuite. Au bout de quinze jours, les orifices furent, par leur dilatation continuée, à l'abri du resserrement; la salive n'a plus été retenue, & les Grenouillettes n'ont plus reparu.

Il est des cas où les moyens que nous venons de rapporter, sont entièrement insuffisans, & où il en faut venir à l'extirpation complette de la tumeur. Chez une malade dont M. Boinet a donné l'observation à l'Académie, la tumeur dont le volume remplissoit, non-seulement la bouche, mais même sortoit à moitié au-dehors, n'offroit que ce moyen certain de guérison. Les deux dents incisives supérieures du côté gauche, étoient logées dans une dépression qu'on y remarquoit, & la canine du même côté déjettée par le volume de cette masse, avoit, par sa pointe, percé la lèvre, près de la commissure. On voyoit découler une humeur muqueuse, de la partie la plus déclive de la tumeur, par une ouverture circonscrite. La langue ne s'appercevoit point, elle étoit repoussée en arrière; & depuis quelque tems, la malade ne subsistoit que par des alimens liquides, qu'elle étoit obligée de porter vers le fond du gosier, à la faveur d'un biberon. Les quatre dents incisives, les deux canines, & les premières molaires de la machoire inférieure, furent chassées de leurs alvéoles, par la compression que la tumeur exerçoit contr'elles. L'aspect de la malade étoit effrayant, & son état menaçoit d'une suffocation. L'extirpation seule, jugée nécessaire, fut faite avec la circonspection que demandoit le lieu qu'occupoit la tumeur; elle laissa un grand vuide qui fut rempli de charpie sèche. La machoire inférieure ayant paru altérée, M. Boinet la rugina en différens points, & couvrit ces endroits avec de la charpie, ou sèche ou imbibée d'esprit-de-vin. Il se fit quelques exfoliations; en les attendant, les chairs, qui avoient de la disposition à devenir fongueuses, furent réprimées par les consomptifs. Enfin, au bout de trois mois, il y eut une cicatrice ferme, & si régulière, que la langue exécuta tous ses mouvemens avec facilité, & il n'y eut d'autre changement dans l'articulation de la voix, que celui qui résulte de la perte des dents. Cette observation est très-curieuse, & fait voir combien l'on doit espérer, dans les cas difficiles, du jugement & de la prudence de ceux qui réfléchissent mûrement, & d'après une saine théorie, appuyée sur l'expérience. (*M. Petit-Radel.*)

GROSSESSE. *Graviditas*, état d'une femme qui a conçu, & pendant lequel la matrice se développe en passant par des accroissemens insensibles, jusqu'à ce que parvenue à l'épigastre, vers le neuvième mois de l'imprégnation, elle revienne sur elle-même, & se débarrasse du fardeau qui l'opprimoit. *Voyez* à l'article Accouchement, les phénomènes qui accompagnent ce développement, & la raison pourquoi il ne peut avoir lieu qu'à une certaine époque de la Grossesse. La Grossesse dans laquelle le produit de la conception se développe dans l'intérieur de la matrice, est nommée Utérine pour la distinguer de celle où ce même produit prend ses accroissemens dans la trompe, les ovaires & même dans l'intérieur du bas-ventre; on désigne ces dernières sous le nom de Grossesses Extra-utérines.

Les notions acquises depuis un demi-siècle ont enfin dissipé tous les doutes qu'on pourroit avoir sur les Grossesses extra-utérines, que nous nous proposons d'examiner spécialement dans cet article. Elles indiquent comment elles peuvent arriver, comment l'enfant & son placenta peuvent croître entés sur une tige qui leur est étrangère, & qu'elles suites fâcheuses ont à redouter les mères malheureuses, chez qui ces singularités arrivent. En comparant entre elles toutes les observations qui nous ont été transmises sur les Grossesses extra-utérines, il conste que celle des trompes de Fallope sont les plus fréquentes, que celles des ovaires sont beaucoup plus rares, mais que les plus rares de toutes, sont les ventrales. Dans celles-ci, le placenta adhère ordinairement au mésentère, au bas de la colonne épiniaire, à l'une des trompes, ou sur la matrice. Ce cas ne doit point être confondu avec celui où l'enfant auroit passé dans la cavité du bas-ventre, après une rupture de matrice. *Voyez* l'article Matrice (rupture de) Dionis, Simon & Galli, rapportent des observations relatives à ce sujet, qui méritent d'être connues; on en trouve plusieurs dans les Mémoires de l'Académie Royale des Sciences, dans les Actes des Curieux de la Nature, & dans les Transactions Philosophiques; nous y renvoyons.

Si les signes de Grossesse extra-uterine sont incertains dans le commencement, & même vers le milieu de la gestation, on ne peut pas en dire autant vers la fin. On a, il est vrai, quelques soupçons aux premières époques; la femme est toujours réglée, même quand le ventre a déjà acquis un certain volume; elle ne vomit point comme dans les autres Grossesses, les mamelles sont seches, point gonflées, l'orifice de la matrice reste toujours à peu-près à la même hauteur; le ventre semble ne prendre du volume que d'un seul côté, les mouvemens de l'enfant, au lieu de se faire sentir tantôt d'un côté, & tantôt d'un autre, sont fixes à un certain endroit. Il sembleroit d'après tous ces indices, que rien n'est plus facile que de caractériser une Grossesse extra-uterine. Un Accoucheur en réputation dans cette capitale, s'étoit dernièrement décidé sans équivoque sur une pareille Grossesse; il parloit déjà d'appareil & de procédés à suivre, pour assurer la vie, à l'enfant & à sa mère. Les Consultans furent appellés; l'un d'eux, avant de rien statuer, touche la femme, trouve l'orifice de la matrice qui se dilatoit, & la tête de l'enfant, mobile, & appuyant dessus; ainsi, la prétendue Grossesse extra-uterine se termina quelques jours après, par un accouchement dont les suites furent très-heureuses.

N'y auroit-il aucun signe certain, qui indiquât une Grossesse extra-uterine, ou ceux qu'on a donnés comme tels, seroient-ils absolument insuffisans? Il faut l'avouer, les apparences sont souvent trompeuses; mais telles incertaines qu'elles puissent être, l'on peut néanmoins, au moyen du toucher, parvenir à des à-peu-près qu'on peut regarder comme la vérité. La première chose à faire, quand on est appellé dans des Grossesses de ce genre, c'est de s'assurer en touchant les différentes régions du ventre, si l'enfant est toujours fixe dans un même endroit. L'on introduit ensuite un doigt dans le vagin, pour reconnoître l'état du col & de l'orifice de la matrice. Si on les trouve comme dans une Grossesse ordinaire, on doit annoncer celle-ci. Mais si, au contraire, ils paroissent comme ils le sont, dans l'état de vacuité de la matrice; que même celle-ci soit beaucoup plus petite qu'elle ne l'est ordinairement à pareil terme d'une bonne Grossesse, on doit alors soupçonner une Grossesse extra-uterine. En effet, il est reconnu que le col de la matrice, ainsi que son orifice, ne subissent aucun changement dans le développement d'un fœtus qui est hors de la matrice; s'ils en éprouvent quelques-uns, ce n'est guères qu'à l'époque où le fœtus parvenu au volume qu'il doit avoir au tems de sa naissance, il se fait une révolution chez la femme, pour en déterminer la sortie. M. Galli dit, dans les Mémoires de l'Académie de Bologne, avoir observé, en pareil cas, que l'orifice & le col de la matrice devenoient un peu plus gros, & même s'entr'ouvroient, ce qui peut plus particulièrement arriver, lorsque le placenta est implanté sur le corps de la matrice. Si l'on peut reconnoître les cas où l'enfant est renfermé dans les trompes, dans l'ovaire, ou dans l'abdomen, ce qui est infiniment rare, ce n'est guère qu'en réfléchissant sur les phénomènes d'une bonne Grossesse, & en leur comparant ceux de celle qui paroît douteuse. Un grand fond de connoissance, beaucoup de logique, & point de prévention, donnent des indices, sur lesquels on peut assez compter. Quand donc rien n'annonce un développement successif de la matrice, quand les mouvemens de l'enfant ne se font point sentir dans une grande étendue, que le toucher indique une vacuité de la matrice, que l'intuméfaction du ventre a commencé d'un côté, & a successivement passé à l'autre, que les mouvemens de l'enfant sont obscurs à un tems où ils devroient être très-sensibles, que la femme d'ailleurs jouit d'une très-bonne santé, on peut annoncer une Grossesse extra-uterine, mais sans en caractériser l'espèce, car sur ce dernier point les signes qu'on a donnés, ne sont encore rien moins que certains.

Il est infiniment rare que l'enfant parvienne à un développement complet dans les Grossesses extra-uterines, celles sur-tout de la trompe, ou de l'ovaire. L'enfant, vers le troisième ou quatrième mois de sa conception, ne tirant point une suffisante quantité de sucs, sur un sol qui lui est étranger, se desséche & périt d'inanition, quelquefois même il périt bien avant, & alors il n'est pas rare que quelques-unes de ses parties survivent à d'autres, se nourrissent par leurs propres forces, & parviennent ainsi, à un développement plus que complet. C'est ainsi que l'on conçoit comment on a pu trouver dans l'ovaire de certaines femmes, des os de la tête, dont le volume égaloit celui des os d'un adulte. Mais plus souvent encore l'enfant se pourrit dans toutes ses parties, & les femmes meurent à la suite de fièvres lentes, & colliquatives, que cette putréfaction occasionne. Cette terminaison est plus fréquente dans les Grossesses d'ovaires, que dans celles de la trompe, où les femmes périssent ordinairement par l'hémorrhagie qui succède alors à sa rupture. Le sort des femmes est bien moins inquiétant lorsque le développement de l'enfant se passe dans la propre cavité du bas-ventre, en supposant qu'on puisse bien reconnoître cette circonstance, car du moment où les accidens qui annoncent la pleine maturité de l'enfant paroissent, on peut en ouvrant les parois du bas-ventre, extraire l'enfant & sauver ainsi deux individus différens. Le procède est absolument le même que celui que nous avons donné à l'article CESARIENNE, (Opération.) Avec cette différence seulement, qu'on fait l'incision sur le lieu qui domine le plus, & qui est celui de nécessité, & qu'on n'incise point la matrice. Il se forme ordinairement vers la fin des Grossesses de ce dernier genre, des congestions inflammatoires entre les parois de l'enveloppe qui contient le fœtus & celles du bas-ventre ou du rectum, lesquelles se terminant par suppuration, ouvrent une issue au fœtus, ou à ce qui en reste. Littre tira ainsi par le fondement les os d'un fœtus, qui en se pourrissant dans le ventre, avoit occasionné un dépôt, dont l'ouverture s'étoit faite au rectum, à peu de distance de l'anus, & il dit que la femme survécut à ce singulier accouchement, où la sagacité, & la patience de l'opérateur, furent portés au plus haut point. *Voyez* les Mémoires de l'Académie Royale des Sciences, année 1702. Mais les événemens ne sont pas toujours aussi critiques que ceux que nous venons de rapporter. Il est des faits, dit M. Sabbatier, qui prouvent que les enfans sont restés très-long-tems dans le ventre de leur mère, sans leur occasionner d'autres incommodités, que celle qui résulte de leur volume, & de leur pesanteur. Le plus récent est celui qui a été rapporté par M. Morand, & qu'on trouve inséré dans les Mémoires de l'Académie Royale des Sciences, en 1748. Une femme étant morte à Joigny, à près de soixante-&-un an, trente-trois ans après une Grossesse qui avoit parcouru le tems ordinaire, & qui ne s'étoit point terminée, quoiqu'il y eût des signes qui annonçassent que l'accouchement alloit se faire, on fit l'ouverture du cadavre. On trouva, dans le ventre, une masse ovale, grosse comme la tête d'un homme, attachée à diverses parties, & qui sembloit naître de la trompe droite. Cette masse pesoit près de huit livres, elle contenoit un enfant mâle, qui s'y étoit parfaitement conservé, sans être environné d'aucune liqueur. La peau de cet enfant étoit très-épaisse, il avoit des cheveux, & deux dents incisives prête à pousser à chaque mâchoire. Son enveloppe étoit en partie osseuse, & en partie cartilagineuse, elle avoit presque par-tout deux lignes d'épaisseur & quatre dans la partie contiguë à l'arrière-faix, lequel étoit de la même consistance. On voyoit sur la surface externe de petites éminences graveleuses, & l'interne étoit comme moulée sur les parties de l'enfant qui en étoient embrassées. Une ouverture dans le milieu de l'arrière-faix sembloit désigner l'insertion du cordon ombilical qui s'étoit détaché à un travers de doigt du nombril. Toutes les parties de la mère étoient d'ailleurs en bon état. L'enveloppe dans laquelle le fœtus étoit contenu, tenoit si fort à la plante du pied droit, par une portion déjà ossifiée qu'on n'avoit pu les détacher. » De Thou, Bayle, & quelques autres, font mention de pareils faits avec des circonstances qui méritent d'être connues. *Voyez* le second volume de l'Anatomie de M. Sabbatier, pour de plus grands détails, dans lesquels nous ne saurions entrer, sans couper court sur ce qui nous reste à dire, touchant les Grossesses utérines.

Celles-ci peuvent être distinguées en simples & en composées, en vraies & en fausses. Les Grossesses simples sont celles où il n'y a qu'un seul fœtus, & les composées, celles où il y en a plusieurs. On donne communément le nom de Jumeaux aux produits de cette dernière, quoique cette dénomination soit loin d'être exacte. Il est rare que la Grossesse soit produite par deux enfans à-la-fois, encore plus rare par trois, & quand cela arrive, les enfans sont séparés l'un de l'autre par différentes cloisons qui résultent, de part & d'autre, de l'adossement de leurs membranes; l'amnios est toujours celle qui forme ces cloisons, tandis que le chorion s'étend indifféremment sur toutes, & les rassemble en commun. Les enfans, dans le cas de pluralité, sont diversement situés dans la matrice, non-seulement relativement à eux, mais encore relativement à l'orifice de cet organe, circonstance à laquelle il faut faire la plus grande attention par rapport à l'accouchement. Il paroît être entré dans les vues de la Nature, que les enfans multiples soient séparés les uns des autres, renfermés dans leurs propres membranes, y nageant dans leurs propres eaux, & recevant leur nourriture par leurs propres placentas. Si la chose arrive, ou paroît arriver autrement à l'époque de l'accouchement, c'est que l'un des fœtus a déjà rompu sa cloison, & s'est mis en communauté avec les autres. Ce seroit à tort que, pour infirmer cette opinion, on recourreroit aux monstruosités, elles ne prouveroient rien, sinon que la coalition s'est faite, non pendant la Grossesse, mais à une époque non éloignée de la conception. La Nature, en disposant ainsi les choses, a évité bien des accidens qui eussent fait périr l'enfant au commencement de sa naissance, & même avant; car, en les supposant autrement, que de motifs de crainte! Leurs cordons peuvent s'entrelacer, se nouer fortement, & par-là fermer la voie qui leur porte l'aliment. L'un & l'autre, au commencement de l'accouchement, peuvent présenter des parties semblables, qui fassent croire qu'elles appartiennent à un seul & même enfant, & déterminer ainsi l'Accoucheur à un parti qui seroit funeste à l'un comme à l'autre; ils peuvent s'engager en même-temps, & par-là s'opposer mutuellement à leur sortie. Rien de tout ceci n'est à craindre, au moyen de la cloison qui maintient chacun dans son propre domaine; l'un peut être affecté de maladie, périr même sans que les autres partagent son infortune: chacun ayant son placenta, la délivrance en devient plus facile, & n'expose point la mère & les autres enfans à aucun accident. C'est dans des circonstances pareilles, que des Accoucheurs, persuadés que la femme n'avoit qu'un enfant, n'ont fait aucune tentative pour retirer l'autre qui, à leur grand étonnement, s'est fait jour de lui-même, un ou plusieurs jours après le premier accouchement.

Les Grossesses composées ou multiples ne sont pas toujours très-faciles à reconnoître; on les soupçonne au volume extraordinaire du ventre, dans une époque comparée à une pareille d'une Grossesse ordinaire; à une division en plusieurs tumeurs, plus ou moins apparentes, dans les derniers tems de la gestation; à l'infiltration des extrémités inférieures, dès le troisième ou quatrième mois, & aux mouvemens que la femme dit ressentir en plusieurs endroits en même-tems. Mais tous ces indices ne sont que des soupçons qui ne peuvent guères avoir de réalité que par le toucher. Quand donc le ventre est assez gros pour faire soupçonner une Grossesse composée, on s'en assure en portant le doigt dans le vagin pendant que la paume de la main est appliquée sur le ventre. On donne différentes secousses, de bas en haut, à la matrice, ainsi qu'on le verra à l'Article Toucher. Si l'on sent un corps mobile dans le ventre, & que ce qui se meut, paroisse être un même corps, on peut être assuré d'une Grossesse simple; mais lorsque ce mouvement est infiniment obscur, & même ne paroît point, il faut situer la femme de manière que les muscles soient dans le plus grand relâchement, la touchant ensuite, en appuyant successivement l'autre main sur le bas-ventre, on reconnoît quelquefois très-distinctement les différens enfans, on sent leurs genoux, leurs pieds, &c. mais quelquefois les signes ne parlent point si favorablement, il faut alors attendre jusqu'à l'époque de l'accouchement.

Les vraies Grossesses sont celles qui résultent d'une conception régulière, & dont le produit passe par les accroissemens qui lui sont naturels, avant de parvenir au volume nécessaire pour déterminer sa sortie. Les fausses Grossesses, au contraire, sont celles où le produit n'est point entré dans les vues de la Nature, quoiqu'il puisse parvenir à un volume suffisant pour simuler une véritable Grossesse. On en peut distinguer deux espèces générales, l'une qui est la suite d'une conception qui a mal tourné, & dont le produit a dégénéré dès le commencement, & l'autre qui lui est absolument étrangère. Cette dernière peut être formée par de l'eau, de l'air, du sang, des matières glaireuses, muqueuses, ou par des excroissances polypeuses. Toutes ces circonstances constituent autant d'affections qui ont rapport à la Médecine, & sur lesquelles nous ne saurions entrer ici dans des détails, sans sortir de notre sujet. Quant à la première, nous renvoyons aux articles Mole & Avortement, pour savoir la conduite qu'on doit tenir quand elle a lieu.

Les vraies Grossesses présentent des signes qui sont relatifs à leurs différens tems, & qui se déduisent toujours de l'état de la matrice. Son corps s'arrondit dans les deux premiers mois, & semble s'enfoncer un peu vers le bassin; son orifice se porte alors en avant & en bas, quelquefois aussi en arrière & vers le coccix, d'où s'ensuit un applanissement du ventre, qui a donné lieu au proverbe, *en ventre plat, enfant il y a*. Le fond de la matrice, vers le troisième mois, refoule les intestins vers le ventre, & s'élève dans la région hypogastrique. On peut, avec la main appuyée au-dessus du pubis, commencer à le sentir, lorsqu'on palpe un peu fort. Le toucher, par le vagin, ne peut rien annoncer de certain, quoique la matrice semble alors être plus dure, & peser plus qu'à l'ordinaire vers le fond du petit bassin; elle offre souvent des phénomènes dans d'autres affections, qui n'ont aucun rapport avec la Grossesse. Tout ce qu'on peut dire ici, c'est que ce corps arrondi que l'on touche dans le vagin, & qui est formé par le développement de la matrice, paroît assez souple, beaucoup plus régulier & égal, que celui qu'on trouve dans le cas d'engorgement ou d'autres maladies chroniques de la matrice. Les signes sont beaucoup plus évidens, du quatrième au cinquième mois; le fond de la matrice, au premier de ces termes, dépasse le détroit supérieur, de plusieurs travers de doigts. Il monte jusqu'à un pouce ou deux de l'ombilic, dans le cours du cinquième, & le col, en s'éloignant de plus en plus de la vulve, se porte en arrière & en haut, l'hypogastre est alors saillant, arrondi, & assez tendu. La matrice, au troisième mois, est parvenue au-dessus de l'ombilic, son col commence à s'élargir vers sa base, & elle semble être devenue un peu plus souple qu'avant; le col paroît plus court dans le septième, il est plus hors de la portée du doigt, par la raison qu'il est plus haut, le nombril est plus saillant, & le fond de la matrice occupe une partie de l'épigastre. On croit communément que l'enfant se retourne à cette époque. *Voyez* ce que nous avons dit sur ce sujet à l'article Culbutte. La matrice, à la fin du huitième mois de la Grossesse, se rapproche tellement du creux de l'estomac, chez la plupart des femmes, qu'il est difficile de dire exactement jusqu'à quel point elle s'étend, son col est presque toujours effacé, & son orifice si loin, qu'on peut à peine le toucher, encore, pour y réussir, est-on le plus souvent obligé de porter le doigt presqu'à la hauteur de la symphyse sacro-iliaque droite ou gauche. « Pour pénétrer aussi loin, dit M. Baudeloque, on procédera de la manière suivante. La femme étant de bout, le corps un peu renversé & le dos appuyé contre quelque chose de solide, on placera la main, de champ entre les cuisses, & l'on introduira l'index dans le vagin, de sorte que le bord radial du doigt du milieu soit couché le long le long du périnée & du coccix, le pouce contre le pubis, & que ces trois doigts soient à la fin très-écartés. En se conduisant ainsi, continue cet Auteur, on rencontrera des avantages qu'on ne pourroit obtenir d'ailleurs, parce que le doigt du milieu étant appuyé sur l'extérieur du périnée & du coccix, les déprime du côté du bassin, & diminue d'autant la profondeur de ce dernier, ce qui permet à l'extrémité de l'index de s'approcher beaucoup plus près du détroit supérieur, que si l'on eût placé la main de toute autre manière. » Enfin, dans le dernier tems de la Grossesse, le col de la matrice achève de se développer, & le bord de l'orifice, chez quelques femmes, ne conserve que peu d'épaisseur, tandis qu'il paroît en acquérir chez d'autres : l'étendue de cet orifice ou l'excès de son diamètre semble moins indiquer un accouchement prochain que l'amincissement de ses parois. C'est une vérité qui a été confirmée par le plus grand nombre des Accoucheurs, & contre laquelle nous n'avons aucune replique à faire. (*M. Petit-Radel.*)

GUATTANI. (Charles) Il naquit aux environs de Novara, en 1709. Il vint jeune à Rome, & s'y fit distinguer, de bonne heure, dans les Hôpitaux. En 1745, il publia deux Dissertations, intitulées, *Historiæ duæ anevrismatum, quorum alterum in brachio, per chirurgicam operationem sanatum; in femore alterum, paucos intrà dies, lethale fuit; cum animadversionibus & figuris illustrata.* Il fit un voyage à Paris, & pendant un an qu'il y séjourna, il se lia d'amitié avec les hommes les plus célèbres dans son art. Il se transporta de-là en Flandre, théatre alors de la guerre, & il y recueillit un grand nombre d'Observations. De retour à Rome, il exerça la Chirurgie avec autant de succès que de célébrité. En 1772, il publia un Ouvrage de trente ans d'observations & d'expériences, sous le titre suivant : *De externis aneurismatibus, manu chirurgicâ methodicè pertractandis, cùm nonnullis circa aneurismata interna, ac tribus aliis rarioribus, observationibus, atque æsophagotomiæ operatione, omnia cùm tabulis archetypis, &c.* Tout ce que Guattani avance sur cette opération, est le fruit de ses méditations sur la structure & la position de l'œsophage, relativement aux autres parties qu'il est de la plus grande importance de conserver, & de ses expériences, non-seulement sur les cadavres, mais encore sur les animaux vivans. On peut consulter, sur le mérite de cet ouvrage, le Recueil que M. Lauth, Professeur en Médecine, a publié à Strasbourg, en 1785, sous le titre : *Scriptorum latinorum de aneurismatibus Collectio.* Guattani mourut à Rome, en 1773, âgé de 64 ans, & généralement regretté. (*M. Petit-Radel.*)

GUILLEMEAU, (Jacques) natif d'Orléans. Il vivoit vers l'an 1560. Il étoit disciple de Courtin, de Riolan, & d'Ambroise Paré. Dans ces tems, les Médecins étoient les seuls qui fissent des Cours d'Anatomie & de Chirurgie avec distinction : vu l'état d'avilissement où étoit alors le Corps de la Chirurgie, & l'état d'insouciance qui abrutissoit ceux qui eussent pu lui donner plus de splendeur, Guillemeau, qui sembloit né pour lui donner une nouvelle énergie, ne dédaigna point d'aller puiser dans des sources dont les eaux devoient faire éclore les germes qu'il tenoit cachés. Il se livra à l'étude avec une ardeur la plus vive, & lia intimité avec Riolan & Courtin, qui le guidèrent dans les détours épineux de ses recherches. Il suivit Paré à l'armée, & y eut de fréquentes occasions de mettre en pratique les préceptes qu'il avoit reçu de ses maîtres, ainsi que dans les Hôpitaux où il passa ses premières années. Ce ne fut qu'après avoir acquis un fond suffisant de connoissances dans tous ces exercices que Guillemeau se livra entièrement au public, bien différent en cela du plus grand nombre qui ont l'appas du gain dès les premiers pas qu'ils font dans le grand art de guérir, & qui perdent un tems précieux à intriguer, pour capter la confiance qu'on ne devroit jamais leur accorder; incapables, ils paroissent, & font place à d'autres qui ont la même incapacité que leurs devanciers; ainsi se propage l'ignorance & toutes ses fâcheuses suites. Les commencemens de la pratique de Guillemeau furent si heureux, que Charles IX lui donna toute sa confiance, & que Henri IV l'honora de la même faveur. Au milieu des occupations variées où elle l'entraînoit, Guillemeau sçut trouver du tems pour rédiger le fruit de ses Observations. Il les a rassemblé dans un grand Ouvrage *in-folio*, dont la meilleure édition est celle de Paris, année 1598, avec ce titre : *Les Œuvres de Chirurgie de Jacques Guillemeau, Chirurgien ordinaire du Roi, &c.* On y trouve plusieurs excellens Traités, tant d'Anatomie que de Chirurgie, qui ont rapport à différentes matières, notamment le Traité des Plaies de tête, recueilli des Leçons de M. Courtin, Docteur-Régent de la Faculté de Médecine de Paris, & un Traité des maladies des yeux, qui a paru à part, & qui a été aussi estimé. Celui-ci a été imprimé à part, du vivant de l'Auteur, & depuis traduit en Flamand. Ce grand Chirurgien mourut, en 1609, à Paris, au milieu de ses travaux, qui lui avoient acquis une réputation si justement méritée. Il fut inhumé en l'Eglise de S. Jean-Grève. On lit sur son tombeau, le Sonnet suivant.

Passant, tu vois ici, sous cette froide tombe,
Sans pouls, sans mouvement, le corps de Guillemeau.
Son nom & ses vertus, de même que son ame,
Par l'immortalité, l'exemptent du tombeau.

*

Son corps qui gît ici, reluisoit par la flamme
De son esprit divin qui lui sert de flambeau.

La Parque ne tient pas dans les fils de sa trame
Sa vie & ses vertus dans le même fuseau.

☆

Après que Guillemeau, par ses secrets admirables,
Eut guéri tant de maux qu'on croyoit incurables,
Enfin il éprouva l'inclémence du sort.

☆

Non plus que ses Écrits d'éternelle mémoire,
Son corps ne seroit pas sous cette tombe noire,
Si l'Art eût pu trouver du remède à la mort.

(*M.* Petit-Radel.)

GUIMAUVE. *Altha officinalis.* Lin. La racine de cette plante contient un mucilage très-doux; on en fait une décoction qu'on emploie dans les fomentations émollientes pour les cas d'ophtalmie sèche & de roideur des parties, & lorsqu'il y a beaucoup d'irritation à la peau.

GUNZ, (Juste Godefroi) Professeur public & extraordinaire d'Anatomie & de Chirurgie, dans l'Université de Leipsick, & Correspondant de diverses Académies. Il étudia long-tems sous MM. Hunauld, Ferrein & Bertin. Il étoit *vir acri ingenii*, dit Haller, & joignoit au rare talent d'observer, une profonde érudition. Tout ce que dit cet Auteur, dans les Dissertations & Remarques qu'il a données, est marqué au coin de la plus exacte vérité, & pourroit le faire passer, même actuellement, comme un grand Anatomiste. Il a donné, en 1748, l'histoire des méthodes trouvées par les Chirurgiens François, pour extraire la pierre. Il accuse le pauvre Garengeot de plagiat, & compare sa méthode à celle de Raw de Méri & de Chéselden; il dit qu'il a pris les instrumens de l'un, & le manuel de l'autre.

Gunz est celui qui ait le mieux apperçu la situation qu'on doit donner à la femme, lorsqu'elle accouche; elle doit être, dit-il, relative à la position de la matrice & de l'enfant, rapportée à la conformation du bassin. Il a fait de ses Remarques, l'objet d'une dissertation, intitulée: *De commodo parturientium situ*, qui parut à Leipsick, en 1742. Deux ans après, parurent ses Observations anatomico-chirurgiques sur les hernies. Il est entièrement contre la méthode de dilater l'anneau, au lieu de l'inciser; méthode que Nuck avoit déjà proposée, & qui a eu après lui beaucoup de sectateurs, & notamment M. le Blanc. Il fit paroître, en 1748, une Dissertation sur le staphylome que Haller jugea digne d'entrer dans sa Collection Chirurgicale. L'année d'ensuite, il publia une Observation sur l'entéro-épiplocèle, où il fait une description minutieuse de l'épiploon, & manifeste de grandes connoissances en Anatomie. Ses Remarques sur l'ozène maxillaire, & la carie des dents, sont très-justes, & ont beaucoup servi à tous ceux qui ont écrit sur les maladies de ces parties. On en peut dire autant de celles qu'on trouve dans les *Observationes de utero & naturalibus fœminarum*, qui parurent en 1753. Il y attribue l'obliquité de la matrice, qui a le plus souvent lieu vers le côté droit, à l'arc gauche du colon, où les matières fécales s'accumulent communément; cet intestin grossissant, pousse la matrice vers ce côté. Ces réflexions ne nous paroissent nullement justes; car la matrice est portée à se dévier, dès qu'elle sort du bassin, & conséquemment avant d'arriver vers l'arc du colon. Gunz est mort jeune, en 1755. (*M.* Petit-Radel.)

H.

HABICOT, (Nicolas) naquit à Bonny dans le Gâtinois, & vint étudier à Paris où il passa Maître en Chirurgie. Il fut Chirurgien de l'Hôtel-Dieu de Paris pendant les guerres civiles, où il fut employé en différentes reprises dans les Armées. Il enseigna l'Anatomie dans cette Ville avec la plus grande réputation, & ne s'enorgueillit point de ses succès. Il mourut en 1624, regretté de tous ceux qui l'avoient connu. Habicot a fait paroître un Ouvrage en 1610, intitulé: *Semaine ou Pratique anatomique*, in-8.° On y trouve beaucoup de choses intéressantes sur différents points de Pratique. Il a encore donné un petit Livre, intitulé: *Question Chirurgicale, par laquelle il est démontré que le Chirurgien doit pratiquer la Bronchotomie.* On y trouve des observations curieuses, & des points de pratique très-bien discutés. Cet Ouvrage mérite d'être lu; nous en avons déjà parlé à l'article Bronchotomie. Habicot a été en quelque façon un objet de risée, pour avoir voulu prendre en défense Tissot & Mazuyer, qui soutenoient l'existence passée des Géants; il a fait à ce sujet un Ouvrage intitulé: *Gigantostéologie*, qu'il dédia à Louis XIII. Dans cette Dissertation, Habicot assure que des os d'une grandeur énorme, trouvés en Dauphiné, appartiennent réellement au géant Teutobochus. L'histoire naturelle, plus étudiée actuellement qu'elle ne l'étoit du tems d'Habicot, a prouvé que ces os n'étoient que ceux de quelques cétacés, ainsi qu'on en a trouvé en fouillant profondément dans différens pays. (*M.* Petit-Radel.)

HAUT-APPAREIL. *Altus apparatus, sectio Franconiana.* Opération par laquelle on tire la pierre hors de la vessie par une ouverture pratiquée à son fond, en incisant la partie inférieure du bas-ventre, au-dessus de la symphyse des os pubis. On est redevable de l'idée de cette opération à Franco, Chirurgien Provençal, ainsi qu'on le verra à l'article Taille, où nous renvoyons pour tous les details. (*M.* Petit-Radel.)

HEISTER (Laurent), né à Francfort-sur-le-Mein, en 1683. Il fit ses études de Médecine à Giessen, d'où il passa à Amsterdam pour suivre les leçons de Ruisch & Raw, qui y enseignoient l'Anatomie. Il passa de-là à Leyde, pour entendre

Boerrhaave. Les progrès de l'Elève furent très-rapides sous ces grands Maîtres. Persuadé combien les connoissances de l'Anatomie & de la Chirurgie influent sur la pratique de la Médecine, il s'adonna à l'étude particulière de ces Sciences, & alla faire mûrir à l'armée le fruit de ses veilles. Heister y pratiqua les opérations les plus rares; après la guerre, il se retira à Altorf, où il fut bientôt connu. Il passa de-là à Helmstad, où il professa l'Anatomie & la Chirurgie avec la plus grande célébrité. Les diverses Académies s'empressèrent de recevoir ce Savant dans leur sein: le Duc de Brunswick se l'attacha comme premier Médecin. Heister fit honneur à tous ces titres par les Disciples qu'il forma, par les cures brillantes qu'il fit, & par les Ouvrages qu'il composa. Il mourut à Helmstaden en 1758. Heister est un de ces Médecins à qui la Chirurgie étoit aussi familière que la Médecine. Il avoit une très-grande érudition, qu'il avoit puisée à force de veilles dans les Ouvrages de ceux qui l'avoient devancé. Différent de ceux qui, la plupart du tems, n'enseignent que ce que leurs Maîtres leur ont transmis, & qui font de l'éducation de la jeunesse une espèce de commerce dont ils estiment la valeur, non d'après les progrès que font leurs pupilles, mais d'après leur revenu annuel; il préparoit toujours ses leçons & s'y disposoit, dans les derniers tems, comme s'il eût eu à paroître pour la première fois. Il a publié un très-grand nombre de Dissertations & d'Observations de Chirurgie, qu'on trouve dans le second volume de la Bibliothèque Chirurgicale de Haller, & qu'il a refondues, pour la plupart, dans ses Institutions de Chirurgie, qui ont été traduites en Anglois, en Espagnol & dans d'autres langues de l'Europe. Les progrès que la Chirurgie moderne avoit faits depuis plus de quarante ans, étoient épars dans différens Ouvrages, écrits la plupart dans des langues étrangères. Heister résolut de les réunir & d'en former un Corps de doctrine avec ce qu'il pouvoit encore leur ajouter. Il n'y avoit qu'un homme de son érudition, qui pût entreprendre ce travail; il y réussit plus qu'il ne s'y étoit attendu. L'Ouvrage parut dans sa langue nationale; il fut bientôt épuisé. L'Auteur en donna une édition latine en 1739, qui eut un égal succès. Elle a été traduite en François, & est actuellement encore le seul Livre classique que les Etudians puissent consulter. (*M. Petit-Radel.*)

HELOS, ἧλος. *Clavus cors.* Voyez cet article. Ætius désigne encore sous ce nom le staphylome, qui est devenu assez volumineux pour dépasser les paupières, quand elles sont en contact: le staphylome, en pareil cas, est toujours accompagné d'une dureté approchante de la corne, d'où lui est venu ce nom. On a encore pris ce mot sous d'autres sens. Voyez Gorrée à ce sujet. (*M. Petit-Radel.*)

HEMATOCELE, d'αἷμα & de κήλη. *Ramex sanguinis, hernia cruenta.* Tumeur contre nature, formée dans le scrotum ou à l'anneau, par un sang épanché ou extravasé dans les cellulosités du dartos, ou du cordon des vaisseaux spermatiques. On range communément cette tumeur dans la classe des hernies fausses, où se trouvent le circocèle & l'hydrocèle. Le sang, dans l'Hématocèle, est quelquefois rassemblé dans la cavité même du péritestès, & alors la tumeur offre souvent tous les signes d'un véritable hydrocèle, & à un tel point, que des Opérateurs fort expérimentés ont été extrêmement surpris de voir le sang sortir, après une ponction qu'ils croyoient faire à un véritable hydrocèle, & c'est ce qui arriva à Raw, en présence d'Heister, ainsi que le rapporte ce dernier Auteur. Quand on considère le tissu lâche du scrotum, le grand nombre de veines qui rampent dans ses feuillets, celles qui forment ce que les Anatomistes appellent le Corps Pampiniforme, & celles qui se prolongent jusques sous le péritestès, & qui, comme le testicule, sont exposées aux coups & autres violences extérieures, on conçoit comment, à la suite de celles-ci, il se peut faire des extravasations ou des épanchemens de sang, en assez grande quantité pour constituer ce que nous appellons une véritable Hématocèle. Cette possibilité n'a point échappé à Paul; en parlant de la hernie aqueuse, dans son sixième livre, *De Arte medendi*, il continue, *si ex percussione, cruenta vel feculenta materia continetur*; & en rapportant plus bas les signes qui annoncent la maladie, il poursuit: *si feculenta aut cruenta, ruber aut lividus, per tunicam apparet.* L'Hématocèle est quelquefois consécutive à une ponction qu'on a faite pour une hydrocèle. On sait que dans ce dernier genre de maladies, les veines de la tunique vaginale se dilatent & augmentent singulièrement en volume, & que les réseaux qu'elles forment, sont très-développés. Or, pour peu qu'on en ait intéressé quelques-unes avec la pointe du trois-cart, cet instrument ôté, le sang bientôt s'échappe dans l'intérieur du sac, & même se fourvoyant de cellules en cellules, il continue à couler, jusqu'à ce que l'extension étant portée au plus haut point, il trouve une résistance suffisante de la part de celui qui est déjà épanché. Ainsi, l'on a vu le lendemain de la ponction d'une hydrocèle, la tumeur reparoître aussi volumineuse, & plus que le jour même de l'opération où l'on avoit complètement évacué les eaux.

Les Auteurs parlent d'une Hématocèle qui est occasionnée par une hydrocèle, soit que la lymphe épanchée, ait rongé les vaisseaux sanguins, ou que ceux-ci, très-relâchés aient permis une suffisante exsudation du sang, pour colorer le fluide primitivement épanché. J'ai vu une fois cette espèce à l'Hôpital de la Charité de Paris. Pott fait mention d'une autre, formée par la rupture d'une branche de la veine spermatique, à son passage de l'anneau au testicule, & qui a lieu dans le tissu cellulaire du cordon spermatique. Elle survient souvent à la suite de quelques efforts, tels que ceux qui suffisent pour déterminer une hernie, même chez les personnes de la meilleure santé; on la prendroit, si l'on n'y faisoit attention, pour une véritable hernie, & c'est ce qui est arrivé à M. Freke, ainsi que le rapporte notre Auteur, dans sa troisième Observation.

Mais, quelle que soit la manière dont l'Hématocèle ait été produite, les apparences qu'elle présente, quand elle est bien formée, sont à-peu-près les mêmes que celles de l'hydrocèle, surtout quand l'une & l'autre sont par épanchement. Nous observerons cependant que, dans les cas où il y a extravasation, le scrotum paroît noirâtre par-tout, & comme échymosé; la distinction est beaucoup plus difficile à faire, dans le cas où le sang est épanché dans la cavité du péritestes, la tumeur n'offre point une fluctuation aussi sensible que dans l'hydrocèle; elle n'a point la transparence de celui-ci, quand on la considère avec une lumière placée à l'opposite; au contraire, elle est obscure, & tire sur le noir, & quelquefois pas. Le poids de la tumeur est plus grand que celui d'une hydrocèle, à volume égal; on y trouve même, quand on est habitué à ce genre de tact, une consistance plus grande que dans une véritable hydrocèle.

Le traitement local de l'Hématocèle se rapporte beaucoup à celui qui est usité dans l'hydrocèle. Dans le cas où le sang seroit extravasé, soit dans le scrotum ou dans les cellules du cordon, à la suite d'un coup ou d'une chûte. Après les remèdes généraux, tels que la saignée, qu'on proportionnera à l'âge du sujet, & à la violence de la contusion, on fera des fomentations spiritueuses, avec l'eau-de-vie camphrée, ou une solution d'alun, dont on imbibera des compresses qu'on appliquera sur la tumeur, & qu'on soutiendra avec une longuette dont les chefs reviendront croiser en avant sur une bande circulaire qui entourera l'hypogastre, & y seront attachées avec des épingles, ou encore mieux avec un grand suspensoir. Si la tumeur menaçoit de gangrène, que les secours que nous venons d'indiquer ne puissent la prévenir, il faudroit sans différer faire plusieurs scarifications, pour débarrasser la partie du sang épanché, qui y suffoque la vie. On appliquera ensuite, dans les pansemens suivans, des remèdes antiputrides, tels que les digestifs animés avec le styrax & l'esprit-de-vin camphré, & par-dessus, un cataplasme avec la mie de pain & le vin rouge, ou la farine de malt. Bertrandi rapporte, dans un Mémoire sur l'hydrocèle, inséré parmi ceux de l'Académie Royale de Chirurgie, l'histoire d'un Médecin de ses amis, à qui il survint une gangrène au scrotum. On lui scarifia cette partie, on en saupoudra les incisions avec la poudre de kinkina, & on lui enveloppa les bourses avec des compresses trempées dans la décoction de cette substance. La gangrène ainsi traitée, s'arrêta, les escharres se détachèrent, & il leur succéda un ulcère louable, qui fut facilement amené à cicatrice. Mais, dans le cas où l'Hématocèle seroit par épanchement, si les remèdes que nous venons d'indiquer plus haut sont inefficaces, il faut l'ouvrir, & vuider tout le sang épanché; on tampone ensuite mollement le vuide, & si quelque gros vaisseau fournissoit assez, de manière que la compression n'y puisse rien, il faudroit en venir à la ligature. On se comporteroit de la même manière, si le kyste étoit dans le cordon des vaisseaux spermatiques, ce qui est très-rare. Il arrive quelquefois, dans ces deux espèces d'Hématocèles, observe M. Bell, que les vaisseaux d'où provient le sang, ne pouvant être découverts, le sang coule continuellement, & en assez grande quantité, au détriment des malades, & malgré l'usage du kinkina, de l'acide vitriolique, & de tous les autres moyens qu'on emploie communément en pareil cas. Si alors, continue-t-il, après les tentatives usitées dans le cas d'hémorrhagie, on ne peut se rendre maître du sang, il ne reste plus qu'à emporter le testicule, pour conserver encore les jours du malade. Mais cette opinion de M. Bell est combattue par Pott, qui dit, que dans la dissolution des humeurs, qui accompagne toujours cette circonstance, il pourroit encore s'ensuivre une hémorrhagie par transudation, qu'aucun remède ne pourroit arrêter; ses raisons sont fondées sur l'expérience.

M. Pott fait mention d'une autre espèce d'Hématocèle, dans lequel le sang est contenu dans la tunique albuginée du testicule. Il provient, dit-il, d'un relâchement ou dissolution d'une portion des vaisseaux du testicule; & quand la quantité du sang amassé est considérable, elle donne lieu, ainsi qu'il le remarque, à une fluctuation qui imite assez celle qu'offriroit une hydrocèle de la tunique vaginale. Quand on prend cette maladie pour une hydrocèle, ainsi qu'il est quelquefois arrivé, & qu'en conséquence, on se détermine à une ponction, il s'en écoule une matière épaisse, brunâtre ou approchant du noir, & d'une consistance à-peu-près semblable à du chocolat très-clair. Mais, quoiqu'on obtienne, par ce procédé, une grande diminution dans la tumeur, l'état de la maladie n'en devient pas pour cela meilleur; le testicule est souvent en si mauvais état, que ne pouvant plus dorénavant être d'aucune utilité, la castration devient le seul remède dont on puisse alors espérer. « J'ai rencontré à différentes fois, dit M. Bell, une maladie semblable à celle que décrit M. Pott. Comme le sang, en pareil cas, ne paroissoit pas extravasé, mais être encore contenu dans des vaisſeaux variqueux du teſticule, je ne ſaurois rapporter cette maladie à aucune eſpèce d'Hématocèle, mais bien plutôt à une eſpèce de varice. J'ai vu cette maladie être priſe pour une hydrocèle, & traitée comme telle par une ponction qui eut les mêmes ſuites que celle dont parle M. Pott. Quand la tumeur étoit très-volumineuſe, je n'ai jamais vu qu'on ait évacué de cette manière plus d'une ou deux cuillerées de ſang; & quoiqu'alors le ſang parût évidemment plus épais qu'il ne doit être, il ne l'étoit cependant pas aſſez pour qu'il ne puiſſe s'écouler par la canule du trois-cart, s'il eût été réellement épanché. Dans quelques cas qui ſe ſont préſentés à moi, continue toujours M. Bell, quand, au lieu d'ouvrir la tumeur, on ſe contentoit de la ſoutenir avec un ſuſpenſoir, elle a été quelquefois un très-long-tems ſans produire aucun mal, elle reſtoit dans un état ſtationnaire, ſans acquérir plus de volume, ce qui n'arrive point dans l'hydrocèle ou le vrai Hématocèle; mais du moment que ſe méprenant ſur le caractère de la tumeur, on l'avoit attaquée ſoit avec le biſtouri ou le trois-cart, elle dégénéroit bientôt de mal en pis; le malade, qui auparavant n'y éprouvoit aucune douleur, en reſſentoit bientôt qui le tourmentoient cruellement. Le gonflement, en pareille circonſtance, commence dès-lors à augmenter, le ſang coule continuellement, & la caſtration devient abſolument néceſſaire. Quelquefois même cette fâcheuſe reſſource n'eſt pas toujours certaine; car, quoique les vaiſſeaux aient été convenablement ſaiſis par la ligature; ceux qui ſe prolongent, le long du cordon étant très-relâchés, le ſang les rompt de nouveau, & s'écoule de toutes parts à la levée de l'appareil. M. Bell dit avoir une fois rencontré un pareil cas. Après l'opération ordinaire de la caſtration qu'on jugea néceſſaire, les hémorrhagies ſe renouvelloient à chaque panſement; en vain on multiplia les ligatures pour ſe rendre maître du ſang, celui-ci couloit toujours, & enfin le malade épuiſé, ſuccomba à l'hémorrhagie. (*M. Petit-Radel.*)

HÉMÉRALOPIE. d'ἡμέρα & d'ὤψ, *viſus diurnus* de Boërrhave. C'eſt un genre d'amblyopie, dans lequel on ne voit bien qu'en plein midi, les objets devenant difficiles à appercevoir en tout autre tems, ce qui eſt contre ce qui doit avoir lieu, même dans la nuit la plus obſcure, où l'on voit toujours aſſez pour ſe conduire. Ce vice eſt oppoſé à l'amblyopie méridienne dont ſont attaqués les oiſeaux de la claſſe du hibou, qui ne voient que la nuit, & ſont entièrement aveugles le jour. L'Héméralopie a un grand rapport avec l'amauroſe imparfaite, peut-être même eſt-elle un ſymptôme de cette maladie, comme je panche fort à le croire. Elle reconnoît vraiſemblablement comme elle une moindre ſenſibilité de la rétine, comme elle, elle eſt accompagnée d'une plus grande dilatation de la pupille, & d'une moindre action, lorſque les rayons de lumière tombent ſur cette membrane. La vue ne revient point dans l'obſcurité, tant à raiſon de ce que la pupille ne ſe dilate point, qu'à cauſe d'une moindre ſurface que la rétine offre alors aux rayons optiques qui peuvent faire impreſſion ſur elle. Boërrhave parle d'un jeune Anglois qui voyoit très-bien, tant que le ſoleil étoit ſur l'horizon; quand il étoit au-deſſous, il ne diſtinguoit plus rien, pas même dans une chambre éclairée par beaucoup de lumières, ni à la clarté de la lune la plus brillante, ce qui venoit, dit Sauvages, de l'immenſe différence de ſplendeur & d'activité de la lumière du ſoleil, comparée à celle des bougies ou de la lune. La force de la clarté ſolaire eſt à celle d'une bougie éloignée de ſeize pieds, obſerve M. Bouguer, comme 11664 eſt à 1; & à celle de la pleine lune, comme 374000 à 1, ſelon Euler.

L'Héméralopie eſt un ſymptôme ou un accident de quelque maladie, où le principe des nerfs eſt affecté; on l'a vu ſurvenir après de violentes douleurs de tête, à des accès d'épilepſie, d'apoplexie & d'autres maladies où les vaiſſeaux de la pie-mère ſont dans un état d'engorgement. Quand elle paroît ainſi comme ſymptôme, elle ſe diſſipe ordinairement d'elle-même, avec la maladie première qui l'avoit occaſionnée. Mais, quand elle eſt protopathique, il faut recourir aux remèdes fortifians & toniques dont on fera uſage, tant intérieurement qu'extérieurement, & notamment à l'émétique qui, par les ſecouſſes modérées qu'il excite, augmente le ton, & accélère l'action dans la rétine, & autres parties ſenſibles de l'œil. *Voyez*, pour de plus grands détails, l'article Amaurose, notamment ce qui concerne celle que nous avons déſignée ſous le nom de Froide. (*M. Petit-Radel.*)

HÉMORRHAGIE, de αἷμα, ſang, & de ῥέω, je fors avec violence. Écoulement ou extravaſation de ſang, qui ſort du ſyſtême des vaiſſeaux où il circule, par un endroit quelconque du corps humain.

L'extrême importance de ce fluide pour maintenir les fonctions de l'économie animale, a de tout tems fixé l'attention des Praticiens ſur les cauſes qui pouvoient en déterminer la ſortie, & ſur les moyens de l'arrêter lorſqu'elle avoit lieu. Ils ont diſtingué les Hémorrhagies en Idiopathiques & en ſymptomatiques. Les premières ſont déterminées pour l'ordinaire par la rupture ſpontanée des vaiſſeaux, & tiennent à un état de plénitude ou de tenſion extraordinaire du ſyſtême ſanguin. Elles ſont généralement accompagnées d'un peu de fièvre; elles paroiſſent toujours dépendre plus ou moins d'un ſurcroît d'action dans les vaiſſeaux qui fourniſſent le ſang, occaſionné par quelque cause interne. On les appelle aussi Hémorrhagies actives.

Les Hémorrhagies symptomatiques, ou passives, sont celles qui ne sont pas liées nécessairement à un état de pléthore; mais qui en général sont occasionnées par quelque cause locale & extérieure.

La doctrine des Hémorrhagies idiopathiques est une des plus importantes de la Médecine; mais elle n'est pas de notre ressort, & elle doit trouver sa place ailleurs. La considération des Hémorrhagies passives appartient à la Chirurgie, & les découvertes des Modernes sur les moyens de les traiter sont une des plus belles acquisitions que cet Art ait fait dans notre siècle. Ce n'est pas que les Anciens n'aient eu quelques notions des principaux de ces moyens; mais l'ignorance où ils étoient de la circulation du sang, l'imperfection de leurs connoissances en Anatomie, & peut-être d'autres causes jointes à celles-là, ne leur ont pas permis d'en tirer parti.

Des moyens employés par les Anciens pour arrêter les Hémorrhagies.

Celse, pour empêcher que l'Hémorrhagie ne fasse périr un blessé, conseille de remplir la plaie de charpie sèche, d'appliquer par-dessus une éponge trempée dans l'eau froide, & de la tenir comprimée avec la main. Si, malgré cela, l'Hémorrhagie continue, il propose de renouveller souvent la charpie & de l'humecter avec du vinaigre; mais il proscrit les rongeans & les escarotiques, quoique recommandés par d'autres dans la même intention, à cause de l'inflammation qu'ils pourroient occasionner; ou du moins il veut qu'on s'en tienne aux plus doux. Si l'Hémorrhagie résiste à ces remèdes, il conseille de faire deux ligatures au vaisseau, à l'endroit de la blessure, & de couper ce qui reste entr'elles, afin que les vaisseaux se cicatrisent en-dedans, & que leurs orifices demeurent fermés. Si la ligature est impraticable, il propose le cautère actuel, pourvu que la plaie ait rendu assez de sang, & qu'il n'y ait ni nerfs, ni muscles, comme au front ou au sommet de la tête, parties qu'il en croyoit destituées.

Galien parle aussi de la ligature des vaisseaux pour arrêter l'Hémorrhagie dans les cas de plaies; on en trouve encore des traces dans d'autres Auteurs antérieurs à lui, tels qu'Archigène & Rufus; mais il est plus que probable que de leur tems on en faisoit peu d'usage; il ne faut, pour adopter cette opinion, que faire attention à la multitude de topiques astringens, caustiques & autres qu'ils ont recommandés dans le même but, auxquels ils auroient donné bien moins de confiance, si la pratique de la ligature leur eût été familière; il n'est pas douteux même que, si elle l'eût été, ils ne fussent venus bientôt à l'appliquer à l'amputation des membres; mais ils en étoient si loin, que long-tems après, Albucasis refusa de faire l'amputation d'un poignet, dans la crainte de voir périr le malade d'Hémorrhagie.

Paré passe pour le premier qui en ait fait usage sous ce point de vue; sa méthode ayant été attaquée, il la défend modestement dans la partie de ses Ouvrages, intitulée: *Apologie*. Il a grand soin d'en rapporter l'origine aux Anciens, & cite un grand nombre de ceux qui en ont fait mention; cependant il en croit l'application aux amputations si heureuse & si utile, qu'il se regarde comme inspiré de Dieu de l'avoir pratiquée le premier.

Le moyen auquel les Anciens donnoient plus de confiance pour arrêter le sang après l'amputation d'un membre, étoit la cautérisation du vaisseau coupé, & d'une partie des chairs environnantes. Les parties soumises ainsi à l'action du feu, formoient une escarre, ou croûte plus ou moins épaisse, qui bouchoit l'ouverture du vaisseau & empêchoit le sang de couler; mais la chûte de l'escarre, souvent trop prompte, occasionnoit le retour de l'Hémorrhagie, & la rendoit d'autant plus dangereuse, que sa suppression devenoit plus difficile qu'elle n'étoit avant l'application du cautère; il arrivoit même quelquefois que celui-ci, se trouvant trop chaud, entraînoit sur-le-champ avec lui l'escarre qu'il venoit de former. Aujourd'hui l'on n'emploie jamais ce moyen pour arrêter une Hémorrhagie, si ce n'est peut-être dans quelques cas, heureusement très-rares, où l'on ne peut employer ni la compression, ni la ligature. Une pratique non moins cruelle, quoique peut-être plus efficace que l'application d'un fer ardent, a été, pendant un tems, mise en usage, c'étoit de cautériser les orifices des vaisseaux, en les touchant avec des plumaceaux trempés dans l'huile de térébenthine bouillante; mais ainsi que la précédente, elle est tombée en désuétude.

Des moyens employés par la Nature.

Personne n'ignore que les parois des artères ont une force contractile très-grande, & que souvent, en se retirant dans les chairs, & en resserrant leurs propres orifices, les vaisseaux coupés ne cessent bientôt de donner du sang; on a même vu des Hémorrhagies causées par l'ouverture des vaisseaux d'un diamètre assez considérable, s'arrêter spontanément de cette manière. Mais il est suffisamment prouvé par l'observation journalière, que ce n'est pas là ce qui arrive ordinairement dans ces derniers cas. Au contraire, on voit fréquemment les extrémités des gros vaisseaux s'alonger au-delà du niveau des muscles dans les amputations, & fournir du sang à plein jet, jusqu'à ce qu'on en ait fait la ligature. Dans quelques sujets, la membrane cellulaire, & même les muscles, se gonflent à l'extrémité d'un moignon dont on vient de séparer un membre, en conséquence d'une accumulation de lymphe, au point de comprimer les vaisseaux assez pour arrêter l'Hémorrhagie. Quelques personnes ont cru qu'il se formoit un caillot dans le vaisseau coupé qui en bouchoit l'ouverture; d'autres ont nié la formation de ce caillot dans la plupart des cas, se fondant sur des expériences où, après avoir coupé transversalement des artères chez des quadrupèdes, on en a fait cesser l'effusion du sang en appliquant de l'esprit-de-vin sur la plaie, & où cependant, en examinant ensuite l'artère coupée, on ne trouvoit point de caillot qui en bouchât l'extrémité.

Quoi qu'il en soit, c'est un fait que la Nature se suffit à elle-même pour arrêter le sang dans la plupart des cas d'Hémorrhagie même considérable, lorsqu'elle n'est pas fournie par des artères d'un certain calibre. Les vaisseaux ouverts & exposés au contact de l'air, se resserrent peu-à-peu, & cessent en assez peu de tems de donner du sang; ce qui n'arrive pas également, ou du moins pas aussi promptement, si la plaie est garantie de l'impression de l'air; à moins qu'en la recouvrant on n'ait employé quelqu'autre moyen, tel en particulier que la compression, pour favoriser le resserrement des vaisseaux. Quelquefois la grande perte de sang occasionne une défaillance, pendant laquelle l'état d'action du systême sanguin venant à cesser, les extrémités des vaisseaux ouverts ne sont plus dilatées par du sang nouveau, poussé par les artères supérieures; elles ont alors le tems de se resserrer en vertu de leur force contractile, sur-tout si elles demeurent exposées à l'air, & l'Hémorrhagie se trouve ainsi supprimée. Aussi doit-on bien prendre garde, en pareil cas, à ne pas trop se hâter de tirer le malade de l'état de syncope par des secours imprudemment appliqués. Mais lorsque les vaisseaux ouverts sont d'un diamètre considérable, la nature, pour l'ordinaire, est impuissante par elle-même pour mettre fin à l'Hémorrhagie; & dans aucune occasion l'Art ne vient plus utilement à son secours.

De l'usage des Astringens.

Le Dran, dans son Traité des Opérations de Chirurgie, dit qu'un bouton de vitriol ou d'alun appliqué & bien assujetti sur l'extrémité du vaisseau, suffit pour arrêter l'Hémorrhagie dans les amputations. D'autres ont conseillé de larder les chairs autour de l'artère coupée, de plusieurs chevilles d'alun. Heister recommande l'application du vitriol préférablement à la ligature dans l'amputation de l'avant-bras. On a prodigué des éloges à l'agaric de chêne, *Voyez* CHAMPIGNON, & à l'éponge, *Voyez* ÉPONGE, pour leur vertu styptique; on a donné au Public des solutions de fer, & tous les acides minéraux sous différentes formes, comme des remèdes de la même nature, doués d'une grande efficacité. Les Anciens avoient déjà presque épuisé cette classe de remèdes, au point que les prétendues découvertes des Modernes en ce genre se trouvent à-peu-près toutes dans leurs Ouvrages; & le peu de succès de leur pratique, lors sur-tout qu'il s'agissoit de réprimer l'Hémorrhagie de quelque artère considérable, montre assez combien l'on doit peu se fier aux secours de cette nature.

De la Compression.

M. Petit fait observer, dans une Dissertation sur la manière d'arrêter le sang dans les Hémorrhagies, imprimée dans les Mémoires de l'Académie des Sciences, année 1731, que ces différens moyens qu'on a vantés comme des spécifiques infaillibles, n'auroient que très-rarement, ou jamais été suivis de succès, sans la compression; il a toujours fallu, même en faisant usage des caustiques, appliquer des compresses qui fussent assujetties & soutenues par plusieurs tours de bande, suffisamment serrés pour résister à l'impulsion du sang de l'artère, & pour s'opposer à la chûte trop prompte de l'escarre que font les caustiques ou le feu. Sans cette précaution, on auroit presque toujours à craindre l'Hémorrhagie, qui n'arrive que trop souvent à la chûte de l'escarre, malgré les soins qu'on prend pour l'éviter par une compression convenable.

M. Petit, après avoir remarqué que la compression a dû, selon toutes les apparences, être conforme aux premières idées que les hommes ont eues des moyens propres à arrêter le sang, lui donne, en ce qui concerne les amputations, tous les avantages de la nouveauté, soit pour ce qui regarde la manière de comprimer les vaisseaux, soit relativement à l'usage exclusif qu'il lui donne, en rejettant la ligature autant qu'il est possible. Il fait observer que le bout du doigt légérement appuyé sur l'orifice d'un vaisseau est un moyen suffisant pour en arrêter le sang, & qu'il ne faudroit pas autre chose, si l'on pouvoit toujours tenir le doigt dans cette attitude, & si le moignon d'un malade agité pouvoit garder assez long-tems la même situation. M. Petit a remédié à ces difficultés par l'invention d'une machine qui fait sûrement & invariablement l'office du doigt; il en donne la description & la figure dans son Mémoire; c'est un double tourniquet qui s'applique de manière à comprimer à-la-fois l'extrémité de l'artère coupée, & son tronc au-dessus de la plaie. La compression sur l'extrémité doit être permanente; celle qui se fait sur le tronc ne doit avoir lieu que dans les pansemens, & lorsqu'on est obligé de relâcher la première. Voici l'occasion qui lui en fit naître l'idée.

On avoit coupé la cuisse fort haut à une personne de grande condition; la ligature manqua au bout de quelques jours; les styptiques, les escarotiques & la compression ordinaire avoient été sans effet; le malade périssoit, & l'état du moignon ne permettoit pas qu'on fit de nouvelles tentatives de ligature. La conjoncture étoit délicate, il n'y avoit qu'un instant pour reconnoître l'état des choses, & trouver les moyens d'y remédier. M. Petit fit faire une compression sur l'artère dans l'aine, & plaça à côté du malade un Chirurgien qui comprimoit avec l'extrémité du doigt l'ouverture de l'artère. Il passa la nuit à faire construire le bandage qui devoit remplir les mêmes vues; & l'appliqua le lendemain avec le succès qu'il avoit prévu. L'on ne tarda pas à imiter cette méthode qui, pour ce qui regarde la compression du tronc de l'artère, devint bientôt générale. Nous allons exposer la manière la plus généralement adoptée aujourd'hui par les grands Praticiens, pour arrêter le sang d'une plaie.

Du traitement des Hémorrhagies causées par l'ouverture des gros vaisseaux.

Lorsqu'un Chirurgien est appellé auprès d'une personne qui perd beaucoup de sang à l'occasion d'une blessure de quelque gros vaisseau, la première chose dont il doit s'occuper, c'est de suspendre l'écoulement au moyen d'une forte compression, jusqu'à ce qu'il puisse l'arrêter d'une manière plus durable par des ligatures. Si la plaie est à la tête ou en quelque partie du tronc, la manière la plus facile de faire cette compression, c'est de mettre des compresses de charpie ou de linge sur les ouvertures des vaisseaux, & de les y appliquer fortement avec les mains, ou au moyen d'un bandage; ou, s'il y a moyen de comprimer l'artère au-dessus de son ouverture, cela vaut encore mieux; car de cette manière on arrête également l'Hémorrhagie, & l'on se donne bien plus de facilité pour faire la ligature nécessaire.

Du Tourniquet & de son usage.

Lorsque de pareils accidens arrivent dans quelqu'une des extrémités où la compression du vaisseau peut aisément se faire au-dessus de son ouverture, le tourniquet, employé avec intelligence, ne manque jamais d'arrêter immédiatement la perte du sang.

Jusques à l'invention de cet instrument, qui n'étoit pas connu avant le dernier siècle, la Chirurgie étoit un Art vraiment défectueux. On ne pouvoit entreprendre aucune opération importante sur les extrémités, sans exposer beaucoup le malade; & la privation de ce secours a dû rendre mortelles un grand nombre de plaies, qui autrement n'auroient pas été accompagnées du moindre danger.

Comme la première invention du tourniquet a été réclamée par différens Chirurgiens, & même par différentes Nations, nous ne prendrons pas sur nous de décider d'où cet instrument tire son origine; mais quel qu'en ait été l'Inventeur, il a d'abord été présenté au Public sous une forme extrêmement simple, si simple même, qu'on peut regarder comme très-étonnant que la découverte n'en ait pas été faite beaucoup plutôt. Un petit coussin étant placé sur l'artère principale d'un membre, on passoit par-dessus une bande, ou simplement une corde à laquelle on faisoit faire deux fois le tour du membre. Ensuite on glissoit entre les deux doubles de la bande un morceau de bois, dont on se servoit pour tordre; & par ce moyen le coussinet comprimoit avec assez de force pour arrêter tout-à-fait le cours du sang dans la partie inférieure du vaisseau.

Quoique l'on trouve dans l'arsenal de Chirurgie de Scultet la figure d'une machine imaginée par cet Auteur pour comprimer l'artère radiale au moyen d'une vis, on s'accorde cependant assez généralement à regarder M. Petit comme le premier qui ait proposé de perfectionner le tourniquet, en combinant le bandage circulaire avec une vis placée de manière que la plus forte compression s'exerce sur les principales artères, sans affecter essentiellement le reste du membre. Ce tourniquet avoit sur le premier cet avantage, que le Chirurgien pouvoit le placer étant seul, & sans avoir besoin de se faire aider; mais il avoit un grand inconvénient qui provenoit de la circonstance même à laquelle son Inventeur attachoit le plus de prix. Comme toute sa pression s'exerce sur les principales artères, leurs petits rameaux qui ne sont pas comprimés fournissent du sang en abondance, ce qui donne beaucoup d'embarras dans le cours d'une opération. On a fait différens changemens à cet instrument pour le perfectionner. On verra dans nos Planches un résultat de ce qui a été proposé de mieux à cet égard. *Voyez* TOURNIQUET.

Au moyen de cet instrument, tel qu'on l'emploie aujourd'hui, on se rend facilement maître du sang lorsqu'un gros vaisseau de quelqu'une des extrémités a été blessé; & comme il serre également tout le membre, il comprime les rameaux des artères aussi bien que leurs principaux troncs. Il a de plus cet avantage essentiel sur tout autre instrument de cette espèce, que s'il est bien placé, un seul tour, ou même un demi-tour de vis suffit pour faire couler le sang à plein jet, ou pour l'arrêter entièrement. Voici la manière de s'en servir.

Prenez une pelotte, ou un rouleau de linge, de trois pouces de long, & d'un pouce & demi de diamètre, qui soit passablement ferme, sans être assez dur pour causer beaucoup de douleur par sa pression. Cette pelote étant placée longitudinalement sur le cours de la principale artère du membre blessé, on la fixera solidement dans cette situation par un ou deux tours d'une bande de la même largeur.

L'on placera

L'on placera ensuite l'instrument & sa courroie (*Voyez* les Planches) sur le membre blessé, de manière que le tourniquet se trouve à l'endroit où l'on a fixé la pelote; la courroie passera autour du membre précisément sur la pelote, où on la fixera au moyen d'une boucle: Il faut avoir soin de mettre cette boucle de manière qu'elle tienne solidement la courroie, pour qu'ensuite la vis agisse avec tout l'avantage possible. Car si l'on a bien fait attention à cette circonstance, un seul tour de vis suffit pour arrêter tout-à-fait la circulation du sang dans un membre; au lieu que si l'on y a manqué, on pourra être dans le cas de lui faire faire plusieurs tours, avant que de produire le même effet, ce qui peut être fort embarrassant lorsqu'on fait une opération.

Quelle que soit l'utilité du tourniquet, les Chirurgiens ont appris à s'en passer, & depuis quelques années, des Praticiens du premier rang l'ont laissé presqu'entièrement de côté, suppléant à son effet par les mains d'un aide qui appuie la pelote sur le vaisseau dont on veut arrêter le sang, & par ce moyen le comprime suffisamment dans presque tous les cas. Nous avons déja vu à l'article AMPUTATION, que lorsqu'on veut amputer le bras à l'articulation de l'épaule, on arrête facilement le cours du sang vers le bras, en comprimant avec une pelote, ou simplement avec les doigts, l'artère souclavière dans son passage par-dessus la première côte, & que cela se fait de cette manière plus commodément même qu'avec le tourniquet. Par-tout où l'on peut arrêter le cours du sang au moyen du tourniquet, un Aide intelligent & accoutumé à cette pratique, l'arrêtera également avec la main; si ce n'est peut-être dans quelques cas où le vaisseau s'enfonce profondément dans les chairs, comme lorsqu'il s'agit de l'artère fémorale, ou de la poplitée, chez des personnes qui ont beaucoup d'embonpoint. On lit néanmoins, dans le treizième Volume des Commentaires de Médecine d'Edimbourg, un cas d'amputation de la cuisse, où l'os fut scié immédiatement au-dessous du petit trochanter, & où la compression de l'artère se fit uniquement avec les doigts.

Cette méthode enseignée déja depuis bien des années à Edimbourg par M. Monro, a été adoptée comme nous venons de le dire, par divers Praticiens, & en particulier par M. Desault qui n'emploie presque jamais le tourniquet; elle a l'avantage d'être plus commode pour l'Opérateur, & moins fatiguante pour le malade, pour qui d'ailleurs c'est toujours un soulagement que de diminuer l'appareil des instrumens, lorsqu'ils ne sont pas absolument nécessaires à l'opération.

Lorsque l'on a mis un blessé à l'abri du danger immédiat dont le menaçoit l'Hémorrhagie, l'on doit s'occuper à trouver les moyens les plus faciles & les plus efficaces, pour empêcher qu'il ne survienne une nouvelle perte de sang, quand on ôtera le tourniquet.

De la ligature des vaisseaux.

Les Anciens, comme nous l'avons déja fait observer, n'avoient aucune connoissance de l'usage du tourniquet; & quoique quelques-uns de leurs Ecrivains aient fait mention de la ligature, ils ne paroissent pas en avoir su faire un usage convenable, ni avoir eu connoissance d'aucun autre moyen de prévenir sûrement le retour d'une Hémorrhagie, dans les cas de blessure. On comprend aisément aujourd'hui qu'avec une Chirurgie aussi imparfaite, lorsqu'on entreprenoit une grande opération, on couroit plus de danger de faire du mal, qu'on ne pouvoit avoir d'espérance d'être utile au malade. Aussi ne doit-on pas être étonné de voir que, parmi eux, les Praticiens se soient donnés beaucoup de peine pour imaginer un grand nombre de topiques astringens. Mais aujourd'hui que l'on connoît un moyen aussi sûr, aussi facile & aussi peu douloureux que la ligature des artères, pour arrêter l'écoulement du sang, on peut se dispenser de chercher des remèdes de cette espèce, comme beaucoup de gens le font encore.

L'on peut, par des bandages, qui font une pression constante sur les extrémités des vaisseaux coupés, tel que celui de M. Petit, dont nous avons fait mention ci-dessus, porter efficacement remède à une Hémorrhagie. D'autres Chirurgiens ont suivi la même route que ce praticien célèbre, & ont varié les moyens d'exercer une pareille compression. M. Pouteau entr'autres a recommandé pour cet usage un bandage, dont on voit la description dans ses Œuvres posthumes; mais tous ces moyens sont d'un usage incommode, ils fatiguent le malade, ils nuisent à la guérison de la plaie, ou tout au moins ils la retardent, & ils ne sont point admissibles dans la méthode que nous avons recommandée pour l'amputation des membres. *Voyez* AMPUTATION.

Nous croyons donc que l'on peut regarder comme une règle établie en Chirurgie cette proposition, que, dans les cas d'Hémorrhagie des grosses artères, on ne doit se fier à aucune application styptique quelconque; mais qu'il faut immédiatement avoir recours à la ligature, comme au moyen le plus simple & le plus sûr de tous, lorsqu'il est employé d'une manière convenable. Nous verrons bientôt à quoi tiennent les inconvéniens qu'on lui a reprochés, & comment on peut les éviter.

On a imaginé différentes manières de faire la ligature des artères. La méthode la plus ordinaire est de passer, au moyen d'une aiguille courbée, un fil d'une force suffisante tout autour du vaisseau, à trois lignes à-peu-près de distance de sa surface, & d'en nouer ensemble solidement les deux bouts, de manière que le vaisseau soit suffisamment comprimé avec les autres parties comprises dans le nœud. Mais c'est un grand inconvénient de cette méthode, que les nerfs qui accompagnent les vaisseaux sanguins & une portion considérable de la substance des muscles par où ils passent, doivent nécessairement se trouver compris dans la ligature, parce qu'il en résulte beaucoup de douleur inutile, & que cela donne lieu quelquefois à des affections spasmodiques de la partie affectée, ou même à des convulsions générales.

On voit souvent, après des amputations, les malades tourmentés de spasmes extrêmement douloureux. Dans quelques cas, sans doute, ces accidens doivent être considérés comme tenant à d'autres causes; mais souvent on a eu la preuve manifeste qu'ils dépendoient de ce que les ligatures des artères avoient été mal placées; car souvent, en pareil cas, on a soulagé très-efficacement le malade en ôtant tout-à-fait les ligatures, & en faisant ainsi cesser la compression des nerfs, tandis que de nouvelles ligatures, qui n'embrassent exactement que les artères ne ramènent point du tout les mêmes accidens.

Ce n'est donc pas à la ligature des vaisseaux que l'on doit attribuer d'aussi fâcheux symptômes, mais plutôt à une manière vicieuse de faire cette opération, par laquelle on comprime les nerfs & d'autres parties irritables, au lieu de lier uniquement les artères.

Ce qui a fait craindre aux Praticiens de lier les artères seules, & sans enfermer dans la ligature quelque portion des parties qui les environnent, c'est qu'ils supposoient que les membranes de ces vaisseaux n'étoient pas assez fortes pour supporter le degré de compression nécessaire, lorsqu'on veut arrêter une Hémorrhagie. Cette supposition étoit fondée sur une fausse opinion qu'ils avoient de ces membranes, & de celle qu'il falloit employer pour appliquer exactement les uns contre les autres, les côtés de ces vaisseaux.

Mais aujourd'hui nous savons que les artères, même les plus petites, ont beaucoup de force; c'est aussi une chose bien reconnue, que, lorsqu'il s'agit de lier les plus grosses artères du bras, ou même de la cuisse, il suffit de serrer très-modérément le nœud, non-seulement pour arrêter l'Hémorrhagie, mais encore pour s'assurer que la ligature ne se déplacera point. L'on serre ordinairement les vaisseaux, & sur-tout les petits, plus fortement qu'ils n'ont besoin de l'être; & c'est à une faute de ce genre qu'on doit attribuer la plupart des retours d'Hémorrhagie qui ont eu lieu après qu'on avoit mis en usage la méthode dont nous parlons.

On objecte encore que, si la ligature ne coupe pas les membranes des vaisseaux, elle doit cependant glisser plus facilement qu'elle ne feroit, si, avec l'artère, elle renfermoit quelque portion des parties voisines. On dit aussi que quelquefois les artères se retirent tellement, qu'il est impossible de les saisir, & de les lier autrement qu'avec l'aiguille courbée, suivant la méthode ordinaire. Mais ces objections paroissent fondées plutôt sur la théorie que sur les faits; & divers Praticiens instruits par une longue expérience & de nombreuses observations, ont prouvé jusqu'à l'évidence que l'avantage est entièrement du côté de la ligature de l'artère seule, & que s'il arrive des Hémorrhagies après de grandes opérations, même entre les mains d'habiles Praticiens, cela se voit plus fréquemment lorsqu'on a lié les artères avec d'autres parties, que lorsqu'elles ont été liées à nud. On comprendra facilement la raison de cette différence; car les chairs qu'on renferme dans la ligature, ne tarderont pas à s'affaisser, la circulation y étant interrompue; le vaisseau par-là même se trouvera moins comprimé, & le sang pourra en jaillir de nouveau, sur-tout si l'inflammation de la plaie occasionne quelques symptômes fébriles qui donnent plus d'activité à la circulation. Monro, quoiqu'il emploie l'aiguille pour faire les ligatures, recommande de n'enfermer que peu de chairs avec le vaisseau; & Cheselden avoit déjà fortement insisté sur la même précaution.

Quelquefois le vaisseau qui fournit le sang, se trouve situé au fond d'une plaie, de manière qu'il est à-peu-près impossible d'en faire la ligature autrement qu'avec l'aiguille; mais ce cas n'est rien moins que fréquent, & le Praticien doit alors se conduire suivant ses lumières & son expérience. C'est en pareilles circonstances que l'application de l'éponge aidée d'une compression convenable, offre un secours qui n'est pas à dédaigner.

Il faut épargner aux malades les douleurs inutiles, c'est une maxime qu'on ne doit jamais perdre de vue en faisant une opération; & quoiqu'en y procédant on doive particulièrement s'occuper de l'objet qu'on a en vue, il n'en est pas moins vrai qu'on doit toujours préférer la méthode la moins douloureuse, lorsqu'elle est aussi propre que toute autre à remplir le but qu'on se propose. Et relativement au sujet qui nous occupe, si, comme nous l'avons fait voir, on se met aussi parfaitement à l'abri des accidens qui peuvent résulter de la blessure d'une artère en la liant seule, qu'en renfermant dans la ligature quelques-unes des parties qui l'entourent, la première méthode étant beaucoup moins douloureuse, on ne doit pas hésiter à lui donner la préférence. Or, lorsqu'on lie avec une artère quelqu'une des parties contiguës, & particulièrement les nerfs qui l'accompagnent pour l'ordinaire; il n'y a pas un Praticien qui ne sache qu'au moment où l'on serre le nœud, les malades se plaignent vivement de la douleur qu'on leur cause; au lieu que la douleur occasionnée par l'autre méthode est généralement si peu de chose, que lorsqu'elle se fait comme il faut, les malades témoignent à peine qu'ils y soient sensibles.

On a si souvent fait l'expérience de lier chez un même sujet, & dans le cours d'une même opération, quelques artères seules, & d'autres avec les parties environnantes, pour déterminer laquelle des deux manières exciteroit le plus de douleur, qu'on ne sauroit plus la répéter sans cruauté. Cette différence ne paroît être nulle part aussi manifeste que dans l'opération de la castration. Lorsqu'on lie séparément les artères du cordon, le malade ne paroît point y être sensible; mais lorsque l'on renferme le cordon tout entier dans la ligature, cela ne se fait jamais sans lui causer les plus vives souffrances. M. Bromfeil raconte (1) le cas d'un homme à qui l'on fit l'amputation du testicule, qui supporta cette opération avec beaucoup de courage; mais lorsqu'on lia le cordon spermatique, il en ressentit une douleur si violente, qu'il ne pût s'empêcher de pousser des cris, & de manifester tous les symptômes des souffrances les plus cruelles. L'extrême tourment où il étoit détourna l'Opérateur de passer une une seconde ligature, suivant l'usage; on se hâta de le mettre au lit, on lui donna un anodin, qui ne diminua point la violence de son état. Dans son agitation, la ligature échappa de dessus le cordon, & le soulagement qu'il éprouva bientôt l'empêcha d'en informer le Chirurgien qui étoit auprès de lui; mais les foiblesses dans lesquelles il tomba peu après, firent apppercevoir cet accident. Telle étoit la violence des douleurs & des spasmes qu'il avoit éprouvés, que le cordon qu'on avoit laissé fort long dans l'opération, se trouva presqu'entièrement dans l'anneau du muscle oblique.

La méthode nouvelle a encore sur l'autre un avantage très-grand, dont jusqu'ici nous n'avons point parlé. Il arrive souvent, après des amputations, & d'autres opérations où l'on a lié de gros troncs d'artères, que les ligatures, pour avoir été placées très-profondément dans les chairs, ne se détachent que bien difficilement de la plaie, & qu'elles donnent beaucoup d'embarras au Chirurgien. On en a vu qui demeuroient immobiles pendant plusieurs semaines, & quelquefois enfin l'on est obligé de faire encore souffrir le malade pour en couper le fil avec un scalpel; ou bien, si l'on y manque, on s'expose à des suppurations qui occasionneront de nouvelles souffrances. Mais on évite tout inconvénient de cette espèce, en ne liant que l'artère seule; car, pour l'ordinaire, les ligatures tombent d'elles-mêmes au troisième ou au quatrième pansement.

Pour faire ces ligatures, on a inventé différentes sortes de pincettes, avec lesquelles on saisit les artères dans une plaie, & on les tire un peu, afin de pouvoir facilement passer la ligature au-dessus de leurs orifices; quelques Praticiens trouvent plus commode l'usage d'un crochet pointu avec lequel ils fixent les extrémités des vaisseaux. *Voyez* les Planches. On lâche un peu le tourniquet pour découvrir les artères qu'il convient de lier; & au moment où la principale artère de la plaie se manifeste, le Chirurgien, la fixant attentivement des yeux, resserre le tourniquet. Un Aide forme un nœud coulant au fil préparé pour la ligature; & ce nœud étant placé sur l'extrémité du vaisseau, de manière à l'environner, l'Opérateur la saisit avec la pince, & la tire hors de la surface de la plaie, autant qu'il le juge nécessaire, pour qu'il y ait une portion suffisante du vaisseau renfermée dans le nœud que l'Aide doit aussi-tôt serrer. On doit préférer à tout autre nœud celui qu'on appelle le Nœud du Chirurgien, comme étant le plus solide; il diffère du nœud ordinaire en ce qu'on fait passer deux fois l'extrémité du fil dans l'anse. Et comme on est encore plus sûr qu'il ne peut pas se relâcher, lorsqu'on en fait un second par-dessus, il ne faut pas négliger cette précaution qui est très-facile, & de laquelle peut dépendre la vie même du malade.

La force du fil qu'on emploie doit être proportionnée à la grosseur des vaisseaux qu'on veut lier; c'est à l'Opérateur à juger de ce qui convient à cet égard, comme à l'égard du degré de force avec lequel il doit serrer les nœuds. Nous ajouterons seulement à ce que nous avons dit à ce sujet, qu'il ne faut y mettre que très-peu de force, même pour fermer les plus grosses artères, & que dès que l'on voit le sang arrêté, la plus légère compression de plus est tout-à-fait suffisante.

Lorsqu'on aura lié le principal vaisseau, on liera de la même manière l'un après l'autre tous ceux qui fournissent une certaine quantité de sang, en lâchant d'abord le tourniquet, afin de les bien reconnoître. Ou, si l'on fait une opération dans une partie où la compression des vaisseaux au moyen du tourniquet ne soit pas praticable, on liera ceux qui donneront du sang à mesure qu'ils paroîtront, à moins qu'on ne préfère de les comprimer par les doigts d'un Aide, jusqu'à ce que l'opération soit achevée, pour les lier ensuite.

Lorsqu'on s'est assuré des principales artères, il faut lâcher tout-à-fait le tourniquet, afin de faire cesser toute espèce de compression sur les vaisseaux; autrement les artères du plus grand calibre parmi celles qu'on n'a pas liées, ne manqueront pas de se dilater, & de donner du sang. L'opérateur se croira obligé de les lier; & à mesure qu'il y procédera, il en verra de nouvelles, s'il continue à ne lâcher le tourniquet qu'autant qu'il sera nécessaire pour découvrir les vaisseaux principaux; au lieu que si l'on écarte tout-à-fait la compression, le sang se distribuera d'une manière uniforme dans tout le système

(1) Chirurgical Observations and Cases, Vol. 1, pag. 166.

vasculaire du moignon, & aucune branche artérielle ne se dilatera au point de faire craindre une Hémorrhagie, & d'en rendre la ligature nécessaire. En suivant cette méthode, il est rare qu'on soit obligé de lier plus de quatre ou cinq vaisseaux après une amputation, même sur un très-gros moignon, au lieu qu'en procédant autrement, on peut facilement trouver trois fois autant de ligatures à faire, & même au-delà. Dans certaines opérations, telles que l'extirpation du cancer au sein, où l'on ne coupe que des parties peu fournies d'artères considérables, on peut, pour l'ordinaire, se passer tout-à-fait de ligature, le sang s'arrêtant de lui-même, lorsqu'on laisse la plaie exposée à l'air pendant quelques minutes. *Voyez* CANCER.

Lorsqu'à cause de la profondeur d'une artère, ou par quelqu'autre raison, l'on ne peut la lier avec la pince, il faut le faire avec l'aiguille, si la chose est praticable.

Pour cet effet, le Chirurgien doit être pourvu d'aiguilles de différentes formes & grandeurs. *Voyez* pour leur forme & description, l'article AIGUILLE.

L'aiguille étant garnie d'un fil proportionné à sa grosseur, & à celle du vaisseau qu'on veut lier, on l'introduit à la distance d'une ligne & demie, ou deux lignes de l'artère; & on la pousse à une profondeur suffisante pour que la ligature ne puisse pas échapper, en même-tems qu'on lui fait faire un demi-tour complet autour du vaisseau. On la retire alors, puis on la fait passer de l'autre côté, de manière qu'elle achève de faire le tour du vaisseau. On la sépare ensuite du fil, dont on noue solidement ensemble les deux bouts, ainsi que nous l'avons indiqué ci-dessus.

Du traitement des Hémorrhagies où les artères sont trop petites & trop nombreuses pour employer la ligature.

Au moyen de ces ligatures faites par l'une ou par l'autre des deux méthodes que nous avons décrites, on se rend facilement maître d'une Hémorrhagie causée par l'ouverture d'une, ou de plusieurs artères, d'une certaine grosseur. Mais il arrive quelquefois que le sang coule d'une plaie en assez grande abondance, non d'aucun vaisseau particulier que l'on puisse distinguer, mais de tous les orifices des petites artères qui se trouvent à la surface de la plaie. De pareilles Hémorrhagies donnent beaucoup d'embarras au Chirurgien, lorsqu'elles se manifestent sur des plaies d'une grande étendue, & l'on éprouve quelquefois la plus grande difficulté à les arrêter.

Les Hémorrhagies de cette espèce peuvent dépendre de deux causes bien différentes, qu'on ne doit pas perdre de vue dans le traitement.

On les voit quelquefois chez des personnes fortes & robustes; & alors il n'est pas douteux qu'on ne doive les attribuer à une trop grande plénitude des vaisseaux, ou à un excès de ton dans leurs fibres motrices, ou peut-être au concours de l'un & de l'autre. Mais elles ont lieu plus fréquemment dans des constitutions foibles & relâchées, soit en conséquence d'une dissolution putride du sang, soit à cause de l'atonie des vaisseaux sanguins.

Chez des personnes très-saines, dont les fluides n'ont aucune disposition à la putridité, & dont le ton naturel des solides n'est point altéré, on arrête facilement une Hémorrhagie causée par une blessure, de quelqu'étendue que soit la plaie. Car dès qu'on a lié les plus grosses artères, toutes les autres, en vertu de leur force contractile, & de l'irritation que produit sur elles l'impression de l'air extérieur, se resserrent & se raccourcissent, & leurs ouvertures se trouvant enfoncées au-dessous du niveau de la surface des parties qui les environnent, elles cessent bientôt de donner du sang.

Cette cause seule suffiroit probablement, dans le plus grand nombre des cas, pour arrêter l'écoulement du sang fourni par les petits vaisseaux; mais dans un corps sain, la Nature se sert d'un autre moyen encore pour y réussir. Car tous ces orifices des vaisseaux qui d'abord fournissoient du sang, laissent échapper dans leur état de contraction un fluide moins épais, quoique visqueux, qui contient une certaine proportion de lymphe coagulable; & ce fluide répandu sur la surface de la plaie, contribue sans doute beaucoup à la mettre à l'abri d'Hémorrhagie. Lors donc que le contraire arrive, & que le sang continue à suinter sur toute la plaie, il importe de donner une attention particulière à l'état général de la santé, dont cette Hémorrhagie peut dépendre.

Lorsque le malade est jeune & vigoureux, & que les fibres ont évidemment beaucoup de force, le moyen le plus efficace pour arrêter une Hémorrhagie de cette nature, est de relâcher le système sanguin, en ouvrant une veine dans quelqu'autre partie; ou, ce qui produit un effet plus prompt encore, en ôtant la ligature de quelqu'une des principales artères concernées dans la plaie, afin que le sang puisse en couler librement. Ce même moyen est encore le plus efficace que l'on puisse employer pour faire cesser ces violens spasmes qui ont quelquefois lieu après les amputations, lorsqu'ils ne dépendent pas de la compression des nerfs par la ligature.

Par cette méthode, l'on donne du calme au malade: l'embarras de la tête, la chaleur fébrile, le battement du cœur & des grosses artères s'appaisent, & le sang n'étant plus poussé avec autant de force dans les petits vaisseaux, ils peuvent mieux se resserrer. Parvenus à un certain degré de contraction, ces petits vaisseaux ne laissent bien-tôt plus échapper la partie rouge du sang & leurs orifices ne tardent pas en conséquence à se recouvrir de ce fluide visqueux dont nous avons parlé, comme d'un des principaux moyens que la nature emploie pour prévenir ces sortes d'Hémorrhagies. En même-tems qu'on diminue la tension des vaisseaux, on doit tenir le malade le plus fraîchement possible; le vin & tous les autres cordiaux doivent être absolument proscrits; on ne permettra d'autre boisson que de l'eau froide mélangée de quelque acide végétal ou minéral; on évitera toute espèce de mouvement, sur-tout dans la partie malade; & la plaie étant recouverte de charpie, on mettra par-dessus un bandage placé de manière à produire une légère compression sur les extrémités des vaisseaux ouverts.

Un autre remède qu'on ne doit pas négliger dans les cas d'Hémorrhagie de cette nature, & particulièrement lorsqu'ils sont accompagnés de violens spasmes dans les muscles, c'est l'opium; car quelque mauvais effet qu'on ait cru avoir à redouter de cette drogue, dans certaines maladies inflammatoires, il n'y a pas un Praticien qui, en ayant fait usage en pareilles circonstances, ne doive reconnoître qu'elle est d'une très-grande efficacité, pour modérer l'éréthisme du systême sanguin.

Lorsque le malade aura perdu assez de sang, qu'on aura recouvert la place d'un appareil convenable, & qu'on l'aura mis au lit, on lui donnera une dose d'opium proportionnée à la violence des symptômes; vingt-cinq ou trente gouttes de laudanum liquide feront pour un adulte une quantité convenable. Il est bon de remarquer que dans des circonstances comme celles-ci, il faut donner l'opium en doses beaucoup plus fortes que dans les cas ordinaires où l'on en fait usage; car de petites doses, au lieu de faire du bien, paroîtront plutôt aggraver les symptômes.

Quoique l'on observe des Hémorrhagies semblables à celles dont il est question chez des personnes fortes & vigoureuses, elles ont lieu bien plus souvent dans des constitutions foibles, où les solides sont relâchés, & où les fluides ont acquis une tendance à la putridité. En pareil cas, le ton des vaisseaux est au-dessous de ce qu'il doit être; & l'on doit plutôt chercher à l'augmenter que de rien faire qui puisse le diminuer. Nous croyons cependant que l'usage des cordiaux & particulièrement celui du vin, que quelques Praticiens recommandent, ne doit être admis qu'avec beaucoup de circonspection, & que l'on doit toujours se défier de l'irritation qu'il peut occasionner sur le systême vasculaire, laquelle ne manqueroit pas d'augmenter le mal. On doit tenir le malade fraîchement, & lui administrer des acides minéraux, *Voyez* Acide. Le repos du corps est aussi nécessaire, & il ne faut pas négliger l'usage de l'opium lorsqu'il est indiqué par la présence de quelque douleur, ou d'une affection spasmodique.

En même-tems qu'on fait usage de ces secours généraux, on peut se servir avec avantage de certaines applications adaptées à l'état des parties. Nous avons remarqué plus haut que, chez des personnes saines & vigoureuses, aussi-tôt que l'écoulement de sang qui a lieu naturellement dans une plaie a cessé, la surface de celle-ci se recouvre bientôt d'un fluide visqueux, consistant en grande partie de lymphe coagulable, & fourni par les orifices resserrés des artères; mais que chez des sujets foibles & malsains, dont le sang se trouve dans un état de dissolution, il ne se fait pas de sécrétion semblable.

On a cherché à suppléer à ce baume naturel par différentes applications. Quelquefois, par exemple, on s'est fort bien trouvé de saupoudrer les parties avec de la fine farine, avec de l'amidon, ou avec de la gomme arabique. Il est vrai qu'on s'est servi de moyens de cette nature dans toutes sortes d'Hémorrhagies, quelle que fût la constitution du malade; mais ils sont particulièrement utiles chez des sujets tels que ceux dont nous avons parlé en dernier lieu, dont la fibre est lâche, le systême musculaire affoibli, & le sang appauvri & dissous. On peut encore, pour ces derniers, employer très-utilement un remède qui ne devroit jamais l'être pour ceux d'une constitution opposée. Ce remède est l'esprit-de-vin rectifié, ou tout autre esprit ardent imprégné de myrrhe, ou de quelqu'autre matière de ce genre, en aussi grande quantité qu'il peut en dissoudre. Le baume du Commandeur des Pharmacies, est un remède de cette nature, qui a long-tems été célèbre; mais l'usage inconsidéré qu'on a fait de ce baume, & d'autres compositions semblables, a sûrement fait beaucoup de mal; car comme tous ces médicamens sont très-irritans, ils tendent par-là même à aggraver tous les symptômes d'une plaie, qui tiennent à une trop grande tension des fibres, & particulièrement les affections spasmodiques des muscles. Mais, lorsque le systême artériel paroît évidemment avoir besoin de stimulant, tous les remèdes de ce genre employés comme topiques peuvent être utiles; tellement que rien alors ne réussit mieux pour mettre fin aux Hémorrhagies de cette nature, qu'une compresse de charpie trempée dans quelqu'une de ces teintures balsamiques & spiritueuses dont nous venons de parler.

Si après avoir poursuivi, avec la persévérance nécessaire, quelqu'une des méthodes que nous venons d'indiquer, on ne réussissoit pas à arrêter une Hémorrhagie, il faudroit ajouter aux secours que nous avons prescrits, celui d'une compression égale & modérée sur toute la surface de la plaie, & la continuer aussi long-tems que le cas paroîtroit le requérir.

Lors donc qu'on aura mis l'appareil nécessaire de charpie & de compresses, on contiendra le tout par un bandage placé de manière à comprimer aussi également qu'il sera possible toute la surface de la plaie. Et si, comme il arrive quelquefois, il étoit impossible de placer un bandage de manière à produire cet effet, le seul moyen qui resteroit pour y suppléer seroit de faire faire la compression par un Aide, dont la main seroit posée sur l'appareil, & s'y appliqueroit avec assez de force pour comprimer tous les orifices des vaisseaux qui fournissent le sang. Ce moyen, continué avec persévérance, pourra réussir lorsque tous les autres paroîtront avoir manqué de succès. *Voyez* à l'article BRONCHOCELE, un cas où il a évidemment sauvé la vie à un malade; mais nous ne saurions trop le répéter, la ligature des vaisseaux, lorsqu'elle peut se faire, est toujours le moyen sur lequel on doit le plus compter dans toute espèce d'Hémorrhagie; & quoique la simple compression puisse réussir dans bien des cas, on ne doit jamais s'y confier que lorsque la première n'est pas praticable; la pratique fournit beaucoup d'exemples d'accidens arrivés pour avoir voulu s'en tenir à ce moyen secondaire, comme on ne l'a fait que trop fréquemment dans l'opération de la castration.

Des moyens qu'on peut employer dans quelques cas particuliers d'Hémorrhagie.

Il se présente quelquefois des cas singuliers & imprévus, où la présence d'esprit du Chirurgien devient une ressource capitale. On arrête assez facilement l'Hémorrhagie qui suit l'extraction d'une dent en remplissant l'alvéole de charpie brute, & en faisant avec des compresses graduées un point d'appui suffisant, que l'action des dents opposées contient avec force. Ce moyen s'est trouvé infidèle dans un cas particulier, où une portion de l'os maxillaire s'étoit éclatée. M. Belloy eut recours à un morceau de cire pétrie entre les doigs, dont il remplit exactement la cavité qui s'étoit formée, & il parvint par ce moyen à arrêter une hémorrhagie menaçante qui n'avoit cédé à aucune tentative, faite avec les remèdes les plus approuvés. *Voyez* DENTS. M. Foucou a depuis imaginé une machine fort ingénieusement composée pour embrasser l'arcade alvéolaire, dans le cas d'Hémorrhagie, après l'extraction d'une dent. Cet instrument est gravé dans le troisième tome des Mémoires de l'Académie de Chirurgie.

Lorsqu'une plaie étroite se trouve intéresser un vaisseau d'une certaine grosseur, & qu'on ne vient pas à bout d'arrêter le sang par la compression, ce qu'on a de mieux à faire est de dilater la plaie, afin de pouvoir saisir ce vaisseau, & en faire la ligature. Il y a des cas cependant où l'on ne devroit recourir à ce moyen qu'autant que le danger paroîtroit urgent; tel est celui d'une Hémorrhagie occasionnée par l'opération de la paracentèse. M. Belloy a observé une pareille Hémorrhagie. En retirant la canulle du trocar, il vit le sang jaillir par la plaie, comme d'une grosse veine ouverte avec la lancette; l'appareil fut bientôt imbibé de sang, & aucune compression extérieure ne put parvenir à l'arrêter. On introduisit dans la plaie un petit fausset de cire qui eut quelques inconvéniens que n'avoit pas une bougie, au moyen de laquelle on parvint à faire cesser l'accident. Quoique cette Hémorrhagie soit rare, il est bon d'être informé de sa possibilité, & des moyens d'y remédier.

Dans l'opération latérale de taille, si l'on évite, comme on doit le faire, de porter l'instrument tranchant sur la partie bulbeuse de l'urètre, il est rare qu'on ait aucun danger à craindre d'une Hémorrhagie. Quelquefois cependant les branches de l'artère iliaque interne, qui se distribuent aux parties voisines de la prostate, sont assez considérables pour fournir beaucoup de sang lorsqu'on les a divisées; on fera bien, en pareil cas, de les lier à mesure qu'elles paroîtront, à moins qu'on n'aime mieux laisser perdre une certaine quantité de sang au malade, comme il peut convenir de le faire lorsqu'il est robuste & pléthorique, dans le but de prévenir l'inflammation; on renvoie alors ces ligatures à la fin de l'opération. Si par hasard il se trouvoit quelque vaisseau qu'on ne pût lier, on feroit une compression sur son orifice, au moyen d'une canule d'argent recouverte de linge très-souple, qu'on introduiroit dans la plaie. *Voyez* CANULE. Quelquefois le sang, au lieu de s'écouler au-dehors, s'accumule dans la vessie; & cet accident peut devenir extrêmement dangereux. Nous entrerons encore dans quelques détails sur le sujet des Hémorrhagies à l'article PLAIE. Nous renverrons à l'article PERTES ce qui regarde les Hémorrhagies de matrice; & celles des vaisseaux hémorrhoïdaux à l'article HÉMORRHOIDES. Nous ajouterons seulement à celui-ci quelques considérations sur les Hémorrhagies du nez.

Des Hémorrhagies du nez.

La membrane interne des narines reçoit des rameaux de l'artère maxillaire interne qui se divisent & se ramifient à sa surface presqu'à l'infini. Ces ramifications sont fort sujettes à se rompre & à donner du sang; mais comme elles ont toutes un diamètre extrêmement petit, ces ruptures ne sont pas d'une grande importance, & l'on n'y fait en général que très-peu d'attention. Quelquefois cependant ces Hémorrhagies sont assez graves pour mériter l'attention du Praticien, & pour exercer son industrie, & l'on en a vu qui résistoient à tous les remèdes qu'on pouvoit employer.

Dans la plupart des cas, la simple application du froid suffit pour arrêter le sang; & lorsque cela paroît nécessaire, on peut presque toujours prévenir les retours de l'Hémorrhagie, par le régime, par la saignée, par les laxatifs, &c.

La manière la plus commode d'appliquer le froid est au moyen de l'eau, qui doit être aussi fraîche qu'on peut se la procurer; on en lave fréquemment le visage du malade, on lui en bassine la nuque; on y fait plonger ses mains, & on la renouvelle à mesure qu'elle se réchauffe. On a soin de tenir l'air de son appartement aussi frais qu'il est possible.

Si, malgré cette conduite, l'Hémorrhagie continue, il faut avoir recours à la compression. Quelquefois l'introduction d'un bourdonnet de charpie dans la narine d'où sort le sang, suffit pour l'arrêter; mais il est rare qu'on puisse de cette manière former une compression suffisante, à cause de l'inégalité du passage dans lequel on introduit le bourdonnet. On a proposé un moyen plus propre à comprimer uniformément toute la surface interne de la narine. On prend une portion d'intestin de cochon, (celui qui a été séché & humecté ensuite est préférable à l'intestin frais) on en lie une extrémité de manière à la rendre tout-à-fait imperméable; on introduit cette extrémité dans la narine affectée, & on la pousse au moyen d'un stilet jusqu'à la partie supérieure du pharynx. On injecte ensuite de l'eau froide, au moyen d'une seringue, dans l'autre extrémité qui est demeurée ouverte & pendante hors de la narine; &, après en avoir injecté autant que l'intestin en peut admettre, on la comprime fortement vers la partie supérieure, & on l'y retient par une bonne ligature. On exerce par ce moyen une pression assez grande sur les vaisseaux qui fournissent le sang, & qui peut suffire pour arrêter l'Hémorrhagie.

Si cependant on ne réussissoit pas de cette manière, on peut en mettre une autre en usage, dont l'effet sera plus certain. On introduit dans l'une des narines, une petite corde de boyau, ou un fil fort & bien ciré, au moyen d'une canule courbée qui en porte l'extrémité jusqu'à la gorge, on saisit cette extrémité avec une pince, & on la tire hors de la bouche; on retire alors la cannule que l'on passe dans l'autre narine avec une ligature semblable à la première. On prend un bourdonnet de charpie assez gros pour remplir & boucher complettement les narines postérieures; on le lie aux deux extrémités des fils qui sortent par la bouche; on tire alors les deux autres bouts hors des narines, jusqu'à ce que le bourdonnet soit fermement appliqué & fixé à la partie supérieure du pharynx, & l'on ferme les orifices extérieurs des narines au moyen de deux bonnes compresses, ou bourdonnets de charpie, que l'on fixe en nouant les fils par-dessus. Si l'opération est bien faite, le sang ne pouvant sortir, ni par les narines postérieures, ni par les antérieures, celui qui se sera encore épanché se coagulera, & mettra ainsi fin à l'Hémorrhagie. On comprend aisément que, pour assurer le succès de cette compression, il ne faut pas trop se hâter d'ôter les bourdonnets, mais qu'on doit les laisser en place jusqu'à ce que les vaisseaux rompus aient eu le tems de se cicatriser.

On est assez dans l'usage de ne passer de ligature que par la narine d'où sort le sang, sans chercher à boucher l'autre: cependant la compression se fait d'une manière plus sûre & plus égale en bouchant l'une & l'autre narine, ainsi que nous l'avons indiqué.

HEMORRHOIDES. Αἱμῤῥοΐδες, *Hæmorroïdes.* Quoique les Anciens aient désigné ainsi tout écoulement de sang, provenant des vaisseaux qui se distribuent à l'anus, ce nom ne caractérise pas moins encore aujourd'hui le gonflement plus ou moins apparent des veines qui le fournissent, gonflement qu'autrefois on appelloit communément *Marisca.* L'écoulement qui succède au gonflement dont il s'agit ici, paroît être une voie de décharge que la Nature s'est ménagée dans l'âge fait, pour donner issue au sang, qui trop abondant à cette époque de la vie, surchargeroit le systême des vaisseaux, & donneroit lieu à divers accidens. Le flux hémorroïdal est ordinaire à ceux chez qui la circulation se fait difficilement au travers du systême de la veine-porte, tels que les mélancoliques, les atrabilaires, les personnes sédentaires, celles qui, en général, ont le sang sec, soit à raison du climat où elles vivent, comme les Italiens, les Espagnols, & généralement tous les habitans des pays chauds, ou, à raison de leur tempérament & de la chaleur continuelle qui règne dans les viscères de la première digestion. Il est à remarquer que, quand les vaisseaux sont trop pleins, quelques-uns de ceux qui sont les plus foibles, se rompent & laissent échapper l'excès du sang qu'ils contiennent; ainsi paroissent les Hémorrhagies du nez, les crachemens de sang chez les jeunes gens, enfin les Hémorrhoïdes chez l'homme fait, & dont les vaisseaux sont dans un état pléthorique. Hippocrate a moins regardé cet écoulement comme une maladie, que comme une purgation nécessaire chez le sujet où elle arrive: le passage suivant de Celse donne à croire que cet Auteur avoit la même opinion; il dit, *atque in quibusdam parùm tutò supprimitur, qui sanguinis profluvio imbecilliores non fiunt, habent enim purgationem hanc, non morbum. Ideòque curati quidam, quùm sanguis exitum non habeat, inclinatâ in præcordia ac viscera materiâ, subitis & gravissimis morbis correpti sunt.* D'après ce passage, vouloir tarir cet écoulement, c'est donc chercher à faire naître nombre de maladies plus ou moins compliquées; mais, pour mettre cette vérité dans tout son jour, étendons-nous un peu sur cette matière.

Des vaisseaux qui fournissent le flux hémorrhoïdal, & de la manière dont se forment les sacs hémorrhoïdaux.

Quoique l'analogie dise que les dernières artères puissent ici comme ailleurs s'ouvrir & verser le sang qu'elles contiennent, cependant l'inspection n'a que trop souvent fait voir que les principales sources du flux hémorrhoïdal étoient les veines qui sont répandues à l'entour de l'anus. Toutes ces veines communiquent avec celles du bassin, qui sont autant de branches des hypogastriques, elles viennent former un tronc, qui gagne le mésentère, & communique avec les principales veines nées de la rate, de l'estomac & du colon, pour composer la principale, qui va se dégorger dans le foye sous le nom de Porte-ventrale. Il suit de cette communication établie, que la facilité dans la circulation du sang à travers les vaisseaux du foye chez les mélancoliques, est relative au dégorgement qui se fait par les vaisseaux hémorroïdaux, & qu'elle sera d'autant plus libre, que l'évacuation par le fondement sera plus grande.

Les hommes sont plus exposés aux Hémorrhoïdes que les femmes, parce que chez eux il n'est aucun organe qui puisse prendre pour lui le sang qui est en excès. Chez les femmes, au contraire, la matrice qui est voisine du gros intestin, recevant le sang que les veines hémorrhoïdales ne peuvent admettre, & le versant tous les mois, l'anus non-seulement se trouve débarrassé, mais encore tout le systême vénal du mésentère. Pour bien concevoir tous ces détails, il suffit de jetter les yeux sur les Planches de Haller & d'Eustache, & l'on concevra comment la surcharge d'une partie entraîne nécessairement celle de l'autre, & alternativement. Haën, qui a écrit sur cette matière, pense que le systême des veines mésentériques éprouve plus de déplétion par l'écoulement des Hémorrhoïdes que le systême des veines hypogastriques, & qu'en conséquence cet écoulement peut être plus avantageux dans les maladies du foye, de l'estomac, de la rate & des intestins, que dans celles des viscères renfermés dans le bassin. Cela peut être, mais la raison qu'il en donne, la gravité directe du sang dans la veine hémorrhoïdale interne, qui doit l'emporter sur la latérale dans les veines hypogastriques, me paroît trop peu prouvée. Les femmes, qui sont si rarement sujettes aux Hémorroïdes, tant qu'elles ont leurs règles, y sont exposées quand elles arrivent à l'époque de leur cessation; l'on en sent trop facilement la raison, pour que nous entrions ici dans des détails à ce sujet. En général, le sang a une grande propension à s'échapper par l'anus chez les personnes fortes & vigoureuses; les Auteurs en citent quelques-unes qui, pour avoir pris quelques grains de scamonée, ont rendu jusqu'à six & sept livres de sang; ils font mention de migraines anciennes qui ont été guéries spontanément par l'effusion de quatre à cinq livres de sang.

Le sang qui coule des Hémorrhoïdes vient-il des dernières sommités des artères? ou vient-il des veines? Quelques Auteurs se sont fait cette question; Haën lui-même n'est point éloigné de croire qu'il puisse être fourni par les artères; mais ses preuves, tirées de ce qui arrive dans les autres parties cachées du corps, ne sont rien moins que concluantes. Car ici, où l'on voit à découvert ce qui se passe dans le tissu des parties, il est aisé de remarquer à la simple vue que le sang sort d'une crevasse qui se fait toujours à celle des veines qui sont les plus gorgées, tantôt au-dehors de l'anus, & tantôt au-dedans, selon que ces vaisseaux sont plus dilatés & leurs tuniques moins résistantes. Le gonflement a lieu non-seulement dans les grosses veines, mais encore dans les plus petites, qui communiquent avec elles; en sorte qu'en considérant la tumeur, il semble, à raison de sa mollesse & de sa couleur, qu'elle soit formée par un sang uniformément épanché. Ce gonflement commence le plus souvent à se former intérieurement au-dessus du retrécissement qui borde l'anus, & quand la tumeur est parvenue à un certain volume, elle sort spontanément au moindre effort qu'on fait pour rendre ses excrémens. Tant que l'engorgement est borné, il n'inquiète guère, & à peine s'en apperçoit-on, si ce n'est par quelques filets de sang qu'on rend en allant à la selle, & qui rougissent les portions de matières qui sortent les premières, & les dernières, sur-tout quand on a été long-tems sans les rendre. Mais pour peu que l'engorgement s'étende, les veines s'élèvent dans l'intérieur de l'anus, & forment des poches ou sacs dans lesquels le sang séjourne, & peut contracter un commencement de dissolution, qui entre pour beaucoup dans le caractère de divers symptômes morbifiques. Quelquefois l'intérieur de l'anus est tellement bordé de ces excroissances, qu'il est difficile d'y faire entrer la canulle d'une seringue. En pareil cas, les Hémorrhoïdaires ne vont à la selle qu'avec la plus grande difficulté, & les matières souvent très-dures, poussent en avant les sacs hémorrhoïdaux, & font paroître l'anus comme garni de différentes crêtes rouges ou violettes, selon la quantité de sang épanché. Mais le plus souvent les Hémorrhoïdes sont à l'extérieur, & ont leurs racines implantées sur la membrane interne de l'intestin qui avoisine les tégumens.

De la division des Hémorrhoïdes en sèches & en fluentes, en internes & en externes.

Un caractère qui établit la présence des Hémorrhoïdes, est l'écoulement du sang, quand il

sort

sort vermeil & en plus grande quantité, lorsqu'on fait quelqu'effort. Ce simple signe détermine ordinairement à porter le doigt dans l'anus; si alors l'on y sent des tubercules noueux, moux & peu douloureux, le doute se change en conviction; si l'on ne découvre rien, l'apparition du sang devient pour lors un signe incertain qui annonce aussi bien un mælena, ou l'hépathirrée, que des Hémorrhoïdes. Les Hémorrhoïdes fluentes ne versent leur sang que périodiquement, selon l'état de réplétion où sont les vaisseaux engorgés. L'écoulement qui a lieu dans les premiers tems de la maladie, est peu considérable; le sang suinte seulement des parois des veines par nombre de petites ouvertures insensibles, à la quantité d'une once, de deux ou de trois, rarement de quatre, chaque fois qu'on va à la selle. Quelquefois cependant l'écoulement est plus considérable, on l'a vu aller à une livre & même à six en deux jours; Lieutaud parle d'une femme qui en versoit encore une bien plus grande quantité. Le sang sort souvent, chez les hémorrhoïdaires, à des périodes fort éloignés, & d'autres fois très-rapprochés; son apparition est quelquefois si régulière, qu'on pourroit regarder les hommes qui y sont sujets, comme soumis aux mêmes paroxismes de déplétion que les femmes, & aux mêmes accidens, quand il manque.

Les Hémorrhoïdes sèches, qu'on appelle encore assez improprement Aveugles, sont celles qui ne rendent rien, & qui sont formées par le simple engorgement des vaisseaux. Les Hémorrhoïdes, quelquefois très-volumineuses, vont communément du volume d'un pois à celui d'un œuf de poule; elles pendent souvent hors de l'anus en manière de crête, & y excitent un sentiment de chatouillement, qui, par la suite, se change en une douleur difficile à supporter, sur-tout quand elles tendent à s'enflammer. On les distingue aisément des tubercules de l'anus par la couleur & par le tact, elles ont une couleur livide & noirâtre que n'ont point ceux-ci; en les pressant avec le doigt, on y sent une fluctuation qu'on ne découvre point dans les fongus, les condylômes & autres tubercules de l'anus. Les Hémorrhoïdes sont plus dures, plus rouges, plus sujettes à l'inflammation dans la vigueur de l'âge, que vers le déclin. A cette époque, elles s'affaissent & se flétrissent tellement, qu'il ne reste plus que les sacs ou portions de tégumens qui les recouvroient, lesquels peuvent en imposer pour des condylomes. Les Hémorrhoïdes se sèchent ordinairement chez les hommes à la même époque où les règles cessent chez les femmes. Quelquefois cependant à l'écoulement rouge en succède un autre blanc, qui ne laisse pas que d'être quelquefois assez abondant. Ces Hémorrhoïdes qui, strictement parlant, mériteroient un tout autre nom, puisqu'elles ne sont point accompagnées de l'écoulement qu'implique leur dénomination, peuvent être emportées & détruites sans qu'il en résulte aucun inconvénient pour le reste de la machine; ce qui ne peut avoir lieu dans la plupart des cas d'Hémorrhoïdes fluentes. Les Hémorrhoïdes internes sont celles dont on ne découvre aucune apparence à l'extérieur, mais qu'on soupçonne cependant au-dedans. Elles sortent quelquefois dans les efforts que les malades font pour aller à la selle, & le sphincter de l'anus se contractant sur elles, elles ne rentrent qu'avec la plus grande difficulté, & quelquefois pas. Les externes sont celles qui paroissent à la vue, & qui ont leurs racines implantées à la marge de l'anus. Celles-ci sont plus ou moins nombreuses, plus tuberculeuses, & offrent les apparences dont nous venons de parler plus haut; elles gênent singulièrement, quand on va à la selle, & au point d'occasionner quelquefois des syncopes.

Des causes les plus ordinaires des Hémorrhoïdes.

La cause prochaine ou immédiate des Hémorrhoïdes est fondée sur une théorie facile à saisir à quiconque connoît bien les vaisseaux qui entourent la marge de l'anus, & leur communication avec ceux qui forment le principal tronc de veine destiné à fournir à la sécrétion qui s'opère dans le foye. Toutes les fois que le cours du sang est ralenti dans ce tronc, ce fluide trouvant de la difficulté à passer dans les veines hépatiques, qui se dégorgent dans la veine-cave, s'accumule dans le bas-ventre; & comme il n'en est point où sa marche soit plus contrariée que dans le tronc hémorrhoïdal interne, soit à cause du manque de valvule, ou de la position perpendiculaire du tronc, position où le sang est forcé de remonter contre son propre poids, il s'accumule nécessairement dans le tronc, & de-là dans les ramifications. Les personnes chez qui la circulation se fait difficilement dans le foye, soit à cause d'une inertie dans le système des vaisseaux, ou d'un engorgement dans quelques points de ce viscère, sont sujets aux Hémorrhoïdes par la raison que nous venons d'indiquer. Les femmes chez qui la matrice se développe & commence à sortir du bassin, vers la fin du troisième mois de la gestation, sont sujettes aux Hémorrhoïdes, tant que ce viscère presse sur le rectum de manière à gêner le retour du sang par la veine hémorrhoïdale interne; mais ces Hémorrhoïdes diminuent & même disparoissent, lorsque la matrice, parvenue dans le ventre, peut s'y développer sans occasionner aucune pression fâcheuse sur les gros vaisseaux voisins.

Mais ces causes, purement mécaniques & fondées sur la structure des parties, sont aidées par d'autres, qui n'agissant pas d'une manière si immédiate, sont, par cette raison, désignées sous le nom d'éloignées. Ce sont celles qui s'opposent, par une pression quelconque, au retour du sang par les veines de l'anus; la compression qu'exerce la matrice, soit qu'elle contienne un fœtus ou tout autre produit de la conception, le séjour des matières excrémenteuses desséchées, un régime sec ou l'usage des racines farineuses, comme les pommes de terre, les châtaignes; la mauvaise habitude de rester trop long-tems sur les sièges d'aisance, & d'y faire de vains efforts, &c. A ces causes on peut ajouter le trop fréquent exercice du cheval, qui attire une chaleur, une irritation vers l'anus, chaleur qui absorbe toute l'humidité des excrémens, les desseche, & donne lieu à leur séjour dans le rectum, & rend ainsi leur expulsion laborieuse; la suppression ou diminution des règles chez les femmes, ou de tout autre flux sanguin, soit naturel ou contre nature; le séjour de quelque acrimonie sur le fondement, le trop fréquent usage des aloëtiques, qui ont la singulière propriété chez quelques sujets d'irriter les bords de l'anus, celui des suppositoires irritans, &c. Mais une cause plus cachée & fréquente chez les mélancoliques, sont les engorgemens des parois du vagin, du col de la vessie, les schirres ou calculs dans ces parties, ou au dehors, qui par la pression ou l'irritation qu'ils font naître, donnent lieu à la stase du sang. Toutes ces causes n'ont d'influence que dans l'âge fait; aussi les Hémorrhoïdes ne paroissent-elles qu'à cette époque, non dans l'enfance, quoiqu'Ettmuller, sur l'autorité des actes des Curieux de la Nature, dise cependant qu'on les a observées à cet âge. Aussi Duret, dans ses Commentaires, remarque-t-il qu'elles n'ont point lieu, & qu'elles ne peuvent paroître, parce qu'il n'y a chez eux aucune cacochymie mélancholique propre à être expulsée, aucune pléthore dans les veines adjacentes aux lombes, qui sont les deux causes qui pourroient les faire naître.

Des maladies & accidens auxquels les Hémorrhoïdes peuvent donner lieu.

Les Hémorrhoïdes peuvent, chez certains sujets, lorsqu'elles coulent convenablement, non-seulement débarrasser les environs de l'anus & de la vessie, de la trop grande quantité de sang qui les surcharge, mais encore tout le bas-ventre, à raison de la communication qu'ont les veines ouvertes avec celle de la veine-porte. Quand cet écoulement est porté à un trop haut point, ainsi qu'il arrive quelquefois chez certains sujets, il s'ensuit des foiblesses momentanées, qui souvent deviennent de plus en plus inquiétantes par leur trop longue durée. Le sang dérive continuellement par cet endroit, lors même que ses principes n'ont encore reçu aucune assimilation, ce qui ne peut avoir lieu qu'au détriment des autres sécrétions & excrétions, & de-là la cachexie & la leucophlegmatie qui succèdent fréquemment à l'écoulement hémorrhoïdal trop abondant. Aussi Santorini, en considérant cette foule de maux qui menace les hémorhoïdaires, s'écrie-t-il avec raison: « Oh! combien est grand le danger, du moment où l'excrétion qui avant étoit salutaire, surpassera les bornes! *quot morborum funebres apparatus*, *cruciatuum armamentarium!*

Mais à ces maladies générales s'en joignent encore d'autres locales, qui ont lieu, soit que les Hémorrhoïdes fluent ou non; tels sont la chûte du boyau, les rhagades, le tenesme & la strangurie, ou difficulté d'uriner. Celle-ci est quelquefois telle que les urines ne peuvent en aucune manière sortir de la vessie, ou si elles sortent, ce n'est que goutte à goutte, & avec les douleurs les plus grandes, sur-tout quand les Hémorrhoïdes sont internes & placées à la partie antérieure de l'anus, attenant le col de la vessie. L'acrimonie du sang en stagnation donne aussi souvent lieu à l'inflammation, à la suppuration, d'où s'ensuivent des fistules très-rebelles à guérir. La plupart des fistules datent d'une Hémorrhoïde, dont l'inflammation négligée a tourné à la suppuration.

Il est, outre ces maladies dont nous ne citons que les principales, plusieurs autres qui proviennent de la suppression subite du flux hémorrhoïdal. Celles-ci non-seulement opèrent indistinctement sur tous les viscères d'une manière lente, quoique variée, mais encore elles paroissent quelquefois, pour ainsi dire, inopinément. En parcourant les Observateurs, on y trouve plusieurs histoires d'apoplexie, de paralysies, d'hémiplégie, de carus, de convulsions & de suffocations, qui, bien examinées, n'ont dû leur origine qu'à la suppression du flux dont il s'agit. Stahl paroît, plus qu'aucun Auteur, avoir étudié l'enchaînement de phénomènes auxquels donne lieu cette suppression; l'explication qu'il en donne dans sa Dissertation *De Venâ Portâ, porta malorum hypochondriaco-splenico*, &c. est trop conforme aux phénomènes, pour qu'on puisse douter qu'elle ne se rapporte point avec la Nature. Entr'autres maux qu'il indique comme provenans du retard ou de la suppression du flux hémorrhoïdal, est un genre de colique qui est assez ordinaire, & que nous appellons avec lui Colique hémorrhoïdale. Cette colique a beaucoup de rapport avec celle dont sont attaquées quelques femmes aux approches de leur période menstruel; comme celle-ci elle disparoît du moment où le sang a commencé à s'échapper au-dehors, & elle est également sujette à retour, pour peu que l'évacuation ne se fasse point convenablement. Les moyens qui rappellent les règles chez les femmes, sont également convenables en pareils cas, & l'on peut dire, qu'à la différence près de l'organe excrétoire, les phénomènes avant-coureurs de l'excrétion, ont la plus grande ressemblance. Est-ce à cette colique qu'on doit rapporter l'*Ileus hæmatidis* d'Hippocrate? En consultant le passage de ce Père de la Médecine, tel qu'il se trouve dans le livre *De internis affectibus*, édition de Foësius, on voit qu'il n'y a aucun rapport. La description de la maladie est absolument différente; aucuns symptômes de colique ne s'y observent; les remèdes qui sont cités, n'ont aucun rapport avec ceux qu'on s'attendroit à y trouver, & qui devroient être de nature à rappeller les Hémorrhoïdes. Mais toutes les maladies ne manifestent pas leur cause aussi clairement que celle-ci; il en est de fort compliquées, & dont les symptômes sont si multipliés, qu'on auroit pu croire qu'elles dérivent de tout autre principe, si la Nature, qui souvent fait des efforts salutaires, ne l'eût persuadé. Une femme d'une trentaine d'années, tourmentée alternativement de tems à autre, d'attaques d'asthme, d'hépatitis, de douleurs néphrétiques, de coliques intestinales & hystériques, avoit déjà été saignée plusieurs fois du pied & du bras, mais sans éprouver aucun soulagement à ses maux. Un jour qu'elle souffroit plus qu'à l'ordinaire d'une attaque d'asthme, son Médecin lui trouvant le ventre plus douloureux, & le pouls très-petit, s'apperçut que les veines du fondement étoient fort gorgées. Il saisit cette indication pour lui faire appliquer les sangsues. A peine quelques cuillerées d'un sang noir furent-elles écoulées, que le pouls reprit de la force, les douleurs du ventre furent moindres; les urines, qui couloient difficilement, reparurent, & ce bien momentané devint plus constant par ce moyen qu'on réitéra aux époques de la menstruation, & ainsi disparurent tous les symptômes qui annonçoient une maladie fort grave. Une autre femme ascite avoit été forcée de subir la ponction plusieurs fois, sa maladie étoit réputée incurable, lorsqu'à l'étonnement de ceux qui la soignoient, parut spontanément un flux hémorrhoïdal qui la sauva des portes du tombeau. Une autre d'une trentaine d'années, souffroit beaucoup toutes les fois que ses règles vouloient paroître; elle éprouvoit depuis vingt-quatre heures des douleurs inconcevables dans toute l'étendue du bas-ventre, que tous les émolliens & anodins n'avoient pu diminuer. Les vomissemens étoient survenus; le pouls étoit assez fort & l'apparence bien fleurie. Elle fut saignée, elle prit les bains; on lui fit des embrocations chaudes avec l'huile de lys & le baume tranquille; enfin on alloit lui appliquer les sangsues à la vulve, lorsque la malade dit qu'elle ressentoit quelque chose qui ne lui étoit pas ordinaire vers le fondement; c'étoit une masse d'Hémorrhoïdes fortement serrée par les bords de l'anus. On y appliqua plusieurs sangsues, qui tirèrent une grande quantité de sang; ainsi, à mesure que la déplétion s'opéroit, à mesure aussi tous les accidens disparoissoient.

Des maladies & accidens qui peuvent se guérir par l'apparition & l'écoulement des Hémorrhoïdes.

Les Hémorrhoïdes ne sont pas seulement utiles dans les affections des viscères du bas-ventre, elles le sont encore dans les embarras de ceux de la poitrine & de la tête; dans l'asthme, les palpitations & les spasmes de poitrine, ainsi qu'il conste d'après la lecture des Observateurs & l'expérience journalière des Praticiens. Les Anciens avoient déjà remarqué combien elles sont avantageuses dans les maladies chroniques de la tête, la folie, la manie, & généralement dans toutes les affections lentes du cerveau, qu'on présume provenir du ralentissement de la circulation. Hippocrate avoit fait cette remarque, même à l'égard de l'apoplexie & de la manie; & ce n'est que d'après son expérience qu'il dit: *melancholicis, insanientibus, si varices aut Hemorrhoïdes supervenerint, insania solvitur.* Les Hémorrhoïdes diminuent la violence de beaucoup de maladies occasionnées par la pléthore & la cacochimie. On a regardé le sang des Hémorrhoïdes comme étant d'une nature différente de celui qui coule dans les veines; on l'a comparé à la féculence qui reste au fond de l'huile qui a long-tems reposé. Il est certain que ce fluide est dans un état de plus grande stagnation dans les veines hémorrhoïdales, que dans les autres vaisseaux; & si l'on se rappelle ce qui arrive au sang abandonné à lui-même en pareilles circonstances, peut-être que cette opinion des Anciens ne seroit-elle pas tout-à-fait invraisemblable. Mais si la chose est, comme tout semble l'annoncer, pourquoi Galien ne pourroit-il pas dire que les Hémorrhoïdes guérissent la mélancolie & le néphritis, à raison de l'évacuation du sang impur, qui a lieu par cette voie. L'observation a prouvé que l'apparition des Hémorrhoïdes vers le milieu ou le commencement des maladies aiguës, étoit toujours d'un heureux présage. Toutes les fois donc qu'on découvre les moindres efforts de la Nature vers cette voie dans la pleurésie, la péripneumonie, la phrénésie, l'hépatitis, l'enteritis & les fièvres ardentes, on doit les solliciter par les moyens que l'expérience a démontré être les plus efficaces.

Il n'est point aussi facile de concevoir comment les Hémorrhoïdes peuvent avoir une aussi grande utilité dans les maladies chroniques. Quel rapport peut-il y avoir, par exemple, entre la plupart de celles qui affectent le cerveau ou la poitrine, & l'évacuation qui se fait par les veines du fondement, & dont la quantité est souvent très-médiocre. Mais, comme l'observe Hippocrate, il ne faut pas juger des efforts critiques, d'après la quantité de l'excrétion; mais bien d'après sa qualité. Or celle-ci est quelquefois très-acrimonieuse. C'est en donnant issue à l'acrimonie, que les Hémorrhoïdes sont alors salutaires, & l'observation prouve que nombre de maladies de la peau sont ainsi guéries par ce simple effort de la Nature. De ceci conste la vérité du passage suivant d'Hippocrate. *Qui sanguinem per ora venarum quæ in ano sunt, profundere solent, ii neque lateris dolore, neque pulmonis inflammatione, neque ulcere exedente, neque furunculis corripiuntur, neque tuberculis, neque vitiliginibus.*

Des moyens de guérison relatifs aux Hémorrhoïdes.

Les Hémorrhoïdes fluent ou ne fluent point; elles sont indolentes, & par conséquent méritent peu d'attention, ou elles sont douloureuses, & portent à chercher du secours. Considérons chacune de ces circonstances, & voyons les remèdes qu'elles indiquent.

Les Hémorrhoïdes qui fluent, à l'époque de la vie où tout annonce une surabondance de sang, doivent être abandonnées à elles-mêmes, quand l'écoulement est modéré, qu'il appaise les accidens urgens, & qu'il est, en quelque façon, la crise d'une maladie à laquelle il survient comme dans le cas de folie, d'inflammation particulière, de maladies de foie, de suppression de règles, ainsi qu'il arrive chez les femmes grosses. Il est rares que l'écoulement soit assez abondant, pour qu'il faille l'arrêter; cependant quand il l'est, & qu'on a tout à craindre de ses suites, il convient alors de chercher à le diminuer. Les eaux-minérales acidulées, l'eau de riz qu'on a aiguisé d'acide vitriolique, ou la décoction de racine de grande consoude, & une compression légère avec un peu d'agaric, qu'on applique sur l'ouverture qui fournit le sang, sont les moyens qui ont le plus d'efficacité, & ceux qui réussissent le plus communément. Quand ils sont insuffisans, il faut avoir recours à une décoction faite avec deux onces de racine de bistorte, une poignée de sommité de ronces, & d'écorce de chêne, & deux gros d'écorces de grenade, de fleurs de sureau, qu'on fait bouillir dans une pinte d'eau ferrée: on passe la décoction, en exprimant le marc, & l'on y ajoute un tiers de gros vin, & deux gros d'alun; on trempe une éponge, & on la tient sur le lieu d'où le sang sort. Quand ces remèdes ne réussissent point, il faut en venir à des moyens plus violens, mais qui sont certains telles sont diverses opérations dont nous ferons mention dans la cure radicale, & auxquelles on ne doit se déterminer que le plus tard qu'on pourra; encore ne convient-il d'attaquer ainsi que les Hémorrhoïdes les plus anciennes. Hippocrate donne à ce sujet un avis bien important; c'est de toujours en laisser au moins une; il prouve l'utilité de ce précepte par l'expérience. « Alcippe, dit-il, dans ses Epidémies, avoit des Hémorrhoïdes qu'on lui avoit conseillé de garder; néanmoins il se les guérit, mais bientôt il devint fou. Heureusement qu'une fièvre aigüe survint, qui le guérit de sa manie. » Galien, en commentant ce passage, observe que c'est agir bien imprudemment que de ne point conserver une Hémorrhoïde, ou de ne point saigner de tems à autre, ou détourner les humeurs par les purgatifs. Hippocrate, dans un passage de son livre sur les Hémorrhoïdes, semble néanmoins se contredire, en parlant de l'ustion. « Il faut, dit-il formellement, tellement les brûler, qu'il n'en reste aucune, & que toutes soient emportées. » Mais cette contradiction est-elle réelle? En lisant l'aphorisme dont il s'agit, on voit qu'il n'a rapport qu'aux Hémorrhoïdes anciennes αἱμορροΐδας χρονίας & conséquemment, que le conseil est très-prudent.

La cure radicale des Hémorrhoïdes dont l'écoulement devient inquiétant, par son abondance, ne s'obtient que par la soustraction des sacs hémorrhoïdaux. Cette opération peut se pratiquer par le cautère actuel, l'excision ou la ligature. Le feu étoit beaucoup plus employé autrefois qu'à présent, dans le traitement des Hémorrhoïdes; il paroît, d'après ce que dit Hippocrate, que cette méthode étoit très-reçue de son tems; cependant cet Auteur semble donner la préférence à l'excision, si l'on s'en rapporte à sa manière de s'étendre sur ce genre de moyen. L'opération, selon lui, est très-facile, quand la tumeur est fort saillante, & s'élève de sa base en forme de mûres. « Si la tumeur, dit-il, est tuberculeuse & molle, on peut l'enlever avec les doigts, ce qui se fait aussi facilement que si l'on enlevoit la peau à une brebis. » Cette comparaison paroît bien peu exacte à ceux qui se rappellent la très-grande quantité de vaisseaux qui environnent la base de l'Hémorrhoïde, & qui viennent s'y perdre. L'excision est une opération douloureuse, & qui ne doit point être confiée à toutes sortes de personnes. On y prépare le malade de la même manière que pour celle de la fistule à l'anus; on le place également dans la même position, ou bien on le fait mettre debout, le ventre appuyé sur le bord de son lit, & les aides servent aux mêmes fonctions. On saisit la poche variqueuse avec une érigne, l'on en cerne la base avec un bistouri, & l'on en continue la section circulairement, & en moins de tems qu'on peut, en ménageant le plus de peau qu'il est possible à l'entour, pour éviter le trop grand retrécissement de l'anus, qui pourroit survenir à la cicatrice. Si les Hémorrhoïdes sont récentes, & que la santé soit bonne d'ailleurs, on les emporte toutes. Quand elles sont anciennes, on en conserve une, & ce doit toujours être celle qui est la plus extérieure, & qui fournit le plus de sang. On laisse bien dégorger la plaie, on la nettoie avec une éponge, & on y applique ensuite de la charpie sèche, qu'on soutient avec des compresses, & un bandage convenable, tel que celui en T de la fistule à l'anus. Lorsque la plaie tend à la cicatrisation, au lieu de bourdonet, on se sert d'une tente de charpie effilée par un bout, pour maintenir le rectum ouvert. Cette opération telle simple qu'elle soit, ne convient guères que quand les Hémorrhoïdes sont si nombreuses qu'elles ferment l'ouverture de l'anus, ou quand elles sont si gorgées & si noires qu'il y a à craindre la gangrène. Les pansemens subséquens se feront d'après les principes de l'art, développés dans tous les livres qui en traitent. Hippocrate conseilloit la décoction de noix de galles dans le gros vin, & d'autres astringens tirés des vitriols; mais ces moyens, en resserrant les vaisseaux, empêchent leur dégorgement. La ligature ne peut guères convenir qu'aux Hémorrhoïdes à pédicules, & qui sont plus nombreuses, elle est douloureuse, sujette à occasionner de l'inflammation & autres accidens.

Les Hémorrhoïdes qui ne fluent point, peuvent être traitées radicalement, par les mêmes moyens que celles qui fluent; mais on ne s'y détermine guère que lorsqu'elles sont si nombreuses, qu'elles bouchent en quelque sorte l'anus, & qu'elles rendent difficiles la sortie des excrémens. Elles sont assez souvent situées au-dessus du cercle de l'anus, & ne paroissent que quand on fait des efforts pour aller à la selle; alors elles sortent au-dehors, en forme de tubercules rougeâtres ou noirâtres, selon la quantité de sang dont elles sont gorgées, & rentrent en-dedans, quand les excrémens sont sortis. On ne doit point penser à guérir celles-ci radicalement, quand elles sont situées si haut qu'on ne peut facilement y porter les instrumens. Mais quand les racines sont au bord de l'anus, ou placées de manière qu'avec une paire de pinces, on peut suffisamment dilater cette ouverture pour les appercevoir, alors on peut recourir aux moyens dont nous avons déjà fait mention. Quand elles ne sont point si nombreuses, que l'évacuation des excrémens peut se faire, quoiqu'avec difficulté, que les accidens qu'elles occasionnent sont irréguliers, alors on se contente d'un traitement palliatif, c'est-à-dire, de remèdes qui dissipent pour un certain tems, la douleur & autres accidens; mais qui n'en détruisent point la cause. On fait, en pareil cas, de petites incisions sur les tubercules les plus gonflées, pour donner lieu au dégorgement. Hippocrate conseilloit d'emporter la sommité de l'Hémorrhoïde. *Foras eductâ*, dit-il, *quàm maximè, sedes calidâ perfunditur, tùm venarum sanguinem fundentium extrema præscinduntur.* Sans doute que c'est à ce passage qu'on doit l'application des sangsues, auxquelles Hippocrate n'avoit pas pensé, & dont ses successeurs ont eu tant d'occasions de se louer. Les sangsues sont des vers aquatiques, qui, par l'avidité qu'ils ont de se gorger de sang, sont singulièrement propres à tirer celui qui stagne dans les sacs hémorrhoïdaux. On les applique, après les avoir laissé long-tems jeûner, pour qu'ils soient plus avides. Le nombre varie selon le volume & la quantité d'Hémorrhoïdes, quand on les applique très-près de l'anus, il faut les surveiller à chaque instant, crainte qu'ils n'entrent dans le fondement. Zacutus cite un exemple d'un pareil accident, & il dit, que pour y remédier, il fit injecter du jus d'oignon dans l'anus, & que la sang-sue fut bientôt rendue morte. Une décoction de tabac seroit préférable en pareil cas. Le dégorgement opéré par les sangsues est souvent très-prompt; quand elles sont tombées, le sang coule encore, & quelquefois en assez grande abondance. Pour faciliter son écoulement, on fait placer la personne sur une chaise percée, où est un vase rempli d'eau chaude, & dont les vapeurs portées sur les Hémorrhoïdes, favorisent encore le dégorgement. On réitère plus ou moins l'application des sangsues, suivant les circonstances; mais ce moyen, quelqu'efficace qu'il soit, n'opérant que pour le moment, doit n'être considéré que comme un palliatif; & comme tel, il a encore son application.

Les Hémorrhoïdes indolentes ne demandent aucun remède, elles sont ordinaires aux vieillards, aux femmes qui sont sur le retour de l'âge, & souvent elles ne sont que les restes des Hémorrhoïdes anciennes dont les vaisseaux sont affaissés & peu fournis de sang. Ce sont celles-ci qui en imposent souvent pour des crêtes ou condylomes vénériens, & que par ignorance ou par mauvaise foi, on traite quelquefois comme tels. Les Hémorrhoïdes douloureuses sont le plus souvent accompagnées d'inflammation, qui, non-seulement occupe toute l'Hémorrhoïde; mais encore même les environs; celles-ci sont naturellement plus fâcheuses, à raison de la stase inflammatoire qui s'étend souvent profondément le long du rectum, & des abcès qui s'ensuivent. Les remèdes qui leur conviennent, doivent être prescrits d'après les circonstances: aux remèdes généraux, tels que le repos, la saignée, le régime humectant & rafraîchissant, la diète sévère, les boissons tempérantes & laxatives, les lavemens émolliens & anodins, doivent succéder les topiques relâchans & émolliens. Chacun ici vante son remède, & le plus savant comme l'ignorant l'emploient avec cette confiance accordée trop souvent à l'empyrisme. Lorsque l'Hémorrhoïde est douloureuse, à raison de la trop grande réplétion des vaisseaux, l'application des sangsues est le moyen le plus simple, le plus expéditif, & dont le succès soit le plus certain. Cependant, comme il n'est pas toujours possible d'y avoir recours, on le remplace par les pomades & les onguens anodins, comme le populeum, l'onguent de linaire, l'huile d'œuf, ou le beurre frais bien battu dans un mortier de plomb. Si l'inflammation est plus étendue, on fera usage des bains de fauteuil, ou de vapeurs qu'on dirigera au moyen d'un entonnoir, dans l'intérieur de l'anus, quand on soupçonnera que l'Hémorrhoïde est intérieure. On appliquera dans les intervalles un cataplasme de pulpe de pommes ou d'herbes émollientes, dont la décoction aura servi pour le bain. Ces plantes sont la mauve, la pariétaire, le violier, le bouillon blanc, dont on prendra de chaque une poignée. Quand les Hémorrhoïdes sont excessivement douloureuses, l'on a recours aux narcotiques, tels que la teinture de Sydenham, dont on ajoute une petite cuillerée à café, dans un cataplasme de farine de graine de lin ou de mie de pain, ou à la décoction de morelle, de jusquiame, dont on aide l'action avec l'opium donné intérieurement. On verra souvent quels sont les progrès du mal, crainte de la gangrène; mais, en pareil cas, je n'hésiterois point à faire appliquer à la base de l'Hémorrhoïde, ou de chacune s'il y en a plusieurs, deux ou trois sangsues pour les vuider. Leur opération ne peut ajouter aux accidens; mais, en général, il ne convient d'y avoir recours que quand les autres moyens ont été inefficaces. Si le sang est trop épais, pour qu'il puisse sortir par l'ouverture que fait la sangsue, il faut scarifier chaque tumeur avec la pointe d'un bistouri, afin d'opérer un plus prompt dégorgement. Quand on est appellé trop tard, & que la suppuration est déjà faite, il faut ouvrir l'abcès promptement, pour empêcher le pus de fuser, & de former des clapiers ou une fistule.

Des moyens de se garantir des Hémorrhoïdes.

Si l'on se rappelle tout ce que nous avons dit relativement aux causes éloignées des Hémorrhoïdes, l'on verra que c'est principalement vers elles qu'il faut se tourner pour les prévenir. Comme elles sont souvent dûes à un régime sec, & à un trop grand exercice, qui prive le sang de sa partie aqueuse & le rende aduste, il s'ensuit que les alimens humectans, & le repos ne peuvent que contribuer à les éloigner. Les hémorrhoïdaires feront bien de vivre, autant qu'ils pourront, d'herbes, & généralement de toutes les substances qui laissent après leur digestion, peu de matières excrémenteuses. Le pain de seigle est préférable à celui de froment, en ce qu'il est plus rafraîchissant & plus laxatif. Ils doivent éviter toutes les racines & tous les fruits farineux quelconques; les navets, les pommes de terre & les châtaignes; leur substituer ceux dont la pulpe est molle, peu abondante en principes grossiers, comme le cercifix, les carottes, les melons, les pêches, les cerises, &c., dont on peut faire différentes compotes. L'eau est la meilleure boisson dont ils puissent faire usage, mais il faut qu'ils en boivent abondamment, & si l'estomac ne peut s'y faire, ils y ajouteront un peu de vin, ou bien ils prendront une petite cuillerée de teinture de rhubarbe dans un petit verre d'eau-de-vie. Ils se feront saigner de tems à autre, pour éviter la tendance à la pléthore.

Une attention à laquelle doit s'astreindre tout hémorrhoïdaire, est de céder au besoin de rendre ses excrémens, dès qu'il se fait sentir. Les gens de cabinet qui pèchent souvent par ce défaut, sont aussi ceux qui sont le plus communément tourmentés d'Hémorrhoïdes. Il faut aussi prendre garde de rester trop long-tems sur les sièges d'aisance, notamment sur ceux qui sont communs à un grand nombre de personnes. On doit avoir cette précaution particulièrement dans les changemens de tems, où il s'exhale des latrines une odeur volatile extrêmement irritante. On ne sauroit donc trop condamner la coutume de certaines personnes de passer des heures entières à lire dans une pareille position; coutume à laquelle ne sont déjà que trop adonnés ceux qui sont déjà disposés aux Hémorrhoïdes. Il faut encore éviter d'être trop long-tems assis sur des sièges moux & propres à contracter & conserver un grand degré de chaleur; presque toutes les personnes sédentaires ont ce défaut, & notamment celles de cabinet; aussi feront-elles bien de changer souvent de siège, ou de rester debout autant qu'elles pourront; les bureaux qu'on dispose pour rester dans cette posture, ne peuvent qu'être favorables, ainsi que les sièges ou coussins percés, pour ceux que leur genre d'occupation force à être assis. On doit conseiller à ceux qui sont sujets aux Hémorrhoïdes, de n'aller à cheval que le plus rarement qu'il leur est possible, d'y rester le moins qu'ils pourront, & de n'aller que les allures les plus douces, pour éviter les secousses violentes qui tendent toujours à ralentir le sang dans les ramifications des veines du fondement.

Les personnes qui vont difficilement à la selle, & qui ne rendent leurs excrémens qu'avec les plus grands efforts, prendront un lavement tous les jours, aux heures où elles éprouvent ordinairement le besoin d'aller à la selle; la décoction de son ou de graines de lin est la forme qui leur convient le mieux; elles pourront encore faire usage de la rhubarbe à petite dose, ou prendre de tems à autre quelques verres d'eau de sedlitz. Mais rien ne surpasse l'efficacité des bains tièdes, pris de quinze jours en quinze jours. Il est des personnes qui, aux moindres douleurs, ont recours à l'aloës, qu'elles prennent intérieurement, ou qu'elles mêlent à des suppositoires. Cette coutume est très-blâmable; on ne doit avoir recours à ces remèdes, que dans le cas d'Hémorrhoïdes réelles dont il est nécessaire de rappeller le flux. On recommande en pareil cas, l'application des feuilles de figuier, qu'on renouvelle à mesure qu'elles se sèchent, ou l'application des ventouses sèches, les friction faites avec des linges rudes à l'endroit où les Hémorrhoïdes doivent paroître. (*M. Petit-Radel.*)

HERMONDAVILLE (Henri), un des Praticiens les plus renommés du treizième siècle. On ne sait point s'il étoit Médecin ou Chirurgien. Chacun se le revendique; les Médecins assurent qu'il a été le premier Médecin de Philippe-le-Bel; les Chirurgiens, qu'il a été son premier Chirurgien. Ce qu'il y a de positif, c'est qu'il a été disciple de Pitard, & qu'il a enseigné à Montpellier. Ayant été disciple de Pitard, il paroîtroit qu'il a été Chirurgien. Professeur à Montpellier, il semble qu'il ne pouvoit l'être que comme Docteur de la Faculté de Médecine, qui y avoit déjà des écoles, tandis que les Chirurgiens n'en avoient point encore. (1) Riolan assure qu'il étoit Médecin à Paris; on le trouve dans la liste des premiers Médecins des Rois de France. Hermondaville a donné un Cours de Chirurgie divisé en cinq Traités, il y en a deux manuscrits à la Bibliothèque du Roi, & l'autre dans celle de Sorbonne. Ce Livre n'a jamais été imprimé; il n'est pas étonnant que Haller doute si notre Auteur a réellement écrit. Le manuscrit est en Latin, & très-difficile à lire; dans l'un, il est peint en robe rouge & en bonnet; cette circonstance feroit croire qu'il étoit Médecin, il est assis devant un pupitre, chargé de livres, & on voit devant lui une foule d'Ecoliers qui en tiennent plusieurs. Ses Ouvrages forment un volume *in-folio*. Suivant la coutume du tems, l'Auteur a mis à presque toutes les pages des invocations à Dieu, à la Sainte Vierge, à saint Cosme & à saint Damien. On sait que la Chirurgie est sous les auspices de ces deux Saints; il n'est donc pas surprenant que Hermondaville les invoque dans un Traité de Chirurgie. Gui de Chauliac fait grand cas de lui; il dit, dans sa Préface, qu'il démontroit l'Anatomie sur des Planches. *Histoire de l'Anatomie & de la Chirurgie.* (*M. Petit-Radel.*)

HERNIE, *Hernia*; en Grec, κήλη. Descente, rupture. C'est une tumeur formée par le déplacement ou la chûte de quelque partie molle, naturellement recouverte par d'autres parties. Ce terme est particulièrement employé pour désigner les tumeur produites par la chûte de quelqu'une des parties que la Nature a placées dans la cavité du bas-ventre, mais qui sortant de cette position, forment des enflures au nombril, à l'aîne, au ventre, au scrotum, ou à la cuisse.

Les Chirurgiens ont divisé les Hernies en deux classes. Ils ont rangé dans la première, sous le nom de Hernie vraie, toutes celles dont nous venons de parler. Dans la seconde, ils ont placé, sous le nom de Hernies fausses, toutes les maladies des testicules, de leurs tuniques & de leurs vaisseaux, qui procèdent ou qui sont accompagnées de l'induration, de la tuméfaction ou de quelqu'autre affection analogue des parties. Nous ne traiterons ici que des Hernies vraies, renvoyant pour les autres aux articles Hydrocèle, Hématocèle, Varicocèle, Sarcocèle, &c. qui désignent autant de maladies différentes.

L'on a donné différens noms aux différentes espèces de Hernies vraies, ils sont tous relatifs au siège de la tumeur, & à la nature de la partie qui la forme. Ainsi, par exemple, on appelle Hernie inguinale, ou crurale, ou scrotale, ou ombilicale, ou ventrale, celle qui a son siège à l'aîne, ou à la cuisse, ou au scrotum, ou à l'ombilic, ou au ventre. Si la Hernie n'est formée que par une portion d'intestin, on l'appelle Hernie intestinale, ou Descente d'intestin, ou Entérocèle; si elle n'est formée que par une portion de l'épiploon, on l'appelle Descente d'épiploon, ou Hernie omentale, ou Epiplocèle; enfin, si l'intestin & l'épiploon contribuent ensemble à la formation de la tumeur, on l'appelle Entero-épiplocèle, ou Hernie composée.

Si la portion d'intestin ou d'épiploon ne descend pas au-delà de l'aîne, on dit que la Hernie est incomplette, & on l'appelle Bubonocèle. Si le scrotum est occupé par l'un ou par l'autre de ces viscères, on dit que la descente est complette, & on lui donne le nom d'Oschéocèle. Les Anciens avoient coutume d'attribuer la dernière au déchirement du péritoine, & la première à sa dilatation.

Comme tous les viscères abdominaux sont contenus en apparence dans la cavité du péritoine, & comme il paroissoit impossible que cette membrane se dilatât jamais au point d'envelopper les tumeurs, quelquefois très-considérables, formées par les portions d'entrailles déplacées, on imaginoit que dans la plupart des cas de hernie, le péritoine devoit être déchiré; de-là vient le nom de rupture qu'on donnoit à cette maladie. Cette idée se trouvoit confirmée, parce que, dans quelques cas de hernie scrotale, on avoit vu les viscères déplacés en contact immédiat avec le testicule; circonstance qui paroissoit supposer nécessairement le déchirement du péritoine. Mais depuis que l'anatomie de ces parties a été mieux connue, on a pu expliquer le fait dont il est ici question d'une manière plus satisfaisante, que par une solution de continuité dans cette membrane.

Pour faire connoître la nature des maladies dont il s'agit ici, nous croyons qu'il est indispensable de commencer par rappeller au lecteur la structure des organes qui y sont principalement intéressés, & qui sont une partie des muscles abdominaux, le péritoine, les testicules & les vaisseaux spermatiques.

(1) Les Historiens font remonter l'origine de cette Université jusqu'en 1284.

Description anatomique des parties intéressées dans les Hernies, & dans les Hernies de naissance en particulier.

Les parois charnues de l'abdomen sont formées par cinq paires de muscles, savoir les muscles droits, les pyramidaux, les transverses, les obliques internes, & les obliques externes. Dans quelques sujets, les pyramidaux ne se trouvent pas, & comme ce sont les obliques externes qui sont particulièrement concernés dans la formation des Hernies, nous ne parlerons que de ceux-ci.

Les obliques externes sont deux muscles larges & minces, charnus à leurs parties postérieure & supérieure, & tendineux à leurs parties antérieure & inférieure. Ils prennent leur origine des côtes huitième & neuvième, & de celles qui sont au-dessous, par autant de portions charnues qui s'entrelacent avec les portions correspondantes du grand dentelé & du grand dorsal, & qui devenant tendineuses forment la plus grande partie de la parois antérieure de l'abdomen, & s'implantent dans la ligne blanche, dans la crête de l'os des isles & dans l'os pubis. A la partie inférieure du ventre, de chaque côté, immédiatement au-dessus du pubis, les fibres tendineuses du muscle oblique externe se séparent les unes des autres, & forment par-là deux ouvertures à travers lesquelles passent les cordons spermatiques chez les hommes, & les ligamens de la matrice chez les femmes, ouvertures qui n'appartiennent qu'aux tendons de ces muscles, sans que d'autres y participent; quoique l'on ait cru que le muscle oblique interne, & le transversal pouvoient y être intéressés, & par l'écartement de leurs fibres, donner passage à une Hernie. Ces mêmes muscles obliques externes sont aussi percés dans la partie antérieure de l'abdomen par le nombril, afin de laisser passer les vaisseaux qui forment la communication entre la mère & le fœtus; & cette ouverture ne se ferme jamais après la naissance, que par une condensation du tissu cellulaire.

Du bord inférieur de ce tendon part un faisceau de fibres, qui, après s'être étendu par-dessus les glandes inguinales, se perd dans le *fascia lata* de la cuisse; & ce même bord, replié en-dedans, prend l'apparence d'un ligament qui s'étend de la partie antérieure de l'os des isles jusqu'au pubis, & auquel on a donné le nom de Ligament de Poupart; par-dessous ce ligament passent les gros vaisseaux qui se distribuent à toute l'extrémité inférieure. Chez les femmes, où le bassin est plus spacieux que chez les hommes, l'arcade osseuse fermée par le ligament de Poupart, est aussi plus étendue; c'est par cette raison que la Hernie crurale, c'est-à-dire, la chûte des viscères par ce passage, est beaucoup plus fréquente chez elles.

La surface interne des muscles abdominaux & de toutes les parties qui forment la cavité du bas-ventre, est tapissée par une membrane lisse, ferme, & un peu élastique, qu'on appelle le Péritoine. Cette membrane fournit en outre une enveloppe particulière à chaque organe logé dans l'abdomen, mais d'une manière si singulière, que, quoique tous les viscères paroissent être renfermés dans sa cavité générale, on voit, en les examinant plus attentivement, qu'ils sont réellement placés en-dehors.

Le péritoine, après avoir tapissé complettement la cavité du bas-ventre, se replie par-dessus chaque viscère de manière à lui fournir une enveloppe extérieure; il se prolonge de l'un à celui qui en est le plus voisin, formant dans son cours le ligament membraneux du foie & ceux qui soutiennent les autres viscères; il fournit aussi dans ses duplicatures un soutien aux vaisseaux sanguins dans leur cours vers les différens organes auxquels ils se distribuent.

Derrière le péritoine, il y a une membrane lâche & cellulaire, que quelques-uns appellent son appendice, & qui se trouve en différente quantité dans différens endroits. Dans quelques-uns, elle se trouve abondamment pourvue de graisse; dans d'autres, ses cellules sont vuides, & deviennent sensibles à la vue aussi-tôt qu'on y souffle de l'air.

Dans le fœtus, jusques à quelque peu de tems avant la naissance, les testicules sont logés dans la cavité de l'abdomen, de la même manière à peu-près que les autres viscères. Ils sont situés immédiatement au-dessous des reins, sur la partie antérieure du psoas & à côté du rectum, à l'endroit où cet intestin commence à entrer dans la cavité du bassin. Ils sont attachés aux muscles psoas, tout le long de leur bord postérieur, excepté à leur extrémité supérieure. Cette connexion est formée par la portion du péritoine qui couvre chaque testicule, & rend sa surface unie, de la même manière qu'il enveloppe & rend lisses & polis les autres viscères dégagés & flottans de l'abdomen.

Dans cette position le testicule ne laisse pas d'avoir une connexion particulière avec le scrotum. Cette connexion a lieu au moyen d'une substance qui descend de l'extrémité inférieure du testicule jusqu'au scrotum, substance que M. Hunter nomme, Ligament ou gouvernail du testicule, (1) parce qu'il unit ensemble cet organe & le scrotum, & qu'il dirige la marche du premier dans le dernier. Cette espèce de gouvernail a une forme pyramidale renversée; sa partie la plus large regarde en haut & est attaché à l'extrémité inférieure du testicule & de l'épididyme; sa partie inférieure, qui est très-mince, s'implante & se perd dans la membrane cellulaire du scrotum. La partie supérieure de ce ligament est située dans l'abdomen sur le psoas;

(1) Medical Commentaries, by D. W. Hunter.

le psoas; & elle s'étend depuis le testicule jusqu'à l'aine, à l'endroit où le cordon spermatique commence à passer au travers des muscles. De-là le ligament descend dans le scrotum, de la même manière que le cordon spermatique chez les adultes; il se perd ensuite dans le tissu cellulaire. Ce ligament est manifestement vasculaire & fibreux, & paroît être en partie composé du muscle cremaster, tourné en dedans, & montant pour joindre la partie inférieure du testicule.

Toute cette partie du ligament, qui est contenue dans l'abdomen, passe derrière le péritoine & en reçoit une enveloppe de la même manière que les testicules & les autres viscères. Le péritoine donne aussi une enveloppe à une petite portion du ligament qui est hors du ventre, s'enfonçant d'abord, puis remontant bien-tôt après.

En cet endroit, c'est-à-dire, auprès des anneaux des muscles obliques externes, le péritoine est très-mince & fort lâche; mais tout au tour du passage du ligament, il est beaucoup plus épais, plus solide & plus tendu; lorsqu'on étend cette membrane en tirant en bas le ligament & le scrotum, on voit de l'intérieur de la cavité une ouverture tout au tour de la partie antérieure du ligament, laquelle paroît prête à recevoir le testicule. Cette ouverture devient plus grande à mesure que le testicule descend plus bas par-derrière le péritoine, en s'acheminant vers le scrotum. Le testicule ne descend pas tout-à-coup dans le scrotum, entre le péritoine & les viscères abdominaux, comme on le croyoit ci-devant; mais le ligament ou gouvernail que nous avons décrit, situé derrière le péritoine & attaché à la partie inférieure & postérieure du testicule, dirige & tire cet organe en bas & en arrière, le long du muscle psoas, & cette partie du péritoine, à laquelle nous avons fait voir que le testicule étoit adhérent, se trouvant nécessairement entraînée avec lui, il en résulte une prolongation de cette membrane en forme de poche ou de sac, ressemblant en quelque sorte à un doigt de gant, dont l'extrémité inférieure, ou le fond, continue à environner le testicule à mesure qu'il descend. L'entrée de ce sac, depuis l'intérieur de l'abdomen, se trouve exactement à l'endroit où étoit originairement situé le testicule, car c'est-là qu'il a commencé à se former. La facilité qu'a le péritoine à s'étendre, sur-tout en cet endroit où il est extrêmement lâche, & sa légère connexion par son tissu cellulaire avec le psoas & avec les autres parties qui sont autour du testicule, est un mécanisme qui favorise l'alongement de cette membrane & son acheminement avec le testicule vers le scrotum. Mais ces parties, à mesure qu'elles descendent continuent à adhérer avec celles qui étoient derrière, c'est-à-dire avec l'épididyme, les vaisseaux spermatiques & le canal déférent, qui les accompagnent dans leur trajet.

L'on ne peut déterminer bien exactement l'époque précise à laquelle le testicule quitte l'endroit où il étoit originairement situé dans l'abdomen; il paroît qu'en général ce changement s'opère aux environs du huitième mois. A cette époque le testicule descend environné du prolongement du péritoine, jusqu'à ce que son extrémité inférieure soit en contact avec la partie la plus basse de l'abdomen; & alors le passage au travers du tendon du muscle oblique externe se trouve considérablement agrandi par le ligamant du testicule, qui en s'enfonçant de plus en plus, a beaucoup dilaté l'anneau; après qu'il a franchi ce passage, il demeure pour l'ordinaire pendant quelque tems à côté de la verge, & descend ensuite fort graduellment vers le fond du scrotum, son ligament continuant toujours à demeurer attaché à sa partie inférieure, mais fort accourci & comprimé.

La prolongation du péritoine qui descend avec le testicule, continue à le couvrir après qu'il est parvenu au fond du scrotum; c'est cette enveloppe ou ce sac qui devient ensuite ce que les Anatomistes ont appellé la tunique vaginale du testicule, dont la cavité, d'après la description que nous avons donnée de sa formation, doit, au moins dans les premiers tems, communiquer avec celle de l'abdomen. Aussi découvre-t-on cette communication au moyen d'un filet qu'on introduit facilement dans ce sac jusqu'au fond du scrotum, par l'intérieur du bas-ventre. Si l'on ouvre, suivant sa longueur, toute la partie antérieure de ce sac, on verra aisément qu'il n'est en effet qu'une continuation du péritoine: le testicule & l'épididyme se trouveront dans sa partie inférieure, sans être revêtus de leur membrane lâche, la tunique vaginale; tandis que le cordon spermatique & le canal déférent seront couverts par cette partie du sac dans tout leur trajet depuis l'aine jusqu'au testicule.

Tel est l'état de ces parties, lorsqu'il n'y a pas long-tems que le testicule est descendu; mais la communication entre le sac & la cavité du bas ventre ne subsiste pas long-tems; la partie supérieure du premier se contracte & se ferme si promptement qu'il est rare qu'on la trouve ouverte dans un fœtus à terme. Mais la partie inférieure du sac reste vuide, même pendant toute la vie, & forme la tunique vaginale propre du testicule, qui est le siège ordinaire de l'hydrocèle.

Si l'on fait attention à la description que nous venons de donner de ces parties, il ne sera pas difficile de concevoir que si, à l'époque où le testicule sort de l'abdomen, & avant que la portion supérieure du sac se soit suffisamment contractée, quelque partie des intestins, ou de l'omentum vient à s'y introduire, ces parties se trouveront logées dans la même cavité que le testicule, qu'aussi long-tems qu'elles y resteront, elles empêcheront l'oblitération du passage, & qu'elle la rendront plus difficile, & même impossible, lorsqu'elles y auront séjourné long-tems.

C'est cette introduction d'une portion de quelqu'un des viscères abdominaux dans la tunique vaginale du testicule qui donne origine à l'espèce de Hernie qu'on a nommée congéniale, ou de naissance. Peut être cependant cette sorte de Hernie se forme-t-elle aussi quelquefois après l'époque dont nous parlons; car lorsque le sac a été récemment fermé, il n'est pas improbable qu'il puisse se rouvrir par quelque effort. Lorsqu'il se manifeste une Hernie dans l'enfance la plus tendre, il est toujours probable qu'elle est congéniale; mais chez un adulte, il n'y a aucun lieu de supposer que sa Hernie soit de cette espèce, à moins qu'elle ne date de sa première enfance.

Des causes occasionnelles & prédisposantes des Hernies.

Après avoir suffisamment éclairci la manière dont se forme une Hernie de naissance, nous allons examiner les causes qui donnent lieu aux Hernies ordinaires.

1.° Les parties qui forment entr'elles la cavité du bas-ventre, sont pour la plupart élastiques, & susceptibles de contractions, c'est pourquoi tout ce qui tend à les resserrer, & à diminuer leur capacité, tend aussi par-là même à comprimer les entrailles, & à les forcer de sortir, si elles peuvent trouver une issue. Une forte toux, des cris, des rires immodérés, des mouvemens du corps, brusques & violens, sont toujours accompagnés d'une contraction plus ou moins considérable des muscles abdominaux, & particulièrement du diaphragme; & comme cette contraction ne sauroit avoir lieu sans diminuer la capacité du bas-ventre, il arrive aussi qu'on voit beaucoup de Hernies occasionnées par ces différentes causes.

2.° Les chûtes, en conséquence du dérangement qu'elles occasionnent dans les viscères abdominaux par la secousse violente & soudaine, qui souvent les accompagne, sont assez fréquemment la cause immédiate des Hernies.

3.° Les personnes qui ont la fibre particulièrement molle & lâche, sont très-sujettes à ces accidens. Les parties constituantes des parois de l'abdomen, dépourvues du degré de ton & de rigidité nécessaire, ne peuvent résister chez elles aussi généralement que chez d'autres, à l'impulsion des viscères, & sont par-là plus sujettes à contracter des maladies de cette nature, toutes les fois qu'elles sont exposées à l'action de quelqu'une des causes dont il vient d'être fait mention.

4.° Les foulures tendent à affoiblir les parties qu'elles affectent; & celles des muscles abdominaux influent, ainsi que le relâchement général du système, sur la formation des Hernies.

5.° On a observé que les habitans des pays où l'on fait un très-grand usage d'huile comme aliment, sont particulièrement sujets aux descentes.

Ces différentes causes agiront principalement sur les parties de l'abdomen qui sont naturellement les plus foibles; & nous voyons aussi que c'est sur-tout dans ces parties, que les Hernies se manifestent. Les ouvertures ou anneaux des muscles obliques externes, qui donnent passage aux cordons spermatiques, l'arcade crurale formée par le ligament de Poupart, pour celui des gros vaisseaux sanguins de la cuisse, & le nombril qui ne se ferme jamais complettement après la naissance que par une portion du tissu cellulaire condensé, sont les endroits qui cèdent le plus facilement aux impulsions des viscères. Quelquefois cependant, on voit des Hernies formées en conséquence de l'écartement des fibres des différens muscles de l'abdomen, mais les cas de cette nature sont très-rares.

Du sac Herniaire.

Soit que la Hernie soit inguinale, ou crurale; & soit qu'elle résulte du dérangement de l'intestin ou de l'épiploon, ou de l'un & de l'autre, la partie déplacée doit toujours pousser devant elle une portion de la membrane qui tapisse toute la surface interne des muscles abdominaux, ou plutôt toute la cavité de l'abdomen; & qu'on nomme le péritoine. Cette portion du péritoine qui renferme les viscères déplacés, se nomme le sac herniaire; elle est plus grande, ou plus petite, suivant le volume des parties qu'elle contient. Le sac herniaire est d'abord petit & mince; & dans les Hernies qui ne sont pas de l'espèce nommée congéniale, il descend d'abord rarement au-delà de l'aine; mais par les descentes réitérées, il s'étend de plus bas en plus bas, jusqu'à ce qu'il soit entièrement tombé dans le scrotum; & quoiqu'il s'étende ainsi en longueur, il devient d'un tissu plus épais & plus solide, au point qu'on lui trouve une très-grande épaisseur chez les personnes âgées, ou dans les vieilles descentes. Comme toutes les parties du péritoine sont d'une nature fort extensible & fort dilatable, & comme le sac herniaire a cette propriété en commun avec plusieurs autres parties du corps, de s'épaissir à mesure qu'il se tend, il acquiert en effet, dans quelques cas, un volume très-considérable, & il contient une quantité d'intestin & d'épiploon telle qu'on auroit eu de la peine à s'en former une juste idée. Cette circonstance de l'épaississement du sac herniaire est peut-être la raison pour laquelle des Chirurgiens & des Anatomistes distingués ont cru que le sac d'une Hernie n'étoit pas un alongement du péritoine, mais qu'il étoit formé par la membrane cellulaire, comprimée & épaissie; opinion qui est manifestement fausse. Ce sac une fois formé, lors du moins qu'il a acquis une certaine étendue, ne rentre plus dans l'abdomen avec les viscères qu'il contenoit, à cause des nombreuses & fortes adhérences, qu'il ne tarde pas à contracter avec les parties qui l'environnent.

Des caractères qui distinguent la Hernie inguinale, & les parties qui la forment.

Comme la Hernie inguinale, ou scrotale, est celle qui se présente le plus fréquemment, nous allons sur-tout nous en occuper. Nous reviendrons ensuite aux détails nécessaires pour faire connoître la nature & le traitement des autres espèces de cette maladie.

Parmi les signes, ou les marques d'une Hernie scrotale ou inguinale ordinaire, il faut mettre au premier rang une enflure à la partie supérieure du scrotum, ou dans l'aine, qui prend son origine à l'endroit de l'ouverture des muscles abdominaux par laquelle les vaisseaux spermatiques sortent de la cavité du ventre, qui est plus ou moins élastique, & sans changement de couleur à la peau.

Cette tumeur offre un aspect différent, & imprime une sensation différente au doigt qui la touche, suivant la nature des parties qu'elle contient, & suivant l'état & la quantité de ces parties.

Si elle est formée par une petite portion d'intestin, la tumeur est petite à proportion. Mais quelque petite qu'elle soit, si l'intestin est distendu par l'air, ou s'il éprouve quelque degré de constriction ou d'inflammation, elle est tendue, elle résiste à l'impression du doigt, & elle cause de la douleur lorsqu'on y touche. Mais, s'il n'y a ni constriction ni inflammation, il n'y a plus ni tension ni douleur, lorsqu'on la comprime, quelle que soit la longueur de la portion d'intestin déplacée; en général, on la fait rentrer aisément.

Si la Hernie est produite par le déplacement de l'épiploon, la tumeur est plus molle, plus inégale & plus compressible. Elle donne au scrotum une forme moins ronde & plus oblongue, que dans la Hernie intestinale. Enfin, si la portion d'épiploon déplacée est considérable, & si le malade est adulte, on peut en quelque façon la distinguer par son plus grand poids.

Si la Hernie est occasionnée par le déplacement de l'intestin & de l'épiploon, les signes caractéristiques sont moins clairs que dans l'un ou l'autre des cas simples. On trouve chez les Auteurs l'énumération de divers symptômes propres à faire reconnoître la nature des parties contenues dans le sac herniaire; mais quoiqu'ils soient suffisans dans la plupart des cas pour que le Praticien expérimenté ne puisse se méprendre sur la nature de la maladie, il n'est pas rare de voir des Hernies dont on ne peut distinguer clairement les parties constituantes, qu'après avoir fait l'ouverture du sac. Voici pourtant quelques signes auxquels on peut reconnoître que l'intestin & l'omentum sont intéressés l'un & l'autre dans la Hernie.

Quand on essaie de faire la réduction d'une Hernie causée par une portion d'intestin, elle rentre tout-à-la fois. Lorsqu'elle rentre, on entend une espèce de bruit ou de gargouillement; *Voyez* ce mot; & lorsqu'elle est rentrée, on ne trouve plus ni au scrotum, ni au trajet du cordon spermatique, aucun gonflement contre nature.

Si la Hernie est produite par une portion de l'épiploon, elle rentre plus graduellement; elle ne fait pas entendre le même bruit que dans l'espèce précédente, & il faut qu'elle soit suivie du doigt jusqu'à la fin.

Si l'intestin & l'épiploon contribuent ensemble à former la Hernie, l'intestin rentre ordinairement le premier, & laisse après lui une espèce de corps irrégulier & mollasse, qui disparoît enfin par le moyen d'une compression plus longue & plus soutenue.

Les seules maladies avec lesquelles on pourroit confondre une véritable Hernie sont le bubon vénérien, l'hydrocèle, & ce gonflement du testicule auquel on donne mal-à-propos le nom de Hernie humorale, *Voyez* GONORRHÉE. Cependant la véritable Hernie est très-facile à distinguer de chacune de ces maladies.

La dureté incompressible & circonscrite, & la situation de la tumeur, ainsi que son défaut de connexion avec le cordon spermatique, sont des signes suffisans pour distinguer le bubon vénérien, au moins tandis qu'il est dans un état récent; lorsqu'il est en suppuration, la couleur de la peau & la fluctuation de la matière ne peuvent laisser aucun doute sur sa nature. L'égalité parfaite de toute la tumeur, son indolence lorsqu'on la touche, la liberté & la petitesse des vaisseaux spermatiques au-dessus de cette tumeur, la facilité de sentir ces vaisseaux & le canal déférent, la fluctuation de l'eau, la formation graduelle de l'enflure, la manière dont elle a pris son accroissement, en commençant par en-bas, & gagnant par degrés la partie supérieure, son uniformité dans toutes les positions & les mouvemens du malade, feront aisément connoître que la maladie est une hydrocèle de la tunique vaginale du testicule.

Quant à la Hernie humorale, la douleur du testicule, l'augmentation de son volume, la dureté de l'épididyme, & l'état du cordon spermatique, qui est exempt de toute enflure, sont des signes tels qu'on ne peut pas aisément s'y méprendre; sans parler de la gonorrhée qui, pour l'ordinaire, a précédé ce gonflement.

S'il reste encore quelques doutes sur la véritable nature du mal, les progrès de la tumeur du haut vers le bas, son état & son volume différens dans les différentes positions du malade, sur-tout lorsqu'il est couché ou debout, & la facilité avec laquelle elle descend & remonte, prouveront manifestement à ceux qui y feront l'attention convenable, que cette maladie est une véritable Hernie.

On lit dans le Journal de Chirurgie de M. Desault, *Vol. I, pag.* 252, une observation très-intéressante d'une tumeur lymphatique enkystée, placée à l'aine immédiatement au-dessous de l'anneau abdominal, qui avoit commencé à paroître depuis plusieurs années, & que deux ou trois Chirurgiens avoient prise pour une Hernie. Son apparence, ainsi que sa position, justifioient cette opinion; elle avoit un autre caractère qui sembloit mettre la chose hors de doute, c'est que son volume paroissoit augmenter quand la malade étoit debout & faisoit quelqu'effort, & qu'elle diminuoit en conséquence d'une autre position, & dans les momens de repos. Cependant cette tumeur devenoit transparente dans toute son étendue, lorsqu'on plaçoit une lumière par-derrière, la fluctuation y étoit manifeste; & si on la déprimoit avec la main, elle s'éloignoit de l'anneau, & laissoit entr'elle & cette partie un vide, où l'on pouvoit reconnoître qu'elle n'étoit formée par aucun prolongement des parties contenues dans la cavité du bas-ventre. D'ailleurs la manière très-lente & très-graduelle dont elle s'étoit formée, venoit à l'appui de ces symptômes pour exclure toute idée de Hernie. En conséquence on se détermina à ouvrir la tumeur dont la nature ne fut plus équivoque, dès qu'on eut mis le kyste à découvert; il en sortit un verre de sérosité claire & très-fluide. Au fond du kyste, à l'endroit qui répondoit à l'anneau inguinal, on apperçut alors une petite tumeur qui se montroit pendant que la malade crioit, & qui disparoissoit ou rentroit par une légère compression, lorsqu'elle étoit tranquille. On ne douta pas qu'elle ne fût formée par le péritoine, poussé avec les intestins à travers l'anneau dans les mouvemens & les efforts de cet enfant, & l'on comprit alors comment le volume de la première tumeur avoit pu paroître plus ou moins considérable suivant les différentes positions qu'on lui faisoit prendre. La plaie fut pansée méthodiquement, & la cicatrice fut terminée vingt-cinq jours après l'opération.

Un cas de la nature de celui-ci ne se rencontrera sans doute que bien rarement dans la pratique; mais il sert toujours à faire voir combien il importe au Chirurgien d'être réservé dans son opinion sur les maladies dont les caractères ne sont pas très-distincts, & comment avec beaucoup de soin & d'attention on peut parvenir à s'en former une juste idée.

Différens états des Hernies, & des causes qui les modifient.

Nous avons indiqué les principales circonstances par lesquelles on peut distinguer les Hernies de toute autre maladie. Mais il faut encore observer que la même espèce de Hernie chez différentes personnes & dans des circonstances différentes, est sujette à de grandes variétés. L'âge & la constitution du sujet, la date de la maladie, la présence ou l'absence de la constriction ou de l'inflammation, le plus ou moins de difficultés que présente la réduction de la Hernie, produisent nécessairement beaucoup de différences: & quant au degré de danger qui a lieu dans cette maladie, il est aussi plus ou moins grand suivant ces diverses circonstances.

Si le malade est un enfant, le cas n'est pas souvent accompagné de beaucoup de difficulté ou de danger; car si la mollesse de ses fibres favorise la naissance de la Hernie, elle en rend aussi la réduction plus facile; & quoiqu'elle puisse revenir, on la fait rentrer néanmoins tout aussi aisément, & elle produit rarement quelque accident fâcheux.

Si le malade est dans la force de l'âge, les conséquences de la négligence, ou d'un mauvais traitement, sont plus à craindre que dans tout autre tems. Les plus grands accidens qu'on ait à redouter dans une Hernie intestinale sont l'inflammation de l'intestin, & l'obstruction, qui s'opposent au passage des alimens & des excrémens à travers son canal; inflammation & obstruction qui sont ordinairement dûes à l'étranglement de l'intestin par les bords de l'ouverture du tendon des muscles abdominaux. On comprend aisément que ces accidens sont d'autant plus probables, & d'autant plus à craindre, que le sujet sera plus fort & plus disposé à l'inflammation. Chez les personnes âgées, les symptômes ne font pas ordinairement des progrès si rapides, tant parce que le ton de leurs fibres est moins grand, que parce que la circulation est chez eux plus foible & plus languissante; aussi leurs Hernies sont très-souvent d'une date ancienne & le passage en est fort dilaté. Il ne faut pas oublier cependant qu'ils ne sont point exempts des symptômes inflammatoires, & que lorsque ces symptômes ont lieu, la foiblesse de leur âge est une circonstance extrêmement défavorable.

Si la maladie est récente & le malade jeune, la réduction immédiate, & les soins continuels pour empêcher que la partie ne se déplace de nouveau, sont les seuls moyens par lesquels il soit possible d'obtenir une guérison parfaite.

Si la Hernie est ancienne, si elle a été long-tems négligée, & si elle ne cause que peu ou point d'incommodité, on peut présumer que l'ouverture du muscle oblique externe, & le cou du sac herniaire sont larges; circonstances qui, en général, rendent la réduction moins nécessaire & moins difficile, mais qui ôtent toute espérance d'une guérison parfaite. Au contraire, si la Hernie est récente, ou si, quoiqu'ancienne, elle s'est généralement maintenue haute, sa réduction immédiate est plus absolument nécessaire, parce que le danger de l'étranglement est plus grand. Si la Hernie est très-considérable & ancienne, si le malade est avancé en âge, si l'intestin n'éprouve aucun degré d'étranglement, s'il remplit ses fonctions régulièrement, quoique dans le scrotum, & si l'on voit qu'il ne résulte de son déplacement d'autre incommodité que celle de son poids, il sera mieux en général de ne point essayer la réduction, parce qu'il est très-probable que la tentative en seroit inutile dans ces circonstances, & qu'on risqueroit par le maniement des parties, nécessaire pour essayer cette réduction, de les meurtrir & de les offenser de manière à produire quelque mal funeste. Mais s'il y a quelque symptôme d'étranglement ou d'obstruction dans l'intestin, la réduction est indispensable dans tous les cas.

Quant aux parties contenues dans une Hernie, si c'est simplement une portion de l'épiploon, & si la Hernie s'est formée par degrés, elle occasionne rarement des symptômes fâcheux, quoique son poids la rende quelquefois fort incommode. Mais si elle est produite subitement par un effort, elle occasionnera quelquefois de la douleur & d'autres symptômes désagréables; la connexion entre l'épiploon, l'estomac, le duodenum, &c. étant telle que la descente subite d'une portion considérable du premier produit généralement des nausées, des vomissemens, des douleurs de colique. Lorsque la portion d'épiploon éprouve un tel degré d'étranglement, que le sang ne peut plus circuler, il en résulte quelquefois la gangrène, & même la mort. Mais, quoiqu'elle demeure dans le scrotum sans souffrir dans son organisation, elle expose néanmoins le malade à un danger d'une autre espèce; car il est possible à chaque instant qu'une portion d'intestin tombe dans le même sac, & ajoute à la maladie déjà existante tout le danger qu'entraîne une Hernie intestinale; il n'est point rare de voir cet accident survenir à une Hernie, qui, pendant des années, n'aura contenu qu'une portion d'omentum. Ces sortes de Hernies sont souvent irréductibles, moins par la quantité de ce viscère renfermée dans le sac herniaire, ou par les adhérences qu'il peut avoir contractées avec le sac, que par une altération dans son organisation; la portion qui se trouve renfermée & comprimée dans le col du sac, prenant la forme d'un corps lisse, dur & incompressible, tandis que celle qui a son siège au-dessous dans le scrotum, est lâche & développée, conservant sa contexture naturelle.

Ce n'est pas une chose très-rare de rencontrer une quantité de fluide assez considérable, amassée dans le sac des Hernies d'épiploon anciennes, qui ont été seulement suspendues par un bandage. Pour l'ordinaire il n'est pas en assez grande quantité pour mériter l'attention particulière du Praticien; mais quelquefois son volume est tel, qu'il devient une seconde maladie ajoutée à la première, & qu'on est obligé de lui procurer une issue, de peur des accidens que son poids peut occasionner, & notamment de la gangrène, dont il détermine la formation par la distension extrême du scrotum.

Si la Hernie est intestinale, & que la portion d'intestin soit petite, le risque est plus grand, parce qu'il est plus probable que l'étranglement aura lieu dans ce cas, & qu'il occasionnera plus de danger quand il sera formé. Lorsque la portion d'intestin sortie est considérable, le danger est moins pressant, parce que cette portion d'intestin entraîne nécessairement avec elle une quantité proportionnée du mésentère, membrane épaisse & forte, qui, repliée ici sur elle-même, supporte en grande partie l'effet de la constriction exercée par les bords de l'anneau du tendon du muscle oblique externe. Or, quoique cette circonstance n'empêche pas l'étranglement, il est certain qu'elle retarde les progrès du mal, & qu'elle donne plus de tems pour appliquer les secours nécessaires; au lieu que lorsqu'aucune portion du mésentère ne passe par l'anneau, & que l'intestin supporte toute la force de la constriction, le danger est immédiat & menace la vie, si l'on n'administre pas les secours les plus prompts.

C'est l'intestin *ileum* que l'on dit se trouver ordinairement dans une Hernie inguinale; mais il n'est pas rare d'y trouver le *cæcum* & son appendice, & une partie du colon. Si la Hernie n'est formée que par l'ileum, elle est en général plus facile à réduire, que lorsqu'elle contient quelque portion de ces derniers. Celle d'une simple Hernie intestinale sera encore, toutes choses d'ailleurs égales, toujours plus praticable que celle d'une simple Hernie d'épiploon, lorsqu'elle a acquis un certain volume, parce que la forme de la partie contenue dans la première est moins sujette à s'altérer que la forme de celle qui est contenue dans la seconde, quoique le mésentère ne laisse pas de contracter quelquefois une altération de la même nature que celle de l'épiploon, dont nous avons parlé.

Pour résumer cet article, on peut poser en maximes que la Hernie intestinale est sujette à des symptômes plus graves & plus dangereux qu'une Hernie d'épiploon, quoique celle-ci n'en soit point exempte; que les symptômes fâcheux accompagnent plus généralement une Hernie récente que celle qui est de vieille date; que la Hernie produite par une petite portion d'intestin, est plus dangereuse que celle qui est formée par une portion plus considérable; que la Hernie qui n'est formée que par la chûte de l'intestin est en général accompagnée de circonstances plus graves que celle qui résulte de la chûte de l'intestin & de l'épiploon; enfin, qu'on ne peut jamais établir un jugement solide sur aucune Hernie, sans avoir bien considéré chacune des circonstances qui y ont rapport.

Généralités sur le traitement des Hernies.

La cure d'une Hernie est radicale ou palliative, c'est-à-dire parfaite ou imparfaite; distinction qui tient à la nature de la maladie, & non à la méthode employée pour la traiter. Car, quelque différence qu'il y ait dans l'événement, les moyens chirurgicaux dont on fait usage dans l'un & l'autre cas, sont exactement les mêmes; ils consistent à réduire les parties déplacées, & à les retenir en place après qu'elles ont été réduites par le moyen d'un bandage convenable. Ces moyens produisent quelquefois une guérison radicale. D'autres fois ils n'opèrent qu'une cure palliative, & cette incertitude de succès que le Chirurgien ne peut prévoir ni diriger, doit le rendre très-réservé sur les promesses qu'il fait à son malade.

Lorsque les parties, qui formoient la tumeur, ont été convenablement replacées dans la cavité du ventre, & que par-là on a donné à l'ouverture du tendon du muscle oblique externe la facilité de se resserrer, en même-tems qu'on ramène avec un bandage convenable les bords de l'entrée du sac herniaire aussi près l'un de l'autre qu'il est possible, le Chirurgien a réellement fait tout ce qui étoit de son ministère; ce qui reste à faire appartient à la nature, & il est très-incertain si elle sera capable de resserrer la partie au point d'empêcher le retour de la Hernie, l'Art d'ailleurs a fort peu de ressources pour favoriser cet effet, & toutes les tentatives qu'on a faites, en différens tems, avec des remèdes auxquels on attribuoit le pouvoir de consolider les parties que l'on supposoit être rompues ou déchirées, ou de resserrer celles qui étoient dilatées, ont été inefficaces & illusoires pour n'en rien dire de plus désavantageux. Les parties intéressées dans la maladie dont il est question, sont absolument hors de la portée de tous les topiques qu'on peut employer; & si quelques personnes ont cru éprouver du soulagement lorsqu'elles employoient ces remèdes si vantés, on ne peut l'attribuer qu'au long repos qu'elles étoient obligées de garder pendant leur usage, & au bandage serré qu'on leur faisoit porter. On est bien revenu aujourd'hui sur le compte de ces prétendus remèdes; cependant on rencontre encore beaucoup de Charlatans herniaires qui persuadent au peuple qu'ils ont des topiques & des médicamens internes spécifiques pour la guérison des descentes, dont eux seuls sont en possession, & qui trompent ainsi beaucoup de malades dans l'unique but de gagner de l'argent.

La doctrine générale parmi les Praticiens, & qui est vraie avec quelques restrictions, est que les descentes des nouveaux-nés & des enfans en bas-âge se guérissent souvent radicalement; que celles des adultes se guérissent moins souvent; & que celles des personnes âgées ne se guérissent jamais.

La principale différence qu'il y a entre ces Hernies des différens âges consiste dans l'état du sac herniaire, & dans celui de l'ouverture du tendon du muscle oblique externe par laquelle il passe.

Lorsque la Hernie est récente, le sac herniaire, ainsi que nous l'avons expliqué ci-dessus, est mince & souple, comme le reste de la membrane dont il est une portion; il s'élargit aisément suivant la nature & le volume des parties qui s'y introduisent; bientôt il augmente en épaisseur & en dureté, acquérant une figure pyriforme dont la partie large est dans le scrotum, & la partie étroite ou le col dans l'aine.

Chez les enfans, ou les jeunes gens, & dans les cas récens, il est possible, ce sac étant alors mou & mince, de comprimer sa partie supérieure ou son col par le moyen d'un bandage, au point de procurer la réunion de ses bords, ou au moins de diminuer assez son diamètre pour empêcher que quelque partie ne sorte du ventre. Cela produit ce qu'on appelle communément une cure parfaite ou radicale.

Chez les personnes d'un âge mûr, & dont les descentes sont un peu anciennes, l'entrée du sac est ordinairement large, & sa membrane est aussi plus épaisse & plus solide que dans le cas précédent. Par conséquent, il est plus difficile chez elles de fermer, ou de comprimer le col du sac, assez pour empêcher qu'il n'y descende quelqu'une des parties contenues dans la cavité du ventre, & le succès de cette compression est moins vraisemblable. Par les mêmes raisons, ce succès est encore moins probable chez les vieillards, & dans les cas de Hernies très-anciennes.

Ainsi le bandage, quoiqu'il soit l'unique remède des Henies qu'on veut tenir réduites dans tous les âges & dans tous les états, agit néanmoins d'une manière différente, & est capable de produire des effets très-différens, suivant les cas dans lesquels on l'emploie. Chez les jeunes sujets, il opère souvent une guérison radicale. Chez les personnes d'un moyen-âge, il procure tellement au tendon & à l'entrée du sac, la facilité de se resserrer, qu'il produit presque le même effet. Mais comme il n'agit uniquement qu'en comprimant les parties, & en les maintenant dans leur place naturelle, les personnes très-âgées ne peuvent presque pas le quitter sans risquer d'avoir, immédiatement après, une nouvelle descente, qu'elles préviendront au contraire, lorsqu'elles le porteront exactement.

Comme le différent traitement que les Hernies peuvent exiger dépend des circonstances différentes qui accompagnent la maladie, nous allons, pour éclaircir davantage ce sujet, les distinguer en quatre classes.

Dans la première, nous rangerons les Hernies

qui sont susceptibles d'une réduction facile & immédiate, & qui ne sont accompagnées d'aucun symptôme incommode ou fâcheux.

Dans la seconde, nous placerons celles qui ont été si long-tems negligées, que les parties contenues ont perdu leur forme, ou ont contracté des connexions & des adhérences telles qu'il est absolument impossible de les réduire.

Dans la troisième, nous comprendrons celles dans lesquelles les parties déplacées éprouvent un si grand étranglement, qu'il donne lieu à la douleur, & produit une telle obstruction du canal intestinal qu'elle rend nécessaire, mais en même tems difficile, la réduction immédiate.

La quatrième renfermera celles dans lesquelles la réduction avec le seul secours de la main est absolument impraticable, & où l'on ne peut sauver la vie au malade que par une opération chirurgicale.

Des Hernies qui sont susceptibles d'une réduction facile & immédiate.

Les Hernies de la première espèce se rencontrent fréquemment chez les enfans, & quelquefois chez les adultes; & elles sont trop souvent négligées chez les uns & les autres. Comme il ne se forme ordinairement de Hernie chez les premiers, que lorsqu'ils font des efforts en criant; & comme l'intestin rentre aisément de lui-même, lorsqu'ils sont tranquilles, il arrive souvent qu'on n'y fait aucune attention, ou qu'on n'emploie pour maintenir les parties, qu'un bandage de toile ou de basin, qui, étant insuffisant pour bien produire cet effet, est la cause des incommodités & des maux qui arrivent par la suite.

C'est une erreur trop généralement répandue, qu'un brayer ou bandage d'acier ne convient point à un enfant; il n'en est point au contraire à qui on doive craindre de l'appliquer. Lorsqu'il est bien fait & bien placé, il est non-seulement parfaitement sûr & aussi commode qu'il est possible, mais encore il est la seule espèce de brayer sur laquelle on puisse compter; & comme une cure radicale dépend beaucoup de la ténuité du sac herniaire, ainsi que de la compression qu'il est capable d'éprouver, on comprend aisément que cette cure doit être d'autant plus probable, que les parties sont descendues moins souvent, & que l'alongement du péritoine a moins contracté d'étendue & d'épaisseur. On ne sauroit donc trop se hâter de faire rentrer les parties déplacées, ni apporter trop de soin pour les empêcher de retomber, parce que chaque nouvelle descente rend la guérison plus éloignée & plus incertaine; & cette méthode est la meilleure qu'on puisse suivre pour les malades de tout âge.

Il faut placer le bandage aussi-tôt que les parties sont rentrées, & le faire porter sans relâche, prenant bien soin, sur-tout si le malade est un enfant, de laver & de nétoyer fréquemment les parties qu'il comprime pour prévenir l'écorchure. Il faut veiller à ce que le bandage soit bien ajusté, car son succès dépend de cette exactitude. Il vaut mieux ne point porter de bandage, que d'en porter un qui n'exerce pas une compression suffisante; car, outre qu'un pareil bandage fait fait perdre du tems & rend la guérison radicale toujours plus difficile, il peut être la cause d'accidens très-graves, en comprimant une portion d'intestin à laquelle il a donné passage. D'un autre côté, un bandage qui exerce une compression trop forte, ou qui comprime des parties sur lesquelles il ne doit point agir, cause de la douleur, & peut occasionner l'inflammation & l'enflure du cordon spermatique, quelquefois même celle du testicule. *Voyez* Brayer.

Chez les adultes, dont les descentes sont de vieille date, le sac herniaire est ordinairement ferme & épais, & l'ouverture de l'anneau abdominal est large. La facilité avec laquelle les parties rentrent dans le ventre, lorsque le malade est sur le dos, & le peu de douleur qui accompagne une Hernie de cette espèce, sont souvent cause que les personnes qui en sont attaquées y font peu d'attention & vivent dans la sécurité; mais elles doivent savoir qu'il peut survenir à chaque instant dans leur maladie un changement assez considérable pour les exposer à un grand danger, & peut-être pour terminer leurs jours. Car, en pareil cas, la quantité d'intestin qui est dans le sac herniaire, est toujours sujette à être augmentée, & lorsqu'elle est descendue, à éprouver un étranglement, une inflammation & tous les symptômes funestes qui peuvent en résulter. Par conséquent, quoique cette espèce de Hernie puisse avoir existé long-tems sans accidens, il n'est jamais prudent de la négliger.

La Hernie même d'épiploon, quoique moins dangereuse par sa nature que la Hernie intestinale, peut être secondairement la cause des mêmes maux, en déterminant la chûte d'une portion d'intestin dans le sac Herniaire, dont elle entretient l'ouverture.

Ceux donc qui sont affligés d'une Hernie accompagnée de semblables circonstances, c'est-à-dire, qui rentre facilement quand ils sont couchés sur le dos, & qui ressort dès qu'ils sont dans une position verticale, doivent particulièrement avoir soin de porter un bandage bien fait & bien ajusté; car, si la pelotte n'en est pas convenablement placée, & si le ressort n'a pas le degré de force nécessaire, une portion d'intestin glissera derrière dans certaines positions du corps, & de cette manière, le bandage sera la cause du mal qu'il devroit prévenir.

Quoiqu'il soit souvent impraticable de comprimer l'orifice du sac herniaire au point de le fermer complettement, on peut néanmoins le diminuer par l'usage assidu d'un bandage bien fait, au point de rendre la descente d'une portion d'intestin dans ce sac beaucoup plus difficile. D'où l'on peut concevoir combien il importe de réduire complettement la Hernie avant d'appliquer le bandage ; & quel danger l'on court en quittant ce bandage, après l'avoir porté quelque tems, puisque le même changement qui rend moins facile la descente de l'intestin, en rendra aussi la réduction plus difficile, s'il lui arrive de tomber de nouveau. On voit aussi la nécessité de faire porter long-tems & sans interruption le bandage sur-tout à ceux dont l'âge permet d'espérer pour eux une guérison complette ; la plupart des Hernies des adultes, ayant eu leur origine dans l'enfance, & ne devant leur existence actuelle qu'à la négligence avec laquelle elles ont été traitées à cette époque.

Des Hernies qu'on ne peut pas réduire, mais qui ne sont pas dans un état d'inflammation.

L'impossibilité de la réduction peut être due à différentes causes ; mais elle dépend très-fréquemment de la grande quantité des parties contenues, d'un changement qui s'est fait dans leur forme & leur contexture, ainsi que dans celles du sac herniaire, ou des adhérences qu'elles ont contractées ensemble, ou avec le sac qui les renferme.

Lorsque l'intestin cœcum, ou le commencement du colon, se trouve contenu dans le sac herniaire, la Hernie est, en général, plus difficile à réduire que lorsqu'elle ne contient qu'une portion d'iléum, difficulté qui vient probablement du volume, de la disposition & de la forme irrégulière de cette portion du canal intestinal.

Lorsqu'une Hernie de cette espèce a été long-tems négligée, le sac herniaire, qui est entretenu dans un état de distension, devient épais & dur, ce qui diminue le diamètre de son col, & lui ôte en même-tems la souplesse nécessaire pour donner passage à l'intestin qu'on veut réduire, sur-tout lorsque le volume & la forme de celui-ci rendent déjà sa réduction difficile.

Dans les Hernies de l'épiploon, qui sont demeurées long-tems sans être réduites, il arrive souvent que la partie de ce viscère qui occupe le fond du sac herniaire, conservant sa consistance molle, adipeuse & expansible, celle qui passe à travers le col du sac devient semblable, par l'effet de la pression continuelle, à une espèce de corps solide, charnu & incompressible, qui remplit exactement le passage où il est arrêté, & oppose un obstacle insurmontable aux efforts qu'on voudroit tenter pour faire rentrer dans l'abdomen la partie molle & lâche qui remplit le scrotum. La réduction des hernies intestinales devient quelquefois également difficile par l'altération produite dans la portion du mésentère qu'on a laissé long-tems dans le col d'un sac herniaire ancien.

Le dernier obstacle dont nous avons parlé, comme s'opposant à la réduction des vieilles Hernies, consiste dans l'adhérence des parties l'une avec l'autre, ou avec le sac herniaire. Cette circonstance est commune aux Hernies d'intestin & d'épiploon, & elle est produite par les légères inflammations des parties qu'on a laissées long-tems dans un contact réciproque. Ces adhérences peuvent être plus ou moins fortes ; mais les plus légères apporteront toujours un obstacle invincible à la réduction de la Hernie avec le seul secours de la main.

Lorsqu'une Hernie est dans quelqu'un de ces cas qui la rendent irréductible, la Chirurgie ne peut plus leur procurer de soulagement que par l'application d'un suspensoir pour diminuer l'incommodité qui résulte du poids du scrotum. Il est vrai que quelques personnes ont proposé & même exécuté l'opération du bubonocèle (opération que nous décrirons ci-après) pour procurer une guérison dans des cas de cette nature ; mais aucun Praticien sage & prudent n'aura recours à ce moyen sans y être engagé par quelque symptôme dont la gravité & le danger justifient cette entreprise.

Les personnes, qui sont dans cette situation, doivent avoir particulièremet soin de ne rien faire au-delà de leurs forces, d'éviter toute espèce de secousse, de tenir toujours le scrotum bien suspendu, & de garantir avec soin cette partie de toutes les causes de pression, de contusion, &c. Il faut souvent laver & nétoyer le scrotum pour le préserver de l'excoriation qui s'y forme facilement, & qui peut avoir de fâcheuses conséquences. Il faut de plus veiller attentivement à maintenir les fonctions du canal intestinal, & éviter soigneusement la constipation. Les malades doivent être d'autant plus soigneux à prendre toutes ces précautions, que les accidens dont nous avons fait mention comme pouvant déterminer l'étranglement & l'inflammation ne pourront se terminer que par l'opération Chirurgicale, dont le succès, en pareilles circonstances, sera plus incertain, que lorsqu'on y aura recours pour une Hernie dont la réduction ne s'étoit pas présentée auparavant comme impossible.

Les Hernies d'épiploon qui ont été assez long-tems dans le scrotum pour n'être plus susceptibles de réduction, sont rarement accompagnées de symptômes fâcheux, si ce n'est lorsqu'elles déterminent la descente d'une portion d'intestin. Il arrive quelquefois néanmoins que l'épiploon altéré dans sa forme & dans sa consistance, ou tellement adhérent qu'il n'est plus susceptible de réduction, s'enflamme par quelque accident & suppure, ou tombe en mortification, ce qui peut donner lieu à des accidens funestes. On a même vu des cas où la portion d'épiploon renfermée dans le sac devenoit

noit dure, noueuse, douloureuse, & se trouvoit enfin affectée d'un véritable cancer.

Parmi les descentes qu'on a jugées incapables d'être réduites, & que l'on a traitées comme telles, il y en a eu cependant quelques-unes qui ont été trouvées susceptibles de réduction par des tentatives mieux conduites, & en y mettant plus de patience.

Lorsqu'on soupçonne que ce cas a lieu, la méthode qu'il est alors à propos de mettre en usage consiste à faire garder au malade un repos absolu, en le tenant pendant long-tems couché sur le dos; à lui faire observer une grande abstinence, & à employer les évacuans afin de diminuer assez le volume des parties contenues dans le sac herniaire, pour qu'elles puissent remonter & rentrer dans la cavité du ventre.

Cette méthode a quelquefois réussi. On lit dans Hildan le cas d'un homme radicalement guéri d'une Hernie qu'il avoit depuis vingt ans, par six mois d'un repos non interrompu, & passés dans le lit; & M. Pott a vu un malade qui, ayant une Hernie d'épiploon qu'on avoit souvent tenté de réduire sans aucun succès, fut dans le cas de garder le lit pendant un certain tems, à la suite de l'opération pour la cure radicale de l'hydrocèle, & se trouva débarrassé de sa Hernie qui remonta d'elle-même, & que l'on contint ensuite avec un bandage.

Mais, quoiqu'il y ait des exemples du succès d'un traitement pareil, on ne doit jamais l'entreprendre sans avoir de bonnes raisons pour croire que la constitution & l'âge du malade supporteront bien le repos, le régime & les évacuations nécessaires; car autrement, même en le délivrant de sa descente, ce qui n'est rien moins que certain, il pourroit se trouver plus mal des moyens qu'on auroit employés pour le guérir.

Il arrive quelquefois dans les Hernies composées que la portion d'intestin est susceptible de réduction, tandis que celle de l'épiploon ne l'est pas. On a dit que, dans ce cas, il falloit contenir la portion d'intestin par un bandage dont la pelotte fût faite de manière qu'elle ne pressât pas sur l'épiploon, tandis qu'elle retiendroit l'intestin. Mais, quoique cette méthode puisse être quelquefois admissible, elle ne l'est pas souvent; &, si on veut la suivre, il faut donner un soin tout particulier à la construction & à l'application de la pelotte, de peur qu'une petite portion de l'intestin, venant à s'échapper & se trouvant comprimé par le bandage, ne donne lieu à des accidens funestes.

Des Hernies qui peuvent être réduites, mais qui sont accompagnées de douleur & de danger.

La difficulté de la réduction dans les Hernies de cette classe peut être dûe à différentes causes; savoir, le volume de la portion d'épiploon, celui de l'intestin & du mésentère; l'inflammation de ces organes; la distension de l'intestin par l'air & les excrémens; la petitesse de l'ouverture du tendon par où passe la Hernie. Mais, quelle que soit la cause qui occasionne la difficulté, si le corps descendu ne peut être aussi-tôt replacé, & si le malade éprouve de la douleur, ou ne peut aller à la selle, la Hernie s'appelle Hernie avec étranglement, ou Hernie étranglée.

Le principal symptôme est une enflure à l'aine ou au scrotum, qui résiste à l'impression des doigts. Si la Hernie est de l'espèce intestinale, cette enflure est ordinairement douloureuse au toucher, & la douleur s'augmente par la toux, l'éternuement, ou lorsque le malade se tient debout. Tel est le symptôme qui se manifeste dès le commencement; & si l'on ne se hâte d'y remédier, il est bientôt suivi d'autres phénomènes, tels que l'anxiété à la région de l'estomac, les nausées, les fréquentes envies de vomir, la suppression de toute évacuation par le fondement, & un sentiment de fièvre, marquée par un pouls dur & fréquent.

Celui qui éprouve ces symptômes doit être considéré comme un malade en danger, & qui a besoin d'un prompt secours. La cause immédiate du mal est dans la constriction exercée sur les parties qui forment la Hernie par les bords de l'ouverture du tendon du muscle oblique externe. La tumeur, la douleur, la tension du ventre, les nausées, le vomissement, & la suppression des selles sont autant d'effets de cette constriction, & l'on ne peut les faire cesser qu'en la détruisant. Or il n'y a que deux moyens de produire cet effet, l'un consiste à soustraire les parties déplacées à la cause qui les comprime, en les faisant rentrer dans l'abdomen par la simple réduction, l'autre est de dilater l'ouverture en divisant le tendon auquel elle appartient. Nous ne parlerons ici que du premier.

Lorsqu'on veut tenter cette réduction, il faut que le malade soit couché sur le dos, de manière que son corps soit aussi bas, ou même plus bas que ses cuisses. La cuisse, du côté affecté, doit être assez élevée pour contribuer, autant qu'il est possible, au relâchement de l'anneau abdominal; ensuite le Chirurgien, saisissant doucement avec la main la partie inférieure de la tumeur, de manière à empêcher le testicule de monter, & l'intestin de descendre, doit s'efforcer de procurer la rentrée de ce dernier par l'anneau, en exerçant une pression douce & continuelle vers cette ouverture, en tournant la tumeur en différens sens, en la tirant un peu à lui, comme pour alonger l'anse de l'intestin, & procurer plus d'espace aux matières, si elle paroît en contenir, & en la comprimant latéralement, pour disposer celles-ci à suivre la route du canal. Si la tumeur n'est qu'un bubonocèle, c'est-à-dire, si elle n'occupe que l'aine, il ne sera pas dans le cas de saisir la tumeur, il n'aura qu'à s'efforcer de faire rentrer l'intestin, en le pressant modérément & d'une manière continue.

Telle est en général la méthode propre pour

faire cette opération. Mais la manière exacte de l'exécuter est une de ces manœuvres qu'on ne peut apprendre que par l'expérience, & dont il n'est pas possible de donner une juste idée par une description verbale. La connoissance de la structure & de la situation des parties, apprendra au jeune Chirurgien comment il doit manœuvrer, & un peu de pratique le rendra bientôt adroit.

La situation du corps peut être d'un très-grand secours dans cette opération, lorsque la difficulté est considérable. Plus elle approche de celle où la tête & le tronc sont renversés, les cuisses étant très-élevées, & plus elle donne de facilité, par des raisons aisées à comprendre. L'opération faite de cette manière sera souvent suivie du succès, quoiqu'avec un peu de tems & de douleur; il est même rare qu'elle ne réussisse, lorsque l'étranglement dépend sur-tout de l'amas de matières. Mais si la réduction ne s'opère pas, & si la pression exercée par la main du Chirurgien, quoique douce & modérée, devient très-douloureuse & fatiguante pour le malade, il faut la cesser pendant quelques heures, & essayer d'autres moyens.

Ces moyens, recommandés par les Praticiens, sont la saignée, les lavemens, les purgatifs, les bains, les cataplasmes, les fomentations, les embrocations, &c.

La saignée est un des remèdes les plus actifs dans le cas dont nous parlons, & souvent elle est suivie de l'effet le plus marqué & le plus prompt. On ne doit donc jamais l'omettre, lorsque rien d'ailleurs, dans l'état du malade, ne s'oppose à son usage, il faut au contraire la réitérer hardiment, lorsque cela paroît nécessaire, en même-tems qu'on fait les tentatives convenables pour opérer la réduction. Les enfans supportent moins cette évacuation que les adultes, & sont très-sujets à s'évanouir, lorsque la quantité de sang évacué est considérable. Mais, s'il en résulte cet accident, le Chirurgien doit profiter aussi-tôt du relâchement général qu'il occasionne pour réduire la Hernie, cette circonstance étant la plus favorable possible pour assurer le succès de cette tentative.

Un bain tiède est souvent utile, par le relâchement qu'il tend à produire. *Voyez* BAIN.

On conseille aussi l'usage des fomentations chaudes, des cataplasmes émolliens, des embrocations huileuses, dans la vue de relâcher le tendon du muscle oblique externe, & de faciliter la réduction. Ces moyens, qui peuvent avoir quelque effet analogue à celui du bain, peuvent être employés dans les intervalles de ce dernier; mais ils sont beaucoup plus limités dans leur action, & l'on ne doit pas leur donner trop de confiance, de peur de faire plus de mal que de bien, en perdant un tems précieux qu'on pourroit employer plus utilement, & de l'usage duquel dépendra la vie du malade.

On a été fort partagé parmi les Praticiens sur l'usage des purgatifs. Quelques-uns les recommandent, & d'autres n'y ont aucune confiance. Parmi les premiers, les uns prescrivent les laxatifs doux, & les autres veulent qu'on emploie les purgatifs âcres & drastiques. Mais si l'on emploie ceux de la première classe, il est bien rare que l'estomac du malade puisse les garder, & s'ils ne sont pas rejettés par le vomissement, ils n'ont pas la force nécessaire pour répondre aux vues qu'on se propose. Si l'on a recours à ceux qui sont plus stimulans, leur action pourra quelquefois faciliter la réduction de l'intestin; mais s'ils ne réussissent pas, ils augmenteront certainement l'irritation, la tension & les symptômes fébriles. On fera donc toujours plus prudemment de ne pas se reposer sur ce genre de remèdes, dont l'effet est toujours douteux, & qui peuvent avoir les plus dangereuses conséquences. Mais en blâmant l'usage des purgatifs, on ne peut que reconnoître l'avantage qu'on a retiré, dans quelques cas, de celui des lavemens âcres & stimulans, & en particulier de ceux de fumée de tabac, qui ont le double avantage d'exciter le mouvement péristaltique des intestins, & d'agir comme anodins, en calmant la douleur. *Voyez* INSUFFLATION. On a aussi conseillé l'application fréquemment réitérée de suppositoires faits avec un mélange de sel, de miel & d'aloès. On peut tenter ces moyens, mais on ne doit jamais insister long-tems sur leur usage, si l'on n'en obtient pas bientôt l'effet desiré. Cette méthode pourra être admise particulièrement dans les cas de Hernies anciennes, où les accidens paroissent dépendre sur-tout d'un amas de matières. On peut reconnoître quelquefois qu'ils tiennent à cette cause, parce qu'ils ont été précédés par une constipation de quelques jours, & que la tumeur, pendant ce tems-là, s'est augmentée peu-à-peu, en acquérant plus de dureté qu'à l'ordinaire.

On a proposé encore d'autres méthodes pour procurer la rentrée des parties qui forment la Hernie. Les uns ont recommandé des cataplasmes composés de différentes substances astringentes; d'autres prescrivent de faire sur la tumeur des applications froides avec de la neige ou de la glace pilée, pour en avoir vu de bons effets après qu'on avoit inutilement tenté les secours plus ordinaires. Mais quelque succès qu'ait pu avoir, dans quelques cas particuliers, l'usage de ces divers remèdes, ils ne sont rien moins que certains dans leur manière d'agir; on les a souvent vu faire du mal & accélérer la formation de la gangrène.

Un autre moyen dont nous devons faire mention, parce qu'il a été proposé & même mis en pratique, quoiqu'avec l'effet le plus funeste, c'est de faire avec une aiguille ronde plusieurs piqures à l'intestin tuméfié, à travers le scrotum; afin, dit-on, de faire sortir l'air de l'intestin, & d'empêcher qu'il n'y revienne. Cette pratique est trop absurde, pour qu'il vaille la peine d'en démontrer le danger. M. Pott a vu deux malades sur lesquels on l'a essayée, & qu'elle a fait périr.

Rien n'est plus incertain ni plus variable que l'époque où l'on peut encore se flatter de guérir une Hernie étranglée, par la simple réduction. Quelques-unes ont été heureusement replacées au bout de huit ou dix jours; d'autres, dans l'espace d'un seul, ont été mortelles. Cette différence peut tenir à la constitution du malade, *Voyez* l'article Gangrène, ou à quelques circonstances particulières de la maladie même. Mais quelle qu'en soit la cause, on ne peut jamais la prévoir absolument, &, par conséquent, il ne faut jamais conserver trop de confiance. Plutôt une Hernie est réduite, & plutôt le malade est délivré des symptômes occasionnés par l'étranglement.

Les Hernies récentes, comme nous l'avons déjà observé, sont en général plus sujettes à l'étranglement que les anciennes. Mais lorsqu'il vient à affecter ces dernières, les symptômes en sont les mêmes, quoique peut-être ils soient ici moins urgens, & qu'ils donnent communément plus de tems pour essayer la réduction. La douleur, pour l'ordinaire, est d'autant plus grande, & les symptômes font un progrès d'autant plus rapide que la portion d'intestin engagée est plus petite. On a vu une portion d'intestin qui n'avoit jamais été déplacée auparavant, causer la mort en moins d'un jour, quoiqu'elle fût si petite, que tout son canal étoit à peine engagé.

Les Hernies d'épiploon ne sont pas sujettes en général aux mauvais symptômes qui naissent de l'étranglement, quoique cela ne soit pas sans exemple. Mais elles sont souvent incommodes, & même douloureuses, à cause de la connexion de l'épiploon avec les viscères; c'est pourquoi il ne faut jamais les laisser sans en faire la réduction, lorsqu'elle est possible; d'autant plus qu'elles exposent toujours les malades à la chûte de quelque portion d'intestin. Lorsque par l'adhérence de l'épiploon au sac herniaire, ou à cause de quelque altération dans sa texture & dans sa forme, la Hernie de ce genre se trouve impossible à réduire, malgré tous les efforts les mieux dirigés, il ne reste plus qu'à en soutenir le poids par un suspensoir, pour la rendre par-là le moins incommode qu'il est possible. Mais, lorsqu'on peut la réduire, il ne faut pas se borner à la soutenir, comme on en trouve le précepte chez différens Auteurs, qui ne veulent pas qu'on fasse rentrer l'épiplon dans la cavité du ventre, de crainte qu'il n'y soit en masse, & qu'il ne devienne par-là encore plus dangereux pour le malade. Cette maxime peut être bonne, pour quelques cas particuliers, mais ils ne sont pas en grand nombre; peut-être même vaudra-t-il toujours mieux essayer ce que deviendra l'épiploon lorsqu'il sera réduit, que de se contenter d'une méthode que l'on peut à peine regarder comme palliative, & qui peut à chaque instant exposer le malade à de nouveaux accidens.

Lorsque les parties sont réduites, il s'agit de les contenir par un bandage bien fait & bien appliqué, suivant les règles que nous avons déjà données ci-dessus.

Si les symptômes de douleur, d'inflammation, &c. avoient fait beaucoup de progrès avant que les parties fussent réduites, ils ne cesseront pas toujours aussi-tôt après leur réduction; & comme ils proviennent, selon toute apparence, de l'inflammation que l'étranglement y a ocasionnée, il faut faire usage des remèdes qui sont convenables en pareil cas. On doit donc alors recourir à la saignée, tenir le ventre libre, & faire observer la diète & un régime exact, tant qu'il reste le moindre degré de tension & de douleur; & jusqu'à ce que les intestins remplissent facilement & librement toutes leurs fonctions.

Des Hernies dont la réduction est impossible, & où l'opération chirurgicale est nécessaire pour sauver la vie du malade.

L'intestin peut être tellement engagé & serré entre les bords de l'ouverture du tendon du muscle oblique externe, qu'il résiste à tous les efforts qu'on tente pour le faire rentrer dans la cavité du bas-ventre avec le seul secours de la main; & qu'il souffre en conséquence d'un tel étranglement, de manière à produire une foule de symptômes fâcheux, & à causer enfin la mort du malade, si la Chirurgie ne vient promptement à son secours.

Nous avons déjà énuméré les premiers symptômes que produit l'étranglement; savoir, la tumeur dans l'aine, ou dans le scrotum; la douleur de la partie affectée, qui s'étend ensuite sur tout le ventre, & qui donne naissance à l'anxiété, aux nausées, à la constipation & à la fièvre. Si les efforts qu'on fait pour réduire l'intestin ne réussissent pas, tous ces symptômes ne tardent pas à devenir plus graves, l'anxiété devient plus fatiguante, la douleur plus vive, la tension du ventre plus considérable, le vomissement plus fréquent, la fièvre plus forte, & le malade éprouve un trouble général & insupportable; lorsqu'il est dans cet état, il n'y a plus de tems à perdre; le plus petit délai est alors de la plus grande conséquence, & si l'on n'a pas incessamment recours au seul remède dont le mal soit alors susceptible, on peut s'attendre aux conséquences les plus funestes. Ce remède est l'opération Chirurgicale, par laquelle on dilate les bords de l'ouverture qui a donné passage aux parties déplacées. Si on ne l'exécute pas dans ces circonstances urgentes, le vomissement amène bientôt un hoquet continuel; il se fait une déjection fréquente pas la bouche de matière bileuse; la tension du ventre, l'agitation & la fièvre augmentent considérablement pendant quelques heures, & ensuite le malade paroît être tout-à-coup dans un état de parfaite tranquillité; son ventre s'affaisse; son pouls, de dur, plein & fréquent qu'il étoit auparavant, devient petit, languissant, & pour l'ordinaire intermittent; sa peau, sur-tout celle des membres, devient froide & humide; ses yeux ont un air de foiblesse & de langueur qu'il n'est point aisé de décrire, la tumeur de la partie affectée disparoît; & la peau qui la couvre, perdant sa couleur naturelle, devient emphysémateuse & fait entendre, lorsqu'on la touche, un petit bruit, (*crepitatio*) qui est un signe trop certain de la gangrène qui existe déjà dans la partie. (*Voyez*, GANGRÈNE.) En cet état, l'intestin remonte spontanément, ou bien on le fait rentrer par le plus petit degré de pression; il se fait une évacuation par le fondement, & le malade se félicite beaucoup du soulagement qu'il éprouve. Mais son plaisir n'est pas de longue durée, car il expire bientôt au milieu des hoquets & des sueurs froides qui continuent & augmentent, & auxquelles se joignent les spasmes & les soubresauts des tendons.

Voilà les symptômes d'une Hernie étranglée, leur progrès ordinaire & la manière trop fréquente dont ils se terminent. Ceux de la première classe sont accompagnés de quelque degré de danger; mais on peut souvent y apporter du soulagement sans le secours de l'instrument. Les derniers exigent ordinairement qu'on y ait recours, & deviennent trop souvent mortels par la négligence ou les délais qu'on y apporte.

Il n'est peut-être pas dans la pratique de circonstances qui exigent, de la part des Chirurgiens, plus de jugement, de fermeté & de délicatesse, que celle où ils ont à déterminer le tems précis au-delà duquel cette opération ne doit pas être différée, & à engager les malades à s'y soumettre assez promptement pour conserver leur vie. Le tems où une portion d'intestin deviendra gangrénée par l'étranglement, ou tombera dans un état approchant de celui de la gangrène, est fort incertain, & dépend de circonstances que personne ne peut prévoir. On a bien des exemples de Hernies accompagnées des symptômes les plus urgens de l'étranglement, qui ont été bien réduites avec le seul secours de la main, au bout de plusieurs jours, ou dans lesquelles on a trouvé les parties saines, & nullement offensées, après une opération tardive; mais on en a beaucoup aussi de Hernies dans lesquelles l'intestin a été réduit avec beaucoup de peine, ou est rentré spontanément, étant gangrené, ou a été trouvé dans cet état par le Chirurgien dans l'opération, peu de tems, & même moins de vingt-quatre heures après la première apparition du mal. Les signes qu'ont donnés les Auteurs, comme montrant que le tems convenable pour faire l'opération est arrivé, sont très-souvent des preuves que ce tems est déjà passé, & qu'on auroit dû recourir à ce moyen sans les attendre. D'un autre côté, le Chirurgien ne peut que craindre de proposer une opération de cette importance avant qu'elle soit jugée absolument nécessaire; il peut redouter le danger auquel elle expose le malade par elle-même, indépendamment de l'état où il trouvera la Hernie; peut-être lui arrive-t-il aussi quelquefois de ne pas la faire, de peur de la faire trop tard, *ne occidisse, nisi servasse videretur*, & qu'on ne lui attribue la mort du malade, tandis qu'elle ne sera que l'effet de la maladie, qui auroit eu également lieu, quand on ne l'auroit pas tentée. La première crainte est beaucoup plus grande, en général, qu'elle ne doit être, & elle est très-souvent cause de la dernière; en sorte que, si l'on peut diminuer l'une, & la réduire à ses justes bornes, l'on sera beaucoup moins porté à se livrer à l'autre.

Tous ceux qui sont un peu au fait de la nature des plaies dans les parties membraneuses & tendineuses, savent que l'opération, considérée en elle-même, n'est pas absolument exempte de danger. Ces plaies sont souvent accompagnées de fièvre & d'inflammation; la suppuration y est lente & difficile, & dans quelques tempéramens particuliers, elles sont sujettes à se gangréner; mais qu'elles soient nécessairement, ou même fréquemment dangereuses, c'est ce qui est démenti par l'expérience journalière.

La crainte que l'on a de courir le degré de danger que l'on croit inséparable de l'opération considérée simplement, fait que la plupart des Chirurgiens ne saisissent pas le tems le plus convenable pour la pratiquer avec sûreté, ou celui dans lequel son danger doit être nécessairement moins grand, parce qu'il est moins combiné avec le danger qui peut résulter de l'état des parties qui constituent la Hernie; état qui, même dans le principe, n'est rien moins que sûr, mais dont tout délai porté au-delà d'un certain tems doit augmenter le danger à chaque moment.

Les plus grands Maîtres de l'Art s'accordent aujourd'hui à dire que l'opération doit toujours être faite aussi-tôt qu'il est possible, lorsqu'on voit que tous les moyens qu'indiquent la raison & l'expérience, savoir, les saignées copieuses & réitérées, les bains les lavemens, &c. sont employés inutilement; que, malgré leur usage, les symptômes augmentent au lieu de diminuer, & que la pression qu'il faut nécessairement exercer avec la main, pour tenter la réduction, devient de plus en plus douloureuse; car si l'on diffère jusqu'à ce que l'inflammation ait acquis un certain degré, quoique les parties mises à découvert ne soient pas absolument gangrénées, ce n'est point une preuve que le défaut de succès doive être mis simplement sur le compte de l'opération. Cet état d'inflammation de l'intestin, ou du sac herniaire qui n'est point encore gangréneux, ne doit pas être regardé comme sans danger; & l'on n'est pas sûr, en faisant cesser l'étranglement, de calmer en même-tems les symptômes, ou d'éloigner le danger. Au contraire, il s'est déjà fait une telle altération dans l'intestin, que la gangrène pourra s'ensuivre, quoiqu'il soit dégagé & replacé dans la cavité du bas-ventre. Il n'est pas besoin, lorsqu'on veut faire périr quelque partie d'un animal vivant, de la laisser étranglée par une ligature jusqu'à ce qu'elle soit tout-à-fait gangrénée; il est un certain moment où la circulation a tellement souffert, que le même effet s'ensuit, quoiqu'on ait dès-lors ôté la ligature. Il est vrai qu'il n'est pas fort aisé de déterminer quel est précisément ce moment, mais cette difficulté & cette incertitude sont les raisons les plus fortes pour anticiper, plutôt que d'attendre & de différer; car, lorsque, dans le cas dont il est question, ce moment dangereux arrive, ou est près d'arriver, le péril de l'opération se complique avec celui qui dépend de l'altération des parties qui constituent la Hernie, & par-là le succès est beaucoup plus douteux.

La gangrène de l'intestin n'est pas nécessairement & toujours mortelle; mais les exemples de malades qui ont conservé leur vie, dans cette circonstance, sont si rares, que l'on peut avec raison la mettre au rang des maladies mortelles. Si l'intestin gangréné rentre dans la cavité du ventre, au moment où il commence à être affecté de gangrène, il est très-probable que le malade périra. S'il y a des exemples de personnes qui ont survécu à l'opération, quoiqu'on l'eût différée jusqu'à ce que les parties fussent tombées dans cet état, chacun sait que le petit nombre de celles qui ont été sauvées de cette manière, n'ont pour la plupart mené qu'une vie extrêmement pénible & désagréable.

Quoique nous ayons regardé l'étranglement causé par les bords de l'anneau abdominal sur les parties qui forment la Hernie, comme la cause constante des symptômes fâcheux qui peuvent l'accompagner, ç'a été l'opinion de quelques Praticiens, que la maladie est originairement dans l'intestin déplacé, & que l'étranglement est un accident qui dépend de l'inflammation & de la distension de cette partie; d'où ils tirent cette conclusion, que l'étranglement n'étant ici qu'un accident, & non la première cause du mal, on ne doit pas s'étonner si l'opération est souvent sans succès.

On ne sauroit nier que la portion d'intestin renfermée dans le sac herniaire ne puisse être attaquée d'inflammation, comme toute autre partie du canal intestinal; & lorsque ce cas a lieu, il est bien à présumer que le gonflement qui accompagne accidentellement l'inflammation de l'intestin, rendra sa rentrée par l'anneau abdominal beaucoup plus difficile, & peut-être impossible; que la constriction qui en résultera, augmentera les accidens & le danger, & que le succès de l'opération sera plus douteux, parce qu'il ne suffit pas alors de faire cesser l'étranglement; mais ces cas ne sont rien moins que fréquens, & n'ont probablement jamais lieu que dans de vieilles Hernies qui ont été long-tems dans le scrotum, dans lesquelles la quantité d'intestin déplacée est considérable, & où l'anneau abdominal est très-dilaté.

Les symptômes les plus fâcheux, tels que la douleur, la tension du ventre, l'anxiété, le vomissement, le hoquet, &c. surviennent immédiatement après la chûte d'une portion d'intestin occasionnée par quelqu'effort, chez des personnes qui étoient, avant cet accident, dans l'état de la plus parfaite santé; si l'on n'y apporte un prompt remède, ces accidens pourront devenir mortels en très peu de tems. Si l'on réussit à opérer la réduction, soit à l'aide de l'opération, ou autrement, ils cessent pour l'ordinaire à l'instant même, ce qui n'arriveroit certainement pas, si la maladie étoit communément dans l'intestin, & si l'étranglement du tendon n'en étoit qu'une cause secondaire; & l'on ne sauroit entretenir là-dessus le moindre doute, si l'on compare ce qui arrive en pareille circonstance avec les symptômes & la marche ordinaire d'une colique inflammatoire.

Opération pour la Hernie avec étranglement.

Lorsque l'opération est jugée nécessaire, voici quelle est la manière de l'exécuter. On couche le malade à la renverse sur le bord d'un lit, de manière que les jambes en dépassent l'extrémité, & que la tumeur se trouve du côté du bord; on relève les épaules & la tête, ainsi que les cuisses & les hanches, avec des oreillers, afin de relâcher par cette position les muscles abdominaux. Des Aides, en même-tems, soutiennent les jambes, qu'ils ont soin de tenir écartées, pour que le Chirurgien puisse se placer entre deux, & opérer ainsi plus commodément.

Afin de faciliter, autant qu'il sera possible, la rentrée de l'intestin, on fera uriner le malade, pour que la vessie n'oppose aucun obstacle à sa réduction. Ensuite, après avoir rasé l'aine & le pubis, on fera une incision avec un bistouri droit à travers la peau & la membrane adipeuse, dans une direction parallèle, autant qu'il sera possible, à celle de l'ouverture de l'anneau abdominal, en commençant à un pouce, ou environ, au-dessus de l'endroit où l'intestin sort du ventre, & en continuant vers le bas jusqu'à la partie inférieure du sac, ou même du scrotum, lorsque la Hernie est très-considérable. En incisant la membrane cellulaire, on apperçoit ordinairement quelques attaches tendineuses, petites & distinctes, qui s'étendent & s'appliquent sur le sac herniaire. Or, il faut les diviser aussi bien que le sac, avec le même bistouri qui aura servi à faire l'incision de la peau; mais il est essentiel de l'exécuter avec une main sûre & ferme, &

avec beaucoup de précaution, parce que les degrés d'épaisseur du sac varient beaucoup dans les différens cas. Dans le bubonocèle, le sac est souvent très-mince, par conséquent plus facile à diviser, & il exige une plus grande attention de la part du Chirurgien. Dans la Hernie scrotale, le sac est également très-mince, lorsqu'e le est récente; & lorsqu'elle est ancienne, il y a quelquefois une épaisseur très-considérable. Mais quel que soit son état, il faut que l'Opérateur en fasse l'ouverture avec toute la précaution dont il est capable, en soulevant avec une pince le tissu folliculeux qui forme la membrane extérieure du sac, & en l'ouvrant avec le bistouri porté à plat, afin d'être sûr de ne pas blesser les parties qui y sont renfermées. Il pourra s'assurer s'il a pénétré dans sa cavité, en introduisant dans l'ouverture qu'il aura faite un petit stilet mousse. S'il n'a pas percé le sac, le stilet s'arrêtera dans les mailles du tissu cellulaire, & s'il l'a percé, il entrera sans aucun obstacle. L'endroit où il convient de faire l'incision dans le sac herniaire est à environ un pouce & demi au-dessous de l'étranglement. Lorsqu'on est sûr d'y avoir pénétré, on agrandit un peu l'ouverture, en séparant la membrane du sac des parties qui y sont contenues au moyen d'une petite sonde pointue & cannelée, qui sert de conducteur au bistouri, jusqu'à ce qu'elle soit assez grande pour admettre le doigt de l'Opérateur. Le doigt index introduit dans cette ouverture, est le meilleur des conducteurs; & après cela un bistouri étroit & courbe sera le seul instrument nécessaire pour finir l'opération. Avec ce bistouri, placé sur le doigt, de manière que l'extrémité de celui-ci dépasse toujours un peu l'extrémité du premier, l'on incisera le sac en haut, jusqu'à l'ouverture tendineuse, & en bas jusqu'au fond du scrotum.

A la première division du sac, il sort ordinairement un fluide qui varie en quantité, en couleur & en consistance, selon que la Hernie est plus ou moins ancienne, & suivant son volume, ou suivant d'autres circonstances. Quelques personnes ont conseillé de tirer parti de ce fluide pour faire avec plus de sûreté l'incision du sac herniaire; ils ont prescrit, pour cet effet, d'en commencer l'ouverture par le fond, l'intestin se trouvant en cet endroit repoussé par ce fluide à une assez grande distance, pour être moins exposé au danger d'être offensé par le bistouri; mais c'est une circonstance fort douteuse, & sur laquelle il ne faut jamais compter. Le succès de cette opération dépend entièrement de l'attention du Chirurgien, de la sûreté de sa main & de la connoissance exacte qu'il a des parties.

C'est probablement la crainte de blesser l'intestin dans cette partie de l'opération, qui a fait imaginer qu'il pourroit être avantageux de débrider l'étranglement par l'incision de l'anneau, sans mettre les parties à découvert par l'ouverture du sac herniaire. On a aussi proposé la réduction du sac comme un second avantage d'un très-grand prix; mais l'impossibilité où l'on est de faire cette réduction, dans tous les cas de Hernie qui n'est pas absolument récente, à cause des adhérences que contracte bientôt le sac avec les parties qui l'environnent, a bientôt fait abandonner cette idée.

Celle de réduire la Hernie sans ouvrir le sac, ou du moins sans l'ouvrir en entier, a d'abord été proposée par M. Petit; & nous apprenons de M. Garengeot qu'elle a été réalisée dès l'année 1718. Mais sa doctrine a été vivement combattue, & dès l'année 1722, M. Mauchart, Professeur à Tubingue, a donné des argumens très-forts ou au moins très-spécieux, pour la réfuter. Il faut, suivant lui, inciser le sac, 1.° pour juger de l'état des parties contenues. L'épiploon & l'intestin peuvent être altérés, on ne pourra ni le savoir, ni y remédier, si l'on n'ouvre pas le sac herniaire. 2.° On trouve souvent dans le sac une liqueur fétide en assez grande quantité. Cheselden dit qu'il en a vu près de deux livres, d'une très-mauvaise qualité, & qu'on n'auroit pas fait refluer dans la capacité du bas-ventre, sans causer la mort du malade. 3.° L'intestin & l'épiploon peuvent avoir contracté entr'eux, & avec les parties externes, des adhérences qu'il est important de détruire avant la réduction; comment cela pourroit-il se faire, si l'on n'ouvre pas le sac?

Ces raisons, qui ont paru d'un grand poids, ont entraîné, depuis cette époque, l'opinion de presque tous les Chirurgiens, qui ont eu dès-lors pour maxime constante, d'ouvrir le sac herniaire dans toute sa longueur. Cependant nous voyons qu'un homme, également connu comme Praticien distingué & comme Anatomiste, a depuis peu fait revivre la doctrine de M. Petit sur la nécessité de ne pas ouvrir le sac, en s'appuyant sur des raisons que personne, avant lui, n'avoit proposées. Nous voulons parler de M. Monro, qui, dans ses Recherches publiées en 1788, sur la cause de la dangereuse espèce d'inflammation qui se manifeste en conséquence des plaies pénétrantes des cavités, (1) après avoir montré par beaucoup de faits le danger de l'admission de l'air à leur surface interne, *Voyez* AIR, attribue à cette cause les accidens qui se manifestent souvent après l'opération de la Hernie, & pose en fait que les dangers de cette opération seront beaucoup moins grands, lorsqu'on ne mettra pas les intestins à découvert.

Il fonde son opinion sur ce que l'opération a souvent des suites funestes, quoique l'on y ait recours de bonne heure, & avant que l'intestin

(1) Voyez, a Description of all the Burs mucosæ of the Human Body, Ouvrage dont nous avons déjà fait mention aux articles AIR & BOURSES MUQUEUSES.

paroisse très enflammé, même lorsqu'on l'a fait pour réduire des Hernies qui n'étoient accompagnées d'aucun accident. Il a vû souvent que des animaux dont il a fait sortir par une ouverture de l'abdomen une portion de l'intestin à-peu-près du volume de celle qui forme une Hernie ordinaire, sont péris, quoiqu'il eût replacé cet intestin après l'avoir manié, & l'avoir laissé quelques momens exposé à l'air. Il a trouvé à l'ouverture des cadavres de personnes mortes à la suite de cette opération, que les intestins & le péritoine étoient enflammés à une grande distance du sac herniaire, quoiqu'avant d'être opérés, ces malades ne se fussent plaints d'aucune douleur ailleurs que dans la Hernie. D'un autre côté il prouve, par des faits qui sont aujourd'hui généralement admis, que le danger ne dépend ici en aucune façon de la plaie des parties tendineuses & membraneuses qu'on est obligé d'ouvrir.

M. Monro trouve que les argumens qu'on a donnés pour démontrer la nécessité d'inciser le sac, prouvent plus qu'on n'a intention de prouver; car l'on pourroit également en conclure qu'il est dangereux, dans bien des cas, de réduire une Hernie. Or il n'est aucun cas de Hernie dont le Chirurgien ne fasse la réduction, s'il peut en venir à bout. Pourquoi donc, si les efforts pour y réussir sont infructueux, se croit-il toujours obligé d'ouvrir le sac, lorsqu'il entreprend l'opération, même peu d'instans après avoir tenté de réduire l'intestin? Le danger de faire rentrer dans l'abdomen des intestins gangrénés, ou un fluide corrompu, est-il plus grand qu'il n'étoit quelques momens auparavant?

Les cas où l'intestin se trouve noué, ou serré par quelque portion d'épiploon, de manière à être menacé d'étranglement, sont si rares, qu'à peine en trouve-t-on un petit nombre d'exemples dans les annales de la Chirurgie. Et quand l'intestin se trouveroit exposé à un pareil danger par sa position dans le sac herniaire, si l'inflammation n'a pas déjà déterminé des adhérences entre les parties ainsi disposées, il est probable qu'il se dégagera en rentrant dans l'abdomen, & que le danger qui résultoit de la compression cessera d'avoir lieu. Quant au liquide qu'on craint de répandre dans la cavité de l'abdomen, il n'en existe jamais dans un état de véritable putréfaction que lorsque l'intestin est déjà gangréné. S'il n'est pas corrompu, il n'y a aucun danger à le faire rentrer dans le ventre, d'où il sera bientôt repompé par les vaisseaux absorbans.

S'il est évident que les entrailles soient dans un état de mortification, il faut certainement ouvrir le sac pour laisser au malade l'unique chance qui lui reste d'une guérison, quelqu'imparfaite qu'elle puisse être. Mais, s'il y a la plus légère probabilité qu'il puisse se guérir autrement, on ne peut rien faire de pire, suivant notre Auteur, que d'ouvrir le sac, & d'exposer les intestins à l'air.

Supposons, dit-il, deux cents malades dans le cas de subir l'opération de la Hernie, & que sur ce nombre, il y en a le quart dont l'intestin est tellement étranglé & enflammé, qu'on ne sauroit empêcher la gangrène de s'y manifester; mais qu'il y a un certain degré de probabilité que l'on pourra venir à bout de dissiper les symptômes inflammatoires chez les cent cinquante autres. Si l'on opère tous ces malades en faisant l'ouverture du sac, peut-être sauvera-t-on un ou deux individus des cinquante premiers, on n'en sauvera pas plus de trente ou quarante sur le reste. Mais, si tous sont opérés sans ouvrir le sac, tous ceux de la première classe périront sans doute, mais on n'en perdra pas vingt sur ceux de la seconde. Si ce calcul est juste, la méthode qu'on doit préférer n'est pas douteuse.

M. Monro cependant dit qu'on doit ouvrir le col du sac herniaire, lorsque son épaisseur & son resserrement ne permettent pas la libre réduction des parties, & il raconte quelques observations qui constatent l'efficacité de sa méthode.

Il n'y a que l'expérience ultérieure, & de nombreuses observations qui nous mettront en état de bien apprécier l'obligation que doit avoir le Public à M. Monro, pour avoir de nouveau tourné les yeux des Chirurgiens sur les avantages qu'on peut attendre de cette pratique; nous sommes fort portés à croire que ces derniers n'ont pas été assez attentifs à la cause morbifique contre laquelle il cherche à les tenir en garde. D'un autre côté, le calcul sur lequel il se fonde, & qu'il déduit sans doute de son observation, nous paroît fort exagéré; la proportion de ceux qui, dans notre pays, succombent après avoir subi l'opération, quoique l'on ouvre toujours le sac herniaire, est beaucoup moindre que celle qu'il indique; & le nombre de ceux qu'il a opérés sans faire cette ouverture est trop petit pour que nous puissions en conclure que la différence seroit, toutes choses d'ailleurs égales, aussi considérable qu'il le suppose. Mais il nous paroît résulter de cette mortalité, qu'il regarde comme devant avoir lieu lorsqu'on suit la méthode ordinaire, que les opérations dont il a été témoin, ont généralement été faites trop tard, puisque chez nous elle est dans une proportion extrêmement différente.

On a en divers tems proposé différens instrumens, inventés dans l'intention de faire avec plus de sûreté l'incision du sac herniaire. Ces instrumens sont le bistouri caché, le conducteur ailé, les ciseaux mousses, &c. *Voyez* les Planches. Ils ont tous été imaginés pour préserver l'intestin de tout dommage dans l'incision du sac & du tendon. Mais ils n'ont aucun avantage réel sur les deux bistouris dont nous avons parlé, qui suffiront dans tous les cas pour exécuter l'opération avec facilité, & avec le moins de danger possible pour le malade.

Le sac étant ouvert, l'intestin, pour l'ordinaire

en sort aussi-tôt, à moins qu'il ne soit retenu & enveloppé par l'épiploon, & il paroît plus volumineux que lorsqu'il étoit renfermé dans le scrotum.

C'est-là le moment pour le Chirurgien d'essayer s'il ne pourroit pas, en tirant doucement en-dehors un peu plus de l'intestin, réduire sa masse de manière à la faire rentrer dans la cavité du ventre, sans diviser le tendon. Cela s'est trouvé quelquefois praticable, lorsqu'il n'y avoit qu'une fort petite portion d'intestin déplacée; mais si cette réduction ne s'opère pas très-facilement, il vaut mieux ne pas insister pour en venir à bout, parce que dans l'état où cette partie doit être pour avoir exigé l'opération jusqu'à ce point, un certain degré de force employé pour la réduire, sera très-probablement préjudiciable & plus dangereux que le reste de l'opération, si on l'exécute bien avec un bistouri.

Pour faire la division de l'anneau de la manière la plus convenable, il faut être attentif à la structure & à la direction naturelle des parties.

Le tendon du muscle oblique a une direction oblique de haut en bas, l'ouverture naturelle qui s'y trouve, & par laquelle passe la Hernie, est faite par une séparation de ses fibres. La direction de cette ouverture est la même que celle du tendon; & pour l'agrandir, le bistouri doit être dirigé de manière à prolonger cette séparation, plutôt qu'à faire aucune section transversale. Son tranchant doit être appliqué à la partie supérieure & postérieure de l'ovale, & conduit en haut & obliquement en arrière, jusqu'à ce qu'on ait ouvert un passage assez large aux parties qu'on doit réduire. De cette manière, les fibres du tendon seront plutôt séparées les unes des autres, qu'elles ne seront coupées, & selon toute probabilité, le danger résultant de l'incision sera moins considérable.

On conseille ordinairement de faire une grande ouverture au tendon, tant pour favoriser la réduction des parties, que pour prévenir les accidens que l'on suppose devoir accompagner plutôt une petite plaie dans une partie tendineuse, qu'une plaie plus étendue. Il faut sans doute que l'incision soit assez grande pour permettre la réduction, & pour donner la facilité de passer l'extrémité du doigt autour du bord intérieur de l'anneau dans le cas où il y auroit quelque adhérence. Mais une trop grande ouverture peut avoir des suites fâcheuses, & il ne faut jamais lui donner plus d'étendue qu'il n'est nécessaire; une petite incision sera suffisante dans la plupart des cas, & elle ne sera pas sujette à occasionner plus d'accidens ni de douleur qu'une grande, lorsque les parties n'auront pas contracté d'adhérences au-dedans de l'anneau.

Quelques personnes ont proposé de ne pas inciser l'anneau dans l'opération de la Hernie, mais de le dilater par l'introduction du doigt; ou si cela n'étoit pas possible, d'employer un instrument dilatateur tel que celui dont on s'est servi dans l'opération de la taille pour dilater le col de la vessie. Mais on ne sauroit comparer l'une de ces opérations avec l'autre. Quand on dilate le col de la vessie pour préparer la voie à la pierre qu'on veut extraire, ce col ne contient aucune partie qu'il soit important de ménager; dans la Hernie, au contraire, le passage qu'on se propose de dilater est occupé par l'intestin enflammé auquel on ne peut faire souffrir la moindre pression sans danger. Cette dilatation d'ailleurs n'auroit aucun avantage sur l'incision de l'anneau, comme l'a très-bien fait voir M. Louis dans son Mémoire sur l'opération de la Hernie. (*Mém. de l'Acad. de Chirurgie, Tom. IV.*)

Le sac & le tendon qui causent l'étranglement, étant ouverts & divisés, les parties contenues se présentent à la vue, & suivant les différentes circonstances relatives à la Hernie & au malade, on les trouve en différens états, & elles exigent un traitement différent.

Ces divers états peuvent être de trois sortes. On trouve les parties contenues, ou saines, exemptes de toute apparence d'inflammation, molles, n'ayant contracté aucune adhérence, & telles qu'on peut, sans hésiter, se permettre de les réduire immédiatement, ou dans un état sain, mais accompagné de quelques circonstances particulières qui empêchent qu'on en entreprenne sur-le-champ la réduction; ou enfin dans un état d'altération & de maladie, & exigeant un traitement en conséquence.

Si la Hernie n'est formée que d'une portion d'intestin, & si cette portion n'est ni mortifiée, ni adhérente, on se conduit d'autant mieux qu'on la réduit plus promptement; & l'on agit encore d'une manière d'autant plus convenable, qu'on la manie avec plus de circonspection & de ménagement pour en opérer la réduction.

Si l'intestin est accompagné d'une portion d'épiploon, ce dernier, s'il est dans un état convenable, doit être réduit le premier.

En replaçant l'intestin, il faut apporter tous les soins possibles pour faire rentrer la première la partie qui est sortie la dernière, autrement l'intestin seroit replié sur lui-même, ce qui augmenteroit la peine & la difficulté.

En opérant la réduction, les doigts du Chirurgien doivent s'appliquer sur la partie de l'intestin qui est unie au mésentère, plutôt que sur sa partie convexe, parce que par ce moyen, il parviendra mieux à son but, & sera moins exposé à faire du mal.

Tandis qu'on travaille à la réduction, la jambe & la cuisse du côté où la Hernie a son siège, doivent être tenues élevées, parce que cette position des membres facilitera beaucoup le replacement des parties.

Les viscères qui ont séjourné long-tems dans le scrotum

le scrotum, se trouvent chez quelques personnes réunis par des adhérences plus ou moins fortes; pour l'ordinaire ces adhérences ne sont formées que par de légers filamens, & l'on vient facilement à bout de les détruire avec le doigt, le bistouri, ou les ciseaux, soit qu'elles se trouvent entre les parties de l'intestin, ou entre l'intestin & le sac herniaire, ou l'épiploon; si les adhérences sont entre les parties de l'intestin & difficiles à détruire, il sera mieux de faire rentrer la portion d'intestin dans l'abdomen telle qu'elle est, que de s'exposer au risque de causer une inflammation, en usant de violence. Si elles ne se trouvent qu'entre la portion d'intestin & le sac, il ne peut y avoir aucun danger à endommager celui-ci, & en conséquence on peut hardiment les détruire. Si l'intestin est adhérent à l'épiploon, on ne doit pas craindre non plus de blesser la portion de ce viscère à laquelle il est attaché.

On a supposé que l'intestin pouvoit être adhérent au point d'en rendre la réduction impossible; & dans ce cas prétendu, on a conseillé de détruire l'étranglement en divisant le sac & le tendon, & ensuite de laisser les parties libres. Mais, outre que ce cas, où il est impossible de détruire les adhérences, est probablement tout-à-fait imaginaire, on ne voit pas, lors même qu'il existeroit, pourquoi l'on ne pourroit faire rentrer l'intestin dans l'abdomen avec ses adhérences, ni pourquoi l'on devroit préférer de le laisser au-dehors. Il est absurde de penser à laisser une portion d'intestin flotter librement dans le scrotum, après qu'on aura divisé celui-ci, & élargi l'ouverture du tendon, puisque chaque mouvement du corps pourra l'augmenter, & qu'elle demeurera exposée à tous les accidens que l'action de l'air doit nécessairement produire sur des parties aussi délicates; sans parler de la grande difficulté de traiter l'ulcère dans cet état, de la douleur & des autres mauvais symptômes qui doivent résulter de la nécessité de découvrir journellement l'intestin.

Une observation de M. Petit fait voir cependant qu'il y a des cas où l'on peut être forcé de laisser hors de l'abdomen, même après l'opération, les parties qui forment une Hernie. Ce Praticien célèbre ayant été appellé auprès d'un homme fort replet, affligé d'une Hernie ancienne qu'il avoit long-tems négligée, & à laquelle se joignoient alors des symptômes d'étranglement, il crut devoir procéder à l'opération. L'intestin étant mis à découvert, toutes les tentatives qu'il fit pour le réduire furent inutiles: son volume n'étoit augmenté ni par des vents, ni par aucune matière retenue; l'anneau bien débridé ne faisoit aucun obstacle à la réduction; il n'y avoit pas lieu de soupçonner d'adhérence intérieure; il n'y avoit aucun étranglement de la part du sac herniaire, & l'on portoit facilement le doigt dans toute la circonférence de l'anneau dilaté. Il fallut de toute nécessité laisser l'intestin au-dehors. On le couvrit de compresses trempées dans de l'eau de guimauve dont on formoit une espèce de poche, ou de suspensoir, qui servoit à rapprocher l'intestin de l'anneau; on répétoit ces pansemens cinq à six fois par jour, & on le continua pendant deux mois. Pendant tout ce tems, le malade fut tenu à une diète sévère, & il fut saigné plusieurs fois. Ce régime & ces évacuations produisirent une grande diminution de l'embonpoint général, & par conséquent de celui de l'épiploon & du mésentère; l'intestin alors entra insensiblement dans l'abdomen, en sorte qu'enfin il n'y eut plus que la convexité de l'anse intestinale qui resta au bord de l'anneau, avec lequel elle se cicatrisa; le malade se guérit parfaitement, à cela près qu'il demeura obligé de porter un bandage à pelotte creuse, pour loger la petite portion d'intestin qui n'avoit pu rentrer.

La crainte d'un mal conduit souvent dans un pire, & l'on a bien des fois proposé des procédés opératoires très-dangereux, comme devant en remplacer d'autres, qui, par eux-mêmes, l'étoient beaucoup moins. C'est ainsi que quelques Chirurgiens ont cru perfectionner le traitement de la maladie qui nous occupe, en prescrivant de ne point toucher extérieurement à la tumeur herniaire, mais de faire une incision pénétrante dans le bas-ventre, au moyen de laquelle on retireroit de bas en haut les parties sorties de sa capacité, & qui forment la Hernie. On sent aisément tous les inconvéniens d'une pareille opération, qui deviendroit parfaitement inutile, lorsque les parties auroient contracté des adhérences avec le sac herniaire; & l'on comprend combien elle pourroit être dangereuse dans les cas où l'intestin seroit altéré. Ainsi, quoique l'on trouve dans les annales de la Chirurgie des exemples de son succès, nous ne croyons pas qu'en aucun cas on doive substituer une méthode aussi périlleuse à celle que nous avons décrite.

Conduite qu'on doit tenir lorsque les parties qui forment une Hernie sont très-altérées.

Jusqu'ici nous avons considéré les parties qui forment une Hernie, comme enflammées, ou comme ayant contracté des adhérences contre nature, en même-tems qu'elles conservent leur contexture naturelle, que la circulation s'y fait librement, & qu'elles sont encore dans un état qui permet de les replacer dans l'abdomen, en laissant l'espérance d'un succès favorable.

Mais si l'inflammation, étant montée à un très-haut degré, a été négligée, ou, si elle n'a point cédé au traitement convenable, & si l'on a trop différé l'opération, les parties, quoique mises en liberté, peuvent être altérées au point de n'en plus permettre la réduction.

L'altération, ou la maladie dont on veut ici parler, est la gangrène, qui provient généralement de l'inflammation occasionnée dans la partie déplacée par l'étranglement & la gêne de la circulation qui en est la conséquence. *Voyez* GANGRENE. Le mal, en pareilles circonstances, peut être plus ou moins considérable, suivant la portion plus ou moins grande de viscères contenue dans le sac; quelle que soit néanmoins leur étendue, on ne peut que regarder le malade comme étant dans le plus grand danger.

L'on doit cependant à la Chirurgie moderne quelques tentatives heureuses pour sauver la vie des malades qui se trouvent dans ce fâcheux état. La pratique des Anciens étoit très-bornée sur ce point; il paroît que l'Art a été en défaut à cet égard jusqu'au commencement de ce siècle. Jusques-là, on attendoit tout de la Nature qui avoit quelquefois opéré des guérisons surprenantes; mais depuis cette époque, les Praticiens plus hardis, & mieux instruits de la marche qu'elle suivoit dans ces cas extraordinaires, ont appris à seconder ses efforts & l'ont aidée à faire des cures qu'elle n'auroit pas opérées, sans leur secours.

Le mal, avons-nous dit, peut être plus ou moins considérable, suivant qu'il est plus ou moins étendu. Il importe de distinguer ces différens cas, parce qu'ils ont chacun leurs indications différentes. Le premier, c'est lorsque l'intestin n'est pincé que dans une petite surface. On le trouve alors fréquemment affecté de gangrène; il n'est pas rare même que les malades, ayant négligé de demander les secours nécessaires, l'inflammation & la gangrène passent successivement de l'intestin au sac herniaire & aux tégumens, & que les matières stercorales se fassent jour à travers la peau qui est gangrénée dans une étendue circonscrite plus ou moins grande. Les secours de l'Art se réduisent alors à emporter les lambeaux des parties atteintes de pourriture, sans toucher aux parties saines circonvoisines; on procure ensuite par l'application d'un appareil convenable, la suppuration qui doit détacher le reste des parties putréfiées; & l'on peut espérer une parfaite consolidation de l'ulcère.

La liberté du cours des matières par le canal intestinal, qui a lieu quelquefois pendant que l'intestin est étranglé, & qui a plus d'une fois induit en erreur sur cette espèce de Hernie, est un signe manifeste qu'il ne l'est que dans une portion de son diamètre; on en juge par la facilité avec laquelle il va à la selle. Ces déjections au reste pourroient être supprimées, comme elles le sont souvent, sans qu'on pût en conclure que tout le diamètre de l'intestin est étranglé.

Dans cette opération, par laquelle on ne fait qu'emporter les lambeaux gangréneux, il ne faut pas dilater l'anneau. Ce seroit un obstacle aux heureuses dispositions de la Nature, & l'on ne feroit que du mal par cette dilatation, lorsque l'intestin gangrené a contracté des adhérences, comme cela a presque toujours lieu dans le cas dont il s'agit. La dilatation de l'anneau n'est recommandée dans l'opération de la Hernie, que pour faciliter la réduction des parties étranglées. Dans la Hernie avec gangrène & adhérence, il n'y a point de réduction à faire, & il n'y a plus d'étranglement. La crevasse de l'intestin & la libre excrétion des matières fécales qui en est la conséquence, ont fait cesser tous les accidens qui dépendoient de l'étranglement. La dilatation de l'anneau n'est plus indiquée, & elle peut devenir nuisible; l'incision peut détruire un point d'adhérence essentiel, & donner lieu à l'épanchement des matières fécales dans la cavité du ventre; il peut au moins en résulter une moindre résistance à la sortie des matières par la plaie, par conséquent une plus grande difficulté au rétablissement de leur passage par la voie naturelle, ce qui n'est pas favorable à la guérison radicale.

L'on recommande, pour favoriser cette guérison, l'usage assidu des lavemens, & même quelquefois celui des laxatifs doux, pour débarrasser le canal intestinal. Il faut, par des moyens de cette nature, procurer de bonne heure le dégorgement de ce canal, afin d'éviter les déchiremens qu'il produiroit plus tard sur la plaie dont la consolidation seroit commencée, ou auroit déjà fait quelques progrès. *Voy.* à ce sujet, un Mémoire de M. Louis, *sur les Hernies avec gangrène*, dans le troisième Volume des Mémoires de Chirurgie.

Le second cas des Hernies avec gangrène est celui où l'intestin est pincé dans tout son diamètre. La disposition de l'intestin réglera la conduite que le Chirurgien doit tenir dans ce cas épineux; si l'intestin étoit libre & sans adhérence, ce qui doit être très-rare dans le cas supposé, il faudroit se comporter comme on le feroit si l'on avoit été obligé de retrancher une portion plus ou moins longue de l'intestin gangrené, formant une anse libre dans le sac herniaire; c'est ce que nous allons bientôt expliquer. Mais si des adhérences de l'intestin mettent le Chirurgien dans l'impossibilité d'en rapprocher les orifices d'une façon qui puisse faire espérer une réunion exempte de tout risque, il faudra nécessairement, si l'on veut mettre la vie du malade en sûreté, procurer un nouvel anus par la portion de l'intestin qui répond à l'estomac. *Voy.* ANUS CONTRE-NATURE.

Dans le troisième cas, l'intestin forme une anse libre dans l'anneau. S'il est attaqué de gangrene, sans apparence qu'il puisse se rétablir après sa réduction dans le ventre, il seroit dangereux de l'y replacer. Le malade périroit infailliblement par l'épanchement des matières stercorales, dans la cavité de l'abdomen; il faut donc couper la portion gangrénée de l'intestin. Voici quelle étoit ci-devant la pratique autorisée dans un cas pareil; on lioit la portion intestinale qui répond à l'anus, & en assujétissant dans la plaie avec le plus grand soin le bout de l'intestin qui répond à l'estomac, on formoit un anus contre-nature ou artificiel. Des observations plus récentes, dont la première a été fournie par M. de la Peyronie, en 1723, nous ont appris qu'en retenant les les deux bouts de l'intestin dans la plaie, on pouvoit obtenir leur réunion, & guérir le malade par le rétablissement de la route naturelle des matières fécales. Malheureusement les guérisons qui se sont faites ainsi, n'ont point été durables. Les malades, tourmentés par des coliques qu'excitoient les matières retenues par le retrécissement du canal, à l'endroit de la cicatrice, sont morts par la rupture de l'intestin, qui a permis l'épanchement des matières dans la capacité du bas-ventre, en sorte que la cure par l'anus artificiel auroit été beaucoup plus sûre.

L'Art peut cependant venir utilement au secours de la nature dans ce cas. Il y a une méthode de réunir sur-le-champ les deux bouts de l'intestin libre dont on a retranché la portion gangrenée, sans qu'il reste exposé au danger de se retrécir. Nous devons cette méthode à l'industrie de M. Rhamdor, Chirurgien du Duc de Brunswick. Après avoir amputé la longueur de près de deux pieds du canal intestinal, avec une portion du mésentère, dans un cas de Hernie gangrénée, il engagea la portion supérieure de l'intestin dans l'inférieure, & il les maintint ainsi par un point d'aiguille auprès de l'anneau. Les excrémens cessèrent dès-lors de passer par la plaie, & prirent leur cours ordinaire par l'anus; & le malade guérit en peu de tems.

Il est de la dernière importance, lorsqu'on est appellé à répéter cette opération, de bien distinguer la portion supérieure de l'intestin, de la portion inférieure, afin d'introduire la première dans la seconde; car de cette attention peut dépendre tout le succès de la cure. Pour cet effet, il est à propos de retenir les deux bouts de l'intestin dans la plaie, & de ne procéder à leur réunion qu'après avoir laissé passer quelques heures. Pendant ce tems, on fera prendre de l'huile d'amandes douces au malade, & l'on fomentera l'intestin avec du vin chaud. Ce délai paroît absolument nécessaire, non-seulement pour connoître quelle est précisément la partie supérieure de l'intestin, mais encore pour la sûreté de la réunion, parce qu'il procure le dégorgement des matières que l'étranglement a retenues dans le canal, depuis l'estomac jusqu'à l'ouverture de l'intestin. Il est bien plus avantageux que ce dégorgement se fasse par la plaie, que d'exposer la partie réunie par l'insertion des deux bouts de l'intestin, à donner passage à ces matières, & à leur laisser parcourir tout le canal intestinal jusqu'à l'anus.

Lorsque les deux extrémités de l'intestin ont été rapprochées, ainsi que nous venons de l'expliquer, on les retient ensemble par un point de suture, il faut ensuite les fixer dans l'intérieur du ventre, à la partie supérieure de la plaie, au moyen d'une aiguille & d'une forte ligature. L'aiguille doit être passée à travers le mésentère, à une petite distance de l'intestin; & une portion de ce corps doit être comprise dans le point d'aiguille de manière à le tenir fixé assez long-tems pour rendre la connexion probable.

Si l'étendue du mal étoit si considérable, qu'il ne fût pas possible de réunir les deux extrémités, le traitement doit être différent. Comme il est alors impossible de conserver la continuité du canal intestinal, le but du Chirurgien, ainsi que nous l'avons déjà indiqué ci-dessus, doit être d'empêcher les matières fécales de s'épancher dans le ventre, & de faire prendre leur cours par la plaie de l'aine à toutes celles qui passeroient dans l'état de santé par l'anus.

Pour parvenir à ce but, après avoir retranché avec le bistouri toute portion d'intestin gangrenée, il doit faire en sorte que ni l'une ni l'autre des extrémités de l'intestin divisé ne s'échappe de ses doigts; & il faut ensuite qu'il les unisse par le moyen d'une aiguille convenable, & d'une forte ligature, au bord supérieur de la plaie. La suture par laquelle il les fixera dans cette partie, doit être assez serrée, de peur qu'elle ne tombe avant que l'adhérence ait pu se former au degré nécessaire; il faut encore qu'elle soit pratiquée de manière à conserver l'orifice de l'intestin aussi libre, & aussi ouvert qu'il est possible. La méthode de M. de la Peyronie qui consiste à coudre le mésentère au lieu de l'intestin, est bonne & judicieuse.

Il nous reste à parler d'un quatrième cas de Hernie avec gangrène, où l'intestin forme une anse qui est tombée en pourriture, & qui est adhérente à la circonférence interne de l'anneau. Ces adhérences rendent impossible l'insinuation de la partie supérieure de l'intestin dans l'inférieure, & ce cas paroît d'abord ne présenter d'autre ressource que l'établissement d'un anus nouveau dans le pli de l'aine; quelques observations cependant ont montré les ressources de la Nature & de l'Art dans des cas aussi fâcheux. Un des plus remarquables a été communiquée à l'Académie Royale de Chirurgie par M. Pipelet l'aîné. Il fit, en 1740, l'opération de la Hernie crurale à une femme à qui il trouva l'intestin, l'épiploon & le sac herniaire gangrenés, ou dans une disposition gangreneuse. Il se contenta de débrider l'arcade crurale pour mettre les parties à l'aise, & faire cesser l'étranglement; & de soutenir les forces de la malade par des cordiaux. Le onzième jour, la portion d'intestin se sépara; elle avoit cinq pouces de longueur. Depuis ce moment les matières stercorales, qui avoient jusques-là coulé en partie par l'anus, prirent absolument leur route par la plaie, dont, au bout de quatre mois, les parois furent rapprochées au point de ne laisser qu'une ouverture large comme l'extrémité du petit doigt. On n'avoit pas lieu d'attendre une guérison plus complete, & cette femme paroissoit destinée à n'avoir toute sa vie qu'un anus contre nature, lorsque tout-à-coup, après qu'elle eut pris un léger laxatif de casse & de manne, à l'occasion de quelques douleurs de colique, causées par des alimens indigestes, les matières fécales reprirent leur route vers le rectum, & ne sortirent plus que par les voies naturelles.

Cette guérison inespérée étoit dûe, sans doute, à la disposition favorable que les parties saines de l'intestin avoient contractées entr'elles vis-à-vis de l'arcade crurale. Et l'on conçoit aisément comment un cas aussi grave que l'est communément la gangrène d'une grande portion d'intestin, étranglée dans une Hernie, peut devenir aussi simple que si l'intestin n'avoit été pincé que dans une petite portion de sa circonférence. Si les deux portions saines de l'intestin contractent dans leur adossement au-dessus de l'anneau une adhérence mutuelle, il est clair qu'après la séparation de l'anse pendante au-dehors, ces portions réunies formeront un canal continu, qui ne sera ouvert que dans la partie antérieure, & si les bords de cette ouverture sont adhérens de chaque côté à la circonférence de l'anneau, celui-ci, en se resserrant, en fera la réunion parfaite.

Le pansement, dans tous les cas de cette nature, doit être aussi doux, & aussi léger qu'il est posible; rien de lourd, rien qui surcharge les parties, rien qui puisse irriter ou causer de la douleur. Le malade doit observer la diète la plus sévère, & être entretenu dans la plus grande tranquillité, soit du corps, soit de l'esprit. A l'égard des médicamens, tous ceux qu'on emploie doivent être administrés dans la vue de procurer le calme & le repos, d'appaiser la chaleur fébrile, d'entretenir le ventre libre; & s'il est nécessaire, comme cela arrive très-souvent, de résister à la putréfaction; tout le reste doit être abandonné à la conduite de la nature.

Voilà quelle est la meilleure pratique, & la doctrine la plus approuvée dans les cas de Hernie gangrenée. Cette pratique a quelquefois été suivie d'un succès heureux; mais le Praticien qui n'a que rarement occasion de voir les cas dont nous venons de parler, doit savoir combien en général il a peu à espérer, & combien la réserve & la retenue lui sont nécessaires pour ne point porter un pronostic trop avantageux. Celui qui ne juge que d'après ce qu'il a lu dans les livres, s'attend, pour l'ordinaire, fort peu aux peines & aux contre-tems qu'il rencontrera très-certainement dans la pratique.

Les Auteurs, en général, sont trop enclins à ne nous parler que de leurs succès. Ils nous rapportent avec une espèce d'enthousiasme des cas de gangrène & de mortification, dans lesquels on a retranché des portions considérables d'intestin, où l'on a fait les opérations convenables avec une grande dextérité, & dont la terminaison a été la plus heureuse. Il est certain que ces succès extraordinaires arrivent de tems-en-tems, & que la pratique moderne a pu quelquefois s'en glorifier; & il est du devoir de tout homme de chercher à les produire par tous les moyens possibles. Mais en même-tems, il ne faut pas laisser ignorer au Praticien sans expérience, combien il périt de malades pour un que l'on parvient à sauver, & que de circonstances favorables doivent concourir pour obtenir une terminaison heureuse dans des cas aussi menaçans.

L'épiploon peut, ainsi que l'intestin, se trouver dans un état tel que l'on ne puisse le replacer dans l'abdomen sans exposer le malade au plus grand danger. Heureusement les lésions de cet organe sont par elles-mêmes moins importantes que celles des intestins, & l'on peut en retrancher la partie altérée sans en redouter à beaucoup près les mêmes inconvéniens.

Les Anciens avoient déjà reconnu que l'épiploon exposé à l'air dans une plaie du bas-ventre, ou étranglé dans une Hernie, pouvoit devenir froid, livide, & tomber en mortification; & que, dans cet état, il n'étoit pas convenable d'en faire la réduction, sans avoir retranché tout ce qui étoit altéré & corrompu. Ce premier précepte amenoit naturellement celui de faire la ligature de l'épiploon, dont les vaisseaux sanguins, en grand nombre, pourroient, sans cette précaution, donner beaucoup de sang, ce qui mettroit les malades en danger. Depuis Galien, qui a fait usage de cette ligature avec succès, tous les Auteurs jusqu'à nos jours l'ont recommandée. Ils prescrivent que, si l'on trouve l'épiploon dans un état mal sain il faut y faire une ligature, précisément au-dessus de la partie altérée, couper ensuite au-dessous, & laisser pendre cette ligature hors de la plaie afin qu'on puisse plus aisément l'ôter lorsqu'elle se détache.

Lorsque l'épiploon est dans un état sain, on ne doit jamais négliger de le faire rentrer dans l'abdomen; sa souplesse, sa douceur onctueuse, la manière dont il s'étend sur la surface antérieure des intestins, qui sont dans un mouvement continuel, prouvent son utilité, & indiquent en quelque façon quels inconvéniens doivent nécessairement avoir lieu après qu'on l'a retranchée. Mais on la trouve quelquefois dans un tel état qu'il n'est plus possible de la réduire; alors il faut de deux maux choisir le moindre, & retrancher la portion qu'on ne doit pas faire rentrer dans la cavité du ventre. On est généralement d'accord sur ce point; on ne l'est pas de même sur l'état de la partie qui rend l'opération nécessaire, ni sur la manière dont on doit exécuter cette opération.

On dit généralement qu'il faut retrancher l'épiploon lorsqu'on le trouve en grande quantité & considérablement durci, & lorsqu'il est attaqué de gangrène. Ces deux états sont fort différens l'un de l'autre. Dans le dernier, la nécessité du retranchement est évidente; mais dans le premier, on le prescrit, pour l'ordinaire très-inutilement. Il est possible qu'on rencontre quelquefois un cas dans lequel il se sera fait une telle altération dans la forme & dans la consistance de la portion déplacée, par induration, extension, &c. qu'elle mette dans la nécessité d'en retrancher une partie; mais, quoique cela puisse arriver quelquefois, il n'en faut pas déduire de règle générale. La crainte que l'épiploon réduit dans le ventre, lorsqu'il est sous la forme d'une masse dure, ne nuise au malade, est le plus souvent sans fondement, ainsi que l'expérience le démontre; & l'on peut, pour l'ordinaire, lorsqu'il est dans cet état, se dispenser d'en faire l'amputation.

Il n'en est pas de même, lorsqu'il est dans un état gangrené; mais de quelle manière doit-on faire cette amputation? La plupart des Auteurs ont prescrit de lier l'épiploon au-dessus de la partie altérée, & de couper au-dessous de la ligature; & la raison qu'ils donnent pour agir de cette manière est que l'on pourra faire la résection sans crainte d'hémorrhagie. Or cette crainte est tout-à-fait chimérique, & le moyen par lequel on cherche à l'écarter est souvent accompagné de conséquences funestes qui, n'étant point supposées dériver de cette cause, ne lui sont pas attribuées. L'épanchement d'un fluide d'une autre nature, provenant des bords de la membrane divisée, n'est d'aucune importance; s'il en étoit autrement la ligature ne mettroit point à l'abri de ce danger.

La ligature, disons-nous, est non-seulement inutile, mais dangereuse, & peut quelquefois causer la mort du malade. On a vu l'épiploon s'altérer & se gangrener dans toute son étendue au-dessus de la ligature, entr'elle & l'estomac; tandis qu'il n'étoit point dans cet état avant d'être lié, & qu'on n'avoit appliqué la ligature que dans la vue de l'amputer avec plus de sûreté. M. Pott a vu une suite de mauvais symptômes, tels que les nausées, le vomissement, le hoquet, la fièvre, les anxiétés, l'agitation, l'insomnie, des douleurs aiguës dans le ventre, une impossibilité de se tenir debout, ou même de se mouvoir sans une douleur excessive, précéder la mort d'un homme à qui l'on avoit fait une ligature à l'épiploon, & chez qui l'on ne trouva après la mort que ce seul organe affecté. M. Pouteau, après avoir fait la réduction de l'intestin dans l'opération d'une Hernie, crut devoir faire la ligature de l'épiploon, parce que la partie déplacée étant d'un volume trop considérable, il auroit fallu faire une trop grande incision à l'anneau pour la réduire. Le malade fut soulagé sur-le-champ des accidens qui étoient l'effet de l'étranglement de l'intestin; mais, peu de tems après, il se plaignit d'une douleur dans le ventre; & malgré les secours qu'on lui donna, il mourut trente-six heures après l'opération, de la gangrène de l'épiploon, comme l'ouverture du cadavre le démontra. On lit, dans le troisième volume des Mémoires de l'Académie de Chirurgie, beaucoup d'exemples des mauvais effets de cette ligature, qui sont rapportés dans le Mémoire de M. Pipelet sur la ligature de l'épiploon.

Les instructions données par plusieurs Auteurs pour mettre le corps du malade en mouvement, ou pour lui donner une espèce de secousse, dans la vue de diminuer le dérangement produit par la ligature de l'épiploon, sont si absurdes, qu'elles ne mériteroient pas qu'on en fît mention, si ce n'étoit pour servir à prouver que les personnes qui ont persisté dans l'usage de cette pratique pernicieuse, ont elles-mêmes connu quelques-uns de ses mauvais effets, quoiqu'elles n'aient pas essayé d'y porter remède. Elles ont pensé que ceux qui pourroient résulter de l'hémorrhagie, ou de l'épanchement de matières sanieuses, étoient encore plus considérables; mais elles n'ont fait aucune expérience dans le dessein de s'assurer s'ils l'étoient réellement ou non.

Lorsqu'on est déterminé à retrancher une portion de l'épiploon, voici quelle est la meilleure & la plus sûre méthode de pratiquer cette opération. L'on commence par étendre avec soin la portion de cette membrane qui est altérée, tant afin de la diviser plus facilement, que pour ne pas courir le risque de couper une portion d'intestin qui pourroit s'y trouver enveloppée. S'il restoit encore quelque crainte d'hémorrhagie, on pourroit faire l'incision dans la partie gangrenée, dont on ne laissera que ce qui est exactement nécessaire pour se mettre à l'abri de cette crainte. On se servira, pour faire cette résection, d'une bonne paire de ciseaux droits, qui sont ici préférables au bistouri, à cause de l'extrême lâcheté de cette membrane, dont on fera rentrer ensuite le bord dans l'abdomen.

Appareil & bandage après l'opération.

L'appareil qu'il faut appliquer après l'opération de la Hernie, doit être extrêmement simple. Les Anciens, & même tous les Chirurgiens presque jusqu'à nos jours en avoient une idée bien différente. Saviard, l'un des meilleurs Praticiens du commencement de ce siècle, s'explique avec précision sur ce sujet. La réduction faite, il mettoit dans la plaie une assez grosse tente, dont l'extrémité étoit émoussée, & qui étoit attachée avec un fil, qu'il plaçoit vers l'angle supérieur; il remplissoit la plaie de bourdonnets & de plumaceaux; il faisoit après cela des onctions anodynes aux environs & sur le bas-ventre, puis il appliquoit des compresses triangulaires sur l'aine, & une plus grande sur l'hypogastre, & il assujettissoit le tout par le bandage nommé *Spica*. Dionis recommandoit que ce bandage fût très-serré.

Tout cet appareil étoit destiné à prévenir une nouvelle chûte de la Hernie; mais il étoit tout au moins inutile. Car après la réduction, le malade étant couché sur le dos, l'appareil & le bandage le plus simple sont plus que suffisans pour empêcher l'intestin de ressortir. Sa place naturelle est dans le ventre, & l'on voit dans les cas d'étranglement, qu'à peine les obstacles sont levés, qu'il rentre souvent de lui-même. La plaie doit être regardée comme une simple solution de continuité en partie saine; ce qu'il y a de mieux à faire, c'est de la remplir de charpie mollette, & d'attendre que celle-ci se détache par la suppuration.

Le bandage, appellé *Spica*, est aussi embarrassant qu'il est peu utile; il est difficile à appliquer & fatiguant pour le malade; ce qui fait qu'on ne peut pas le changer aussi souvent que la propreté l'exigeroit. D'ailleurs il est parfaitement inutile; car l'on ne peut, par son moyen, faire de compression sur la plaie, comme c'est le but qu'on se propose en l'appliquant. Le bandage de corps avec le triangulaire de l'aine, ou le bandage en *T*, suffisent dans la plupart des cas pour contenir les compresses.

Après la guérison de la plaie, qu'on obtient assez facilement, Dionis recommande de faire porter un bandage pendant deux ou trois mois, pour prévenir le retour de la Hernie; il croit qu'ensuite on peut s'en dispenser, parce que la cicatrice retient dans leur place les parties auparavant déplacées. Mais, pour l'ordinaire, il est prudent de le porter plus long-tems; il y a même des personnes qui ne peuvent jamais le quitter tout-à-fait.

De l'étranglement de l'intestin, causé par le col du sac herniaire après la réduction.

Nous ne pouvons omettre de faire mention de l'opinion de quelques Auteurs, qui ont avancé que l'étranglement d'une Hernie subsistoit quelquefois après sa réduction, en conséquence de la compression exercée par le col du sac, celui-ci étant rentré dans l'abdomen avec les parties qu'il contenoit. L'on a sur-tout fondé cette opinion sur une observation de M. Le Dran, qui raconte que, dans un cas de Hernie qu'il avoit réduite avec quelque difficulté, les symptômes d'étranglement continuèrent, & que le malade mourut. « En ouvrant le corps, on trouva, dit-il, dans le ventre, le sac herniaire qui avoit trois pouces de profondeur sur huit de circonférence; & dans ce sac étoit encore enfermée une demi-aune de l'intestin jejunum. Tenant le sac à pleines mains, on voulut en faire sortir l'intestin, en le tirant par l'un des bouts; mais la chose fut impossible, tant l'entrée du sac étoit resserrée; pour en venir à bout, il fallut ouvrir cette entrée avec des ciseaux.

On peut encore voir, dans les Notes de M. La Faye sur Dionis, un exemple de cette espèce de cas, au moins de ce qui fut pris pour tel.

Nous avons déjà vu ce que l'on devoit penser de la possibilité de faire rentrer dans l'abdomen le sac herniaire, lorsqu'il en a été long-tems dehors. Dans le cas dont il est ici question, il s'agissoit d'une vieille Hernie, dont on supposoit que le col du sac qui la renfermoit, avoit été retréci par la longue pression de la pelotte d'un bandage. Cette supposition est probable; mais il faut considérer aussi que la même pression doit nécessairement occasionner des adhérences de l'extérieur du sac à la membrane cellulaire qui l'environne; & quand même on supposeroit le sac lâche & non adhérent en tout autre endroit, ce qui ne se rencontre jamais dans les Hernies anciennes; cela seul empêcheroit toujours qu'il ne rentrât dans le ventre.

On dit qu'en faisant bien attention à la manière dont une Hernie remonte, on peut distinguer si le sac rentre ou non; que, s'il rentre, on sentira passer sous le doigt un corps dur, renfermant l'intestin en bloc, & que l'on n'entendra pas alors le gargouillement qui a lieu ordinairement quand le sac ne rentre pas. Mais ce signe, que l'on donne comme pathognomonique de ce cas, qu'on avoue être fort rare, & qu'il est en même-tems si important de reconnoître, se rencontre presque toujours lorsqu'une portion de l'épiploon, qui a été long-tems comprimée, remonte en même-tems que l'intestin.

En supposant qu'on eût quelques signes clairs & indubitables par lesquels on pût toujours reconnoître si ce cas a lieu, ils ne seroient pas d'un grand avantage. Il faut que l'intestin soit réduit avant qu'on puisse en avoir la certitude, & quand on auroit les indices les plus manifestes de ce qui ne peut être jamais que soupçonné, on ne pourroit y appliquer aucun remède, à moins qu'on ne voulût tenter une opération très-longue, très-fatiguante & très-douloureuse, dont il seroit bien difficile d'obtenir aucun succès. L'inflammation de l'intestin, subsistante après la réduction; son resserrement à un point tel qu'il n'est plus dilatable, comme M. Ritsch l'a observé (1); une bride ligamenteuse derrière l'anneau, ou ailleurs dans l'intérieur du ventre, accident dont on a vu quelquefois des exemples; une portion de l'épiploon qui enveloppe assez souvent l'intestin dans la Hernie, & dont la réduction peut être

(1) Mémoires de l'Académie de Chirurgie, Tome IV.

simultanée, sont des causes assez sensibles de la persévérance de l'étranglement, pour dispenser d'avoir recours à une cause simplement présumée, qu'on ne peut admettre sans renoncer aux premières notions de l'Anatomie-pathologique.

On ne voit pas comment, dans la réduction d'une Hernie avec la main, l'on pourroit tirer aucun avantage de cette découverte supposée; & lorsque l'opération devient nécessaire, elle ne peut être non plus d'aucune conséquence. Car, si l'opération est faite suivant la méthode généralement approuvée, le sac herniaire sera divisé dans toute sa longueur; ou, si l'on préfère celle que nous avons décrite d'après M. Monro, l'on ouvrira le col du sac dans tous les cas où il pourroit mettre un obstacle à la réduction; & par conséquent l'intestin ne peut jamais être réduit tant qu'il est soumis à quelque étranglement de la part du sac.

Des Hernies inguinales chez les femmes.

Les Hernies par les ouvertures des tendons des muscles obliques chez les femmes, sont sujettes aux mêmes symptômes, & exigent presque le même traitement général que les Hernies inguinales chez les hommes; &, de même que ces dernières, elles se guérissent souvent radicalement, lorsqu'elles ne sont pas mal conduites, ou négligées dans le commencement. La même espèce de bandage & les mêmes précautions, quant à la manière de le porter, sont aussi nécessaires.

Le tissu lâche du scrotum & de la membrane cellulaire, qui environne les vaisseaux spermatiques, rend la tumeur herniaire beaucoup plus considérable chez les hommes que chez les femmes, & elle ne descend pas aussi bas chez celles-ci, que chez les premiers, pour des raisons assez manifestes.

La Hernie inguinale, chez les femmes, lorsqu'elle est récente, présente le même aspect que le bubonocèle chez les hommes; & lorsqu'il se déplace une plus grande quantité d'intestin ou d'épiploon, qu'il n'en peut tenir dans l'aîne, elle s'avance jusques dans une des grandes lèvres, & forme quelquefois une tumeur d'un volume considérable.

Lorsqu'elle est facile à réduire, comme lorsqu'elle est étranglée par l'ouverture du tendon abdominal, elle cause aussi peu de douleur, ou elle est accompagnée des mêmes symptômes, & exige le même traitement que chez les hommes. Il faut se rappeller seulement que le sac herniaire chez les femmes se trouve plus près de la peau que chez les hommes, & que, lorsqu'il s'agit de faire l'opération, il faut procéder avec plus de prudence encore que chez ceux-ci, de peur de s'exposer à blesser les parties contenues dans le sac.

La portion d'intestin, qui se trouve étranglée dans le bubonocèle des femmes, est quelquefois si petite, qu'elle ne produit qu'une tumeur fort légère, c'est pourquoi, lorsqu'elle est récente, elle reste souvent ignorée chez celles que la pudeur retient. Si, par hasard, elle rentre avant que sa contexture soit altérée, la maladie est considérée comme une simple colique. Si la gangrène s'y met, & devient mortelle, on la prend pour une colique inflammatoire ou passion iliaque; plusieurs femmes ont ainsi perdu la vie, parce qu'on n'a point connu la cause de leur mal. C'est pourquoi il est du devoir de tout Médecin, lorsqu'il est appellé auprès d'une femme qui paroît attaquée d'une colique, dont les symptômes ressemblent à ceux de la passion iliaque, d'y apporter toute son attention, & de ne pas négliger d'examiner s'il y a quelque tumeur dans l'aine, au ventre, ou aux grandes lèvres; & lorsqu'il en trouve une, d'en bien constater la nature, avant que d'aller plus loin.

De la Hernie crurale.

La Hernie crurale ou fémorale tire son nom de sa situation, la tumeur qu'elle occasionne étant placée à la partie supérieure & antérieure de la cuisse.

Pour bien comprendre la nature & la situation de la Hernie crurale, il faut se rappeller la disposition du muscle oblique descendant, ou externe de l'abdomen, dont la partie tendineuse, qui va obliquement en bas de la crête de l'os ilion vers la symphyse du pubis, est, en quelque façon, repliée sur elle-même. C'est ce bord ainsi replié que quelques-uns appellent le Ligament de Poupart, & d'autres le Ligament de Faloppe, comme si c'étoit un corps séparé & distinct. Dans tout l'espace entre les deux points où il est fixé, ce ligament est lâche, & n'adhère à aucun os; & tout le creux qui résulte de la courbure de l'os ilion entre ces deux points, est rempli par la membrane cellulaire, la graisse & les glandes, & par les vaisseaux cruraux. Toutes ces parties sont couvertes par une expansion tendineuse du muscle oblique externe, qui va se perdre dans le *fascia lata* de la cuisse.

Les parties, qui forment une Hernie crurale, passent sous ce ligament, & produisent une tumeur à la partie supérieure & antérieure de la cuisse. On dit ordinairement que le sac passe sur l'artère & la veine crurale, qui sont placées immédiatement derrière lui; mais cela n'est pas exact. La descente se fait sur un côté de ces vaisseaux plus près de l'os pubis; & le sac herniaire, lorsqu'il n'est pas considérablement distendu, est placé entre cet os & les vaisseaux cruraux.

La Hernie crurale n'est pas aussi sujette à l'étranglement que la Hernie inguinale, parce que l'intestin y trouve un plus grand espace. Mais lorsque cet accident arrive, les symptômes son si exactement les mêmes que dans une Hernie inguinale étranglée, qu'il est absolument nécessfaire de remettre les parties dans leur place. La méthode pour tenter la réduction, & le traitement du malade dans les cas difficiles, sont encore les mêmes, avec cette seule différence, que dans la Hernie inguinale, la partie qu'on a à réduire doit être pressée obliquement vers l'os ilion, au lieu que, dans la Hernie crurale, la pression doit se faire directement en haut, ou un peu vers le pubis.

Lorsque la réduction ne peut se faire avec le seul secours de la main dans la Hernie crurale, elle devient, ainsi que l'autre, l'objet d'une opération Chirurgicale, par laquelle on ouvre le sac, on détruit l'étranglement & l'on réduit les parties déplacées.

L'incision doit être faite à travers la peau & le tissu cellulaire dans toute la longueur de la tumeur. Sous ces organes on apperçoit l'expansion tendineuse, & immédiatement au-dessous, le sac Herniaire. On divise encore ces parties avec précaution, & la portion d'intestin étant par-là mise à découvert, on doit tenter de la réduire sans diviser le tendon, parce que l'espace considérable qui se trouve, soit entre l'ilion & le pubis, soit entre ces os & le ligament de Poupart, permet souvent d'y réussir, & que la division de ce ligament ne se fait toujours aussi heureusement que la dilatation de l'anneau abdominal par l'incison de son bord. Car, lorsqu'on fait cette division, il y a deux parties importantes qu'il faut éviter avec soin de toucher; savoir, l'artère épigastrique & le cordon spermatique. Si l'incision du ligament se fait directement en haut, le cordon spermatique qui suit le bord de ce ligament dans presque toute sa longueur sera certainement divisée; si, pour éviter cela, l'on porte le bistouri très-obliquement vers l'os ilion, l'artère épigastrique subira le même sort; & si l'on donne à l'incision du ligament une certaine étendue, de quelle manière qu'on la fasse, on courra grand risque d'endommager une des parties dont nous venons de faire mention.

De ces deux parties, le cordon spermatique est celle dont on doit le plus s'occuper, parce que sa division rendroit le testicule du même côté inutile. Si l'artère étoit offensée il faudroit en faire la ligature, mais cela n'est pas très-facile à exécuter, l'artère épigastrique est considérable chez la plupart des hommes; elle sort immédiatement du trou de l'artère crurale: à son origine, elle est, pour ainsi dire, dans un lit de graisse, le jet du sang doit en être rapide, & le passage de l'aiguille autour de cette artère ne peut être que très-difficile, pour ne pas dire très-dangereux, à cause du voisinage des vaisseaux cruraux, surtout chez les personnes qui ont beaucoup d'embonpoint. C'est pourquoi il faut, autant qu'il est possible, éviter d'avoir à faire cette ligature, & ne pas trop tôt se rebuter dans les tentatives que l'on fait pour réduire l'intestin; si l'on ne peut éviter de diviser le ligament, il faut appliquer très-exactement l'extrémité du bistouri contre celle du doigt index, qu'on tiendra fixé derrière le bord du tendon, & l'on ne fera l'incision qu'aussi grande précisément qu'il est nécessaire.

Quelques Auteurs, frappés du danger qui accompagne cette partie de l'opération, ont proposé de ne faire que dilater le passage, au lieu d'inciser le ligament; & M. Arnaud a proposé une espèce d'érigne, ou de levier courbé pour le soulever jusqu'à ce que l'on ait pu réussir à reduire les parties déplacées. (1)

M. Bell a proposé une méthode particulière, qu'il regarde comme devant remplir en entier le but qu'on se propose par l'incision, sans avoir les dangers de celle-ci. Elle consiste à diviser le ligament dans une partie seulement de son épaisseur. Pour cet effet, le Chirurgien passe l'index de la main gauche entre ce ligament, & l'intestin, il fait ensuite de haut en bas une légère incision d'environ un pouce de long à la surface du prémier, & jusques à son bord; & par de nouveaux coups de bistouri bien ménagés, & suffisamment répétés, il fait pénétrer cette incision dans presque toute l'épaisseur du ligament, de manière à n'en laisser qu'une lame très-mince. Alors il retire son doigt, & le ligament qui se trouve très affoibli en cette partie, cédant un peu, il réduit facilement l'intestin. De cette manière on ne risque point de blesser, ni les vaisseaux spermatiques, ni l'artère épigastrique, & l'on va cependant au but, qui est de dilater suffisamment le passage de la Hernie pour faire cesser l'étranglement.

La Hernie crurale étant, à tout autre égard, parfaitement semblable à la Hernie inguinale, & le traitement de l'une étant le même que celui de l'autre, nous ne répéterons pas ce que nous avons dit en parlant de celle-ci; mais nous ferons remarquer que l'on ne peut faire usage ici d'aucune espèce de bandage pour contenir l'appareil après l'opération, sans incommoder beaucoupr le malade, & qu'il faut se contenter de le fixe par quelques bandelettes d'emplâtre agglutinatif.

Nous avons observé ci-dessus qu'en raison de la conformation particulière des parties intéressées dans cette espèce de Hernie, on la rencontre plus souvent chez les femmes que chez les hommes. Quoique le danger de l'opération semble devoir être moindre chez elles, celui de blesser l'artère épygastrique est le même que chez les hommes, & l'on ne doit pas par conséquent y procéder avec moins de prudence.

Hernie congéniale.

Si l'on se rappelle la description que nous avons donnée ci-dessus des parties principalement

(1) Mémoires de Chirurgie, par G. Arnaud. Vol. II, pag. 754.

intéressées

dans les cas de Hernies, on doit comprendre que, dans les espèces de Hernie que nous venons de décrire, les parties déplacées se trouvent nécessairement contenues dans un sac particulier, qui, dans la Hernie scrotale, est parfaitement distinct & séparé du testicule. On se rappellera aussi que le sac d'une Hernie congéniale est formé par la tunique vaginale du testicule même; tunique dont l'ouverture supérieure se ferme, pour l'ordinaire, peu après la naissance, dès que le testicule est sorti de l'abdomen; à moins que quelque portion d'intestin ou d'épiploon ne vienne à s'y introduire, auquel cas elle ne se ferme point, & les parties déplacées demeurent en contact avec le testicule. Tel est le caractère de la Hernie congéniale, maladie qui n'est pas rare; mais qui n'a été connue que très-récemment.

Lorsqu'il se manifeste une Hernie dans l'enfance la plus tendre, il est toujours probable qu'elle est congéniale. Mais, chez un adulte, il n'y a aucun lieu de supposer que la Hernie soit de cette espèce, à moins qu'il n'en ait été affligé dès l'enfance. Toute Hernie qui s'est formée par degrés, c'est-à-dire, qui a d'abord été inguinale, & ensuite scrotale, ne sauroit être congéniale; au lieu que les malades affligés de celle-ci, ne se souviennent jamais de l'avoir eue seulement dans l'aine. D'ailleurs il n'y a aucun caractère par lequel on puisse avec certitude distinguer cette espèce de celle qui est contenue dans un sac herniaire ordinaire.

Lorsqu'elle est susceptible de réduction, il faut la réduire comme toutes les autres espèces de Hernies, & maintenir constamment les parties replacées par un bandage convenable. Lorsqu'elle est accompagnée de symptômes d'étranglement, elle exige le même secours chirurgical que la Hernie ordinaire.

Chez les enfans fort jeunes, il y a quelques circonstances relatives à cette Hernie, auxquelles il est très-à-propos de faire attention, parce qu'elles peuvent être d'une conséquence fort importante pour le malade.

Une portion d'intestin ou d'épiploon peut être descendue assez bas dans le sac, tandis que le testicule est encore dans l'aine, ou même dans le ventre. Alors l'application d'un bandage seroit dangereuse; car, dans le premier cas, il offenseroit le testicule, sans pouvoir être d'aucun usage, & dans le second, il l'empêcheroit de descendre dans le scrotum. Il ne faut jamais appliquer de bandage à un enfant, à moins qu'on ne sente bien le testicule dans le scrotum, après avoir replacé l'intestin ou l'épiploon.

Comme cette espèce de Hernie est sujette à l'étranglement & à toutes ses suites, aussi bien que celle qui est contenue dans un sac herniaire commun, & comme par conséquent elle peut être dans le cas d'exiger l'opération chirurgicale, il est très-à-propos que le Chirurgien sache qu'une vieille Hernie, qui étoit originairement congéniale, est exposée à un étranglement causé par le sac lui-même, & indépendant du tendon abdominal, aussi bien qu'à celui qui est occasionné par ce tendon.

On trouve dans cette Hernie, plus souvent que dans l'espèce scrotale, des adhérences des parties entr'elles; mais le Chirurgien doit être sur-tout très-attentif à celles qui peuvent avoir lieu entre l'intestin & le testicule; elles demandent à être traitées avec toute la dextérité dont il est capable.

Lorsqu'un sac herniaire ordinaire a été ouvert, & que l'intestin & l'épiploon ont été replacés, il ne peut plus rien y rester qui soit dans le cas d'exiger un soin particulier de la part du Chirurgien. Mais, par la division du sac d'une Hernie congéniale, le testicule est mis à découvert; & lorsque les parties déplacées ont été réduites, il exige beaucoup de soins dans les pansemens qui suivent, parceque c'est une partie fort irritable, & fort susceptible de douleur, d'inflammation, &c.

S'il s'étoit amassé une grande quantité de fluide dans le sac, d'une Hernie congéniale, & si par les adhérences des parties contenues, l'entrée de ce sac qui communique à l'abdomen étoit totalement fermée, cas qu'on observe quelquefois, les qualités extérieures de la tumeur, la difficulté de distinguer le testicule & la fluctuation du fluide pourroient induire en erreur, & faire prendre la Hernie pour une Hydrocèle ordinaire; & si, sans faire assez d'attention aux circonstances, mais s'en rapportant simplement au toucher, & à l'aspect qu'offriroit le scrotum, on faisoit précipitamment la ponction, il en résulteroit beaucoup d'inconvéniens, & elle pourroit donner lieu aux suites les plus funestes.

Hernie ombilicale.

L'exomphale, ou la Hernie ombilicale, est ainsi appellée à cause de la place qu'elle occupe; & de même que les autres espèces de Hernie, ce qu'elle contient ordinairement est une portion d'intestin ou d'épiploon, ou de l'un & de l'autre. Dans les vieilles Hernies ombilicales la quantité d'épiploon est souvent assez considérable. On a trouvé quelquefois une portion de l'estomac, ou du foie, ou même de la rate dans le sac d'une Hernie ombilicale.

Quelles que soient les parties contenues, elles sont originairement renfermées dans un sac formé par un prolongement du péritoine.

Dans les Hernies petites & récentes, ce sac est très-évident; mais, dans celles qui sont anciennes & considérables, le sac se trouve tellement confondu avec les parties voisines, qu'on a quelquefois douté si cette espèce de Hernie avoit un sac herniaire ou non.

Les enfans nouveaux nés sont fort sujets à cette maladie; mais, en général, ils s'en débarrassent, & on les guérit aisément par le moyen d'un bandage convenable. Les personnes qui ont beaucoup d'embonpoint y sont aussi plus exposées que les personnes maigres, parce que chez les premières, les muscles abdominaux sont fort distendus, & que l'ouverture ombilicale se trouve par-là plus dilatée qu'elle ne le seroit sans cette circonstance. C'est par la même raison que les femmes enceintes contractent aussi assez fréquemment cette espèce de Hernie vers la fin d'une grossesse, plutôt qu'à toute autre époque. Aussi doit-on apporter beaucoup de soin à la guérir dans l'enfance, particulièrement chez les jeunes filles, afin qu'elles n'en soient pas incommodées lorsqu'elles seront femmes, & enceintes; ce qui arrivera plus facilement chez elles en conséquence de la trop grande distension du ventre, ou de quelque mouvement inconsidéré lorsque les parties seront distendues, que chez celles qui n'y auroient jamais été sujettes. Quelque incommode qu'elle soit pendant la grossesse, elle l'est moins après l'accouchement, les parties rentrant d'elles-mêmes, pour l'ordinaire, lorsqu'elles n'ont point contracté d'adhérences, & l'on peut les maintenir dans leur place par le moyen d'un bandage convenable.

Si ce bandage étoit toujours appliqué à tems, & porté constamment, on pourroit en général empêcher la maladie de faire des progrès, & prévenir quelques-unes des conséquences terribles qui l'accompagnent souvent. La femme qui l'a au plus petit degré, & qui a lieu d'espérer des enfans, doit apporter les soins les plus particuliers à l'empêcher d'augmenter.

Dans quelques cas, l'entrée du sac est large, & les parties sont faciles à réduire; dans d'autres, la réduction est difficile, ou tout-à-fait impossible.

On a souvent réussi à prévenir pendant bien des années, les incommodités qui pouvoient résulter de celles de la dernière espèce, en les tenant suspendues par un bandage convenable.

Les personnes affligées de cette maladie, qui sont avancées en âge, & chez lesquelles la Hernie est considérable, sont ordinairement sujettes à des coliques, à des diarrhées, &, lorsque le canal intestinal se trouve bouché par des matières, à des vomissemens très-fâcheux, qu'on a quelquefois attribués mal-à-propos à un étranglement de l'intestin. Il est donc essentiel qu'elles aient soin d'entretenir le passage intestinal aussi libre qu'il est possible, & de ne rien manger ni boire qui soit capable de causer quelque désordre dans cette partie.

La cure proposée par les Auteurs est radicale ou palliative.

Celse, Paul d'Egine, Albucasis, Severin, & beaucoup d'autres font mention d'une cure radicale par la ligature.

Medicamentis aut ferro umbilicum adurere, voilà ce que propose Fabrice d'Aquapendente. Mais il est vrai qu'après avoir décrit les deux méthodes, il les soumet à de telles restrictions, eu égard à l'âge, au tempérament, au volume de la tumeur, au tems de l'année, &c. qu'il finit presque par défendre de les mettre en usage; & il est à souhaiter que personne ne tente de les faire revivre.

Le traitement par la ligature se fait de deux manières; dans l'une, l'on soulève, en la prenant avec les doigts, ou avec un petit crochet, la peau qui couvre la tumeur, afin de la séparer de l'intestin; on passe ensuite tout au tour de la tumeur une forte ligature, que l'on serre de manière cependant qu'elle n'embrasse que la peau, qui est ainsi ramenée en avant, & qui tombe ensuite en gangrène. Dans l'autre, après avoir soulevé la peau de la même manière, on la traverse par une aiguille armée d'un double lien, que l'on serre ensuite de chaque côté pour produire le même effet. Ces deux méthodes, quoique recommandées par de graves Ecrivains, sont sujettes à des objections & à des difficultés si palpables, que nous ne nous arrêterons pas à faire voir qu'elles doivent être pour toujours abandonnées.

La Hernie ombilicale, de même que la Hernie inguinale, devient le sujet d'une opération de Chirurgie, lorsque les parties ne peuvent être réduites avec le seul secours de la main, & qu'elles sont resserrées au point de produire de fâcheux symptômes. Mais, en général, l'on ne doit pas se presser de recourir au bistouri pour cette espèce de Hernie, parce que le succès de cette opération est fort rare, parce que les symptômes alarmans, qui ont lieu dans les cas dont il s'agit, sont fréquemment dûs à des causes qui ont leur siège dans le canal intestinal, & beaucoup moins souvent qu'on ne l'imagine pour l'ordinaire, à un étranglement produit par les bords de l'ouverture ombilicale; étranglement néanmoins qui existe quelquefois.

Lorsque l'opération devient nécessaire, elle consiste à diviser la peau & le sac herniaire, de manière à délivrer l'intestin de l'étranglement, & à procurer au Chirurgien la facilité de le faire rentrer dans le ventre, s'il est en bon état. Mais s'il est gangrené, il faut d'abord retrancher la partie altérée, & dériver ensuite par la plaie les matières stercorales, en y établissant un anus artificiel, ainsi que nous l'avons expliqué pour la Hernie inguinale.

Hernie ventrale.

Dans cette espèce de Hernie, les parties déplacées sortent entre les interstices des muscles abdominaux. Tous les points de la partie antérieure du ventre peuvent être sujets à ces sorte d'accidens ; mais leur siège le plus fréquent est dans les muscles droits, ou entre ces muscles. Lorsque l'estomac est une des parties qui forment la Hernie, on apperçoit la tumeur immédiatement au-dessous ou à côté du cartilage xiphoïde.

Le traitement de la Hernie ventrale est le même que celui de la Hernie ombilicale. Lorsqu'on peut réduire les parties avec la main, on obtient assez fréquemment une guérison complette par l'usage constant d'un bandage bien fait, & convenablement appliqué, sur-tout chez des jeunes sujets. L'on est rarement dans le cas de recourir à l'opération pour toutes sortes de Hernies ; cependant, si elles étoient accompagnées de symptômes d'étranglement manifestes & urgens, il ne faudroit pas hésiter à la pratiquer.

Les Hernies ventrales contiennent quelquefois d'autres viscères que les intestins ou l'épiploon ; on en a vu qui contenoient non-seulement une portion de l'estomac, mais une portion du foie, ou de la rate, & même la matrice dans l'état de grossesse.

Hernie du trou ovalaire.

Dans cette espèce de Hernie, les viscères sortent par le trou ovalaire du bassin entre le pubis & l'ischium. Cette maladie est fort rare ; cependant comme elle se voit quelquefois, il est bon de ne pas la passer sous silence.

La plupart des symptômes en sont les mêmes que ceux des autres Hernies que nous avons décrites. Mais on la distingue par le siège de la tumeur, qui, chez les hommes, se trouve à la partie supérieure & intérieure de la cuisse, vers le haut du périnée, & chez les femmes, au-dessous de l'une des grandes lèvres. Dans l'un & l'autre sexe, elle repose sur le muscle obturateur externe, entre le périnée & la première attache du muscle triceps de la cuisse.

Le trou ovalaire étant fermé en partie par une substance membraneuse ou ligamenteuse, & en partie par les muscles obturateurs, on supposoit, pour l'ordinaire, que cette Hernie étoit occasionnée par le relâchement de quelqu'une de ces parties ; mais un examen plus attentif a fait reconnoître que les viscères s'échappent ici par l'ouverture qui sert de passage aux vaisseaux sanguins & aux nerfs.

Le traitement général est le même que pour toute autre Hernie, & lorsqu'on a réduit les parties, il faut les maintenir dans l'abdomen par un bandage. Mais, dans les cas de cette nature, la tumeur est, pour l'ordinaire, si petite, qu'on ne peut la découvrir que par un examen très-attentif ; il est rare que son volume la fasse appercevoir, à moins que la douleur locale & les symptômes ordinaires d'une Hernie étranglée ne la fassent soupçonner.

Si on la reconnoît à tems, & que l'opération paroisse nécessaire, après avoir mis les parties déplacées à découvert, on tâchera encore de les réduire. Si l'on n'en vient pas à bout, comme la maladie se terminera certainement par la mort, à moins qu'on ne vienne à bout de détruire l'étranglement, il faut tenter de dilater le passage. Mais comme il est à-peu-près impossible de le faire avec l'instrument tranchant, sans offenser quelqu'un des vaisseaux sanguins qui passent par le trou ovalaire, ce qui seroit également cause de la mort du malade, vu le diamètre considérable de ces vaisseaux, dont la profondeur, ainsi que la situation des parties, rendent la ligature impossible, il faut tâcher d'y suppléer au moyen d'un crochet ou d'un levier courbé, semblable à celui que M. Arnaud a imaginé pour la Hernie crurale. *Voyez* les Planches. On insinuera l'extrémité de cet instrument entre l'intestin & le ligament ; on étendra, par son moyen, le bord de l'ouverture jusqu'à ce que l'on ait suffisamment élargi le passage, & l'on fera la réduction, dès qu'elle sera praticable.

Hernie de la vessie, ou Hernie cystique.

La vessie est quelquefois une des parties constituantes d'une Hernie, soit que les parties déplacées sortent par l'anneau abdominal, ou par l'arcade crurale, ou par un écartement des fibres musculaires au périnée. On a vu aussi des exemples de Hernie de vessie dans le vagin, formant dans sa cavité une tumeur considérable.

Comme la vessie n'est couverte qu'en partie par le péritoine, & comme elle ne peut sortir par l'anneau abdominal, ou par-dessous le ligament de Poupart, qu'en se glissant entre cette membrane & les muscles abdominaux, il est aisé de voir que la Hernie cystique ne sauroit être contenue dans un sac, comme les Hernies intestinales ; & lorsqu'elle forme une descente en quelqu'endroit du périnée, la portion qui sort n'a aucune connexion avec le péritoine. Quelquefois la vessie se trouve seule dans une Hernie inguinale ou crurale ; d'autres fois elle y est accompagnée d'une portion d'intestin, ou d'épiploon, ou de l'un & de l'autre. Dans la Hernie inguinale, la portion de vessie déplacée se présente toujours entre le sac herniaire & le cordon spermatique, c'est-à-dire, derrière la tumeur intestinale.

La marque la plus distinctive de cette espèce de Hernie est une tumeur accompagnée de fluctuation dans quelqu'une des parties qui peuvent en être le siège, laquelle, pour l'ordinaire, s'affaisse quand le malade rend des urines. Lorsque cette tumeur est considérable, le malade, pour l'ordinaire, ne peut uriner qu'après l'avoir comprimée, & s'être placé de manière que la tumeur se trouve aussi élevée que possible ; mais, lorsqu'elle est petite, & qu'elle rentre facilement, le malade urine sans difficulté & sans avoir besoin de la comprimer.

Lorsque la vessie forme une Hernie, seule, & sans complication d'aucun autre viscère, cet accident, pour l'ordinaire, survient en conséquence d'une suppression d'urine. C'est pourquoi, dans le traitement de cette maladie, il faut se tenir en garde, autant qu'il est possible, contre toutes les causes qui peuvent occasionner cette suppression; & lorsque l'on peut réduire la Hernie, ce qui n'est pas toujours praticable, à cause des adhérences que la vessie peut avoir contractées depuis son déplacement, on doit la contenir par un bandage convenable. Mais, lorsqu'elle est un peu ancienne, ou qu'elle a acquis un certain volume, la surface extérieure de la vessie se trouve adhérente au tissu cellulaire, & il faut que le malade se contente d'un suspensoir. Lorsque la vessie tombe dans le vagin, il faut pour la réduire, placer la malade sur le dos, les reins un peu élevés, & presser la tumeur avec les doigts pour la faire rentrer. On l'empêche de sortir de nouveau à l'aide d'un pessaire qui a la forme d'un cylindre creux, ou plutôt d'un gland, *Voyez* les Planches; moyen dont on se sert aussi avec succès dans les Hernies intestinales qui se forment quelquefois dans la même partie.

Dans le cas de complication avec un bubonocèle, il faut, si l'opération devient nécessaire, apporter la plus grande attention pour ne pas ouvrir la vessie au lieu du sac, derrière lequel on la trouvera toujours située.

Il est encore possible quelquefois de se tromper, faute d'attention, en prenant la Hernie de la vessie pour une Hydrocèle, & si on la traite comme telle, il peut en résulter des accidens fâcheux, & même mortels.

On a vu quelquefois des pierres engagées dans cette partie de la vessie qui demeure en dehors; & dans ce cas, si on jugeoit nécessaire d'en faire l'extraction, il sera toujours plus convenable de ne point tenter de réduire la Hernie jusqu'à ce que la plaie de la vessie soit cicatrisée, afin de prévenir l'extravasation d'urine qui pourroit se faire en-dedans, & qui probablement nuiroit au malade. On doit avoir la même précaution lorsque, par accident, on auroit blessé cet organe, en faisant l'opération de la Hernie, ou lorsqu'on en trouveroit une portion dans un état de gangrène.

Moyens qu'on a tentés pour opérer une cure radicale.

Nous avons dit, ci-devant, que les moyens employés pour obtenir, soit une cure palliative, soit une cure radicale, étoient exactement les mêmes; & que l'événement dépendoit de plusieurs circonstances que le Chirurgien ne peut ni diriger ni changer, telles que l'âge du malade, la nouveauté ou l'ancienneté de la Hernie, l'épaisseur du sac herniaire, l'étendue des ouvertures abdominales, &c. Cependant on a souvent parlé de moyens propres à guérir radicalement cette maladie, & les ouvrages des Anciens font partout mention des méthodes & des remèdes destinés à remplir cet objet. Mais, dans tous les tems, presque aucun de ceux qui ont eu recours à ces moyens, n'ont été guéris; plusieurs même sont demeurés mutilés, après avoir souffert des douleurs excessives. Les principaux de ces moyens étoient le cautère actuel, le caustique, la castration, le point doré, le point royal, ou le traitement par incision.

On trouve dans Avicenne, Albucasis, Paul d'Egine, Fabrice d'Aquapendente, Guy de Chauliac, Severin, Roland, Theodoric, Wiseman, & d'autres, la description du traitement par le cautère actuel qui se faisoit de la manière suivante.

Après avoir préparé le malade par la diète & les purgations, on le met dans une situation verticale; on le fait tousser, ou éternuer, pour forcer l'intestin à s'avancer dans l'aine, le plus qu'il est possible, & l'on marque avec de l'encre la circonférence de l'espace qu'occupe l'intestin saillant dans cette partie. Ensuite le malade étant couché sur le dos, on fait rentrer doucement l'intestin dans la cavité du ventre, & l'on applique un fer rouge sur toute l'étendue de l'espace renfermé dans la ligne qu'on a tracée avec de l'encre. Pour cet effet, on a conseillé des fers de différentes formes & grandeurs; & les Auteurs ont varié beaucoup entr'eux, non-seulement sur ces circonstances, mais encore sur l'intensité qu'on doit donner à l'effet du cautère. Quelques-uns veulent qu'on l'applique plusieurs fois jusqu'à dépouiller l'os pubis; d'autres conseillent de ne détruire que la peau par ce moyen, & de consumer les parties subjacentes par des applications caustiques; mais tous s'accordent à dire que l'exfoliation de l'os est une partie nécessaire de l'opération. On fait ensuite observer au malade le régime le plus sévère, on le tient couché sur le dos pendant tout le traitement, jusqu'à ce que l'escarre étant tombée, & l'exfoliation faite, la plaie soit entièrement cicatrisée. On lui enjoint de porter un bandage pendant quelque tems après sa guérison pour prévenir une nouvelle descente, à laquelle il est encore sujet, malgré toutes les douleurs qu'il a éprouvées, & tout le danger de l'opération à laquelle il s'est soumis.

Il paroît que le traitement par le caustique a succédé au traitement par le cautère. Il est décrit par la plupart des mêmes Auteurs que nous avons cités, comme ayant parlé de ce dernier.

Après avoir pris les mêmes précautions que ci-dessus, on applique sur la peau, qui couvre le passage de la Hernie, un caustique assez fort & assez grand, pour produire une escarre de la grandeur d'un écu; on se sert, pour cet objet, de la pierre infernale, d'huile de vitriol, de pâtes chargées d'arsenic, ou de sublimé, &c. On se propose, par ce moyen, de détruire la peau & la membrane cellulaire qui couvre la tumeur, avec une partie du sac herniaire, & par-là de procurer une telle régénération de chairs, qu'elles s'opposent, par leur solidité & leur connexion avec l'os & les parties adjacentes, à une nouvelle descente des viscères qui formoient la Hernie.

Ces opérations, malgré leur cruauté, ont long-tems joui d'un grand crédit; & l'on ne sait ce que l'on doit le plus admirer, de la hardiesse des Chirurgiens qui les pratiquoient, ou du courage de ceux qui ne craignoient pas de s'y soumettre pour une maladie de tous les inconvéniens de laquelle il est si facile de se préserver au moyen d'un bandage. Car chacune de ces opérations ne sauroit se pratiquer sans danger pour le malade, & leur succès est on ne peut pas plus incertain.

Le danger qui les accompagne est particulièrement celui d'offenser le cordon spermatique, ou le tendon du muscle abdominal. Si les vaisseaux spermatiques sont endommagés, l'inflammation ou la lésion du testicule en sera la conséquence; s'il sont détruits, le testicule deviendra inutile. Si le tendon du muscle oblique est attaqué, il faut s'attendre à une suppuration affreuse, à un ulcère de mauvaise nature, & à une violente fièvre symptomatique. Les Auteurs, qui ont décrit ces méthodes, nous apprennent eux-mêmes qu'elles ont fréquemment ces fâcheuses conséquences.

Les autres méthodes employées par les Anciens pour opérer une cure radicale étoient le point doré, le point royal & la castration.

Le point doré se faisoit de la manière suivante. Après avoir vuidé les intestins par des purgatifs, & avoir réduit la Hernie, on faisoit une incision à travers la peau & la membrane cellulaire, jusqu'au cordon spermatique. L'incision devoit être assez longue pour permettre à celui qui opéroit de soulever avec son doigt, ou avec un crochet, le susdit cordon, & de passer au-dessous un fil d'or; & il falloit qu'il l'entrelaçât de manière à empêcher l'intestin de glisser de de nouveau dans le sac herniaire, mais non pas assez étroitement pour intercepter le cours du sang vers le testicule. Quelques-uns préféroient au fil d'or un fil de plomb, & d'autres une ligature de soie. Mais de quelque nature que fût le lien, s'il n'étoit pas assez serré, il ne pouvoit pas empêcher la chûte de l'intestin; & s'il l'étoit, il gênoit ou empêchoit même totalement la circulation dans les vaisseaux spermatiques.

Le point royal se pratiquoit ainsi. Après avoir vuidé les intestins, & replacé la portion qui étoit descendue, on faisoit une incision de manière à découvrir le cordon spermatique, de la longueur environ de deux pouces, laquelle commençoit à l'anneau abdominal; ensuite on réunissoit les lèvres de la plaie, au moyen d'une suture continue, dans laquelle on comprenoit la membrane cellulaire; en tâchant par-là de retrécir ce qu'on appelloit le passage du ventre dans le scrotum, sans offenser les vaisseaux spermatiques.

Cette opération doit être plus douloureuse que la précédente; mais l'une & l'autre sont dangereuses, &, dans la plupart des cas, longues & fatiguantes; elles sont, en outre, très-incertaines quant à leur but, qui est la guérison de la Hernie, de l'aveu même des Auteurs qui les décrivent, & qui veulent qu'on porte long-tems encore un bandage après les avoir subies.

Ces deux moyens, le point doré & le point royal, ont souvent été la cause de la destruction du testicule, même entre les mains de Praticiens éclairés. Entre celles des ignorans, ils ont encore plus fréquemment occasionné ce malheur, parce que ces derniers ne savoient pas comment terminer ce qu'ils avoient entrepris, & qu'ils trouvoient beaucoup plus facile, après avoir fait l'incision, d'emporter le testicule, ou de serrer fortement une ligature autour du cordon spermatique, sans s'inquiéter de la perte du testicule, qui devoit en être la conséquence, ni des autres accidens qui pouvoient en résulter, tels qu'une inflammation qui, en s'étendant vers l'intérieur de l'abdomen, est souvent devenue mortelle. L'on a même donné à cette prétendue méthode pour la guérison radicale des Hernies, le nom d'opération ou de traitement par la castration.

Il n'est point de maladie qui ait donné lieu à une aussi grande multiplicité, ni à une suite aussi constante de Charlatans que les Hernies. Ceux qui ont eu quelque idée d'Anatomie ou de Chirurgie, mais dont l'humanité n'a pas été la qualité dominante, ont adopté une des opérations précédentes, ou quelqu'autre semblable; & les autres qui ont eu moins de connoissances, ou plus de timidité, ont eu recours aux topiques prétendus spécifiques; & tous les jours encore des ignorans, ou des imposteurs annoncent au Public quelque nouveau remède de ce genre.

Nous nous sommes beaucoup étendus sur cet article des Hernies, parce que c'est un sujet fort intéressant, & que tous les jours les Chirurgiens sont appellés à traiter des maladies de ce genre. Nous ne l'avons pourtant pas épuisé; & si l'on veut l'approfondir davantage, on peut consulter les Ouvrages de Le Dran & de Heister, les Mémoires de l'Académie Royale de Chirurgie, les Essais de Médecine d'Edimbourg, les Ouvrages de Monro, le Traité de Haller sur la Hernie congéniale, l'exacte & intéressante Description de l'état des testicules dans le fœtus, de M. J. Hunter, qui se trouve dans les Commentaires de Médecine du D. W. Hunter, & l'excellent Traité de M. Pott sur les Hernies, duquel nous avons tiré la plus grande partie de cet article.

HERNIAIRE, ce qui appartient à la Hernie. On appelle Sac Herniaire le prolongement du péritoine, qui forme la poche dans laquelle sont renfermées les parties du bas-ventre, dont le déplacement est appellé Hernie ou Descente. On donne aussi le nom de tumeur Herniaire à l'élévation contre-nature, formée par le déplacement de quelque partie. *Voyez* HERNIE.

HERNIAIRE est aussi le nom qu'on donne à celui qui est reçu Expert pour la construction & l'application des bandages, ou brayers propres à contenir les Hernies. Les Herniaires sont reçus aux Ecoles de Chirurgie, après un examen anatomique & pratique. On les interroge sur la structure & l'usage des parties par où les Hernies se font; sur les signes qui distinguent les Hernies les unes des autres; sur la situation où il faut mettre les malades pour la réduction des parties, & sur la construction des bandages & la méthode de les appliquer. Il est expressément défendu aux Herniaires de prendre le titre de Chirurgien; ils sont bornés à celui d'Experts pour les Hernies. On ne leur donne que la cure palliative; car, s'il survenoit quelque accident qui exigeât l'usage de différens médicamens, & un étranglement qui empêchât la réduction, dès-lors la maladie cesse d'être du ressort de l'Expert, & il faut avoir recours à un Chirurgien qui conduise le traitement suivant les indications. Parmi les Maîtres en Chirurgie de Paris, il y en a qui se sont dévoués volontairement au seul traitement des Hernies, qui s'occupent de la fabrication des bandages, & qui sont véritablement Chirurgiens Herniaires. La grande expérience que l'objet unique auquel ils s'attachent, leur donne dans cette partie de l'Art, & les lumières qu'ils tirent du fond de l'Art même, dont ils ont été obligés d'étudier les principes généraux & particuliers, les rendent fort supérieurs à ceux qui n'auroient que des connoissances légères, superficielles & isolées sur la partie des Hernies. *Article de l'ancienne Encycloped.*

HEVIN, (Prudent) Professeur Royal de Chirurgie, Conseiller, Premier Chirurgien de feu M. le Dauphin & de Mesdames les Dauphines, Premier Chirurgien de Madame, Sœur du du Roi, ancien Inspecteur des Hôpitaux militaires & des Colonies, des Académies Royales des Sciences de Lyon & de Suède, &c. Ce fut un homme droit, intègre, vertueux, quoiqu'il vécût à la Cour. Il professa aux Ecoles de Chirurgie avec une exactitude dont rien ne put le détourner. Il a donné différens Mémoires & Observations qu'on trouve parmi ceux de l'Académie Royale de Chirurgie, lesquels annoncent une lecture consommée des Auteurs, notamment ceux qui regardent les corps étrangers, avalés, & arrêtés dans l'œsophage & la trachée-artère, ainsi que ses Recherches historiques & critiques sur la Néphrotomie, ou la taille du rein, & sur la Gastrotomie. Les recherches que ce Praticien avoit faites pour se former le tableau des leçons qu'il faisoit aux Elèves, ne sont point perdues, ainsi qu'il arrive souvent par l'indolence ou le peu de capacité du plus grand nombre des Professeurs. Il les a rassemblées quelques années avant sa mort, pour en faire un Corps de doctrine, qu'il a intitulé: *Cours de Pathologie & de Thérapeutique Chirurgicale*, *in-8.°*, Paris, 1785. Le Portrait de l'Auteur est au frontispice; il annonce tellement la candeur & la droiture qu'un Lavater ne sauroit s'y méprendre. L'Ouvrage est partagé en chapitres, qui correspondent aux divisions générales des maladies chirurgicales, reçues par tous les Auteurs, & sur-tout par Fabrice d'Aquapendente, Col-de-Vilars & La Faye; il y en ajoute cependant un sixième, qui traite des maladies de la substance des os. On y trouve plusieurs descriptions intéressantes, & auxquelles nous avons même eu recours, pour former quelques articles de ce Lexicon. Quelques-unes sont bien faites, & appartiennent à l'Auteur; mais le plus grand nombre est pris des sources déja connues & conséquemment ne mérite aucune considération. On doit lui savoir gré de n'être partisan d'aucun systême; c'est ce qu'ont publiquement reconnu ceux qui ont fait les vers suivans, qui sont au bas de sont Portrait.

Des secrets de son Art profondément instruit,
Il sut en écarter tout systême inutile;
Et joignant au savoir les charmes de l'esprit,
Il en rendit l'étude agréable & facile.

(*M. PETIT-RADEL.*)

HIPPOCRATE. Le premier de tous les Auteurs qui ait écrit sur la Médecine & la Chirurgie d'une manière dogmatique. Il descendoit d'Esculape du côté d'Héraclide son père, & d'Hercule par sa mère Praxithée ou Phénarete. Il naquit dans l'isle de Cos, la première année de la 80.me Olympiade, & reçut sa première éducation de son grand-père & de son père, qui non-seulement étoient de très-grands Médecins, mais encore de profonds Littérateurs. Quand il fut suffisamment instruit, il se mit à voyager pour augmenter le fond de ses connoissances. La Macédoine, la Thrace, la Thessalie furent les pays qu'il parcourut d'abord. Ce fut-là où il recueillit les observations précieuses que ses Epidémies, son Traité *De aere, locis & aquis* contiennent, & qui manifestent un génie vraiment observateur. Rien ne se présentoit à lui digne de son attention, qu'il ne le transcrivît sur ses tablettes; c'étoit-là où étoient en dépôt les germes de ces hautes connoissances qui, un jour, devoient fructifier au profit de l'humanité. De son tems, dit M. Louis, la Chirurgie étoit si parfaitement unie à la Médecine, que l'une n'avoit pas même un nom qui la distinguât de l'autre. Aussi prendroit-on le Livre *De Officinâ Medici* pour un Traité de Chirurgie. Tout ce qu'a écrit Hippocrate, dit cet Auteur, sur les plaies, les ulcères, les humeurs, les fistules, les fractures, les luxations & les opérations, est admirable. C'est à Hippocrate, ajoute-t-il, que je ne nomme guère sans un sentiment de plaisir, de gratitude & de vénération, c'est à ce divin mortel que nous devons tout en Médecine & en Chirurgie, en un mot, pour appliquer ici les termes de Montagne: « La plus riche que je sache avoir été reçue entre les vivans, & étoffée des plus riches parties & desirables, c'est celle d'Hippocrate; &, d'un autre côté, je ne connois aucun écrit d'homme que je regarde avec autant d'honneur & d'amour. » Il est, parmi les Livres de ce Père de l'Art de guérir, plusieurs qu'on lui conteste, notamment celui qui a pour titre, *De Officinâ Medici*; Haller pense cependant qu'il est de lui: *Mihi verò*, dit-il, *quàm maximè genuinus videtur, & gravitate viri dignus.* Il a paru en François en 1560, avec le titre suivant: *Le Médecin-Chirurgien d'Hippocrate le Grand.* Les Traités *De Articulis, & de Fracturis* sont attribués à son père sans aucun fondement. Différens Auteurs les ont commentés; mais peut-être ont-ils obscurci le texte tout en voulant l'éclaircir. Hippocrate a écrit sur les plaies de tête; & on peut dire que tout ce qu'il en dit est marqué du sceau de la vérité. On trouve dans ce Traité la nomenclature qui en caractérise les espèces, & que nous avons rapportée dans les différens articles de cet Ouvrage. Il fait la remarque que les sutures peuvent quelquefois tromper, quand il s'agit de décider s'il y a fracture; il dit, & avec une bien grande vérité, que les petites fentes sont souvent mortelles; aussi conseille-t-il de poursuivre avec la rugine jusqu'à ce qu'elles disparoissent. Aujourd'hui elles sont une indication de la nécessité du trépan. Il recommande bien de ne négliger aucune plaie de tête. Il est le premier qui ait noté la paralysie d'un côté comme suite d'un coup reçu au côté opposé de la tête. Ce Traité est plein d'observations & de règles intéressantes de pratique, différens Auteurs l'ont traduit en différentes langues. On trouve dans ses Aphorismes plusieurs qui ont rapport aux Maladies chirurgicales, & qui ont été commentés par Barthel. Genga. L'édition a paru à Boulogne, en 1695, en Italien. Nous passons nombre d'articles, car il n'est pas possible de tout dire sur un Auteur qui a tant fourni à l'art de guérir. Hippocrate vécut fort âgé avec toute sa présence d'esprit. Il mourut à Larissa, ville de Thessalie, à l'âge de 90 ans, quelques-uns disent à 104, d'autres 109; il fut inhumé entre Cyrtone, & Larissa, où l'on montre encore aujourd'hui son tombeau. Il laissa deux fils, Thessalus & Drago, tous deux Médecins, mais dont le savoir & la capacité ont été bien inférieurs à celle de leur père. Hippocrate obtint, après sa mort, comme pendant sa vie, les honneurs qu'il avoit tant mérités. Les Argiens lui élevèrent une statue d'or; les Athéniens lui décernèrent des couronnes, & le mirent lui & ses descendans dans le Prytannée, honneurs qu'on n'accordoit jamais aux étrangers, & qu'on déféra à lui seul & à Hercule avant lui. (*M. Petit-Radel.*)

HIPPOS. Ἵππος. On appelle ainsi le cillement continuel & convulsif des paupières, par lequel elles se contractent & se meuvent à chaque instant d'une manière involontaire. Galien, dans ses Commentaires sur le premier livre des Prénotions d'Hippocrate, compare cet état au grincement de dents, familier à quelques enfans, dans les premiers tems de leur naissance. L'Hippos, tel que nous le définissons, ne doit point être confondu avec le spasme des yeux qui accompagne certaines maladies, notamment le coma, quelques amphimerines ou fièvres malignes, spasme que les Auteurs désignent sous le nom d'*oculi suspensi*, ὀφθαλμοὶ ἐναιωρεύμενοι L'Hippos varie selon la manière dont il prend, & dont il persiste; souvent il paroît subitement & ne dure qu'un instant, d'autres fois il vient plus lentement & dure long-tems; il peut être léger ou considérable, essentiel ou symptomatique. Ce dernier par lui-même ne demande aucune attention; mais bien la maladie première d'où il dérive. Quant à l'essentiel, il faut le combattre par les spiritueux & les douches faites avec les eaux de Balaruc, de Bourbonne & autres de nature sulphureuse. (*M. Petit-Radel.*)

HUNTER, (William). Ce célèbre Anatomiste naquit à Kilbride, dans le Comté de Lanerk. Son Père, qui le destinoit pour l'Eglise, l'envoya d'abord à Glascow, où il fit la connoissance du D. Cullen, savant Professeur à Edimbourg. Ce Docteur découvrant dans ce jeune homme ce qu'un jour il devoit être, dans une toute autre carrière que celle qu'il se proposoit de parcourir, détermina son Père à ne porter aucun obstacle à ses goûts, & dès-lors il entra chez lui, où il resta deux ans. Ce Professeur qui, dès ce tems, savoit inspirer à ses élèves l'enthousiasme de l'étude, qu'il leur communiquoit encore dans un âge très-avancé, excita Hunter à une application peu ordinaire, à une époque de la vie où l'on aime tant le plaisir. Mais l'ardeur avec laquelle le jeune élève se livra aux connoissances les plus minutieuses de l'Anatomie, lui firent bientôt trouver celles de son maître peu propres à le satisfaire. Il vint à Londres, muni d'une recommandation auprès du D. Douglas, alors en grande réputation, comme Médecin & Accoucheur, & connu par divers Ouvrages d'Anatomie & de Chirurgie. Ce Médecin lui conseilla de suivre les leçons du D. Nicholl, & de fréquenter l'Hôpital Saint-George. Il se disposoit à retourner à Hamilton, lorsque le D. Douglas le détermina à suivre son fils à Paris & en Hollande, ce qu'il n'accepta qu'après avoir consulté le D. Cullen. Revenu à Londres, Hunter se mit à enseigner l'Anatomie; sa manière aisée & claire, les points de vue lumineux sous lesquels il sut présenter à ses auditeurs les connoissances profondes qu'il avoit prises sous ses Maîtres & dans les pays qu'il venoit de parcourir, lui attirèrent un grand nombre d'élèves. Il devint bientôt un des Professeurs les plus distingués de Londres, & commença dès-lors à tellement enrichir la science qu'il enseignoit, qu'il eut peu de rivaux dans sa carrière. Il fut reçu, en 1747, dans la Compagnie des Chirurgiens de Londres; sa réputation en Anatomie lui procura bientôt une très-grande pratique, notamment dans la partie des accouchemens; ce fut à cette époque que l'Université de Glascow jalouse de posséder un homme si distingué, lui déféra les honneurs du Doctorat. Il fut reçu, en 1756, Membre du Collège des Médecins à Londres, & bientôt admis dans la Société Royale, où il se rendit recommandable par différens Mémoires qui sont insérés dans les Transactions Philosophiques. Le D. Hunter fut successivement promus à différentes places honorables & lucratives. Il fut nommé Médecin-Accoucheur de la Reine, Professeur d'Anatomie de l'Académie Royale des Arts, Membre de celle des Sciences de Paris. A ne considérer Hunter que comme Professeur, on peut dire de lui que c'étoit l'homme d'Horace, qui savoit mêler *l'utile* au *dulce*. Avec une expression claire, une modestie naturelle, & un desir d'être utile, il savoit adoucir l'ennui des descriptions souvent trop sèches dans les détails, par des récits facétieux, faits à-propos, & par-là convenables pour fixer l'attention souvent vagabonde des élèves, & enrichir leur esprit de connoissances utiles. Employé, comme l'a été Hunter, pendant une longue suite d'années, près des personnes de la plus haute distinction, & consulté comme Anatomiste, de tous les coins du Royaume, dans les cas les plus épineux de Chirurgie, son revenu dut être immense. Il crut au-dessous de lui de se l'approprier, mais qu'il devoit en faire usage pour l'avancement d'une science qui le lui avoit procuré. N'ayant jamais été marié, & fort éloigné de l'esprit d'ostentation & des plaisirs, il sut conformer sa dépense à ce que demandoit sa profession. Ce qu'il recevoit passoit à son Muséum, qui considéré sous plusieurs points, notamment sous ce qui a rapport à l'Anatomie, peut être regardé comme l'unique dans l'univers. Nous ne dirons rien des préparations anatomiques qu'il contenoit, parce qu'on conçoit bien qu'un homme tel qu'Hunter, qui, pendant près d'un demi-siècle, a toujours suivi cet objet, devenu pour lui sa seule jouissance, a dû amasser beaucoup de choses intéressantes & inappréciables. Mais l'Anatomie humaine & comparée ne forme qu'une partie de son cabinet; il se trouve encore enrichi d'une collection de médailles grecques & romaines, qui est bien plus précieuse que celle de l'Empereur, à Vienne, & de livres rares, qu'on ne peut trouver que dans les Bibliothèques royales. Les bâtimens & les dépenses de son Muséum montent, dit-on, à cent mille livres sterlings. Ses planches sur la matrice dans l'état de grossesse, ainsi que ses autres ouvrages, annoncent suffisamment ses profondes connoissances & son infatigable industrie, comme sa description des médailles grecques indique sa munificence sans bornes. Ainsi travailla Hunter pendant une longue suite d'années, pour le bien de l'humanité entière, & l'on peut vraiment dire que ce ne fut point envain. Ses talens instructifs & amusans, ses facéties, son éloquence, son savoir, sa justice dans l'acquisition de ses richesses, son esprit à bien les employer, sont assurés dans leur existence par des monumens durables. Le D. Hunter a été malade pendant quelque tems, mais sa convalescence depuis ne lui permit pas de nouveaux travaux. L'inquiétude que ses pupilles n'en souffrissent, lui fit entreprendre quelques leçons, pour servir d'introduction à d'autres sur les opérations de Chirurgie; mais les fatigues qu'il éprouva lui occasionnèrent une rechûte qui se termina à mal, en mars 1782, malgré les soins assidus de ses Médecins.

Le D. Hunter a légué son Muséum à l'Université de Glascow; mais il en a laissé la jouissance à son neveu, le D. Baillie & à M. Cruikshank, qui l'a aidé pendant ses dernières années dans l'enseignement de l'Anatomie. Il a laissé aussi à l'Université de Glascow la somme de huit mille livres sterlings, dont la moitié est pour l'entretien du Muséum, pendant tout le tems qu'il sera à Londres; & l'autre, avec tout le capital, à la disposition de l'Université de Glascow, pour l'achat d'un terrein, l'élévation d'un édifice propre à recevoir le Muséum, & les établissemens qui peuvent contribuer à l'avancement de la Médecine & de l'Histoire Naturelle. L'intention du D. Hunter, en faisant de pareils legs, a été de perpétuer les bienfaits qu'il a reçu du public pendant sa vie, en récompense de sa grande capacité, & de son ardeur infatigable à la recherche de tout ce qui regarde les Sciences. On ne peut douter que ses deux successeurs en Anatomie MM. Cruikshank (1) & Baillie, ainsi que l'Université de Glascow ne s'efforcent de répondre aux vues dont on les a honorées, de manière que la mémoire du D. Hunter n'en brille encore d'un nouvel éclat. (Extrait des *Medical Commentaries. VIII vol.*)

Le D. Hunter est le premier qui nous ait donné des notions précises sur la hernie de naissance,

(1) Celui-ci a donné, il y a quelques années, un Traité sur les vaisseaux absorbans, dont la Traduction a paru à Paris, en 1788. C'est le développement des connoissances du D. Hunter, & de ce savant Anatomiste.

dans

dans ces cas où l'intestin est renfermé dans la tunique vaginale, & touche le corps du testicule à nud. Il a donné encore, dans le premier & second volume des *Medical Observations and Inquiries*, de fort bonnes Observations sur l'Anévrisme par Anastomose, c'est-à-dire, dans lequel il y a une communication établie entre l'artère & la veine: Hunter, en Praticien habile, entre dans des détails sur ce genre de maladie, il en développe les symptômes, & termine par le traitement qu'elle exige. Il appuie ses assertions sur différens faits, dont quelques-uns lui sont particuliers, & d'autres qu'il a pris des Auteurs les plus connus & les plus estimés. Il a donné, dans le même ouvrage que nous venons de citer, l'histoire d'un emphysème singulier, d'où il prend occasion de donner une explication anatomique & physiologique, sur l'origine & la nature du tissu cellulaire. (*M. Petit-Radel.*)

HYDARTHRUS, ou Tumeur blanche. Tumeur d'une articulation, affectant sur-tout celle du genou; lente dans sa formation & dans ses progrès, accompagnée d'une douleur légère, qui augmente peu-à-peu, au point de rendre insupportable le plus léger mouvement, formée par un degré de gonflement des os, par celui des parties molles qui les entourent, & par un amas plus ou moins abondant de fluide sanieux ou purulent. La peau, pendant long-tems, ne change pas de couleur; elle s'enflamme enfin & s'ulcère; les veines, à sa surface, deviennent variqueuses. Cette maladie attaque particulièrement les sujets scrophuleux. *Voyez* ARTICULATION & TUMEUR BLANCHE.

HYDATIDE. Ὑδατις, *Aquula.* Ce mot a d'abord été entièrement consacré à désigner une tumeur graisseuse de la paupière supérieure, ainsi qu'on le peut voir dans les *Definitiones Medicæ* de Gorrée; puis Celse lui a substitué la dénomination de *vesica pinguis*; enfin l'on est revenu à la nomenclature première, mais en lui donnant un autre sens; c'est-à-dire, qu'on a entendu par elle les vésicules pleines d'eau qui paroissent en différentes parties du corps, notamment dans les viscères pulpeux: tels que le foie, les ovaires, le placenta & les différentes glandes destinées à opérer une sécrétion évidente. On prétend qu'Hippocrate a eu connoissance des Hydatides prises dans cette dernière acception; on cite même pour le prouver, l'aphorisme suivant: *Quibus jecur aquâ plenum in omentum eruperit, his venter aquâ impletur, & moriuntur.* Nous ne chercherons point ici, par une érudition déplacée à faire valoir de pareilles prétentions, mais nous dirons que, quelqu'aient été les notions de cet Auteur sur les Hydatides, néanmoins il ne dit rien relativement à la manière dont elles se forment. Quelques Auteurs de ce siècle ont cru devoir les rapporter à l'extension d'un vaisseau lymphatique, portée au plus haut point, entre plusieurs de ses valvules. On conçoit à peine comment le calibre d'un vaisseau de ce genre, dont les membranes sont si délicates, peut parvenir au volume d'une orange, qui est la grosseur où l'on a vu certaines Hydatides de l'abdomen être portées, & avoir des tuniques épaisses, proportionnément à ce volume; comment il peut y en avoir plusieurs renfermées les unes dans les autres, comme il en est fait mention dans le Mémoire de Pétersbourg, & comment il en est qui flottent détachées dans la cavité du bas-ventre, ainsi qu'on en cite dans les Transactions Philosophiques, & dans les Observations Anatomiques & Chirurgiques de Ruisch. On ne conçoit pas plus comment la formation en seroit dûe aux vaisseaux sanguins, ainsi que le vouloit ce dernier Auteur, (1) ou à la condensation des parties visqueuses qui sont mêlées aux eaux dans le cas d'ascite, comme l'ont soutenu quelques-uns. Tout porte à croire qu'on doit rapporter les Hydatides à une maladie du tissu cellulaire; il n'y a que cette membrane qui puisse, en certaines circonstances, se développer & former de semblables dégénérescences, dont la forme & la texture varient selon l'organe où elles se sont formées. Morgagni qui a envisagé la formation des Hydatides, sous ce dernier point de vue, leur rapporte les diverses cicatrices qu'on observe quelquefois sur le foie, le cœur & le testicule; il dit même avoir pris la maladie à un terme moins avancé, & avoir trouvé des portions de membrane, qui en se contractant de plus en plus, eussent par la suite formé une véritable cicatrice. Cependant le D. Pallas, il y a quelques années, les a regardées dans une Dissertation qu'il a donnée à ce sujet, comme le produit d'animalcules particuliers, & dernièrement M. Percy lut à l'Académie un Mémoire en confirmation de cette théorie. Nous pourrons revenir par la suite sur cette matière.

Les Hydatides se forment à l'extérieur des viscères, sous la tunique qui les recouvre, où elles naissent dans leur intérieur, & semblent même en former toute la substance. Les Auteurs, & notamment Ruisch, font ainsi mention de rates, & de placentas, entièrement convertis en une masse d'Hydatides; j'en ai vu de semblables dans le cabinet de Windmill-street à Londres. L'humeur qu'elles contiennent est de la nature de la lymphe albumineuse; elle est susceptible de se coaguler par la chaleur, & ne peut se porter d'une vésicule dans une autre, quand on la pousse par une pression modérée. Quand ces vésicules sont réunies ensemble, chacune par leur pédicule, &

(1) Hydatidas esse extremitates vasorum sanguiferorum, quæ priorem suam mutaverint naturam, atque in vitiosam degeneraverint. *Fabricium advers. Dec. I, cap. 2.*

qu'elles sont bien gorgées de leur fluide, elles offrent assez bien l'apparence d'une grappe de raisin; & de-là les fables d'un semblable accouchement, à la suite de fausses grossesses, où le placenta avoit dégénéré ainsi d'une manière vraiment merveilleuse. Les Hydatides dans l'ascite, en se présentant à l'orifice de la canule, opposent souvent à l'écoulement des eaux une résistance que le stilet porté dans son orifice peut seul vaincre.

En général, les Hydatides qui occupent l'intérieur des viscères, ou qui sont placées sous la tunique qui les recouvre, n'offrent guère des signes de leur existence, & pas plus de moyens curatifs; ce n'est que quand elles sont extérieures qu'on peut leur opposer un traitement dogmatique, fondé sur leur situation, leur apparence, & qui, en général, se rapporte à celui qui convient aux tumeurs enkistées simples, & dont nous avons fait mention dans les différens articles de cet ouvrage, auxquels nous renvoyons. (*M. Petit-Radel.*)

HYDRARGYROSE, d'ὑδράργυρον, *argentum vivum*. Traitement d'une maladie quelconque par l'usage intérieur ou extérieur du mercure, porté au point d'exciter la salivation. Ce terme est plus reçu chez les Auteurs Latins, que chez ceux qui ont écrit en langue vulgaire. Les Arabes furent les premiers qui employèrent le mercure comme remède; mais ils n'y eurent recours que dans le traitement des tumeurs, des ulcères & des éruptions cutanées, persuadés que, pris intérieurement, il étoit, par sa qualité froide, un poison auquel aucun alexipharmaque ne pouvoit remédier. Telle a été l'opinion des Médecins jusqu'au quinzième siècle, que la découverte d'un nouveau monde fut pour l'ancien l'époque d'une maladie, jusqu'alors inconnue, qu'y amenèrent avec eux les compagnons de fortune du Navigateur Colomb. Quoique le plus grand nombre traitât dès-lors cette maladie par les illinitions mercurielles, quelques Chimistes néanmoins vantèrent l'ame ou l'esprit du mercure, qui, selon eux, étoit la partie vraiment utile du remède, & privée de toutes les qualités froides qu'on étoit habitué à tant redouter. Mais, par une erreur dûe à l'ignorance où l'on étoit dans ces tems, c'est que ces dernières préparations, qu'on préféroit de donner intérieurement, devinrent souvent aussi meurtrières que les premières, qu'on croyoit tenir le mercure dans l'état de la plus grande crudité. Insensiblement l'observation & l'expérience amenèrent d'autres opinions. L'on découvrit que plus le mercure approchoit de l'état salin, plus aussi il opéroit d'une manière cachée, & sans procurer aucune évacuation, qu'il n'étoit point nécessaire de porter la dose du mercure au point de procurer la salivation pour assurer une parfaite guérison; que cette évacuation étoit un accident du traitement, & non une circonstance qui lui fût essentielle; que cet accident étoit lié à une sensibilité donnée du système salivaire, & à la divisibilité singulièrement grande que le mercure pouvoit acquérir, lorsqu'il étoit porté avec les humeurs dans les routes tortueuses de la circulation. De ceci dérivoit une conséquence naturelle qu'il falloit employer le mercure dans un tel état de combinaison avec son excipient, qu'il ne pût s'en séparer spontanément, comme il arrive dans le traitement par les frictions, où l'on a vu souvent ce minéral passer sous sa forme globuleuse avec la salive, & même se répandre dans les cellulosités des os, & y conserver encore les apparences métalliques; que les lotions du mercure dans le vinaigre, avant de le mêler aux graisses, & les mélanges de camphre ou d'autres huiles essentielles, dans l'intention d'empêcher la salivation, étoient autant de préparations inutiles, puisqu'elles ne tendoient point à opérer cette plus grande division. Mais laissons ces considérations, sur lesquelles nous reviendrons à l'article Vérole, pour nous occuper des autres maladies pour lesquelles on a proposé l'Hydrargyrose. La rage est une de celles où on l'a crue de la plus grande efficacité; on doit les premiers essais qui en ont été faits à un frère Jésuite, Apothicaire de Pondichéry, vers le milieu de ce siècle. Depuis l'on a essayé cette méthode, tantôt avec, tantôt sans succès; aussi l'a-t-on abandonnée pour s'en tenir aux antispasmodiques généraux, au musc, au cinnabre, qu'on a donné comme altérant, &c. On l'a ensuite tenté cette méthode dans le traitement de l'hydrocéphale interne, & avec succès. On trouve à ce sujet, dans le VIme vol. des *Medical Observations and Inquiries*, une Observation communiquée au D. Fothergill par le D. Dobson, qui lui paroît bien favorable. L'enfant dont il y est fait mention, offroit tous les symptômes de cette maladie dont trois de la même famille avoient déjà été la victime, il s'étoit plaint souvent de mal de tête; il ne pouvoit se soutenir sur les jambes, il avoit vomi plusieurs fois; il avoit de la fièvre, & ne pouvoit souffrir la lumière. Les joues étoient rouges, les pupilles dilatées, & les yeux affectés de strabisme. Il avoit des tressaillemens, le sommeil interrompu, & bientôt à ces symptômes succédèrent le coma & des cris entrecoupés; le pouls étoit devenu plus lent qu'en santé, & les yeux ne paroissoient point sensibles à la plus vive lumière. L'émétique, le calomel, les purgatifs, les vésicatoires & les bains de pieds avoient déjà été employés, & inutilement, lorsque le D. Dobson résolut de tenter l'usage du Mercure jusqu'à exciter le flux de bouche. Le peu de tems que la maladie avoit commencé, les forces du petit malade suffisantes en apparence, étoient favorables à l'essai de cette méthode. On y eut recours avec la plus grande précaution & promptitude, tellement qu'en quarante-huit heures l'haleine commença à se faire sentir; les gencives étoient rouges & gonflées; & déjà les symptômes de la maladie paroissoient avoir moins de gravité; deux jours après, la salivation s'établit, & la maladie diminuoit insensiblement; l'on continua ainsi huit jours, après quoi on cessa tant les illinitions mercurielles, que le calomel, qu'on avoit préféré à tout autre remède. Le flux de bouche continua encore cinq ou six jours; ensuite l'on donna le quinquina comme tonique & comme préservatif; le strabisme fut le dernier symptôme qui disparut. John Hunter rapporte, dans le même ouvrage, l'histoire d'une même maladie, qui eut le même succès, mais traitée avec le calomel, dont la dose fut portée au point de faire saliver. On trouve, dans les Essais de Médecine d'Edimbourg, plusieurs exemples de tétanos, accompagnés de trismes, qui guérirent par une douce salivation. Ces exemples rapportés par le D. Monro, sont confirmés par un autre communiqué au D. Fothergill, & qu'on trouve dans les *Médical Observations and Inquiries*. Ces faits, & bien d'autres que nous pourrions rapporter, en compulsant les Auteurs, & notamment les *Medical Commentaries*, font voir combien l'Hydrargirose pourroit être avantageuse dans les maladies du genre nerveux, notamment celles qui siègent au principe des nerfs, telles que la manie, & autres espèces de ce genre, où il faut opérer de grands mouvemens dans la machine, & produire des fontes dans les sucs blancs, si susceptibles de concrétion. Nous n'avons encore aucune observation sur le traitement mercuriel dans la manie. On se contente des purgatifs & des émétiques, pris à forte dose, & réitérés souvent, sans s'embarrasser de l'affaissement des forces, & de l'atonie qui dérivent souvent d'une pareille méthode. Si un fait isolé pouvoit établir une preuve pour tous les cas, ma pratique m'en fourniroit un; mais, comme il demande à être confirmé, il faut encore attendre du tems & des circonstances, pour que je le produise avec plus d'assurance de son utilité. (*M. Petit-Radel.*)

HYDROBELE. Tuméfaction de la peau du scrotum, causée par un amas de sérosité, ou œdème des bourses, qui rend la peau lisse & luisante; l'impression du doigt reste sur la tumeur pour peu qu'on l'y appuye. La verge devient souvent œdémateuse par le progrès de l'infiltration, & alors elle représente une colonne torse.

Cette maladie est assez familière aux enfans nouveaux-nés, & elle cède ordinairement à l'application des remèdes astringens, ou discussifs; les compresses trempées dans le vin rouge chaud, dans lequel ont a fait bouillir des roses Provins, l'eau de chaux simple, ou mêlée avec un peu d'eau-de-vie suffisent, en général, pour résoudre cette tumeur. Dans les adultes, où l'Hydrobèle est un symptôme ou un accident de l'hydropisie générale ou ascite, ou de quelqu'autre maladie, les remèdes que nous venons d'indiquer ne suffisent pas; il faut de légères mouchetures à la peau pour procurer le dégorgement des parties tuméfiées; on applique ensuite sur la partie des compresses trempées dans de l'eau-de-vie camphrée tiède. Ces mouchetures doivent être faites avec art pour prévenir la gangrène qui n'est que trop souvent la suite des scarifications faites sans méthode sur des parties œdémateuses. *Voyez* Œdème & Moucheture.

HYDROCARDIE, terme employé par Fabrice de Hilden pour désigner l'épanchement d'une humeur séreuse, sanieuse, ou purulente dans le péricarde. Il signifie proprement l'Hydropisie du péricarde. Maladie dont M. Sénac a parlé savamment dans son traité du cœur, & qui, suivant lui, est fréquente, difficile à connoître & plus difficile encore à guérir.

Les obstacles, que trouve l'eau du péricarde à rentrer dans les voies de la circulation, seront les causes de l'hydropisie du péricarde; les maladies du médiastin, du poumon & du cœur en peuvent être les causes occasionnelles. L'ouverture du cadavre prouve qu'il y avoit souvent des fluides extravasés dans le péricarde contre l'ordre naturel; mais il est difficile de bien reconnoître l'existence de cette collection de matière dans le corps vivant. Elle est cependant quelquefois très-considérable; le péricarde est susceptible d'une grande dilatation; on l'a trouvé tellement rempli d'eau, que la poche qu'il formoit s'étendoit jusqu'à la racine du sternum. Le premier effet de l'eau épanchée dans le péricarde, doit être de gêner les mouvemens du cœur, & de produire en conséquence des palpitations fortes & fréquentes, & des défaillances. Le poumon étant nécessairement comprimé par la dilatation du péricarde, la respiration doit être difficile, & beaucoup plus lorsque les malades seront couchés sur le dos. La situation où les malades respireront plus aisément, c'est lorsqu'ils seront assis, appuyés un peu sur le dos, & inclinés vers le côté droit. Cette maladie est ordinairement accompagnée d'une toux sèche & d'un pouls dur, vif & fréquent. Le symptôme que M. Sénac regarde comme le plus caractéristique de l'hydropisie du péricarde est un mouvement ondulatoire qu'on observe distinctement entre les troisième, quatrième & cinquième côtes, lorsqu'il survient des palpitations; on apperçoit néanmoins quelques mouvemens semblables dans les palpitations qui ne sont pas accompagnées d'Hydrocardie; mais alors ce mouvement n'a pas l'apparence d'ondulations, & ne s'étend pas loin. *Extrait de l'ancienne Encyclopédie.*

Quant au traitement chirurgical de cette maladie, *voyez* l'article Paracentèse.

HYDROCÈLE, d'ὕδωρ, & κήλη. *Ramex aquæ*, *Hernia aquosa* des Latins; tumeur formée par la présence de la sérosité à l'aine ou dans l'intérieur du scrotum. Les Anciens rangeoient cette maladie dans la classe des fausses hernies, c'est-à-dire, des affections qui offrent, pour premier phénomène, une intumescence qu'on rapporte au déplacement de quelques-uns des viscères du bas-ventre. *Voyez* l'article HERNIE. On distingue deux sortes d'Hydrocèles, relativement au lieu que la sérosité occuppe, l'une par infiltration, & l'autre par épanchement; nous allons traiter de chacune d'une manière assez étendue pour qu'on en ait une notion suffisante.

De l'Hydrocèle par infiltration.

L'hydrocèle par infiltration est celle où la sérosité est également répandue dans tout le tissu celluleux du scrotum, sous la peau qu'elle rend alors très-brillante. Ce genre d'Hydrocèle est un symptôme qui accompagne souvent la leucophlegmatie, & qui ne demande aucun remède particulier que ceux qui conviennent à cette première maladie. Néanmoins, comme on l'a quelquefois vu survenir spontanément, & qu'alors le traitement en est purement chirurgical; nous insisterons spécialement ici sur les signes qui le distinguent de l'autre. La tumeur, dans celle-ci, est étendue uniformément sur tout le scrotum; elle se prolonge souvent sur la verge dont le volume & la figure sont singulièrement changés, la peau qui la recouvre est tendue, très-brillante & sans inflammation; elle reçoit & garde long-tems l'impression du doigt, comme une pâte molle; le cordon spermatique paroît avoir son volume naturel à la partie supérieure de la tumeur, ainsi que le testicule qu'on sent au milieu en pressant un peu fortement.

La cause la plus ordinaire de cette maladie est un appauvrissement des humeurs, ou un défaut dans leur résorption, cause qui lui est commune avec celles dont ordinairement elle est le symptôme; mais une qui ne doit point être passée sous silence, est la rupture du col de la vessie à la suite de rétention d'urine. La tumeur, en pareil cas, arrive spontanément, après un effort fait pour uriner, la tension qui l'accompagne est très-grande, la peau est rouge & tirant sur le violet, lorsque l'épanchement est considérable, & les urines ne coulent que goutte à goutte par le canal de l'urètre.

Le traitement de ce genre d'Hydrocèle doit être établi sur les causes d'où il dérive; il doit être purement médical dans le cas de leucophlegmatie, conséquemment fondé sur les évacuans ou les altérans suivant les différentes circonstances. Il est cependant des cas où la tumeur, étant portée au plus haut point, on a tout à craindre de la gangrène; il faut alors recourir aux mouchetures, qui, en ouvrant superficiellement plusieurs cellules, facilitent l'écoulement de l'humeur avec plus de sûreté, que les incisions qu'on trouve recommandées indistinctement chez la plupart des Auteurs. Ces incisions, faites inconsidérément, quoiqu'ayant eu quelquefois d'heureux succès, ont trop souvent donné lieu à des accidens graves, pour qu'on les recommande comme une méthode générale. Entr'autres preuves que les Auteurs en fournissent, nous extrairons la suivante de Pott. « Un homme d'environ quarante ans, retenu à l'Hôpital Saint-Barthelémi pour une autre maladie, me montra, dit cet Auteur, un gonflement au côté gauche du scrotum, qui offroit toutes les apparences d'une Hydrocèle de la tunique vaginale. Je crus tellement connoître la maladie, que, sans aucune crainte, je l'attaquai avec un trois-cart, il sortit, par la canule, environ deux onces d'eau claire; mais je n'en pus obtenir davantage, quelques moyens que j'employasse. Je retirai la canule, & j'examinai de nouveau la tumeur que je trouvai un peu diminuée, mais singulièrement changée quant à son apparence. Je pus alors bien découvrir le testicule, & je fus convaincu que toute la maladie étoit dans les cellules du dartos. Enfin, c'étoit *what i had never seen before*, dit notre Auteur, une anasarque de cette membrane d'un seul côté seulement; l'eau ayant été renfermée dans un kyste ou poche, & le reste répandu dans toutes les cellules, comme dans les infiltrations. Satisfait sur la nature de la maladie, je fis une incision d'environ un pouce de long, dans l'intention de donner issue à l'eau, & d'exciter une suppuration qui pût la guérir complettement, la plaie fut pansée à sec; mais, à mon grand étonnement, le scrotum fut gonflé prodigieusement le lendemain, & l'incision étoit déjà livide. En trois jours tout le scrotum & la peau de la verge étoient tombés dans une mortification complète; & déjà il y avoit plusieurs phlictaines sur la peau du pubis; le pouls étoit prompt, petit; le malade se plaignoit d'une chaleur brûlante au ventre & à la vessie; la soif étoit violente & les extrémités déjà froides; les fomentations & cataplasmes chauds & résolutifs furent continués; il prit le quinquina à forte dose avec quelques sels volatils, & on lui donna du porter qu'il desiroit avidement. Tout le scrotum, les tégumens de la verge & une partie de ceux du pubis tombèrent par la suppuration dans l'espace de trois semaines, laissant les corps caverneux & la tunique vaginale aussi distincts que s'ils avoient été disséqués; le malade échappa à tous ces accidens. » L'Hydrocèle qui vient d'une crevasse du col de la vessie ou du commencement de l'urètre, demande qu'on fasse promptement une ouverture profonde pour mettre à découvert la portion déchirée, & donner un libre cours aux urines, & qu'on tienne une sonde dans la vessie pour empêcher leur écoulement par la plaie.

Voyez les articles Boutonnière (opération de la) & Urinaire (fistule). Dans les cas où l'Hydrocèle par infiltration vient spontanément comme chez les petits enfans, on se contente d'y appliquer des compresses trempées dans le vin rouge & chaud dans lequel on a fait bouillir des roses de Provins. L'eau de chaux simple ou animée d'un peu d'eau-de-vie, les cataplasmes de têtes de porreaux cuites dans du vin blanc, ainsi que les fumigations de benjoin, sont autant de remèdes dont l'efficacité est reconnue en pareil cas.

La sérosité, chez les femmes, s'infiltre également dans les grandes lèvres, à la suite des causes dont nous venons de faire mention, & après des accouchemens laborieux, où les parties ont été violemment tiraillées. Ætius fait mention de ce genre d'Hydrocèle, & Bertrandi en rapporte un exemple, à la suite d'une inclinaison de matrice. Les purgatifs & les résolutifs que nous venons d'indiquer, sont les remèdes les plus usités en pareil cas.

Il est un genre d'Hydrocèle où l'infiltration n'a lieu que dans les cellulosités du cordon spermatique; ce qui arrive à la suite des engorgemens ou des tumeurs qui exercent une compression sur le cordon, dans l'intérieur du bas-ventre. Le Dran en avoit déjà fait mention, en disant: « J'ai souvent vu des tumeurs aqueuses grosses comme des grains de raisin, placés d'espace en espace, le long du cordon spermatique, accompagner une véritable Hydrocèle; » mais Bertrandi en a plus particulièrement parlé, dans un Mémoire qu'on trouve parmi ceux de l'Académie Royale de Chirurgie. Cette Hydrocèle se distingue des autres, par sa forme alongée; elle n'est point d'abord bien connue; on la prend pour une varice du cordon, ou un épiplocèle avec adhérence; &, en conséquence, on se contente de le faire soutenir avec un suspensoir; mais souvent elle parvient à un tel volume, qu'on se voit forcé de lui donner une attention plus sérieuse. Les signes sont alors assez clairs; il ne paroît évidemment aucun changement au scrotum, elle semble seulement tomber un peu plus bas d'un côté que de l'autre; on sent distinctement le testicule & son épididyme au-dessous du gonflement; l'un & l'autre n'ont éprouvé aucun changement; mais, en touchant le cordon qui s'élève de ce dernier, on le sent considérablement plus gros qu'il ne doit être; il est comme pyramidal, plus volumineux vers son milieu qu'à son sommet; en le comprimant graduellement, il semble fuir vers le haut; mais le gonflement reparoît bientôt du moment où l'on cesse la pression. Tant que l'infiltration n'est bornée qu'au seul tissu cellulaire du cordon, l'ouverture de l'anneau conserve la même étendue; mais on la trouve sensiblement plus grande, quand la gaine celluleuse qui l'accompagne dans le bas-ventre, partage le désordre, & la tumeur alors offre une apparence qui peut en imposer pour une épiplocèle; elle est quelquefois partagée en deux, par un rétrécissement dont Albucasis avoit déjà fait mention, en parlant du varicocèle, qu'il confondoit avec cette maladie.

L'Hydrocèle du cordon spermatique est souvent symptomatique, comme celle du scrotum par infiltration, & alors elle ne demande que les moyens de guérison relatifs à la maladie qui la produite. Mais il faut suivre une toute autre méthode, quand elle est idiopathique; ce n'est guère que dans les cas où la tumeur est déjà très-volumineuse, qu'on cherche à lui porter remède. Les Auteurs conseillent alors l'incision ou le séton; ce dernier moyen me paroît bien préférable au premier, dont l'effet est toujours trop prompt. (1) En ouvrant ainsi la tumeur suivant sa longueur, les cellules s'affaissent en plus grand nombre; l'écoulement se fait plus lentement & plus sûrement. On se sert pour cette méthode, d'une aiguille un peu courbe, plate & large, pour diviser sur une plus grande surface; on lui fait parcourir toute l'étendue de la tumeur, & on la fait sortir par l'extrémité opposée attenant à l'anneau; on laisse la mèche qui la suit dans la tumeur, & quand il ne coule plus de sérosité, ce qui arrive quelques jours après que le dégorgement a été complet, on retire le séton, & l'on panse les petites plaies avec le baume de soufre, & ensuite à sec. Dans les cas où la maladie date de très-loin, Bertrandi préfère la simple incision à la méthode du séton; « car, dit-il, les tégumens, dans ce cas, deviennent si minces qu'il vaut mieux les retrancher, ce qui ne peut qu'abréger la cure. Il arrive aussi que la matière purulente creuse & forme des sinus qui se dégorgent difficilement, si on ne les ouvre pas par différentes incisions; nous croyons donc, continue-t-il, qu'il seroit plus avantageux de faire l'opération, de manière que, dans l'incision des tégumens, on s'attachât à ménager les cellules engorgées, afin de les conserver, autant qu'il seroit possible, dans leur état de plénitude; on écarteroit ensuite les lèvres de la plaie, & si la limpidité de l'eau permettoit de discerner le cordon des vaisseaux, on ouvriroit les cellules par une incision qui lui seroit parallèle, depuis la partie inférieure jusqu'à la partie supérieure, en prenant bien garde de toucher aux vaisseaux. Enfin on souleveroit les cellules, & on les détacheroit pour les enlever. » Quelquefois les cellules sont gorgées d'une humeur glutineuse, épaisse, & qui cache entièrement le cordon; il faut alors les scarifier légèrement avec la pointe d'un bistouri; car ainsi elles s'affaissent plus aisément, & tombent mieux par la suppuration. D'autres fois elles sont remplies de concrétions graniformes, semblables à celles qu'on trouve

(1) Voyez les suites de cette méthode dans l'histoire du dixième cas rapporté par M. Pott.

quelquefois dans les hydropisies enkistées de l'ovaire; en pareil cas, il faut également ouvrir les cellules, suivant la longueur du cordon, & scarifier en tout sens, ensuite panser à sec, & dans les pansemens suivans, toucher les parties endurcies, avec la pierre infernale, & continuer ainsi, autant qu'on le jugera nécessaire. Du reste on continue le traitement comme dans toute autre espèce d'ulcère qu'on veut faire venir à cicatrisation.

De l'Hydrocèle par épanchement.

La sérosité dans l'Hydrocèle dont il est actuellement question, est contenue entre la membrane péritestes & l'albuginée, dans ce qu'on appelle communément la cavité de la tunique vaginale, ou bien elle est rassemblée dans une poche particulière, formée dans une certaine étendue du cordon. Cette distinction a déjà été anciennement faite par Fallope; considérons d'abord la maladie dans le premier cas.

Quelquefois l'épanchement a lieu dans deux poches distinctes, comme il arrive dans les Hydrocèles qu'on a tentées de guérir radicalement, sans pouvoir réussir; mais le plus communément il est borné à une. Les progrès de la maladie sont d'abord fort lents; à mesure qu'elle avance, la tumeur qui étoit irrégulière, s'alonge, devient pyriforme, le péritestes, en augmentant en capacité, augmente aussi en épaisseur, par le collement du tissu cellulaire d'alentour sur sa surface; ce qui donne à la tumeur une dureté & une résistance, telles qu'on l'a quelquefois prise pour une induration du testicule. Le testicule ne paroît pas d'abord souffrir beaucoup; mais par la suite, continuellement macéré par l'eau dans laquelle il nage, ses vaisseaux, & particulièrement les veines deviennent variqueuses, souvent même s'ouvrent, & alors le sang se mêlant aux eaux épanchées, forme un fluide mixte, sur la nature duquel on reste incertain, lorsqu'on n'a recours qu'aux signes ordinaires. Quelquefois la propre substance de cet organe tombe en putrilage, ou elle s'endurcit & devient comme sarcomateuse, d'où résulte une affection mixte, qu'on nomme Hydro-Sarcocèle; mais ces dégénérescences n'ont guère lieu que dans les Hydrocèles anciennes, qui sont la suite de coups reçus au testicule.

Les Auteurs sont peu d'accord sur la cause première de l'Hydrocèle par épanchement; Ruisch, qui avoit remarqué plus d'une fois le mauvais état de l'épididime, l'attribuoit aux varices qui dénaturoient plus ou moins le cordon; mais, à dire vrai, il est encore à prouver si cette dégénérescence est véritablement cause ou effet. Malpighi & Valsalva, qui plusieurs fois avoient exprimé de la surface de la tunique vaginalo & de l'albuginée, des gouttelettes d'une sérosité, qui présentoit tous les caractères du fluide épanché, regardoient celui-ci comme provenant d'une exsudation portée à l'excès. Aujourd'hui où tout ce qui a rapport à la circulation, dans le système des vaisseaux absorbans est plus connu, on l'attribue à l'inertie d'absorption des surfaces: cette inertie succède souvent aux coups, aux contusions du testicule, à la pression trop fortement exercée par la pelotte d'un bandage sur le cordon, ou au circocèle. Il est à observer que l'Hydrocèle arrive plus communément du côté gauche que du droit; sans doute que la pression qu'exerce l'S du colon sur le cordon, chez ceux qui vont rarement à la selle, entre pour beaucoup dans l'explication de ce phénomène. Cette singularité n'a point échappé à Fabrice de Hilden. *Hernia aquosa*, dit-il, *si à causâ internâ & latente originem ducit, ut plurimùm sinistram partem occupat, serosusque ille humor in membranâ testem involvente, erithroïdem dictam, colligitur*; & comme tous les Auteurs de son tems, qui trouvoient une grande analogie entre le fluide épanché & l'urine, il en rapportoit la cause à un vice particulier du rein. *Idque*, continue-t-il, *fit præcipuè rene sinistro malè affecto, quapropter serosos humores non abstrahens, & ad vesicam non mittens, per venam seminariam quæ in isto latere ex emulgente procedit in membranam erythroïdem delabitur.* Les notions que nous avons actuellement sur la circulation & l'absorption réfutent trop complettement cette opinion, pour que nous soyons contraints d'entrer dans quelques détails à son sujet.

Il est très-difficile de distinguer l'Hydrocèle qui commence, parce qu'on peut la confondre avec plusieurs maladies du testicule; il n'en est point ainsi, à une époque plus avancée. La dilatation n'est ordinairement apparente que d'un seul côté, & quoiqu'elle soit portée très-haut, l'on distingue toujours les rides & rugosités qui lui sont propres; on apperçoit le raphé qui sépare l'une & l'autre bourse; en soulevant la tumeur, on sent qu'elle est légère, comparativement à son volume. En appliquant les doigts d'une manière opposée, & pressant alternativement, on découvre une fluctuation qui annonce un fluide. *Renititur sic*, dit Celse, *ut uter repletus & arctè adstrictus, cedit humor, circumfluensque id quod non premitur, attollit, & tanquam in vitro cornuve per scrotum apparet.* Si l'on place une lumière d'un côté, & qu'on se mette à l'opposite, on découvre une certaine transparence qui ne peut venir que de l'eau épanchée. Mais ce dernier signe, tel bon qu'il puisse être, ne peut guère valoir que dans les cas où l'épanchement seroit pur ou sans mélange de sang & de matière purulente. La peau de la verge n'est point gonflée, elle est comme toute employée à la formation de la tumeur, en sorte que la verge semble se retirer au-dedans du ventre, à mesure que celle-ci augmente, & elle l'est tellement, au dernier période de la maladie, que l'orifice du prépuce ressemble assez à un nombril. Si l'on réunit le plus grand nombre de ces signes, l'on pourra caractériser sûrement la maladie; mais avant, il faut bien les peser & les comparer entr'eux; car ici, les plus expérimentés souvent se trompent, Pott lui-même s'est laissé entraîner à l'erreur, en extirpant comme un sarcocèle, une tumeur qui n'étoit qu'une Hydrocèle de la tunique vaginale.

Le prognostic de l'Hydrocèle par épanchement, est établi sur les notions que nous avons établies de ses causes; nous renvoyons à elles, pour insister sur le procédé curatif beaucoup plus intéressant à connoître.

Quoique Pott offre deux exemples d'Hydrocèle par épanchement, & qu'on puisse encore citer quelques cas de ce genre, néanmoins ils sont trop rares, pour éloigner d'une méthode reconnue plus certaine, & que la pratique seule peut fournir. Il est deux méthodes de guérir l'Hydrocèle par épanchement, l'une palliative, & l'autre radicale; la palliative est celle où l'on se contente d'évacuer les eaux, pour obvier aux symptômes urgens, sans s'inquiéter si elles reviendront ou non; la radicale est celle où non-seulement on a en vue l'évacuation des eaux; mais encore, où l'on cherche à prévenir leur retour. La première convient plus aux sujets avancés en âge, & d'une foible constitution, à raison des moindres accidens qui l'accompagnent; mais aussi le succès en est moins certain, la maladie revenant plus ou moins long-tems après. Quel que soit le parti qu'on prenne, il convient, même dès le commencement, de faire porter un suspensoir bien serré, non-seulement pour épargner au malade la gêne que pourroit lui occasionner le poids de la tumeur; mais encore pour qu'elle prenne le moins d'accroissement possible.

Il est deux manières d'évacuer les eaux, dans la méthode palliative, l'une par la lancette, & l'autre par le trois-cart. Les Anciens se servoient du premier de ces instrumens; ils faisoient une petite incision avec, & les eaux écoulées, ils appliquoient sur la plaie une emplâtre de céruse, & desséchoient ainsi la plaie; on peut voir, pour les détails, le Cours d'Opérations de Dionis. On s'est apperçu que cette pratique n'étoit pas sans inconvénient; que les eaux ne pouvoient pas si bien s'écouler que par la ponction avec le trois-cart, que la plaie du sac ne répondant pas toujours bien avec celle de la peau, l'eau s'infiltroit, & compliquoit la maladie par elle-même assez simple. Ces inconvéniens firent donner la préférence au trois-cart, dont la canule reste dans le sac, pendant l'évacuation des eaux. Celui dont on se sert est beaucoup plus petit que celui qu'on emploie dans l'opération de la paracentèse; il a une forme cylindrique, & sa pointe est triangulaire; sans doute qu'un qui seroit applati comme celui dont on fait usage dans l'opération de la bronchotomie, mais sans être courbé sur son plat, seroit meilleur; il entreroit plus facilement & donneroit mieux issue au fluide épanché, en cas qu'il fût un peu consistant. On peut voir dans la Planches relatives à cet article, différens instrumens de ce genre, & notamment l'applati que nous préférons.

Le choix de l'instrument une fois fait, il s'agit d'opérer. On place le malade sur le bord de son lit, dans un fauteuil, ou simplement debout, le dos appuyé contre une muraille, ou quelque chose de solide; on cherche sur le côté malade le lieu où se trouve le testicule; c'est toujours en haut & en arrière; dès qu'on le sent bien, & qu'on s'est assuré de sa position, on comprime le corps de la bourse de haut en bas, de manière à porter le testicule en haut, & à faire saillir en bas les eaux; ensuite avec l'index de la main libre, on marque de l'ongle l'endroit où l'on sent le plus la fluctuation; on fait d'abord une incision à la peau & au tissu cellulaire d'environ quatre lignes de long, avec une lancette ou un bistouri ordinaire, pour éviter la douleur que l'introduction du trois-cart ne manqueroit pas d'occasionner. Cette première incision faite, on prend le trois-cart de la main droite, & fixant le manche dans la paume, on conduit l'indicateur sur sa tige, en ne laissant à découvert de l'instrument que précisément ce qu'il en faut pour pénétrer dans la tunique vaginale. Lorsqu'on y est parvenu, on retire la tige, & l'eau ne manque pas de sortir aussi-tôt. Quelques-uns conseillent, quand la sérosité est épanchée en grande quantité, de ne l'évacuer que peu-à-peu, pour éviter la rupture des veines variqueuses, qui assez souvent compliquent la maladie, mais ce précepte ne mérite nul égard. Quand toute l'eau est évacuée, on retire doucement la canule du trois-cart, on met sur la petite plaie un emplâtre agglutinatif, puis une compresse trempée dans un mélange d'eau de chaux & d'eau-de-vie camphrée, & l'on soutient le tout avec un suspensoir. La petite plaie qu'on a faite dans cette opération se guérit communément en très-peu de tems; néanmoins elle s'enflamme quelquefois & suppure; mais le mal étant superficiel, la cicatrice n'en est guère retardée. Chez quelques-uns cependant il est plus profond, il va jusqu'à affecter la tunique vaginale, & par-là devient souvent cause d'une guérison radicale. Quelquefois aussi le cas est plus inquiétant, & même mortel; ce qui est confirmé par deux observations dont M. Pott fait mention dans son Traité de l'Hydrocèle. Il faut toujours, dans cette opération, porter l'instrument là où il y a le moins de vaisseaux variqueux; car leur piquure pourroit donner lieu à un épanchement secondaire de sang dans la poche des eaux, ou à une ecchymese sur toute l'étendue des bourses, & même jusque sur le corps de la verge.

Les procédés relatifs au traitement radical de l'Hydrocèle sont assez nombreux; on peut néanmoins les réduire à six principaux, savoir, l'incision, l'excision, la cautérisation, le séton, la tente & les injections. Les Anciens en ont employé quelques-uns comme palliatifs; mais il est reconnu aujourd'hui que tous n'agissent qu'en faisant naître une inflammation entre le péritestes & la membrane albuginée, au moyen de laquelle les surfaces entrent en contact, s'aglutinent & se collent entr'elles de manière qu'il ne reste plus aucun intervalle où la sérosité puisse s'épancher. Avant de mettre ces moyens en pratique, il faut s'assurer de l'état du testicule & du cordon spermatique; & si la quantité des eaux épanchées est un obstacle, il faut commencer par une ponction préparatoire, qui donne des indices nécessaires sur ce point.

L'incision est la méthode la plus ancienne; elle date de Celse, qui le premier l'a mise en pratique; on voit même, d'après le passage où il en parle, qu'il employoit l'excision, & avec des précautions qui manifestent sa sagacité jusques dans les moindres choses. Paul, à cet égard, entre dans de plus grands détails que lui: l'incision, dit-il, commencera au milieu de la tumeur, & sera continuée jusqu'à la partie supérieure, en suivant une ligne parallèle au raphé. On n'entamera d'abord que les tégumens, puis la poche des eaux, dont on soulevera les bords pour en extirper une partie; après quoi on poussera la sonde ju'qu'au bas du scrotum, puis le soulevant, on coupera de haut en bas pour faciliter l'écoulement du pus & du sang: on remplira le vide avec une mèche, & l'on fomentera la partie & le ventre avec des médicamens convenables. Lorsque la plaie sera détergée, & en partie incarnée, on supprimera la mèche, & l'on pansera simplement jusqu'à parfaite guérison. Albucasis, en décrivant la même méthode, ajoute deux observations essentielles; la première est que la maladie est sujette à revenir, par la raison qu'on n'a point détruit la poche; la seconde, c'est que pendant le traitement, le testicule qui n'est plus retenu, s'échappant par les lèvres de la plaie, il faut prendre un soin particulier de le remettre & contenir en son lieu. Nous verrons dans peu à quoi tient cet accident, & si le précepte d'Albucasis peut être de quelque utilité. L'incision, depuis cet Auteur jusqu'ici, a été mise en pratique avec plus ou moins de succès, ainsi qu'on le peut voir en lisant les Observations de Fabrice de Hilden, & de Wiseman. Dans quelques cas, le traitement a été suivi d'accidens graves, tels que la fièvre, le hoquet, l'inflammation, la suppuration & même la gangrène. Aussi, Cheselden disoit-il que la guérison ne pouvoit compenser l'inquiétude & les maux auxquels on expose ceux sur qui on la pratique. Mais quelques fondées que puissent paroître les craintes de cet Auteur, l'incision convenablement faite n'en est pas moins plus certaine dans le succès, que les autres méthodes, dont nous parlerons bientôt; je l'ai pratiquée souvent, dit M. Pott, & je ne me rappelle point que les suites aient été fâcheuses, excepté deux ou trois fois; en un mot, en mettant certaines restrictions relatives à l'âge & à l'état de la maladie, c'est une bonne méthode, & qu'on peut mettre en pratique avec toute sûreté. Elle est toujours accompagnée d'une exfoliation plus complette du sac, effet qui doit nécessairement s'ensuivre, comme le remarquent notre Auteur, M. Sabattier, & tous ceux qui ont traité de la cure radicale de l'Hydrocèle. Voici la meilleure manière de la faire; mais d'abord, quand on s'est décidé, il faudroit commencer, sur-tout quand on présume un épanchement considérable, par évacuer les eaux deux ou trois fois à des intervalles plus ou moins courts, afin de diminuer l'étendue du sac, de faire renaître dans les tuniques très-dilatées le ton dont elles sont plus ou moins dépourvues. Lorsque la tumeur aura été réduite à la moitié de son volume, & même moins, un Aide l'empoignant vers la partie supérieure pour la tendre davantage vers le bas, l'Opérateur y plongera la pointe d'un bistouri à la partie antérieure & inférieure, & fera la première incision assez grande pour admettre le bout de l'index, qu'il y poussera avant que les eaux soient toutes écoulées, & que la tunique vaginale soit affaissée. Au moyen de ce doigt, il continuera la section dans toute la longueur de la poche. Le testicule, alors découvert, sort, souvent hors de la plaie; il est quelquefois très-volumineux & parsemé de veines variqueuses, d'autres fois, mais plus rarement, il est atrophié, & son enveloppe paroît comme affaissée & vide; cette dernière circonstance ne doit nullement inquiéter; car, par la suite il reprend peu-à-peu son premier volume, ainsi qu'il est constaté par les observations de Douglass & autres. Si la tunique vaginale est endurcie & comme schirreuse, on fera de côté & d'autre de petites mouchetures sur la surface, & même l'on emportera les bords de la plaie de chaque côté. Si l'Hydrocèle étoit double, & qu'après la sortie de l'eau par la première incision, il restât une seconde tumeur, & qu'on ne pût rompre la cloison qui la sépare de la première, il faudroit comprimer d'une main pour faire jaillir les eaux vers l'incision déjà faite, & fendre de bas en haut dans toute l'étendue où l'on sent la fluctuation. La section de la cloison est sans danger, quand même on blesseroit les artères; car on peut remédier à cet accident par la ligature, comme on le pratique dans le cas de castration. L'opération ainsi achevée, on mettra de chaque côté de l'incision, entre le testicule & la tunique vaginale, un morceau un morceau de linge très-fin; on reploiera le bout inférieur sur le testicule, puis on mettra un petit gâteau de charpie douce sur le tout; on y appliquera ensuite une compresse simple, puis une longuette qui soulevera les deux bourses, & dont les bouts viendront croiser sur le pubis, & l'on soutiendra tout cet appareil avec un bandage en *T*, ou un suspensoir suffisamment grand. On donnera une potion calmante au malade pour lui procurer un peu de repos, sur-tout quand l'opération a été longue & douloureuse.

Assez souvent la fièvre survient les premiers jours; la douleur & tous les accidens inflammatoires paroissent successivement. S'ils ne sont pas fort inquiétans, il faut les abandonner à eux-mêmes, sinon il faut les combattre par les saignées, les doux laxatifs, la diète la plus austère, aidée des fomentations & cataplasmes émolliens & résolutifs. Dans les premiers pansemens, on se contente d'ôter les premières compresses & autres pièces d'appareil, qui cèdent aisément; & quand la suppuration commence à s'établir, on enlève le linge qui couvre le testicule. Les bords de la plaie, les quatre ou cinq premiers jours, sont ordinairement durs, épais & enflammés; ils ne fournissent qu'une matière non colorée; mais à mesure que l'inflammation tombe, ils s'amollissent & s'affaissent; ce qu'ils sont d'autant plus portés à faire, qu'on traite la plaie avec des fomentations & des cataplasmes émolliens, au lieu de chercher à en détruire les callosités avec le précipité rouge, ou autres cathérétiques, comme la routine & l'ignorance ne portent que trop souvent à le faire. A mesure que la suppuration s'opère, les fontes s'établissent, les membranes tombent par lambeau; & dans l'espace d'environ six semaines le scrotum est à-peu-près réduit à son volume naturel; & quand la plaie est entièrement fermée, la cicatrice ne forme plus qu'une ligne qui correspond à l'incision qu'on a faite. Il est un phénomène qui, dans le cours du traitement, ne laisse pas que d'inquiéter les jeunes Praticiens, c'est la saillie du testicule à travers des lèvres de la plaie, saillie qui devient d'autant plus grande que la tumeur s'affaisse de plus en plus. Ce phénomène est dû à l'affaissement des lèvres de la plaie, & non à aucune force propre au testicule. Les Praticiens, qui se laissent conduire par la routine, appliquent sur le testicule un plumaceau trempé dans l'esprit-de-vin, ou dans l'essence de térébenthine; mais j'ai toujours observé que ces liqueurs nuisoient beaucoup par l'induration qu'elles occasionnent à la tunique albuginée; & j'ai vu que les digestifs simples n'avoient point cet inconvénient, & qu'en les employant, la plaie ne tendoit pas moins à la cicatrice. Au moyen de ces topiques, le gonflement du testicule diminue, & par la suite il rentre, pour ainsi dire, au milieu des chairs, & la cicatrice se fait immédiatement sur lui.

La persuasion que, pour guérir radicalement l'Hydrocèle, il falloit diminuer, le plus qu'il étoit possible, l'étendue du sac pour tarir la source de l'écoulement, porta quelques Praticiens à renouveller une autre méthode, l'excision du sac, dont Celse avoit le premier parlé. Cet Auteur paroît assez clair sur ce point: *si sub mediâ*, dit-il, *imâve tunicâ, totæ hæ extrà scrotum collocandæ excidendæque sunt.* Mais Albucasis est ici plus clair que Celse: l'incision des tégumens faite, dit-il, *incide syphac, qualitercùmque est possibile tibi, incidere ipsum, aut cùm totalitate suâ, aut frustatim precipuè ejus latus subtile; nam si non exquisitè perscruteris incisione ejus, non fit securitas quin aqua redeat; si autem procedit ovum exteriùs à cute suâ, in horâ operationis tuæ, tunc quandò compleveris sectionem syphac, reduc ipsum.* Malgré ce précepte d'Albucasis, sa méthode n'a point été mise en pratique, si ce n'est par Saviard, dans une circonstance où elle étoit assez indiquée, la dureté schirreuse du sac. Douglass est celui des Praticiens qui a le plus apprécié cette méthode; il alloit même jusqu'à la regarder comme la seule qui dût être employée, lorsqu'on se décidoit pour l'instrument tranchant. Nous extrairons du Mémoire de M. Sabatier la méthode perfectionnée de cet Auteur, telle qu'il la pratiquoit dans les derniers tems de sa vie. « Le malade préparé, situé & assujetti comme il convient, il faut inciser la peau du scrotum de manière à former un lambeau oval, dont le plus grand diamètre s'étende de haut en bas. Ce lambeau sera disséqué & retranché; après quoi on fera au sac une ouverture qu'on agrandira avec des ciseaux courbes & bien tranchans; on le détachera ensuite de la peau, ce qui se fait avec d'autant plus de facilité, que le tissu cellulaire est fort lâche. Lorsque les lambeaux du sac seront isolés, on les coupera à plusieurs reprises avec des ciseaux; il faut que la tunique vaginale soit extirpée en son entier jusqu'au lieu où elle s'unit avec la partie inférieure du cordon des vaisseaux spermatiques. Pendant tout ce tems, un Aide soutiendra le testicule; l'opération étant achevée, ce corps sera replacé en son lieu, & l'on ramenera les bords de la peau l'un vers l'autre. Le pansement consiste à remplir la cavité avec de la charpie sèche, & à mettre par-dessus un plumaceau chargé de digestif. Toute l'étendue du scrotum sera couverte d'un cataplasme émollient, qu'on aura soin de contenir avec un bandage convenable. Le morceau de peau ovale doit être disséqué & emporté avant l'ouverture du sac; car quand les eaux s'écoulent, on ne voit pas aussi aisément ce qu'il faut faire. Quoiqu'en général le bistouri doive être préféré aux ciseaux, cependant ces derniers sont beaucoup plus commodes, parce que le sac s'affaisse après l'évacuation des eaux, & qu'il ne conserve pas la moindre consistance. On ne sauroit agir avec trop de lenteur & de circonspecsion, de peur de blesser le testicule & les vaisseux spermatiques. » D'après ces détails sur l'excision, l'on voit qu'elle peut donner lieu à une guérison certaine, & c'est ce qui est confirmé par les observations de Douglass, de MM. White, Gooch & Louis. On ne peut objecter contr'elle qu'elle est longue, fatigante & difficile à exécuter; car il est aussi aisé de disséquer la poche en pareil cas, qu'on le peut faire sur le cadavre, soit avec le bistouri, & même mieux avec les doigts. Les pansemens, qui succèdent à l'opération, sont simples & tels que le demande une plaie ordinaire; car on doit regarder comme telle celle qui succède à l'opération.

On doit à Paul l'introduction du cautère actuel dans le traitement de l'Hydrocèle. Il paroît même, d'après ce qu'il en dit, que c'étoit la méthode de plusieurs de son tems. Cet Auteur prescrit de faire la première ouverture avec un couteau rouge, & de percer ensuite les membranes avec un autre cautère, dont la forme imitoit assez celle d'un r. Marc-Aurèle Severino en fit ensuite sa méthode particulière; il perfectionna les instrumens de Paul, & vanta les succès qu'il eut avec l'enthousiasme qu'on lui connoît sur la précellence du feu, considéré comme moyen de guérison. Au cautère actuel succéda le potentiel. Fabrice de Hilden est le premier qui en parle dans une de ses observations; Saviard y eut aussi recours, & Wiseman, qui pratiquoit à Londres à-peu-près dans le même tems, s'en servit pour ouvrir une Hydrocèle volumineuse, d'où sortit beaucoup d'eau & de matières sanguinolentes. Le malade éprouva des accidens généraux, & néanmoins le kyste suppura complettement. Une autre Hydrocèle du côté opposé fut ouverte avec le bistouri; les mêmes accidens survinrent & persistèrent jusqu'à ce que la poche eût complettement suppuré; la cure fut néanmoins beaucoup plus prompte. Quelques Praticiens redoutant les suites des caustiques dont l'effet se porteroit trop avant, crurent ne devoir les employer de manière à n'agir que sur les tégumens. Guy de Chauliac est le premier qui en ait envisagé l'usage sous ce point. « Quelques-uns, dit-il, comme Pierre d'Orliac, font l'ouverture sur le pubis avec le cautère ou le caustique, & pénètrent jusqu'au vuide du dydime; après quoi ils font une incision pour faire écouler les eaux; ils attendent la chûte de l'escarre, & consolident l'ulcère. Cette méthode a eu de grands succès entre les mains de M. Else, Chirurgien en chef à l'Hôpital Saint-Thomas à Londres; & voici comment il la pratiquoit. Il mettoit sur la partie antérieure & inférieure de la tumeur un caustique suffisant pour faire un escarre de l'étendue d'une pièce de douze sols, de manière qu'il bornât son effet à la peau, sans intéresser beaucoup la tunique vaginale. Douze heures après, il levoit l'emplâtre qui le retenoit, & couvroit l'escarre avec un plumaceau enduit d'un digestif, & par-dessus toute la tumeur un cataplasme émollient. Les bourses alors ne tardent point à devenir dures, douloureuses & tendues; accidens qui dérivent plus de l'affection de la tunique vaginale que des tégumens. La fièvre & autres accidens sympathiques ne persistent guère que deux ou trois jours, après quoi, le malade plus à l'aise, peut sortir de son lit & se promener dans sa chambre. L'escarre ne tarde point à se détacher, & bientôt la tunique vaginale paroît à la vue, d'une couleur différente de ce qu'elle est ordinairement, & comme prête à se détacher par feuillets. On sent dessous la fluctuation de l'humeur qu'elle renferme; peu-à-peu elle sort au-dehors, & semble vouloir se crever; l'escarre tombe enfin, les eaux s'écoulent, le scrotum s'affaisse, & la détersion s'opérant, la cicatrice se forme, elle adhère au testicule, & est très-enfoncée. Les symptômes que nous venons d'énoncer annoncent la formation d'une inflammation qui s'étend dans toute l'étendue du sac, laquelle se termine par la suppuration. Ce procédé est préférable au premier; l'inflammation est modérée, & moins sujette à occasionner des accidens que quand le caustique est employé de manière à s'étendre plus profondément & à former une grande escarre, dont la chûte laisse le testicule à découvert & exposé aux impressions extérieures. A mesure que les escarres se détachent, les adhérences se forment, & la cure est déjà fort avancée, quand elle n'est pas à moitié dans l'autre méthode; on n'a rien à craindre du gonflement du testicule, encore moins de la fonte putride, les accidens sont légers en comparaison de ceux qui accompagnent les autres procédés.

La méthode du séton date de 1363, où Guy de Chauliac en fit mention dans son Ouvrage. « Les eaux de l'Hydrocèle, dit cet Auteur, peuvent être vidées avec le séton, qu'on pratique de cette manière. On saisit la tumeur avec des tenettes plates & percées au bout; on passe dans l'ouverture qu'elles présentent une large aiguille, & on laisse le séton que cette aiguille traîne après elle, jusqu'à ce que l'eau soit entièrement vidée. » Cette méthode dans son origine n'eut pas un grand nombre de partisans: Fallope la trouva cruelle, Fabrice d'Aquapendente incertaine, Franco périlleuse, & néanmoins il lui préfère la castration. Garengeot la renvoie aux Hydrocèles par infiltration, précisément à cause des accidens qui donnent lieu à la guérison radicale. Bertrandi, dans son Mémoire sur l'Hydrocèle, pense de même, sans motiver son opinion; mais il est plus clair dans son Traité d'Opérations. « Elle ne procure pas toujours une inflammation suffisante, dit-il, pour que le sac se détruise, & elle en occasionne quelquefois une trop forte, suivie de suppuration, de sinus & de clapiers. » Mais ces accidens lui sont communs avec les autres méthodes,

La méthode du séton, perfectionnée d'après les observations de Pott, & telle qu'on pourroit l'employer aujourd'hui, se réduit à pousser de bas en haut un trois-cart de quatre pouces de long dans la poche des eaux, comme on le pratique dans la ponction. Après avoir vuidé les eaux, on porte dans la canule un stilet armé d'un séton fait de dix ou douze brins de coton à mêche; on le pousse aussi haut qu'on peut à la partie supérieure du sac; & sur le bout du stilet on fait une incision suffisante pour laisser sortir celui-ci qu'on ôte de la mêche; on noue les deux bouts d'une manière lâche, & l'on met deux petits plumaceaux sur chaque plaie. Le jour suivant, en faisant agir la mêche, on sent qu'elle a contracté adhérence avec la tunique albuginée, & le lendemain la bourse & le testicule commencent à se gonfler & à s'enflammer; mais ces accidens cèdent aux remèdes généraux & aux cataplasmes. L'adhérence de la mêche à l'albuginée continue d'être la même les quinze premiers jours, passé lesquels l'inflammation s'appaisant, la mêche devient mobile; alors on la retire, & les plaies se pansent à sec. Quoique Pott paroisse beaucoup pancher pour admettre cette méthode, comme exclusive, je suis loin d'être de son avis; je l'ai vue employer deux fois, & dans chacune il a fallu ôter le séton, & même inciser inférieurement pour donner issue au pus qui s'étoit formé en assez grande quantité. Cet accident, joint à la difficulté de s'assurer par soi-même de l'état du testicule & de la nature de l'humeur contenue dans la tumeur, a fait avec raison rejetter cette méthode, & est & sera toujours pour l'incision & l'excision un motif de préférence, sur-tout quand le caractère de la maladie n'est pas bien évident, & que tout porte à croire que l'épanchement est dans différentes loges ou espaces.

Le premier qui ait parlé de la tente est Franco dans son Traité sur le Haut-Appareil. « Il faut, dit cet Auteur, faire aux bourses une ouverture de trois travers de doigt de longueur, mais dont l'étendue réponde cependant à l'âge du malade, & au volume de la tumeur. Cette plaie sera tenue ouverte avec une tente de charpie, d'étoupes, de linge ou d'éponge plus large que ronde, & trempée dans de l'huile rosat; plus la plaie est étendue, & plus long-tems elle est à se consolider, plus on est assuré qu'elle ne reviendra pas, parce que les parties sont desséchées. » Franco ne dit point si l'incision doit être à la partie supérieure ou inférieure de la tumeur; vraisemblablement la grandeur de l'incision qu'il pratiquoit lui avoit ôté les occasions d'observer la nécessité de faire cette remarque. Ruisch, qui avoit adopté cette méthode, disoit positivement (*Adversar. Anat. Dec. II.*) qu'elle devoit être faite à la partie supérieure & sur le côté: *aperiendo scrotum in parte superiore ad latus*; vraisemblablement dans la croyance où l'on étoit encore de son tems, que la maladie étant formée par les eaux qui distilloient des anneaux des muscles du bas-ventre, la cicatrice, qui se formeroit à cet endroit, fermant toute communication, & empêcheroit la maladie de reparoître. La méthode de la tente, depuis perdue de vue, seroit vraisemblablement tombée dans l'oubli, sans les éloges que lui donna Marini. Monro lui substitua l'usage d'une canule, sans doute d'après ce qu'il savoit de cette pratique déjà mise en usage du tems d'Henri Moinichen, quoique le témoignage de ce dernier ne lui fût guère favorable. « Quelques-uns, dit-il, au lieu de bougies, introduisent une canule de plomb; mais j'en ai vu des suites fâcheuses, parce qu'elle irrite trop, & qu'elle occasionne des inflammations considérables. » La tente & la bougie n'ont guère eu de partisans en Angleterre que M. Warner. *Voyez* ce qu'il en dit dans une Dissertation qu'il a fait paroître sur cet objet.

Le raisonnement & l'observation firent naître la méthode des injections. On ne sait trop à qui on la doit; cependant il y a tout lieu de croire qu'elle nous vient d'Angleterre; car la première mention qui en ait été faite, se trouve dans les Auteurs de ce pays. Sharp dit qu'on se servit de l'esprit-de-vin à la dose d'une once, mais que les accidens furent graves. Cette méthode fut reprise en France; & au lieu d'alkool, on employa simplement le vin; on le poussa avec une seringue en même quantité que l'eau qu'on avoit retirée par la ponction; on le laissa séjourner environ une demi-heure d'abord, puis trois & cinq heures par la suite. Quelque tems après les accidens locaux parurent, ils étoient les mêmes que dans les méthodes précédentes; mais ils furent facilement dissipés, & la guérison fut complette. Une méthode si simple, si facile, & étayée du succès, fut bientôt regardée comme la meilleure, & par cette raison elle tomba bientôt elle-même dans le discrédit; car un remède, tel bon qu'il soit, ne vaut réellement qu'autant que son usage est motivé sur les circonstances; si on en fait un remède pour tous les cas, il manque souvent, & tombe de lui-même.

De tout ce que nous venons d'avancer sur les moyens curatifs de l'Hydrocèle par épanchement, nous en conclurons que la simple ouverture du sac, faite de la manière que nous l'avons annoncée, est la méthode la plus sûre dans la plupart des Hydrocèles, que l'excision est plus convenable dans les anciennes, compliquées de dureté & d'épaississement du péritestes, & que les caustiques, les sétons & les injections ne peuvent guère convenir que dans les cas simples & récens, & chez les sujets peu susceptibles d'irritation. Peut-être une plus longue expérience & la discussion de nouveaux faits nous donneront-elles lieu par la suite de tirer d'autres corollaires.

Pott fait mention d'une Hydrocèle du genre

dont nous parlons, & qui occupe l'intérieur du cordon. Il le désigne sous le nom d'*Encysted Hydrocele of the tunica communis.* Si un genre d'Hydrocèle mérite le nom d'Enkystée, c'est celui-ci, dit-il; l'eau qui le forme, étant toute contenue dans une poche qui se forme par la condensation de la membrane commune, comme celle des tumeurs enkystées. C'est une maladie assez fréquente chez les enfans, & qui a été connue des Anciens, & que quelques Modernes ont prise pour un pneumatocèle, affection qui, continue-t-il, n'existe que dans leur imagination. Elle siège entre le testicule & l'aine, & a une forme oblongue, & assez semblable à celle d'un œuf; la tumeur est très-rénitente, & il est difficile de saisir d'abord la fluctuation de l'eau qu'elle contient; elle n'a aucune communication ni avec la cavité du ventre, ni avec celle de la tunique vaginale; on sent distinctement le testicule & son épidydime au-dessous de la tumeur; on sent pareillement le cordon dans l'aine; le gonflement ne reçoit point l'impression du doigt; & quand on frappe dessus, on sent comme du vent; la tumeur n'éprouve aucun changement, quelque situation que prenne le malade.

Les fomentations chaudes & les purgatifs dissipent souvent cette maladie chez les enfans; quand elle persiste, Pott conseille d'évacuer l'humeur par une ponction qu'on fait avec une lancette. Mais chez les adultes, pour peu que la sérosité soit épaisse, & qu'elle trouve de la difficulté à sortir, il faut faire une division dans toute sa longueur; du reste on se comporte comme dans l'Hydrocèle par épanchement, qu'on traite par l'incision.

De l'Hydrocèle herniaire.

C'est celle où les eaux épanchées occuppent la production du péritoine qui forme le sac d'une hernie. Cette Hydrocèle est plus fréquente qu'on ne pense, si l'on s'en rapporte au témoignage des Auteurs, & souvent on l'a confondue avec celle dont nous venons de faire mention. Les Anciens avoient déjà reconnu que les parties échappées de l'abdomen dans les hernies, étoient préservées d'adhérences par la sérosité qui découle du bas-ventre, par les productions du péritoine, qu'ils regardoient comme autant de continuations de cette membrane, quoique l'explication qu'ils en donnassent fût fort obscure. Mais Saviard est le premier qui soit particulièrement entré dans quelques details vrais ou vraisemblables à cet égard; puis Heister en a touché quelque chose dans son chapitre sur l'Hydro-enterocèle. Enfin l'on doit à M. Le Dran tous les détails qui constatent clairement le caractère de la maladie; il les a développés, tant dans son Traité d'Opérations, que dans ses Observations de Chirurgie, auxquels nous renvoyons. L'eau, dans cette espèce d'Hydrocèle, est mêlée & confondue avec la masse d'intestins sortis, elle ne paroît souvent qu'à l'ouverture du sac; mais aussi elle est quelquefois épanchée en aussi grande quantité, qu'elle se manifeste au-dehors par une fluctuation bien décidée. Cette Hydrocèle peut aussi exister par lui-même, sans issue de partie. Le Dran offre un cas pareil dans le second volume de ses Observations. « Ayant fendu une semblable tumeur depuis le bas jusqu'à l'anneau, alors je trouvai, continue notre Auteur, trois Hydrocèles séparées, dans lesquelles il y avoit de l'eau. L'une étoit dans le sac herniaire même, qui, ayant été resserré en sa partie supérieure par la pelotte d'un brayer, s'étoit fermée de manière que la cavité n'avoit plus aucune communication avec celle de l'abdomen. Le second étoit entre ce premier & le muscle crémaster, dans les cellules de la tunique vaginale; le troisième étoit sous la tunique albugineuse. »

L'Hydrocèle herniaire accompagne quelquefois la hernie de naissance; on en trouve une observation curieuse dans le Traité de l'Hydrocèle de Pott; dans ce cas les eaux sont épanchées dans la tunique vaginale, elles sont en contact avec la tunique albuginée, & peuvent rentrer dans le bas-ventre très-aisément. L'Hydrocèle hernaire peut être confondu avec la hernie de vessie; mais les signes de ce dernier genre de maladie, la distingueront toujours d'elle. *Voyez* à ce sujet l'article HERNIE de vessie.

Quelle que soit la hernie qui complique l'espèce d'Hydrocèle dont il s'agit ici, l'eau qui est épanchée n'est pas en très-grande quantité; si la simple pression suffit pour la faire rentrer dans le bas-ventre, il faut la tenter. Mais si l'épanchement est considérable, si l'on présume que l'eau soit acrimonieuse, comme dans les hernies anciennes & volumineuses, telle que celle dont parle Monro, il faut l'évacuer. L'opération est simple, on tâte de tout côté la tumeur, & là où l'on trouve la fluctuation bien évidente, on y plonge la pointe d'un trois-cart avec précaution, pour ne point blesser les parties sorties; on laisse couler l'eau, & l'on comprime les environs pour déplacer celle qui seroit retenue entre quelques circonvolutions d'intestins, & l'on retire ensuite la canule. Cette simple ponction suffit pour évacuer les eaux & faire même disparoître certains symptômes qui sembloit annoncer un étranglement commencé. On pourroit néanmoins se dispenser d'avoir recours à ce procédé, si tout indiquoit la nécessité de l'opération de la hernie. *Voyez*, dans Pott, comment cet Auteur se conduisit dans un cas où il y avoit une hernie congénitale. (*M. PETIT-RADEL.*)

HYDROCEPHALE. d'ὕδωρ & κεφαλὴ; *Hydrops capitis*, Hydropisie de la tête. Ætius a parlé de cette maladie dans un très-grand détail. Il en est de plusieurs espèces, eu égard à la situation des eaux; une externe, sous les tégumens, c'est à proprement parler, l'œdème du cuir chevelu, maladie qui ne peut être comprise sous le nom d'Hydrocéphale. Dans l'Hydrocéphale proprement dit, ou l'interne, les eaux sont épanchées entre le crâne & la dure-mère, entre la dure-mère, & la pie-mère, ou dans les ventricules du cerveau; celle-ci est probablement la seule qui ait jamais existé, & qui soit prouvée par des observations positives; elle est dûe à l'augmentation contre nature des eaux, qui sont naturellement dans les ventricules du cerveau. Les enfans sont sujets à l'Hydrocéphale dès le sein de leur mère; le volume excessif de la tête par cette cause a souvent rendu les accouchemens laborieux au point d'exiger l'incision de la fontanelle, pour procurer l'affaissement des parois du crâne, par l'écoulement de l'humeur épanchée. L'hydrocéphale peut venir à la suite des coups ou chûtes qui occasionnent une commotion dans le cerveau, d'où s'ensuit un tel dérangement de structure, que les humidités exhalées ne sont plus résorbées. L'Hydrocéphale se manifeste quelquefois après les douleurs de dents & les affections convulsives & vermineuses des enfans. Cette maladie survient également chez ceux où la lymphe pêche, & qui ont des obstructions aux glandes conglobées. La tête augmente considérablement en pareil cas chez les enfans; chez les adultes, les sutures serrées ne permettent pas une pareille extension.

Il est des signes qui accompagnent cette maladie depuis son commencement jusqu'à son plus funeste degré. Ceux qui commencent d'en être attaqués ont la tête lourde, l'assoupissement se manifeste par degrés, & devient plus fort à mesure que l'épanchement augmente. Les enfans sont foibles, languissans, tristes & pâles, ils ont l'œil morne, la prunelle dilatée, les sutures écartées; les os s'émincissent, deviennent moux, la tête grossit, devient monstrueuse, & d'un poids considérable; les convulsions tourmentent les malades, & si la tête vient à crever, ils meurent peu de tems après.

On peut penser d'après cette terminaison quel jugement l'on doit porter, sur l'opération que quelques-uns proposent pour évacuer les eaux qui forment l'Hydrocéphale. Les désordres primitifs du cerveau dont le schirre est souvent un des principaux, ou la destruction consécutive des organes contenus dans le crâne, ne laissent aucune ressource. On pourroit, par des remèdes hydragogues détourner l'humeur dans sa formation, si l'on pouvoit connoître à tems l'Hydrocéphale; mais lorsqu'elle est confinée & connue par des signes sensibles, le désordre est porté trop loin, pour oser risquer une opération qui abrégeroit les jours du malade. *Extr. de l'anc. Encyclop.* Néanmoins, en pareil cas, quelques Praticiens vantent encore beaucoup l'usage du mercure, porté jusqu'à exciter la salivation. *Voyez* ce que nous avons dit sur cette méthode à l'artic. HYDRARGIROSE. L'Hydrocéphale externe ne demande point d'autres remèdes que l'œdème qui occupe différentes autres parties du corps. Quand ils sont inefficaces, on tente deux ou trois petites scarifications, qu'on fait longitudinalement à la partie postérieure & inférieure de la tête, pour procurer un suintement continuel aux eaux. Ces incisions, qu'on peut renouveller, si les premières se ferment, sont préférables au cautère, au séton, & même au cantharides appliquées à la nuque. (*M. PETIT-RADEL.*)

HYDRO-CIRCOCELE. Epanchement d'eau dans la tunique vaginale, compliqué de varices au cordon. *Voyez*, pour de plus grands détails, les articles HYDROCELE, & CIRCOCELE. (*M. PETIT-RADEL.*)

HYDRO-ENTÉROCELE, Hernie ou tumeur occasionnée par la descente des intestins, avec des eaux dans le sac herniaire. *Voyez* HERNIE. Ce mot est composé de ὑδωρ, eau, εντερον, intestin & κηλη, tumeur.

C'est une maladie compliquée; on doit commencer par réduire la Hernie, & la contenir ensuite par un brayer; l'hydrocèle doit être traitée à part. En pareil cas, s'il s'agissoit de faire la ponction avec le trocart, le Chirurgien ne sauroit apporter trop d'attention, pour éviter la piquure du sac herniaire & celle du testicule. *Voy.* HYDROCÈLE.

HYDRO-ENTEROMPHALE. Hernie ombilicale, formée par la chûte de l'intestin, avec de l'eau dans le sac herniaire.

HYDROMPHALE, de ὑδωρ, eau, & de ομφαλος, nombril. Tumeur formée au nombril par un amas d'eau.

On distingue l'Hydromphale des autres tumeurs qui viennent au nombril, en ce qu'elle est molle, & néanmoins peu obéissante au toucher, ne diminuant point lorsqu'on la comprime; en ce qu'on y reconnoit plus ou moins de fluctuation, & en ce qu'elle paroît transparente, lorsqu'on la place devant la flamme d'une bougie.

On dissipe quelquefois l'Hydromphale par des remèdes résolutifs, ou bien l'on en évacue l'eau par la ponction avec un trocar. *Voyez* TROCAR.

HYDROPHTALMIE, d'ὑδωρ & οφθαλμος. *Hydrops oculi.* Hydropisie de l'œil. On désigne ainsi l'augmention de volume du globe de l'œil, produite par une collection d'eau fort claire dans la cavité que forment ses membranes. Nuck est le premier Auteur qui ait employé ce terme pour exprimer cette maladie, & Mauchart celui qui en a traité le plus savamment, ainsi qu'on peut s'en convaincre en lisant sa dissertation *de Hydrophtalmiâ*, soutenue à Tubinge, en 1744, sous sa présidence. Les Anciens, avant ces Auteurs, la désignoient sous le nom d'Exophtalmie, dénomination équivoque, qui souvent faisoit confondre la maladie avec la chûte de l'œil hors de l'orbite. *Voyez* l'article EXOPHTALMIE. L'Hydrophtalmie peut provenir de la surabondance de l'humeur vitrée, ou de l'humeur aqueuse, qui, en pareil cas, s'épanchent en plus grande quantité qu'elles sont résorbées. Quand c'est à la présence de cette dernière humeur qu'on peut l'attribuer, la cornée transparente paroît forjettée en avant, & l'iris se trouve beaucoup plus profondément située qu'elle ne doit être. L'iris, au contraire, est convexe, & fait une saillie dans la chambre antérieure, la pupille est plus dilatée, ordinairement immobile, & le globe paroît au toucher beaucoup plus dur, quand le volume déméfuré de l'œil provient de l'amas de l'humeur vitrée; la douleur d'ailleurs est toujours beaucoup plus profonde, plus violente, souvent accompagnée de fièvre & d'insomnie.

L'Hydrophtalmie, dans l'un comme dans l'autre cas, commence par occasionner un sentiment de plénitude de l'œil, qui a lieu long-tems avant qu'on puisse observer la moindre augmentation dans le volume de cet organe. Insensiblement le globe devient plus gros, les paupières ont plus de peine à se mouvoir sur lui, & quoique la vue continue, néanmoins elle devient de jour en jour plus imparfaite jusqu'au dernier période de la maladie. C'est alors que le plus souvent la cornée transparente commence à saillir en manière de staphylôme, ses lames s'amincissent continuellement, & se rompent enfin; ce qui amène un prompt soulagement.

L'Hydrophtalmie est une maladie du genre des chroniques; elle peut conséquemment rester long-tems dans le même état sans éprouver aucun changement, avant que l'œil soit parvenu au volume que la distension de ses membranes peuvent lui permettre d'acquérir. La pupille alors ne jouit d'aucun mouvement; les humeurs accumulées ont perdu leur densité spécifique; le pus ou le sang qui se sont mêlés avec elles, quand il y a un commencement de suppuration ou de dissolution, les privent de leur transparence, & la vision qui avoit encore lieu dans le commencement, est entièrement perdue. Quand la maladie est parvenue à ce point, on la regarde comme incurable; il ne reste plus, comme l'observe Maître-Jan, qu'à ouvrir l'œil pour donner lieu au rapprochement de ses membranes, qui par la suite forment un tubercule propre à recevoir un œil de verre qu'on applique dessus. En pareil cas, on se sert simplement de la pointe d'un bistouri, qu'on plonge dans la partie qui saille le plus, & l'on dilate suffisamment l'ouverture pour faciliter plus complettement l'évacuation. Heister, en pareil cas, conseilloit une grande incision transversale, ou même une faite en croix pour vider entièrement le globe de l'œil. On voit, dit M. Louis, qu'il ne parle que d'après Saint-Yves, lorsqu'il prescrit de retrancher en certain cas les membranes qu'on croiroit trop étendues, au point de pouvoir, par cette raison empêcher l'œil de se réduire à un petit globe, propre à porter commodément dans la suite un œil artificiel. Mais, quand la maladie est nouvelle, qu'elle est dûe à l'impression d'un vent froid, ou à une cause humorale, les hydragogues, les révulsifs & les résolutifs ont alors une efficacité très-grande entre les mains des Praticiens qui savent les manier. Les Oculistes s'en tiennent communément aux topiques. Maître-Jan en rapporte un très-grand nombre, propre à remplir les indications différentes que la maladie peut présenter, soit qu'elle tende à la résolution ou à la suppuration. Dans ce dernier cas, il conseille une petite ouverture sur le blanc de l'œil, comme celle d'une saignée, à la partie inférieure du côté du petit angle près de l'iris, & qu'on fasse pénétrer l'instrument par-delà l'uvée. L'ouverture dont il s'agit est toujours promptement nécessaire dans le cas de suppuration; si on la diffère, les accidens inflammatoires qui accompagnent la formation du pus, ne font qu'augmenter, & souvent le délire survient, qui emporte le malade. Bidloo fait mention d'un enfant de dix ans, à qui l'œil étoit devenu excessivement gros à la suite de plusieurs fluxions fort douloureuses. On avoit vainement employé les remèdes les mieux indiqués pour détourner l'humeur qu'on présumoit en être la cause. Enfin l'application d'un cataplasme maturatif attira une tuméfaction prodigieuse de l'œil avec suppuration: le malade souffroit les douleurs les plus aiguës; on n'obtint le calme qu'en vuidant l'œil par une incision que ce Praticien fit inférieurement au bord de la cornée transparente. Le globe se rétrécit & se consolida parfaitement en peu de tems sans aucune incommodité que la perte de la vue. Bidloo donne à ce sujet un avis intéressant, il ne faut pas, dit-il, que l'incision aille par-delà le bord inférieur de la cornée transparente, parce qu'il est possible que l'humeur vitrée ne soit pas tombée en dissolution, & qu'après l'incision elle reste en place avec le cristallin; le globe de l'œil conserveroit alors son volume primitif, la difformité ne seroit point si grande & la cornée transparente ne seroit point défigurée par une cicatrice désagréable; si au contraire les humeurs sont entièrement dissoutes, cette incision sera suffisante pour en permettre l'évacuation; elle ne sera point trop étendue, & l'on ne retranchera aucune portion des membranes. Quand on aura évacué toute l'humeur, on rapprochera les paupières, l'on appliquera un défensif fait avec les eaux opthalmiques & le blanc d'œuf bien battus ensemble; & si les douleurs continuent, que l'insomnie survienne, on fera une saignée, & l'on donnera un julep calmant le soir. L'œil se remplit quelquefois de manière à demander une nouvelle opération, & en assez peu de tems. Cet accident arriva à une fille qui fait le sujet d'une des Observations de M. Louis. L'œil étoit tellement rempli le neuvième jour, que les paupières ne pouvoient déjà plus le recouvrir. « Au moyen, dit cet Auteur, d'une petite feuille de myrthe très-étroite, passée entre les lèvres de la plaie agglutinées, mais non collées solidement, & à l'aide d'une légère compression, je vidai entièrement le globe; je crois continue-t-il, que l'affaissement subit m'en avoit imposé lors de l'opération, & que le corps vitré, qui pourroit fort bien n'avoir été dissous qu'en partie, étoit resté dans le fond de l'œil. »

Mais quand les humeurs sont encore transparentes, qu'elles n'ont éprouvé aucune fonte, aucune dissolution putride, qu'il n'y a point de complication d'inflammation ou de suppuration, la paracenthèse de l'œil est sans contredit préférable au procédé de Maître-Jan. Cette opération dont l'origine remonte à Nuck, qui écrivoit il y a un siècle & plus, consiste à faire une ponction avec un petit trois-quart au bord inférieur de la cornée transparente, on laisse évacuer l'humeur qui se présente; on presse même le globe de l'œil vers la fin, pour exprimer celle qui ne pourroit sortir, & l'on contient le petit emplâtre qu'on met sur la piquure avec une petite plaque de plomb qu'on applique sur le globe. L'on revient différentes fois à cette opération, s'il est nécessaire, & dans les intervalles, l'on continue l'usage des sudorifiques & des purgatifs, & même des vésicatoires, qui peuvent avoir beaucoup d'efficacité, appliquées au col en pareil cas. On lavera l'œil, & même on le baignera dans une eau légèrement astringente, telle que l'eau froide, à laquelle on a mêlé une certaine quantité d'eau-de-vie, une eau légèrement alumineuse, ou encore mieux, une décoction de quinquina.

Mauchart prescrit le collyre suivant, dont il vante beaucoup l'efficacité. ℞. Tuthie préparée ʒ I; sucre de saturne, ℈ ß; eau de rose & de plantain, ana ℥. I ß; esprit-de-vin camphré, ℈. I. Mêlez. On met un linge fin, trempé dans ce collyre, entre le globe & les paupières; on place sur celles-ci un lit de coton, trempé dans un défensif fait avec le blanc d'œuf & l'alun crud, & ensuite une compresse qu'on retient avec un bandeau, & on a le soin d'humecter l'appareil de tems à autre. (*M. Petit-Radel.*)

HYDRO-PHYSOCELE, ὕδωρ φύσα & κήλη, *ramex aquosus & aereus*. C'est proprement une hydrocèle compliquée d'air ou de vent dans lesquels les bourses offrent un plus gros volume, une tension plus grande, & une moindre pesanteur. Il est rare que l'Hydrocèle simple soit accompagné d'une semblable complication; quand elle a lieu, il y a toujours eu précédemment une inflammation, à la suite de laquelle elle survient; & alors les suites de la maladie sont toujours fâcheuses. *Voy.* l'art. Hydrocele. (*M. Petit-Radel.*)

HYDROPISIE DES JOINTURES. Amas de sérosité dans le ligament capsulaire d'une jointure, particulièrement dans celui du genou, qui se manifeste par un gonflement plus ou moins considérable, quelquefois accompagné de fluctuation, & qui n'occasionne, en général, que peu de douleur. Quelquefois cette maladie a son siège dans les bourses muqueuses. *Voyez* ce mot.

La guérison de l'Hydropisie des jointures dépend de l'absorption du fluide épanché; absorption qui est quelquefois tout-à-fait spontanée, & que l'on peut exciter & favoriser par des frictions, par l'application répétée des sangsues, & particulièrement par celle de vésicatoires long-tems entretenus, ou fréquemment renouvellés sur la partie affectée. On doit éviter, autant qu'il est possible, de faire aucune ouverture pour évacuer le fluide accumulé, ou, si l'on se détermine à prendre ce parti, il faut toujours faire l'ouverture de manière que l'incision du sac ne demeure pas vis-à-vis de celle des tégumens. Une autre manière de diminuer le danger de cette opération est de la faire au moyen d'un séton. *Voy.* Bourses muqueuses & Ligament capsulaire.

HYDRO-RACHITIS, *Spina aquosa bifida*, Hydropisie de l'épine. Affection de la colonne vertébrale, dans laquelle l'ossification des épines de l'arrière train manque entièrement, à une époque où elle devroit avoir lieu. Cette affection est toujours accompagnée d'un épanchement d'eau dans le canal, & d'une tumeur qui prononce d'une manière plus ou moins sensible. *Voye* l'art. *spina bifida*, nom sous lequel la maladie est plus connue. (*M. Petit-Radel.*)

HYDRO-SARCOCELE. *Hydro-Sarcoceles.* Tumeur formée, comme son nom l'indique, par un amas d'eau joint à un sarcocèle plus ou moins ancien. Quand l'épanchement date depuis long-tems, on peut prendre la maladie pour une simple Hydrocèle, parce qu'alors le testicule est en quelque façon caché sous le volume des eaux qui distendent la poche énormément. Cette erreur n'est point une de celles que la théorie enfante d'après des données imaginaires. Schenkius donne l'histoire d'un sarcocèle commençant, qui fut ainsi pris pour un hydrocèle, dont on tenta la cure radicale par la castration. A l'ouverture du testicule, il en sortit une grande quantité d'un fluide épais, chose qui n'est point rare, mais qu'on prit alors pour du sperme. Le malade mourut peu de tems après que la plaie se fut cicatrisée. La plupart de ceux qui ont écrit sur l'Hydro-Sarcocèle ont eu sur cette maladie une opinion qui ne cadre nullement avec l'expression de la nature, ils ont cru que l'épanchement, qu'ils regardoient comme accidentel, n'étoit dû qu'à des fongosités ou excroissances qui naissoient sur le testicule; *Voyez* l'art. Sarcocèle, & qu'en les détruisant ou les rongeant au moyen des escarotiques, on tarissoit la cause primitive du mal; de-là s'en est suivie une pratique vraiment meurtrière, dans les cas où le testicule malade étoit attaqué par des moyens aussi mal réfléchis. Une attention plus sérieuse aux phénomènes de la résorption eût fait voir que l'épanchement est dû à une laxité contre nature des orifices tant de la membrane péritestes, que de l'albuginée, & aux obstacles qui s'opposent à la circulation de la lymphe dans toute l'étendue du cordon, & que quand la maladie est portée à un certain point, il n'y a d'autre espérance de guérison que celle que laisse l'opération de la castration.

Il est un genre d'Hydro-Sarcocèle, où l'épanchement, au lieu de se faire dans l'intérieur de la tunique vaginale, se forme sous la tunique albuginée. Job a Meckren a fait cette remarque judicieuse; & Fabrice d'Aquapendente a rangé cette maladie dans la classe des hydrocèles, ce en quoi il ne se rapporte point avec notre Auteur. La matière est alors quelquefois dans une cavité spacieuse & unique, d'autres fois elle l'est dans plusieurs séparées; quelquefois encore elle est de nature séreuse ou sanieuse, d'autres fois elle est purulente ou sanguinolente. Ces sortes d'épanchemens peuvent en imposer à un Praticien peu réfléchi, sur-tout s'il y a un peu d'inflammation à la peau, & faire croire qu'il y a du pus, auquel il faut donner issue par un coup de lancette. Mais, en général, ces sortes d'épanchemens sont peu considérables relativement au volume de la tumeur, la sortie du fluide ne produit jamais l'affaissement qu'on avoit lieu d'en attendre; au lieu d'alléger les symptômes, elle ne fait que les aggraver; & si l'ouverture est assez grande, il s'en élève souvent une fongosité qui résiste à tous les cathérétiques qu'on emploie. La castration est alors le seul remède dont on puisse espérer; & il faut y avoir recours avant que le mal ne parvienne jusqu'au cordon.

Cuncta prius tentanda, sed immedicabile vulnus
Ense rescindendum, ne pars sincera trahatur. Ovid.

(*M. Petit-Radel.*)

HYMEN IMPERFORÉ. *V.* Imperforation.

HYOIDES, *Os ypsiloïdes, hyoïdes, linguæ.* Os de la langue. L'Anatomie enseigne sa figure, sa position, ses connexions & les fonctions auxquelles il doit servir; mais ce que l'observation enseigne de plus, c'est que les appendices de cet os qu'on appelle ses petites cornes, se luxent quelquefois, d'où il s'ensuit une très-grande gêne dans la déglutition. On doit à Valsalva l'histoire d'un fait de ce genre inséré dans son Traité de l'oreille; en décrivant les muscles hyo-pharyngiens, il dit que quand une grande quantité d'alimens mal broyés est portée dans ce conduit, il peut survenir une espèce de luxation dans les appendices cartilagineuses de l'os hyoïde, par la violente distension qu'éprouvent alors les hyo-pharingyens; c'est ce que j'ai vu, continue-t-il, chez une femme à Bologne, qui avoit avalé un morceau de viande mal mâché. Cette femme croyoit, & plusieurs aussi, que son mal venoit du morceau qui lui étoit resté dans le gosier, & déjà pour le faire descendre, on avoit essayé différens moyens, mais en vain. Il y avoit déjà trois jours qu'elle ne pouvoit prendre ni nourriture ni boisson. Elle me consulta; & ayant examiné toutes les circonstances, & soupçonnant une luxation des appendices cartilagineuses de l'os hyoïde, je touchai la partie avec une attention telle que le demandoit les notions de l'Anatomie. Le toucher me suffit pour reconnoître la cause du mal, & en même-tems réduire l'appendice, tellement que bientôt après la femme pût avaler, *absque ullo deglutiendi incommodo*, un bouillon & même une nourriture plus solide. (*M. Petit-Radel.*)

HYPERSARCOSE, de ὑπὲρ, sur, & de σὰρξ, chair. Excroissance de chair qui se forme dans les plaies & dans les ulcères. *Voyez* Ulcere fongueux.

HYPOHŒMA, d'ὑπὸ & d'αἷμα. Mauchart emploie ce mot pour désigner un épanchement de sang dans le globe de l'œil, à la suite d'un coup, d'une chûte ou d'une plaie où cet organe a été intéressé. Le sang s'épanche communément dans l'une & l'autre chambre de l'œil; il est infiniment rare qu'il se répande dans la propre substance du cristallin ou du corps vitré, du moins je ne peux en citer aucun exemple. L'épanchement est plus ou moins considérable selon la violence des causes qui l'ont occasionné; quelquefois il n'y en a qu'une très-petite quantité amassée, comme dans l'Hypopium, au bas de la chambre antérieure; & alors la partie inférieure de la cornée transparente paroît d'un rouge plus ou moins foncé; & d'autres fois les deux chambres en sont entièrement remplies, & alors la cornée paroît comme toute rouge & même noirâtre. Dans ce dernier cas, l'on voit les objets colorés en jaune, en rouge ou en brun. La structure de l'organe dit assez à ceux qui la connoissent, d'où peut provenir une aussi grande quantité de sang épanché. Elle indique les *vasa verticosa*, & les houpes & franges vasculaires qui constituent les procès ciliaires comme les sources qui la fournissent; mais aussi elle indique les vaisseaux veineux de parties, & peut-être ceux de l'iris, comme autant de puissances destinées à en opérer la résorption; aussi voit-on, quand l'épanchement est peu considérable, le sang être repris par elles, & quelquefois en très-peu de tems. Quand il est en plus grande quantité, on est nécessité à recourir aux saignées, aux topiques antiphlogistiques & aux dérivatifs qui, entraînant les humeurs ailleurs, facilitent par-là l'absorption de celles qui sont épanchées; mais souvent cette résorption ne peut se faire, l'on est nécessité à pratiquer une incision à la cornée pour donner issue au sang épanché, quand cette tunique est dans toute son intégrité. On peut faire cette incision soit avec la pique de Daviel, ou le cératotome du D. Wenzel; le sang sort aussi-tôt l'ouverture faite, conjointement avec l'humeur aqueuse, quand il est encore fluide; mais quelquefois

quelquefois il est granulé & même coagulé; on se sert alors d'une petite curette pour entraîner tous les caillots à mesure qu'ils se présentent; on repousse au-dedans l'iris en cas qu'elle paroisse, & on lave l'œil avec l'eau de plantain & d'euphraise dans laquelle on a fait infuser un peu de safran; & du reste l'on se comporte comme les circonstances le demandent. L'hémalopie survient quelquefois à l'opération de la cataracte, soit qu'on la pratique par la méthode de l'abaissement ou par celle de l'extraction. Il est rare que, dans ce dernier cas, elle ait de mauvaises suites; l'ouverture qu'on a faite à la cornée pouvant facilement permettre l'issue du sang épanché. Il n'en est pas ainsi quand elle est la suite d'une forte contusion de l'œil, car alors non-seulement il y a épanchement, mais encore perversion des humeurs, déchirure des membranes, & une telle atonie dans la rétine, qu'il y a toujours amaurose ou goutte-sereine; aussi le prognostic doit-il être très-douteux en pareil cas. (*M. Petit-Radel.*)

HYPOPION, Ὑπόπυον. *Hypopiom.* On désigne ainsi une collection de pus dans la chambre antérieure de l'œil, à la suite d'une ophthalmie violente, dans laquelle la choroïde & l'iris ont été plus ou moins engorgées. Il ne faut point confondre cette maladie avec l'onix ou la suppuration de la cornée transparente, ainsi que l'ont fait quelques Lexicographes peu versés dans le langage des anciens Auteurs. Galien, en parlant des yeux de ceux où l'inflammation s'est terminée par un foyer intérieur de purulence, les désigne expressément sous le nom d'ὑπόπυοι ὀφθαλμοί. Comment naît le pus dans cette maladie? se forme-t-il profondément entre la choroïde & la rétine, & vient-il du fond de l'œil vers le devant, pour tomber dans la chambre antérieure, ou se forme-t-il dans cette même chambre? Ce sont autant de questions à la solution desquelles nous ne nous arrêterons point, nous dirons seulement que l'Hypopion n'est pas toujours la suite d'une inflammation précédente bien apparente, qu'on l'a vu survenir à un coup reçu à l'œil, ou après un épanchement de sang dans cet organe.

L'Hypopion occupe souvent tout le disque de la cornée transparente, d'autres fois il ne paroît que dans une de ses sections, & c'est toujours vers l'inférieure; ce qui a engagé les Auteurs à le distinguer en complet & en incomplet. On le reconnoît à une tache blanche, comme perlée, qui est manifestement au-delà de la cornée; & en considérant celle-ci de côté, on voit qu'elle est brillante, & nullement affectée. Cette tache jaunit & prend par la suite du tems une telle étendue, qu'elle occupe tout le noir de l'œil.

Quand l'Hypopion reconnoît une inflammation intérieure qui a précédé, si les évacuans ont été omis, il faut y revenir selon que les circonstances présentes l'indiquent, sinon il faut appliquer sur l'œil les résolutifs les plus efficaces, pour donner lieu à la résorption de la matière épanchée. Les Auteurs prescrivent des sachets avec les poudres de fleurs de camomille, de mélilot, les sommités de sauge, d'euphraise, d'hysope & la semence de fenouil qu'on fait bouillir dans le vin, & qu'on applique ensuite chaudement. Ces topiques peuvent procurer la résolution du pus, même celle du sang épanché sous la cornée à la suite de la rupture de l'uvée. Mais si cette résolution tarde à se faire, qu'il y ait même à craindre qu'elle ne se fasse point, il faut, sans hésiter, donner issue à la matière, en faisant une ouverture à la partie inférieure de la cornée transparante, ce qu'on pratique aisément au moyen d'une lancette étroite, fixée sur sa châsse, ou de la lance de Daviel. Le pus, fort mêlé à la matière des larmes, & la tache blanche, qui offusquoit la vue disparoît. On laisse retomber le bord flottant de la cornée qu'on a incisée, & l'on panse comme dans l'opération de la cataracte. La cicatrice se fait bientôt, comme à la suite de cette opération, & la guérison devient aussi complette. Ce procédé est très-ancien, il remonte à Galien, qui le conseille, quand les résolutifs ont été sans efficacité. Il est plus certain que celui de Justus, Oculiste, dont il parle, qui guérissoit l'Hypopion en secouant fortement la tête de ses malades. Ce moyen pouvoit dissiper la maladie pour le moment, en portant le pus ailleurs; mais la guérison n'étoit que passagère; la matière revenant bientôt à l'endroit qu'elle avoit primitivement occupé. (*M. Petit-Radel.*)

HYPOSPADIAS, Ὑποσπαδίας, *dicitur cui glans non rectè sed sub carne perforata est*, selon la définition de Gorrée. Quand on est ainsi conformé, observe M. Louis, l'ouverture de l'urètre est entre l'os pubis & le frein, dans la direction naturelle de la verge; l'urine tombe perpendiculairement à terre, & pour pisser en avant, il faut relever la verge en haut. Quoique ce Praticien dise qu'une semblable conformation nuise à la génération, à raison de ce que l'éjaculation ne peut se faire en ligne directe, j'ai cependant vu celle-ci très-bien se faire chez un homme qui étoit affecté d'un pareil vice au gland, & qui n'en étoit pas moins père de plusieurs enfans. Le vice peut quelquefois céder aux procédés simples de l'Art, suivant sa nature, que l'on ne peut déterminer que d'après la circonstance. Galien appelle encore Hypospadias ceux en qui le frein trop court fait courber la verge dans l'érection. On remédie facilement à ce petit inconvénient par la section du filet, qui n'exige qu'un pansement très-simple, avec un peu de charpie qu'on laisse jusqu'à ce qu'elle tombe d'elle-même. Il suffit de laver la partie avec un peu de vin chaud, pour consolider les portions du filet, que l'instrument tranchant a divisées. (*M. Petit-Radel.*)

HYPOSPATHISMES, d'ὑπὸ & σπαθη. *Hypospathismus.* Opération qu'on pratiquoit autrefois sur le front, & dans laquelle on faisoit trois incisions sur trois lignes parallèles, de manière à faire parvenir l'instrument jusque sur le péricrâne, & à couper les vaisseaux qui étoient entre, & l'on passoit ensuite une spatule entre le péricrâne & les chairs pour séparer celles-ci. *Voyez* cette méthode décrite dans le sixième Livre de Paul, chap. VI : *Sic enim & vasa*, dit Gorrée, *quæ illic habentur omnia, cicatricem callumque contrahent, minusque per ea patebit via humori in oculos & subjectas fronti partes stillanti.* Quelques Auteurs, observe M. Louis, proposent de couper ou de détruire les gros vaisseaux du visage contre la maladie nommée Goutte-rose, dans le dessein d'intercepter le cours du sang vers cette partie. Bayrus dit que la rougeur du visage vient quelquefois de l'abondance du sang qui reporté par la grande veine du front, se répand subitement sur toute la face. Une Comtesse l'ayant consulté à cette occasion, il apperçut que lorsqu'elle lui parloit, le sang se répandoit précipitamment de cette veine sur tout le visage ; il fit raser l'endroit de la veine, un peu au-dessus de la suture coronale : il cautérisa la peau, & comprima avec un bandage convenable, la veine dont le cautère fit l'ouverture, & la malade fut délivrée pour toujours de ses rougeurs, la face se trouvant privée par la destruction de cette veine, du sang qu'elle lui reportoit. *Ext. de l'anc. Encycl.* (*M. Petit-Radel.*)

HYSTEROCELE, d'ὑστέρα & de κήλη. Genre de déplacement dans lequel la matrice sort à travers quelques-unes des ouvertures du bas-ventre pour former ce qu'on appelle communément Hernie. *Voyez* l'article Matrice, où tout ce qui a rapport à cette maladie est développé suffisamment. (*M. Petit-Radel.*)

HISTEROTOMIE, d'ὑστέρα & de τέμνειν, *sectio uteri.* Incision qu'on fait pour parvenir dans l'intérieur de la matrice, & en extraire quelques corps qui ne peuvent sortir par les voies ordinaires. *Voy.* pour de plus grands détails, l'article Césarienne. (Opération.) (*M. Petit-Radel.*)

J

JAMBE. σκέλος, *Crus*, portion de l'extrémité inférieure interposée entre la cuisse & le pied.

Des fractures de la Jambe.

Cette partie est plus souvent que la cuisse exposée à être rompue dans les efforts violens qu'elle éprouve, & auxquels cependant elle résiste avec un certain degré de force. Quand cet accident a lieu, si les deux os qui la forment sont rompus, le blessé ne peut se soutenir sur cette extrémité ; mais, s'il n'y a que le péronné qui éprouve solution de continuité, la progression peut encore se faire, quoique difficilement. Si le tibia est rompu seul, le blessé ne peut faire usage de sa jambe, parce que le péronné, resté entier, se trouve hors du centre de gravité, & trop foible pour soutenir la pesanteur du corps. Nous renvoyons, pour les généralités, à l'article Fracture.

La méthode ordinaire de traiter les fractures de la jambe consiste à bien employer le bandage roulé & les différentes pièces d'appareil dont nous avons parlé dans le général des fractures. Mais cette méthode ayant des inconvéniens qui dérivent de la gêne où se trouvent les muscles pendant la longue extension où est la partie, & d'autres sur lesquels nous nous sommes étendus précédemment, on lui a préféré la méthode de Pott. Il faut, dans celle-ci, mettre d'abord les muscles de la partie dans le plus grand relâchement, ce qu'on fait en ployant le genou sur la cuisse, & étendant légèrement le pied. Quand la jambe est dans cette position, il est rare qu'on trouve de la difficulté à remettre les os déplacés dans leur situation naturelle ; la plus légère extension suffit pour réussir. Alors le malade étant disposé de manière que la jambe rompue soit appuyée sur son côté extérieur, le genou toujours ployé, on passera dessous le bandage à dix-huit chefs, ensuite une longuette dont l'un des chefs sera placé longitudinalement selon la longueur de la jambe, le milieu passant sous la plante du pied, & l'autre chef se terminant à l'intérieur à mi-jambe. On disposera obliquement chaque chef, pour les faire croiser de la manière qu'on le voit représenté dans la Planche qui a rapport à cet article. Ce premier bandage suffit dans les cas ordinaires ; mais pour peu que le malade fasse du mouvement, qu'il ne puisse s'empêcher de remuer la jambe, il faut ajouter à ce premier appareil une plaque de bois mince, fort léger & creusé de manière à recevoir toute la jambe. *Voyez*, pour la disposition de cette dernière pièce, ainsi que pour la manière dont elle est retenue, la Planche que nous venons de citer.

Quand tout cet appareil est placé, on fait garder au membre la position qu'on lui avoit précédemment donnée ; il faut cependant avoir attention à ce que le genou ne soit pas trop ployé ; car cette position feroit aussi gênante au malade, que si la Jambe étoit entièrement étendue. Il est des personnes qui, par coutume ou par toute autre raison, ne peuvent rester long-tems couchés sur l'un ou l'autre côté. En pareil cas, dit M. Bell, le malade peut être placé sur son dos, & néanmoins le membre rester dans la flexion où on l'a mis ; & cela en les supportant sur un chassis, à une hauteur convenable, au-dessus du niveau du corps. Quand on emploie ce moyen, les malades peuvent se remuer & se porter là où ils veulent, sans que le membre en éprouve aucun mal. *Voyez* cette position dans la Planche qui a rapport à cet article. On ne la changera point les dix ou douze premiers jours de la maladie ; mais, à cette époque, on pourra disposer le malade autrement ; & telle petite que soit la différence de cette position, elle lui sera toujours avantageuse.

Les procédés sont les mêmes que ceux que

nous venons de rapporter, dans le cas où le péronné seul seroit fracturé. Cependant, dans le cas où l'on employeroit le bandage roulé, il conviendroit de placer deux longuettes entre le tibia & le péronné, l'une en-dehors, l'autre en devant, & de n'en point mettre sur la continuité de l'os. Les trois premiers tours de bande doivent être placés un peu au-dessus des malléoles, & l'on ne doit appuyer que très-peu sur le lieu même de la fracture. Le pied alors doit être tourné un peu en-dedans pendant toute la durée de la cure.

De la luxation de la Jambe.

Nous renvoyons à l'inspection de l'articulation, pour se convaincre sur l'impossibilité de la luxation, ceux qui voudroient l'admettre d'une manière complette. La luxation ici ne peut donc avoir lieu qu'incomplettement en devant ou en arrière, en-dedans ou en-dehors; ces dernières sont beaucoup plus rares. En supposant qu'une luxation quelconque de ce genre ait lieu, après des extensions suffisantes en ligne droite, on fera la réduction en embrassant d'une main les condyles du fémur, & de l'autre la partie supérieure du tibia, & en les poussant en sens contraire. Si la réduction n'a point été faite promptement, ou qu'on ait négligé les précautions nécessaires, l'anchylose sera la suite de cet accident. L'articulation souffre beaucoup dans ce genre de luxation; elle est souvent engorgée par la stase des sucs qui ont peine à circuler dans les vaisseaux qui ont été très-tiraillés. On remédiera aux accidens locaux par le régime & les saignées locales, selon l'urgence des symptômes; & l'on tiendra la partie dans le plus grand repos. Les sangsues sont très-nécessaires en pareil cas; elles dégorgent beaucoup plus complettement que tout autre moyen, mais il faut y revenir à plusieurs fois. (M. Petit-Radel.)

JAMBE de BOIS. Membre artificiel qu'on met à la place de celui qu'on a perdu par accident, ou par une opération de Chirurgie. La construction de ces sortes d'instrumens doit être dirigée par le Chirurgien intelligent, afin d'imiter la nature, autant qu'on le peut, & suppléer aux fonctions dont on est privé, par la perte d'un membre. La nature du moignon, plus ou moins long dans l'amputation de la cuisse, ou dans celle de la jambe, les difformités naturelles ou accidentelles de la partie, les complications permanentes de certains accidens incurables, telles que des tumeurs, des circatrices, &c., toutes ces choses présentent des variations qui obligent à chercher divers points d'appui pour l'usage libre & commode d'une Jambe de Bois.

La Jambe de Bois dont les pauvres se servent est assez connue; mais il y en a d'autres qu'on modèle sur la Jambe saine, qu'on chausse comme elle, qui par des charnières & ressorts artistement placés facilitent la marche.

L'amputation de la Jambe se fait au-dessus du genou, ou au-dessous, à trois ou quatre pouces de la jointure, ou à quelques pouces au-dessus des malléoles; & nous avons vu à l'article Amputation les raisons qui devoient faire donner la préférence à l'un ou à l'autre de ces endroits, pour exécuter cette opération. Dans le second cas, il est facile de construire & de placer une Jambe de Bois, parce que tout le poids du corps porte sur la partie antérieure du genou, qui, demeurant garni de toutes les parties qui le recouvrent naturellement, peut facilement supporter cette compression. Mais, lorsqu'il s'agit d'adapter une Jambe de Bois à l'extrémité d'un moignon, au-dessus du genou, ou au-dessous des malléoles, cela devient beaucoup plus difficile, à moins que l'extrémité de l'os ne se trouve couverte par une certaine quantité de chairs & de tégumens qu'on aura eu soin de ménager. *Voyez* dans *les Planches* la description de Jambes artificielles, adaptées à l'un & à l'autre de ces cas.

JAUNE D'ŒUF. Substance qui tient en quelque sorte le milieu entre les mucilages & les corps gras. Son principal usage est pour délayer les résines & les huiles; c'est ainsi qu'on fait un liniment digestif, en battant la térébentine, avec le Jaune d'œuf. On s'en sert aussi pour mêler aux cataplasmes maturatifs des substances qui autrement auroient de la peine à s'y amalgamer.

Les Jaunes d'œufs cuits, & rôtis sur le feu, fournissent par expression une huile grasse, qu'on emploie en manière de liniment sur les brûlures, les hémorrhoïdes douloureuses, les gerçures des mammellons, &c.

JOUBARBE, *Sempervivum tectorum*. Lin. Le Suc de cette plante s'applique sur les hémorrhoïdes, les aphtes, les ulcères douloureux, qu'elle rafraîchit & déterge. On met sur les cors des pieds les feuilles récentes, un peu contuses & macérées dans le vinaigre. Le cor peu-à-peu blanchit, devient insensible, & souvent tombe par des applications réitérées.

JOUBERT (Laurent), né à Valence en Dauphiné, en 1629. Il étudia à Montpellier, sous les yeux de Rondelet chez qui il demeura, avec une telle application, & il montra des talens si précoces, indices d'une grande réputation, qu'il lui offrit une de ses filles en mariage; mais il ne l'accepta point. Un an après son séjour à Montpellier, il fut gradué Bachelier sous la Présidence de Saporta, Doyen de la Faculté. Il alla ensuite à Padoue entendre les leçons du célèbre Fallope, & revint prendre le Doctorat. Honoré Castelan fut étonné du fond de connoissances qu'il manifesta dans cet acte; & l'amitié qu'il lui porta dès ce moment fut telle, qu'il lui donna la place de Professeur. Le jeune Joubert fut dès-lors posé dans la passe la plus propre à augmenter sa réputation; car il ne suffit pas à un homme d'être instruit pour parvenir aux places, vers lesquelles le savoir seul devroit avoir accès, il faut encore que les circonstances lui soient propices. Un vaisseau, tel bon voilier qu'il soit, ne pourra jamais avancer, si le vent ne lui souffle dans une direction favorable. Les Ecoliers que Joubert forma, portèrent son nom par tout le royaume, & même dans les pays étrangers. La France étoit inquiète sur la stérilité de la Reine Marguerite, Henri III le fit venir pour consulter conjointement avec Cabrol; mais leurs soins furent inutiles & leurs remèdes sans succès. Joubert de retour à Montpellier, parvint au grade de Chancelier; il fit un voyage à Toulouse & de-là à Lombez, où il mourut en 1582, âgé de cinquante-trois ans. Joubert a donné un traité: *De affectibus pilorum, & cutis præsertim capitis.* Il y parle du traitement des ulcères de la gorge & de la luette. Il a également fait paroître un petit *in-8.°* intitulé: *Sentence de deux belles questions sur la curation des arquebusades & autres plaies.* Il y nie que ces plaies soient vénéneuses; mais un Ouvrage qui mérite le plus attention, est la Traduction de la Chirurgie de Guy de Chauliac, qui parut à Lyon, en 1585, *in-4.°*, & auquel il ajouta beaucoup de notes & de réflexions utiles pour l'intelligence du texte. Ses réflexions sur le choix des remèdes relativement aux différentes apparences des ulcères dénotent qu'il n'agissoit point en empyrique. Ses Remarques sur la Bronchotomie sont très-judicieuses; notre Auteur y parle encore du mauvais emploi des tenettes dans le traitement des ulcères, pour confirmer ce qu'en avoit déjà dit Guy de Chauliac; cette Traduction attira des reproches à Joubert; son fils, après sa mort, prit sa défense, sur ce que son père s'étoit, dit-on, abaissé à traduire un Ouvrage qui devoit rester ignoré. Mais c'est à tort, dit-il, n'étant pas, M. Guy, simple Chirurgien, ou vil barbier, comme quelques-uns le pensent, mal informés de ses titres & qualités; & plût-à-Dieu que ceux qui le méprisent sussent faire autant, ou bien l'entendre seulement..... car il est si bien agencé, lié & entretenu, que par-tout il ressemble à une correspondance, comme une maison compassée, bien composée & tellement troussée qu'elle semble jettée au moule & bâtie tout en un jour, non pas à pièces mal rapportées. « On trouve à la fin de la Traduction de cet Ouvrage un petit Dictionnaire où sont expliqués les termes arabes dont Guy de Chauliac avoit fait usage; son fils y a fait représenter les instrumens dont on se servoit de son tems, ils sont la plupart pris de Paul. Son Ouvrage: *De Vulgi erroribus*, contient quelques réflexions Chirurgicales, rendues d'une manière fort libre. (*M. Petit-Radel.*)

JUMEAUX Διδυμοί, *Gemelli*, *Bigni*. On appelle ainsi des enfans qui viennent à la suite d'un même accouchement. Quand, en pareil cas, les enfans se présentent successivement & dans une position convenable, le travail n'est pas plus laborieux que dans l'accouchement ordinaire, quoique néanmoins il dure plus long-tems, ce qui paroît venir de ce que la matrice n'embrasse pas assez exactement le corps de l'enfant, & qu'elle n'a d'action que sur un de ses cotés. Si le premier des jumeaux se présente convenablement, il faut en abandonner l'expulsion aux contractions de la matrice. Il en seroit de même du second si les circonstances sont aussi favorables; mais comme assez souvent il se présente mal, il ne faut point alors différer de l'aller chercher par les pieds, & ne chercher à l'extraire, que quand la matrice fera des efforts pour l'expulser, autrement on pourroit évacuer trop promptement la matrice & donner lieu à une hémorrhagie très-grave. Mais nous supposons des circonstances où les difficultés sont plus grandes. Chaque Jumeau, par exemple, peut présenter sa tête à l'entrée du bassin, de maniere que la face de l'un se trouve en dessus, en dessous ou de coté, en même-tems que celle de l'autre est trouvé en sens contraire. Quelquefois les Jumeaux sont placés parallélement l'un à coté de l'autre, & d'autres fois ils se croisent de manière que la tête de celui dont le tronc occupe le côté droit de la matrice est appuyé sur le bas de la fosse iliaque gauche tandis que la fosse iliaque droite soutient la tête de l'autre dont le corps occupe le côté gauche de la matrice. » Dans ce dernier cas, dit M. Baudeloque, l'accouchement ne sauroit s'opérer sans le secours de l'art, parce que la direction, selon laquelle la tête de chaque jumeau est pressée en bas, est telle qu'aucune ne se peut s'engager, & que ces deux têtes s'écartent l'une de l'autre, en se renversant sur les épaules ou en le portant davantage sur les côtés du bassin. Quand ils sont placés parallélement, celle de deux têtes qui est la plus près du milieu de l'entrée du bassin peut s'y engager & en écarter l'autre; mais, parvenu dans l'excavation, elle peut également s'y arrêter, & y demeurer long-tems, même n'en pouvoir être expulsée, quoique petite relativement à cette cavité. Lorsque les Jumeaux présentent la tête en se croisant, il faut les retourner avec précaution & les extraire par les pieds. On doit alors commencer par celui dont le corps est en dessous, parce qu'en le faisant descendre, l'autre s'éloignera, comme de lui-même, de l'entrée du bassin & ira vers le fond de la matrice occuper le vuide que laissera le premier en se dégageant. Si des circonstances étrangeres à celles dont il a été parlé jusqu'ici exigeoient qu'on terminât l'accouchement sans délai, lorsque les deux enfants sont placés parallélement l'un à côté de l'autre & offrent la tête à l'entrée du bassin il devient égal de commencer par celui qui occupe le côté droit de la matrice, ou par celui qui est situé vers le côté gauche, la préférence alors doit dépendre de la main que l'opérateur introduit dans la matrice. Dans ce cas, comme dans tous ceux qui ont rapport aux Jumeaux, on observera soigneusement de saisir les pieds qui appartiennent au même enfant, afin de ne pas engager l'un & l'autre en même-tems, & lorsqu'ils sont au-dehors on écartera du détroit supérieur non-seulement la tête du premier Jumeau, mais encore celle du second, pour empêcher qu'elles ne s'accrochent réciproquement dans le détroit, & qu'une d'elles n'y soit entraîné par l'autre. » Un des Jumeaux peut présenter la tête & l'autre les pieds; l'indication alors la plus naturelle sera de repousser les pieds, pour que celle-ci puisse plus facilement descendre; mais, en pareil cas, la tentative n'est pas toujours heureuse, ce seroit alors le cas de tirer celui-ci par les pieds en prenant les précautions nécessaires pour que sa poitrine ou sa tête n'entraîne pas la tête du second, comme il en est des exemples. *Voyez* le Journal de Médecine du mois de Novembre 1771. » Les deux enfans peuvent présenter les pieds en même-tems, & ce cas est le plus favorable après celui où ils viennent naturellement. Quelquefois aussi on ne rencontre à l'orifice de la matrice qu'un seul pied de l'un avec ceux de l'autre. Si l'on doit prendre garde, dans le premier cas, de ne pas tirer sur le pied de l'un de ces enfans & sur le pied de l'autre, croyant qu'ils appartiennent au même, cette précaution n'est pas moins recommandable dans le second cas. On s'assurera donc d'abord des deux pieds qui appartiennent à l'enfant qu'on se propose d'extraire, & on le fera descendre en tirant d'une main, pendant que de l'autre on écartera les extrémités du second en les poussant le plus haut possible, vers l'une des fosses iliaques. Le cordon ou la main d'un des jumeaux peut être saisi pendant que l'autre présente la tête ou une partie différente. Dans le cas où le cordon de l'un seroit au dehors, si la tête du second est engagée dans le fond du bassin, il faut l'extraire avec le forceps, sur-tout si l'on présume qu'elle doit encore y séjourner quelque tems, & cela pour retourner l'autre & le faire sortir plus promptement. Si la tête dont il s'agit étoit encore au-dessus du bassin, ou bien si cet enfant présentoit une autre partie, il faudroit aller chercher en premier les pieds de celui dont le cordon est sorti pour qu'il éprouvât moins d'accidens de la compression de ce cordon. Lorsque la main de l'un précède ou accompagne la tête de l'autre, & nuit à sa sortie, il faut tâcher de la repousser. Si la tête étoit trop avancée, ou si la femme se trouvoit dans l'impuissance de se délivrer seule de ce premier enfant, il faudroit l'extraire avec le forceps, malgré la présence de la main ou du bras de l'autre enfant. Mais, en donnant à cette extrémité les soins qu'elle exige pour qu'elle ne soit point meurtrie par l'instrument, il faudroit commencer par retourner celui dont la main est sortie, si aucune partie de l'autre ne s'étoit engagée profondément en le conduisant à cet égard comme s'il étoit seul dans la matrice, jusqu'à ce que les pieds soient en dehors; car, dans ce moment, il convient de s'occuper du second enfant, & d'empêcher qu'il ne soit entraîné par celui ci. (*M. Petit-Radel.*)

I

ICHOREUX. On appelle ichoreuse, l'humeur séreuse & âcre qui découle de certains ulcères. Les parties dépourvues de vaisseaux sanguins, telles que les tendons, les expansions aponeurotiques des muscules, &c. ne fournissent jamais une suppuration de bonne qualité; les ulcères, qui affectent ces parties donnent un pus ichoreux, sur-tout lorsqu'ils sont négligés ou irrités par des applications peu convenables; & en général, toute espèce d'ulcère en quelque partie du corps, qu'elle se trouve & quelle qu'en soit l'origine, peut dégénérer au point de fournir, au lieu d'un pus doux & de bonne qualité, une liqueur ichoreuse, lorsque le traitement en est mal dirigé. *Voyez* Ulcère.

IMPERFORATION. Maladie chirurgicale qui consiste dans la clôture d'organes qui doivent naturellement être ouverts. L'anus, le vagin & l'urètre sont les parties les plus sujettes à l'imperforation. Le défaut d'ouverture peut être accidentel à la suite de plaies, d'ulcères ou d'inflammations qui auront procuré l'adhérence des parois de ces parties ou des bords de leurs orifices; mais il est plus souvent un vice de première conformation.

Nous avons déjà parlé de l'imperforation de l'anus & des moyens qu'on doit employer pour y porter remède, lorsque la chose est possible. *Voyez* l'article ANUS.

Les enfans mâles naissent quelquefois avec un urètre incomplet, & qui se termine avant d'atteindre l'extrémité de la verge. Quelquefois il n'a aucune ouverture extérieure; pour l'ordinaire, il s'ouvre à une distance plus ou moins grande de l'extrémité du gland.

Lorsqu'il n'y a pas d'ouverture, l'urine s'arrête dans le canal & le distend; l'enfant ne se mouille point & manifeste les symptômes de la douleur. Si, en examinant la verge, on s'apperçoit que l'urine remplit le canal jusques à une petite distance de l'endroit où devroit être son orifice, on introduira un petit trocar par l'extrémité du gland, dans la direction de l'urètre, jusques à l'endroit où l'urine est arrêtée. On entretient ensuite la liberté du passage au moyen d'une petite bougie.

Lorsque le canal est ouvert, si l'ouverture se trouve au périnée, ou à la verge, à une distance éloignée du gland, il est impossible de réparer ce défaut, qui est un obstacle à la génération. Si l'ouverture étoit près du frein on pourroit, comme dans le cas précédent, avec un instrument convenable, percer le gland jusqu'à l'urètre, & mettre une bougie dans cette ouverture; on pourroit ensuite, à l'aide d'une cannule, ou d'une sonde flexible, empêcher les urines de passer par l'ancienne ouverture, dont il faudroit consumer les bords avec quelque caustique afin d'en procurer la réunion après la chûte de l'escarre. Mais comme, en pareil cas, le mal n'a rien d'urgent, il vaut mieux attendre pour pratiquer cette opération que le malade ne soit plus un enfant.

Les femmes naissent souvent avec l'imperforation du vagin; quelquefois on s'apperçoit de ce vice d'organisation au moment de leur naissance par l'absence des urines; en pareil cas, on remédie aisément à cette suppression, en faisant une ouverture pour leur donner passage. Pour l'ordinaire cette imperforation ne se manifeste qu'à l'époque où doit se faire l'éruption des règles. Elle occasionne alors des accidens qui deviennent quelquefois très-graves & particulièrement un gonflement plus ou moins considérable au bas-ventre, accompagné de douleurs dont l'intensité va en augmentant au point de devenir extrêmement violentes, & qui se font sur-tout ressentir à des époques réglées, toutes les trois ou quatre semaines. A ces douleurs se joint un poids sur la vulve extrêmement pénible, avec des efforts de la nature de ceux de l'accouchement; & lorsque ces symptômes ont fatigué les malades pendant un certain tems, il survient une fièvre lente qui les jette dans le marasme. Tous ces maux sont encore augmentés lorsque, par ignorance de la cause du mal, on cherche à exciter l'éruption des règles par des remèdes emménagogues, comme cela s'est pratiqué dans beaucoup de cas de cette nature.

Fabrice d'Aquapendente rapporte qu'une jeune fille, qui s'étoit bien portée jusqu'à treize ans, commença à sentir des douleurs autour des jambes & vers le bas du ventre, qui se communiquoient à la jointure de la hanche & aux cuisses. Le corps s'exténua, il survint une petite fièvre, avec dégoût, insomnie & délire. Il se forma enfin une tumeur dure & douloureuse au bas du ventre, à la région de la matrice; on observa que tous ces accidens augmentoient régulièrement tous les mois. L'auteur fut appellé à la dernière extrémité, & ayant visité la malade, il fendit d'une simple incision la membrane hymen; il sortit une grande quantité de sang épais, gluant, verdâtre & puant, & à l'instant la malade fut délivrée, comme par miracle, de toutes ses incommodités.

Le D. Turner rapporte un fait à-peu-près semblable. Une femme mariée, d'environ vingt ans, avoit le bas-ventre distendu, comme si elle avoit été enceinte; à l'examen des parties on trouva l'hymen sans aucune ouverture, & débordant les grandes lèvres, comme si c'eût été une chûte de matrice; il sortit, par l'incision qu'on y fit, quatre livres de sang grumelé qui n'étoit que celui des règles supprimées. La malade guérit parfaitement bien, & eut un enfant, un an après.

On trouve beaucoup d'observations du même genre dans différens Auteurs; il y en a plusieurs dans les Commentaires de Médecine d'Edimbourg, dont nous allons extraire le cas suivant, comme étant également curieux & instructif.

T. A. âgée de seize ans, éprouvoit quelques-uns des symptômes auxquels les jeunes personnes sont sujettes à l'époque de l'éruption des règles. Pendant un an, on y fit peu d'attention, mais ensuite, comme ils alloient toujours en empirant, reparoissant particulièrement tous les mois avec une nouvelle violence, les parens de la malade consultèrent un Médecin qui, pendant l'espace d'une autre année, lui fit prendre les remèdes emménagogues les plus actifs; mais ce traitement, au lieu de soulager, ne fit qu'aggraver beaucoup ses maux.

Elle continua à éprouver de cruelles souffrances, jusqu'à l'âge de vingt-trois ans, époque à laquelle elle étoit dans l'état du monde le plus déplorable. Ses douleurs ne paroissoient différer en rien de celles d'une femme en travail, & admettoient, comme celles-ci, des intervalles de dix ou quinze minutes; elles se répétoient ainsi pendant trois ou quatre jours, après quoi elles s'appaisoient un peu, &, pendant deux ou trois semaines, elles permettoient à la malade quelques momens de repos.

Elle étoit dans cet état, & n'attendoit plus que la mort, que ses parens & ses amis désiroient même pour elle, comme le seul remède qui pût la soulager, lorsque un nouveau Praticien, M. Cormish, fut appellé auprès d'elle. Celui-ci, qui, dans sa pratique, avoit déjà rencontré deux cas où l'imperforation de l'hymen avoit occasionné des symptômes à-peu-près de la même nature, soupçonna dans celui-ci l'existence de la même cause. En examinant les parties, il trouva que, non-seulement il n'existoit point d'ouverture, mais que tout le vagin paroissoit être absolument rempli par une masse charnue très-solide; il n'apperçut point de fluctuation, qui, pour l'ordinaire, se fait sentir en pareil cas, lorsque d'une main l'on comprime l'extrémité inférieure du vagin, & de l'autre la partie supérieure de la tumeur sur l'abdomen. Il crut cependant devoir tenter quelque chose pour la soulager, plutôt que de l'abandonner à une mort certaine; mais comme l'espace entre l'anus & le méat urinaire étoit ici beaucoup moins grand que de coutume, il étoit difficile de faire une incision avec la lancette, ou le bistouri sans risquer de blesser quelques parties qu'il importoit de ménager. En conséquence, il préféra de faire une ouverture avec un long trocar, qu'il enfonça à trois pouces de profondeur dans la direction que doit avoir le vagin; mais cette première tentative fut sans effet. Il l'introduisit de nouveau & le porta un pouce plus loin. Alors on vit sortir par la cannule quelque peu d'un sang grumeleux, noir & très-épais, ressemblant à de la poix. Comme son épaisseur & sa viscosité s'opposoient à ce qu'il sortît facilement par une cannule aussi étroite que celle qu'il avoit employée, il se procura un instrument du même genre, d'un beaucoup plus grand calibre, au moyen duquel il donna issue à huit ou dix livres de matière de la même couleur & consistance, qui n'avoit aucune odeur ni aucune apparence de putridité; circonstance qui prouve combien de tems du sang extravasé peut demeurer dans le corps sans se corrompre, lorsque l'air extérieur ne peut en approcher. Les parties du sang les plus liquides, ayant été repompées par les vaisseaux absorbans, la partie compacte étoit demeurée dans l'état que nous avons décrit. On dilata le passage qu'on avoit fait, d'abord avec des tentes d'éponge, & ensuite avec des bourdonnets garnis de digestifs, & au bout de trois semaines les règles commencèrent à couler, le sang paroissant d'une couleur naturelle. Un an après cette personne se maria, & elle a depuis accouché, plusieurs fois, très-heureusement.

L'hymen, sans être absolument imperforé, forme quelquefois une cloison qui met obstacle à la copulation, & qu'il est nécessaire d'inciser. D'autres fois les parois du vagin, à la suite de quelqu'inflammation, se réunissent de manière à obstruer entièrement sa cavité, & à occasionner les mêmes symptômes que nous avons décrits, comme résultans de l'imperforation de naissance. Le Chirurgien, en pareil cas, doit chercher à rétablir la liberté de cet organe, par des incisions prudemment ménagées, & entretenir ensuite l'ouverture par des tentes convenables, jusqu'à ce que l'inflammation ait cessé, & que les parties aient perdu leur tendance à se réunir.

Le conduit auditif formé tout autour par une substance osseuse & très-dure, & tapissé d'une membrane adhérente par-tout à cet os, est moins sujet à se trouver imperforé que d'autres passages formés par des parties plus flexibles; on en rencontre cependant des exemples.

Quelquefois ce canal se trouve bouché par une simple membrane qui en couvre l'orifice; d'autres fois il est en grande partie rempli par une substance charnue.

Pour porter remède à ce vice de conformation, on marque exactement la place où devroit se trouver l'orifice du conduit, & l'on y fait une incision avec un petit bistouri pointu. S'il n'y a qu'une membrane à diviser, l'opération sera bientôt terminée; mais si l'obstruction s'étend à une certaine profondeur, il faut continuer l'incision, en enfonçant toujours un peu plus le bistouri, jusqu'à ce qu'on ait atteint la cavité naturelle, ou que l'on ait lieu de craindre d'atteindre le tympan, si l'on pénétroit plus avant. On introduira dans l'ouverture, qu'on aura pratiquée, un morceau de bougie bien huilée, & on le maintiendra en place jusqu'à ce que les parties soient circatrisées; tous les jours cependant on le retirera pour le nettoyer.

L'époque à laquelle il convient de faire cette opération chez les sujets qui ont le conduit auditif imperforé, est celle où les enfans, pour l'ordinaire, commencent à parler. Dans un âge plus tendre ils la supporteroient plus difficilement, & si on attendoit plus tard, on nuiroit à la parole; car c'est une chose bien connue que c'est presque toujours la surdité qui rend les enfans muets.

IMPOSTURE. *Fallacia.* Ruse ou artifice qu'on pratique pour paroître attaqué d'une maladie qu'on n'a point. Les Médecins & les Chirurgiens, dans les rapports qu'ils sont obligés de faire en justice, doivent être très attentifs à ne se point laisser tromper. Il y a, dans les Ouvrages de Galien, un petit traité sur ce sujet, Jean Baptiste Sylvaticus a composé une Dissertation dans laquelle il donne des règles pour découvrir les maladies simulées, *De iis qui morbum deprehendendis.* Tous les Auteurs, qui ont écrit avec quelqu'attention sur la Médecine légale, n'ont point oublié les tromperies pour paroître malade. Fortunatus Fidelis, qui passe pour le premier qui ait écrit des questions médicales relatives à la Jurisprudence, a donné sur cette matière des principes auxquels Zachias, Médecin de Rome, a ajouté quelques détails; mais ils ont tous été devancés dans cette carrière par le célèbre Paré, qui a spécialement écrit sur les impostures des gens qui feignent d'être sourds & muets, & qui contrefont les ladres, sur les artifices des femmes qui paroissent avoir des cancers à la mammelle, des descentes de matrice, & autres maux, pour exciter la compassion du peuple & en recevoir de plus amples aumônes. Il est entré de l'art & de l'industrie jusque dans les moyens d'abuser le Public par les voies les plus honteuses. En général, y a trois motifs auxquels on peut rapporter tous les faits, dont les Auteurs ont fait mention; la crainte, la pudeur & l'intérêt. C'est par la crainte du supplice qu'un criminel contrefait l'insensé; par pudeur une fille se plaint d'une hydropisie, pour cacher une grossesse; par intérêt une femme se dit enceinte & prend les précautions qui peuvent le faire croire, afin de pouvoir supposer un enfant, &c. Il y a beaucoup de circonstances délicates où il faut user d'une grande prudence, & être capables de discernement pour aller à la recherche de la vérité & rendre aux Juges un témoignage fidèle & éclairé. Ce motif présumé, conduit à l'examen des différentes impostures qu'on a rangées sous trois classes, & qui ont chacune leurs règles générales & particulières. Le premier genre comprend les maladies, dont la nature ne se manifeste pas, & qui n'ont d'autres signes de leur existence supposée, que les plaintes & les cris de ceux qui s'en disent attaqués. On met, dans le second genre, des maladies réelles, mais factices; & sous le troisième, les apparences positives de maladies qui n'existent point, comme des ecchymoses artificielles, pour s'être frotté de mine de plomb; des crachemens de sang simulés, &c. Il faut voir ces détails dans les livres qui en traitent, afin d'être en garde contre de pareils supercheries par lesquelles on pourroit être l'occasion de torts fort préjudiciables par des jugemens portés avec légèreté, faute de connoissance ou d'attention suffisante. *Anc. Encycl.* (M. PETIT-RADEL.)

IMPUISSANCE. Maladie par laquelle les hommes, en âge de virilité, ne sont pas propres à la copulation, ou du moins ne peuvent pas l'accomplir exactement.

Cette maladie peut dépendre de quelque affection accidentelle, ou d'un vice de conformation d'organes de la génération ; ainsi, lorsque la verge est trop volumineuse, lorsqu'elle se courbe dans l'érection, lorsque l'urètre est obstrué, lorsque les muscles érecteurs sont paralysés, comme il arrive quelquefois, par des chûtes ou des coups violens sur le sacrum & par d'autres causes, lorsque les organes qui préparent la semence sont dans un état d'inflammation ou de gonflement squirreux, &c. il arrive souvent que l'individu en qui se trouve quelqu'une de ces affections est incapable de l'acte vénérien, ou du moins qu'il ne peut l'achever comme il convient pour la fécondation. Le Praticien appellé en pareilles circonstances doit chercher à reconnoître le vice particulier, qui est la cause de cette incapacité, & lorsqu'il l'a découvert, il doit tâcher d'y porter remède, si la chose est possible. *Voyez*, à ce sujet, les articles où nous parlons des maladies particulières de ces organes & entr'autres les mots EJACULATION, PHYMOSIS, SARCOCÈLE, TESTICULE, URÈTRE.

L'impuissance dépend assez souvent d'autres causes que de ces vices organiques des parties. On peut ranger ces causes sous deux classes, savoir, 1.° celles qui dépendent d'une affection de l'ame ; 2.° celles qui tiennent à un défaut de correspondance entre les mouvemens des organes dont le jeu doit concourir au complément de l'acte vénérien.

La copulation est un acte purement physique, dont la cause déterminante appartient aux fonctions du principe sentant ; cette cause prend le nom d'appétit ou d'instinct, c'est proprement le besoin de satisfaire un desir. Elle n'est pas l'effet de la volonté, qui ne peut, ni exciter (du moins en tout tems & en toute circonstance) l'action nécessaire dans les organes qui y sont destinés, ni la gouverner à son gré. Pour que cet acte s'achève, suivant le vœu de la nature, il faut que le corps soit en bon état, & que l'ame soit parfaitement tranquille sur les facultés du corps, qui y sont nécessaires ; il faut qu'elle ne soit troublée par aucune autre idée, qu'elle n'ait ni crainte ni inquiétude, pas même celle d'éprouver quelque difficulté, ou quelque dérangement dans ce dont elle va être occupée. Il n'est peut-être aucune fonction de l'économie animale qui soit dans une dépendance aussi étroite que celle-ci de l'état du principe intellectuel.

La raison & la volonté n'ont rien à démêler avec l'acte dont il s'agit ; ou si ces facultés y entrent pour quelque chose, elles nuisent, pour l'ordinaire, à sa consommation. En excitant les desirs, en allumant l'imagination, en donnant les avant-goûts de la jouissance, elles font souvent naître la défiance & l'incertitude ; elles laissent entrevoir la possibilité d'un manque de succès & font ainsi cesser cet état de l'ame le plus favorable à la réussite, celui de la confiance de l'individu dans ses propres forces. Et lors même que cette confiance n'est point altérée, le sentiment de l'immoralité, qu'il peut y avoir, à s'abandonner à son penchant, a rendu quelquefois la jouissance impossible, & a souvent empêché qu'elle ne fût entière & complette. On a vu un homme frappé tout-à-coup d'impuissance en s'appercevant, contre son attente, qu'une femme, dont il étoit prêt à jouir, étoit encore vierge.

S'il est nécessaire, pour que la copulation soit entière & pa faite, que l'état de l'ame soit calme à tout égard, & qu'elle soit absolument dégagée de toute idée qui pourroit l'inquiéter, on comprend aisément que, le contraire devant fréquemment arriver, l'acte dont il est question doit, par-là même, être souvent dérangé, & qu'il suffit que cet accident soit une fois arrivé à un homme, pour que la crainte de le voir se répéter, se renouvelle chez lui dans l'occasion. La crainte d'un maléfice, l'imagination frappée de menaces des *noueurs d'aiguillette* a eu très-souvent un effet pareil, & ces succès ont long-tems accrédité, chez le peuple ignorant & crédule, l'idée du pouvoir des prétendus sorci rs auxquels on les attribuoit. Il y a une foule d'observations très-bien constatées de gens qui, la première nuit de leurs noces, quoique très-bien portans & bien constitués, n'ont jamais pu se trouver en état de remplir les devoirs conjugaux, malgré qu'ils y fussent suffisamment provoqués, parce qu'ils étoient, disoient-ils, enchantés, ensorcelés. Il est à remarquer que ceux qui veulent s'amuser de gens simples par ce prétendu maléfice, ont toujours soin de les en avertir, de les en menacer ; ils pratiquent même en leur présence quelques-uns des secrets qui passent pour avoir cette vertu ; ils frappent ainsi leur imagination, & l'idée qu'ils lui impriment suffit pour détruire momentanément leur virilité.

L'ignorance où l'on est souvent de la véritable cause qui met un homme hors d'état de consommer l'acte vénérien, fait qu'on l'attribue à quelque maladie du corps. Aussi le Praticien, lorsqu'il se présente quelque cas de cette espèce, doit-il être très-attentif à sa nature, afin de le bien distinguer de ceux où il y a réellement une inhabilité physique, & s'informer exactement de l'état de l'ame dans le moment où les organes de la génération se refusent à remplir les fonctions auxquels la nature les a destinés. Si l'on a lieu de juger que le mal tient à quelque erreur de l'imagination, ou à quelqu'autre affection du principe intellectuel, c'est à combattre cette cause, par

par des secours appropriés, que l'on doit s'attacher, sans fatiguer le corps par des remèdes physiques, qui ne sauroient aller à la source du mal, ou qui ne peuvent avoir d'utilité qu'autant qu'ils détournent l'esprit d'une idée pénible & y rétablissent ainsi l'espoir & la confiance; effet que l'on peut obtenir également & plus sûrement par des raisonnemens & des conseils purement moraux.

Si les organes, qui doivent concourir à l'acte vénérien, n'exécutent pas, dans l'ordre convenable, l'action particulière à laquelle la nature a destiné chacun d'eux; s'il n'y a pas entre leurs mouvemens la correspondance nécessaire, pour que cet acte s'achève, suivant le vœu de la nature, il résulte souvent de ce défaut d'accord une sorte d'impuissance plus fâcheuse que celle dont nous venons de parler. Toutes les fonctions du corps sont exécutées, non par des organes simples, mais par des organes composés de différentes parties, qui ont toutes des offices différens, quoiqu'elles tendent toutes à un même but & coopèrent à un effet unique. La moindre irrégularité dans l'action de quelqu'une de ces parties peut causer une maladie, ou un dérangement dans l'action générale, & souvent l'intention finale de celle-ci se trouve par-là totalement frustrée.

Les parties destinées à la génération chez les hommes peuvent être divisées en deux classes: les essentielles qui sont les testicules & les vaisseaux spermatiques, & les accessoires qui sont la verge, &c. Les fonctions des unes & des autres, qui, dans l'état de santé, doivent se suivre dans un certain ordre, sont susceptibles de deux sortes principales de dérangement; dans l'une, l'action des parties accessoires a lieu sans celle des parties essentielles, comme dans les érections de la verge, où l'ame n'est point disposée à concourir, & où les testicules, &c. ne sont point stimulés à agir. Dans la seconde, les vaisseaux séminaux versent la semence dans l'urètre trop tôt pour la verge qui n'est pas entrée en érection. On donne à la première de ces maladies le nom de Priapisme; l'on désigne, pour l'ordinaire, la seconde par le nom d'écoulement séminal.

Le priapisme vient quelquefois spontanément, & d'autres fois il est excité par une irritation de la verge, telle que celle qui a lieu dans la gonorrhée. Dans l'un & l'autre cas, les érections sont plutôt incommodes qu'agréables; & quoiqu'elles ne soient pas nécessairement incompatibles avec l'acte vénérien, elles nuisent, en général, à sa consommation.

Le priapisme symptomatique, pour l'ordinaire, est de peu de conséquence, il se dissipe généralement avec les maladies dont il dépend. Celui qui vient spontanément est une maladie plus sérieuse, & tout au moins extrêmement incommode, que l'on combat tantôt par des médicamens toniques & nervins, tels que le quinquina, la valériane, le musc, le camphre & les bains froids; tantôt par des remèdes simplement calmans & relâchans, tels que les bains tièdes & l'opium. Cette dernière méthode est celle qui a le plus souvent de bons effets, quoique dans bien des cas, le bain froid seul ait parfaitement réussi.

La foiblesse séminale, ou la sécrétion & l'émission de la semence sans érection, est l'opposé du priapisme, & c'est la maladie la plus redoutable des deux. Elle se montre sous une infinité d'aspects & de gradations, & dans tous les cas l'évacuation de la semence se fait d'une manière trop prompte. Cette maladie, de même que le priapisme, ne provient ni de l'ardeur des desirs, ni de la vigueur des facultés; & quoiqu'elle puisse être accompagnée de l'une & de l'autre, elle ne l'est jamais dans une proportion convenable; le moindre desir, le moindre attouchement produisant souvent un effet complet. Les rêves les plus légers occasionneront cette évacuation chez quelques personnes, plusieurs fois dans une même nuit; d'autres fois le simple attouchement des vêtemens, en marchant ou en montant à cheval, produira le même effet.

Un jeune-homme, âgé d'environ vingt-cinq ans, moins adonné au plaisir que ne le sont la plupart des jeunes gens, étoit affligé de la maladie dont nous venons de parler. Il avoit des émissions de semence trois ou quatre fois pendant la nuit, & en avoit aussi dès qu'il marchoit un peu vîte, ou qu'il montoit à cheval. A peine approchoit-il d'une femme qu'il éjaculoit aussi-tôt, & l'émission n'étoit accompagnée d'aucune sensation agréable. Il avoit essayé tous les médicamens toniques, ainsi que les bains tièdes & les bains de mer, mais sans aucun effet. M. Hunter, qu'il consulta, lui prescrivit vingt gouttes de laudanum liquide à prendre le soir en se couchant, & par ce moyen il prévient les pollutions nocturnes; il lui en fit prendre aussi la même quantité tous les matins, & prévint ainsi les émissions qui ordinairement avoient lieu de jour, lorsque le malade marchoit ou montoit à cheval. En continuant pendant quelque tems ce remède dont on augmenta même la dose, à cause de la diminution de son effet par l'habitude, ce jeune-homme se rétablit parfaitement. (1)

Quelquefois l'émission de semence se fait sans aucune érection quelconque de la verge; la maladie en pareil cas, est encore plus fâcheuse, parce qu'ici l'excrétion ne tient à aucune cause visible ou sensible, & ne se manifeste par aucun effet marqué; seulement la liqueur séminale s'écoule de la même manière que les excrémens ou les urines, dans les évacuations involontaires; on a observé que cette liqueur étoit alors plus fluide que dans l'état naturel.

(1) Hunter on venereal Diseases, pag. 206.

On observe fréquemment de grandes irrégularités, dans les cas de cette nature; on a vu des gens qui, ayant un étranglement dans l'urètre, éprouvoient, sans éjaculation manifeste, la même sensation que si la semence fût sortie par l'urètre; cette liqueur rétrogradant alors dans la vessie, ou peut-être n'étant point du tout versée dans le canal; la sensation alors tiendroit uniquement à l'irritation du bulbe de l'urètre & à l'action des muscles accélérateurs qui auroient lieu comme conséquences de l'érection & du frottement de la verge, ou de l'idée d'un pareil frottement.

Dans la plupart des cas de cette nature, il y a foiblesse occasionnée par l'épuisement, & plus encore peut-être, par la fatigue du système nerveux qui résulte des spasmes trop répétés de l'éjaculation; il y a aussi pour l'ordinaire augmentation d'irritabilité, qui aggrave & perpétue le mal. Le traitement par conséquent doit tendre d'un côté à fortifier le corps, & de l'autre à diminuer l'irritabilité; on doit être très-attentif en même tems à écarter, autant qu'il est possible, toutes les causes occasionnelles qui peuvent avoir la moindre tendance à exciter l'action des organes de la génération. L'on a souvent employé avec succès le quinquina & les martiaux comme toniques, l'opium comme sédatif & antispasmodique, & le bain froid sous l'un & l'autre point de vue. L'application souvent répétée de l'eau fraîche, & même de l'eau à la glace, sur le scrotum & le périnée a été, dans bien des cas, d'une très-grande efficacité.

INCISION. Terme qui exprime génériquement une opération par laquelle on divise avec un instrument tranchant la continuité des parties. On fait des Incisions pour évacuer le pus contenu dans un dépôt purulent, *Voyez* ABCÈS; pour aggrandir les plaies, extirper les callosités des ulcères & des fistules, *Voyez* PLAIE, ULCERE, FISTULE; pour extraire les corps étrangers, ou réputés tels, *Voyez* CÉSARIENNE, LITHOTOMIE, HAUT-APPAREIL; pour retrancher quelque membre, *Voyez* AMPUTATION; pour séparer ce qui est uni contre l'ordre de la nature, *Voyez* IMPERFORATION; pour réduire des parties qui sont hors de leur place, *Voyez* RÉDUCTION.

Les Incisions diffèrent par leur grandeur, par leur situation, par la nature des parties qu'on divise & par la direction des Incisions; à ce dernier égard les unes sont longitudinales, les autres transversales; il y en a de circulaires, de cruciales, de triangulaires, &c.

L'extraction des corps étrangers, & l'ouverture des abcès profonds, demandent une grande connoissance de l'Anatomie, parce que les cas qui exigent ces opérations, étant sujets à une infinité de variations, il ne peut y avoir aucune méthode fixée par les préceptes pour chaque cas diférent. C'est à la prudence & au savoir à guider de concert la main du Chirurgien; ce sont ses lumières qui conduiront l'instrument avec la fermeté & la précision nécessaires pour ne faire que ce qu'il faut, & inciser à propos & avec connoissance de cause les parties qu'il est important de ne pas respecter.

Il y a peu d'opérations qui n'exigent des Incisions pour lesquelles il y a des règles particulières.

Les inflammations & les gonflemens considérables qui menacent un membre de gangrène, ne viennent souvent que de l'étranglement causé par quelques fibres aponeurotiques dont la section feroit cesser tous les accidens. *Voyez* GANGRÈNE.

Les Incisions qu'on fait superficiellement pour procurer le dégorgement des parties œdémateuses se nomment Mouchetures; si elles pénètrent dans le corps graisseux, elles s'appellent SCARIFICATIONS; enfin on donne le nom de TAILLADES aux Incisions profondes, qu'on fait pénétrer quelquefois jusqu'à l'os dans le sphacèle. *Voyez* ces mots. *Article extrait de l'ancienne Encyclopédie.*

INCONTINENCE D'URINE. Incapacité de retenir ce fluide dans la vessie; en sorte qu'il ne peut s'y accumuler, & qu'il s'échappe constamment, ou du moins fréquemment, par l'urètre, malgré la volonté du malade.

On peut réduire à trois chefs les causes ordinaires de cette maladie.

1.° L'irritation produite au col de la vessie par le frottement de quelques pierres contenues dans sa cavité. C'est une chose bien connue que l'incapacité de retenir l'urine pendant un certain tems, est un symptôme de pierre dans la vessie; & dans ce cas, on ne peut attribuer ce symptôme à aucune autre cause qu'à l'irritation constante de la pierre sur les tuniques de cet organe. Car, s'il dépendoit toujours, comme on l'a supposé, d'une perte totale de contractilité dans le col de la vessie, le malade seroit, dans la plupart des cas, incurable. Mais on sait que l'Incontinence d'urine causée par une pierre se guérit presque toujours complèttement par l'opération de la taille; on sait aussi que très-souvent, même sans ôter la pierre, on soulage beaucoup cette maladie par des médicamens propres à diminuer l'irritabilité, particulièrement au moyen des boissons huileuses & des anodins. Un usage long-tems continué de ces secours soulage plus efficacement cette espèce d'Incontinence d'urine que tout autre moyen, excepté l'opération, qu'on ne doit jamais perdre de vue, lorsque ces sortes de secours ne réussissent pas, comme étant la seule ressource sur laquelle on puisse compter.

2.° Une affection paralytique est souvent la cause d'un écoulement perpétuel, ou d'une incontinence d'urine. Il semble que le sphincter de la vessie perde quelquefois sa force contractile, tandis que la vessie même conserve toute la sienne. Ici l'opiniâtreté de la paralysie, qui tient peut-être à une affection générale du systême, rend fréquemment inutiles tous nos efforts pour la guérison. Mais les remèdes qui promettent le plus de succès, sont, en général, les toniques, particulièrement le quinquina, les martiaux, & sur-tout le bain froid, général & local. Dans toute espèce de maladie de cette nature, l'application d'eau froide au périnée réussit mieux que tout autre moyen; on se sert, pour cet effet, de linges trempés dans de l'eau fraîche, même à la glace, ou bien au moyen d'un tuyau disposé pour cet effet, on fait jaillir l'eau directement sur le périnée & sur le fondement.

Un grand véficatoire appliqué sur le sacrum, a réussi dans bien des cas d'incontinence d'urine, mieux que tout autre remède, lorsque cette maladie dépendoit d'une affection paralytique. On lit, dans les Recherches & Observations de Médecine de Londres, plusieurs cas de cette nature, où la paralysie du col de la vessie, occasionnée par des causes de différens genres, & affectant même les extrémités inférieures, avoit été promptement & complettement guérie par ce remède. La teinture de cantharides donnée intérieurement a été aussi employée avec succès en pareilles circonstances.

3.° L'Incontinence d'urine arrive quelquefois en conséquence d'un déchirement ou d'une distension trop forte du col de la vessie, causée, chez des hommes, par l'opération de la taille, & chez des femmes, par la même opération, ou par l'accouchement. Il faut se souvenir cependant que, s'il se fait un grand déchirement dans l'opération de la taille, cela vient ordinairement de ce que les muscles & les autres parties n'ont pas été suffisamment divisées par l'instrument. Aussi, excepté les cas où la pierre se trouve être d'un volume extraordinaire, on voit rarement l'Incontinence d'urine survenir à la suite de l'opération, quand elle a été bien faite. Une précaution essentielle pour la prévenir, c'est de faire l'extraction de la pierre avec beaucoup de lenteur, afin que les parties qui doivent lui donner passage puissent prêter peu-à-peu. Si, malgré cette précaution, l'Incontinence d'urine a lieu à la suite de l'extraction d'un très-gros calcul, elle cède, pour l'ordinaire, au bout de quelques mois au plus tard.

Au reste, comme, dans ce cas, la maladie dépend à-peu-près du même principe que dans le cas précédent, savoir, d'une perte de ton dans les organes destinés à retenir l'urine, les mêmes remèdes sont indiqués; & en persistant long-tems dans leur usage, particulièrement dans celui du bain froid, bien des gens se sont guéris lorsqu'elle tenoit à cette cause. Mais souvent aussi il arrive que, quelle que soit la cause de la paralysie, aucun remède ne réussit; il importe alors de trouver les moyens d'empêcher l'urine d'incommoder le malade, ce qu'elle ne manque pas de faire d'une manière qui devient insupportable, s'il ne trouve quelques moyens efficaces de s'en garantir.

Lorsque la maladie vient de l'une des deux causes mentionnées en dernier lieu, savoir, d'une paralysie du sphincter de la vessie, ou d'un déchirement, la compression de l'urètre réussit pour mettre le malade à l'abri des désagrémens qu'elle peut lui occasionner; il faut la faire de manière qu'on puisse l'employer ou la faire cesser à volonté. Nuck inventa dans cette intention le premier instrument dont nous ayons la description; c'est une espèce de moraille qu'on a perfectionnée depuis, & qui remplit bien son objet, lorsqu'elle est bien exécutée *Voyez* les Planches. On la double d'une étoffe de soie piquée pour ne point blesser la verge; & à l'aide d'un écrou, on la serre au point que l'on veut. Pour les femmes, on fait la compression par le vagin. On a inventé, pour cet effet, des pessaires d'éponge; mais quand les parties ne sont pas trop irritables, rien ne remplit mieux l'intention que les pessaires d'ivoire ou de quelque bois dur, tel que le gayac. *Voy.* les Planches.

Il faut faire attention à ce que ces pessaires soient parfaitement bien polis, & les enduire d'huile avant que de les introduire. Il faut placer cet instrument précisément en travers du vagin, afin d'en obtenir la plus forte compression possible contre le canal de l'urètre.

Cette méthode de porter remède à l'Incontinence d'urine ne sauroit s'appliquer aux cas où la maladie dépend de quelque irritation sur le col de la vessie; car alors le desir continuel d'uriner qui tourmente le malade, rend inadmissible toute espèce de tentative pour empêcher l'urine de s'échapper. Il importe donc extrêmement que les Praticiens fassent bien attention aux différentes causes de cette maladie, puisqu'un remède parfaitement adapté à une de ses espèces peut faire beaucoup de mal dans une autre.

Dans tous ces cas où l'on ne sauroit avoir recours à la compression du canal de l'urètre, on pourra se servir d'une machine arrangée de manière à former un réservoir pour l'urine. Nous donnerons, dans les Planches, la figure d'un instrument de ce genre dont on s'est servi avec avantage. Il doit être fait de manière à s'appliquer aussi exactement que possible sur l'une ou l'autre cuisse; & lorsqu'il est fixé convenablement à un bandage circulaire, passé autour du corps, il peut demeurer sans se déranger, quoique l'on change de posture, en faisant les mouvemens ordinaires. Mais ces sortes d'instrumens ne peuvent servir qu'aux hommes. Tout ce qu'on peut faire pour les femmes, c'est de placer une éponge & du linge fin, en quantité suffisante pour absorber toute l'urine, à mesure qu'elle sort de la vessie.

On rencontre quelquefois chez les femmes une espèce d'Incontinence d'urine d'une nature absolument différente de celles dont nous avons parlé; elle dépend d'une communication ouverte entre l'urètre ou la vessie & le vagin, en conséquence d'une inflammation formée dans ces parties, qui a produit leur adhésion & leur ulcération. Un accouchement laborieux, sur-tout lorsqu'on a été dans le cas d'employer le forceps, & que les parties ont été meurtries & contuses, est la cause la plus ordinaire de ces sortes d'accidens. On lit, dans le sixième volume des Recherches & Observations de Médecine, l'histoire d'un cas de ce genre, qui se manifesta douze jours après l'accouchement, à la suite de différens symptômes de dysurie. La malade se trouvoit constamment mouillée par l'urine, qui se perdoit par le vagin, laquelle irritoit la peau, & occasionnoit divers autres désagrémens. Le Chirurgien qui la traitoit, fit des injections par l'urètre, & vit la liqueur ressortir à l'instant par le vagin; il fit ensuite passer un filet par l'ouverture qu'il reconnut être dans l'urètre, très-près du col de la vessie. Il introduisit alors dans la vessie une sonde flexible, & enjoignit à la malade de la garder le plus long-tems qu'elle pourroit, en lui enseignant à la replacer elle-même, lorsqu'elle auroit jugé à propos de l'ôter. Elle la garda trois semaines, en la retirant cependant quelquefois pour se soulager, & pour observer s'il couloit de l'urine par le vagin. Elle commença au bout de quelques jours à s'appercevoir que la quantité qui sortoit par cette voie diminuoit; peu à-peu l'ouverture se ferma tout-à-fait, & enfin elle se trouva parfaitement.

Cette manière de traiter la maladie dont nous parlons, est la seule à laquelle on puisse avoir quelque confiance; mais il faut y recourir de très-bonne heure, afin que l'urine, s'écoulant par la sonde, & la vessie par-là demeurant toujours dans un état de contraction, les bords de l'ouverture soient dans la position la plus favorable à leur réunion, & qu'ils n'aient pas eu le tems de contracter aucune callosité.

Il faut observer néanmoins que tous les cas ne sont pas également favorables à la guérison, & qu'il y a une beaucoup plus grande chance de l'obtenir, lorsque le siège du mal est dans l'urètre, ou tout auprès de son extrémité, que lorsqu'il est dans le corps de la vessie. Dans ce dernier cas, il est à craindre que la vessie ne puisse pas supporter l'irritation de la sonde, lorsqu'on aura poussé cet instrument aussi loin qu'il est nécessaire pour remplir le but qu'on se propose; car alors son extrémité touchant nécessairement les parois de cet organe, que la présence de l'urine ne peut plus distendre, il en résultera une irritation considérable, & la malade fera des efforts perpétuels pour expulser le corps irritant, qui rendront sa guérison impossible.

Telles sont les causes auxquelles on a rapporté les différens cas d'Incontinence d'urine proprement dite; car c'est à tort qu'on a rangé le diabète sous cette dénomination. Le diabète est une maladie des organes sécrétoires des urines, & non des organes excrétoires, & par conséquent elle est du ressort de la Médecine & non de la Chirurgie.

INCRASSANS. Nom par lequel on désigne les remèdes qui augmentent la viscosité des humeurs. Ces remèdes sont la plupart tirés de la classe des mucilagineux; tels sont les mucilages de gomme arabique & de semence de coings, l'amidon, &c. L'on emploie aussi le bol d'Arménie dans la même vue; ils sont indiqués dans les cas où une sérosité, ou sanie âcre irrite les parties sur lesquelles elle s'étend & paroissent agir plutôt sur les organes qui fournissent cette matière acrimonieuse, que par une influence directe sur cette dernière.

INDICATION, *Indicatio*. Rapport entre une maladie & les moyens qu'elle demande pour sa guérison. Ce rapport est fondé sur la notion de la maladie & la nature des secours qu'on croit devoir lui opposer. Cette manière d'envisager l'Indication est conforme à la définition que Galien en donne. *Indicatio*, dit-il, *est comprehensio juvantis unà cum comprehensione nocentis, quæ simul cum re indicante advenit, sine ullâ experientiâ aut ratiocinio*: ou d'une manière plus courte: ἔμφασις τῆς ἀκολυθείας. L'Indication, d'après cette définition est donc toujours la même, soit que le Chirurgien la saisisse ou non. Elle est hors de ses facultés mentales, sans quoi elle seroit susceptible de variation, ce qui n'est point de sa nature. On voit, d'après ces notions, que, pour saisir l'Indication, il faut avoir le génie de l'Art, ce qui n'est pas donné à tous ceux qui en font profession. L'expérience & le raisonnement doivent, en pareil cas, se porter un mutuel secours; car, comme l'observe Bacon, *homo Naturæ minister & interpres, tantùm facit & intelligit, quantum de Naturæ ordine, re, vel mente observaverit, nec ampliùs scit aut potest. Ad opera nil aliud potest quàm ut corpora naturalia admoveat & amoveat; reliqua intus Natura transigit.* Nov. Org.

L'Indication se divise en conservative & en curatoire. L'Indication conservative n'a rapport qu'aux forces qu'il faut chercher à maintenir dans leur plus grande intégrité; car ce n'est qu'autant qu'elles sont dans cet état, qu'elles peuvent contribuer à la guérison. L'Indication curatoire est proprement celle qui désigne au Chirurgien les vrais remèdes propres à la guérison, elle ne se manifeste qu'à lui, au lieu que la conservative s'offre indifféremment à tous. L'Indication curatoire se divise en générale & en spécifique. La générale ne présente que les points généraux sur lesquels on doit insister le plus dans un traitement; telle est la correction des humeurs dans le traitement des fistules compliquées de la présence du virus vérolique. La spécifique, ou particulière offre les détails qu'il faut observer localement dans un cas particulier, tel que les incisions, l'emploi des injections, le séton, la ligature, dans les maladies que nous venons de prendre pour exemple. C'est dans la perception de cette série d'objets, que consiste le succès de celui qui agit par principe. Lorsqu'il la suit, en passant des Indications générales aux particulières, on dit qu'il est méthodique, qualité si rare parmi ceux qui traitent, & si peu appréciée par ceux qui sont traités. Galien, dans son Livre de la Méthode, donne, sur cette matière, un avis qui mérite de trouver ici sa place. *Quisquis*, dit-il, *condere methodum parat, huicce à primis Indicationibus est auspicandum, atque hinc ad eas quæ deinceps sunt transcundum, rursusque ab his ad proximas; ità pergenti non priùs consistendum, quàm ipsius compos sit finis; finis autem est invenire cuique morbo remedia.*

On appelle Indicant, ἐνδείκνυς, toutes les circonstances que l'on découvre chez un malade, & qui mettent l'indication dans tout son jour; & Indiqué, προσφερομενος, *Auxilium*, les moyens réputés nécessaires pour parvenir à remplir l'Indication. La cause prochaine ou conjointe de la maladie est l'Indicant, auquel faut toujours faire attention, lorsqu'il s'agit de se décider sur le choix des moyens de guérison, sans quoi il ne faut compter en rien sur leur efficacité; car comme l'on travailleroit envain à faire périr un arbre, en lui ôtant successivement ses épines & ses feuilles, de même l'on chercheroit infructueusement à détruire une maladie quelconque, si l'on se contentoit de remédier aux symptômes, à mesure qu'ils paroissent, sans avoir aucun égard à leur cause première. Qu'un homme ait une carie, par exemple, à un os qu'on puisse attaquer par la rugine, la gouge ou le feu; & que tout indique que la maladie est fomentée par un levain vérolique, l'on voit, dans ce cas, que la cause qu'il faut attaquer est moins le désordre local, que le vice général des humeurs qui le fomente si l'on se comporte d'une toute autre manière on repousse une tête à l'hydre, à mesure qu'on lui en abat une, & le mal s'invétère souvent de manière à refuser tout remède.

L'Indication générale est souvent accompagnée de circonstances qui la favorisent & la confirment de plus en plus dans l'esprit du Chirurgien, on la désigne alors sous le nom de co-Indication, souvent aussi ces circonstances sont contraires à l'Indication, & loin de lui être favorables, elles la détruisent; elle prend alors le nom de contre-Indication, à raison de ce peu de rapport; mais quelquefois encore non seulement tout est défavorables à l'Indication, mais les circonstances concomitantes lui répugnent entièrement, on dit alors qu'il y a corrépugnance. Ces dénominations prises de Galien peuvent être confirmées par un exemple où tous ces cas se rencontrent. Un homme a la pierre, l'Indication conservatoire suggère de la lui ôter; la curatoire désigne les médicamens lithontriptriques ou l'opération pour y parvenir. Cet homme est jeune, vigoureux & bien portant; ces circonstances sont autant de faits qui prouvent en faveur de la résolution qu'on a prise & qui constituent l'indiquant. La saison est favorable à l'opération; si c'est le moyen qu'on préfère, nouvelle circonstance qui fait ce qu'on appelle la co-Indication. Mais le malade est âgé, infirme, sujet à la goutte, voilà des accidens auxquels le Chirurgien ne devoit point s'attendre, & qui n'étant point entré dans son plan, constituent la contre-Indication. Non-seulement les choses sont ainsi, mais de plus il y a une fièvre lente qui mine peu-à-peu le malade, cette dernière circonstance est ce qu'on appelle co-répugnances; elle détourne entièrement du parti que l'Indication suggère & qui tourneroit au détriment des malades, si on le mettoit à exécution.

Un grand principe reçu, dans l'Art de guérir, est que les contraires se guérissent par leurs contraires *Contraria contrariis curantur.* Ce principe ne peut être vrai qu'autant qu'on prend l'Indication de la cause prochaine, mais comme souvent celle-ci est hypothétique, les vérités qui lui servent de base pourroient ne pas être bien utiles, si on le mettoit indistinctement en pratique. Il n'en est pas de même du suivant *à juvantibus sumitur Indicatio;* ce principe fait la base de la Médecine empyrique, mais rapporté aux notions de notre économie, sa valeur n'en devient que réelle. Pour remplir tout ce que ce principe peut offrir d'essentiel, il faut être éclairé par une expérience raisonnée, car sans elle on tombe dans un empyrisme affreux où il n'est plus possible de rien découvrir. (*M.* Petit-Radel.)

INDURATION *Induratio*. Ce dernier terme, quoique point reçu chez les Auteurs de bonne latinité, est néanmoins communément admis pour exprimer la conversion d'un apostême en une tumeur dure, rénitente, indolente, & qui, en tout, a les apparences d'un schirre. Il n'est encore rien moins assuré qu'un vrai phlegmon, ou toute tumeur de nature chaude, puisse, dans les chairs, avoir une semblable terminaison; mais il n'en est pas de même des tumeurs froides, & même de celles qui sont fomentées par un principe d'inflammation dans les viscères, ou autres organes glanduleux; la pratique de la Médecine prouve que la chose a très-fréquemment lieu à l'égard du foye, du pancréas, de l'estomac, & même des viscères les plus celluleux & les plus pulpeux, comme le poumon, la rate & le cerveau. Si alors cette terminaison paroît plus avantageuse que la suppuration, elle n'en est pas, pour cela, plus à desirer; car souvent il s'ensuit des maladies secondaires dont la nature cachée déroute les plus expérimentés & empêche qu'on ne saisisse l'indication qui pourroit mener sûrement à la guérison. La cause prochaine de l'Induration, disent les livres élémentaires, est l'indolence de la partie, & la disposition que certaines humeurs ont à s'endurcir. En effet, on remarque qu'elle arrive aux apostêmes situés dans les corps glanduleux & dans le voisinage des articulations, à raison de ce que ces parties abondent en sucs blancs, parties du sang qui est fort susceptible de coagulation. Les causes éloignées sont l'application indue des répercussifs, & résolutifs, des spiritueux. Il y a des signes qui annoncent que l'Induration pourra se faire, d'autres qui font connoître qu'elle se fait, & d'autres enfin qui annoncent qu'elle est faite. Si la tumeur est dure dès le commencement, si elle s'est formée lentement, si elle a commencé à se circonscrire, si la douleur n'est point vive, l'inflammation & la pulsation sont peu considérables, ce sont autant de signes qui indiquent que l'Induration pourra se faire. La diminution de la douleur, du gonflement, de la pulsation, de la fièvre & l'augmentation de dureté, que la tumeur prend, font connoître que l'Induration se forme, la cessation de la douleur, de la rougeur, & de la pulsation, & la circonscription de la tumeur, ainsi que la résistance au toucher marquent qu'elle est terminée par Induration. *Voyez*, pour de plus grands détails, l'article SCHIRRE. (*M. PETIT-RADEL.*)

INFIBULATION, *Infibulatio*. Opération par laquelle les Anciens se proposoient, avec une espèce de boucle ou d'anneau, d'empêcher les jeunes gens d'avoir commerce avec les femmes, quand ce commerce étoit contraire à leur santé. Celse décrit cette opération à la fin de la section sixième du troisième chapitre de son septième Livre. Voici comment il s'énonce à ce sujet. « On boucle quelquefois les jeunes gens pour leur conserver la santé; ce qui se pratique de la manière qui suit: on tire le prépuce, & l'on marque à droite & à gauche avec de l'encre l'endroit qu'on veut percer, ensuite on laisse retomber le prépuce. Si les marques se trouvent vis-à-vis le gland, c'est une preuve qu'on a trop pris du prépuce; il faut faire les marques plus bas. Si elles se trouvent au-dessous du gland, c'est à cet endroit qu'on doit placer la boucle, c'est-là qu'il faut percer le prépuce avec une aiguille enfilée d'un fil; on noue ensuite les deux bouts de ce fil, on le remue tous les jours, jusqu'à ce que les cicatrices des trous soient affermies, pour lors on ôte le fil, & l'on y passe une boucle, qui sera d'autant meilleure qu'elle sera plus légère. » Celse ajoute que l'infibulation est plus du nombre des opérations superflues, que des nécessaires: *sed hoc quidem sæpius inter supervacua, quàm inter necessaria est.* On a conservé cette opération dans l'Art vétérinaire, pour empêcher l'accouplement du cheval avec la jument; mais c'est à la jument qu'on fait porter l'anneau. Fabrice d'Aquapendente, dans ses leçons de Chirurgie, montroit à ses Auditeurs une boucle dont les Anciens se servoient pour l'Infibulation des jeunes hommes; il l'avoit eu d'un savant Antiquaire. Nous ne connoissons plus cet instrument. *Extrait de l'ancienne Encycloped.* (*M. PETIT-RADEL.*)

INFILTRATION, racine, *Filtrum*. On désigne ainsi l'état d'une partie, ou de tout le corps, quand le sang ou les liqueurs émanées du sang, répandues dans les cellules du tissu adipeux, en augmentent le volume & en changent plus ou moins la forme. Les fluides infiltrés, en pareils cas, abreuvent tellement les lames du tissu cellu-leux, qu'on a peine à distinguer celle-ci, tant elles sont confondues avec eux, sur-tout quand le mal date depuis long-tems; c'est ce qu'on observe dans l'anasarque, dans les anévrismes faux. Il ne faut point confondre l'Infiltration avec l'épanchement où les liqueurs extravasées sont rassemblées dans un foyer unique, qui, ouvert, les laisse écouler toutes; ce qui n'arrive point dans l'Infiltration. Il est des Infiltrations, qui, par elles-mêmes, sont maladies, telle est celle qui a lieu dans un œdème, dans une contusion, ou anévrisme faux; mais aussi il en est qu'on peut regarder comme accident, celles-ci pourroient être nommées épigénomatiques, pour les distinguer des premières telle est celle qui constitue l'empâtement qui survient aux inflammations, lorsqu'elles se terminent par suppuration, celles qui accompagnent les abcès profonds & cachés, celles qui paroissent dans les inflammations des parties membraneuses & fort sensibles, telles que le péricrâne & les aponévroses.

En général, les Infiltrations offrent des apparences qu'on peut regarder comme autant de symptomes morbifiques, l'on voit que leurs causes, leurs signes & l'événement qui les termine, doivent être envisagés d'après les notions que la Pathologie suggère. Aussi ne nous arrêterons-nous point ici sur tous ces objets, non plus que sur les moyens tant médicaux que chirurgicaux qui leur conviennent; l'on trouvera, aux articles CONTUSION, ŒDEME, ABCÈS &c. tous les détails relatifs à cette matière. (*M. PETIT-RADEL.*)

INFLAMMATION. *Inflammatio*. En Grec, φλεγμονη, ou φλογωσις, de φλεγω, je brûle. Expression figurée, qui doit probablement son origine à l'opinion adoptée par les Anciens, qu'il y a surabondance de particules ignées dans les parties où se manifeste la maladie qu'on désigne par ce nom. Nous pouvons la considérer simplement comme un terme technique qui n'exprime, ni la cause, ni la nature de cette affection.

L'Inflammation se manifeste souvent comme une maladie idiopathique; elle est fréquemment aussi dans d'autres maladies, & sur-tout dans les plaies, les contusions, & les ulcères, le symptôme le plus embarrassant que le Chirurgien ait à combattre, en même-tems cependant qu'elle est pour l'ordinaire, une circonstance essentielle à la guérison de différens maux. Il importe donc de connoître les causes capables de produire ce symptôme, les circonstances qui l'accompagnent, & la méthode la plus propre à le modérer, ou à le dissiper.

Toute partie organique du corps est comme l'on sait, sujette à l'Inflammation. Néanmoins nous ne nous occuperons pas ici des Inflammations internes, parce que les symptômes qui les accompagnent communément, sont plutôt du ressort de la Médecine que de la Chirurgie. Nous nous bornerons en conséquence à considérer les phénomènes que présente le plus fréquemment cette maladie, lorsqu'elle se manifeste extérieurement; & comme la plupart sont aisés à connoître, lorsque l'on connoît bien le phlegmon, ou l'Inflammation locale, c'est de cette espèce que nous allons particulièrement nous occuper.

Des phénomènes de l'Inflammation & de sa cause prochaine.

Toutes les fois qu'une partie quelconque du corps est affectée d'Inflammation phlegmoneuse, l'on y observe une tumeur circonscrite; la sensibilité de cette partie est plus ou moins augmentée; l'action des artères y devient plus vive, comme cela se manifeste, soit par la fréquence, soit par l'intensité de leurs pulsations; le malade y ressent une chaleur plus grande que dans l'état naturel, & souvent la température en est réellement au-dessus de celle du sang, comme cela se démontre par l'application d'un thermomètre. A ces symptômes se joignent la tension, la rougeur, & une douleur accompagnée de battement. Les fonctions de la partie affectée sont entièrement suspendues, ou ne s'exécutent que d'une manière imparfaite.

L'Inflammation phlegmoneuse est toujours accompagnée d'un état de pléthore absolue ou relative. La pléthore générale du système influe considérablement sur la violence & l'étendue de cette maladie, ainsi que sur la manière dont elle se termine; mais les effets d'une pléthore partielle sont moins marqués. L'on a généralement attribué le gonflement & la tension des vaisseaux de la partie enflammée à l'obstruction de ces vaisseaux ou de leurs extrémités, & la supposition de cette obstruction peut être fondée. La pression latérale des parois des petites artères, soit par le fluide qui est poussé dans leur cavité en plus grande quantité qu'à l'ordinaire, soit par celui qui s'épanche dans leurs interstices en conséquence de l'augmentation de leur action, peut bien jusqu'à un certain point gêner le mouvement progressif du sang, & en déterminer l'accumulation; mais on s'est trompé quand on a cru pouvoir attribuer cet effet à l'épaississement du sang, qui devient au contraire d'autant plus fluide, que l'état inflammatoire acquiert plus d'intensité, ainsi que l'ont démontré les ingénieuses expériences de M. Hewson.

En observant les différens phénomènes que produit l'Inflammation, il paroît qu'il y a évidemment, dans tous les cas, un accroissement d'action dans les vaisseaux de la partie affectée; en admettant que cet accroissement a lieu principalement dans les artères, il est aisé de rendre raison de toutes les circonstances de l'Inflammation telles que la chaleur, la rougeur, la sensation de battement, le gonflement, la douleur; & l'on peut, en conséquence, considérer cet état des vaisseaux comme la cause prochaine de la maladie. Il est bon de faire observer cependant que cet accroissement d'action, dont nous parlons, ne consiste pas uniquement dans l'accélération des mouvemens artériels, car diverses causes peuvent occasionner une pareille accélération, sans occasionner une Inflammation réelle. Ainsi, l'agitation du corps par un violent exercice, un état très-chaud de l'atmosphère, le stimulus des liqueurs spiritueuses, &c. peuvent augmenter beaucoup l'activité de la circulation sans déterminer dans aucune partie un état Inflammatoire. Lorsque celui-ci existe, il paroît qu'il n'y a pas seulement accélération du mouvement naturel des artères, par lequel le sang est poussé dans leurs cavités, mais encore une augmentation dans la vivacité de chacune de leurs contractions, laquelle est analogue à ce qu'on observe dans les battemens du pouls, quand l'affection Inflammatoire s'étend sur tout le système sanguin; peut-être y a-t-il ici une modification particulière de l'action artérielle, dont la nature ne nous est pas bien connue, & qui varie probablement dans chaque espèce d'Inflammation. La perfection des organes, la vigueur avec laquelle ils exécutent leurs fonctions dans toutes les parties du corps, sont étroitement liées à un certain degré d'énergie du principe vital; mais cette énergie même, modifiée de différentes manières, peut devenir la source de différens maux, qui, dans bien des cas, auront d'autant plus d'intensité, que la partie affectée possédoit à un plus haut degré cette force vitale. C'est par cette raison que les divers stimulans qui, par leur action sur les vaisseaux sanguins, peuvent y causer de l'Inflammation, opèrent cet effet d'une manière beaucoup plus marquée chez des personnes naturellement vigoureuses, dont les vaisseaux agissent avec force, & sur les parties du corps très-sensibles, ou très-irritables.

Effet de l'Inflammation sur le système animal.

Quelquefois l'Inflammation est absolument limitée à la partie qu'elle affecte essentiellement, & n'a aucune influence sur le reste du système sanguin; d'autres fois elle produit une affection générale, vulgairement appelée Fièvre Inflammatoire; ou des symptômes généraux d'irritation.

Dans les tempéramens lâches, si l'Inflammation est légère, & la douleur peu considérable, ou si les vaisseaux de la partie affectée cèdent facilement à la distension, la maladie ne s'étend point sur le reste du systême. Chez les personnes robustes, au contraire, & lorsque le mal occasionne de vives douleurs, l'Inflammation devient générale & se manifeste par un pouls dur, plein & fréquent; par l'apparence du sang tiré de la veine, dont la partie lymphatique se coagule à la surface, & forme une croûte jaunâtre, connue sous le nom de couënne; par la fréquence de la respiration; par la blancheur & la sécheresse de la langue; par la chaleur de la peau; par l'agitation qui va quelquefois jusqu'au délire; par la couleur foncée des urines qui deviennent troubles en se refroidissant, & quelquefois déposent un sédiment briqueté, &c.

Souvent, au lieu des symptômes que nous venons de décrire, le systême en éprouve d'autres auxquels on donne le nom de symptômes d'irritation; ils se manifestent principalement, lorsque les douleurs sont très-vives, chez des personnes foibles & délicates, ou lorsque le mal affecte des parties très-irritables; le pouls alors est petit, fréquent & serré. Le malade éprouve des maux de cœur, une inquiétude générale, de l'insomnie; les urines demeurent claires en se refroidissant; les forces sont très-abattues; il survient des foiblesses, &c. La fièvre inflammatoire accompagne sur-tout l'Inflammation phlegmoneuse; les symptômes d'irritation se manifestent plus souvent dans les cas d'érésypèle, ou d'autres Inflammations spécifiques. Lorsque l'Inflammation a son siège dans la substance des poumons, ou dans celle du cerveau, le pouls a beaucoup moins de dureté que lorsque les envelopes membraneuses de ces viscères sont affectées. Lorsque les intestins sont enflammés, on observe pour l'ordinaire une très-grande prostration de forces; il n'en est pas de même quand le mal se porte sur quelque organe extérieur.

Variations de l'inflammation, & ses différentes espèces.

Le degré de gonflement & de distension, qui accompagnent un phlegmon situé dans quelque partie extérieure, varie suivant la structure de la partie affectée; les symptômes & la terminaison en seront très-différens, lorsqu'il aura son siège dans quelqu'organe abondamment pourvu de tissu cellulaire, de ce qu'ils seront lorsque le mal affectera quelque membrane. Différentes parties sont différemment susceptibles d'être affectées d'Inflammation, & cette maladie ne manifeste pas dans toutes la même activité; elle est d'ailleurs modifiée par l'âge, le sexe, le climat, le genre de vie, les maladies antécédentes, &c.

Lorsque les symptômes inflammatoires sont très-violens, & que le mal tend rapidement à sa terminaison, on peut lui donner le nom d'Inflammation aiguë; lors au contraire que les symptômes ont peu de vivacité, & que les progrès du mal sont très-lents, on peut, avec divers Auteurs, distinguer cette Inflammation par le nom de Chronique. On voit des Inflammations vraiment phlegmoneuses demeurer plusieurs semaines, & même des mois entiers, avant que de produire une suppuration, par laquelle cependant elles se terminent. Dans les cas de cette nature, l'état inflammatoire de la partie affectée n'influe, pour l'ordinaire, que peu ou point sur le reste du systême.

M. Hunter donne les noms d'inflammation adhésive, suppurative & ulcérative à trois espèces, ou plutôt à trois états ou périodes de cette maladie. Dans la première, les extrémités des artères affectées fournissent une certaine quantité de lymphe coagulable qui, en s'organisant, devient le lien par lequel la Nature réunit les parties qui se trouvent séparées par accident ou autrement. Cette lymphe coagulable n'est pas simplement extravasée hors des vaisseaux, mais paroît avoir subi, en conséquence de leur action, une modification particulière qui la rend propre à remplir le but auquel la Nature la destine. Dans la seconde, le fluide versé par les vaisseaux a éprouvé un changement plus grand encore, par lequel il se trouve converti en pus. *Voyez* SUPPURATION. Dans la troisième, les vaisseaux absorbans sont aussi mis en jeu, & leur action tend à enlever les parties solides qui sont affectées d'Inflammation, & par conséquent les artères elles-mêmes.

Quoique le phlegmon soit la forme sous laquelle l'Inflammation se manifeste le plus fréquemment, cette maladie en a d'autres qui sont assez caractérisées pour qu'on puisse les regarder comme des espèces différentes. Telle est l'Inflammation érésypélateuse, qui diffère tellement du phlegmon, que quelques Auteurs ont voulu lui refuser le nom de maladie inflammatoire. *Voy.* ÉRÉSYPELE. Telle est peut-être l'Inflammation scrophuleuse, *Voyez* ÉCROUELLES. Telle est l'Inflammation produite par le virus syphilitique; *Voyez* GONORRHÉE & VÉROLE. Telles sont celles qu'occasionnent les diverses maladies éruptives contagieuses, & celles qui tiennent à l'action de certains poisons animaux ou végétaux. Dans chacune de ces espèces, l'action naturelle des vaisseaux de la partie affectée se trouve modifiée d'une manière particulière, qui souvent demande un traitement adapté à ce nouveau mode d'action. Nous verrons, dans d'autres articles, les détails relatifs aux diverses Inflammations spécifiques, du moins pour ce qui concerne la Chirurgie; renvoyant les autres au Dictionnaire de Médecine.

Causes excitantes de l'Inflammation.

Les causes déterminantes de l'Inflammation sont en général toutes celles qui tendent à exciter l'action

tion des vaisseaux, à irriter des parties sensibles, & à causer de la douleur. On peut en former deux classes principales, savoir, les stimulans chymiques & les stimulans mécaniques.

Dans la première, on rangera l'action d'une forte chaleur naturelle, celle des substances caustiques & corrosives, telles que les différens acides concentrés, les cantharides, & toutes les substances appellées rubéfiantes; certains poisons introduits accidentellement, ou engendrés dans le corps; enfin l'application subite du froid, particulièrement, lorsqu'en conséquence d'un exercice violent, ou par quelqu'autre cause, le corps se trouve plus échauffé qu'à l'ordinaire, sur-tout lorsque cette application n'en affecte qu'une partie.

La seconde classe renferme toutes les causes de violence extérieure, les blessures de toute espèce, soit simples, soit accompagnées de déchirures; les contusions, les distentions violentes; l'irritation causée par des corps étrangers, logés dans quelque organe, soit qu'ils y aient été introduits de dehors, soit qu'ils s'y soient formés en conséquence de quelque maladie; tels que des fragmens de fer ou de bois, des balles de mousquet, des os déplacés, des esquilles, des pierres, comme celles qui se forment dans la vessie, &c.

Causes prédisposantes.

L'Inflammation n'est pas toujours la conséquence nécessaire de l'action de ces différentes causes, si nous en exceptons certains poisons particuliers qui ne manquent jamais de produire leur effet. Diverses circonstances peuvent modifier l'intensité de cette action, la rendre inutile, ou augmenter beaucoup son efficacité; telles sont particulièrement;

1.° Le tempérament du malade. Une constitution sanguine & pléthorique, de la tension & de la roideur dans les simples solides, de la vigueur dans le systême musculaire, & une certaine irritabilité dans les vaisseaux sanguins, disposent aux maladies inflammatoires. Cette disposition peut même être héréditaire, & on l'observe souvent chez tous les individus d'une même famille.

2.° Les jeunes gens & les adultes, dans la force de l'âge, sont beaucoup plus sujets aux maladies inflammatoires de l'espèce phlegmoneuse, que les enfans & les vieillards, par la même raison qui fait que la vigueur de la constitution & la pléthore artérielle rendent le corps plus susceptible d'être affecté par les causes occasionnelles ci-dessus mentionnées.

3.° Indépendamment de la constitution, le corps peut être disposé à contracter des maladies inflammatoires, en vertu de certaines causes extérieures à l'action desquelles il a été exposé. Le froid a particulièrement cette propriété de produire la disposition à l'Inflammation, ou la *diathèse phlogistique*, suivant le langage des Auteurs. Aussi voyons-nous que les hommes sont beaucoup plus sujets aux maladies de ce genre dans les pays froids, que, dans les pays chauds, & que, dans les climats tempérés, elles sont bien plus fréquentes à la fin de l'hiver qu'en toute autre saison.

4.° La manière de vivre a aussi une très-grande influence à cet égard. L'abus des alimens très-substantiels, & particulièrement celui des liqueurs spiritueuses, produit dans le systême sanguin un état de pléthore, & sans augmenter précisément le ton des vaisseaux artériels, il les rend plus irritables & plus susceptibles du spasme inflammatoire. Des excès d'un autre genre, tels, par exemple, qu'un travail de corps ou d'esprit immodéré & long-tems soutenu tendent souvent à établir la même disposition. *Voyez* ce que nous avons dit au sujet de ces causes prédisposantes, à l'article GANGRÈNE.

L'habitude peut avoir une grande influence sur l'efficacité de plusieurs des causes déterminantes de l'Inflammation. Tout le monde connoît le danger de s'exposer à un froid subit, lorsqu'on a très-chaud, & les exemples de pleurésie, de colique inflammatoire, &c. survenues pour avoir seulement bu de l'eau fraîche après un exercice violent, ne sont que trop commun; il est certain cependant que ces effets tiennent singulièrement au défaut d'habitude, & qu'il n'y a pas un individu qui ne puisse s'accoutumer à supporter les transitions les plus soudaines du chaud & du froid sans en être affecté. Nous lisons avec étonnement dans l'histoire que les jeunes Romains, couverts de sueur après les exercices du champ de Mars, alloient se rafraîchir dans les eaux du Tibre; & peu de gens sans doute parmi nous feroient la même chose impunément. L'usage où sont les Russes de prendre des bains de vapeurs d'une chaleur excessive, & de se jetter immédiatement après dans la neige, est bien plus surprenant encore, & cependant il paroît être pour eux sans inconvénient. On peut s'habituer de même à divers genres d'irritation, particulièrement à quelques-unes de celles qui produisent des Inflammations spécifiques, comme, par exemple, la gonorrhée, *Voyez* ce mot. D'un autre côté, l'application des substances les moins irritantes sur des parties qui n'y sont pas accoutumées, aura, dans certaines circonstances, tout l'effet des stimulans les plus actifs. L'impression de l'air sur des organes qui ne doivent pas y être soumis naturellement, & principalement sur la surface interne des différentes cavités, y est fréquemment suivie d'une Inflammation violente & dangereuse. *Voyez* AIR.

Terminaisons de l'Inflammation.

Lorsque quelque partie du corps se trouve attaquée d'une violente Inflammation, & que la disposition générale du systême est favorable au développement de l'état inflammatoire, on est toujours fondé à craindre que le mal ne s'étende, ou même qu'il ne devienne universel dans toute la machine.

On peut distinguer trois périodes dans toute Inflammation locale, savoir, son commencement, son *acme*, ou son plus haut point, & sa terminaison. Les circonstances qui tendent à accélérer ou à retarder les progrès du mal dans ces époques successives, & qui influent sur la manière dont il doit se terminer, peuvent toutes se rapporter ou à l'état antérieur du système, ou à la manière d'agir particulière des causes éloignées, ou enfin à la nature de la partie affectée, à son organisation, aux fonctions qu'elle est appellée à remplir, &c. Les progrès du phlegmon sont marqués par la marche plus ou moins rapide des symptômes caractéristiques dont nous avons plus haut fait l'énumération.

Un état inflammatoire quelconque ne demeure jamais long-tems le même; il fait des progrès plus ou moins rapides; & lorsqu'il est parvenu à son plus haut point, il tend toujours, ou à une guérison naturelle, ou à opérer la destruction de la partie, ou à déterminer la formation d'une autre maladie.

Terminaison par résolution.

La guérison naturelle, ou la terminaison de l'Inflammation par ce qu'on appelle sa résolution, peut avoir lieu de différentes manières; la plus simple & la plus à desirer est celle où les vaisseaux affectés, perdant ce surcroit d'action auquel tenoit la maladie, reviennent par degrés à leur état naturel, & occasionnent ainsi la cessation des autres symptômes. Il ne se fait, en pareil cas, aucun épanchement de fluides, & la partie où étoit le siège du mal ne paroît avoir souffert ni dans son organisation, ni dans ses fonctions. Cette terminaison peut être appellée une guérison parfaite.

La résolution peut aussi se faire en conséquence de l'épanchement d'un fluide fourni par les extrémités exhalantes des artères, dans quelque cavité du corps, ou dans le tissu cellulaire.

Quelquefois il se fait spontanément une hémorrhagie dans la partie affectée ou dans son voisinage par la rupture des sanguins, laquelle met fin à l'Inflammation, quoique dans bien des cas la perte de sang soit très-peu abondante, & ne paroisse avoir aucune proportion avec les salutaires effets qu'elle produit.

Dans d'autres occasions la résolution est déterminée, tantôt par une évacuation abondante de fluides fournis, des organes plus ou moins éloignés du siège de la maladie, tantôt par un accès de fièvre, tantôt par ce qu'on nomme une métastase, qui n'est autre chose qu'une Inflammation formée dans une autre partie.

Le fluide fourni par les extrémités exhalantes des artères contient toujours plus ou moins de lymphe coagulable, qui souvent oblitère les mailles du tissu cellulaire, même dans une assez grande étendue; ce qui donne aux organes une fermeté plus grande que dans leur état naturel, & leur fait perdre beaucoup de leur mobilité & de leur souplesse. Lorsque l'épanchement se fait dans quelque cavité, qui n'a point d'issu en dehors, il en résulte une autre maladie.

Terminaison par suppuration.

Lorsque l'Inflammation a subsisté quelques jours dans une partie sensible & vasculaire, on peut s'attendre qu'elle se terminera par suppuration. C'est ordinairement au bout de cinq ou six jours que le pus commence à se former, cependant ce période n'est point constant, & même il souffre beaucoup de variations; car la formation du pus dépend toujours plus ou moins de l'état du système, de la violence de la maladie, de la structure de la partie affectée, &c. Les affections Inflammatoires qui ont leur siège le plus près du centre du corps sont aussi celles qui tendent le plus rapidement à la suppuration, lorsquelles sont abandonnées à elles-mêmes.

La suppuration, en général, est précédée immédiatement d'une exacerbation des symptômes Inflammatoires, elle est accompagnée d'ordinaire de frissons, de douleurs qui se font sentir par élancemens, & d'un sentiment de pulsation dans la partie; à mesure qu'elle fait des progrès la tension diminue, la douleur se calme par degrés, la rougeur de la partie devient moins vive, enfin la fluctuation fait appercevoir la présence d'un fluide dans la tumeur, qui prend alors le nom d'Abcès. *Voyez* ce mot.

L'abcès est une cavité circonscrite, formée par la maladie, laquelle renferme du pus & dont la surface interne peut être considérée comme ayant beaucoup de ressemblance avec celle d'un ulcère. Les Chirurgiens ont distingué les abcès en simples, où le pus est contenu dans une seule cavité, en composés où ce fluide occupe plusieurs cavités auxquelles on donne nom de Sinus; & en compliqués tels que ceux qui sont modifiés par quelque virus particulier, ou par la carie d'un os voisin. *Voyez*, pour ce qui regarde la formation du pus & ses différens caractères l'article SUPPURATION.

Lorsque le pus est formé dans une tumeur Inflammatoire, il tend à se faire jour au travers des parties qui lui offrent le moins de résistance & il s'épanche enfin hors de l'abcès, plutôt ou plus tard, suivant qu'il se trouve plus ou moins voisin de la peau ou de la surface de quelque cavité.

L'abcès étant vuidé, il s'établit une nouvelle Inflammation à sa surface interne qui donne lieu à une nouvelle formation de pus: il se forme des tubercules ou granulations charnues sur toute cette surface; la cavité se remplit peu-à-peu, l'ouverture se cicatrise, l'épiderme la recouvre, & la guérison se trouve achevée. *Voyez* CICATRICE. Quelquefois cependant le fond de l'abcès ne se remplit point, il se creuse au contraire de plus en plus, l'ulcère s'étend de côté & d'autre, il se fait une absorption d'une partie de la matière purulente, qui produit une fièvre hectique, & finit souvent par faire périr le malade.

La suppuration est une terminaison de l'Inflammation beaucoup moins favorable, que la simple résolution; en général cependant on ne la regarde pas comme fâcheuse, lorsque le pus est d'une bonne qualité, *Voyez* SUPPURATION, & lorsqu'il peut avoir une libre issue. Il est rare que l'Inflammation devienne gangreneuse, lorsque la suppuration a commencé à s'établir.

Lorsque l'Inflammation attaque une surface sécrétoire, telle que celle des membranes qui tapissent l'intérieur des différens conduits & cavités du corps que la nature a organisées de manière, à ce qu'elles séparent une liqueur propre à les lubréfier, elle tend, ainsi que le phlegmon, à se terminer par la suppuration; mais alors celle-ci s'établit d'une manière différente. Les glandes de ces parties, irritées par la maladie, versent par leurs conduits excrétoires une quantité considérable de mucosité, d'abord aqueuse & transparente, qui s'épaissit ensuite & prend une couleur blanche, jaune ou verdâtre, & paroît souvent mêlée de filets de sang. Tant que cette sécrétion conserve sa consistance aqueuse, l'inflammation augmente dans la membrane qui la fournit; mais, à mesure qu'elle s'épaissit & change de couleur, la maladie diminue par degrés, &, pour l'ordinaire, se guérit ainsi complettement. *Voyez* GONORRHÉE. Quelquefois cependant on voit une ulcération se former, à la suite de la suppuration, particulièrement lorsque l'inflammation a été très-violente; mais cet accident n'arrive pas fréquemment, & il est assez généralement la suite de quelque erreur dans le traitement.

Terminaison par Gangrène.

La troisième & la plus fâcheuse terminaison de l'inflammation, c'est la gangrène. On a lieu de la redouter lorsque la douleur, la tension de la partie affectée & la rougeur, parvenues à un certain point, continuent à augmenter, en même-tems que la force & la plénitude du pouls; ou lorsque le malade éprouve ce que nous avons appellé des symptomes d'irritation, sans que rien annonce que la suppuration doive avoir lieu. Lorsqu'elle commence à se déclarer, les symptômes inflammatoires diminuent, la partie devient flasque, pâle ou d'une couleur brune & enfin noire. L'épiderme se détache de la peau en vésicules, pleines de matière ichoreuse, à demi-putride; toute la partie enfin tombe en putréfaction; une inflammation érésypélateuse affecte les parties voisines & favorise la propagation de la Gangrène, qui ne tarde pas à tuer le malade, à moins qu'une réaction du système, naturelle ou aidée de l'art, ne vienne en arrêter les progrès. *Voyez* GANGRÈNE.

Terminaison par induration.

On a regardé l'induration ou le squirre comme une quatrième terminaison de l'Inflammation, mais improprement. L'inflammation peut bien être la cause déterminante d'un squirre, lorsqu'elle attaque certaines parties, sans y causer de suppuration, & sans se terminer par une résolution complette, mais elle ne peut avoir cet effet que dans les glandes, qui sont des organes disposés naturellement à cette affection; au lieu que les autres terminaisons, dont nous avons parlé, peuvent avoir lieu également dans toutes les parties du corps. *Voyez* SQUIRRE.

Pronostic de l'Inflammation.

Dans la plupart des Inflammations externes, excepté peut-être celles qui sont très étendues, & très-profondes & où la violence des symptômes est portée à un très-haut point, le pronostic est, en général, favorable. Car si la résolution, qui est la terminaison la plus facile & la plus à desirer, ne se fait pas, la suppuration, pour l'ordinaire, en sera la suite; alors le danger n'est pas communément fort grand, si d'ailleurs le malade est d'une bonne constitution. On peut généralement compter sur la terminaison par la résolution, lorsque le malade, jouissant, à d'autres égards, d'une bonne santé, n'a ni roideur dans les fibres, ni trop grande plénitude des vaisseaux; & lorsque le mal a son siége dans les tégumens, ou dans une partie molle ou peu sensible.

Mais lorsque la partie enflammée occupe une étendue considérable, & qu'en même-tems les symptômes locaux & généraux de la fièvre sont violens, il y a toujours beaucoup à craindre; car si les symptômes continuent à être violens pendant quelque tems, sans que l'on apperçoive aucune tendance à la résolution ni à la suppuration, on a tout lieu de craindre, indépendamment du danger des symptômes généraux, que la gangrène ne survienne; & la terminaison de cette dernière est toujours incertaine.

Traitement de l'Inflammation.

Parmi les maladies, qui sont du ressort de la Chirurgie, il y en a peu où l'art se montre avec plus d'avantage, & où une pratique éclairée & judicieuse soit plus efficace que dans l'Inflammation. Cette maladie est aussi commune qu'elle est importante par ses conséquences ; & c'est une chose fort heureuse que les remèdes aient sur elle beaucoup de prise. Car, quoique dans un grand nombre de cas, la nature seule puisse la guérir, elle feroit souvent périr les malades, ou entraîneroit d'autres suites fâcheuses, sans les secours de l'art, qui, pour l'ordinaire, les préviennent, ou qui ont, du moins, l'avantage d'accélérer beaucoup la guérison.

Le but principal que l'on doit en général se proposer dans le traitement des tumeurs inflammatoires est d'obtenir la résolution, qui est le moyen curatif le plus sûr & le plus prompt. Il y a cependant quelques exceptions à cette règle, suivant la plupart des Praticiens, qui veulent qu'on s'en écarte, lorsque la maladie actuelle paroît déterminer la guérison d'une autre maladie plus grave & plus dangereuse. Ils recommandent en conséquence de chercher toujours à faire suppurer les tumeurs inflammatoires, qui surviennent dans des fièvres & dans d'autres maladies internes, ou qui leur succèdent; car, disent-ils, la suppuration étant, dans ce cas, un moyen dont se sert la nature pour se débarrasser des fluides viciés ou surabondans qui se trouvent dans le système, il seroit dangereux d'interrompre ses efforts. Une autre exception à la règle posée ci-dessus, & qui paroît avoir plus d'importance que la première, c'est de laisser faire son cours naturel à l'Inflammation, lorsqu'il y a lieu à craindre, que le malade ne soit plus éprouvé par les remèdes qui seroient nécessaires pour la dissiper, que par les progrès & la suppuration de la tumeur.

I.° *L'éloignement ou la destruction des causes irritantes.*

La première indication, qui se présente, lorsqu'il s'agit de résoudre une Inflammation, est d'écarter la cause qui l'a occasionnée, ou qui l'entretient. Ainsi, lorsqu'elle dépend de quelque corps étranger, l'on ne doit rien négliger pour en débarrasser la partie affectée le plutôt possible. Il faut enlever les corps étrangers, qui se trouvent dans les playes, ainsi que les esquilles des fractures; il faut réduire les luxations & écarter toute autre espèce de cause mécanique. *Voyez* PLAYE.

Lorsque l'Inflammation tient à l'action d'un stimulant d'une autre nature, il faut l'en préserver par des moyens adaptés à chaque cas particulier. Ainsi, l'on combat ou l'on corrige l'irritation des stimulans chymiques engendrés ou introduits dans le corps :

1.° En enduisant les parties exposées à leur action, soit de corps gras & huileux, tels que les différens cerats qu'on prépare dans cette intention, le beurre, l'huile, le suif, &c. soit de substances mucilagineuses, telles que l'infusion de graines de lin ou de semences de coings, la décoction de racines de guimauve, &c.

2.° En délayant, avec des liqueurs aqueuses, les substances irritantes, lorsque la chose est praticable; comme lorsque ces substances sont des corps salins, tels particulièrement que des acides concentrés ou des dissolutions métalliques.

3.° Lorsqu'on n'a pas de prise sur la cause irritante, il faut en diminuer l'effet, en modérant la sensibilité des parties sur lesquelles elle agit. C'est ce qu'on fait au moyen de l'opium donné intérieurement, ou appliqué sur la partie irritée. On s'en sert généralement avec avantage sous ce point de vue, & l'on doit y avoir recours toutes les fois que la douleur paroît agir comme cause irritante, & qu'elle tend à augmenter l'étendue & l'intensité de l'Inflammation. Son usage est généralement suivi d'un grand soulagement dans les cas de playes considérables, sur tout à la suite des amputations & des autres grandes opérations; de même que dans ceux de piqures & autres accidens, à la suite desquels on voit le plus fréquemment se manifester des symptômes d'irritation. Mais, pour obtenir de l'opium les avantages que l'on en attend, il faut l'administrer en grandes doses, autrement, loin d'être utile, il semble produire un effet contraire. Son effet paroît être plus douteux dans les cas d'Inflammation purement phlegmoneuse, que dans ceux où le mal a moins de tendance à la suppuration qu'à la gangrène.

Il y a des stimulans d'un autre genre dont on ne doit pas moins chercher à garantir les parties enflammées, tels sont le froid, le mouvement & la distension de la partie affectée. L'on écarte la première de ces causes en tenant le malade dans une atmosphère d'une bonne température, en l'engageant à se couvrir convenablement, &c. On le met à l'abri de la seconde, en lui enjoignant le plus parfait repos, & sur-tout celui de la partie où l'Inflammation a son siège. Quant à la trop grande distension, on y remédie par l'application des émolliens, tels que les bains tièdes, les bains de vapeurs, les cataplasmes, les frictions legères avec l'huile d'olive ou d'amande. Les applications émollientes, de quelque nature qu'elles soient, sont particulièrement utiles dans les cas d'Inflammation phlegmoneuse; elles font souvent plus de mal que de bien dans l'érésypèle & dans certains cas d'Inflammation gangreneuse. *Voyez* GANGRÈNE.

II.° *L'affoiblissement de l'action des vaisseaux sanguins.*

La seconde indication a pour but de changer l'état d'action des vaisseaux sanguins dans lequel consiste l'état inflammatoire, & d'en affoiblir le ton. Différens moyens concourent à remplir cette indication.

Le premier consiste à diminuer la quantité de sang contenue dans le système de la circulation, en ouvrant une grosse veine ou une artère, *Voyez* Saignée & Artériotomie, ou en dégorgeant les parties voisines de celle qui est affectée par l'application des ventouses scarifiées, ou des sangsues.

La quantité de sang, qu'il faut tirer, doit toujours être proportionnée à la violence de la maladie, à l'âge & au tempérament du malade, & au degré d'importance de l'organe affecté. L'état du pouls, & la permanence ou la cessation des symptômes, indiqueront au Praticien expérimenté jusqu'où il peut être convenable de pousser les évacuations de ce genre. Souvent, en pareil cas, la crainte de trop affoiblir le malade l'empêche de porter ce remède aussi loin qu'il le devroit pour produire la résolution complette de l'Inflammation; & plus d'une fois, le pus épanché dans quelqu'organe, essentiel à la vie, a été la conséquence de cette conduite. Pour obtenir de la saignée tout l'avantage possible, il faut y venir de bonne heure, la faire par une grande ouverture, & tirer tout de suite une quantité de sang dont la perte soit capable d'affecter sensiblement le système sanguin. Douze onces de sang tirées tout-à-la-fois d'une veine, par une grande ouverture, abattront plus efficacement l'action inflammatoire, que ne fera le double de cette quantité tiré en trois tems, sur-tout s'il s'écoule, entre chaque saignée, un intervalle de plusieurs heures. C'est ainsi que, dans une hémorrhagie, une personne pourra perdre une grande quantité de sang, sans que l'action des vaisseaux, desquels il s'échappe goutte à goutte, paroisse du tout s'affoiblir; mais si l'on en tire rapidement quelques onces, par une autre voie, le changement subit qui en résulte, dans la tension du système sanguin, suffit souvent pour résoudre le spasme des vaisseaux affectés, & pour arrêter l'écoulement qui en est l'effet. Il est bon de faire observer cependant que les saignées topiques ont souvent un effet plus sûr que les autres, dans le cas où le mal est purement local, & sans affection générale du système.

Un autre moyen de diminuer le volume des fluides, & par conséquent de détendre le système des vaisseaux, c'est d'exciter les sécrétions & excrétions par le canal alimentaire, au moyen des purgatifs. Cette méthode a quelquefois de bons effets; mais on se fait peut-être une fausse idée de sa manière d'agir, en supposant que le soulagement qu'elle procure, doit être attribué à la diminution du volume des fluides, qui en est la conséquence. Ce que nous venons de dire pour prouver que l'effet des saignées tient surtout à ce qu'elles soient abondantes, & rapides, jette du doute sur cette opinion; sur-tout si l'on fait attention que l'évacuation dépend ici d'une irritation de tout le canal intestinal; irritation qui semble faite plutôt pour augmenter le mal que pour le diminuer, malgré que, dans les cas d'Inflammation, les Praticiens soient dans l'usage de n'employer que les purgatifs les plus doux, tels que la manne, la casse, les sels neutres, la crême de tartre. Nous sommes donc portés à croire que les bons effets, que manifestent quelquefois les purgatifs dans les Inflammations, sont plutôt la conséquence d'une dérivation nerveuse, que d'une diminution opérée dans la masse des fluides. Ce qui confirme cette opinion, c'est que ces sortes d'évacuations réussissent particulièrement dans les cas d'Inflammations purement topiques, au lieu que dans celles qui sont accompagnées d'affection générale du système, ces sortes de remèdes font généralement du mal, qu'ils en font même beaucoup dans certains cas, & que, jusqu'à ce que la maladie soit appaisée à un certain point, il est de la prudence du Praticien de s'en abstenir & de se borner à l'usage des lavemens, qui sont nécessaires pour empêcher l'irritation, qu'exciteroit la présence des matières fécales dans les intestins.

Il y a des médicamens qui ont, jusqu'à un certain point, le pouvoir de modérer l'action des vaisseaux sanguins, & par conséquent celui de calmer l'Inflammation. On les appelle sédatifs ou antiphlogistiques. Tels sont particulièrement:

1.° Les Acides végétaux & minéraux qui, introduits dans l'estomac, dans un état convenable de dilution agissent comme tempérans sur tout le système sanguin. Un instinct naturel porte à les desirer lorsqu'on se trouve échauffé & altéré; la nature en a pourvu le plus abondamment les climats les plus chauds, & l'on se sent rafraîchi par leur usage mieux qu'on ne sauroit l'être par aucune autre sorte de liquide; ils procurent une pareille sensation de bien-être dans les cas d'Inflammation générale, ils diminuent la tension du pouls & favorisent la transpiration. *Voyez* Acide.

2.° Les Sels neutres, & le nitre en particulier, ont un effet à-peu-près semblable, quoiqu'ils aient plus souvent que les acides l'inconvénient d'irriter les nerfs, par leur action sur l'estomac. Lorsqu'ils ne produisent pas d'irritation, ce que l'on évite souvent, en les délayant dans une quantité d'eau suffisante, on peut les donner en grandes doses, & les employer très-utilement, pour combattre l'état inflammatoire.

3.° L'Opium agit aussi quelquefois comme antiphlogistique; en général cependant il paroît tendre plutôt à diminuer la sensibilité & l'irritabilité des parties, qu'à modérer la force tonique des vaisseaux, à laquelle il est probable que tient particulièrement l'Inflammation phlegmoneuse, ainsi que nous l'avons dit ci-dessus.

4.° Le Camphre semble agir plus directement, comme sédatif sur les vaisseaux sanguins; il modère en général l'élévation & la fréquence du du pouls, & si on l'emploie en doses trop fortes, il affoiblit tellement les pouvoirs de la circulation qu'il en résulte une pâleur extrême, & un froid universel, qui peut se terminer par la mort. Moins stimulant que l'opium, il n'a pas, comme ce dernier une qualité soporifique, ou du moins il ne la manifeste que dans un petit nombre de cas. Ses principaux effets sont sur le système vasculaire, & ils se montrent, en premier lieu, sur les extrémités des artères & sur les vaisseaux excrétoires qu'il relâche, d'une manière très-marquée, particulièrement lorsqu'ils sont dans un état de spasme. C'est en vertu de cette propriété que le Camphre a réussi quelquefois à guérir l'Inflammation superficielle des membranes du cerveau, ou des viscères, & particulièrement celle des intestins & du péritoine, qui a lieu dans la fièvre puerpérale. En général cependant, le Camphre est un remède très-précaire, & dont il faut se défier, souvent il n'agit point qu'autant qu'on le donne en fortes doses, & quand on l'employe de cette manière, on court risque de lui voir produire des effets dangereux. *Voyez* CAMPHRE.

5.° Nous croyons devoir rapporter ici les remèdes qui tendent directement à calmer une Inflammation spécifique. Tel est le Mercure relativement à l'Inflammation occasionnée par le virus syphillitique. Tel peut être encore l'Opium dans ces cas de gangrène des pieds & des orteils décrite par M. Pott, & qui paroît dépendre d'une espèce particulière d'Inflammation. *Voyez* GANGRÈNE.

A tous ces remèdes nous devons joindre l'usage des boissons aqueuses, un peu chaudes, prises en abondance; & une grande sévérité de régime, relativement à toute espèce de nourriture substantielle & de liqueurs spiritueuses. *Voyez* l'article ANTIPHLOGISTIQUE.

Indépendamment des effets généraux des remèdes dont nous venons de parler, on peut, dans la plupart des cas, diminuer singulièrement l'état inflammatoire d'une partie par des applications topiques extérieures. Ces dernières sont aussi de différens genres.

1.° On a quelquefois obtenu un succès marqué des applications froides, telles que celle de la neige ou de la glace sur une partie enflammée; mais ce moyen n'est pas sans danger, & dans plus d'un cas l'on a vu la gangrène en être la conséquence.

2.° L'on a recommandé l'application de différentes substances salines, telles que l'alun, le sel ammoniac, & d'autres sels neutres, le vinaigre, le vitriol de Mars & d'autres préparations de fer, & principalement le plomb dissous dans l'acide végétal. L'opium & le camphre s'emploient aussi quelquefois extérieurement dans la même intention.

Les Chirurgiens font aujourd'hui le plus grand usage des dissolutions de plomb dans presque tous les cas d'Inflammation récente, où il y a lieu à employer des médicamens topiques. La préparation de ce métal la plus en usage, est celle qui porte dans les Pharmacies le nom d'Extrait de saturne; elle se fait avec de la litharge que l'on fait dissoudre dans du vinaigre sur le feu jusqu'à ce que la liqueur en soit saturée, & qu'elle ait acquis la consistance de syrop. On met une cuillerée à café de cet extrait dans une pinte d'eau commune lorsqu'on veut s'en servir; on peut aussi varier cette proportion suivant les cas. On tient les parties affectées constamment humectées avec cette eau, au moyen de cataplasmes de mie de pain. Si la partie enflammée est tellement sensible & douloureuse qu'elle ne puisse supporter le poids des cataplasmes, circonstance qui n'est pas fort rare, on pourra les remplacer assez bien par des compresses de linge mises en plusieurs doubles, & humectées de la dissolution. Ces applications seront, froides ou du moins leur chaleur ne doit pas être plus considérable qu'il n'est nécessaire, pour que le malade ne se plaigne, ni de douleur ni de mal-aise. Il faut les laisser constamment sur la partie, & avoir soin de les renouveller avant qu'elles sèchent ou se durcissent.

Le sucre de saturne peut s'employer de la même manière que la liqueur improprement appelée extrait. *Voyez* PLOMB.

On emploie aussi le plomb sous la forme de cérat ou d'onguent, en mêlant les différentes chaux de ce métal avec des substances onctueuses. On préfère cette forme dans les cas d'Inflammations superficielles & très-étendues; elle n'est cependant pas la plus généralement utile, le plomb perdant beaucoup de son activité dans ces sortes de combinaisons. On rencontre d'ailleurs beaucoup de personnes dont la peau ne supporte point l'application des corps gras, & chez qui elle produit des affections érésypélateuses.

Les effets funestes que produit le plomb pris intérieurement, ont déterminé quelques Auteurs à s'élever contre l'usage, même extérieur de ses préparations, & l'on a cité quelques faits qui paroissoient venir à l'appui de cette opinion. Mais ces faits sont tout au moins extrêmement rares, si on les compare au nombre immense de cas où l'on a fait usage des topiques de cette nature, sans qu'il en résultât le moindre accident. Dans des cas de brûlures, on en a souvent couvert une grande partie du corps, & cela pendant plusieurs jours, sans qu'il se manifestât aucun des effets que le plomb ne manque presque jamais de produire, lorsqu'on l'introduit dans le canal intestinal.

L'on a été beaucoup trop loin dans ce que l'on a dit sur l'efficacité des préparations de plomb contre les Inflammations locales, comme il arrive toujours dans les éloges que l'on donne, même à un bon remède. Mais l'on s'en sert avec beaucoup de succès contre diverses sortes d'Inflammations, & particulièrement contre celles qui sont occasionnées par des causes extérieures, telles que des fractures, des brûlures, des contusions, des plaies, &c. & dans bien des cas, elles diminuent comme par enchantement la douleur des parties irritées.

Lorsque la partie affectée d'Inflammation n'est pas fort sensible; ou qu'elle est profondément située, l'on a souvent recours avec avantage à l'acide végétal. La manière la plus efficace d'en faire usage paroît être sous la forme de cataplasme avec de très-fort vinaigre & la mie de pain. M. Bell croit avoir observé que l'usage alternatif de ce remède, & de la dissolution de plomb ci-dessus recommandée, avoit dans des cas de la nature de ceux dont nous parlons, produit des effets plus salutaires que ceux que l'on obtient communément en continuant long-tems l'un des deux remèdes.

3.° Les topiques émolliens sont d'un usage très-général dans presque tous les cas d'Inflammation extérieure. L'eau tiède est le principal de tous les remèdes de ce genre; on l'emploie sous la forme de bain, de fomentation, de vapeur, de cataplasme. On se sert aussi fréquemment d'onction avec des huiles douces exprimées, dans la même intention. Lorsqu'on a en vue d'obtenir la résolution d'une tumeur Inflammatoire, il ne faut pas donner beaucoup de chaleur aux substances qu'on emploie comme émollientes; si on leur en donne davantage, elles tendent à accélérer la suppuration. *Voyez* EMOLLIENS.

4.° On diminue & même l'on calme souvent complettement l'état Inflammatoire d'une partie, en excitant artificiellement une Inflammation sur la peau dans une partie voisine. Le cautère actuel, les caustiques, les cantharides, les rubéfians de toute espèce sont les moyens qu'on emploie dans cette intention. *Voyez* ces différens mots.

Traitement adapté à la suppuration des tumeurs Inflammatoires.

Si l'on ne réussit pas au bout de quatre ou cinq jours à procurer la résolution de l'Inflammation par l'usage des moyens que nous avons indiqués, on peut s'attendre à voir bientôt la maladie se terminer par suppuration; on peut même s'assurer que cette terminaison aura lieu, si l'on voit que la tumeur devient plus large & plus molle, en même-tems que la douleur pulsative se fait sentir davantage. Lorsque les symptômes l'annoncent, il faut sur-le-champ abandonner les applications que l'on avoit jugées convenables pour favoriser la résolution, & tâcher d'aider la nature dans la formation du pus, ou dans ce qu'on appelle la maturité de la tumeur. On renoncera de même à la saignée, à moins qu'elle ne parût alors nécessaire pour modérer les symptômes fébriles; car lorsqu'on a trop affoibli le système, si la suppuration survient, ses progrès sont plus lents & plus incertains qu'ils ne l'eussent été, si le corps avoit conservé plus de vigueur. Il est bon d'observer cependant qu'il y a des cas où l'on peut continuer plus long-tems la méthode résolutive que dans d'autres, parce que la tendance à la suppuration n'est pas la même dans tous les organes susceptibles d'Inflammation. Ainsi, dans les Inflammations des parties membraneuses, telles que celles de l'œil & de la tunique vaginale du testicule, qui se continuent quelquefois plusieurs jours, & même plusieurs semaines, sans diminuer de violence & sans venir à suppuration, on ne doit pas craindre de continuer l'usage des résolutifs plus long-tems qu'ils ne conviennent en général dans d'autres circonstances.

Les moyens propres à favoriser la suppuration sont.

1.° Ceux qui tendent à modérer l'Inflammation lorsqu'elle est trop forte.

2.° Ceux qui tendent à diminuer la douleur dans la partie affectée, & particulièrement l'usage de l'opium.

3.° Ceux qui tendent à fortifier le corps lorsqu'il a été trop affoibli, tels que des alimens substantiels, l'usage d'un peu de vin, du quinquina, &c.

L'on doit appliquer sur la partie affectée des topiques chauds, & émolliens, tels que des fomentations, des bains de vapeurs, des cataplasmes de pain & d'eau ou de lait, &c. ces applications relâchent les parties trop tendres, elles conservent un degré convenable de chaleur dans la partie, elles diminuent la douleur.

Lorsqu'il s'agit de favoriser la suppuration dans quelque partie profondément située, & de déterminer la sortie du pus au dehors; ou lorsqu'elle se forme dans des tumeurs indolentes & glanduleuses, on emploie avec succès des substances plus irritantes, telles que les résines, les gommes stimulantes, les cantharides, les rubéfians, l'électricité, la chaleur actuelle, l'application fréquemment répétée des ventouses sèches. *Voyez* ABCÈS.

Lorsque l'abcès est complettement formé, les tégumens s'affoiblissent peu-à-peu à la partie la plus saillante de la tumeur; il s'y fait une érosion dans un ou plusieurs points, & le fluide contenu s'évacue ainsi spontanément; mais il ne convient pas toujours de laisser l'abcès s'ouvrir de lui-même; il y a des cas où il convient de permettre, & même d'exciter cette terminaison; il y en a d'autres où cela ne convient en aucune manière, tels sont ceux où un abcès qui se trouve situé profondément, n'est séparé que par une mince cloison de quelque cavité importante; tels sont encore les cas où le pus est renfermé sous une aponeurose, ou sous le périoste, &c.

Lorsqu'on a lieu de redouter l'ouverture spontanée de l'abcès, il faut en procurer une artificielle par l'incision, par le caustique, ou par le séton. *Voy.* Abcès.

Voyez les articles Gangrene & Squirre, pour ce qui regarde le changement de l'Inflammation en l'une ou l'autre de ces maladies.

INGUINAL, qui concerne l'aine, appellée en latin *Inguen.* On appelle en Chirurgie inguinal, un bandage fait avec une pièce de toile coupée en triangle, à laquelle sont attachés trois bouts de bande, savoir deux aux angles supérieurs pour être attachés autour du corps, & l'autre à l'angle inférieur qui s'attache à la ceinture après avoir passé de devant en arrière, sous la cuisse du côté malade. Ce bandage est contentif; on s'en sert lorsqu'on applique quelqu'emplâtre, cataplasme & compresses sur l'aine. On fait un inguinal double lorsque les deux aines sont dans le cas d'être pansées. On appellee hernie inguinale la descente qui se borne au pli de l'aine, *Voyez* Hernie. *Article de l'ancienne Enclopédie.*

INJECTION. Α'ρδεια. *Irrigatio.* L'action de pousser au loin un médicament liquide au moyen d'une seringue, dans une cavité du corps, soit naturelle ou faite par maladie. L'on entend encore par ce nom le médicament même, & c'est sous cette dernière acception, qu'il est communément reçu en Chirurgie. Plusieurs Modernes se sont déclarés contre ce genre de moyens, à raison des inconvéniens qu'ils y trouvent; les injections dilatent les cavités, pressent leurs parois, débilitent les solides, enlèvent le suc nourricier, préparé par la nature pour la consolidation des plaies; elles introduisent dans l'intérieur des parties une certaine quantité d'air qui ne peut qu'être nuisible; enfin on leur reproche d'avoir trop peu de durée dans leur action; l'usage méthodique des injections réduit à rien toutes ces objections. Il est reconnu qu'elles sont d'une très-grande efficacité pour déterger les ulcères caverneux & fistuleux; qu'elles ont évité aux malades des incisions des contre-ouvertures, qui sont des moyens beaucoup plus douloureux. Les Injections ont souvent entraîné des matières étrangères adhérentes aux parois des cavités où leur croupissement auroit eu des suites funestes, & elles ont préparé à l'application salutaire d'un bandage expulsif qui auroit été sans effet, sans l'usage primitif des Injections. Argumenter contre les Injections, de ce qu'elles ne font pas ce à quoi elles ne doivent pas être employées, ou les mettre en parallèle avec d'autres moyens qui ne les admettent que préparatoirement ou concurremment pour les condamner par un jugement absolu; c'est moins décrier les injections que les raisons par lesquelles on voudroit les proscrire. Mais, quoiqu'il en soit, elles auront toujours leur utilité, par cela qu'elles peuvent seules transmettre commodément & convenablement des médicamens là où il seroit impossible d'en introduire sous une autre forme. On trouve dans les Observateurs un nombre infini d'exemples qui constatent leurs bons effets. M. La Peyronie s'en est servi avec le plus grand succès dans les suppurations du cerveau, ainsi qu'on le peut voir dans le premier volume de l'Académie Royale de Chirurgie. Dans les épanchemens purulens de la poitrine, l'ouverture est nécessaire pour doner issue aux matières épanchées. On donne encore pour règle de mettre dans les pansemens les malades dans une situation qui favorise l'écoulement du pus, de lui faire faire de fortes inspirations, de mettre une canule qui empêche le séjour des matières. Mais toutes ces précautions ne peuvent dispenser d'avoir recours aux injections, si le pus est visqueux, si la substance du poumon en est abreuvée. M. Quesnai nous apprend, dans son Traité de la Suppuration purulente, que M. La Peyronie étant réduit au seul secours des Injections, dans le traitement d'un abscès à la poitrine, qui avoit formé une cavité fort considérable, où les matières qui s'y accumuloient, se multiplioient prodigieusement, fut obligé de réitérer les injections jusqu'à cinq fois & davantage en vingt-quatre heures. Par cette méthode, suivie avec application, il vint à bout d'arrêter la formation des matières, d'en tarir la source & de terminer heureusement la cure. Ce que M. La Peyronie a fait si utilement dans les abscès du cerveau & du poumon, pourroit-il raisonnablement être exclu du traitement des abscès au foye? On dira envain qu'il faut avoir grande attention à ne pas caverner ce viscère, dont le tissu lâche & tendre peut aisément se laisser pénétrer & abreuver. Le cerveau & le poumon sont-ils d'une texture moins délicate, & destiné à des fonctions moins importantes? Il n'y a aucune replique à cette objection.

Dans le cas d'épanchement sanguin dans la cavité du bas-ventre ou de la poitrine, qui exige qu'on fasse une ouverture, celle-ci ne rempliroit pas le but qu'on se propose, à moins qu'on ait recours en même-tems aux moyens reconnus propres à résoudre le sang épanché; or ces moyens les plus efficaces sont les injections incisives, telles que celles qu'on fait avec le miel & le sel, dissous dans une certaine quantité d'eau. Dans les épanchemens de pus, il faut faire les injections à grand lavage, afin d'entraîner, chaque fois qu'on panse l'abcès, tout le pus qui se trouve amassé dans sa cavité; on leur donnera, au moyen des plantes qu'on y fera infuser ou bouillir, des qualités propres à l'état des chairs. Si celles-ci sont endurcies, on leur procurera une vertu suppurative, émolliente ou digestive; elles seront au contraire mondificatives dans le cas de relâchement & d'engorgement des parties; elles seront vulnéraires, balsamiques & sans acrimonie, si l'on n'a que l'intention d'empêcher la dépravation des matières purulentes; enfin on les rendra astringentes

astringentes & dessicatives, si l'on veut s'opposer à l'affluence des humeurs & à la mollesse des chairs. On les renouvelle plusieurs fois le jour, si la suppuration est fort abondante, & l'on s'assurera que la cavité est suffisamment lavée & nétoyée, lorsque l'injection qui sort, ne paroît plus chargée de matières. Les injections sont d'une très-grande utilité dans les maladies des cavités naturelles du corps; on les fait utilement dans la vessie, & suivant la vertu qu'on leur donne, on remédie par leur moyen, à deux maladies directement opposées; à l'atonie des fibres musculeuses, par des Injections vulnéraires & toniques, & à la corruption par des lotions émollientes & relâchantes. Les Injections sont d'usage pour nétoyer & mondifier des vessies baveuses ou purulentes, détacher les pierres enkystées, & entraîner les sables & graviers qui séjournent dans leur cavité. On éprouve quelquefois, dans l'opération de la taille, de la difficulté à charger la pierre, quand après la sortie de l'urine, la vessie se contractant sur elle, l'embrasse étroitement. Dans ce cas, une Injection émolliente, en écartant les parois de la vessie, débarrasse la pierre, lui laisse la liberté de revenir en avant, & permet de la saisir aisément avec des tenettes.

Les lavemens, strictement parlant, sont de véritables Injections dans l'intestin rectum. Non-seulement on y a recours pour remplir des vues médicales, mais encore dans les cas d'ulcères dont cet intestin peut être affecté. On en porte également dans le vagin, & dans le canal de l'urètre chez l'homme, notamment dans le cas de gonorrhée virulente. Mais ici les Injections sont regardées comme suspectes; on peut néanmoins s'en servir utilement sur la fin de la maladie, quand on n'a d'autre intention que de dessécher & de resserrer les orifices des vaisseaux affoiblis & relâchés; l'usage des bougies est fort approprié à ces cas. *Voy.* ce qui en a été dit à la fin de l'article Bougie. Tous les Auteurs qui ont traité des maladies de la matrice, ont également recommandé l'usage des Injections dans un grand nombre d'affections de ce viscère. Mais M. Recollin, dans un Mémoire qu'on trouve parmi ceux de l'Académie Royale de Chirurgie, démontre par le texte de plusieurs, & par des réflexions judicieuses sur les cas pour lesquels ils les ont prescrites, qu'ils n'entendoient, par Injection dans la matrice, que des ablutions faites par le moyen d'une seringue dans la cavité du vagin. Cette discussion termine son Mémoire dont l'ensemble offre une matière très-intéressante. On voit que l'Auteur s'est trouvé plusieurs fois dans le cas de secourir des femmes menacées de périr, & qui ont été fort heureusement délivrées par l'injection réitérée d'eau chaude dans la cavité de la matrice. Le tableau des accidens auxquels ces femmes étoient prêtes de succomber, comparé avec la simplicité du moyen que M. Recollin a employé, donne un grand prix à cette découverte sur laquelle l'Auteur néanmoins s'explique avec la plus grande modestie. M. Neuhoff dans une thèse soutenue à Leipsick en 1753, & qui a les Injections de la matrice pour objet: *De enemate uterino*, traite cette matière avec la plus grande érudition; il y rapporte les passages des plus anciens Auteurs sur les cas où ils ont cru ces Injections convenables; mais on ne voit pas bien clairement qu'elles aient été faites dans la cavité de la matrice. Harvey est le seul qui en parle d'une manière non équivoque; il a fait la même opération que M. Recollin a faite depuis. Il fut appellé pour voir une femme de qualité qui souffroit de la suppression des lochies, & qui avoit des accidens que l'Auteur avoit vu souvent être les avant-coureurs d'une mort prochaine. Après avoir tenté inutilement les moyens ordinaires, il dilata l'orifice de la matrice avec une sonde, y porta un syphon, & fit une Injection par laquelle il sortit plusieurs livres d'un sang noir, grumeleux & fétide. La malade en fut soulagée sur-le-champ. Harvey rapporte qu'il a fait à une autre personne des Injections dans le corps même de la matrice pour une ulcération, qu'il a guérie par ce secours. Les injections se font avec fruit dans les maladies des oreilles pour en déterger les ulcérations, & amollir les amas de matières cérumineuses qui s'y sont formées. *Voyez* à ce sujet ce que nous avons dit à l'article Auditif (conduit). On assure qu'on a injecté les trompes d'Eustache, & qu'on a guéri la surdité par ce moyen; cela mérite confirmation. Personne n'ignore l'utilité des injections dans les maladies des voies lacrymales. On les fait ou avec des petits syphons par les points lacrymaux, selon la méthode d'Anel, ou par le nez, selon celle de M. Laforêt, en portant un siphon courbe par la partie inférieure du conduit nasal. *Voyez* ce que nous avons dit sur cette matière à l'article Lacrymale (fistule). Il est encore certaines maladies du sinus maxillaire, qui peuvent être traitées par les Injections, notamment les suppurations de cette cavité. *Voyez* l'article Antre maxillaire. Enfin l'on a employé les Injections avec succès pour faire descendre dans l'estomac des corps étrangers arrêtés dans l'œsophage.

Il est certaines règles à observer dans l'usage des Injections sur lesquelles nous insisterons un peu ici. 1.° Il faut donner à la liqueur qu'on injecte une chaleur qui ne soit que de quelques degrés supérieure à celle des parties où on la porte. 2.° Il faut se servir, pour peu que la cavité soit considérable, d'une grande seringue, dont le siphon fournisse un gros jet, afin que l'Injection puisse détremper & entraîner sûrement les matières qui croupissent. M. la Peyronie recommandoit, dans les cas de suppuration au cerveau, un siphon large & terminé en forme d'arrosoir, afin que la liqueur s'étendît davantage, qu'elle lavât mieux & fasse moins d'effort sur sa substance. 3.° De pousser doucement quand l'Injection doit se porter sur un viscère mou & pulpeux, comme le cerveau. En général, on proportionnera la quantité de la liqueur à l'espace où elle doit être reçue; on mettra de la promptitude dans l'opération; on favorisera la sortie de la liqueur par une position avantageuse, ou bien on la retirera avec une autre seringue. L'Académie Royale de Chirurgie a proposé, en 1757, pour sujet du prix la question suivante : *Déterminer* les cas où les Injections sont nécessaires pour la cure des maladies, & établir les règles générales & particulières qu'on doit suivre dans leur usage. Le Mémoire, qui a été couronné, est imprimé dans le troisième des Recueils des Prix. M. Bergman, qui a eu connoissance du Programme de l'Académie, a fait une Dissertation latine sur le même sujet, qu'il a soutenue pour son Doctorat en Médecine, à Leipsick, en 1757. *Extrait de l'anc. Encyclop.* Nous terminerons par quelques formules applicables aux différens cas que nous avons rapportés dans cet article.

Injection anodine.

♃. Lait pur, ... ℔ ß.
Syrop de pavot blanc, ... ℥ I.

Injection détersive.

♃. Feuilles de noyer, ... manip. I.
Faites bouillir dans une chopine d'eau, passez, & ajoutez,
Sucre blanc, ... ℥. I. ß.

Injection vulnéraire.

♃. Décoction d'orge, ... ℔ I.
Eau de vulnéraire spiritueuse, . . ℥. I.
Miel rosat, ... ℥. 2.

Injection astringente dans les cas de Gonorrhée.

♃. Eau de rose & de plantain, . . aa ℥. 4.
Vin blanc, ... ℥. 2.
Trochisque blanc de Rhasis, . . ʒ. 2.
Mêlez pour une Injection.

Injection utérine astringente.

♃. Racine de bistorte & de tormentille, ... aa. ℥. 2.
Balaustes & écorces de grenade, aa. ℥. ß.
Faites bouillir dans eau de fontaine, . . ℔ 2.
Ajoutez sur la fin,
Sang de Dragon, ... ℥. ß.
Alun de roche, ... ʒ. 2.
On peut ajouter dans les cas où il faut une très-grande astringence,
Esprit de vitriol, ... ʒ. I.

(M. PETIT-RADEL.)

INNOMINÉS (Os) *Ossa coxarum.* Grands os qui forment de chaque côté la partie la plus évasée du bassin, & qui se terminent inférieurement par un rebord assez irrégulier pour former le détroit inférieur, dont les dimensions sont si nécessaires à connoître dans la pratique des accouchemens. *Voyez* l'article BASSIN. Les os ont une forme si singulière, & tant de muscles les recouvrent de toute part, que leur fracture souvent se soustrait à toutes les recherches, & qu'on n'en peut découvrir le moindre vestige, sinon à la partie supérieure de l'iléum, & à la pointe de l'ischium. Cette fracture est très-rare en comparraison des autres. Paul, en parlant des os qui l'éprouvent, continue en disant : *Easdem tamen quas scapula fracturarum species subeunt. Abrumpuntur enim juxtà fines, & franguntur per longitudinem, & in medio expressionem pariuntur. Sequi hæc solet dolor loci, punctionis cùm pulsu sensus, & cruris cùm expressio facta est stupiditas.* Quand l'iléum est fracturé transversalement, & dans tout son diamètre, on peut le reconnoître en déprimant l'arc supérieur vers l'abdomen; on sent une crépitation qui quelquefois se confond avec le bruissement de l'emphysème, qui souvent accompagne ces sortes de cas. Il est rare qu'il y ait un grand déplacement dans les fragmens; les muscles iliaques & fessiers les retenant dans leur situation naturelle. Pour s'assurer de ces fractures, on fait coucher le blessé sur le côté sain, la poitrine & le ventre inclinés en avant, & les cuisses pliées. Si l'on présume que le pubis soit affecté, on le placera sur le dos, la poitrine & les cuisses comme ci-dessus. On touchera celle de l'ischium au bord inférieur des fessiers aux côtés de l'anus : & l'on situera le malade comme dans celle de l'iléum, l'emphysème rend souvent le toucher fort équivoque; aussi n'a-t-on communément que des conjectures prises des accidens, tels que la difficulté de marcher, après un coup ou une chûte sur ces os, la suppression d'urine & des excrémens, puis leur sortie involontaire, la douleur tensive & agravative, stupeur de la cuisse & des jambes, leur œdématie, la paralysie, & enfin la gangrène. Souvent la commotion s'étant portée jusque sur les viscères, il survient des hoquets, des vomissemens de matières de couleurs différentes, tantôt verdâtres, & tantôt noires, & souvent des extravasations & abcès dans l'abdomen & la poitrine.

Le traitement de la fracture des os Innominés est très-simple dans le plus grand nombre de cas. Ces sortes de fractures pour parler le langage de Paul. *Eumdem compositionis modum ut in scapulis requirunt, excepto quod in abruptione incisionem, fragmentorumque exemptionem nullam ob partium exteriorum periculum admittunt. Sed cùm accidit abruptio, coaptare confingereque ea digitis necesse est. Consentanea etiam reliqua curatio sequi debet, tùm inspersionibus adhibitis, tùm iliorum cavitatibus duplicibus linteis repletio quo plana fasciatie orbiculariter injiciatur.* Dans celles qui sont simples on se contente d'appliquer une compresse trempée dans une liqueur spiritueuse, & on la maintient avec une serviette pliée en plusieurs doubles, sur le lieu même de la fracture. Dans les cas où il y a un déplacement évident en-dedans, on applique sur la région du ventre qui répond à la fosse iliaque, plusieurs compresses épaisses pour soutenir les fragmens dans la position où on les a mis, & l'on maintient le tout par plusieurs tours de bandes à l'entour du corps, & l'on revient ensuite sur la partie supérieure de la cuisse pour faire des doloires. Il est des circonstances où il faut se comporter différemment; c'est au génie du Chirurgien à lui suggérer des moyens pour que les fragmens soient autant bien retenus qu'il est possible. Il convient, dans tous les cas, de remédier aux accidens selon leur nature; & comme souvent la vessie est dans un état voisin de la paralysie, on y tiendra une sonde fléxible, pour donner issue aux urines à mesure qu'elles tombent dans la vessie. (*M. Petit-Radel.*)

INOCULATION. *Inoculatio*, du verbe latin *inoculare*, enter, greffer. Terme que l'usage a consacré à l'opération par laquelle on communique au corps sain la petite vérole, par application, ou par insertion.

Il y a lieu de présumer que toutes les maladies éruptives contagieuses, peuvent se communiquer par inoculation; mais cette pratique ne sauroit avoir pour objet que les maladies qu'on n'a qu'une fois en sa vie, car quel pourroit être l'avantage d'inoculer celles dont on ne seroit pas à l'abri pour la suite? On a inoculé la peste & la rougeole, mais le peu d'utilité de ces tentatives n'a pas engagé à les multiplier; & la petite vérole est aujourd'hui la seule maladie à laquelle on oppose cette opération, comme un préservatif à-peu-près sûr & universel contre ses ravages.

L'on se sert, pour inoculer la petite vérole, du pus que renferment les boutons chez un sujet atteint de cette maladie; celui qui a été gardé pendant quelque tems, & même desséché, peut avoir le même effet que le pus frais; au bout de quelques semaines néanmoins il devient inactif, quoiqu'on l'ait vu conserver sa virulence pendant plusieurs mois. Il n'est pas nécessaire, pour qu'il soit contagieux, qu'il ait acquis ce degré de consistance, & cette couleur qui caractérisent le pus; la liqueur limpide qui s'épanche dans les boutons, au moment où ils commencent à mûrir, n'est pas moins efficace, à cet égard, que celle qu'on y trouve lorsqu'ils ont acquis toute leur maturité; quelques inoculateurs ont même cru qu'elle l'étoit davantage. On a tenté d'inoculer avec le sang des personnes infectées de la petite vérole, mais les expériences qu'on a faites dans ce objet n'ont point réussi.

Pendant long-tems la méthode qu'on a suivie pour inoculer consistoit à faire au travers de la peau, & jusques dans le tissu cellulaire, une incision d'un demi-pouce de longueur ou environ. On introduisoit dans cette incision un bout de fil enduit de matière variolique, & on l'y tenoit renfermé pendant deux ou trois jours, au moyen d'une bande & d'une compresse. Mais, par cette manière d'opérer, on causoit inutilement beaucoup de douleur au malade, & l'on faisoit une plaie, qui étoit sujette à dégénérer en un ulcère désagréable & difficile à guérir. D'un autre côté, les méthodes plus douces qu'on employoit autrefois, dans quelques endroits, & qui consistoient à frotter quelque portion de la peau avec du pus variolique, ou à y appliquer de la charpie imprégnée de cette même matière, étoient souvent sans succès; elles étoient de plus accompagnées du danger de communiquer la maladie par le moyen de l'air, que le pus qu'on employoit de cette manière pouvoit infecter, & d'exposer ainsi la personne qu'on prétendoit inoculer à tous les dangers de la contagion naturelle. Le grand avantage de l'Inoculation paroît tenir à ce qu'elle commence par établir la maladie dans quelque partie de la peau, d'où elle s'étend ensuite sur tout le systême; au lieu que la petite vérole, prise naturellement, ne commence point par affecter aucun endroit du corps en particulier. Nous présentons ceci simplement comme un fait, & non comme une manière d'expliquer la grande différence qu'on observe dans l'intensité de la maladie, suivant qu'elle a été communiquée de l'une ou de l'autre manière.

L'insertion se fait encore de différentes manières. La Motraye qui vit faire cette opération en Circassie, dans l'année 1712, sur une jeune fille de 4 à 5 ans, rapporte que l'opératrice, qui étoit une femme âgée, se servit de trois aiguilles liées ensemble avec lesquelles elle piqua l'enfant, au creux de l'estomac, à la mamelle gauche, au nombril, au poignet droit, & à la cheville gauche. Deux femmes grecques, qui, sur la fin du siècle dernier, pratiquoient l'inoculation à Constantinople, & qui avoient inoculé plusieurs milliers de sujets, se servoient d'une aiguille triangulaire tranchante, avec laquelle elles faisoient au patient de petites blessures en différens endroits du corps, en y joignant quelques pratiques superstitieuses; elles méloient ensuite avec le sang des piqûres de la matière liquide, récemment recueillie des boutons d'une petite vérole, naturelle & bénigne. Au Bengale, on perce la peau, entre le pouce & l'index avec une aiguille, & un fil imbu de pus variolique. A Tripoli en Barbarie, le Chirurgien fait une incision, sur le dos de la main, entre le pouce & l'index, & y introduit un peu de matière récemment exprimée des boutons d'une autre petite vérole. Au pays de Galles, où l'Inoculation étoit connue avant qu'on l'apportât d'Asie en Europe, on grattoit jusqu'au sang le dessus de la main, on la frottoit ensuite contre celle d'un individu actuellement malade de la petite vérole pour la lui communiquer. Et Tronchin, qui a été, vers le milieu de ce siècle, l'un de plus zélés partisans de l'Inoculation en Hollande & en France, pour écarter de l'esprit des enfans qu'on vouloit soumettre à cette pratique jusqu'à l'idée d'un instrument de Chirurgie quelconque, se contentoit d'enlever une portion d'épiderme, avec un très-petit emplâtre vésicatoire, & plaçoit sur la plaie un fil, qu'il avoit fait passer au travers d'un bouton mûr de petite vérole.

La méthode aujourd'hui généralement adoptée, & la meilleure sans doute à tous égards, consiste à fendre l'épiderme avec la pointe d'une lancette, qu'on a couverte auparavant d'un peu de pus variolique bien fluide. Cette incision, à laquelle on donne environ deux lignes de longueur, doit à peine entamer la vraie peau; l'effet cependant paroît être un peu plus sûr lorsque l'instrument atteint légérement celle-ci, & qu'on voit paroître ensuite un peu de sang, ce qui peut se faire avec une lancette bien affilée, sans que l'enfant ressente la moindre douleur. On peut faire cette opération en quelque partie du corps que ce soit; pour l'ordinaire on préfère le bras, & l'on choisit sa partie externe & moyenne, pour moins gêner la liberté du mouvement, dans le cas où l'inflammation deviendroit considérable. La plupart des Inoculateurs font deux ou trois incisions, à quelque petite distance l'une de l'autre, il y en a même beaucoup qui les font également aux deux bras. Cette précaution de faire plusieurs incisions n'a aucun inconvénient, & souvent elle est utile, car il n'est pas rare d'en voir quelqu'une sur le nombre qui ne donne ensuite aucune marque d'infection; il ne l'est pas même, lorsqu'on s'en tient à n'en faire qu'une ou deux, que l'Inoculation se trouve manquée, & qu'il faille recommencer. Quelques personnes, par des raisons de théorie, ont conseillé de faire les incisions aux jambes plutôt qu'aux bras; mais il ne paroît pas qu'il y ait aucun avantage réel à préférer les extrémités inférieures. Chez les enfans en très-bas âge, il vaut mieux inoculer au bras, à cause de l'irritation qu'occasionne l'urine sur les plaies, lorsqu'elles sont aux jambes; nous avons vu des conséquences très-désagréables résulter de cette cause.

Lorsque la lancette est bien enduite de pus liquide, avant qu'on fasse l'incision, elle en dépose, à l'ordinaire, une quantité suffisante sur la peau, à mesure qu'elle pénètre l'épiderme, pour y produire l'infection; pour plus de sûreté cependant on fera bien d'essuyer la lancette sur les incisions. On doit toujours préférer le pus le plus fluide, à celui qui a beaucoup d'épaisseur & de consistance. Comme on ne peut pas toujours se procurer du pus frais, lorsqu'on veut inoculer, les Inoculateurs sont dans l'usage d'en conserver dans des fils, ou dans des petits morceaux de toile de coton, ou d'éponge fine; lorsqu'on est dans le cas de s'en servir, on humecte ces substances avec un peu d'eau & on exprime cette eau sur l'extrémité de la lancette.

En inoculant de la manière que nous venons de décrire, on n'a pas besoin de mettre aucune espèce d'appareil sur les incisions, car elles sont si légères qu'elles n'ont besoin ni de bandes ni de compresses. On doit seulement faire attention à ce que les habits de l'enfant ne viennent pas sur-le-champ essuyer les petites plaies, il vaut mieux les laisser sécher à l'air quelques instans, avant de recouvrir le bras. Au bout de deux ou trois jours, quelquefois plus tard, on peut juger, par l'apparence des incisions, si l'infection a lieu ou non; car en général, à cette époque, si l'opération réussit, les plaies commencent à manifester quelques points rouges & élevés; peu-à-peu l'inflammation y devient plus considérable; & au bout de quatre ou cinq jours après l'opération, il commence à se former au sommet de la partie enflammée une petite vessie qui renferme un peu de sérosité. Cette sérosité, qui est une véritable matière variolique, augmente par degrés, en même-tems que le gonflement inflammatoire, & prend tout-à-fait la forme d'un fluide purulent.

Nous ne nous étendrons pas davantage sur ce qui concerne les progrès de la maladie, nous ne nous occuperons pas non plus de son traitement, ces sujets appartenans plutôt à la Médecine qu'à la Chirurgie. Nous laissons également de côté, & par la même raison, non-seulement la question de l'utilité générale & particulière de l'Inoculation, qui n'en devroit plus être une chez des peuples éclairés & capables de penser, mais encore tout ce qui regarde la liberté que le Gouvernement doit accorder à cette opération, le choix des sujets à inoculer, & jusqu'où il doit s'étendre, la préparation nécessaire à ces derniers, l'époque de la vie, la saison, le lieu où l'on doit inoculer; toutes ces questions vraiment intéressantes n'étant point de notre ressort.

IRIS DE FLORENCE. On se sert de la racine de cette plante pour donner aux poudres errhines & dentifriques, auxquelles on les mêle, une odeur de violettes. Elle est réputée stimulante & détersive, & en conséquence l'on en fait des globules pour entretenir l'écoulement des cautères.

IRRITANS, ou stimulans. On donne le nom de médicamens irritans à ceux qui tendent à augmenter l'action des parties auxquelles on les applique. Ils sont en très-grand nombre, & comme ils ne produisent pas tous la même espèce d'action, on les a classés suivant leurs effets particuliers. Ainsi, les uns sont appellés RUBÉFIANS, parce qu'ils causent de la rougeur à la partie sur laquelle on les applique. Dans cette classe sont l'ail, l'euphorbe, la renoncule, le poivre, la rhue, la moutarde, la pyrèthre, le levain, &c. On les emploie dans le cas où l'on veut faire une répulsion d'une partie à une autre.

Les SUPPURATIFS âcres tels que les cantharides, l'arum, l'euphorbe, les gommes résines, &c. forment une seconde classe de médicamens irritans. On mêle ces substances aux cataplasmes ou aux onguens qu'on applique sur les tumeurs où on veut déterminer la formation du pus.

Les VÉSICATOIRES sont ceux qui, appliqués sur la peau, font lever l'épiderme en forme d'ampoules pleines de sérosités. *Voy.* CANTHARIDES.

Les CAUSTIQUES sont ceux qui rongent la partie à laquelle on les applique. On les appelle aussi ESCAROTIQUES. *Voyez* CAUSTIQUES. On s'en sert principalement dans les cas où il s'agit de séparer du corps quelque partie viciée ou d'en détruire le tissu. Mais si l'on n'en fait pas usage avec prudence, leur application peut avoir des conséquences très-fâcheuses, exciter une inflammation dangereuse sur les parties voisines de celles où on les applique, & même irriter tout le système animal.

Enfin les EXCITANS sont ceux dont l'effet principal n'est pas sur la partie à laquelle on les applique, mais sur d'autres organes plus essentiels, & qu'on emploie en conséquence dans les cas d'asphyxie & de syncope. Tels sont l'esprit de sel ammoniac, le vinaigre concentré, l'esprit de melisse, l'aspersion de l'eau froide, l'insufflation dans les poumons, les frictions du corps, l'électricité, &c.

Les médicamens propres à augmenter l'action des différens organes sécrétoires, & qui portent les noms des purgatifs, diurétiques, expectorans, &c. agissent tous comme irritans sur les divers organes sur lesquels ils produisent leurs effets particuliers.

INSOLATION, du latin *insolare*, exposer au soleil. On a quelquefois observé de bons effets de l'Insolation des parties affectées d'ulcères de mauvaise nature, ou de tumeurs tendantes imparfaitement à la suppuration; & pour augmenter l'intensité de ce remède, on a exposé les parties aux rayons rassemblés & condensés jusqu'à un certain point, au moyen d'un verre ou d'un miroir. *Voy.* CHALEUR.

INSTRUMENT. Moyen auxiliaire entre les mains du Chirurgien dont il se sert pour faire les opérations. Les Instrumens sont composés de diverses matières, mais l'acier & le fer en fournissent la plus grande partie; l'or, l'argent, le plomb, le bois, la gomme élastique, & plusieurs autres matières y sont aussi employées.

Les Instrumens qui doivent résister beaucoup, & qui doivent inciser par leur tranchant doivent absolument être fabriqués de fer ou d'acier, ou des deux ensemble; on a jusqu'à présent préféré l'argent pour les Instrumens plians, tels que les cannules & les algalies ou sondes creuses; aujourd'hui l'on préfère de beaucoup la gomme élastique pour la construction de ces dernières, ainsi que pour celle de divers autres Instrumens, qui doivent réunir la souplesse & la légèreté. L'on fait indifféremment, d'acier, de fer, ou d'argent, plusieurs autres Instrumens. Quelques-uns donnent la préférence à l'acier bien poli, à cause de sa propreté; d'autres aiment mieux l'argent, parce qu'il n'est point sujet à la rouille, & que les Instrumens qui en sont construits exigent moins de soin.

On a coutume de diviser les Instrumens de Chirurgie en communs & particuliers. Les Instrumens communs servent à plusieurs opérations, aux pansemens des plaies, &c. Tels sont les ciseaux, les bistouris, les sondes, &c. Les Instrumens particuliers sont ceux dont l'usage est fixé à certaines opérations, comme les algalies, pour la vessie; les scies, pour les amputations des membres; le trépan, pour le crâne, &c. Les Instrumens communs sont aussi appellés portatifs, parce que le Chirurgien est obligé de les avoir toujours avec lui; les autres au contraire sont nommés non portatifs, parce qu'il suffit qu'on les ait chez soi, en bon état, pour le besoin.

« Les Instrumens, dit M. Louis, sont aux opérations, qui forment la partie brillante de la Chirurgie, ce que les médicamens sont au traitement des maladies tant médicinales que chirurgicales. Ce sont des moyens, ou, comme le dit Dionis, en parlant des Instrumens en général, ce sont des causes secondes dont le mérite consiste essentiellement dans l'intelligence de celui qui s'en sert avec précision & avec méthode. C'est une vérité qu'on ne doit jamais perdre de vue. Attribuer à un Instrument, susceptible d'être bien ou mal conduit, les avantages, qui ne peuvent venir que des lumières & de la dextérité de celui qui les dirige, est une absurdité inconcevable, contre laquelle les personnes les plus sensées d'ailleurs ne sont pas assez en garde. »

« En soumettant la chose à la saine raison, il paroît évident qu'il n'y a aucun Instrument qui ne pût fournir la matière d'une dissertation instructive pour les Élèves en Chirurgie, & utile aux progrès de l'Art. Elle pourroit être érudite, par des recherches sur l'origine de l'Instrument, & sur les changemens qu'on y a faits en différens tems; savante, en appréciant les avantages & les inconvéniens des formes successives que l'Instrument a reçues; ingénieuse, par l'invention de nouveaux Instrumens, & par la proscription de ceux dont on prouveroit l'inutilité ou l'imperfection non corrigible. »

« Nous avons sur cette matière le travail d'un des plus grands Maîtres, qui a fait à son auteur une réputation que le laps de cent cinquante ans n'a pas détruite, malgré tous les progrès que l'Art a fait sur un grand nombre d'autres points. Scultet, né à Ulm, en 1595, avoit eu le bonheur d'être, à Padoue, le disciple de Fabrice d'Aquapendente, l'un des hommes qui aient le mieux mérité de l'humanité, par l'étendue de ses lumières, de son expérience & de son habileté dans la pratique de la Chirurgie. Revenu dans sa patrie, à l'âge de trente ans, Scultet y exerça son art avec un succès brillant & mérité; les observations intéressantes qu'il nous a laissées, sont un monument de la solidité de son esprit & de la certitude de ses connoissances. Son traité d'Instrumens, *Armamentarium Chirurgicum*, est un ouvrage posthume; il y fait connoître ceux dont les fondateurs de l'Art se sont servi, & les corrections, ou inventions que le génie y a successivement ajoutées. Les faits de pratique judicieusement observés éclairent sur la manière d'employer ces moyens dans les diverses opérations »

« Ambroise Paré avoit déjà jetté beaucoup de jour sur cette science, très-cultivée par les Anciens, comme on le voit par le traité d'Oribase, sur les laqs & machines propres aux fractures. Ambroise Paré, dis-je, n'a négligé aucune occasion de faire connoître en détail les Instrumens ou machines dont il juge qu'on doit se servir, tant pour la pratique des opérations, que pour l'administration de divers secours utiles à la cure des maladies; il indique la meilleure manière de s'en servir, les précautions qu'il faut prendre, pour en assurer les bons effets & en prévenir les inconvéniens. Il a fait graver, avec soin & à grands frais, dans le tems, les différens moyens auxiliaires, sans lesquel l'Art seroit souvent en défaut. »

« Dionis n'a pas négligé la matière Instrumentale. Toutes les pièces qui ont rapport à chaque procédé opératoire, & celles qui doivent composer les appareils, sont décrites & gravées dans le Traité des Opérations de cet Auteur. Heister a marché sur les mêmes traces dans ses Institutions de Chirurgie. »

« Cette matière a toujours été regardée comme l'un des principaux objets de l'Art. Je le répète, les Instrumens sont aux opérations ce que les médicamens sont aux traitemens des maladies. M. Garengeot a donné un ouvrage *ex professo* sur les Instrumens, qu'on n'étudie point assez. On y puiseroit des connoisances utiles; il est surtout recommandable par l'ordre dans lequel les Instrumens sont classés; mais il laisse bien des choses à desirer, & assez d'erreurs à détruire. »

« M. Perret, Maître Coutelier à Paris, a publié, en 1771, sous l'approbation de l'Académie Royale des Sciences, un ouvrage, dont le titre est: *L'art du coutelier*. La seconde partie, la plus étendue & la plus savante, est entièrement relative à la Chirurgie; l'Auteur y donne une collection de plus de 700 Instrumens, surabondance très-grande sans doute, mais qui peut être utile, pour montrer les écarts dans lesquels on a donné à cet égard. »

« On doit aux soins de M. Brambilla, premier Chirurgien de l'Empereur, un ouvrage sur la matière Instrumentale, fort étendu, quoiqu'un choix judicieux ait présidé à la collection. Ce livre, grand *in-folio*, a d'abord été publié en allemand; on l'a rendu d'une utilité plus générale, par une édition latine en 1780. Les Instrumens de Chirurgie y sont gravés en 67 planches dans leur vraies dimensions, & sous différentes faces, & en parties détachées, afin de les mieux faire connoître toutes. Les Instrumens existent dans un des cabinets de l'école de Chirurgie à Vienne & ont été construits aux frais de Sa Majesté Impériale, par d'habiles ouvriers de sa capitale, ou achetés en Italie, en France & en Angleterre. Parfaitement instruit de l'Art depuis son origine, M. Brambilla en fait observer les progrès successifs dans les procédés opératoires; & à la lumière d'une saine & utile critique, on découvre dans son ouvrage le vice de plusieurs Instrumens, trop estimés, & admis sans examen, sur la foi de leurs Auteurs.

INSUFFLATION, d'*Insufflare*, souffler dessus. C'est une manière d'exprimer l'action par laquelle on porte un médicament sec, ou pulvérulent, sur une partie quelconque au moyen du souffle. Ce moyen est spécialement usité dans le traitement des ulcères de la cornée, des taches ou albugos de cette partie. On a voulu admettre ce mot pour caractériser l'emploi des clystères ou lavement de fumée; le plus grand nombre des Lexiques l'ont rejetté. (*M. Petit-Radel.*)

INTESTINS. Les intestins sont sujets à diverses affections qui sont du ressort de la Chirurgie, telles sont différentes espèces de solution de continuité, occasionnées sur-tout par les mêmes causes que les plaies pénétrantes du bas-ventre, les hernies avec, ou sans étranglement, & les anus contre-nature. Comme nous avons déjà traité de ces deux derniers genres de maladies, nous destinons particulièrement cet article à la considération des plaies des intestins; nous y reviendrons cependant aussi à celle des anus contre nature, pour des raisons que nous expliquerons ci-après.

Nous avons vu, à l'artic. Abdomen, que dans les cas de plaies pénétrantes du bas-ventre, on jugeoit que les Intestins étoient blessés, lorsqu'on voyoit sortir du sang par la bouche ou par le fondement, ou lorsqu'il paroissoit quelque portion de matières fécales à l'ouverture extérieure de la plaie. L'on doit porter le même jugement lorsqu'il s'échappe de l'air fétide par la plaie; & la profondeur à laquelle l'instrument paroît avoir pénétré, ainsi que sa direction, peuvent encore aider à fixer l'opinion à cet égard.

Si, à la considération de ces circonstances, l'on joint celle des symptômes, qui pour l'ordinaire, accompagnent les plaies des Intestins, telles que les maux de cœur, les tranchées ou les douleurs vives d'entrailles, les sueurs froides & les défaillances, on sera, pour l'ordinaire, à portée de déterminer avec certitude si ces organes sont blessés ou non. Mais il y a peu d'avantage pour la pratique à s'en assurer, à moins que la partie qui a été offensée ne paroisse au-dehors; car tandis qu'elle reste dans l'abdomen, le traitement doit être à-peu-près le même que nous avons recommandé pour les plaies qui pénètrent dans la cavité du bas-ventre, sans toucher aux viscères. Les Auteurs, il est vrai, prescrivent de chercher la partie de l'Intestin qui est offensée. Mais comme le danger, qui résulteroit de l'étendue qu'on seroit obligé de donner à l'ouverture extérieure pour y parvenir, ainsi que de l'action de l'air sur les Intestins qu'on auroit ainsi exposés, seroit probablement plus grand que celui de la plaie même, lorsqu'on laisseroit les parties dans leur place naturelle, il vaut mieux ne faire aucune tentative semblable; d'autant plus que diverses observations ont prouvé que des plaies des Intestins peuvent se guérir, quoique l'on n'ait point découvert la portion de ce canal qui étoit offensée.

Néanmoins, si cette portion qui a souffert se trouve déplacée, & paroît au-dehors, il faut bien se garder de la faire rentrer, jusqu'à ce qu'on ait pris les précautions nécessaires pour empêcher qu'aucune partie du contenu des Intestins ne s'épanche dans la cavité de l'abdomen; accident qu'on ne peut prévenir qu'en réunissant les bords de la plaie.

L'on a proposé différentes manières de faire cette réunion; quelques-uns ont recommandé pour cet objet la suture entre-coupée; d'autres préfèrent la suture du Pelletier. Lorsqu'on veut faire la première, on donne à tenir à un aide une extrémité de la plaie, tandis que le Chirurgien se saisit de l'autre; il doit avoir des aiguilles toutes prêtes en nombre égal à celui des points de suture qu'il se propose de faire; ces aiguilles qui doivent être rondes, droites & fines, seront garnies chacune d'un fil d'un pied de long. On passera ces aiguilles d'un bord à l'autre de la plaie, à la distance de trois lignes à-peu-près l'une de l'autre. Les fils étant passés, on ôte les aiguilles, on rassemble tous les fils d'un côté de la plaie, après avoir fait un nœud à l'extrémité de chacune, on les noue tous ensemble, on noue également les uns avec les autres ceux de l'autre côté, mais sans faire de nœuds à leur extrémité. On rapproche ensuite les fils de chaque côté, on les tord de manière à en former une espèce de corde. De cette manière la portion d'Intestin qui a été blessée se trouve toute ramassée en un petit espace, & tous les points de suture qui étoient à trois lignes de distance les uns des autres, sont tellement rapprochés, qu'ils se touchent. La suture étant faite, on donne les fils à tenir à un aide, tandis que le Chirurgien fait rentrer l'Intestin, en usant des précautions que nous avons recommandées, en parlant des plaies de l'abdomen. On fixe les fils au bandage qu'on met par-dessus les compresses; & après les avoir laissés autant de tems qu'il est nécessaire pour que la plaie puisse être cicatrisée, on les sépare les uns des autres, on coupe un bout de chacun au niveau des tégumens, & l'on retire l'autre doucement & avec précaution.

La principale objection qu'on ait faite à l'usage de cette méthode pour la réunion des plaies faites aux Intestins, c'est qu'il doit nécessairement en résulter un retrécissement de leur diamètre, qui peut donner lieu par la suite à de dangereuses obstructions au passage des matières fécales. C'est pourquoi on préfère généralement, pour cet objet, la suture du Pelletier. Pour la faire, on prend une aiguille ronde & fine, garnie d'un fil de soie, d'une longueur convenable. Le Chirurgien, après avoir réuni les deux bords de la plaie exactement l'un sur l'autre, les perce tous deux ensemble, & reportant ensuite l'aiguille du même côté par où il a commencé, il fait un second point à une ligne, ou une ligne & demie de distance du premier; il continue de la même manière à en faire de nouveaux, jusqu'à ce qu'il soit parvenu à l'autre extrémité de la plaie. Il ôte ensuite l'aiguille, & laisse pendre le fil hors de la plaie extérieure, afin de pouvoir le retirer lorsque la cicatrice de l'Intestin sera faite.

Cette suture a encore l'inconvénient, quoique moins que la précédente de diminuer le diamètre de l'Intestin; & l'on a proposé de la faire d'une autre manière. On passe l'aiguille par l'intérieur de l'intestin, & on la pousse en-dehors en commençant par un des bouts de la plaie, on a eu soin préalablement de faire un nœud à l'extrémité du fil pour le retenir. On passe de nouveau l'aiguille par dedans, & l'on perce le bord de l'Intestin opposé à celui par lequel on a commencé. On perce ainsi alternativement les deux bords de dedans en dehors, de manière que le fil passe obliquement de l'un à l'autre, & l'on doit laisser au moins deux lignes d'intervalle entre chaque point. Par cette méthode, les bords de la plaie se trouvent exactement rapprochés, sans que le diamètre de l'Intestin en soit retreci. On fait un nœud au fil sur le dernier point, & on le coupe, si l'intention est de replacer l'Intestin dans l'abdomen; ou bien on le laisse pendre au-dehors, si l'on veut retenir la portion de l'Intestin offensée en contact avec la plaie des parties extérieures. C'est ce dernier parti que l'on prend ordinairement, afin, dit-on, de pouvoir retirer le fil après que l'Intestin sera cicatrisé. Mais il est très-difficile de retirer ce fil, quelque espèce de suture qu'on ait faite, si on l'a passé plus d'une ou deux fois; & peut-être vaut-il mieux, lorsque la plaie n'a pas beaucoup d'étendue, faire rentrer l'Intestin dans l'abdomen sans se mettre en peine du fil, dont une grande partie sera entraînée avec les matières fécales. Néanmoins dans les grandes plaies des Intestins, où il y a lieu de craindre que la suture ne remplisse pas complettement son objet, il convient, pour s'assurer que les matières fécales ne tomberont pas dans l'abdomen, de retenir la portion blessée auprès de la plaie extérieure. Nous reviendrons bientôt plus particulièrement sur ce sujet.

Tel est le traitement qu'on a recommandé dans les cas où l'Intestin est blessé, sans qu'il y ait solution de continuité, dans toute sa circonférence. Il importe d'empêcher qu'aucune partie de son contenu ne s'échappe dans l'abdomen, & quelque dangereuse que soit la suture par elle-même, il faut la faire toutes les fois qu'on peut atteindre au siège du mal.

Cette nécessité est encore plus manifeste lorsque l'Intestin se trouve coupé tout-à-fait en travers. Si, en pareil cas, les deux extrémités séparées par la plaie paroissent à l'extérieur, l'objet du Chirurgien doit être de les mettre en contact, & de les réunir, en conservant la liberté du canal. C'est ce qu'on a fait de différentes manières. La plus sûre, & celle qui paroît en même-tems la moins dangereuse, consiste à placer les deux extrémités exactement vis-à-vis l'une de l'autre, & à les fixer par un point de suture au péritoine & aux tégumens. Quoique, de cette manière, les matières fécales sortent pendant quelque tems par la plaie, on a vu divers exemples de cures que cette méthode a opérées en assez peu de tems, & où les extrémités de l'Intestin se sont parfaitement réunies. *Voyez* ce que nous avons dit dans l'article HERNIE, sur les cas où une portion d'Intestin se trouvoit séparée du reste par la grangrène.

Après que les deux bouts de l'Intestin ont été fixés de cette manière, l'on a recommandé de remplir & de tamponner l'ouverture de la portion supérieure du canal, non-seulement afin d'empêcher l'écoulement continuel des matières, & de sauver au malade le désagrément de la malpropreté qui en seroit la conséquence, mais encore, dit-on, afin de maintenir cette partie dans son état naturel de dilatation, en l'empêchant de se contracter. Mais, bien loin que cette précaution soit nécessaire ou utile, elle est au contraire dangereuse, par l'irritation & l'inflammation qu'elle entretient dans une partie qui en est extrêmement susceptible; c'est pourquoi, au lieu de remplir la plaie & la cavité de l'Intestin de tentes & de bourdonnets, il ne faut y appliquer qu'un pansement très-léger, entretenir la propreté par d'autres moyens, & abandonner le reste à la Nature.

On a recommandé une autre méthode pour le traitement de ces sortes de plaies; elle consiste à introduire l'extrémité de la portion supérieure de l'intestin dans celle de la portion inférieure, & à les coudre ensemble, *Voyez* HERNIE; mais il seroit difficile de faire cette suture, l'intestin demeurant lâche & flottant; c'est pourquoi l'on a imaginé de le soutenir au moyen d'un tube de papier ou de carton, qu'on introduit d'abord dans la partie supérieure, & ensuite dans l'inférieure avec un pouce ou environ de l'extrémité de la première. D'autres préfèrent au tube de carton un cylindre de suif, qui se fond par la chaleur du corps, & en sort facilement avec les matières fécales. L'intestin étant ainsi soutenu, on pratique facilement la suture tout autour. Mais, quoiqu'il y ait des exemples du succès de cette méthode, il y en a davantage de celui de la précédente, qui, en total, paroît plus simple & plus facile.

Quelquefois il arrive qu'on n'apperçoit à l'extérieur qu'une des extrémités de l'Intestin divisé. Les Auteurs, en pareil cas, conseillent de la fixer auprès de la plaie des tégumens & du péritoine, & disent que si la suite montre que cette portion est la supérieure, l'on peut espérer que le malade se tirera d'affaire avec un anus artificiel; mais ils ne prescrivent rien pour le cas où elle se trouveroit être l'inférieure. En pareille circonstance néanmoins, la mort du malade étant absolument inévitable, s'il est abandonné à lui-même, on peut, & même on doit tenter une opération qui offre encore une chance de le sauver, quelque légère que soit la probabilité du succès. Cette opération consiste à élargir la plaie extérieure assez pour que le Chirurgien puisse facilement introduire ses doigts dans la cavité de l'abdomen, & chercher l'extrémité supérieure de l'intestin; s'il est assez heureux pour la trouver, il la fixera vis-à vis de l'autre, ainsi que nous l'avons expliqué ci-dessus.

Quelquefois, à la suite des plaies du bas-ventre, on trouve les Intestins, non-seulement blessés, mais encore gangrenés; d'autres fois ils sont affectés de gangrène sans aucune blessure. Dans l'un & l'autre cas, le traitement doit être le même.

Lorsqu'on apperçoit simplement une tendance à la gangrène en conséquence d'une inflammation des Intestins déplacés, il faut se hâter de les faire rentrer dans le bas-ventre, par les raisons expliquées à l'article ABDOMEN. Mais, lorsque la partie est entièrement mortifiée, il faut la laisser jusqu'à ce qu'elle se sépare, ou la retrancher même avec le bistouri, & traiter ensuite la plaie comme si l'Intestin avoit été divisé par l'instrument qui l'avoit faite.

Les Auteurs, pour l'ordinaire, ont traité séparément des plaies des gros Intestins & de celles des Intestins grêles; mais on ne voit pas trop le fondement de cette distinction; elles sont toutes de la même nature, & demandent la même sorte de traitement; car, quoique l'on ait dit que les blessures des Intestins grêles sont plus dangereuses, & qu'elles déterminent, en général, une inflammation plus violente, l'on ne doit pas faire grand fond sur cette différence; & dans l'un & l'autre cas

cas, le pronostic ne peut qu'être extrêmement fâcheux.

Des Plaies de l'Estomac.

Les plaies de l'estomac doivent encore être mises au même rang, quant au danger. On juge que ce viscère a été blessé par l'endroit où est entré l'instrument, par la direction qu'il a suivie, & par la profondeur à laquelle il a pénétré, ainsi que par les symptômes qui accompagnent cet accident, tels que les maux de cœur, les vomissemens de sang, le hocquet, la prostration des forces, & la sortie par la plaie extérieure des liquides introduits par la bouche.

Toutes les blessures à la partie supérieure de l'hyponchondre gauche, ou à l'épigastre, qui pénètrent à une certaine profondeur, atteignent nécessairement l'estomac; & de plus, toutes les plaies de l'abdomen peuvent également y parvenir. Lorsqu'il est plein, il peut être blessé par un coup qui ne l'auroit pas atteint, s'il eût été vuide.

Les plaies de l'estomac sont toujours extrêmement dangereuses; & le Chirurgien doit former son pronostic en conséquence. Car, quoiqu'on trouve chez les Auteurs différens exemples d'accidens de ce genre, qui se sont terminés favorablement, ils ne sont cependant pas assez fréquens, pour qu'on puisse raisonnablement, en pareil cas, se flatter d'une guérison. On a quelquefois pratiqué la suture pour réunir les bords de la plaie; mais, en général, il vaut mieux en remettre le soin à la Nature, en se bornant à employer tous les moyens propres à combattre l'inflammation, en mettant un pansement léger sur la plaie, en tenant le malade dans une position propre à favoriser l'écoulement des boissons par le pylore, & en ayant soin de ne donner au malade qu'une petite quantité de liquide à-la-fois.

Des Anus contre nature.

Nous avons vu ci-dessus, & en divers autres endroits de cet Ouvrage, que les anus contre nature sont la conséquence des plaies des Intestins ou des hernies gangrénées, *Voy.* principalement l'article ANUS CONTRE NATURE, où nous avons dit, avec les Auteurs les plus distingués qui ont écrit sur ce sujet, que cette infirmité aussi incommode que dégoûtante étoit, en bien des cas, une condition essentielle à la conservation de la vie du malade, & que l'on ne pourroit, lorsqu'elle existoit une fois, en tenter la guérison, sans l'exposer à quelque obstruction, & même à une inflammation mortelle du canal intestinal. Mais de nouvelles observations ont prouvé que l'on ne devoit point désespérer de la guérison des personnes atteintes, même depuis long-tems, de cette fâcheuse incommodité; & M. Desault a la gloire d'avoir montré, par des faits authentiques, non-seulement que la maladie n'étoit pas incurable dans son état le plus simple, mais qu'elle ne l'étoit pas même dans les cas qu'on a regardés comme les plus fâcheux, savoir, ceux qui étoient accompagnés de la chûte d'une portion considérable de l'intestin hors de la plaie. Nous croyons ne pouvoir mieux faire que de rapporter ici l'histoire de la première cure de ce genre qui ait été faite, & qui se trouve dans le Journal de Chirurgie, Tome I, pag. 186.

« François Vialtet, natif de Moulins, fut blessé par un éclat de bombe, au mois de Mai 1786, à bord du vaisseau le S. Michel, sur lequel il servoit en qualité de matelot. Il perdit connoissance, & ne revint de son évanouissement que trois heures après le combat. Sa plaie s'étendoit depuis deux pouces au-dessus de l'anneau inguinal du côté droit, jusqu'au bas du scrotum, où le testicule étoit à nud. On appercevoit, dans l'angle supérieur une espèce d'appendice très-rouge, longue d'un pouce, formée par l'intestin divisé, lequel se retira dans le ventre pendant qu'on lavoit la plaie. L'appareil appliqué sur la blessure, laissoit un trou à cet endroit, pour l'écoulement des matières. »

« Une frégate, qui s'étoit chargée de ce matelot, le déposa un mois après son accident, à l'Hôpital de la Marine de Brest, où il resta jusqu'à sa guérison; si l'on peut appeler guérison un état de choses qui conservoit hors du ventre, une portion d'intestin, d'où s'échappoient continuellement les alimens à demi-digérés. »

« Ce malheureux, réformé alors comme hors d'état de servir, regagna à pied son pays natal; & bientôt voyant que sa famille ne lui présentoit aucune ressource, & que la fatigue du voyage avoit considérablement alongé l'intestin, il parcourut les principaux hôpitaux de l'Europe, cherchant envain quelqu'adoucissement à l'horreur de sa situation. Après avoir erré ainsi pendant quatre ans, il vint enfin à l'hôtel-Dieu de Paris, le 29 Septembre 1790. »

« La portion d'intestin pendante au-dehors depuis si long-tems, avoit acquis un volume considérable. Sa figure étoit à-peu-près celle d'un cône de neuf pouces de hauteur, dont la partie moyenne faisoit en devant beaucoup de saillie. Sa base, un peu retrécie, sortoit de dessous un repli de la peau, un peu au-dessus de l'anneau inguinal. Son sommet, tourné en arrière, & descendant jusqu'au milieu des cuisses, se terminoit par un orifice très-étroit, par où s'écouloient les matières fécales. Il ne rendoit rien de semblable par l'anus depuis l'instant de sa blessure. Cependant il alloit à la selle, tous les trois ou quatre mois, pour rendre un peu de matière blanchâtre & consistante, qui n'étoit autre chose que la mucosité fournie par la portion d'intestin voisine de l'anus. Toute la surface de cette tumeur étoit rouge,

& ridée, comme la membrane interne des intestins. On remarquoit, sur-tout à sa partie inférieure, des rugosités, qui sembloient être de ces replis valvulaires que forme la membrane interne des intestins. Au côté externe de cette masse, on voyoit sortir par la même ouverture abdominale une autre tumeur, petite, mais semblable à la première par sa couleur & sa consistance. Cette dernière avoit une forme ovalaire, & son extrémité, plissée comme une bourse à jetons, ne laissoit échapper qu'un peu de sérosité. Ces tumeurs avoient un mouvement péristaltique, semblable à celui des intestins, & quelques gouttes d'eau suffisoient pour les faire rétracter sur elles-mêmes."

"Ce malheureux jeune-homme, grand, fort & bien constitué, quoique d'une maigreur extrême, étoit forcé par les tiraillemens violens qu'il éprouvoit dans le bas-ventre, de se tenir courbé, au point de ne pouvoir marcher qu'en s'arc-boutant, pour ainsi dire, contre deux béquilles. Un pot de terre attaché à sa ceinture par une corde, & pendant entre ses cuisses, recevoit l'extrémité de l'intestin, & les matières y prenoient en peu de tems une insupportable fétidité."

"On reconnut que la tumeur principale étoit formée par la portion de l'intestin correspondante à l'estomac, invaginée & retournée sur elle-même, de manière à ne présenter à l'extérieur que sa surface interne. On reconnut aussi que la petite tumeur étoit la partie inférieure de l'intestin invaginée de même, & que les bords de la section de ce canal étoient collés à l'ouverture des parois du bas-ventre, & confondus & conglutinés avec eux par une surface commune."

"L'afflux des humeurs attirées dans cette partie, tant par sa disposition particulière, que par l'irritation continuelle, que l'accès de l'air, les frottemens, & sur-tout les matières fécales y produisoient, en avoit épaissi & durci les membranes, au point qu'il eût été plus que téméraire de tenter la réduction d'une pareille masse, si l'expérience n'avoit appris ce que peut la compression dans des circonstances semblables. Pour s'assurer de l'efficacité de ce moyen dans le cas particulier qui se présentoit, M. Desault comprima la tumeur pendant quelques minutes en l'embrassant avec les deux mains; & la diminution de volume qu'il obtint lui présagea ce qu'il pouvoit attendre d'un moyen plus exact, & soutenu pendant un espace de tems convenable."

"Il employa, pour cet effet, une simple bande, dont il couvrit de bas en haut, par des doloires, un peu serrées, toute l'étendue de la tumeur, en laissant seulement à son sommet, l'ouverture nécessaire pour le passage des matières. L'effet de ce moyen fut prompt; car, dès le soir de la même journée, on fut obligé de refaire le bandage, qui ne comprimoit déjà plus. On le renouvella de même les jours suivans, à mesure que la tumeur diminuoit, & dès le quatrième jour, l'intestin n'avoit plus que son volume naturel. M. Desault, jugeant alors la réduction possible, fit soulever la tumeur perpendiculairement à l'ouverture du bas-ventre; & avec un doigt porté dans l'orifice tandis que l'autre main pressoit doucement pour empêcher les parties de ressortir, il développa l'intestin, en le faisant rentrer dans lui-même, & par conséquent dans le bas-ventre. On en fit de même pour la réduction de la petite tumeur, qui ne présentoit alors aucune difficulté."

"C'étoit beaucoup, sans doute, dans un cas aussi grave, que d'avoir délivré le malade d'une tumeur si embarrassante, & de l'avoir mis à l'abri des accidens terribles qui pouvoient à chaque instant en résulter. Mais il restoit une incommodité bien fâcheuse, c'étoit l'issue continuelle des excrémens. A cette issue on opposa un simple bouchon, formé par un gros tampon de linge, de trois pouces de longueur, introduit dans l'intestin, & soutenu par un bandage inguinal. M. Desault se proposoit d'ôter cette espèce d'obturateur deux fois par jour, pour laisser sortir les matières; mais, après des gargouillemens accompagnés d'un sentiment de chaleur très-vif, le malade rendit des vents par l'anus, présage de ce qui alloit se passer. Il survint bientôt des coliques & des cuissons douloureuses dans le rectum, qui obligèrent le malade de se présenter à la garde-robe; ce ne fut pas envain; il rendit par l'anus & sans effort une demi-livre de matières très-fluides, semblables à celles qu'on évacue à la suite d'une indigestion. Cet homme eut encore, dans la nuit suivante, huit selles de même nature que la première, toutes précédées de légères coliques, d'épreintes, & de cuissons dans le rectum, qui n'étoit plus accoutumé à la présence des excrémens. Le lendemain, le malade étoit abattu, comme on l'est d'ordinaire après un dévoiement. Les selles furent aussi fréquentes, & les cuissons moindres les trois jours suivans. Les matières prirent de la consistance; elle augmenta journellement, & le nombre des selles diminua dans la même proportion."

"Le tampon de linge, qu'on retenoit dans l'intestin, fut supprimé le huitième jour, & l'on ferma seulement l'ouverture extérieure avec un gâteau de charpie, soutenu par des compresses, sur lesquelles on plaça la pelotte large & plate d'un bandage élastique. Ce moyen suffit pour fermer le passage aux matières qui continuèrent de passer en totalité par le rectum."

"Le jeune-homme se redressa bientôt, reprit des forces, & même un embonpoint considérable, quoiqu'il ne mengeât pas un tiers des alimens qu'il prenoit auparavant. Pendant deux mois tout entiers qu'on le retint dans l'Hôpital, afin de constater plus solidement une guérison aussi extraordinaire, il rendit toujours des excrémens semblables à ceux d'un homme sain, & n'éprouva jamais la moindre incommodité. Il s'est fait examiner plusieurs fois dans l'amphitéatre par les Chirurgiens qui suivent les leçons de M. Desault, & dont la plupart ne l'avoient pas perdu de vue depuis son arrivée ; & l'on n'a jamais trouvé autre chose qu'un léger suintement séreux, qui imbiboit, sans la teindre, une petite portion de la charpie placée sur l'ouverture fistuleuse du bas-ventre. Il a été examiné, trois mois après sa sortie de l'Hôtel-Dieu, par le Chirurgien de l'Hôpital de Moulins, qui l'a trouvé dans le meilleur état, quoiqu'il n'eût suivi aucun régime, & qu'il eût même fait plusieurs débauches.»

« Comme cet homme n'avoit pas éprouvé le plus léger accident, depuis cinq mois, qu'il rendoit ses excrémens par les voies naturelles, il avoit cru n'avoir plus rien à redouter. (1) Il se livroit à des exercices violens, & faisoit même des tours de force, pour faire parade de sa vigueur aux yeux de ses compatriotes, qui l'avoient vu, huit mois auparavant, dans un état déplorable. Ces bravades eurent des suites fâcheuses. Dans le moment où il soulevoit un tonneau de vin, qu'il avoit parié de mettre sur ses genoux, son bandage rompit ; & comme il n'éprouvoit aucune douleur, il fit peu d'attention à cet accident, & acheva de gagner son pari. Il marcha ensuite pendant deux heures, après s'être fait une ceinture de son mouchoir. L'intestin s'engagea alors dans l'ouverture du bas-ventre, qui subsistoit encore, & sortit d'environ six pouces, dans l'espace d'une heure que cet homme mit à regagner à pied son logement. Après avoir essayé lui-même de le faire rentrer, il appella des Chirurgiens, qui firent aussi des tentatives inutiles ; (c'étoit le 4 Mars). Il partit alors pour Paris, dans une charette, dont il ne put soutenir le mouvement, & il fut obligé de marcher à pied, un vase de terre entre les cuisses, pour recevoir les matières. L'engorgement & la douleur le forcèrent à s'arrêter dans tous les Hôpitaux qu'il rencontra sur sa route. Enfin il arriva à l'Hôtel-Dieu de Paris, le 31 Mars. Il fut saigné le lendemain, parce qu'il souffroit, & que le pouls indiquoit la pléthore. La tumeur étoit aussi dure, mais un peu moins volumineuse que lorsqu'il s'étoit présenté pour la première fois, six mois auparavant. On employa, comme on avoit fait alors, la compression, qui fut continuée pendant six jours. Il est probable cependant qu'on auroit pu faire la réduction plutôt ; mais on ne voulut la tenter qu'après avoir rendu aux parties toute leur souplesse naturelle. On les fit alors rentrer sans effort, & on les contint avec un gâteau de charpie & des compresses épaisses, soutenues par un bandage élastique. Un mal-aise, puis des nausées & des vomissemens bilieux, suivirent immédiatement le replacement de l'intestin. Ces accidens n'alarmèrent point, & ils cessèrent au bout de deux heures, après des coliques, des gargouillemens & des cuissons dans le rectum, qui précédèrent une selle copieuse & très-liquide. La nuit & le jour suivant, il y eut une espèce de dévoiement qui se calma le second jour. Les matières commencèrent alors à prendre de la consistance. Il n'est plus rien sorti par l'ouverture du bas-ventre ; & cet homme quitta l'Hôpital peu de jours après, aussi bien portant que s'il n'avoit pas eu de rechûte ; il a continué à se bien porter depuis.»

(1) Journal de Chirurgie, pag. 206.

Ce fait n'est pas le seul de son espèce ; depuis quelques mois, M. Desault a traité trois malades affectés de la même manière, dont deux sont complettement guéris ; le troisième, qui est une jeune fille de douze ans, qui portoit un anus contre nature au nombril, est dans le chemin d'une guérison très-prochaine. M. Noël, Chirurgien à Rheims, vient aussi d'opérer une guérison du même genre ; toutes ces observations doivent être publiées incessamment dans le Journal de Chirurgie.

Nous allons tirer encore du même Ouvrage quelques remarques sur la maladie qui nous occupe, auxquelles l'histoire que nous venons de rapporter, a donné lieu.

« Les Ouvrages des Anciens nous présentent très-peu d'exemples d'anus contre nature. On en trouve fréquemment des exemples dans les Ecrits des Modernes ; mais ceux-ci ne rapportent, en général, que la cause occasionnelle, ils ne décrivent que l'apparence extérieure, & l'on y rechercheroit vainement l'état de l'Intestin. Un des accidens les plus fréquens, l'issue de l'Intestin hors du bas-ventre, sembleroit même avoir échappé à tous les Observateurs, depuis Hippocrate, qui l'avoit décrit, jusqu'à Fabrice de Hilden, qui, au commencement du siècle dernier, en a rapporté un exemple comme une chose inconnue & tout-à-fait extraordinaire »

« Quoique les tumeurs formées au-dehors par l'Intestin aient reparu fréquemment dans les Ecrivains qui sont venus après Fabrice, ce n'est cependant que de nos jours qu'on est parvenu à reconnoître l'état des parties qui les constituent. M. Robin avoit trouvé le cœcum & une partie du colon invaginés dans le rectum, dans une chûte de cet Intestin, qui avoit fait périr le malade. Son observation, rapportée par M. Hévin dans le quatrième volume des Mémoires de l'Académie de Chirurgie, & une autre semblable que nous devons à M. le Blanc, nous auroient mis sur la voie, quand même M. Le Cat n'auroit pas eu l'occasion de disséquer le cadavre d'une femme qui avoit un anus contre nature, & d'y démontrer le renversement & l'invagination de l'Intestin, qui étoit hors du bas-ventre (1). Nous avons

(1) Transactions Philosophiques, n.° 460, pag. 716.

maintenant, sur cet objet, des notions assez précises, pour ne pas regretter les connoissances qu'auroit pu fournir l'examen du corps de deux personnes mortes avec cette maladie, en 1752, dans l'Hôtel-Dieu de Lyon & dont on négligea de faire l'ouverture. »

« L'extrême mal-propreté, inséparable de l'écoulement perpétuel des matières fécales par les anus contre nature, l'excoriation douloureuse des parties environnantes, les épreintes continuelles par l'étroitesse de l'ouverture, la foiblesse du malade suite nécessaire du défaut de digestion ; & quelquefois un épuisement mortel, comme MM. Hevin & le Blanc en rapportent des exemples (1), telles sont les suites fâcheuses de cette incommodité dans le cas même le plus simple. »

« Ces inconvéniens étoient faits pour attirer l'attention des Praticiens, & plusieurs ont imaginé des moyens de les diminuer jusqu'à un certain point. Des boîtes d'argent, de fer blanc, ou mieux encore, de gomme élastique, appliquées à l'ouverture du bas-ventre par un bandage à ressort, ont épargné aux malades la mal propreté & la mauvaise odeur, en recevant les matières. »

« M. Sabatier a proposé de conserver à l'Intestin une ouverture assez grande pour le passage facile des excrémens, en introduisant dans ce canal une tente de grosseur médiocre.

« M. Richter conseille de suspendre le cours des matières, assez long-tems pour qu'elles puissent se diriger, au moyen d'une éponge appliquée sur l'ouverture extérieure, & soutenue par un bandage élastique. (2) Ce moyen, tout ingénieux qu'il est, déplaît à M. Lœsler, qui le rejette absolument, parce qu'il l'a vu suivi de coliques, de constipation, d'inflammation & d'excoriation à la peau. »

« Des Praticiens, en petit nombre, ne se sont pas contentés de ces palliatifs ; ils ont tenté la cure radicale, que la nature elle-même sembloit indiquer. Des observations nombreuses prouvent en effet que les matières stercorales ont souvent repris la route naturelle, après avoir coulé, même pendant plusieurs mois, par la plaie du bas-ventre, à la suite des opérations de hernie. M. Petit n'a-t-il pas vu les deux bouts de l'intestin pendans hors de l'anneau, après la séparation des parties gangrénées, se couvrir de bourgeons charnus, se confondre avec la surface de la plaie par une cicatrice commune, & les matières fécales reprendre leur route par l'anus sans le secours de l'Art. (3) Un autre malade guérit de même entre les mains de M. Acrell, qui avoit séparé avec des ciseaux les parties de l'Intestin tombées en gangrène. Les Observateurs ont publié une foule de faits semblables ; le Dran, Pott, Richard en fournissent des exemples. Le Journal de Médecine, les Mémoires de la Société de Harlem, les Essais par une Société de Chirurgiens de Copenhague en ont aussi recueilli plusieurs. »

« Les ressources de la Nature, dans un si grand nombre de cas, devroient exciter les efforts de l'Art ; & il est vraisemblable que le défaut de succès a dépendu principalement de la méthode vicieuse employée par des Praticiens qui n'avoient point assez observé la nature de la maladie. Quelques-uns, méconnoissans sans doute l'invagination ont proposé de réunir au-dehors les portions de l'Intestin, en les assujettissant l'une dans l'autre par la méthode de Ramdhor, & de les réduire ensuite, lorsqu'elles seroient réunies & agglutinées. D'autres ont cru appercevoir, dans une diète rigoureuse, le moyen de cicatriser l'ouverture du bas-ventre, en empêchant qu'il n'y passât des matières. Heureusement pour les malades, il ne paroît pas que ces méthodes aient jamais été mises en pratique.

« On trouve dans la lettre de M. Bruns à M. Henkel, l'histoire d'un anus contre nature dont les bords, excoriés auparavant par la pierre infernale, furent tenus rapprochés par deux points de suture passés en croix. Ils se réunirent à la vérité, mais la plaie se r'ouvrit quelques jours après. »

« M. Le Cat avoit aussi formé le projet de guérir une femme qui avoit un anus contre nature. Il se proposoit d'aviver les bords de la plaie, & d'en faire la suture, après avoir cependant dilaté, par la présence d'une canule, la portion de l'Intestin correspondante à l'anus ; mais cette portion présentoit au-dehors un volume considérable ; les efforts les plus violens ne purent la réduire, & la malade ensanglantée ne voulut plus se prêter à de nouvelles tentatives. »

« Des essais aussi infructueux détournèrent les Chirugiens d'en faire de nouveaux. Il passa pour constant que la guérison de ces maladies étoit impossible, ou au moins, qu'elle mettroit la vie du sujet dans un péril imminent. »

« Plusieurs Praticiens allèrent jusqu'à regarder la réduction même de l'Intestin comme dangereuse, & tous la jugèrent impossible, toutes les fois que la tumeur étoit ancienne, & son volume considérable. On lit encore dans bien des Auteurs, que la portion d'Intestin la plus voisine du rectum se ferme souvent, & que sa cavité s'oblitère. M. Richter lui-même n'est pas exempt de ce préjugé ; mais il oublie sans doute que l'invagination qu'il suppose, est la preuve la plus décisive de l'existence d'une cavité. Cette prétendue oblitération n'est d'ailleurs appuyée sur aucun fait ; tous ceux que l'on connoît semblent au contraire démontrer qu'elle ne peut avoir lieu. M. le Cat ne l'a pas trouvée dans le cadavre qu'il a ouvert, douze ans après que les matières stercorales avoient

(1) Essais sur les Hernies, 1768.
(2) Traité des Hernies, Chap. XXVIII.
(3) Maladies Chirurgicales, Tom II, pag. 307.

cessé de passer par l'Intestin. Un malade mort d'épuisement à l'Hôtel-Dieu au mois de Janvier dernier, avoit aussi conservé la portion inférieure du tube intestinal dans toute son intégrité, quoiqu'un peu retréci; il n'y passoit cependant rien depuis plus de deux ans, que la gangrène avoit détruit une portion considérable de l'iléon. Tous les malades, d'ailleurs, dont on a des observations exactes, rendoient de tems en tems par l'anus les mucosités de l'Intestin; & ce fait seul prouve évidemment que la cavité n'étoit pas oblitérée.»

« Quelques Auteurs, faute d'avoir observé, semblent croire que l'Intestin sort de l'abdomen dans son état ordinaire, & que ce n'est pas son extrémité qui adhère avec la plaie; & de-là la crainte de l'épanchement dans la cavité de la l'abdomen, des matières fécales, ou même des mucosités de la portion de l'Intestin voisine du rectum.»

« L'épaississement des membranes de l'Intestin est une objection plus sérieuse. On l'avoit toujours regardé comme un obstacle invincible à la réduction; mais notre observation, (celle du matelot rapportée ici), démontre, dans ce cas même, la possibilité de faire rentrer l'Intestin dans la capacité de l'abdomen, & l'analogie nous conduiroit à cette vérité, quand nous n'aurions pour nous que les chûtes anciennes du rectum, qui paroissoient irréductibles à cause de leur volume, & qui ont cédé bientôt à la compression méthodique que nous avons exercée sur ces tumeurs.»

« Le nombre & la profondeur des adhérences qui inspirent tant de craintes à quelques Praticiens, ne doivent pas empêcher la réduction; car, supposé qu'elles existent, & qu'elles soient plus dangereuses que celles que produisent presque toujours les inflammations du bas-ventre, l'on ne voit pas quel avantage on pourroit espérer, en laissant hors de l'abdomen la portion invaginée de l'Intestin. Cette pratique peut d'ailleurs occasionner des accidens terribles. M. Puy a vu deux fois, dans ce cas, l'engorgement porté assez loin pour causer la mort en interceptant tout-à-fait l'issue des matières (1). M. Lange a trouvé l'intestin tellement gorgé de sang, qu'il a cru ne pouvoir sauver le malade qu'en levant l'étranglement par une incision au bas-ventre. MM. Hévin & le Blanc citent des exemples dans lesquels la gangrène & la mort ont été la suite de ces étranglemens; & l'Invalide, qui fait le sujet d'une des observations de M. Sabatier, a failli lui-même en être la victime.»

« Il paroît donc démontré, & c'est-là le point capital, que la saine pratique exige qu'on replace dans le bas-ventre l'Intestin échappé par l'anus contre nature, & que cette opération est toujours possible, quel que soit le volume & l'ancienneté de la tumeur.»

« Il ne s'agit plus maintenant que de trouver un moyen commode & facile à se procurer, qui soit propre à contenir l'Intestin & à l'empêcher de se renverser de nouveau. Le bourrelet d'yvoire qu'on propose, ne remplit nullement cette indication, puisque l'Intestin peut encore s'échapper à travers l'ouverture qui y est pratiquée, laquelle deviendroit ainsi un nouveau moyen d'étranglement. L'action d'un corps aussi dur contondra d'ailleurs nécessairement les parties, & il doit être impossible de le supporter long-tems, au moins si l'on veut l'appuyer assez fortement pour qu'il remplisse sa destination, qui est, on ne sait trop pourquoi, de soutenir les bords de l'ouverture du bas-ventre. La pelotte mollette de M. Sabatier, & l'éponge de Richter n'ont pas ces désavantages; mais elles ont l'inconvénient remarqué par Lœffler, de conserver une partie de la matière tenue & âcre qui les traverse, & dont elles s'imbibent; & par-là d'excorier les parties sur lesquelles elles reposent.»

« Il reste le tampon de linge ou de charpie employé comme le fait M. Desault, & soutenu par un gâteau de charpie, des compresses & un bandage un peu serré. Ce moyen, en s'opposant efficacement au renversement de l'Intestin, y entretiendra constamment une dilatation suffisante, fera cesser les épreintes, retiendra les matières dans les intervalles des pansemens, & les fera séjourner assez long-tems, pour que le malade puisse en être nourri. S'il s'échappe encore un peu de fluide, il sera absorbé par la charpie, & ne produira point d'irritation à la peau. Le malade s'accoutumera bientôt à l'espèce de gêne qu'occasionne d'abord cet appareil, & de légères coliques qui suivront les premières applications, cesseront en peu de jours dès que l'Intestin sera accoutumé à sa nouvelle manière d'être.»

« Tel est le premier avantage qu'on doit attendre de cette méthode & le seul sur lequel M. Desault avoit d'abord compté. Le succès inespéré qu'en a obtenu le matelot qui fait le sujet l'observation ci-dessus, a aggrandi les vues du Chirurgien, en lui montrant la possibilité de guérir, au moins quelquefois, une maladie regardée jusqu'à présent, comme hors des limites de l'Art, & en lui faisant voir le peu d'inconvéniens, l'avantage même qu'il y auroit, dans tous les cas, à en entreprendre la cure, par des moyens simples, variés suivant les circonstances, mais toujours incapables de nuire.»

« Que les anus contre nature soient la suite de plaies pénétrantes dans l'abdomen, ou qu'ils succèdent aux hernies avec gangrène, ils ne peuvent dans toutes les positions présenter que deux états essentiellement différens; ou bien l'Intestin n'a été divisé que dans une partie de sa circon-

(1) Académie de Chirurgie, Tome V.

férence, & c'est le plus ordinaire, ou bien il a été coupé en totalité. Or, dans l'un & l'autre cas, l'inflammation qui existoit déjà, ou qui est survenue ensuite, a collé les bords de la section de ce canal aux bords de la plaie des tégumens & aux autres parties environnantes, comme le prouve une expérience constante, qui n'est démentie par aucun fait; & dès-lors les parois de l'abdomen, si elles étoient entières, formeroient un supplément à la portion du canal qui a été détruite, & les matières continueroient de passer par l'anus, à moins cependant que les portions de l'Intestin divisé & adhérent aux parties voisines ne formassent un angle assez aigu pour les arrêter dans leur marche. »

« La plaie du bas-ventre, qui offre aux matières une issue plus facile & moins longue que si elles avoient à parcourir toutes les circonvolutions des Intestins, & la mauvaise disposition de ce canal sont donc les causes efficientes de l'anus contre nature, c'est-à-dire du passage des matières par l'ouverture abdominale. Mais à ces causes primitives, il s'en joint bien-tôt une autre, qui, pour être secondaire, n'en a pas moins d'efficacité; c'est le retrécissement, ou, pour parler plus juste, l'espèce de contraction habituelle qui arrive à la portion de l'Intestin qui a cessé d'être dilatée par le passage des matières. »

« Mais ces causes sont-elles donc si puissantes que l'art ne puisse entreprendre de les combattre? La première, je veux dire l'ouverture du bas-ventre, ne peut être un obstacle invincible; puisque l'on voit souvent, dans les hernies avec gangrène, les matières reprendre la route ordinaire, après avoir passé quelque tems par la plaie, & que cet accident est plus rarement suivi d'anus contre nature, depuis que les pansemens sont plus exacts & plus méthodiques. »

INTUSSUSCEPTION. On entend par ce mot l'entrée contre nature d'une portion d'intestin dans une autre. On l'appelle aussi *Volvulus*. *Voyez* GASTROTOMIE.

ISCHURIE, *Ischuria*, de ἰσχω, j'arrête, je retiens, & de ουρον, urine. Rétention d'urine causée par tout ce qui peut obstruer le col de la vessie, ou le canal de l'urètre. *Voyez* RÉTENTION D'URINE. Communément on entend par ce terme, la suppression des urines qui provient d'une cause qui empêche leur sécrétion, & il paroît que Galien l'a entendu ainsi dans la définition qu'il a donnée de cette maladie. Le D. Cusson, qui a fait les espèces que Sauvages rapporte dans sa Nosologie, l'a étendue à celle qui dérive des causes qui agissent ailleurs, notamment sur la vessie & le canal de l'urètre. Il distingue l'Ischurie en Rénale, en Urétéritique, en Vésicale, & en Uréthrale. Les deux premières constituent des maladies purement du ressort de la Médecine; car aucun secours de la main ne peut leur convenir, si ce n'est dans le cas où il y auroit une pierre dans le rein; alors la néphrotomie seroit indiquée, si toutefois les circonstances propres à favoriser cette opération existoient. *Voyez* l'article NEPHROTOMIE. Les deux dernières appartiennent à l'Histoire des Maladies Chirurgicales, aussi en avons-nous traité sous ce rapport, ainsi qu'on le peut voir à l'article RÉTENTION D'URINE. L'Ischurie, dans ces deux cas, offre nombre de variétés très-intéressantes à connoître, & qu'on ne sauroit trop avoir présentes, quand il s'agit de se décider sur les moyens de guérisons; la maladie parcourt très-rapidement ses périodes, & lorsqu'on reconnoît qu'on s'est trompé, il n'y a quelquefois plus d'espérance pour le malade. (*M. PETIT-RADEL.*)

K.

KIASTRE ou KIASME, de χιαζω. *Decussor*. Sorte de bandage usité encore pour les fractures en travers de la rotule. La situation de cet os, la manière dont il est attaché aux muscles extenseurs de la jambe, le ligament fort qui le fixe au tibia, sa substance spongieuse, toutes ces choses sont autant de dispositions qui le rendent susceptible de se casser en travers. La réunion d'une pareille fracture ne peut s'obtenir que par le moyen d'un bandage convenablement appliqué, si le tems, le repos & la bonne disposition des sucs &c. n'y concourent; on a quelquefois le désagrément de ne pas pouvoir agir selon l'indication qui s'étoit présentée d'abord.

Quand on se veut servir de ce bandage, on commence par l'application d'une compresse simple, de la longueur de dix à douze pouces, coupée en fronde, & au milieu de laquelle on pratique une ouverture, d'environ deux travers de doigt, placée selon la longueur de la partie, de manière que l'ouverture de la compresse regarde vis-à-vis de la fracture. Après quoi on place par-dessous un morceau de cuir souple, ou un carton de quatre à cinq travers de doigt de large, & six de long, coupé en ovale, au milieu duquel on aura pratiqué une ouverture de la largeur d'un écu de trois livres. On met ensuite deux compresses longuettes d'une demi-aune de long, qu'on met l'une au-dessus, & l'autre en-dessous de la rotule, de manière que la supérieure descende obliquement pour croiser derrière le jarret, & l'autre montera en allant de devant en arrière pour croiser sur le même lieu que la première. On les fait tenir par un Aide un instant, & pendant ce tems, on place un faux fanon qui consiste en une serviette ployée en trois ou quatre doubles, & roulée par les deux bouts, & à plat; ensuite on procède à l'application de la bande qui doit avoir environ sept à huit aunes de long, roulée à deux chefs égaux, les tenant un de chaque main.

On porte le milieu de la bande sur la partie inférieure & postérieure de la cuisse pour venir croiser en-devant, vis-à-vis le bord supérieur de la rotule, & de là retourner sur le jarret, & venir engager les chefs de la bande sur la partie supérieure & inférieure de la jambe, pour retourner derrière la cuisse, après avoir croisé sur le jarret. On y recommence les mêmes tours que ci-devant, ce qui donnera un double *X*, tant au-dessus qu'au-dessous de la rotule. Alors on les fixe tous deux avec une épingle, & on donne à tenir pour un moment les globes de la bande à un Aide. Pendant ce tems on place sur la rotule une compresse en quatre doubles de six travers de doigt de long sur quatre de large, sur laquelle on renversera les bouts de la première compresse, c'est-à-dire, les inférieurs seront renversés du bas en haut, & les supérieurs de haut en bas, & on les arrête les uns après les autres, au moyen d'une épingle ou deux, sur la compresse quarrée. Puis on prend les globes de la bande de chaque main, & on fait d'abord un ou deux circulaires sur la rotule, ensuite on donne un des globes de la bande à un Aide, avec lequel il fera des doloires en montant sur la cuisse, jusqu'à ce que la bande soit finie, tandis qu'avec l'autre globe on descend du côté de la jambe, en formant aussi des doloires; & on termine ainsi la bande à la partie supérieure & externe de la jambe. Pour une plus grande sûreté on mettra par-dessus des fanons, comme pour la fracture de la cuisse ou de la jambe. *Extrait du Traité des Bandages, par M. Sue.* (Petit-Radel.)

KIOTOME, de κιων, une colonne, un soutien, & de τεμνω, je coupe. Instrument imaginé par M. Desault pour couper les brides du rectum, de la vessie, &c. & qui sert aussi à faire la résection de la luette & des amygdales. Il consiste en une lame d'acier, tranchante seulement à son extrémité qui est taillée obliquement, formant un angle d'environ 35 degrés avec l'axe longitudinal; & en une gaine d'argent échancrée près de son extrémité. La lame se place dans la gaine de manière que le tranchant se dirige contre le bord intérieur de l'échancrure, en sorte qu'elle puisse couper ce qui se trouve placé entre l'un & l'autre, lorsqu'on la pousse jusqu'au fond de la gaine. Cette dernière est munie de deux anneaux près de son entrée; la lame a une tige courte garnie d'un anneau à son extrémité, au moyen desquels on les fait mouvoir à volonté. *Voyez* les Planches.

Cet instrument a été nommé Kiotome, coupe-luette ou coupe-bride, parce qu'il est très-propre à ces usages. On n'a rien à craindre de sa pointe; sa lame est cachée; on ne coupe que ce qu'on veut; si l'on ne divise pas assez la première fois, on retire la lame, on place plus avant l'échancrure, & par ce moyen, on étend les incisions aussi loin qu'on le desire.

Cet instrument n'avoit été inventé que pour couper des brides dans l'intestin rectum; mais on s'en est servi depuis avec le plus grand succès pour la résection des amygdales, & pour emporter des fongus ou d'autres excroissances situées dans l'intérieur des cavités. La lame est disposée de manière que lorsqu'elle traverse l'échancrure, elle y pousse & fixe solidement la partie à diviser, avantage que n'ont point les ciseaux, ni le bistouri devant lesquels ces parties fuient quand elles sont mobiles, ce qui en rend la section difficile. Si ce que l'on veut couper est trop volumineux pour être contenu en entier dans l'échancrure, après en avoir divisé une portion, on y en engage une autre, & l'on réitère le même procédé jusqu'à ce que le tout soit coupé. Si l'on vouloit emporter une tumeur dont le pédicule pût être attaqué en divers sens, après avoir coupé d'un côté, on pourroit retourner l'instrument, le retirer même, s'il étoit nécessaire, le replacer d'un autre côté, & terminer ainsi la section. *Journal de Chirurgie, Tome I, page 46.*

KISNER, de l'Académie des Curieux de la Nature, & Médecin contemporain d'Heister, qui, comme lui, pratiquoit la Médecine & la Chirurgie avec la plus grande distinction à Francfort sur le Mein. Il étoit lié intimement avec lui, & leur goût réciproque, ainsi que leur communication, les mettoit tous les deux dans le cas de s'éclairer dans les circonstances les plus épineuses de la Chirurgie, qu'ils cultivoient l'un & l'autre pour le bonheur de l'Humanité. Kisner a peu écrit; il n'a fait paroître qu'une Dissertation qui fut imprimée sous ce titre. *De læsione tendinum, Lugd. Batav.* 1699, *in*-4.° Il approuve beaucoup la suture de ces parties, dans le cas de leur rupture ou division, quelle qu'en soit la cause. On peut voir dans la Chirurgie d'Heister, à l'article de la suture du tendon d'Achille, en quoi consiste cette méthode; nous remarquerons seulement que Kisner commence par percer le bout inférieur du tendon coupé, & ensuite le supérieur, au lieu que la plupart des Auteurs, observe Heister, prescrivent de commencer la suture par le dernier, comme le pratiqua Cowper. Il veut de plus qu'on fasse le nœud à l'extrémité supérieure du tendon, au lieu que les autres l'arrêtent à l'inférieure, après avoir fait glisser au-dessous un petit morceau de cuir, ou une petite compresse. Heister donne la préférence à la méthode de Cowper, & qui est celle des autres Chirurgiens, quoique, dit-il, elle puisse souvent fort bien réussir. *Voyez* la représentation de cette suture dans la Planche 36 de cet Auteur, figure 10. Kisner est encore Auteur de plusieurs observations insérées dans les Ephémérides d'Allemagne; il y en a une sur une

Ischurie rénale qui dura cinquante jours. (*M. Petit-Radel.*)

KYRSOTOMIE, de κιρσος, & τεμνειν, *Sectio varicis.* C'est un genre de déplétion locale, dans laquelle on ouvre les veines variqueuses, lorsque les circonstances indiquent que cette opération est nécessaire. Cette opération se pratique quelquefois aux jambes, mais plus souvent à l'anus, dans le cas d'hémorrhoïdes, & à l'œil, dans le cas d'ophtalmie. *Voy.* Varices, Hémorrhoïdes & Ophtalmie. (*M. Petit-Radel.*)

KYSTOTOMIE, de κύστις, & de τέμνειν *Sectio vesicæ.* A s'en tenir à la valeur du terme, on devoit entendre par ce mot la division qu'on fait à la vessie pour en retirer la pierre, quelle que soit la méthode qu'on choisisse pour réussir; mais l'usage a voulu qu'on désignât cette opération par le terme de Lithotomie, & qu'on réservât celui de Kystotomie à la ponction de la vessie urinaire, ou à l'opération de la Boutonière, qu'on pratique dans le cas de rétention d'urine. *Voyez* ces objets à leurs articles respectifs. (*M. Petit-Radel.*)

KYSTE, sac membraneux contenant du pus, de l'eau, ou quelqu'autre fluide qui s'y trouve accumulé contre nature. Il peut être formé par le tissu cellulaire condensé, ou par quelque portion de vaisseau ou de quelqu'autre cavité naturelle du corps. *Voy.* Enkysté.

Fin de la seconde Partie du Tome I.

www.ingramcontent.com/pod-product-compliance
Ingram Content Group UK Ltd.
Pitfield, Milton Keynes, MK11 3LW, UK
UKHW021837190726
13855UKWH00001B/24